Formas Farmacêuticas e Sistemas de Liberação de Fármacos

Tradução:

Elenara Lemos-Senna
Farmacêutica. Professora associada da Universidade Federal de Santa Catarina (UFSC).
Mestre em Ciências Farmacêuticas pela Universidade Federal do Rio Grande do Sul (UFRGS).
Doutora em Farmácia pela Université Paris XI, França.

Clarissa de Medeiros Amorim Krueger
Farmacêutica. Mestre em Ciências Farmacêuticas pela Universidade do Vale do Itajaí (UNIVALI).
Doutoranda em Nanotecnologia Farmacêutica pela UFSC.

Cristiana Lima Dora
Farmacêutica. Mestre e Doutora em Farmácia pela UFSC.
Pós-doutora do Programa de Pós-graduação em Ciências da Saúde da
Universidade Federal de Rio Grande (FURG).

Gecioni Loch Neckel
Farmacêutica. Mestre em Farmácia pela UFSC. Doutora em Farmacologia pela UFSC.
Pós-doutoranda no Programa de Pós-graduação em Farmácia da UFSC.

Paulo Renato de Oliveira
Farmacêutico. Professor adjunto das disciplinas de Tecnologia Farmacêutica e Controle da
Qualidade do Curso de Farmácia da Universidade Estadual do Centro-Oeste do Paraná (UNICENTRO).
Mestre em Ciências Farmacêuticas pela Universidade Federal de Santa Maria (UFSM).
Doutor em Farmácia pela UFSC. Pós-doutor em Nanotecnologia pela UFSC.

A427f Allen, Loyd V.
Formas farmacêuticas e sistemas de liberação de fármacos / Loyd V. Allen Jr., Nicholas G. Popovich, Howard C. Ansel ; [tradução: Elenara Lemos-Senna ... et al.] ; revisão técnica: Elenara Lemos-Senna. – 9. ed. – Porto Alegre : Artmed, 2013.
xii, 716 p. : il. ; 25 cm.

ISBN 978-85-65852-84-5

1. Farmacologia. 2. Farmácia. 3. Formas farmacêuticas. 4. Fármacos. I. Popovich, Nicholas G. II. Ansel, Howard C. III. Título.

CDU 615

Catalogação na publicação: Ana Paula M. Magnus – CRB-10/2052

Loyd V. Allen, Jr., PhD
Professor and Chair Emeritus,
Department of Medicinal
Chemistry and Pharmaceutics
College of Pharmacy,
University of Oklahoma
Editor-in-Chief, *International Journal of Pharmaceutical Compounding*

Nicholas G. Popovich, PhD
Professor and Head, Department
of Pharmacy Administration
College of Pharmacy, University of
Illinois at Chicago

Howard C. Ansel, PhD
Professor and Dean Emeritus,
College of Pharmacy
The University of Georgia

Formas Farmacêuticas e Sistemas de Liberação de Fármacos

9ª EDIÇÃO

Consultoria, supervisão e revisão técnica desta edição:

Elenara Lemos-Senna
Farmacêutica. Professora associada da Universidade Federal de Santa Catarina (UFSC).
Mestre em Ciências Farmacêuticas pela Universidade Federal do Rio Grande do Sul (UFRGS).
Doutora em Farmácia pela Université Paris XI, França.

artmed

2013

Obra originalmente publicada sob o título
Ansel's pharmaceutical dosage forms and drug delivery systems, 9th Edition.
ISBN 9780781779340

Gerente editorial: *Letícia Bispo de Lima*

Colaboraram nesta edição:

Editora: *Caroline Vieira*

Capa: *Márcio Monticelli*

Imagem: © *istockphoto.com/johnnyscriv, 2012: Pills...*
© *istockphoto.com/ElementalImaging, 2007: Mortar and Pestle 2*
© *istockphoto.com/Anthia Cumming, 2012: Drugs*
© *shutteristock.com/Alexander Raths, Hands of the doctors fillings a syringe*

Preparação de originais: *Lizandra Cássia Pedruzzi Picon*

Leitura final: *Luiza Signorelli Germano*

Editoração eletrônica: *Techbooks*

Nota

A medicina é uma ciência em constante evolução. À medida que novas pesquisas e a experiência clínica ampliam o nosso conhe cimento, são necessárias modificações no tratamento e na farmacoterapia. Os organizadores desta obra consultaram as fontes conside radas confiáveis, em um esforço para oferecer informações completas e, geralmente, de acordo com os padrões aceitos à época da publicação. Entretanto, tendo em vista a possibilidade de falha humana ou de alterações nas ciências médicas, os leitores devem confirmar estas informações com outras fontes. Por exemplo, e em particular, os leitores são aconselhados a conferir a bula de qualquer medicamento que pretendam administrar, para se certificar de que a informação contida neste livro está correta e de que não houve alteração na dose recomendada nem nas contraindicações para o seu uso. Esta recomendação é particularmente importante em relação a medicamentos novos ou raramente usados.

Av. Jerônimo de Ornelas, 670 – Santana
90040-340 – Porto Alegre – RS
Fone: (51) 3027-7000 Fax: (51) 3027-7070

Unidade São Paulo
Av. Embaixador Macedo Soares, 10.735 – Pavilhão 5 – Cond. Espace Center Vila Anastácio – 05095-035 – São Paulo – SP
Fone: (11) 3665-1100 Fax: (11) 3667-1333

SAC 0800 703-3444 – www.grupoa.com.br

IMPRESSO NO BRASIL
PRINTED IN BRAZIL

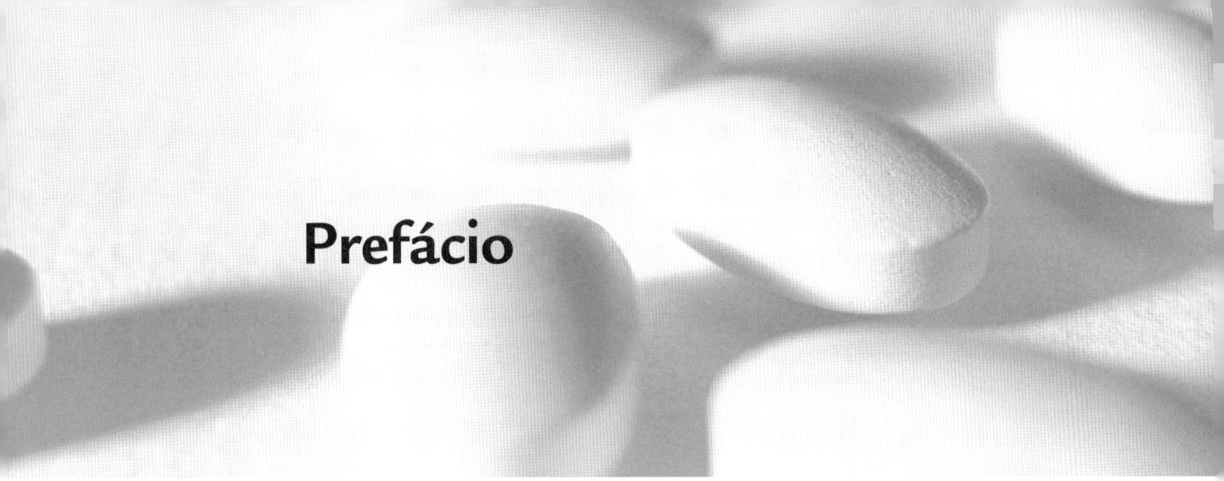

Prefácio

O objetivo desta obra é introduzir os estudantes de farmácia aos princípios e às tecnologias aplicadas à preparação de formas farmacêuticas e sistemas de liberação de fármacos. Uma apresentação integrada é utilizada para demonstrar a inter-relação entre os princípios farmacêuticos e biofarmacêuticos, desenho de produtos, formulação, produção e aplicação clínica de várias formas farmacêuticas nos cuidados aos pacientes. As regulamentações governamentais acerca da produção e manipulação de produtos farmacêuticos também são apresentadas.

Como tem sido característica deste livro desde a sua 1ª edição, há mais de 40 anos, cada capítulo é escrito em um nível condizente com as exigências dos estudantes que estão sendo iniciados nessa área de estudo. Visto que esta obra é frequentemente utilizada no início do currículo profissionalizante, ela contém importantes tópicos introdutórios, como o desenvolvimento histórico da farmácia e dos medicamentos; a função do farmacêutico na prática atual; os padrões do United States Pharmacopeia-National Formulary USP-NF; os sistemas e as técnicas de medida em farmácia; os princípios farmacêuticos e biofarmacêuticos aplicáveis ao desenvolvimento de produtos; as Boas Práticas de Fabricação e Manipulação; e os processos aos quais os produtos farmacêuticos são submetidos para aprovação e comercialização pela U.S. Food and Drug Administration.

A apresentação detalhada de cada forma farmacêutica inclui discussões acerca de aspectos físicos, fisicoquímicos e clínicos. As novas atividades incluídas no final de cada capítulo foram planejadas de modo a estimular o raciocínio e permitir a aplicação do conteúdo.

CARACTERÍSTICAS QUE CONTINUAM MANTIDAS NESTA NOVA EDIÇÃO

Seções importantes nas edições anteriores foram mantidas, mas sempre com atualizações e adição de novas figuras. Mantivemos as oito seções, com 20 capítulos, redigidos com base em aspectos pedagógicos do ensino farmacêutico tradicional. Isso permite a apresentação sistemática das formas farmacêuticas de acordo com suas características e forma física. As cápsulas de física farmacêutica, introduzidas na 6ª edição, continuam a enfatizar a importância dos princípios farmacêuticos. Outras características da obra que foram mantidas em relação à edição anterior incluem:

- Considerações acerca do delineamento de formas farmacêuticas e formulação.
- Dois estudos de caso (um farmacotécnico e um clínico) em cada capítulo sobre formas farmacêuticas (ver Introdução ao formato SOAP para estudos de casos).
- Atualização das Boas Práticas de Fabricação.
- Considerações clínicas acerca do uso das formas farmacêuticas.
- Dois glossários no apêndice, um listando as classes terapêuticas de fármacos, e outro com termos farmacêuticos

O QUE HÁ DE NOVO NESTA EDIÇÃO?

- Uma seção denominada "Objetivo", que apresenta aos estudantes o conteúdo a ser desenvolvido em cada capítulo.
- Uma seção denominada "Aplicando os Princípios e Conceitos", no final de cada capítulo, com atividades individuais e em grupo que possibilitam a utilização do conteúdo estudado.
- Informações acerca das formas farmacêuticas manipuladas e industrializadas, estéreis e não estéreis (por exemplo, garantia da qualidade de produtos manipulados estéreis, conforme Capítulo <797> revisado da USP, de junho de 2008).

INTRODUÇÃO AO FORMATO SOAP PARA ESTUDOS DE CASOS[1]

O formato mais comumente usado para estudos de casos é referido pela mnemônica SOAP, que são as iniciais para informação Subjetiva, informação Objetiva, Avaliação e Plano.

Antes de um estudo de caso no modelo SOAP seja iniciado, é necessário esclarecer alguns tópicos:

- Quais são os problemas mais importantes do paciente que devem ser verificados e/ou resolvidos agora?
- Qual é a evidência de que esses problemas existem?
- Quais são os objetivos e opções terapêuticas para cada um dos problemas?

As respostas a essas questões formam o conteúdo da parte sobre Avaliação do SOAP. Portanto, a avaliação é delineada mentalmente antes do texto SOAP começar a ser escrito. Após os problemas terem sido definidos, as informações subjetivas e objetivas necessárias devem ser escritas para justificar por que esses problemas existem.

O primeiro parágrafo começa com "S" e contém informações subjetivas, obtidas a partir da entrevista com o paciente. Exemplos incluem informações fornecidas pelo paciente acerca dos sintomas, uso de medicamentos de venda livre, alergias e adesão ao tratamento.

O segundo parágrafo começa com "O" e contém informações objetivas obtidas após exame físico do paciente, interpretação de dados laboratoriais, verificação dos registros de dispensação e regime de doses, verificação dos custos da medicação a partir de um formulário impresso ou *online*, entre outros. Essas informações podem ser objetivas ou subjetivas, dependendo de como são obtidas. O mais importante aspecto é lembrar, no momento da redação das informações subjetivas e objetivas, *que somente aquelas diretamente relacionadas à avaliação devem ser incluídas*.

O terceiro parágrafo começa com "A" e apresenta o resultado da avaliação do farmacêutico acerca do problema médico e farmacológico do paciente. Se os parágrafos sobre as informações subjetivas e objetivas forem bem escritos, o problema será evidente ao leitor. Outros tipos de informação incluídas nesse parágrafo são os objetivos terapêuticos e uma breve discussão sobre alternativas terapêuticas.

O quarto parágrafo começa com "P" ou "R" e detalha o plano (P) ou recomendação (R) mais apropriado para aquela situação. O plano deve incluir instruções individualizadas (medicamento pelo nome genérico, dose, via de administração, frequência e, quando aplicável, a duração da terapia). A dose exata e a frequência devem ser identificadas.

Igualmente, o plano de monitoramento deve ser detalhado, incluindo de modo específico o que deve ser medido (p. ex., ensaios laboratoriais, sintomas), quem deve medir (paciente, cuidador, farmacêutico) e quando e com que frequência a medida deve ser realizada, e em que momento a mudança da terapia será considerada. Um plano para utilização em caso de fracasso terapêutico deve ser anotado. Finalmente, as instruções sobre o uso correto de medicamentos devem ser incluídas a fim de aumentar os resultados terapêuticos.

AGRADECIMENTOS

Agradeço profundamente as contribuições e sugestões de Howard C. Ansel, idealizador desta obra. Sua orientação e seu trabalho árduo têm contribuído significativamente na formação de dezenas de centenas de farmacêuticos em todo mundo. Destaco, em especial, Nicholas G. Popovich, por sua ampla contribuição acerca da farmácia clínica e prática farmacêutica, para este livro, e por sua capacidade única de apresentá-los com uma visão integrada. Juntos, estendemos nossa gratidão aos estudantes e colegas que compartilharam suas ideias conosco; esperamos ter sido bem-sucedidos em atender as suas sugestões. Também agradecemos nossos colegas da indústria que generosamente nos forneceram informações técnicas e científicas, além de figuras e fotos atualizadas.

Somos gratos às seguintes pessoas, que contribuíram para a elaboração desta obra por meio de suas críticas, revisões e sugestões para cada um dos capítulos.

Capítulo 15 (Preparações parenterais): Mary Baker, PharmD, MBA, Senior Medical Manager, Global Medical Affairs, Hospira, Inc.; David W. Newton, PhD, Professor, Department of Bio-

[1] Adaptado com a permissão de O'Sullivan TA., Wittko-wsky AK., Clinical drug monitoring. In Boh LE, ed., *Pharmacy Practice Manual:* A Guide to the Clinical Experience, 3ed., Baltimore: Lippincott Williams & Williams, 2010; 483.

pharmaceutical Sciences, Bernard J. Dunn School of Pharmacy, Shenandoah University, Winchester, VA; Jane A. Gottlieb, RPh; Manager of the Pharmacy Department at Clarian Health, Indianapolis, Indiana; Ms. Hema Patel, Cleanroom Manager, Hospital Pharmacy Services, University of Illinois Medical Center, Chicago, IL; e Daphne E. Smith, PharmD, Clinical Assistant Professor, University of Illinois at Chicago, College of Pharmacy.

Capítulo 16 (Produtos biológicos): Leslie Ann Briars, PharmD, Clinical Assistant Professor e Pediatric Clinical Pharmacist, Ambulatory Care Pharmacy Services, University of Illinois at Chicago, College of Pharmacy and Mary Ann Kliethermes, PharmD, Associate Professor and Vice Chair, Department of Pharmacy Practice, Midwestern University, Chicago, College of Pharmacy, Downers Grove, IL.

Capítulo 18 (Radiofármacos): Dan Murphy, RPh, Regional Pharmacy Compliance Manager, Northeast Region, Nuclear Pharmacy Services, CardinalHealth Nuclear Pharmacy Services, West Hartford, CT; Peter Sposato, RPh, Pharmacy Manager, CardinalHealth Nuclear Pharmacy Services, Glastonbury, CT; e Lou Juliano, RPh, inicialmente Senior Vice President, Healthcare Supply Chain Services-Pharmaceutical Segment, Cardinal Health Incorporated/ Syncor International Corporation, Woodland Hills, CA.

Capítulo 19 (Produtos biotecnológicos): Margaret H. Tomecki, PharmD, FAPhA, Senior Manager, Practice Development and Research, American Pharmacists Association, Washington, DC; e Kaushik Bhatia, Pharm D e Kathy Phan, PharmD, University of Illinois at Chicago, College of Pharmacy, Class of 2007.

Uma das novidades desta edição é a introdução de exercícios individuais e em grupo. Vários doutorandos da University of Illinois, Chicago, e da Purdue University School of Pharmacy, College of Pharmacy, ajudaram na sua elaboração, contribuições estas muito apreciadas por nós. Contribuíram na elaboração dos exercícios: Vyto Damasius, PharmD; Elizabeth Choing, PharmD; Janet Lee, PharmD; Eric Haas, PharmD; Nicole Vanderhei, PharmD; Jenna Demy, PharmD; Laura Labbe, PharmD; Kelly Gregory, PharmD; Keith Gaetano, PharmD; Sean Musil, PharmD; Robert Beckett, PharmD; Donna Prole, PharmD; Crystal Chang, PharmD; Jankhana Bhagwakar, PharmD; Ashwini, PharmD; Shital Patel, PharmD; Arti Phatak, PharmD; Anthon Tardi, PharmD; Erin O'Neill, PharmD; Calae Driscoll, PharmD; Edward Song, PharmD; Phyllis Lin, PharmD; Jonh Lee, PharmD; Lulu Jin, PharmD; and Suhail Alhreish, PharmD.

Gostaríamos de agradecer ainda ao Prof. Dr. David W. Newton, e a Prof. Assoc. Drª. Gina Peacock, ambos do Department of Biopharmaceutical Sciences, Bernard J. Dunn School of Pharmacy, Shenandoah University, por suas participações no projeto.

Na edição anterior, vários estudantes de doutorado da University of Illinois, Chicago, e da Purdue University School of Pharmacy, College of Pharmacy, elaboraram os casos clínicos, motivo de nosso agradecimento. São eles: Yamini Shah, PharmD; Sumi Patel, PharmD; Rebecca L. Roche, PharmD; Malisa H. Patel, PharmD; Kristin M. Hurt, PharmD; Natalie Y. Vazzana, PharmD, Elizabeth Chu, PharmD; e James Song, PharmD. Outra pessoa que contribuiu foi Nicki L. Hilliard, PharmD, MSHA, BCNP, FAPhA, Professor of Nuclear Pharmacy, University of Arkansa, College of Pharmacy.

Agradecemos especialmente à equipe da Wolters Kluwer, que contribuiu de forma competente para o planejamento, a preparação e a produção desta 9ª edição, particularmente a David Troy e Meredith Brittain.

Loyd V. Allen, Jr.

Lista de Cápsulas de Física Farmacêutica

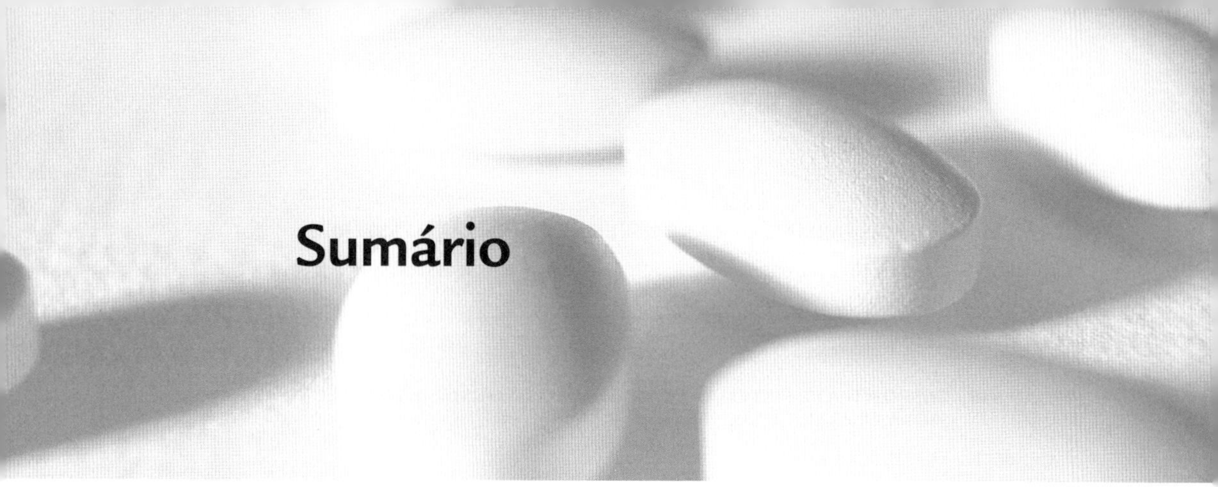

Sumário

SEÇÃO I
INTRODUÇÃO AOS FÁRMACOS, FORMAS FARMACÊUTICAS E SISTEMAS DE LIBERAÇÃO

CAPÍTULO 1
Introdução aos fármacos e à farmácia

OBJETIVOS

Após ler este capítulo, o estudante será capaz de:

1. Descrever o desenvolvimento e a finalidade da United States Pharmacopeia (USP) e do National Formulary (NF)
2. Descrever as principais características de uma monografia de fármacos típica.
3. Avaliar e comparar as leis federais* de controle e regulamentação de fármacos e medicamentos e seu impacto na Farmácia.
4. Explicar o conceito de atenção farmacêutica.
5. Resumir o código de ética para farmacêuticos da American Pharmacists Association.
6. Resumir o código de ética da American Association of Pharmaceutical Scientists (AAPS).

Um medicamento é definido como um agente destinado a diagnóstico, mitigação, tratamento, cura ou prevenção de doenças em humanos ou animais (Food, Drug and Cosmetic Act, 1938). Uma de suas mais surpreendentes qualidades reside na diversidade de suas ações e seus efeitos sobre o organismo. Essa qualidade torna seu uso seletivo em várias condições patológicas comuns e raras, envolvendo órgãos, tecidos ou células.

Alguns medicamentos contêm fármacos que estimulam seletivamente o músculo cardíaco, o sistema nervoso central ou o trato gastrintestinal, enquanto outros produzem o efeito contrário. Fármacos midriáticos dilatam a pupila, e mióticos contraem ou reduzem o tamanho pupilar. Os medicamentos podem tornar o sangue mais ou menos coagulável, aumentar o teor de hemoglobina dos eritrócitos, reduzir o colesterol sérico ou expandir o volume sanguíneo.

Os fármacos denominados eméticos induzem o vômito, enquanto os antieméticos o evitam. Os diuréticos aumentam o fluxo de urina; os expectorantes elevam o fluido do trato respiratório; e os catárticos, ou laxantes, causam evacuação do intestino. Outros fármacos reduzem o fluxo de urina, diminuem as secreções corporais ou induzem a constipação.

Os medicamentos podem ser usados para reduzir dor, febre, atividade tireoidiana, rinite, insônia, acidez gástrica, náuseas, pressão sanguínea e depressão. Outros podem elevar o humor, a pressão sanguínea ou a atividade das glândulas endócrinas. Os medicamentos podem combater doenças infecciosas, destruir parasitas intestinais ou agir como antídotos para os efeitos de venenos ou de outras substâncias. Eles podem auxiliar no combate ao fumo ou na abstinência de álcool ou modificar transtornos obsessivo-compulsivos.

Os medicamentos são usados para tratar infecções comuns, Aids, hiperplasia prostática benigna,

*N. de R.T. Leis federais dos EUA, mas, sempre que pertinente, as leis de controle e regulamentação no Brasil serão descritas em nota.

câncer, doença cardiovascular, asma, glaucoma, doença de Alzheimer e impotência masculina. Eles podem proteger contra a rejeição de tecidos e órgãos transplantados ou reduzir a incidência de sarampo e caxumba. Os antineoplásicos oferecem um meio para combater processos cancerosos; os radiofármacos proporcionam outro. Os medicamentos podem ser usados para diagnosticar o diabetes, a disfunção hepática, a tuberculose ou a gravidez. Podem repor a deficiência corporal de anticorpos, vitaminas, hormônios, eletrólitos, proteínas, enzimas ou sangue. Eles podem evitar a gravidez, auxiliar na fertilidade e manter a vida.

Certamente, a vasta gama de agentes medicinais efetivos disponíveis é uma de nossas maiores realizações científicas. É difícil conceber nossa civilização privada dessas notórias e benéficas substâncias. Por meio de seu uso, muitas doenças que trouxeram sofrimento ao longo de nossa história, como a varíola ou a poliomielite, estão agora extintas. Doenças como diabetes, depressão ou hipertensão são controladas de modo eficaz por medicamentos modernos. Os procedimentos cirúrgicos de hoje seriam impossíveis sem os benefícios de anestésicos, analgésicos, antibióticos, transfusões sanguíneas e fluidos intravenosos (IV).

Novas substâncias com propriedades terapêuticas podem ser obtidas a partir de plantas ou animais, subprodutos do crescimento microbiano ou por meio de síntese química, modificação molecular ou processos biotecnológicos. Bibliotecas virtuais, bancos de dados de compostos químicos e métodos sofisticados de *screening* para potenciais atividades biológicas auxiliam no descobrimento de novos fármacos.

O processo de descobrimento e delineamento de novos fármacos é complexo. Ele engloba as contribuições específicas de muitos especialistas, incluindo químicos orgânicos, físico-químicos, químicos analíticos, bioquímicos, biólogos moleculares, bacteriologistas, fisiologistas, farmacologistas, toxicologistas, hematologistas, imunologistas, endocrinologistas, patologistas, bioestatísticos, farmacêuticos pesquisadores e clínicos, médicos e muitos outros.

Após uma possível nova substância ser descoberta e ter sido caracterizada físico e quimicamente, um grande número de informações biológicas deve ser coletado. Aspectos sobre farmacologia básica, ou seja, natureza e mecanismo de ação da substância no organismo, devem ser avaliados, incluindo suas características toxicológicas. O local e a velocidade de absorção, o perfil de distribuição e a concentração no organismo, a duração de ação e o tipo e a velocidade de eliminação ou excreção devem ser estudados. Informações sobre o metabolismo e a atividade de seus metabólitos devem ser obtidas. Um estudo completo sobre os efeitos do fármaco a curto e a longo prazo sobre as células, os tecidos e os órgãos deve ser realizado. Informações altamente específicas, como o efeito do fármaco sobre o feto ou a capacidade de passar para o bebê por meio do leite, devem ser apresentadas. Muitos fármacos promissores foram abandonados devido a seu potencial de causar efeitos colaterais excessivos ou prejudiciais.

As vias de administração (p. ex., oral, retal, parenteral, tópica) mais eficazes devem ser determinadas, e as doses recomendadas precisam ser estabelecidas para pessoas de várias idades (p. ex., neonatos, crianças, adultos, idosos), pesos e condições de saúde. Alguns afirmam que a única diferença entre fármaco e veneno é a dose. Para facilitar o uso do fármaco pelas diferentes vias de administração, formas farmacêuticas, como comprimidos, cápsulas, injetáveis, supositórios, pomadas, aerossóis, entre outras, são desenvolvidas. Cada uma dessas unidades deve conter uma quantidade específica de fármaco de modo a facilitar e permitir a exatidão da dose durante a administração. Tais formas farmacêuticas são sistemas de liberação altamente sofisticados. Seus desenho, desenvolvimento, produção e uso resultam da aplicação das ciências farmacêuticas – a mistura das ciências básica, aplicada e clínica com a tecnologia farmacêutica.

Cada produto farmacêutico em particular é uma formulação específica. Além dos componentes terapeuticamente ativos, uma formulação farmacêutica contém várias outras substâncias. É por meio de seu uso que uma formulação apresenta determinada composição, que confere características físicas ao produto. Adjuvantes farmacêuticos incluem materiais como diluentes, espessantes, solventes, agentes suspensores, materiais de revestimento, desintegrantes, promotores de permeação, estabilizantes, conservantes, flavorizantes, corantes e edulcorantes.

Para assegurar a estabilidade do fármaco em uma formulação e manter a eficácia do medicamento durante sua vida de prateleira, os princípios de química, física farmacêutica, microbiologia e tecnologia farmacêutica devem ser aplicados. Todos os componentes da formulação devem ser compatíveis, incluindo fármacos, adjuvantes e materiais de embalagem. A formulação deve ser protegida contra a degradação química e a contaminação microbiológica e das influências destrutivas do calor, da luz e da umidade. Os componentes ativos devem ser liberados a partir da forma farmacêutica em quantidades apropriadas, de maneira a proporcionar o início e a duração de ação desejados. O medicamento deve oferecer administração eficiente e possuir características atrativas de sabor, odor, cor e textura, que aumentem a aceitação pelo paciente. Finalmente, o medicamento deve ser acondicionado de forma adequada e rotulado de acordo com as exigências legais.

Uma vez preparado, o medicamento deve ser apropriadamente administrado ao paciente para proporcionar o benefício máximo. Ele deve ser tomado em quantidade suficiente, em intervalos de tempo específicos e durante o período indicado para o alcance dos resultados terapêuticos desejados. Sua eficácia, em respeito aos objetivos do médico prescritor, deve ser reavaliada periodicamente, e os ajustes necessários na dose, no regime, na posologia ou na forma farmacêutica ou, ainda, quanto ao fármaco administrado, devem ser realizados. Expressões de insatisfação do paciente quanto à velocidade de progresso da terapia e reclamações quanto aos efeitos colaterais devem ser avaliadas, e decisões devem ser tomadas quanto à continuidade ou ao ajuste do tratamento. Antes de tomar o medicamento, o paciente deve ser informado em relação aos efeitos colaterais esperados e à interação com alguns alimentos e bebidas e outros medicamentos que podem interferir na eficácia do tratamento.

Por meio da interação e da comunicação com outros profissionais da saúde, o farmacêutico pode contribuir muito para a saúde do paciente. O grande conhecimento sobre a ação dos fármacos, a farmacoterapêutica, o desenho e a formulação de formas farmacêuticas, os produtos disponíveis e as fontes de informação torna o farmacêutico um membro essencial nas equipes de saúde. Ele tem a responsabilidade legal para a aquisição, o armazenamento, o controle e a distribuição de medicamentos e para a manipulação e a dispensação. Caracterizado por sua larga experiência e seu conhecimento, atua como conselheiro sobre medicamentos e encoraja seu uso seguro e apropriado. O farmacêutico fornece seus serviços em várias instituições de cuidados com a saúde e realiza registros de medicamentos, monitoramento de pacientes e técnicas de avaliação, com vistas à melhoria da saúde pública.

Para compreender o progresso obtido na descoberta e no desenvolvimento de novos medicamentos e fornecer um suporte para o estudo dos medicamentos modernos, é essencial examinar o legado da Farmácia.

O LEGADO DA FARMÁCIA

As terapias com o uso de vegetais e minerais existem há tanto tempo quanto os seres humanos. As doenças humanas e o instinto de sobrevivência levaram à sua descoberta ao longo dos tempos. O uso de terapias, mesmo que bastante rústicas, começou antes dos registros históricos, graças ao instinto do homem primitivo de aliviar a dor de uma lesão colocando-a em água fria, empregando folhas frescas ou protegendo-a com lama. Por meio dessas experiências, os humanos aprenderam que determinadas terapias eram mais eficazes que outras, e, a partir desses achados, surgiu a terapia medicamentosa.

Entre vários povos, acreditava-se que as doenças fossem causadas pela entrada de demônios e espíritos malignos no organismo. O tratamento naturalmente envolvia a retirada dos intrusos sobrenaturais. A partir de registros antigos, sabe-se que os principais métodos de remoção de espíritos consistiam em encantamentos espirituais, aplicação de materiais desagradáveis e administração de ervas e plantas.

O PRIMEIRO BOTICÁRIO

Antigamente, nas tribos, homens e mulheres que conheciam as qualidades curativas das plantas, habilidade adquirida com a experiência ou herdada de antepassados, eram chamados para tratar doentes e lesionados e preparar produtos medicamentosos. Foi a preparação desses produtos que originou a arte do boticário.

A arte do boticário sempre foi associada ao mistério; acreditava-se que os praticantes tinham alguma conexão com o mundo dos espíritos e, dessa forma, intermediavam o visto e o não visto. A crença de que poções medicamentosas tinham poderes mágicos significava que sua ação, para o bem ou para o mal, não dependia unicamente de suas qualidades naturais. A compaixão de um deus, a realização de cerimônias, a ausência de espíritos malignos e a intenção do dispensador eram individual e coletivamente necessárias para tornar uma poção eficaz sob o ponto de vista terapêutico. Por isso, o boticário tribal era temido, respeitado, alvo de confiança – algumas vezes de desconfiança –, admirado e reverenciado. Por meio de suas poções, acreditava-se que os contatos espirituais fossem feitos, sendo a cura ou o fracasso da terapia dependentes desse contato.

Ao longo da história, o conhecimento dos medicamentos e de suas aplicações era traduzido em poder. No épico de Homero, o termo *pharmakon* (Gr.), que deu origem à palavra farmácia, conota uma poção, um remédio* ou uma droga que podem ser usados para o bem ou para o mal. Muitos dos fracassos dos boticários tribais ocorriam pelo emprego de remédios impotentes ou inapropriados, sub ou superdosagem ou mesmo por envenenamento. O sucesso poderia ser atribuído a experiência, mera coincidência, seleção adequada da terapia, poder curativo natural e efeito placebo não relacionado à terapia, ou seja, ação obtida em decorrência de fatores psicológicos, em vez de efeitos terapêuticos. Mesmo nos dias de hoje, a terapia com placebo é empregada com sucesso no tratamento de pacientes, sendo rotineiramente utilizada na avaliação clínica de novos medicamentos, em que a resposta dos indivíduos tratados com o medicamento real é comparada àquela produzida após a administração do placebo.

Na antiguidade, a arte do boticário combinava-se com a função de sacerdote, e, nas civilizações antigas, o sacerdote mágico ou sacerdote médico era visto como curador do corpo e da alma. A farmácia e a medicina eram indistinguíveis, pois sua prática foi combinada à função de líder religioso tribal.

*N. de R.T. Deve-se chamar a atenção para o uso de alguns termos em Farmácia. **Remédio:** é qualquer substância **ou recurso** (p. ex., radioterapia) utilizado para combater uma doença. Apesar de ser muito usado, sobretudo popularmente, esse termo deve ser trocado por **medicamento** quando se quer falar especificamente de uma formulação farmacêutica (contendo um ou vários princípios ativos, denominados *fármacos*) usada para tratar (ou prevenir) uma doença. Neste contexto, vale a pena conferir a definição legal, e muito apropriada, da Agência Nacional de Vigilância Sanitária (Anvisa), Resolução da Diretoria Colegiada (RDC) nº 135, de 29/05/2003: **medicamento:** produto farmacêutico, tecnicamente obtido ou elaborado, com finalidade profilática, curativa, paliativa ou para fins de diagnóstico (Lei nº 5.991, de 17/12/1973). É uma forma farmacêutica terminada que contém o *fármaco*, geralmente em associação com adjuvantes farmacotécnicos (http://www.ivfrj.ccsdecania.ufrj.br).

MEDICAMENTOS ANTIGOS

Devido à paciência e à habilidade dos arqueólogos, os tipos de terapias e fármacos usados na história antiga para o tratamento de doenças não são tão indefiníveis como se suspeitava. Várias tábuas, rolos antigos e outras relíquias de cerca de 3000 a.C. foram descobertos e decifrados por arqueólogos para a satisfação de historiadores da farmácia e da medicina; esses documentos antigos estão associados a nosso legado (Fig. 1.1).

Talvez o mais famoso documento seja o papiro de Ebers, um rolo contínuo de cerca de 18 metros, datado de 1600 a.C.. Esse documento,

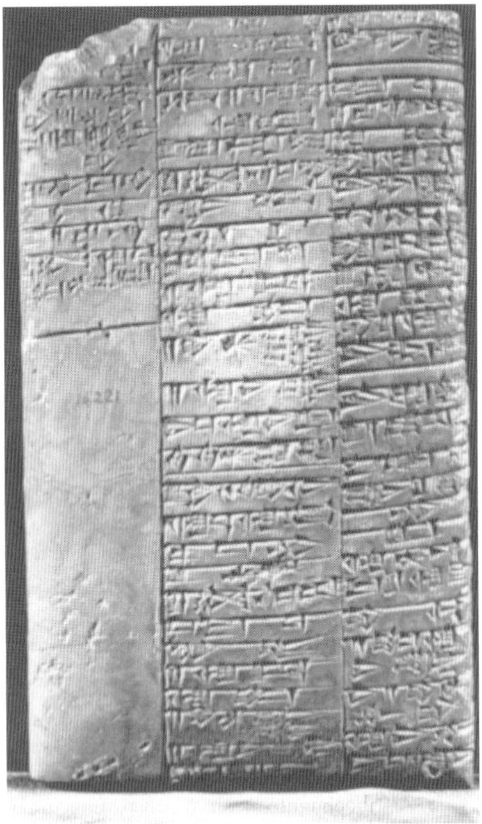

FIGURA 1.1 Tábua suméria do terceiro milênio a.C., na qual se acredita que estejam as mais antigas prescrições do mundo. Entre elas, há uma preparação de semente de erva carpinteira, resina da goma de markhazi e tomilho, pulverizados e dissolvidos em cerveja, e uma combinação de raízes pulverizadas de Datura inóxia *(moon plant)* e árvore de pera branca, também dissolvidas em cerveja. (Cortesia do University Museum, University of Pennsylvania.)

mantido na Universidade de Leipzig, recebeu o nome de Georg Ebers, egiptologista alemão, que o descobriu na tumba de uma múmia e o traduziu parcialmente durante a última metade do século XIX. Uma vez que muitos acadêmicos participaram do desafio da tradução dos hieróglifos do documento e, embora não tenham sido unânimes em suas interpretações, existe pouca dúvida de que, por volta de 1550 a.C., os egípcios usavam algumas substâncias e formas farmacêuticas empregadas até hoje.

O texto do papiro de Ebers é dominado por fórmulas, mencionando mais de 800 formulações e prescrições e mais de 700 substâncias. Estas eram predominantemente de origem vegetal, embora muitas substâncias de origem animal e mineral também sejam citadas. Plantas como acácia, mamona (óleo de rícino) e funcho são mencionadas com substâncias minerais como óxido de ferro, carbonato de sódio, cloreto de sódio e enxofre. Além disso, excrementos de animais eram usados em terapias medicamentosas.

Os veículos consistiam em cerveja, vinho, leite e mel. Muitas fórmulas empregavam duas dúzias ou mais de agentes medicinais, um tipo de preparação que depois foi chamada de *polypharmacy*. Os egípcios costumavam empregar gral e pistilo, moinhos, tamises e balanças na manipulação de supositórios, gargarejos, pílulas, inalações, loções, pomadas, emplastros e enemas.

INTRODUÇÃO AO PONTO DE VISTA CIENTÍFICO

Ao longo da história, muitos indivíduos contribuíram para o avanço das ciências da saúde. Notáveis entre esses, cuja genialidade e criatividade revolucionaram o desenvolvimento da farmácia e da medicina, encontram-se Hipócrates (460-377 a.C.), Dioscórides (I d.C.), Galeno (130-200 d.C.) e Paracelso (1493-1541 d.C.).

Hipócrates, um médico grego, recebeu o crédito pela introdução da farmácia e da medicina científica. Ele racionalizou a medicina, sistematizou o conhecimento médico e colocou a prática da medicina em um plano ético elevado. Seus pensamentos sobre ética e ciência dominaram os escritos médicos tanto de sua geração como de gerações posteriores, e seus conceitos e preceitos tomaram forma no renomado Juramento Hipocrático sobre a conduta ética para profissionais da saúde. Seu trabalho inclui a descrição de centenas de medicamentos. Foi durante esse período que o termo *pharmakon* veio a significar um material ou produto purificado, usado unicamente para o bem, mudando a conotação prévia de remédio, droga ou poção empregados para propósitos benéficos ou maléficos. Graças a seu trabalho pioneiro na ciência médica e seus ensinamentos e filosofias avançadas, que se tornaram uma parte da medicina moderna, Hipócrates é aclamado o "Pai da Medicina".

Dioscórides, um médico e botânico grego, foi o primeiro a lidar com a botânica como uma ciência aplicada à farmácia. Seu trabalho, *De Materia Medica*, é considerado um marco no desenvolvimento da botânica farmacêutica e no estudo de produtos medicinais naturais. Essa área de estudo é conhecida hoje como farmacognosia, um termo formado por duas palavras gregas, *pharmakon*, fármaco, e *gnosis*, conhecimento. Algumas plantas descritas por Dioscórides, incluindo ópio, ergot e meimendro, continuam a ter uso na medicina. Suas descrições sobre a arte da identificação e coleta de produtos naturais, os métodos adequados de armazenamento e os meios de detectar adulterações e contaminações serviram de modelo para a época e evidenciaram a necessidade de trabalhos adicionais para futuros investigadores.

Cláudio Galeno, um médico e farmacêutico grego que obteve cidadania romana, visava a criar um sistema perfeito de fisiologia, patologia e tratamento. Ele formulou doutrinas que foram seguidas por 1.500 anos. Foi um dos mais prolíficos autores de todos os tempos, tendo recebido o crédito da realização de 500 tratados sobre medicina e de outros 250 sobre filosofia, leis e gramática. Seus escritos médicos incluem a descrição de várias substâncias de origem natural, bem como fórmulas e métodos de manipulação. Ele obteve tantas preparações de substâncias vegetais pela mistura ou pela fusão dos componentes individuais que essa área da farmácia foi designada como "Farmácia Galênica". Talvez a mais famosa de suas fórmulas seja o *cold cream*, chamado de Cerato de Galeno, que é similar a algumas preparações usadas ainda hoje, incluindo o *cold cream* e outros cremes semelhantes, com pequenas modificações em sua fórmula.

A farmácia permaneceu atrelada à medicina até que a crescente quantidade de fármacos e a complexidade da preparação de medicamentos exigiram especialistas que se dedicassem somente a ela. A farmácia foi oficialmente separada da medicina em 1240 d.C., quando um decreto do imperador Frederico II, da Alemanha, regulamentou a prática da farmácia dentro de parte de seu reino, chamado Duas Sicílias. Seu edito separou as duas profissões, reconhecendo que a prática da farmácia requeria conhecimentos, habilidades, iniciativas e responsabilidades especiais, para que cuidados adequados às necessidades médicas fossem garantidos. Os farmacêuticos passaram a ser obrigados a prestar juramento quanto à preparação de medicamentos confiáveis e de qualidade uniforme, de acordo com a sua arte. Qualquer exploração do paciente, por meio de relações comerciais entre o farmacêutico e o médico, era estritamente proibida. Entre esse período e a consolidação da química como ciência exata, a farmácia e a química permaneceram unidas, assim como a farmácia e a medicina foram um dia.

Talvez ninguém na história tenha exercido uma influência revolucionária na farmácia e na medicina como Aureolus Theophrastus Bombastus von Hohenheim (1493-1541), um médico e químico suíço que se autodenominou Paracelso. Ele influenciou a transformação da farmácia, originalmente uma profissão que tinha botânica como base, em uma profissão que tem a química como base. Algumas de suas observações químicas foram surpreendentes para sua época e anteciparam muitas descobertas. Ele acreditava que era possível preparar substâncias medicinais para combater doenças específicas e introduziu uma vasta gama de substâncias na terapêutica.

PESQUISAS INICIAIS

À medida que o conhecimento das ciências básicas aumentava, elas tornavam-se aplicáveis à farmácia. Isso oportunizou a investigação de agentes medicinais com base científica, e o desafio foi aceito por vários farmacêuticos que conduziam suas pesquisas nas dependências de suas farmácias. Notavelmente, entre eles estava o sueco Karl Wilhelm Scheele (1742-1786), talvez o mais famoso de todos os farmacêuticos, graças à sua genialidade científica e às suas importantes descobertas, tais como os ácidos lático, cítrico, oxálico, tartárico e arsênico. Ele identificou a glicerina, inventou novos métodos de preparação do calomelano e do ácido benzoico e descobriu o oxigênio um ano antes de Priestley.

O isolamento da morfina a partir do ópio, pelo farmacêutico alemão Friedrich Sertürner (1783-1841), em 1805, levou a uma série de isolamentos de outros compostos ativos de plantas por farmacêuticos franceses. Joseph Caventou (1795-1877) e Joseph Pelletier (1788-1842) combinaram seus talentos e isolaram a quinina e a cinchonina a partir da cinchona e da estriquinina e a brucina a partir da noz vómica. Pelletier e Pierre Robiquet (1780-1840) isolaram a cafeína, e Robiquet sozinho separou a codeína a partir do ópio. Metodicamente, uma substância após outra foi isolada a partir de plantas e identificada como responsável pela atividade medicinal da planta. Até os dias de hoje, estamos engajados nessa atividade fascinante, uma vez que testamos agentes terapêuticos naturais cada vez mais úteis e específicos. Exemplos recentes de fármacos isolados a partir de fontes naturais incluem o paclitaxel (Taxol), uma substância com atividade antitumoral obtida do teixo do Pacífico (*Taxus baccata*) e empregada no tratamento do carcinoma metastático do ovário; a vincaleucoblastina, outro antineoplásico obtido da *Vinca rosea*, e a digoxina, um glicosídeo cardíaco obtido da *Digitalis lanata*.

Na Europa, farmacêuticos como Pelletier e Sertürner foram muito considerados por sua inteligência e suas habilidades durante o final do século XVIII e o início do século XIX. Eles aplicaram a arte e a ciência da farmácia na preparação de medicamentos com as mais altas qualidades de pureza, uniformidade e eficácia que a sua época permitia. A extração e o isolamento de constituintes ativos de matérias-primas vegetais brutas (não processadas) levaram ao desenvolvimento de formas farmacêuticas com concentração uniforme de agentes terapêuticos de origem natural eficazes. Muitos farmacêuticos da época iniciaram a fabricação de produtos farmacêuticos de qualidade em pequena escala, mas que logo foi aumentada para atender às necessidades da comunidade local. Algumas das maiores companhias de produção e pesquisa de hoje se desenvolveram a partir dos laboratórios de dois séculos atrás.

Embora muitos dos fármacos inicialmente usados por índios nativos tenham sido adotados pelos colonizadores, a maior parte das necessidades dos Estados Unidos, antes do século XIX, foi importada da Europa, seja na forma de matéria-prima, seja como produto acabado. Com a Revolução, entretanto, tornou-se mais difícil importar fármacos, e farmacêuticos norte-americanos viram-se obrigados a adquirir a experiência científica e tecnológica de seus colegas europeus. A partir desse período até a Guerra Civil, a produção farmacêutica esteve em sua infância nos Estados Unidos. Algumas das indústrias farmacêuticas estabelecidas no início do século XVIII ainda estão em operação. Em 1821, a Faculdade de Farmácia da Filadélfia foi criada como a primeira escola de farmácia da nação. Em 1820, a USP foi desenvolvida com o objetivo de estabelecer padrões para fármacos e medicamentos no país.

PADRÕES DE QUALIDADE

Em decorrência do avanço científico dos fármacos e medicamentos, houve a necessidade da obtenção de padrões para assegurar a qualidade. Tal necessidade levou ao desenvolvimento e à publicação de monografias e livros de referência contendo especificações para serem usadas por aqueles envolvidos na produção de fármacos e medicamentos. Os conjuntos organizados de monografias foram chamados de farmacopeias ou formulários.

A UNITED STATES PHARMACOPEIA E O NATIONAL FORMULARY

O termo "farmacopeia" origina-se do grego *pharmakon*, que significa "substância medicinal", e *poiein*, que significa "fazer"; a combinação indica as especificações requeridas para fazer ou preparar um medicamento. O termo foi primeiramente usado em 1580 em conjunto com um livro local contendo especificações de medicamentos, em Bérgamo, na Itália. Desde então, várias farmacopeias nacionais, estaduais e locais foram publicadas por várias sociedades farmacêuticas europeias. À medida que o tempo passava, o valor de um conjunto uniforme de especificações nacionais para medicamentos tornou-se evidente. Na Grã-Bretanha, por exemplo, três farmacopeias locais – Londres, Edinburgo e Dublin – foram oficiais até 1864, quando foram substituídas pela *British Pharmacopeia* (BP).

Nos Estados Unidos, especificações para preparações farmacêuticas surgiram em 1820, quando a primeira USP foi publicada. Por conveniência e devido à familiaridade, médicos coloniais e boticários usavam farmacopeias e outras obras de referência de suas terras natais. A primeira farmacopeia norte-americana foi chamada de *Lilitz Pharmacopeia*, publicada em 1778, em Lilitz, Pensilvânia, para uso em um hospital militar do exército dos Estados Unidos. Era um livro de 32 páginas contendo informações sobre fármacos e preparações de uso interno (84) e externo (16).

Durante a última década do século XVIII, várias tentativas foram feitas por diferentes sociedades médicas locais para coletar informações sobre preparações farmacêuticas e especificações apropriadas e preparar uma farmacopeia norte-americana de medicamentos usados na época. Em 1808, a Massachusetts Medical Society publicou uma farmacopeia de 272 páginas contendo informações e monografias de 536 fármacos e preparações farmacêuticas. Nessa publicação, foram incluídos muitos fármacos nativos dos Estados Unidos, que não eram descritos nas farmacopeias europeias da época.

Em 6 janeiro de 1817, Lyman Spalding, um médico de Nova York, submeteu um projeto para a Medical Society of the County of New York, para a criação de uma farmacopeia nacional. Os esforços de Spalding resultaram em seu reconhecimento como "pai" da USP. Ele propôs a divisão dos Estados Unidos em quatro distritos geográficos – norte, centro, sul e oeste –, de modo a conter delegações de sociedades e escolas de medicina. Onde ainda não existiam associações e escolas médicas, associações voluntárias de médicos e cirurgiões foram convidadas para auxiliar na empreitada. Cada uma das convenções distritais deveria esboçar uma farmacopeia e indicar delegados para a convenção que seria realizada em Washington, DC. Na convenção nacional, as quatro farmacopeias distritais seriam compiladas em uma única farmacopeia nacional.

Esboços da farmacopeia foram submetidos à convenção somente pelos distritos do norte e do centro. Eles foram revisados, consolidados e adotados pela primeira United States Pharmacopeial Convention, reunida em Washington DC., em 1º de janeiro de 1820 (Fig. 1.2). A primeira USP foi publicada em 15 de dezembro de 1820, em inglês

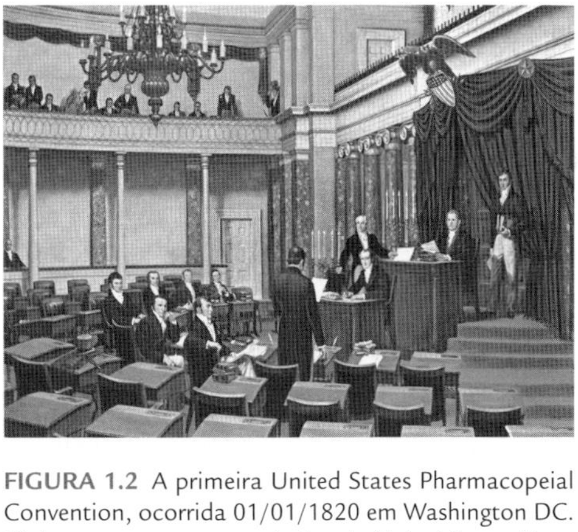

FIGURA 1.2 A primeira United States Pharmacopeial Convention, ocorrida 01/01/1820 em Washington DC. (Reimpressa, com a permissão, da United States Pharmacopeial Convention.)

e latim, a língua internacional de médicos e farmacêuticos, tornando-se a referência mais inteligível para esses profissionais, independentemente de sua nacionalidade. Em 272 páginas, 217 fármacos de notável reconhecimento foram listados, muitos deles tendo sido retirados da *Massachusetts Pharmacopeia*, que é considerada por alguns como a precursora da USP. O objetivo da primeira edição da USP foi descrito em seu prefácio e mantém sua importância. Ele contém o seguinte trecho:

> É o objetivo de uma farmacopeia selecionar, entre as substâncias que possuem propriedades medicinais, aquelas que são completamente estabelecidas e compreendidas e preparar, a partir delas, formulações em concentrações que proporcionem grande benefício. Devem-se distinguir aqueles artigos por nomes convenientemente definidos, para evitar problemas e enganos por médicos e boticários.

Antes de aprová-la, a convenção adotou resoluções e normas, com provisões para os encontros subsequentes, que levariam à revisão da USP a cada 10 anos. Como muitos fármacos novos entraram em uso, a necessidade de publicações mais frequentes de especificações tornou-se maior. Em 1900, a Pharmacopeial Convention ganhou autoridade para publicar suplementos da USP quando houvesse necessidade para manter padrões satisfatórios. No encontro de 1940, foi decidido que a revisão da USP ocorreria a cada cinco anos, mantendo o uso de suplementos periódicos, quando necessário.

A primeira United States Pharmacopeial Convention foi composta exclusivamente por médicos. Em 1830 e em 1840, farmacêuticos proeminentes foram convidados a participar da revisão e, em reconhecimento às suas contribuições, foram mantidos como membros natos da convenção de 1850, participando com regularidade desde então. Na década de 1870, a USP esteve quase que completamente nas mãos dos farmacêuticos, e grandes esforços foram requeridos para reavivar o interesse da comunidade médica. A presente United States Pharmacopeial Convention é constituída por delegados representando institutos educacionais, organizações científicas e profissionais, divisões de órgãos governamentais, organizações norte-americanas não governamentais, organizações e comissões de farmacopeias internacionais, pessoas que possuem competência científica específica ou conhecimento de tecnologias emergentes e membros públicos (2). Dos sete membros eleitos da comissão de especialistas, pelo menos dois devem ser representantes das ciências médicas, dois das ciências farmacêuticas e um da sociedade.

Após o aparecimento da primeira USP, a arte e a ciência da farmácia e da medicina mudaram significativamente. Antes de 1820, fármacos usados para tratar doenças foram os mesmos durante séculos. A USP de 1820 refletiu o fato de que os boticários da época eram competentes para coletar e identificar matérias-primas vegetais e preparar, a partir delas, formulações e misturas solicitadas pelos médicos. O farmacêutico tornou-se importante, uma vez que aplicava toda a sua arte para a elaboração de preparações farmacêuticas diferentes, a partir de matérias-primas vegetais brutas. Esse tempo nunca mais seria visto, devido ao surgimento de novas tecnologias e ao desenvolvimento das ciências básicas, particularmente da química da síntese orgânica.

A segunda metade do século XIX trouxe grandes mudanças. A revolução industrial proporcionou uma completa mudança nos Estados Unidos. A máquina a vapor, que usava a força da água para mover moinhos para triturar matérias-primas vegetais, foi substituída por máquinas movidas por gasolina, *diesel* e eletricidade. Novas máquinas foram usadas para substituir as antigas e frequentemente outras foram adaptadas para atender às necessidades especiais da indústria farmacêutica. Misturadores de padarias, centrífugas de lavanderias, turbinas de revestimento das indústrias de doces foram alguns exemplos de improvisações. A produção aumentou rapidamente, mas a nova indústria teve de esperar a revolução científica antes de poder produzir medicamentos novos e aprimorados. A simbiose entre ciência e avanço tecnológico foi necessária.

Por volta de 1880, a produção industrial de produtos químicos e farmacêuticos tinha se tornado bem-estabelecida no país, e o farmacêutico foi buscar fontes comerciais para a aquisição de fármacos. A síntese orgânica começou a ter influência sobre a terapia medicamentosa. O isolamento de alguns constituintes ativos de vegetais levou ao conhecimento de sua estrutura química. A partir disso, surgiram métodos de síntese desses compostos, bem como de manipulação de sua estrutura molecular para produzir substâncias ainda não encontradas na natureza. Em 1872, a síntese do ácido salicílico a partir do fenol inaugurou a obtenção de compostos analgésicos, incluindo o ácido acetilsalicílico (aspirina), que foi introduzido na medicina em 1899. Entre outras substâncias químicas sintetizadas pela primeira vez estavam as originadas do ácido barbitúrico, com propriedade de indução do sono, chamadas de barbituratos. Essa nova fonte de fármacos, obtidos da síntese orgânica, foi bem recebida no século XX.

Até esse momento, fármacos criados pela genialidade da química orgânica aliviaram os sintomas e as doenças, mas nenhum ainda tinha propriedades curativas, até que, em 1910, a arsfenamina, um agente específico contra a sífilis, foi introduzido na medicina. Era o início da quimioterapia, uma época na qual as doenças humanas tornaram-se curáveis pelo emprego de substâncias químicas. Os conceitos, as descobertas e as inspirações que fizeram essa época gloriosa foram creditados a Paul Ehrlich, um bacteriologista alemão que, com seu colega japonês Sahachiro Hata, descobriu a arsfenamina. Atualmente, a maioria dos fármacos novos, seja com propriedades paliativas ou curativas, tem origem nos frascos da química orgânica sintética.

O avanço das ciências básicas e aplicadas levou ao delineamento de fármacos mais complexos. As especificações estabelecidas pela USP foram mais do que necessárias para proteger a comunidade, assegurando a pureza e a uniformidade das substâncias.

Quando a American Pharmaceutical Association (APhA) foi criada, em 1852, a única referência disponível de autoridade reconhecida sobre especificações de fármacos e medicamentos era a terceira revisão da USP. Para servir como guia terapêutico à profissão médica, seu objetivo foi restrito a fármacos de mérito terapêutico reconhecido. Devido a essa seleção estrita, muitos fármacos e formulações que eram aceitos e usados pela profissão médica não foram admitidos nas edições mais antigas da USP. Como forma de protesto e baseando-se nos objetivos da APhA sobre a padronização de fármacos e formulações, alguns farmacêuticos, com o consentimento da associação nacional, elaboraram um formulário contendo muitos dos fármacos e formulações de uso popular, cuja admissão na USP tinha sido negada. A primeira edição foi publicada em 1888 com o nome de *National Formulary of Unofficial Preparations* (3). A designação "preparações não oficiais" (*unofficial preparations*) refletia o sentimento de protesto dos autores, visto que a USP tinha adotado o termo "oficial" para fármacos que possuíam especificações. O título foi alterado para NF em 30 de junho de 1906, quando o presidente Theodore Roosevelt assinou a primeira lei federal denominada Pure Food and Drug Act, designando tanto a USP quanto o NF como referências legais sobre substâncias farmacêuticas e medicinais. Assim, as duas publicações tornaram-se oficiais. Entre outros aspectos, a lei exigia que, se a designação USP ou NF fosse usada ou colocada no rótulo, o produto deveria estar em conformidade com o conjunto de especificações físicas e químicas descrito na monografia.

As primeiras edições do NF serviram principalmente como uma referência que fornecia nomes de fármacos e preparações e orientações para a preparação dos produtos farmacêuticos prescritos pelos médicos em pequena escala. Antes de 1940, o NF, assim como a USP, era revisado a cada 10 anos. Após essa data, novas edições apareciam a cada cinco anos, com suplementos sendo publicados periodicamente, conforme a necessidade.

Em 1975, a United States Pharmacopeial Convention Inc. comprou o NF, unificando o compêndio oficial e fornecendo mecanismos para a elaboração de um único compêndio nacional.

O primeiro compêndio combinado, contendo a USP XX e o NF XV, tornou-se oficial em 1º de julho de 1980. Todas as monografias de substâncias terapeuticamente ativas apareceram na seção da USP, enquanto todas as monografias sobre produtos farmacêuticos surgiram na seção do NF. Esse formato foi mantido nas revisões subsequentes. A *USP 23 – NF 18*, que se tornou oficial em 1995, foi a primeira a usar números arábicos, em vez de romanos, para indicar a edição. USP-NF tornou-se uma publicação anual em 2002, com USP 25 – NF 20, e a edição de 2003, USP 31 – NF 26, contendo aproximadamente 4.240 monografias sobre medicamentos e mais de 220 ensaios e testes gerais, que se encontram publicados em formato impresso e em CD-ROM.

Em 2005 foi publicada a primeira edição da USP Pharmacists' Pharmacopeia e, em 2008, foi publicada a segunda. Visto que a USP-NF tornou-se uma referência, acerca dos padrões farmacêuticos, direcionada à indústria farmacêutica, houve a necessidade de publicação de um compêndio dirigido às necessidades dos farmacêuticos que atuam em farmácias, que são agora supridas pela USP Pharmacists' Pharmacopeia.

Os padrões de qualidade descritos pela USP e pelo NF destinam-se a todos os membros relacionados à indústria farmacêutica, que compartilham a responsabilidade e a satisfação de ter a confiança da população, por assegurar a disponibilidade de fármacos, produtos e formulações farmacêuticas de qualidade. O termo "produtos" é geralmente utilizado para descrever medicamentos industrializados e "preparações" para medicamentos manipulados. Estão incluídos nesse grupo: médicos, farmacêuticos, dentistas, veterinários, enfermeiros, produtores, fornecedores de substâncias químicas brutas, fabricantes de produtos farmacêuticos em pequena e grande escalas, instituições e agências de saúde públicas e privadas e agências de regulamentação, entre outros.

MONOGRAFIAS DA USP E DO NF

A USP e o NF adotam especificações para fármacos, adjuvantes e formas farmacêuticas que se refletem na melhor prática médica e farmacêutica e procedimentos e ensaios aceitáveis que demonstram a adesão a tais especificações. Com essa função, os compêndios tornam-se documentos legais, sendo que cada afirmação deve ter grau alto de clareza e especificidade.

Muitos produtos farmacêuticos do mercado, especialmente contendo associações de substâncias ativas, não são descritos nas monografias de formulações ou formas farmacêuticas dos compêndios oficiais. Entretanto, os componentes individuais desses produtos são relatados nas monografias, nos suplementos ou em petições para comercialização de medicamentos aprovadas pela Food and Drug Administration (FDA).

Um exemplo de fármaco que aparece em uma monografia da USP é demonstrado na Figura 1.3. A monografia mostra o tipo de informação que aparece para substâncias ativas orgânicas.

A parte inicial da monografia consiste no título oficial (nome genérico) da substância, seguido por sua fórmula estrutural e empírica, sua massa molecular, seus nomes químicos e seu número de registro no Chemical Abstracts Service (CAS). O registro do CAS identifica cada um dos compostos em um sistema de informações. Em seguida, aparece na monografia a declaração de pureza, uma advertência que reflete toxicidade, as recomendações sobre a forma de acondicionamento e armazenamento, os ensaios físicos e químicos e os métodos de análise usados para a identificação e a determinação da pureza da substância.

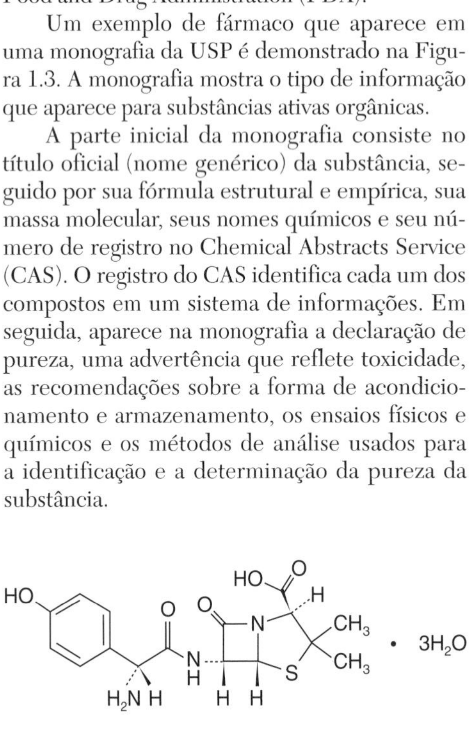

FIGURA 1.3 Amoxicilina.

Em cada monografia, conjuntos de especificações são relacionados ao fármaco, à matéria-prima ou à forma farmacêutica para assegurar sua pureza, potência e qualidade.

Laboratórios de pesquisa da USP fornecem assistência direta para a USP e o NF. As principais funções do laboratório envolvem a avaliação e o desenvolvimento de métodos analíticos que serão incluídos nos compêndios.

OUTRAS FARMACOPEIAS

Além da USP e do NF, outras referências contendo especificações, como a *Homeopathic Pharmacopeia of the United States* (HPUS) e a *Pharmacopeia Internationalis* ou *International Pharmacopeia* (IP), fornecem informações adicionais quanto à qualidade de fármacos e medicamentos necessários para determinadas instituições e profissionais. A HPUS é empregada por farmacêuticos e médicos homeopatas, bem como por agências de regulamentação que devem assegurar a qualidade de medicamentos homeopáticos. O termo homeopatia foi criado por Samuel Hahnemann (1755-1843) a partir do grego *homoios*, significando similar, e *pathos*, significando doença. Na essência, a base da homeopatia consiste na lei da similaridade: o semelhante cura o semelhante, ou seja, o fármaco que produz os sintomas da doença em pessoas saudáveis será capaz de tratar e curar aquelas apresentando os mesmos sintomas. Envolvendo a abordagem da homeopatia estão: (a) a avaliação de um fármaco em pessoas saudáveis para encontrar os efeitos que podem ser empregados contra os mesmos sintomas que se manifestam nas doentes; (b) o uso de doses diminutas na terapia, em diluições expressas com "1×" (diluição 1:10), "2×" (diluição 1:100), e assim por diante; (c) a administração de não mais de um fármaco de cada vez; e (d) o tratamento de todos os sintomas do paciente, e não somente um dos sintomas (4–6). A HPUS é essencial aos farmacêuticos que preparam medicamentos usados na prática homeopática.

A IP é publicada pela Organização Mundial de Saúde (OMS ou, em inglês, WHO, *World Health Organization*) das Nações Unidas, com a cooperação dos países membros. Serve de modelo aos comitês de revisão das farmacopeias nacionais para introduzir modificações de acordo com os padrões internacionais. Não possui autoridade legal, apenas o respeito e o reconhecimento dos países participantes, no esforço de fornecer especificações de fármacos aceitáveis com base internacional. O primeiro volume da IP foi publicado em 1951. Ela tem sido revisada periodicamente desde então.

Por vários anos, muitos países publicaram suas próprias farmacopeias, incluindo Reino Unido, França, Itália, Japão, Índia, México, Noruega e os integrantes da União das Repúblicas Socialistas Soviéticas.* Essas farmacopeias e a *European Pharmacopeia* (EP ou Ph Eur) são empregadas dentro de suas jurisdições legais e por companhias farmacêuticas multinacionais que desenvolvem e comercializam medicamentos. Países que não têm uma farmacopeia nacional frequentemente adotam uma de outro país. A seleção da farmacopeia geralmente é baseada em proximidade geográfica, uma língua ou herança comum ou similaridade dos fármacos e produtos farmacêuticos empregados. Por exemplo, o Canadá, que não possui sua farmacopeia, costuma usar os padrões USP-NF. A farmacopeia mexicana (*Farmacopea de los Estados Unidos Mexicanos*) é a única outra ativamente mantida nesse hemisfério (7).

*N. de R.T. A Farmacopeia Brasileira (FB) é o Código Oficial Farmacêutico do País, no qual se estabelece a qualidade dos medicamentos em uso no Brasil. A FB é elaborada pela Comissão Permanente de Revisão da Farmacopeia Brasileira (CPRFB), que é uma comissão oficial nomeada pelo diretor-presidente da Anvisa e foi instituída junto à Diretoria de Medicamentos e Produtos, sendo, portanto, uma entidade da própria Anvisa. O primeiro código do Brasil colônia foi a *Farmacopeia Geral para o Reino e os Domínios de Portugal*, sancionada em 1794 e obrigatória em nosso País a partir de 1809. Após a Independência, foram utilizados, além desta, o *Codex Medicamentarius Gallicus* francês e o *Código Farmacêutico Lusitano*, hoje considerado a segunda edição da *Farmacopeia Portuguesa*. Depois disso, o Decreto nº 8.387, de 19/01/1882, estabeleceu que "para o preparo dos medicamentos oficiais seguir-se-á a *Farmacopeia Francesa*, até que seja composta uma farmacopeia brasileira...". Em 1926, as autoridades sanitárias do País aprovaram a proposta de um *Código Farmacêutico Brasileiro*, apresentada pelo farmacêutico e professor Rodolpho Albino Dias da Silva. Aprovado pelas autoridades sanitárias da época, esse código foi oficializado em 1929 e tornou-se a primeira edição da *FB. A segunda edição da FB foi publicada em 1959, e a terceira saiu em 1976. Em 1988, foi publicada a quarta edição que foi atualizada por vários fascículos até 2005. A mais recente edição da FB (5ª Ed.) foi aprovada nos termos da RDC nº 49, de 23 de novembro de 2010, pela Diretoria Colegiada da Anvisa. O código contém 592 monografias, sendo que 367 destas fazem parte da Relação Nacional de Medicamentos Essenciais (Rename). A quinta edição da FB revoga as quatro edições anteriores e é publicada também em meio eletrônico.*

O primeiro NF foi aprovado nos termos da RDC Nº. 222, de 29 de julho de 2005, *pela mesma agência. Inclui monografias de 82 medicamentos. Além da fórmula, as monografias descritas no Formulário contêm os sinônimos usados como referência ao produto, à forma farmacêutica (p. ex., solução ou creme), às orientações para o preparo, à embalagem e ao armazenamento, às advertências, às indicações terapêuticas e ao modo de usar. Ambos códigos oficiais podem ser encontrados no site www.anvisa.gov.br/farmacopeiabrasileira/index.htm.*

CONJUNTO DE ESPECIFICAÇÕES DE MEDICAMENTOS APROVADOS PELA FDA

Nos Estados Unidos, além do compêndio oficial, algumas especificações e alguns métodos de análise de fármacos e medicamentos são estabelecidos no conjunto de especificações das petições de registro de medicamentos novos da FDA (ver Cap. 2). O fabricante deve aderir rigidamente a tais especificações para manter a qualidade do produto e a continuidade da aprovação da FDA para sua comercialização. Finalmente, essas especificações estabelecidas são adotadas mais adiante pela USP-NF como novas monografias.

ORGANIZAÇÃO INTERNACIONAL PARA NORMALIZAÇÃO

A Organização Internacional para Normalização (ISO, do inglês *International Organization for Standardization*) é um consórcio internacional de órgãos representativos constituídos para desenvolver e promover padrões internacionais uniformes ou harmonizados. Representando os Estados Unidos, nesse consórcio, está o American National Standards Institute.

Entre os vários padrões ISO usados na indústria farmacêutica, encontram-se aqueles das séries ISO 9000 a ISO 9004. Incluídos aqui estão os padrões pertinentes a desenvolvimento, produção, segurança da qualidade, detecção de produtos defeituosos, administração da qualidade e outros aspectos, como segurança e confiabilidade. A adesão da indústria a esses padrões é voluntária. Entretanto, muitas empresas encontram vantagens em serem reconhecidas pelos padrões ISO. Algumas companhias optam por ter o Certificado ISO, passando por um rigoroso processo de avaliação e acreditação (8).

REGULAMENTAÇÃO E CONTROLE DE MEDICAMENTOS*

A primeira lei federal norte-americana destinada a regulamentar a fabricação de produtos farmacêuticos foi o Food and Drug Act, de 1906. A lei exigia que medicamentos comercializados entre estados apresentassem especificações quanto a potência, pureza e qualidade. Declarações dos fabricantes sobre prováveis benefícios terapêuticos não foram regulamentadas até 1912, quando a Emenda Sherley especificamente proibiu a declaração falsa de efeitos terapêuticos, chamando tais produtos de enganosos.

FEDERAL FOOD, DRUG, AND COSMETIC ACT DE 1938

A necessidade de especificações adicionais foi demonstrada de forma trágica em 1938. Um medicamento que até então era maravilhoso, contendo sulfanilamida, que é insolúvel na maioria dos solventes farmacêuticos comuns, foi preparado e distribuído por um renomado fabricante na forma de elixir, usando o dietilenoglicol como solvente, uma substância altamente tóxica empregada em soluções para evitar congelamento. Mais de cem pessoas morreram por envenenamento com dietilenoglicol antes de o produto ser retirado do mercado. A necessidade de uma formulação adequada e da realização de ensaios farmacológicos e toxicológicos dos fármacos, adjuvantes e produtos acabados foi dolorosamente reconhecida. O congresso respondeu a isso com a aprovação do Federal Food, Drug, and Cosmetic Act, em 1938, e a criação da FDA para administrar e executar a legislação. A lei de 1938 proibia a distribuição e o uso de qualquer fármaco ou medicamento sem antes preencher a petição de registro de novo medicamento (NDA, do inglês *new drug application*) e submetê-lo à aprovação pela FDA. Isso fez com que a FDA fosse responsável por conceder ou negar a permissão para distribuir novos produtos após avaliação dos dados fornecidos pelo solicitante quanto a componentes, métodos de ensaio, padrões de qualidade, processo de fabricação, estudos pré-clínicos (animal ou cultura de células), estudos farmacológicos e toxicológicos e ensaios clínicos em humanos. Embora a lei de 1938 exigisse que os produtos fossem seguros para seres humanos, ela não requeria que fossem eficazes. Foi permitido que muitos medicamentos que já estavam no mercado antes dessa lei permanecessem, desde que sua fórmula não fosse alterada. Os exemplos a seguir são de produtos que já eram comercializados antes de 1938 e permaneceram no mercado na forma de medicamentos não aprovados:

- Cápsulas e comprimidos de paracetamol, fosfato de codeína e cafeína
- Cápsulas de amobarbital sódico
- Inalante nitrato de amila
- Supositórios, xarope e cápsulas de hidrato de cloral
- Comprimidos, solução oral e injeção de fosfato de codeína
- Comprimidos de sulfato de codeína
- Comprimidos e injeção de colchicina
- Comprimidos de digitoxina
- Comprimidos e elixir de digoxina
- Injeção e cápsulas de sulfato de efedrina
- Comprimidos e injeção de maleato de ergonovina
- Comprimidos de tartarato de ergotamina
- Comprimidos de bitartarato de hidrocodona
- Comprimidos de bitartarato de hidrocodona, ácido acetilsalicílico e cafeína
- Supositórios de cloridrato de hidromorfona
- Injeção de levotiroxina sódica
- Comprimidos e solução oral de sulfato de morfina
- Comprimidos de nitroglicerina sub-lingual
- Tintura de ópio
- Comprimidos de oxicodona
- Solução oral de cloridrato de oxicodona
- Paregórico (tintura de ópio)
- Comprimidos de cloridrato de fenazopiridina
- Comprimidos, elixir e cápsulas de fenobarbital
- Injeção de fenobarbital sódico

*N. de R.T. Esta seção descreve aspectos relacionados à legislação norte-americana sobre desenvolvimento, produção e uso de medicamentos. Para evitar erros e traduções inadequadas, os nomes das leis e outras regulamentações foram mantidos em inglês.

- Solução oftálmica de cloridrato de pilocarpina
- Comprimidos efervescentes de bicarbonato de potássio para solução oral
- Solução oral de cloreto de potássio
- Comprimidos e elixir de gluconato de potássio
- Solução oral de iodeto de potássio
- Cápsulas de salsalato
- Comprimidos e solução oral de fluoreto de sódio
- Comprimidos de tireoide

EMENDA DURHAM-HUMPHREY DE 1952

Os medicamentos aprovados para comercialização pela FDA são classificados de acordo com a maneira pela qual eles podem ser obtidos legalmente pelo paciente. Medicamentos considerados seguros o suficiente na automedicação, em condições simples, para as quais os cuidados médicos não são essenciais, são classificados como de venda livre (OTC, do inglês *over the counter*), ou não prescritos, e podem ser vendidos pelos farmacêuticos sem prescrição médica. O *status* de venda livre do medicamento pode ser alterado se forem requeridos controles da sua distribuição posteriormente. Outros medicamentos considerados úteis apenas após o diagnóstico de especialistas ou muito perigosos para a automedicação são disponibilizados somente por meio de uma prescrição. Tais medicamentos devem conter uma tarja com a legenda "Apenas com prescrição médica" ou "Atenção: a lei federal proíbe a dispensação sem prescrição médica". Medicamentos contendo fármacos novos são limitados à dispensação com prescrição médica. Entretanto, seu *status* legal pode ser alterado para venda livre, embora geralmente na menor dose recomendada, se forem considerados úteis e seguros suficientemente para uso por pessoas leigas. Exemplos incluem medicamentos contendo ibuprofeno, cetoprofeno, cimetidina, loratadina e ranitidina.

De acordo com a emenda de Durham-Humphrey, prescrições de medicamentos com tarja não podem ser dispensadas novamente sem o consentimento expresso do médico. O reaviamento de certas prescrições, reconhecidas como de abuso público, foi mais tarde regulamentado com a aprovação da Drug Abuse Control Amendment, de 1965, e pelo Comprehensive Drug Abuse Prevention and Control Act, de 1970.

EMENDA KEFAUVER-HARRIS DE 1962

Uma tragédia em 1960 levou ao acréscimo da Emenda Kefauver-Harris ao Federal Food, Drug, and Cosmetic Act, de 1938. Um fármaco sintético novo, a talidomida, recomendado como sedativo e tranquilizante, foi comercializado na Europa como medicamento de venda livre. Tratava-se de um fármaco de especial interesse devido à sua aparente ausência de toxicidade, mesmo em doses muito altas. Esperava-se que a talidomida fosse empregada em substituição aos barbituratos e, portanto, prevenisse as mortes frequentes causadas por ingestão acidental ou intencional desses medicamentos. Uma companhia farmacêutica, nos Estados Unidos, aguardava a aprovação para comercialização, quando relatos de toxicidade relacionados ao uso da talidomida começaram a aparecer na Europa. Esse medicamento, quando administrado em mulheres grávidas, produzia defeitos no feto, mais notavelmente a focomelia, uma malformação dos membros. Milhares de crianças foram afetadas em várias extensões (9). Algumas nasceram sem braços e pernas; outras com os membros parcialmente formados. Os mais afortunados nasceram somente com desfigurações no nariz, nos olhos e nas orelhas. Os mais gravemente afetados faleceram devido a malformações do coração e do trato gastrintestinal. Essa catástrofe relacionada ao uso de um medicamento estimulou o Congresso a reforçar a legislação sobre a comercialização de novos medicamentos. Sem contestação, em 10 de outubro de 1962, o acréscimo da Kefauver-Harris ao Food, Drug, and Cosmetic Act of 1938 foi aprovado. O objetivo do decreto era garantir o maior grau de segurança dos medicamentos aprovados e exigir dos fabricantes a comprovação da segurança e eficácia antes dos mesmos serem liberados para comercialização pela FDA.

Com essa emenda, o responsável por um fármaco novo deve submetê-lo a uma petição de novos medicamentos sob investigação (IND, do inglês *investigational new drug application*) antes de ser clinicamente testado em humanos. Somente após a realização de ensaios clínicos cuidadosos e bem-estruturados, nos quais o medicamento é avaliado quanto a sua eficácia e segurança, o responsável encaminha um NDA para solicitar a comercialização do produto. As exigências para isso e outras petições à FDA são apresentadas no Capítulo 2.

É interessante ressaltar que, atualmente, a OMS considera a talidomida um fármaco-modelo para o tratamento de febre e lesões associadas ao eritema nodoso leproso (ENL) em pacientes com lepra, e ela tem sido usada no mundo todo com essa finalidade há anos (10). Em 1997, um comitê de especialistas recomendou que a FDA aprovasse o uso da talidomida para o tratamento do ENL nos Estados Unidos, sob um controle de distribuição rígido e com a realização de programas apropriados de educação ao paciente (11). A utilidade da talidomida em outras condições, como artrite reumatoide, esclerose múltipla, caquexia relacionada ao câncer e à Aids, progressão da Aids/HIV e úlcera aftosa está sob investigação (12).

COMPREHENSIVE DRUG ABUSE PREVENTION AND CONTROL ACT DE 1970

O Comprehensive Drug Abuse Prevention and Control Act, de 1970, serviu para consolidar e regulamentar o controle de substâncias de abuso em um único estatuto. Sob essas provisões, a Drug Abuse Control Amendment, de 1965, o Harrison Narcotic Act, de 1914, e outras leis relacionadas ao uso de estimulantes, depressores, narcóticos e alucinógenos foram substituídos por uma estrutura de regulamentação atualmente administrada pela Drug Enforcement Administration (DEA) no Departamento de Justiça norte-americano.

O Comprehensive Drug Abuse Prevention and Control Act, de 1970, estabeleceu cinco "listas" para a classificação e o controle de substâncias que são passíveis de abuso. Essas categorias classificam as substâncias em níveis cujo controle diminui de I a V. Os fármacos podem ser classificados em uma das cinco categorias, da seguinte forma:

- Lista I: Substâncias não aceitáveis para uso na medicina ou outras substâncias apresentando alto grau de abuso. Nessa categoria, estão incluídos agentes como heroína, dietilamida do ácido lisérgico (LSD), peiote, mescalina, metaqualona, maconha e outros similares. Qualquer substância que não apresente utilidade na medicina e que seja usada como droga de abuso pode ser colocada nessa categoria.
- Lista II: Substâncias com usos médicos aceitáveis e alto potencial para abuso, podendo levar à dependência física ou psicológica grave. Nessa categoria, estão incluídos morfina, cocaína, metanfetamina, amobarbital, etc.
- Lista III: Substâncias com usos médicos aceitáveis e potencial para abuso menor do que aquelas listadas nas categorias I e II, podendo levar à dependência física e psicológica moderada. Nessa categoria, encontram-se codeína, hidrocodona e substâncias similares, em quantidades especificadas.
- Lista IV: Substâncias com usos médicos aceitáveis e potencial para abuso baixo em relação àquelas listadas na categoria III, podendo levar à dependência física e psicológica limitada, quando comparadas às substâncias listadas na categoria III. Nessa categoria, encontram-se difenoxina, diazepam, oxazepam e substâncias similares, em quantidades especificadas.
- Lista V: Substâncias com usos médicos aceitáveis e potencial baixo para abuso em relação àquelas listadas na categoria IV, podendo levar à dependência física e psicológica limitada, quando comparadas às substâncias listadas na categoria IV. Nessa categoria, encontram-se di-hidrocodeína, difenoxilato e substâncias similares, em quantidades especificadas.

CATEGORIAS DE RISCO NA GRAVIDEZ SEGUNDO A FDA

Para cada paciente, a prescrição e o uso de medicamentos necessitam de uma análise de benefícios *versus* riscos. Existem muitos fatores de risco que devem ser avaliados, incluindo na gravidez. Em 1979, a FDA introduziu uma classificação de riscos fetais devido à utilização de medicamentos. Esta foi baseada em um sistema similar introduzido na Suécia apenas um ano antes.

A FDA estabeleceu cinco categorias que podem ser usadas para estimar o potencial de um fármaco, absorvido sistemicamente, para causar problemas ao feto. A confiabilidade do documento é o fator-chave de diferenciação entre as categorias para determinação da taxa de risco *versus* benefício. A categoria de gravidez "X" é a mais forte e indica que existe algum dado de que o fármaco pode ser teratogênico e o risco não sustenta o benefício do uso do medicamento, então tal substância é contraindicada durante a gravidez.

As categorias atribuídas pela FDA são as seguintes:

- Categoria A: Estudos adequados e bem-controlados fracassaram em demonstrar risco ao feto no primeiro trimestre da gravidez (e não existem evidências de risco nos últimos trimestres).
- Categoria B: Estudos de reprodução animal fracassaram em demonstrar risco ao feto, e não existem estudos adequados e bem-controlados em grávidas.
- Categoria C: Estudos de reprodução animal mostraram efeitos adversos ao feto, e não existem estudos adequados e bem-controlados em humanos, mas os benefícios são maiores que os riscos e podem justificar o uso do medicamento em grávidas.
- Categoria D: Existem evidências de risco ao feto com base em dados de reações adversas descritas em experiências investigativas de comercialização ou em estudos em humanos, mas os benefícios são maiores que os riscos e podem justificar o uso do medicamento em grávidas.
- Categoria X: Estudos em animais ou em humanos demonstraram anormalidades fetais e/ou existem evidências de risco ao feto com base em dados de reações adversas descritas em experiências investigativas ou de comercialização, e o risco que envolve o uso do medicamento na gravidez é claramente muito maior do que os benefícios.

EXPOSIÇÃO A MEDICAMENTOS DURANTE A GRAVIDEZ E A AMAMENTAÇÃO

Nas mulheres em geral, existe um risco de 3 a 5% de nascimentos de crianças com malformações ou retardo mental. Nos Estados Unidos, a malformação é a principal causa de mortalidade infantil. Dois importantes fatores devem ser levados em consideração para avaliar o potencial teratogênico de um medicamento: o estágio da gravidez em que a mulher se encontra e a quantidade de medicamento administrada. Esses dados são críticos para avaliar a exposição caso a caso com o intuito de fazer uma análise de risco precisa. Alguns teratógenos conhecidos, possíveis e improváveis são listados na Tabela 1.1. As mulheres grávidas ou em fase de amamentação que estiverem fazendo uso de algum medicamento ou que considerem fazer uso, devem consultar sobre os potenciais efeitos adversos que esse fármaco pode ocasionar no bebê. Tal aconselhamento deve ser documentado.

ADVERTÊNCIAS EM TARJA PRETA*

As advertências colocadas nas tarjas pretas são as exigências de rotulagem mais rigorosas da FDA para medicamentos de alto risco. A primeira dessas advertências envolveu o uso do cloranfenicol no início dos anos de 1960 ou final dos anos de 1950. Muitas dessas advertências foram feitas ao longo dos anos. A agência também tem pedido aos fabricantes para colocar a advertência nos rótulos de todos os antidepressivos para descrever seus riscos e enfatizar a necessidade de monitoramento de todos os pacientes que começarem a utilizar esses medicamentos. A advertência é o alerta mais sério colocado no rótulo de um medicamento.

As propagandas que servem para lembrar os profissionais da área da saúde sobre a disponibilidade de certos medicamentos não podem ser feitas para fármacos com esse tipo de advertência.

Em todos os casos, as leis estaduais e locais podem reforçar as leis federais, mas nunca contradizê-las.

DRUG LISTING ACT DE 1972

O Drug Listing Act foi decretado para dar à FDA a autoridade para compilar uma lista de medicamentos comercializados, auxiliando na execução das leis federais que exigem que eles sejam seguros e eficazes, não sejam adulterados ou deixem de atender à legislação. Sob as regulamentações da lei, cada empresa que fabrica ou reembala medicamentos para a distribuição ou comercialização final aos pacientes ou consumidores deve ter registro na FDA e fornecer informações adequadas. Todas as empresas de distribuição e comercialização estrangeiras, cujos produtos são importados pelos Estados Unidos, estão sujeitas a essa regulamentação. Exceções dessas exigências são hospitais, clínicas e instituições de saúde que

*N. de T. *Black Box warnings* ou *black label warnings* são assim chamados devido à tarja preta colocada ao redor do texto de uma advertência que aparece na embalagem, no rótulo ou na bula de um medicamento, alertando que a substância ativa pode causar efeitos adversos graves ou riscos à vida.

TABELA 1.1 **Alguns teratógenos conhecidos**

RADIAÇÃO
- Armas atômicas
- Iodo radiativo
- Radiação terapêutica

INFECÇÕES
- Citomegalovírus
- Herpes simples vírus I e II
- Parvovírus B-19 (*Erythema infectiosum*)
- Sífilis
- Toxoplasmose
- Vírus da encefalite equina venezuelana
- Vírus da rubéola
- Vírus da varicela

DESEQUILÍBRIO METABÓLICO E MATERNO
- Alcoolismo
- Amniocentese, em até 70 dias após a concepção
- Amostras das vilosidades coriônicas, antes de 60 dias após a concepção
- Cretinismo, endêmico
- Deficiência de ácido fólico
- Diabetes
- Doença reumática
- Fenilcetonúria
- Hipertermia
- Miastenia grave
- Síndrome de Sjögren
- Tumores virilizantes

MEDICAMENTOS E PRODUTOS QUÍMICOS AMBIENTAIS
- Ácido valproico
- Aminopterina
- Azul de metileno (injeção intra-amniotica)
- Busulfan
- Ciclofosfamida
- Clorobifenóis
- Cocaína
- Cumarinas anticoagulantes
- Dietilestilbestrol
- Etretinato
- Fenitoína
- Fluconazol (altas doses)
- Fumaça do cigarro
- Hormônios androgênicos
- Inibidores da enzima conversora do angiofenina – ECA (benazepril, captopril, enalapril, fosinopril, lisinopril, moexipril, quinapril, ramipril, trandolapril)
- Iodetos
- Isotretinoína
- Lítio
- Mercúrio orgânico
- Metimazol
- Metrotexato (metilaminopterina)
- Misoprostol
- Penicilamina
- Talidomida
- Tetraciclinas
- Tolueno (abuso)
- Trimetadiona

TERATÓGENOS POSSÍVEIS
- Carbamazepina
- Chumbo
- Colchicina
- Deficiência de zinco
- Dissulfiram
- Episódios excessivos de alcoolismo
- Ergotamina
- Estreptomicina
- Glicocorticoides
- Primidona
- Quinina (doses suicidas)
- Vitamina A (altas doses)
- Zidovudina (AZT)

TERATÓGENOS IMPROVÁVEIS
- Ácido acetilsalicílico (administrado na segunda metade da gravidez pode aumentar a hemorragia cerebral durante a liberação)
- Agente laranja
- Anestésicos
- Aspartame
- Bendectina (antinauseante)
- Contraceptivos orais
- Espermicidas
- Hidroxiprogesterona
- LSD
- Maconha
- Medroxiprogesterona
- Metronidazol
- Ondas eletromagnéticas
- Progesterona
- Terminais de exposição de vídeo
- Ultrassom
- Vacina da rubéola

preparam produtos para uso próprio. Também estão isentas as instituições de ensino e de pesquisa, nas quais os medicamentos são preparados por outras razões. Cada produto recebe um número de registro permanente, segundo o formato do National Drug Code (NDC). Nesse sistema, os primeiros quatro números, de um total de 10, identificam o fabricante ou distribuidor. Os últimos seis números identificam a formulação do medicamento, o tamanho e o tipo de embalagem. O segmento que identifica a formulação é o código do produto, e o que identifica o tamanho e o tipo de embalagem é o código da embalagem. O fabricante ou o distribuidor determina a proporção desses seis números para os dois códigos; por exemplo, um código com configuração do tipo 3:3 (p. ex., 542-112) ou 4:2 (p. ex., 5421-12). Apenas um dos tipos de configuração pode ser selecionado pelo fabricante ou distribuidor, designando um código para cada produto que será colocado na listagem. O código final pode ser apresentado da seguinte forma: NDC 0081-5421-12.

Os números do NDC aparecem no rótulo de todos os medicamentos. Em alguns casos, o fabricante os imprime diretamente sobre as unidades de dosagem, tais como cápsulas e comprimidos, para a identificação rápida quando o número é verificado no diretório do NDC ou na listagem fornecida pelo próprio fabricante. Quando um número é designado ao produto, ele permanece para sempre. Mesmo quando o fabricante deixa de produzi-lo, o número não pode ser usado novamente. Se um medicamento for substancialmente alterado, seja no que se refere às substâncias ativas, seja na forma farmacêutica ou no nome, a empresa deve designar outra numeração e submetê-la à FDA.

A informação acerca do produto, recebida pela FDA, é processada e armazenada em arquivos de computador, de modo a fornecer o acesso fácil aos seguintes dados:

1. Lista de todos os medicamentos.
2. Lista de todos os medicamentos por indicações rotuladas ou classe terapêutica.
3. Lista de todos os medicamentos por fabricante.
4. Lista dos fármacos do medicamento.
5. Lista de todos os adjuvantes do medicamento.
6. Lista de todos os medicamentos contendo um adjuvante em particular.
7. Lista dos medicamentos recentemente comercializados.
8. Lista dos medicamentos descontinuados.
9. Todos os rótulos dos medicamentos.
10. Todas as advertências dos medicamentos.

Esse programa de listagem possibilita à FDA monitorar a qualidade de todos os medicamentos comercializados nos Estados Unidos.

Em continuidade aos esforços para assegurar os padrões de qualidade, as regulamentações da FDA fornecem não somente critérios para a inspeção e certificação das instalações e dos procedimentos adotados para a fabricação dos medicamentos, mas também para a fiscalização e realização de análises de produtos obtidos de prateleiras de distribuidores. Se um fabricante não atender aos padrões de qualidade para determinado produto, não terá permissão para continuar a produção, até que as exigências sejam atendidas.

DRUG PRICE COMPETITION AND PATENT TERM RESTORATION ACT DE 1984

Alterações para acelerar a aprovação de medicamentos genéricos pela FDA e a extensão do prazo de vigor da patente de medicamentos inovadores foram os principais aspectos descritos no Drug Price Competition and Patent Term Restoration Act de 1984.

Sob as provisões da legislação, solicitações para a comercialização de reproduções genéricas de um medicamento inicialmente aprovado podem ser realizadas por meio do preenchimento de um ANDA (*abbreviated new drug application*), não requerendo a realização de ensaios em animais e humanos, como no caso de um NDA. Isso reduz consideravelmente o tempo e o custo de colocar no mercado uma versão do medicamento na forma de genérico. A FDA avalia as características químicas, a produção, os padrões de qualidade e a biodisponibilidade do medicamento para verificar se ele é equivalente ao produto originalmente aprovado.*

Para os detentores de medicamentos patenteados, a legislação fornece uma extensão do prazo de vigor da patente igual ao tempo requerido pela FDA para a revisão de um NDA, mais a metade do tempo gasto na fase de análise, até um máximo de cinco anos, sem exceder o prazo normal de 20 anos da patente. Isso estende o prazo da patente e o período de comercialização exclusiva de medicamentos considerados inovadores, encorajando, portanto, o desenvolvimento e a pesquisa nessa área.

PRESCRIPTION DRUG MARKETING ACT DE 1987

O Prescription Drug Marketing Act, de 1987, estabelece novas ressalvas sobre a integridade de medicamentos vendidos sob prescrição. Devido a John Dingell e sua proposta de prevenir o desvirtuamento quanto à comercialização de medicamentos, a lei tem sido frequentemente referida como *"Dingell Bill"* e *"Drug Diversion Act"*. Ela destina-se a reduzir os riscos da entrada no mercado de medicamentos adulterados, falsificados e reembalados por meio de "fontes secundárias".

---

*N. de R.T. No Brasil, a RDC nº 135, de 29 de maio de 2003, aprova o Regulamento Técnico para Medicamentos, determinando que as empresas interessadas no registro de medicamentos genéricos devem cumprir integralmente o regulamento e que somente os centros autorizados pela Anvisa podem realizar testes de equivalência farmacêutica e biodisponibilidade relativa/bioequivalência. A Lei nº 9.787, de 10 de fevereiro de 1999, estabelece as bases legais para a instituição do medicamento genérico no País.

Seus tópicos podem ser resumidos da seguinte forma:

1. Reimportação: proíbe a reimportação de medicamentos produzidos nos Estados Unidos, exceto pelo fabricante do produto.
2. Restrições à venda: proíbe a venda, a transação, a aquisição ou o oferecimento para venda, a transação ou a aquisição de amostras de medicamentos. Também veta a revenda, por instituições de cuidados com a saúde, de produtos adquiridos explicitamente para o seu uso. Instituições de caridade que recebem medicamentos a preços reduzidos ou gratuitamente não podem revendê-los.
3. Distribuição de amostras: amostras podem ser distribuídas apenas para (a) profissionais licenciados para prescrever medicamentos e (b) por solicitação escrita dos profissionais, para farmácias de hospitais ou de outras instituições de saúde. A distribuição de amostras pode ser feita pelo correio comum e não diretamente por empregados ou funcionários da empresa.
4. Distribuidores atacadistas: solicita-se que os fabricantes mantenham uma lista de seus distribuidores autorizados. Os atacadistas que desejem distribuir um medicamento para quem não é autorizado pelo fabricante devem informar a seus clientes, antes da venda, o nome da pessoa de quem eles obtiveram o produto e todas as vendas anteriores.

DIETARY SUPPLEMENT HEALTH AND EDUCATION ACT DE 1994

Ao aprovar o Dietary Supplement Health and Education Act (DSHEA) de 1994, o Congresso reconheceu o interesse crescente no uso de várias plantas e suplementos nutricionais e verificou a necessidade de regulamentar o emprego desses produtos. Eles incluem vitaminas, minerais, aminoácidos e plantas que legalmente não são considerados medicamentos, não foram submetidos à avaliação por meio de um NDA e, portanto, não foram examinados quanto a segurança e eficácia pela FDA. Entretanto, a segurança no uso de tais medicamentos é uma preocupação dessa agência.

A lei proíbe fabricantes e distribuidores desses produtos de fazer qualquer tipo de propaganda indicando que o uso possa prevenir ou curar uma doença específica. De fato, a seguinte legenda deve aparecer no rótulo: "Este produto não é destinado ao tratamento, à cura ou à prevenção de qualquer tipo de doença". Entretanto, a lei permite indicar os benefícios relacionados à deficiência de nutrientes ou, com base em evidências científicas, à maneira como um componente pode afetar uma estrutura ou função corporal (p. ex., aumento da circulação ou diminuição do colesterol), ou como o uso do produto pode afetar o bem-estar geral do indivíduo. Antes que qualquer tipo de propaganda promocional seja feita, o fabricante deve submeter dados verdadeiros, e não enganosos, à FDA (13).

O uso de plantas e suplementos nutricionais faz parte das "terapias alternativas" atuais, que estão recebendo atenção crescente por parte da FDA e da comunidade científica. Muitos desses produtos, incluindo ginseng, gingko, *saw palmetto*, erva-de-são-joão, *Echinacea*, são empregados mundialmente e suas propriedades têm sido relatadas na literatura a partir de pesquisas conduzidas na Europa e na Ásia. Em 1997, um relato da U.S. Presidential Commission on Dietary Supplement Labels recomendou mais pesquisa nos EUA sobre os benefícios de suplementos alimentares. Em resposta, estudos acadêmicos e do National Institutes of Health (NIH) estão sendo realizados para avaliar a utilidade terapêutica de alguns desses produtos e determinar a segurança de seu uso. O compêndio USP-NF está adotando especificações para esses produtos, usando substâncias marcadoras que devem estar presentes na faixa de concentração especificada. A USP tem também um programa voluntário chamado Dietary Supplement Verification. Os participantes que atendem aos critérios da USP podem colocar uma logomarca no rótulo do seu produto indicando que ele está de acordo com os padrões USP, ou seja, que todos os ingredientes listados estão na quantidade declarada, que não há níveis perigosos de contaminantes, que o produto se desintegrará e liberará os componentes ativos e que é produzido segundo as Boas Normas de Fabricação (do inglês *Good Manufacturing Practice*) (Fig. 1.4).

A FDA E O FOOD AND DRUG MODERNIZATION ACT DE 1997

Conforme observado previamente, a FDA foi criada em 1938 para administrar e executar o Federal Food and Drug Modernization Act. Atualmente, ela é o órgão norte-americano responsável pela execução de muitas leis que foram aprovadas.

Sua missão é proteger a saúde pública contra riscos associados com a produção, a distribuição e a venda de alimentos, aditivos para alimentos,

FIGURA 1.4 A logomarca da USP sobre os rótulos dos suplementos dietéticos assegura que os consumidores recebam os benefícios esperados (Reimpressa, com permissão, da *United States Pharmacopeia*).

medicamentos e produtos biológicos de uso humano, dispositivos médicos e radiológicos, produtos de uso veterinário e cosméticos. É da competência da FDA:

- Estabelecer políticas e padrões, publicar recomendações e promulgar e executar as normas e regulamentações que regem as indústrias e seus produtos.
- Monitorar a adesão à legislação por meio da solicitação de relatórios, amostragem e análises dos produtos e inspeções.
- Estabelecer as exigências para rotulagem, divulgar informações sobre o uso e a segurança do produto, publicar precauções quanto ao seu uso e orientar sobre a nova solicitação de registro.
- Agir como guardião do governo para tornar novos medicamentos, ensaios laboratoriais e dispositivos médicos seguros e eficazes, por meio de um processo cuidadoso de petição e avaliação.

A FDA, uma agência do Department of Health and Human Services, encontra-se organizada em unidades, de modo a permitir a realização de suas funções (p. ex., avaliação de novos fármacos e adesão às regulamentações). O Center for Drug Evaluation and Research e o Center for Biologic Evaluation and Research são responsáveis pelo processo de aprovação de medicamentos e produtos biológicos, conforme descrito no Capítulo 2. A FDA está localizada em Rockville, Maryland, com empregados espalhados pelas seis regiões dos Estados Unidos, cada uma possuindo escritórios distritais e postos de inspeção.

O FDA Modernization Act, de 1997, foi decretado para simplificar as políticas da FDA e sistematizar muitas das mais novas regulamentações da agência (14). O projeto de lei expandiu o acesso dos pacientes aos tratamentos sob investigação para Aids, câncer, doença de Alzheimer e outras condições que ameaçam gravemente a vida. Também permitiu a aprovação mais rápida de novos medicamentos pelo emprego de taxas pagas pelo solicitante para contratar revisores internos externos adicionais e por meio de mudanças das exigências que demonstram a eficácia clínica do medicamento. Ele também fornece incentivos para pesquisas de medicamentos pediátricos.

A legislação incluiu provisões para a realização de ensaios clínicos em conjunto com o NIH, estabeleceu um sistema para a execução de estudos sobre segurança e eficácia de medicamentos comercializados, estabeleceu um programa para a disseminação de informações dos usos não rotulados, encorajou as petições de registro de medicamentos com indicações terapêuticas adicionais, promoveu a expansão do sistema de informações da FDA e permitiu a agilização do trabalho da agência com utilização de formatos não impressos para petições de registro de medicamentos para humanos.

Para sistematizar, viabilizar e executar a autoridade legislativa, a FDA tem elaborado um con junto de normas e recomendações relevantes. Essas são as primeiras normas publicadas no Federal Register e colocadas para consulta pública; quando o trabalho estiver terminado, elas serão publicadas no Code of Federal Regulations.

CODE OF FEDERAL REGULATIONS E O FEDERAL REGISTER

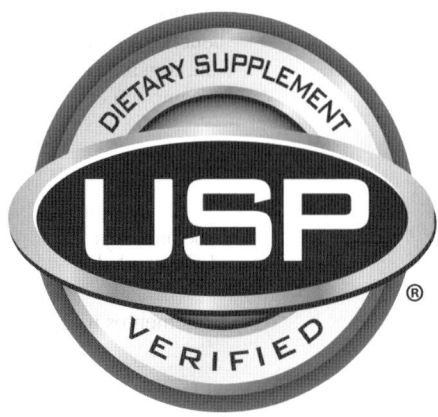

A Edição 21 do Code of Federal Regulations (CFR) consiste em oito volumes contendo todas as regulamentações publicadas no Federal Food, Drug, and Cosmetic Act e outros estatutos administrados pela FDA. O nono volume contém regulamentações publicadas no estatuto administrado pela DEA. Os volumes são atualizados a cada ano para incorporar todas as regulamentações publicadas durante os 12 meses precedentes. O Federal Register (FR) é publicado em cada dia de trabalho pelo Superintendent of Documents, U.S. Government Printing Office (GPO) e contém as regulamentações propostas e finais, além de notas legais das agências federais, incluindo a FDA e a DEA. Essas publicações fornecem informações mais definitivas sobre leis federais e regulamentações pertinentes aos medicamentos. O FR e o CFR estão disponíveis no formato impresso e *on-line*, por meio do acesso ao GPO (http://www.access.gpo.gov/nara/cfr).

RETIRADA DE MEDICAMENTOS DO MERCADO

Se a FDA ou um fabricante achar que um produto comercializado representa uma ameaça ou um possível risco à segurança do consumidor, ele deve ser retirado do mercado. O fabricante do medicamento está legalmente comprometido a relatar efeitos adversos graves não declarados ao FDA, por meio do FDA MedWatch Program (800-FDA-1088 ou www.FDA.gov). O profissional também tem responsabilidade de relatar problemas, tais como defeitos no produto, adulteração, rompimento do recipiente, rotulagem inadequada, reações adversas inesperadas, entre outros, com qualquer medicamento ou dispositivo médico, usando o MedWatch Program.

A retirada do mercado pode ser iniciada pela FDA ou pelo fabricante, sendo a última denominada "retirada voluntária". Uma classificação numérica, conforme demonstrado a seguir, indica o grau de prejuízo associado ao produto:

- Classe I: Existe probabilidade razoável de que o uso ou a exposição ao produto causem problemas à saúde ou morte.
- Classe II: O uso ou a exposição ao produto podem causar danos graves à saúde de forma temporária ou reversível, ou a probabilidade de ocorrerem problemas graves à saúde é remota.
- Classe III: O uso ou a exposição ao produto provavelmente não causam problemas graves à saúde.

O grau de remoção do mercado (p. ex., a partir do atacadista, varejista, consumidor) depende da natureza do produto, da urgência da situação e da extensão em que o produto foi distribuído. Os números de lote colocados nos números de controle da embalagem ajudam na identificação do produto para sua remoção.

A FUNÇÃO DO FARMACÊUTICO HOJE*

O curso de farmácia nos EUA proporciona diplomas de bacharel em Ciências Farmacêuticas (BS, do inglês *Bachelor of Science in Pharmacy*) ou doutor em Farmácia (*Pharm D*) para que os profissionais exerçam atividades em uma ampla variedade de setores, aplicando os conhecimentos das ciências farmacêuticas básicas e da clínica e a experiência e competência profissional. Esses setores incluem farmácias públicas, instituições de saúde, serviços governamentais e militares, associações de profissionais, produção e pesquisa, bem como outros setores que necessitam da competência do farmacêutico.

Historicamente, a abreviação RPh (do inglês *registered pharmacist*) era usada como designação de um profissional licenciado pelo Conselho de Farmácia para exercer a profissão em determinado estado. Doutores em farmácia usam o termo Pharm D após seu nome, no lugar de RPh. Para minimizar qualquer confusão com os pacientes, alguns estados usam o título PhD para designar farmacêuticos licenciados. Essa designação é usada pelos farmacêuticos que receberam o título de bacharel em ciências farmacêuticas. Nesse caso, todos os farmacêuticos que residem nos estados onde isso foi implementado podem ser denominados doutores, sendo uns em função do título recebido e outros por serem licenciados.

A maioria dos farmacêuticos exerce suas atividades em farmácias ou instituições de saúde. Nesses setores, eles desempenham um papel ativo no uso de medicamentos prescritos e não prescritos, agentes de diagnóstico e dispositivos e equipamentos médicos duráveis pelos pacientes. O farmacêutico desenvolve perfis individuais de medicação, publica guias contendo informações

*N. de R.T. No Brasil, os cursos de farmácia credenciados pelo Conselho Federal de Farmácia (CFF) conferem aos egressos o diploma de farmacêutico, dando o direito a registrá-lo no Conselho Regional de Farmácia de sua jurisdição. Os Conselhos Federal e Regionais de Farmácia são órgãos dotados de personalidade jurídica de direito público, autonomia administrativa e financeira, destinados a zelar pela fiel observância dos princípios da ética e da disciplina da classe dos que exercem atividades profissionais farmacêuticas no País. Os Conselhos Federal e Regionais de Farmácia foram criados pela Lei nº 3.820, de 11 de novembro de 1960, com dispositivos alterados pela Lei nº 9.120 de 26/10/1995.

sobre medicamentos, aconselha os pacientes sobre seu estado de saúde e fornece dados sobre o uso de fármacos e de procedimentos não medicamentosos. Como membro da equipe de profissionais da saúde, ele serve como fonte de informação e participa da seleção, do monitoramento e da avaliação da terapia medicamentosa.

Um número substancial de profissionais exerce suas atividades em instituições de saúde, como hospitais, clínicas, instalações de cuidados extensivos e organizações de saúde. Nesses setores, o farmacêutico dirige os sistemas de controle e distribuição de medicamentos e fornece diversos serviços clínicos, incluindo a DUR (Revisão da Utilização de Medicamentos), o monitoramento terapêutico, os programas de misturas intravenosas, os serviços de consultas sobre dados farmacocinéticos, o controle de medicamentos que estão sob investigação e o serviço de informações toxicológicas.

Na maior parte de sua história como profissão, a prática farmacêutica não teve diferenciação. A diferenciação ocorreu no final dos anos de 1960 e início de 1970 com a literatura profissional descrevendo farmacêuticos hospitalares que tinham desenvolvido atividades distintas da atividade de dispensação tradicional do medicamento. Estes "farmacêuticos clínicos" pioneiros participavam com médicos nas decisões sobre a terapia, e, portanto, foi sugerido que o seu nível de conhecimento e habilidades na prática hospitalar necessitava de uma formação educacional e prática. Além disso, farmacêuticos hospitalares foram encorajados a organizar seus departamentos para reconhecer e utilizar essa especialidade emergente e propor um modelo de organização de serviço que pudesse ser aplicada à farmácia. Em seguida, a Study Commission on Pharmacy (Millis commission) foi comissionada pela American Association of Colleges of Pharmacy (AACP). O seu relatório de 1975 anunciou que houve uma diferenciação na prática farmacêutica e que essa diferenciação foi, em geral, esperada e desejada. A comissão sugeriu que uma estrutura fosse estabelecida para verificar todos os farmacêuticos credenciados, enquanto a especialidade ainda não fosse especificada.

O Board of Pharmaceutical Specialties (BPS) foi oficialmente estabelecido em 5 de janeiro de 1976, quando os membros da APhA aprovaram as leis internas do BPS sob a égide da estrutura da APhA. A missão inicial do BPS foi baseada nas responsabilidades descritas em suas leis internas. O BPS reconheceu especialidades apropriadas na prática farmacêutica usando critérios específicos desenvolvidos para esse propósito. Além disso, estabeleceu padrões de certificação e recertificação para farmacêuticos em áreas designadas como especialidades. Isso foi alcançado primeiramente por conselhos de especialidades individuais, dentro da estrutura do BPS, que fizeram recomendações para todo o quadro. O BPS administra o processo de exame e avaliação de indivíduos que buscam certificação ou recertificação como especialista e serve como local de informação e agência de coordenação para organizações e farmacêuticos que utilizam as práticas especiais em farmácia. Atualmente, há seis especialidades: farmácia nuclear, farmácia para suporte nutricional, farmacoterapia, farmácia psiquiátrica, cuidado ambulatorial e farmácia oncológica.

Hoje, os programas de cuidados com a saúde têm crescido extraordinariamente. Organizações de cuidados com a saúde registraram dados dos pacientes e assumiram muitas responsabilidades na atenção à saúde, incluindo aquelas referentes aos serviços farmacêuticos. Muitas novas áreas de atuação farmacêutica têm surgido, incluindo posições de direção, consultoria em determinadas doenças, pesquisa dos resultados dos pacientes, especialistas na revisão da utilização de medicamentos, entre outros (15,16). Nessas funções, os farmacêuticos aplicam sua competência em administração, realização de estudos clínicos e epidemiológicos, tecnologia da informação e comunicação e exercício da prática profissional.

Vários farmacêuticos, particularmente aqueles interessados na prática institucional, participam de residências e/ou programas de formação que lhes conferem novas competências. A residência em farmácia consiste em curso de pós-graduação em uma área de atuação definida. A principal finalidade é treinar os farmacêuticos em práticas profissionais. O programa de formação em pesquisa envolve um curso de pós-graduação destinado a preparar o indivíduo para se tornar pesquisador independente. Ambos os cursos de formação duram 12 meses ou mais e requerem o auxílio de um orientador.

Os profissionais que trabalham em empresas de produção, desenvolvimento e pesquisa podem participar de várias atividades, incluindo a investigação de novos fármacos, desenvolvimento e produção de medicamentos, estudos clínicos e avaliação de medicamentos, propaganda e comercialização. Os conhecimentos do farmacêutico sobre química, ciências biológicas e farmacêuticas, junto ao conhecimento técnico sobre formulação, desenho de formas farmacêuticas e usos clínicos são integrados de modo a atender as exigências da indústria farmacêutica. Farmacêuticos com titulações maiores (Mestrado [MS] ou Doutorado [PhD]) em ciências básicas ou farmacêuticas são altamente visados pela indústria farmacêutica.

Em serviços governamentais, os farmacêuticos realizam funções administrativas e técnicas para o desenvolvimento e a implementação de programas de cuidado com a saúde e no desenho e na execução de regulamentações envolvendo a distribuição e o controle da qualidade de medicamentos. Oportunidades de carreira para farmacêuticos em instituições governamentais federais incluem posições no serviço militar, serviços de saúde pública e agências civis como FDA, Veteran Administration, Department of Health and Human Services, DEA, NIH, entre outros. No âmbito estadual e local, muitos farmacêuticos têm posições nos departamentos de saúde, serviços de atenção farmacêutica para adultos e crianças, controle e investigação do uso de medicamentos e nos Conselhos de Farmácia.

Escolas de farmácia contratam farmacêuticos com ou sem formação avançada, para servir como orientadores e ensinar sobre temas específicos dentro da instituição acadêmica, participar de pesquisas e contribuir com os serviços de educação continuada. Alguns farmacêuticos trabalham em tempo integral em setores acadêmicos, enquanto outros dedicam meio turno para instrução profissional na comunidade ou em farmácias de hospitais, para ensinar em hospitais ou clínicas, centros de informações sobre medicamentos, instalações de cuidados extensivos com a saúde, departamentos de saúde e outras áreas nas quais os serviços farmacêuticos são necessários.

Muitos farmacêuticos atuam como voluntários em associações locais, estaduais e nacionais. Por exemplo, a APhA, a American Society of Healthy System Pharmacists (ASHP), a American College of Apothecaries (ACA), a International Academy of Pharmaceutical Compounding, a American College of Clinical Pharmacy (ACCP), a American Society of Managed Care Pharmacy (AMCP) e a American Association of Colleges of Pharmacy são organizações nacionais em que os farmacêuticos encontram-se em posições-chave de liderança. Os farmacêuticos também são ativos em organizações internacionais incluindo a International Pharmaceutical Federation (FIP) e a International Society of Pharmaceutical Compounding (ISPhC).

Os farmacêuticos exercem um papel fundamental nas suas comunidades, participando de fóruns de educação sobre saúde e medicamentos, dando palestras em escolas sobre questões ligadas a fármacos, dirigindo programas de educação ao paciente e fornecendo informações sobre questões relacionadas à saúde e aos medicamentos para legisladores e outros líderes oficiais.

A MISSÃO DA FARMÁCIA

Em 1990, a comissão de especialistas da APhA adotou a seguinte missão para a farmácia (17):

> A missão da farmácia é servir a sociedade como a profissão responsável pelo uso apropriado de medicamentos, dispositivos e serviços de atenção à saúde, de modo a obter os melhores resultados terapêuticos.

Os elementos da declaração foram definidos pelos seguintes aspectos:

> Farmácia é a profissão da saúde que engloba a aplicação de conhecimentos que resultam na descoberta, no desenvolvimento e no uso de medicamentos e nas informações destinadas ao cuidado da saúde dos pacientes. Ela envolve aspectos clínicos, científicos, econômicos e educacionais com base nos conhecimentos dos profissionais farmacêuticos e na comunicação com outros profissionais do sistema de saúde.
>
> A sociedade envolve pacientes, outros provedores de saúde, tomadores de decisões sobre políticas de saúde, a população saudável e outros indivíduos e grupos cujos cuidados com a saúde e medicamentos são importantes.
>
> O uso apropriado refere-se à responsabilidade do farmacêutico em assegurar que um regime terapêutico seja especificamente direcionado a um paciente individual, fundamentado em parâmetros farmacológicos e clínicos aceitáveis. Além disso, o farmacêutico deve avaliar o regime terapêutico para proporcionar máxima segurança, custos acessíveis e adesão do paciente ao tratamento.
>
> Medicamentos são produtos vendidos com ou sem prescrição, usados no diagnóstico, no tratamento, na prevenção e/ou na cura de uma doença. O termo é específico e propositalmente usado para distinguir do termo *droga*, que fornece uma imagem não terapêutica e negativa à população.
>
> Dispositivos referem-se a equipamentos, processos, produtos biotecnológicos, agentes de diagnóstico, entre outros, que são usados para auxiliar na utilização efetiva do regime terapêutico.
>
> Os serviços são prestados por instituições destinadas à educação de pacientes, profissionais da saúde e da população, a programas de seleção e monitoramento de medicamentos, à direção e a

atividades relacionadas que contribuam para o uso efetivo dos medicamentos pelos pacientes.

O termo "melhores resultados terapêuticos" afirma a contribuição final da profissão à saúde pública. A farmácia reivindica isso como tendo a responsabilidade, o privilégio e o direito único – e aceita as suas consequências – sobre o uso de medicamentos. Ela reconhece a necessidade de integrar-se à saúde pública, com os papéis complementares dos pacientes e de outros profissionais da saúde.

DEFINIÇÃO DE ATENÇÃO FARMACÊUTICA

Atualmente, o papel do farmacêutico na prática contemporânea consiste em fornecer cuidados, que foram primeiramente propostos em 1975 por Mikeal e colaboradores como "o cuidado que determinado paciente requer e recebe e que assegura o uso racional de medicamentos" (18). Desde então, o termo "atenção farmacêutica" tem sido definido por muitos autores, incluindo Strand e colaboradores, que, em 1992, afirmaram (19):

> Atenção farmacêutica é um componente da prática profissional que envolve a interação direta do farmacêutico com o paciente, com a finalidade de proporcionar-lhe cuidados referentes às suas necessidades quanto ao uso de medicamentos.

A ASHP, um órgão nacional que representa farmacêuticos que atuam em hospitais, HMOs (do inglês, *health maintenance organizations*), instalações de cuidados extensivos e outros componentes de sistemas de cuidados com a saúde, deram a seguinte definição para atenção farmacêutica, em 1993 (20):

> A missão do farmacêutico é fornecer atenção farmacêutica. A atenção farmacêutica é a provisão direta e responsável de cuidados relacionados aos medicamentos, com o propósito de alcançar resultados definitivos que melhorem a qualidade de vida do paciente.

Em 1996, a American Pharmaceutical Association publicou seus Princípios de Prática da Atenção Farmacêutica, com as seguintes definições (21):

> Atenção farmacêutica é uma prática orientada e centrada no paciente que requer a atuação do farmacêutico, junto a outros profissionais, para promover a saúde, prevenir doenças e avaliar, monitorar, iniciar e modificar o uso de medicamentos, de modo a garantir sua segurança e eficácia.
>
> O objetivo da atenção farmacêutica é otimizar a qualidade de vida relacionada à saúde do paciente e obter resultados positivos com custos realistas.

Implícita nessas afirmações está a exigência de que os farmacêuticos participem de todos os aspectos relacionados à distribuição de medicamentos e ao seu uso clínico para obter resultados terapêuticos ótimos. A literatura farmacêutica atual é repleta de artigos que dão suporte ao conceito e à prática da atenção farmacêutica, incluindo desenvolvimento de habilidades clínicas (22), banco de dados sobre atenção farmacêutica (23), tecnologia da informação (24), revisão bibliográfica (25), monitoramento e avaliação dos resultados terapêuticos (26–29), revisão da utilização de medicamentos (30), farmacoterapia e tratamento de doença (31–32), protocolos de tratamento (33), monitoramento das reações adversas (34), serviços farmacocinéticos (35) e estratégias para a implementação da atenção farmacêutica (36).

Em 1997, a American Association of Colleges of Pharmacy's Janus Commission publicou um relatório, *Approaching the Millenium*, no qual afirma que, para fornecer atenção farmacêutica, o farmacêutico deve ser (37):

- Um solucionador de problemas, capaz de adaptar-se às mudanças relacionadas aos cuidados com a saúde.
- Capaz de obter resultados terapêuticos por meio do uso de medicamentos eficazes oferecidos pelo sistema de saúde.
- Capaz de colaborar com médicos, enfermeiros e outros membros da equipe de saúde.
- Um eterno aprendiz.

A PRÁTICA FARMACÊUTICA

O objetivo e a competência dos farmacêuticos são definidos em cada estado por meio de leis e regulamentações promulgadas no Conselho Estadual de Farmácia. Junto com as leis federais, elas constituem a base para a prática legal da farmácia.

Durante anos, várias associações elaboraram documentos considerados modelos para a prática farmacêutica. Um desses documentos, *Practice Standards of the American Society of Health-System Pharmacists*, é atualizado e publicado anualmente. Em 1991, a APhA, a American Association of Colleges of Pharmacy e a National Association of Boards of Pharmacy estudaram o objetivo da prática farmacêutica e substituíram o *Standards of Practice for the Profession of Pharmacy* (que foi publicado em 1979 e atualizado em 1986) pelo *Competency Statements for Pharmacy Practice* (38). As competências dos farmacêuticos podem ser resumidas assim:

- Administração geral da farmácia: seleciona e supervisiona farmacêuticos e outros profissionais da equipe de farmácia; estabelece uma estrutura para serviços e produtos farmacêuticos; administra orçamentos e negocia com vendedores; desenvolve e mantém um sistema de aquisição de todos os medicamentos e produtos farmacêuticos; elabora um sistema de formulários. Portanto, estabelece e administra a farmácia e a equipe.
- Processamento da prescrição: verifica a prescrição quanto a legalidade e compatibilidades físicas e químicas; verifica os registros do paciente antes de dispensar o medicamento; mede a quantidade necessária para atender a prescrição; realiza a verificação final e dispensa o medicamento.
- Funções dos cuidados com o paciente: verifica se o paciente compreendeu os aspectos relacionados ao uso do medicamento; relaciona o uso dos medicamentos com as informações dadas por ele; aconselha sobre suas condições potencialmente ligadas ao medicamento; encaminha o paciente a outros setores de cuidados com a saúde; monitora e avalia a resposta terapêutica, revisa e/ou procura informações adicionais sobre medicamentos.
- Educação de pacientes e profissionais da saúde: organiza, mantém e fornece informações sobre medicamentos a outros profissionais da saúde, organiza e/ou participa de programas de educação em farmácia, faz recomendações em relação à terapia a médicos e pacientes e desenvolve e mantém sistemas de distribuição e controle de qualidade.

Em 1998, um consórcio de 10 organizações farmacêuticas fez um projeto de classificação da prática farmacêutica para desenvolver uma linguagem uniforme para o exercício profissional em áreas como farmacoterapia, monitoramento e avaliação dos resultados terapêuticos, dispensação de medicamentos, promoção da saúde e prevenção de doenças e direção de sistemas de saúde (39). A classificação foi destinada a fornecer uma linguagem comum para ser usada e compreendida dentro e fora da profissão, na descrição das atividades dos farmacêuticos.

OMNIBUS BUDGET RECONCILIATION ACT DE 1990

O Omnibus Budget Reconciliation Act, de 1990 (OBRA 90), efetivado em 1º de janeiro 1993, passou a exigir que cada estado desenvolvesse programas DUR para melhorar a qualidade da atenção farmacêutica fornecida aos pacientes cobertos pela assistência médica federal (*Medicaid*) (40,41). O estatuto é destinado a assegurar que as prescrições sejam apropriadas, necessárias e não resultem no aparecimento de reações adversas. Também exige que cada plano estadual forneça uma revisão da terapia medicamentosa antes de a prescrição ser atendida e o medicamento ser entregue ao paciente.

As regulamentações exigem o monitoramento do medicamento do paciente quanto a adequação da terapia, duplicação, super e subutilização do medicamento, contraindicações, reações alérgicas, dose, duração do tratamento e abuso ou uso clínico inadequado. Elas também requerem que o farmacêutico ofereça aconselhamento terapêutico a cada receptor de um medicamento prescrito em relação a fármaco, dose e duração do tratamento, via de administração, efeitos colaterais, contraindicações, técnicas para automonitoramento terapêutico, armazenamento, informações sobre a reutilização e procedimentos adotados no caso de esquecimento do uso do medicamento. Os farmacêuticos também devem manter registros de medicamentos e aconselhamentos dados aos pacientes.

Nos programas DUR, alguns conselhos estaduais de farmácia incluíram as exigências federais nas regulamentações sobre a prática farmacêutica, aplicando-as a cada usuário de medicamento, não unicamente àqueles que recebem os benefícios do programa Medicaid. Muitos estados usaram as regulamentações para a prática da atenção farmacêutica desenvolvidas pela National Association of Boards of Pharmacy.

CÓDIGO DE ÉTICA FARMACÊUTICA DA AMERICAN PHARMACISTS ASSOCIATION*

Por definição, uma profissão é baseada em uma arte, construída sob treinamento intelectual es-

*N. de R.T. No Brasil, o código de ética farmacêutica é aprovado pela Resolução nº 417, de 29/09/2004, do Conselho Federal de Farmácia, nos termos do Anexo da mesma.

pecializado e tem como objetivo principal a realização de um serviço. Os princípios nos quais a prática profissional da farmácia é baseada estão colocados no Código de Ética da APhA.

O Código de Ética da APhA tem sido revisado há anos e reflete o dinamismo do exercício profissional. A versão atual é a seguinte (42):

Código de ética dos farmacêuticos

PREÂMBULO

Os farmacêuticos são profissionais da área da saúde que auxiliam os indivíduos a usar os medicamentos da melhor maneira possível. Este código, preparado e mantido por farmacêuticos, tem o objetivo de mostrar publicamente os princípios que são a base fundamental do papel e da responsabilidade dos farmacêuticos. Estes princípios da conduta profissional para farmacêuticos são estabelecidos para guiar o profissional em sua relação com pacientes, com outros profissionais da saúde e com a população em geral.

I. Um farmacêutico deve respeitar a relação entre o paciente e o farmacêutico:

Considerando que a relação entre paciente e farmacêutico seja como uma obrigação contratual, o farmacêutico tem obrigações morais em resposta à confiança recebida da sociedade. Em contrapartida, um farmacêutico promete ajudar os indivíduos a alcançar o melhor benefício da medicação utilizada, a tentar alcançar o seu bem-estar e a manter sua confiança.

II. Um farmacêutico deve promover o melhor para cada paciente de forma cuidadosa, afetuosa e confidencial:

Um farmacêutico deve promover bem-estar do paciente no centro de tratamento. Desta forma, um farmacêutico deve considerar as necessidades do paciente, assim como aquelas definidas pela ciência da saúde. O farmacêutico deve se dedicar a proteger a dignidade do paciente. Com uma atitude cuidadosa e compaixão, o farmacêutico deve servir ao paciente de forma privada e confidencial.

III. Um farmacêutico deve respeitar a autonomia e a dignidade de cada paciente:

Um farmacêutico deve promover o direito do paciente de se autodeterminar e reconhecer seu problema, encorajando-o a participar de decisões sobre sua saúde. Um farmacêutico deve se comunicar com seus pacientes de forma clara para que ele seja bem entendido. Em todos os casos, um farmacêutico deve respeitar as diferenças pessoais e culturais entre os pacientes.

IV. Um farmacêutico deve atuar com honestidade e integridade nas relações profissionais:

Ele tem a obrigação de dizer a verdade e agir com bom-senso. Um farmacêutico deve evitar práticas discriminatórias e mau comportamento que possam levar a um julgamento profissional e a atitudes que possam comprometer os interesses dos pacientes.

V. Um farmacêutico deve manter sua competência profissional:

Ele tem a obrigação de manter seu conhecimento e habilidades quando novos medicamentos, dispositivos e tecnologias se tornam disponíveis, assim como deve se manter atualizado sobre as novas informações a respeito da saúde.

VI. Um farmacêutico deve respeitar os valores e habilidades dos colegas e de outros profissionais da saúde:

Quando apropriado, o farmacêutico deve pedir um conselho para os colegas ou outros profissionais da saúde. Um farmacêutico sabe que os colegas e outros profissionais da saúde podem ter ideias diferentes e valores que podem ser aplicados no cuidado do paciente.

VII. Um farmacêutico deve servir as necessidades individuais, comunitárias e sociais:

A obrigação principal do farmacêutico é com seu paciente. Entretanto, sua obrigação pode muitas vezes se estender além dos indivíduos, para a comunidade e a sociedade. Nesses casos, o farmacêutico deve reconhecer as responsabilidades que acompanham essas obrigações e atuar de acordo.

VIII. Um farmacêutico deve procurar a justiça na distribuição dos recursos de saúde:

Quando os recursos de saúde são alocados, o farmacêutico deve ser justo e equilibrado e fazer o balanço das necessidades dos pacientes e da sociedade.

CÓDIGO DE ÉTICA DA AMERICAN ASSOCIATION OF PHARMACEUTICAL SCIENTISTS

De maneira semelhante aos farmacêuticos que atuam na farmácia, os farmacêuticos cientistas reconhecem suas obrigações perante a sociedade e a população. Membros da AAPS adotam o seguinte código de ética (43).

Em sua pesquisa científica, eles devem:

Conduzir seu trabalho seguindo os princípios da pesquisa científica, de modo a merecer a confiança de seus pares e do público em geral, particulamente em relação aos seres humanos e a questões ligadas ao uso de animais e à proteção do meio ambiente.

Evitar má conduta científica e expô-la quando evidenciada. A AAPS usa a definição federal atual de má conduta científica, 65 FR 76260–76264: fabricação, falsificação e plágio na proposição e realização de pesquisas e de relatos de seus resultados.

Reconhecer as diferenças entre pontos de vista científico e interpretação dos dados científicos, e que essas diferenças não constituem uma conduta antiética.

Divulgar fontes de financiamento externas ou interesses financeiros significativos no conteúdo de relatórios de pesquisa e/ou publicações e evitar a manipulação das informações para ganho de recursos.

Relatar resultados com exatidão, declarando explicitamente qualquer tendência suspeita, opondo-se a tentativas de modificar dados ou conclusões e oferecendo conselho profissional apenas àqueles de sua competência, por meio de educação, treinamento e iniciação científica.

Respeitar os direitos reconhecidos de outros na pesquisa científica e procurar autorização do proprietário antes de divulgar o uso de tais informações, incluindo o conteúdo de artigos submetidos à publicação.

Manter em suas atividades de pesquisa e entre seus empregados a participação de qualquer pessoa qualificada, independentemente de raça, sexo, religião ou nacionalidade.

APLICANDO OS PRINCÍPIOS E OS CONCEITOS

ATIVIDADES EM GRUPO

1. Desenvolva uma tabela sobre as leis de controle e regulamentação de medicamentos descritas neste capítulo. Inclua quando a leis foi iniciada, a razão pela qual ela foi criada, o que enfatiza e como afeta a prática farmacêutica diária.
2. Pesquise e apresente uma área da prática farmacêutica que não é familiar e que você tenha vontade de aprender mais. Algumas possibilidades incluem: atenção farmacêutica ambulatorial, farmácia nuclear e administração de recursos.
3. Com um colega, faça uma encenação de um exemplo de diálogo sobre atenção farmacêutica. Tenha certeza de que o exemplo engloba todos os aspectos da definição.
4. Após rever o Código de Ética da APhA, você acredita que os princípios são completos e inclusivos? Existe algum novo aspecto na prática farmacêutica que deve ser incorporado em uma futura revisão do código de ética? Discuta, apresente e defenda suas conclusões.

ATIVIDADES INDIVIDUAIS

1. Descreva a evolução da USP e do NF desde sua criação até a data atual.
2. Após revisar o Competency Statements for Pharmacy Practice, avalie o quão bem o seu Curso de Farmácia está preparando você para a prática profissional.

REFERÊNCIAS

1. Mission and Preface. USP 31-NF 26: History. In: United States Pharmacopeia. 31st Rev. Rockville, MD: United States Pharmacopeial Convention, Inc., 2008:v–x.
2. Constitution and Bylaws. USP 31-NF 26. Rockville, MD: The United States Pharmacopeial Convention, Inc., 2008:xxiv.
3. History of the National Formulary. In: National Formulary. 18th Ed. Rockville, MD: United States Pharmacopeial Convention, Inc., 1995:2196–2200.
4. Chavez ML. Homeopathy. Hosp Pharm 1998;33: 41–49.
5. Der Marderosian AH. Understanding homeopathy. J Am Pharm Assoc 1996;NS36:317–321.
6. Pray WS. The challenge to professionalism presented by homeopathy. Am J Pharm Educ 1996;60:198–204.
7. The United States Pharmacopeia, 23rd Rev. Rockville, MD: United States Pharmacopeial Convention, Inc., 1995:liv.
8. Hassler J, Yankowsky A. An overview of ISO 9001 certification. BioPharm 1995;19:48–50.

9. FDA. The thalidomide tragedy—25 years ago. FDA Consum 1987;21:14–17.
10. Stirling D, Sherman M, Strauss S. Safety issues raised as thalidomide is considered for approval. Pharm Today 1997;3:1.
11. FDA Talk Paper. Rockville, MD: Food and Drug Administration, 1997;T97–T43:1–4.
12. Levien T, Baker DE, Ballasiotes AA. Reviews of dexrazoxane and thalidomide. Hosp Pharm 1996;31:487–510.
13. Bonnell L. Packaging nutritional supplements. Pharm Med Packag News 1997;5:42–50.
14. Wechsler J. Congress modernizes FDA. Pharm Tech 1997;21:16–26.
15. Wynn P. New directions in pharmacy careers. Managed Care Pharm Prac 1996;3:14–19.
16. Vogenberg FR. Managed health care: A review. Hosp Pharm 1997;32:975–982.
17. The Mission of Pharmacy. Washington, DC: American Pharmacists Association. http://www.pharmacist.com/AM/Template.cfm?Section=About_APha2&Template=/CM/ContentDisplay.cfm&ContentID=14177 (accessed February 16, 2008).
18. Mikeal RL, Brown TP, Lazarus HL, et al. Quality of pharmaceutical care in hospitals. Am J Hosp Pharm 1975;32:567–574.
19. Strand LM, Cipolle RJ, Morley PC. Pharmaceutical care: An introduction. Current Concepts. Kalamazoo, MI: Upjohn, 1992.
20. American Society of Health-System Pharmacists. ASHP guidelines on a standardized method of pharmaceutical care. Am J Health Syst Pharm 1996;53:1713–1716.
21. Principles of Practice for Pharmaceutical Care. Washington, DC: American Pharmacists Association. http://www.aphanet.org/pharmcare/prinprac.html (accessed September 8, 2003).
22. Barnette DJ, Murphy CM, Carter BL. Clinical skill development for community pharmacists. J Am Pharm Assoc 1996;NS36:573–579.
23. Rodriquez de Bittner M, Michocki R. Pharmaceutical care databases. J Am Pharm Assoc 1997;NS37:595–596.
24. West DS, Szeinbach S. Information technology and pharmaceutical care. J Am Pharm Assoc 1997;NS37: 497–501.
25. Grant KL, Herrier RN, Armstrong EP. Teaching a systematic search strategy improves literature retrieval skills of pharmacy students. Am J Pharm Educ 1996; 60:281–286.
26. Madan PL. Therapeutic drug monitoring. US Pharm 1996;21:92–105.
27. McDonough RP. Interventions to improve patient pharmaceutical care outcomes. J Am Pharm Assoc 1996;NS36:453–459.
28. Fera T, Bluml BM, Ellis WM, et al. J Am Pharm Assoc 2008;48(32):181–190.
29. Isetts BJ, Schondelmeyer SW, Artz MB, et al. J Am Pharm Assoc 2008;48(2):203–211.
30. Kubacka RT. A primer on drug utilization review. J Am Pharm Assoc 1996;NS36:257–261.
31. McGivney MS, Meyer SM, Duncan-Hewitt W, et al. Medication therapy management: Its relationship to patient counseling, disease management, and pharmaceutical care. J Am Pharm Assoc 2007;47(5):620–625.
32. Nkansah NT, Brewer JM, Connores R, et al. Clinical outcomes of patients with diabetes mellitus receiving medication mangement by pharmacists in an urban private physician practice. Am J Health Syst Pharm 2008;65(2):145–149.
33. American Pharmacists Association. APhA Guide to Drug Treatment Protocols. Washington, DC: American Pharmacists Association, 1997.
34. American Society of Health-System Pharmacists. ASHP Guidelines on Adverse Drug Reaction Monitoring and Reporting. Bethesda, MD: American Society of Health-System Pharmacists, 1995.
35. American Society of Health-System Pharmacists. ASHP Statement on the Pharmacist's Role in Clinical Pharmacokinetic Services. Bethesda, MD: American Society of Health-System Pharmacists, 1998.
36. Berdine HJ, O'Neil CK. Development and implementation of a pharmacist-managed university-based wellness center. J Am Pharm Assoc 2007;47(3):390–397.
37. American Association of Colleges of Pharmacy. Approaching the Millennium: The Report of the AACP Janus Commission. Alexandria, VA: American Association of Colleges of Pharmacy, 1997.
38. Pancorbo SA, Campagna KD, Davenport JK, et al. Task force report of competency statements for pharmacy practice. Am J Pharm Educ 1987;51:196–206.
39. Pharmacy Practice Classification. J Am Pharm Assoc 1998;38:139–148.
40. Health Care Financing Administration. Medicaid program: Drug use review program and electronic claims management system for outpatient drug claims. Washington, DC: Health Care Financing Administration, Department of Health and Human Services, 1992; Federal Register 57:49397–49412.
41. Brushwood DB, Catizone CA, Coster JM. OBRA 90: What it means to your practice. US Pharm 1992;17:64–73.
42. http://www.pharmacist.com/AM/Template.cfm?Section=Search1&template=/CM/HTMLDisplay.cfm&ContentID=2903 (accessed February 16, 2008). Adopted by the membership of the American Pharmacists Association October 27, 1994.
43. American Association of Pharmaceutical Scientists, Alexandria, VA. October 20, 2008. http://www.aapspharmaceutica.com/inside/refguide/CodeofEthics.pdf

CAPÍTULO 2

Desenvolvimento e processo de aprovação de novos medicamentos

OBJETIVOS

Após ler este capítulo, o estudante será capaz de:

1. Diferenciar uma petição de medicamento sob investigação (IND, do inglês *investigational new drug application*) de uma petição para registro de medicamento novo (NDA, do inglês *new drug application*).
2. Diferenciar entre estudos clínicos de fase 1, fase 2, fase 3 e fase 4.
3. Dar exemplos de fontes de novos fármacos.
4. Diferenciar os vários métodos de descoberta de novos fármacos.
5. Delinear as circunstâncias em que um fármaco antigo pode ser classificado como "novo".
6. Definir farmacologia, metabolismo de fármacos e toxicologia.
7. Explicar um tratamento IND.
8. Definir medicamento órfão.
9. Definir bula e informações que devem conter nela.

O Federal Food, Drug and Cosmetic Act, conforme regulamentado pela Edição 21 do U.S. Code of Federal Regulations (CFR), requer que um novo medicamento seja aprovado pela Food and Drug Administration (FDA) antes de ser legalmente introduzido no mercado (1). As regulamentações aplicam-se aos produtos farmacêuticos fabricados nos Estados Unidos e àqueles obtidos por importação.*

Para receber aprovação para comercialização, o responsável pelo novo medicamento (p. ex., indústria farmacêutica) deve demonstrar, por meio de evidências científicas, que o produto é seguro e eficaz para o uso proposto. Deve também provar que os vários processos empregados na obtenção da substância ativa e na produção, na embalagem e na rotulagem do medicamento são adequadamente controlados e validados, de modo a assegurar que o produto final atenda aos padrões de qualidade.

O processo e o tempo requerido desde a descoberta de um fármaco até sua aprovação para comercialização pode ser longo e entediante, mas é bem-definido e compreendido pela indústria farmacêutica. Uma representação esquemática do processo de desenvolvimento de um novo medicamento é demonstrada na Figura 2.1, e o tempo que dura cada etapa, na Figura 2.2. Após a descoberta (p. ex., síntese) de um fármaco novo, ele é biologicamente caracterizado em relação a seus efeitos farmacológicos e toxicológicos e avaliado quanto à sua aplicação terapêutica potencial. Estudos de pré-formulação são iniciados para definir as características físicas e químicas da substância. Então, estudos de formulação são realizados para determinar as características iniciais do produto ou a forma farmacêutica. Para fornecer as evidências exigidas quanto aos aspectos de segurança e eficácia, uma

*N. de R.T. No Brasil, a RDC nº 136 de 29/05/2003 dispõe sobre o registro de medicamentos novos e aprova o regulamento técnico para medicamentos novos e inovadores com princípios ativos sintéticos e semissintéticos. Esse regulamento aplica-se a todos os medicamentos novos ou inovadores, com exceção dos regidos por legislação específica, e estabelece os critérios e a documentação necessária para registro de medicamentos novos com princípios ativos sintéticos ou semissintéticos associados ou não; registro de novas formas farmacêuticas, concentrações, nova via de administração e indicações no País com princípios ativos sintéticos ou semissintéticos por parte de empresas não detentoras de registro inicial deles; registro de produto resultante de (a) alteração de propriedades farmacocinéticas, (b) retirada de ingrediente ativo de produto já registrado e (c) sais novos, isômeros, mesmo que a entidade molecular correspondente já tenha sido autorizada. Esse regulamento é composto por três partes: medidas antecedentes ao registro, medidas do registro e medidas pós-registro.

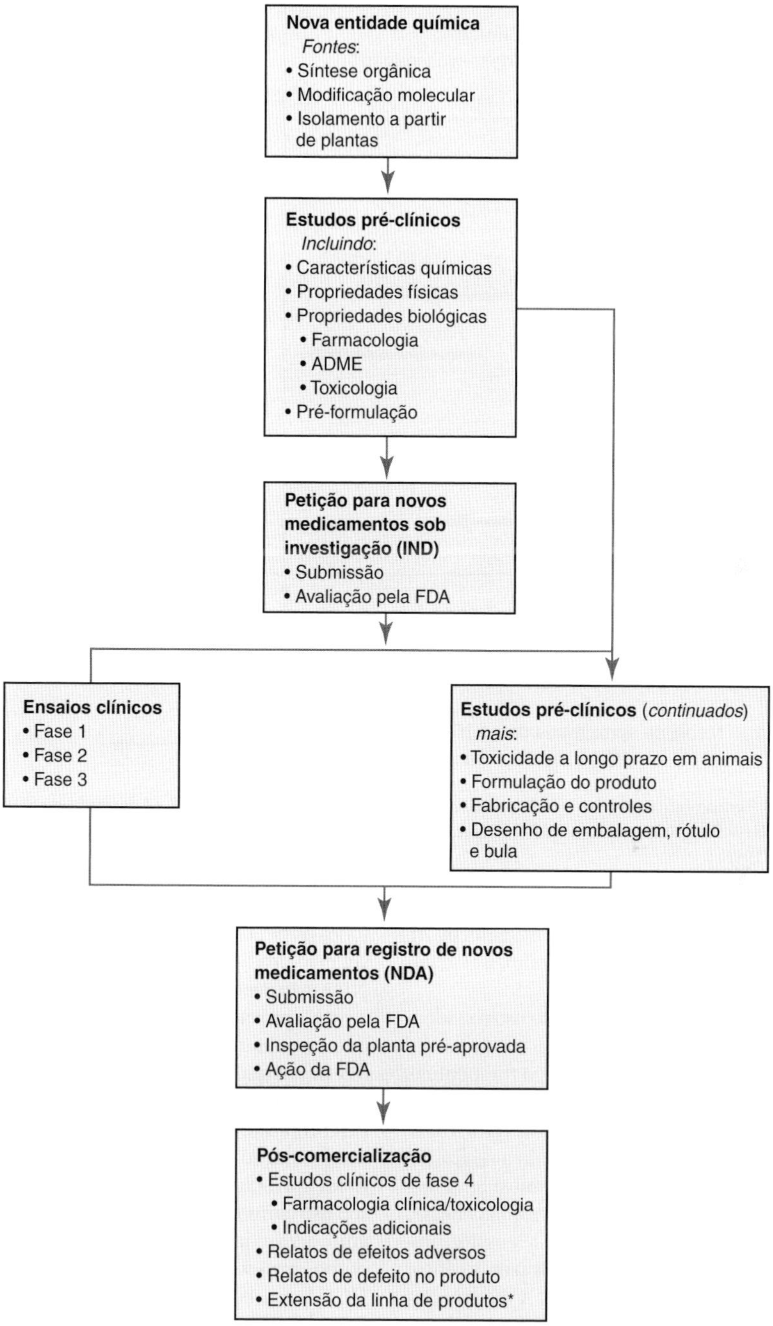

FIGURA 2.1 Processo de desenvolvimento de um medicamento novo desde a descoberta de um fármaco, incluindo estudos pré-clínicos e clínicos, avaliação pela FDA de uma petição para registro e atividades pós-comercialização. ADME, Absorção, Distribuição, Metabolismo e Eliminação; IND, Investigational New Drug Aplication; NDA, New Drug Application.

*N. de R.T. Introdução de novos produtos da mesma categoria do produto inicial, geralmente para fornecer ao consumidor mais possibilidades de escolha e proteger a empresa de outros competidores.

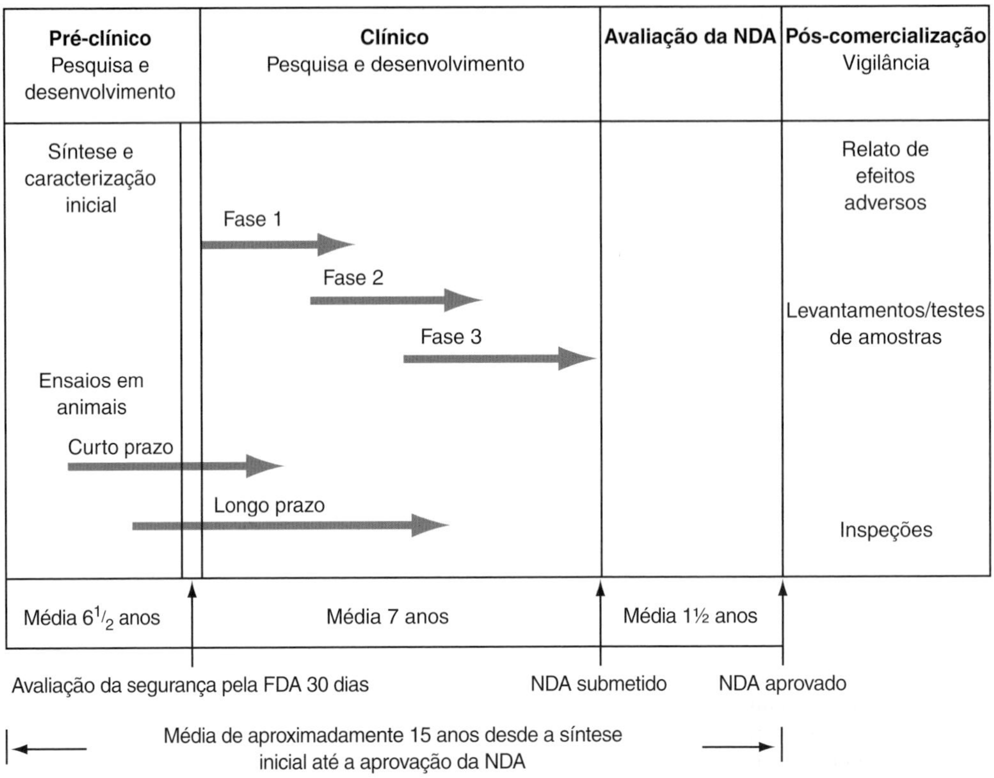

FIGURA 2.2 Tempo requerido para o desenvolvimento de um medicamento novo. (Adaptada de FDA Consumer, 21:5, 1987; New Drug Approvals in 1997, Pharmaceutical Research and Manufacturers Association, Washington, DC, January 1998.)

sequência progressiva de ensaios pré-clínicos (p. ex., cultura de células, estudos em animais) e clínicos (humanos) é efetuada.

Somente quando a segurança do uso é evidenciada nos estudos pré-clínicos e o novo fármaco é considerado promissor para emprego terapêutico, o responsável pelo desenvolvimento do medicamento encaminha uma petição de IND à FDA, com o objetivo de obter a licença para a realização de ensaios clínicos iniciais em humanos. Se o medicamento demonstrar segurança adequada nesses estudos iniciais, chamados de fase 1, ensaios progressivos de fase 2 e 3 são realizados para verificar a segurança e a eficácia terapêutica. À medida que os ensaios clínicos avançam, experimentos laboratoriais são continuados para definir os aspectos farmacológicos e toxicológicos básicos do fármaco, o desenho do produto, o escalonamento da produção e os controles de processo, os métodos analíticos, o *design* da embalagem e a rotulagem e os planos iniciais para sua comercialização. Após a realização de todos os ensaios clínicos e pré-clínicos, o responsável pelo produto pode encaminhar uma petição de NDA para sua comercialização.

A aprovação de uma NDA pela FDA indica que o conjunto de evidências científicas submetidas prova que tanto o fármaco quanto o medicamento são seguros e eficazes para o uso terapêutico proposto, que existem dados suficientes sobre sua produção e controle e que o rótulo e a bula finais apresentam as informações necessárias para seu uso correto. Entretanto, alguns produtos foram aprovados e posteriormente removidos do mercado por razões de segurança, tais como alosetrona HCl (Lotrovec), astemizol (Hismanal), bronfenaco de sódio (Duract), cerivastatina (Baycol), cisaprida (Propulsid), dexfenfluramina HCl (Redux), fenfluramina HCl (Pondimin), grepafloxacino HCl (Raxar), mibefradil (Posicor), natalizumabe (Tysabri), pemolina (Cylert), fenilpropanolamina (Propagest, Dexatrim), rofecoxibe (Vioxx), terfenadina (Seldane) e troglitazona (Rezulin).

O conteúdo da bula do produto aprovado é o resumo do processo de desenvolvimento do medicamento, uma vez que descreve dados químicos, farmacológicos, toxicológicos, indicações e contra-indicações de uso, efeitos adversos, composição da formulação, dose e condições de armazenamento, conforme verificado durante a pesquisa e o desenvolvimento.

Além do processo geral de aprovação de novos medicamentos, regulamentações especiais são aplicadas a determinados produtos destinados a combater doenças que ameaçam seriamente a vida, como Aids e câncer. Esses medicamentos podem ser colocados em programas de aprovação acelerados. Do mesmo modo, se não existirem medicamentos aprovados que sejam satisfatórios ou tratamentos alternativos para condições patológicas graves, protocolos especiais podem ser publicados, permitindo o uso do medicamento sob investigação para tratar alguns pacientes, antes da aprovação da NDA. Esse tipo de protocolo é denominado tratamento IND. Tratamentos INDs são projetados para medicamentos órfãos, que são direcionados para um pequeno número de pacientes que apresentam condições ou doenças raras, para as quais não há tratamentos alternativos satisfatórios.

Para fazer certas alterações, no rótulo, na bula ou na formulação do medicamento, o fabricante deve submeter uma petição suplementar para registro do medicamento (SNDA, do inglês *supplemental new drug application*).

Uma petição resumida para registro de medicamentos (ANDA, do inglês *abbreviated new drug application*) é usada a fim de receber aprovação para comercialização de uma versão (geralmente um medicamento genérico) de um produto inovador que já foi aprovado e está sendo comercializado. Nesses casos, o responsável pelo medicamento encaminha a documentação contendo aspectos sobre características químicas, produção, controles e biodisponibilidade do produto proposto, de modo a demonstrar bioequivalência com o produto original (2). Dados clínicos sobre sua segurança e sua eficácia não são exigidos, já que esses estudos foram realizados pelo fabricante inovador.

As regulamentações federais são diferentes e específicas para antibióticos (3); produtos biológicos, como derivados do sangue humano e vacinas, que requerem o encaminhamento de uma petição para licenciamento de produtos biológicos (BLA, do inglês *biologics licensing application*) para distribuição (4); medicamentos de venda livre (5); medicamentos de uso veterinário, que requerem o encaminhamento de uma petição para medicamentos de uso veterinário sob investigação (INADA, do inglês *investigational new animal drug application*), petição para registro de medicamentos de uso veterinário (NADA, do inglês *new animal drug application*) ou uma petição suplementar para registro de medicamentos de uso veterinário (SNADA, do inglês *supplemental new animal drug application*) (6). Dispositivos médicos, como cateteres e marca-passos cardíacos, seguem um processo de aprovação diferente, conforme determinado no CFR (7).

As seções seguintes servem como uma revisão do processo de desenvolvimento e aprovação de novos medicamentos. Informações específicas e mais detalhadas são obtidas diretamente nas seções citadas do CFR (1-7), a partir dos dados relevantes contidos no *Federal Register* (8) e em outras fontes de referência sobre o assunto (9-13).

DESCOBRIMENTO DE NOVOS FÁRMACOS E DESENHO DE MEDICAMENTOS

A descoberta de novos fármacos e o desenvolvimento de medicamentos a partir destes faz parte do amplo objetivo da indústria farmacêutica. O suporte básico para isso reside no volume acumulativo de informações científicas e biomédicas geradas em todo o mundo por institutos de pesquisa, centros acadêmicos e indústrias. Os esforços de químicos, biólogos, biólogos moleculares, farmacologistas, toxicologistas, estatísticos, médicos, farmacêuticos, engenheiros e de muitos outros profissionais envolvidos estão combinados na descoberta de novos fármacos e no desenvolvimento de medicamentos.

Algumas empresas farmacêuticas focam suas atividades de pesquisa e desenvolvimento (P&D) em novos medicamentos de uso humano, enquanto outras se concentram no desenvolvimento de medicamentos de venda livre, genéricos, produtos biotecnológicos, medicamentos para a saúde animal, produtos de diagnóstico e/ou dispositivos médicos. Muitas das grandes companhias farmacêuticas desenvolvem e fabricam produtos de vários tipos, algumas tendo companhias subsidiárias para funções ou produtos especializados.

A indústria farmacêutica nos Estados Unidos cresceu rapidamente durante a Segunda Guerra Mundial e nos anos seguintes. O aumento da produção nacional de medicamentos ocorreu, em parte, em decorrência dos prejuízos da guerra e da consequente falta de segurança do transporte marítimo, da indisponibilidade de medicamentos das fontes anteriores e do aumento da necessidade de todos os tipos de medicamentos, principalmente dos que melhoram a qualidade de vida. Um desses produtos é a penicilina, o antibiótico que se tornou disponível em 1944, ou seja, 15 anos após sua descoberta na Inglaterra por Sir Alexander Flemming e um ano antes do final da guerra.

Após a guerra, outros antibióticos foram desenvolvidos, e atualmente existem vários deles, com eficácia contra vários tipos de patógenos. O *boom* pós-guerra na descoberta de fármacos continuou com o desenvolvimento de muitos agentes, como vacinas para conferir proteção contra poliomielite, sarampo e gripe, e de novas classes terapêuticas, como os hipoglicemiantes orais, eficazes contra determinados tipos de diabetes melito; anticancerosos ou antineoplásicos; imunossupressores, para auxiliar o organismo a aceitar o órgão transplantado; contraceptivos; e de vários ansiolíticos e antidepressivos, para o tratamento de transtornos mentais.

Nos últimos anos, agentes terapêuticos novos e importantes foram desenvolvidos e aprovados pela FDA, incluindo fármacos para tratar o diabetes (exenatida [Byetta], pranlintida [Symlin]), o atraso no crescimento infantil (mecasermina [Increlex]), as infecções pelo vírus da imunodeficiência humana (HIV) (tipranavir [Aptivirus]), a hepatite B crônica (entecavir [Baraclude]), a osteoporose (ibandronato [Boniva], cloridrato de raloxifeno [Evista]), a insônia (ramelteon [Rozerem]), a angina crônica (ranolazina [Ranexa]), a hipertensão arterial pulmonar (ambrisertana [Letairis]), a hipertensão (alisquireno [Tekturna]), as infecções fúngicas (posaconazol [Noxafil]), a degeneração macular relacionada à idade (ranibizumabe [Lucentis]), o tabagismo (vareniclina [Chantix]), o câncer de mama (lapatinibe [Tykerb]), a rinite alérgica sazonal e a urticária (dicloridrato de levocetirizina [Xyzal]) e outras doenças e condições para as quais há centenas de agentes terapêuticos potencias em vários estágios de avaliação clínica. Todos os anos, cerca de 40 novas entidades moleculares recebem aprovação da FDA para comercialização. Além disso, muitas formas farmacêuticas e dosagens novas de fármacos já aprovados, produtos genéricos e produtos biológicos são aprovados a cada ano.

Nem todos os fármacos são descobertos, desenvolvidos e aprovados primeiro nos Estados Unidos. Muitas indústrias farmacêuticas realizam atividades de P&D em outros países, onde os medicamentos são comercializados primeiro. Muitas das maiores companhias farmacêuticas do mundo são multinacionais que têm instalações para pesquisa, desenvolvimento, produção e distribuição em vários países. Independentemente do país de origem, um fármaco pode ser proposto pela indústria para aprovação dos órgãos regulatórios para comercialização nos Estados Unidos e/ou em outros países. Essas aprovações não ocorrem de forma simultânea, visto que estão sujeitas a leis, regulamentações e exigências peculiares dos respectivos órgãos governamentais. Entretanto, esforços têm sido realizados no sentido de padronizar essas regulamentações por meio da Conferência Internacional de Harmonização (ICH, do inglês International Conference on Harmonization) como descrito no final deste capítulo.

FONTES DE NOVOS FÁRMACOS

Novos fármacos podem ser descobertos a partir de várias fontes naturais ou sintetizados em laboratório. Eles podem ser uma descoberta acidental ou o resultado de incansáveis investigações.

Ao longo da história, as plantas serviram de reservatório de potenciais fármacos novos. Até o momento, apenas uma pequena porção de aproximadamente 270 mil vegetais conhecidos foi estudada em relação à sua atividade terapêutica. Algumas das principais contribuições para a terapia medicamentosa moderna podem ser atribuídas à conversão bem-sucedida da medicina popular em medicamentos surpreendentes. A reserpina, um ansiolítico e agente hipotensor, é um exemplo de substância ativa isolada com base no uso popular da *Rauwolfia serpentina*. Outra planta, a pervinca, ou *Vinca rosea*, foi primeiramente investigada em função de sua reputação na medicina popular no tratamento do diabetes melito. A preparação de extrato de *Vinca rosea* levou à obtenção de dois fármacos potentes, que, quando estudados em relação à atividade farmacológica, demonstraram propriedades antitumorais surpreendentes. Desde então, essas duas substâncias, vinblastina e vincristina, têm sido usadas com sucesso no tratamento de determinados tipos de câncer, como a leucemia, doença de Hodgkin, linfoma linfocítico e outras condições malignas. Outro exemplo, o paclitaxel (Taxol), obtido a partir do extrato do arbusto do Pacífico, é usado no tratamento do câncer ovariano.

Após o isolamento e a elucidação estrutural dos constituintes ativos do vegetal, os químicos orgânicos podem recriá-los no laboratório por meio de uma síntese total ou, mais importante, usar a substância de origem natural como material de partida para a obtenção de estruturas modificadas por manipulação molecular. As novas estruturas, denominadas fármacos semissintéticos, podem apresentar atividade farmacológica leve ou muito diferente daquela evidenciada pelo material de partida, dependendo da natureza e da extensão da modificação química. Outros constituintes de plantas que são inativos ou destituídos de atividade terapêutica importante podem ser transformados em fármacos poderosos, com atividade farmacológica elevada. Por exemplo, as várias espécies de *Dioscorea*, popularmente conhecida como arbusto mexicano, são ricas em estruturas esteroides, a partir das quais a cortisona e o estrogênio são produzidos de forma semissintética.

Os animais têm servido os humanos de vários modos em suas pesquisas na busca de medicamentos. Eles não somente são usados em testes e ensaios biológicos, mas também fornecem fármacos que são obtidos de seus tecidos ou por meio de outros processos biológicos. Hormônios, tais como extrato de tireoide, insulina e hormônio da hipófise, obtidos a partir de glândulas endócrinas de bovinos, ovinos e suínos, são usados diariamente na terapia de reposição no organismo humano. A urina de éguas grávidas é rica em estrogênios. O conhecimento da arquitetura estrutural de substâncias hormonais individuais levou à obtenção de vários compostos sintéticos e semissintéticos com atividade semelhante ao hormônio. As substâncias usadas como contraceptivos destacam-se como exemplos.

O uso de animais na produção de vários produtos biológicos, incluindo soros, antitoxinas e vacinas, teve papel importante na manutenção da vida desde o trabalho pioneiro de Edward Jenner na Inglaterra, sobre a vacina da varíola, em 1796. Hoje, a vacina da poliomielite é preparada em cultura de tecido renal de macaco; a vacina da cachumba e a da gripe, em fluido de embriões de pinto; a vacina da rubéola, em embriões de pato; e a vacina da varíola a partir da pele de bezerros inoculados com o vírus da vaccínia. Novas vacinas para doenças como a Aids e o câncer estão sendo desenvolvidas por meio do uso de culturas de células e tecidos.

Atualmente, somos testemunhas de uma nova era no desenvolvimento de produtos farmacêuticos resultantes do advento da engenharia genética, a manipulação submicroscópica da dupla hélice, a cadeia de ácido desoxirribonucleico (DNA), espiral da vida. Por meio desse processo, são obtidos antibióticos, vacinas, substâncias químicas e produtos biológicos mais puros e abundantes, para combater as doenças humanas.

As duas tecnologias básicas que orientam a biotecnologia para o desenvolvimento de fármacos são o DNA recombinante (DNAr) e a produção de anticorpos monoclonais (AcMs)(14-16). Comum às duas técnicas é a habilidade de manipular e produzir proteínas, a estrutura da matéria viva. As proteínas são uma fonte quase infinita de fármacos. Construídas de longas cadeias de aminoácidos, sua sequência e sua configuração espacial oferecem um surpreendente número de possibilidades. Ambas as técnicas de DNAr e produção de AcMs influenciam a habilidade da célula em produzir proteínas.

A técnica mais fundamental das duas é a do DNAr. Ela apresenta o potencial de produzir quase qualquer proteína. O material genético de espécies superiores, como o dos seres humanos, é transplantado em uma bactéria. Essa técnica, chamada de *gene splicing*, induz o organismo inferior a produzir proteínas que não seriam construídas de outro modo. Fármacos como insulina, hormônio do crescimento humano, vacina da hepatite B, epoetina-alfa e interferon estão sendo produzidos dessa maneira.

Enquanto a técnica de DNAr envolve a manipulação de proteínas dentro de células de seres vivos inferiores, a produção de AcMs é realizada inteiramente dentro de células de espécies superiores, incluindo as do paciente. A técnica explora a habilidade da célula com potencial para produzir determinado anticorpo e estimula um interminável fluxo de produção de anticorpos puros. Esses anticorpos têm a capacidade de combater alvos específicos.

Os AcMs apresentam enorme potencial para alterar a face da medicina e da farmácia na próxima década, e aplicações já estão em andamento. No diagnóstico, por exemplo, os AcMs são usados no teste caseiro de gravidez. Seu uso assegura que uma mulher possa realizar o teste em um período curto, com alta reprodutibilidade e de maneira barata. Nesses testes, o AcM é altamente sensível à ligação em um sítio da molécula da gonadotrofina coriônica humana (HCG, do inglês *human chorionic gonadotropin*), um marcador específico da gravidez, porque em mulheres saudáveis ela é sintetizada exclusivamente pela placenta. Na medicina, os AcMs estão sendo utilizados para localizar células malignas de câncer, e imagina-se que possam ser empregados no futuro para combater doenças como o lúpus eritematoso, o diabetes juvenil e a miastenia grave.

A terapia gênica, usada para prevenir, tratar, curar, diagnosticar ou mitigar doenças humanas causadas por distúrbios genéticos, é outra tecnologia nova bastante promissora. O corpo humano contém até 100 mil genes. Estes estão alinhados em uma dupla fita de DNA no núcleo de cada célula e controlam todas as funções do organismo. Pares de bases de adenina e timina (A e T, respectivamente) e citosina e guanina (C e G, respectivamente) constituem as instruções em um gene. Apenas os genes que são necessários a uma função de uma célula específica são ativos ou expressos. Quando um gene é expresso, um tipo específico de proteína é produzido. Em doenças genéticas, a expressão do gene pode ser alterada e/ou uma sequência dele pode estar mal-emparelhada, parcialmente ausente ou repetida várias vezes, causando mau funcionamento celular e doença.

A terapia gênica é uma intervenção médica com base na modificação do material genético da célula viva. As células podem ser modificadas fora do corpo (*ex vivo*) para administração subsequente ou alteradas no organismo (*in vivo*) por um produto da terapia gênica administrado diretamente no paciente. Em ambos os casos, a terapia gênica envolve a transferência de material genético novo para a célula do paciente com doença genética. O material genético, em geral o DNA clonado, é transferido para dentro da célula do paciente por meio de microinjeção, procedimentos de transferência com mediadores químicos ou sistemas de transferência de genes retrovirais, que integram o material genético diretamente nos cromossomos das células hospedeiras (17-19).

A primeira terapia genética humana foi empregada para tratar a deficiência da adenosina desaminase (ADA), uma condição que resulta na função anormal do sistema imune. A terapia consistia na administração de células geneticamente modificadas capazes de produzir ADA (18). Muitas companhias biofarmacêuticas emergentes estão explorando a aplicação da terapia gênica para tratar anemia falciforme, melanoma maligno, câncer celular renal, doença cardíaca, hipercolesterolemia familial, fibrose cística, câncer de pulmão e colorretal e Aids (20).

A FDA aprovou, em 16 de agosto de 2007, uma mudança na bula da varfarina (Coumadin), alertando médicos que pacientes com variações genéticas nos genes CYP2C9 ou VKORC1 podem requerer uma redução na dose de 20 a 80%, dependendo do genótipo do indivíduo. Essa variação parece ser responsável por aproximadamente 40% da variabilidade individual na dose de varfarina. Testes adicionais para realização do ajuste da dose de tal medicamento podem estar em desenvolvimento, assim como testes para outros fármacos cujas doses podem ser mais específicas para determinado paciente, eliminando muitas suposições (21).

Embora exista entusiasmo justificado e grande expectativa quanto ao potencial das novas biotecnologias no desenvolvimento de terapias avançadas, o trabalho do químico orgânico permanece sendo, hoje, a fonte mais usual de novos fármacos. O trabalho da química moderna é aprimorado pela modelagem molecular com computadores, acesso a enormes bibliotecas químicas e uso de triagem de alta velocidade para descobrir compostos com afinidade por sítios biológicos específicos (22-23).

UM MEDICAMENTO ALMEJADO

Na teoria, um medicamento almejado produziria o efeito desejado, seria administrado pela via mais conveniente (geralmente oral) com frequência e dose mínimas, apresentaria início e duração de ação ótimos, não exibiria efeitos colaterais e, após a obtenção da ação terapêutica, seria eliminado do organismo de modo eficiente e por completo, sem efeito residual. Seria também produzido a baixo custo, diferenciado no âmbito farmacêutico e física e quimicamente estável em várias condições de uso e armazenamento. Embora na prática isso não seja alcançado plenamente, essas qualidades são procuradas no desenho de novos fármacos e formas farmacêuticas.

MÉTODOS DE DESCOBERTA DE FÁRMACOS

Ainda que alguns fármacos sejam resultantes de descobertas acidentais, a maioria resulta de programas de triagem de pesquisa desenhados com cuidado, modificação molecular e desenhos fundamentados em mecanismos (24).

A triagem randomizada envolve testar um grande número de compostos orgânicos sintéticos ou substâncias naturais quanto à atividade biológica. A princípio, podem ser usados para detectar uma atividade desconhecida da substância testada ou identificar os compostos mais promissores para serem estudados em uma triagem não randomizada sofisticada, para a determinação de uma atividade específica.

Embora os programas de triagem randomizada ou não randomizada possam examinar uma ampla variedade de novos compostos, algumas vezes, substâncias terapeuticamente promissoras podem ser desconsideradas se os modelos de triagem não forem sensíveis o suficiente para a doença específica, para a qual o agente ou seus metabólitos poderiam ser úteis (25).

Para detectar e avaliar a atividade biológica, bioensaios são usados para diferenciar o efeito e a potência (intensidade do efeito) da substância testada dos controles cuja ação e cujo efeito são conhecidos. Os bioensaios iniciais podem ser realizados *in vitro*, em cultura de células, para testar o efeito sobre sistemas enzimáticos ou células tumorais, enquanto bioensaios subsequentes podem ser efetuados *in vivo*, usando modelos animais mais específicos e mais caros.

Métodos mais novos, como a triagem de alta velocidade, são capazes de examinar 15 mil compostos químicos por semana usando 10 a 20 ensaios biológicos (23). Para ser eficaz, isso requer uma grande e diversificada coleção de compostos químicos, felizmente presente nas bibliotecas de muitas companhias químicas e farmacêuticas. Frequentemente, essas bibliotecas, que podem conter centenas de milhares desses compostos, são adquiridas ou licenciadas de fontes acadêmicas ou comerciais. O advento de técnicas, como a da química combinatória, tornou viável o aumento substancial do tamanho e da diversidade de uma biblioteca química (23).

A modificação molecular é a alteração química de um composto orgânico conhecido e previamente caracterizado (geralmente um protótipo; ver próxima seção) com o propósito de aumentar sua utilidade como fármaco. Isso pode significar o reforço de sua especificidade para determinado sítio-alvo, o aumento de sua potência, a melhora de sua velocidade e de sua extensão de absorção, a modificação de seu tempo de residência no organismo, a redução de sua toxicidade ou a alteração de suas propriedades físicas e químicas (p. ex., solubilidade) de modo a obter características desejadas (23). A modificação molecular pode ser discreta ou substancial, envolvendo alterações em grupos funcionais, estruturas cíclicas ou configurações. O conhecimento das relações entre estruturas químicas e atividades farmacológicas apresenta um papel importante no desenho de novas moléculas. A modificação molecular conduz à obtenção de entidades químicas novas e agentes terapêuticos aprimorados. A Figura 2.3 A e B mostra as modificações moleculares que levaram à descoberta do primeiro betabloqueador comercial, o propranolol, e do primeiro bloqueador comercial do receptor-H_2 de histamina, a cimetidina.

O delineamento de fármacos com base em mecanismos consiste na modificação molecular para obter uma substância que interfira especificamente em uma rota biológica suposta ou conhecida de um processo patológico. A intenção é que o fármaco interaja com receptores celulares, sistemas enzimáticos ou processos metabólicos de patógenos ou células tumorais, que resultem em bloqueio, rompimento ou reversão do processo patológico. Para isso, é essencial compreender a rota bioquímica do processo patológico e a maneira pela qual é regulado. O gráfico molecular, o uso do computador para representar e manipular a estrutura de um fármaco para que se ajuste em uma estrutura molecular simulada do receptor é uma ferramenta complementar útil no desenho da molécula do fármaco.

Um exemplo de desenho com base em mecanismos é o do composto enalaprilato, metabólito ativo do enalapril (Vasotec), que inibe a enzima conversora da angiotensina (ECA), que catalisa a conversão da angiotensina I à substância vasoconstritora angiotensina II, levando à diminuição dos efeitos vasopressores e da pressão sanguínea. Outro exemplo é a ranitidina (Zantac), um inibidor de histamina nos receptores histamínicos H_2, incluindo os receptores das células gástricas. Isso inibe a secreção gástrica ácida, tornando o fármaco eficaz no tratamento de úlceras gástricas e outras condições gastrintestinais relacionadas à produção de ácido gástrico. Um terceiro exemplo é a sertralina (Zoloft), que inibe a captura neuronal de serotonina do sistema nervoso central (SNC), fazendo com que esse fármaco seja útil no tratamento da depressão.

O PROTÓTIPO

O protótipo é uma substância química que apresenta atividade biológica ou farmacológica desejada fundamental. Embora ativo, ele pode não ter todas as características ideais, tais como potência, velocidade de absorção, solubilidade, baixa toxicidade, entre outras. Assim, a química farmacêutica busca a modificação da estrutura química desse protótipo para obter as características necessárias e reduzir as indesejáveis. As modificações químicas levam à obtenção de análogos apresentando grupamentos químicos funcionais adicionais ou diferentes, estruturas cíclicas alteradas ou configurações químicas dis-

A **BETABLOQUEADORES**

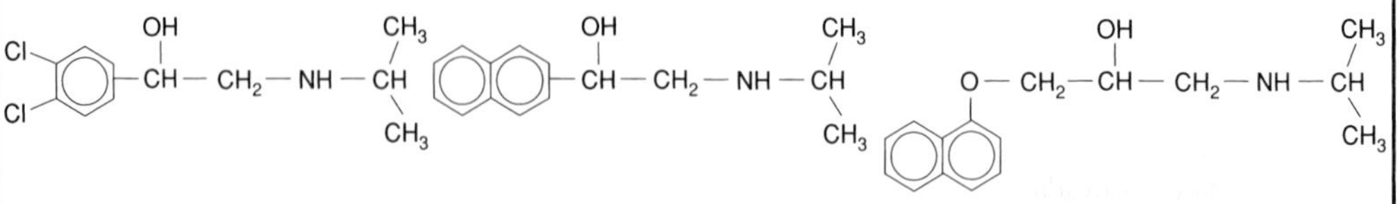

Dicloroisoproterenol 1957 → **Pronetalol 1962** → **Propranolol* 1964**

O processo que levou ao primeiro betabloqueador comercial. Dicloroisoproterenol – primeiro composto com ação bloqueadora beta-adrenoceptora – tinha atividade agonista parcial (simpatomimética). Pronetalol – agente bloqueador beta-adrenoceptor, relativamente isento de atividade simpatomimética. Uso clínico limitado pelos efeitos colaterais, incluindo leve dor de cabeça, descoordenação, náuseas e vômitos. Propranolol – agente bloqueador beta-adrenérgico, isento de atividade simpatomimética e sem os efeitos colaterais do pronetalol em humanos.

B **ANTAGONISTAS H_2**

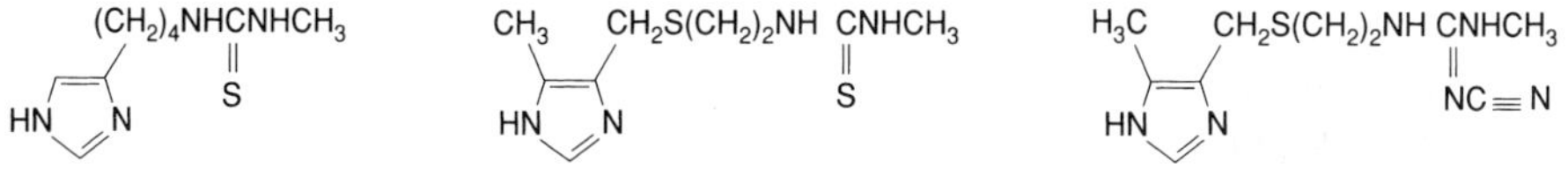

Burimamida 1972 → **Metiamida 1973** → **Cimetidina* 1975**

Processo que levou ao primeiro fármaco antiulceroso comercial. Burimamida – primeiro agente bloqueador do receptor histamínico H_2, baixa disponibilidade oral. Metiamida – agente bloqueador do receptor histamínico H_2, boa disponibilidade oral. Produzia agranulocitose em algumas pessoas. Cimetidina – agente bloqueador do receptor histamínico H_2, boa diponibilidade oral. Não causa agranulocitose em humanos.

* Composto final.

FIGURA 2.3 Modificações moleculares que levaram ao desenvolvimento do primeiro betabloqueador comercial, propranolol, e do primeiro agente bloqueador do receptor histamínico H_2, cimetidina. (Reimpressa, com permissão, de Maxwell RA. The state of the art of the science of drug discovery. Drug Develop Res 1984; 4:375-389; through Pharmaceutical Research: Therapeutic and Economic Value of Incremental Improvements, 1990;12. Cortesia de National Pharmaceutical Council, Reston, VA. Reimpressa com permissão de John Wiley & Sons, Inc.)

tintas. Os compostos modificados resultantes são capazes de produzir diferentes interações com os receptores do organismo, ocasionando tipos e intensidades de ação distintos.

A síntese de derivados do composto protótipo pode, então, promover gerações sucessivas de novos compostos da mesma classe farmacológica. Isso pode ser exemplificado pelo desenvolvimento de novas gerações de antibióticos da classe das cefalosporinas, de antagonistas H_2 adicionais a partir da pioneira cimetidina e várias séries de fármacos ansiolíticos obtidos a partir da estrutura benzodiazepínica e do fármaco inovador clordiazepóxido (Librium).

A maioria dos fármacos exibe atividade secundária à sua ação farmacológica primária. É comum tirar vantagem de uma ação secundária pelo uso de uma modificação molecular, para desenvolver novos compostos que ampliam o emprego do fármaco ou receber aprovação para comercializá-lo com uma indicação secundária. Por exemplo, a finasterida (Proscar) foi originalmente desenvolvida e aprovada para tratar hiperplasia prostática benigna. Mais tarde, o mesmo fármaco (como Propecia) foi aceito em doses mais baixas para tratar a alopecia masculina.

PRÓ-FÁRMACOS

Pró-fármaco é o termo empregado para descrever um composto que requer biotransformação metabólica após sua administração para produzir a atividade farmacológica desejada. A conversão de um pró-fármaco inativo ocorre principalmente por meio de clivagem enzimática. Dependendo da interação específica entre o pró-fármaco e a enzima, a biotransformação pode ocorrer em qualquer lugar no organismo ou em sítios nos quais as enzimas estejam suficientemente presentes. Um exemplo de pró-farmaco é o maleato de enalapril (Vasotec) que, após a administração oral, é bioativado por hidrólise a enalaprilato, um inibidor da ECA, usado no tratamento da hipertensão. Os pró-fármacos podem ser empregados principalmente para fins de solubilidade, absorção, bioestabilidade e prolongamento da liberação (24).

Solubilidade

Um pró-fármaco pode ser destinado a apresentar solubilidade vantajosamente diferente do composto ativo, permitindo seu uso em formas farmacêuticas e vias de administração específicas. Por exemplo, se uma substância ativa é insuficientemente solúvel em água para preparar uma injeção IV, um pró-fármaco hidrossolúvel, como o succinato sódico de hidrocortisona, pode ser obtido por meio da adição de um grupo funcional que seja removido pelo processo metabólico para fornecer a molécula ativa.

Absorção

É possível tornar um fármaco mais hidro ou lipossolúvel, conforme necessário, para facilitar a absorção pela via de administração intencionada. Por exemplo, para pacientes que requerem terapia antipsicótica prolongada, a adição do éster decanoato ao haloperidol torna a molécula menos solúvel em água. Consequentemente, quando é administrada como injeção intramuscular (IM) profunda, a molécula fornece um efeito sustentado que dura até quatro semanas.

Bioestabilidade

Se o fármaco for destruído prematuramente por processos enzimáticos ou bioquímicos, o uso de um pró-fármaco pode protegê-lo durante o transporte no organismo. Por exemplo, o valaciclovir é um pró-fármaco do aciclovir. Normalmente, a biodisponibilidade do aciclovir é de 10 a 20% após a administração oral. O valaciclovir é convertido em aciclovir por esterases hepáticas via metabolismo de primeira passagem, resultando em biodisponibilidade de 55%. Além disso, o uso de um pró-fármaco pode resultar em uma ação específica de maior potência. Por exemplo, a dopamina, no tratamento da doença de Parkinson, não é capaz de atravessar a barreira hematoencefálica. Entretanto, seu pró-fármaco, a levodopa, é capaz de atravessá-la e, então, ser, convertido em dopamina.

Prolongamento da liberação

Dependendo da velocidade de conversão metabólica do pró-fármaco, ele pode prolongar a liberação e a atividade terapêutica.

DEFINIÇÃO DE UM MEDICAMENTO NOVO PELA FDA

De acordo com a FDA, um medicamento novo é qualquer um que não seja reconhecido como seguro e eficaz nas condições recomendadas de uso, segundo a experiência científica de especialistas qualificados (1).

Um medicamento não precisa ser uma entidade química inédita para ser considerado novo. Uma alteração na formulação ou no método de fabricação de um produto aprovado constitui inovação sob a lei, visto que tais modificações podem mudar a eficácia terapêutica e a segurança do produto.

A associação de duas ou mais substâncias antigas ou a mudança nas proporções triviais dos fármacos em um produto enquadram-se no conceito de novo se a alteração levar a questionamentos sobre sua segurança de uso e sua eficácia.

Um uso novo proposto para um fármaco estabelecido, um regime de dosagem inédito, uma nova via de administração ou uma nova forma farmacêutica levam a considerá-lo um medicamento novo, exigindo reconsiderações quanto a sua segurança e sua eficácia.

NOMENCLATURA DE FÁRMACOS

Quando sintetizado pela primeira vez ou identificado a partir de uma fonte natural, um composto orgânico é representado por uma *fórmula empírica*, por exemplo, $C_{16}H_{19}N_3O_5S{\cdot}3H_2O$, para a amoxicilina, indicando o número e o tipo de átomos da molécula. À medida que o conhecimento das localizações relativas desses átomos aumenta, o composto recebe um nome químico sistemático, como 4-Tia-1-azabicilco[3.2.0] heptano-2-ácido carboxílico, 6-[amino(4-hidroxifenil) acetil]amino-3, 3-dimetil-7-oxo, tri-hidrato 2S-[2α, [5α,6β(S*)]]. Para ser adequado e específico, o nome deve revelar cada parte da estrutura molecular do composto, de modo que ele descreva unicamente esse composto, e não outro. O nome sistemático é tão grande que logo é substituído, em comunicação científica, por um mais curto, que, embora menos descritivo quimicamente, se refere apenas a determinada entidade química. Este é o nome genérico (p. ex., amoxicilina; ver Fig. 1.3).

Hoje, muitas companhias farmacêuticas fornecem códigos a seus novos compostos antes de designar um nome genérico. Esses códigos são constituídos de um prefixo de letras que identifica o nome do responsável, seguido por um número que reconhece o composto-teste (p. ex., SQ 14.225 é o código do fármaco captopril, inicialmente desenvolvido pela Squibb). O código muitas vezes permanece com o composto desde os estudos pré-clínicos em laboratório até os ensaios clínicos em humanos.

Quando os resultados de ensaios indicam que o composto é promissor para o desenvolvimento de um medicamento, o responsável pode formalmente propor um nome genérico ao U.S. Adopted Names Council (USAN), junto ao Comitê Técnico de Nomenclatura (do inglês Expert Committee on Nomenclature) da United States Pharmacopeia (USP), à FDA e ao escritório de patentes norte-americanas (do inglês U.S. Patent and Trademark Office) ou a outras agências internacionais. O fármaco deve ser reconhecido em um compêndio oficial, e o nome genérico estabelecido durante os ensaios iniciais é adotado. Nomes genéricos são dados para substâncias puras, enquanto nomes de marca podem ser associados a uma única entidade química ou a uma mistura de constituintes de um produto específico.

A tarefa de designar nomes genéricos apropriados está principalmente sob a responsabilidade do USAN. Esse esforço organizado para designar nomes genéricos foi iniciado em 1961, em um projeto conjunto da American Medical Association e a United States Pharmacopeial Convention. Elas foram unidas, em 1964, pela American Pharmacists Association (antes American Pharmaceutical Association) para formar o USAN; em 1967, a FDA foi convidada a participar desse órgão.

A United States Pharmacopeial Convention publica os USANs; e a (USP), *o Dictionary of Drug Names*. Complementando a lista do USAN, a obra também inclui nomes de marca de empresas, designações de fármacos em investigação, nomes oficiais da USP e artigos do National formulary (NF) com seus nomes químicos, fórmulas e nomes genéricos publicados pela Organização Mundial de Saúde (OMS). Essa referência de nomes de fármacos atualmente inclui mais de 9.500 nomes genéricos. Também inclui nomes de marca antigamente empregados de medicamentos disponíveis no comércio; tais denominações são algumas vezes alteradas, mas os farmacêuticos podem necessitar saber quais eram os nomes antigos.

Uma proposta para o USAN geralmente origina-se de uma empresa ou um indivíduo que desenvolveu uma substância de potencial utilidade terapêutica com grande possibilidade de ser comercializada nos Estados Unidos. Algumas vezes, a iniciativa é tomada pelo USAN na forma de uma solicitação das partes interessadas por uma substância para a qual o nome genérico não existe. As propostas devem estar em conformidade com as recomendações para designação de nomes genéricos. O nome deve (a) ser curto e distintivo no som, e a ortografia não deve permitir que ele seja confundido com nomes existentes; (b) indicar a classe terapêutica ou farmacológica da substância ou a natureza química geral se ela estiver associada com alguma atividade farmacológica específica; e (c) incluir a(s) sílaba(s) característica(s) de um grupo relacionado de compostos.

Quando um acordo entre o USAN e o responsável pela substância é feito, ele é anunciado como um nome proposto pelo Conselho. Isso indica a intenção do Conselho de adotar o nome e noticia àqueles que desejem protestar a seleção. O nome adotado é então submetido à consideração por várias agências de regulamentação de medicamentos norte-americanas e estrangeiras, incluindo a OMS, a British Pharmacopoeia Comission, o French Codex, a Nordic Pharmacopeia, a USP-NF e a FDA. Sob a emenda de 1962, a Secretary of the Department of Health and Human Services tem a autoridade de designar um nome genérico para qualquer fármaco, por questões de utilidade ou simplicidade. A autoridade é delegada à comissão da FDA. Se nenhuma objeção for levantada, a adoção é considerada finalizada, e o nome dado pelo USAN é publicado na literatura médica e farmacêutica. Em raras ocasiões, o nome adotado pelo USAN é alterado para promover clareza e uniformidade. Com a criação do USAN e a cooperação das partes interessadas, a nomenclatura de nomes genéricos foi padronizada. O USP Expert Committee on Nomenclature and Labeling desenvolveu uma pronúncia padronizada para fármacos de cada classe; isso será importante no *software* de reconhecimento de voz pelo computador.

CARACTERIZAÇÃO BIOLÓGICA

Substâncias ativas prospectivas devem ser submetidas a ensaios pré-clínicos para avaliar seu potencial como agente terapêutico. Esses estudos, que abrangem as áreas gerais de farmacologia, metabolismo e toxicologia, envolvem muitos tipos de cientistas, incluindo biólogos, microbiólogos, biólogos moleculares, bioquímicos, geneticistas, farmacologistas, fisiologistas, farmacocinetistas, patologistas, toxicologistas, estatísticos, entre outros. Tais ensaios possibilitam determinar se um composto químico possui características adequadas de segurança e é promissor o suficiente para continuar as pesquisas deste como um novo medicamento.

Para julgar se um fármaco é seguro e eficaz, devem ser obtidas informações sobre como ele é absorvido, distribuído, armazenado, metabolizado e excretado e como ele afeta a ação das células, dos tecidos e dos órgãos. Os cientistas têm desenvolvido métodos que podem ser conduzidos fora do organismo vivo, por meio do uso de cultura de células e tecidos e de *softwares* que simulam sistemas humanos e animais. A cultura de células tem sido cada vez mais utilizada para avaliar a toxicidade antes de seguir com testes em animais. Modelos computacionais ajudam a predizer as propriedades de substâncias e duas prováveis ações nos sistemas vivos. Embora esses sistemas tenham reduzido a dependência do uso de animais, eles não substituem completamente a necessidade de estudar fármacos em animais, como garantia, antes da administração em humanos.

FARMACOLOGIA

Dentro de seu amplo espectro de definição, farmacologia (*farmaco* = fármaco; *logos* = estudo de) é a ciência relacionada aos fármacos, suas fontes, sua aparência, suas características químicas, suas ações e seus usos (26). O termo geral pode ser expandido para incluir propriedades, efeitos fisiológicos e bioquímicos, mecanismos de ação, absorção, distribuição, biotransformação e excreção. A partir dessa área básica de estudo, surgem subáreas, como a farmacodinâmica, o estudo dos efeitos fisiológicos e bioquímicos de fármacos e seus mecanismos de ação, a farmacocinética, que lida com absorção, distribuição, metabolismo ou biotransformação e excreção (ADME) de fármacos, e a farmacologia clínica, que aplica os princípios da farmacologia no estudo dos efeitos e das ações de fármacos nos seres humanos.

A ênfase atual no desenvolvimento de novos fármacos consiste em identificar a causa e o processo da doença e então desenhar moléculas capazes de interferir nesse processo. Embora a causa precisa de cada doença ainda não seja conhecida, sabe-se que a maioria das enfermidades surge de desequilíbrios bioquímicos, proliferação anormal de células, deficiências endógenas ou, ainda, de uma toxina química exógena ou um patógeno invasivo.

O processo bioquímico nas células envolve reações enzimáticas intricadas. O entendimento do papel de determinado sistema enzimático no estado saudável e no patológico pode levar ao desenho de fármacos que afetem o sistema com resultados positivos, como exemplificado anteriormente por meio do enalaprilato.

Diferentes substâncias ativas produzem efeitos distintos sobre o sistema biológico devido às interações específicas entre a estrutura química do fármaco e as células ou os componentes celulares específicos de um órgão ou tecido em particular, chamado de receptor (Fig. 2.4). A ação da maioria dos fármacos ocorre em nível molecular, com suas moléculas interagindo com as moléculas da célula ou o conteúdo destas. A seletividade e a especificidade de fármacos para certo tecido – por exemplo, fármacos que agem principalmente sobre nervos, coração ou rins – estão relacionadas a sítios específicos sobre ou dentro das células, receptivos unicamente de substâncias que apresentem determinada estrutura química e configuração. Essa é a base para a relação estrutura-atividade estabelecida para fármacos e famílias de fármacos de classes terapêuticas. Estudos de atividades farmacológicas de uma série de análogos com diferentes grupos funcionais e cadeias laterais podem revelar a estrutura mais específica para dada interação célula-fármaco ou enzima-fármaco.

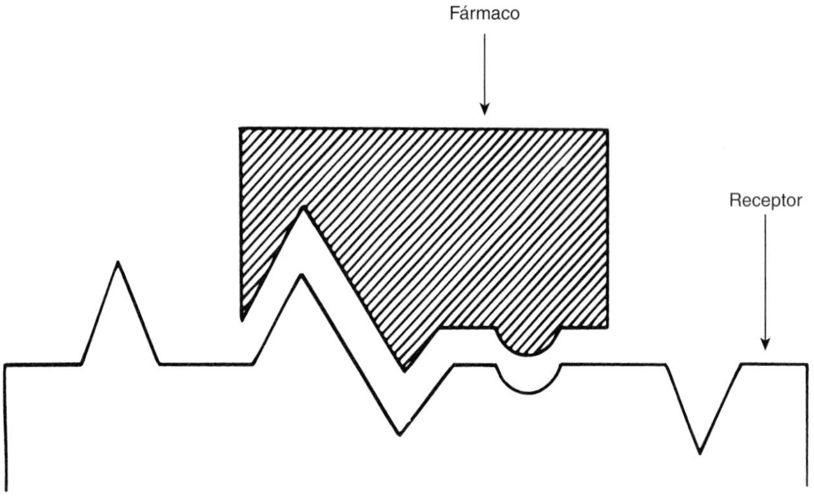

FIGURA 2.4 Sítio receptor e substrato (fármaco). (Reimpressa, com permissão, de Clark FH, ed. How Modern Medicines are Discovered. Cortesia de Futura Publishing.)

Embora receptores de muitos fármacos tenham ainda de ser identificados, eles, assim como os centros ativos de enzimas, são constituídos de grupamentos reativos carboxílicos, amino, sulfidril, fosfato e similares orientados sobre ou dentro da célula em um modelo complementar ao fármaco com o qual reagirá. Acredita-se que a ligação do fármaco com um receptor é realizada principalmente por meio de ligações iônicas, covalentes e outras ligações reversíveis fracas. Algumas vezes, ligações covalentes firmes estão envolvidas, e o efeito do fármaco é então lentamente reversível.

Existe uma relação entre a quantidade de moléculas do fármaco disponível para interação e a capacidade dos receptores. Por exemplo, após a administração de uma dose do fármaco e o seu percurso até o sítio de ação, os receptores das células podem ou não tornar-se completamente saturados com ele. Quando os receptores estão saturados, os efeitos são maximizados. Qualquer fármaco adicional presente (como na circulação sanguínea) e que não participe da interação pode servir como reservatório de fármaco para substituir moléculas liberadas do complexo. Dois fármacos no sistema biológico podem competir pelo mesmo sítio de ação, sendo que aquele que apresentar a atração mais forte pelo sítio de ligação geralmente prevalece. Moléculas de ligação mais fraca podem ser deslocadas do sítio de ligação e permanecer livres na circulação sistêmica.

Algumas células do organismo podem se ligar a fármacos sem produzir um efeito. Essas células agem como carreadoras e podem ser importantes para o transporte de fármacos até os sítios de ação ou de biotransformação e eliminação.

O processo de avaliação de compostos químicos quanto à atividade biológica é de responsabilidade do farmacologista. Modelos de culturas de células *in vitro*, sistemas enzimáticos e modelos animais *in vivo* são usados para definir o perfil farmacológico da substância.

Para definir o perfil farmacológico, os farmacologistas progridem passo a passo em níveis cada vez maiores e mais sofisticados de avaliação, com base no sucesso de testes realizados. Estudos com animais são reservados para compostos-teste que demonstrarem potencial razoável como candidatos a medicamento.

Entre os estudos iniciais estão a determinação da seletividade de um composto para vários receptores e sua atividade contra sistemas enzimáticos selecionados. Estudos dos efeitos dos compostos sobre a função celular são então realizados para detectar eficácia e determinar se ele é um agonista ou um antagonista. Eles são seguidos por estudos com tecidos animais isolados para definir a atividade posterior e a seletividade do composto. Estudos *in vivo* em animais são então realizados para avaliar os efeitos farmacológicos do agente sobre órgãos específicos. Finalmente, são efetuados estudos em modelos animais de doenças humanas para as quais o composto é considerado um bom candidato.

A maioria dos ensaios *in vivo* é realizada em animais pequenos, geralmente roedores (camundongos, ratos), por várias razões, incluindo custo, disponibilidade, necessidade de quantidade pequena de fármaco, facilidade de administração por várias vias (oral, inalação, IV) e experiência em ensaios com esses animais. Entretanto, nos estudos farmacológicos e toxicológicos finais, duas ou mais cobaias animais são usadas, conforme exigido pela FDA, incluindo um roedor e uma espécie de outra ordem. Os fármacos são estudados em várias doses para determinar seu efeito, sua potência e sua toxicidade.

O principal objetivo dos estudos com animais é obter informações básicas que possam ser usadas para prever a segurança e a eficácia em humanos. Isso é uma tarefa difícil, devido à variabilidade entre as espécies e ao fato de que os animais não predizem necessariamente a resposta em humanos. Porém, vários modelos animais foram desenvolvidos para mimetizar determinadas doenças humanas e são usados efetivamente. Por exemplo, existem modelos animais para o diabetes tipo I e a hipertensão, usando cobaias geneticamente diabéticas e hipertensas, de modo respectivo, e para o crescimento de tumores, usando transplantes de tumores em várias espécies. Alguns animais mostraram ser melhores para o estudo de órgãos ou como modelos de doenças humanas, incluindo o cão e o rato para a hipertensão, o cão e o porquinho-da-índia para a determinação de efeitos no trato respiratório, o cão para atividade diurética, o coelho para o estudo da coagulação sanguínea e o camundongo e o rato para estudos do SNC (27,28). Infelizmente, modelos animais úteis não estão disponíveis para cada uma das doenças humanas. À medida que os estudos pré-clínicos progridem para determinado candidato a fármaco, os ensaios de toxicidade e metabolismo são iniciados.

METABOLISMO DE FÁRMACOS

Estudos animais de ADME são realizados para determinar (a) a extensão e a velocidade de absorção do fármaco por diversas vias de administração, incluindo aquela pretendida para uso humano; (b) a velocidade de distribuição, os sítios de ação e o tempo de residência do fármaco no organismo; (c) a velocidade e o mecanismo de metabolismo do fármaco e os tipos e a atividade de seus metabólitos; (d) a proporção da dose administrada que é eliminada do organismo, sua velocidade e sua via de eliminação. Nesses estudos, pelo menos duas espécies de animais são empregadas (geralmente as mesmas usadas nos estudos farmacológicos e toxicológicos), como um roedor e, em geral, um cachorro.

A transformação bioquímica, ou o metabolismo de fármacos no organismo, consiste na transformação de moléculas apolares em compostos polares, que são eliminados com mais facilidade. Enzimas específicas e não específicas participam do metabolismo, em especial no fígado, mas também nos rins, nos pulmões e no trato gastrintestinal. Fármacos que entram na circulação hepática após a absorção no intestino, por exemplo, após a administração oral, são particularmente expostos ao metabolismo rápido. Esse trânsito pelo fígado e a exposição aos sistemas enzimáticos hepáticos são denominados *efeito de primeira passagem*. Se o efeito de primeira passagem deve ser evitado, outras vias de administração (bucal, retal) podem ser usadas para permitir que o fármaco atinja a circulação sistêmica pelos vasos sanguíneos, e não pelo fígado.

O metabolismo de fármacos com frequência resulta na produção de um ou mais metabólitos da substância administrada, alguns dos quais podem ser compostos farmacologicamente ativos, outros não. Como já descrito, o metabolismo pode ser essencial para converter pró-fármacos em compostos ativos. Por razões de segurança, é importante determinar se os produtos do metabolismo de um fármaco são tóxicos ou não ao animal e, depois, ao ser humano. Quando metabólitos são encontrados, eles são química e biologicamente caracterizados quanto à atividade e à toxicidade. Alguns fármacos novos foram descobertos como subprodutos metabólicos, ou metabólitos, dos compostos de origem.

Estudos de ADME são realizados por meio da coleta e análise de amostras de urina, sangue e fezes e de exame cuidadoso de tecidos e órgãos de animais *post-mortem*. Além disso, estudos especiais são executados para determinar a presença do fármaco e de seus metabólitos no leite; a capacidade de o fármaco atravessar a placenta e alcançar o suprimento sanguíneo do feto e a retenção a longo prazo do fármaco e de seus metabólitos. No estudo de formação e disposição de metabólitos, um marcador radiativo costuma ser incorporado ao composto administrado para traçar os tecidos e produtos do metabolismo.

A relação entre ADME e desenvolvimento de medicamentos é abordada no Capítulo 5.

TOXICOLOGIA

A toxicologia lida com os efeitos indesejáveis e adversos de fármacos (26). Embora a capacidade de prever o uso seguro de um novo fármaco em humanos, com base em estudos pré-clínicos, seja desejável, ela não é inteiramente alcançável. A extrapolação direta dos dados de segurança em animais para humanos é difícil, devido a variabilidade entre as espécies, diferença na relação dose-resposta, distinções imunológicas, reações subjetivas que não são dedutíveis em animais (como dor de cabeça), etc. (28). Embora muitas reações adversas não possam ser previstas em estudos com animais, quanto maior o número de espécies testadas que apresentarem efeitos tóxicos, maior será a semelhança com os eventos observados em humanos.

Nos programas de desenvolvimento de medicamentos, estudos de toxicidade e avaliação pré-clínica são realizados para determinar (a) o potencial de toxicidade da substância em curto prazo (efeitos agudos) ou em uso prolongado (efeitos crônicos); (b) o potencial de toxicidade em órgãos específicos; (c) o modo, o local e a intensidade do efeito tóxico; (d) a relação dose-resposta para doses baixas, intermediárias e altas em um período específico; (e) a toxicidade teratogênica sobre a reprodução e relacionada ao sexo; e (f) o potencial genotóxico e carcinogênico.

Estudos toxicológicos iniciais são conduzidos em roedores. Após testes iniciais bem-sucedidos, outros animais, geralmente cães, são adicionados aos estudos para desenvolver o perfil toxicológico requerido pela FDA. Esse perfil inclui toxicidade aguda ou em curto prazo; toxicidade subcrônica ou subaguda; toxicidade crônica; teste de carcinogenicidade; estudos de reprodução e ensaios de mutagenicidade (9,29,30). A Figura 2.1 demonstra que estudos de toxicidade a curto e a longo prazo estão presentes no desenvolvimento do medicamento, desde estudos pré-clínicos até ensaios clínicos e de vigilância após a comercialização.

Estudos de toxicidade aguda ou em curto prazo

Esses estudos são desenhados para determinar os efeitos tóxicos de uma substância-teste quando administrada em uma única dose e/ou em doses múltiplas durante um período curto, em geral um dia. Embora várias vias de administração possam ser usadas (como a sonda gástrica), os estudos devem ser conduzidos de modo a representar a via empregada pelo ser humano.

A substância-teste é administrada em várias doses, sendo os sinais de toxicidade observados em relação a início, progressão ou reversão, gravidade, mortalidade e taxa de incidência. As doses são aumentadas com o intuito de encontrar a quantidade mais alta da substância que não produza efeito tóxico e os níveis em que a toxicidade grave e intermediária ocorrem. Os animais são observados e comparados com os controles em relação a hábitos alimentares, alteração de peso, efeitos tóxicos, distúrbios psicomotores e quaisquer outros sinais indesejáveis, geralmente em um período de 30 dias após a administração. As fezes e a urina dos animais são coletadas, e ensaios laboratoriais e clínicos são realizados para detectar alterações nos parâmetros clínicos e outras que possam indicar sinais de toxicidade. Quando estes ocorrem, os óbitos são registrados e estudos histológicos e patológicos são realizados e estatisticamente avaliados com base na relação dose-resposta, no sexo, na idade, nos achados inter e intraespécies e em comparação a controles laboratoriais.

Estudos de toxicidade subaguda e crônica

Para estabelecer um programa de estudos toxicológicos em animais, a relação com estudos clínicos em humanos quanto à segurança deve ser considerada. Por exemplo, estudos de toxicidade de no mínimo duas semanas de administração diária do fármaco, em três ou mais níveis de doses e em duas espécies de animais, são requeridos para dar suporte à administração inicial de uma única dose em seres humanos (8). Esses estudos são chamados de subagudos ou subcrônicos. A dose humana inicial corresponde geralmente a um décimo da dose não tóxica mais alta (em miligramas por quilograma de peso do indivíduo), demonstrada durante os estudos com animais. Para fármacos que devem ser administrados em seres humanos por uma semana ou mais, estudos de 90 a 180 dias em animais devem demonstrar segurança. Estes são chamados de estudos de toxicidade crônica. E, se o fármaco for desenvolvido para ser empregado em uma doença crônica, estudos com duração de um ano ou mais devem ser realizados em animais para dar suporte ao uso em humanos. Alguns estudos de toxicidade em animais duram dois anos ou mais e podem ser usados para corroborar achados obtidos durante os ensaios clínicos.

Incluídos nos estudos crônicos e subcrônicos encontram-se a comparação dos dados dos animais usados como controles e testes, cepas, sexo, idade, níveis e faixas de dosagem, vias de administração, duração do tratamento, efeitos observados, mortalidade, mudanças no peso corporal, consumo de água e alimentos, exames físicos (p. ex., oftálmico, eletrocardiograma), exames hematológicos, peso dos órgãos, patologia geral, patologia neoplásica, histopatologia, urinálise, dados ADME e outros aspectos (29). A Figura 2.5 mostra um toxicologista examinando dados sobre as alterações de peso durante estudos pré-clínicos em roedores.

Estudos de carcinogenicidade

O ensaio de carcinogenicidade é um dos componentes dos ensaios crônicos e é realizado quando o composto apresenta potencial utilidade como fármaco e será submetido a ensaios clínicos. Os estudos de carcinogenicidade são realizados em um número limitado de linhagens de ratos e camundongos, para as quais existem informações sobre incidência de formação de tumores espontâneos.

Estudos de avaliação da dose são realizados em machos e fêmeas, empregando doses baixas, intermediárias e altas, durante 90 dias. Para os estudos de carcinogenicidade, a maior dose deve ser apenas alta o suficiente (a dose máxima tolerada) para produzir sinais de toxicidade mínima, sem alteração significativa da expectativa de vida normal do animal por outros efeitos que não sejam carcinogênicos (31).

Os estudos de carcinogenicidade ocorrem a longo prazo (18 a 24 meses), com animais sendo mortos e estudados em períodos pré-definidos

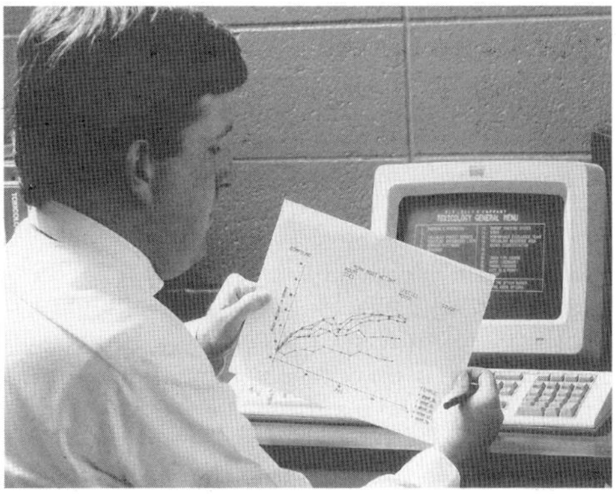

FIGURA 2.5 Um toxicologista examinando dados de pesquisa sobre alterações de peso corporal durante estudos pré-clínicos em ratos. (Cortesia de Toxicology Research Laboratories, Lilly Research Laboratories, Division of Eli Lilly and Company.)

durante o teste. Dados sobre as causas da morte de animais, a incidência de tumores, o tipo e o local e os resultados de necropsia são coletados e avaliados. Quaisquer lesões pré-neoplásicas e/ou efeitos proliferativos teciduais específicos são considerados achados relevantes.

Estudos de reprodução

Esses estudos são realizados para revelar qualquer efeito de uma substância ativa sobre a reprodução e envolvem o seguinte: avaliação da fertilidade e acasalamento; desenvolvimento embriônico inicial, pré e pós-natal; e efeitos multigeracionais e teratológicos. A combinação desses estudos permite a análise desde a concepção até a maturidade sexual e a detecção de efeitos latentes e imediatos durante o ciclo de vida e ao longo de várias gerações.

Nos estudos de reprodução, pais, fetos, neonatos e filhotes desmamados são avaliados quanto a anormalidades anatômicas, crescimento e desenvolvimento. As mesmas espécies de animais usadas em outros estudos de toxicidade são empregadas nos estudos de reprodução, geralmente o rato. Nos estudos embriotóxicos, apenas uma segunda espécie de mamíferos tem sido exigida tradicionalmente. O coelho é preferível por questões práticas e pelo grande conhecimento acumulado com o uso dessa espécie.

Em estudos de reprodução, como no caso dos outros estudos de toxicidade, as doses selecionadas e as vias de administração usadas são fundamentais. Uma dose elevada é selecionada com base em estudos prévios de toxicidade aguda e crônica e farmacocinéticos, e doses mais baixas são selecionadas em sequência decrescente. O estabelecimento de intervalos de doses próximos é útil para revelar dados de toxicidade relacionados com a dosagem. Embora uma dose diária seja usual, as características farmacocinéticas da substância influenciam a frequência das doses (32). A via ou as vias de administração usadas devem ser similares àquelas pretendidas para uso humano. Uma única via de administração pode ser aceitável se for demonstrado que o uso de diferentes vias resulta em perfis de distribuição do fármaco similares (perfil farmacocinético).

Estudos de genotoxicidade e mutagenicidade

Estudos de genotoxicidade são realizados para determinar se o composto-teste afeta a mutação do gene ou causa danos ao DNA ou ao cromossomo. Cepas de *Salmonella typhimurium* são rotineiramente usadas nos ensaios para detectar mutações (9,33).

ESTUDOS DE FORMULAÇÃO INICIAIS

Quando uma substância promissora é caracterizada quanto à atividade biológica, ela é também avaliada em relação às suas propriedades físicas e químicas, que conduzem a estudos de formulação bem-sucedidos e obtenção de uma forma farmacêutica estável e eficaz. Essa é a área de responsabilidade de pesquisadores e formuladores farmacêuticos com experiência no desenvolvimento de medicamentos. Após a obtenção de informações suficientes sobre as propriedades físicas e químicas da substância, estudos de formulação iniciais são realizados a fim de conseguir uma forma farmacêutica para a execução de ensaios clínicos em humanos. Durante esses ensaios clínicos, os estudos prosseguem até uma formulação final, seguida da transição da preparação do medicamento em pequena escala (piloto) para grande escala.

Planejamento, cronograma e implementação cuidadosos da produção da matéria-prima devem ser efetuados por engenheiros químicos, com o objetivo de fornecer quantidades suficientes de substância ativa para a continuidade dos ensaios pré-clínicos e clínicos e a produção da forma farmacêutica em pequena e grande escala. O controle de qualidade e a validação devem ser realizados para cada uma das etapas do processo.

A documentação completa sobre a caracterização, a produção e os controles constitui uma etapa essencial para o processo de solicitação de aprovação e registro pela FDA (1,34).

ESTUDOS DE PRÉ-FORMULAÇÃO

Cada substância apresenta características químicas e físicas que devem ser consideradas antes do desenvolvimento da formulação farmacêutica. Entre elas, encontram-se a solubilidade, o coeficiente de partição, a velocidade de dissolução, a forma física e a estabilidade. Esses e outros fatores, descritos com maiores detalhes no Capítulo 4, são rapidamente mencionados aqui, com o intuito de introduzir sua importância na preparação de formas farmacêuticas para os ensaios clínicos e o desenvolvimento de um produto final que será submetido à aprovação da FDA para comercialização. A relativamente nova Classificação Biofarmacêutica é abordada com mais detalhes no Capítulo 5 e destina-se a correlacionar os ensaios de dissolução *in vitro* e biodisponibilidade *in vivo*, visto que a dissolução da substância ativa e sua permeabilidade no trato gastrintestinal são os parâmetros fundamentais que controlam a velocidade e a extensão da absorção do fármaco (35).

Solubilidade

Um fármaco que é administrado por qualquer via deve apresentar alguma solubilidade aquosa para a ocorrência de absorção e resposta terapêutica. Fármacos pouco solúveis (p. ex., menos que 10 mg/mL em água) podem exibir absorção lenta, errática e/ou incompleta e, assim, produzir resposta mínima na dose adequada. O aumento da solubilidade aquosa pode ser alcançado por obtenção de derivados mais solúveis, tais como sais e ésteres, complexação química ou redução do tamanho de partícula do fármaco.

Coeficiente de partição

Para produzir uma resposta farmacológica, uma molécula de fármaco deve primeiramente atravessar uma membrana biológica constituída de lipídeos e proteínas, que age como barreira lipofílica para muitos fármacos. A capacidade do fármaco de penetrar essa barreira é baseada, em parte, em sua afinidade pelos lipídeos (lipofilia) *versus* sua afinidade por uma fase aquosa (hidrofilia). O coeficiente de partição de um fármaco é a medida de sua distribuição em um sistema lipofílico-hidrofílico e indica sua capacidade de penetrar em sistemas biológicos multifásicos.

Velocidade de dissolução

A velocidade pela qual uma substância se dissolve em um meio é denominada velocidade de dissolução. Os dados de velocidade de dissolução, quando relacionados aos de solubilidade, constante de dissolução e coeficiente de partição, podem fornecer um indicativo sobre o potencial de absorção do fármaco. Para uma mesma entidade química, o uso de sua forma ácida, básica ou sal, assim como a forma física (p. ex., tamanho de partícula), pode ocasionar diferenças substanciais na velocidade de dissolução.

Forma física

As formas cristalina ou amorfa e/ou o tamanho de partícula de um pó podem afetar a velocidade de dissolução e, portanto, a velocidade e a extensão de absorção de vários fármacos. Por exemplo, por meio da redução do tamanho de partícula e do aumento da área superficial de um fármaco pouco solúvel em água, sua velocidade de dissolução e sua absorção são aumentadas (mediante a maior exposição do fármaco ao fluido do trato gastrintestinal). O tamanho de partícula também é fundamental para fármacos administrados por inalação. Quanto menor é o tamanho de partícula, mais profunda é a penetração no trato respiratório. Assim, a resposta biológica pode ser otimizada pelo controle seletivo dos parâmetros físicos de um fármaco.

Estabilidade

A estabilidade química e física de uma substância sozinha e quando combinada com outros componentes da formulação é essencial na preparação bem-sucedida de um medicamento. Para certo fármaco, um tipo de estrutura cristalina pode fornecer maior estabilidade do que outro, determinando, então, a preferência. Para fármacos suscetíveis à oxidação, a adição de agentes antioxidantes é necessária. Para os que sofrem hidrólise, a proteção contra a umidade (UR) durante a formulação, o processamento e o acondicionamento é requerida para evitar a decomposição. Em cada caso, ensaios de estabilidade em várias condições de temperatura e umidade relativa (40°C e 75% UR; 30°C e 60% UR), presença de luz, ar e tipo de material de acondicionamento são essenciais para assegurar a estabilidade do medicamento. Essas informações são vitais no desenvolvimento das instruções de uso e armazenamento, bem como na determinação do prazo de validade, da embalagem e das condições de transporte do produto.

FORMULAÇÃO INICIAL E MATERIAIS PARA ENSAIOS CLÍNICOS

O produto inicial é formulado usando as informações obtidas durante os estudos de pré-formulação, assim como as considerações acerca da dose, da forma farmacêutica, da via de administração desejada nos estudos clínicos e do produto comercial proposto. Assim, dependendo do desenho do protocolo clínico e do produto final desejado, formuladores podem desenvolver uma forma farmacêutica específica (p. ex., cápsula, supositório, solução) com uma ou mais concentrações para ser utilizada pela via de administração desejada (p. ex., oral, retal, IV). Formas farmacêuticas adicionais, para serem empregadas por outras vias de administração, podem ser posteriormente desenvolvidas, dependendo das necessidades do paciente, da utilidade terapêutica e das exigências de mercado. Isso tem especial importância quando o fármaco deve ser administrado em crianças.

As formulações iniciais preparadas para estudos clínicos de fases 1 e 2, embora não tão sofisticadas quanto o produto final, devem ter a mais alta qualidade farmacêutica, atender às especificações analíticas de composição, produção e controle e ser estáveis durante o período de uso.

Várias vezes, durante os estudos de fase 1, cápsulas contendo apenas a substância ativa são empregadas em medicamentos administrados pela via oral. Excipientes são incluídos na formulação empregada em ensaios clínicos de fase 2. Durante os ensaios clínicos, estudos de ADME são realizados para obter o perfil farmacocinético do agente e a disponibilidade biológica da formulação administrada. Diferentes formulações podem ser preparadas e examinadas para desenvolver aquela que apresente as características desejadas (ver Cap. 5). Durante os estudos de fase 2, a forma farmacêutica é selecionada e desenvolvida para os ensaios clínicos de fase 3; essa é a formulação que será submetida à aprovação da FDA para comercialização.

Suprimentos ou materiais para ensaios clínicos compreendem todas as formulações usadas na avaliação clínica de um novo medicamento. Eles incluem o novo fármaco proposto, os placebos (materiais inertes usados como controle) e os medicamentos com os quais o novo fármaco está sendo comparado (medicamento de comparação). São preparados em formas farmacêuticas indistinguíveis (semelhantes em aparência, sabor e outras características) e acondicionados com rótulos codificados para reduzir a possível tendência quando estudos cegos são necessários para determinado protocolo clínico. Estudos cegos são experimentos controlados, nos quais pelo menos uma parte (p. ex., paciente, médico) não sabe qual produto está sendo administrado. No final do estudo clínico, os códigos são abertos e os resultados avaliados estatisticamente. Alguns estudos são chamados abertos quando todas as partes envolvidas podem saber qual produto está sendo administrado.

Algumas companhias farmacêuticas têm unidades especiais para preparação, controle analítico, codificação, acondicionamento, rotulagem, transporte e manutenção de registros de materiais para ensaios clínicos. Outras integram essa atividade dentro dos setores de desenvolvimento e produção existentes. Além disso, há companhias que contratam empresas especializadas nessa área para preparar os materiais e administrar os ensaios clínicos.

Em todos os programas de ensaios clínicos, os rótulos da embalagem de um fármaco novo sob investigação devem conter a declaração "Cuidado: fármaco novo – limitado por lei federal (ou dos Estados Unidos) para uso em pesquisa". Uma vez recebido pelo investigador, os materiais do ensaio clínico podem ser administrados somente aos indivíduos do estudo. O acondicionamento em *blister* costuma ser aplicado nos estudos clínicos, e o rótulo imediato contém o número do protocolo ou do estudo clínico, identificação do paciente, número do responsável, orientações para uso, código que distingue o produto sob investigação, placebo e medicamento de comparação e outras informações relevantes. Registros sobre a disposição do fármaco devem ser mantidos por número do paciente, datas e quantidades administradas. Quando existe um departamento de farmácia no local do estudo (p. ex., hospital universitário), os farmacêuticos em geral auxiliam no controle dos materiais. Quando uma investigação é concluída, suspensa, descontinuada ou completa, todos os materiais devem retornar ao responsável pelo produto, e o levantamento do que foi usado e não usado deve ser feito.

Todas as formulações, desde aquelas desenvolvidas inicialmente até a versão destinada à comercialização, devem ser preparadas segundo as condições e os procedimentos estabelecidos pela FDA nas recomendações das Boas Práticas de Fabricação (BPF, do inglês *Current Good Manufacture Practice Guidelines*) (36), conforme descrito no Capítulo 3.

O INVESTIGATIONAL NEW DRUG APPLICATION

Conforme o Food, Drug, and Cosmetic Act, o responsável pelo novo medicamento deve encaminhar uma IND à FDA, antes que ele seja administrado em seres humanos (1). Isso tem o intuito de proteger os direitos e a segurança dos indivíduos e assegurar que o plano de investigação seja claro e alcance os objetivos declarados. O responsável pela IND inicia, então, a investigação clínica. Ele pode ser um indivíduo (pesquisador), uma companhia farmacêutica, um órgão governamental, uma instituição acadêmica ou outra instituição pública ou privada. Ele pode conduzir o estudo ou contratar, designar ou empregar outras pessoas qualificadas para fazê-lo. Hoje, muitos órgãos de pesquisa conduzem todos os estudos, ou ensaios clínicos ou parte deles, por meio de arranjos contratuais.

Após submissão à IND, o responsável deve esperar para o uso de produto em seres humanos por não menos que 30 dias depois da data da confirmação do recebimento da solicitação pela FDA. Uma IND é automaticamente efetivada após esse período, a menos que a FDA notifique o responsável de que, em função da avaliação da submissão, ele pode iniciar o estudo antes ou a investigação seja colocada em espera clínica (*clinical hold*).

A *clinical hold* é uma ordem publicada pela FDA para retardar o início dos ensaios clínicos ou suspender um estudo em andamento. Durante esse período, o medicamento sob investigação não pode ser administrado em humanos (a menos que seja especificamente permitido pela FDA, em pacientes cujo estudo esteja em andamento). Uma *clinical hold* é publicada quando existe alguma preocupação de que os indivíduos estejam expostos a riscos significativos de prejuízo à saúde; quando há alguma questão acerca da qualificação dos pesquisadores; ou quando a IND é considerada incompleta, inexata ou ilusória. Se os problemas levantados forem explicados e aceitos pela FDA, a *clinical hold* é retirada e os ensaios retomados; caso contrário, uma IND pode ser mantida em espera, declarada inválida, retirada pelo responsável ou encerrada pela FDA.

CONTEÚDO DA IND

O conteúdo da IND é descrito no CFR e submetido na forma de documento-padrão (FDA-1571)(1).

Entre os itens requeridos, encontram-se:

- Nome, endereço e telefone do responsável.
- Nome e titulação da pessoa responsável pela condução da investigação.
- Nomes e titulações dos responsáveis pela avaliação dos dados relevantes de segurança do medicamento.
- Nome e endereço de qualquer órgão contratado envolvido no estudo.
- Identificação da(s) fase(s) da investigação que está sendo conduzida.
- Introdução e plano de investigação geral: o nome do fármaco e todos os componentes ativos; a fórmula estrutural e a classe terapêutica; a forma farmacêutica, a formulação

e a via de administração; os objetivos gerais e o cronograma do estudo.

- Descrição do plano de investigação: a razão para a realização da pesquisa, a(s) indicação(ões) a ser(em) estudada(s), a estratégia para avaliar o medicamento, os tipos de estudos que serão conduzidos, o número estimado de indivíduos que receberão o medicamento e a antecipação dos riscos com base nos estudos em animais ou em outras experiências em humanos.
- Breve resumo da experiência do fármaco em seres humanos (nacional ou estrangeira), incluindo as razões no caso de o medicamento ter sido retirado de qualquer outra investigação e/ou do comércio.
- Características químicas, produção e informações sobre o controle: uma descrição completa da substância, incluindo suas características químicas, físicas e biológicas, seu método de preparação e a metodologia analítica usada para assegurar suas identidade, concentração, qualidade, pureza e estabilidade; uma lista quantitativa dos componentes ativos e inativos da forma farmacêutica a ser administrada; os métodos, as instalações e os controles empregados na produção, no processamento, no acondicionamento e na rotulagem para garantir os padrões de qualidade qualitativos e quantitativos e a estabilidade do produto durante os ensaios.
- Informações farmacológicas e toxicológicas: o mecanismo de ação do fármaco, se conhecido; informações sobre absorção, distribuição, metabolismo e excreção; toxicidade aguda, subaguda, crônica e sobre o desenvolvimento e a reprodução.
- Se o novo medicamento for uma associação de componentes previamente investigados, um resumo completo dos ensaios clínicos e pré-clínicos desses componentes, quando administrados separadamente, e os dados e resultados esperados dos efeitos, quando associados.
- Protocolo clínico de cada estudo (abordado na próxima seção).
- Termo de compromisso de que um Institutional Review Board (IRB) aprovou o estudo clínico e continuará a rever e monitorar a investigação (abordado na próxima seção).
- Brochura do investigador (abordado na próxima seção).
- Termo de compromisso de que os ensaios não serão realizados até que a IND esteja em vigor, a assinatura do responsável ou representante autorizado e a data da submissão.

O PROTOCOLO CLÍNICO

Como parte de uma IND, um protocolo clínico deve ser submetido para assegurar que o desenho da investigação e os procedimentos usados sejam adequados. Os protocolos clínicos incluem:

- Declaração da meta e dos objetivos do estudo.
- Detalhamento do plano e desenho do estudo, incluindo o tipo de grupo-controle e os métodos usados para minimizar a influência dos indivíduos, pesquisadores e avaliadores.
- Estimativa do número de pacientes envolvidos.
- Quesitos para a seleção dos indivíduos, incluindo critérios de inclusão e exclusão.
- Descrição do plano de doses, incluindo níveis de doses, vias de administração e duração da exposição do paciente.
- Descrição das observações dos pacientes, das medidas e dos testes empregados.
- Procedimentos clínicos, testes laboratoriais e monitoramento empregados para minimizar os riscos do paciente.
- Nomes, endereços e credenciais dos principais pesquisadores.
- Localizações e descrições das instalações usadas no estudo.
- Aprovação do IRB autorizado.

Vigorando a IND, o responsável deve submeter emendas para aprovação no caso de alterações propostas. Estas podem envolver alterações nas doses e nos procedimentos de ensaio, inclusão de novos pesquisadores e locais de estudo, entre outras.

Por muitos anos, mulheres e idosos raramente eram incluídos em ensaios clínicos. Mulheres em idade fértil eram excluídas dos ensaios pelo receio de que ficassem grávidas durante o período de realização dos estudos e o feto sofresse danos. Exceções eram feitas apenas no caso de medicamentos de manutenção da vida. Entretanto, em reconhecimento ao fato de que a exclusão de mulheres resultava na obtenção de dados inadequados com base em diferenças relacionadas ao sexo, a FDA atualmente requer a inclusão de um número adequado de mulheres para permitir a detecção de diferenças clínicas significativas na resposta terapêutica.

O *FDA Guideline for the Study and Evaluation of Gender Differences in the Clinical Evaluation of Drugs*, publicado em 1993, demonstra a política de inclusão, por parte da agência, de ambos os sexos (37). Embora as recomendações não exijam a participação de mulheres nos ensaios clínicos, a obra descreve a expectativa geral da FDA relacionada à inclusão de homens e mulheres no desenvolvimento de medicamentos, na análise de dados clínicos por gênero e na verificação das potenciais diferenças farmacocinéticas entre os sexos. Em 1994, o National Institutes of Health (NIH) igualmente publicou um documento determinando que mulheres e minorias fossem incluídas em todos os projetos de pesquisa biomédicos e de conduta financiados pelo NIH que envolvessem seres humanos, "a menos que exista uma justificativa clara e racional de que sua inclusão seja inapropriada em relação à saúde dos indivíduos ou ao objetivo da pesquisa" (38).

A gravidez é uma preocupação nas investigações, visto que fármacos são rapidamente transportados pela circulação materna para o feto (39). Como os mecanismos de excreção e desintoxicação do feto ainda não estão bem-desenvolvidos, as concentrações dos fármacos podem atingir níveis mais altos nele do que na circulação materna, resultando em toxicidades. Para reduzir o risco de exposição fetal em mulheres em idade fértil, as regras da FDA exigem o teste de gravidez, o uso de contraceptivos e informações completas dos riscos potenciais ao feto. A FDA tem feito um esforço especial para assegurar que mulheres portadoras de doenças que apresentem ameaça grave à vida (p. ex., relacionadas à Aids) não sejam automaticamente excluídas dos ensaios clínicos de novos medicamentos para aquela condição devido ao risco de toxicidade sobre a reprodução ou o desenvolvimento do uso do produto sob investigação (40). Existem outras situações nas quais os estudos ou o uso de medicamentos na gravidez são justificáveis; por exemplo, agentes destinados a prevenir a imunização Rh e doenças hemolíticas do recém-nascido (41).

Quando o medicamento proposto terá uso significativo por idosos, é exigido que pacientes em tal faixa etária sejam incluídos nos estudos clínicos para fornecer dados sobre a eficácia e os efeitos adversos relacionados à idade. Pessoas mais velhas respondem a fármacos de modo diferente devido às alterações no funcionamento do organismo, como redução das funções hepática e renal, diminuição da circulação sanguínea e mudanças na ADME do fármaco. Além disso, idosos têm maior incidência de doenças crônicas e múltiplas do que adultos jovens e, em consequência, ingerem vários fármacos diariamente, aumentando o potencial de interação medicamentosa. Esse potencial é estudado e definido.

O reconhecimento da necessidade de avaliar novos medicamentos pediátricos em crianças tem uma exigência similar para assegurar a eficácia e a segurança do uso de fármacos nessa população. Igualmente, a diferenciação da atividade de um fármaco em grupos minoritários e suas subpopulações é importante para a avaliação completa de um medicamento. É conhecimento geral que existem variações entre diferentes etnias, tanto na incidência de doenças quanto na resposta biológica a alguns medicamentos, e esses fatores devem ser considerados na avaliação de fármacos (42).

Cada IND deve ter aprovação prévia do IRB com jurisdição sobre o local no qual será realizado o ensaio clínico. Um IRB é constituído por um corpo de membros públicos e profissionais que tem a responsabilidade de avaliar e aprovar qualquer estudo envolvendo humanos na instituição onde atuam. O objetivo do IRB é proteger os humanos por meio da avaliação do protocolo clínico proposto, da análise dos riscos e dos benefícios e da garantia de que o plano contenha todas as medidas necessárias para a proteção dos indivíduos. Por lei, o IRB deve ser constituído por pessoas com competência para avaliar propostas de pesquisa clínica e ser diversificado em relação a raça, sexo, formação cultural e sensibilidade às questões que afetam os indivíduos e a comunidade (43). Qualquer alteração substancial ou adição a um protocolo clínico aprovado deve ser submetida, avaliada e aprovada pelo IRB e pela FDA antes da implementação.

Cada investigador deve receber do responsável um manual do investigador, que contém todas as informações pertinentes desenvolvidas durante os ensaios pré-clínicos, incluindo o resumo das características químicas do fármaco, os dados farmacológicos toxicológicos e farmacocinéticos, a formulação dos materiais usados nos ensaios clínicos, qualquer dado relacionado à segurança e eficácia do fármaco, a descrição dos possíveis riscos e eventos adversos e monitoramentos especiais exigidos, o desenho do estudo e do protocolo clínico, os critérios para exclusão e inclusão de pacientes, os testes laboratoriais e clínicos a serem realizados e as informações mantidas nos registros de controle do medicamento.

Cada estudo tem critérios para inclusão e exclusão de pacientes. Esses critérios podem estar relacionados a sexo (como descrito anteriormente), fumo, estado de saúde (p. ex., função hepática e/ou renal) e outros fatores que são necessários em determinada fase da investigação. Cada indivíduo da investigação clínica deve participar voluntariamente e com completo conhecimento dos benefícios e riscos a ela associados.

O responsável pelo estudo deve certificar-se de que cada pessoa que receber o medicamento sob investigação tenha dado o consentimento informado – ou seja, tenha sido informada do seguinte: a participação no estudo é voluntária; o objetivo e a natureza do estudo; os procedimentos envolvidos e a descrição de todos riscos e desconfortos; os benefícios potenciais para os pacientes; a descrição dos procedimentos alternativos ou tratamentos, se houver; o grau de confidencialidade dos registros; as condições nas quais a participação dos indivíduos pode ser encerrada; as consequências da decisão do paciente ao retirar-se do estudo; o número aproximado de indivíduos envolvidos; e quem deve ser contatado para responder às questões pertinentes e/ou no caso de doença ou prejuízo causados pelo estudo. Esses itens do consentimento informado e as proteções adicionais aplicadas a voluntários nas investigações clínicas devem estar em conformidade com o CFR (44). Aqueles que concordam em participar de uma investigação fornecem seu consentimento ao assinar o documento que contém essas informações.

Os pesquisadores selecionados pelo responsável para conduzir as investigações clínicas devem ser qualificados para tal por meio de treinamento e experiência em investigar um medicamento em particular. As competências dos pesquisadores são submetidas à FDA como parte de uma IND. Para participar de uma investigação, cada pesquisador assina um documento concordando com o estudo e assume a responsabilidade de: assegurar que o estudo seja conduzido de acordo com o plano e o protocolo descritos na IND aprovada; proteger os direitos, a segurança e o bem-estar dos indivíduos; controlar o medicamento sob investigação clínica; manter registros escritos das observações clínicas; e submeter periodicamente os relatórios de andamento e segurança e final. O responsável pelo estudo deve monitorar o andamento das investigações clínicas da IND. Se descobrir que um pesquisador não está aderindo ao plano proposto, é de sua responsabilidade fazer com que ele siga o plano ou cancelar a participação deste no estudo.

Qualquer caso fatal, ameaçador à vida, inesperado ou grave associado ao uso do medicamento deve ser relatado imediatamente ao responsável e, em seguida, à FDA. Dependendo da gravidade do caso, uma notificação pode ser enviada aos outros pesquisadores, uma *clinical hold* pode ser imposta para posterior avaliação do caso, ou a IND pode ser recolhida pelo responsável, colocada em estado inativo ou cancelada pela FDA.

REUNIÕES PRÉ-IND

Por solicitação, a FDA orientará o responsável sobre questões de formato, técnicas e científicas relacionadas à preparação e à submissão de uma IND. Isso pode incluir informações sobre a adequação dos dados para dar suporte a um plano de investigação, o desenho dos ensaios clínicos ou se a investigação proposta fornecerá os dados necessários, de acordo com as exigências da próxima etapa de submissão de uma NDA, para receber a aprovação para comercialização.

AVALIAÇÃO DA FDA E SUBMISSÃO DA IND

Os objetivos da FDA ao avaliar uma IND consistem em proteger a segurança e os direitos dos seres humanos e ajudar para que o estudo permita a avaliação da segurança e da eficácia do medicamento. Esses objetivos são melhor alcançados pela submissão de uma IND completa e exata, do desenho e da conduta do plano de investigação e da experiência dos pesquisadores.

Quando recebida pela FDA, a submissão é carimbada com a data de recebimento, recebe um número de identificação e é enviada ao Center for Drug Evaluation and Research (CDER) ou ao Center for Biologics Evaluation and Research (CBER). Solicitações para produtos químicos são enviadas ao CDER, e de produtos biológicos, ao CBER.

Dentro do CDER, as solicitações são enviadas ao escritório apropriado de avaliação de medicamentos e, então, a uma de suas divisões para análise, a saber (2005):

- **Escritório de Avaliação de Medicamentos I**
  Divisão de Medicamentos Neurofarmacológicos

Divisão de Medicamentos Psiquiátricos
Divisão de Medicamentos Cardiorrenais
Equipe de Análise de Botânicos

- **Escritório de Avaliação de Medicamentos II**
  Divisão de Medicamentos de Uso Pulmonar
  Divisão de Medicamentos Metabólicos e Endócrinos
  Divisão de Medicamentos Anestésicos, Analgésicos e Reumáticos
- **Escritório de Avaliação de Medicamentos III**
  Divisão de Medicamentos Gastrintestinais e de Coagulação
  Divisão de Medicamentos para Reprodução e Urológicos
  Divisão de Medicamentos Dermatológicos e Dentais
- **Escritório de Avaliação de Medicamentos IV**
  Divisão de Medicamentos Anti-infecciosos e Oftalmológicos
  Divisão de Medicamentos Antivirais
  Divisão de Produtos Imunológicos e Patógenos Especiais
- **Escritório de Avaliação de Medicamentos V**
  Divisão de Gerenciamento de Revisão e Política
  Divisão de Medicamentos Biológicos
  Divisão de Medicamentos de Venda Livre
  Divisão de Medicamentos Oncológicos

Após o envio a uma das divisões, o conteúdo da solicitação é avaliado completamente para determinar se os dados pré-clínicos indicam que o fármaco é seguro o suficiente para a administração em humanos e que os estudos clínicos propostos são apropriados para fornecer as informações necessárias sobre segurança e eficácia e não expõem os indivíduos a riscos desnecessários.

Embora a discussão neste capítulo seja baseada principalmente na avaliação e na aprovação de novas entidades químicas e produtos, existem procedimentos similares para solicitação e licenciamento de produtos biológicos por meio do CBER e suas divisões (4):

- Divisão de Produtos Alergênicos e Parasitologia
- Divisão de Produtos Bacterianos
- Divisão de Produtos Virais
- Divisão de Vacinas e Produtos Correlatos
- Divisão de Produtos Hematológicos
- Divisão de Produtos do Sangue
- Divisão de Terapia Gênica e Celular
- Divisão de Anticorpos Monoclonais

SISTEMA DE CLASSIFICAÇÃO DE FÁRMACOS DA FDA

No recebimento e na avaliação de uma IND ou NDA, a FDA classifica o fármaco por tipo e potencial terapêutico, como demonstrado na Tabela 2.1. O sistema de classificação permite à FDA determinar prioridades em relação ao nível de avanço terapêutico ou à necessidade (45).

FASES DE UMA INVESTIGAÇÃO CLÍNICA

Uma IND pode ser submetida a uma ou mais fases de investigação clínica, denominadas Fase 1, Fase 2 e Fase 3 (Fig. 2.2, Tab. 2.2). Embora as fases sejam conduzidas sequencialmente, alguns estudos podem se sobrepor.

A Fase 1 inclui a introdução em humanos de um medicamento sob investigação e tem o objetivo principal é avaliar a segurança. Os estudos são monitorados por clínicos especialistas nesse tipo de investigação. Os indivíduos são, via de regra, voluntários saudáveis, ainda que em determinados protocolos possam ser pacientes. O número total de indivíduos incluídos nos estudos de Fase 1 varia de acordo com o medicamento, mas está na faixa de 20 a 100. A dose inicial do fármaco é em geral baixa, normalmente um décimo da dose mais alta sem efeito observada durante os estudos com animais. Se a primeira dose for bem-tolerada, a investigação continua com a administração progressiva de doses maiores (para novos indivíduos), até que alguma evidência dos efeitos do fármaco seja observada.

Estudos de Fase 1 são destinados a determinar as propriedades farmacológicas do medicamento em humanos, a relação estrutura-atividade, os efeitos colaterais associados com o aumento das doses e, se possível, a evidência da eficácia. Entre os dados básicos coletados, encontram-se a velocidade de absorção, a concentração do fármaco no sangue em função do tempo, a velocidade e o mecanismo de metabolismo e eliminação do fármaco, os efeitos tóxicos nos tecidos e órgãos principais, se houver, e as alterações nos processos fisiológicos. A capacidade do indivíduo de tolerar o medicamento

TABELA 2.1 **Sistema de classificação da FDA**

POR TIPO QUÍMICO
Tipo 1 Nova entidade molecular, não comercializada nos Estados Unidos
Tipo 2 Novo éster, sal ou outro derivado de uma molécula ativa aprovada
Tipo 3 Nova formulação de um fármaco comercializado nos Estados Unidos
Tipo 4 Nova associação de dois ou mais compostos Tipo 5 Novo fabricante de um fármaco já comercializado nos Estados Unidos
Tipo 6 Nova indicação terapêutica de um fármaco aprovado
Nota: Um fármaco pode receber uma única ou mais de uma classificação, como 3 e 4.

POR CLASSIFICAÇÃO TERAPÊUTICA
Tipo P Prioridade máxima; um benefício terapêutico
Tipo S Avaliação-padrão; similar a outros fármacos aprovados

CLASSIFICAÇÕES ADICIONAIS
Tipo AA Para o tratamento da Aids ou doenças relacionadas ao HIV
Tipo E Para doenças gravemente limitantes ou ameaçadoras à vida
Tipo F Avaliação faltando validação de dados
Tipo G Dados validados; remoção de F
Tipo N Medicamento não prescrito
Tipo V Medicamento com designação de órfão
Nota: O medicamento pode receber uma ou várias classificações, como P, AA e V.

Mathieu M. New Drug Development: A Regulatory Overview, 3rd Ed. Cambridge, MA: PAREXEL International, 1994; e Hunter JR, Rosen DL, DeChristoforo R. How FDA expedites evaluation of drugs for AIDS and other life-threatening illnesses. Wellcome Programs in Hospital Pharmacy, No. 67930093009, 1993.

e qualquer efeito desagradável é observada e registrada. Esses estudos são com frequência úteis na seleção de análogos químicos diferentes de um protótipo. Conforme descrito previamente, cápsulas sem excipientes são usadas para a administração de fármacos de uso oral nos estudos de Fase 1. Se os estudos demonstrarem mérito suficiente e a toxicidade for baixa, a Fase 2 é iniciada, com várias centenas de pacientes.

Os ensaios de Fase 2 envolvem experimentos clínicos controlados para avaliar a eficácia de um fármaco em pacientes com a condição para a qual o medicamento é destinado e avaliar os possíveis riscos e eventos adversos. Visto que essa fase usa pacientes como sujeitos, eventos adversos ou sintomas de toxicidade que não foram demonstrados nos estudos pré-clínicos em animais ou nos estudos de Fase 1 com voluntários saudáveis podem ser revelados pela primeira vez. Apenas clínicos especialistas na doença que está sendo tratada participam como pesquisadores nos estudos de Fase 2 (Fig. 2.6). Durante essa fase, dados adicionais sobre as características farmacocinéticas são coletados e estudos são realizados para determinar a relação dose-resposta e a faixa de dose (frequentemente chamada de estudos de Fase 2a). Cada paciente é monitorado quanto ao efeito do fármaco, enquanto a dose é aumentada para determinar a quantidade mínima eficaz. Então, a dose é aumentada além da mínima eficaz, em níveis nos quais os pacientes revelam eventos adversos extremamente indesejáveis ou intoleráveis e efeitos tóxicos. Quanto maior for a faixa entre a dose determinada como mínima eficaz e aquela que causa efeitos colaterais graves, maior é a margem de segurança do fármaco. Esses estudos de determinação de dose (frequentemente chamados de estudos de Fase 2b) resultam nas doses específicas e na faixa de dose a ser usada nos estudos de Fase 3. Durante os ensaios de Fase

TABELA 2.2 **Fases dos ensaios clínicos**

	NÚMERO DE PACIENTES	DURAÇÃO	OBJETIVO	PERCENTUAL DE SER COMPLETADO COM SUCESSO*
Fase 1	20-100	Vários meses	Principalmente segurança	67
Fase 2	Até várias centenas	Vários meses a 2 anos	Segurança a curto prazo, mas principalmente eficácia	45
Fase 3	Várias centenas a milhares	1 a 4 anos	Segurança, eficácia, dose	5-10

* Por exemplo, de 20 fármacos que iniciam os testes clínicos, 13 ou 14 completam com sucesso os ensaios de Fase 1 e seguem para a Fase 2; cerca de 9 completarão a Fase 2 e seguirão para a Fase 3; apenas 1 ou 2 alcançarão a Fase 3 e, em média, 1 dos 20 iniciais será finalmente aprovado para comercialização. Presentation 4 (Clinical Trials: A Closer Look), disponível em http://www.ncabr.org/bioman/, 2002.

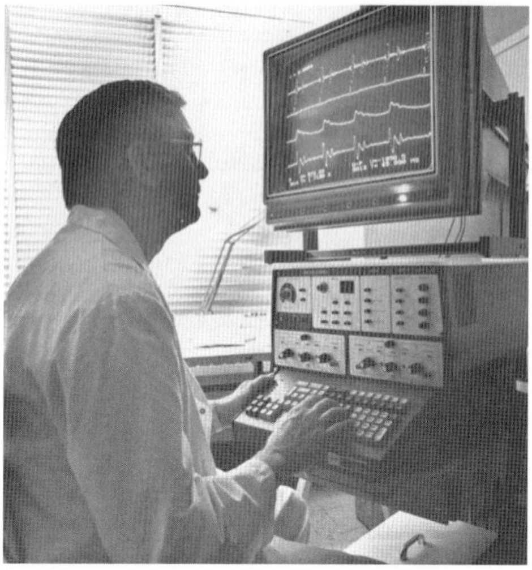

FIGURA 2.6 Monitoramento dos efeitos sobre a função cardíaca de um medicamento sob investigação, como parte da sua avaliação clínica. (Cortesia de Eli Lilly and Company.)

2, o medicamento é refinado e a formulação desenvolvida para uso nos estudos finais de Fase 2 e ensaios de Fase 3.

Se os ensaios de Fase 2 indicarem que o novo medicamento é promissor e se a margem de segurança parecer boa, reuniões entre o responsável pelo medicamento e a divisão de avaliação da FDA são realizadas para analisar os dados dos estudos de Fase 1 e 2 e estabelecer o plano de investigação dos estudos de Fase 3.

Os estudos de Fase 3 podem incluir de centenas a milhares de pacientes em ensaios controlados e não controlados. O objetivo é avaliar a utilidade do medicamento de forma expandida. Muitos pacientes apresentando a condição para a qual o medicamento se destina são recrutados para participar desse ensaio. Várias doses do medicamento proposto podem ser avaliadas durante essa fase, usando formulações propostas na NDA e para comercialização. Em tais estudos, espera-se obter informações suficientes sobre a eficácia do medicamento e sua segurança, para avaliar a relação risco-benefício global do medicamento e encaminhar uma NDA completa.

É muito comum que certos estudos de Fase 3 sejam continuados após uma NDA ter sido submetida, mas *antes* de sua aprovação. Nesse caso, os estudos completos (estudos de Fase 3a) são considerados suficientes para a NDA. Os estudos adicionais (estudos de Fase 3) são usados para obter informações complementares que podem fundamentar determinados critérios de rotulagem, fornecer informações sobre a qualidade de vida dos pacientes, revelar vantagens sobre medicamentos já comercializados, apresentar evidências de possíveis novas indicações do fármaco ou tornar evidentes outros indícios para estudos pós-comercialização prospectivos (Fase 4).

DESENHOS E CONTROLES DOS ESTUDOS CLÍNICOS

Conforme indicado, alguns estudos de Fases 2 e 3 são controlados, ou seja, os efeitos são comparados com outro agente. O segundo agente pode ser um placebo (controle com placebo) ou uma substância ativa (controle positivo), um medicamento-padrão ou de comparação. Tanto o placebo quanto a substância ativa podem ser usados como controle no mesmo estudo. Para estudos que são *cegos*, a identidade do medicamento e dos controles não é revelada para certos participantes, a fim de não influenciá-los. Em estudos simples cegos, o paciente não tem conhecimento do que está sendo administrado. Em estudos duplo-cegos, nem o paciente nem o clínico sabem o que está sendo administrado. Na preparação da forma farmacêutica para estudos cegos, todos os agentes administrados, medicamento sob investigação, placebo ou agente de comparação, devem ser indistinguíveis. Isso requer a preparação de materiais para os ensaios clínicos na mesma forma farmacêutica, com mesmo tamanho, cor, sabor, textura, entre outros. Materiais não distinguíveis são desnecessários nos estudos abertos, nos quais todas as partes envolvidas sabem a identidade dos agentes administrados.

No desenho dos ensaios clínicos, muitos fatores adicionais são considerados, incluindo o esquema do estudo e a duração do tratamento. Antes de iniciar o tratamento, dados basais são obtidos para cada indivíduo, por meio de procedimentos e testes clínicos laboratoriais. Os indivíduos são selecionados de forma aleatória, em diferentes grupos de tratamento, de modo a permitir a comparação. Alguns desenhos cruzados e paralelos estão ilustrados na Figura 2.7 (46). Esses estudos podem ser cegos ou não, usando placebo ou controles com substâncias ativas. Os desenhos paralelos são aplicados na maioria dos ensaios clínicos. Desenhos cruzados são úteis na comparação de diferentes tratamentos nos mesmos indivíduos, já que, após um tratamento, o paciente recebe outro diferente. Nos períodos entre os

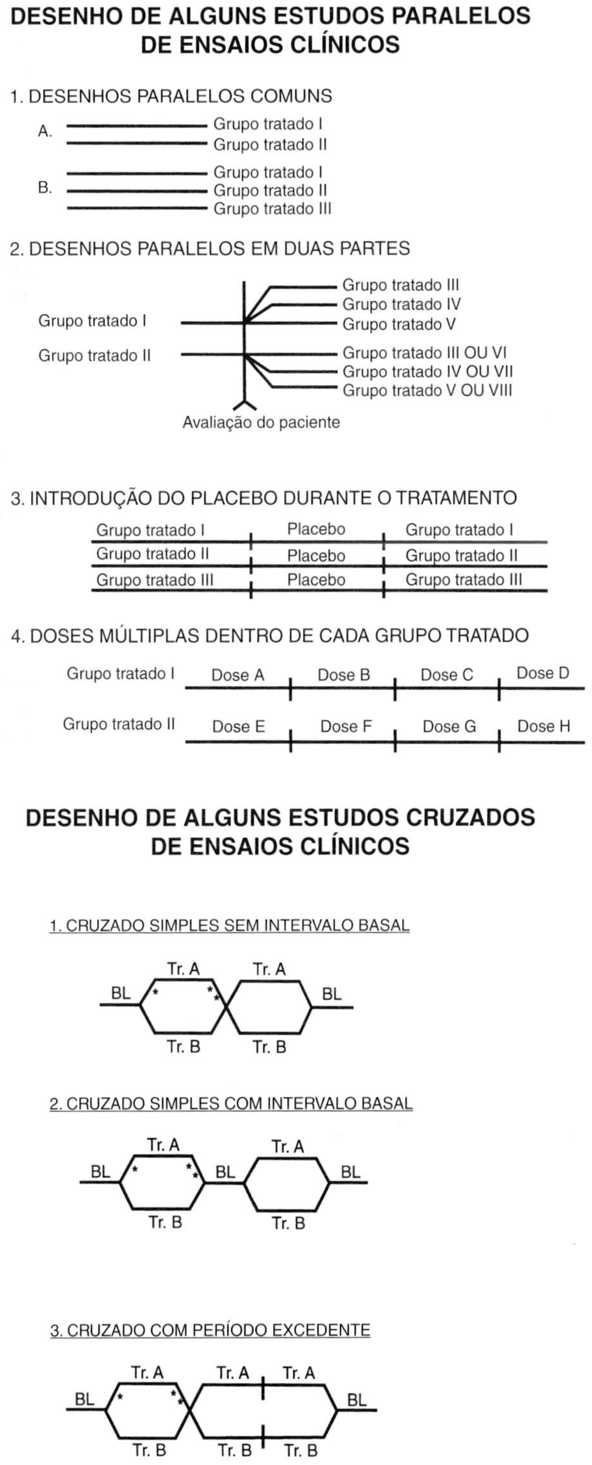

FIGURA 2.7 Alguns desenhos de estudos clínicos comuns. (Reimpressa, com permissão, de Spilker B. Guide to Clinical Trials. New York, NY: Raven, 1991.)

tratamentos, os indivíduos não recebem medicamentos (*washout period*) para permitir que os parâmetros retornem aos níveis basais.

DOSE DO FÁRMACO E TERMINOLOGIAS

A principal parte de qualquer estudo clínico é a determinação da segurança do medicamento e da dose eficaz. Como descrito, estudos de dose e faixa de dosagem são conduzidos nos ensaios de Fase 2 e concluídos nos ensaios de Fase 3.

A segurança e a dose eficaz de um medicamento dependem de vários fatores, tais como características da substância ativa, forma farmacêutica e via de administração e muitos aspectos relacionados ao paciente, incluindo idade, peso corporal, estado geral de saúde, condições patológicas e uso concomitante de outras substâncias. Todos esses fatores são integrados aos ensaios clínicos.

Por conveniência de administração, a maioria dos produtos é formulada de modo a conter a dose usual do fármaco em uma única unidade de dosagem (p. ex., cápsula) ou em um volume específico (p. ex., 5 mL ou uma colher de chá) de uma forma farmacêutica líquida. Para contemplar as exigências de dosagem, os fabricantes formulam medicamentos em mais de uma forma farmacêutica e mais de uma concentração.

A dose de um medicamento pode ser descrita como uma quantidade suficiente e não excessiva; a ideia é alcançar o efeito terapêutico ótimo com segurança, mas na menor dose possível. A dose eficaz de um medicamento pode variar entre os pacientes. A curva familiar apresentada na Figura 2.8 demonstra que, em uma distribuição normal, a dose do medicamento será aquela que produzir efeito médio na maioria dos indivíduos. Entretanto, em uma porção da população, o medicamento produzirá pouco efeito, e em outra, um efeito maior do que a média. A quantidade de fármaco que produzirá o efeito desejado é considerada a dose usual para um adulto e será a dose inicial para um paciente. A partir dessa dose inicial, o médico pode, se necessário, aumentar ou diminuir as doses subsequentes para atender às exigências particulares do paciente. Alguns medicamentos produzem mais de um efeito, dependendo da dose. Por exemplo, uma dose baixa de barbitúrico produz sedação, enquanto doses maiores geram efeitos hipnóticos. A faixa de dose usual indica a faixa quantitativa ou quantidades de fármaco que são prescritas com segurança dentro da prática médica convencional. As doses fora dessa faixa podem resultar em sub ou superdosagem ou refletir as exigências especiais do paciente. Para medicamentos administrados em crianças, uma dose pediátrica usual pode ser determinada, conforme discutido posteriormente nesta seção.

O protocolo de dose, ou regime de dose, é determinado durante a investigação clínica com base na duração de ação inerente ao fármaco, em

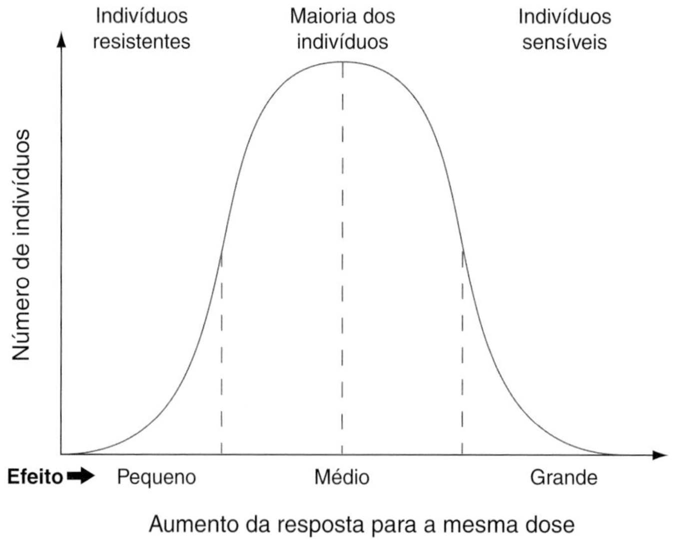

FIGURA 2.8 Efeito de um fármaco em uma população.

seu perfil farmacocinético e nas características da forma farmacêutica (p. ex., liberação imediata ou modificada). Devido a esses fatores, recomenda-se que alguns medicamentos sejam administrados uma vez ao dia e outros com maior frequência.

Para determinados fármacos, uma dose inicial, ou de ataque, pode ser necessária para que a concentração no sangue ou nos tecidos seja alcançada, após a qual os níveis sanguíneos podem ser mantidos por meio da administração subsequente de doses de manutenção.

Alguns produtos biológicos, como a globulina imune do tétano, têm duas doses usuais; uma dose profilática, ou a quantidade administrada para proteger o paciente da doença, e a dose terapêutica, que é fornecida ao paciente após a exposição ou a apresentação da doença. As doses de vacinas e de outros produtos biológicos, como a insulina, são expressas em unidades de atividade, em vez de valores quantitativos de fármaco. Isso ocorre devido à não disponibilidade de métodos aceitáveis de análise química de produtos biológicos, sendo necessário o uso de ensaios biológicos para determinar a potência do produto.

Para produzir efeitos sistêmicos, o fármaco deve ser absorvido, a partir da via de administração, em velocidade aceitável, alcançar os receptores em concentração adequada e permanecer neles por períodos longos. Suas características de absorção são demonstradas por meio da medida de sua concentração sérica em vários intervalos após a administração. Alguns fármacos exibem correlação entre a concentração sanguínea e o aparecimento do efeito. Para esses, a concentração sérica média representa a concentração mínima na qual se espera a produção do efeito desejado no paciente. Essa é a concentração mínima eficaz (CME). Conforme demonstrado na Figura 2.9, a concentração sérica de um fármaco hipotético alcança a CME duas horas após sua administração, e o pico, em quatro horas, diminuindo abaixo da CME em 10 horas. Se fosse necessário manter a concentração sérica do fármaco acima da CME por um período maior, uma segunda dose do medicamento seria requerida após aproximadamente 8 horas. A curva de nível sanguíneo *versus* tempo apresentada na Figura 2.9 é hipotética. Na prática, a curva varia dependendo da natureza da substância ativa, de suas características físicas e químicas, da forma farmacêutica administrada e dos fatores relacionados ao paciente. O segundo nível de concentração sérica refere-se à concentração mínima tóxica (CMT). As concentrações séricas acima desse nível produziriam efeitos tóxicos nos indivíduos. Idealmente, a concentração sérica no paciente que recebe um regime de doses adequado seria mantida entre a CME e a CMT (a janela terapêutica do fármaco) pelo período no qual os efeitos são esperados. A Tabela 2.3 ilustra exemplos de concentrações consideradas terapêuticas, tóxicas e letais para alguns fármacos. Os valores nessa tabela não se aplicam a bebês e crianças. Além disso, tais valores não devem ser considerados absolutos, e sim utilizados como guias. Os valores reais para os fármacos podem ser afetados por vários fatores que serão descritos nesta seção. A dose eficaz mediana de um fármaco é a quantidade que produzirá a intensidade desejada do efeito em 50% dos indivíduos testados. A dose tóxica mediana é a quantidade que produzirá efeito

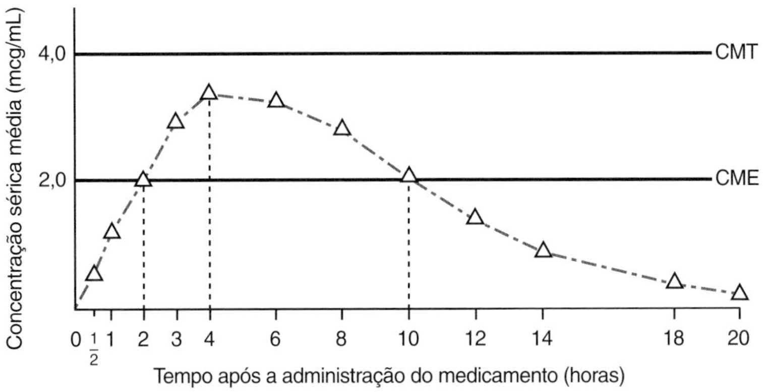

FIGURA 2.9 Exemplo de curva de nível sanguíneo de um fármaco hipotético em função do tempo, após a administração oral. CMT, concentração mínima tóxica; CME, concentração mínima efetiva.

TABELA 2.3 **Níveis de concentrações terapêuticas e tóxicas de alguns fármacos**

	CONCENTRAÇÃO DO FÁRMACO, MILIGRAMAS POR LITRO		
FÁRMACO	**TERAPÊUTICA**	**TÓXICA**	**LETAL**
Amitriptilina	0,5-0,20	0,4	10-20
Barbituratos			
Curta ação	1	7	10
Ação intermediária	1-5	10-30	30
Longa ação	~10	40-60	80-150
Dextropropoxifeno	0,05-0,2	5-10	57
Diazepam	0,5-2,5	5-20	:50
Digoxina	0,0006-0,0013	0,002-0,009	-
Fenitoína	5-22	50	100
Imipramina	0,05-0,16	0,7	2
Lidocaína	1,2-5,0	6	-
Lítio	4,2-8,3	13,9	13,9-34,7
Meperidina	0,6-0,65	5	30
Morfina	0,1	-	0,05-4
Paracetamol	10-20	400	1.500
Quinidina	3-6	10	30-50
Teofilina	20-100	-	-

tóxico definido em 50% dos indivíduos testados. A relação entre os efeitos desejados e não desejados de um fármaco é comumente expressa como índice terapêutico, sendo definido como a razão entre a dose tóxica mediana e sua dose eficaz mediana, DT50/DE50. Assim, espera-se que um fármaco com índice terapêutico 15 tenha maior margem de segurança do que aquele com índice terapêutico 5. Para determinados fármacos, o índice terapêutico pode ser tão baixo quanto 2, e cuidados extremos devem ser tomados em sua administração. A Tabela 2.4 mostra fármacos e classes farmacológicas que apresentam índice terapêutico estreito e, consequentemente, os pacientes que

TABELA 2.4 **Índices terapêuticos de vários fármacos**

MENOR QUE 5	ENTRE 5 E 10	MAIOR QUE 10
Amitriptilina	Barbitúricos	Paracetamol
Clordiazepóxido	Diazepam	Bromida
Difenidramina	Digoxina	Cloridrato
Etclorvinol	Imipramina	Glutemitimida
Lidocaína	Meperidina	Meprobamato
Metadona	Paraldeído	Nortriptilina
Procainamida	Primidona	Pentazocina
Quinidina	Tioridazina	Propoxifeno

Fonte: Niazi S. Textbook of Biopharmaceutics and Clinical Pharmacokinetics. New York, NY: Appleton-Century-Crofts, 1979;254.

recebem esses fármacos devem ser monitorados cuidadosamente. Alguns fatores relacionados ao paciente que devem ser considerados na determinação da dose em ensaios clínicos e na prática médica são os seguintes:

Idade

A idade é particularmente importante no tratamento de pacientes neonatos, pediátricos e geriátricos. Bebês, em especial recém-nascidos e prematuros, possuem as funções hepática e renal imaturas, meios pelos quais os fármacos são inativados e eliminados do organismo. A capacidade reduzida de metabolizar e eliminar fármacos pode resultar no acúmulo deste nos tecidos em níveis tóxicos. Os níveis sanguíneos do fármaco são determinados e monitorados com frequência nesses pacientes.

Anteriormente havia conhecimento suficiente da capacidade de bebês e crianças para metabolizar e eliminar fármacos, eles recebiam frações correspondentes à dose de adultos, determinadas por meio de fórmulas, com base na idade ou o peso em si. A idade ou o peso em si não são mais considerados um critério válido na determinação da dose pediátrica. Hoje, as doses de muitos fármacos são determinadas por meio de ensaios clínicos pediátricos realizados em condições especiais (47). Muitas doses pediátricas são estabelecidas pelo peso corporal ou pela área de superfície corporal, conforme descrito posteriormente nesta seção.

Os idosos também apresentam problemas e terapêuticos de dose que requerem atenção especial. A maioria das funções fisiológicas começa a diminuir nos adultos após a terceira década de vida. Por exemplo, a função cardíaca diminui aproximadamente 1% por ano a partir dos 20 até 80 anos. A velocidade da filtração glomerular diminui progressivamente até 80 anos. As capacidades vital e imunológica e a função enzimática microssomal também sofrem redução (48). O declínio nas funções hepática e renal em idosos diminui a velocidade de eliminação e aumenta a possibilidade de acúmulo do fármaco e toxicidade. Os idosos também podem responder aos fármacos de modo diferente dos pacientes mais novos devido às mudanças na sensibilidade do receptor ao fármaco ou às alterações dos órgãos e tecidos-alvo relacionadas com a idade (48).

Além disso, as condições crônicas da maioria dos pacientes geriátricos requerem terapia medicamentosa concomitante, aumentando a possibilidade de interação medicamentosa e de efeitos adversos. Na avaliação clínica de um novo fármaco, outros medicamentos que estão sendo usados de forma simultânea são levados em consideração, com estudos orientados para interações e efeitos potenciais entre eles.

Para auxiliar o farmacêutico na determinação da dose em pacientes pediátricos e geriátricos, a American Pharmacists Association oferece o *Pediatric Dosage Handbook* e o *Geriatric Dosage Handbook* (50).

Farmacogenética

Nas últimas duas décadas, a pesquisa farmacogenética descobriu diferenças significativas entre raças e grupos étnicos no metabolismo, na eficácia clínica e nos efeitos adversos de fármacos terapeuticamente importantes. Estudos clínicos foram realizados com agentes cardiovasculares, por exemplo, betabloqueadores, diuréticos, bloqueadores dos canais de cálcio, inibidores da ECA, e agentes psicotrópicos que atuam sobre o SNC, tais como antidepressivos tricíclicos (51) e neurolépticos. Anti-histamínicos, álcool e analgésicos, por exemplo, paracetamol e codeína, também demonstraram efeitos variáveis entre diferentes etnias e raças. Polimorfismos genéticos comuns, ou seja, formas múltiplas de enzimas que governam o metabolismo de fármacos, afetam a depuração sanguínea de muitos fármacos terapeuticamente importantes, utilizados em grandes populações de pacientes. Esses polimorfismos não são uma exceção, mas sim a regra, e a diversidade genética é a maior fonte de diferenças entre indivíduos, grupos étnicos e raças na resposta aos fármacos. Eles também podem influenciar a ação do fármaco pela alteração de seu perfil farmacocinético e/ou por propriedades farmacodinâmicas. O resultado pode ser um aumento ou uma diminuição na intensidade da resposta do paciente e na duração da atividade do fármaco. Desta forma, ajustes na dose podem ser necessários para indivíduos de populações minoritárias.

Peso corporal

As doses usuais de fármacos são geralmente consideradas aceitáveis para indivíduos de 70 kg. A relação entre quantidade administrada e tamanho corporal afeta a concentração de um fármaco nos fluidos. Portanto, a dose precisa ser ajustada para pacientes obesos ou muito magros. As doses de alguns fármacos são baseadas no peso corporal em miligramas (fármaco) por quilograma (peso corporal) (p. ex., 1 mg/kg).

Como descrito anteriormente, o peso corporal é mais importante do que a idade na determinação de dosagem para pacientes jovens e, para muitos fármacos, a dose é baseada em miligramas por quilograma. Em alguns casos, a dose pediátrica pode ser fundamentada na combinação da idade e do peso (p. ex., 6 meses a 2 anos de idade: 3 mg/kg/dia).

Área de superfície corporal

Devido à correlação do número de processos fisiológicos com a área de superfície corporal (BSA, do inglês *body surface area*), algumas doses têm esse parâmetro como base (p. ex., 1 mg/m^2 BSA). A BSA para crianças e adultos pode ser determinada usando um nomograma (Fig. 2.10). A BSA é estabelecida na intersecção da linha reta traçada para ligar o peso e a altura de um indivíduo. Por exemplo, um adulto medindo ~1,70 m em altura e pesando ~60 kg teria uma BSA de aproximadamente 1,7 m^2.

Sexo

Visto que os fatores fisiológicos e bioquímicos levam à obtenção de respostas diferentes a certos fármacos em homens e mulheres, ambos os sexos devem ser incluídos nos ensaios clínicos. Diferenças farmacocinéticas entre homens e mulheres podem ser particularmente importantes para fármacos com índice terapêutico estreito, em que o tamanho médio menor da mulher pode requerer

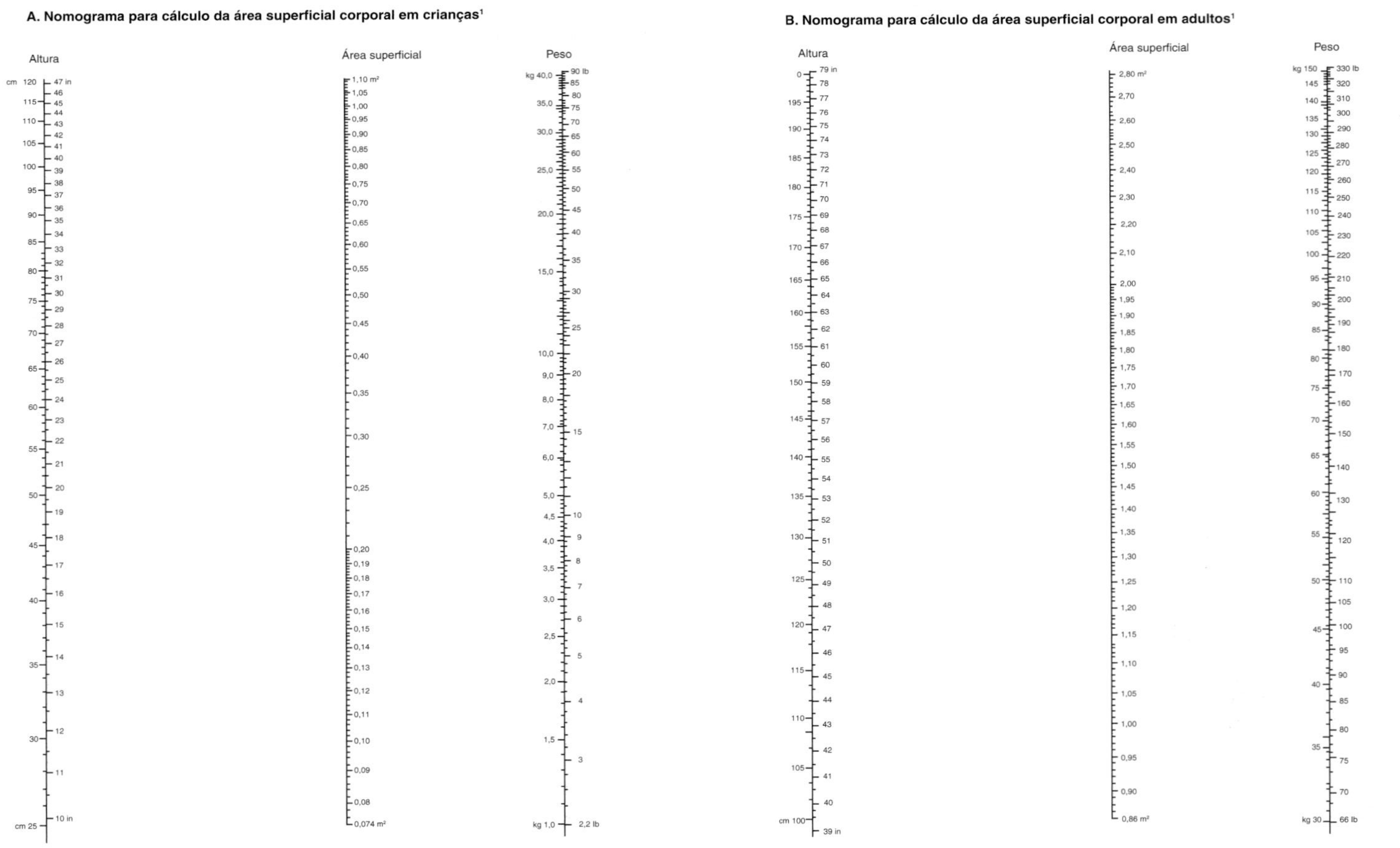

[1]De acordo com a fórmula de DuBois e DuBois, *Arch Intern. Med.*, 17, 863 1916 $S = W^{0,425} \times H^{0,725} \times 71,84$ ou $\log S = 0,425 \log W + 0,725 \log H + 1,8564$ em que S = área de superfície corporal em centímetros quadrados, W = peso em quilogramas, H = altura em centímetros

FIGURA 2.10 Nomogramas para cálculo da área superficial. **A:** Para crianças. **B:** Para adultos. (A partir da fórmula de DuBois e DuBois, *Arch Intern Med* 1916;17:863: $S = W^{0,425} \times H^{0,725} \times 71,84$, ou $\log S = \log W \times 0,425 + \log H \times 0,725 + 1,8564$, em que S = área de superfície corporal em centímetros quadrados, W = peso em quilogramas; H = altura em centímetros. (Reimpressa, com permissão, de J.R. Geigy SA. Documenta Geigy Scientific Tables. 7th ed. Basel: Ciba-Geigy, 537-538.)

a modificação da dose. Fármacos com índice terapêutico estreito apresentam riscos inerentes de que os níveis sanguíneos possam aumentar para níveis tóxicos ou reduzir para níveis ineficazes com uma alteração mínima da dose. Outros estudos importantes em mulheres incluem os efeitos do ciclo menstrual e da menopausa sobre o perfil farmacocinético e a interação potencial dos fármacos com o uso concomitante de estrogênios ou contraceptivos orais (52).

Visto que praticamente nenhuma investigação clínica inclui gestantes em seus protocolos de estudo e, assim, os efeitos dos fármacos estão indeterminados nessas circunstâncias, é recomendada grande cautela para o uso na gravidez e em idade fértil. Cuidado similar é aplicável quanto ao uso de medicamentos durante a amamentação, pois a transferência para o bebê por meio do leite materno está bem-documentada para diversos medicamentos (53,54).

Estado patológico

Os efeitos de determinados fármacos podem ser modificados pela condição patológica do paciente. Por exemplo, se certos fármacos são usados em caso de deficiência renal, o acúmulo sistêmico excessivo pode ocorrer, levando à toxicidade. Em tais condições, doses mais baixas que as usuais são indicadas e, se a terapia for prolongada, os níveis séricos do fármaco devem ser avaliados e o paciente monitorado com regularidade para assegurar a manutenção de níveis não tóxicos. Nesses casos, estudos farmacocinéticos fazem parte do protocolo dos estudos clínicos e constam na bula do produto aprovado.

Tolerância

A capacidade de resistir à influência de um fármaco, particularmente durante o uso continuado, é referida como tolerância. Em geral, é desenvolvida para um fármaco específico e seus congêneres; no último caso, é referida como tolerância cruzada. A consequência disso é que a dose deve ser aumentada para manter a resposta terapêutica adequada. A tolerância é comum com o uso de anti-histamínicos e analgésicos narcóticos. Após o desenvolvimento de tolerância, a obtenção da resposta normal é possivel pela suspensão da administração do medicamento por um período.

Terapia medicamentosa concomitante

Os efeitos de um fármaco podem ser modificados pela administração prévia ou concomitante de outro medicamento. Tal interferência, uma interação medicamentosa, pode ocorrer devido à influência química ou física entre os fármacos ou à alteração na absorção, na distribuição, no metabolismo e na excreção de uma das substâncias. Alguns protocolos clínicos incluem a avaliação de um novo agente na presença de outros medicamentos que podem ser acrescidos no regime terapêutico do paciente.

Interações importantes identificadas durante os ensaios clínicos são incluídas na bula do medicamento. Interações adicionais, que são conhecidas após a comercialização, são colocadas nas revisões da bula. As interações podem também ocorrer com o álcool e o tabaco, afetando o perfil farmacocinético de vários medicamentos e requerendo a alteração da dose usual.

Horário e condições para administração

O horário no qual o medicamento é administrado pode afetar a dose, principalmente em relação aos alimentos na terapia oral. A absorção ocorre mais rapidamente se o estômago e o trato intestinal superior estiverem vazios. Uma dose que é eficaz quando tomada antes de uma refeição pode ser menos efetiva se for administrada durante ou após a ingestão de alimentos. As interações entre medicamentos e alimentos podem afetar a absorção do fármaco. Quando tais interações são observadas, as orientações corretas são fornecidas na literatura profissional e do produto.

Forma farmacêutica e via de administração

A dose eficaz de um fármaco pode variar conforme a forma farmacêutica e a via de administração. Medicamentos administrados por via IV entram direta e completamente na circulação sistêmica. Em contrapartida, medicamentos administrados pela via oral raramente são absorvidos de forma completa para a circulação sistêmica, devido às várias barreiras físicas, químicas e biológicas presentes. Assim, em muitos casos, uma dose mais baixa é requerida para a administração parenteral (injetável), em relação à oral, para obter os mesmos níveis sanguíneos e efeitos clínicos. Vários graus e velocidades de absorção ocorrem com a administração de medicamentos via retal, pelo trato gastrintestinal, pela via sublingual, pela pele ou por outros locais. Portanto, fármacos administrados em diferentes formas farmacêuticas e vias de administração são considerados novos medicamentos pela FDA e devem ser avaliados individualmente, nos estudos clínicos de determinação da dose eficaz.

TRATAMENTO IND

O tratamento IND permite o emprego de um medicamento sob investigação em pacientes *não envolvidos* nos ensaios clínicos, mas que apresentam doenças graves, com risco de vida imediato, para os quais não existem terapias alternativas eficazes. O objetivo é tornar medicamentos novos disponíveis para pacientes muito doentes, o quanto antes, no processo de desenvolvimento. Pela definição da FDA, risco de vida imediato significa "um estágio da doença no qual existe possibilidade razoável de que a morte ocorra dentro de meses ou no qual a morte prematura é provável sem o início do tratamento" (1). Isso inclui condições como casos avançados de Aids, encefalite por herpes simples, cânceres refratários metastáticos avançados, endocardite bacteriana, doença de Alzheimer, esclerose múltipla avançada, doença de Parkinson, entre outras.

Para que os medicamentos sejam usados nessas condições, eles devem estar sob investigação em ensaios clínicos controlados e demonstrar evidências suficientes de segurança e eficácia. Dependendo dos dados de segurança e eficácia clínica fornecidos pelo responsável, o medicamento pode ser aprovado para uso no tratamento durante a Fase 2 ou 3 dos ensaios clínicos. Na solicitação para usar o medicamento no tratamento, o responsável deve submeter um *protocolo de tratamento*, em adição às informações incluídas na IND. Na tomada de decisão, a FDA faz um julgamento sobre os riscos e benefícios, após considerar a gravidade da doença, as terapias alternativas e os benefícios potenciais do medicamento contra os riscos possíveis e conhecidos. Além do tratamento IND, a legislação permite o uso emergencial de um medicamento sob investigação em raras situações, antes da submissão de uma IND.

IND PARA MEDICAMENTOS ÓRFÃOS

No Orphan Drug Act de 1983, uma doença órfã é definida como condição ou doença rara que afeta menos de 200 mil pessoas nos Estados Unidos e para a qual não existe expectativa razoável de que os custos da pesquisa e do desenvolvimento sejam recuperados pela venda dos produtos. Exemplos de tais doenças são a anemia linfocítica crônica, a doença de Gaucher, a fibrose cística e as condições relacionadas à Aids.

O escritório de desenvolvimento de produtos órfãos da FDA foi criado para identificar e facilitar o engendramento desses agentes, incluindo medicamentos, produtos biológicos e dispositivos médicos. Para promover o desenvolvimento e a pesquisa, a FDA fornece apoio financeiro para a realização dos ensaios clínicos de segurança e eficácia. Os solicitantes primeiramente requerem a designação de medicamento órfão e encaminham uma IND com a solicitação dos recursos. Na maioria dos casos, os recursos são fornecidos para estudos clínicos de Fase 2 e 3, com base em pesquisas clínicas preliminares. Protocolos IND regulares ou para tratamento podem ser incluídos nos ensaios clínicos de medicamentos órfãos. Um incentivo para o desenvolvimento desse tipo de medicamento consiste na garantia do direito de comercialização exclusiva após aprovação do produto pelo período de sete anos.

RETIRADA OU CANCELAMENTO DE UMA IND

O responsável pode retirar uma IND a qualquer momento, terminados os ensaios clínicos. Todo o estoque de suprimentos deve retornar ao responsável ou ser destruído. Se uma IND é retirada por questões de segurança, a FDA, o IRB e todos os pesquisadores envolvidos devem ser advertidos.

Se indivíduos não são selecionados para uma IND por dois anos ou mais ou se as investigações permanecerem em *clinical hold* por um ano ou mais, a FDA pode colocar a IND em estado inativo, após notificar o responsável. A IND também pode ser colocada em estado inativo por iniciativa do responsável.

A FDA pode cancelar uma IND e os ensaios clínicos por razões de segurança, eficácia ou aspectos regulatórios.

A NEW DRUG APPLICATION

Se as três fases dos ensaios clínicos demonstrarem eficácia terapêutica e segurança suficientes quanto ao uso do medicamento, o responsável pode encaminhar uma NDA junto à FDA. Isso pode ser precedido por uma reunião pré-NDA para discutir o conteúdo e o formato da *new drug application*.* O objetivo da NDA é obter a permissão da FDA para comercializar o medicamento nos Estados Unidos.

*N. de R.T. Conforme descrito anteriormente, uma NDA consiste em uma solicitação junto à FDA para registro e aprovação do produto para comercialização.

CONTEÚDO GERAL DA NDA

Uma NDA contém a completa apresentação de todos os resultados clínicos e pré-clínicos obtidos durante a investigação de um novo medicamento. Trata-se de um documento altamente organizado que possui centenas de informações. Nos últimos anos, um processo de assistência *on-line* foi implementado, por meio do qual o responsável pode interagir com a FDA para facilitar a avaliação da solicitação.

O solicitante submete três cópias da NDA: uma para o arquivo, mantida pela FDA como referência; uma para avaliação, que será usada pela FDA no processo de análise; e a terceira para os avaliadores para inspeção pré-aprovação, no local da produção (1). Essa inspeção é conduzida nas instalações onde o produto aprovado será produzido. Os avaliadores verificam a capacidade de realizar todos os procedimentos e controles que visam a garantir a qualidade do produto contida na solicitação, incluindo os aspectos descritos nas BPF - Boas Práticas de fabricação (abordado no Cap. 3). A aprovação final da NDA depende dessa inspeção.

Em parte, uma NDA contém os seguintes componentes:

- O formulário da solicitação (formato FDA 356h) contendo nome, endereço, data e assinatura do solicitante ou representante autorizado.
- Os nomes químico, genérico, de marca e o código do fármaco, a forma farmacêutica, sua dose e via de administração.
- A declaração em relação à proposta do solicitante para comercializar o medicamento sob prescrição ou como de venda livre.
- O resumo detalhado dos aspectos da solicitação, incluindo o texto proposto para a bula do produto, as características químicas, a produção e os controles, os dados farmacológicos e toxicológicos clínicos e não clínicos, os dados farmacocinéticos e de biodisponibilidade em seres humanos, a análise estatística, os dados de ensaios clínicos, as considerações sobre benefício e risco e os estudos pós-comercialização propostos.
- Seções técnicas detalhadas sobre as características, a produção e o controle de qualidade do fármaco, incluindo suas características físico-químicas, os métodos de identificação, o teor e os controles; e o medicamento, contendo composição, especificações, métodos de produção e equipamentos empregados, controles dos processos, registros da produção dos lotes, material de acondicionamento, estabilidade e prazo de validade.
- Seções técnicas detalhadas dos dados farmacológicos e toxicológicos não clínicos em relação à indicação terapêutica proposta, incluindo toxicidade aguda, subaguda e crônica, carcinogenicidade, toxicidade sobre a reprodução e estudos animais de absorção, metabolismo, distribuição e excreção.
- Seções técnicas detalhadas sobre o perfil farmacocinético e a biodisponibilidade em seres humanos, com dados microbiológicos para medicamentos antibióticos.
- Seções técnicas detalhadas sobre os dados clínicos dos estudos controlados e não controlados relacionados à indicação proposta; uma cópia do protocolo de estudo; dados de eficácia e segurança, incluindo atualizações sobre segurança, comparação dos estudos farmacológicos e toxicológicos entre seres humanos e animais; justificativas quanto a dose, intervalos de dose e modificações das doses para grupos específicos de indivíduos, tais como pacientes pediátricos, geriátricos e com deficiência renal.
- Declaração em relação à adesão ao IRB e ao consentimento informado.
- Análise e métodos estatísticos dos dados clínicos.
- Amostras da substância ativa, medicamento proposto para comercialização, padrões e produto acabado, conforme requerido.
- Relatórios de casos clínicos para a cópia de arquivo da solicitação.

A FDA aceita dados clínicos de estrangeiros, se eles forem aplicáveis à população dos Estados Unidos e à prática médica local; se os estudos foram realizados por pesquisadores de competência reconhecida; e se ela considerar os dados válidos sem necessitar a inspeção no local da produção. A FDA firmou acordos bilaterais com alguns países que considera aceitável a inspeção realizada pelo pessoal do local.

ROTULAGEM DO MEDICAMENTO

As bulas de todos os medicamentos distribuídos nos Estados Unidos devem atender às exigências legais descritas no CFR e ser aprovadas pela FDA (55). Essas exigências diferem para medicamentos comercializados sob prescrição, de venda livre e de uso veterinário. Em cada caso, entretanto, o objetivo é o mesmo – assegurar o uso adequado e seguro do medicamento aprovado.

De acordo com a legislação federal, a rotulagem não inclui somente os rótulos colocados no recipiente imediato, mas também as informações descritas na embalagem, na bula e na literatura da companhia, materiais de propaganda e materiais promocionais da empresa.

Para medicamentos comercializados sob prescrição, a rotulagem consiste no resumo de todos os estudos pré-clínicos e clínicos conduzidos durante o período desde a descoberta do novo fármaco até o desenvolvimento do medicamento para aprovação pela FDA. As informações essenciais para a prescrição do medicamento são fornecidas na bula, que, por lei, contém uma apresentação sobre a utilidade e os riscos associados com o produto, de modo a conduzir ao uso eficaz e seguro. A bula deve conter as seguintes informações, nesta ordem:

1. *Descrição do produto*, incluindo nome genérico e de marca, forma farmacêutica e via de administração, composição quantitativa do produto, classe terapêutica ou farmacológica, nome químico e fórmula estrutural do fármaco e informações químicas e físicas importantes (p. ex., pH, esterilidade).
2. *Farmacologia clínica*, incluindo o resumo das atividades do fármaco em seres humanos; estudos *in vitro* e *in vivo* relevantes, nos quais a atividade é baseada; informações farmacocinéticas sobre velocidade e grau de absorção, biotransformação e formação de metabólitos; grau de ligação às proteínas plasmáticas; velocidade ou tempo de meia-vida de eliminação; captura por um órgão em particular ou pelo feto; e efeitos tóxicos.
3. *Indicações e uso*, incluindo indicações aprovadas pela FDA para o tratamento, a prevenção ou o diagnóstico da doença; evidência de eficácia demonstrada pelos resultados dos ensaios clínicos controlados; e condições especiais para o emprego do medicamento em tratamentos a curto e longo prazo.
4. *Contraindicações*, situações nas quais o fármaco não deve ser usado pelo fato de os riscos superarem os possíveis efeitos benéficos. As contraindicações podem ser associadas a hipersensibilidade ao fármaco, uso de outra terapia concomitante, estado da doença, gravidez e/ou fatores relacionados a idade e sexo.
5. *Advertências*, incluindo descrições de reações adversas graves e riscos potenciais, limitações de uso impostas por eles e medidas a serem tomadas no caso de ocorrência deles. Advertências especialmente perigosas são chamadas de *advertências de caixa preta*, uma vez que elas são colocadas na bula dentro de uma tarja preta. Ver a Figura 2.11.
6. *Precauções*, incluindo cuidados especiais a serem tomados pelo médico e pelo paciente no uso do medicamento, que incluem as interações medicamentosas, alimento-medicamento, testes laboratoriais-medicamento, efeito sobre a fertilidade, emprego na gravidez, na amamentação e em crianças.
7. *Reações adversas*, incluindo eventos adversos previsíveis e imprevisíveis, classificados de acordo com o órgão atingido ou a gravidade da reação e a frequência da ocorrência.
8. *Abuso e dependência do medicamento*, incluindo protocolo legal no caso de substância controlada, tipos de abuso e reações adversas resultantes, potencial para dependência física e psicológica e procedimentos de retirada.
9. *Sobredose*, incluindo sinais, sintomas e resultados laboratoriais de toxicidade aguda, com especificações ou princípios de tratamento.
10. *Dose e administração*, indicando dose usual recomendada, faixa de doses usual, limite superior de dose, duração do tratamento, modificação da dose em populações especiais (crianças, idosos, pacientes com disfunção hepática e renal) e velocidades especiais de administração (para medicamentos parenterais).

ADVERTÊNCIA
Um aumento na taxa de mortalidade secundária relacionada à malignidade foi observada em pacientes tratados com três ou mais tubos de REGRANEX® Gel em estudo de coorte retrospectivo pós-comercialização. REGRANEX® Gel deve somente ser utilizado quando se espera que os benefícios superem os riscos. REGRANEX® Gel deve ser utilizado com cuidado por pacientes com malignidade conhecida. (Ver **CONTRAINDICAÇÕES e ADVERTÊNCIAS**.)

FIGURA 2.11 Exemplo de advertência para o REGRANEX® Gel 0,01% (becaplermina).

11. Modo de fornecimento, incluindo informação sobre as formas farmacêuticas disponíveis, as concentrações e os modos de identificação da forma farmacêutica, como cor, revestimento, sulco e código (National Drug Code).

AVALIAÇÃO E PARECER DA FDA*

A NDA é cuidadosamente avaliada pela FDA, que decide quando permitir a comercialização do medicamento, cancelar a permissão ou requerer informações adicionais antes de fazer o julgamento. Pela legislação, a FDA deve responder dentro de 180 dias após recebimento de uma solicitação. Esse período é denominado *review clock* e, com frequência, é prolongado por meio de um acordo entre o solicitante e a FDA, quando informações adicionais, estudos ou esclarecimentos são necessários.

A NDA é avaliada pela mesma divisão da FDA que analisou a IND original. Entretanto, para a avaliação da NDA, a FDA também obtém o parecer de um comitê externo composto por pessoas de competência reconhecida na área clínica da indicação do medicamento proposto. Embora não estando ligado à FDA, o parecer desse comitê tem influência na decisão da agência sobre a publicação de um julgamento final (*action letter*), após a avaliação da submissão estar finalizada (56):

1. Aprovação. Significa que o medicamento atendeu aos padrões de segurança e eficácia exigidos e pode ser comercializado nos Estados Unidos.
2. Resposta final. Informa a empresa que a avaliação está finalizada e que a requisição ainda não está apta para aprovação. O parecer descreve deficiências específicas e, quando possível, destaca as ações recomendáveis que o requerente deve fazer para receber a aprovação.

Após uma NDA ser aprovada e o produto comercializado, a FDA requer relatórios periódicos, protocolos de inspeções das plantas e adesão contínua aos padrões de qualidade e controle e às boas práticas de fabricação.

ESTUDOS DE FASE 4 E VIGILÂNCIA PÓS-COMERCIALIZAÇÃO

As investigações do novo medicamento não acabam necessariamente quando ele recebe a autorização para comercialização. Investigações clínicas continuadas, chamadas de Fase 4, contribuem para o entendimento completo dos mecanismos de ação do fármaco, podem indicar possíveis novos usos terapêuticos e/ou demonstrar a necessidade de doses, formas farmacêuticas e vias de administração adicionais. Estudos pós-comercialização também revelam efeitos colaterais adicionais, efeitos adversos inesperados ou graves e/ou interações medicamentosas.

Para solicitar novos uso, dose, forma farmacêutica ou via de administração para um medicamento previamente aprovado, o responsável deve encaminhar uma nova IND, realizar todos os ensaios clínicos e não clínicos necessários e encaminhar uma nova NDA para avaliação pela FDA.

RELATO DE EFEITOS ADVERSOS APÓS COMERCIALIZAÇÃO

O responsável pelo medicamento deve relatar à FDA todos os efeitos adversos graves (que trazem ameaça à vida ou são fatais) e inesperados (não descritos nas informações de rotulagem e bula do medicamento aprovado), independentemente da fonte de informação, dentro de 15 dias úteis do recebimento da informação. Esses dados devem ser então investigados pelo responsável, e um segundo relatório deve ser enviado à FDA novamente dentro de 15 dias. Outros eventos adversos, não considerados sérios ou inesperados, são relatados trimestralmente durante três anos após a aprovação da NDA e, depois, anualmente. Farmacêuticos e outros profissionais de cuidados com a saúde participam desse processo de relato de efeitos adversos por meio do programa MedWatch da FDA, usando formulários fornecidos para esse fim (57).

Dependendo da natureza, da casualidade e da gravidade de uma reação adversa ao medicamento, a FDA pode exigir a revisão dos materiais informativos do produto, solicitar ao responsável a publicação de notas especiais de advertência aos profissionais da saúde, realizar ou requerer, junto ao responsável, a revisão de todos os ensaios clínicos disponíveis, restringir a comercialização do produto por um período de revisão, publicar uma nota para retirada do produto ou cancelar a aprovação do produto para comercialização.

No caso de informação sobre um incidente de falsificação, contaminação ou deterioração confirmada do produto, o responsável precisa relatar ao escritório distrital da FDA, alertando por telefone ou outro meio de comunicação rápido, dentro de três dias do recebimento da informação. Depois disso, o seguimento da ação fica a cargo da FDA tomar as medidas apropriadas.

*N. de T. do inglês FDA *review and letters*.

RELATÓRIOS ANUAIS

Cada ano, o responsável por um medicamento aprovado encaminha à divisão responsável da FDA, para revisão da NDA, um relatório contendo as seguintes informações:

- Um resumo anual das novas informações significativas que podem afetar a segurança, a eficácia ou a rotulagem e a bula do medicamento.
- Os dados sobre a quantidade de unidades de dosagem do medicamento distribuídas no país e no exterior.
- Uma amostra do material informativo profissional, do guia para pacientes e da bula, e um resumo de todas as alterações realizadas depois do último relatório.
- Os relatos de experiências, investigações, estudos ou testes envolvendo propriedades físicas e químicas do medicamento que possam afetar sua segurança e eficácia.
- A descrição completa das alterações realizadas na produção e no controle que não necessitam SNDA.
- Cópias de relatórios não publicados e resumos dos relatórios publicados dos novos achados toxicológicos obtidos a partir de experimentos *in vitro* e *in vivo*.
- Os relatórios resumidos ou completos dos ensaios clínicos publicados sobre o novo medicamento, incluindo estudos sobre segurança e eficácia; novos usos; relatórios sobre dados biofarmacêuticos, farmacocinéticos, farmacológicos e epidemiológicos e artigos sobre dados farmacoterapêuticos do produto; resumos dos ensaios clínicos não publicados ou manuscritos para publicação, quando disponíveis, conduzidos ou obtidos pelo responsável.
- A declaração do estado atual dos estudos pós-comercialização realizados pelo responsável.
- Amostras por malas diretas ou outras formas de promoção do medicamento.

O não encaminhamento dos relatórios requiridos pode acarretar o cancelamento da aprovação para comercialização pela FDA.

PETIÇÕES SUPLEMENTARES, ABREVIADAS E OUTRAS

Além das IND e NDA, os seguintes tipos de solicitações são encaminhados à FDA para os fins descritos.

SUPPLEMENTAL NEW DRUG APPLICATION

O responsável por uma NDA aprovada pode fazer alterações na solicitação por meio do encaminhamento de uma SNDA. Dependendo das alterações propostas, alguns requerem a aprovação da FDA antes da implementação, outros não. Entre as mudanças que exigem aprovação estão:

- Mudança no método de síntese do fármaco.
- Uso de uma instalação diferente na produção do fármaco, no caso de ela não ter sido aprovada após inspeção, segundo as especificações das Boas Práticas de Fabricação (BPF), nos dois anos anteriores.
- Alterações na formulação, nos padrões analíticos, nos métodos de produção ou nos controles de processo do medicamento.
- Uso de instalações diferentes para produção, processamento ou acondicionamento do produto.
- Modificações nos materiais de embalagem do produto.
- Prolongamento do prazo de validade com base em novos dados de estabilidade.
- Qualquer informação que não foi adicionada em materiais informativos (rótulo, bula, guias) previamente aprovados.

Exemplos de alterações que podem ser feitas sem aprovação prévia são aquelas relacionadas a editoração dos materiais informativos, procedimentos analíticos feitos para contemplar o (compêndio) USP-NF, prolongamento do prazo de validade com base nos dados de estabilidade a longo prazo obtidos com protocolos contidos na solicitação de aprovação do produto e alterações no tamanho do recipiente (não o tipo) de formas farmacêuticas sólidas.

ABBREVIATED NEW DRUG APPLICATION

Uma ANDA é usada quando os estudos laboratoriais não clínicos e as investigações clínicas podem ser omitidos, exceto quando pertinentes à biodisponibilidade do medicamento. Essas solicitações são geralmente encaminhadas para duplicatas (medicamentos genéricos) do produto aprovado e para as quais a FDA tenha determinado que a informação sobre a isenção de estudos clínicos e não clínicos já está disponível na agência. As ANDAs costumam ser encaminhadas por empresas concorrentes, após a expiração da patente do medicamento inovador. Aspectos de biodisponibilidade e bioequivalência são abordados no Capítulo 5.

BIOLOGICS LICENSE APPLICATION

As BLAs são submetidas ao CBER da FDA para a produção de produtos biológicos, tais como derivados do sangue, vacinas e toxinas. As solicitações para aprovação seguem os aspectos regulamentares descritos especificamente para esses produtos em partes relevantes do CFR (4).

ANIMAL DRUG APPLICATIONS

O Federal Food, Drug, and Cosmetic Act contém regulamentações específicas pertinentes à aprovação para comercialização de medicamentos destinados ao uso animal (6). Essas regulamentações são aplicadas em INADA, NADA, SNADA e *abbreviated new animal drug applications*.

Em 22 de outubro de 1994, o Animal Medicinal Drug Use Clarification Act entrou em vigor. Essa lei permite que veterinários prescrevam usos não rotulados de medicamentos veterinários aprovados e fármacos de uso humano aprovados para animais.

DISPOSITIVOS MÉDICOS

A FDA tem autoridade legal sobre a produção e o licenciamento de todos os dispositivos médicos, desde luvas cirúrgicas e cateteres até marca-passos cardíacos e monitores sanguíneos (7). Incluídos nessas regulamentações estão modelos e procedimentos para registro, estudos de investigação, boas práticas de fabricação e aprovação pré-comercialização.

CONFERÊNCIA INTERNACIONAL SOBRE HARMONIZAÇÃO DE EXIGÊNCIAS TÉCNICAS PARA REGISTRO DE MEDICAMENTOS DE USO HUMANO

Em reconhecimento ao mercado internacional de produtos farmacêuticos e no esforço para que as agências de regulamentação e a indústria farmacêutica sejam eficientes globalmente, a FDA, as agências da Comunidade Europeia e do Japão e os representantes da indústria farmacêutica de diferentes regiões geográficas formaram uma organização, em 1991, para discutir, identificar e orientar questões de regulamentação significativas. Essa organização, chamada de Conferência Internacional sobre Harmonização de Exigências Técnicas para Registro de Medicamentos de Uso Humano (do inglês International Conference on Harmonization of Technical Requirements for Registration of Pharmaceuticals for Human Use), trabalha para harmonizar ou compilar exigências das regulamentações, com o objetivo a longo prazo de estabelecer um conjunto uniforme de padrões para registro dentro das diferentes áreas geográficas.

Com o sucesso da ICH, exigências técnicas duplicadas para registro de medicamentos seriam eliminadas; a aprovação de novos medicamentos ocorreria com maior rapidez; o acesso dos pacientes aos novos medicamentos seria melhorado; a qualidade, a eficácia e a segurança de produtos importados também sofreriam aprimoramento; e existiria um aumento na transferência de informações entre os países participantes (58,59).

O trabalho da ICH no sentido de uniformizar os padrões está focado em três áreas gerais: qualidade, segurança e eficácia.

Os tópicos de qualidade incluem estabilidade, fotoestabilidade, validação analítica, impurezas e biotecnologias. Os tópicos de segurança abordam carcinogenicidade, genotoxicidade, toxicocinética, toxicidade sobre a reprodução e toxicidade com doses únicas ou repetidas. Os tópicos sobre eficácia tratam de exposição da população, realização de ensaios clínicos, relatos de estudos clínicos, resposta relacionada à dose, fatores étnicos, boas práticas clínicas e geriatria. Para cada tópico, regulamentações relevantes são identificadas e discutidas, e recomendações consensuais são desenvolvidas. A intenção é que essas recomendações sejam incorporadas pelos países. Nos Estados Unidos, as recomendações resultantes são publicadas no Federal Register como notas, com declarações indicando que elas devem ser "úteis" ou "consideradas" em estudos e solicitações de registro de produtos. Exemplos de recomendações desenvolvidas pela ICH:

- Testes de estabilidade de novos fármacos e produtos.
- Validação de procedimentos analíticos para medicamentos.
- Impurezas em novos fármacos.
- Impurezas em novos medicamentos.
- Estudos de segurança não clínica para conduzir ensaios clínicos em seres humanos para medicamentos.

- Ensaios pré-clínicos de produtos farmacêuticos obtidos por biotecnologia.
- Considerações gerais para ensaios clínicos.
- Estudos em populações especiais, como pacientes geriátricos.
- Fatores étnicos na aceitabilidade de dados estrangeiros.
- Estudos de distribuição de doses nos tecidos.
- Seleção da dose para estudos de carcinogenicidade de medicamentos.
- Informações sobre a relação dose-resposta para fins de registro.

APLICANDO OS PRINCÍPIOS E CONCEITOS

ATIVIDADES EM GRUPO

1. Para determinada aprovação pela FDA, pesquise e apresente a progressão dela desde a nova entidade química até a NDA. Identifique as datas pertinentes, os ensaios pré-clínicos e os ensaios clínicos.
2. Identifique um medicamento que foi tratado como IND, um aprovado como SNDA, um como ANDA e um exemplo que foi retirado de seu IND, nos últimos dois anos.
3. Desenhe uma linha do tempo das etapas percorridas para um fármaco receber a aprovação após a IND ser submetida à FDA.
4. Crie uma tabela com os fatores relacionados ao paciente levados em consideração na determinação da dose de um fármaco na investigação clínica e na prática médica e dê três exemplos de dosagens/regimes influenciados pelo fator citado.

ATIVIDADES INDIVIDUAIS

1. Identifique um medicamento que já tenha sido aprovado pela FDA, mas que tenha sido recentemente submetido a aprovação como novo medicamento, segundo a definição da agência.
2. Identifique um medicamento que tenha relatos de pós-comercialização que resultaram em sua retirada do mercado. Identifique um medicamento que a vigilância pós-comercialização resultou na adição de uma advertência de tarja preta.
3. Determine quanto uma indústria normalmente gasta antes que um medicamento seja aprovado pela FDA e com propaganda e comercialização do novo produto. Explique como isso está relacionado ao custo dos novos medicamentos.

REFERÊNCIAS

1. Code of Federal Regulations, Title 21, Parts 300–314.
2. Code of Federal Regulations, Title 21, Part 320.
3. Code of Federal Regulations, Title 21, Part 430.
4. Code of Federal Regulations, Title 21, Parts 600–680.
5. Code of Federal Regulations, Title 21, Part 330.
6. Code of Federal Regulations, Title 21, Parts 510–555.
7. Code of Federal Regulations, Title 21, Parts 800–895.
8. Federal Register, U.S. Washington: Government Printing Office, Superintendent of Documents.
9. Mathieu M. New Drug Development: A Regulatory Overview. 3rd Ed. Cambridge, MA: PAREXEL International, 1994.
10. Guarino RA, ed. New Drug Approval Process. New York, NY: Marcel Dekker, 1987.
11. Smith CG. The Process of New Drug Discovery and Development. Boca Raton, FL: CRC, 1992.
12. Sneader W. Drug Development: From Laboratory to Clinic. New York, NY: John Wiley & Sons, 1986.
13. Spilker B. Multinational Pharmaceutical Companies Principles and Practices. 2nd Ed. New York, NY: Raven Press, 1994.
14. Wordell CJ. Biotechnology update. Hosp Pharm 1991;26:897–900.
15. Tami JA, Parr MD, Brown SA, et al. Monoclonal antibody technology. Am J Hosp Pharm 1986;43: 2816–2826.
16. Brodsky FM. Monoclonal antibodies as magic bullets. Pharm Res 1988;5:1–9.
17. Parasrampuria DA, Hunt CA. Therapeutic delivery issues in gene therapy, part 2: Targeting approaches. Pharm Technol 1998;22:34–43.
18. Chew NJ. Cellular and gene therapies, part 1: Regulatory health. BioPharmacy 1995;8:22–23.
19. Smith TJ. Gene therapy: Opportunities for pharmacy in the 21st century. Am J Pharm Ed 1996;60:213–215.
20. Milestones in gene therapy. BioPharmacy 1997;10:17.

21. http://www.fda.gov/cder/drug/infopage/warfarin/default.htm (accessed February 16, 2008).
22. Kauvar, LM. Affinity fingerprinting: Implications for drug discovery. Pharm News 1996;3:12–15.
23. Harris, AL. High throughput screening and molecular diversity. Pharm News 1995;2:26–30.
24. Silverman RB. Drug discovery, design, and development. In: The Organic Chemistry of Drug Design and Drug Action. New York, NY: Academic Press, 1992;4–51.
25. Perun TJ, Propst CL, eds. Computer-aided Drug Design: Methods and Applications. New York , NY: Marcel Dekker, 1989.
26. Spraycar M, ed. Stedman's Medical Dictionary. 26th Ed. Baltimore, MD: Lippincott Williams & Wilkins, 1995;1340.
27. Katzung BG. Basic and Clinical Pharmacology. Norwalk, CT: Appleton & Lange, 1987;44–51.
28. Spilker B. Extrapolation of preclinical safety data to humans. Drug News Perspect 1991;4:214–216.
29. Guideline for the Format and Content of the Nonclinical/ Pharmacology/Toxicology Section of an Application. Rockville, MD: Food and Drug Administration, 1987.
30. 60 Federal Register 11263–11268. International conference on harmonization; guideline on the assessment of systemic exposure in toxicity studies, 1995.
31. 60 Federal Register 11277–11281. International conference on harmonization; guidance on dose selection for carcinogenicity study of pharmaceuticals, 1995.
32. 58 Federal Register 21073–21080. International conference on harmonization; draft guideline on detection of toxicity to reproduction for medicinal products, 1993.
33. 59 Federal Register 48734–48737. International conference on harmonization, draft guideline on specific aspects of regulatory genotoxicity tests, 1994.
34. Guideline for the Format and Content of the Chemistry, Manufacturing, and Controls Section of an Application. Rockville, MD: Food and Drug Administration, 1987.
35. Amidon GL, Lennarnas H, Shah VP, et al. A theoretical basis for a biopharmaceutic drug classification: The correlation of in vitro drug product dissolution and in vivo bioavailability. Pharm Res 12(3):1995;413–420.
36. Code of Federal Regulations, Title 21, Parts 210–211.
37. 58 Federal Register 39405–39416. Guideline for the study and evaluation of gender differences in the clinical evaluation of drugs, 1993.
38. 59 Federal Register 11145–11151. NIH guidelines on the inclusion of women and minorities as subjects in clinical research, 1994.
39. Richardson ER. Drugs and pregnancy. Wellcome Trends Pharm 1983;7:4.
40. 62 Federal Register 49946–49954. Investigational new drug applications; proposed amendment to clinical hold regulations for products intended for life-threatening diseases, 1997.
41. Wright DT, Chew NJ. Women as subjects in clinical research. Appl Clin Trials 1996;5:44–52.
42. Wick JY. Culture, ethnicity, and medications. JAPhA 1996;NS36:555–563.
43. Code of Federal Regulations, Title 21, Part 56.
44. Code of Federal Regulations, Title 21, Part 50.
45. Hunter JR, Rosen DL, DeChristoforo R. How FDA expedites evaluation of drugs for AIDS and other life-threatening illnesses. Wellcome Programs Hosp Pharm 1993 (January).
46. Spilker B. Guide to Clinical Trials. New York, NY: Raven, 1991.
47. Bush C. When your subject is a child. Appl Clin Trials 1997;6:54–56.
48. Cohen HJ. The elderly patient: A challenge to the art and science of medicine. Drug Ther 1983;13:41.
49. Futerman SS. The geriatric patient: Pharmacy care can make a difference. Apothecary 1982;94:34.
50. Lexi-Comp's Drug Information Series. Pediatric Dosage Handbook and Geriatric Dosage Handbook. Lexi-Comp, Hudson, Ohio; American Pharmacists Association, Washington, DC, 2003.
51. Kim H, Lim SW, Kim S, et al. Monoamine transporter gene polymorphisms and antidepressant response in Koreans with late-life depression. JAMA 2006:296:1609–1618.
52 Food and Drug Administration. FDA Med Bull 1993:23:2–4.
53. Logsdon BA. Drug use during lactation. JAPhA 1997;NS37:407–418.
54. The transfer of drugs and other chemicals into human breast milk. Washington, DC: American Pharmacists Association, 1983;11:29–36.
55. Code of Federal Regulations, Title 21, Part 201.
56. Food and Drug Administration. FDA Revises Process for Responding to Drug Applications. http://www.fda.gov/bbs/topics/NEWS/2008/NEW01859.html. Last accessed January 23, 2009.
57. MedWatch. Rockville, MD: Food and Drug Administration.
58. Heydorn WE. ICH: Background and current status. Pharm News 1994;1:22–24.
59. Report of the FDA task force on international harmonization. Rockville, MD: Food and Drug Administration, 1992.

CAPÍTULO

3 Boas práticas de fabricação e manipulação

OBJETIVOS

Após ler este capítulo, o estudante será capaz de:

1. Listar termos comumente utilizados nas Boas Práticas de Fabricação (BPF) de produtos farmacêuticos acabados.
2. Descrever a organização e o pessoal requeridos pelas BPF.
3. Descrever a intenção e a importância dos procedimentos que compõem as BPF.
4. Descrever os diversos tipos de embalagens que permitem a visualização da violação do medicamento e dar um exemplo de produtos que as contenham.
5. Diferenciar entre produção farmacêutica industrial e manipulação extemporânea.
6. Descrever o Capítulo 795 da United States Pharmacopeia (USP).
7. Descrever o Capítulo 797 da USP.

BOAS PRÁTICAS DE FABRICAÇÃO

As regulamentações acerca das BPF* são estabelecidas pela Food and Drug Administration (FDA) para assegurar que padrões mínimos de qualidade sejam seguidos na produção dos medicamentos nos Estados Unidos. As primeiras regulamentações das BPF foram promulgadas sob as provisões da Kefauver-Harris Drug Amendments e, desde então, têm sido periodicamente revisadas e atualizadas.

As regulamentações da BPF estabelecem critérios para todos os aspectos da produção farmacêutica. Elas se aplicam a fabricantes e fornecedores nacionais e estrangeiros cujas matérias-primas e produtos acabados são importados, distribuídos e comercializados nos EUA. Para assegurar a adesão, a FDA inspeciona as instalações e os registros de produção de todas as empresas cobertas por essas regulamentações.

O Code of Federal Regulations (CFR) descreve as exigências das BPF para Produtos Acabados e exigências adicionais para (a) produtos biológicos; (b) artigos médico-hospitalares; e (c) aparelhos médicos. O uso geral e a adesão às regulamentações das BPF são apoiados por meio de anúncios no Federal Register e do *Compliance Policy Guide* e de várias outras publicações da FDA.

Os tópicos das BPF para produtos farmacêuticos acabados são apresentados na Tabela 3.1 e descritos resumidamente nas próximas seções.

*N. de R.T. Este capítulo aborda aspectos das Boas Práticas de Fabricação (em inglês, *Current Good Manufacturing Practice ou* cGMP) segundo a legislação norte-americana. No Brasil, o cumprimento das diretrizes estabelecidas no Regulamento Técnico das Boas Práticas para a Fabricação de Medicamentos é determinado pela RDC nº 17 de 16 de abril de 2010, da Anvisa. A RDC nº 249, de 13 de setembro de 2005, determina, a todos os fabricantes de produtos intermediários e de insumos farmacêuticos ativos, o cumprimento das diretrizes estabelecidas no regulamento técnico das Boas Práticas de Fabricação de Produtos Intermediários e Insumos Farmacêuticos Ativos, conforme o Anexo I da referida resolução.

TABELA 3.1 **Tópicos das boas práticas de fabricação**

A. Provisões Gerais
- Objetivo
- Definições

B. Organização e pessoal
- Responsabilidades da unidade de controle de qualidade
- Qualificações do pessoal
- Responsabilidade do pessoal
- Consultores

C. Edificações e instalações
- Desenho e características das edificações
- Iluminação
- Ventilação, filtração, aquecimento e refrigeração do ar
- Encanamento
- Recebimento de água e descarte do lixo
- Instalações sanitárias
- Saneamento
- Manutenção

D. Equipamentos
- Desenho, tamanho e localização
- Construção
- Limpeza e manutenção
- Equipamentos eletrônicos, mecânicos e automáticos
- Filtros

E. Controle de matérias-primas, materiais de embalagem e tampas dos produtos farmacêuticos
- Exigências gerais
- Recebimento e armazenamento de matérias-primas, materiais de embalagem e tampas não testados
- Teste e aprovação ou rejeição de matérias-primas, materiais de embalagem e tampas
- Uso de matérias-primas, materiais de embalagem e tampas aprovados
- Reanálise de matérias-primas, materiais de embalagem e tampas previamente aprovados
- Rejeição de matérias-primas, materiais de embalagem e tampas
- Materiais de embalagem e tampas de produtos farmacêuticos

F. Controles de processo e produção
- Procedimentos escritos e desvios
- Encarregados das matérias-primas
- Cálculo dos rendimentos
- Identificação dos equipamentos
- Amostragem e teste de materiais em processo e produtos acabados
- Limitações de tempo sobre a produção
- Controle da contaminação microbiológica
- Reprocessamento

G. Controle da embalagem e rotulagem
- Exame dos materiais e critérios de uso
- Expedição dos rótulos
- Operações de embalagem e rotulagem
- Exigências dos materiais de embalagem resistentes à violação para produtos farmacêuticos humanos de venda livre
- Inspeção dos produtos farmacêuticos
- Prazo de validade

H. Estoque e distribuição
- Procedimentos para o almoxarifado
- Procedimentos de distribuição

I. Controles laboratoriais
- Critérios gerais
- Teste e liberação para distribuição
- Testes de estabilidade
- Exigências especiais de controle
- Amostras de reserva
- Animais de laboratório
- Contaminação por penicilina

J. Registros e relatórios
- Critérios gerais
- Uso e limpeza de equipamentos
- Registro de matérias-primas, materiais de embalagem, tampas e rótulos
- Fórmula-padrão
- Registro de produção e controle de lotes
- Revisão dos registros de produção
- Registros laboratoriais
- Registros de distribuição
- Arquivos de reclamações

K. Retorno e recuperação de produtos farmacêuticos
- Retorno de produtos farmacêuticos
- Recuperação de produtos farmacêuticos

Code of Federal Regulations 21, parte 211, revisado em 1º de abril 2006.

BOAS PRÁTICAS DE FABRICAÇÃO PARA PRODUTOS ACABADOS

PROVISÕES GERAIS: OBJETIVO E DEFINIÇÕES

As regulamentações do CFR 21, Parte 211, descrevem as exigências mínimas das boas práticas de fabricação para a preparação de produtos farmacêuticos de uso humano e veterinário.

Os termos comuns usados nessas regulamentações são definidos a seguir:

Adesão: determinação, por meio de inspeção, da extensão na qual um fabricante age de acordo com as práticas, os padrões e as regulamentações exigidos.

Amostra representativa: amostra que retrata exatamente o todo.

Auditoria de qualidade: uma atividade documentada realizada de acordo com procedimentos estabelecidos, de forma planejada e periódica, para verificar a adesão a esses procedimentos, de modo a assegurar a qualidade.

Certificação: testemunho documentado fornecido por autoridades qualificadas de que um procedimento de qualificação, calibração, validação ou revalidação tenha sido realizado apropriadamente e de que os resultados são satisfatórios.

Componente inativo: qualquer outro componente, além da substância ativa, presente no produto farmacêutico.

Componente: qualquer substância usada na fabricação de um produto farmacêutico, incluindo aquelas que não estão presentes no produto acabado.

Concentração: a quantidade da substância ativa por unidade de dosagem ou volume.

Controle de lotes: uso de métodos de amostragem e de testes validados realizados de modo a provar que o processo foi executado e expressar a qualidade do lote em questão.

Controle de qualidade: processo regulatório pelo qual a indústria avalia a qualidade real, compara com padrões e toma decisões conforme os resultados.

Fórmula-padrão: registro contendo formulação, especificações, procedimentos de fabricação, critérios de garantia de qualidade e rotulagem de um produto acabado.

Garantia da qualidade: estipulação de todos os aspectos envolvidos que visam a estabelecer a confiabilidade de que todas as atividades relacionadas à qualidade estejam sendo realizadas adequadamente.

Lote: quantidade de medicamentos que apresentam qualidade especificada e são produzidos de acordo com uma única ordem de produção, durante o mesmo ciclo de fabricação.

Número de lote, número de controle: qualquer combinação de letras, números ou símbolos a partir da qual a história completa da fabricação, do processamento, da embalagem, da estocagem e da distribuição de um lote ou parte de um lote de um produto farmacêutico possa ser determinada.

Parte de um lote: qualquer porção de um lote tendo qualidade especificada uniforme e um número que o identifica distintivamente.

Produto farmacêutico: uma forma farmacêutica acabada que contém substâncias ativas e adjuvantes. O termo também inclui formas farmacêuticas que não possuem substâncias ativas, como um placebo.

Protocolo de validação: plano experimental prospectivo empregado para produzir evidência documentada da validação de um sistema.

Quarentena: uma área que é marcada, designada ou colocada ao lado do almoxarifado para retenção temporária de produtos antes de testes de aceitação e liberação.

Reprocessamento: atividade na qual o produto acabado ou qualquer um de seus componentes é reciclado completamente ou em parte.

Substância ativa ou ingrediente ativo (API): qualquer substância que apresente atividade farmacológica ou outro efeito direto no diagnóstico, na cura, na mitigação, no tratamento ou na prevenção de doenças ou, ainda, que afete a estrutura ou a função do organismo humano ou animal.

Unidade de controle de qualidade: setor organizacional designado por uma empresa para ser responsável pelo controle de qualidade.

Validação do processo: evidência documentada de que um processo (p. ex., esterilização) realiza a função que lhe foi proposta.

Validação: evidência documentada de que um sistema (p. ex., equipamento, *software*, controles) realiza a função que lhe foi proposta.

Verificado: assinalado por um segundo indivíduo ou registrado por um equipamento automático.

ORGANIZAÇÃO E PESSOAL

A seção sobre organização e pessoal trata das responsabilidades da unidade de controle de qualidade, empregados e consultores. As regulamentações exigem que a unidade de controle de qualidade tenha autoridade e responsabilidade sobre todos os aspectos que possam afetar a qualidade do produto. Isso inclui aceitação ou rejeição de matérias-primas e determinação das especificações de produtos intermediários, produtos acabados, materiais de embalagem e rótulos. Instalações adequadas para os laboratórios devem ser fornecidas; procedimentos escritos, seguidos; e os registros, mantidos.

Todo o pessoal envolvido na fabricação, no processamento, na embalagem ou na estocagem de um produto farmacêutico, incluindo aqueles em posições de supervisão, devem ser instruídos, treinados e/ou ter a experiência necessária para desempenhar a responsabilidade que lhe foi designada. Programas apropriados de desenvolvimento de habilidades, educação continuada, treinamento e avaliações do desempenho são essenciais para a manutenção da garantia da qualidade. Quaisquer consultores que forneçam conselhos sobre assuntos técnicos e científicos devem ter qualificação para a realização dessa tarefa.

EDIFICAÇÕES E INSTALAÇÕES

Conforme esboçado na Tabela 3.1, as regulamentações dessa secção incluem aspectos relacionados ao desenho, às características estruturais e funcionais das edificações e às instalações. A estrutura, o espaço, o projeto e a disposição dos equipamentos devem ser feitos de tal maneira que permitam a limpeza, a inspeção e o uso eficaz e seguro dos materiais durante a realização das operações envolvidas na produção. Os aspectos que devem ser levados em consideração incluem qualidade da água, segurança, materiais usados nos pisos, paredes e teto, iluminação; áreas de quarentena separadas para matérias-primas e componentes sujeitos à aprovação do controle de qualidade, áreas de estocagem de materiais rejeitados, áreas de estocagem para materiais liberados para expedição, salas de pesagem e medição, áreas estéreis para produtos oftálmicos e parenterais, áreas de estocagem de materiais inflamáveis, estocagem de produtos acabados, controle de aquecimento, temperatura, umidade e ventilação, manuseio do lixo, instalações para os empregados e procedimentos de segurança em concordância com a Occupational Safety and Health Administration; e procedimentos e práticas de higiene pessoal.

Toda a atividade de produção, processamento, embalagem ou armazenamento deve ser registrada, inspecionada pelo supervisor e assinada. Do mesmo modo, um registro da manutenção da edificação deve ser mantido para fins de documentação.

EQUIPAMENTOS

Cada parte de um equipamento deve apresentar um desenho e tamanho apropriado e estar localizada de modo a facilitar as operações durante uso, limpeza e manutenção. As partes e superfícies dos equipamentos não devem interagir com os componentes da formulação, nem alterar sua pureza, concentração ou qualidade.

Procedimentos operacionais-padrão devem ser escritos e seguidos para o uso, a manutenção e a limpeza de cada peça, e os registros devem ser arquivados. Equipamentos automatizados e computadorizados usados na produção devem ser rotineiramente calibrados, mantidos e validados para assegurar a precisão.

Filtros empregados na produção de injetáveis não devem liberar fibras em tais produtos. Se o uso de filtros que liberam fibras for necessário, outros filtros que não as liberem também devem ser empregados para reduzir o aparecimento de partículas nas preparações injetáveis.

CONTROLE DE MATÉRIAS-PRIMAS, MATERIAIS DE EMBALAGEM E TAMPAS

Procedimentos escritos indicando o recebimento, a identificação, o armazenamento, a manipulação, os testes e a aprovação ou a rejeição de todos os componentes da formulação, os materiais de embalagem e as tampas devem ser conservados e seguidos. Substâncias químicas, recipientes e tampas devem apresentar as especificações químicas e físicas estabelecidas pelo fornecedor no momento da compra.

Quando os componentes da formulação são recebidos de um fornecedor, cada lote deve ser registrado com o número da ordem de compra, a data do recebimento, a fatura, o nome e as informações principais do fornecedor, o número de controle ou o estoque do fornecedor e a quantidade recebida. O componente é marcado com um número de controle que o identifica, bem como o produto acabado. Os componentes permanecem em quarentena até que seja verificado se estão aptos a serem usados, após a realização de uma amostragem representativa e uma análise qualitativa e quantitativa. A unidade de controle de qualidade aprova e libera para uso apenas os componentes que apresentam as características especificadas. O número de controle segue o componente durante toda a produção, de modo que ele pode ser rastreado quando necessário.

Matérias-primas, materiais de embalagem e tampas rejeitados são identificados e controlados para evitar seu uso durante a produção. Como a maioria dos fármacos é sintetizada no exterior (principalmente na China e na Índia), é importante confirmar identidade, pureza e conformidade com os padrões da USP e do National Formulary (NF) antes do uso em produtos acabados.

CONTROLES DE PROCESSO E PRODUÇÃO

Procedimentos escritos são exigidos para os controles de processo e de produção, para assegurar que os produtos farmacêuticos tenham identidade, concentração, qualidade e pureza desejadas. Esses procedimentos escritos, que incluem aspectos relacionados ao carregamento de todos os componentes, os controles de processo, a análise de amostras e a validação de processos e os equipamentos, devem ser seguidos para a garantia da qualidade. Qualquer mudança nesses procedimentos deve ser registrada e justificada. Na maioria das vezes, o operador registra a hora e a data de cada operação, e o supervisor rubrica o documento. Quando as operações são controladas por equipamentos automatizados, tais equipamentos devem ser validados regularmente.

Todos os componentes da formulação, os equipamentos e os tambores ou outros recipientes do produto acabado devem ser identificados por meio de rótulos quanto ao conteúdo e/ou à etapa de produção. Amostras devem ser obtidas durante o processo e na produção dos lotes para fins de controle de qualidade. Os controles de processo são classificados em dois tipos: (a) aqueles realizados pela equipe de produção, no momento da operação, para assegurar que os equipamentos conduzam à obtenção de produtos com características dentro dos limites estabelecidos (p. ex., tamanho do comprimido, dureza); e (b) aqueles realizados pelo pessoal do laboratório de controle de qualidade para assegurar a conformidade com todas as especificações do produto (p. ex., teor do comprimido, dissolução) e a uniformidade em cada lote. Produtos apresentando características diferentes das especificadas podem ser reprocessados. Entretanto, nesse caso, como em todos os outros, os procedimentos devem ser realizados de acordo com protocolos estabelecidos; todos os materiais devem ser considerados; todas as especificações cumpridas e todos os registros meticulosamente conservados.

CONTROLE DE EMBALAGENS E RÓTULOS

Procedimentos escritos são exigidos para o recebimento, a identificação, o armazenamento, o manuseio, a amostragem e a análise de produtos farmacêuticos e, ainda, a expedição de materiais de embalagem e rotulagem. Os rótulos para cada uma das variações do produto farmacêutico – concentração, forma farmacêutica, quantidade – devem ser armazenados separadamente e identificados de forma adequada. Os rótulos obsoletos e com datas antigas devem ser destruídos. O acesso às áreas de armazenamento deve ser limitado ao pessoal autorizado.

Todos os materiais devem ser retidos para o uso no setor de embalagem e rotulagem do produto, até a sua aprovação e liberação pelo controle de qualidade. Procedimentos de controle devem ser seguidos, e os registros conservados para a expedição e o uso na produção. Quantidades expedidas usadas e retornadas devem ser comparadas, e as discrepâncias, investigadas. Antes do início da operação de rotulagem, as instalações devem ser inspecionadas para assegurar que todos os produtos farmacêuticos e rótulos de operações anteriores tenham sido removidos. Durante e no final da operação, os produtos são inspecionados visual ou eletronicamente quanto à correta embalagem e rotulagem. Todos esses procedimentos são essenciais para evitar misturas e enganos na rotulagem dos produtos. Todos os registros das inspeções e os controles devem ser anexados ao registro de produção do lote.

Os rótulos devem atender às exigências legais, conforme descrito no Capítulo 2 e posteriormente neste capítulo. Cada rótulo deve conter o prazo de validade e o número do lote de produção, para facilitar a identificação do produto. Materiais especiais para a embalagem dos produtos podem ser requeridos em determinados casos; por exemplo, materiais de embalagem invioláveis para produtos de venda livre.

Prazo de validade

Para assegurar que o produto farmacêutico apresente as especificações de identidade, concentração, qualidade e pureza no momento do uso, ele deve ter um prazo de validade determinado por meio de testes de estabilidade apropriados. Isentos dessa exigência estão os produtos homeopáticos, extratos alergénos e medicamentos sob investigação, que devem cumprir as especificações estabelecidas para a realização de ensaios pré-clínicos e clínicos.

Embalagens que permitem a visualização da violação do medicamento

Em 5 de novembro de 1982, a FDA publicou as normas relacionadas ao uso de embalagens que permitem evidenciar a violação ou adulteração do medicamento no Federal Register. Essas normas foram promulgadas após a violação criminosa de medicamentos de venda livre, que resultou em casos de doença e óbito. No primeiro incidente, foi colocado cianeto em embalagens comerciais de cápsulas de paracetamol.

Atualmente, as BPF exigem que embalagens contendo lacres de segurança ou que permitam a fácil visualização da violação sejam empregadas em produtos de venda livre, garantindo a eficácia e a segurança no uso do medicamento. Todos os medicamentos de venda livre comercializados no varejo devem apresentar esse tipo de embalagem, exceto alguns produtos, como dentifrícios, dermocosméticos, insulina e pastilhas para a garganta. Para outras categorias de produtos, o fabricante deve preencher um requerimento da FDA para a isenção da utilização dessas embalagens. A petição precisa conter informações sobre o produto farmacêutico, razões pelas quais não é necessário ou não pode ser utilizado esse tipo de embalagem e medidas alternativas que o solicitante tenha tomado ou possa tomar para reduzir a probabilidade de adulteração do produto. Geralmente, essas solicitações são para produtos não vendidos no varejo, mas distribuídos para hospitais, casas de repouso e clínicas de cuidados com a saúde.

Uma embalagem de violação evidente (do inglês *tamper-evident*) é "aquela que possui um ou mais lacres ou barreiras que, se for rompida ou extraviada, fornece evidências visíveis aos consumidores de que a violação ocorreu" (1). O uso de lacres de segurança ou outros tipos de barreiras pode envolver o recipiente imediato no qual foi acondicionado o produto farmacêutico e/ou a embalagem externa ou caixa de cartolina. No mínimo dois tipos de embalagens de violação evidente são requeridos para as cápsulas de gelatina dura, a menos que os invólucros sejam selados com o emprego de uma tecnologia especial que os torne invioláveis.

Mesmo com tais proteções, a possibilidade de violação de um produto existe e requer que o farmacêutico e o paciente estejam sempre atentos. A indústria farmacêutica tem a opção de escolher o tipo de embalagem de violação evidente a ser utilizada. A Tabela 3.2 apresenta alguns exemplos desse tipo de embalagem.

ARMAZENAMENTO E DISTRIBUIÇÃO

Procedimentos escritos devem ser estabelecidos e seguidos para o armazenamento e a distribuição do produto. Produtos acabados devem permanecer em quarentena até sua liberação pela unidade de controle de qualidade. Os produtos devem ser estocados e transportados em condições que não afetem sua qualidade. Em geral, os produtos aprovados mais antigos são distribuídos primeiro. O sistema de controle da distribuição deve permitir que a localização de cada lote do produto seja prontamente determinada para facilitar a retirada do mercado, se necessário.

CONTROLES LABORATORIAIS

Os controles laboratoriais são exigências para o estabelecimento e a verificação da conformidade com especificações escritas, padrões, planos de

TABELA 3.2 **Exemplos de embalagens que permitem a fácil visualização em caso de violação ou adulteração do medicamento**

TIPO DE EMBALAGEM	PROTEÇÃO CONTRA A VIOLAÇÃO
Envoltório de filme	Selado ao redor do produto e/ou recipiente; o filme deve ser cortado para a remoção do produto.
Embalagem do tipo cartela (*blister*)	Doses unitárias são encerradas individualmente; o compartimento da unidade de dosagem deve ser rompido para a remoção do produto.
Embalagem bolha	Produto e recipiente são encerrados em um plástico, geralmente montado sobre um cartão; o plástico deve ser cortado ou rompido para a remoção do produto.
Faixa ou selo	Faixa ou plástico protetor contraído por calor ou secagem de modo a se ajustar à tampa; a faixa ou o selo devem ser rasgados para a abertura do frasco.
Bolsa plástica, de papel ou metálica	Pacote fechado individualmente; a bolsa deve ser rasgada para a obtenção do produto.
Selo de frascos	Selo de papel ou metal colocado na boca do recipiente sob a tampa; o selo deve ser rasgado ou rompido para a obtenção do produto.
Fita seladora	Lacre de papel ou metal colocado sobre o cartucho de cartolina ou tampa do frasco; o lacre deve ser rasgado ou rompido para a obtenção do produto.
Tampa quebrável	Tampa metálica ou plástica colocada sobre o recipiente; a tampa deve ser quebrada para a remoção do produto.
Tubo selado	Selo colocado sobre a boca do tubo; o selo deve ser perfurado para a liberação do produto.
Cartucho de cartolina selado	As abas do cartucho de cartolina são seladas; o cartucho não pode ser aberto sem ser rasgado.
Recipientes de aerossóis	Resistente à violação em decorrência de seu desenho.

amostragem, procedimentos de análise, entre outros. As especificações, que são aplicadas a cada lote do produto, incluem aspectos relacionados a tamanho da amostra, intervalos entre as análises, armazenamento, testes de estabilidade e exigências especiais para algumas formas farmacêuticas, como parenterais, produtos oftálmicos, fármacos de liberação controlada e medicamentos radiativos. Amostras de reserva dos produtos distribuídos devem ser retidas por períodos especificados, dependendo de sua categoria. Essas amostras devem ser conservadas por 1 a 3 anos após o prazo de validade do último lote de cada medicamento.

REGISTROS E RELATÓRIOS

Os registros de produção, controle e distribuição devem ser conservados por, no mínimo, um ano após o término do prazo de validade do lote do produto. Eles devem incluir os registros de limpeza e manutenção dos equipamentos, especificações e números dos lotes dos componentes da formulação, incluindo matérias-primas, materiais de embalagem e rótulos. Os registros da produção e dos controles de cada lote devem ser conservados e incluir os seguintes dados:

- Nome e concentração do produto
- Forma de dosagem
- Quantidades dos componentes da formulação e das unidades de dosagem
- Procedimentos de produção e controle completos
- Especificações
- Notas especiais
- Equipamentos empregados
- Controles de processo
- Métodos de amostragem e de análise e resultados dos ensaios
- Calibração dos instrumentos
- Registros de distribuição
- Registros datados e com a identificação dos empregados

Esses registros devem documentar que cada etapa da produção, do controle, da embalagem, da rotulagem e da distribuição foi realizada e aprovada pela unidade de controle de qualidade. Dependendo da operação, assinaturas dos operadores e supervisores ou outros códigos de identificação eletrônicos ou escritos são requeridos.

Registros de reclamações escritas e orais do medicamento (p. ex., ineficácia, relato de efeito adverso) devem ser conservados, com a manifestação da empresa acerca de cada uma delas. Todos os registros devem ser disponibilizados, no momento da inspeção, pelos fiscais da FDA.

PRODUTOS RETORNADOS E RECUPERADOS

Produtos farmacêuticos retornados (p. ex., de atacadistas) devem ser identificados pelo seu número de lote, e a qualidade, determinada por meio de ensaios apropriados. Aqueles que atendem às especificações podem ser recuperados ou reprocessados. Os que não são aprovados ou que foram submetidos a condições de armazenamento inadequadas (p. ex., temperaturas extremas) não devem retornar ao mercado. Registros de todos os produtos retornados devem ser conservados e conter a data e as razões do retorno, a quantidade e o número de lote, os procedimentos de armazenamento, a análise e o reprocessamento e a localização do produto.

TECNOLOGIA DA INFORMAÇÃO E AUTOMAÇÃO

Embora não faça parte das BPF, a disponibilidade de tecnologias de informação e de sistemas de automação contribuem para o desenvolvimento de processos, a melhoria dos rendimentos de produção e qualidade do produto e a adesão às regulamentações (5).

Computadores são usados amplamente em atividades, como elaboração de planos de produção, controle de processos, controle de qualidade, embalagem e rotulagem. A rede de computadores integra completamente as informações e operações de fabricação nas áreas de produção e de controle de qualidade, em sistemas de gerenciamento sofisticados. Esses sistemas integrados contribuem para a adesão às BPF, a validação dos processos, o gerenciamento dos recursos e o controle dos custos. A Figura 3.1 mostra um exemplo de uso do computador na indústria farmacêutica, para o gerenciamento da planta de produção. Dispositivos robóticos estão sendo empregados para substituir as operações manuais nas linhas de produção, amostragem e embalagem. A Figura 3.2 ilustra um exemplo de robô usado em laboratório. Esses robôs são empregados na automação de atividades, como preparação e manipulação de amostras, procedimentos químicos a úmido, controle de proces-

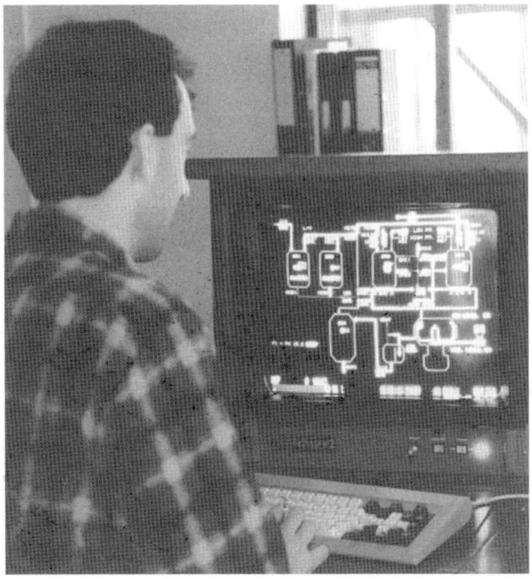

FIGURA 3.1 Exemplo de computador usado na indústria farmacêutica. A máquina demonstrada é uma interface Allen Bradley Advisory 21. Ela permite que o operador da planta se comunique com o controlador lógico programável principal. O Advisor 21 fornece uma atualização constante do processo em uma série de janelas e permite que o operador realize operações programáveis ao apertar uma tecla. (Cortesia de Elan Corporation, plc.)

sos e análise instrumental (6). Aplicações da robótica na produção incluem manuseio de produtos na linha de produção e em procedimentos como amostragem e análise, testes de uniformidade de conteúdo de comprimidos e ensaios de dissolução.

EXIGÊNCIAS ADICIONAIS DAS BOAS PRÁTICAS DE FABRICAÇÃO

SUBSTÂNCIAS ATIVAS E EXCIPIENTES FARMACÊUTICOS

A produção de APIs está sob o controle das exigências e regulamentações das BPF. A publicação da FDA *Guide to the Inspection of Bulk Pharmaceutical Chemicals* (7) descreve o programa de inspeção para a fabricação de matérias-primas de uso farmacêutico, visando a assegurar que todos os critérios de qualidade sejam atendidos. Uma vez que a qualidade do produto acabado depende da qualidade das matérias-primas, incluindo as substâncias ativas, a adesão às BPF é uma etapa crítica do programa de inspeção da FDA, no que se refere às solicitações de registro de novos medicamentos (NDAs, do inglês *new drug applications*) e à solicitação abreviada de registro de novos medicamentos (ANDAs, do inglês *abbreviated new drug applications*).

Os aspectos gerais das BPF anteriormente descritos para os produtos acabados (p. ex., instalações, pessoal, controles dos processos e da produção, validação de processos) são aplicáveis, mas dirigidos a quesitos específicos da produção de substâncias químicas de uso farmacêutico. A aplicação das regulamentações é direcionada a todos os elementos que definem a qualidade e a pureza química do produto, incluindo os seguintes (8,9):

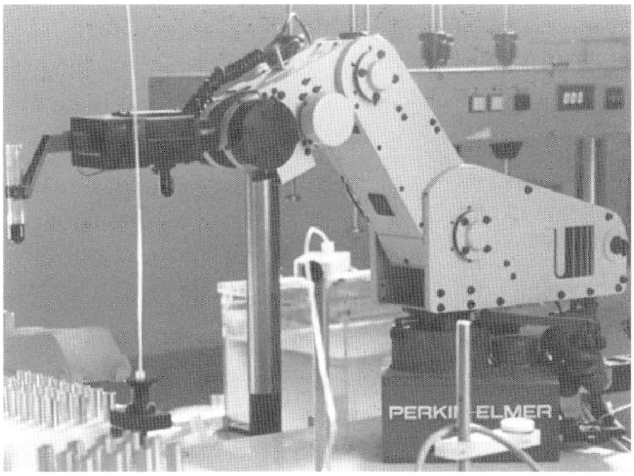

FIGURA 3.2 Uso da robótica no laboratório. Braço robótico Perkin-Elmer e espectofotômetro UV/VIS Perkin-Elmer Lambda 1a. (Cortesia de Elan Corporation, plc.)

- Métodos analíticos e especificações para todos os componentes reativos e não reativos usados na síntese
- Etapas críticas da reação química
- Manipulação de produtos químicos intermediários
- Efeito do escalonamento da produção sobre o rendimento
- Qualidade dos sistemas de água
- Manipulação de solventes e sistemas de recuperação
- Métodos analíticos para detectar impurezas ou resíduos químicos e definição de limites
- Estudos de estabilidade de produtos químicos de uso farmacêutico

Os excipientes farmacêuticos, sendo componentes dos produtos acabados, devem ser produzidos de acordo com as BPF, conforme atestado na solicitação de cada responsável de uma NDA ou ANDA. Embora não exista um sistema de aprovação específico da FDA para excipientes farmacêuticos, um roteiro de boas práticas de fabricação foi estabelecido pela sucursal norte-americana do International Pharmaceutical Excipients Council e harmonizado com a contraparte europeia (10).

MATERIAIS PARA ENSAIOS CLÍNICOS

Os materiais para ensaios clínicos devem ser produzidos de acordo com as BPF. Isso se aplica tanto à produção de fármacos APIs quanto aos medicamentos sob investigação.

Os APIs empregados em investigações clínicas estão sujeitos a todas as exigências para a produção de substâncias químicas de uso farmacêutico. Entretanto, o tamanho do lote é diferente daquele de escala comercial, usado na fabricação de um produto aprovado pela FDA. Em alguns casos, a transferência tecnológica da produção de um fármaco em escala laboratorial para outro local requer validação, de modo a assegurar suas características de pureza e qualidade.

Os materiais para ensaios clínicos devem ser produzidos de acordo com as exigências das BPF e padronizados quanto aos critérios de identidade, pureza, concentração e qualidade (11). Porém, durante os ensaios pré-clínicos e as etapas iniciais das avaliações clínicas, a formulação do produto e muitos dos processos e controles analíticos estão em fase de desenvolvimento. Assim, durante esse período, as normas são aplicadas com flexibilidade. Quando os ensaios clínicos progridem da fase 1 para a fase 2, os processos são caracterizados e refinados, e durante os ensaios da fase 3 espera-se que todas as exigências regulatórias sejam cumpridas. É durante a fase 3 que a otimização dos processos é mostrada à FDA, pela produção de uma quantidade equivalente a pelo menos a décima parte de um lote de tamanho comercial (p. ex., 100 mil cápsulas) do produto proposto. Antes disso, poucas dezenas a poucas centenas de unidades de dosagem podem ser preparadas manualmente ou em escala-piloto, conforme necessário para a realização dos ensaios clínicos.

Em adição aos medicamentos, placebos e/ou produtos para fins de comparação devem ser preparados para a realização de ensaios clínicos. A rotulagem, a colocação de códigos, o desenho dos materiais de embalagem e os protocolos de distribuição devem estar em conformidade com o delineamento do estudo e as exigências para a investigação de novos medicamentos, conforme discutido no Capítulo 2.

PRODUTOS BIOLÓGICOS

Como mencionado anteriormente, as BPF para produtos biológicos são definidas no CFR (2). Enquanto as regulamentações básicas para produtos acabados aplicam-se igualmente aos produtos biológicos, derivados de sangue, produtos bacterianos e virais requerem exigências adicionais. Uma discussão completa sobre as normas e exigências das BPF para produtos biológicos está além do escopo deste livro; entretanto, os seguintes exemplos de atividades ilustram a natureza dos conteúdos adicionais: procedimentos de coleta de sangue; controles ambientais; segregação de atividades; refreamento; testes e caracterização de linhagens de células e de banco de células; fermentação e propagação celular; inativação de agentes infecciosos; validação de procedimentos assépticos; uso de bioensaios; áreas de trabalho com vacinas vivas; manipulação de organismos esporulados; e avaliação, quantificação e validação dos fatores de risco.

DISPOSITIVOS MÉDICOS

Os dispositivos médicos seguem um caminho para a aprovação pela FDA que se assemelha ao dos produtos farmacêuticos. Por exemplo, investigações clínicas são conduzidas com a aprovação de uma isenção, e os dispositivos são aprovados para comercialização quando for demonstrado que são seguros e eficazes, por meio de uma solicitação de aprovação de pré-comercialização, similar a um novo medicamento sob investigação e uma NDA, respectivamente. Dispositivos médicos também estão sujeitos ao relato de efeitos adversos, retirada do mercado e término de aprovação.

As BPF de dispositivos médicos são similares, no que diz respeito à organização, àquelas dos produtos acabados. Elas incluem seções sobre pessoal, edificações, equipamentos, controle dos componentes, controles de produção e de processo, embalagem e rotulagem, armazenamento, distribuição e instalação, e avaliação dos dispositivos e registros (4).

Literalmente, milhares de dispositivos médicos são regulados pelas provisões do CFR. Cada dispositivo apresenta um desenho específico, com utilidade e características individuais de *performance*. Para muitos dispositivos, normas específicas são descritas nas regulamentações. Dispositivos médicos cobertos pelas BPF incluem lentes intraoculares, dispositivos auditivos, dispositivos intrauterinos, marca-passos cardíacos, analisadores químicos de diagnóstico, cateteres, máquinas de circulação extracorpórea, equipamentos de raios X odontológicos, luvas cirúrgicas, preservativos, articulações protéticas, equipamentos de tração, equipamentos de tomografia computadorizada e cadeiras de rodas motorizadas.

NÃO ADESÃO ÀS BOAS PRÁTICAS DE FABRICAÇÃO

A não adesão às BPF pode levar a várias ações pela FDA. A não adesão determinada durante a inspeção das instalações antes da comercialização, como parte de uma NDA ou ANDA, provavelmente resultará no atraso da aprovação do registro. A não adesão evidenciada durante uma inspeção de rotina da FDA resulta em várias ações, dependendo da sua gravidade. Na maioria das vezes, uma ação corretiva é aplicada, e a empresa é solicitada a instituir e documentar as medidas corretivas e sofrerá uma nova inspeção. Nos piores casos, a FDA tem o poder de recolher os produtos do mercado, cancelar a aprovação para comercialização dos produtos e restringir posteriores solicitações. Todas as ações da FDA estão sujeitas a apelação.

BOAS PRÁTICAS DE FABRICAÇÃO NAS FARMÁCIAS

As BPF da FDA aplicam-se a farmácias institucionais ou comunitárias envolvidas na preparação, no fracionamento e na rotulagem de medicamentos, em função de fornecedoras, que vão além da prática de dispensação. Farmácias envolvidas nessas atividades devem estar registradas na FDA como fabricante ou distribuidor e estão sujeitas a inspeções regulares por esse órgão. Nesse caso, também estão incluídas as farmácias hospitalares que fracionam produtos farmacêuticos para seu próprio uso e para o uso em outros hospitais, farmácias de rede que fracionam substâncias químicas para distribuição e farmácias ou farmacêuticos individuais que realizam o fracionamento de produtos para outras farmácias ou estabelecimentos varejistas.

Recentemente, os profissionais e o legislativo têm dado atenção à diferença entre produção industrial e manipulação de medicamentos pelos farmacêuticos comunitários (12). A produção industrial envolve a fabricação de fármacos e produtos farmacêuticos em grande escala para distribuição e venda, enquanto a manipulação consiste na preparação de medicamentos para pacientes específicos como parte da prática farmacêutica tradicional.

BOAS PRÁTICAS DE MANIPULAÇÃO*

Nos últimos anos, a prática de manipulação de medicamentos específicos para pacientes, realizada pelos farmacêuticos, tem aumentado. O aumento na incidência de produtos manipulados foi observado na década de 1970, continuando na década de 1980. Em meados da década de 1990, a manipulação de medicamentos sofreu acentuado crescimento. Várias razões foram apresentadas para justificar esse fato, a saber:

1. Muitos pacientes necessitam de medicamentos com doses ou concentrações indisponíveis comercialmente.
2. Muitos pacientes necessitam de formas farmacêuticas, tais como supositórios, líquidos orais ou produtos tópicos indisponíveis comercialmente.
3. Muitos pacientes são alérgicos a excipientes presentes nos produtos comerciais.

---

*N. de R.T. No Brasil, a RDC nº 67, de 08/10/2007, dispõe sobre as Boas Práticas de Manipulação de Preparações Magistrais e Oficinais para Uso Humano em farmácias.

4. Medicamentos pediátricos devem ser preparados na forma líquida e são flavorizados para melhorar a adesão ao tratamento ou, ainda, em formas farmacêuticas alternativas, como pastilhas, balas mastigáveis e pirulitos.
5. Alguns fármacos não são muito estáveis e necessitam de preparação e dispensação em pequenos intervalos de dias; tais medicamentos não são adequados para a produção industrial.
6. Muitos produtos constam na literatura, mas ainda não são produzidos em escala industrial, mas os farmacêuticos podem manipulá-los para uso médico.
7. Muitos médicos desejam testar produtos de maneiras inovadoras, e os farmacêuticos podem trabalhar com eles para resolver problemas relacionados à administração de medicamentos.
8. A maioria dos produtos não está disponível para uso veterinário e deve ser manipulada.
9. Os cuidados domiciliares com a saúde e o tratamento de um número crescente de pacientes em casa têm levado à preparação de produtos estéreis por muitas farmácias comunitárias. No início, a maioria dos produtos estéreis era manipulada em farmácias hospitalares.
10. Cuidados com a saúde conduziram a novas estratégias para o tratamento da dor e ao uso de associações e concentrações maiores de medicamentos.
11. Criação de farmácias com especialização em determinada área.

Devido ao aumento na manipulação de fármacos, muitas agências e órgãos de regulamentação quiseram assegurar a qualidade desses medicamentos. Consequentemente, muitas atividades foram realizadas durante a década de 1990, com o intuito de estabelecer normas e recomendações para os produtos farmacêuticos manipulados.

USP-NF

Em 1990, a U.S. Pharmacopeial Convention aprovou a nomeação de uma comissão de especialistas em farmácia de manipulação. As atividades dessa comissão inicialmente consistiam na preparação de um capítulo para a USP e na elaboração de monografias de produtos manipulados, para inclusão no NF. O capítulo *Pharmacy Compounding Practices* foi publicado e tornou-se oficial em 1996, sendo posteriormente renumerado como o capítulo geral da USP <795> *Manipulação de Produtos não Estéreis* (13). Os capítulos gerais da USP numerados abaixo de 1.000 são considerados "obrigatórios", enquanto os acima de 1.000 são considerados "informativos". A primeira das monografias de produtos manipulados tornou-se oficial em 1998, e, atualmente, existem aproximadamente 250 monografias. Elas fornecem formulações testadas, uniformes e com prazo de validade.

Em 2000, a U.S. Pharmacopeial Convention formou dois comitês de especialistas: um em produtos manipulados não estéreis e outro em produtos estéreis. O comitê de especialistas em produtos estéreis preparou o capítulo geral da USP <797> *Pharmaceutical Compounding-sterile Preparations*, que se tornou oficial em 2004 e foi revisado em 2008. Capítulos adicionais da USP relacionados à manipulação incluem: <1.075> *Good Compounding Practices*; <1.143> *Quality Assurance in Pharmaceutical Compounding*; e <1.160> *Pharmaceutical Calculations in Prescription Compounding*.

O capítulo <795>, *Pharmacy Compounding*, abrange as seguintes discussões: (a) ambiente da manipulação; (b) estabilidade dos produtos manipulados; (c) cálculos e seleção dos componentes; (d) lista de concentrações, qualidade e pureza adequadas; (e) preparações manipuladas; (f) processos de manipulação; (g) documentos e registros da manipulação; (h) controle de qualidade; e (i) aconselhamento ao paciente.

A introdução ao capítulo discute as diferenças entre a fabricação e a manipulação. Em linhas gerais, a manipulação difere da fabricação no que se refere ao relacionamento farmacêutico-paciente-médico, à quantidade de medicamento preparada antes do recebimento da prescrição e às condições de venda, que são limitadas a prescrições específicas.

A seção referente ao local para manipulação trata do desenho e da manutenção das ins-talações e dos equipamentos. Ela referencia outros capítulos da USP denominados *Weights and Balances and the Prescription Balances* e *Volumetric Apparatus*. Qualquer equipamento empregado na manipulação deve apresentar desenho e tamanho apropriados para exercer a função para a qual foi destinado.

A discussão sobre estabilidade envolve embalagem, esterilidade, critérios de estabilidade e recomendações para o estabelecimento de prazos de validade de produtos manipulados; este último aspecto será descrito a seguir. "Na ausência de informações sobre estabilidade que sejam aplicáveis a fármacos e preparações específicas, os seguintes prazos de validade máximos são recomendados para formas farmacêuticas manipuladas não estéreis acondicionadas em recipientes fechados e resistentes à luz, armazenadas em temperatura ambiente controlada, a menos que seja indicado de outra maneira" (15).

Para formulações sólidas e de líquidos não aquosos, (a) quando um produto farmacêutico comercial for a fonte de matéria-prima, o prazo de validade não deve ser superior a 25% do período remanescente para o término de sua validade ou seis meses, o que ocorrer primeiro; (b) quando uma matéria-prima USP ou NF for a fonte de substância ativa, o prazo de validade não deve ser superior a seis meses.

Para preparações aquosas preparadas a partir de substâncias na forma sólida, o prazo de validade não deve ser superior a 14 dias, quando o produto for armazenado sob refrigeração.

Para todas as outras formulações, o prazo de validade não deve ser superior à duração da terapia ou 30 dias, o que ocorrer primeiro.

O capítulo entra em detalhes acerca dos prazos de validade que podem ser excedidos se houver informações científicas válidas sobre a estabilidade que possam ser diretamente aplicáveis aos produtos manipulados. O produto em questão deve conter o mesmo fármaco e ser similar em concentração, pH, presença de excipientes, veículo, teor de água e assim por diante.

A seção sobre a seleção dos componentes descreve fontes de fármacos e excipientes que são descritas a seguir:

1. Uma substância grau USP ou NF é a matéria-prima preferencial para a manipulação.
2. Um fármaco de maior qualidade que esteja disponível pode ser usado, de preferência apresentando grau American Chemical Society (ACS) ou Food and Chemicals Codex (FCC). Fichas sobre dados de segurança de todos os materiais devem ser mantidas na área de manipulação da farmácia.
3. Um produto farmacêutico comercial pode ser empregado como fonte de fármaco, excipiente ou veículo. Se produtos comerciais forem usados como fonte de substâncias ativas, a presença de todos os outros excipientes deve ser considerada para a aceitabilidade do produto final.

Cálculos são discutidos, visto que relacionam a concentração de substâncias ativas em cada unidade de dosagem ou porção de um produto manipulado. É dada ênfase aos cálculos envolvendo a pureza e a potência de fármacos, formas de sais e suas potências equivalentes.

O capítulo também destaca uma lista que pode ser usada para avaliar a recomendação da preparação de formas farmacêuticas manipuladas. Ele destaca, portanto, muitas características das formas farmacêuticas e de controle de qualidade que podem ser verificadas nos produtos finais manipulados. Na sequência, existe uma discussão sobre as etapas da manipulação que podem ser padronizadas para o atendimento às prescrições médicas. Exigências quanto a manutenção de registros em vários estados geralmente incluem o registro da formulação e o da manipulação.

O controle de qualidade e a responsabilidade do farmacêutico em revisar cada procedimento e o produto final são também abordados. O capítulo termina com a importância do aconselhamento ao paciente quanto a uso, armazenamento e verificação de instabilidade do produto dispensado. O tópico deste capítulo consiste em auxiliar o farmacêutico na manipulação de produtos de concentração, qualidade e pureza aceitáveis.

O capítulo <797> é organizado em seções, incluindo (1) Introdução, (2) Organização do Capítulo, (3) Definições, (4) Responsabilidades, (5) Níveis de Risco de Contaminação Microbiológica em Produtos Manipulados Estéreis (PEMs), (6) Treinamento de Pessoal e Avaliação das Habilidades na Manipulação Asséptica, (7) PEMs de Uso Imediato, (8) Recipientes de Dose Única e Múltipla, (9) Fármacos Perigosos como PEMs, (10) Radiofármacos como PEMs, (11) Extratos Alérgenos como PEMs, (12) Verificação da Exatidão na Manipulação e Esterilidade, (13) Controle e Qualidade do Ambiente, (14) Procedimentos Operacionais-Padrão (POPs) Sugeridos, (15) Elementos de Controle de Qualidade, (16) Verificação de Sistemas Automatizados para Manipulação de Produtos de Nutrição Parenteral, (17) Testes Finais para Liberação do Produto Acabado, (18) Armazenamento e Prazo de Validade, (19) Manutenção de Esterilidade, Pureza e Estabilidade de PEMs Dispensados, (20) Informações ao Paciente, (21) Monitoramento do Paciente e Relatos de Efeitos Adversos, (22) Programa de Garantia da Qualidade, e uma quantidade de apêndices.

Somente as seções do capítulo <797> que diferem significativamente dos padrões do <795>

serão discutidas aqui. A introdução informa o objetivo de tal capítulo descrevendo as condições e as práticas para evitar danos aos pacientes, como morte, que pode resultar de contaminação microbiana, excesso de endotoxinas, variação no teor desejado, contaminantes químicos e físicos e compostos de qualidade inapropriada na manipulação de preparações estéreis. A seção de definições estabelece o significado dos diferentes termos utilizados no capítulo.

A seção Níveis de Risco de Contaminação Microbiológica descreve várias atividades envolvidas na manipulação como baixo, médio ou alto risco. A manipulação de baixo e médio risco envolve produtos estéreis e equipamentos utilizados que diferem no número de componentes empregados para a manipulação de uma preparação específica. A manipulação de alto risco envolve a utilização de qualquer ingrediente ou equipamento não estéril. A seção sobre treinamento e avaliação de pessoal discute o intenso treinamento, os processos de avaliação e os testes que devem ser corretamente realizados antes da manipulação de uma preparação estéril.

Casos específicos são mencionados, tais como procedimento para manipulação de fármacos perigosos, radiofármacos e extratos alérgenos. São apresentados tópicos de verificação da esterilização, com discussão minuciosa dos métodos de esterilização, incluindo por vapor, calor a seco e filtração. A maior parte do capítulo envolve o controle e a qualidade do ambiente, com apresentação detalhada do desenho e da engenharia das instalações para manutenção da qualidade adequada do ar. Também são abordados nesta seção o treinamento e a avaliação da habilidade da equipe, as práticas de trabalho asséptico e os procedimentos de limpeza e desinfecção.

Procedimentos operacionais-padrão são fornecidos com padrões de controle de qualidade que precisam ser atingidos para compostos, dispositivos e equipamentos. Qualquer equipamento automatizado de manipulação deve ser verificado quanto a precisão e exatidão, como descrito neste capítulo. São apresentados testes de esterilidade, endotoxinas, identificação e concentração para produtos acabados. O prazo de validade é diferente em relação aos produtos não estéreis, devido a possível contaminação e crescimento microbiano. Consequentemente, os prazos de validade são curtos; existem diferentes prazos na existência de programa de teste de esterilidade em comparação à inexistência de tal programa. Se um programa de testes de esterilidade não é utilizado, aplica-se o seguinte: para preparações de baixo risco mantidas em temperatura ambiente, o prazo de validade é de não mais que 48 horas, e se mantidas sob refrigeração, não mais que 14 dias; para produtos de médio risco mantidos em temperatura ambiente, o prazo é de no máximo 30 horas, e sob refrigeração, no máximo noves dias. Se o produto de alto risco for mantido em temperatura ambiente, o prazo de validade é de não mais que 24 horas, e, se refrigerado, não mais que três dias. Em todos os três casos, se armazenados entre –25 e –10°C, o prazo de validade, no estado sólido, é de 45 dias.

Se um programa de teste de esterilidade estiver em vigor, são aplicados os prazos de validade para produtos não estéreis anteriormente discutidos. A principal diferença entre manipulação não estéril e estéril está na exigência da esterilidade. As propriedades físicas e químicas devem ser similares, se não as mesmas. Por "programa de teste de esterilidade", entende-se que existe um método para avaliar periodicamente os produtos manipulados. Não é exigido que toda formulação seja avaliada; somente que exista um programa de testes.

O capítulo conclui discutindo os padrões e procedimentos para manutenção da integridade do produto manipulado em sua embalagem, no manuseio, no transporte e até na redispensação, e trata, ainda, das informações ao paciente e de um programa de garantia da qualidade.

FOOD AND DRUG ADMINISTRATION

Na primeira metade da década de 1990, a FDA começou a investigar várias farmácias que manipulavam quantidades muito grandes de medicamentos e que os remetiam para todo o território dos Estados Unidos. Na opinião da FDA, essas farmácias estavam envolvidas com a produção de medicamentos, e não com a manipulação.

Em 1993, no encontro da American Pharmaceutical Association, o delegado Kesler afirmou que não era objetivo da FDA interromper as atividades de manipulação dos farmacêuticos, mas impedir a prática da fabricação sob pretexto de manipulação. Entretanto, durante os anos seguintes, as atividades dos fiscais da FDA aumentaram, e alguns farmacêuticos foram ameaçados de prisão e processos legais. A FDA determinou que todos os medicamentos manipulados atendam às exigências dispostas para um novo medicamento, caso contrário, não podem ser dispensados aos pacientes. Obviamente, isso não era possível e comprometeu a manipulação de medicamentos.

As organizações farmacêuticas dos Estados Unidos uniram-se para proteger os direitos dos farmacêuticos de manipular. A National Association of Boards of Pharmacy promulgou as Boas Práticas de Manipulação (*Good Compounding Practices*), que têm sido adotadas na íntegra ou modificadas e seguidas por muitos estados. A U.S. Pharmacopeial Convention renovou seu compromisso em relação à manipulação, pela preparação de capítulos para o compêndio USP-NF e pela elaboração de monografias. Em 1997, os esforços de muitas organizações, políticos e farmacêuticos resultaram em uma seção do Food and Drug Modernization Act, de 1997 (12), direcionada aos direitos do farmacêutico de manipular, sob algumas recomendações.

FOOD AND DRUG MODERNIZATION ACT DE 1997

O propósito da Seção 127 da Lei Pública 105 – 115 foi assegurar o acesso do paciente a terapias medicamentosas individualizadas e evitar regulamentos da FDA desnecessários sobre a prática profissional na área da saúde. A legislação isenta a manipulação farmacêutica de várias exigências regulamentares, mas não exime a produção de medicamentos. Também dispõe sobre as condições em que são consideradas isentas das exigências da lei.

A lei afirma que um produto manipulado é considerado isento se for preparado para um paciente específico com base no recebimento espontâneo de uma prescrição válida, assinada pelo médico, afirmando que o produto é necessário se apresentar determinados critérios delineados na lei. Em abril de 2002, entretanto, a Suprema Corte dos Estados Unidos encontrou aspectos inconstitucionais nas provisões da lei relacionadas às restrições de propaganda de manipulação de medicamentos. Foi julgado que essa seção é inseparável do restante das provisões sobre a manipulação farmacêutica, de modo que a seção inteira foi rejeitada. Uma nova legislação está prestes a ser disponibilizada.

O Food and Drug Modernization Act, de 1997, removeu qualquer dúvida acerca da legalidade da manipulação de medicamento, e o Congresso reconheceu claramente sua importância.

Além disso, o ato de uma corte chamado Midland Decision (Medical Center vs. Gonzales, 451 F.Supp2d 854 [2006]), deixou claro que a FDA não tem autoridade na prática farmacêutica se a farmácia cumpre as leis do estado onde é licenciada. Essa decisão salientou que formulações manipuladas não são "novos medicamentos", de acordo com o significado utilizado pela FDA.

NATIONAL ASSOCIATION OF BOARDS OF PHARMACY

As Boas Práticas de Manipulação aplicáveis às farmácias licenciadas pelo Estado (14), desenvolvidas pela National Association of Boards of Pharmacy, abordam cerca de oito aspectos. As subpartes incluem: (A) provisões gerais e definições; (B) organização e equipe; (C) instalações para a manipulação; (D) equipamentos; (E) controle das matérias-primas e materiais de embalagem; (F) controles da manipulação; (G) programa de melhoria contínua da qualidade; (H) controle da rotulagem de produtos excedentes; e (I) registros e relatórios.

A subparte (A), Provisões Gerais e Definições, fornece:

> Manipulação: é a transformação dos componentes em medicamento (1) como resultado de prescrição médica ou iniciativa com base na relação farmacêutico-paciente-médico, no curso da prática profissional, ou (2) para o propósito de pesquisa, ensino ou análise química, e não venda ou dispensação. A manipulação também inclui a preparação de quantidades limitadas de medicamentos ou equipamentos em antecipação ao atendimento de prescrições médicas, com base na rotina regularmente observada.
>
> Fabricação: é produção, preparação, propagação, conversão ou processamento de medicamentos, direta ou indiretamente, por extração de substâncias de origem natural ou por meio de síntese química ou biológica. A fabricação inclui a embalagem ou reembalagem da(s) substância(s) e a rotulagem de seus recipientes para a venda em farmácias, por médicos ou outras pessoas.

A subparte (B), Organização e Equipe, discute as responsabilidades dos farmacêuticos e de outras pessoas envolvidas na manipulação. Também enfatiza que somente pessoas autorizadas pelo farmacêutico responsável devem estar presentes nos arredores imediatos das operações de manipulação.

A subparte (C), Instalações para a Manipulação, descreve as áreas que devem ser reservadas para a manipulação de produtos estéreis ou não. É dada atenção especial à manipulação de radiofármacos e produtos que exigem precauções específicas para minimizar a contaminação, como a penicilina.

A subparte (D), Equipamentos, afirma que os equipamentos usados devem apresentar desenho e tamanho apropriados e estar localizados de modo a facilitar a sua operação, limpeza e manutenção. Se equipamentos mecânicos ou eletrônicos forem empregados, controles devem ser instalados para assegurar sua *performance* adequada.

A subparte (E), Controle de Matérias-primas e Materiais de Embalagem, descreve as exigências para os materiais de embalagem de produtos manipulados.

A subparte (F), Controles da Manipulação, discute os procedimentos escritos que devem ser realizados para assegurar que os produtos acabados tenham identidade, concentração, qualidade e pureza conforme rotulado.

A subparte (H), Controle da Rotulagem de Produtos Excedentes e (I) Registros e Relatórios, descreve os vários registros e relatórios requeridos por essas normas.

Muitos estados norte-americanos têm usado esse modelo e implementado sua própria versão. Todos os farmacêuticos e estudantes de farmácia devem estar familiarizados com as exigências estaduais que regulamentam a prática das atividades profissionais.

Com o aumento da manipulação de medicamentos, é importante assegurar uma concordância razoável entre as agências estaduais e a nacional, de modo que os farmacêuticos tenham um conjunto de normas dentro das quais possam trabalhar para fornecer medicamentos individualizados aos pacientes que deles necessitem.

EMBALAGEM, ROTULAGEM E ARMAZENAMENTO DE PRODUTOS FARMACÊUTICOS

A embalagem, a rotulagem e o armazenamento apropriado de produtos farmacêuticos são essenciais para a manutenção de sua estabilidade e eficácia.

RECIPIENTES

As normas para a embalagem de produtos farmacêuticos estão contidas na seção sobre "Boas Práticas de Fabricação" do CFR (1), no compêndio USP-NF (15) e na *Guideline for Submitting Documentation for Packaging for Human Drugs and Biologics* (16) da FDA. Quando é solicitado um novo registro (NDA), o fabricante deve incluir todas as especificações relevantes sobre a embalagem do produto. Durante os estágios iniciais das investigações clínicas, deve ser demonstrado que a embalagem proporciona a estabilidade adequada para a realização dos ensaios. À medida que os ensaios clínicos avançam, informações sobre as características físicas e químicas do recipiente, das tampas e de outros componentes do sistema de embalagem para o produto proposto devem ser estudadas para assegurar a estabilidade do medicamento e antecipar seu prazo de validade.

Diferentes especificações de acondicionamento são requeridas para produtos parenterais, não parenterais e pressurizados, sejam eles constituídos de vidro, plástico ou metal. Em cada caso, deve-se demonstrar a eficiência do recipiente e do sistema de fechamento do produto em particular. Dependendo do uso ao qual se destina e do tipo de recipiente, algumas das qualidades testadas são as seguintes:

- Propriedades físico-químicas
- Passagem da luz em vidros e plásticos
- Compatibilidade com o medicamento
- Perda e/ou migração de compostos
- Passagem de vapor por materiais plásticos
- Barreira à umidade
- Toxicidade de plásticos
- Válvula, atuador, dispositivo dosador, tamanho de partícula, modelo de aspersão e vazamento de aerossóis
- Esterilidade e permeação de recipientes de produtos parenterais
- Estabilidade do medicamento para todos os tipos de materiais de embalagem

Os termos descritos nos compêndios, aplicados aos tipos de recipientes e condições de armazenamento têm significados definidos (15). De acordo com a USP, um recipiente "é aquele que contém o artigo e está ou pode estar em contato direto com ele". O recipiente imediato "é aquele que está em contato direto com o produto o tempo todo". A tampa faz parte do recipiente. O recipiente, incluindo a tampa, deve estar limpo e seco antes do seu preenchimento com a medicação. Ele não deve interagir física ou quimicamente com o medicamento, de modo a alterar sua concentração, qualidade ou pureza para além das especificações legais. Um exemplo é a sorção de fármacos lipofílicos, como o diazepam, a plásticos de baixa densidade, resultando na diminuição de fármaco disponível para administração. O problema pode ser evitado com o uso de recipientes de vidro.

A USP classifica os recipientes de acordo com sua capacidade de proteger o conteúdo das condições externas (15). Um recipiente minimamente adequado é denominado bem-fechado. Ele "protege o conteúdo contra partículas sólidas estranhas e perda nas condições normais de manuseio, transporte, armazenamento e distribuição". Um recipiente fechado com firmeza "protege o conteúdo contra partículas sólidas estranhas, líquidos ou vapor, perda e eflorescência, deliquescência ou evaporação, nas condições normais ou habituais de manuseio, transporte, armazenamento e distribuição, sendo capaz de ser fechado novamente de modo firme. Um recipiente hermético "é aquele que é impenetrável por ar ou outro gás nas condições normais ou habituais de manuseio, transporte, armazenamento e distribuição". Recipientes herméticos estéreis são usados para acondicionar preparações de uso parenteral ou injetáveis. Um recipiente ou frasco de dose unitária é aquele que contém a quantidade de medicamento necessária para obter uma única dose e, quando aberto, não pode ser fechado novamente com a certeza de que a esterilidade seja mantida. Esses recipientes incluem ampolas fechadas pelo calor e seringas e cartuchos pré-carregados. Um recipiente de doses múltiplas é hermético e permite a retirada de porções sucessivas do conteúdo sem alteração da concentração ou comprometimento da qualidade e da pureza da porção restante. Esses são comumente denominados frascos de doses múltiplas. Exemplos de produtos de dose única e doses múltiplas são mostrados na Figura 3.3.

Formas farmacêuticas, como comprimidos, cápsulas e líquidos orais, podem ser acondicionadas em embalagens de dose única ou doses múltiplas. Uma embalagem de dose única é destinada a conter a quantidade de medicamento necessária para a administração de uma dose, logo após a sua abertura (Fig. 3.4). Embalagens de doses múlti-

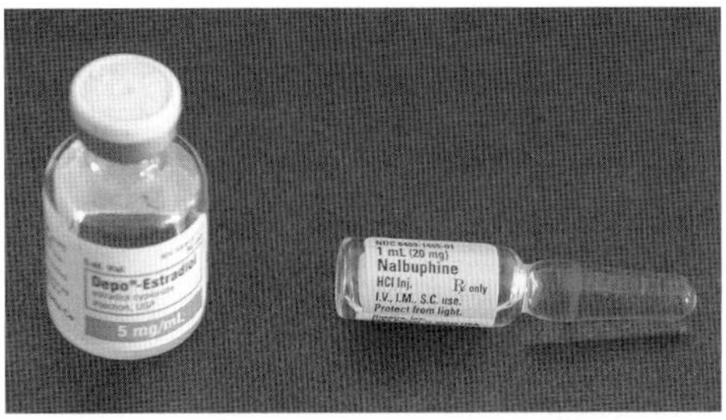

FIGURA 3.3 Produtos injetáveis acondicionados em frascos de doses múltiplas (frascos-ampolas) e dose única (ampola).

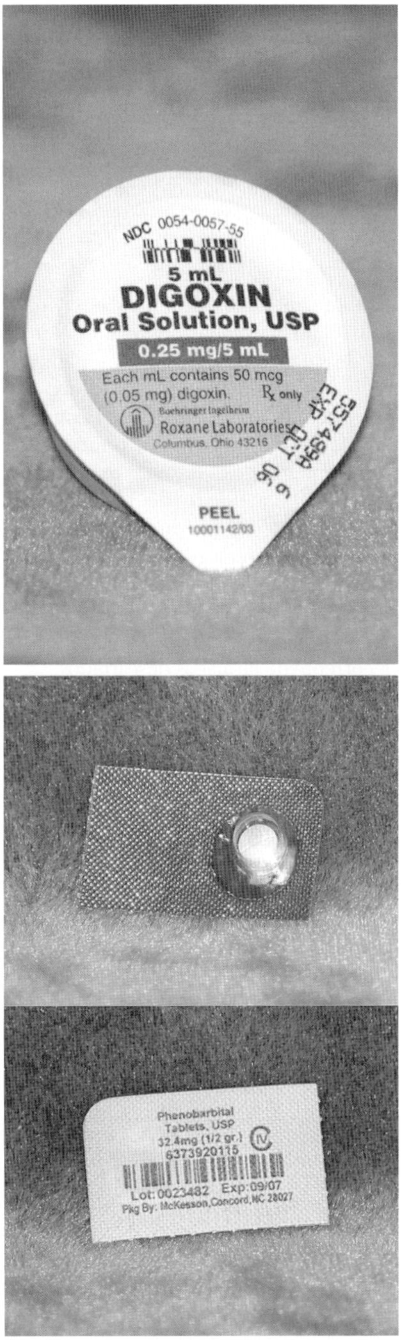

FIGURA 3.4 Materiais de embalagem de dose unitária ou doses múltiplas, incluindo copos de medicação para o paciente e *blister* contendo uma única cápsula. (Reimpressa, com permissão de Lacher, BE. Pharmaceutical Calculations for the Pharmacy Technician. Baltimore, Maryland: Lippincott Williams & Wilkins, 2008.)

plas contêm mais de uma dose do medicamento. Embalagens de medicamentos de dose unitária podem ser fornecidas em grande quantidade pelo fabricante ou distribuidor, ou, em pequena escala, pela farmácia que dispensa o medicamento. Em todos os casos, a dose unitária deve ser rotulada de modo apropriado com a identidade do produto, a qualidade e/ou a concentração, o nome do fabricante e o número do lote, para assegurar a identificação do medicamento.

Embora materiais de embalagem de dose unitária sejam particularmente úteis em instituições de saúde, como hospitais e clínicas, seu emprego não é limitado a esses locais. Muitos pacientes acham que é uma forma conveniente e higiênica de conservar e usar o medicamento. Entre as vantagens citadas para esses materiais, encontram-se: facilidade de identificação da unidade de dosagem e redução do erro no uso da medicação, minimização da contaminação do medicamento, redução no tempo de dispensação, maior facilidade de controle de estoque na farmácia ou enfermaria e eliminação da quantidade de lixo decorrente de fármacos descartados.

Muitos hospitais têm máquinas de embalagem de formas farmacêuticas sólidas orais (Fig. 3.5). Tais equipamentos selam formas farmacêuticas em cartelas e imprimem a identificação da dose ao mesmo tempo. O equipamento é ajustado para produzir embalagens individuais ou cartelas com várias unidades de dosagem. Essas embalagens podem ser constituídas de combinações de papel, alumínio, plástico ou celofane. Alguns medicamentos devem ser acondicionados em embalagens duplas de alumínio, para evitar os efeitos de deterioração por luz ou umidade. A embalagem de formas farmacêuticas sólidas em cartelas

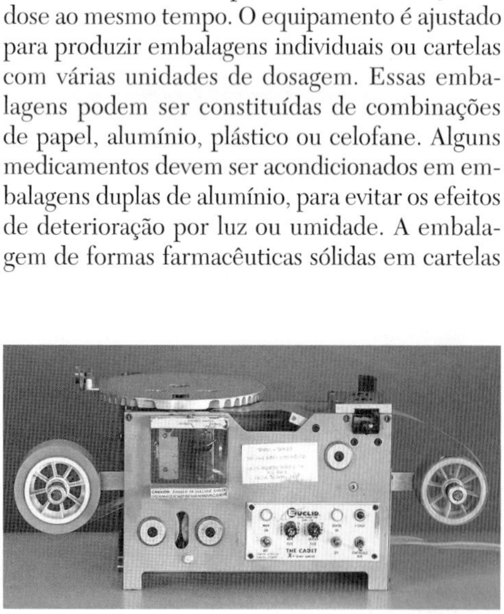

FIGURA 3.5 Máquina para confecção de cartelas capaz de produzir 50 embalagens por minuto. Ela acondiciona unidades de dosagem sólidas em cartelas constituídas de vários tipos de materiais, rotulando-as simultaneamente. (Cortesia de Packaging Machinery Associates.)

de alumínio e plástico transparente é talvez a mais popular (Fig. 3.6).

Líquidos orais podem ser dispensados em dose única em copos de alumínio, plástico ou papel ou em recipientes de vidro contendo tampas de rosca ou folhas de alumínio. Várias farmácias hospitalares acondicionam líquidos orais para uso pediátrico em seringas plásticas descartáveis com tampas de plástico ou borracha. Nesses casos, os enfermeiros devem ser informados do tipo de material empregado, e um rótulo especial deve ser colocado para indicar que tal produto não é de uso injetável. Essas seringas orais são construídas de forma que uma agulha não possa ser encaixada. Outras formas farmacêuticas, tais como supositórios, pós, pomadas, cremes e soluções oftálmicas, são também encontradas em embalagens de dose unitária. Entretanto, o uso pouco frequente dessas apresentações farmacêuticas em hospitais, em instalações de cuidados com a saúde ou em farmácias comunitárias não justifica o custo de aquisição de equipamentos especializados para a embalagem delas em pequena escala.

Alguns fabricantes farmacêuticos empregam embalagens de unidades de uso, ou seja, a quantidade de medicamento prescrito é acondicionada em um recipiente. Por exemplo, se as cápsulas de determinado antibiótico são prescritas para serem tomadas quatro vezes ao dia, durante 10 dias, a unidade de uso deve conter 40 cápsulas. Outros produtos podem ser acondicionados de forma a conter o medicamento para um mês.

Muitos produtos farmacêuticos requerem recipientes resistentes à luz. Na maioria dos casos, um frasco constituído de vidro âmbar de boa qualidade ou plástico opaco reduzirá a passagem da luz, protegendo o medicamento fotossensível. Agentes denominados absorvedores de luz ultravioleta podem ser adicionados ao material plástico para reduzir a transmissão de raios ultravioleta curtos. A USP descreve testes e normas para recipientes de vidro ou plástico empregados, para avaliar a capacidade deles em prevenir a passagem de luz (15). Recipientes destinados a proteger ou que oferecem resistência à passagem de luz devem estar de acordo com os padrões USP que definem os limites aceitáveis de transmissão de luz, em qualquer comprimento de onda entre 290 e 450 nm. Uma inovação referente às embalagens plásticas consiste nos frascos de coextrusão de duas camadas de polietileno de alta densidade, com uma camada interna de polietileno preto e uma externa de polietileno branco. O frasco fornece ambas as características: resistência à luz (superior aos frascos de vidro âmbar) e proteção contra a umidade. Seu uso na embalagem de cápsulas e comprimidos tem aumentado.

O vidro empregado como material de acondicionamento de medicamentos é classificado em quatro categorias, dependendo da constituição química e da resistência à deterioração. A Tabela 3.3 apresenta os tipos I, II e III, empregados em produtos parenterais, e o tipo NP, para outros produtos. Cada tipo é testado de acordo com sua resistência ao ataque pela água. O grau de ataque é determinado pela quantidade de álcali liberado nas condições específicas de ensaio. Obviamente, a perda de álcali a partir de um vidro para uma preparação ou solução farmacêutica pode alterar seu pH e, desse modo, a estabilidade do produto. Os fabricantes devem empregar recipientes que não afetem de forma adversa a composição ou a estabilidade do produto. O vidro tipo I é o mais resistente das quatro classes.

Atualmente, a maioria dos produtos farmacêuticos é acondicionada em materiais plásticos. O recipiente compacto e moderno de embalagem de contraceptivos orais, que contém o número de comprimidos de um ciclo mensal e permite a remoção de um a cada vez, é o melhor exemplo do uso de materiais plásticos modernos como forma de embalagem (Fig. 3.6). Bolsas para líquidos intravenosos (IV), tubos de pomada, filmes para proteção de supositórios e frascos de cápsulas e comprimidos são outros exemplos de materiais plásticos empregados na embalagem de formas farmacêuticas.

TABELA 3.3 Constituição dos tipos de vidros oficiais

TIPO	DESCRIÇÃO GERAL
I	Vidro de borosilicato altamente resistente
II	Vidro sódico-cálcico tratado
III	Vidro sódico-cálcico
NP[a]	Vidro sódico-cálcico para uso geral

[a]NP, não parenteral

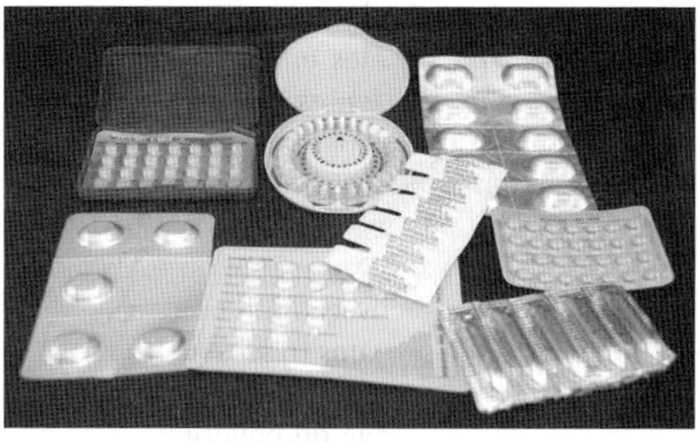

FIGURA 3.6 Cartelas de produtos farmacêuticos comerciais.

O emprego disseminado de recipientes plásticos surgiu em decorrência de vários fatores, tais como:

- Sua vantagem sobre o vidro em relação ao peso e à resistência ao impacto reduz o custo do transporte e as perdas devido a quebras.
- A versatilidade de desenho do recipiente e a aceitação pelo consumidor.
- A preferência do consumidor por frascos plásticos para apertar na administração de *sprays* nasais, soluções oftálmicas e loções.
- A popularidade das cartelas na dispensação de doses unitárias, particularmente em instituições de cuidados com a saúde.

O termo "plástico" não se aplica a um único material, mas a vários materiais, desenvolvidos para ter as características desejadas. Por exemplo, a adição de grupamentos metilas a cada dois átomos de carbono nas cadeias poliméricas do polietileno forma o polipropileno, um material que pode ser autoclavado, enquanto o polietileno não pode. Se um átomo de cloro for adicionado a cada dois átomos de carbono do polietileno, o cloreto de polivinila (PVC) é produzido. Esse material é rígido e tem boa transparência, o que o torna particularmente útil na obtenção de cartelas para a embalagem de cápsulas e comprimidos. Entretanto, ele apresenta uma limitação significativa quanto ao emprego em materiais médicos (p. ex., seringas): é inadequado para esterilização gama, um método em uso crescente. A introdução de outros grupos funcionais na cadeia principal do polietileno ou a adição de outros tipos de polímeros confere uma ampla variedade de características ao produto final. Entre os materiais plásticos mais recentes, encontram-se o tereftalato de polietileno (PET), o tereftalato de polietileno com glicol amorfo (APET) e o tereftalato de polietileno glicol (PETG). O APET e o PETG têm excelente transparência e brilho e podem ser esterilizados por radiação gama (17).

Entre os problemas encontrados no uso de materiais plásticos na embalagem de formas farmacêuticas estão: (a) permeabilidade do recipiente ao oxigênio atmosférico e à umidade; (b) perda dos constituintes do recipiente para o conteúdo interno; (c) absorção de fármacos a partir do conteúdo para o recipiente; (d) passagem de luz pelo recipiente; e (e) alteração do recipiente durante a estocagem. Agentes frequentemente empregados para alterar as propriedades dos plásticos envolvem plastificantes, estabilizantes, antioxidantes, agentes antiestáticos e antifúngicos, corantes, entre outros.

A permeabilidade é considerada um processo de solução e difusão, em que a substância penetrante é dissolvida em um dos lados do plástico e difunde-se para o outro lado. A permeabilidade não deve ser confundida com porosidade, em que os minúsculos espaços, ou fissuras, permitem o movimento de gases ou vapores entre eles. A permeabilidade de um plástico depende de vários fatores, incluindo a natureza do polímero, os tipos e as quantidades de plastificantes, diluentes, lubrificantes, pigmentos e de outros aditivos, a pressão e a temperatura. Em geral, o aumento da temperatura e da pressão e o emprego de aditivos tendem a elevar a permeabilidade do plástico. Recipientes de vidro são menos permeáveis do que os de plástico.

O movimento de gases ou vapores de umidade, principalmente o oxigênio, em um recipiente de uso farmacêutico, ameaça a estabilidade do produto. Na presença de umidade, formas farmacêuticas sólidas podem perder a cor ou a integridade física. Um grande número de adjuvantes farmacêuticos, em especial os empregados na preparação de comprimidos, como diluentes, aglutinantes e desintegrantes, é afetado pela umidade. Muitos desses adjuvantes são carboidratos, amidos e gomas naturais e sintéticas e, devido à sua higroscopicidade, retêm a umidade, além de servirem como nutriente para microrganismos. Muitos dos agentes desintegrantes agem por intumescimento e, se forem expostos a altos níveis de umidade durante o armazenamento, causam a deterioração do comprimido. Muitos fármacos, incluindo ácido acetilsalicílico e nitroglicerina, são adversamente afetados pela umidade e necessitam de proteção especial. Comprimidos sublinguais de nitroglicerina devem ser dispensados em seus recipientes de vidro originais.

Materiais de embalagem especialmente desenvolvidos contribuem para a proteção de formas farmacêuticas contra os efeitos da umidade. Tais materiais atendem às exigências de estabilidade de medicamentos ditadas pelo International Committee on Harmonization, que requer que os testes para os materiais de embalagem sejam realizados por no mínimo 12 meses a 25°C e a 60% de umidade relativa (18). Alguns produtos, como as cápsulas, são propensos à deterioração na presença de umidade, a menos que estejam envolvidos por materiais que confiram alta proteção. Dessecantes, como a sílica gel colocada em pequenos pacotes, são comumente incluídos nos recipientes de formas farmacêuticas sólidas para auxiliar na proteção contra os efeitos da umidade.

Os medicamentos suscetíveis à oxidação podem sofrer maior degradação quando acondicionados em frascos plásticos, em comparação aos de vidro. Nos frascos de vidro, o espaço vazio do recipiente encontra-se confinado e apresenta quantidade limitada de oxigênio, enquanto os recipientes de plástico são permeáveis aos gases, podendo expor constantemente o medicamento ao oxigênio, em decorrência do reabastecimento do ar que os atravessa. Formas farmacêuticas líquidas acondicionadas em recipientes de plástico podem perder moléculas de fármaco ou de solvente, alterando a concentração do medicamento e afetando sua potência. Um exemplo de perda de solvente envolve soluções parenterais de grande volume que são embaladas em frascos de um litro contendo um invólucro, que é removido antes do uso. A parte interior pode estar ligeiramente úmida devido à perda de fluido do frasco, que fica retido entre este e o invólucro.

"Lixiviação" é o termo empregado para descrever o transporte dos componentes de um recipiente para o conteúdo. Os compostos lixiviados a partir de recipientes plásticos são geralmente aditivos, como plastificantes, estabilizantes e antioxidantes. A lixiviação desses componentes ocorre de modo predominante quando formas farmacêuticas líquidas ou semissólidas são acondicionadas em frascos plásticos. Ela ocorre em pequena intensidade quando comprimidos e cápsulas são acondicionados em frascos plásticos.

A lixiviação pode ser influenciada por temperatura, agitação excessiva do conteúdo do frasco e efeito solubilizante do líquido sobre um ou mais componentes do plástico. A lixiviação desses componentes por líquidos destinados à administração parenteral é preocupante e requer uma seleção cuidadosa do plástico empregado. O material lixiviado, quando dissolvido em um fluido IV ou presente na forma de minúsculas partículas, produz danos à saúde do paciente. Por isso, o estudo das características de lixiviação de frascos plásticos faz parte do processo e do desenvolvimento de medicamentos. Recipientes plásticos de PVC mole são usados para acondicionar soluções IV e sangue para transfusão.

"Sorção", um termo usado para indicar a ligação de moléculas aos materiais poliméricos, inclui tanto adsorção quanto absorção. A sorção ocorre por interação física ou química, dependendo da estrutura das moléculas do soluto e das propriedades físicas e químicas do polímero. De modo geral, as espécies não ionizadas de um soluto têm maior tendência a se ligar do que as espécies ionizadas. Assim, o pH da solução influencia a tendência à sorção, já que ele afeta o grau de ionização do soluto. Além disso, o pH de uma solução pode afetar a natureza química de um recipiente plástico, aumentando ou diminuindo os sítios de ligação disponíveis para as moléculas do soluto. Materiais plásticos com grupamentos polares são particularmente propensos à sorção. Como a sorção depende da penetração ou da difusão de um soluto para o interior do plástico, o veículo farmacêutico, ou solvente usado, também desempenha um papel importante ao alterar a integridade do plástico.

A sorção pode ocorrer com substâncias farmacológicas ou excipientes farmacêuticos. Assim, cada um dos componentes da formulação deve ser examinado quanto à tendência à sorção no plástico em questão. O processo pode ser iniciado pela adsorção de um soluto na superfície interna de um recipiente plástico. Após a saturação da superfície, o soluto pode se difundir e ligar-se à porção interna do plástico. A sorção de um fármaco contido em uma solução leva à redução de sua concentração, tornando a potência do produto não confiável. A sorção de excipientes farmacêuticos, tais como corantes, conservantes ou estabilizantes, também altera a qualidade do produto. O metilparabeno pode ser sorvido por certos tipos de plásticos, produzindo a diminuição na quantidade disponível desse conservante e podendo resultar em menor eficácia.

Deformação, amolecimento, endurecimento e outras alterações físicas nos recipientes plásticos podem ser causadas pela ação de seu conteúdo ou por fatores externos, incluindo alterações da temperatura e estresse físico resultantes de manuseio e transporte.

A dispensação do medicamento aos pacientes no mesmo tipo de recipiente usado pelo fabricante é considerada uma boa prática. Em alguns casos, o frasco original é usado para dispensar o medicamento.

MATERIAIS DE EMBALAGEM COM TAMPA À PROVA DE CRIANÇAS E ADEQUADOS PARA IDOSOS

Para reduzir a intoxicação acidental causada pela ingestão de medicamentos e outros produtos químicos domiciliares, o Poison Prevention Packaging Act passou a ser lei em 1970. A responsabilidade pela administração e o cumprimento da lei, originalmente da FDA, foi transferida à Consumer Product Safety Commission, em 1973, quando esta agência foi criada pela aprovação do Consumer Product Safety Act. A legislação inicial obrigava o uso de tampas à prova de crianças para produtos contendo ácido acetilsalicílico e determinados agentes químicos de uso domiciliar que apresentam potencial significativo para causar intoxicações acidentais.

Quando as tecnologias de produção de tampas foram desenvolvidas, a legislação foi estendida de modo a incluir o uso de tais tampas em medicamentos com tarja e de venda livre. No momento, todos os medicamentos com tarja destinados ao uso oral devem ser dispensados ao paciente em um recipiente com tampa à prova de crianças, a menos que o médico ou o paciente solicitem o contrário ou o produto seja isento dessa exigência.

A Consumer Product Safety Commission pode propor a isenção para alguns medicamentos e produtos farmacêuticos, com base em dados toxicológicos ou considerações práticas. Por exemplo, determinados medicamentos cardíacos, como os comprimidos sublinguais de nitroglicerina, são isentos nessa legislação devido à importância do acesso imediato do paciente ao fármaco. Isenções também são permitidas nos casos de medicamentos de venda livre comercializados em alguns tipos de embalagens para consumidores cujas tampas de segurança são desnecessárias ou difíceis de manipular. Esses consumidores incluem pessoas sem filhos, pacientes artríticos e debilitados. Esses frascos devem ser rotulados com os dizeres "Frasco para domicílios que não têm crianças" ou "Este frasco não é à prova de crianças".

Um recipiente à prova de crianças é definido como aquele que é significativamente difícil para uma criança de 5 anos ou menos abrir ou obter uma quantidade perigosa de seu conteúdo, em um tempo razoável, e que não é difícil para um "adulto normal" usar de forma adequada (19,20). A Consumer Product Safety Commission avalia a eficácia de tais recipientes usando crianças de 42 a 51 meses. Os quatro desenhos básicos empregados consistem em alinhar as setas, apertar para baixo e girar, pressionar o frasco e girar e usar a lingueta da tampa para abrir o frasco. Um recipiente à prova de crianças é demonstrado na Figura 3.7.

Em reconhecimento ao fato de que muitos adultos, em particular idosos e aqueles apresen-

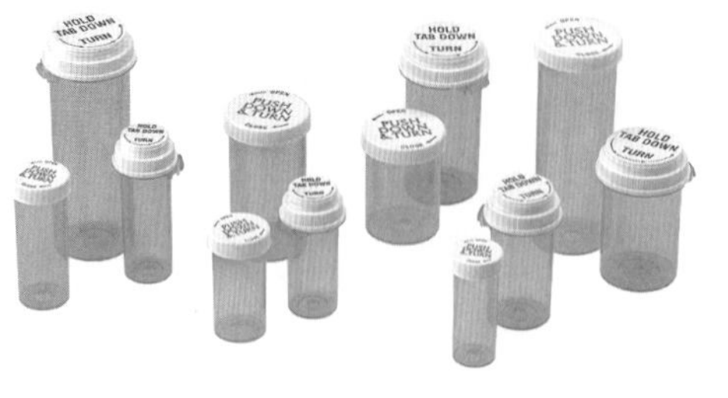

FIGURA 3.7 Tampa de segurança à prova de crianças em frascos de medicamentos para dispensação. (Cortesia da Owens-Brockway Prescription Products.)

tando artrite ou mãos enfraquecidas, têm dificuldade em abrir frascos de medicamentos com tampa à prova de crianças, a lei foi corrigida (em vigor em 1998) para que tais recipientes fossem prontamente abertos por adultos mais velhos. A exigência anterior, na qual adultos entre 18 e 45 anos eram usados em testes de eficácia, foi substituída por protocolos empregando adultos de três faixas etárias: 50 a 54, 55 a 59 e 60 a 70 anos (20).

Medicamentos que são usados ou dispensados em instituições de saúde, incluindo hospitais, casas de repouso e clínicas, não necessitam de acondicionamento em frascos com tampas de segurança, a menos que sejam dados aos pacientes que estão deixando a instituição.

EMBALAGENS CUJA VIOLAÇÃO É EVIDENTE

A discussão sobre o uso de embalagens cuja violação ou adulteração pode ser facilmente visualizada foi apresentada anteriormente neste capítulo, na seção sobre "Controle de embalagens e rótulos".

EMBALAGEM E ADESÃO AO TRATAMENTO

Muitos pacientes não aderem ao esquema de doses do medicamento. Os muitos fatores associados a essa não adesão incluem a má compreensão do esquema de doses, a confusão gerada com a grande quantidade de medicamentos que devem ser tomados, o esquecimento e o sentimento de bem-estar que leva à descontinuação do tratamento.

Para auxiliar os pacientes a tomar seus medicamentos corretamente, fabricantes e farmacêuticos elaboraram várias técnicas educacionais, lembretes, formas de embalagem que favorecem a adesão e outros dispositivos. O estojo de contraceptivos orais foi uma das primeiras formas de embalagem desenvolvidas para auxiliar na adesão ao esquema de doses prescrito. Muitas inovações subsequentes surgiram, incluindo cartelas com calendários. No caso da dispensação de produtos manipulados em recipientes tradicionais (p. ex., frascos para cápsulas), muitas vezes os farmacêuticos fornecem calendários ou caixas de pílulas comerciais com compartimentos diários ou semanais. Essas técnicas e dispositivos, elaborados com a intenção de melhorar a adesão ao tratamento, são particularmente úteis para pacientes que tomam vários medicamentos.

ROTULAGEM*

Todos os produtos farmacêuticos distribuídos nos Estados Unidos devem atender às exigências de rotulagem do Code of Federal Regulations (1-4,21,22). Diferentes critérios de rotulagem são aplicados a medicamentos sob investigação, especialidades farmacêuticas, substâncias controladas, medicamentos manipulados, produtos de venda livre, produtos veterinários, dispositivos médicos e outras categorias e produtos específicos. Em cada caso, as exigências federais quanto à rotulagem podem ser fortalecidas pelas leis estaduais.

De acordo com a legislação federal norte-americana, a rotulagem de produtos farmacêuticos inclui não somente a colocação do rótulo no recipiente e a embalagem imediata, mas também as bulas, a literatura da companhia, o material promocional e de propaganda, tais como folhetos, malas diretas, fichas de arquivo, boletins, listas de preços, filmes, dispositivos, exibições, reimpressões de literatura, informações acessadas por computador e outros materiais relacionados ao produto.

Informações importantes para medicamentos vendidos somente sob prescrição médica são fornecidas aos profissionais da área da saúde na bula do produto. Conforme abordado no Capítulo 2, a bula deve trazer a apresentação completa do produto farmacêutico, de modo a permitir que o

*N. de R.T. No Brasil, a RDC nº 333 da Anvisa, de 19/11/2003, dispõe sobre rotulagem de medicamentos e outras providências. Essa resolução apresenta várias Revogações Parciais, inclusive a RDC nº 71, de 22/12/2009, que estabelece regras para a rotulagem de medicamentos.

médico use-o com conhecimento suficiente a respeito de seus benefícios e riscos.

RÓTULO DO FABRICANTE

As informações que geralmente aparecem no rótulo imediato do distribuidor ou fabricante afixado sobre o recipiente são as seguintes:

1. O nome genérico estabelecido do(s) fármaco(s) e o nome de marca do produto, se algum for usado.
2. O nome do fabricante, embalador ou distribuidor do produto.
3. Quantidade de fármaco por unidade de peso, volume ou dosagem; aquela que for mais apropriada.
4. Forma farmacêutica.
5. Quantidade líquida do produto contido no recipiente em unidades de peso, volume ou número de unidades de dosagem, conforme for apropriado.
6. O logotipo "Apenas com prescrição médica" ou a legenda federal "Atenção – a legislação federal proíbe a dispensação sem prescrição" ou declaração similar.
7. Uma referência no rótulo indicando a leitura da bula que acompanha o medicamento ou outra literatura para conhecimento da dose ou obtenção de outras informações.
8. As instruções de armazenamento especiais, quando for aplicável.
9. O número de identificação do produto segundo o National Drug Code (e frequentemente um código de barras).
10. O número de controle ou rótulo identificador.
11. O prazo de validade.
12. Para substâncias controladas, o símbolo "C" do Drug Enforcement Administration (DEA) com o esquema designado (p. ex., III). A advertência "Perigo – pode causar dependência" também pode aparecer.

RÓTULO DO MEDICAMENTO DISPENSADO

Ao seguir a prescrição, o farmacêutico, segundo a lei federal, deve incluir as seguintes informações sobre o rótulo do medicamento manipulado a ser dispensado:

- O nome e o endereço da farmácia.
- O número de série da prescrição.
- A data da dispensação ou a data da embalagem ou reembalagem (a lei estadual frequentemente determina qual data deve ser usada).
- O nome do médico.
- O nome do paciente.
- As orientações de uso, incluindo precauções, conforme indicado na prescrição.

Além disso, as leis estaduais podem requerer as seguintes informações:

- O endereço do paciente.
- O nome ou as iniciais do farmacêutico.
- O número de telefone da farmácia.
- O nome do medicamento, a potência e o número de controle ou lote do fabricante.
- O prazo de validade.
- O nome do fabricante ou distribuidor.
- Em uma tentativa de diminuir os erros de medicação, pode-se incluir no rótulo a indicação terapêutica, para ajudar a assegurar ao farmacêutico que o medicamento prescrito é adequado.

RÓTULOS DE PRODUTOS DE VENDA LIVRE

Em 1997, a FDA incumbiu-se da elaboração de um formato padronizado de rótulos de produtos de venda livre (OTC, do inglês *over-the-counter*). Essa iniciativa resultou da verificação de que o desenho e o formato dos rótulos variavam consideravelmente nesses produtos (acima de 350 mil são comercializados), tornando difícil a leitura e a compreensão das informações pelos consumidores (23). A FDA solicitou a padronização de títulos e subtítulos, ordem de apresentação, estilo e linguagem, de modo a facilitar a leitura e a compreensão pelo consumidor. Dessa forma, os produtos de venda livre apresentam na embalagem "Dados sobre o Medicamento", contendo as informações requeridas pela FDA.

O rótulo dos recipientes de venda livre deve incluir as seguintes informações:

- O nome do produto.
- O nome e o endereço do fabricante, embalador ou distribuidor.

- A declaração da quantidade líquida do conteúdo.
- Os nomes e as quantidades de todos os fármacos por unidade de dosagem. Os excipientes também são listados.
- O nome de qualquer substância presente na formulação que possa causar dependência.
- A declaração da classe farmacológica ou principal ação (p. ex., antiácido) e as orientações quanto ao uso seguro e eficaz; por exemplo, dose, frequência da dose, considerações sobre dose e idade do paciente, via de administração e informações sobre o uso do medicamento, tais como necessidade de agitação ou diluição.
- As precauções e os cuidados para proteger o consumidor; por exemplo, duração máxima de uso antes de consultar um médico, possíveis eventos adversos, instruções para o caso de *overdose* acidental, condições nas quais o medicamento é contraindicado ou utilizado somente com a supervisão de um profissional, interações medicamentosas, advertências quanto ao consumo durante gravidez e amamentação. Se o medicamento for de uso sistêmico (a menos que seja especificamente isento desta exigência), o seguinte aviso deve estar presente: "Atenção: como qualquer medicamento, em caso de gravidez ou amamentação, procure orientação do profissional da saúde antes de usar este produto".
- O teor de sódio para certos produtos orais destinados à ingestão, quando o produto contiver 5 mg ou mais de sódio por dose ou 140 mg ou mais na dose diária máxima.
- As condições de armazenamento, incluindo estocagem em local seguro fora do alcance das crianças.
- A descrição do tipo de lacre inviolável.
- O número do lote e o prazo de validade. Os produtos que não apresentam um limite de dose e são estáveis por pelo menos três anos são isentos da exigência de incluir o prazo de validade na embalagem, por exemplo, produtos tópicos, como protetores da pele, loções, cremes, pomadas e adstringentes.

Conforme observado, os rótulos de produtos de venda livre devem incluir avisos sobre o fato de que o uso indiscriminado do medicamento pode levar a complicações médicas graves ou mascarar um problema mais sério do que aquele para o qual foi indicado. Por exemplo, o uso de laxantes é perigoso quando sintomas de apendicite estão presentes, pois eles podem intensificar o problema ou mesmo levar à ruptura do órgão. Por essa razão, a seguinte declaração é requerida por lei nas embalagens de laxantes:

> *Atenção: não utilizar em caso de dor abdominal, náuseas ou vômitos. O uso frequente e prolongado deste medicamento pode causar dependência.*

Um paciente pode subestimar a gravidade de uma tosse se um xarope temporariamente aliviar esse sintoma; entretanto, esse sintoma pode ser um indício de uma condição de saúde grave que requer tratamento específico. Medicamentos de venda livre para tosse devem, portanto, trazer a seguinte declaração:

> *Atenção: a tosse persistente pode ser um grave problema de saúde. Se persistir por mais de uma semana, tender à recorrência ou estiver acompanhada de febre, erupção cutânea ou dor de cabeça constante, consulte um médico.*

Esses são dois exemplos de advertências exigidas nos medicamentos de marca. Problemas de saúde graves não podem ser diagnosticados nem tratados por pessoas leigas com medicamentos de venda livre.

Os dados sobre o medicamento também devem utilizar termos que são familiares ao consumidor, por exemplo, "usos" em vez de "indicações". Além disso, termos leigos devem ser preferidos a jargões médicos, por exemplo, "pulmão", em vez de "pulmonar", "coração", no lugar de "cardíaco". Uma vez que existe uma preocupação que certos indivíduos, por exemplo, pacientes geriátricos, possam não ser capazes de ler um rótulo, uma fonte bem legível é requerida com qualquer exibição gráfica presente.

O título "Dados sobre o medicamento" deve aparecer no topo de cada painel contendo as informações e incluir: o "Princípio ativo", a "Finalidade", o "Uso", os "Riscos", as "Instruções", as "Outras informações", os "Excipientes" e as "Questões".

RÓTULOS DE SUPLEMENTOS ALIMENTARES

Com o Dietary Supplement Health Education Act (1994), os fabricantes de suplementos podem fazer certas afirmações no rótulo. Entretanto, ela deve ser exata e confiável. Essa lei desautoriza "afirmações de doença" que inferem ou implicam que o produto possa ser utilizado para prevenir, tratar, curar, atenuar ou diagnosticar uma condição médica. Logo, é permitida a rotulagem da relação "estrutura/função". Um exemplo seria a indicação de que o produto ajuda a "melhorar o humor", em vez de tratar a depressão. Afirmações podem ser feitas em relação a condições clássicas decorrentes da falta de nutrientes e estado da prevalência da doença nos Estados Unidos.

Nesses casos, quando um fabricante fizer uma afirmação, o rótulo deve conter também o aviso: "Esta afirmação não foi avaliada pela FDA. Este produto não se destina a diagnosticar, tratar, curar ou prevenir qualquer doença". Para fitoterápicos, o rótulo deve conter ainda a parte da planta utilizada na fabricação do produto, por exemplo, raiz, galho, folha. Um formato padronizado fornece ao paciente um mínimo de informação antes da utilização do produto (ver a Fig. 3.8 para exemplo).

Nos últimos anos, uma grande preocupação em relação aos suplementos alimentares é a falta de padronização do produto e a sua possível contaminação com outros agentes químicos, por exemplo, chumbo, arsênio ou outros fármacos, como metiltestosterona e digoxina, uma vez que a adesão dos fabricantes às BPF é facultativa. Na tentativa de demonstrar que não há componentes que não estejam listados no rótulo e que não existem níveis inaceitáveis de contaminantes, alguns fabricantes têm seus produtos avaliados pela USP, pelo USP Verified Program, pelo NSF Certification Program ou pelo Consumer Laboratories. Quando o produto é aprovado, pode conter um selo ou uma marca de certificação no rótulo, garantindo sua segurança ao consumidor. Isso, entretanto, não garante a eficácia.

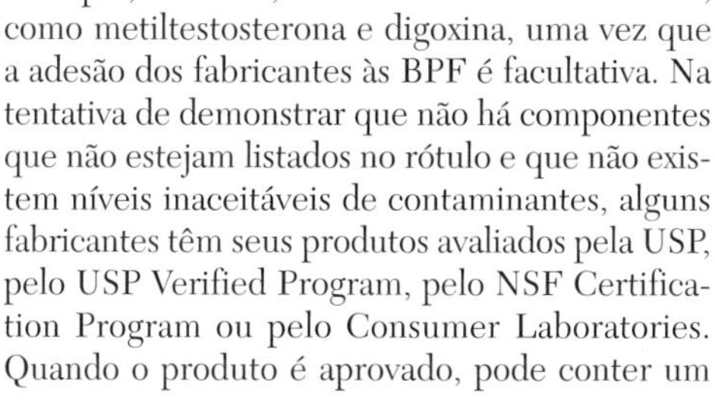

FIGURA 3.8 Exemplo de rótulo de suplementos alimentares.

ARMAZENAMENTO

Para assegurar a estabilidade de uma preparação farmacêutica durante o período de validade, o produto deve ser armazenado em condições apropriadas. O rótulo do produto deve incluir as condições de armazenamento desejadas. Os termos geralmente empregados em tais rótulos têm significados definidos pela USP (15):

Frio: qualquer temperatura não superior a 8°C. O refrigerador é um local frio no qual a temperatura é mantida entre 2 e 8°C. Um congelador é um local frio no qual a temperatura é mantida termostaticamente entre –25 e –10°C.

Fresco: qualquer temperatura entre 8 e 15°C. Um produto cujo armazenamento aconselhado é um local fresco pode alternativamente ser colocado em um refrigerador, a menos que sua monografia indique o contrário.

Temperatura ambiente: a temperatura que prevalece no ambiente de trabalho. Uma temperatura ambiente controlada abrange a faixa de 20 a 25°C, mas permite variações entre 15 e 30°C, que podem ser encontradas em farmácias, hospitais e almoxarifados.

Morna: qualquer temperatura entre 30 e 40°C.

Calor excessivo: acima de 40°C.

Proteção contra o congelamento: quando, além do risco de quebra do frasco, o congelamento sujeita o produto à perda da concentração ou potência ou altera a forma farmacêutica, o rótulo deve conter instruções para evitar o congelamento.

TRANSPORTE

A proteção de um produto farmacêutico durante o transporte é um aspecto importante. Entretanto, a manutenção das condições satisfatórias de temperatura e umidade durante o transporte não é sempre praticada (24). As variações de temperatura e umidade podem ocorrer durante o deslocamento do fabricante até o distribuidor ou a farmácia, da farmácia ao domicílio do paciente, no transporte por correspondência, bem como no período na caixa de correio e também nos veículos de emergência. O transporte para ou dentro de áreas geográficas de condições extremas de temperatura e umidade requer considerações especiais.

APLICANDO OS PRINCÍPIOS E CONCEITOS

ATIVIDADES EM GRUPO

1. Liste problemas que evitam que as farmácias manipulem mais do que o fazem atualmente.
2. Compare a produção farmacêutica industrial e os produtos farmacêuticos manipulados. Dê exemplos de cada um.
3. Desenvolva uma cartilha resumindo as oito recomendações das Boas Práticas de Manipulação aplicadas a farmácias licenciadas pelo estado (do inglês *The Good Compounding Practices Applicable to State-Licensed Pharmacies*).
4. Dê exemplos de fármacos que interajam com seus recipientes e descreva o tipo de interação.
5. Compare o rótulo de um medicamento vendido sob prescrição médica com o de um medicamento de venda livre e um suplemento alimentar.

ATIVIDADES INDIVIDUAIS

1. Para uma forma farmacêutica específica, discuta o motivo da importância do recipiente usado para o respectivo medicamento.
2. Quais são os problemas encontrados na utilização de plásticos na embalagem de medicamentos?
3. Escolha um medicamento de venda livre. Identifique e liste todas as informações exigidas pela FDA, que devem estar no rótulo.
4. Crie um rótulo de um medicamento. Inclua todas as informações exigidas pelas leis federais e estaduais.
5. Faça uma lista de informações contidas no rótulo que podem induzir a algum erro na hora da dispensação do medicamento.
6. Faça uma lista de modificações no rótulo que busquem diminuir erros na dispensação.

REFERÊNCIAS

1. Code of Federal Regulations, Title 21, Parts 210–211.
2. Code of Federal Regulations, Title 21, Part 606.
3. Code of Federal Regulations, Title 21, Part 226.
4. Code of Federal Regulations, Title 21, Part 820.
5. A Strategic View of Information Technology in the Pharmaceutical Industry. Philadelphia: Deloitte & Touche, 1994. http://www.pharmait.co.uk/ (Accessed August 14, 2009)
6. Laboratory Robotics Handbook. Hopkinton, MA: Zymark, 1988. http://www.labautopedia.com/mw/index.php/The_Zymark_Story (Accessed August 14, 2009)
7. Guide to Inspection of Bulk Pharmaceutical Chemicals. Rockville, MD: Food & Drug Administration, 1991.
8. Moore RE. FDA's guideline for bulk pharmaceutical chemicals: A consultant's interpretation. Pharm Technol 1992;16:88–100.
9. Avallone HL. GMP inspections of drug-substance manufacturers. Pharm Technol 1992;16:46–55.
10. Mercill A. A good manufacturing practices guide for bulk pharmaceutical excipients. Pharm Technol 1995;19:34–40.
11. Bernstein DF. Investigational clinical trial material supply operations in new product development. Appl Clin Trials 1993;2:59–69.
12. FDA Modernization Act. Washington: Congress of the United States, 1997.
13. Selections from USP 23-NF 18: Pharmacy -Compounding Practices and Sterile Drug Products for Home Use. -Rockville, MD: United States Pharmacopeial Convention, 1996.
14. Model State Pharmacy Act and Model Rules of the National Association of Boards of Pharmacy. Mount Prospect, IL: National Association of Boards of Pharmacy, 2008.
15. United States Pharmacopeia 32–National Formulary 27. Rockville, MD: United States Pharmacopeial Convention, 2009.
16. Guideline for Submitting Documentation for packaging Drug Products. Rockville MD: Food & Drug Administration, Sept 1999. (Accessed August 14, 2009).
17. Hacker D. Extruder sees future of medical market: Rigid PET. Pharmaceut Med Pack News 1994;2:22.
18. Wagner J. Pending ICH guidelines and sophisticated drugs add up to the need for higher moisture protection. Pharmaceut Med Pack News 1996;4:20–24.
19. 60 Federal Register 38671–38674.
20. 60 Federal Register 37709–37744.
21. Code of Federal Regulations, Title 21, Parts 500–599.
22. Code of Federal Regulations, Title 21, Part 1300.
23. 62 Federal Register 9023–9061.
24. Okeke CC, Bailey LC, Medwick T, Grady LT. Tempera- ture fluctuations during mail order shipment of pharmaceutical articles using mean kinetic temperature approach. Pharmacopeial Forum 1997;23:4155–4182.

SEÇÃO II
DELINEAMENTO DE FORMAS FARMACÊUTICAS E SISTEMAS DE LIBERAÇÃO DE FÁRMACOS

CAPÍTULO 4 Delineamento de formas farmacêuticas: considerações farmacêuticas e de formulação

OBJETIVOS

Após ler este capítulo, o estudante será capaz de:

1. Listar razões para a incorporação de fármacos em várias formas farmacêuticas.
2. Comparar e diferenciar as vantagens e as desvantagens de várias formas farmacêuticas.
3. Descrever as informações necessárias em estudos pré-formulação para caracterizar um fármaco para possível inclusão em uma forma farmacêutica.
4. Descrever os mecanismos de degradação de fármacos e fornecer exemplos de cada um.
5. Descrever os cinco tipos de instabilidade de fármacos de interesse para a prática farmacêutica.
6. Resumir as abordagens empregadas para estabilizar fármacos em formas farmacêuticas.
7. Calcular as velocidades de reação para várias formas farmacêuticas líquidas.
8. Classificar os diversos adjuvantes e excipientes farmacêuticos.

Os fármacos raramente são administrados de modo isolado; eles são fornecidos como parte de uma formulação, em combinação com uma ou mais substâncias inativas que possuem funções farmacêuticas gerais e específicas. O uso seletivo desses agentes não medicinais, denominados adjuvantes farmacêuticos ou excipientes, resulta na obtenção de vários tipos de formas farmacêuticas. Os adjuvantes farmacêuticos solubilizam, suspendem, aumentam a viscosidade, diluem, emulsificam, estabilizam, conservam, colorem, flavorizam e transformam agentes terapêuticos em formas farmacêuticas eficazes e interessantes. Cada forma é única em suas características físicas e farmacêuticas. Essas preparações diferentes fornecem desafios de formulação para o farmacêutico industrial e da manipulação e possibilitam ao médico escolher o medicamento e o sistema de liberação no ato da prescrição. A área referente ao estudo de formulação, produção, estabilidade e eficácia terapêutica é chamada de desenvolvimento farmacotécnico de medicamentos.

O delineamento e a formulação corretos de uma forma farmacêutica requerem o conhecimento das características físicas, químicas e biológicas de todas as substâncias ativas e os adjuvantes a serem utilizados na fabricação do medicamento. O fármaco e os excipientes devem ser compatíveis uns com os outros para produzir um medicamento que seja estável, eficaz, atrativo, fácil de administrar e seguro. O medicamento deve ser preparado com medidas apropriadas de controle de qualidade e acondicionado em um recipiente que mantenha as características iniciais do produto. Outrossim, deve ser rotulado de modo que promova o uso correto e armazenado sob condições que contribuam para sua estabilidade.

Os métodos para preparação de formas farmacêuticas específicas e de sistemas de liberação de fármacos são descritos nos capítulos seguintes. Este capítulo apresenta algumas considerações gerais sobre física farmacêutica, formulações de medicamentos e adjuvantes farmacêuticos.

A NECESSIDADE DE FORMAS FARMACÊUTICAS

A potência e a baixa dosagem da maioria dos fármacos utilizados atualmente excluem qualquer possibilidade de que os pacientes possam obter, com segurança, a dose apropriada de um fármaco a partir da matéria-prima pura usada na preparação do medicamento. A maioria dos fármacos é administrada em miligramas, uma quantidade muito pequena para ser medida, a não ser em balança analítica eletrônica ou de prescrição sensível. Por exemplo, como um leigo poderia obter, a partir de uma grande quantidade, 325 mg de ácido acetilsalicílico encontrados em comprimidos comuns? Isso não é possível. Porém, comparada com muitos outros fármacos, a dose de ácido acetilsalicílico é enorme (Tab. 4.1). Por exemplo, a dose de etinilestradiol, 0,05 mg, é 1/6.500 da quantidade de ácido acetilsalicílico presente em um comprimido. Dito de outra maneira, 6.500 comprimidos de etinilestradiol, contendo 0,05 mg de fármaco, poderiam ser produzidos a partir de uma quantidade de etinilestradiol igual à quantidade de ácido acetilsalicílico presente em um único comprimido. Quando a dose do fármaco é diminuta, como a do etinilestradiol, formas farmacêuticas sólidas – como os comprimidos e as cápsulas – devem ser preparadas com o auxílio de diluentes para que uma unidade de dosagem seja grande o suficiente para ser apanhada com a ponta dos dedos.

Além de fornecer um meio para a obtenção de doses exatas de modo seguro e conveniente, as formas farmacêuticas são necessárias pelas seguintes razões:

- Proteger o fármaco da influência destrutiva do oxigênio atmosférico ou da umidade (comprimidos revestidos, ampolas seladas).
- Proteger o fármaco da influência destrutiva do ácido gástrico após a administração oral (comprimidos com revestimento entérico).

TABELA 4.1 **Alguns fármacos com doses usuais relativamente baixas**

FÁRMACO	DOSE USUAL (mg)	CATEGORIA
Cloridrato de betaxolol	10,00	Antianginoso
Clotrimoxazol	10,00	Antifúngico
Cloridrato de metilfenidato	10,00	Estimulante do SNC
Acetato de medroxiprogesterona	10,00	Progestina
Besilato de mesoridazina	10,00	Antipsicótico
Sulfato de morfina	10,00	Analgésico narcótico
Nifedipino	10,00	Vasodilatador coronariano
Omeprazol	10,00	Antiulceroso
Cloridrato de quinapril	10,00	Anti-hipertensivo
Clorazepato dipotássico	7,50	Tranquilizante
Cloridrato de buspirona	5,00	Ansiolítico
Maleato de enalapril	5,00	Anti-hipertensivo
Hidrocodona	5,00	Analgésico narcótico
Prednisolona	5,00	Esteroide adrenocorticoide
Sulfato de albuterol	4,00	Broncodilatador
Maleato de clorfeniramina	4,00	Anti-histamínico
Felodipino	2,50	Vasodilatador
Gliburida	2,50	Antidiabético
Mesilato de doxazosina	2,00	Anti-hipertensivo
Tartarato de levorfanol	2,00	Analgésico narcótico
Cloridrato de prazosina	2,00	Anti-hipertensivo
Risperidona	2,00	Antipsicótico
Estropipato	1,25	Estrogênio
Bumetanida	1,00	Diurético
Clonazepam	1,00	Anticonvulsivante
Mesilatos ergoloides	1,00	Adjuvante cognitivo
Alprazolam	0,50	Ansiolítico
Colchicina	0,50	Antigotoso
Nitroglicerina	0,40	Antianginoso
Digoxina	0,25	Cardiotônico (manutenção)
Levotiroxina	0,10	Hormônio tireoidiano
Misoprostol	0,10	Antiulceroso, abortivo
Etinilestradiol	0,05	Estrogênio

- Ocultar o sabor amargo, salgado ou repugnante, bem como o odor do fármaco (cápsulas, comprimidos revestidos, xaropes).
- Obter preparações líquidas de substâncias insolúveis ou instáveis no veículo desejado (suspensões).
- Obter formas farmacêuticas líquidas límpidas das substâncias (xaropes, soluções).
- Permitir a ação controlada do fármaco (vários comprimidos de liberação controlada, cápsulas e suspensões).
- Proporcionar a ação ótima dos fármacos a partir do local de administração tópica (pomadas, cremes, adesivos transdérmicos e preparações otológicas, nasais e oftálmicas).
- Proporcionar a inserção de fármacos em orifícios do corpo (supositórios retais ou vaginais).
- Permitir a colocação do fármaco diretamente na circulação sanguínea ou nos tecidos corporais (injeções).
- Proporcionar a ação adequada do fármaco por meio de terapia inalatória (inalantes e aerossóis para inalação).

CONSIDERAÇÕES GERAIS NO DESENVOLVIMENTO DE FORMAS FARMACÊUTICAS

Antes de produzir um fármaco em forma farmacêutica, o produto desejado deve ser delineado tão bem quanto possível para estabelecer uma metodologia de trabalho para seu desenvolvimento. Inicialmente, várias formulações do produto são preparadas e examinadas quanto às características desejáveis (perfil de liberação do fármaco, biodisponibilidade, eficácia clínica, entre outras), com o objetivo de que estudos posteriores de transposição para escala-piloto e grande escala sejam realizados. A formulação que melhor satisfizer as metas traçadas é selecionada e denominada de *fórmula-padrão*. Cada lote do produto subsequentemente preparado deve atender às especificações estabelecidas nessa fórmula.

Há muitas formas nas quais uma substância ativa pode ser disponibilizada visando ao tratamento eficaz e conveniente da doença. Geralmente, o fabricante disponibiliza um fármaco em várias formas farmacêuticas e concentrações (Fig. 4.1). Dentre os fatores considerados antes que um fármaco seja formulado em uma ou mais formas farmacêuticas estão o interesse terapêutico, como

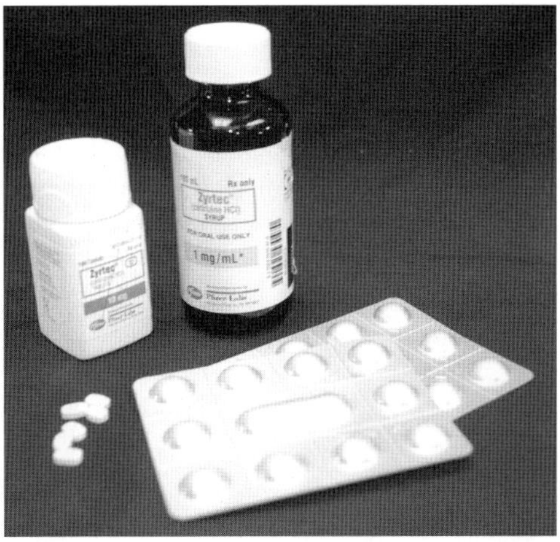

FIGURA 4.1 Várias formas de apresentação de um fármaco comercializadas por uma indústria farmacêutica para atender as necessidades especiais do paciente.

a natureza da doença, a maneira pela qual ela é tratada (localmente ou pela ação sistêmica), a idade e o estado presumível do paciente.

Se o medicamento for destinado ao uso sistêmico e a administração oral for desejável, em geral são preparados comprimidos ou cápsulas, pois são facilmente manipulados pelo paciente, sendo mais adequados para a autoadministração. Se o fármaco tiver aplicação em uma situação de emergência em que o paciente encontre-se em coma ou incapaz de ingerir o medicamento, uma forma injetável também pode ser disponibilizada. Muitos outros exemplos de situações terapêuticas que afetam o desenvolvimento da forma farmacêutica podem ser citados, como os casos de enjoo, náusea e vômito, nos quais comprimidos e adesivos transdérmicos são usados na prevenção e supositórios e injeções, no tratamento.

A idade do paciente também representa um aspecto relevante no desenvolvimento da forma farmacêutica. Para crianças menores de cinco anos, os líquidos orais são preferíveis às formas sólidas. Esses líquidos, que são soluções aquosas flavorizadas, xaropes ou suspensões, são administrados diretamente na boca da criança com auxílio de conta-gotas, colher ou medidor oral (Fig. 4.2) ou ainda misturados na alimentação. Uma única preparação pediátrica líquida pode ser usada em crianças de todas as idades, com a dose do fármaco variando de acordo com o volume administrado. Quando um jovem apresenta tosse produtiva ou está enjoado, com vômitos ou simplesmente é um paciente rebelde,

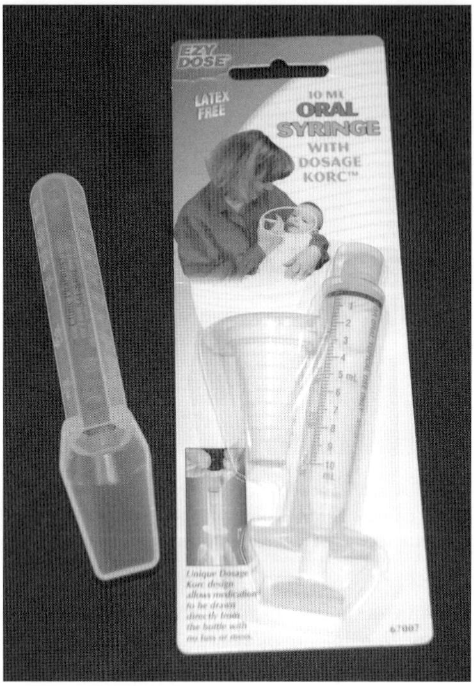

FIGURA 4.2 Dispositivos utilizados para auxiliar na determinação de doses orais para crianças.

podem ocorrer dúvidas em relação à quantidade do medicamento administrado que é realmente engolida ou o quanto é expectorado. Em muitos casos, o uso de injeções pode ser necessário. Supositórios retais pediátricos podem ser empregados, embora a absorção do fármaco no reto seja frequentemente errática.

Durante a infância e mesmo na idade adulta, um indivíduo pode ter dificuldade de deglutir formas farmacêuticas sólidas, especialmente comprimidos não revestidos. Por essa razão, alguns medicamentos são formulados como comprimidos mastigáveis. Muitos deles são comparáveis, em textura, à menta usada após as refeições e quebráveis, resultando em um material cremoso de gosto agradável. Comprimidos recentemente disponíveis dissolvem-se na boca em cerca de 10 a 15 segundos, permitindo ao indivíduo, ao tomar um comprimido, ingerir, na verdade, um líquido. Muitos pacientes acham que as cápsulas são mais facilmente engolidas do que os comprimidos inteiros. Se uma cápsula for umedecida na boca antes de ser engolida, torna-se escorregadia e rapidamente desliza pela garganta com auxílio da água. Do mesmo modo, uma colher de chá de gelatina, açúcar líquido ou xarope colocada na boca e parcialmente engolida, antes da administração da forma farmacêutica sólida, auxilia na deglutição. Se uma pessoa tem dificuldade de tomar uma cápsula, o conteúdo desta pode ser esvaziado em uma colher, misturado com geleia, mel ou outro alimento similar para mascarar o gosto do fármaco e ser engolido. Os medicamentos destinados a idosos em geral são formulados como líquidos orais ou extemporaneamente preparados na forma líquida pelo farmacêutico. Entretanto, certos comprimidos e cápsulas desenvolvidos para liberação controlada não devem ser amassados ou mastigados, pois isso altera sua integridade e a ação desejada.

Muitos pacientes, sobretudo os idosos, tomam vários medicamentos diariamente. Quanto mais diferente for o tamanho, a forma e a cor das apresentações sólidas, mais fácil será a identificação do medicamento. Nos idosos, erros no uso de medicamentos ocorrem com frequência devido à múltipla terapia e à visão prejudicada. Portanto, as formas farmacêuticas que permitem reduzir a frequência de administração sem diminuir a eficácia são particularmente vantajosas.

Para resolver problemas de formulação, os pesquisadores empregam o conhecimento obtido por meio da experiência com outros fármacos quimicamente similares e aquele extraído da física, da química, da biologia e das ciências farmacêuticas. A primeira etapa do desenvolvimento de uma formulação nova inclui o levantamento de informações básicas referentes às características físicas e químicas do fármaco. Esses estudos de *pré-formulação* são essenciais no desenvolvimento do produto.

ESTUDOS DE PRÉ-FORMULAÇÃO

Antes da formulação da substância ativa em uma forma farmacêutica, é fundamental que a substância seja caracterizada química e fisicamente. Os seguintes estudos de *pré-formulação* (1), além de outras análises, fornecem as informações necessárias sobre o fármaco. Essas informações dão subsídios para a combinação do fármaco com adjuvantes farmacêuticos na fabricação da forma farmacêutica.

Descrição física

É importante compreender a descrição física de um fármaco antes do desenvolvimento da forma farmacêutica. A maioria dos fármacos em uso atualmente inclui materiais sólidos, compostos químicos puros de constituição cristalina ou amorfa. A pureza do composto químico é essencial para sua identificação e a avaliação de suas propriedades químicas, físicas e biológicas. As propriedades químicas incluem estrutura, forma e reatividade. As propriedades físicas abrangem características como a descrição física, o tamanho de partícula, a estrutura cristalina, o ponto de fusão e a solubilidade. As propriedades biológicas estão relacionadas à capacidade do fármaco de atingir um sítio de ação e produzir uma resposta biológica.

Os fármacos podem ser usados terapeuticamente sob as formas sólida, líquida e gasosa. Os fármacos líquidos são empregados em menor proporção do que os sólidos; os gasosos são ainda menos frequentes.

Os fármacos líquidos possuem obstáculos interessantes no desenvolvimento de formas farmacêuticas e sistemas de liberação. Muitos líquidos são voláteis e devem ser fisicamente isolados da atmosfera para prevenir a perda por evaporação. O nitrato de amila, por exemplo, é um líquido amarelado que é volátil mesmo em baixas temperaturas e altamente inflamável. Ele é mantido, para fins terapêuticos, em pequenos vidros cilíndricos lacrados, envoltos com gaze ou outro material adequado. No momento da administração, o vidro é quebrado entre a ponta dos dedos, e o líquido é despejado em uma gaze, para produzir vapores, que são inalados pelo paciente, provocando um efeito vasodilatador. A propilexedrina é outro líquido volátil que deve ser mantido em sistema fechado. Esse fármaco é usado como inalante nasal por sua ação vasoconstritora. Um bastão cilíndrico de material fibroso é impregnado com propilexedrina, e o cilindro saturado é colocado em um inalador nasal vedado, geralmente de plástico. A tampa do inalador deve ser seguramente apertada ao uso. Mesmo assim, o inalador mantém sua eficácia apenas por um tempo limitado, devido à volatilidade do fármaco.

Outro problema associado a fármacos líquidos é que aqueles destinados para a administração oral geralmente não podem ser formulados em comprimidos, a forma mais popular de medicamento de uso oral, sem modificação química. Uma exceção é a nitroglicerina, que é apresentada na forma de comprimidos sublinguais que se desintegram dentro de segundos depois de serem colocados embaixo da língua. Entretanto, como é volátil, o fármaco possui tendência de escapar dos comprimidos durante o armazenamento; portanto, é importante que eles sejam acondicionados em frascos de vidro hermeticamente fechados. Na maioria das vezes, quando um fármaco líquido deve ser administrado oralmente e uma forma farmacêutica sólida é desejável, uma de duas alternativas é usada. Na primeira, a substância líquida pode ser lacrada dentro de uma cápsula de gelatina mole. As vitaminas A, D e E, a ciclosporina (Neoral, Sandimmune) e o mesilato ergoloide (Hydergine LC) são líquidos comercialmente disponíveis na forma de cápsulas. Na segunda alternativa, o fármaco líquido pode ser convertido em um sal ou éster sólido, aceitável para a formulação de comprimidos ou cápsulas. Por exemplo, o bromidrato de escopolamina é um sal da escopolamina apresentado na forma de pó, que é facilmente comprimido. Há, ainda, outra opção para transformar líquidos em formas sólidas: misturar o fármaco com um material sólido ou semissólido fundido, como um polietilenoglicol de alto peso molecular. A mistura fundida é vertida para dentro de um invólucro de gelatina; após endurer, a cápsula é fechada.

A natureza líquida de determinados fármacos, em especial aqueles administrados oralmente em altas doses ou de uso tópico, pode ter algumas vantagens na terapia. Por exemplo, doses de 15 mL de óleo mineral podem ser administradas convenientemente como tal. Do mesmo modo, a natureza líquida do ácido undecilênico certamente não impede, mas potencializa, sua ação tópica no tratamento de infecções fúngicas da pele. Entretanto, na maioria das vezes, os farmacêuticos preferem materiais sólidos no desenvolvimento de uma formulação, pois podem facilmente transformá-los em cápsulas e comprimidos.

As dificuldades de formulação e estabilidade surgem menos frequentemente com formas farmacêuticas sólidas do que com preparações líquidas; por isso, muitos fármacos novos primeiro chegam ao mercado como comprimidos ou cápsulas. Posteriormente, após a solução de problemas farmacêuticos, uma forma líquida do mesmo fármaco pode ser comercializada. Esse procedimento é duplamente vantajoso, pois a maioria dos médicos e pacientes prefere comprimidos e cápsulas pequenos e, em geral, insípidos, dosificados de modo correto, às correspondentes formas líquidas. Portanto, comercializar um fármaco primeiramente em uma forma sólida é mais prático para o fabricante e conveniente para muitos pacientes. Estima-se que os comprimidos e as cápsulas constituem as formas farmacêuticas dispensadas em 70% dos casos pela comunidade farmacêutica, sendo os comprimidos disponibilizados com frequência duas vezes maior do que as cápsulas.

Análise microscópica

A análise microscópica da substância ativa de partida é um passo importante no estudo de pré-formulação. Ela fornece a indicação do tamanho da partícula e da distribuição granulométrica da matéria-prima, bem como da estrutura do cristal. As fotomicrografias de amostras de lotes iniciais e subsequentes do fármaco revelam dados valiosos quando os problemas na preparação da formulação são decorrentes de alterações nas características da partícula ou do cristal. Durante alguns procedimentos de preparação, as partículas do fármaco devem fluir livremente sem se aglomerar. Partículas ovais ou esféricas fluem mais facilmente do que aquelas em forma de agulha, tornando o seu processamento mais fácil.

Calor de vaporização

O uso da pressão de vapor é essencial na operação de bombas de liberação implantáveis e de aerossóis farmacêuticos. Essa pressão também é utilizada em inaladores nasais (propilexedrina com mentol e óleo de lavanda; Benzedrex*) para o tratamento de congestão nasal. Nessa forma farmacêutica, a quantidade de fármaco requerida para a eficácia terapêutica e uma estimativa racional do tempo de utilização podem ser determinadas. Além disso, no caso de derramamento em lugares inacessíveis, o tempo de evaporação da substância pode ser calculado. Alguns fármacos voláteis podem migrar dentro de um comprimido, de modo que sua distribuição pode não ser mais uniforme. Esse fato tem impacto na dose de um fármaco, pois uma porção pode ser maior ou menor do que outra.

A exposição pessoal devido ao manuseio, derramamento ou aerossolização de fármacos perigosos (agentes oncológicos) que podem vaporizar constitui outra aplicação, já que o aumento da mobilidade de moléculas tóxicas pode estar relacionado à temperatura do ambiente. Alguns fármacos, como a carmustina, exibem uma maior pressão de vapor com o aumento da temperatura, em comparação a cisplatina ciclofosfamida, etoposida, cisplatina e 5-fluorouracila, como ilustrado na Cápsula de Física Farmacêutica 4.1, Calor de Vaporização.

* N. de R. T. Nome comercial existente apenas nos EUA.

Abaixamento do ponto de fusão

Uma das características de uma substância pura é apresentar um ponto de fusão ou uma faixa de temperatura de fusão definida. Se não for pura, a substância exibirá mudança no ponto de fusão. Esse fenômeno é comumente usado para determinar a pureza do fármaco e, em alguns casos, a compatibilidade de várias substâncias antes da inclusão em uma mesma forma farmacêutica. Tal característica é posteriormente descrita na Cápsula de Física Farmacêutica 4.2, Abaixamento do Ponto de Fusão.

CÁPSULA DE FÍSICA FARMACÊUTICA **4.1**

Calor de vaporização

A quantidade de calor absorvido quando 1 g de um líquido vaporiza é conhecida como "calor de vaporização" desse líquido e é medida em calorias. O calor de vaporização da água a 100°C é 540 cal/g ou cerca de 9,720 cal/mol. Essa é a mesma quantidade de energia térmica que é liberada quando 1 g de vapor se condensa à água a 100°C. Tal troca de energia é importante em processos como a esterilização pelo calor úmido, visto que é essa transferência de energia que resulta na morte dos microrganismos.

O movimento das moléculas varia com a temperatura. Nos líquidos, isso resulta na tendência das moléculas a escapar do ambiente líquido para um ambiente gasoso e, possivelmente, na perda de líquido. No caso de sólidos que sublimam, o movimento das moléculas se dá do estado sólido para o de vapor. Por exemplo, em um frasco velho contendo ácido acetilsalicílico, pode haver cristais do medicamento nas paredes internas do recipiente. Com o ibuprofeno, as paredes internas do recipiente podem se tornar turvas à medida que a substância sublima.

A utilização da pressão de vapor é importante na operação de bombas para a administração de medicamentos, bem como nas formas farmacêuticas em aerossol. A exposição pessoal devido a manuseio, derramamento ou aerossolização de fármacos que podem volatilizar (medicamentos oncológicos) ilustra como o aumento na mobilidade das moléculas pode estar relacionado à temperatura do ambiente. Alguns fármacos, como a carmustina, exibem maiores pressões de vapor com o aumento da temperatura, em comparação a ciclofosfamida, etoposídeo, cisplatina e 5-fluorouracila, como apresentado na tabela a seguir. O tamanho das partículas afeta a pressão de vapor; quanto menor o tamanho da partícula, maior é a pressão de vapor. Isso demostra a importância da proteção individual ao trabalhar com pós micronizados perigosos. O tempo para a evaporação de uma substância também pode ser calculado.

(continua)

CÁPSULA DE FÍSICA FARMACÊUTICA 4.1 *(continuação)*

A variação da pressão de vapor com a temperatura é descrita pela equação de Clausius-Clapeyron, dada a seguir:

$$\frac{d \ln P}{dT} = \frac{\Delta H_{vap}}{RT^2}$$

Assumindo que δH_{vap} é constante, a integração da equação resulta em:

$$\log P = \frac{-\Delta H_{vap}}{2{,}303\ RT} + \text{constante}$$

O gráfico da pressão de vapor *versus* 1/T deve ser linear; e a inclinação, igual a $-\Delta H_{vap}/2{,}303R$, a partir da qual a entalpia de vaporização pode ser calculada. Com os dados obtidos de Kiffmeyer, Kube, Opiolka e colaboradores, a seguinte tabela foi construída:

	PRESSÃO DE VAPOR MEDIDA (PA)	
COMPOSTO	**20°C**	**40°C**
Carmustina	0,019	0,530
Cisplatina	0,0018	0,0031
Ciclofosfamida	0,0033	0,0090
Etoposídeo	0,0026	0,0038
Fluorouracila	0,0014	0,0039

CÁPSULA DE FÍSICA FARMACÊUTICA 4.2

Abaixamento do ponto de fusão

O *ponto de fusão* ou o *ponto de congelamento* de um sólido cristalino é definido como a temperatura na qual o sólido e o líquido puro existem em equilíbrio. Os fármacos com baixo ponto de fusão podem fundir durante uma etapa da preparação em que calor é gerado, tal como ocorre nas operações de redução do tamanho de partícula, compressão, sinterização, entre outras. Igualmente, o ponto ou a faixa de fusão podem ser usados como um indicador da pureza de substâncias químicas (uma substância pura é em geral caracterizada por um pico de fusão muito estreito). A alteração do pico ou da temperatura de fusão pode indicar que o fármaco é impuro ou foi adulterado, como explicado a seguir.

O *calor latente de fusão* é a quantidade de calor absorvido quando 1 g de sólido se funde; o calor molar de fusão (ΔH_f) é a quantidade de calor absorvido quando 1 mole de uma substância sólida se funde. Substâncias com alto ponto de fusão têm alto calor de fusão, e substâncias com baixo ponto de fusão têm baixo calor de fusão. Essas características estão relacionadas aos tipos de ligações presentes na estrutura do sólido. Por exemplo, materiais iônicos têm alto calor de fusão (o NaCl funde-se a 801 °C com um calor de fusão de 124 cal/g), e aqueles que apresentam interações do tipo van der Waals, mais fracas, têm baixo calor de fusão (a parafina funde-se a 52 °C com um calor de fusão de 35,1 cal/g). O gelo, que apresenta ligações de hidrogênio, mais fracas, tem ponto de fusão de 0 °C e calor de fusão de 80 cal/g.

A adição de um segundo componente a uma substância pura (A) resulta em uma mistura de ponto de fusão menor do que aquele do composto puro. O grau no qual o ponto de fusão é abaixado é proporcional à fração molar (N_A) do segundo componente adicionado. Isso pode ser expresso do seguinte modo:

$$\Delta T = \frac{2{,}303\ RTT_0}{\Delta H_f} \log N_A$$

Em que

ΔH_f é o calor molar de fusão;
T, a temperatura de equilíbrio absoluta;
T_0, o ponto de fusão do composto A puro; e
R, a constante dos gases.

(continua)

CÁPSULA DE FÍSICA FARMACÊUTICA 4.2 *(continuação)*

Dois fatores notáveis contribuem para a extensão do abaixamento do ponto de fusão:

1. É evidente, a partir dessa relação, a proporção inversa existente entre o ponto de fusão e o calor de fusão. Quando um segundo componente é adicionado a um composto que apresenta baixo calor molar de fusão, um grande abaixamento do ponto de fusão é observado; substâncias com alto calor molar de fusão demonstram pouca alteração no ponto de fusão com a adição de um segundo componente.
2. A extensão do abaixamento também está relacionada com o ponto de fusão em si. Substâncias que apresentam baixos pontos de fusão são afetadas em maior extensão do que aquelas com alto ponto de fusão com a adição de um segundo componente (i.e., substâncias com baixos pontos de fusão apresentam um maior abaixamento do ponto de fusão do que aquelas com altos pontos de fusão).

CÁPSULA DE FÍSICA FARMACÊUTICA 4.3

A regra das fases

Um diagrama de fases, ou diagrama de composição *versus* temperatura, descreve a variação do ponto de fusão em função da composição de misturas de dois ou três componentes. A figura ao lado é um exemplo dessa representação para uma mistura de dois componentes. Este diagrama de fases representa uma mistura de dois componentes completamente miscíveis no estado fundido, mas nenhuma solução sólida ou composto adicional são formados no estado sólido. Como se vê, iniciando a partir dos extremos de cada um dos componentes A ou B puros, conforme o segundo componente é adicionado, o ponto de fusão do composto puro diminui. Há, no diagrama de fases, um ponto de fusão mínimo (i.e., o ponto eutético). Conforme visualizado no diagrama, quatro regiões, ou fases, representam o seguinte:

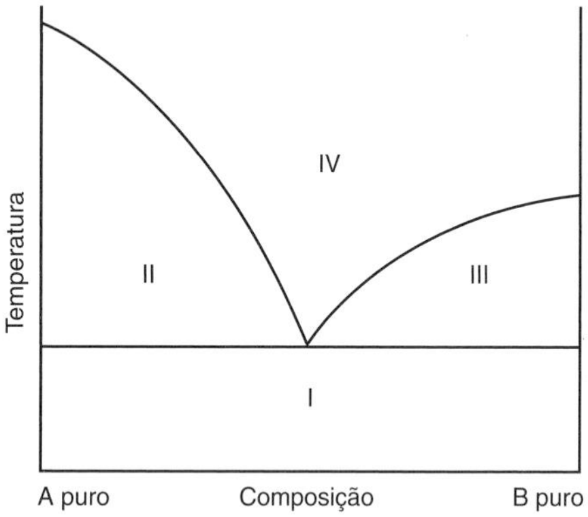

I. Sólido A + Sólido B
II. Sólido A + Fusão
III. Sólido B + Fusão
IV. Fusão

Cada fase é uma parte homogênea do sistema, fisicamente separada por limites distintos.

A descrição das condições sob as quais essas fases podem existir é chamada de regra das fases e pode ser representada assim:

$$L = C - F + X$$

Em que

L é o número de graus de liberdade;
C, o número de componentes;
F, o número de fases; e
X, a variável dependente das condições selecionadas do diagrama de fases (1, 2 ou 3).

C descreve o número mínimo de componentes químicos a ser especificado para definir as fases. L é o número de variáveis independentes que deve ser especificado para definir o sistema completo (i.e., temperatura, pressão e concentração).

(continua)

CÁPSULA DE FÍSICA FARMACÊUTICA 4.3 *(continuação)*

EXEMPLO 1

Em uma mistura de mentol e timol, um diagrama de fases similar ao ilustrado pode ser obtido. Para descrever o número de graus de liberdade na parte do gráfico movendo-se ao longo da linha curva, iniciando em "A puro", avançando para baixo em direção ao ponto eutético e, então, prosseguindo em um aumento do ponto de fusão na direção de "B puro", fica claro que a temperatura ou a composição reproduzem esse sistema, desde que seja assumido, no exemplo, que a pressão é constante. Portanto, o número de graus de liberdade para descrever essa porção do diagrama de fases é apresentado da seguinte maneira:

$$L = 2 - 2 + 1 = 1$$

Em outras palavras, ao longo dessa linha, a temperatura ou a composição descrevem o sistema.

EXEMPLO 2

Na área de uma única fase do diagrama, tal como na fase fundida (IV), o sistema pode ser descrito assim:

$$L = 2 - 1 + 1 = 2$$

Nessa porção do diagrama de fase, dois fatores - temperatura e composição - podem ser variados sem alteração no número das fases do sistema.

EXEMPLO 3

No ponto eutético,

$$L = 2 - 3 + 1 = 0$$

qualquer alteração na concentração ou temperatura pode causar o desaparecimento de uma das duas fases sólidas ou da fase líquida.

Os diagramas de fase são valiosos para compreender as interações existentes entre dois ou mais componentes, descrevendo não somente o abaixamento do ponto de fusão e a possível liquefação à temperatura ambiente, mas também a formação de soluções sólidas, coprecipitados e de outras interações do estado sólido.

CÁPSULA DE FÍSICA FARMACÊUTICA 4.4

Diagrama de fases triangular (três componentes)

Um diagrama de fases triangular (com três componentes) tem quatro graus de liberdade: $L = 3 - 1 + 2 = 4$. Nesse caso, a temperatura e a pressão são duas das condições, e a concentração de dois dos três componentes constitui as outras. Somente duas concentrações são necessárias, porque a terceira é a diferença entre 100% e a soma dos outros dois componentes.

Esses sistemas são utilizados para avaliar propriedades como miscibilidade/solubilidade, regiões de coacervação, regiões de gelificação de misturas de multíplos componentes, etc. Para ler um diagrama de três fases, é preciso saber que cada um dos vértices do triângulo representa 100% da concentração de um dos componentes (A, B e C) e 0% em massa dos outros dois componentes (A, B e C). As linhas que unem os vértices que formam o triângulo representam misturas de dois componentes de três possíveis combinações (AB, BC e CA). Se dois dos componentes forem conhecidos, o terceiro será determinado pela diferença. Qualquer combinação dos três componentes é descrita por um único ponto no diagrama. Combinando diferentes proporções dos três componentes e observando uma propriedade final (solubilidade, gelificação, turvação, etc.), as diferenças de fase podem ser visualizadas, conforme exemplificado a seguir.

(continua)

CÁPSULA DE FÍSICA FARMACÊUTICA **4.4** *(continuação)*

A figura consiste em quatro diagramas de fases pseudoternários sobrepostos de um sistema quaternário composto de Brij 96, glicerina, óleo mineral e água. A razão da concentração Brij 96:glicerina é mostrada no diagrama como um dos três componentes. A região sombreada denota a presença de sistemas gelificados, enquanto a região clara denota a presença de sistemas fluidos.

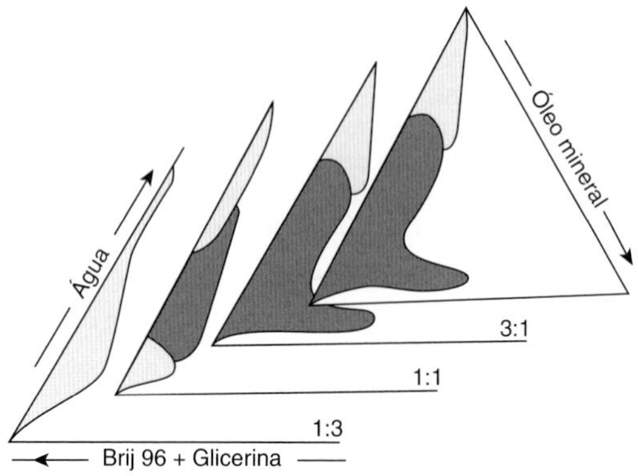

Adicionalmente à observação das mudanças de fase em um plano, o uso de diagramas de fase ternários sobrepostos permite visualizar as mudanças, usando razões de concentração diferentes de um dos componentes (neste caso, razões de Brij 96:glicerina). Construções como essa permitem ao farmacêutico selecionar as melhores concentrações e combinações de componentes para uma formulação.

Regra de fases

Os diagramas de fases muitas vezes são confeccionados para fornecer uma imagem da presença e da extensão de fases líquidas e sólidas em misturas binárias, ternárias e outras. Em geral, os diagramas de fase são representações de dois componentes (binário), como mostra a Cápsula de Física Farmacêutica 4.3, A Regra das Fases, mas representações de três componentes também podem ser construídas, conforme ilustra a Cápsula de Física Farmacêutica 4.4, Diagrama de Fases Triangular.

Tamanho de partícula

Certas propriedades físicas e químicas dos fármacos, incluindo a velocidade de dissolução, a biodisponibilidade, a uniformidade de conteúdo, o sabor, a textura, a cor e a estabilidade, são influenciadas pela distribuição do tamanho das partículas. Além disso, características de fluxo e velocidade de sedimentação, dentre outras, são fatores importantes relacionados ao tamanho da partícula. É essencial estabelecer assim que possível como o tamanho da partícula do fármaco pode afetar a formulação e a eficácia terapêutica. O efeito do tamanho da partícula sobre a absorção é de especial interesse. O tamanho da partícula influencia significativamente os perfis de absorção oral de certos fármacos, incluindo a griseofulvina, a nitrofurantoína, a espironolactona e a penicilina procaína. Igualmente, a obtenção de uniformidade de conteúdo satisfatória nas formas farmacêuticas sólidas depende, em grande escala, do tamanho da partícula e da homogeneidade na distribuição da substância ativa por toda a formulação. O tamanho de partícula é discutido posteriormente no Capítulo 6. A Figura 4.3 mostra um analisador de tamanho de partícula.

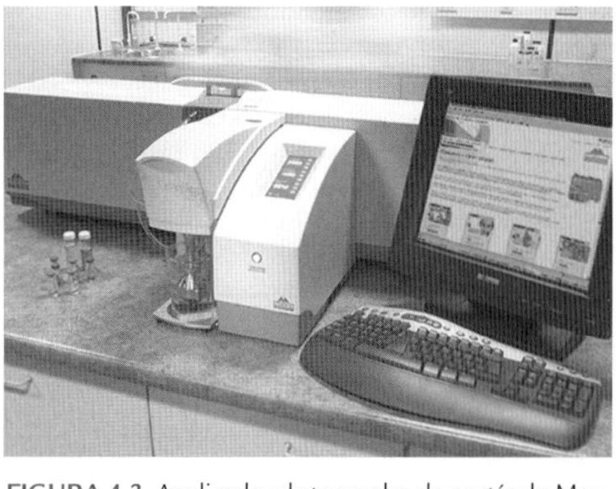

FIGURA 4.3 Analisador de tamanho de partícula Mastersizer 2000E. (Cortesia de Malvern Instruments Ltd.)

Polimorfismo

Um importante fator na formulação é a forma cristalina ou amorfa do fármaco. Apresentações polimórficas geralmente exibem diferentes propriedades físico-químicas, incluindo ponto de fusão e solubilidade. As apresentações polimórficas são relativamente comuns; estima-se que pelo menos um terço de todos os compostos apresente polimorfismo.

Além de polimórficos, os compostos podem não ser cristalinos ou amorfos. A energia necessária para que uma molécula do fármaco escape de um cristal é muito maior do que a necessária para escapar de um pó amorfo. Portanto, a apresentação amorfa de um composto é sempre mais solúvel do que a forma cristalina correspondente.

A caracterização da estrutura cristalina dos polimorfos e de formas solvatadas é uma etapa fundamental da pré-formulação. Alterações nas características do cristal interferem na biodisponibilidade e na estabilidade química e física do fármaco, além de ter implicações importantes na preparação da forma farmacêutica. Por exemplo, as alterações polimórficas podem afetar a formação dos comprimidos em decorrência de mudanças nas propriedades de fluxo e de compressão, entre outras. Inúmeras técnicas são usadas para determinar as propriedades do cristal; as mais amplamente empregadas são: microscopia *hot stage*, análise térmica, espectroscopia em infravermelho e difração de raios X.

Solubilidade

A solubilidade é uma propriedade físico-química importante, especialmente a solubilidade em sistemas aquosos. Um fármaco deve possuir alguma solubilidade aquosa para ser terapeuticamente eficaz. Para que entre na circulação sistêmica e exerça o efeito terapêutico, ele deve primeiramente estar em solução. Compostos relativamente insolúveis com frequência apresentam absorção errática ou incompleta. Se a solubilidade da substância ativa for menor do que a desejada, devem ser realizados procedimentos para aumentá-la. Os métodos empregados para isso dependem da natureza química do fármaco e do tipo de medicamento em questão. A modificação química do fármaco em forma de sal ou éster é usada frequentemente no aumento da solubilidade aquosa.

A solubilidade do fármaco é geralmente determinada pelo método estático, no qual um excesso do fármaco é colocado em um solvente e mantido sob agitação em temperatura constante durante longo período até que o equilíbrio seja alcançado. A

CÁPSULA DE FÍSICA FARMACÊUTICA 4.5

Solubilidade e tamanho de partícula

O tamanho de partícula e a área superficial de um fármaco exposto ao meio podem afetar a solubilidade real em uma proporção conforme a seguinte relação:

$$\log \frac{S}{S_0} = \frac{2\gamma V}{2{,}303\ RTr}$$

Em que

S é a solubilidade das partículas pequenas;
S_0, solubilidade das partícula grandes;
γ, tensão superficial;
V, volume molar;
R, constante dos gases;
T, temperatura absoluta; e
r, raio das partículas pequenas.

A equação pode ser usada para estimar a redução no tamanho de partícula requerida para produzir aumento na solubilidade. Por exemplo, um aumento desejável de 5% na solubilidade necessitaria de um aumento na relação S/S_0 para 1,05; isto é, o termo à esquerda na equação se tornaria log 1,05. Para um pó com uma tensão superficial de 125 dinas por centímetro e um volume molar de 45 cm^3 sob a temperatura de 27 °C, qual seria o tamanho de partícula necessário para obter aumento de solubilidade?

$$\log 1{,}05 = \frac{(2)\,(125)\,(45)}{(2{,}303)\,(8{,}314 \times 10^7)\,(300)r}$$

$$r = 9{,}238 \times 10^{-6}\text{cm ou } 0{,}09238\mu$$

Vários fatores estão envolvidos no aumento da solubilidade real, e isso é apenas uma introdução sobre os efeitos produzidos pela redução do tamanho de partícula de um pó.

quantificação do teor do fármaco em solução é realizada para a obtenção da solubilidade.

Solubilidade e tamanho de partícula

Embora a solubilidade seja normalmente considerada uma constante físico-química, pequenos aumentos na solubilidade podem ser obtidos pela redução do tamanho de partícula, como descrito na Cápsula de Física Farmacêutica 4.5, Solubilidade e Tamanho de Partícula.

Solubilidade e pH

Se o fármaco for formulado em apresentação líquida, outro procedimento possível para aumentar sua solubilidade aquosa envolve ajustar o pH do veículo. Entretanto, para muitos fármacos, o ajuste de pH não é um modo efetivo para melhorar a solubilidade. Fármacos com caráter de ácido ou base fraca podem requerer valores de pH extremos, que estão fora dos limites fisiológicos aceitáveis ou podem

CÁPSULA DE FÍSICA FARMACÊUTICA **4.6**

Princípios de pH

O pH é uma variável crítica em medicamentos, e a compreensão de seus princípios básicos e sua medida é fundamental. Vamos começar com a definição do termo "pH". O "p" deriva da palavra "potencial". O "H", naturalmente, é o símbolo do hidrogênio. O termo "pH" significa "expoente do íon hidrogênio".

O pH de uma substância é a medida de sua acidez, assim como um grau é uma medida de temperatura. Um valor de pH específico representa a acidez exata. Em vez de fornecer ideias gerais, tal como um xarope de cereja é ácido ou a água é quente, um valor específico de pH dá o mesmo ponto relativo de referência, fornecendo, assim, uma informação mais exata. "O suco da cereja tem um pH de 3,5" ou "a água está a 80°C" apresenta uma descrição exata.

O pH é definido pela atividade do íon hidrogênio:

$$pH = -\log_{10} a_{H+} \text{ ou } 10^{-pH} = a_{H+}$$

O pH equivale ao logaritmo negativo da atividade do íon hidrogênio, ou a atividade do íon hidrogênio é igual a 10 elevado ao expoente –pH. A última expressão torna o uso do exponente p mais óbvio. A atividade é a concentração efetiva do íon hidrogênio em solução. A diferença entre a concentração real e a válida diminui conforme ela avança para uma solução mais diluída, em que a interação iônica torna-se progressivamente menos importante.

Normalmente, a referência é feita ao íon hidrogênio, quando deveria ser feita ao íon hidrônio (H_3O^+). Por uma questão de conveniência e brevidade, somente o íon hidrogênio é mencionado, embora ele esteja geralmente em sua forma solvatada:

$$H^+ + H_2O = H_3O^+$$

A complexação do íon hidrogênio, pela água afeta a atividade e é aplicável a outros íons que parcialmente complexam ou estabelecem um equilíbrio com o íon hidrogênio. Em outras palavras, o equilíbrio

$$H_2CO_3 = H^+ + HCO_3^-$$
$$HC_2H_3O_2 = H^+ + C_2H_3O_2^-$$

complexa o íon hidrogênio, de modo que ele não é detectado pelo sistema de medida do pH. Essa é a razão pela qual uma titulação ácido-base é realizada quando a determinação da concentração total de ácido (H^+) é necessária. Esses efeitos sobre a atividade do íon hidrogênio são óbvios, mas outros efeitos mais sutis estão envolvidos na correlação da atividade e da concentração.

A atividade do íon hidrogênio pode ser definida por sua relação com a concentração ($C_H{}^+$, molalidade) e com o coeficiente de atividade $f_H{}^+$:

$$aH^+ = f_H + C_{H^+}$$

Se o coeficiente de atividade for igual à unidade, a atividade do íon hidrogênio é igual à concentração. Isso é aproximadamente o caso em soluções diluídas, cuja força iônica é baixa. Uma vez que o objetivo da maioria das medidas de pH é encontrar uma leitura reprodutível e estável que possa ser correlacionada aos resultados de algum processo, é importante conhecer quais são os fatores que influenciam o coeficiente de atividade e, portanto, a medida de pH.

(continua)

CÁPSULA DE FÍSICA FARMACÊUTICA 4.6 *(continuação)*

Os fatores que afetam o coeficiente da atividade são a temperatura (T), a força iônica (μ), a constante dielétrica (ε), a carga do íon (Z_i), o tamanho do íon em angstroms (Å) e a densidade do solvente (d). Todos esses fatores são característicos da solução e relacionam a atividade à concentração por dois efeitos principais, o do sal e o do meio; o último descreve a influência que o solvente pode exercer sobre a atividade do íon hidrogênio. Dessa maneira, a atividade do hidrogênio está relacionada à concentração pelo efeito de um sal e de um solvente. Devido a esses fatores, um valor de pH não pode ser extrapolado para outra temperatura ou diluição. Se o valor de pH de determinada solução é conhecido a 40°C, ele não será automaticamente o mesmo a 25°C.

A ESCALA DE pH

Em água pura, a concentração de íon hidrogênio e hidroxila são iguais a 10^{-7}M a 25°C. Trata-se de uma solução neutra. Uma vez que a maioria das amostras possui menos que 1M de H^+ ou OH^-, valores extremos de pH, 0 para ácidos e 14 para bases, são estabelecidos. É claro que, com ácidos e bases fortes, valores de pH abaixo de 0 e acima de 14 são possíveis, mas raramente medidos.

MEDIDA DE pH

A atividade do íon hidrogênio em solução é medida com um eletrodo de vidro, um eletrodo de referência e um pHmetro.

ELETRODOS COMBINADOS

Um eletrodo combinado associa os eletrodos de referência e de vidro em uma única sonda. A principal vantagem em usar um eletrodo combinado reside na medida de amostras de pequenos volumes ou daquelas em recipientes de acesso limitado.

CÁPSULA DE FÍSICA FARMACÊUTICA 4.7

Solubilidade e pH

O pH é um dos fatores mais importantes no processo de formulação. Duas propriedades das soluções que são afetadas pelo pH, de modo crítico, são a solubilidade e a estabilidade. O efeito do pH sobre a solubilidade é relevante na formulação de formas farmacêuticas líquidas, desde soluções tópicas e orais até soluções e misturas intravenosas.

A solubilidade de um ácido ou uma base fraca é frequentemente dependente do pH. A quantidade total de um ácido fraco monoprótico (HA) em solução em um pH específico é a soma da concentração de formas de ácido livre e de sal (A^-). Se um excesso de fármaco estiver presente, a concentração de ácido livre em solução é maximizada e constante devido à sua baixa solubilidade, atingindo, assim, a saturação. Quando o pH da solução aumenta, a quantidade de fármaco solúvel também aumenta, pois a forma sal hidrossolúvel é obtida. Eis a expressão:

$$HA \overset{K_a}{\leftrightarrow} H^+ + A^-$$

Em que K_a é a constante de dissociação.

É possível que haja um valor pH em que a concentração total (C_T) do fármaco na solução esteja saturada em relação tanto às formas de ácido como de sal, isto é, o $pH_{máx}$. A solução pode estar saturada em relação ao sal em valores de pH maiores do que esse, mas não ao ácido. Igualmente, em valores de pH menores do que esse, a solução pode estar saturada em relação ao ácido, mas não ao sal. Isso é ilustrado na figura a seguir.

Uma das duas equações seguintes pode ser usada para calcular a quantidade total de fármaco que pode ser mantida em solução em determinado pH, dependendo se ele estiver em uma região abaixo ou acima do $pH_{máx}$. A seguinte equação é usada quando o pH estiver abaixo do $pH_{máx}$:

$$C_T = S_a\left(1+\frac{K_a}{[H^+]}\right) \quad \textit{(Equação 1)}$$

(continua)

CÁPSULA DE FÍSICA FARMACÊUTICA 4.7 *(continuação)*

A próxima equação é usada quando o pH estiver acima do $pH_{máx}$:

$$C_T = S_{a'}\left(1+\frac{K_a}{[H^+]}\right) \quad \textit{(Equação 2)}$$

Em que

S_a é a concentração de saturação do ácido livre e $S_{a'}$, a concentração de saturação da forma sal.

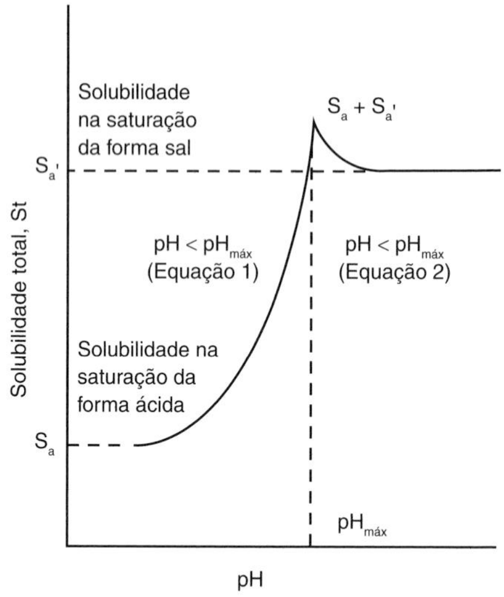

EXEMPLO

Um farmacêutico prepara uma solução de um antibiótico a 3% para uso oftálmico e fornece a um paciente. Poucos dias mais tarde, o paciente devolve as gotas oftálmicas ao farmacêutico porque o produto continha um precipitado. O farmacêutico mede o pH da solução e encontra um valor igual a 6, concluindo que o problema poderia estar relacionado ao pH. Os dados físico-químicos de interesse sobre o antibiótico são os seguintes:

Massa molar	285 (sal) 263 (ácido livre)
Solução do fármaco a 3%	0,1053 molar
Solubilidade da forma ácida (S_a)	3,1 mg/mL (0,0118 molar)
K_a	$5{,}86 \times 10^{-6}$

Usando a equação 1, o farmacêutico calcula a concentração do antibiótico, solúvel em pH 6. (*Nota*: pH de 6 = $[H^+]$ de 1×10^{-6}.)

$$C_T = 0{,}0118[1+] = 0{,}0809 \text{ molar}$$

A partir desse resultado, o farmacêutico sabe que, em pH 6, uma solução 0,0809 molar pode ser preparada. Entretanto, a concentração em que a solução foi preparada é 0,1053 molar; como consequência, o fármaco não seria totalmente solúvel nesse pH. O pH pode ter sido corretamente ajustado no início, mas se deslocou para um valor menor com o tempo, resultando na precipitação do fármaco. A questão é em que pH (concentração de íon hidrogênio) o fármaco permanecerá em solução. Isso pode ser calculado usando as mesmas informações e equação. Nesse caso, o valor de C_T é 0,1053 molar.

$$0{,}1053 = 0{,}0118\left[1+\frac{5{,}86\times10^{-6}}{[H^+]}\right]$$

$$[H^+] = 7{,}333\times10^{-7}, \text{ ou um pH de } 6{,}135$$

O farmacêutico prepara uma solução do antibiótico, ajusta o pH em torno de 6,2, usando um sistema-tampão adequado e dispensa a solução ao paciente com resultados positivos.

Um fenômeno interessante refere-se à estreita relação entre pH e solubilidade. Em um valor de pH igual a 6, somente uma concentração de 0,0809 molar pôde ser solubilizada; mas, em pH 6,13, uma solução 0,1053 molar pôde ser preparada. Em outras palavras, uma diferença de 0,13 unidade de pH resultou em

$$\frac{0{,}1053-0{,}0809}{0{,}0809} = 30{,}1\%$$

a mais de fármaco em solução do que no valor de pH mais baixo. Essa pequena alteração no pH acarretou o aumento de cerca de 30% de fármaco em solução. De acordo com a figura, a inclinação da curva seria muito acentuada para esse exemplo de fármaco, e uma pequena alteração no pH (eixo x) resultaria em grande alteração na solubilidade (eixo y). A partir disso, pode ser concluído que a visualização do perfil de solubilidade *versus* pH de um fármaco permite prever a magnitude com que uma alteração do pH afeta a sua solubilidade.

(continua)

CÁPSULA DE FÍSICA FARMACÊUTICA **4.7** *(continuação)*

Nos últimos anos, cada vez mais informações físico-químicas sobre fármacos têm sido disponibilizadas para os farmacêuticos na literatura básica. Esse tipo de informação é importante para profissionais em diferentes áreas, especialmente para aqueles que atuam na manipulação e no monitoramento farmacocinético.

causar problemas de estabilidade com outros adjuvantes da formulação. O ajuste do pH tem pouco efeito sobre a solubilidade de substâncias que não sejam eletrólitos. Em muitos casos, é desejável usar cossolventes ou outras técnicas de solubilização, como a complexação, a micronização ou a formação de dispersões sólidas, para melhorar a solubilidade aquosa. Uma revisão sobre pH é fornecida na Cápsula de Física Farmacêutica 4.6, Princípios de pH. O efeito do pH sobre a solubilidade é ilustrado na Cápsula de Física Farmacêutica 4.7, Solubilidade e pH.

Nos últimos anos, cada vez mais informações físico-químicas sobre fármacos estão sendo disponibilizadas aos farmacêuticos nos livros de referência rotineiramente usados. Esse tipo de informação é importante para farmacêuticos de diferentes áreas, em especial aqueles envolvidos na manipulação e no monitoramento farmacocinético.

Dissolução

Variações na atividade biológica de um fármaco podem ser ocasionadas pelas velocidades diferentes em que ele se torna disponível no organismo. Em muitos casos, a velocidade de dissolução, ou o tempo que o fármaco leva para se dissolver nos fluidos biológicos no local de absorção, representa a etapa limitante para a absorção. Isso é válido para fármacos administrados oralmente na forma sólida, tais como comprimidos, cápsulas ou suspensões, e para aqueles administrados por via intramuscular (IM). Quando a velocidade de dissolução é a etapa limitante, qualquer fator que a afete também interferirá na absorção. Consequentemente, a velocidade de dissolução pode afetar o início, a intensidade e a duração da resposta e controlar a biodisponibilidade global do fármaco a partir da forma farmacêutica, conforme discutido no capítulo anterior.

A velocidade de dissolução de fármacos pode ser aumentada pela redução do tamanho da partícula. Em contrapartida, ela pode ser elevada pelo aumento de sua solubilidade na camada de difusão. O modo mais eficaz de obter velocidades de dissolução maiores é usar um sal altamente solúvel em água da substância de origem. Mesmo que o sal solúvel de um ácido fraco precipite como ácido livre em uma solução ácida, como o suco gástrico, ele estará na forma de pequenas partículas de grande área superficial.

A velocidade de dissolução de compostos químicos é determinada por dois métodos: o método de superfície constante, que fornece a velocidade de dissolução intrínseca da substância, e o método da dissolução de pós, no qual uma substância é suspensa em uma quantidade fixa de solvente, sem o controle exato da área superficial.

O método de superfície constante usa um disco de área conhecida contendo a substância em pó compactada em seu interior. Esse método elimina o efeito da área superficial e das cargas elétricas como variáveis de dissolução. A velocidade de dissolução obtida por esse método, *a velocidade de dissolução intrínseca*, é característica de cada componente sólido e de determinado solvente nas condições experimentais estabelecidas. O resultado é expresso em miligramas dissolvidos por minuto por centímetro quadrado. Tem sido sugerido que esse resultado é útil na previsão de problemas de absorção decorrentes da velocidade de dissolução. No método da dissolução de partículas, uma quantidade pesada de amostra em pó é adicionada ao meio de dissolução em um sistema com agitação constante. Esse método é frequentemente empregado para estudar a influência do tamanho de partícula, da área superficial e dos excipientes sobre a velocidade de dissolução da substância ativa. Ocasionalmente, as propriedades superficiais do fármaco produzem um efeito inverso ao do tamanho de partícula na dissolução. Nesses casos, a carga de superfície e/ou a aglomeração resulta em uma forma de fármaco com tamanho de partícula reduzido que apresenta uma menor área superficial efetiva para o solvente, devido à molhagem ou agregação incompleta. As leis de Fick descrevem a relação entre difusão e dissolução da substância ativa na forma farmacêutica e quando administrada no organismo, conforme ilustrado na Cápsula de Física Farmacêutica 4.8, Leis da Difusão de Fick e Equação de Noyes-Whitney.

Os estudos de formulação devem incluir os efeitos dos adjuvantes farmacêuticos sobre as características de dissolução do fármaco.

Permeabilidade da membrana

Estudos recentes de pré-formulação incluem a avaliação inicial da passagem das moléculas do fármaco através das membranas biológicas. Para produzir uma resposta biológica, o fármaco deve primeiramente atravessar uma membrana biológica. Essa membrana age como uma barreira lipídica para a maioria dos fármacos, permitindo a absorção de substâncias lipossolúveis por difusão passiva, enquanto substâncias insolúveis nos lipídeos difundem-se com muita dificuldade. A correlação da constante de dissociação, solubilidade lipídica e pH no sítio de absorção com as características de absorção de vários fármacos formam as bases da teoria da partição em função do pH.

CÁPSULA DE FÍSICA FARMACÊUTICA 4.8

Leis da difusão de Fick e equação de Noyes-Whitney

Todo fármaco deve difundir-se através de várias barreiras quando administrado no organismo. Por exemplo, alguns fármacos devem difundir-se através da pele, da mucosa gástrica ou de alguma outra barreira para alcançar o interior do organismo. Os fármacos de uso parenteral devem difundir-se através do músculo, do tecido conjuntivo e assim alcançar o sítio de ação; mesmo medicamentos de uso intravenoso (IV) difundem-se do sangue até o sítio de ação. Os fármacos também atravessam várias barreiras para serem metabolizados e excretados.

Considerando todos os processos de difusão que ocorrem no organismo (passivo, ativo e facilitado), não é surpreendente que as leis que governam a difusão sejam fundamentais para o estudo dos sistemas de liberação. De fato, a difusão é importante não somente no organismo, mas também em alguns procedimentos de controle de qualidade usados para determinar a uniformidade dos lotes dos produtos (p. ex., nos testes de dissolução de comprimidos, com base na equação de Noyes-Whitney, que pode ser obtida a partir da lei de Fick).

Quando moléculas individuais se movem a partir de uma substância, a difusão ocorre como resultado de um gradiente de concentração ou pelo movimento molecular aleatório.

É provável que as leis da difusão mais comumente utilizadas sejam conhecidas como a primeira e a segunda Lei de Fick. A primeira lei de Fick envolvendo a difusão no estado estacionário (em que a relação dc/dx não é alterada) é derivada da seguinte expressão para uma quantidade de matéria (M) que flui por uma secção transversal de uma barreira (S), por unidade de tempo (t) e expressa como fluxo (J):

$$J = dM/(Sdt)$$

Com um gradiente de concentração (dc/dx), a primeira lei de Fick pode ser expressa assim:

$$J = D[(C_1 - C_2/h] \text{ ou } J = -D(dC/dx)$$

Em que

J é o fluxo de um componente através de um plano de uma unidade de área;
C_1 e C_2, as concentrações nos compartimentos doador e receptor, respectivamente;
h, a espessura da membrana; e
D, o coeficiente de difusão (ou difusibilidade).

O sinal negativo denota que o fluxo ocorre na direção de concentração decrescente. As unidades são: J, gramas por centímetro quadrado; C, gramas por centímetro cúbico; M, gramas ou moles; S, centímetros quadrados; x, centímetros; e D, centímetros quadrados por segundo.

D é denominado apropriadamente de coeficiente de difusão, e não constante de difusão, pois está sujeito a alterações. O valor de D pode mudar com concentrações mais elevadas. Igualmente, D pode ser afetado pela temperatura, pela pressão, pelas propriedades do solvente e pela natureza química do próprio fármaco. Para estudar a velocidade de variação do fármaco no sistema, necessita-se de uma expressão que relacione a mudança na concentração, em certo ponto do sistema, da substância que se difunde através de uma unidade de área por unidade de tempo; essa expressão é conhecida como a segunda Lei de Fick. Tal lei pode ser resumida pela seguinte afirmação: a variação na concentração com o tempo, em determinado ponto do sistema, é proporcional à alteração no gradiente de concentração nesse ponto específico do sistema.

(continua)

CÁPSULA DE FÍSICA FARMACÊUTICA 4.8 *(continuação)*

Em resumo, a primeira lei de Fick descreve o fluxo no estado estacionário; enquanto a segunda, a variação na concentração do fármaco com o tempo, em qualquer distância ou em um estado inconstante de fluxo.

Os coeficientes de difusão ($D \times 10^{-6}$) de vários compostos em água (25 °C) e em outros meios foram determinados e são os seguintes: etanol, 12,5 cm^2/s; glicina, 10,6 cm^2/s; lauril sulfato de sódio, 6,2 cm^2/s; e glicose, 6,8 cm^2/s.

A concentração de fármaco na membrana pode ser calculada usando o coeficiente de partição (K) e a concentração no compartimento doador e receptor.

$$K = C_1/C_d = C_2/C_r$$

Em que

C_1 e C_d são as concentrações no compartimento doador (g/cm^3); e

C_2 e C_r, as concentrações no compartimento receptor (g/cm^3).

K é o coeficiente de partição do fármaco entre a solução e a membrana. Pode-se estimá-lo usando a solubilidade do fármaco no óleo e a sua solubilidade na água. Geralmente, quanto maior for o coeficiente de partição, mais o fármaco será solubilizado em uma substância lipofílica. Agora, é possível escrever a expressão:

$$dM/dt = [DSK(C_d - C_r)]/h$$

ou em condições *sink*,

$$dM/dt = DSKC_d/h = PSC_d$$

O coeficiente de permeabilidade (cm/s) pode ser obtido pelo rearranjo da equação, em que:

$$P = DK/h$$

EXEMPLO 1

Um fármaco passando através de uma membrana com espessura de 1 mm tem coeficiente de difusão de $4{,}23 \times 10^{-7}\ cm^2/s$, e um coeficiente de partição óleo/água, de 2,03. O raio da área exposta à solução é de 2 cm, e a concentração do fármaco no compartimento doador é de 0,5 mg/mL. Calcular a permeabilidade e a velocidade de difusão do fármaco.

$h = 1\ mm = 0{,}1\ cm$

$D = 4{,}23 \times 10^{-7}\ cm^2/s$

$K = 2{,}03$

$r = 2\ cm,\ S = \pi(2\ cm)^2 = 12{,}57\ cm^2$

$Cd = 0{,}5\ mg/mL$

$P = [(4{,}23 \times 10^{-7}\ cm^2/s)(2{,}03)]/0{,}1\ cm = 8{,}59 \times 10^{-6}\ cm/s$

dM/dt = (8,59 × 10-6 cm/s)(12,57 cm2)(0,5 mg/mL) = 5,40 × 10-5 mg/s

$(5{,}40 \times 10^{-5}\ mg/s)(3.600\ s/h) = 0{,}19\ mg/h$

Na dissolução das partículas do fármaco, as moléculas dissolvidas difundem-se para longe do corpo da partícula. Uma fórmula que descreve isso, derivada das equações de Fick, é conhecida como a expressão de Noyes e Whitney, proposta em 1897. Ela pode ser representada da seguinte maneira:

$$dC/dt = (DS/Vh)(Cs - C)$$

Em que

C é a concentração do fármaco dissolvido no tempo t;

D, o coeficiente de difusão do soluto em solução;

S, a área superficial do sólido exposta;

V, o volume da solução;

h, a espessura da camada de difusão;

Cs, a solubilidade na saturação do fármaco; e

C, a concentração do soluto em solução, após um tempo t específico.

(continua)

CÁPSULA DE FÍSICA FARMACÊUTICA **4.8** *(continuação)*

É comum usar condições *sink,* em que C não excede 20% da solubilidade do fármaco que está sendo investigado. Sob essas condições, a expressão é simplificada para

$$dC/dt = DSCs/Vh$$

e incorporando o volume da solução (V), a espessura da camada de difusão (h) e o coeficiente de difusão (D) em um coeficiente k (para levar em consideração os vários fatores no sistema), a expressão torna-se

$$dC/dt = kSCs$$

Como os fatores são mantidos constantes, fica evidente que a velocidade de dissolução do fármaco pode ser proporcional à área de superfície exposta ao meio de dissolução. Várias outras expressões foram obtidas para aplicações específicas em diferentes situações e condições.

Essas expressões que descrevem a primeira e a segunda leis de Fick e a equação de Noyes-Whitney têm grande importância em sistemas farmacêuticos.

EXEMPLO 2

A seguinte informação foi obtida usando o aparelho de dissolução I (USP 32-NF 27). A solubilidade do fármaco é de 1 g em 3 mL de água, e as condições *sink* foram mantidas; a área superficial exposta do comprimido, de 1,5 cm^2 (obtida ao colocar o comprimido em um recipiente especial, expondo somente um lado para o meio de dissolução); e a forma farmacêutica estudada, um comprimido de liberação sustentada de 16 mg, cujo perfil de liberação deve ser de ordem zero. Qual a velocidade de liberação do fármaco?

TEMPO (HORAS)	**CONCENTRAÇÃO DO FÁRMACO (mg/900 mL DE SOLUÇÃO)**	**GRÁFICO DO PERFIL DE LIBERAÇÃO**
0,0	0,0	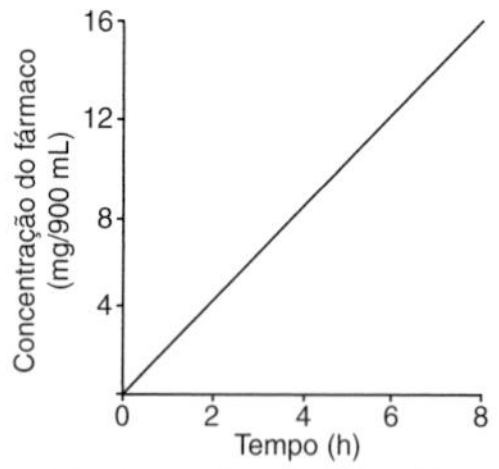
0,5	1,0	
1,0	1,9	
2,0	4,1	
4,0	8,0	
6,0	11,8	
8,0	15,9	

Neste problema, visto que a área superficial (S) foi mantida constante em 1,5 cm^2, e a solubilidade (Cs) do fármaco é de 1 g em 3 mL de água, o gráfico de concentração (C) *versus* tempo (t) produz uma inclinação com um valor de kSCs, ou k_2, que expressa a velocidade de liberação do fármaco como sendo

$$dC/dt = kSCs$$

A inclinação da reta $= \Delta y/\Delta x = (y_2 - y_1)/(x_2 - x_1)$

$= (15{,}9 \text{ mg} - 0 \text{ mg})/(8{,}0 \text{ h} - 0 \text{ h})$

$= 15{,}9/8 = 1{,}99 \text{ mg/h}$

Assim, a velocidade de liberação da preparação de liberação sustentada é de 1,99, ou de aproximadamente 2 mg/h. A partir disso, a quantidade de fármaco liberado em qualquer tempo (t) pode ser calculada.

Dados obtidos em estudos físico-químicos, especificamente sobre pKa, solubilidade e velocidade de dissolução, fornecem indicativos acerca da absorção. Para enfatizar as indicações fornecidas por esses dados, a técnica do saco intestinal invertido pode ser usada para avaliar características de absorção de fármacos. Nessa técnica, uma porção removida do intestino de um animal é invertida, preenchida com uma solução da substância ativa, e a extensão e a velocidade da passagem do fármaco através da membrana são determinadas. Esse método permite a avaliação tanto do transporte ativo quanto do passivo.

Nos últimos estágios dos testes de pré-formulação ou de formulação, estudos em animais e humanos devem ser realizados para avaliar a eficiência de absorção e os parâmetros farmacocinéticos e estabelecer possíveis correlações *in vitro* e *in vivo* entre a dissolução e a biodisponibilidade.

Coeficiente de partição

O uso do coeficiente de partição é descrito com alguns detalhes na Cápsula de Física Farmacêutica 4.9, Coeficiente de Partição. Inerentes a esse parâmetro estão a seleção de solventes de extração apropriados, a estabilidade do fármaco, o uso de aditivos de *salting-out* e os aspectos relacionados ao meio. O coeficiente de partição octanol-água é comumente usado no desenvolvimento da formulação. Conforme ilustrado anteriormente, ele é definido da seguinte maneira:

$$P = \frac{\text{(Concentração do fármaco no octanol)}}{\text{(Concentração do fármaco na água)}}$$

P depende da concentração do fármaco somente se as moléculas não tendem a se dissociar em solução. Para um fármaco ionizável, a seguinte equação é aplicável:

$$P = \frac{\text{(Concentração do fármacono octanol)}}{[1\text{-}\alpha]\ \text{(Concentração do fármaco na água)}}$$

Em que α é o grau de ionização.

CÁPSULA DE FÍSICA FARMACÊUTICA 4.9

Coeficiente de partição

O coeficiente de partição óleo-água é a medida do caráter lipofílico de uma molécula, ou seja, sua preferência pela fase hidrofílica ou lipofílica. Se um soluto for adicionado em uma mistura de dois líquidos imiscíveis, ele se distribui entre as duas fases e alcança equilíbrio em uma temperatura constante. A distribuição do soluto (desagregado e não dissociado) entre as duas camadas imiscíveis pode ser descrita pela seguinte equação:

$$P = C_S/C_I$$

onde

P é o coeficiente de distribuição ou de partição;

C_S, a concentração do fármaco na fase superior; e

C_I, a concentração do fármaco na fase inferior.

O coeficiente de partição pode ser efetivamente usado nos seguintes casos:

1. Extração de substâncias
2. Recuperação de antibióticos a partir do caldo de fermentação
3. Recuperação de fármacos biotecnológicos a partir de culturas bacterianas
4. Extração de fármacos dos fluídos biológicos para fins de monitoramento terapêutico
5. Avaliação da absorção de fármacos a partir de formas farmacêuticas (pomadas, supositórios, adesivos transdérmicos)
6. Determinação da distribuição de óleos flavorizantes entre as fases aquosa e oleosa de emulsões
7. Em outras aplicações

Essa relação básica pode ser usada para calcular a quantidade de fármaco extraído ou remanescente em determinada camada e estipular o número de extrações requeridas para remover um fármaco de uma mistura.

A concentração de fármaco encontrada na camada superior (S) de duas camadas imiscíveis é dada da seguinte maneira:

$$S = Pr/(Pr + 1)$$

Em que

P é a constante de partição ou distribuição; e

r, V_S/V_I, ou a razão entre os volumes das fases superior e inferior.

(continua)

CÁPSULA DE FÍSICA FARMACÊUTICA 4.9 *(continuação)*

A concentração de fármaco remanescente na camada inferior (I) é:

$$I = 1/(Pr + 1)$$

Se a fase inferior fosse sucessivamente extraída com *n* volumes iguais da camada superior, cada camada (S_n) conteria a seguinte fração do fármaco:

$$S_n = Pr/(Pr + 1)^n$$

Em que

S_n é a fração contida na enésima extração; e

n, o enésimo volume sucessivo.

A fração do soluto remanescente na camada inferior (I_n) é dada como:

$$I_n = 1/(Pr + 1)^n$$

Extrações mais efetivas são obtidas usando volumes pequenos sucessivos do solvente de extração do que empregando um único volume maior. Isso pode ser calculado como mostrado a seguir, quando o mesmo volume de solvente extrator é dividido em porções menores. Por exemplo, a fração I_n remanescente após a enésima extração:

$$I_n = \frac{1}{\left(\frac{Pr}{n} + 1\right)^n}$$

EXEMPLO 1

A 25°C e sob pH 6,8, o valor de P para uma cefalosporina de segunda geração é 0,7 entre volumes iguais de butanol e caldo de fermentação. Calcular o S, o I e o I_n (usando o mesmo volume dividido em quatro frações).

$S = 0{,}7/(0{,}7 + 1) = 0{,}41$, a fração de fármaco extraída para a camada superior

$I = 1/(0{,}7 + 1) = 0{,}59$, a fração de fármaco remanescente na camada inferior

O total das frações em S e I = 0,41 + 0,59 = 1.

Se o caldo de fermentação fosse extraído com quatro extrações sucessivas realizadas dividindo-se a quantidade de butanol usada por quatro, a quantidade de fármaco remanescente após a quarta extração seria:

$$I_{4º} = \frac{1}{\left(\frac{0{,}7 \times 1}{4} + 1\right)^4} = 0{,}525$$

A partir desse resultado, a quantidade remanescente após a extração, usando-se um único volume, é de 0,59. No entanto, quando esse volume é dividido em quatro partes, sendo feitas quatro extrações sucessivas, a quantidade de cefalosporina remanescente passa a ser de 0,525. Portanto, mais fármaco foi extraído após o fracionamento do solvente de extração. Inerentes a esse procedimento são a seleção dos solventes de extração apropriados, a estabilidade do fármaco, o uso de aditivos *salting-out* e os aspectos relativos ao meio.

Constantes de dissociação/pKa

Entre as características físico-químicas de interesse está a extensão da dissociação ou ionização de substâncias ativas. Isso é importante, uma vez que o grau de ionização exerce um efeito considerável sobre a formulação, assim como sobre os parâmetros farmacocinéticos do fármaco. A extensão da dissociação ou ionização, em muitos casos, é altamente dependente do pH do meio que contém a substância. Na formulação, o veículo é frequentemente ajustado em um valor de pH para que determinado nível de ionização do fármaco seja obtido, favorecendo suas solubilidade e estabilidade. Na farmacocinética, o grau de ionização de um fármaco exerce forte efeito sobre a extensão de absorção, distribuição e eliminação. A constante de dissociação, ou pKa, é geralmente determinada por titulação potenciométrica. Na prática farmacêutica, é importante prever a precipitação de fármacos nas soluções e calcular a solubilidade em determinados valores de pH. A Cápsula de Física Farmacêutica 4.10, Constantes de Dissociação/pKa, apresenta um resumo dos conceitos de dissociação e ionização.

ESTABILIDADE DE FÁRMACOS E PRODUTOS FARMACÊUTICOS

Uma das mais importantes atividades dos estudos de pré-formulação é a avaliação da estabilidade física e química do fármaco puro. É essencial que esses estudos iniciais sejam conduzidos com amostras de fármaco de pureza conhecida. A presença de impurezas pode levar a conclusões errôneas em tais avaliações. Os estudos de estabilidade conduzidos na fase de pré-formulação incluem estabilidade do estado sólido do fármaco, estabilidade da solução e estabilidade na presença de excipientes. As investigações iniciam com o conhecimento da estrutura química do fármaco, que permite ao pesquisador antecipar possíveis reações de degradação.

CÁPSULA DE FÍSICA FARMACÊUTICA **4.10**

Constantes de dissociação/pKa

A dissociação de ácidos fracos em água é dada pela seguinte expressão:

$$HA \leftrightarrow H^+ + A^-$$
$$K_1[HA] \leftrightarrow K_2[H^+][A^-]$$

No equilíbrio, as constantes de velocidade de dissociação K_1 e K_2 são iguais. Isso pode ser rearranjado, e a constante de dissociação pode ser definida como:

$$K_a = \frac{K_1}{K_2} = \frac{[H^+][A^-]}{[HA]}$$

Em que K_a é a constante de dissociação do ácido.

Para a dissociação de uma base fraca que não contém um grupo hidroxila, a seguinte relação pode ser usada:

$$BH^+ \leftrightarrow H^+ + B$$

A constante de dissociação é descrita por

$$K_a = \frac{[H^+][B]}{[BH^+]}$$

A dissociação de uma base fraca contendo uma hidroxila,

$$B + H_2O \leftrightarrow OH^- + BH^+$$

A constante de dissociação é descrita por

$$K_b = \frac{[OH^-][BH^+]}{[B]}$$

As concentrações de íon hidrogênio podem ser calculadas para a solução de um ácido fraco usando-se:

$$[H^+] = \sqrt{K_a C}$$

Similarmente, a concentração do íon hidroxila para uma solução de base fraca é obtida por

$$[OH^-] = \sqrt{K_b C}$$

Algumas aplicações práticas dessas equações são mostradas a seguir.

(continua)

CÁPSULA DE FÍSICA FARMACÊUTICA **4.10** *(continuação)*

EXEMPLO 1

O K_a do ácido lático é $1,387 \times 10^{-4}$ a 25°C. Qual a concentração do íon hidrogênio em uma solução de 0,02 molar?

$$[H^+] = \sqrt{1,387 \times 10^{-4} \times 0,02} = 1,665 \times 10^{-3} \text{ G-ion/L}$$

EXEMPLO 2

O K_b da morfina é $7,4 \times 10^{-7}$. Qual a concentração do íon hidroxila de uma solução de 0,02 molar?

$$[OH^-] = \sqrt{7,4 \times 10^{-7} \times 0,02} = 1,216 \times 10^{-4} \text{ G-ion/L}$$

Estabilidade de fármacos: mecanismos de degradação

A instabilidade química de agentes medicinais apresenta-se de várias formas, pois os fármacos em uso atualmente possuem características químicas diferentes. Estruturalmente, os fármacos distribuem-se em álcoois, fenóis, aldeídos, cetonas, ésteres, éteres, ácidos, sais, alcaloides, glicosídeos, entre outros, apresentando reatividades e suscetibilidades diferentes à instabilidade química. Os processos destrutivos mais frequentemente encontrados são a hidrólise e a oxidação.

Hidrólise é um processo de solvólise em que as moléculas (do fármaco) interagem com as moléculas da água, originando produtos de clivagem. Por exemplo, o ácido acetilsalicílico, combina-se com uma molécula de água e é hidrolisada, dando origem a uma molécula de ácido salicílico e a outra de ácido acético.

A hidrólise é provavelmente a mais importante causa de degradação de fármacos, sobretudo porque um grande número de agentes medicinais é éster ou contém outros grupos funcionais, tais como amidas, lactonas e lactamas, também suscetíveis ao processo hidrolítico (2).

Outro processo destrutivo é a oxidação, responsável pela degradação química de muitos fármacos, incluindo aldeídos, álcoois, fenóis, açúcares, alcaloides e óleos e gorduras insaturados. Quimicamente, a oxidação é a perda de elétrons de um átomo ou uma molécula. Cada elétron perdido é aceito por outro átomo ou outra molécula, reduzindo o receptor. Na química inorgânica, a oxidação é acompanhada pelo aumento na valência positiva de um elemento, por exemplo, o íon ferroso (Fe^{+2}) oxida para o férrico (Fe^{+3}). Na química orgânica, a oxidação é frequentemente considerada sinônimo de perda de hidrogênio (desidrogenação) de uma molécula. A oxidação em geral envolve radicais livres, que são moléculas ou átomos contendo um ou mais elétrons desemparelhados, tais como o oxigênio molecular (atmosférico) (•O—O•) e a hidroxila livre (•OH). Esses radicais tendem a tomar elétrons de outras substâncias, oxidando o doador.

Muitas das mudanças oxidativas nas preparações farmacêuticas têm a característica das auto-oxidações. Estas manifestam-se de forma espontânea sob a influência inicial do oxigênio atmosférico, ocorrendo lentamente no início e, depois, com mais rapidez. O processo foi descrito como um tipo de reação em cadeia, que inicia com a união entre o oxigênio e a molécula do fármaco, continuando com o radical livre dessa molécula oxidada, que participa na destruição de outro fármaco, e assim sucessivamente.

No estudo de formulação de produtos farmacêuticos, procedimentos são adotados para reduzir ou prevenir a degradação devido à hidrólise, à oxidação ou a outros processos destrutivos. Esses procedimentos são discutidos mais adiante.

Estabilidade de fármacos e produtos farmacêuticos: Cinética e prazo de validade

A estabilidade é a extensão na qual um produto retém, dentro dos limites especificados e durante o período de armazenamento e uso (i.e., prazo de validade), as mesmas propriedades e características que possuía no momento de sua fabricação.

Cinco tipos de estabilidade são levados em consideração pelo farmacêutico:

1. *Química*: a substância ativa retém sua integridade química e sua potência rotulada dentro dos limites especificados.
2. *Física*: as propriedades físicas originais, incluindo aparência, paladar, uniformidade, dissolução e suspensibilidade, são mantidas.
3. *Microbiológica*: a esterilidade ou a resistência ao crescimento microbiano são retidas de acordo com os critérios especificados. Os agentes antimicrobianos retêm a efetividade dentro dos limites especificados.
4. *Terapêutica*: os efeitos terapêuticos permanecem inalterados.
5. *Toxicológica*: não há aumento significativo na toxicidade.

O conhecimento da estabilidade química é importante para a seleção das condições de armazenamento (temperatura, luz, umidade) do material de acondicionamento usado para a dispensação do medicamento (vidro *vs*. plástico, claro *vs*. âmbar ou opaco, batoques) e para a antecipação das interações do fármaco em uma mistura na forma farmacêutica. A estabilidade e o prazo de validade são determinados com base em estudos cinéticos, que avaliam a velocidade de alteração química e o modo pelo qual esta é influenciada pela concentração de reagentes, produtos e outras espécies químicas e por fatores como solvente, pressão e temperatura.

Ao avaliar a estabilidade química de um medicamento, deve-se conhecer a ordem e a velocidade de reação. A ordem de reação pode ser a ordem global (a soma dos expoentes dos termos de concentração da expressão matemática da velocidade) ou a ordem em relação a cada reagente (o expoente do termo de concentração individual na expressão matemática da velocidade).

Velocidades de reação

A velocidade de reação é a descrição da concentração do fármaco em relação ao tempo. As reações de primeira ordem e de ordem zero são mais comumente encontradas em Farmácia. Elas são apresentadas na Cápsula de Física Farmacêutica 4.11, Velocidades de Reação, com alguns exemplos.

Método Q_{10} de estimativa do prazo de validade

O Método Q_{10} de Estimativa do Prazo de Validade permite ao farmacêutico calcular o tempo de vida útil para o produto que foi ou deverá ser estocado sob uma série de condições diferentes. Isso é explicado na Cápsula de Física Farmacêutica 4.12, Método Q_{10} de Estimativa do Prazo de Validade.

Melhorando a estabilidade de produtos farmacêuticos

Muitos componentes farmacêuticos podem ser usados para preparar a forma farmacêutica desejada para uma substância ativa. Alguns desses agentes devem ser utilizados para que as características físicas e químicas desejáveis do produto sejam alcançadas ou para melhorar sua aparência, seu odor e seu sabor. Outras substâncias podem ser empregadas para aumentar a estabilidade do fármaco, particularmente em relação à hidrólise e à oxidação. Em qualquer caso, o adjuvante farmacêutico deve ser compatível e não comprometer a estabilidade da substância ativa.

Há várias estratégias de estabilização das preparações farmacêuticas que contêm fármacos sujeitos à hidrólise. Talvez a mais óbvia seja a redução ou a eliminação da água de um sistema farmacêutico. Mesmo as formas farmacêuticas sólidas que contêm fármacos hidrolisáveis devem ser protegidas da umidade da atmosfera. Isso deve ser realizado pelo uso de um revestimento à prova d'água nos comprimidos ou pela manutenção do medicamento em um recipiente hermeticamente fechado. É comum detectar ácido acetilsalicílico hidrolisado pela presença de um odor característico de ácido acético na abertura do frasco de comprimidos. Nas preparações líquidas, a água pode ser frequentemente substituída ou reduzida na formulação por meio do uso de outros líquidos, tais como glicerina, propilenoglicol e álcool. Em determinados produtos injetáveis, óleos vegetais anidros podem ser usados como solvente para reduzir a possibilidade de decomposição hidrolítica.

A decomposição por hidrólise pode ser prevenida em outros medicamentos líquidos, suspendendo o fármaco em veículos não aquosos, em vez de dissolvê-lo em substância aquosa. Em outros exemplos, particularmente para certos antibióticos instáveis, quando uma preparação aquosa é desejada, o medicamento pode ser fornecido na forma de um pó seco para *reconstituição* pela adição de um volume especificado de água purificada antes de sua administração. O pó seco consiste em uma mistura de antibiótico, agentes suspensores, flavorizantes e corantes; quando reconstituído pelo farmacêutico, ele permanece estável durante o período no qual a preparação é normalmente consumida. A refrigeração é acon-

CÁPSULA DE FÍSICA FARMACÊUTICA **4.11**

Velocidades de reação

VELOCIDADE DE REAÇÃO DE ORDEM ZERO

Se a perda do fármaco for independente das concentrações dos reagentes e constante em função do tempo (i.e., 1 mg/mL/h), a velocidade é chamada de ordem zero. A expressão matemática é:

$$\frac{-dC}{dt} = k_0$$

Em que k_0 é a constante de velocidade de ordem zero [concentração(C)/tempo(t)]. A forma da equação integrada e mais útil é:

$$C = -k_0t + C_0$$

Em que C_0 é a concentração inicial do fármaco.

As unidades para uma constante de velocidade de ordem zero k_0 são dadas em unidades de concentração pelo tempo, como moles por litro por segundo ou miligramas por mililitro por minuto.

Não há sentido em tentar descrever o tempo necessário para que *todo o* material se decomponha, pois é infinito. Portanto, as velocidades de reação são comumente descritas por k ou pelo seu tempo de meia-vida, $t_{1/2}$.

A equação de tempo de meia-vida para uma reação de ordem zero é:

$$t_{1/2} = (1/2)\,(C_0/k_0)$$

Se C_0 muda, o $t_{1/2}$ é alterado. Existe uma relação inversa entre o $t_{1/2}$ e o k.

EXEMPLO 1

Um fármaco em suspensão (125 mg/mL) decompõe-se pela cinética de ordem zero com uma constante de velocidade de reação de 0,5 mg/mL/h. Qual a concentração remanescente do fármaco após três dias (72 h) e qual seu $t_{1/2}$?

$$C = -(0{,}5 \text{ mg/mL/h})(72 \text{ h}) + 125 \text{ mg/mL}$$
$$C = 89 \text{ mg/mL após três dias}$$
$$t_{1/2} = 1/2\,(125 \text{ mg/mL})/(0{,}5\text{mg/mL/h})$$
$$t_{1/2} = 125 \text{ h}$$

EXEMPLO 2

Quanto tempo levará para a suspensão alcançar 90% de sua concentração original?

$$90\% \times 125 \text{ mg/mL} = 112{,}5 \text{ mg/mL}$$

$$t = \frac{C - C_0}{-k_0} - \frac{112{,}5 \text{ mg/mL} - 125 \text{ mg/mL}}{-0{,}5 \text{ mg/mL/h}} = 25\text{h}$$

Suspensões de fármacos são exemplos de medicamentos que geralmente seguem a cinética de degradação de ordem zero.

VELOCIDADE DE REAÇÃO DE PRIMEIRA ORDEM

Se a perda de fármaco for diretamente proporcional à concentração remanescente em função do tempo, esta é uma reação de primeira ordem, que é dada em unidades de tempo recíprocas, ou seja, tempo $^{-1}$. A expressão matemática é:

$$\frac{-dC}{dt} = kC$$

(continua)

CÁPSULA DE FÍSICA FARMACÊUTICA **4.11** *(continuação)*

Em que

C é a concentração remanescente do fármaco;
t, o tempo;
(dC/dt), a velocidade em que o fármaco sofre degradação; e
k, a constante de velocidade de reação específica.

A forma mais útil e integrada dessa equação é:

$$\log C = \frac{-kt}{2{,}303} + \log C_0$$

Em que C_0 é a concentração inicial do fármaco. Na forma logarítmica natural, a equação é:

$$\ln C = -kt + \ln C_0$$

As unidades de k para uma reação de primeira ordem são as unidades de tempo, tal como por segundo. A equação de tempo de meia-vida para uma reação de primeira ordem é:

$$t_{1/2} = 0{,}693/k$$

E pode ser facilmente obtida a partir da equação de primeira ordem, substituindo os valores de C por 50% e C_0 por 100%, que representam uma redução de 50% na concentração.

EXEMPLO 3

Uma solução oftálmica de um fármaco midriático a 5 mg/mL exibe uma cinética de degradação de primeira ordem com a velocidade de 0,0005/dia. Qual a concentração de fármaco remanescente após 120 dias e qual o tempo de meia-vida?

$$\ln C = -(0{,}0005/\text{dia})(120) + \ln(5\ \text{mg/mL})$$
$$\ln C = -0{,}06 + 1{,}609$$
$$\ln C = 1{,}549$$
$$C = 4{,}71\ \text{mg/mL}$$
$$t_{1/2} = 0{,}693/0{,}0005/\text{dia}$$
$$t_{1/2} = 1{,}386\ \text{dias}$$

EXEMPLO 4

No Exemplo 3, quanto tempo levará para o fármaco degradar a 90% de sua concentração original?

$$90\%\ \text{de}\ 5\ \text{mg/mL} = 4{,}5\ \text{mg/mL}$$
$$\ln 4{,}5\ \text{mg/mL} = -(0{,}0005/\text{dia})t + \ln(5\ \text{mg/mL})$$
$$t = \frac{\ln 4{,}5\text{mg/mL} - \ln 5\ \text{mg/mL}}{-0{,}0005/\text{dia}}$$
$$t = 210\ \text{dias}$$

ENERGIA DE ATIVAÇÃO: EQUAÇÃO DE ARRHENIUS

As projeções de estabilidade para a determinação do prazo de validade (t_{90}, ou o tempo requerido para a degradação de 10% do fármaco, permanecendo 90% intacto) normalmente se baseiam na equação de Arrhenius:

$$\log = \frac{k_2}{k_1} = \frac{Ea(T_2 - T_1)}{2{,}3RT_1T_2}$$

Essa equação relaciona as constantes da velocidade da reação (k) com a temperatura (T), com a constante dos gases (R) e a energia de ativação (Ea).

(continua)

CÁPSULA DE FÍSICA FARMACÊUTICA 4.11 *(continuação)*

A relação das constantes de velocidade da reação em duas diferentes temperaturas fornece a energia de ativação para a degradação. Em vez de permitir que o processo ocorra lentamente na temperatura ambiente, a Ea pode ser calculada após a degradação do produto em temperaturas elevadas, e um valor de k para a temperatura ambiente pode ser estabelecido com auxílio da equação de Arrhenius.

EXEMPLO 5

A degradação de um novo fármaco antitumoral segue a cinética de primeira ordem e tem constante de velocidade de degradação de primeira ordem de 0,0001/h a 60°C e 0,0009/h a 80°C. Qual é a Ea?

$$\log = \frac{(0{,}0009)}{(0{,}0001)} = \frac{Ea(353-333)}{(2{,}3)(1{,}987)(353)(333)}$$

$$Ea = 25{,}651\,\text{kcal/mol}$$

CÁPSULA DE FÍSICA FARMACÊUTICA 4.12

Método Q_{10} de estimativa do prazo de validade

O método Q_{10}, com base na Ea, que é independente da ordem de reação, é descrito como:

$$Q_{10} = e^{\{(Ea/R)[(1/T+10)-(1/T)]\}}$$

Em que

Ea é a energia de ativação;
R, a constante dos gases; e
T, a temperatura absoluta.

Em termos usuais, Q_{10}, a razão de duas constantes de velocidades de reação diferentes, é definido da seguinte maneira:

$$Q_{10} = \frac{K_{(T+10)}}{K_T}$$

Os valores de Q iguais a 2, 3 e 4, comumente utilizados, descrevem as energias de ativação das reações para temperaturas próximas à da temperatura ambiente (25°C). Por exemplo, um valor Q de 2 corresponde a uma Ea (kcal/mol) de 12,2; um valor Q de 3 corresponde a uma Ea de 19,4; e um valor Q de 4 corresponde a uma Ea de 24,5. Estimativas razoáveis frequentemente podem ser feitas usando-se o valor 3.

A equação para a estimativa do prazo de validade pelo método Q_{10} é:

$$t_{90}(T_2) = \frac{t_{90}(T_1)}{Q_{10}^{(\Delta T/10)}}$$

Em que

$t_{90}T_2$ é o prazo de validade estimado;
$t_{90}T_1$, o prazo de validade em determinada temperatura; e
ΔT, a diferença entre as temperaturas T_1 e T_2.

Nessa relação, está claro que um aumento em ΔT diminui o prazo de validade, e uma diminuição em ΔT aumenta o prazo de validade. Isso é o mesmo que dizer que o armazenamento em uma temperatura mais elevada diminui a vida útil do medicamento e que o armazenamento em uma temperatura mais baixa aumenta a vida útil.

EXEMPLO 1

Uma solução de antibiótico tem prazo de validade de 48 horas no refrigerador (5°C). Qual seu prazo de validade estimado se ela for armazenada em temperatura ambiente (25°C)?

(continua)

CÁPSULA DE FÍSICA FARMACÊUTICA 4.12 *(continuação)*

Usando um valor Q igual a 3, é possível estabelecer a seguinte relação:

$$t_{90}(T_2) = \frac{t_{90}(T_1)}{Q_{10}^{(\Delta T/10)}} = \frac{48}{3^{[(25-5)/10]}} = \frac{48}{3^2} = 5{,}33\text{h}$$

EXEMPLO 2

Uma solução oftálmica tem prazo de validade de 6h em temperatura ambiente (25 °C). Qual o prazo de validade estimado se ela for armazenada em um refrigerador a 5 °C? (Nota: Quando a temperatura sofre diminuição, o ΔT é negativo.)

$$t_{90}(T_2) = \frac{6}{3^{[(5-25)/10]}} = \frac{6}{3^{-2}} = 6 \times 3^2 = 54\text{h}$$

Esses valores são estimados; a energia real de ativação pode ser frequentemente obtida da literatura para a realização de cálculos mais exatos.

selhável para muitas preparações sujeitas à hidrólise. Junto à temperatura, o pH é o principal fator que afeta a estabilidade de um fármaco propenso à decomposição hidrolítica. A hidrólise da maioria dos fármacos depende das concentrações relativas dos íons hidroxila e hidrônio, e o pH no qual um fármaco é otimamente estável pode ser determinado de modo fácil. Para a maioria dos fármacos hidrolizáveis, a estabilidade ótima encontra-se na faixa de pH ácido de 5 a 6. Portanto, pela seleção adequada de agentes tamponantes, a estabilidade de compostos instáveis pode ser aumentada. Os tampões são usados para manter um determinado pH, como descrito na Cápsula de Física Farmacêutica 4.13, Capacidade-tampão.

Do ponto de vista farmacêutico, a oxidação é mais comum quando um fármaco oxidável não é mantido no estado seco, na presença de oxigênio ou quando ele é exposto à luz ou combinado com outros agentes químicos, sem a verificação apropriada da influência que estes exercem sobre a oxidação. A oxidação de uma substância em uma preparação farmacêutica é normalmente acompanhada por alteração na cor do produto, mas também pode resultar na precipitação ou na modificação do odor.

O processo oxidativo é evitado e a estabilidade do fármaco é preservada por agentes chamados *antioxidantes*, que reagem com um ou mais compostos no medicamento para prevenir a progressão da reação em cadeia. Em geral, os antioxidantes agem fornecendo elétrons e átomos de hidrogênio disponíveis, que são aceitos mais prontamente pelos radicais livres do que por aqueles do fármaco que está sendo protegido. Diversos antioxidantes são empregados em Farmácia. Dentre os mais frequentemente usados em preparações aquosas encontram-se: sulfito de sódio (Na_2SO_3, em valores de pH elevados), bissulfito de sódio ($NaHSO_3$, em valores de pH intermediários), metabissulfito de sódio ($Na_2S_2O_5$, em valores de pH baixos), ácido hipofosfórico (H_3PO_2) e ácido ascórbico. Em preparações oleaginosas (oleosas ou untuosas), são utilizados alfatocoferol, butilidroxianisol e palmitato de ascorbila.

Em junho de 1987, a Food and Drug Administration (FDA) dos Estados Unidos estabeleceu normas sobre a necessidade de incluir uma advertência sobre possíveis reações alérgicas, incluindo anafilaxia, na bula dos medicamentos em que sulfitos foram adicionados à forma farmacêutica. Os sulfitos são usados como conservantes em muitos medicamentos injetáveis, tais como antibióticos e anestésicos locais. Algumas preparações oftálmicas e para inalação também contêm sulfitos, mas relativamente poucos medicamentos de uso oral apresentam essas substâncias. A finalidade da regulamentação é proteger a população, estimada em 0,2%, sujeita a reações alérgicas a substâncias químicas. Muitas pessoas sensíveis aos sulfitos têm asma ou outras condições alérgicas. Antes dessa regulamentação, a FDA emitiu uma regulamentação para o uso de sulfitos em alimentos. Pacientes asmáticos e outros que possam ser sensíveis aos sulfitos devem ser instruídos a ler os rótulos das embalagens de alimentos e medicamentos para verificar a presença desses compostos. Os sulfitos incluídos nas regulamentações são bissulfito de potássio, metabissulfito de potássio, bissulfito de sódio, metabissulfito de sódio,

CÁPSULA DE FÍSICA FARMACÊUTICA **4.13**

Capacidade-tampão

pH, tampões e capacidade-tampão são aspectos essenciais na formulação de medicamentos, pois afetam a solubilidade, a absorção, a atividade e a estabilidade do fármaco, assim como o conforto do paciente no momento da administração.

Um tampão é um sistema normalmente aquoso, que pode resistir a mudanças no pH decorrentes da adição de um ácido ou uma base. Os tampões são constituídos de um ácido fraco e sua base conjugada ou de uma base fraca e seu ácido conjugado e são preparados por meio de um dos seguintes procedimentos:

1. Misturando-se um ácido fraco e sua base conjugada ou uma base fraca e seu ácido conjugado.
2. Misturando-se um ácido fraco e uma base forte para formar a base conjugada ou uma base fraca e um ácido forte para compor o ácido conjugado.

Usando-se a equação de Henderson-Hasselbach:

$$pH = pK_a + \log(\text{base}/\text{ácido})$$

Lembrar-se de que o ácido é o doador de prótons; e a base, o aceptor de prótons.

EXEMPLO 1

Um sistema-tampão é preparado pela mistura de 100 mL de ácido fosfórico 0,2 M e de 200 mL de fosfato monobásico de sódio 0,08 M. Qual o pH desse tampão? (K_a do ácido fosfórico = $7{,}5 \times 10^{-3}$)

Moles do ácido = (0,2 mol/1.000 mL)(100 mL) = 0,02 mol; (0,02 mol)/(0,3 L) = 0,067 M
Moles da base = (0,08 mol/1.000 mL)(200 mL) = 0,016 mol; (0,016 mol)/(0,3 L) = 0,053 M
$pK_a = -\log 7{,}5 \times 10^{-3} = 2{,}125$
pH = 2,125 + log (0,016 mol/0,02 mol) = 2,028

EXEMPLO 2

Determinar o pH do tampão preparado como mostrado a seguir:

Acetato de sódio 50 g
HCl conc. 10 mL
Água q.s.p 2 L
Dados úteis:
pK_a ácido acético = 4,76
acetato de sódio = 82,08 MM
ácido acético = 60,05 MM
HCl = 36,45 MM
Conc. HCl, 44% HCl m/V

NaAc + HCl → NaCl + HAc + NaAc
(0,609 mol) (0,121 mol) (0,121 mol) (0,121 mol) (0,488 mol)
HCl: {(10 mL)[(44 g)/(100 mL)] (1 mol)/(36,45g)} = 0,121 mol
NaAc: {(50g)[(1 mol)/(82,08g)]} = 0,609 mol (0,609 mol) − (0,121 mol) = 0,488 mol
pH = 4,76 + log (0,488 mol)/(0,121 mol) = 5,367

A capacidade de uma solução-tampão para resistir a mudanças no pH com a adição de um ácido ou uma base é chamada capacidade-tampão (β); ela é definida como:

$$\beta = \Delta B/\Delta pH$$

Em que
ΔB é a concentração molar da base ou do ácido adicionado;
ΔpH, a mudança no pH decorrente da adição de ácido ou base.
O ΔpH pode ser determinado experimentalmente ou calculado pela equação Henderson-Hasselbach.

(continua)

CÁPSULA DE FÍSICA FARMACÊUTICA **4.13** *(continuação)*

EXEMPLO 3

Se 0,2 moles de HCl forem adicionados a uma solução de hidróxido de amônia 0,015 M e o pH cair de 9,5 para 8,9, qual será a capacidade tamponante desse sistema?

$$\Delta pH = 9,5 - 8,9 = 0,6$$
$$\Delta B = 0,2 \text{ mol/L} = 0,2 \text{ M}$$
$$\beta = 0,2 \text{ M}/0,6 = 0,33 \text{ M}$$

EXEMPLO 4

Se 0,002 moles de HCl forem adicionados ao tampão do Exemplo 1, qual será sua capacidade tamponante? Após a adição de 0,002 mole de HCl:

$$H_3PO_4\text{: } 0,02 \text{ mol} + 0,002 \text{ mol} = 0,022 \text{ mol}$$
$$NaH_2PO_4\text{: } 0,016 \text{ mol} - 0,002 \text{ mL} = 0,014 \text{ mol}$$
$$pH = 2,125 + \log(0,014 \text{ mol}/0,022 \text{ mol}) = 1,929$$
$$\Delta pH = 2,028 - 1,929 = 0,099$$
$$\Delta AB = 0,002 \text{ mol}/0,3 \text{ L} = 0,0067 \text{ M}$$
$$\beta = 0,0067 \text{ M}/0,099 = 0,067 \text{ M}$$

Outra forma de calcular a capacidade tamponante envolve o uso da equação de Van Slyke:

$$\beta = 2,3C\,\{Ka[H^+]/(Ka[H^+])^2\}$$

Em que

C é a soma das concentrações molares da base e do ácido, e $[H^+] = 10^{-pH}$.

EXEMPLO 5

Segundo a equação de Van Slyke, qual a capacidade do sistema-tampão preparado no Exemplo 1?

$$C = 0,0067 \text{ M} + 0,0053 \text{ M} = 0,12 \text{ M}$$
$$K_a = 7,5 + 10^{-3}$$
$$[H^+] = 10^{-2,028} = 9,38 \times 10^{-3} \text{ M}$$
$$\beta = 2,3(0,12 \text{ M})\{[(7,5 \times 10^{-3} \text{ M})(9,38 \times 10^{-3} \text{ M})]/[(7,5 \times 10^{-3}\text{M})/(9,38 \times 10^{-3}\text{M})^2]\} = 0,68 \text{ M}$$

sulfito de sódio e dióxido de enxofre. A FDA permite o uso de sulfitos em produtos prescritos, com o rótulo adequado, pois geralmente não existem substitutos aceitáveis capazes de manter a potência de determinados medicamentos. Algumas injeções de adrenalina também contêm sulfitos.

O uso de antioxidantes somente é permitido para uma aplicação específica após a realização de estudos farmacêuticos e biomédicos adequados. Em certos casos, os adjuvantes farmacêuticos podem inativar um antioxidante. Em outros, certos antioxidantes podem reagir quimicamente com os fármacos que eles foram destinados a estabilizar, sem produzir mudança visível na aparência da preparação.

Determinados medicamentos requerem atmosfera livre de oxigênio durante a preparação e o armazenamento, pois ele pode afetar adversamente a estabilidade. O oxigênio pode estar presente nas preparações líquidas, no espaço livre existente dentro do recipiente ou estar dissolvido no veículo. Para evitar essas exposições, fármacos sensíveis ao oxigênio podem ser formulados em preparações isentas de água e acondicionados em recipientes em que o ar é substituído por um gás inerte, por exemplo, o nitrogênio, como nas preparações líquidas. Isso é comum na produção de ampolas e frasco-ampolas de preparações facilmente oxidáveis destinadas a uso parenteral.

A presença de traços de metais provenientes do fármaco, do solvente ou do material de acondicionamento é uma preocupação constante na preparação de soluções de fármacos oxidáveis. A velocidade de formação de cor nas soluções de adrenalina, por exemplo, é aumentada consideravelmente pela presença de íons férrico, ferroso,

TABELA 4.2 **Alguns fármacos e preparações USP especialmente sujeitos à deterioração química e física**

PREPARAÇÃO	CATEGORIA	MONOGRAFIA OU RÓTULO DE ADVERTÊNCIA
Bitartarato de adrenalina, solução oftálmica	Adrenérgico	Não usar para inalação ou injeção ou como soluções nasais ou oftálmicas se o produto estiver marrom ou apresentar precipitado.
Adrenalina, solução para inalação		
Adrenalina injetável		
Adrenalina solução nasal		
Adrenalina solução oftálmica		
Sulfato de isoproterenol, solução para inalação	Adrenérgico (broncodilatador)	Não usar para inalação ou injeção se o produto estiver rosa ou marrom ou apresentar precipitado.
Isoproterenol, solução para inalação		
Nitroglicerina, comprimidos	Antianginoso	Para prevenir a perda da potência, manter no frasco original ou suplementar adequado especificamente para comprimidos de nitroglicerina.
Paraldeído	Hipnótico	Sujeito à oxidação com formação de ácido acético.

cúprico e crômico. É necessário tomar cuidado para a eliminação desses traços de metais, o que pode ser feito pela purificação da fonte do contaminante ou pela complexação ou ligação do metal com agentes específicos para esse fim, tornando-o quimicamente indisponível nos processos oxidativos. Esses agentes quelantes são exemplificados pelo edetato dissódico de cálcio e pelo ácido etilenodiaminotetracético (EDTA).

A luz também pode agir como catalisador nas reações de oxidação, transferindo sua energia (fótons) às moléculas do fármaco e tornando-o mais reativo pelo aumento da sua capacidade energética. Como precaução contra a aceleração da oxidação, preparações sensíveis à luz são acondicionadas em recipientes opacos ou âmbar.

Uma vez que a degradação da maioria dos fármacos ocorre mais rapidamente à medida que a temperatura aumenta, é também aconselhável manter fármacos oxidáveis em locais frescos. Outro fator que pode afetar a estabilidade de um fármaco oxidável em solução é o pH da preparação. Cada fármaco deve ser mantido em solução em um valor de pH mais favorável à sua estabilidade. Isso varia em cada preparação e deve ser determinado de forma específica para o fármaco em questão.

As notificações descritas na United States Pharmacopeia (USP), como aquelas mostradas na Tabela 4.2, advertem sobre a decomposição oxidativa de fármacos e preparações. Em alguns casos, o agente específico a ser empregado como estabilizante é mencionado na monografia; em outros, o termo "estabilizante aceitável" é usado. O exemplo de um estabilizante em particular designado para o uso encontra-se descrito na monografia da solução oral de iodeto de potássio USP. O iodeto de potássio em solução está propenso à oxidação fotocatalisada e libera iodo livre, resultando em uma solução de coloração amarela ou marrom. O uso de frascos que protegem da luz é essencial para a sua estabilidade. Como precaução adicional contra a decomposição, se a solução não for usada dentro de um curto espaço de tempo, a USP recomenda a adição de 0,5 mg de tiossulfato de sódio por cada grama de iodeto de potássio. Quando iodo livre é liberado durante o armazenamento, o tiossulfato de sódio o converte em iodeto de sódio, um composto solúvel e incolor:

$$I_2 + 2Na_2S_2O_3 \rightarrow 2\ NaI + Na_2S_4O_6$$

Em suma, para fármacos facilmente oxidáveis, o farmacêutico pode estabilizar a preparação por meio de exclusão seletiva do oxigênio do sistema, agentes oxidantes, traços de metais, luz, calor e outros catalisadores químicos do processo de oxidação. Agentes antioxidantes e quelantes podem ser adicionados, além de tampões que produzem e mantêm um pH favorável para a estabilidade.

Além da oxidação e da hidrólise, os processos destrutivos incluem a polimerização, a descarboxilação química e a desaminação. Entretanto, esses processos ocorrem com menos frequência e são restritos a poucos grupos de substâncias químicas. A polimerização é a reação entre duas ou mais moléculas idênticas com a formação de uma molécula nova e maior. O formaldeído é um exemplo de substância capaz de se polimerizar. Em solução, ele pode se polimerizar em paraformaldeído $(CH_2O)_n$, uma substância cristalina branca e pouco solúvel, que pode turvar a solução. A formação de paraformaldeído é aumentada pelo armazenamento a frio, sobretudo em soluções altamente concentradas. A solução de formaldeído oficial contém aproximadamente 37% de formaldeído e, de acordo com a USP, deve ser armazenada em temperaturas superiores a 15°C. Se a solução tornar-se turva após repouso em ambiente fresco, ela pode ser levemente aquecida para a redissolução. O formaldeído é preparado pela oxidação limitada do metanol (álcool metílico), e a USP permite que uma quantidade residual desse solvente permaneça no produto final, uma vez que ele pode retardar a formação de paraformaldeído. A solução deve ser mantida em um recipiente hermeticamente fechado, pois a oxidação do formaldeído resulta na formação de ácido fórmico.

$$\underset{\text{metanol}}{CH_3OH} \xrightarrow{(O)} \underset{\text{formaldeído}}{HCHO} \xrightarrow{(O)} \underset{\text{ácido fórmico}}{HCOOH}$$

Outras moléculas orgânicas podem ser degradadas por meio de processos em que um ou mais de seus grupos químicos ativos são removidos. Esses processos podem envolver vários catalisadores, incluindo luz e enzimas. A descarboxilação e a desaminação são exemplos de tais processos; a primeira é a decomposição de um ácido orgânico (R•COOH) com liberação do gás dióxido de carbono, e a última é a remoção do grupo contendo nitrogênio a partir de uma amina orgânica. Por exemplo, a insulina, uma proteína, deteriora-se rapidamente em soluções ácidas, como resultado de uma extensa desaminação (3). Assim, a maioria das preparações de insulina é neutralizada para reduzir a velocidade de decomposição.

Testes de estabilidade

A Current Good Manufacturing Practice da FDA inclui seções sobre estabilidade e testes de estabilidade de matérias-primas farmacêuticas e produtos acabados. Além disso, as normas e orientações da FDA e da Conferência Internacional de Harmonização (International Conference on Harmonization, ICH) fornecem recomendações para que as exigências descritas sejam atendidas. Dentre as recomendações, estão as seguintes (4):

- teste de estabilidade para fármacos e medicamentos novos;
- qualidade de produtos biotecnológicos: testes de estabilidade de produtos biotecnológicos/biológicos;
- teste de fotoestabilidade para fármacos e produtos novos; e
- teste de estabilidade de novas formas farmacêuticas.

Avaliar a estabilidade do fármaco durante cada etapa do desenvolvimento é fundamental para a garantia da qualidade do produto final. O conhecimento da estabilidade do medicamento é importante em testes pré-clínicos e triagens clínicas (em humanos) para que uma avaliação correta e efetiva do produto em questão seja obtida. No caso de um produto comercializado, a garantia da estabilidade é vital para a segurança e a eficácia dele durante o período de armazenamento e uso.

A demonstração da estabilidade do medicamento requerida pela FDA é obrigatoriamente diferente para cada uma das etapas do desenvolvimento farmacêutico, seja para um estudo pré-clínico de duas semanas, um estudo preliminar de Fase I, uma triagem limitada de Fase II, um estudo clínico de Fase III ou para uma solicitação de registro de um novo produto. À medida que um programa de desenvolvimento de medicamento progride, os dados solicitados devem ser obtidos, a fim de demonstrar e registrar o perfil de estabilidade do produto. Antes da aprovação para a comercialização, a estabilidade do produto deve ser assegurada em relação a formulação, influência dos adjuvantes farmacêuticos, interferência do material de acondicionamento, condições de processamento e fabricação (p. ex., aquecimento), componentes da embalagem, as condições de armazenamento e de transporte (temperatura, luz e umidade) e condições e duração previstas do produto na farmácia e durante o uso pelo paciente. A manutenção de produtos intermediários (tal como o granulado para compressão) por períodos prolongados, antes do processamento e a obtenção do produto acabado, pode afetar a estabilidade de ambos. Portanto, a realização de testes de estabilidade durante o processo, incluindo o reteste dos produtos intermediários, é essencial.

Recipientes, tampas e outras características dos materiais de acondicionamento devem ser considerados nos testes de estabilidade. Por exemplo, comprimidos ou cápsulas acondicionados em frascos de plástico ou vidro requerem protocolos de teste de estabilidade diferentes daqueles acondicionados em *blisters*. Fármacos particularmente sujeitos à decomposição hidrolítica ou oxidativa devem ser avaliados de acordo. Produtos estéreis devem preencher os critérios dos testes de esterilidade, assegurando a proteção contra a contaminação microbiana.

Todo conservante deve ser testado quanto à sua eficácia no produto acabado.

Conforme descrito, os produtos farmacêuticos devem atender aos critérios de estabilidade para armazenamento por períodos prolongados na temperatura e na umidade relativa do ambiente. Os produtos também estão sujeitos aos estudos de estabilidade acelerada como indicativo de estabilidade durante seu prazo de validade. Se os dados acerca da estabilidade do produto não forem fornecidos até a aprovação do registro, a FDA exige que os três primeiros lotes de um fármaco, produzidos após sua aprovação, sejam submetidos a estudos de estabilidade de longa duração e os três primeiros lotes de produtos farmacêuticos sejam submetidos tanto a estudos de estabilidade acelerada quanto de longa duração (5,6).

A instabilidade de fármacos nas formulações pode ser detectada, em alguns casos, pela alteração na aparência física, como a cor, o odor, o sabor ou a textura. Em outros casos, a decomposição pode não ser evidente, sendo apenas detectada pela análise química. Dados científicos pertinentes à estabilidade de uma formulação podem levar à previsão do prazo de validade do produto proposto e, quando necessário, à alteração da forma do fármaco empregada (p. ex., usar um sal ou um éster mais estável) e à reformulação da forma farmacêutica. Obviamente, a velocidade em que o fármaco se degrada é de extrema importância. A avaliação da velocidade da alteração química e o modo como ela é afetada por alguns fatores, como concentração do fármaco ou do reagente, tipo de solvente, temperatura, pressão e presença de outras substâncias químicas na formulação, é o foco dos estudos de cinética de reação.

Em geral, um estudo cinético começa pela medida da concentração do fármaco em certos intervalos de tempo, sob uma série de condições determinadas, que incluem temperatura, pH, força iônica, intensidade da luz e concentração inicial do fármaco na formulação. A medida da concentração do fármaco em vários períodos revela sua estabilidade ou instabilidade sob condições específicas com o passar do tempo. A partir desse ponto, cada uma das condições originais pode ser variada para determinar a influência de tais mudanças na estabilidade. Por exemplo, o pH da solução pode ser alterado, enquanto a temperatura, a intensidade da luz e a concentração original do fármaco são mantidas constantes.

Os resultados podem ser apresentados graficamente, plotando a concentração do fármaco em função do tempo. A partir dos dados experimentais, a velocidade de reação é determinada, e a constante de velocidade e o tempo de meia-vida, calculados.

O teste de estabilidade de formulações farmacêuticas em condições extremas de temperatura, umidade, luz, etc, é denominado teste de estabilidade acelerada. Os estudos de estabilidade acelerada podem ser conduzidos, por exemplo, por seis meses, a 40°C e em umidade relativa de 75%. Se uma alteração significativa no produto ocorrer nessas condições, temperatura e valores de umidade relativa mais baixos podem ser usados, por exemplo, a 30°C e umidade relativa de 60%. Estudos acelerados em curto período são empregados para determinar a mais estável das formulações propostas para um medicamento. Em testes de estresse, elevações da temperatura em 10°C em relação àquelas utilizadas nos estudos acelerados são empregadas até que ocorra degradação física e química. Uma vez que a formulação mais estável tenha sido verificada, a sua estabilidade a longo prazo é prevista a partir dos dados gerados nos estudos continuados de estabilidade. Dependendo do tipo e da severidade das condições empregadas, é muito comum manter amostras sob condições extremas de temperatura e umidade por 6 a 12 meses. Tais estudos levam à previsão do prazo de validade de um produto farmacêutico.

Além dos estudos de estabilidade acelerada, os medicamentos são submetidos aos estudos de estabilidade de longo prazo sob condições usuais de transporte e armazenamento durante a distribuição do produto. Na condução desses testes, as diferenças das zonas climáticas nacionais e internacionais às quais o produto está sujeito são levadas em conta, e variações esperadas nas condições de temperatura e umidade devem ser incluídas no delineamento do estudo. As regiões geográficas são definidas por zonas: Zona I, temperada; Zona II, subtropical; Zona III, quente e seca; e Zona IV, quente e úmida. Um produto pode encontrar-se em mais de uma zona de temperatura e umidade no momento de sua produção e durante seu armazenamento. Além disso, ele pode ser armazenado, transportado e colocado em uma prateleira da farmácia e, subsequentemente, no armário de medicamentos do paciente, durante um período variável e sob uma faixa ampla de temperatura e umidade. Entretanto, testes de estabilidade a longo prazo (12 meses, no mínimo) de medicamentos novos são geralmente realizados a 25°C ± 2°C e em uma umidade relativa de 60% ± 5%. As amostras mantidas sob essas condições podem ser retidas por cinco anos ou mais, tempo no qual elas são observadas quanto aos sinais de deterioração física e química. Esses estudos, em conjunto com os estudos de estabilidade previamente realizados, asseguram a determinação mais precisa da estabilidade, do prazo de validade real e da possível extensão da data de expiração.

Quando degradações químicas dos produtos são detectadas, a FDA exige que o fabricante relate a identidade química, incluindo estrutura, mecanismo de formação, propriedades físicas e químicas, procedimentos para isolamento e purificação, especificações e orientações para determinação dos níveis esperados nos produtos farmacêuticos, assim como sua ação farmacológica e significância biológica, quando possuir.

A Cápsula de Física Farmacêutica 4.14, Métodos Analíticos e Curvas-padrão, discute alguns métodos analíticos e a construção de curvas-padrão empregados em estudos desse tipo.

Além disso, sinais de degradação específicos das diferentes formas farmacêuticas devem ser observados e relatados. São eles (1):

Comprimidos: aparência (a presença de quebra, lascas e manchas), friabilidade, dureza, cor, odor, teor de umidade, desintegração e dissolução.

Cápsulas: umidade, cor, aparência, forma, ressecamento e dissolução.

Suspensões e soluções orais: aparência, precipitação, pH, cor, odor, redispersibilidade (suspensões) e limpidez (soluções).

Pós orais: aparência, cor, odor e umidade.

Aerossóis para inalação dosimetrados: dose liberada por atuação, número de doses, cor, distribuição do tamanho das partículas, perda de propelente, pressão, corrosão da válvula, modelo de aspersão, ausência de microrganismos patogênicos.

CÁPSULA DE FÍSICA FARMACÊUTICA **4.14**

Métodos analíticos e curvas-padrão

Qualquer estudo que envolva a concentração de um fármaco requer o desenvolvimento de um método analítico e a construção de curvas-padrão. Existem muitos métodos analíticos utilizados em Farmácia. É importante que o farmacêutico conheça as técnicas de análise farmacêutica para assegurar a validade dos resultados obtidos. É importante saber *(a)* quando testar; *(b)* o que testar; *(c)* qual(is) método(s) utilizar; *(d)* como interpretar os resultados; *(e)* os limites do teste; e *(f)* a importância do teste analítico no programa de qualidade global na farmácia.

O objetivo dos testes analíticos é produzir resultados tão exatos, eficientes e rápidos quanto possível. Qualquer método analítico deve ser exato, rápido, reprodutível e específico. Não existe método analítico ideal e adequado para todos os fármacos; cada método tem seus próprios poder e deficiências, e existem fatores que determinam a validade e a confiabilidade dos resultados.

SELEÇÃO DE UM MÉTODO ANALÍTICO

Na seleção de um método analítico, deve-se considerar o tipo de informação que é necessário: quantitativo (potência, concentração), semiquantitativo (que envolve uma faixa de aceitação, como os níveis de endotoxina) ou qualitativo (tipo de teste sim/não, incluindo identificação de substâncias, esterilidade). Outros aspectos que devem ser considerados envolvem as características físicas e químicas do analito, incluindo solubilidade, coeficiente de partição, constante de dissociação (pKa), volatilidade, ligação e quantidade presente.

Além disso, é necessário analisar o grau de medida quantitativa no processo de validação, por exemplo, repetibilidade/reprodutibilidade e precisão; geralmente, quanto maior o nível exigido, mais sofisticado e caro é o método analítico que deve ser utilizado. Isso também é regido pelos tipos de instrumentação disponíveis ou acessíveis e pelos padrões disponíveis para fins de comparação.

FATORES ENVOLVIDOS NA SELEÇÃO DO MÉTODO

A seleção final do método analítico depende de vários de fatores, incluindo tipo de amostra, critérios de manipulação, preparação e purificação da amostra, tipo de dados necessários e níveis de especificidade e exatidão exigidos.

(continua)

CÁPSULA DE FÍSICA FARMACÊUTICA **4.14** *(continuação)*

REQUISITOS PARA AMOSTRAGEM

Em qualquer análise, podem existir critérios de amostragem que causam um certo impacto na escolha do método analítico, como o número de amostras necessárias, a dificuldade de obter uma amostra representativa, o estado físico da amostra (sólido, líquido ou gasoso), o tipo de recipiente para a coleta e o acondicionamento da amostra (alguns analitos podem adsorver nas paredes ou tampas dos recipientes das amostras) e a lixiviação do material do recipiente para a amostra, se esta for líquida. Tudo isso pode causar problemas durante as análises. Em eventos de sorção, a siliconização dos frascos das amostras pode, algumas vezes, ajudar.

As condições necessárias de acondicionamento das amostras após a coleta deve ser especificada (tipo de frasco, material utilizado, proteção contra UV, contaminação por látex, etc.). Efeitos do ar, como a oxidação dos componentes da amostra, a presença de dióxido de carbono e a formação de carbonatos insolúveis, mudanças de pH, fármaco livre *versus* ligado, etc, também devem ser considerados. A amostra deve ser armazenada em temperatura adequada (refrigerada, congelada ou temperatura ambiente) antes e durante o transporte. Orientações de como proceder caso a amostra seja acidentalmente congelada ou experencie um ciclo de gelo e degelo devem ser fornecidas.

Os efeitos da água sobre a estabilidade física e química da amostra devem ser levados em consideração. Se a amostra precisa ser mantida em ambiente seco, incluindo um dessecador, isso deve ser especificado. A estabilidade das amostras durante o armazenamento, bem como a extração e a preparação devem ser determinadas. Além disso, o potencial de degradação enzimática ou outros efeitos adversos do pH, temperatura, solventes, crescimento microbiano, etc, devem ser levados em conta. Se a utilização de solventes voláteis for necessária, procedimentos especiais devem ser adotados para evitar evaporação, pois se o solvente evaporar, a concentração pode ser falsamente aumentada.

Os efeitos da matriz da amostra devem ser determinados. Efeitos causados pelos seguintes fatores: viscosidade da amostra (pipetagem, aspiração), força iônica (imunoensaios, diálises), tampões (razão da concentração da forma ionizada/não ionizada) podem alterar a eficiência de extração de uma analito antes da análise, e a pressão de vapor, em que o fármaco pode ser perdido, deve ser avaliada. Se a amostra requerer algum pré-tratamento antes do transporte, considere eventuais imprecisões de pipetagem, uma das fontes mais comuns de erro de análise, quando se trabalha com volumes pequenos.

Devem-se conhecer os métodos físicos de separação e purificação que podem ser utilizados. A maioria dos métodos analíticos requer algum grau de pré-tratamento da amostra para análise. Esses podem incluir cristalização da solução, destilação, sublimação, extração por solvente, extração em fase sólida, cromatografia e centrifugação; a escolha adequada do método de separação e purificação depende das propriedades físicas e químicas da amostra, incluindo solubilidade, volatilidade, ligação, concentração, etc. Os efeitos desencadeados pela presença de substâncias na formulação que podem interferir em ou alterar os resultados devem ser previamente conhecidos.

EXIGÊNCIAS PARA INTERPRETAÇÃO DOS DADOS

A coleta de dados do processo analítico deve ser feita de forma adequada. É necessário garantir que uma análise estatística descritiva válida e apropriada seja usada e que os parâmentros operacionais dos instrumentos analíticos sejam bem estabelecidos. Valores de referência, se disponíveis, devem ser fornecidos com os resultados analíticos. A descrição dos controles analíticos utilizados pelo laboratório é importante para a documentação, assim como da fonte dos padrões de referência empregados para construir as curvas-padrão.

MÉTODOS ANALÍTICOS

Os métodos analíticos farmacêuticos podem ser divididos em testes físicos, procedimentos que interagem com radiação eletromagnética, técnicas condutivimétricas, métodos de imunoensaio, técnicas de separação, entre outros.

Métodos inespecíficos geralmente incluem determinação do ponto de fusão, congelamento e ebulição, densidade, índice de refração, polarimetria, espectroscopia UV/visível e pH. Métodos um pouco mais específicos incluem espectroscopia em infravermelho, espectroscopia de massa, eletrodos seletivos de íons e métodos de imunoensaio e cromatográficos (cromatografia líquida de alta eficiência [CLAE] e cromatografia gasosa [CG]); padrões apropriados são usados.

(continua)

CÁPSULA DE FÍSICA FARMACÊUTICA 4.14 *(continuação)*

Métodos que podem ser utilizados rotineiramente para a avaliação de matérias-primas, fármacos ou excipientes incluem a determinação de ponto de fusão, congelamento e ebulição, densidade, índice de refração, espectroscopia UV/visível, espectroscopia em infravermelho, polarimetria, pH e métodos de separação. Produtos finais geralmente requerem o uso de métodos como CLAE e CG. Uma classificação e algumas sugestões de métodos analíticos utilizados para diferentes formas farmacêuticas são apresentadas a seguir.

CLASSIFICAÇÃO DOS MÉTODOS ANALÍTICOS E MICROBIOLÓGICOS

Testes físicos
- Ponto de fusão
- Ponto de congelamento
- Ponto de ebulição
- Densidade
- Índice de refração
- Rotação óptica (polarimetria)
- Análise térmica
- Mudança de cor
- Formação de precipitado
- Mudança de viscosidade

Interação da radiação eletromagnética
- Espectroscopia no ultravioleta e no visível
- Espectroscopia no infravermelho
- Espectroscopia de fluorescência/fosforescência
- Espectroscopia Raman
- Espectroscopia de raio X
- Espectroscopia de absorção atômica e de emissão de chama
- Polarimetria
- Refratometria
- Interferometria

Métodos condutivimétricos
- pH
- Eletrodo seletivo de íons
- Polarografia

Imunoensaio
- Radioimunoensaio
- Imunoensaio enzimático com base em técnica de multiplicação de enzima
- Ensaio imunoenzimático
- Imunoensaio fluorescente

Técnicas de separação
- CLAE
- CG
- Cromatografia de camada delgada
- Cromatografia de papel
- Cromatografia de coluna

Métodos gravimétricos
- Pesagem

Outros
- Osmolalidade

Métodos microbiológicos
- Teste de esterilidade
- Teste para endotoxinas
- Teste de eficácia do sistema conservante

(continua)

CÁPSULA DE FÍSICA FARMACÊUTICA **4.14** *(continuação)*

Sugestão de métodos analíticos para várias formas farmacêuticas, dependendo do fármaco:

FORMA FARMACÊUTICA	MÉTODO ANALÍTICO												
	Peso	Vol	pH	Osm	IR	Dens.	PF	UV/vis	CLAE	CG	IV	Esterilidade	Endo
Substâncias a granel	–	–	*	–	*	–	*	*	*	*	*	–	–
Pós	*	–	–	–	–	–	–	–	*	*	–	–	–
Cápsulas	*	–	–	–	–	–	–	–	*	*	–	–	–
Comprimidos		*	–	–	–	–	–	–	–	*	*	–	–
Pastilhas	*	–	–	–	–	–	–	–	*	*	–	–	–
Supositórios	*	–	–	–	–	*	*	–	*	*	–	–	–
Bastões	*	–	–	–	–	*	*	–	*	*	–	–	–
Soluções	*	*	*	*	*	*	–	*	*	*	–	–	–
Suspensões	*	*	*	–	–	*	–	–	*	*	–	–	–
Emulsões	*	*	*	–	–	*	–	–	*	*	–	–	–
Semissólidos	*	–	–	–	–	*	*	–	*	*	–	–	–
Géis	*	*	*	–	*	*	–	–	*	*	–	–	–
Preparações oftálmicas óticas e nasais	*	*	*	*	*	*	–	*	*	*	–	* *(oft. apenas)	–
Inalações	*	*	*	*	*	–	–	*	*	*	–	*	–
Injeções	*	*	*	*	*	*	–	*	*	*	–	*	*

CONSTRUÇÃO DE UMA CURVA-PADRÃO

Uma curva-padrão é construída pela análise das amostras (padrões) de composição conhecida, geralmente em concentrações crescentes. Conforme cada padrão é analisado, uma resposta instrumental (absorbância, área do pico, outro valor numérico) pode ser obtida. As concentrações dos padrões são plotadas no eixo x no gráfico e as respostas instrumentais são plotadas no eixo y. Como exemplo, a tabela a seguir representa os resultados obtidos a partir da análise do metotrexato por CLAE.

Concentração (μg/mL)	0	10	20	30
Resposta (altura do pico em unidades)	0	2.600	5.190	7.780

Quando plotado em um gráfico, é obtido o seguinte:

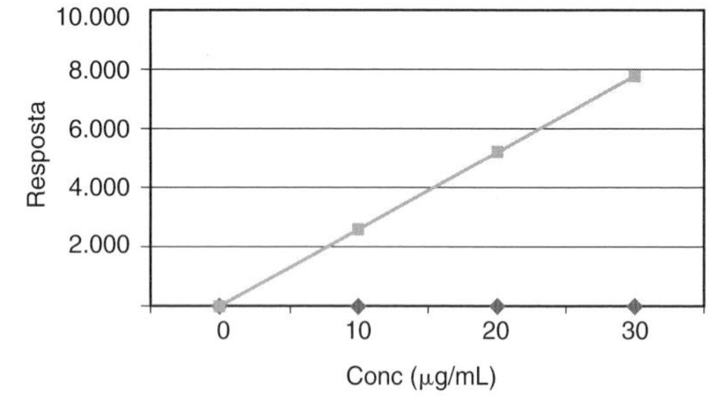

O próximo passo envolve a análise de uma amostra desconhecida para obter a resposta do instrumento. Por exemplo, se uma amostra desconhecida fornece uma resposta instrumental de 3.895, verificar o valor no eixo y e mover para a direita no gráfico até cruzar a linha traçada e descer até o eixo x, para ler o valor de 15 μg/mL de metotrexato. Como opção, a equação da reta também pode ser determinada, e a concentração obtida pela substituição de valores de "y" e "b" com o ângulo de inclinação da reta para obter a concentração de fármaco, como a seguir:

$$m = \Delta y/\Delta x = (7.780 - 0)/(30 - 0) = 7.780/30 = 259{,}3$$

$y = mx + b$

$3.895 = 259{,}3 \times + 0$

$x = 15{,}02\ \mu g/mL$

Aerossóis tópicos não dosimetrados: aparência, odor, pressão, perda de massa, volume dispensado, velocidade de liberação e modelo de aspersão.

Cremes, pomadas, loções, soluções e géis tópicos: aparência, cor, homogeneidade, odor, pH, ressuspensibilidade (loções), consistência, distribuição do tamanho das partículas, concentração, perda de massa.

Preparações para inalação oral e nasal e preparações oftálmicas: aparência, cor, consistência, pH, limpidez (soluções), tamanho de partícula e ressuspensibilidade (suspensões, pomadas), concentração e esterilidade.

Preparações parenterais de pequeno volume: aparência, cor, presença de material particulado, dispersibilidade (suspensões), pH, esterilidade, pirogenicidade e integridade do fechamento.

Preparações parenterais de grande volume: aparência, cor, limpidez, presença de material particulado, pH, volume e substâncias extraíveis (quando recipientes plásticos são usados), esterilidade, pirogenicidade e integridade do fechamento.

Supositórios: faixa de amolecimento, aparência e fusão.

Emulsões: aparência (p. ex., a separação das fases), cor, odor, pH e viscosidade.

Sistemas de liberação controlada por membrana: resistência do lacre do reservatório do fármaco, produtos de decomposição, integridade da membrana, concentração do fármaco e velocidade de liberação.

Em circunstâncias normais, a maioria dos produtos industrializados deve ter um prazo de validade de dois anos ou mais para assegurar a estabilidade no período destinado ao consumo. Produtos comercializados devem trazer a declaração do prazo de validade, que é designado como sendo o tempo durante o qual se espera que o produto mantenha sua potência e permaneça estável sob determinadas condições de armazenamento. A data de expiração limita o tempo em que o produto pode ser disponibilizado pelo farmacêutico ou usado pelo paciente.

As prescrições que requerem a manipulação extemporânea pelo farmacêutico não apresentam prazo de validade tão prolongado quanto aquele dos produtos industrializados e distribuídos, pois essas preparações são destinadas para uso imediato pelo paciente e somente durante o período do tratamento prescrito. Entretanto, essas preparações manipuladas devem permanecer estáveis e eficazes durante o tempo de uso, e o farmacêutico responsável pela manipulação deve empregar componentes e técnicas que resultem em um produto estável (7).

Há alguns anos, os farmacêuticos eram confrontados principalmente com a manipulação extemporânea de preparações tópicas. Entretanto, nos últimos anos, tem havido a necessidade de manipular outros sistemas de liberação de fármacos, como, por exemplo, supositórios vaginais e suspensões orais de progesterona, a partir de comprimidos e cápsulas. Quando uma prescrição que requer preparação extemporânea é apresentada, o farmacêutico é colocado em uma situação difícil, pois a estabilidade e a potência dessas prescrições são aspectos que devem ser seriamente considerados. Ocasionalmente, os resultados dos estudos de estabilidade e compatibilidade de tais prescrições são publicados em periódicos científicos. Esses artigos são muito úteis; entretanto, para algumas preparações, as informações sobre estabilidade e compatibilidade não são disponibilizadas facilmente. Nesses casos, cabe ao farmacêutico contatar o fabricante da substância ativa ou dos adjuvantes para solicitar informações referentes à estabilidade. Do mesmo modo, a compilação das informações sobre estabilidade é encontrada no livro *Trissel's Stability of Compounded Formulations* (8). Os dados de estabilidade publicados são aplicáveis somente aos produtos preparados de forma idêntica àqueles relatados.

As normas da USP sobre a estabilidade de formulações extemporâneas manipuladas descrevem que, na ausência de informações sobre estabilidade aplicáveis a preparações e fármacos específicos, os seguintes critérios acerca da validade podem ser usados: para formulações líquidas não aquosas e sólidas em que o fármaco industrializado é a fonte da substância ativa, não mais do que 25% do tempo restante para a expiração do produto ou seis meses, o que ocorrer primeiro; para formulações líquidas não aquosas e sólidas em que uma substância USP ou National Formulary (NF) é a substância ativa, validade de seis meses; para formulações que contêm água e são preparadas a partir de formas sólidas, validade de até 14 dias quando o produto for armazenado sob refrigeração; para todas as outras formulações, validade referente ao período de tratamento ou 30 dias, o que ocorrer primeiro (7). Assim, se um medicamento líquido de uso oral for preparado a partir de um comprimido ou uma cápsula, o farmacêutico deve disponibilizar uma quantidade apenas para suprir os 14 dias de tratamento, e a preparação deve ser armazenada no refrigerador. Além disso, o farmacêutico deve dispensar o medicamento em um recipiente adequado à estabilidade e ao uso, bem como aconselhar o paciente sobre o método apropriado de administração e sobre as condições de armazenamento deste.

Finalmente, quando a manipulação for feita com base em informações menos concretas, é aconselhável ao farmacêutico reter a formulação original e não usar produtos acabados, mas empregar os adjuvantes farmacêuticos necessários para o aviamento da prescrição.

ADJUVANTES FARMACÊUTICOS E EXCIPIENTES

DEFINIÇÕES E CLASSIFICAÇÃO

A introdução de um fármaco em uma forma farmacêutica final requer o uso de adjuvantes farmacêuticos. Por exemplo, na preparação de soluções, um ou mais *solventes* são usados para dissolver o fármaco; *flavorizantes* e *edulcorantes* são empregados para tornar o produto mais agradável ao paladar; *corantes* são adicionados para melhorar a aparência; *conservantes* podem ser acrescidos para prevenir crescimento microbiano; e *estabilizantes*, tais como antioxidantes e agentes quelantes, podem ser usados para prevenir a decomposição, conforme discutido anteriormente. Na preparação de comprimidos, *diluentes* são comumente adicionados para aumentar o volume da formulação; *aglutinantes*, para produzir a adesão das partículas do fármaco e de outras substâncias; *antiaderentes* ou *lubrificantes*, para auxiliar na formação de comprimidos mais lisos; *desintegrantes*, para promover a desagregação do comprimido após a administração; e *revestimentos*, para melhorar a estabilidade, controlar a desintegração ou aprimorar a aparência. As pomadas, os cremes e os supositórios adquirem suas características a partir de suas bases farmacêuticas. Dessa maneira, para cada forma farmacêutica, os adjuvantes estabelecem as características principais do produto e contribuem para a forma física, a textura, a estabilidade, o sabor e a aparência global.

A Tabela 4.3 apresenta as principais categorias de adjuvantes farmacêuticos e lista alguns dos adjuvantes comerciais e oficiais em uso. Uma discussão adicional dos muitos adjuvantes existentes pode ser encontrada nos capítulos em que eles são mais relevantes; por exemplo, matérias-primas farmacêuticas usadas em formulações de comprimidos e cápsulas são discutidas nos Capítulos 7 e 8, e aquelas empregadas em formas farmacêuticas sólidas orais de liberação modificada e sistemas de liberação de fármacos, no Capítulo 9.

HANDBOOK OF PHARMACEUTICAL EXCIPIENTS E *FOOD CHEMICAL CODEX*

O *Handbook of Pharmaceutical Excipients* (09) apresenta monografias de mais de 250 excipientes usados na preparação das formas farmacêuticas. Cada uma das monografias inclui informações como nomes genéricos, químicos e comerciais; fórmulas químicas e empíricas e peso molecular; especificações farmacêuticas e propriedades físicas e químicas; incompatibilidades e interações com fármacos e outros adjuvantes; aspectos de legislação e aplicações em tecnologia e formulação farmacêutica. Alguns excipientes comumente utilizados são listados no Food Chemicals Codex (FCC), agora publicado pela USP. Este contém informações sobre as provisões e os requisitos aplicáveis às especificações, os testes e os ensaios da FCC, as especificações, os espectros de infravermelho, as substâncas flavorizantes e os testes e ensaios gerais.

HARMONIZAÇÃO DE PADRÕES

Há um grande interesse na harmonização internacional de padrões aplicáveis aos excipientes farmacêuticos, porque a indústria farmacêutica é multinacional, e as maiores companhias possuem instalações em mais de um país, com produtos vendidos nos mercados do mundo inteiro e aprovados para comercialização segundo os critérios de cada federação. Especificações para fármacos e excipientes empregados em medicamentos são incluídas nas farmacopeias ou, no caso de substâncias novas, em uma petição para o registro pela autoridade governamental competente. As quatro farmacopeias com a maior utilização internacional são a USP-NF, a British Pharmacopeia (BP), a European Pharmacopeia (EP) e a Japanese Pharmacopeia (JP). A uniformização dos padrões para excipientes nessas e em outras farmacopeias facilitaria a produção, permitiria a comercialização e facilitaria a aprovação de produtos farmacêuticos no mundo todo. A harmonização é continuamente buscada por meio de esforços dos órgãos representativos e das autoridades internacionais.

Alguns dos excipientes farmacêuticos mais comuns e amplamente utilizados, incluindo edulcorantes, flavorizantes, corantes e conservantes, são discutidos aqui.

TABELA 4.3 **Exemplos de adjuvantes farmacêuticos**

TIPO DE ADJUVANTE	DEFINIÇÃO	EXEMPLOS
Acidificante	É empregado em preparações líquidas para fornecer um meio ácido, contribuindo para a estabilidade do produto.	Ácido cítrico Ácido acético Ácido fumárico Ácido clorídrico Ácido nítrico
Adsorvente	É capaz de manter outras moléculas sobre sua superfície por mecanismos físicos ou químicos (quimiossorção).	Celulose pulverizada Carvão ativado
Agente de encapsulação	É empregado para formar invólucros finos com o objetivo de encerrar um fármaco, facilitando sua administração.	Gelatina
Agente de levigação	É um líquido usado como agente interventor na redução do tamanho das partículas de um pó por trituração, geralmente em um gral.	Óleo mineral Glicerina Propilenoglicol
Agente de polimento para comprimidos	É usado para conferir brilho ao revestimento dos comprimidos.	Cera de carnaúba Cera branca
Agente de revestimento para comprimidos	É usado para revestir comprimidos e protegê-los contra a decomposição pelo oxigênio atmosférico ou pela umidade, fornecer um perfil de liberação desejável, mascarar o sabor ou odor ou por finalidades estéticas. Os revestimentos podem ser de açúcar, peliculares ou entéricos. O revestimento de açúcar tem a água como solvente; forma uma espessa cobertura ao redor do comprimido. Além disso, geralmente começa a romper-se no estômago. Os filmes formam uma película fina ao redor do comprimido ou das esferas. A menos que seja entérico, o filme se dissolve no estômago. O revestimento entérico passa intacto pelo estômago, sendo rompido no intestino. Alguns revestimentos insolúveis em água (p. ex., etilcelulose) são usados para retardar a liberação do fármaco no trato gastrintestinal.	
Agente de tonicidade	É empregado para tornar a solução similar quanto às suas características osmóticas, aos fluidos biológicos, por exemplo, em preparações oftálmicas e parenterais, e em fluidos de irrigação.	Cloreto de sódio
Agente suspensor	É um agente que aumenta a viscosidade, reduzindo a velocidade de sedimentação das partículas em um veículo no qual elas não são solúveis; a suspensão pode ser formulada para uso oral, parenteral, oftálmico, tópico ou outro.	Ágar Bentonita Carbômero (p.ex., Carbopol) Carboximetilcelulose sódica Hidroxietilcelulose Hidroximetilcelulose Hidroxipropilmetilcelulose Caulim Metilcelulose Adragante Veegum
Aglutinante para comprimidos	É substância usada para promover a adesão das partículas do pó nos granulados destinados à compressão.	Acácia Ácido algínico Carboximetilcelulose sódica Açúcar compressível (como Nu-Tab) Etilcelulose Gelatina Glicose líquida Metilcelulose Povidona Amido pré-gelatinizado

(continua)

TABELA 4.3 **Exemplos de adjuvantes farmacêuticos** *(continuação)*

TIPO DE ADJUVANTE	DEFINIÇÃO	EXEMPLOS
Alcalinizante	É utillizado em preparações líquidas para fornecer um meio alcalino para fins de estabilidade do produto.	Solução de amônia Carbonato de amônia Dietanolamina Monoetanolamina Hidróxido de potássio Bicarbonato de sódio Borato de sódio Carbonato de sódio Hidróxido de sódio Trietanolamina
Antiaderente para comprimidos	Evita a aderência dos componentes da formulação dos comprimidos nos punções e na matriz durante a produção.	Estearato de magnésio
Antioxidante	É usado para evitar a deterioração das preparações por oxidação.	Ácido ascórbico Palmitato de ascorbila Hidroxibutilanisol Hidroxibutiltolueno Ácido hipofosforoso Monotioglicerol Propilgalato Ascorbato de sódio Bissulfito de sódio Formaldeído de sódio Sulfoxilato Metabissulfito de sódio
Base de pomada	É um veículo semissólido para pomadas medicamentosas.	Lanolina Pomada hidrofílica Pomada de polietilenoglicol Vaselina Vaselina hidrofílica Pomada branca Pomada amarela Pomada de água de rosas
Base de supositório	É um veículo para supositórios.	Manteiga de cacau Polietilenoglicóis (misturas) PEG 3350
Clarificante	É usado como material de filtração auxiliar, por suas propriedades adsorventes.	Bentonita
Conservante antifúngico	É usado em preparações líquidas e semissólidas para prevenir o crescimento de fungos. A eficácia dos parabenos é geralmente aumentada se forem associados.	Butilparabeno Etilparabeno Metilparabeno Ácido benzoico Propilparabeno Benzoato de sódio Propionato de sódio
Conservante antimicrobiano	É usado em preparações líquidas e semissólidas para prevenir o crescimento de microrganismos.	Cloreto de benzalcônio
Corante	É empregado para conferir cor em preparações sólidas (p. ex., comprimidos e cápsulas) e líquidas.	FD&C Vermelho nº 3 FD&C Vermelho nº 20 FD&C Amarelo nº 6 FD&C Azul nº 2 D&C Verde nº 5 D&C Laranja nº 5 D&C Vermelho nº 8 Caramelo Óxido férrico, vermelho

(continua)

TABELA 4.3 **Exemplos de adjuvantes farmacêuticos** *(continuação)*

TIPO DE ADJUVANTE	DEFINIÇÃO	EXEMPLOS
Desintegrante para comprimidos	É usado em formas sólidas para promover sua desintegração em partículas menores, mais facilmente dispersíveis ou dissolúveis.	Ácido algínico Polacrilina de potássio (p. ex., Amberlite) Alginato de sódio Glicolato de amido sódico Amido
Deslizante para comprimidos	É empregado em formulações de comprimidos e cápsulas para melhorar as propriedades de fluxo da mistura dos pós.	Sílica coloidal Amido de milho Talco
Diluente de cápsulas e comprimidos	É um material de enchimento inerte usado para produzir volume, propriedades de fluxo e características de compressão desejáveis em cápsulas e comprimidos.	Fosfato de cálcio dibásico Caulim Lactose Manitol Celulose microcristalina Celulose pulverizada Carbonato de cálcio precipitado Sorbitol Amido
Doador de consistência	É empregado para aumentar a consistência ou a dureza de uma preparação, geralmente uma pomada.	Álcool cetílico Cera de ésteres cetílicos Cera microcristalina Parafina Álcool estearílico Cera branca Cera amarela
Edulcorante	É usado para conferir sabor doce a uma preparação.	Aspartame Dextrose Glicerina Manitol Sacarina sódica Sorbitol Sacarose
Emulsificante	É usado para promover e manter a dispersão de partículas finamente divididas de líquidos em um veículo no qual é imiscível. O produto final pode ser uma emulsão líquida ou semissólida (p. ex., creme).	Acácia Cetomacrogol Álcool cetílico Monoestearato de glicerila Mono-oleato de sorbitano Estearato de polioxietileno 50
Excipiente para compressão direta para comprimidos	É usado nas formulações de comprimidos para compressão direta.	Fosfato de cálcio dibásico (p. ex., Ditab)
Flavorizante	É utilizado para conferir sabor e odor agradável à preparação. Além dos flavorizantes naturais listados, muitos outros sintéticos são usados.	Óleo de anis Óleo de canela Coco Mentol Óleo de laranja Óleo de hortelã Baunilha
Indutor de viscosidade	É usado para tornar as preparações mais resistentes ao fluxo, retardar a sedimentação das partículas nas suspensões, aumentar o tempo de contato de preparações oftálmicas (ex., metilcelulose), espessar cremes de uso tópico, etc.	Ácido algínico Bentonita Carbômero Carboximetilcelulose sódica Metilcelulose Povidona Alginato de sódio Adragante

(continua)

TABELA 4.3 **Exemplos de adjuvantes farmacêuticos** *(continuação)*

TIPO DE ADJUVANTE	DEFINIÇÃO	EXEMPLOS
Lubrificante para comprimidos	É utilizado em formulações de comprimidos para reduzir a fricção durante a compressão.	Estearato de cálcio Estearato de magnésio Óleo mineral Ácido esteárico Estearato de zinco
Opacificante para comprimidos	É empregado para produzir revestimento opaco em cápsulas e comprimidos. Pode ser usado isoladamente ou com um corante.	Dióxido de titânio
Plastificante	É um componente de soluções de revestimento utilizado para tornar o filme mais flexível, melhorando o espalhamento do revestimento sobre comprimidos, microcápsulas e grânulos.	Ftalato de dietila Glicerina
Propelente	É responsável pelo desenvolvimento da pressão dentro do recipiente de um aerossol e por expelir o produto quando a válvula é aberta.	Dióxido de carbono Diclorodifluorometano Diclorotetrafluoretano Tricloromonofluorometano
Quelante	É uma substância que forma complexos estáveis solúveis em água (quelatos) com metais. É usada em alguns líquidos farmacêuticos como estabilizante para complexar metais pesados que podem promover a instabilidade. Nessas situações, é também chamada de *sequestrante*.	Ácido edético Edetato dissódico
Removedor de ar	É empregado para deslocar o ar em um recipiente hermeticamente fechado, a fim de aumentar a estabilidade do produto.	Nitrogênio Dióxido de carbono
Revestimento de açúcar		Glicose líquida Sacarose
Revestimento entérico		Acetoftalato de celulose Goma laca (35% em álcool, esmalte farmacêutico)
Revestimento pelicular (filmes)		Hidroxietilcelulose Hidroxipropilcelulose Hidroxipropilmetilcelulose Metilcelulose (p. ex., Methocel) Etilcelulose (p. ex., Ethocel)
Solvente	É usado para dissolver outra substância na preparação de uma solução; pode ser aquoso ou não (p. ex., oleaginoso). A cossolvência, tal como misturas de água e álcool (hidroalcóolico) e água e glicerina, pode ser empregada quando necessário. Solventes estéreis são usados em determinadas preparações (p. ex., injeções).	Álcool Óleo de milho Óleo de algodão Glicerina Álcool isopropílico Óleo mineral Ácido oleico Óleo de amendoim Água purificada Água para injeção Água estéril para injeção Água estéril para irrigação
Tampão	É empregado para resistir a mudanças no pH após diluição ou adição de ácidos ou álcalis.	Metafosfato de potássio Fosfato de potássio, monobásico Acetato de sódio Citrato de sódio, anidro e di-hidratado
Tensoativo (agente ativo de superfície)	É uma substância que se adsorve nas superfícies ou interfaces para reduzir a tensão superficial ou interfacial. Pode ser usado como agente molhante, detergente ou emulsivo.	Cloreto de benzalcônio Nonoxinol 10 Octoxinol 9 Polissorbato 80 Lauril sulfato de sódio Monopalmitato de sorbitano

(continua)

TABELA 4.3 **Exemplos de adjuvantes farmacêuticos** *(continuação)*

TIPO DE ADJUVANTE	DEFINIÇÃO	EXEMPLOS
Umectante	É usado para evitar o ressecamento das preparações, particularmente pomadas e cremes.	Glicerina Propilenoglicol Sorbitol
Veículo	É um carreador usado na formulação de várias preparações líquidas para administração oral e parenteral. Geralmente, os líquidos orais são aquosos (p. ex., xaropes) ou hidroalcóolicos (p. ex., elixires). As soluções para uso IV são aquosas, enquanto aquelas para aplicação IM podem ser aquosas ou oleaginosas.	
Veículo estéril		Solução bacteriostática de cloreto de sódio para injeção
Veículo flavorizado e edulcorado		Xarope de acácia Xarope aromático Elixir aromático Xarope de cereja Xarope de cacau Xarope de laranja Xarope simples
Veículo oleaginoso		Óleo de milho Óleo mineral Óleo de amendoim Óleo de gergelim

APARÊNCIA E PALATABILIDADE

Embora a maioria dos fármacos em uso atualmente apresente sabor desagradável e seja pouco atrativo em seu estado natural, suas preparações são fornecidas aos pacientes como formulações coloridas, flavorizadas e atraentes ao olfato, à visão e ao paladar. Essas qualidades, que são regras, têm praticamente eliminado a relutância natural de muitos pacientes em tomar o medicamento, devido ao odor ou sabor desagradável. De fato, o fascínio pelos medicamentos de hoje tem sido questionado, uma vez que eles representam uma fonte de envenenamento doméstico acidental, particularmente de crianças, que são seduzidas por seu apelo organoléptico.

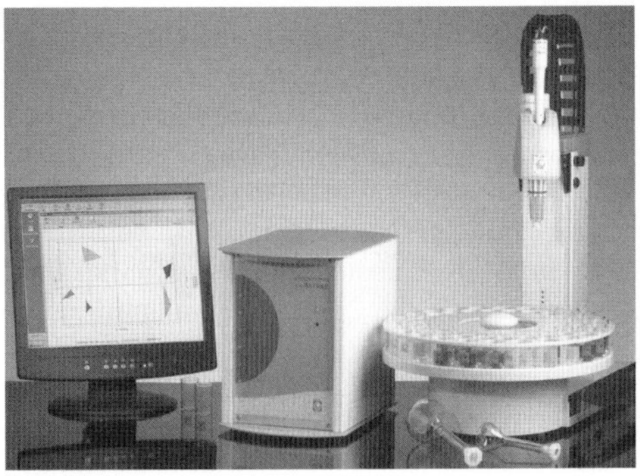

FIGURA 4.4 "Língua eletrônica" usada para auxiliar no desenvolvimento de formulações. (Cortesia de Alpha MOS.)

Existem algumas bases psicológicas para a terapia medicamentosa, e as características organolépticas de uma preparação farmacêutica desempenham um papel importante. Um fármaco apropriado tem seu efeito mais benéfico quando é aceito e tomado pelo paciente. A combinação adequada de odor, sabor e cor contribui para tal aceitação.

Uma "língua eletrônica" é utilizada durante o desenvolvimento para fornecer uma "impressão digital do sabor" da formulação. O equipamento fornece informações dos níveis de amargura e estabilidade dos flavorizantes em relação ao sabor (Fig. 4.4).

Flavorizantes

A flavorização de medicamentos é aplicável principalmente às preparações líquidas destinadas à administração oral. As 10 mil papilas gustativas presentes na língua, no palato, nas bochechas e na garganta possuem entre 60 e 100 células receptoras cada (10). Essas células interagem com as moléculas dissolvidas na saliva e produzem uma sensação de sabor positiva ou negativa. Medicamentos na forma líquida entram em contato direto e imediato com essas papilas gustativas. A adição de agentes flavorizantes ao medicamento líquido pode mascarar o gosto desagradável. Fármacos colocados em cápsulas ou preparados como comprimidos revestidos podem ser facilmente engolidos sem que entrem em contato com as papilas gustativas. Os comprimidos contendo fármacos que não são especialmente desagradáveis ao paladar podem ser disponibilizados sem revestimento e flavorizantes. Engoli-los com água é, em geral, suficiente para evitar o sabor indesejável. Entretanto, comprimidos mastigáveis, tais como as preparações de certos antiácidos e vitaminas, geralmente são flavorizados e edulcorados para aumentar a aceitação pelo paciente.

A sensação de sabor de um alimento ou medicamento é, na realidade, uma complexa mistura de sabor e odor, com menor influência da textura, da temperatura e da visão. Ao flavorizar um produto, o farmacêutico deve levar em consideração a cor, o odor, a textura e o sabor da preparação. Seria incoerente, por exemplo, corar uma solução de vermelho e conferir-lhe um gosto de banana e um odor de hortelã. A cor de um medicamento deve ter um balanço psicogênico com o sabor, e o odor, por sua vez, deve realçar o sabor. O odor afeta muito o sabor de preparações farmacêuticas e de alimentos. Se o sentido do olfato estiver prejudicado, como durante um resfriado, a sensação de sabor também será menor.

O químico e o farmacêutico da área de formulação são bem familiarizados com o gosto característico de determinados tipos químicos de fármacos e esforçam-se para mascarar o gosto indesejável com o uso apropriado de agentes flavorizantes. Embora não existam regras infalíveis para prever a sensação de gosto de um medicamento com base em sua constituição química, a experiência permite a apresentação de várias observações. Por exemplo, embora possamos reconhecer e presumir o gosto salgado do cloreto de sódio, o farmacêutico sabe que nem todos os sais são salgados, pois seu gosto depende de cátions e ânions. Enquanto os gostos salgados são evocados pelos cloretos de sódio, potássio e amônio e pelo brometo de sódio, os brometos de potássio e amônio produzem sensações de salgado e amargo, e o iodeto de potássio e o sulfato de magnésio (sal amargo) são predominantemente amargos. Em geral, sais de baixo peso molecular são salgados, ao passo que os de alto peso molecular são amargos.

Nos compostos orgânicos, um aumento no número de grupos hidroxilas (–OH) parece aumentar o sabor doce do composto. A sacarose, que tem oito grupos hidroxilas, é mais doce do que a glicerina, outro edulcorante que tem apenas três grupos hidroxila. Em geral, ésteres orgânicos, álcoois e aldeídos são agradáveis ao paladar, e como muitos deles são voláteis, também contribuem para o odor e, assim, para o gosto das preparações nas quais são usados. Muitos compostos que contêm nitrogênio, especialmente os alcaloides presentes nos vegetais (p. ex., quinina), são extremamente amargos, mas outros compostos que contêm nitrogênio (p. ex., aspartame) são muito doces. A química medicinal reconhece que mesmo a mais simples alteração estrutural em um composto orgânico pode modificar seu sabor. A D-Glicose é doce, mas a L-glicose tem um gosto levemente salgado; já a sacarina é muito doce, enquanto a *N*-metil-sacarina é insípida (11).

Dessa maneira, a previsão das características de sabor de um novo fármaco é meramente especulativa. Entretanto, isso é logo conhecido, sendo então atribuída ao farmacêutico a tarefa de tornar mais agradável o sabor do fármaco presente no meio de outros adjuvantes de formulação. A seleção de um flavorizante depende de vários fatores, principalmente do sabor do fármaco. Determinados flavorizantes são mais eficazes do que outros em mascarar ou disfarçar o sabor amargo, salgado, ácido ou qualquer outro sabor indesejável dos medicamentos. Embora as preferências e os gostos individuais sejam diferentes, os veículos com sabor de coco são considerados eficazes para mascarar o sabor amargo dos fármacos. Flavorizantes cítricos ou de frutas são frequentemente usados para amenizar fármacos azedos ou com sabor ácido, enquanto canela, laranja, framboesa e outros flavorizantes têm sido empregados com êxito para tornar preparações de fármacos salgados mais palatáveis.

A idade do paciente também deve ser considerada na seleção do agente flavorizante, pois algumas faixas etárias parecem preferir certos sabores. As crianças preferem preparações doces com sabor de frutas semelhantes às balas, mas os adultos parecem preferir preparações menos doces, de sabor ácido, do que os sabores de frutas.

Os flavorizantes podem apresentar-se como líquidos solúveis em óleo ou água ou como pós; a maioria encontra-se diluída em carreadores. Os diluentes oleosos incluem o óleo de soja e outros óleos comestíveis; os diluentes aquosos envolvem água, álcool, propilenoglicol, glicerina e emulsificantes. Os carreadores sólidos incluem maltodextrinas, xaropes de milho sólidos, amidos modificados, goma arábica, sal, açúcares e proteínas do leite. Os flavorizantes podem se degradar em consequência da ação da luz, da temperatura, do oxigênio, da água, das enzimas, dos contaminantes e da presença de outros componentes na formulação; portanto, devem ser cuidadosamente selecionados e avaliados quanto à estabilidade.

Os diferentes tipos de flavorizantes são divididos em naturais, artificiais e condimentares.

Flavorizantes naturais: óleos essenciais, oleorresinas, essências ou extratos, hidrolisados proteicos, destilados ou qualquer produto de torrefação, aquecimento ou enzimólise que contenha constituintes derivados de condimentos, frutas ou sucos de fruta, vegetal ou sucos de vegetais, leveduras comestíveis, ervas, cascas, brotos, raízes, folhas ou partes similares da planta, carne, frutos do mar, aves, ovos, produtos lácteos ou de fermentação, cuja função relevante no alimento é mais flavorizante do que nutricional. [CFR 101.22(a)(3)]. Nos flavorizantes "100% naturais", nem sempre é conhecida a composição química exata.

Flavorizantes artificiais: qualquer substância usada para conferir sabor que não é derivada de condimento, fruta ou suco de fruta, vegetal ou suco vegetal, leveduras comestíveis, ervas, cascas, brotos, raízes, folhas ou partes similares da planta; carne, peixes, aves, ovos, produtos lácteos ou produtos de fermentação. [CFR 101.22 (a)(1)]

Condimento: qualquer substância vegetal aromática em partes ou inteira, exceto as substâncias tradicionalmente consideradas como alimentos, tais como cebola, alho e aipo, cuja função principal na alimentação é condimentar e não nutrir, e a partir da qual nenhuma fração do óleo volátil ou outro princípio flavorizante tenha sido removido. [CFR 101.22 (a)(2)]

Além dos tipos de flavorizantes, deve-se prestar atenção às designações dos flavorizantes comerciais, que são as seguintes (Nota: ABCD foi determinado como sendo o nome do flavorizante, p. ex., cereja):

Flavorizante natural ABCD	Todos os componentes são derivados do ABCD.
Flavorizante ABCD, natural	Pelo menos um dos componentes é derivado do ABCD. Não há definição em relação à proporção das frações natural e artificial.
Flavorizante ABCD, WONF[a]	Todos os componentes são naturais. Pelo menos um componente é derivado do ABCD.
Flavorizante natural, tipo ABCD	Todos os componentes são naturais. Nenhum componente é derivado do ABCD.
Flavorizante ABCD, artificial	Todos os componentes são artificiais.
Flavorizantes conceituais	Pode conter flavorizantes artificiais. Não há ponto de referência. Pode apenas declarar a composição

[a]WONF, com outros flavorizantes naturais (do inglês *with other natural flavor*).

Uma recomendação geral para o uso de flavorizantes é a seguinte (lembrar que, em geral, é possível adicionar mais flavorizante, porém, uma vez adicionado, é impossível removê-lo):

Flavorizantes solúveis em água	Iniciar com a concentração de 0,2% para os flavorizantes artificiais e de 1 a 2%, para os naturais.
Flavorizantes lipossolúveis	Iniciar com a concentração de 0,1% para os flavorizantes artificiais e 0,2%, para os naturais em produtos acabados.
Flavorizantes na forma de pó	Iniciar com a concentração de 0,1% para os flavorizantes artificiais e de 0,75%, para os naturais nos produtos acabados.

Edulcorantes

Além da sacarose, vários edulcorantes artificiais têm sido usados em alimentos e medicamentos ao longo dos anos. Alguns desses, incluindo o aspartame, a sacarina e o ciclamato, foram avaliados pela FDA quanto à segurança e às restrições de uso e venda. Em 1969, a FDA proibiu o uso dos ciclamatos nos Estados Unidos.

A introdução de bebidas dietéticas, na década de 1950, desencadeou a disseminação do uso de adoçantes artificiais. Além das pessoas sob dieta, os diabéticos são usuários regulares dos adoçantes artificiais. Durante anos, cada um dos adoçantes artificiais passou por longos períodos de revisão e questionamentos. Em relação à avaliação de aditivos alimentares, as questões de toxicidade e metabolismo são primordiais. Por exemplo, quase nada da sacarina que uma pessoa consome é metabolizada; ela é excretada pelos rins praticamente inalterada. O ciclamato, por sua vez, é metabolizado ou processado no trato digestório, e seus metabólitos, excretados pelos rins. O aspartame é quebrado no organismo em três componentes básicos: nos aminoácidos fenilalanina e ácido aspártico e em metanol. Esses três componentes, que também ocorrem naturalmente em vários alimentos, são metabolizados por meio de rotas regulares no organismo. Devido à formação de fenilalanina, o uso do aspartame por pessoas com fenilcetonúria (FCU) é desaconselhável, e alimentos e bebidas dietéticos devem trazer, no rótulo, a advertência de que tal produto não deve ser consumido por indivíduos com essa condição. Eles não podem metabolizar a fenilalanina adequadamente e, assim, apresentariam níveis séricos aumentados desse aminoácido (hiperfenilalaninemia). Isso pode resultar em retardo mental e prejudicar o feto de uma gestante portadora de FCU.

A aprovação, em 1958, da Emenda sobre Aditivos em Alimentos na lei sobre alimentos, medicamentos e cosméticos, nos EUA, produziu uma mudança importante na regulamentação dos aditivos alimentares pelo governo federal. Em primeiro lugar, nenhum aditivo alimentar novo pode ser usado se os estudos com ração animal ou outros testes apropriados evidenciarem o desenvolvimento de câncer. Essa é a famosa Cláusula Delaney. A *quantidade* de substância que teria de ser consumida para desencadear o câncer não é levada em consideração nessa cláusula.

Outra característica importante da emenda de 1958 é que ela não foi aplicada aos aditivos que haviam sido reconhecidos por especialistas como seguros para seus usos pretendidos. A sacarina, o ciclamato e uma longa lista de outras substâncias eram empregados em alimentos antes da aprovação da emenda e eram "reconhecidos como seguros", o que é conhecido como GRAS (do inglês *generally recognized as safe*). O aspartame, por sua vez, foi o primeiro adoçante artificial a cair na emenda de 1958, no que se refere à comprovação de sua segurança antes da comercialização, já que a primeira petição à FDA para sua aprovação foi realizada em 1973. Em 1968, o Commitee on Food Protection of the National Academy of Sciences emitiu um relatório interino sobre a segurança de adoçantes não nutricionais, incluindo a sacarina. No início dos anos de 1970, a FDA iniciou uma grande revisão de centenas de aditivos listados na GRAS, para verificar se estudos mais atuais confirmavam a sua condição de seguro. Em 1972, com novos estudos encaminhados, a FDA decidiu retirar a sacarina da GRAS e estabeleceu limites, permitindo, assim, a continuação de seu uso até que estudos adicionais fossem finalizados. (Estudos anteriores demonstraram que ratos, machos e fêmeas, que receberam sacarina, apresentaram uma incidência significativa de câncer de bexiga.) Em novembro de 1977, o Congresso aprovou o Saccharin Study and Labeling Act, que permitia o uso da sacarina, mas obrigava que as embalagens advertissem os consumidores de que ela causava câncer em animais. A lei também orientava a FDA a promover estudos posteriores sobre substâncias cancerígenas e tóxicas em alimentos.

O ciclamato foi introduzido nas bebidas e nos alimentos nos anos de 1950 e dominou o mercado de adoçantes artificiais na década de 1960. Após muita controvérsia em relação à sua segurança, a FDA emitiu uma regulamentação final, em 1980, afirmando que a segurança não tinha sido demonstrada. A partir dessa data, estudos científicos tiveram continuidade para apoiar ou rejeitar a decisão da FDA. A questão era a possível carcinogenicidade do ciclamato e seu potencial como causador de alteração genética e atrofia testicular. Ver as referências indicadas para uma revisão da história recente dos adoçantes, incluindo sacarina, ciclamato, frutose, poliálcoois, sacarose e aspartame (12-15).

O acessulfame de potássio, um adoçante não nutricional descoberto em 1967, foi aprovado em 1992 pela FDA. Ele foi previamente usado em vários outros países. Estruturalmente similar à sacarina, é 130 vezes mais doce do que a sacarose e é excretado inalterado pela urina. O acessulfame é mais estável do que o aspartame em temperaturas elevadas, e a FDA inicialmente aprovou seu uso em balas, gomas de mascar, confeitos, cafés e chás instantâneos.

Um adoçante relativamente novo comercializado nos Estados Unidos é a estévia em pó, o extrato das folhas da planta *Stevia rebaudiana bertoni*. Ela é natural, atóxica, segura e é cerca de 30 vezes mais doce do que o açúcar de cana ou a sacarose. Pode ser usada em preparações frias e quentes. A Tabela 4.4 compara três dos adoçantes mais utilizados nos alimentos e na indústria de medicamentos.

TABELA 4.4 **Comparação entre edulcorantes**

	SACAROSE	SACARINA	ASPARTAME
Fonte	Açúcar da cana e da beterraba	Síntese química; anidrido ftálico, produto do petróleo	Síntese química; éster metílico do dipeptídeo da fenilalanina e ácido aspártico
Poder adoçante relativo	1	300	180-200 de poder adoçante
Amargor	Nenhum	Moderado a forte	Nenhum
Sabor residual	Nenhum	Moderado a forte; algumas vezes metálico ou amargo	Nenhum
Calorias	4/g	0	4/g
Estabilidade em meio ácido	Boa	Excelente	Moderada
Estabilidade ao calor	Boa	Excelente	Ruim

A maioria das grandes indústrias farmacêuticas tem laboratórios especiais para a realização de testes de sabor das formulações propostas de seus produtos. Grupos de funcionários ou de voluntários participam na avaliação de várias formulações, e seus pareceres tornam-se a base para as decisões da empresa sobre a escolha dos corretores de sabor.

O flavorizante é adicionado ao solvente ou ao veículo da formulação dos produtos farmacêuticos líquidos em que ele é mais solúvel ou miscível. Isto é, os flavorizantes hidrossolúveis são adicionados à agua de uma formulação, e os flavorizantes pouco solúveis em água são adicionados aos solventes alcoólicos ou a outros solventes não aquosos da formulação. Em um sistema solvente hidroalcoólico ou outro sistema multissolvente, cuidados devem ser tomados para manter o flavorizante em solução. Isso é obtido pela manutenção de um nível suficiente do solvente no qual o flavorizante é solúvel.

Corantes

Os corantes são usados em preparações farmacêuticas com finalidade estética. Uma distinção deve ser feita entre as substâncias que possuem cor e aquelas que são empregadas como corantes. Certas substâncias – enxofre (amarelo), riboflavina (amarelo), sulfato de cobre (azul), sulfato ferroso (verde-azulado), cianocobalamina (vermelho) e iodeto de mercúrio vermelho (vermelho vivo) – têm cores próprias e não são consideradas corantes farmacêuticos no sentido usual do termo.

Embora a maioria dos corantes farmacêuticos em uso seja de origem sintética, alguns são obtidos de fontes naturais vegetais e minerais. Por exemplo, o óxido férrico vermelho é misturado em pequenas proporções ao óxido de zinco para fornecer à calamina a sua coloração rosa característica, destinada a produzir a mesma cor que o tom da pele, após a aplicação.

Os corantes sintéticos usados em produtos farmacêuticos foram primeiramente preparados na metade do século XIX a partir dos princípios do alcatrão mineral (coaltar). O coaltar (*pix carbonis*), um líquido viscoso preto e espesso, é um subproduto da destilação destrutiva do carvão. Sua composição é extremamente complexa, e muitos de seus constituintes podem ser separados por destilação fracionada. Entre seus produtos, estão antraceno, benzeno, nafta, creosoto, fenol e piche (breu). Cerca de 90% dos corantes usados nos produtos regulamentados pela FDA são sintetizados a partir de um único derivado incolor do benzeno, denominado anilina. Esses corantes da anilina são também conhecidos como corantes sintéticos orgânicos ou corantes do coaltar, uma vez que a anilina foi originalmente obtida do carvão betuminoso. A anilina é hoje proveniente principalmente do petróleo.

Muitos corantes do coaltar foram usados originalmente de modo indiscriminado em alimentos e bebidas, com o intuito de aumentar seu apelo estético, sem considerar seu potencial tóxico. Foi somente após um exame minuncioso que alguns corantes foram considerados perigosos à saúde, devido à sua natureza química ou às impurezas que apresentavam. Visto que cada vez mais corantes tornam-se disponíveis, algumas regulamentações e orientações foram necessárias para garantir a segurança da população. Após a aprovação do Food and Drug Act, em 1906, o Departamento de Agricultura dos Estados Unidos estabeleceu regulamentações nas quais poucos corantes foram permitidos ou certificados para uso em certos produtos. Atualmente, a FDA regulamenta o uso de aditivos corantes em alimentos, medicamentos e cosméticos por meio de provisões do Federal Drug and Cosmetic Act de 1938, conforme as Color Additive Amendments, de 1960. Listas de corantes isentos de certificação e aqueles sujeitos à certificação foram codificadas na lei e reguladas pela FDA (16). Os corantes certificados são classificados de acordo com seu uso aprovado: (a) corantes FD&C, que podem ser usados em alimentos, medicamentos e cosméticos; (b) corantes D&C, alguns dos quais são liberados para emprego em medicamentos, alguns em cosméticos e outros em dispositivos médicos; e (c) corantes D&C de uso externo cuja aplicação é restrita a partes externas do corpo, não incluindo os lábios ou qualquer outra superfície recoberta por membrana mucosa. Cada categoria certificada tem uma ampla variedade de cores básicas e tonalidades que são usadas para conferir cor aos produtos farmacêuticos. É possível fazer uma seleção a partir de uma variedade de corantes nas cores vermelho, amarelo, laranja, verde, azul e violeta FD&C, D&C e D&C de uso externo. Por meio de combinações seletivas dos corantes, é possível criar diversas cores (Tab. 4.5).

Como parte do Programa Nacional de Toxicologia do Departamento de Saúde e Serviços Humanos dos Estados Unidos, várias substâncias, incluindo os corantes, são estudadas quanto à toxicidade e ao potencial carcinogênico. Os protocolos geralmente requerem dois anos de estudo, nos quais grupos de ratos machos e fêmeas são alimen-

TABELA 4.5 Exemplos de formulações de corantes

TONALIDADE OU COR	CORANTE FD&C	% DA MISTURA
Laranja	Amarelo nº 6	100
	ou	
	Amarelo nº 5	95
	Vermelho nº 40	5
Vermelho-cereja	Vermelho nº 40	100
	ou	
	Vermelho nº 40	99
	Azul nº 1	1
Morango	Vermelho nº 40	100
	ou	
	Vermelho nº 40	95
	Vermelho nº 3	5
Limão	Amarelo nº 5	100
Lima	Amarelo nº 5	95
	Azul nº 1	5
Uva	Vermelho nº 40	80
	Azul nº 1	20
Framboesa	Vermelho nº 3	75
	Amarelo nº 6	20
	Azul nº 1	5
Caramelo queimado	Amarelo nº 5	74
	Vermelho nº 40	24
	Azul nº 1	2
Chocolate	Vermelho nº 40	52
	Amarelo nº 5	40
	Azul nº 1	8
Caramelo	Amarelo nº 5	64
	Vermelho nº 3	21
	Amarelo nº 6	9
	Azul nº 1	6
Canela	Amarelo nº 5	60
	Vermelho nº 40	35
	Azul nº 1	5

Extraída de Warner-Jenkinson Co., St. Louis, Mo.

tados com dietas contendo várias quantidades de corantes. Os animais mortos ou sobreviventes são examinados quanto a evidências de carcinogênese e toxicidade a longo prazo. Cinco categorias de evidência de atividade carcinogênica são empregadas nas observações relatadas: (a) "evidência clara" de atividade carcinogênica; (b) "alguma evidência"; (c) "evidência equívoca", indicando incerteza; (d) "sem evidência", indicando ausência de efeitos observáveis; e (e) "estudo inadequado", para aqueles que não puderam ser avaliados devido a falhas.

O estado de certificação dos corantes é continuamente revisado, e alterações são feitas na lista dos corantes certificados de acordo com achados toxicológicos. Essas alterações podem ser: (a) excluído da certificação, (b) transferência do corante de uma categoria certificada para outra ou (c) adição de novos corantes à lista. Antes de receber a certificação, um corante deve demonstrar segurança. No caso das preparações farmacêuticas, os corantes, como todos os adjuvantes, não devem interferir na eficácia terapêutica do medicamento nem nos procedimentos de análise recomendados para a preparação.

Nos anos de 1970, o interesse e os questionamentos científicos sobre a segurança de alguns corantes se intensificaram. Um corante que atraiu particular atenção foi o vermelho FD&C nº 2, devido a seu extensivo uso em alimentos, medicamentos e cosméticos. Pesquisadores na Rússia relataram que esse corante, também conhecido como amaranto, tinha causado câncer em ratos. Embora a FDA não tenha sido capaz de determinar a pureza do amaranto testado na Rússia, esses relatos levaram a investigações e a uma série de testes que finalmente resultaram na exclusão do vermelho FD&C nº 2 da lista certificada em 1976, porque seus patrocinadores foram incapazes de provar sua segurança. Naquele ano, a FDA também eliminou da lista de corantes aprovados o vermelho nº 4 FD&C utilizado nas cerejas ao marasquino e em medicamentos de uso oral, devido a questões não resolvidas acerca de sua segurança. O vermelho nº 4 FD&C é agora permitido apenas em medicamentos aplicados externamente e em cosméticos.

O amarelo nº 5 FD&C (também conhecido como tartrazina) causa reações alérgicas em muitas pessoas. Os indivíduos alérgicos ao ácido acetilsalicílico geralmente são alérgicos a esse corante. Em decorrência disso, a FDA requer a inclusão do nome desse corante nos rótulos de alimentos (p. ex., manteiga, queijo, sorvete) e de medicamentos de uso oral que contenham tal substância.

O corante torna-se parte integral de uma formulação farmacêutica, e sua quantidade exata deve ser reprodutível cada vez que a formulação for preparada, ou então a preparação teria uma aparência diferente a cada lote. Isso exige alto grau de habilidade, visto que a quantidade de corante geralmente adicionada em preparações líquidas varia de 0,0005 a 0,001%, dependendo do corante e da intensidade da cor desejada. Devido à sua potência, os corantes geralmente são adicionados em preparações farmacêuticas na forma de soluções diluídas em vez de pó puro, o que permite maior exatidão na medida e produção de uma cor mais consistente.

Além dos corantes líquidos, pigmentos de laca também podem ser usados na coloração de medicamentos. Enquanto um material químico exibe poder corante ou força tintorial quando dissolvido, o pigmento é um material insolúvel que colore por dispersão. Uma laca FD&C é um pigmento que consiste em um substrato de hidrato de alumina sobre o qual o corante é adsorvido ou precipitado. Tendo o hidróxido de alumínio como substrato, as lacas são insolúveis em quase todos os solventes. As lacas FD&C estão sujeitas à certificação e devem ser produzidas a partir de corantes autorizados. As lacas não apresentam teor de corante especificado; elas contêm de 10 a 40% de corante puro. Por sua natureza, são adequadas para colorir produtos em que os níveis de umidade são baixos.

As lacas são comumente usadas em medicamentos na forma de dispersões finas ou suspensões. As partículas de pigmentos podem variar em tamanho, de menores que 1 até 30 μm. Quanto menor a partícula, menor a chance de pequenos pontos de cor aparecerem no produto acabado. Misturas de vários pigmentos podem ser usadas para obter uma variedade de cores, e diversos veículos, como glicerina, propilenoglicol e xarope à base de sacarose, podem ser empregados para dispersar os corantes.

Os invólucros de gelatina corados podem ser preenchidos com uma mistura de pós. Muitas cápsulas comerciais são preparadas de forma que o corpo da cápsula tenha uma cor e a tampa outra, resultando em uma cápsula bicolor. Isso torna determinados produtos comerciais mais facilmente identificáveis do que as cápsulas que apresentam uma única cor. Nas misturas de pós dispensadas como tal ou na forma de comprimidos, uma proporção maior de corante é geralmente requerida (cerca de 0,1%) para produzir o mesmo tom encontrado nas preparações líquidas.

Os corantes e as lacas são usados para corar drágeas, comprimidos revestidos, comprimidos obtidos por compressão direta, suspensões e outras formas farmacêuticas (17). Tradicionalmente, as drágeas são coradas com xaropes que contêm diferentes concentrações de corantes hidrossolúveis, iniciando com soluções muito diluídas e passando para xaropes mais concentrados em corante. A aplicação de 30 a 60 camadas de açúcar é comum. Quando as lacas são usadas, um número menor de camadas é empregado. Comprimidos atraentes são produzidos com 8 a 12 camadas, usando lacas dispersas em xaropes. Soluções aquosas de corantes hidrossolúveis ou dispersões de lacas em solventes orgânicos podem ser efetivamente aspergidas sobre os comprimidos para produzir revestimentos atraentes. Atualmente, existe um interesse contínuo na preparação de comprimidos mastigáveis, devido à disponibilidade de muitos materiais para a compressão direta, tais como dextrose, sacarose, manitol, sorbitol e lactose nebulizada. Os comprimidos mastigáveis de compressão direta corados podem ser preparados com uma parte de laca para mil partes da mistura de pós. O uso de corantes FD&C hidrossolúveis ou de lacas pode ser satisfatório nas suspensões aquosas. Em outros tipos de suspensões, o uso de lacas FD&C é necessário. As lacas, adicionadas na fase aquosa ou não aquosa, geralmente em um nível de uma parte de corante para mil partes da suspensão, requerem homogeneização ou mistura mecânica para a obtenção de uma coloração uniforme.

A maioria das pomadas, dos supositórios, dos produtos oftálmicos e das parenterais assume a cor de seus componentes e não contém aditivos corantes. Se um corante perder a condição de certificado e um produto desenvolvido antes dessa data for produzido e comercializado, seu fabricante deve rever a formulação dentro de um prazo razoável, empregando apenas corantes certificados no processo de produção.

Além das questões de estética e certificação, o farnacêutico deve selecionar os corantes para uma formulação em particular com base em suas propriedades físicas e químicas. A solubilidade do corante é de suma importância no veículo a ser usado em uma formulação líquida ou no solvente empregado durante a produção, por exemplo, no caso da solução precisar ser aspergida sobre um lote de comprimidos. Geralmente, a maioria dos corantes encontra-se classificada naqueles que são solúveis em água e naqueles que são solúveis em óleo; poucos, se houver, são solúveis em ambos. Geralmente, um corante solúvel em água é também solúvel nos líquidos farmacêuticos comumente usados, como glicerina, álcool e glicóis. Os corantes solúveis em óleo podem também ser solúveis em alguma extensão nesses solventes e em vaselina líquida (óleo mineral), ácidos graxos, óleos fixos e ceras. Não é necessário que ele apresente uma solubilidade elevada, uma vez que sua concentração na preparação é mínima.

Outra consideração importante na seleção de um corante para uso em líquidos farmacêuticos está relacionada ao pH e à estabilidade da preparação a ser corada. Os corantes podem mudar de cor com a alteração do pH e, portanto, eles devem ser selecionados de modo que nenhuma alteração prevista do pH produza mudança na coloração durante o prazo de validade da preparação. O corante também deve ser quimicamente estável na presença de outros adjuvantes da formulação, assim como não deve interferir na estabilidade destes. Para manter a cor original, os corantes FD&C devem ser protegidos contra agentes oxidantes, agentes redutores (especialmente metais, incluindo ferro, alumínio, zinco e estanho), ácidos e bases fortes e calor excessivo. Os corantes devem ser razoavelmente fotoestáveis; ou seja, eles não devem alterar a cor quando expostos à luz de intensidades e comprimentos de onda previstos nas condições usuais de armazenamento. Certas substâncias ativas, particularmente aquelas preparadas na forma líquida, devem ser protegidas da luz para manter sua estabilidade química e sua eficácia terapêutica. Essas preparações são, em geral, acondicionadas em frascos âmbar ou opacos. Para as formas farmacêuticas sólidas de fármacos suscetíveis à degradação pela luz, o emprego de invólucros de gelatina opacos ou coloridos pode aumentar sua estabilidade, protegendo-os dos raios luminosos.

CONSERVANTES

Além da estabilização das preparações farmacêuticas contra a degradação química e física decorrente das alterações ambientais na formulação, determinadas preparações líquidas e semissólidas devem ser protegidas contra a contaminação microbiana.

Esterilização e conservação

Embora alguns tipos de produtos farmacêuticos, como as preparações oftálmicas e injetáveis, sejam esterilizados por métodos físicos (autoclavagem por 20 minutos em uma pressão de 15 libras e 121°C; calor seco a 180°C por uma hora ou filtração esterilizante) durante a produção, muitas dessas preparações também requerem a adição de um conservante antimicrobiano para manter sua condição asséptica durante o armazenamento e o uso do medicamento. Outros tipos que não são esterilizados durante sua preparação, mas são particularmente suscetíveis ao crescimento microbiano devido à natureza de seus componentes, são protegidos pelo acréscimo de conservantes. As preparações que oferecem excelente meio de crescimento para microrganismos são na maioria aquosas, especialmente xaropes, emulsões, suspensões e algumas preparações semissólidas, em particular os cremes. Determinadas preparações hidroalcoólicas e muitas alcoólicas não necessitam da adição de conservantes, quando o teor alcoólico é suficientemente alto para prevenir o crescimento microbiano. Geralmente, o etanol em uma concentração de 15% v/v previne o crescimento bacteriano em meio ácido e, em uma de 18% v/v, em meio alcalino. Muitos medicamentos que contêm álcool, como elixires, espíritos e tinturas, são autoconserváveis. O mesmo é aplicável para outros produtos farmacêuticos que, em virtude de seu veículo ou da presença de outros componentes na formulação, não permitem o crescimento de microrganismos.

Seleção do conservante

Quando a experiência ou os experimentos de armazenamento indicarem que a adição de um conservante na preparação farmacêutica é necessária, sua seleção é baseada em muitas considerações, incluindo as seguintes:

- O conservante previne o crescimento de microrganismos, que são considerados os contaminantes mais frequentes da preparação.
- O conservante é suficientemente solúvel em água para atingir concentrações adequadas na fase aquosa de um sistema com duas ou mais fases.
- A proporção de conservante que permanece na forma não dissociada no pH da preparação é capaz de penetrar no microrganismo e destruir sua integridade.
- A concentração necessária de conservante não afeta a segurança ou o conforto do paciente quando a preparação for administrada pela via usual ou a destinada; isto é, ele não é irritante, sensibilizante e tóxico.
- O conservante apresenta estabilidade adequada e não sofre redução em sua concentração pela decomposição química ou volatilização durante o prazo de validade da preparação.
- O conservante é completamente compatível com todos os outros componentes da formulação, não interagindo com eles, nem interferindo na sua eficácia.
- O conservante não interage com a tampa ou o recipiente da preparação.

Considerações gerais acerca dos conservantes

Os microrganismos incluem fungos, leveduras e bactérias, sendo que o crescimento bacteriano é, em geral, favorecido em meio fracamente alcalino e o dos outros, em meio ácido. Embora poucos microrganismos possam crescer sob um pH abaixo de 3 ou acima de 9, a maioria das preparações farmacêuticas apresenta pH dentro da faixa favorável e, portanto, deve ser protegida contra o crescimento microbiano. Para ser eficaz, um conservante deve estar dissolvido em uma concentração suficiente na fase aquosa da preparação. Entretanto, somente a fração não dissociada ou molecular de um conservante possui capacidade de conservação, uma vez que a porção ionizada é incapaz de penetrar no microrganismo. Logo, o conservante selecionado deve estar predominantemente na forma não dissociada, no pH em que a formulação for preparada. Conservantes ácidos, como os ácidos benzoico, bórico e sórbico, encontram-se não dissociados e são mais eficazes quando o pH do meio é mais ácido. Ao contrário, conservantes alcalinos são menos eficazes em meio ácido ou neutro e mais eficazes em meios alcalinos. Dessa maneira, não é possível sugerir a eficácia do conservante em concentrações específicas, a menos que o pH do sistema seja mencionado e a concentração do agente seja calculada ou determinada de algum modo. Igualmente, se os componentes da formulação interferirem na solubilidade ou na disponibilidade do conservante, sua concentração química pode se tornar ineficaz, uma vez que não é uma medida verdadeira da concentração efetiva. Muitas incompatibilidades dos conservantes com outros adjuvantes farmacêuticos têm sido descobertas nos últimos anos, e, sem dúvida, muitas outras serão detectadas no futuro, conforme novos conservantes, adjuvantes farmacêuticos e agentes terapêuticos forem combinados pela primeira vez. Muitas das combinações incompatíveis que reconhecidamente inativam os conservantes contêm macromoléculas, incluindo vários derivados de celulose, polietilenoglicóis e gomas naturais. Dentre essas macromoléculas, está a adragante, que pode atrair e reter alguns conservantes, como os parabenos e os compostos fenólicos, tornando-os inaptos para realizar sua função. É essencial, na pesquisa farmacêutica, examinar de que maneira cada um dos componentes da formulação afeta o outro, assegurando que todos estejam livres para desempenhar sua ação. Além disso, o conservante não deve interagir com o recipiente, como um tubo de pomada de metal ou um frasco de plástico, ou, ainda, uma tampa de plástico ou borracha ou algum material de revestimento. Uma interação pode resultar na decomposição tanto do conservante quanto do recipiente ou de ambos, causando decomposição e contaminação. Testes apropriados devem ser planejados e conduzidos para prevenir esse tipo de interação.

Modo de ação

Os conservantes interferem no crescimento microbiano, na multiplicação e no metabolismo por meio de um ou mais dos seguintes mecanismos:

- Modificação da permeabilidade da membrana celular e perda dos constituintes da célula (lise parcial)
- Lise e ruptura citoplasmática
- Coagulação irreversível dos constituintes citoplasmáticos (p. ex., precipitação de proteínas)
- Inibição do metabolismo celular, como a interferência em sistemas enzimáticos ou a inibição da síntese da parede celular
- Oxidação dos constituintes celulares
- Hidrólise

Alguns dos conservantes farmacêuticos comumente usados e seus prováveis modos de ação são abordados na Tabela 4.6.

Utilização de conservantes

Substâncias aceitáveis podem ser adicionadas às preparações farmacêuticas para aumentar sua estabilidade ou utilidade. Tais aditivos são adequados somente se não forem tóxicos e prejudiciais nas quantidades administradas e não interferirem na eficácia terapêutica ou nos testes e nas dosagens da preparação. Em determinadas preparações IV, administradas em grandes volumes, como os expansores do sangue ou as soluções de nutrição parenteral, não é permitido adicionar substâncias bacteriostáticas, pois as quantidades requeridas para preservar tais volumes promoveriam risco à saúde do paciente. Assim, preparações como a injeção de dextrose USP e outras soluções comumente administradas em quantidades de 500 a 1.000 mL, para a reposição de nutrientes e fluidos pela via IV, não podem conter conservantes. Em contrapartida, preparações injetáveis de pequenos volumes – por exemplo, a injeção de sulfato de morfina USP, que fornece uma dose terapêutica de sulfato de morfina no volume de 1 mL – podem conter um conservante adequado, sem o risco de que o paciente receba quantidade excessiva dessa substância.

TABELA 4.6 **Prováveis modos de ação de alguns conservantes**

CONSERVANTE	PROVÁVEIS MODOS DE AÇÃO
Ácido benzoico, ácido bórico, p-hidroxibenzoatos	Desnaturação de proteínas
Fenóis e compostos fenólicos clorados	Ação lítica e desnaturação sobre membranas citoplasmáticas e para os conservantes clorados, também pela oxidação de enzimas
Álcoois	Ação lítica e desnaturação de membranas
Compostos quartenários	Ação lítica sobre as membranas
Mercuriais	Desnaturação de enzimas pela combinação com grupos tióis (-SH)

Exemplos de conservantes e suas concentrações normalmente empregadas nas preparações farmacêuticas são ácido benzoico (0,1 a 0,2%), benzoato de sódio (0,1 a 0,2%), etanol (15 a 20%), nitrato e acetato de fenilmercúrio (0,002 a 0,01%), fenol (0,1 a 0,5%), cresol (0,1 a 0,5%), clorobutanol (0,5%), cloreto de benzalcônio (0,002 a 0,01%) e associações de metil e propilparabeno (0,1 a 0,2%), estes últimos sendo especialmente eficazes contra fungos. A concentração requerida varia em função do pH, da constante de dissociação e de outros fatores já mencionados, bem como da presença de outros componentes da formulação com capacidades conservantes inerentes.

Para cada tipo de preparação, o farmacêutico precisa considerar a influência do conservante no conforto do paciente. Por exemplo, um conservante de preparações oftálmicas deve ter um grau de irritação extremamente baixo, que é característico do clorobutanol, do cloreto de benzalcônio e do nitrato de fenilmercúrio, muito usados nessas preparações. Em qualquer caso, a preparação conservada deve ser testada em ensaios biológicos para determinar sua segurança e eficácia e avaliar sua estabilidade.

APLICANDO OS PRINCÍPIOS E CONCEITOS

ATIVIDADES EM GRUPOS

1. Construa uma lista de exemplos em que os pacientes não compreendem a intenção da administração de uma forma farmacêutica.
2. Construa uma lista de exemplos em que os pacientes cometeram abuso ou má utilização de uma forma farmacêutica.
3. Explique a utilização de formas farmacêuticas específicas para os diferentes tipos de pacientes, por exemplo, idosos, crianças, deficientes visuais, deficientes auditivos.
4. Identifique quatro produtos oftálmicos com diferentes agentes conservantes e forneça uma justificativa para a seleção do conservante no produto.
5. Identifique um produto cuja forma farmacêutica é um elixir que contém a quantidade mínima ou não contém álcool. Explique as razões para a utilização incorreta desse termo.

ATIVIDADES INDIVIDUAIS

1. Para determinada forma farmacêutica, liste os sinais de degradação que podem ser observados pelos farmacêuticos e que indicam instabilidade do produto.
2. Para determinada concentração de fármaco em uma forma farmacêutica líquida, determine qual o tipo de velocidade de degradação e calcule o tempo de meia-vida e o tempo em que sua concentração alcançará 90% da quantidade rotulada.
3. Compare e diferencie a velocidade de degradação de ordem zero e a de primeira ordem.
4. Construa uma lista de fármacos que seguem uma velocidade de degradação de ordem zero em uma forma farmacêutica líquida.
5. Construa uma lista de fármacos que seguem uma velocidade de degradação de primeira ordem em forma farmacêutica líquida.

REFERÊNCIAS

1. Poole JW. Preformulation. FMC Corporation, 1982.
2. Brange J, Langkjaer L, Havelund S, Vilund A. Che-mical stability of insulin: hydrolytric degradation du-ring storage of pharmaceutical preparations. Pharm Res 1991; 9: 715–726.
3. Guideline for submitting documentation for the sta-bility of human drugs and biologics. Rockville, MD: Food & Drug Administration, 1987.
4. FDA/ICH Regulatory Guidance on Stability. In: Federal Register. Washington: Food & Drug Administration, 1998; 63: 9795–9843.
5. Sheinin EB. ICH guidelines: History, present status, intent. Athens, GA: International Good Manufactu-ring Practices Conference, 1998.
6. Rothman B. Stability is the issue. Athens, GA: International Good Manufacturing Practices Conterence, 1998.
7. General Chapter <795> Pharmaceutical Compounding-Nonsterile Preparations, and General Chapter <797> Phamaceutical Compounding-Sterile Preparations. U.S. Pharmacopoeia 31-National Formulary 26, Rockville MD, U.S. Pharmacopoeial Convention, Inc., 2008, pp 315-336.
8. Trissel L. Trissel's Stability of Compounded Formulations, 11th ed. Washington: American pharmaceutical Association, 2002.
9. Handbook of Pharmaceutical Excipients, 6th ed. Washington: American Pharmaceutical Association, 2009.
10. Lewis R. When smell and taste go awry. FDA Consumer 1991; 25: 29–33.
11. Hornstein I, Teranishi R. The chemistry of flavor. Chem Eng News 1967; 45: 92–108.
12. Murphy DH. A practical compendium on sweete-ning agents. Am Pharm 1983; NS23: 32–37.
13. Jacknowitz AI. Artificial sweeteners: How safe are they? U.S. Pharmacist 1988; 13: 28–31.
14. Krueger RJ, Topolewski M, Havican S. In search of the ideal sweetener. Pharmacy Times 1991; July: 72– 77.
15. Lecos CW. Sweetness minus calories = controversy. FDA Consumer 1985; 19: 18–23.
16. Code of federal regulations, Title 21, Parts 70–82.
17. Colorants for drug tablets and capsules. Drug and Cosmetic Industry 1983;133 (2): 44.

CAPÍTULO

5 Delineamento de formas farmacêuticas: considerações biofarmacêuticas e farmacocinéticas

OBJETIVOS

Após ler este capítulo, o estudante será capaz de:

1. Descrever os vários tipos de absorção de fármacos a partir de uma forma farmacêutica.
2. Explicar como a dissolução afeta a absorção do fármaco.
3. Descrever como a estrutura química do fármaco pode afetar sua absorção nas várias vias de administração.
4. Descrever as características físicas e químicas do fármaco que afetam sua dissolução a partir de diferentes formas farmacêuticas.
5. Resumir as vantagens e desvantagens das diferentes vias de administração parenteral.
6. Desenvolver vários cálculos farmacocinéticos básicos.
7. Listar os fatores que o farmacêutico precisa considerar na definição do regime de dosagem para determinado paciente.

Conforme abordado no Capítulo 4, a resposta biológica é o resultado de uma interação entre a substância ativa e os receptores celulares ou sistemas enzimáticos funcionalmente importantes. A resposta é decorrente da alteração nos processos biológicos presentes anteriormente à administração do medicamento. A magnitude da resposta está relacionada à concentração do fármaco que alcança o sítio de ação. Essa concentração depende da dose administrada, da extensão da absorção, da distribuição do fármaco e da velocidade e da extensão de sua eliminação do organismo. As características físicas e químicas da substância ativa – particularmente sua solubilidade nos lipídeos, no grau de ionização e no tamanho molecular – determinam, em grande parte, sua capacidade de produzir a atividade biológica. A área de estudo que abrange a relação entre física, química e biologia e como essas ciências são aplicadas aos fármacos, às formas farmacêuticas e à atividade farmacológica é chamada de *biofarmácia*.

Em geral, para um fármaco exercer seu efeito biológico, ele deve ser transportado pelos fluidos biológicos, atravessar as barreiras biológicas, escapar da distribuição disseminada para outros locais não desejados, resistir ao ataque metabólico, penetrar em concentrações adequadas nos sítios de ação e interagir de modo específico, causando alteração na função celular. Um diagrama simplificado dessa série complexa de eventos entre a administração e a eliminação é mostrado na Figura 5.1.

A absorção, a distribuição, a biotransformação (metabolismo) e a eliminação de um fármaco do organismo são processos dinâmicos que ocorrem desde a ingestão do medicamento até o momento de sua eliminação completa do corpo. A velocidade com que esses processos ocorrem afeta o início, a intensidade e a duração da ação. A área de estudo que elucida a duração da presença do fármaco no sangue e nos tecidos é chamada de *farmacocinética*. Essa disciplina estuda a cinética de absorção, distribuição, metabolização e excreção (ADME) dos fármacos e de seus correspondentes efeitos farmacológicos, terapêuticos ou tóxicos em homens e animais. Além disso, uma vez que um fármaco pode alterar a ADME de outro, a farmacocinética pode ser aplicada no estudo da interação entre medicamentos.

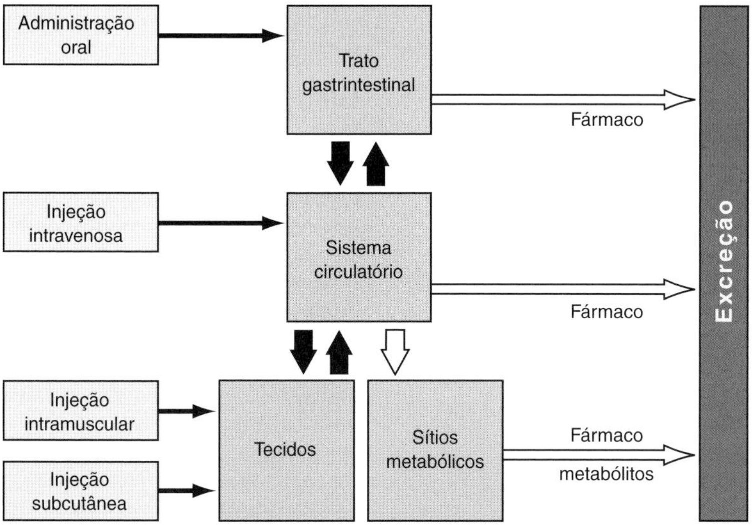

FIGURA 5.1 Eventos da absorção, do metabolismo e da excreção de fármacos após administração por diversas vias.

Quando um fármaco é administrado e sua absorção inicia, ele não permanece em um único local do organismo, mas é distribuído por todo o corpo até sua eliminação completa. Por exemplo, após a administração oral de um medicamento e sua entrada no trato gastrintestinal, uma porção é absorvida, atingindo o sistema circulatório, e é distribuída a vários outros fluidos corporais, tecidos e órgãos. A partir desses locais, o fármaco pode retornar ao sistema circulatório e ser excretado pelos rins ou metabolizado no fígado ou em outros sítios celulares e eliminado na forma de um ou mais metabólitos. Conforme mostrado na Figura 5.1, fármacos administrados pela via intravenosa (IV) são introduzidos diretamente no sistema circulatório, evitando a absorção, necessária para a obtenção de efeitos sistêmicos, quando outras vias de administração são empregadas.

Os vários locais do organismo que um fármaco percorre podem ser vistos como compartimentos separados, contendo uma fração da dose administrada. A transferência do fármaco do sangue a outro local do organismo é geralmente um processo rápido e reversível, ou seja, ele pode difundir-se, retornando à circulação. Portanto, o fármaco presente no sangue existe em equilíbrio com sua fração presente em outros compartimentos. Entretanto, nesse estado de equilíbrio, a concentração sanguínea pode ser completamente diferente (maior ou menor) da concentração em outros locais. Isso se deve em grande parte às propriedades físico-químicas da substância e à sua capacidade de deixar o sangue e atravessar as membranas biológicas. Determinados fármacos deixam o sistema circulatório de maneira rápida e completa, enquanto outros saem lentamente e com dificuldade. Um grande número de fármacos liga-se às proteínas plasmáticas, em especial à albumina, e apenas uma pequena fração da dose administrada pode ser encontrada fora da circulação sistêmica em determinado período. A transferência do fármaco de um compartimento a outro é matematicamente associada a uma constante de velocidade específica, na qual descreve essa transferência em particular. Em geral, a velocidade de transferência de um fármaco de um compartimento a outro é proporcional à concentração na qual ele se encontra; quanto maior a concentração, maior é a quantidade de fármaco transferida.

O metabolismo é o principal processo no qual substâncias estranhas, incluindo os fármacos, são eliminadas do organismo. Durante o metabolismo, uma substância ativa pode ser biotransformada em um metabólito farmacologicamente ativo, inativo ou ambos. Muitas vezes a substância ativa e seu metabólito, ou metabólitos, são ativos e exercem efeitos farmacológicos. Por exemplo, o fármaco anticonvulsivante carbamazepina é metabolizado no fígado para um metabólito ativo epóxido. Em alguns casos, um fármaco farmacologicamente inativo (chamado pró-fármaco) pode ser administrado devido aos efeitos conhecidos de seus metabólitos ativos. A dipivefrina, por exemplo, é um pró-fármaco formado pela esterificação da adrenalina com ácido piválico. Isso melhora a lipofilia do fármaco e, como consequência, a sua penetração na câmara anterior do olho é 17 vezes maior do que a da adrenalina. Dentro do olho, o cloridrato de dipivefrina é convertido por hidrólise enzimática em adrenalina.

O metabolismo de um fármaco em produtos inativos é em geral um processo irreversível que culmina em sua excreção, geralmente pela via urinária. O farmacêutico pode calcular uma constante de velocidade de eliminação (k_{el}) para descrever a velocidade de eliminação do fármaco do organismo. O termo eliminação refere-se tanto ao metabolismo como à excreção. Para fármacos que são administrados pela via IV e que, portanto, não são absorvidos, essa tarefa é muito menos complexa do que para aqueles fornecidos por outras vias. Com exceção da administração IV, a absorção e a eliminação ocorrem simultaneamente, mas sob velocidades diferentes.

PRINCÍPIOS DA ABSORÇÃO DE FÁRMACOS

Antes que um fármaco administrado possa atingir seu sítio de ação em concentrações efetivas, ele deve transpor várias barreiras. Essas barreiras são principalmente uma sucessão de membranas biológicas como as do epitélio gastrintestinal, dos pulmões, dos vasos e do cérebro. As barreiras do organismo são geralmente classificadas em três tipos principais: (*a*) aquelas compostas de várias camadas de células, como a da pele; (*b*) aquelas compostas por uma única camada de células, como o epitélio intestinal; e (*c*) aquelas que apresentam espessura menor que uma célula, ou seja, a membrana de uma única célula. Na maioria das vezes, a substância ativa deve atravessar mais de um desses tipos de membrana antes de alcançar seu sítio de ação. Por exemplo, um fármaco administrado por via oral deve primeiro atravessar as membranas do trato gastrintestinal (estômago e intestinos), ganhar acesso para a circulação geral, passar para o órgão ou tecido pelo qual tem afinidade, penetrar no tecido e então entrar nas células individuais.

Embora as constituições químicas das membranas corporais difiram de uma para outra, elas podem ser vistas em geral como uma bicamada lipídica ligada por ambos os lados a uma camada proteica. Admite-se que os fármacos penetram por essas membranas biológicas de duas maneiras: (*a*) por difusão passiva e (*b*) por meio de mecanismos de transporte especializado. Dentro dessas principais categorias, processos mais claramente definidos têm sido atribuídos à passagem de fármacos.

DIFUSÃO PASSIVA

O termo *difusão passiva* é usado para descrever a passagem de moléculas (fármaco) através de uma membrana que não participa ativamente do processo. Os fármacos absorvidos de acordo com esse fenômeno são *absorvidos passivamente*. O processo de absorção é comandado pelo gradiente de concentração (i.e., as diferenças na concentração) através da membrana, com a passagem das moléculas do fármaco ocorrendo principalmente a partir do lado de maior concentração. A maioria dos fármacos atravessa as membranas biológicas por difusão.

A difusão passiva é regida pela *primeira lei de Fick*, que descreve que a velocidade de difusão ou o transporte através da membrana (dc/dt) é proporcional à diferença na concentração do fármaco em ambos os lados da membrana:

$$-\frac{dc}{dt} = P(C_1 - C_2)$$

em que

C_1 e C_2 são as concentrações de fármaco de cada um dos lados da membrana; e

P, a constante ou o coeficiente de permeabilidade.

O termo C_1 é normalmente usado para representar o compartimento com a maior concentração de fármaco e, dessa maneira, o transporte ocorre do compartimento 1 (p. ex., sítio de absorção) ao compartimento 2 (p. ex., sangue).

A concentração de fármaco no sítio de absorção (C_1) é geralmente muito maior do que no outro lado da membrana, devido à sua rápida diluição no sangue e à distribuição subsequente aos tecidos, de modo que, para fins práticos, o valor de $C_1 - C_2$ pode ser tomado simplesmente como aquele de C_1, e a relação escrita na forma de uma equação de primeira ordem:

$$-\frac{dc}{dt} = PC_1$$

A absorção gastrintestinal da maioria dos fármacos em solução ocorre de acordo com a *cinética de primeira ordem*, em que a velocidade depende da concentração do fármaco; ou seja, duplicando-se a dose, a velocidade de transferência é duplicada. A magnitude da constante de permeabilidade depende do coeficiente de difusão do fármaco, da espessura e da área da membrana e da sua permeabilidade para o fármaco em particular.

Devido à natureza lipídica da membrana celular, ela é altamente permeável a substâncias lipossolúveis. A velocidade de difusão de um fármaco através da membrana depende não somente de sua concentração, mas também da extensão de sua afinidade pelos lipídeos e de sua aversão à água (um alto coeficiente de partição). Quanto maior a sua afinidade pelos lipídeos e mais hidrofóbico for o fármaco, mais rápida será sua penetração nas membranas ricas em lipídeos. A eritromicina base, por exemplo, apresenta coeficiente de partição maior do que seus derivados, como o estolato e o gluceptato. Em consequência, a base é a forma preferida para o tratamento tópico de acne, em que a penetração na pele é desejável.

Uma vez que as células também são permeáveis à água e a compostos insolúveis nos lipídeos, admite-se que a membrana também contenha poros ou canais que permitam a passagem desse tipo de substâncias. Visto que a água passa através de uma membrana porosa, qualquer soluto dissolvido cujas moléculas sejam suficientemente pequenas para passar pelos poros atravessa as membranas por *filtração*. Poros aquosos variam em tamanho e, portanto, em suas características de permeabilidade para determinados fármacos e outras substâncias.

Nos dias atuais, os fármacos, em sua maioria, são ácidos ou bases fracos. O conhecimento de suas características individuais de ionização ou de dissociação é importante, pois a absorção é determinada, em grande parte, pelo grau de ionização no momento em que o fármaco é apresentado às barreiras membranares. As membranas celulares são mais permeáveis às formas não ionizadas do que às suas correspondentes formas ionizadas, sobretudo devido à maior solubilidade lipídica da primeira e à natureza altamente carregada da membrana celular, que resulta na atração ou repulsão da fração ionizada, diminuindo, assim, a penetração celular. Do mesmo modo, os íons tornam-se hidratados por meio da associação com moléculas de água, resultando em partículas maiores do que as moléculas não dissociadas e novamente diminuindo a capacidade de penetração.

O grau de ionização de um fármaco depende do pH da solução que é apresentada à membrana biológica e do pK_a, ou constante de dissociação, do fármaco (quer seja um ácido ou uma base). O conceito de pK_a é derivado da equação de Henderson-Hasselbalch.

Para um ácido:

$$pH = pK_a + \log \frac{\text{concentração ionizada (sal)}}{\text{concentração não ionizada (ácido)}}$$

Para uma base:

$$pH = pK_a + \log \frac{\text{concentração não ionizada (base)}}{\text{concentração ionizada (sal)}}$$

Uma vez que o pH dos fluidos corporais varia (estômago, pH 1; lúmen do intestino, pH 6,6; plasma sanguíneo, pH 7,4), a absorção do fármaco difere, e isso pode estabelecer, até certo ponto, o tipo de forma farmacêutica e a via de administração preferível para determinada substância.

O rearranjo da equação para um ácido fraco fornece

$$pK_a - pH = \log \frac{\text{concentração não ionizada (ácido)}}{\text{concentração ionizada (sal)}}$$

e pode determinar teoricamente a extensão relativa na qual um fármaco permanece não ionizado sob várias condições de pH. Isso é particularmente útil quando aplicado aos fluidos corporais. Por exemplo, se um ácido fraco, tendo um pK_a igual a 4, encontra-se em meio gástrico apresentando pH igual a 1, o lado esquerdo da equação fornece o número 3, significando que a proporção entre as espécies não ionizadas e ionizadas é de aproximadamente 1.000:1, e a absorção gástrica, excelente. No pH do plasma, ocorre o inverso, estando o fármaco em maior proporção na forma ionizada. A Tabela 5.1 apresenta o efeito do pH sobre a ionização de eletrólitos fracos; e a Tabela 5.2, alguns valores de pK_a de substâncias ativas comuns.

TABELA 5.1 O efeito do pH sobre a ionização de eletrólitos fracos: (pK_a – pH) *versus* % da fração não ionizada

	SE ÁCIDO FRACO	SE BASE FRACA
-3,0	0,10	99,90
-2,0	0,99	99,00
-1,0	9,09	90,90
-0,7	16,60	83,40
-0,5	24,00	76,00
-0,2	38,70	61,30
0,0	50,00	50,00
+0,2	61,30	38,70
+0,5	76,00	24,00
+0,7	83,40	16,60
+1,0	90,90	9,09
+2,0	99,00	0,99
+3,0	99,90	0,10

A equação e a Tabela 5.1 mostram que a metade da concentração do fármaco encontra-se na forma ionizada quando o pH é igual a seu pK_a. Dessa maneira, o pK_a pode ser definido como o pH em que um fármaco se encontra 50% ionizado. Por exemplo, o fenobarbital tem um valor de pK_a de cerca de 7,4 e, no plasma (pH 7,4), está presente nas formas ionizada e não ionizada em iguais proporções. Entretanto, uma substância ativa não pode alcançar o sangue, a menos que seja administrada de forma direta por meio de uma injeção IV, ou seja, favoravelmente absorvida a partir de um sítio junto à sua via de acesso, tal como o trato gastrintestinal, e possa passar para a circulação sistêmica. Como mostrado na Tabela 5.2, o fenobarbital, um ácido fraco com pK_a de 7,4, estaria predominantemente na forma não dissociada no ambiente gástrico que apresenta pH 1 e seria bem absorvido nesse local. Um fármaco pode atingir a circulação de modo rápido e em concentrações elevadas se a passagem através da membrana for facilmente realizada ou em baixa velocidade e extensão se o fármaco não for absorvido de imediato a partir de sua via de acesso. O pH do meio no qual o fármaco se encontra afeta a velocidade e a extensão de sua distribuição, pois, em um dado valor de pH, ele se torna mais ou menos não ionizado e, portanto, com maior ou menor capacidade de atravessar uma membrana lipídica. Se uma molécula não ionizada for capaz de se difundir através da barreira lipídica e permanecer não ionizada no novo ambiente, ela pode retornar ao local anterior ou ir para outro sítio. Entretanto, se, no novo ambiente, ela estiver muito ionizada devido ao pH do segundo fluido, ela será incapaz de atravessar a membrana, como a sua forma inicial. Dessa maneira, um gradiente de concentração em cada lado da membrana geralmente é alcançado no equilíbrio devido aos diferentes graus de ionização que ocorrem em cada um dos lados. Um resumo dos conceitos de dissociação e ionização é encontrado na Cápsula de Física Farmacêutica 4.8.

TABELA 5.2 Valores de pK_a para alguns ácidos fracos e bases fracas

pK_a		
Ácidos		
	Ácido acetilsalicílico	3,5
	Barbital	7,9
	Benzilpenicilina	2,8
	Ácido bórico	9,2
	Dicumarol	5,7
	Fenobarbital	7,4
	Fenitoína	8,3
	Sulfanilamida	10,4
	Teofilina	9,0
	Tiopental	7,6
	Tolbutamida	5,5
	Varfarina sódica	4,8
Bases		
	Anfetamina	9,8
	Apomorfina	7,0
	Atropina	9,7
	Cafeína	0,8
	Clordiazepóxido	4,6
	Cocaína	8,5
	Codeína	7,9
	Guanetidina	11,8
	Morfina	7,9
	Procaína	9,0
	Quinina	8,4
	Reserpina	6,6

É com frequência desejável que o farmacêutico pesquisador faça modificações estruturais nos fármacos orgânicos, alterando de modo favorável sua solubilidade lipídica, seu coeficiente de partição e sua constante de dissociação, com a manutenção da atividade farmacológica. Esses esforços frequentemente resultam em aumento da absorção, melhor resposta terapêutica e menor dosagem.

MECANISMOS DE TRANSPORTE ESPECIALIZADO

Em contraste à transferência passiva de fármacos e outros compostos, determinadas substâncias, incluindo alguns fármacos e metabólitos biológicos, são conduzidos através da membrana por meio de um dos vários mecanismos de *transporte especializado* postulados. Esse tipo de transporte parece ser responsável pela passagem de substâncias que são muito insolúveis nos lipídeos e muito grandes para passar pelos poros; muitas dessas passagens ocorrem naturalmente, como os aminoácidos e a glicose. Esse tipo de transporte envolve componentes da membrana que podem ser enzimas ou outros tipos de agentes capazes de formar complexos com o fármaco (ou outra substância), presentes na superfície desta. O complexo move-se através da membrana, onde o fármaco é liberado, com o carreador retornando à superfície original. A Figura 5.2 apresenta um esquema simplificado desse processo. O transporte especializado pode ser diferenciado do passivo, uma vez que o primeiro processo poder ser saturado, visto que a quantidade de carreador pode encontrar-se completamente ligada a determinada substância, resultando em atraso na transferência. Outros aspectos do transporte especializado incluem a especificidade de um carreador por um tipo particular de estrutura química, de tal modo que, se duas substâncias são transportadas pelo mesmo

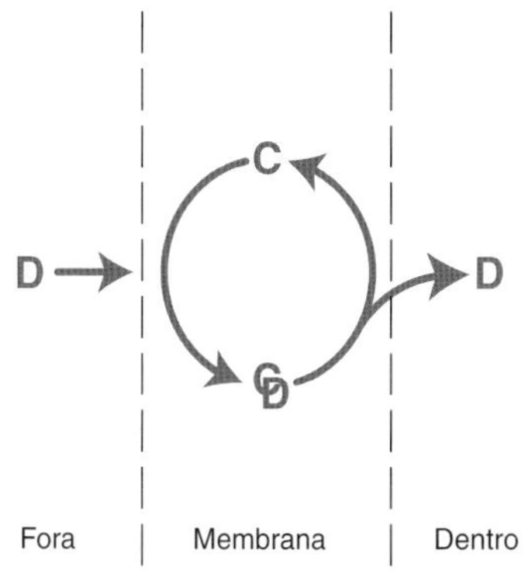

FIGURA 5.2 Mecanismo de transporte ativo. F: molécula do fármaco; C: carreador na membrana. (Modificada, com permissão, de O'reilly W. Aust J Pharm 1966; 47:568.)

mecanismo ou carreador, uma inibirá competitivamente o transporte da outra. Além disso, o mecanismo de transporte é geralmente inibido por substâncias que interferem no metabolismo celular. O termo *transporte ativo*, como um tipo de transporte especializado, denota um processo que tem como característica adicional a passagem do soluto ou fármaco através da membrana contra um gradiente de concentração, ou seja, de uma solução menos concentrada para outra mais concentrada; ou, se o soluto for um íon, contra um gradiente de potencial eletroquímico. Ao contrário do transporte ativo, a *difusão facilitada* é um mecanismo de transporte especializado, tendo todas as características descritas, exceto que o soluto não é transferido contra um gradiente de concentração e pode alcançar a mesma concentração tanto dentro da célula quanto fora.

Muitos nutrientes do organismo, como os açúcares e os aminoácidos, são transportados através da membrana do trato gastrintestinal por processos que envolvem carreadores. Determinadas vitaminas, como a tiamina, a niacina, a riboflavina e a pirodoxina, e substâncias ativas, como a metildopa e a 5-fluoruracila, necessitam de mecanismos de transporte ativo para a sua absorção.

Estudos de absorção intestinal frequentemente utilizam modelos animais *in vivo* ou *in situ* (no local) ou modelos *ex vivo* (fora do corpo); entretanto, modelos de cultura de células absortivas de intestino delgado humano recentemente têm tornado possível a investigação do transporte através do epitélio intestinal (1). Estudos de transporte ativo e passivo têm sido conduzidos para determinar os mecanismos e a velocidade de absorção.

DISSOLUÇÃO E ABSORÇÃO DE FÁRMACOS

Para que um fármaco seja absorvido, ele deve primeiramente ser dissolvido no fluido no sítio de absorção. Por exemplo, um fármaco administrado oralmente em comprimidos ou cápsulas não pode ser absorvido até que as partículas sólidas sejam dissolvidas pelos fluidos no trato gastrintestinal. Se um fármaco for solúvel em meio ácido ou básico, ele se dissolverá no estômago ou no intestino respectivamente (Fig. 5.3). O processo pelo qual uma partícula de fármaco é dissolvida é chamado de *dissolução*.

Quando a partícula de um fármaco é submetida à dissolução, as moléculas localizadas na superfície são as primeiras a se dissolverem, criando uma camada saturada de fármaco em solução envolvendo o sólido. Essa camada de solução é a *camada de difusão*. A partir dela, as moléculas passam para o fluido, entram em contato com as membranas biológicas, e a absorção prossegue. À medida que as moléculas do fármaco deixam a camada de difusão, ela é reabastecida com outras moléculas da superfície da partícula que são dissolvidas, dando continuidade ao processo de absorção.

Se a dissolução de uma partícula de fármaco for rápida ou se o fármaco for administrado em solução e permanecer no organismo como tal, a velocidade na qual ele é absorvido depen-

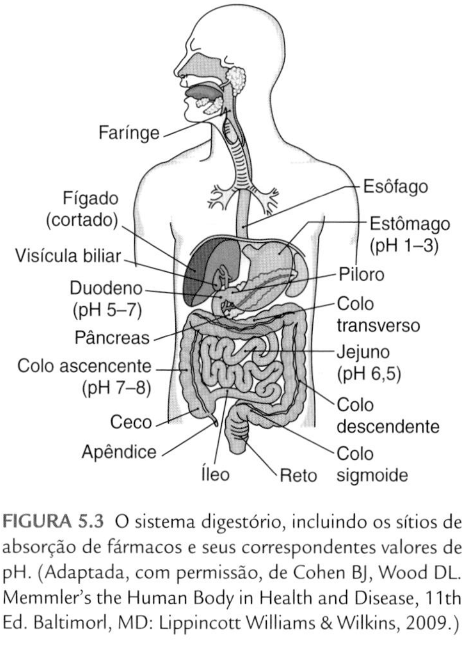

FIGURA 5.3 O sistema digestório, incluindo os sítios de absorção de fármacos e seus correspondentes valores de pH. (Adaptada, com permissão, de Cohen BJ, Wood DL. Memmler's the Human Body in Health and Disease, 11th Ed. Baltimorl, MD: Lippincott Williams & Wilkins, 2009.)

de sobretudo de sua capacidade de atravessar a membrana. Entretanto, se a velocidade de dissolução for lenta, em decorrência das características físico-químicas do fármaco ou da forma farmacêutica, a dissolução é o fator limitante para a absorção. Fármacos pouco solúveis, como a digoxina, podem ser absorvidos não somente de forma lenta como incompleta ou, em alguns casos, não ser absorvidos após a administração oral devido ao tempo limitado que podem permanecer no estômago ou no intestino. Dessa maneira, fármacos pouco solúveis ou contidos em preparações farmacêuticas mal-formuladas podem ser absorvidos de modo incompleto, passar inalterados pelo trato gastrintestinal e ser eliminados com as fezes.

Sob circunstâncias normais, um fármaco pode permanecer no estômago por 2 a 4 horas (*tempo de esvaziamento gástrico*) e no intestino delgado por 4 a 10 horas, embora existam variações substanciais interpessoais e mesmo intrapessoais, em diferentes ocasiões. Inúmeras técnicas têm sido usadas para determinar o tempo de esvaziamento gástrico e a passagem gastrintestinal de várias formas farmacêuticas de uso oral, incluindo o rastreamento de preparações marcadas com radionuclídeos emissores de radiação gama por cintilografia (2, 3). O esvaziamento gástrico do medicamento é maior quando tomado em jejum, tornando-se mais lento com o aumento da quantidade de alimentos. Alterações no tempo de esvaziamento gástrico e/ou na motilidade intestinal afetam o tempo de residência do medicamento e, dessa maneira, a chance para que ocorra a dissolução e a absorção.

Essas alterações podem ser afetadas por fármacos. Certas substâncias com propriedades anticolinérgicas, como o cloridrato de diciclomina e de amitriptilina, podem retardar o esvaziamento gástrico. Isso pode aumentar a velocidade de absorção de fármacos normalmente absorvidos do estômago e reduzir a velocidade de absorção daqueles que são sobretudo absorvidos no intestino delgado. Alternativamente, substâncias que aumentam a motilidade gástrica, como os laxantes, podem fazer com que alguns fármacos transitem de modo mais rápido ao longo do trato gastrintestinal, sem que ocorra absorção, reduzindo, assim, a quantidade de fármaco absorvido. Esse efeito foi demonstrado para a digoxina cuja absorção é diminuída significativamente pela aceleração da motilidade gastrintestinal.

A idade também pode influenciar a absorção gastrintestinal. Nos idosos, a acidez gástrica, o número de células absortivas, o fluxo sanguíneo intestinal, a velocidade de esvaziamento gástrico e a motilidade intestinal estão diminuídos. Entretanto, fármacos cuja absorção depende de processos passivos não são afetados por esses fatores tanto quanto aqueles que dependem de um mecanismo de transporte ativo, tal como o cálcio, o ferro, a tiamina e os açúcares. A diminuição no tempo de esvaziamento gástrico é favorável para fármacos que são absorvidos no estômago, mas desfavorável para aqueles que estão propensos à degradação ácida, como as penicilinas e a eritromicina, ou inativados por enzimas presentes no estômago, como a L-dopa.

A dissolução de uma substância pode ser descrita pela equação modificada de Noyes-Whitney:

$$\frac{dc}{dt} = kS(c_s - c_t)$$

em que

dc/dt é a velocidade de dissolução;
k, a constante de velocidade de dissolução;
S, a área superficial do sólido;
c_s, a concentração de saturação do fármaco na camada de difusão (que pode ser aproximada pela solubilidade máxima do fármaco no solvente, visto que a camada de difusão é considerada saturada); e
c_t, a concentração do fármaco no meio de dissolução no tempo t ($c_s - c_t$ corresponde ao gradiente de concentração).

A velocidade de dissolução é comandada pela velocidade de difusão das moléculas do soluto através da camada de difusão para o meio. A equação mostra que a velocidade de dissolução de um fármaco pode ser aumentada pelo aumento da área superficial (reduzindo o tamanho de partícula) do fármaco, pelo aumento da solubilidade do fármaco na camada de difusão e por fatores embutidos na constante de dissolução, k, incluindo a intensidade da agitação do solvente e o coeficiente de difusão do fármaco dissolvido. Para determinado fármaco, o coeficiente de difusão e, em geral, a sua concentração na camada de difusão aumentarão com a elevação da temperatura. Do mesmo modo, o aumento da velocidade da agitação do meio aumentará a velocidade de dissolução. A redução da viscosidade do solvente empregado é outro modo de aumentar a velocidade de dissolução. Mudanças no pH ou no tipo de solvente podem ser usadas para favorecer o aumento da velocidade de dissolução. Formulações de comprimidos de ácido acetilsalicílico tamponada efervescente empregam vantajosamente alguns desses princípios. Os adjuvantes alcalinos presentes no comprimido aumentam a solubilidade do ácido acetilsalicílico dentro da camada difusional, e a evolução do dióxido de carbono agita o sistema solvente, ou seja, o suco gástrico. Em consequência, a velocidade de absorção do ácido acetilsalicílico para a corrente sanguínea é mais rápida do que a de um comprimido convencional. Se essa forma farmacêutica for aceitável ao paciente, ela oferece de maneira mais rápida o alívio de uma dor de cabeça. Muitos fabricantes empregam preparações amorfas, cristalinas, sais ou ésteres de um fármaco que apresentam as características de solubilidade necessárias para obter a velocidade de dissolução desejada. Alguns dos fatores que afetam a dissolução do fármaco são brevemente discutidos nos parágrafos seguintes, enquanto outros serão debatidos em capítulos posteriores, nos quais são relevantes.

As características físicas e químicas de uma substância ativa que podem afetar a segurança, a eficácia e a estabilidade devem ser cuidadosamente definidas no dossiê para solicitação de aprovação pela U.S. Food and Drug Administration (FDA) e então mantidas e controladas durante a fabricação do produto.

ÁREA SUPERFICIAL

Quando uma partícula de um fármaco é quebrada, a área superficial total é aumentada. Para fármacos que são pouco solúveis ou lentamente solubilizados, isso em geral resulta no aumento da velocidade de dissolução. Isso é explicado na Cápsula de Física Farmacêutica 5.1, Tamanho de partícula, área superficial e velocidade de dissolução.

O aumento da resposta terapêutica devido ao menor tamanho da partícula após a administração oral foi relatado para vários fármacos, como a teofilina, um derivado de xantina usado no tratamento da asma brônquica; a griseofulvina, um antibiótico com atividade antifúngica; o sulfisoxazol, uma sulfonamida anti-infecciosa e a nitrofurantoína, um agente anti-infeccioso para o trato urinário. Para aumentar a área superficial, os fabricantes de

CÁPSULA DE FÍSICA FARMACÊUTICA 5.1

Tamanho de partícula, área superficial e velocidade de dissolução

O tamanho de partícula afeta a velocidade de dissolução e a solubilidade, como mostrado na equação Noyes-Whitney,

$$\frac{dC}{dT} = kS(C_s - C_t)$$

em que

dc/dt é a velocidade de dissolução (concentração em relação ao tempo);
k, a constante de velocidade de dissolução;
S, a área superficial das partículas;
C_s, a concentração do fármaco na proximidade imediata da partícula que está se dissolvendo, ou seja, a solubilidade do fármaco; e
C_t, a concentração do fármaco no âmago da solução.

É evidente que C_s não pode ser significativamente alterada, C_t geralmente é mantida sob condições *sink* (empregando-se uma quantidade de fármaco inferior a 20% de sua solubilidade) e k abrange muitos fatores, tais como agitação e temperatura. Nessa equação, resta então, a área superficial, S, como um fator que pode afetar a velocidade de dissolução.

Nesse sentido, o aumento na área superficial de um fármaco, conforme tal raciocínio, aumenta a velocidade de dissolução. Circunstâncias que podem diminuir a velocidade incluem a redução na área superficial efetiva, ou seja, uma situação na qual o meio de dissolução não pode molhar as partículas. A molhagem é o primeiro passo para a dissolução. Isso pode ser ilustrado tomando-se como exemplo um comprimido de 0,75 polegadas de diâmetro e 0,25 polegadas de espessura. Sua área superficial pode ser aumentada fazendo vários orifícios de 0,0625 polegadas. Entretanto, embora a área superficial tenha sido aumentada, o meio de dissolução - água - pode, não necessariamente, penetrar nos novos orifícios e deslocar o ar, devido à tensão superficial. O ar adsorvido e outros fatores podem diminuir a área superficial efetiva de uma forma farmacêutica, incluindo os pós. Esta é a razão pela qual a redução do tamanho de partícula nem sempre aumenta a velocidade de dissolução. Isso pode ser também visualizado em um pó cujo tamanho das partículas foi reduzido a um estado muito fino de subdivisão; quando colocado em um béquer com água, o pó flutua por causa do ar retido e adsorvido. A área superficial efetiva não é a mesma área superficial real do pó.

medicamentos frequentemente utilizam pós micronizados na preparação de formas farmacêuticas sólidas. Os pós micronizados consistem de partículas de fármacos cujo tamanho é reduzido a cerca de cinco micrômetros ou menos. Uma alternativa à micronização envolve mistura e fusão de pós pouco solúveis em água com polímeros hidrossolúveis, como o polietilenoglicol (PEG). Uma dispersão molecular é formada no estado fundido se o fármaco for solúvel no carreador. A solidificação produz uma dispersão sólida que pode ser pulverizada e usada para a produção de comprimidos ou cápsulas. Quando esse pó é colocado em água, o carreador hidrossolúvel rapidamente se dissolve, deixando as moléculas do fármaco pouco solúvel envolvidas pela água, formando, assim, uma solução.

O uso de fármacos micronizados não é limitado às preparações orais. Por exemplo, pomadas tópicas e oftálmicas são preparadas usando fármacos micronizados por suas características desejáveis de liberação e baixo grau de irritação após a aplicação.

Devido às diferenças na velocidade e na extensão da absorção de fármacos que apresentam diferentes tamanhos de partícula, produtos de uma mesma substância ativa, preparados por dois ou mais fabricantes confiáveis, podem apresentar diferenças na intensidade de resposta terapêutica para um mesmo indivíduo. Um exemplo clássico disso são as cápsulas de fenitoína sódica, que se encontram disponíveis em duas formas distintas. A primeira apresenta liberação rápida, ou seja, são as cápsulas de fenitoína sódica de liberação imediata, United States Pharmacopeia (USP), e a segunda, possui dissolução lenta, são as cápsulas de fenitoína sódica de liberação prolongada, USP. A primeira tem velocidade de dissolução de não menos que 85% em 30 minutos, e a administração de 3 a 4 doses diárias é recomendável. A segunda tem velocidade de dissolução mais lenta, por exemplo, 15 a 35% em 30 minutos, permitindo a administração de um número menor de doses aos pacientes. Devido às diferenças nas formulações de vários medicamentos, geralmente é aconselhado ao paciente tomar sempre o fármaco da mesma marca desde que ele produza o efeito terapêutico desejado. Pacientes habituados a uma marca de medicamento não devem mudar para outra, a menos que seja necessário. Entretanto, quando a alteração for necessária, as concentrações sanguíneas ou plasmáticas do fármaco devem ser monitoradas até que o paciente esteja habituado ao novo produto.

Ocasionalmente, a rápida velocidade de absorção não é desejável em uma preparação farmacêutica. Pesquisadores que buscam proporcionar ação mais sustentada do que rápida podem empregar substâncias que apresentam tamanhos de partícula variados para controlar a dissolução e a absorção. Um resumo sobre os princípios físico-químicos da redução do tamanho de partícula e sua relação com a área superficial, dissolução e solubilidade pode ser encontrado nas Cápsulas de Física Farmacêutica do Capítulo 4.

FORMA AMORFA OU CRISTALINA DE FÁRMACOS

Os fármacos em estado sólido podem ocorrer como substâncias cristalinas puras, apresentando forma definida identificável ou como partículas amorfas sem estrutura estabelecida. As características amorfa ou cristalina de um fármaco são de considerável importância para sua formulação e manipulação, estabilidade química e, conforme tem sido mostrado recentemente, para sua atividade biológica. Determinados fármacos podem ser produzidos no estado amorfo ou cristalino. Como a apresentação amorfa de uma substância é geralmente mais solúvel do que a cristalina, diferenças na extensão da absorção do fármaco podem ocorrer, levando a atividades biológicas distintas. Dois antibióticos, a novobiocina e o palmitato de cloranfenicol, são essencialmente inativos na forma cristalina, mas na forma amorfa, a absorção a partir do trato gastrintestinal ocorre de modo rápido, obtendo-se boa resposta terapêutica. Em outros casos, formas cristalinas de fármacos podem ser usadas devido à sua maior estabilidade do que a correspondente apresentação amorfa. Por exemplo, as formas cristalinas da penicilina G, como o sal potássico ou o sódico, são consideravelmente mais estáveis do que as apresentações amorfas análogas. Assim, em um estudo de formulação com a penicilina G, as formas cristalinas são preferíveis e resultam em excelente resposta terapêutica.

O hormônio insulina é outro exemplo interessante de diferença da intensidade de ação, resultante do uso de formas físicas distintas de uma mesma substância ativa. A insulina é a substância ativa do pâncreas e mostra-se vital para o metabolismo corporal da glicose. Ela é produzida de dois modos. O primeiro se dá por meio de sua extração a partir do pâncreas suíno. O segundo é um processo biossintético que utiliza cepas de *Escherichia coli* para a obtenção pela técnica do ácido desoxirribonucleico recombinante (DNAr). A insulina é usada por humanos como terapia de reposição, por injeção, quando a produção no organismo é insuficiente. A insulina é uma proteína que forma um complexo extremamente insolúvel, quando combinada com o zinco na presença de tampão-acetato. Dependendo do pH da solução tampão-acetato, o complexo formado pode se apresentar como material cristalino ou um precipitado amorfo. Cada um desses tipos é produzido comercialmente devido às suas características específicas de absorção.

A preparação amorfa, ou suspensão de insulina zíncica "Prompt" USP, é rapidamente absorvida após injeção intramuscular (IM) ou subcutânea (SC). A forma mais cristalina, chamada de *insulina ultralenta* ou suspensão de insulina zíncica prolongada USP, é lentamente absorvida, resultando em maior duração de ação. Pela combinação desses dois tipos em várias proporções, um médico pode oferecer ao paciente uma insulina de ação intermediária com vários graus de início e duração de ação. Uma mistura de 70% da forma cristalina e de 30% da amorfa, chamada *insulina lenta* ou suspensão de insulina zíncica, USP, apresenta duração de ação intermediária e satisfaz as necessidades de muitos diabéticos. A mistura de 50% da forma cristalina e de 50% da amorfa também está disponível.

Algumas substâncias ativas cristalinas são capazes de formar diferentes tipos de cristais, dependendo das condições (temperatura, solvente, tempo) empregadas para a cristalização. Essa propriedade, pela qual uma única substância química pode existir em mais de uma forma cristalina, é denominada polimorfismo. Somente a apresentação polimórfica da substância ativa pura é estável em dada temperatura e pressão, sendo que as outras formas, que possuem maior energia, chamadas de formas metaestáveis, convertem-se com o decorrer do tempo na preparação cristalina estável. Portanto, é razoavelmente comum que a forma metaestável de um fármaco se altere, mesmo em uma formulação farmacêutica acabada, embora o tempo requerido para a mudança completa possa exceder o prazo de validade do produto. Entretanto, do ponto de vista farmacêutico, qualquer mudança na estrutura cristalina de um fármaco pode afetar criticamente a estabilidade e a eficácia terapêutica do produto.

As várias apresentações polimórficas da mesma substância geralmente diferem em muitas propriedades físico-químicas, incluindo a solubilidade e a velocidade de dissolução, que são de suma importância para a velocidade e a extensão da absorção. Essas diferenças são visíveis desde que o fármaco esteja no estado sólido. Uma vez que a solução é produzida, as diferentes formas tornam-se indistinguíveis uma da outra. Portanto, diferenças na ação do fármaco, em termos farmacêuticos e terapêuticos, podem ser esperadas da presença de polimorfos nas preparações farmacêuticas sólidas, bem como nas suspensões. O uso de formas metaestáveis geralmente resulta em maior solubilidade e velocidade de dissolução do que a respectiva apresentação cristalina estável do mesmo fármaco. Se todos os outros fatores permanecerem constantes, a absorção mais rápida e completa ocorrerá com o uso de formas metaestáveis do que com o emprego de apresentações estáveis do mesmo fármaco. Entretanto, o polimorfo estável é mais resistente à degradação química e, devido à sua menor solubilidade, seu uso é frequentemente preferido na preparação de suspensões farmacêuticas de fármacos insolúveis. Se formas metaestáveis forem empregadas na preparação de suspensões, sua conversão gradual para a apresentação estável pode ser acompanhada de alteração na consistência, afetando sua estabilidade. Em qualquer caso, as vantagens das formas cristalinas metaestáveis, em termos de aumento de disponibilidade fisiológica do fármaco, devem ser contrabalanceadas com a melhoria da estabilidade do produto quando polimorfos estáveis forem empregados. O enxofre e o acetato de cortisona existem em mais de uma forma cristalina e são frequentemente preparados como suspensões farmacêuticas. De fato, o acetato de cortisona existe pelo menos como cinco formas cristalinas. É possível que produtos comerciais de dois fabricantes difiram quanto à estabilidade e ao efeito terapêutico, dependendo da forma cristalina do fármaco usado na formulação.

SAIS

Em geral, a velocidade de dissolução de um sal de um fármaco é diferente daquela do composto que lhe deu origem. Sais potássicos e sódicos de ácidos orgânicos fracos e cloridratos de bases fracas dissolvem-se com muito mais facilidade do que seus respectivos ácidos ou bases. O resultado é a saturação mais rápida da camada de difusão que circunda a partícula em dissolução e, em consequência, a difusão mais veloz do fármaco para os sítios de absorção.

Vários exemplos podem ser citados para demonstrar o aumento da velocidade da dissolução do fármaco, devido ao uso do sal em vez do ácido ou da base. A adição da porção etilenodiamina na teofilina aumenta a solubilidade aquosa deste fármaco em cinco vezes. O uso do sal etilenodiamino da teofilina tem permitido o desenvolvimento de soluções aquosas orais, diminuindo a necessidade de empregar misturas hidroalcoólicas, como os elixires.

OUTROS FATORES

O *estado de hidratação* de uma molécula de fármaco pode afetar a sua solubilidade e sua absorção. Em geral, a forma anidra de uma molécula orgânica é mais facilmente solúvel do que a hidratada. Essa característica foi verificada para a ampicilina, em que a forma anidra mostrou-se mais solúvel do que a tri-hidratada (4). A velocidade de absorção da ampicilina na forma anidra é maior que a sua correspondente apresentação tri-hidratada.

A solubilidade do fármaco no trato gastrintestinal pode ser afetada não somente pelo pH do meio, mas também pelos componentes normais do trato e pela presença de alimentos. Um fármaco pode interagir com um dos componentes presentes, formando um complexo químico que pode resultar na redução de sua solubilidade e absorção. O exemplo clássico disso é a complexação que ocorre entre os análogos da tetraciclina e determinados cátions, como cálcio, magnésio e alumínio, resultando na redução da absorção do derivado formado. Além disso, se o fármaco torna-se *adsorvido* sobre um material insolúvel no trato gastrintestinal, sua disponibilidade para a absorção pode ser consequentemente reduzida.

BIODISPONIBILIDADE E BIOEQUIVALÊNCIA

O termo *biodisponibilidade* descreve a *velocidade* e a *extensão* nas quais uma substância ativa ou a porção terapêutica é absorvida após a administração do medicamento e torna-se disponível no sítio de ação. O termo *bioequivalência* refere-se à comparação das biodisponibilidades de diferentes formulações, medicamentos ou lotes do mesmo produto farmacêutico.

A disponibilidade de um produto farmacêutico para o sistema biológico é a meta fundamental do delineamento de formas farmacêuticas, sendo essencial para a eficácia do medicamento. O estudo da biodisponibilidade do fármaco depende de sua absorção ou entrada na circulação sistêmica, sendo necessário estudar o seu perfil farmacocinético ou o de seu metabólito, ou metabólitos, durante a permanência em um sistema biológico apropriado, tais como sangue, plasma, urina. Graficamente, a biodisponibilidade de um fármaco é retratada por uma curva de concentração *versus* tempo, após a sua determinação, como no plasma (Fig. 5.4). Dados de biodisponibilidade são usados para determinar (a) a quantidade ou a proporção de fármaco absorvido a partir de uma formulação ou forma farmacêutica, (b) a velocidade na qual o fármaco foi absorvido, (c) a duração da presença do fármaco no fluido biológico ou tecido relacionado com a resposta terapêutica, e (d) a relação entre os níveis sanguíneos e a eficácia clínica e a toxicidade.

Durante os estágios de desenvolvimento de um medicamento, a indústria farmacêutica emprega estudos de biodisponibilidade para comparar diferentes formulações de uma substância ativa com o intuito de averiguar qual delas proporciona o perfil de absorção mais desejável. Es-

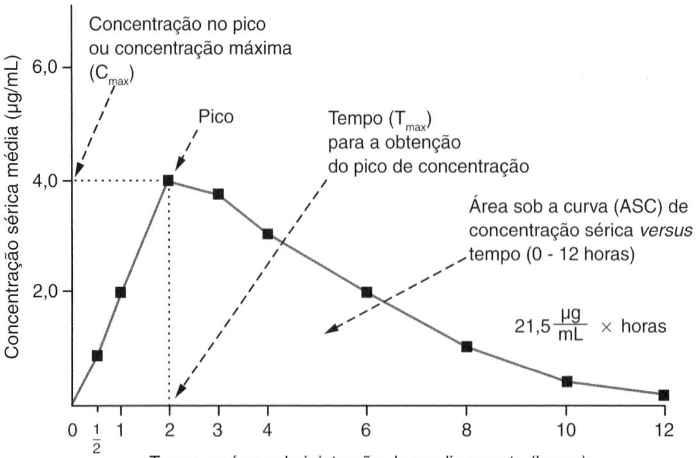

FIGURA 5.4 Curva de concentração sérica *versus* tempo mostrando o pico de concentração (C_{max}), tempo no qual o pico de concentração foi atingido (T_{max}) e a ASC. (Cortesia de D. J. Chodos e A. R. Disanto, Upjohn.)

tudos de biodisponibilidade posteriores podem ser usados para comparar a disponibilidade de uma substância ativa em diferentes lotes de produção. Eles também podem ser aplicados para comparar a disponibilidade do fármaco em formas farmacêuticas distintas (p. ex., comprimidos, cápsulas, elixires) ou na mesma forma farmacêutica produzida por fabricantes diferentes (concorrentes).

CRITÉRIOS PARA A SUBMISSÃO DE DADOS DE BIODISPONIBILIDADE À FDA

A FDA requer a submissão de dados de biodisponibilidade para os seguintes casos (5).

1. Solicitações de registro de novos medicamentos (NDAs, *New Drug Application*): uma seção de cada dossiê NDA deve descrever os dados farmacocinéticos e a biodisponibilidade em humanos ou informações que apoiem a desnecessidade em demonstrar esses dados (ver as condições de desobrigação a seguir).
2. Solicitações abreviadas de registro de novos medicamentos (ANDAs, *Abbreviated New Drug Applications*): pedido de licença abreviado de novos medicamentos: dados de biodisponibilidade *in vivo* são requeridos, a menos que informações sustentando a desnecessidade desses dados sejam fornecidas (ver as condições de desobrigação a seguir).
3. *Pedidos suplementares*: dados da biodisponibilidade *in vivo* são requeridos se houver alguma mudança nos seguintes aspectos:
   a. Processo de produção, formulação do produto ou concentração do fármaco na forma farmacêutica, além daquelas variações já fornecidas no NDA aprovado.
   b. No fornecimento de nova indicação de uso de um produto farmacêutico e se estudos clínicos forem necessários para sustentar a nova indicação.
   c. No fornecimento de regime terapêutico novo ou adicional para uma população especial de pacientes (p. ex., bebês), se estudos clínicos forem necessários para sustentar esse regime.

Condições nas quais a FDA *pode desobrigar* a necessidade de estudos de biodisponibilidade *in vivo*:

1. O produto é uma solução destinada unicamente para administração IV e contém a mesma substância ativa na mesma concentração e no mesmo solvente, tendo sido previamente aprovado por meio de uma NDA completa.
2. O medicamento é administrado por inalação como gás ou vapor e contém a mesma substância ativa na mesma forma farmacêutica, conforme o produto previamente aprovado por meio de uma NDA completa.
3. O medicamento é uma solução oral, um elixir, um xarope, uma tintura ou outra forma similar e contém a mesma substância ativa na mesma concentração, conforme previamente aprovado pela NDA completa, e não contém adjuvantes conhecidos por afetar de modo significativo a absorção do fármaco.
4. O medicamento é uma preparação aplicada topicamente (p. ex., pomada) destinada a exercer efeito terapêutico local.
5. O medicamento é uma forma oral que não é (tempo zero), a concentração sanguínea do fármaco destinada a ser absorvida (p. ex., antiácido ou é igual a zero à medida que ele passa pelo meio radiopaco).
6. O medicamento é uma forma sólida oral que foi demonstrada como idêntica ou suficientemente similar ao produto que atende aos critérios de biodisponibilidade *in vivo*.

A maioria dos estudos de biodisponibilidade tem sido aplicada para fármacos contidos em formas sólidas orais destinadas a exercer efeitos sistêmicos. A ênfase nesse sentido é resultante, sobretudo, da proliferação de produtos concorrentes nos últimos anos, particularmente de comprimidos e cápsulas sem marca registrada (genéricos), e ao conhecimento de que determinadas entidades terapêuticas, quando formuladas e produzidas de modo diferente em formas farmacêuticas sólidas, são em especial propensas a variações na disponibilidade biológica. Dessa maneira, as discussões apresentadas aqui focam as formas farmacêuticas sólidas. Entretanto, isso não implica que a absorção sistêmica de fármacos não ocorra por outras vias de administração ou formas farmacêuticas ou que esses produtos não possam apresentar problemas de biodisponibilidade. De fato, a absorção a partir de outras vias é afetada por propriedades físico-químicas do fármaco e aspectos de formulação e de produção envolvidos no delineamento da forma farmacêutica.

CURVA DE CONCENTRAÇÃO SANGUÍNEA, SÉRICA OU PLASMÁTICA *VERSUS* TEMPO

Após a administração oral de um medicamento, se amostras sanguíneas forem coletadas do paciente em intervalos específicos e analisadas quanto ao teor de fármaco, os dados resultantes podem ser utilizados para a construção de um gráfico para obter uma curva de concentração plasmática, como a apresentada na Figura 5.4. O eixo vertical desse tipo de gráfico apresenta a concentração do fármaco no sangue (ou soro ou plasma); e o eixo horizontal, o tempo em que as amostras foram obtidas após a administração do medicamento. No momento em que este é administrado (tempo zero), a concentração sanguínea do fármaco é igual a zero. À medida que ele passa pelo estômago e/ou intestino, é liberado a partir da forma farmacêutica e finalmente se dissolve e é absorvido. Conforme a coleta e a análise continuam, as amostras de sangue revelam o aumento da concentração do fármaco (inclinação positiva da curva) até que a concentração máxima (pico) seja alcançada (C_{max}). Então, o nível sanguíneo do fármaco diminui (inclinação negativa da curva), e se uma dose adicional não for administrada, a sua concentração cai para zero. A diminuição da concentração sanguínea, após o pico ter sido alcançado, indica que a velocidade de eliminação do fármaco da circulação sanguínea é maior do que sua velocidade de absorção. A absorção não termina após o pico sanguíneo ter sido alcançado; ela pode continuar por algum tempo. De modo similar, o processo de eliminação do fármaco é contínuo. Ele inicia tão logo a substância apareça na circulação sanguínea e continua até que ela tenha sido completamente eliminada. A inclinação negativa ou positiva da curva indica o processo predominante. Quando o fármaco deixa o sangue, ele pode ser encontrado em vários tecidos e células pelos quais tem afinidade até que seja totalmente excretado, como tal ou na forma de metabólitos, pela urina ou por outra via (Fig. 5.5). Uma análise de urina do fármaco ou de seu metabólito pode ser usada para indicar a extensão da absorção e/ou a velocidade de eliminação.

PARÂMETROS PARA AVALIAÇÃO E COMPARAÇÃO DA BIODISPONIBILIDADE

Na discussão dos parâmetros importantes a serem considerados na comparação das curvas de níveis sanguíneos, após a administração oral de uma úni-

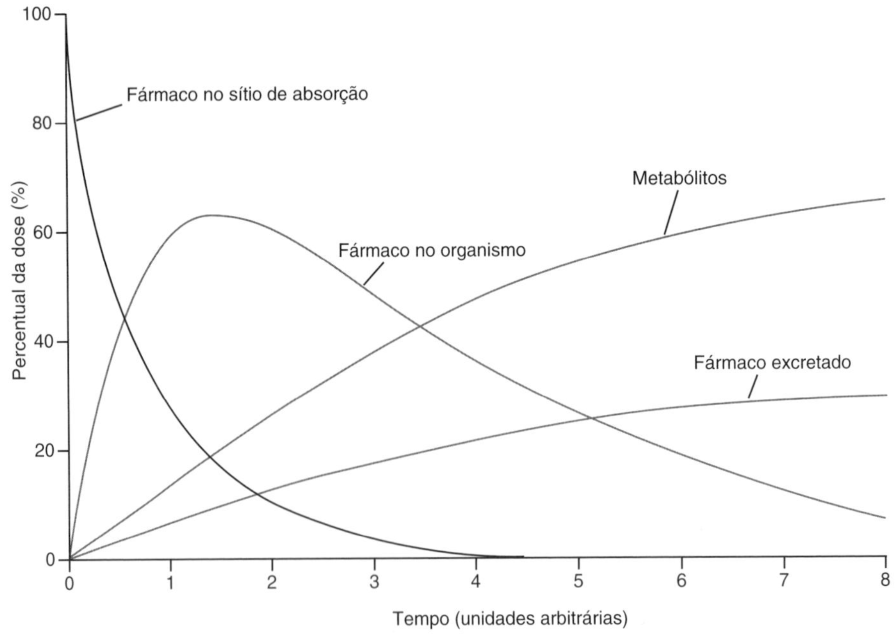

FIGURA 5.5 Duração do fármaco no organismo. (Adaptada, com permissão, de Rowland M., Tozer TN. Clinical Pharmacokinetics, 3rd Ed. Baltimore, Maryland: Lippincott Williams & Wilkins, 1995.)

ca dose de duas formulações do mesmo fármaco, Chodos e DiSanto (6) listam os seguintes:

- O pico de concentração máxima (C_{max})
- O tempo para a obtenção do pico de concentração (T_{max})
- A área sob a curva (ASC) de concentração sanguínea *versus* tempo

Usando a Figura 5.4 como exemplo, o pico de concentração do fármaco no soro é 4 μg/mL; o tempo para a obtenção do pico de concentração é duas horas após a administração; e a ASC calculada de 0 a 12 horas é 21,5 μg/mL × horas. O significado e o uso desses parâmetros são explicados a seguir.

Pico de concentração

O pico de concentração é o C_{max} observado no plasma ou soro após a administração de uma dose do fármaco e indica uma inclinação igual a zero, o que significa que as velocidades de absorção e eliminação são iguais. Para formas farmacêuticas convencionais, como os comprimidos e as cápsulas, o C_{max} geralmente ocorre em um único tempo, T_{max}. A quantidade de fármaco é em geral expressa por meio de sua concentração em relação a um volume específico de sangue, soro ou plasma. Por exemplo, a concentração pode ser expressa como gramas por 100 mL, microgramas por mililitro, ou miligramas por 100 mL. A Figura 5.6 representa curvas de concentração *versus* tempo, mostrando diferentes picos de concentração obtidos após a administração de duas formulações diferentes com a *mesma* quantidade de fármacos por via oral. A linha horizontal traçada na figura indica que a concentração mínima eficaz (CME) para o fármaco é 4 μg/mL. Isso significa que, para a obtenção da resposta adequada ao fármaco em um paciente, essa concentração no sangue deve ser alcançada. Comparando os níveis sanguíneos de fármaco encontrados após a administração oral de doses iguais das formulações A e B, na Figura 5.6, pode-se observar que a formulação A alcançará os níveis sanguíneos requeridos para produzir o efeito farmacológico desejado, enquanto a formulação B, não. No entanto, se a CME para o fármaco for 2 μg/mL e a concentração mínima tóxica (CMT) for 4 μg/mL, como ilustrado na Figura 5.7, os efeitos tóxicos serão produzidos com a formulação A, mas somente as ações desejadas serão obtidas com a formulação B, após a administração de doses iguais. O objetivo na determinação da dose individual para um paciente é alcançar a CME, mas não a CMT.

O *tamanho* da dose afeta o nível de concentração sanguínea e o C_{max} para determinada substância. A Figura 5.8 demonstra a influência da dose sobre a curva de concentração plasmática *versus* tempo para um fármaco hipotético administrado pela mesma via e na mesma forma farmacêutica. Nesse exemplo, é presumido que todas as doses são completamente absorvidas e eliminadas com a mesma velocidade. Quando a dose administrada aumenta, o C_{max} e a ASC aumentam proporcionalmente. O T_{max} é idêntico para todos os casos.

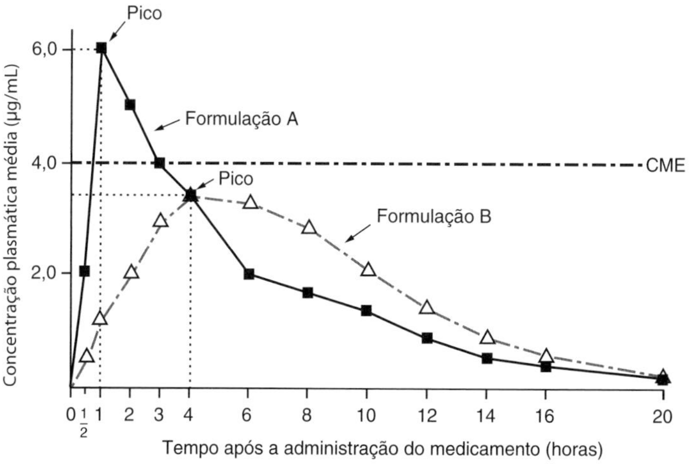

FIGURA 5.6 Curva de concentração sérica *versus* tempo mostrando picos de concentração diferentes após a administração de duas formulações distintas com iguais quantidades de fármaco por via oral. CME: Concentração mínima efetiva (Cortesia de D. I. Chodos e A. R. Disanto, Upjohn. Com permissão de Elsevier).

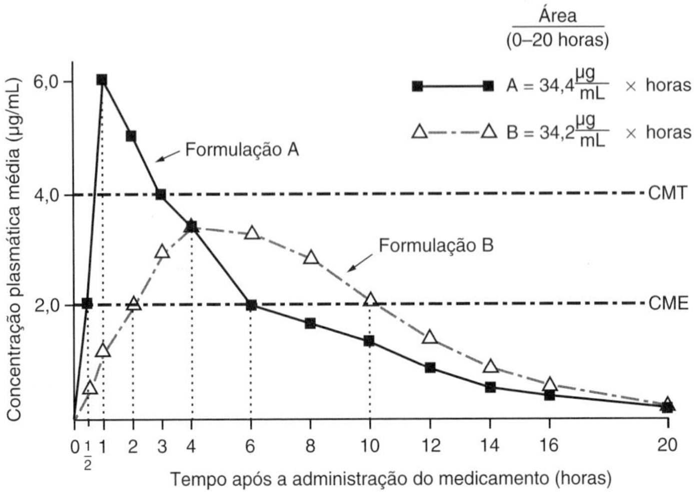

FIGURA 5.7 Curvas de concentração sérica *versus* tempo mostrando os picos de concentração, tempos para a obtenção dos picos, tempos para alcançar a CME e áreas sob a curva após a administração de duas formulações diferentes com a mesma quantidade de fármaco por via oral. CME: Concentração mínima eficaz; CMT: Concentração mínima tóxica (Cortesia de D. I. Chodos e A. R. Disanto, Upjohn).

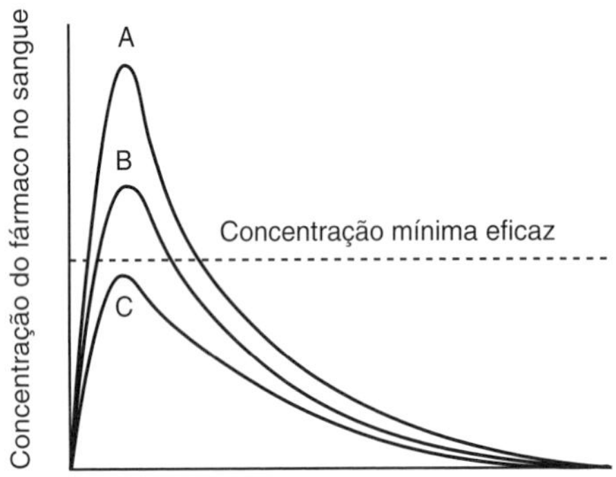

FIGURA 5.8 A influência da dose sobre a curva de concentração *versus* tempo quando três doses diferentes do mesmo fármaco são administradas, presumindo-se que as velocidades de absorção e eliminação são iguais para as três doses. A, 100 mg; B, 80 mg; C, 50 mg. (Adaptada, com permissão, de Ueda CT. Concepts in Clinical Pharmacology: Essentials of Bioavailability and Bioequivalence. Upjohn, 1979).

Tempo para a obtenção do pico

O segundo parâmetro mais importante na comparação da biodisponibilidade de duas formulações é o T_{max}. Na Figura 5.6, o T_{max} é de uma hora para a formulação A e de quatro horas para a formulação B. Esse parâmetro reflete a velocidade de absorção do fármaco a partir de uma preparação, determinando o tempo necessário para a CME ser alcançada e, portanto, o início do efeito terapêutico. A velocidade de absorção também afeta o tempo que o fármaco leva para entrar na corrente sanguínea e, consequentemente, a duração de sua presença no sangue. Na Figura 5.7, a formulação A proporciona o alcance da CME do fármaco dentro de 30 minutos após a administração, e o pico de concentração é obtido em uma hora. A formulação B demonstra menor velocidade de liberação. O fármaco dessa formulação alcançou a CME em duas horas, e o pico de concentração foi obtido quatro horas após a administração. Dessa maneira, a formulação A proporciona maior velocidade de absorção; ela permite ao fármaco alcançar a CME e o pico de concentração máxima mais rapidamente do que a formulação B. Em contrapartida, a formulação B possibilita que a concentração do fármaco seja mantida acima da CME por um tempo maior, ou seja, por oito horas (2 a 10 horas após a administração), quando comparada a 5,5 horas (de 30 minutos até seis horas após a administração) para a formulação A. Assim, se um rápido início de ação é desejável, uma formulação similar à A é preferível, mas se uma duração de ação maior for o objetivo, em vez de uma ação mais rápida, deve ser usada uma formulação similar à B.

Em resumo, mudanças na *velocidade* de absorção do fármaco alteram tanto os valores de C_{max}

quanto os de T_{max}. Cada produto tem suas próprias características de velocidade de absorção. Quando a velocidade de absorção é diminuída, o C_{max} é reduzido e T_{max} ocorre mais tarde. Se as doses do fármaco forem idênticas e for presumido que são absorvidas por completo, como na Figura 5.7, as ASCs serão essencialmente iguais.

Área sob a curva (ASC) de concentração plasmática *versus* tempo

A ASC de um gráfico de concentração *versus* tempo (Fig. 5.4) representa a quantidade total de fármaco absorvido para a circulação após a administração de uma única dose. Doses equivalentes de um fármaco, quando completamente absorvidas, produzem a mesma ASC. Dessa maneira, curvas apresentando picos de concentração e tempos para a obtenção do pico diferentes, como aquelas mostradas na Figura 5.7, podem ser similares em ASC e, portanto, quanto à quantidade de fármaco absorvida. Como indicado na Figura 5.7, a ASC para a formulação A é igual a 34,4 μg/mL × horas; e para a formulação B, a 34,2 μg/mL × horas, ou seja, são basicamente idênticas. Se doses equivalentes de fármaco presente em formulações distintas produzirem *diferentes* valores de ASC, significa que há discrepância na *extensão* da absorção entre as formulações. A Figura 5.9 mostra curvas de concentração *versus* tempo para três formulações distintas, contendo quantidades iguais de fármaco, mas apresentando diferenças significativas na ASC. Nesse exemplo, a formulação A proporciona uma quantidade muito maior de fármaco para o sistema circulatório do que as outras duas formulações. Em geral, quanto menor é a ASC, menos fármaco é absorvido.

A fração (F) (ou biodisponibilidade) de um fármaco administrado oralmente pode ser calculada pela comparação da ASC obtida com aquela verificada após a administração IV deste:

$$F = ((ASC)_{oral}/(ASC)_{IV}$$

Na prática, é raro um fármaco ser completamente absorvido para a circulação após a administração oral. Conforme já mencionado, muitos fármacos sofrem efeito de primeira passagem, sendo parcialmente metabolizados antes de atingirem a circulação geral. Além disso, os fatores relacionados a formulação e dissolução, interações químicas e físicas com o conteúdo do trato gastrintestinal, tempo de esvaziamento gástrico, motilidade intestinal, entre outros, limitam a absorção do fármaco. As concentrações de muitos produtos comerciais baseiam-se em considerações acerca da proporção da dose administrada que se espera ser absorvida e disponibilizada no sítio de ação, produzindo o nível sanguíneo e/ou a resposta terapêutica desejados. A biodisponibilidade absoluta após a administração oral é geralmente obtida pela comparação com a administração IV. Por exemplo, a absorção oral média de verapamil (Calan) é de 90%; a de enalapril (Vasotec), de 60%; a do diltiazem (Cardizem), cerca de 40%; a do lisinopril (Zestril), em torno de 25%; e a do alendronato de sódio de aproximadamente 0,64%. Entre-

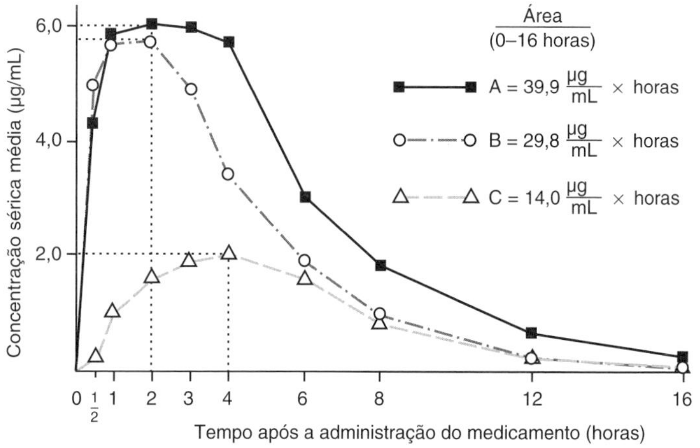

FIGURA 5.9 Curva de concentração sérica *versus* tempo mostrando os picos de concentração, tempos para a obtenção dos picos e áreas sob a curva após a administração oral de três formulações diferentes contendo a mesma quantidade de fármaco por via oral. (Cortesia de D. J.Chodos e A. R. Disanto, Upjohn).

tanto, existe grande variabilidade interindividual, e as doses absorvidas variam conforme o paciente

BIOEQUIVALÊNCIA DE MEDICAMENTOS

Uma grande parte da discussão e da investigação científica tem sido dirigida recentemente ao problema da determinação da equivalência entre medicamentos de fabricantes concorrentes.

A velocidade e a extensão nas quais um fármaco presente em uma forma farmacêutica torna-se disponível para a absorção biológica ou o uso depende, em grande parte, dos materiais empregados na formulação e do método de fabricação. Assim, o mesmo fármaco, quando formulado em *diferentes* formas farmacêuticas, pode ter características de biodisponibilidade distintas e, portanto, apresentar diferenças na eficácia clínica. Além disso, dois produtos aparentemente idênticos ou equivalentes do mesmo fármaco, nas mesmas concentração e forma farmacêutica, mas diferindo quanto às matérias-primas usadas na formulação ou na tecnologia de produção, podem variar de modo amplo na biodisponibilidade e, por conseguinte, no efeito terapêutico.

As exigências de dissolução para cápsulas e comprimidos estão incluídas na USP e são essenciais para a biodisponibilidade. Experiências revelam que quando uma bioinequivalência entre dois produtos supostamente equivalentes é encontrada, os testes de dissolução auxiliam na verificação das diferenças entre eles. De acordo com a USP, problemas de biodisponibilidade e bioinequivalência, que podem ser revelados por meio dos testes de dissolução, são geralmente resultantes de um ou mais dos seguintes fatores: tamanho de partícula do fármaco; quantidades excessivas de lubrificante na formulação, como o estearato de magnésio; materiais de revestimento e quantidades inadequadas de desintegrantes nas cápsulas e nos comprimidos.

A FDA usa os seguintes termos para definir o tipo ou nível de equivalência entre medicamentos (5).

Equivalentes farmacêuticos são medicamentos que contêm quantidades idênticas do mesmo fármaco, isto é, o mesmo sal ou éster da mesma molécula ativa em âmbito terapêutico, na mesma forma farmacêutica, mas não necessariamente contendo os mesmos excipientes, e que atendem aos mesmos critérios descritos nas farmacopeias ou a outros padrões de qualidade aplicáveis, relacionados a identidade, dosagem, pureza, incluindo a potência e, quando aplicável, a uniformidade de conteúdo, o tempo de desintegração e a velocidade de dissolução.

Alternativas farmacêuticas são medicamentos que contêm a mesma molécula ativa em âmbito terapêutico, ou seu precursor, mas não necessariamente na mesma quantidade, forma farmacêutica, sal ou éster. Devem atender, de forma individual, às especificações das monografias farmacopeicas ou a outros padrões de qualidade aplicáveis, relacionados a identidade, dosagem, pureza, potência, uniformidade de conteúdo, tempo de desintegração e velocidade de dissolução, quando for o caso.

Produtos farmacêuticos bioequivalentes são equivalentes farmacêuticos ou alternativas farmacêuticas cujas velocidades e extensão da absorção não diferem significativamente entre si, quando administrados na mesma dose molar da molécula ativa sob condições experimentais similares, em dose única ou em múltiplas doses. Alguns equivalentes ou alternativas farmacêuticas podem ser similares em extensão de sua absorção, mas não em sua velocidade de absorção e ainda assim podem ser considerados bioequivalentes, pois tais diferenças são intencionais e refletidas na rotulagem, não sendo essenciais para a obtenção de concentrações de fármaco efetivas no organismo com o uso crônico ou sendo consideradas clinicamente irrelevantes para o medicamento estudado.

Além disso, o termo *equivalente terapêutico* tem sido usado para indicar equivalentes farmacêuticos que fornecem essencialmente o mesmo efeito terapêutico quando administrados nos mesmos indivíduos e com regime terapêutico idêntico.

Diferenças na biodisponibilidade têm sido demonstradas para vários produtos que contêm os fármacos tetraciclina, cloranfenicol, digoxina, varfarina, diazepam e L-dopa, entre outros. A bioinequivalência tem sido observada não somente em produtos de diferentes fabricantes, mas também em lotes de produção distintos da mesma indústria. As variações na biodisponibilidade de determinados medicamentos têm resultado em alguns fracassos terapêuticos em pacientes que utilizaram dois medicamentos inequivalentes durante o tratamento.

O plano experimental mais usado para comparar a biodisponibilidade de dois produtos farmacêuticos é o *estudo de delineamento cruzado*. Nesse método, ambos os produtos são administrados, em jejum, em cada um dos 12 a 24 indivíduos de um grupo, cuidadosamente selecionados (em geral, homens saudáveis de 18 a 40 anos de idade e com peso e altura similares), servindo, assim, como seu próprio controle. Para evitar tendência nos resultados, cada indivíduo é aleatoriamente designado a receber um dos dois produtos na primeira fase do estudo. Quando o primeiro produto é administrado, amostras de sangue ou plasma são coletadas em tempos predeterminados e analisadas quanto ao teor de fármaco ou de seus metabólitos. O mesmo procedimento é então repetido (cruzado) com o segundo produto, após um intervalo apropriado de tempo, isto é, um período suficientemente grande para assegurar que não exista fármaco residual da primeira administração que afete os resultados, aumentando o teor encontrado após a segunda administração. Posteriormente, os dados dos pacientes são tabulados e os parâmetros usados para avaliar e comparar a biodisponibilidade; ou seja, C_{max}, T_{max} e ASC são analisados por meio de testes estatísticos. Diferenças estatísticas nos parâmetros de biodisponibilidade nem sempre são clinicamente significativas para a obtenção do efeito terapêutico.

Diferenças inerentes aos indivíduos resultam em padrões de absorção, metabolismo e excreção distintos. Essas diferenças devem ser analisadas estatisticamente para serem separadas dos fatores relacionados aos produtos que afetam a biodisponibilidade. A vantagem do experimento cruzado é que cada indivíduo serve como seu próprio controle por usar cada um dos produtos. Dessa maneira, as diferenças inerentes aos indivíduos são minimizadas.

A *bioequivalência absoluta* entre dois medicamentos, quando ocorre, é rara. Tal equivalência absoluta implica a obtenção de curvas de concentração sérica *versus* tempo exatamente sobreponíveis. Isso simplesmente não é esperado para produtos que são produzidos em diferentes tempos, lotes e, na realidade, por fabricantes distintos. Entretanto, a bioequivalência é esperada para produtos que são considerados equivalentes no tratamento.

Na maioria dos estudos de biodisponibilidade, o produto originalmente comercializado (em geral chamado de protótipo, pioneiro, inovador ou de marca) é reconhecido como o produto estabelecido do fármaco e é usado como padrão nos estudos comparativos de biodisponibilidade.

Como resultado da implementação do Drug Price Competition and Patent Term Restoration Act de 1984, muitos medicamentos genéricos tornaram-se disponíveis. Anteriormente à lei de 1984, somente fármacos comercializados antes de 1962 poderiam ser processados por meio de uma ANDA. O dossiê ANDA não requer ao responsável a repetição de pesquisas clínicas onerosas para substâncias ativas consideradas seguras e eficazes. A lei de 1984 estendeu a aceitabilidade da ANDA em aprovar medicamentos contendo fármacos que foram primeiramente comercializados após 1962, tornando disponíveis de imediato versões genéricas de muitos fármacos cujas patentes expiraram e que existiam apenas como medicamento de marca (pioneiro).

De acordo com a FDA, um produto genérico é considerado bioequivalente se a velocidade e a extensão da absorção não demonstrar diferença significativa em relação ao medicamento de marca, quando administrado na mesma dose molar do agente terapêutico nas mesmas condições experimentais (7). Uma vez que os níveis sanguíneos de um fármaco podem variar em indivíduos diferentes, mesmo se os produtos administrados forem idênticos, nos estudos de bioequivalência, cada sujeito recebe o produto de marca e o teste, servindo como seu próprio controle.

Segundo a lei de 1984, para receber a aprovação da FDA, um produto genérico deve apresentar as seguintes características:

- As mesmas substâncias ativas do medicamento de marca (componentes inertes podem variar);
- Concentração, forma farmacêutica e via de administração idênticas;
- As mesmas indicações e precauções de uso e outras instruções rotuladas;
- Bioequivalência;
- As mesmas exigências de identificação, concentração, pureza e qualidade lote a lote;
- Produção segundo as Boas Práticas de Fabricação da FDA, conforme exigido para os medicamentos de marca.

No delineamento e na avaliação da bioequivalência, a FDA emprega a regra 80/20, que requer que um estudo seja grande o suficiente para proporcionar um poder de 80% para detectar uma diferença de 20% na biodisponibilidade média entre duas formulações. A permissão de uma variabilidade estatística de mais ou menos 20% na bioequivalência é aplicada tanto a medicamentos de marca reformulados quanto genéricos. Se um fabricante reformula um produto aprovado pela FDA, a formulação subsequente deve satisfazer os mesmos critérios de bioequivalência exigidos dos fabricantes de genéricos (i.e., a biodisponibilidade-padrão aprovada para esse produto).

A FDA recomenda a substituição por genéricos apenas para produtos que tenham sido demonstrados como terapeuticamente equivalentes. Desde 1980, a FDA tem preparado anualmente o

Approved Drug Products with Therapeutic Equivalence Evaluations (conhecido como o Orange Book), publicado na USPDI, Volume III, *Approved Drug Products and Legal Requirements*. Esta publicação, regularmente atualizada, contém informações de cerca de 10 mil medicamentos aprovados prescritos. Cerca de 7.500 desses medicamentos são disponibilizados por mais de um único fabricante, com apenas cerca de 10% considerados terapeuticamente inequivalentes em relação ao fármaco de marca. Por exemplo, a FDA considera todos os produtos contendo estrogênios conjugados e estrogênios esterificados como terapeuticamente inequivalentes, pois nenhum fabricante submeteu um estudo de bioequivalência *in vivo* aceitável, até a presente data. Portanto, a FDA não recomenda que esses produtos sejam substituídos por outros.

As variáveis que podem contribuir para as diferenças entre produtos são muitas (Tab. 5.3). Por exemplo, na produção de um comprimido, diferentes materiais ou quantidades de cada um dos componentes da formulação, como diluentes, agentes desintegrantes, aglutinantes, lubrificantes, corantes, flavorizantes e materiais de revestimento, podem ser usados. O tamanho de partícula ou a forma cristalina de um agente terapêutico ou adjuvante farmacotécnico podem variar entre as formulações. O comprimido podem variar na forma, no tamanho e na dureza, dependendo dos punções, da matriz e da força de compressão empregados no processo. Durante o acondicionamento, o transporte e o armazenamento, a integridade dos comprimidos pode ser alterada por impacto físico, mudanças na umidade e na temperatura ou por meio de interações com os componentes da embalagem. Cada um desses fatores pode afetar a velocidade de desintegração do comprimido e de dissolução do fármaco e, consequentemente, a velocidade e a extensão de absorção. Embora problemas de bioequivalência sejam talvez maiores entre comprimidos, devido à multiplicidade de variáveis, os mesmos tipos de problemas existem para outras formas farmacêuticas e devem ser considerados na verificação de bioequivalência.

Algumas vezes, até medicamentos terapeuticamente equivalentes não são aceitáveis do mesmo modo para um paciente específico. Por exemplo, um indivíduo pode ser hipersensível a um componente inerte de um produto (de marca ou genérico) que o outro não contém. O paciente pode ainda ficar confuso ou contrariado, se um produto alternativo que difere na cor, no aroma, na forma ou no acondicionamento daquele a que está acostumado for dispensado. Mudanças de medicamentos podem causar problemas, e portanto, o farmacêutico precisa ser prudente na seleção inicial e no intercâmbio destes.

TABELA 5.3 Alguns fatores que afetam a biodisponibilidade de medicamentos de uso oral

Propriedades físico-químicas do fármaco
Tamanho de partícula
Apresentação cristalina ou amorfa
Forma do sal
Hidratação
Solubilidade lipídica ou aquosa
pH ou pK_a
Adjuvantes farmacotécnicos
Diluentes
Aglutinantes
Materiais de revestimento
Desintegrantes
Lubrificantes
Agentes suspensores
Tensoativos
Agentes flavorizantes
Corantes
Conservantes
Estabilizantes
Características da forma farmacêutica
Velocidade de desintegração (comprimidos)
Tempo de dissolução do fármaco na forma farmacêutica
Validade do produto e condições de armazenamento
Fatores fisiológicos e características do paciente
Tempo de esvaziamento gástrico
Tempo de trânsito intestinal
Condições gastrintestinais anormais ou patológicas
Conteúdo gástrico
Outros fármacos
Alimentos
Fluidos
pH gastrintestinal
Metabolismo do fármaco (no intestino e durante a primeira passagem pelo fígado)

VIAS DE ADMINISTRAÇÃO

Os fármacos podem ser administrados por meio de várias formas farmacêuticas e vias de administração (Tabs. 5.4 e 5.5). Uma das considerações fundamentais no delineamento de formas farmacêuticas está relacionada ao tipo de efeito que o fármaco exerce, ou seja, local ou sistêmico. *Efeitos locais* são obtidos por meio da aplicação direta do medicamento no local de ação desejado, como olho, nariz ou pele. Os efeitos sistêmicos resultam da entrada do fármaco na circulação sistêmica e do transporte para o sítio celular onde ocorrerá a ação. Para exercer efeitos sistêmicos, um fármaco pode ser colocado diretamente na corrente sanguínea

TABELA 5.4 **Vias de administração de medicamentos**

TERMO	LOCAL
Oral	Boca
Peroral (per os[a])	Trato gastrintestinal via boca
Sublingual	Sob a língua
Parenteral	Outra via que não passe pelo trato gastrintestinal (por injeção)
Intravenosa	Veia
Intra-arterial	Artéria
Intracardíaca	Coração
Intraespinal ou intratecal	Coluna
Intraóssea	Osso
Intra-articular	Articulação
Intrassinovial	Fluido das articulações
Intracutânea, intradérmica	Pele
Subcutânea	Sob a pele
Intramuscular	Músculo
Cutânea (tópica)	Superfície da pele
Transdérmica	Superfície da pele
Conjuntival	Conjuntiva
Ocular	Olho
Nasal	Nariz
Auricular	Orelha
Pulmonar	Pulmão
Retal	Reto
Vaginal	Vagina

[a]A abreviação *po* é comumente usada em prescrições para indicar administração oral.

TABELA 5.5 **Vias de administração e principais formas farmacêuticas**

Oral	Comprimidos Cápsulas Soluções Xaropes Elixires Suspensões Magmas Géis Pós
Sublingual	Comprimidos Pastilhas Gotas (soluções)
Parenteral	Soluções Suspensões
Percutânea, transdérmica	Pomadas Cremes, Géis Bombas de infusão Pastas Emplastros Pós Aerossóis Loções Adesivos transdérmicos, discos, soluções
Conjuntival	*Inserts*, lentes de contato Pomadas
Ocular, auricular	Soluções Suspensões
Nasal	Soluções *Sprays* Inalantes Pomadas
Pulmonar	Aerossóis
Retal	Soluções Pomadas Supositórios Géis
Vaginal	Soluções Pomadas Espumas Géis Comprimidos Óvulos, esponjas, *inserts*
Uretral	Soluções Supositórios

por injeção IV ou absorvido para a circulação venosa após a administração oral ou por outra via.

Uma substância ativa pode ser formulada em várias formas farmacêuticas que proporcionem diferentes velocidades de absorção, início de ação, concentração sanguínea máxima e duração de ação. A Figura 5.10 e a Tabela 5.6 demonstram esse aspecto para a nitroglicerina contida em diferentes formas farmacêuticas. As formas sublingual, IV e bucal apresentam início de ação extremamente rápido, enquanto a forma oral (ingerida), a pomada e o adesivo de aplicação tópica possuem inícios de ação mais lento, mas duração de ação mais longa. O adesivo oferece duração de ação mais prolongada até 24 horas após uma única aplicação sobre a pele. Os adesivos transdérmicos de nitroglicerina permitem a administração de uma única dose diária, enquanto as outras formas requerem múltiplas doses para manter os níveis do fármaco dentro da janela terapêutica.

A diferença na absorção entre as formas farmacêuticas está relacionada com a formulação e a via de administração. Por exemplo, um problema associado à administração oral de um fármaco reside no fato de que, uma vez absorvido através do lúmen do trato gastrintestinal para a veia porta, ele pode passar diretamente para o fígado e sofrer o *efeito de primeira passagem*. Na realidade, uma parte ou todo o fármaco pode ser metabolizado pelo fígado. Consequentemente, sua biodisponibilidade é diminuída. Assim, a fração biodisponível é determinada pela fração do fármaco que é absorvida a partir do trato gastrintestinal e pela fração que escapa do metabolismo durante a passagem pelo fígado. A fração biodisponível (*f*) é dada pelo produto dessas duas frações, conforme a seguinte relação:

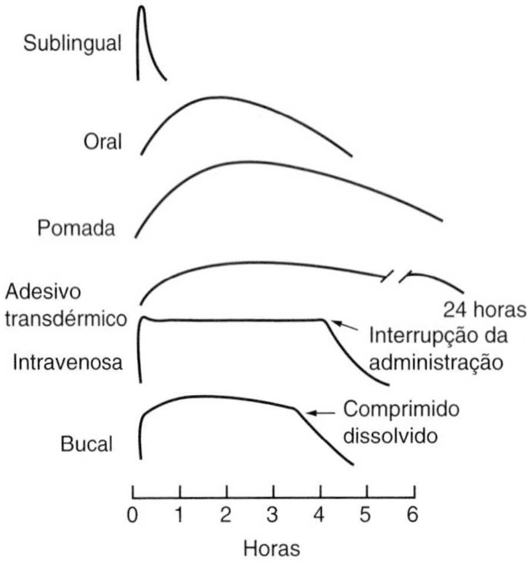

FIGURA 5.10 Curvas de nível sanguíneo da nitroglicerina após a administração de formas farmacêuticas por várias vias. (Adaptada, com permissão, de Abrams J. Nitroglycerin and long-acting nitrates in clinical practice. Am J Med: Proceedings of the First North American Conference of Nitroglycerin Therapy, June 27, 1983. Com a permissão de Elsevier.)

TABELA 5.7 Alguns fármacos que sofrem metabolismo hepático substancial e exibem biodisponibilidade baixa quando administrados pela via oral

CLASSE FARMACOLÓGICA	EXEMPLOS
Analgésico	Ácido acetilsalicílico, meperidina, pentazocina, propoxifeno
Antianginoso	Nitroglicerina
Antiarrítmico	Lidocaína
Betabloqueador adrenérgico	Labetolol, metoprolol, propranolol
Bloqueador dos canais de cálcio	Verapamil
Amina simpatomimética	Isoproterenol
Antidepressivo tricíclico	Desipramina, imipramina, nortriptilina

$$f = \text{fração do fármaco absorvido} \times \text{fração que escapa do metabolismo de primeira passagem}$$

A biodisponibilidade é menor, portanto, para fármacos que sofrem um efeito significativo de primeira passagem. Para esses fármacos, uma razão da extração hepática, ou fração de fármaco, E, é calculada. A fração de fármaco que entra na circulação sistêmica e está finalmente disponível para exercer seu efeito é então igual à quantidade $(1 - E)$. A Tabela 5.7 lista alguns fármacos, de acordo com sua classe farmacológica, que sofrem efeito significativo de primeira passagem, quando administrados por via oral.

Para compensar, o fabricante pode considerar outras vias de administração, por exemplo, IV, IM ou sublingual, que evitam o efeito de primeira passagem. O uso dessas vias deve ser acompanhado por um ajuste correspondente na dose do medicamento.

Outro aspecto diz respeito ao fato dos metabólitos serem farmacologicamente ativos ou inativos. Se eles forem inativos, uma maior dose oral é necessária para a obtenção do efeito terapêutico desejado, quando comparado à dose administrada por uma via que não conduz ao efeito de primeira passagem. O exemplo clássico de fármaco que exibe esse efeito é o propranolol. Entretanto, se os metabólitos são ativos, a dose oral deve ser cuidadosamente adaptada para a obtenção do efeito terapêutico desejado. O metabolismo de primeira passagem, neste caso, resultará em uma resposta terapêutica mais rápida do que aquela obtida quando outra via de administração for empregada.

Do mesmo modo, o fluxo sanguíneo através do fígado pode ser diminuído sob certas condições. Consequentemente, a biodisponibilidade de fármacos que sofrem efeito de primeira passagem pode aumentar. Por exemplo, no caso de cirrose,

TABELA 5.6 Dose e características farmacocinéticas da nitroglicerina em várias formas farmacêuticas

NITROGLICERINA, FORMA FARMACÊUTICA	DOSE USUAL (mg)	INÍCIO DA AÇÃO (min)	PICO DE AÇÃO (min)	DURAÇÃO
Sublingual	0,3-0,8	2-5	4-8	10-30 min
Bucal	1-3	2-5	4-10	30-300 min[a]
Oral	6,5-19,5	20-45	45-120	2-6 horas[b]
Pomada (2%)	0,5-2 polegadas	15-60	30-120	3-8 horas
Adesivos transdérmicos	5-10	30-60	60-180	Até 24 horas

[a] O efeito persiste enquanto o comprimido estiver intacto.
[b] Alguns estudos têm demonstrado efeito durante oito horas.
Reproduzida, com permissão, de Abrams J. Nitroglycerin and long-acting nitrates in clinical practice. Am J Med: Proceedings of First North American Conference of Nitroglycerin Therapy, June 27, 1983:88. Com a permissão de Elsevier.

o fluxo sanguíneo para os rins é reduzido de forma acentuada, e a extração hepática por enzimas responsáveis pelo metabolismo do fármaco também diminui. Em decorrência disso, em pacientes cirróticos, a dose de um fármaco que sofre o efeito de primeira passagem seguida da administração oral deve ser reduzida para evitar a toxicidade.

Via oral

Os medicamentos são mais frequentemente administrados por via oral. Embora alguns medicamentos de uso oral sejam destinados à dissolução na boca, a maioria é ingerida. Entre eles, a maioria tem o objetivo de produzir efeitos sistêmicos, após a absorção do agente terapêutico ao longo do trato gastrintestinal. Poucos fármacos, como os antiácidos, são ingeridos para exercer ação local no trato gastrintestinal.

Em comparação às vias alternativas, a via oral é considerada a mais natural, não complicada, conveniente e segura para a administração de medicamentos. As desvantagens da via oral incluem resposta terapêutica lenta (comparada à administração parenteral); variações na absorção de fármacos, dependência de fatores como características individuais e tipo ou quantidade de alimento presente no trato gastrintestinal; e a destruição de determinados fármacos pela acidez do estômago ou por enzimas gastrintestinais.

Formas farmacêuticas de uso oral

Os fármacos são administrados por via oral em uma variedade de formas farmacêuticas. As mais populares são os comprimidos, as cápsulas, as suspensões e as soluções farmacêuticas. Em suma, comprimidos são formas farmacêuticas sólidas preparadas por compressão ou moldagem, que contêm substâncias ativas com ou sem diluentes, desintegrantes, materiais de revestimento, corantes e outros adjuvantes farmacêuticos. Diluentes são materiais de enchimento usados para preparar comprimidos com o tamanho e a dureza apropriados. Já os desintegrantes são usados para permitir a ruptura ou a desagregação dos componentes. Isso assegura a exposição rápida das partículas do fármaco para a dissolução, melhorando sua absorção, conforme demonstrado na Figura 5.11. Os materiais de revestimento são de vários tipos e aplicados com diversas finalidades. Alguns, chamados *revestimentos entéricos*, são empregados para permitir a passagem de um comprimido intacto pelo ambiente ácido do estômago, onde determinados fármacos podem ser degradados, e seu alcance no meio intestinal, onde ocorre o processo de dissolução. Outros materiais de revestimento protegem a substância ativa do efeito destrutivo da umidade, da luz e do ar durante o armazenamento ou são usados para disfarçar o gosto desagradável ou amargo de um fármaco nas papilas gustativas do paciente. Os comprimidos comerciais, devido a suas diferentes formas, cores e, frequentemente, à presença de símbolos e códigos da companhia farmacêutica, têm a sua identificação facilitada por pessoas treinadas em seu uso, servindo como proteção adicional à saúde.

Cápsulas são formas farmacêuticas sólidas em que a substância ativa e os adjuvantes apropriados, tais como diluentes, são encerrados em um invólucro duro ou mole, geralmente composto de gelatina. Elas variam no tamanho, dependendo da quantidade de fármaco a ser administrada, e possuem formas e cores distintas quando produzidas comercialmente. Os fármacos são liberados das cápsulas com maior rapidez do que os comprimidos. As cápsulas de gelatina, uma proteína, são rapidamente desmanchadas dentro do trato gastrintestinal, permitindo ao suco gástrico permear e alcançar seu conteúdo. Uma vez que as cápsulas têm sido sujeitas a violações por indivíduos inescrupulosos, atualmente muitas são seladas pela fusão das duas partes do invólucro. Do mesmo modo, o uso de comprimidos revestidos na forma de cápsulas, denominados *caplets*, tem aumentado. Estes são facilmente deglutidos, mas seus conteúdos são protegidos contra a violação, como os comprimidos.

Suspensões são preparações nas quais o fármaco encontra-se finamente dividido em um veículo adequado. As suspensões ingeridas oralmente em geral são preparadas com um veículo aquoso, en-

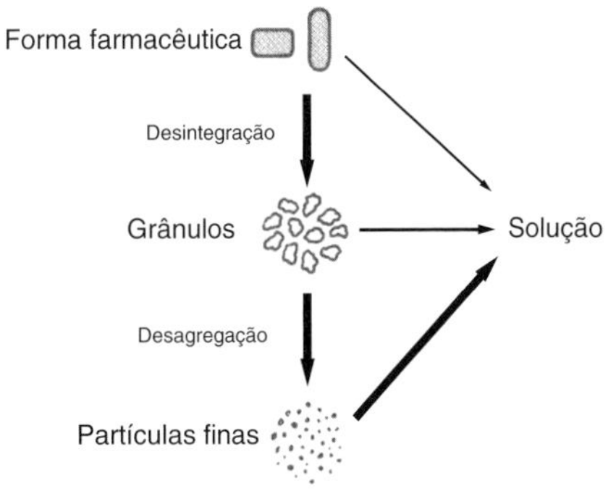

FIGURA 5.11 Desintegração de forma farmacêutica comprimido e a disponibilidade direta do conteúdo de uma cápsula para dissolução e absorção, após a administração oral. (Adaptada, com permissão, de Rowland M, Tozer TN. Clinical Pharmacokinetics, 2nd Ed. Philadelphia: Lea & Febiger, 1989.)

quanto aquelas empregadas para outros propósitos podem ser constituídas por diferentes veículos. Suspensões de determinados fármacos, usadas para injeção IM, por exemplo, podem ser mantidas em um óleo apropriado. Para serem suspensas, as partículas do fármaco devem ser insolúveis no veículo. Quase todas as suspensões devem ser agitadas antes do uso, pois as partículas tendem a sedimentar. Isso assegura a uniformidade da preparação e, o mais importante, a administração correta da dose. As suspensões são úteis para a administração de grandes quantidades de fármacos em estado sólido, que seria dificultada se estes fossem apresentados na forma de comprimidos ou em cápsulas. Além disso, as suspensões apresentam a vantagem, em relação às formas farmacêuticas sólidas, de serem disponibilizadas ao organismo como partículas finas prontas para dissolução, após a administração. Entretanto, nem todas as suspensões orais são destinadas a serem dissolvidas e absorvidas. Por exemplo, misturas de caulim com pectina, uma preparação antidiarreeica, contêm caulim em suspensão, que age no trato intestinal adsorvendo o excesso de fluido intestinal sobre a grande área superficial de suas partículas.

Fármacos administrados em *solução* aquosa são absorvidos muito mais rapidamente do que aqueles fornecidos em forma sólida, pois os processos de desintegração e dissolução não são requeridos. As soluções farmacêuticas podem diferir no tipo de solvente empregado e, portanto, em suas características de viscosidade. Entre as soluções frequentemente administradas pela via oral estão os *elixires*, que são soluções constituídas de veículo hidroalcoólico edulcorado, e são mais fluidas do que a água; os *xaropes*, que em geral usam uma solução de sacarose como veículo, resultando em uma preparação viscosa; e as próprias *soluções*, que oficialmente são preparações nas quais a substância ativa está quase dissolvida por completo em um veículo aquoso, a não ser que, devido a seu método de preparação (p. ex., injeções, que devem ser esterilizadas), sejam incluídas em outra categoria de formulações farmacêuticas.

Absorção

A absorção de fármacos após a administração oral pode ocorrer em várias regiões entre a boca e o reto. Em geral, quanto mais superior for a absorção do fármaco ao longo do sistema digestório mais rápida será sua ação, característica desejável na maioria dos casos. Devido às diferenças na natureza química e física entre as substâncias ativas, determinado fármaco pode ser mais bem absorvido a partir de um sítio do trato gastrintestinal do que de outro.

Algumas vezes, a cavidade oral é o local de absorção. Nesse caso, a absorção de um fármaco ocorre por meio da adequação de sua velocidade de dissolução dentro da cavidade oral com pouca ou nenhuma ingestão, até que o sabor do medicamento tenha se dissipado. Esse processo é conseguido ao disponibilizar o fármaco na forma de comprimidos não revestidos extremamente solúveis e que se dissolvem de modo mais rápido. Fármacos capazes de ser absorvidos na boca apresentam-se no local de absorção em uma forma muito mais concentrada do que quando engolidos, uma vez que se tornam progressivamente mais diluídos nas secreções e conteúdo gastrintestinais quando passam ao longo do sistema digestório.

A administração oral ou *sublingual* (embaixo da língua) é regularmente usada apenas para alguns fármacos, sendo a nitroglicerina e alguns hormônios sexuais esteroides os melhores exemplos. A nitroglicerina, um vasodilatador coronariano usado na profilaxia e no tratamento da angina do peito, está disponível na forma de pequenos comprimidos destinados a dissolver sob a língua, produzindo efeitos terapêuticos poucos minutos após a administração. A dose de nitroglicerina é tão pequena (em geral, 400 μg) que, se o comprimido for engolido, a concentração gastrintestinal diluída resultante poderia não proporcionar uma absorção confiável e suficiente do fármaco. Entretanto, o mais importante é o fato de que a nitroglicerina é rapidamente destruída no fígado pelo *efeito de primeira passagem*. Muitos hormônios sexuais têm demonstrado ser melhor absorvidos após administração sublingual do que quando ingeridos. Embora a administração sublingual seja provavelmente uma via de absorção efetiva para muitos outros fármacos, ela não tem sido muito usada, sobretudo porque as outras vias têm provado ser mais satisfatórias e convenientes para o paciente. Em geral, reter substâncias ativas na boca é desagradável devido ao gosto amargo da maioria dos fármacos.

Os fármacos podem ser alterados dentro do trato gastrintestinal, tornando-se menos disponíveis para a absorção. Isso pode resultar da interação ou ligação do fármaco a algum constituinte normal do trato gastrintestinal, alimentos ou, ainda, outro fármaco. Por exemplo, a absorção dos antibióticos da classe das tetraciclinas é bastante afetada pela presença simultânea de cálcio. Em função disso, as tetraciclinas não devem ser administradas com leite ou outro alimento ou fármaco que contenha cálcio.

Algumas vezes, o farmacêutico pretende preparar uma formulação que libere uma substância lentamente durante um período prolongado. Há muitos métodos pelos quais a liberação prolongada é obtida, incluindo a complexação do fármaco com outro material, uma associação que faz com que ele seja liberado lentamente da forma farmacêutica. Como exemplo, encontram-se os comprimidos de cloreto de potássio preparados em uma matriz lipídica. Esses são designados para liberar seu conteúdo gradualmente à medida que passam pelo trato gastrintestinal. Devido ao fato de seu conteúdo ser liberado de forma gradual, há pouca incidência de irritação gástrica. Geralmente, a mistura do fármaco com o alimento resulta em retardo da absorção. Uma vez que muitos fármacos são melhor absorvidos no intestino do que no estômago, é desejável que alcancem o intestino rapidamente quando a absorção rápida for o objetivo. Portanto, o tempo de esvaziamento gástrico é um fator relevante que afeta a ação de preparações dependentes da absorção intestinal. Esse tempo pode ser aumentado pela presença de alimentos gordurosos (que exercem efeito maior que as proteínas, que, por sua vez, produzem uma ação maior que os carboidratos) e pela posição na qual o paciente encontra-se quando acamado (deitado sobre o lado direito facilita a passagem em muitos casos), ou diminuído, como, por exemplo, pela presença de fármacos (p. ex., morfina) que exercem efeito paralisante sobre o movimento gastrintestinal. Se um fármaco for administrado na forma de solução, espera-se que ele alcance o intestino mais rapidamente do que aqueles administrados em forma sólida. Como regra, grandes volumes de água, quando tomados com o medicamento, facilitam o esvaziamento gástrico e a passagem para o intestino.

O pH do trato gastrintestinal aumenta de modo progressivo ao longo de sua extensão, a partir de cerca de pH 1 no estômago para aproximadamente pH 8 na parte final do intestino. O pH tem uma relação definida com o grau de ionização da maioria dos fármacos, afetando de modo significativo a solubilidade lipídica, a permeabilidade através das membranas e a absorção. Uma vez que muitos fármacos são absorvidos por difusão passiva através da barreira lipídica, o coeficiente de partição óleo-água e o valor de pK_a são de suma importância para a extensão e o local de absorção dentro do trato gastrintestinal. Em regra, ácidos fracos encontram-se em maior proporção sob a forma *não ionizada* no estômago e são razoavelmente bem-absorvidos neste local, enquanto bases fracas são altamente ionizadas no estômago, não sendo absorvidas de modo significativo na superfície gástrica. É esperado que a alcalinização do meio gástrico de modo artificial (administração simultânea de fármacos alcalinos ou antiácidos) diminua a absorção gástrica de ácidos fracos e aumente a das bases fracas. Ácidos e bases fortes são, em geral, mal-absorvido, devido a seu alto grau de ionização.

O intestino delgado serve como a principal rota de absorção para fármacos, devido a seu pH adequado e grande área superficial disponível ao longo de seus cerca de seis metros de comprimento, desde o piloro, na base do estômago, até o ceco, no intestino grosso. O pH do lúmen do intestino é em torno de 6,5 (Fig. 5.3) e tanto os ácidos quanto as bases fracos são bem-absorvidos a partir da superfície intestinal, que age na ionização e na distribuição de fármacos entre ela e o plasma no outro lado da membrana, embora seu pH seja cerca de 5,3.

VIA RETAL

Os medicamentos são administrados por via retal para exercer efeitos locais ou sistêmicos. Fármacos assim administrados podem ser formulados como soluções, supositórios ou pomadas. Supositórios são corpos sólidos de vários pesos e formas, destinados à introdução em um orifício do corpo (geralmente o reto, a vagina ou a uretra) onde amolecem, fundem ou se dissolvem, liberando o fármaco para exercer o efeito terapêutico. As ações terapêuticas podem consistir apenas em promoção da laxação (supositórios de glicerina) ou alívio dos tecidos inflamados (supositórios disponíveis comercialmente para minimizar o desconforto das hemorroidas), assim como na produção de efeitos sistêmicos (antieméticos). A composição da base do supositório, ou carreador, influencia fortemente o grau e a velocidade de liberação do fármaco, devendo ser selecionada de acordo com as características físico-químicas dele. O uso de pomadas retais é em geral limitado ao tratamento de condições locais. Soluções retais costumam ser empregadas como enemas ou soluções assépticas.

Muitos fármacos solúveis podem ser absorvidos pelo reto e colo. A administração retal com vistas à ação sistêmica é preferível para aqueles fármacos que são destruídos ou inativados no meio gástrico ou intestinal. Essa via de administração de fármacos pode também ser indicada quando a via oral está excluída devido à ocorrência de vômitos ou pelo fato de o paciente encontrar-se inconsciente ou incapaz de ingerir medicamentos de modo seguro, sem se engasgar. Após a administração retal, cerca de 50% da quantidade absorvida passa pelo fígado, o que configura um fator importante a ser considerado para aqueles fármacos rapidamente destruídos após a administração oral pelo efeito de primeira passagem. Os aspectos negativos, quando comparados à administração oral, são o modo inconveniente de administração e a absorção com frequência irregular e predição difícil.

VIA PARENTERAL

O termo *parenteral* é derivado da palavra grega *para*, que significa ao lado de, e *enteron*, que se refere a intestino, as quais juntas indicam algo fora do intestino e não por meio do trato gastrintestinal. Um fármaco administrado parenteralmente é injetado por meio de uma agulha fina, inserida no corpo, em vários locais e profundidades. As três vias principais de administração parenteral são SC, IM e IV, embora existam outras, como a via intracardíaca e a intraespinal.

Os fármacos destruídos ou inativados no trato gastrintestinal, ou que são muito pouco absorvidos para proporcionar uma resposta satisfatória, podem ser administrados pela via parenteral. Esta via também é preferida quando a absorção rápida for essencial, como nas emergências. A absorção pela via parenteral não é somente mais rápida do que pela oral, mas os níveis sanguíneos resultantes dos fármacos são mais previsíveis, pois apenas uma pequena fração da dose é perdida após a injeção SC ou IM, e nada é perdido após a injeção IV; isso geralmente permite também a administração de doses menores. A via parenteral é muito útil no tratamento de pacientes que não cooperam, estão inconscientes ou, por outra razão, não toleram a administração oral.

Uma desvantagem da administração parenteral decorre do fato de que, uma vez que o fármaco é injetado, não há como retroceder. Isto é, uma vez que a substância ativa se encontra na corrente sanguínea ou nos tecidos, a sua remoção é muito difícil nos casos em que um efeito tóxico ou desfavorável, ou ainda uma *overdose*, são verificados. Por outras vias, existe um tempo maior entre a administração e a absorção, tornando-se um fator de segurança, pois permite a remoção da fração de fármaco não absorvida (como pela indução de vômito após a administração oral). Igualmente, devido às exigências estritas de esterilidade para todas as preparações injetáveis, elas são mais caras do que outras formas farmacêuticas e requerem pessoal competente e treinado para a administração correta.

Formas farmacêuticas de uso parenteral

Do ponto de vista farmacotécnico, as preparações injetáveis, em sua maioria, são soluções ou suspensões estéreis de um fármaco em água ou em óleo vegetal adequado. Os fármacos em solução agem mais rapidamente do que aqueles em suspensão, sendo que os veículos aquosos fornecem uma ação mais rápida do que os oleaginosos. Como em outros exemplos, uma substância deve estar em solução para ser absorvida e, quando em suspensão, o fármaco deve primeiro ser dissolvido. Outrossim, uma vez que os fluidos corporais são aquosos, eles são mais receptivos aos fármacos presentes em uma solução aquosa do que aqueles contidos em um óleo. Por essas razões, a taxa de absorção de fármacos pode ser alterada, em produtos parenterais, por meio da seleção do estado do fármaco e do veículo. Por exemplo, um fármaco suspenso em um óleo vegetal tem a probabilidade de ser muito mais lentamente absorvido do que quando em solução aquosa. A absorção lenta implica ação prolongada, e quando esta é obtida por meio de um procedimento tecnológico, a preparação resultante é referida como um *depot* (depósito), pois ela fornece um reservatório de substância ativa dentro do corpo que é lentamente removido para a circulação sistêmica. Quanto a esse aspecto, uma ação muito mais sustentada pode ser obtida por meio de comprimidos implantáveis subcutâneos, chamados *pellets*, que são dissolvidos lentamente no sítio de implantação, liberando o medicamento em uma velocidade algo constante durante várias semanas ou meses. Esse tipo de injeção *depot* é limitado sobretudo à administração SC ou IM. É óbvio que fármacos injetados pela via IV não encontram barreiras de absorção e, dessa maneira, produzem somente efeitos imediatos. Preparações para administração IV não devem interferir nos componentes do sangue ou na circulação e, portanto, com poucas exceções, são soluções aquosas.

Injeção subcutânea

A administração SC (hipodérmica) de fármacos envolve a injeção no tecido subcutâneo frouxo. Injeções SC são preparadas como soluções aquosas ou suspensões e são administradas em volumes relativamente pequenos, de 2 mL ou menos. A insulina é um exemplo de fármaco administrado por via SC. As injeções SC são geralmente aplicadas no antebraço, na parte superior do braço, na coxa ou nas nádegas. Se o paciente deve receber injeções com frequência, é melhor alternar os locais de administração para reduzir a irritação tecidual. Após a injeção, o fármaco encontra-se nos arredores imediatos dos capilares sanguíneos, permeando, então, por difusão ou filtração. A parede dos capilares é um exemplo de membrana que se comporta como barreira lipídica porosa, com substâncias lipossolúveis atravessando a membrana em velocidades que variam conforme seu coeficiente de partição óleo/água. Fármacos insolúveis nos lipídeos (em geral mais hidrossolúveis) atravessam a membrana dos capilares em velocidade que parece ser inversamente proporcional a seu tamanho molecular, com moléculas menores penetrando de forma muito mais rápida do que as maiores. Todas as substâncias, sejam lipossolúveis ou não, atravessam a membrana dos capilares muito mais rapidamente do que outras membranas do corpo. O suprimento de sangue no local de injeção é um fator importante a ser considerado na velocidade de absorção do fármaco; em consequência, quanto mais próximos os capilares estiverem do local de injeção, mais rápida será a entrada da substância na circulação. Do mesmo modo, quanto maior o número de capilares, maior é a área superficial e mais rápida a velocidade de absorção. Algumas substâncias modificam a velocidade de absorção de fármacos a partir do local de injeção. A adição de um vasoconstritor na formulação (ou sua prévia injeção) em geral leva à redução da velocidade de absorção, pois causa constrição dos vasos na área administrada, reduzindo, dessa forma, o fluxo sanguíneo e a capacidade de absorção. Esse princípio é usado na administração de anestésicos locais com o vasoconstritor adrenalina. Em contrapartida, vasodilatadores podem ser usados para aumentar a absorção SC pelo aumento do fluxo sanguíneo na região. O exercício físico também influencia a absorção do fármaco a partir do local de injeção. Pacientes diabéticos, que alternam os locais de administração e fazem exercícios físicos, como corridas, devem compreender que o início da atividade da insulina pode ser afetado pelo local de administração selecionado. Devido ao movimento da perna e à circulação sanguínea durante a corrida, espera-se que a absorção de insulina a partir da coxa seja mais rápida do que quando injetada no abdome.

Injeção intramuscular

Injeções IMs são realizadas no músculo esquelético, em geral no músculo lombar ou glúteo. O local selecionado é aquele onde o risco de atingir um nervo ou vaso sanguíneo é mínimo. Soluções aquosas e oleaginosas ou suspensões podem ser usadas pela via IM. Alguns fármacos, devido à sua baixa solubilidade aquosa, apresentam ação sustentada após injeção IM. Por exemplo, a injeção IM profunda de uma suspensão de penicilina G benzatina resulta em níveis plasmáticos terapeuticamente eficazes por 7 a 10 dias. A adição do éster decanoato diminui a solubilidade do haloperidol e, consequentemente, aumenta seu tempo de meia-vida, de 18 horas pela via oral para três semanas, uma vantagem na terapia antipsicótica.

Fármacos que são irritantes ao tecido subcutâneo são frequentemente administrados por via IM. Além disso, volumes maiores (2 a 5 mL) podem ser administrados por essa via. Quando um volume maior que 5 mL necessita ser injetado, geralmente ele é fracionado e administrado em dois diferentes sítios de injeção. Os locais de administração são preferencialmente alternados quando um paciente recebe várias injeções durante algum tempo.

Injeção intravenosa

Na administração IV de fármacos, uma solução aquosa é injetada diretamente na veia em velocidade compatível com a eficácia, a segurança, o conforto para o paciente e a duração desejada da resposta terapêutica. Os fármacos podem ser administrados pela via IV por meio de injeção de um único e pequeno volume ou infusão lenta de grandes volumes (como é comum após cirurgia). As injeções IVs permitem o alcance de níveis plasmáticos desejáveis do fármaco de forma quantitativa e ótima. Essas injeções são geralmente realizadas na veia do antebraço e têm especial utilidade em situações de emergência, quando a resposta imediata é desejada. É essencial que o fármaco seja mantido em solução após a injeção e não precipite no sistema circulatório, um evento que pode produzir embolia. Devido ao receio do desenvolvimento do embolismo pulmonar, os veículos oleaginosos não são administrados por via IV. Entretanto, uma emulsão lipídica IV é usada em pacientes que recebem nutrição parenteral quando as necessidades calóricas não podem ser fornecidas pela glicose. Ela pode ser administrada por meio de uma veia periférica ou cateter venoso central em uma velocidade bem-definida para auxiliar na prevenção de reações indesejáveis.

Injeção intradérmica

As injeções intradérmicas são administradas no interior da pele, geralmente em volumes de cerca de 0,1 mL. Os locais comuns para a injeção são o braço e as costas. As injeções são geralmente realizadas para fins de diagnóstico, como no teste de alergia e da tuberculina.

VIA PERCUTÂNEA

Os medicamentos são administrados topicamente ou aplicados na pele, para exercer ação local ou sistêmica.

A absorção de fármacos pela pele é aumentada se eles estiverem em solução, apresentarem coeficiente de partição óleo/água favorável e se não forem eletrólitos. Os fármacos absorvidos penetram na pele por meio dos poros, das glândulas sudoríparas, dos folículos pilosos e de outras estruturas anatômicas da superfície cutânea. Devido ao fato de os capilares sanguíneos encontrarem-se logo abaixo das células epidérmicas, um fármaco que penetra a pele é capaz de atravessar a parede dos capilares, encontrando fácil acesso à circulação geral.

Dentre os poucos fármacos aplicados na superfície da pele com vistas a absorção percutânea e ação sistêmica, estão a nitroglicerina (antianginoso), a nicotina (tratamento do tabagismo), o estradiol (hormônio estrogênio), a clonidina (anti-hipertensivo) e a escopolamina (antiemético). Esses fármacos encontram-se disponíveis em sistemas de liberação transdérmicos na forma de adesivos, ou *patches*, que liberam lentamente a substância ativa para absorção percutânea. Além disso, a nitroglicerina é disponível na forma de pomada para aplicação na pele, sendo usada para o tratamento de doenças cardíacas isquêmicas. Aliás, sua forma farmacêutica transdérmica tem se tornado mais popular devido ao maior conforto proporcionado ao paciente, em decorrência de sua longa ação (24 horas). O adesivo de nitroglicerina é em geral aplicado no braço ou peito, de preferência em uma área livre de pelos ou raspada. O sistema transdérmico de escopolamina apresenta-se na forma de adesivo a ser aplicado na pele (neste caso, atrás da orelha)para a prevenção de náusea e vômito associados a tonturas. O produto comercial é aplicado várias horas antes do necessário (antes de um voo ou viagem de navio), liberando o fármaco durante três dias. Os conceitos sobre sistemas terapêuticos transdérmicos são discutidos posteriormente no Capítulo 11.

Na maioria das vezes, as preparações farmacêuticas aplicadas na pele são destinadas a produzir alguma ação local e, como tal, são formuladas de modo a oferecer contato local prolongado com mínima absorção. Os fármacos aplicados na pele para exercer ação local incluem: antissépticos, agentes antifúngicos, anti-inflamatórios, anestésicos locais, emolientes e protetores contra determinadas condições ambientais, como sol, vento, pragas e substâncias químicas irritantes. Para esses fins, os fármacos são administrados na forma de pomadas ou outras preparações semissólidas, tais como cremes e pastas, ou ainda na forma de pós secos, aerossóis ou preparações líquidas, como soluções e loções.

Do ponto de vista farmacotécnico, pomadas, cremes e pastas são preparações semissólidas em que o fármaco está contido em uma base adequada (pomada-base), que pode ser hidrofílica ou hidrofóbica. Essas bases desempenham importante papel na formulação das preparações semissólidas, não existindo uma única base universalmente aceitável como veículo para todas as substâncias ativas ou indicações terapêuticas. A base mais adequada para um fármaco deve ser determinada de forma individual, de modo a fornecer velocidade de liberação, propriedades de adesão após aplicação e textura ideais. Em resumo, *pomadas* são misturas simples de fármacos em uma base, enquanto *cremes* são emulsões semissólidas menos viscosas do que as pomadas. Os cremes são considerados como tendo um maior apelo estético, devido a seu caráter não graxo, capacidade de evanescer após a aplicação e de absorver várias secreções das lesões cutâneas. As *pastas* contêm mais materiais sólidos do que as pomadas e são, portanto, mais ásperas e menos penetrantes, sendo geralmente empregadas devido à sua ação protetora. Assim, quando um efeito protetor é mais desejável do que uma ação terapêutica, o farmacêutico opta pela pasta, mas quando a ação terapêutica é necessária, ele deve preferir pomadas e cremes. Comercialmente, muitos agentes terapêuticos são preparados em forma de pomada e creme e são dispensados e usados de acordo com a preferência particular do paciente e do médico que os prescreveu.

Pós medicinais são misturas homogêneas de substâncias ativas geralmente em uma base inerte, como amido ou talco. Dependendo do tamanho da partícula da mistura resultante, o pó pode apresentar várias capacidades de polvilhamento e cobertura. Em qualquer caso, a partícula deve ser pequena o suficiente para evitar a aspereza e consequente irritação da pele. Os pós são muitas vezes aplicados topicamente para o alívio de condições como irritações causadas por fraldas, pruridos e pés de atleta.

Quando a aplicação tópica de formas farmacêuticas líquidas é desejada, as loções são frequentemente empregadas. *Loções* são emulsões ou suspensões cujo veículo é em geral aquoso, embora determinadas soluções sejam designadas como loções, devido a sua aparência ou aplicação. As loções podem ser preferíveis dentre as preparações semissólidas, devido a suas características não graxa e de maior espalhabilidade sobre grandes áreas da pele.

VIAS OCULAR, NASAL E AURICULAR

Os medicamentos são aplicados topicamente nos olhos, nas orelhas e nas mucosas do nariz, na forma de pomadas, suspensões e soluções. As soluções oftálmicas e suspensões são preparações aquosas estéreis contendo outros componentes essenciais ao conforto e à segurança do paciente. As pomadas oftálmicas devem ser estéreis e livres de partículas sólidas. Novos sistemas de liberação de fármacos continuam a ser investigados. A forma farmacêutica *Ocusert* é uma unidade elíptica que libera continuamente a pilocarpina, após sua inserção no fundo do saco conjuntival. Do mesmo modo, relatos de caso sobre a capacidade de lentes de contato moles em proporcionar a absorção ocular de fármacos após administração têm gerado pesquisas com tais sistemas de liberação. As preparações nasais em sua maioria são soluções ou suspensões administradas na forma de gotas ou de um fino aerossol. A pesquisa está voltada para a avaliação da viabilidade da administração nasal de insulina para o tratamento do diabetes melito. Preparações otológicas costumam ser viscosas para que permaneçam em contato por um período prolongado com a área afetada. Elas podem ser empregadas com o simples intuito de amolecer a cera do ouvido, aliviar a dor ou combater uma infecção. As preparações oftálmicas, otológicas e nasais geralmente não são usadas para a obtenção de efeitos sistêmicos; embora as preparações otológicas e oftálmicas não proporcionem a absorção de fármacos em grande extensão, a administração nasal *pode* levar à absorção, sendo que o aparecimento de efeitos sistêmicos é um tanto comum após a aplicação intranasal de uma solução.

OUTRAS VIAS

Os pulmões oferecem uma excelente superfície de absorção para a administração de gases e de aerossóis constituídos de finíssimas partículas líquidas ou sólidas. O gás é tipicamente o oxigênio, e os fármacos mais comuns são os anestésicos gerais administrados em pacientes antes da cirurgia. A área dos alvéolos dos pulmões, que é rica em capilares e, no homem, cobre aproximadamente 25 metros quadrados, proporciona rápida absorção e efeito terapêutico comparável em velocidade com aquele produzido após injeção IV. O tamanho determina em grande parte a profundidade em que as partículas penetram na árvore respiratória; a solubilidade, por sua vez, determina a extensão em que o fármaco é absorvido. Após o contato com a superfície interna dos pulmões, uma partícula de fármaco insolúvel é capturada pelo muco, sendo arrastada pela árvore respiratória por ação dos cílios. As partículas de fármacos solúveis que têm 0,5 a 1,0 μm de tamanho alcançam os sacos alveolares e estão disponíveis para exercer os efeitos sistêmicos. Partículas menores que 0,5 μm são expiradas em alguma extensão e, portanto, sua absorção não é total, mas variável. Partículas que apresentam 1 a 10 μm alcançam efetivamente os bronquíolos terminais e, em alguma extensão, os ductos alveolares, sendo preferidas para terapia local. Portanto, na indústria farmacêutica de aerossóis para terapia de inalação, os fabricantes não somente devem obter o tamanho de partícula apropriado, mas também assegurar sua uniformidade para a adequada penetração na árvore respiratória e produção dos efeitos terapêuticos reprodutíveis.

Em certos casos, para exercer efeitos locais, os medicamentos são inseridos na vagina ou na uretra. Os fármacos são administrados na vagina em comprimidos ou outra forma farmacêutica, tais como óvulos, pomadas, espumas, géis ou soluções, e, na uretra, na forma de supositórios ou soluções. Efeitos sistêmicos podem ocorrer com a aplicação uretral ou vaginal, após absorção do fármaco através das mucosas desses locais.

DESTINO DOS FÁRMACOS APÓS ABSORÇÃO

Após a absorção para a circulação sistêmica, a partir de qualquer via de administração, um fármaco pode se ligar às proteínas plasmáticas, retardando sua passagem para os tecidos vizinhos. Muitos fármacos encontram-se altamente ligados às proteínas plasmáticas e outros ligam-se de modo mínimo. Por exemplo, na corrente sanguínea, o naproxeno encontra-se 99% ligado às proteínas plasmáticas; enquanto a penicilina G, 60%, a amoxicilina, 20%; e o minoxidil não se liga.

O grau da ligação às proteínas plasmáticas é expresso como uma porcentagem ou fração (denominada *alfa*, ou α) da concentração ligada em relação à concentração total (C_b), ou seja, a concentração ligada (C_t) mais a não ligada (C_u):

$$\alpha = \frac{C_b}{C_u + C_b} = \frac{C_b}{C_t}$$

Desta maneira, se dois dos três termos da equação forem conhecidos, o terceiro pode ser calculado. Fármacos apresentando um valor de alfa acima de 0,9 são considerados altamente ligados (90%), enquanto aqueles com um valor de alfa abaixo de 0,2 (20% ou menos) são entendidos como ligados de modo mínimo às proteínas plasmáticas. A Tabela 5.8 apresenta as características de ligação às proteínas plasmáticas aproximadas

TABELA 5.8 **Exemplos de fármacos que se ligam às proteínas plasmáticas**

FÁRMACO	PORCENTAGEM DE LIGAÇÃO
Naproxeno (Naprosyn)	>99
Clorambucil (Leukeran)	>99
Etodolac (Lodine)	>99
Varfarina (Coumadin)	>97
Fluoxetina (Prozac)	>95
Ceftriaxona (Rocephin)	85-95
Cefoperazona (Cefobid)	82-93
Cefonicida (Monocid)	>90
Indometacina (Indocin)	>90
Espironolactona (Aldactone)	>90
Digitoxina (Crystodigin)	>90
Ciclosporina (Sandimmune)	>90
Sulfisoxazol (Gantrisin)	>85
Diltiazem (Cardizem)	70-80
Penicilina V (Veetids)	>75
Nitroglicerina (Nitro-Bid)	>60
Penicilina G potássica	>60
Metotrexato	>50
Meticilina (Staphcillin)	>40
Ceftizoxima (Cefizox)	>30
Captopril (Capoten)	25-30
Ciprofloxacino (Cipro)	20-40
Digoxina (Lanoxin)	20-25
Ampicilina (Omnipen)	>20
Amoxicilina (Amoxil)	>20
Metronidazol (Flagyl)	<20
Mercaptopurina (Purinethol)	>19
Cefradina (Velosef)	8-17
Ranitidina (Zantac)	>15
Ceftazidima (Tazicef)	>10
Nicotina (ProStep)	>5
Minoxidil (Loniten)	>0

Valores médios da literatura com base em condições associadas à terapia.

para fármacos representativos, em condições associadas com a terapia usual. O complexo fármaco-proteína, que é reversível, envolve a albumina, embora as globulinas também participem na ligação, particularmente de alguns hormônios. A ligação de fármacos aos materiais biológicos envolve a formação de ligações relativamente fracas (van der Waals, pontes de hidrogênio e ligações iônicas). A capacidade de ligação das proteínas plasmáticas é limitada e, uma vez elas estando saturadas, o fármaco adicional que é absorvido para a corrente sanguínea permanece livre, a menos que o agente ligado seja liberado, deixando um sítio vago para outra molécula se ligar. Qualquer molécula não ligada está livre para deixar a corrente sanguínea e ir a outros tecidos ou sítios celulares do organismo.

O fármaco ligado não está sujeito aos processos de desintoxicação do corpo (metabolismo) nem é filtrado nos glomérulos renais. A fração ligada é, portanto, referida como a fração *inativa* no sangue, e a fração não ligada, com sua facilidade para penetrar nas células, é chamada de fração *ativa* do sangue. A fração de fármaco ligada serve como reservatório ou *depot*, a partir do qual ele é liberado como forma livre quando seu nível no sangue não é mais adequado para assegurar a saturação proteica. O fármaco pode ser liberado lentamente, prolongando a sua permanência no organismo. Por essa razão, um fármaco que se liga fortemente às proteínas pode permanecer no corpo por maior período, requerendo menor frequência de administração do que aquele que se liga pouco e permanece no organismo apenas por curto período. Evidências sugerem que a concentração da albumina sérica diminui cerca de 20% no idoso. Isso pode ser clinicamente significativo para fármacos que se ligam de modo forte à albumina, como a fenitoína, pois se houver menos albumina disponível para a ligação, há um aumento correspondente da fração de fármaco livre. Se o ajuste da dose não for realizado, poderá ocorrer aumento na incidência dos efeitos adversos.

A ligação de um fármaco às proteínas plasmáticas pode ser afetada pela presença simultânea de outra ou de outras substâncias. O fármaco ou os fármacos adicionais podem produzir efeitos ou duração de ação completamente diferentes aos obtidos quando administrados de modo isolado. Os salicilatos, por exemplo, reduzem a capacidade de ligação da tiroxina, o hormônio da tireoide, às proteínas. Por meio dessa ação, o fármaco deslocado torna-se menos ligado, e sua atividade (e toxicidade) pode ser aumentada. A intensidade da resposta farmacológica está relacionada à razão entre a fração de fármaco ligada e a livre e a seu índice terapêutico. A varfarina, um anticoagulante, encontra-se 97% ligada às proteínas plasmáticas, e 3%, na forma livre para exercer sua ação. Se um segundo fármaco, como o naproxeno, que se liga em grande extensão às proteínas plasmáticas, for administrado, conduzindo à ligação de somente 90% da varfarina, 10% deste fármaco estará na forma livre. Dessa maneira, o nível sanguíneo da varfarina livre (3 a 10%) triplicará, possivelmente resultando em toxicidade grave. O deslocamento de fármacos das proteínas plasmáticas é típico nos idosos, que normalmente tomam vários medicamentos. Aliado com a redução das proteínas plasmáticas pelo processo de envelhecimento, a adição de um fármaco que se liga em grande extensão às proteínas, no tratamento desses pacientes, pode acarretar problemas significativos se não houver monitoramento cuidadoso dos sinais de toxicidade grave.

Da mesma maneira como se ligam às proteínas plasmáticas, os fármacos podem se ligar a componentes específicos de determinadas células. Assim, os fármacos não são distribuídos uniformemente entre todas as células do organismo, mas tendem a passar do sangue para o fluido que irriga os tecidos, podendo se acumular em certas células, de acordo com sua permeabilidade e afinidades química e física. Tal afinidade por certos sítios do corpo influencia a ação dos fármacos, pois eles podem entrar em contato com os tecidos reativos (seus sítios receptores) ou ser depositados em locais onde são inativos. Muitos fármacos, devido a sua afinidade e sua solubilidade com os lipídeos, são depositados em tecidos gordurosos no organismo, criando um reservatório a partir do qual são liberados lentamente para outros tecidos.

METABOLISMO DE FÁRMACOS OU BIOTRANSFORMAÇÃO

Embora alguns fármacos sejam excretados do corpo em sua forma original, muitos sofrem biotransformação prévia à excreção. A biotransformação consiste em mudanças químicas dos fármacos dentro do corpo, ou seja, como eles são metabolizados e alterados por vários mecanismos bioquímicos. A biotransformação de um fármaco resulta em sua conversão para um ou mais compostos que são mais hidrossolúveis, ionizáveis, menos capazes de se ligar às proteínas do plasma e tecidos, e de ser armazenados nos tecidos adiposos, menos aptos a penetrar nas membranas celulares e, portanto, menos ativos farmacologicamente. Devido às suas novas características, o fármaco biotransformado é menos tóxico e excretado com mais facilidade. É por essa razão que a biotransformação é também chamada de detoxificação ou inativação. (Entretanto, algumas vezes os metabólitos são mais ativos que o composto-mãe; ver pró-fármacos, a seguir.)

Os processos metabólicos exatos (rotas) pelos quais os fármacos são transformados fazem parte de uma área atual da pesquisa biomédica. Muitos trabalhos sobre o processo de degradação de fármacos em modelos animais têm sido realizados e, em muitos casos, admite-se que a biotransformação no animal é semelhante àquela que ocorre no ser humano. Quatro principais reações químicas estão envolvidas no metabolismo de fármacos: oxidação, redução, hidrólise e conjugação. A maioria das reações de oxidação é catalisada por enzimas (oxidases) ligadas ao retículo endoplasmático, um sistema tubular nas células hepáticas. Somente uma pequena fração de fármacos é metabolizada por redução, pela ação das redutases no intestino e no fígado. As estearases no fígado participam da quebra hidrolítica de fármacos contendo grupos éster e amida. A conjugação é a rota mais comum de metabolismo de fármacos, ocorrendo por meio da combinação com ácido glicurônico, formando compostos ionizados facilmente eliminados pela urina (8). Outros processos metabólicos, incluindo as reações de metilação e acilação, ocorrem com determinados fármacos para promover a eliminação.

Nos últimos anos, muito interesse tem recaído nos metabólitos formados na biotransformação de fármacos. Alguns deles podem ser tanto quanto ou mais ativos farmacologicamente do que o composto original. Ocasionalmente, um fármaco ativo é convertido em um metabólito ativo, que deve ser excretado como tal ou sofrer biotransformação para um metabólito inativo, por exemplo, de amitriptilina para nortriptilina. Em outros casos da terapia farmacológica, um composto-mãe inativo, chamado de *pró-fármaco*, pode ser convertido em um agente terapêutico ativo por transformação química no organismo. Um exemplo é o pró-fármaco enalapril (Vasotec) que, após a administração oral, é hidrolisado a enalaprilato, um inibidor da enzima conversora de angiotensina usado no tratamento da hipertensão. O enalaprilato é mal-absorvido quando tomado oralmente (razão do uso de um pró-fármaco), mas pode ser administrado por via IV em solução aquosa. O uso desses metabólitos ativos como fármacos originais é uma nova área de investigação e uma rica fonte de potenciais agentes terapêuticos.

Vários exemplos de biotransformação ocorrem dentro do organismo, a saber:

(1) Paracetamol (ativo) $\xrightarrow{\text{Conjugação}}$ Paracetamol glucoronido (inativo)

(2) Amoxapina (ativo) $\xrightarrow{\text{Oxidação}}$ 8-hidroxiamoxapina (inativo)

(3) Procainamida (ativo) $\xrightarrow{\text{Hidrólise}}$ Ácido p-aminobenzoico (inativo)

(4) Nitroglicerina (ativo) $\xrightarrow{\text{Redução}}$ 1-2 e 1-3 dinitroglicerol (inativo)

Alguns compostos sofrem biotransformação total ou parcial, ou nenhuma biotransformação após a administração. O lisinopril (Zestril), por exemplo, não é metabolizado, sendo excretado inalterado na urina. Em contrapartida, o verapamil (Calan) é metabolizado em pelo menos 12 metabólitos, dos quais o mais prevalente é o norverapamil. Este apresenta 20% da atividade cardiovascular do composto-mãe. O diltiazem (Cardizem) é metabolizado parcialmente (cerca de 20%) a desacetildiltiazem, que apresenta de 10 a 20% da atividade vasodilatadora coronariana do composto-mãe. A indometacina (Indocin) é metabolizada em parte para os metabólitos desmetil, desbenzoil e desmetildesbenzoil. O napsilato de propoxifeno (Darvon N) é metabolizado para norpropoxifeno, que possui menor ação depressora no sistema nervoso central do que o composto-mãe, mas maior efeito anestésico local. A maioria das transformações metabólicas ocorre no fígado com alguns fármacos, incluindo o diltiazem e o verapamil, sofrendo intenso efeito de primeira passagem. Outros fármacos, como a terazosina (Hytrin), sofrem metabolismo de primeira passagem mínimo. A excreção do fármaco e de seus metabólitos ocorre principalmente, mas diferindo em grau, pela urina e pelas fezes. Por exemplo, a indometacina e seus metabólitos são excretados sobretudo pela urina (60%), e o restante, pelas fezes, enquanto a terazosina e seus metabólitos são excretados em maior escala pelas fezes (60%) e o restante pela urina.

Vários fatores influenciam o metabolismo dos fármacos. Por exemplo, existem diferenças marcantes nas rotas de metabolismo hepático de um dado medicamento entre as *espécies*. Essas diferenças tornam as extrapolações de uma espécie para a outra difíceis de serem feitas, como dos animais de laboratório para os humanos. Além disso, existem muitos exemplos de *variações interindividuais* no metabolismo hepático de fármacos dentro de uma mesma espécie. Fatores genéticos afetam a atividade basal dos sistemas enzimáticos responsáveis por esse metabolismo. Portanto, pode haver variação interindividual acentuada nas velocidades de metabolismo. Devido a essa variação, um médico deve individualizar o tratamento medicamentoso para maximizar as chances de obtenção de resultados terapêuticos positivos com mínima toxicidade. Os estudos em humanos demonstram que essas diferenças ocorrem dentro do código genético do citocromo P-450 para uma família de isoenzimas responsáveis pelo metabolismo de fármacos.

A *idade* do paciente é outro fator significativo no metabolismo de fármacos. Embora os cálculos farmacocinéticos não tenham sido úteis no desenvolvimento de uma correlação específica com a idade, sabe-se que a capacidade de metabolizar fármacos é baixa em faixas etárias extremas, ou seja, em idosos e neonatos. O fluxo sanguíneo do fígado é reduzido com a idade em cerca de 1% ao ano a partir dos 30 anos (9). Esse decréscimo do fluxo sanguíneo para o fígado reduz a capacidade de metabolismo hepático e eliminação de fármacos. Por exemplo, a meia-vida do clordiazepóxido aumenta de seis horas, aos 20 anos de idade, para 36 horas aos 80. Além disso, o sistema hepático imaturo impede o metabolismo efetivo de fármacos nos recém-nascidos ou prematuros. Conforme mencionado anteriormente, a meia-vida da teofilina varia de 14 a 58 horas em um prematuro a 2,5 a 5 horas em uma criança de 1 a 4 anos de idade, na qual o sistema enzimático do fígado está maduro.

A *dieta* também tem demonstrado modificar o metabolismo de alguns fármacos. Por exemplo, a alteração de uma dieta proteica alta para baixa aumenta a meia-vida da teofilina em um paciente asmático. Também tem sido observado que a produção de hidrocarbonetos policíclicos, pela carbonização de bifes grelhados, aumenta o metabolismo hepático e diminui a meia-vida da teofilina. É concebível que esse efeito também ocorra em fármacos metabolizados de modo similar à teofilina. O tipo da dieta, incluindo o jejum e a ingestão de determinados vegetais (couve-de-bruxelas, repolho, brócolis) parece afetar o metabolismo de certos fármacos. A coadministração de grandes quantidades de suco de toranja (pelo menos 1 L diariamente) pode resultar em aumento nos níveis plasmáticos de alguns inibidores da 3-hidroxi-3-metilglutaril coenzima A (HMG-CoA) redutase e aumentar o risco de miopatia no paciente. Consequentemente, a utilização concomitante de suco de toranja deve ser evitada. Finalmente, a exposição a outros fármacos ou substâncias, como pesticidas, álcool e nicotina, e a presença de estados patológicos, como hepatite, interferem no metabolismo e, por conseguinte, no perfil farmacocinético de alguns medicamentos.

EXCREÇÃO DE FÁRMACOS

A excreção de fármacos e seus metabólitos encerram sua atividade e presença no organismo. Eles podem ser eliminados por várias rotas, com os rins desempenhando o papel predominante na excreção via urina. A excreção de fármacos pelas fezes também é importante, especialmente aqueles que são pouco absorvidos, permanecendo no trato gastrintestinal após a administração oral. A eliminação pela bile é significativa somente quando a reabsorção a partir do trato gastrintestinal é mínima. Os pulmões fornecem a saída para muitos fármacos voláteis por meio da expiração. As glândulas sudoríparas, a saliva e o leite desempenham um papel menor na eliminação. Entretanto, se o fármaco tem acesso ao leite da mãe durante a amamentação, ele pode facilmente exercer seus efeitos no lactente. Quando presentes no leite materno, os fármacos podem passar para as crianças, tais como por exemplo: a teofilina, apenicilina, a reserpina, a codeína, a meperidina, os barbituratos, o diltiazem e os diuréticos tiazídicos. Geralmente, é recomendável que as mães abstenham-se de tomar medicamentos até que a criança seja desmamada. Se ela precisar tomar o medicamento, deve se submeter a uma posologia e a um esquema terapêutico que permitam a terapia adequada e que ainda sejam seguros para o bebê. Nem todos os fármacos são excretados no leite; no entanto, é aconselhável a precaução. As bulas dos medicamentos (geralmente na seção sobre precauções) incluem informações específicas do produto acerca da migração para o leite materno.

O uso de medicamentos durante o início da gravidez é igualmente restringido pelos médicos, pois alguns deles são conhecidos por atravessar a barreira placentária e atingir os tecidos e o sangue do feto. Entre os muitos fármacos conhecidos por esse efeito, encontram-se todos os gases anestésicos, muitos barbitúricos, sulfonamidas, salicilatos e vários agentes terapêuticos potentes, como quinina, meperidina e morfina, os dois últimos sendo analgésicos narcóticos com grande potencial de dependência. De fato, é razoavelmente comum que um recém-nascido seja dependente, em decorrência da dependência da mãe e da passagem das substâncias pela barreira placentária.

O rim, como o principal órgão para a eliminação de fármacos do corpo, deve estar funcionando da forma adequada para que os fármacos sejam eficientemente excretados. Por exemplo, a eliminação da digoxina ocorre pelo rim por meio de uma cinética de primeira ordem; ou seja, a quantidade de digoxina eliminada em dado período é proporcional ao teor total do organismo. A excreção renal da digoxina é proporcional à taxa de filtração glomerular, que, quando se encontra normal, conduz a uma meia-vida que varia de 1,5 a 2 dias. Entretanto, quando a taxa de filtração glomerular se encontra prejudicada ou interrompida, como no caso dos pacientes anúricos, a velocidade de eliminação decresce. Em consequência, a meia-vida da digoxina pode ser de 4 a 6 dias. Devido ao prolongamento da meia-vida da digoxina, sua dose deve ser reduzida ou o intervalo da administração aumentado. Caso contrário, haverá efeitos tóxicos. O grau de dano pode ser estimado pela medida da taxa de filtração glomerular, geralmente pela depuração (*clearance*) da creatinina. Entretanto, em geral isso não é viável, e o valor de creatinina sérica do paciente é usado em equações farmacocinéticas apropriadas para auxiliar na determinação de um esquema posológico.

Alguns fármacos podem ser reabsorvidos dos túbulos renais mesmo quando enviados para a excreção. Como a taxa de reabsorção é proporcional à concentração do fármaco na forma não ionizada, é possível modificar essa velocidade pelo ajuste do pH da urina. Com a acidificação da urina, pela administração oral de cloreto de amônio, ou por sua alcalinização, com o fornecimento de bicarbonato de sódio, é possível aumentar ou diminuir o grau de ionização do fármaco e, desse modo, alterar a probabilidade dele ser reabsorvido. A alcalinização da urina tem demonstrado aumentar a excreção de ácidos fracos, como os salicilatos, as sulfonamidas e o fenobarbital. O efeito oposto pode ser alcançado pela acidificação da urina. Dessa maneira, a duração do fármaco dentro do organismo pode ser alterada acentuadamente pela mudança do pH urinário. Alguns alimentos, tais como o suco de oxicoco (*cranberry*), também podem acidificar a urina e alterar as velocidades de excreção dos fármacos.

A excreção urinária de medicamentos ainda pode ser retardada pela administração concorrente de agentes capazes de inibir sua secreção tubular. Um exemplo bem-conhecido é o uso da probenecida para inibir a secreção tubular de vários tipos de penicilina, reduzindo, desse modo, a frequência de administração das doses geralmente necessárias para manter os níveis sanguíneos terapêuticos adequados do antibiótico. Nesse exemplo particular, o aumento dos níveis de penicilina em duas e quatro vezes tem sido demonstrado, por qualquer via que o antibiótico seja administrado, pela terapia adjuvante com probenicida. Os efeitos são completamente reversíveis com a retirada da probenicida da terapia.

A excreção fecal de fármacos parece ser retardada em relação à excreção urinária, em parte porque cerca de um dia é transcorrido antes que as fezes alcancem o reto. Os medicamentos administrados oralmente para exercer efeitos locais no trato gastrintestinal e que não são absorvidos são eliminados por completo pelas fezes. A menos que algum fármaco seja muito irritante ao trato gastrintestinal, não existe urgência para a remoção da fração não absorvida por outros meios que não seja a defecação normal. Alguns fármacos que são apenas parcialmente absorvidos após administração oral serão eliminados pelo reto.

PRINCÍPIOS FARMACOCINÉTICOS

Esta seção introduz o conceito de farmacocinética e como ela inter-relaciona os vários processos que ocorrem quando um medicamento é administrado ao paciente, isto é, absorção, distribuição, metabolismo e excreção. Não houve a intenção de que esta seção fosse completa e, portanto, para maiores informações sobre este assunto, o leitor deve procurar outra literatura apropriada.

Um problema encontrado quando se deseja determinar a dose mais exata ou obter uma interpretação mais significativa sobre uma resposta biológica é a dificuldade de estabelecer a concentração de fármaco no sítio de ação. Assim, o conceito de análise compartimental é usado para determinar o que ocorre com o fármaco em função do tempo desde o momento em que ele é administrado até quando não é mais encontrado no organismo. As análises farmacocinéticas usam modelos matemáticos para simplificar ou simular a disposição do fármaco no organismo. A ideia é iniciar com um modelo simples e então modificá-lo conforme for necessário. A principal suposição é que o corpo humano pode ser representado por um ou mais *compartimentos* ou partes nos quais um fármaco permanece em estado dinâmico por curto período. Um compartimento é um espaço hipotético ligado por uma membrana inespecífica através da qual os fármacos são transferidos (Fig. 5.12). A transferência de fármacos para dentro ou para fora desse compartimento é indicada por setas que mostram a direção do movimento. A velocidade na qual o fármaco é transferido por todo o sistema é designada por um símbolo que em geral representa uma constante de velocidade exponencial. Tipicamente, é empregada a letra K ou k com números ou alfanuméricos subscritos.

Inúmeras suposições estão associadas ao modelo de comportamento do fármaco no corpo. Presume-se que o volume de cada compartimento permaneça constante. Dessa maneira, uma equação que descreve a duração da quantidade do fármaco no compartimento pode ser convertida a uma equação que representa a duração da concentração do fármaco no compartimento, dividindo-se

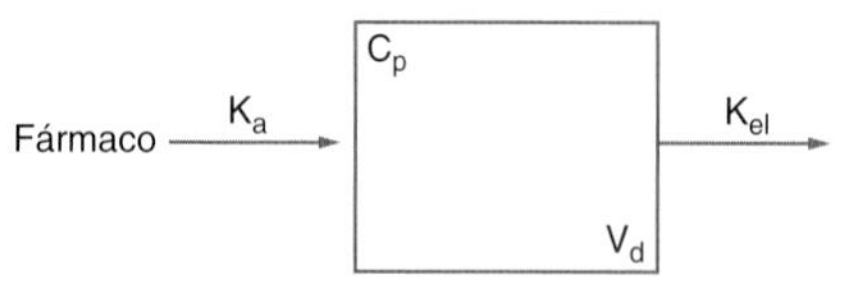

Em que:
C_p é a concentração do fármaco no plasma; e
V_d, o volume do compartimento ou volume de distribuição.

FIGURA 5.12 Sistema monocompartimental.

ambos os lados da equação pelo volume deste último. Segundo, é presumido que, uma vez que o fármaco entra no compartimento, ele é instantânea e uniformemente distribuído por todo ele. Assim, admite-se que uma amostragem de qualquer parte forneça a concentração do compartimento inteiro.

Nos modelos compartimentais, admite-se que o fármaco passe livremente para dentro e para fora do compartimento. Assim, esses sistemas compartimentais são conhecidos como abertos. Tipicamente, o transporte do fármaco entre compartimentos segue uma cinética de primeira ordem, em que uma fração constante é eliminada por unidade de tempo e pode ser descrita por equações diferenciais. Nesses sistemas lineares, as constantes que descrevem a velocidade na qual a curva de concentração plasmática ou sanguínea de um fármaco decai é independente da dose, do volume de distribuição e da via de administração.

O modelo farmacocinético mais simples é o *monocompartimental aberto*, (Fig. 5.12). Esse modelo descreve o corpo como um compartimento caracterizado por um certo volume de distribuição (V_d) que permanece constante. Cada fármaco tem seu próprio volume de distribuição, que pode ser influenciado por fatores como a idade e o estado de saúde. Nesse esquema, um fármaco pode ser instantaneamente introduzido no compartimento, ou seja, pela via IV, ou de modo gradual, como na administração oral. No primeiro caso, presume-se que o fármaco se distribua de imediato aos tecidos, atingindo o equilíbrio instantaneamente. No último caso, ele é absorvido em certa velocidade e é caracterizado pela constante de velocidade de absorção, K_a. Finalmente, o fármaco é eliminado a partir do compartimento em determinada velocidade, caracterizada por uma constante de velocidade de eliminação, K_{el}.

É relevante considerar o *volume de distribuição* – V_d – uma constante de proporcionalidade que se refere ao volume no qual a quantidade total de fármaco no organismo deve estar distribuída uniformemente para proporcionar a concentração de fármaco de fato medida no plasma ou sangue. Esse termo pode ser mal-interpretado, pois não representa um volume ou fluido corporal específico. Ele é afetado pela ligação do fármaco às proteínas plasmáticas e aos tecidos. Estas interferem, portanto, em sua distribuição entre o plasma, os fluidos extra e intracelulares e a água corporal total. Além disso, uma vez que um fármaco pode se distribuir entre os lipídeos e a água, de acordo com seu coeficiente de partição, este também pode afetar o volume de distribuição. Devido a esses fenômenos, os farmacocineticistas acham conveniente descrever a distribuição de fármacos em modelos compartimentais.

Para determinar a velocidade de transferência para dentro e fora do compartimento, amostras de plasma, soro ou sangue são coletadas em tempos predeterminados e analisadas quanto à concentração do fármaco. Uma vez que um número suficiente de pontos experimentais é determinado, esses dados são empregados para a construção de um gráfico sobre um papel semilogaritmo e uma tentativa de ajustar os pontos experimentais em uma curva linear é realizada. A Figura 5.13 ilustra o perfil de concentração plasmática *versus* tempo para um fármaco hipotético após a injeção IV de uma dose em *bolus* do fármaco com distribuição instantânea. Para fármacos cuja distribuição segue a farmacocinética monocompartimental de primeira ordem, um traçado do logaritmo da concentração do fármaco no plasma (ou sangue) *versus* o tempo produz uma linha reta. A equação que descreve o declínio da curva de concentração plasmática é:

$$C_p = C_p^0 e^{-K_{el} t} \qquad \text{(Equação 5.1)}$$

Em que:

K_{el} é a velocidade de eliminação de primeira ordem do fármaco no organismo;

C_p, a concentração do fármaco em um tempo igual a t; e

C_p^0, a concentração do fármaco no tempo igual a zero, após todo o fármaco administrado ter sido absorvido, mas nada ter sido removido pelos mecanismos de eliminação, por exemplo, metabolismo, excreção urinária.

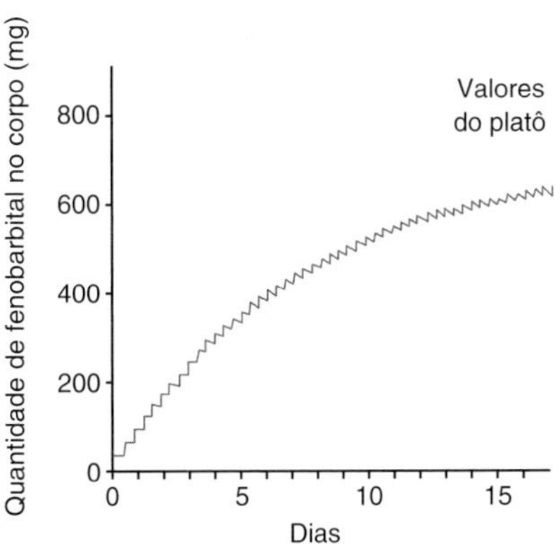

FIGURA 5.13 Gráfico dos dados de concentração plasmática *versus* tempo. (Adaptada, com permissão, de Rowland M, Tozer TN. Clinical Pharmacokinetics. 2nd Ed. Philadelphia: Lea & Febiger, 1989.)

A velocidade de eliminação aparente de primeira ordem, K_{el}, é, em geral, a soma das constantes de velocidade de vários processos individuais, como transformação metabólica e excreção urinária.

Para fins de cálculos farmacocinéticos, é mais simples converter a Equação 5.1 para o logaritmo natural:

$$\text{Ln } C_p = \text{Ln } C_p^0 - K_{el}(t) \qquad \text{(Equação 5.2)}$$

E então para o log da base_{10}:

$$\text{Log } C_p = \text{Log } C_p^0 - K_{el}(t) / 2{,}303 \qquad \text{(Equação 5.3)}$$

A Equação 5.3 é, então, extrapolada dos termos de intercepto Y:

$$Y = b + mX$$

$$\text{Log } C_p = \text{Log } C_p^0 - K_{el} / 2{,}303(t)$$

e interpretada tal como no gráfico semilogarítmico ilustrado na Figura 5.14. A administração oral da maioria dos fármacos pode ser adequadamente descrita usando-se um modelo monocompartimental, enquanto a rápida infusão IV é melhor descrita por um sistema bi ou tricompartimental.

Presumindo-se que um volume de distribuição do fármaco seja constante dentro desse sistema, a quantidade total de fármaco no corpo (Qc) pode ser calculada por meio da seguinte equação:

$$Q_b = \left[C_p^0\right]\left[V_d\right] \qquad \text{(Equação 5.4)}$$

Geralmente, C_p^0 é determinado pela extrapolação da curva de concentração do fármaco *versus* tempo ao tempo zero.

Nesse sistema monocompartimental, admite-se que o medicamento administrado encontra-se confinado no plasma (ou sangue) e, então, é excretado. Os fármacos que exibem tal comportamento têm volumes de distribuição pequenos. Por exemplo, a varfarina sódica, que é extensivamente ligada à albumina plasmática, apresenta um volume de distribuição equivalente àquele da água do plasma, cerca de 2,8 L em média para um adulto de 70 kg. Entretanto, alguns fármacos são inicialmente distribuídos em velocidades um pouco diferentes nos vários fluidos e tecidos. Por esse motivo, esses comportamentos cinéticos dos fármacos podem ser melhor ilustrados ao considerar uma expansão do sistema monocompartimental ao *modelo bicompartimental* (Fig. 5.15).

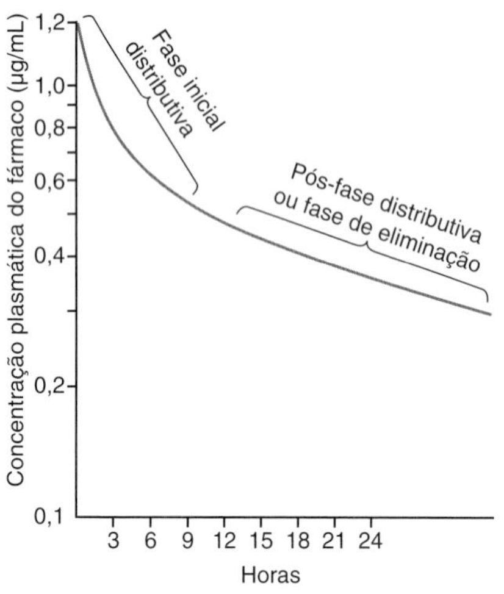

FIGURA 5.14 Gráfico semilogarítmico de concentração plasmática *versus* tempo de um fármaco administrado por via intravenosa que segue o modelo farmacocinético de primeira ordem bicompartimental.

No sistema bicompartimental, um fármaco entra e é instantaneamente distribuído por todo o compartimento central. Sua subsequente distribuição no segundo compartimento ou compartimento periférico é mais lenta. Para simplificar, com base na perfusão sanguínea e nos coeficientes de partição plasma-tecido de certo fármaco, vários tecidos e órgãos são considerados como um todo e designados como sendo o compartimento central ou periférico. O compartimento central inclui o sangue, o espaço extracelular e os órgãos com boa perfusão sanguínea, como o pulmão, o fígado, os rins e o coração. O compartimento periférico compreende os tecidos e órgãos que são fracamente perfundidos pelo sangue, como a pele, os ossos e a gordura.

A Figura 5.16 mostra o gráfico de concentração plasmática *versus* tempo após a administração de uma dose, por via IV, de um fármaco hipotético que exibe comportamento cinético segundo um modelo bicompartimental. Observar o rápido declínio inicial da curva de concentração plasmática do medicamento. Esta representa a distribuição do fármaco do compartimento central para o periférico. Durante essa fase, a concentração no plasma diminui mais rapidamente do que na fase pós-distributiva ou de eliminação. O quanto essa fase distributiva é visível depende do momento das tomadas de amostras do plasma, em particular no tempo imediatamente após a administração. A fase distributiva pode ser muito curta, de poucos minutos, ou durar horas e até mesmo dias.

Um gráfico semilogarítmico da concentração plasmática *versus* tempo após rápida injeção IV de um fármaco que é melhor descrito por um modelo bicompartimental pode, muitas vezes, ser resolvido em dois componentes lineares. Esse procedimento pode ser realizado pelo método dos resíduos, de-

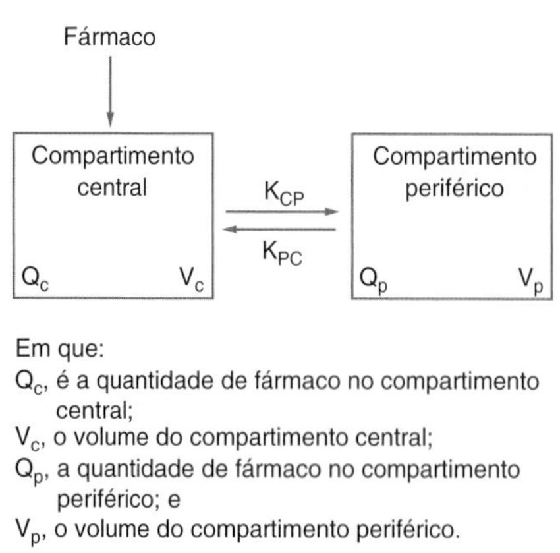

FIGURA 5.15 Esquema de um sistema bicompartimental.

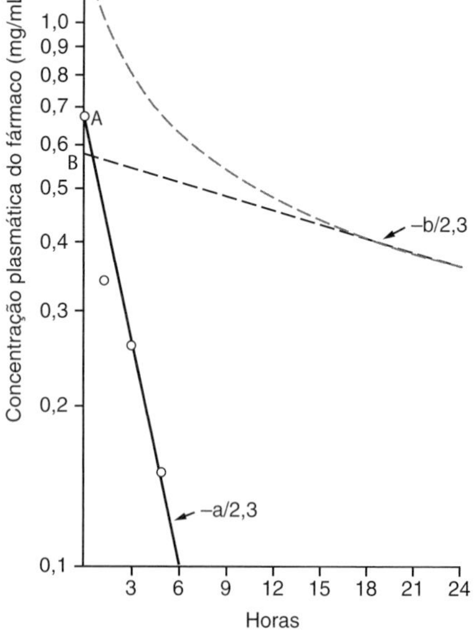

FIGURA 5.16 O logaritmo da concentração plasmática *versus* tempo (linha contínua) após administração intravenosa de um fármaco cuja disposição pode ser descrita por um modelo bicompartimental.

monstrado na Figura 5.16. Nesse caso, uma linha reta é ajustada pela cauda da curva original e extrapolada ao eixo Y (o valor obtido é B). Um gráfico é então construído a partir dos valores da diferença absoluta da curva original e a linha reta resultante é extrapolada. A inclinação da linha obtida (-a/2,303) e da linha extrapolada (-b/2,303) e os interceptos, A e B, são determinados. A seguinte equação descreve um sistema bicompartimental:

$$C_p = Ae^{-at} + Be^{-bt} \quad \text{(Equação 5.5)}$$

Esta é uma equação biexponencial que descreve o sistema bicompartimental. No esquema, a inclinação da linha, –a/2,303, fornece a velocidade distributiva do fármaco. A inclinação da fase linear terminal ou de eliminação, –b/2,303, ilustra sua velocidade de perda a partir do organismo e em geral é considerada um reflexo dos processos metabólicos e da eliminação renal. Fórmulas farmacocinéticas apropriadas permitem ao clínico calcular os vários volumes e velocidades de distribuição e eliminação para fármacos cujo comportamento farmacocinético é exemplificado pelo sistema bicompartimental.

MEIA-VIDA BIOLÓGICA

A meia-vida ($T_{1/2}$) de um fármaco descreve o tempo necessário para a concentração plasmática ou sanguínea diminuir até a metade. Essa queda na concentração é o reflexo dos processos metabólicos e/ou de excreção. A meia-vida biológica de um fármaco no sangue pode ser determinada a partir do gráfico de perfil farmacocinético de concentração sanguínea *versus* tempo, geralmente após a administração IV em uma população. O tempo necessário para a concentração do fármaco diminuir à metade é considerada sua meia-vida biológica. O tempo de meia-vida pode também ser determinado matematicamente, recordando a Equação 5.3 e rearranjando-a da seguinte maneira:

$$\frac{K_{el}t}{2{,}303} = \text{Log } C_p^0 - \text{Log } C_p = \frac{\text{Log } C_p^0}{C_p} \quad \text{(Equação 5.6)}$$

Então, presumindo que C_p é igual à metade de C_p^0:

$$\frac{K_{el}t}{2{,}303} = \frac{\text{Log } C_p^0}{0{,}5\ C_p^0} = \text{Log } 2 \quad \text{(Equação 5.7)}$$

Logo:

$$t_{1/2} = \frac{2{,}303 \text{ Log } 2}{K_{el}} = \frac{0{,}693}{K_{el}} \quad \text{(Equação 5.8)}$$

Se esta equação for rearranjada, a meia-vida encontrará utilidade na determinação da eliminação do fármaco do corpo, desde que seja evidente que o fármaco segue cinética de primeira ordem. Reorganizando a equação anterior:

$$K_{el} = \frac{0{,}693}{t_{1/2}} \quad \text{(Equação 5.9)}$$

As constantes de velocidade de eliminação de primeira ordem são expressas em tempo^{-1}, por exemplo, minutos^{-1} ou horas^{-1}. Assim, uma constante de eliminação de 0,3 horas-1 indica que 30% do fármaco é eliminado por hora.

A meia-vida varia amplamente entre os fármacos; para alguns pode ser de poucos minutos, enquanto para outros pode ser de horas ou até mesmo dias (Tab. 5.9). Os dados sobre a meia-vida biológica de um fármaco são úteis na determinação do regime de doses mais apropriado para alcançar e manter o nível sanguíneo desejado. Essas determinações resultam em esquemas de dosagem recomendados para um fármaco, tal como a cada quatro, seis ou oito horas. Embora esse tipo de recomendação seja adaptável às necessidades da maioria dos pacientes, ele não é adequado a todos os indivíduos. A maioria dos pacientes apresenta capacidade reduzida ou é incapaz de metabolizar ou excretar fármacos. Esses indivíduos, cuja maioria apresenta disfunção hepática

TABELA 5.9 Alguns valores de meia-vida de eliminação

MEDICAMENTO	MEIA-VIDA DE ELIMINAÇÃO[a]
Paracetamol (Tylenol)	1-4 horas
Amoxicilina (Amoxil)	1 hora
Butabarbital sódico (Butisol sódico)	100 horas
Cimetidina (Tagamet)	2 horas
Digoxina (Lanoxin)	1,5-2 dias
Diltiazem (Cardizem)	2,5 horas
Ibuprofeno (Motrin)	1,8-2 horas
Indometacina (Indocin)	4,5 horas
Carbonato de lítio (Eskalith)	24 horas
Nitroglicerina	3 minutos[b]
Fenitoína sódica (Dilantin)	7-29 horas
Propoxifeno (Darvon)	6-12 horas
Propranolol HCl (Inderal)	4 horas
Ranitidina (Zantac)	2,5-3 horas
Teofilina (Theo-Dur)	3-15 horas
Sulfato de tobramicina (Nebcin)	2 horas

[a] Média ou faixa de valores obtidas a partir das informações sobre os produtos encontradas no *Physicians' Desk Reference*. 57th Ed. Montvale, NJ: Thompson PDR, 2003. Os valores de meia-vida podem variar conforme as características do paciente (p. ex., idade, função hepática ou renal, hábito de fumar), os níveis de dose e as vias de administração.
[b] Após a infusão intravenosa, a nitroglicerina é rapidamente metabolizada em di e mononitratos.

ou doença renal, retêm o fármaco administrado no sangue ou tecido por períodos prolongados devido à sua capacidade de eliminação reduzida. A meia-vida prolongada resultante faz com que seja necessário o estabelecimento de um regime de dosagem individualizado, seja pela administração menos frequente que o esquema posológico usual, seja pela manutenção da dose, mas com a redução da quantidade de fármaco administrado.

Como mencionado anteriormente, a digoxina é um bom exemplo de fármaco que tem sua meia-vida afetada pelas condições patológicas do paciente. Ela é eliminada na urina. A excreção urinária da digoxina é proporcional à taxa de filtração glomerular. Nos indivíduos que apresentam função renal normal, sua meia-vida é de 1,5 a 2 dias. Em pacientes anúricos (ausência de formação de urina), a meia-vida pode ser prolongada de 4 a 6 dias. Já a meia-vida da teofilina também varia de acordo com a população. Em bebês prematuros que apresentam sistemas enzimáticos da família do citocromo P-450 imaturos, sua meia-vida varia de 14 a 58 horas, enquanto em uma criança de 1 a 4 anos cujos sistemas enzimáticos estão mais maduros varia de 2 a 5,5 horas. Em adultos não fumantes, a meia-vida média da teofilina varia de 6,1 a 12,8 horas; enquanto em adultos fumantes, é de 4,3 horas. Acredita-se que o aumento na depuração da teofilina entre fumantes seja atribuído à indução de seu metabolismo hepático. A meia-vida desse medicamento é diminuída, e a depuração total corporal, aumentada de tal modo que esses indivíduos podem necessitar de um incremento de 50 a 100% na dose para a obtenção de resultados terapêuticos eficazes. O tempo necessário para normalizar os efeitos do cigarro sobre o metabolismo da teofilina no corpo, se o paciente parar de fumar, varia de três meses a dois anos. Como a teofilina é metabolizada no fígado, sua meia-vida será estendida em caso de doença hepática. Por exemplo, em um estudo com nove pacientes com cirrose descompensada, a meia-vida média foi de 32 horas.

A meia-vida de um fármaco na corrente sanguínea pode ser afetada também por uma alteração na extensão em que se liga às proteínas plasmáticas ou aos componentes celulares. Tal mudança no padrão de ligação pode ser causada pela administração de um segundo fármaco com maior afinidade do que o primeiro pelos mesmos sítios de ligação. Como resultado, tem-se o deslocamento do primeiro fármaco desses sítios pelo segundo e sua súbita disponibilidade na forma livre (não ligada), que pode passar da circulação sanguínea para outro local do corpo, incluindo aqueles relacionados à sua eliminação. O deslocamento de um fármaco de seu sítio de ligação por outro é em geral visto como um evento indesejado, pois a quantidade de fármaco livre resultante é maior do que os níveis normalmente encontrados durante a terapia e pode resultar em efeitos adversos.

CONCEITO DE DEPURAÇÃO (*CLEARANCE*)

Os três principais mecanismos pelos quais um fármaco é removido ou eliminado do corpo incluem (*a*) metabolismo hepático, isto é, depuração hepática, Cl_h, de um fármaco para um metabólito ativo ou inativo; (*b*) excreção urinária, isto é, depuração renal, Cl_r, de um fármaco inalterado na urina; e (*c*) eliminação do fármaco na bile e subsequentemente no intestino para excreção nas fezes. Um modo alternativo para expressar a remoção ou eliminação do corpo é o uso da depuração corporal total (Cl_B), que é definida como a fração do volume total de distribuição que pode ser eliminado por unidade de tempo. Devido ao fato de a maioria dos fármacos sofrer um ou mais desses processos, a depuração corporal total, Cl_B, de um fármaco é a soma desses tipos de depuração, ou seja, a depuração hepática, Cl_h, e renal, Cl_r. A depuração pela bile e pelas fezes geralmente não é significativa para a maioria dos fármacos.

Esses processos de eliminação funcionam concomitantemente, de modo que um fármaco que é eliminado por excreção urinária e biotransformação hepática apresenta uma velocidade global de eliminação – K_{el} –, que é a soma da excreção urinária, k_u e a biotransformação hepática, k_m. No modelo monocompartimental descrito anteriormente, a depuração corporal total é o produto do volume de distribuição, V_d, e da velocidade global de eliminação, k_{el}:

$$Cl_B = V_d \times k_{el} \qquad \text{(Equação 5.10)}$$

Mas recordando que k_{el} é igual a $0,693/t_{1/2}$. Se essa relação for substituída na Equação 5.10, e o tempo de meia-vida, $t_{1/2}$, resolvido, a seguinte equação é obtida:

$$t_{1/2} = \frac{0,693V_d}{Cl_b} \qquad \text{(Equação 5.11)}$$

A depuração corporal total depende de um ou mais processos, e se nesse caso um fármaco for eliminado do corpo por meio de biotransformação hepática e de depuração renal, a Equação 5.11 torna-se:

$$t_{1/2} = \frac{0{,}693\,V_d}{(Cl_h + Cl_r)} \qquad \text{(Equação 5.12)}$$

Portanto, a meia-vida do fármaco é diretamente proporcional ao volume de distribuição e inversamente proporcional à depuração corpórea total, que consiste nas depurações hepática e renal. Em bebês e crianças, que apresentam volumes de distribuição maiores e valores de *clearance* mais baixos, a maioria dos fármacos apresenta meia-vida maior do que nos adultos.

Um decréscimo na depuração renal ou hepática prolonga a meia-vida de um fármaco. Isso ocorre tipicamente nos casos de falência renal, e, em consequência, se for possível estimar a porcentagem de redução na excreção devido à insuficiência renal, a Equação 5.12 pode ser empregada para calcular a nova meia-vida do medicamento no paciente. Dessa maneira, o regime de doses pode ser calculado e adaptado para diminuir o risco de toxicidade.

CONSIDERAÇÕES SOBRE O REGIME DE DOSES

O capítulo anterior menciona fatores que afetam a dose de um fármaco. Não é fácil determinar a quantidade de fármaco e com que frequência ele deve ser administrado para exercer o efeito terapêutico desejado. Existem duas abordagens básicas para o desenvolvimento do regime de dosagem. A primeira é a *abordagem empírica*, que consiste na administração de um fármaco em certa quantidade, observação da resposta terapêutica e modificação da quantidade e do intervalo de dosagem conforme necessário. Infelizmente, a experiência com a administração de um fármaco em geral inicia com o primeiro paciente e um número suficiente de indivíduos recebe o fármaco até que um prognóstico razoavelmente exato possa ser feito. Além do efeito terapêutico desejado, é necessário considerar a ocorrência e a gravidade dos efeitos colaterais. A terapia empírica é empregada quando a concentração do fármaco no soro ou plasma não reflete a concentração no sítio receptor no organismo ou seu efeito farmacodinâmico não é relacionado (ou correlacionado) com sua concentração no sítio de ação. A terapia empírica é usada em muitos fármacos antitumorais que demonstraram efeitos muito após terem sido excretados do corpo. É difícil relacionar o nível plasmático desses fármacos com o efeito terapêutico desejado.

A segunda abordagem para o desenvolvimento de um regime de doses – a *abordagem cinética* – emprega a farmacocinética. Ela é baseada na hipótese de que os efeitos terapêuticos e tóxicos de um fármaco estão relacionados com sua quantidade no organismo ou sua concentração plasmática (ou soro) com aquela do sítio de ação. Por meio de avaliação farmacocinética cuidadosa da absorção, distribuição, metabolismo e excreção do fármaco após administração de uma única dose, os níveis alcançados após o fornecimento de várias doses podem ser estimados. É possível, então, determinar a adequação do regime de doses para a obtenção da concentração terapêutica de fármaco desejada e avaliá-lo de acordo com a resposta terapêutica.

A farmacocinética é apenas um dos vários fatores que devem ser considerados no desenvolvimento do regime de doses. A Tabela 5.10 mostra alguns deles. Certamente um fator importante é a atividade inerente, ou seja, a farmacodinâmica e

TABELA 5.10 **Fatores que determinam um regime de dosagem**

ATIVIDADE, TOXICIDADE		**FARMACOCINÉTICA**
Dose terapêutica mínima Dose tóxica Índice terapêutico Efeitos colaterais Relação dose-resposta	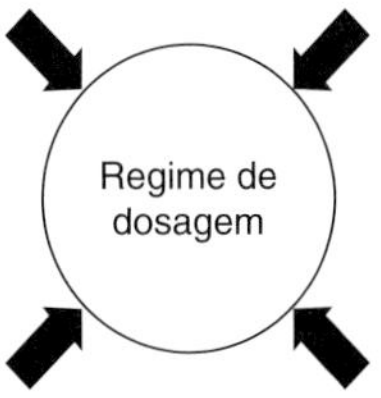	Absorção Distribuição Metabolismo Excreção

FATORES CLÍNICOS | OUTROS FATORES

ESTADO CLÍNICO DO PACIENTE	**CONTROLE DA TERAPIA**	
Idade, peso, pH urinário	Polifarmacoterapia	Tolerância-dependência
Condição tratada	Conveniência do regime	Farmacogenética-idiossincrasia
Existência de outras patologias	Conforto do paciente	Interação medicamentosa
		Aspectos do estilo de vida, por exemplo, dieta, uso de drogas recreativas

Reproduzida, com permissão, de Rowland M. Tozer TN. Clinical Pharmacokinetics. 3rd Ed. Baltimore, MD: Lippincott Williams & Wilkins, 1995.

a toxicidade. Uma segunda consideração envolve o conhecimento das características farmacocinéticas da substância, que são afetadas pela forma farmacêutica. O terceiro fator enfoca o paciente no qual o medicamento será administrado e abrange seu estado clínico e como ele será tratado. Por último, fatores atípicos podem influenciar a posologia. Em conjunto, todos esses fatores afetam o regime de doses.

O regime terapêutico de um medicamento pode envolver uma única dose, como no caso de agentes antiparasitários, ou doses múltiplas. No último exemplo, o objetivo da farmacocinética consiste em delinear um esquema terapêutico que manterá continuamente a concentração sérica ou plasmática do fármaco dentro do índice terapêutico, isto é, acima da CME, mas abaixo da CMT.

Em geral, os fármacos são administrados de 1 a 4 vezes ao dia, a maioria em uma dose fixa, por exemplo, 75 mg três vezes ao dia após as refeições. Conforme mencionado anteriormente, após um fármaco ser administrado, sua concentração no organismo varia devido à influência dos processos de absorção, distribuição, metabolismo e excreção. Um fármaco será acumulado no corpo quando o intervalo entre as doses for menor que o tempo necessário para o corpo eliminar uma dose. A Figura 5.17 ilustra a concentração plasmática para um fármaco dado pelas vias IV e oral. Doses de 50 mg desse fármaco foram administradas em um intervalo de oito horas. O fármaco tem meia-vida de eliminação de 12 horas. Como pode ser visto, com a administração de doses contínuas, a concentração do fármaco alcança um *estado estacionário* ou *platô de concentração*. Nesse limite, a quantidade de fármaco perdida por intervalo é restabelecida quando uma nova dose é administrada. Consequentemente, a concentração do fármaco no plasma ou soro flutua. Assim, para certos pacientes, é preciso otimizar a dose, de modo que a concentração no platô permaneça dentro do índice terapêutico do fármaco para manter a CEM. Por exemplo, o paciente asmático tratado com teofilina deve apresentar concentração sérica entre 10 e 20 μg/mL. Do contrário, ele pode ficar suscetível a uma crise de asma. Assim, para esse paciente, é preferível administrar teofilina cerca de quatro vezes ao dia para manter os níveis plasmáticos acima da concentração mínima efetiva. Se o medicamento for administrado a cada quatro horas somente durante o tempo em que estiver acordado, é possível que a concentração mínima caia abaixo dos níveis efetivos entre a hora de dormir e a dose da manhã. Em consequência, o paciente pode despertar no meio da noite e ter uma crise de asma.

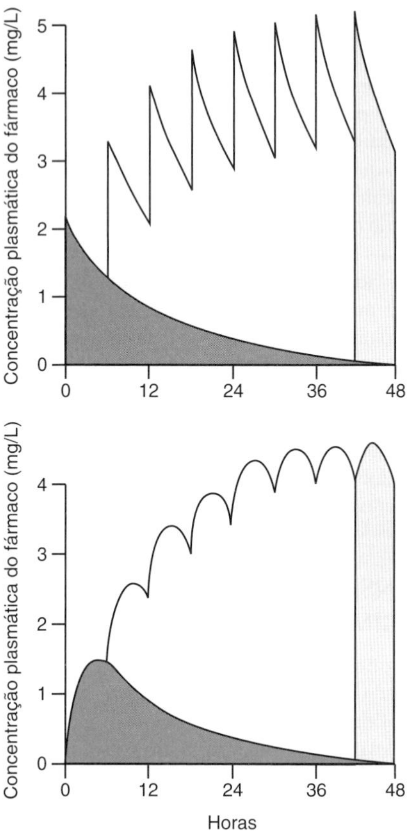

FIGURA 5.17 Concentração plasmática de um fármaco administrado por via intravenosa (superior) e oralmente (inferior) em dose fixa de 50 mg e intervalo de oito horas. A meia-vida é de 12 horas. A área sob a curva (ASC) de concentração plasmática *versus* tempo durante um intervalo de dose no estado estacionário (steady-state) é igual à ASC total para uma única dose. A flutuação da concentração é diminuída na administração oral (a meia-vida de absorção é de 1,4 horas), mas a concentração média no estado estacionário é a mesma de uma administração intravenosa, desde que f =1. (Adaptada, com permissão, de Rowland M, Tozer TN. Clinical Pharmacokinetics. 3rd Ed. Baltimore, MD: Lippincott Williams & Wilkins, 1995.)

Os pacientes podem ser monitorados farmacocineticamente por amostras de plasma, soro ou sangue; em algumas farmácias hospitalares, têm sido implementados serviços de monitoramento de medicamentos. A intenção é maximizar a eficácia do medicamento e minimizar a toxicidade e os custos com a saúde. Dessa forma, as complicações associadas com *overdose* são controladas, e as interações conhecidas entre substâncias, como a do cigarro sobre a teofilina, podem ser contornadas. Nesses serviços, quando o médico prescreve determinado medicamento e monitora a resposta clínica, o farmacêutico é responsável pela obtenção de amostras em tempos preestabelecidos para a quantificação do fármaco no fluido corporal adequado. Após o nível terapêutico ter sido atingido, ele é também responsável pela interpretação do resultado, devendo consultar o médico em relação às doses subsequentes.

A pesquisa farmacocinética revela que a determinação do regime de doses do paciente depende de vários fatores, e existem fórmulas de dose diária para vários fármacos que devem ser administrados em protocolos de manutenção de rotina, tais como digoxina, procainamida e teofilina. Para determinados medicamentos, como a digoxina, que não são altamente lipossolúveis, é preferível usar a massa corporal magra (MCM) do que o peso corporal total (PCT) para fornecer estimativa melhor do volume de distribuição do paciente. Todavia, a estimativa da depuração de creatinina (CrCL)do paciente para doses iniciais de vancomicina emprega o PCT, de acordo com a Equação 5.13.

$$\text{CrCL(homens) mL/ min} = \frac{(140 - \text{idade}) \times \text{PCT(kg)}}{72 \times \text{creatinina sérica}}$$
$$\times\, 0{,}85 \text{ para mulheres}$$

Doses subsequentes devem ser calculadas com base nos níveis de vancomicina obtidos 30 minutos antes da próxima dose. Além disso, o intervalo entre as doses (em horas) é fundamentado nos valores calculados de CrCL dos pacientes (10).

Alternativamente, embora existam fórmulas farmacocinéticas, deve ser percebido que os fatores do paciente podem ser mais relevantes. Por exemplo, no paciente geriátrico é aconselhável iniciar a terapia medicamentosa com a menor dose possível e aumentá-la à medida que for necessário para otimizar a resposta clínica. Então, o paciente deve ser monitorado quanto à eficácia do medicamento e reavaliado periodicamente. Exemplos de laboratórios de pesquisa bioanalítica são mostrados nas Figuras 5.18 e 5.19.

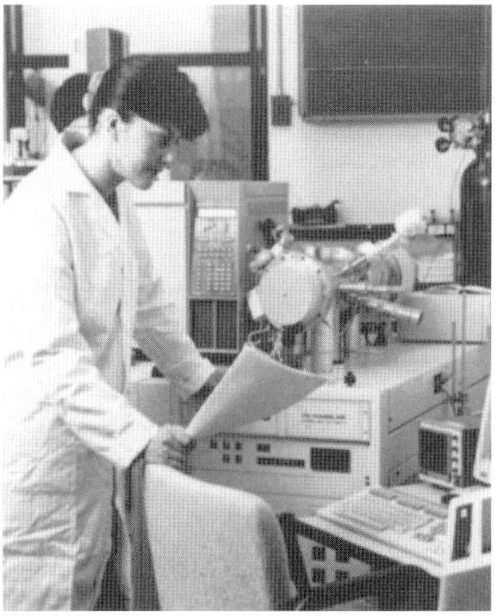

FIGURA 5.18 Cromatografia gasosa acoplada à espectometria de massa usada em estudos bioanalíticos. Trata-se de um cromatógrafo a gás Hewlett Packard (modelo 5890 A) e de um espectrômetro de massa VG (modelo UG 12-250). (Cortesia de Elan Corporation, plc.)

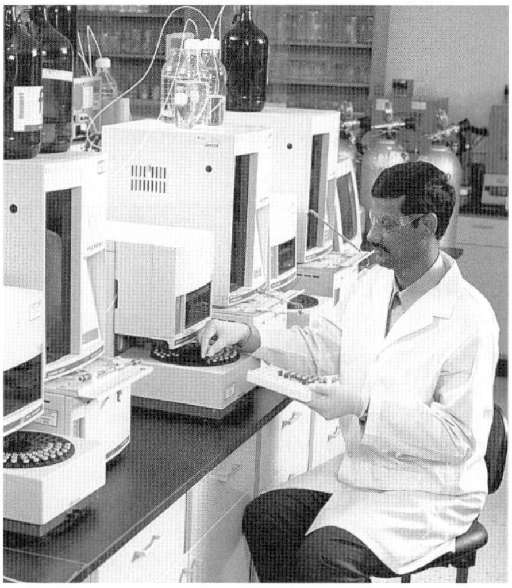

FIGURA 5.19 Análise de amostras de produtos usando cromatografia líquida de alta eficiência. (Cortesia de Paddock Laboratories.)

APLICANDO OS PRINCÍPIOS E CONCEITOS

ATIVIDADES EM GRUPO

1. Liste os coeficientes de partição da eritromicina e de suas entidades químicas relacionadas e faça uma comparação da provável eficácia, quando administrada em uma forma farmacêutica tópica.
2. Crie uma lista de cinco pró-fármacos utilizados na terapêutica e descreva a lógica de utilização de cada um.
3. Selecione um fármaco disponível em diferentes modificações químicas que determinam o uso das formas farmacêuticas parenterais e descreva o efeito da fórmula química sobre o início da ação, a duração da ação do fármaco, etc.
4. Faça um gráfico de concentração sérica *versus* tempo de um fármaco específico, determine o pico de concentração, o tempo para obtenção do pico de concentração e a área sobre a curva.
5. Faça um gráfico de concentração sanguínea *versus* o tempo e realize vários cálculos farmacocinéticos.
6. Forneça dados comparativos de biodisponibilidade e informações do custo de medicamentos idênticos de diferentes fabricantes, selecione um produto para inserir no formulário de um hospital e apresente uma base racional para sua decisão.
7. Faça uma lista de medicamentos cujo nome de marca inclua o termo elixir, mas que tenha pouco ou quase não tenha etanol em sua formulação.

ATIVIDADES INDIVIDUAIS

1. Explique com exemplos, como a partícula de um fármaco influencia sua velocidade de dissolução e solubilidade.
2. Liste quatro fármacos utilizados na clínica que apresentem tanto apresentações amorfas quanto cristalinas e descreva a base racional para o emprego de cada uma dessas apresentações na terapia.
3. Descreva situações, relacionadas ao paciente, em que o emprego de uma estratégia de liberação de um fármaco teria vantagens sobre outra.
4. Considerando os dados de um paciente, calcule os parâmetros farmacocinéticos.
5. Faça uma lista de fármacos cujos níveis sanguíneos foram dosados e, considerando os dados do paciente, calcule os parâmetros farmacocinéticos para tais fármacos.
6. Considerando um dado caso clínico, selecione a terapia farmacológica mais apropriada e determine um regime de doses adequado para o paciente. Forneça a base racional para a escolha.

REFERÊNCIAS

1. Cogburn JN, Donovan MG, Schasteen CS. A model of human small intestinal absorptive cells 1: Transport barrier. Pharm Res 1991; 8:210–216.
2. Christensen FN et al. The use of gamma scintigraphy to follow the gastrointestinal transit of pharmaceutical formulations. J Pharrn Pharmacol 1985; 37:91–95.
3. Coupe AJ, Davis SS, Wilding IR. Variation in gastrointestinal transit of pharmaceutical dosage forms in healthy subjects. Pharm Res 1991; 8:360–364.
4. Poole J. Curr Ther Res 1968; 10:292–303.
5. Code of Federal Regulations, Title 21, Part 320. Bioavailability and Bioequivalence Requirements.
6. Chodos DJ, DiSanto AR. Basics of Bioavailability. Kalamazoo, MI: Upjohn, 1973.
7. FDA Drug Bulletin, 1986;16, 2:1986, 14–15.
8. Smith HJ. Process of drug handling by the body. Introduction to the Principles of Drug Design, 2nd ed. London: Butterworth, 1988.
9. Cooper JW. Monitoring of drugs and hepatic status. Clinical Consult 1991; 10 (6), 1991.
10. www.cumc.columbia.edu/dept/id/documents/vancomycindosingandmonitoringinadultpatients.pdf. Last accessed: July 16, 2008. The title is "Vancomycin dosing and monitoring in adults"

SEÇÃO III
FORMAS FARMACÊUTICAS SÓLIDAS E SISTEMAS DE LIBERAÇÃO MODIFICADA DE FÁRMACOS SÓLIDOS

CAPÍTULO 6 Pós e grânulos

OBJETIVOS

Após ler este capítulo, o estudante será capaz de:

1. Diferenciar um pó de um grânulo.
2. Explicar como o tamanho de partícula de um fármaco influencia as formas farmacêuticas nas quais ele será administrado.
3. Definir a física das partículas, o ângulo de repouso, a levigação, a espatulação e a trituração.
4. Comparar e diferenciar os vários tipos de pós medicinais, por exemplo, a granel ou divididos.
5. Fornecer exemplos de pós medicinais utilizados em produtos que necessitam ou não de prescrição médica.
6. Diferenciar entre os métodos de fusão e de granulação de via úmida para a preparação de sais granulados efervescentes.

A maioria das matérias-primas farmacêuticas ativas e inativas existe como sólidos amorfos ou cristalinos, apresentando várias estruturas morfológicas. O termo *pó* tem mais de uma conotação em Farmácia. Ele pode ser empregado para descrever a forma física de um material, ou seja, uma substância seca constituída de partículas finamente divididas ou para designar um tipo de preparação farmacêutica, isto é, um pó medicamentoso destinado a uso interno (p. ex., pó oral) ou externo (p. ex., pó tópico). No âmbito da Farmácia, os pós são misturas secas de fármacos e/ou outras substâncias, de partículas finamente divididas, que podem ser destinadas ao uso interno ou externo.

Embora o uso de *pós medicamentosos* na terapêutica seja limitado, seu emprego na preparação de outras formas farmacêuticas é grande. Por exemplo, fármacos sólidos podem ser misturados com diluentes e outros excipientes pulverizados para produzir formas farmacêuticas sólidas, como comprimidos e cápsulas; eles podem ser dissolvidos ou suspensos em solventes ou veículos líquidos na preparação de várias formas farmacêuticas líquidas ou podem ser incorporados em bases semissólidas na preparação de pomadas e cremes.

Os *grânulos*, que são aglomerados de materiais pulverizados, podem ser usados como tais, em função de seu valor medicinal, ou usados com propósitos tecnológicos na fabricação de comprimidos, como será descrito posteriormente neste e nos dois capítulos seguintes.

PÓS

Antes de seu uso na preparação de produtos farmacêuticos, as matérias-primas sólidas são caracterizadas com o intuito de determinar suas propriedades químicas e físicas, incluindo morfologia, pureza, solubilidade, fluxo, estabilidade, tamanho de partícula, uniformidade e compatibilidade com os outros componentes da formulação (1). Os fármacos e outros materiais normalmente necessitam de processamento químico ou farmacêutico para adquirir as características que permitam a produção eficiente de uma forma farmacêutica acabada e uma eficácia terapêutica ótima. Isso em geral inclui o ajuste e o controle do tamanho de partícula do pó.

TAMANHO DE PARTÍCULA E ANÁLISE

As partículas dos pós farmacêuticos podem variar de extremamente grossas, com cerca de 10 mm (1 cm) de diâmetro, a muito finas, próximas às dimensões coloidais de 1 μm ou menos. Com o objetivo de caracterizar o tamanho de partícula de determinado pó, a United States Pharmacopeia (USP) usa os seguintes termos descritivos: muito grosso, grosso, moderadamente grosso, fino e muito fino, que estão relacionados à proporção de pó que é capaz de passar através de tamises padronizados de diferentes aberturas de malha em um tempo específico quando submetidos à agitação, em geral em um vibrador mecânico (2). A Tabela 6.1 apresenta os números dos tamises e a abertura de cada um deles expressa em milímetros e em micrômetros. Os tamises para ensaios e as medidas farmacêuticas costumam ser feitos de tramas de fios de latão, bronze ou outro material adequado. Eles não são revestidos ou laminados.

TABELA 6.1 **Abertura de malha de tamises-padrão**

NÚMERO DO TAMIS	ABERTURA DE MALHA
2,0	9,50 mm
3,5	5,60 mm
4,0	4,75 mm
8,0	2,36 mm
10,0	2,00 mm
20,0	850,00 μm
30,0	600,00 μm
40,0	425,00 μm
50,0	300,00 μm
60,0	250,00 μm
70,0	212,00 μm
80,0	180,00 μm
100,0	150,00 μm
120,0	125,00 μm
200,0	75,00 μm
230,0	63,00 μm
270,0	53,00 μm
325,0	45,00 μm
400,0	38,00 μm

Adaptada da USP 31-NF 26.

Os pós de substâncias de origem vegetal ou animal são oficialmente definidos da seguinte maneira (2):

- Muito grosso (nº 8): todas as partículas passam através do tamis nº 8 e não mais que 20% através do tamis nº 60.
- Grosso (nº 20): todas as partículas passam através do tamis nº 20 e não mais do que 40% através do tamis nº 60.
- Moderadamente grosso (nº 40): todas as partículas passam através do tamis nº 40 e não mais que 40% através do tamis nº 80.
- Fino (nº 60): todas as partículas passam através do tamis nº 60 e não mais que 40% através do tamis nº 100.
- Muito fino (ou nº 80): todas as partículas passam através do tamis nº 80. Não há limite inferior para o tamanho das partículas.

Os grânulos tipicamente se situam na faixa de tamanho correspondente aos tamises 4 a 12, embora aqueles retidos entre os tamises 12 a 20 sejam algumas vezes usados na produção de comprimidos.

A finalidade da análise granulométrica, em Farmácia, é obter dados quantitativos sobre o tamanho, a distribuição e a forma do fármaco e de outros componentes a serem utilizados em formulações farmacêuticas. Podem existir diferenças substanciais no tamanho da partícula, na morfologia do cristal e nas características amorfas intra e intersubstâncias. O tamanho de partícula pode interferir em vários fatores importantes, incluindo os seguintes:

- Velocidade de dissolução das partículas que devem ser dissolvidas; a micronização pode aumentar a velocidade de dissolução do fármaco e sua biodisponibilidade.
- Suspensabilidade de partículas destinadas a permanecer não solubilizadas, mas dispersas de modo uniforme em um veículo líquido (p. ex., dispersões finas têm partículas de aproximadamente 0,5 a 10 μm).
- Distribuição uniforme de substâncias ativas em misturas de pó ou em formas farmacêuticas sólidas, assegurando a uniformidade do conteúdo (3).
- Grau de penetração de partículas que devem ser inaladas para deposição profunda no trato respiratório (p. ex., 1 a 5 μm) (4).
- Grau de aspereza das partículas sólidas nas pomadas, nos cremes dermatológicos e nas

preparações oftálmicas (p. ex., pós finos devem ter tamanho entre 50 e 100 μm).

Existem vários métodos para determinar o tamanho de partícula, tais como (Cápsula de Física Farmacêutica 6.1):

- Tamisação, na qual as partículas são passadas, por meio de agitação mecânica, através de uma série de tamises de abertura de malha conhecida, dispostos em ordem decrescente, determinando-se a proporção de pó que passa ou é retida em cada tamis (faixa de medida em torno de 40 a 9.500 μm, dependendo do tamanho dos tamises) (2, 5).
- Microscopia, em que a determinação do tamanho das partículas é feita com auxílio de uma grade calibrada ou outro dispositivo de medida (faixa de 0,2 a 100 μm) (6, 7).
- Método por sedimentação, em que o tamanho é determinado pela medida da velocidade de sedimentação das partículas em um meio líquido, em um ambiente gravitacional ou centrífugo (faixa de 0,8 a 300 μm) (5). A velocidade de sedimentação pode ser calculada pela lei de Stokes.
- Dispersão ou espalhamento de luz, na qual o tamanho de partícula é determinado pela redução da intensidade luminosa que alcança o sensor à medida que a partícula, que se encontra dispersa em um líquido ou gás, passa através da zona de medida (média de 0,2 a 500 μm) (4). O espalhamento de luz utiliza um *laser* de He-Ne, detectores fotodiodo de silicone e uma sonda ultrassônica para a dispersão das partículas (média de 0,02 a 2.000 μm) (8).
- *Laser* holográfico, no qual um *laser* pulsante é disparado através de uma aspersão de partículas na forma de aerossol e fotografado em três dimensões com uma câmara holográfica, permitindo que as partículas sejam visualizadas e medidas individualmente (variação de 1,4 a 100 μm) (9).

CÁPSULA DE FÍSICA FARMACÊUTICA **6.1**

Física das partículas

A física das partículas é a ciência que estuda os sólidos de tamanho reduzido; uma partícula é qualquer unidade de matéria tendo dimensões físicas definidas. É importante estudar as partículas, pois muitas formas farmacêuticas são sólidas; os sólidos não são sistemas estáticos; o estado físico das partículas pode ser alterado pela manipulação física, e as características da partícula modificam a eficácia terapêutica do medicamento.

A física das partículas aborda várias características, incluindo tamanho e distribuição granulométrica, forma, ângulo de repouso, porosidade, volume real, volume bruto, densidade bruta e volume específico.

TAMANHO DE PARTÍCULA

Várias técnicas podem ser usadas para determinar o tamanho de partícula e a distribuição granulométrica. As definições do tamanho de partícula são complexas pelo fato de as partículas não serem uniformes na forma. Apenas dois exemplos relativamente simples são fornecidos para um cálculo detalhado do tamanho médio de partícula de uma mistura de pós. Outros métodos costumam ser discutidos. As técnicas usadas incluem a microscopia e a tamisação.

A técnica de microscopia inclui a contagem de não menos do que 200 partículas em um único campo, usando um microscópio com objetiva calibrada. A partir dos dados fornecidos, qual é o diâmetro médio das partículas?

TAMANHO DAS PARTÍCULAS (μm)	VALOR INTERMEDIÁRIO μm "d"	NÚMERO DE PARTÍCULAS POR GRUPO "n"	"nd"
40 – 60	50	15	750
60 – 80	70	25	1.750
80 – 100	90	95	8.550
100 – 120	110	140	15.400
120 – 140	130	80	10.400
		Σn = 355	Σnd = 36.850

(continua)

CÁPSULA DE FÍSICA FARMACÊUTICA 6.1 *(continuação)*

$$d_{av} = \frac{\Sigma nd}{\Sigma n} = \frac{36.850}{355} = 103{,}8\mu m$$

O método de tamisação envolve o uso de um conjunto de tamises-padrão compreendendo a faixa de tamanho requerida. Os tamises são sobrepostos em ordem decrescente; o pó é colocado no tamis situado acima; os tamises são submetidos à agitação; a quantidade de pó retida sobre cada um deles é pesada; e tal cálculo é realizado:

TAMIS	MÉDIA ARITMÉTICA DA ABERTURA (mm)	MASSA RETIDA (g)	% RETIDA	% RETIDA × ABERTURA MÉDIA (mm)
20/40	0,630	15,5	14,3	9,009
40/60	0,335	25,8	23,7	7,939
60/80	0,214	48,3	44,4	9,502
80/100	0,163	15,6	14,3	2,330
100/120	0,137	3,5	3,3	0,452
		108,7	100,0	29,232

$$d_{av} = \frac{\Sigma(\%\text{retida}) \times (\text{tamanho médio})}{100} = \frac{29{,}232}{100} = 0{,}2923 \text{ mm}$$

Outro método de determinação de tamanho de partícula envolve a sedimentação usando a pipeta de Andreasen, um recipiente cilíndrico específico no qual uma amostra pode ser coletada da porção inferior em intervalos de tempo selecionados. O pó é disperso em um não solvente na pipeta e agitado, e amostras de 20 mL são coletadas durante o tempo. Cada uma das amostras de 20 mL é seca e pesada. O diâmetro da partícula pode ser calculado a partir da seguinte equação:

$$d = \frac{18h\eta}{(\rho_i - \rho_e)gt}$$

Em que

- d é o diâmetro das partículas;
- h, a altura do líquido acima do orifício do tubo de amostragem;
- η, a viscosidade do líquido suspensor;
- $\rho_i - \rho_e$, a diferença de densidade entre o líquido suspensor e as partículas;
- g, a constante gravitacional; e
- t, o tempo em segundos.

Outros métodos de determinação do tamanho de partícula incluem elutriação, centrifugação, permeação, adsorção, zona sensora (contador Coulter) e difração da luz. O último envolve tanto o método de luz branca quanto o *laser*. Em geral, essas técnicas podem fornecer o tamanho médio de partícula por massa (método de tamisação, espalhamento de luz, técnica de sedimentação) e o tamanho médio de partícula por volume (espalhamento de luz, contador eletrônico, difração de luz, permeação de ar e, ainda, a microscopia óptica).

ÂNGULO DE REPOUSO

O ângulo de repouso é uma técnica relativamente simples que estima as propriedades de fluxo de um pó. Essas propriedades podem ser determinadas com facilidade ao permitir que um pó escoe por um funil e caia livremente sobre uma superfície. A altura e o diâmetro do cone resultante são medidos e o ângulo de repouso é calculado a partir da equação:

$$\tan \theta = h/r$$

Em que

- h é a altura do cone do pó; e
- r, o raio do cone.

(continua)

CÁPSULA DE FÍSICA FARMACÊUTICA **6.1** *(continuação)*

EXEMPLO 1

Um pó foi passado por um funil formando um cone de 3,3 cm de altura e 9 cm de diâmetro. Qual é o ângulo de repouso?

$$\tan \theta = h/r = 3{,}3/4{,}5 = 0{,}73$$
$$\text{arc tan } 0{,}73 = 36{,}25°$$

Os pós com um ângulo de repouso pequeno fluem livremente; e os com ângulo de repouso grande, com dificuldade. Vários fatores, incluindo a forma e o tamanho, determinam as propriedades de fluxo dos pós. Partículas esféricas fluem melhor do que cristais em forma de agulha. Partículas muito finas não fluem tão livremente quanto as grossas. Em geral, as partículas apresentando tamanho na faixa de 250 a 2.000 μm fluem livremente se sua forma for adequada. Partículas apresentando tamanho na faixa de 75 a 250 μm podem fluir livremente ou causar problemas, dependendo de sua forma e de outros fatores. Aquelas menores do que 100 μm exibem propriedades de fluxo ruins.

POROSIDADE, VOLUME VAZIO E BRUTO

Se as partículas forem esféricas e os diferentes modos pelos quais elas são empacotadas forem verificados, duas possibilidades surgirão. O empacotamento mais compacto pode ser romboédrico-triangular, no qual os ângulos de 60 e 120° são comuns. O espaço entre as partículas, o vazio, é cerca de 0,26, resultando em porosidade, como descrito posteriormente, de cerca de 26%. Outro empacotamento, o cúbico, com os cubos empacotados com ângulos de 90° em relação aos outros, pode ser verificado. Isso resulta em um vazio de 0,47, ou porosidade de cerca de 47%. Esse é o tipo de empacotamento mais aberto. Se as partículas não apresentarem tamanho uniforme, as menores se acomodarão nos espaços vazios entre as partículas maiores, diminuindo esses espaços.

O empacotamento e o fluxo são importantes, pois afetam o tamanho do recipiente necessário para o acondicionamento, o fluxo dos grânulos, a eficiência dos equipamentos de enchimento para a preparação de comprimidos e cápsulas e a facilidade de manipulação.

As características usadas para descrever os pós incluem porosidade, volume real, volume bruto, densidade aparente, densidade real e volume específico. A foto mostra um equipamento de determinação da densidade de compactação.

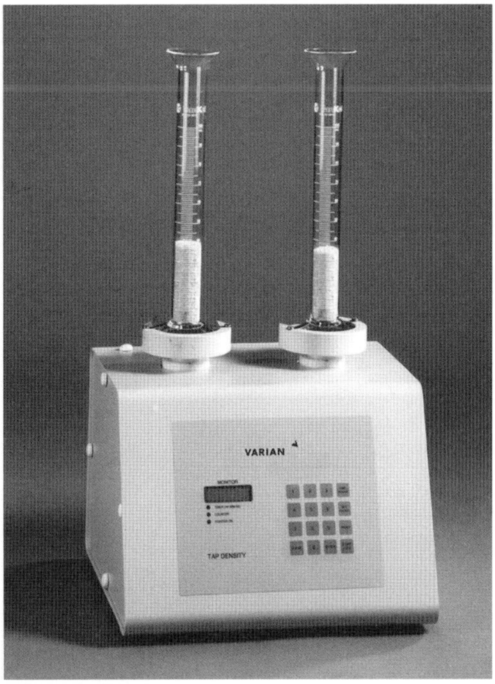

Equipamento para teste de densidade compactada. (Cortesia de Varian Inc.)

A porosidade é definida como

$$\text{Fração de espaço vazio} \times 100$$

Esse valor deve ser determinado de forma experimental pela medida do volume ocupado por uma massa conhecida de um pó, o V_{bruto}. O volume real, V, de um pó é o espaço ocupado pelo pó limitado aos espaços maiores do que o espaço intramolecular.

A fração de espaço vazio pode ser definida como

$$\frac{V_{bruto} - V}{V_{bruto}}$$

(continua)

CÁPSULA DE FÍSICA FARMACÊUTICA 6.1 *(continuação)*

Portanto, porosidade é

$$\frac{V_{bruto} - V}{V_{bruto}} \times 100$$

E o volume bruto é

$$\text{Volume real} + \text{porosidade}$$

DENSIDADE APARENTE, DENSIDADE REAL E VOLUME ESPECÍFICO

A densidade aparente, ρ_a, é

$$\frac{\text{Massa da amostra}}{V_{bruto}}$$

A densidade real, ρ, é

$$\frac{\text{Massa da amostra}}{V}$$

O volume específico, B, é a recíproca da densidade bruta, ou seja,

$$B = 1/\rho_a$$

EXEMPLO 2

Um determinado pó apresenta densidade real (ρ) de 3,5 g/cc. Experimentalmente, 2,5 g do pó medem 40 mL em uma proveta graduada. Calcule o volume real, a fração de espaço vazio, a porosidade, a densidade aparente e o volume específico.

Volume real:

$$\text{Densidade} = \text{massa (peso)/volume}$$
$$\text{Volume real} = \text{massa (peso)/densidade}$$
$$= 2{,}5\ g/(3{,}5\ g/cc) = 0{,}715\ cc$$

Fração de espaço vazio:

$$\frac{V_{bruto} - V}{V_{bruto}} = \frac{40\,mL - 0{,}715\,mL}{40\,mL} = 0{,}982$$

Porosidade:

$$\text{Fração de espaço vazio} \times 100 = 0{,}982 \times 100 = 98{,}2\%$$

Densidade aparente:

$$(Pa) = \frac{2{,}5\,g}{40\,mL} = 0{,}0625\,g/mL$$

Volume específico:

$$1/Pa = \frac{1}{0{,}06265(g/mL)} = 16\,mL/g$$

Pós com densidade aparente baixa e volume bruto grande são considerados leves, enquanto aqueles com densidade aparente elevada e volume bruto pequeno são considerados pesados.

- Impacto em cascata, fundamentado no fato de que uma partícula arrastada por uma corrente de ar bate em uma superfície durante seu trajeto desde que sua inércia seja suficiente para superar a força que tende a mantê-la na corrente de ar (10). As partículas são separadas em várias faixas de tamanho pelo aumento sucessivo da velocidade da corrente de ar na qual elas são transportadas.

- Métodos *em linha* para determinação do tamanho de partícula durante a produção também estão disponíveis (11).

Esses e outros métodos podem ser usados para a análise de tamanho e forma das partículas. Para alguns materiais, um único método pode ser suficiente; entretanto, uma combinação de métodos é frequentemente preferível para fornecer maior certeza quanto aos resultados de tamanho e forma (7). A maioria dos analisadores de tamanho de partícula comerciais é automatizada e está acoplada a computadores para processamento, análise da distribuição e impressão dos dados.

A ciência das partículas é discutida na Cápsula de Física Farmacêutica 6.1, Física das Partículas. A Cápsula de Física Farmacêutica 6.2, Redução do Tamanho de Partícula, aponta o aspecto

CÁPSULA DE FÍSICA FARMACÊUTICA 6.2

Redução do tamanho de partículas

A cominuição, redução do tamanho de partícula de uma substância sólida para um estado mais fino, é usada para facilitar a extração de substâncias naturais, aumentar a velocidade de dissolução, auxiliar no delineamento de formas farmacêuticas aceitáveis e aumentar a absorção de fármacos. A redução no tamanho de partícula de um sólido é acompanhada por um grande aumento na área superficial específica dessa substância. Um exemplo do aumento no número de partículas formadas e na área superficial é dado a seguir.

EXEMPLO

AUMENTO NO NÚMERO DE PARTÍCULAS

Se um pó consiste em cubos de 1 mm de aresta e é reduzido a partículas de 10 μm, qual é o número de partículas produzidas?

1. 1 mm igual 1.000 μm.
2. 1.000 μm/10 μm = 100 partes produzidas de cada aresta; isto é, se os cubos forem cortados em 100 partes sobre o eixo x, a cada 10 μm, 100 partes serão produzidas.
3. Se isso for repetido sobre os eixos y e z, o resultado será $100 \times 100 \times 100 = 1$ milhão de partículas produzidas, com 10 μm de aresta cada, para cada partícula de tamanho inicial igual a 1 mm de aresta. Isso pode também ser escrito como $(10^2)^3 = 10^6$.

AUMENTO NA ÁREA SUPERFICIAL

Qual é o aumento na área superficial do pó produzido pela redução do tamanho de partícula de 1 mm para 10 μm?

1. O cubo de 1 mm possui seis lados, cada um com 1 mm de aresta. Cada lado apresenta a área superficial de 1 mm^2, como há seis faces, há uma área de superfície de 6 mm^2 por partícula.
2. Cada cubo de 10 μm tem seis superfícies, cada uma tem 10 μm de extremidade. Cada face tem uma área de superfície de $10 \times 10 = 100$ μm^2, que possui seis lados, isto é, 6×100 μm^2, ou 600 μm^2 de área superficial por partícula. Visto que 10^6 partículas resultaram da cominuição do cubo de 1 mm, cada um com 10 μm de aresta, a área superficial é agora 600 $\mu m^2 \times 10^6$, ou 6×10^8 μm^2.
3. Para colocar todos os valores na mesma unidade e facilitar a comparação, converter 6×10^8 μm^2 em milímetros quadrados.
4. Uma vez que há 1.000 μm/mm, o resultado é 1.000^2, ou 1 milhão $\mu m^2/mm^2$. Isso é mais apropriadamente expresso como 10^6 $\mu m^2/mm^2$,

$$\frac{6 \times 10^8 \mu m^2}{10^6 \mu m^2 / mm^2} = 6 \times 10^2 \, mm^2$$

A área superficial foi aumentada de 6 mm^2 para 600 mm^2 pela redução do tamanho de partículas cúbicas de 1 mm de aresta para partículas de 10 μm, ou seja, um aumento de 100 vezes. Isso pode proporcionar uma elevação significativa na velocidade de dissolução de um produto farmacêutico.

em que a redução no tamanho aumenta o número e a área superficial total das partículas.

COMINUIÇÃO

Em pequena escala, o farmacêutico reduz o tamanho de partículas das substâncias químicas com auxílio do gral e do pistilo. Um grau de trituração mais fino é conseguido por meio de um gral com uma superfície rugosa (como um gral de porcelana) em vez de um com superfície lisa (como um gral de vidro). A redução do tamanho de partículas de fármaco com o uso do gral e do pistilo é denominada *trituração* ou *cominuição*. Em grande escala, vários tipos de moinhos e pulverizadores podem ser empregados para reduzir o tamanho da partícula. A Figura 6.1 mostra o equipamento de cominuição FitzMill, que é dotado de um sistema de contenção do produto. Por meio da ação das lâminas que se movem rapidamente na câmara de cominuição, as partículas são reduzidas em tamanho e passadas através de uma malha de dimensão desejada para o recipiente coletor. O coletor

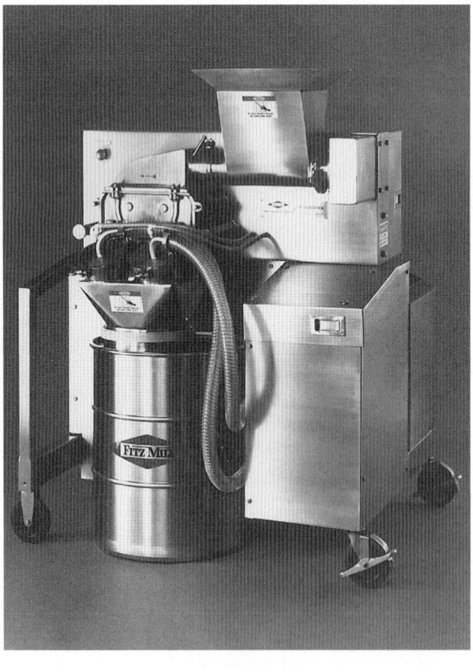

FIGURA 6.1 Equipamento FitzMill Comminutor, modelo VFS-D6A-PCS, usado para redução de partículas, com sistema de contenção acoplado para proteção do ambiente e da contaminação do produto. (Cortesia da The Fitzpatrick Company.)

e o sistema de contenção protegem o ambiente da poeira de substâncias químicas, reduzem as perdas e previnem a contaminação do produto.

A *levigação* é comumente usada na preparação de pomadas em pequena escala para reduzir o tamanho de partícula e a aspereza do pó incorporado à base. Um gral e um pistilo ou uma pedra de pomada podem ser empregados. Uma pasta é formada pela incorporação do pó em uma pequena quantidade de líquido (o *agente levigante*), no qual ele é insolúvel. A pasta é então triturada, reduzindo o tamanho de partícula. A seguir, a pasta levigada é adicionada à base de pomada, e a mistura torna-se uniforme e lisa pela ação do atrito da espátula sobre a pedra de pomada. Um movimento em forma de 8 é comumente usado para incorporar os materiais. O óleo mineral e a glicerina são os agentes levigantes mais utilizados.

MISTURA DE PÓS

Quando duas ou mais substâncias pulverizadas devem ser combinadas para formar uma mistura uniforme, é melhor reduzir o tamanho de partícula de cada pó individualmente antes da pesagem e da mistura. Dependendo da natureza dos componentes, da quantidade de pó e do equipamento, os pós podem ser misturados por espatulação, trituração, peneiramento e tombamento.

A *espatulação* é a mistura de pequenas quantidades de pós pelo movimento de uma espátula sobre uma folha de papel ou uma pedra de pomada. Não é adequada para grandes quantidades de pó ou para pós que contenham substâncias potentes, pois a homogeneidade da mistura não é assegurada como nos outros métodos. A espatulação resulta em pouca compressão ou compactação do pó, sendo especialmente adequada para misturar substâncias sólidas que formam *misturas eutéticas* (ou liquefação) quando em contato próximo prolongado uma com a outra. Substâncias que formam misturas eutéticas quando combinadas incluem fenol, cânfora, mentol, timol, ácido acetilsalicílico, fenilsalicilato, entre outras. Para diminuir o contato, um pó preparado a partir dessas substâncias é em geral misturado na presença de um diluente inerte, como óxido ou carbonato de magnésio, para separar fisicamente os componentes problemáticos.

A *trituração* é empregada para reduzir o tamanho das partículas e misturar os pós. O uso do gral de vidro em geral é preferido quando se quer obter a mistura sem necessidade especial de redução do tamanho da partícula. Quando uma pequena quantidade de substância potente deve ser misturada com uma grande quantidade de diluente, o método da *diluição geométrica* é utilizado, para assegurar a distribuição uniforme desta. Esse método é especialmente indicado quando os adjuvantes e a substância ativa potente apresentam a mesma cor, não permitindo a visualização da mistura. Por esse método, o fármaco é colocado em um volume quase igual de diluente em um gral e misturado completamente por trituração. Então, uma segunda porção do diluente, apresentando volume igual ao da mistura, é adicionado, e o procedimento de trituração repetido. Esse processo é continuado pelo acréscimo de volumes iguais de diluente na mistura de pós e repetido até que todo o diluente seja incorporado. Alguns farmacêuticos adicionam um pó colorido ao diluente antes de realizar a mistura, para permitir a inspeção visual do processo.

Os pós podem também ser misturados sendo passados através de peneiras, como aquelas usadas na cozinha para peneirar farinha. O *peneiramento* leva à obtenção de um produto leve e solto. Esse procedimento não é aceitável para a incorporação de fármacos potentes em um diluente.

Outro método de mistura consiste no *tombamento* dos pós em uma câmara rotatória. Misturadores mecânicos misturam pós, em pequena ou grande escala, por tombamento (Figs. 6.2 a 6.5). A mistura por esse processo é completa, mas consome tempo. Esses misturadores são amplamente empregados na indústria, assim como aqueles que usam pás motorizadas para misturar pós em grandes recipientes.

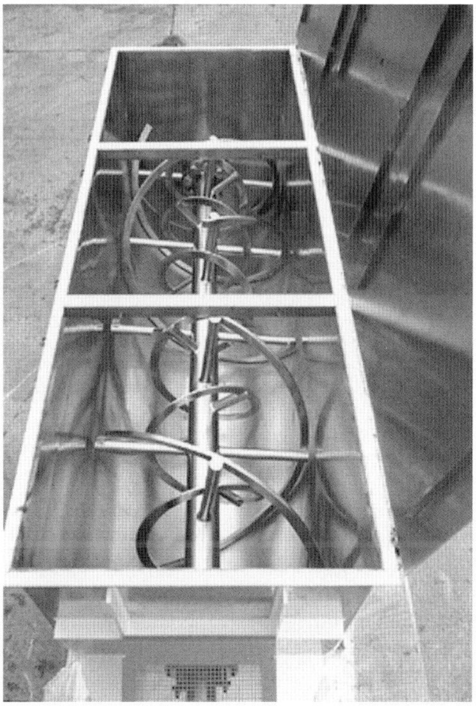

FIGURA 6.3 Misturador de parafuso helicoidal (*ribbon blender*) usado para misturar pós e preparar grânulos. (Cortesia de Littleford Day.)

A segregação é a separação indesejável dos diferentes componentes da mistura. A segregação pode ocorrer por peneiração ou percolação, incorporação de ar (fluidização) e elutriação (arrastamento de partículas). Partículas finas tendem

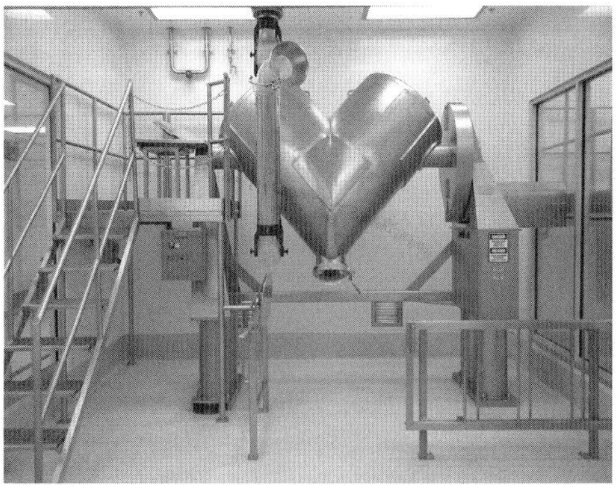

FIGURA 6.2 Processador de sólidos de tamanho industrial, ou misturador em "V", usado para misturar partículas sólidas. (Cortesia de Abbott Laboratories.)

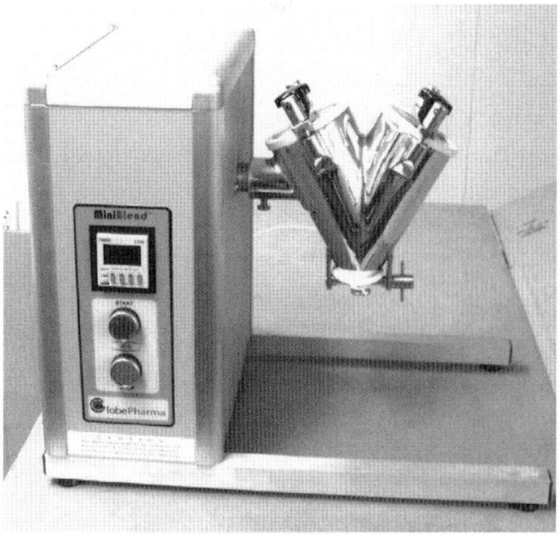

FIGURA 6.4 Misturador em "V" em escala de bancada. (Cortesia de Globepharma.)

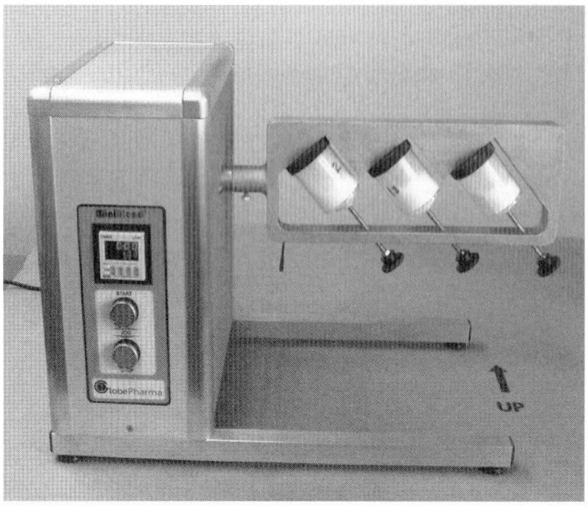

FIGURA 6.5 Misturador em "V" triplo em escala de bancada. (Cortesia de Globepharma.)

a percolar através de partículas grossas e terminar no fundo do recipiente e, efetivamente, elevar as partículas maiores para a superfície. Pós finos, aerados, com diferentes tamanhos de partícula ou densidades podem segregar produzindo um modelo de trajetória no leito do pó, que pode ocorrer durante as etapas de transferência. A elutriação ocorre quando as partículas mais finas e leves permanecem por mais tempo suspensas no ar e não sedimentam rapidamente como as partículas maiores ou mais densas. As recomendações gerais para minimizar ou prevenir a segregação são: (*a*) redução das etapas de transferências e quedas; (*b*) controle da geração de poeira; (*c*) controle da fluidização do pó; (*d*) redução da velocidade de enchimento/transferência; (*e*) ventilação apropriada; (*f*) uso de defletor, ventoinha ou distribuidor; (*g*) desenho adequado do funil e válvulas (se presentes).

PÓS MEDICINAIS

Alguns pós medicamentosos são destinados a uso interno e outros, a uso externo. A maioria dos pós para uso interno é ingerida oralmente, após serem misturados com água ou, no caso de lactentes, nas suas formulações pediátricas. Alguns são usados por inalação, com o intuito de exercer efeitos locais ou sistêmicos. Outros são acondicionados e comercializados como tal para serem reconstituídos com um solvente ou veículo, para administração oral, injetável ou, ainda, como duchas vaginais. Pós medicinais para uso externo são pulverizados sobre a área afetada a partir de um frasco com tampa crivada ou aplicados na forma de aerossol. Os pós de uso externo devem conter no rótulo a advertência "SOMENTE PARA USO EXTERNO" ou outra similar.

Pós medicinais administrados oralmente são usados para a obtenção de efeitos locais (p. ex., laxativos) ou sistêmicos (p. ex., analgésicos) e são preferíveis aos correspondentes comprimidos e cápsulas pelos pacientes que têm dificuldade para engolir formas farmacêuticas sólidas. As doses de alguns fármacos também são muito volumosas para serem preparadas como comprimidos ou cápsulas de tamanho conveniente e, sendo assim, podem ser administradas em forma de pós. Para a administração, eles podem ser misturados com um líquido ou alimento leve. Espera-se que os pós usados oralmente, para exercer efeito sistêmico, apresentem velocidades de dissolução e absorção mais rápidas do que outras formas farmacêuticas sólidas, pois o contato com o suco gástrico é imediato; entretanto, a vantagem real em termos de resposta terapêutica pode ser irrelevante ou somente mínima, dependendo das características de liberação de seus produtos similares. A principal desvantagem do uso de pós orais encontra-se no sabor desagradável do fármaco.

Alguns medicamentos, em especial os antibióticos de uso pediátrico, são destinados à administração oral como líquidos, mas são relativamente instáveis nessa forma. Eles são fornecidos ao farmacêutico, pelo fabricante, na forma de pós ou grânulos para reconstituição com uma quantidade específica de água purificada, no momento da dispensação. Nas condições de armazenamento declaradas no rótulo, o produto resultante permanece estável durante o período prescrito de uso, geralmente até duas semanas. Pós estéreis destinados à reconstituição com água para injeção ou outro solvente aceitável antes da administração são discutidos no Capítulo 15.

AEROSSÓIS

Alguns pós medicamentosos são administrados por inalação com o auxílio de inaladores de pó seco, que liberam partículas micronizadas do remédio em quantidades dosificadas (Fig. 6.6). A maioria desses produtos é usada no tratamento de asma ou de outras condições que requerem a penetração profunda do medicamento nos pulmões (Fig. 6.7). Para obter isso, o tamanho de partícula do medicamento é mantido na faixa de 1 a 6 μm de diâmetro. Em adição ao agente terapêutico, esses produtos contêm propelentes inertes

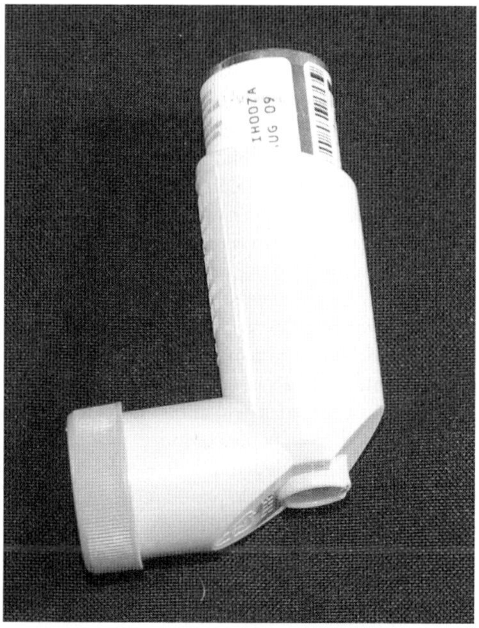

FIGURA 6.6 Inalador dosimetrado contendo pó micronizado e propelentes inertes. A dose é liberada pela boca após a ativação da válvula do aerossol.

e diluentes farmacêuticos, tais como a alfalactose monoidratada cristalina, para auxiliar nas propriedades de fluxo da formulação e na uniformidade da dose, além de proteger o pó contra a umidade (12). Sopradores ou insufladores (Fig. 6.8) podem ser usados para liberar pós em várias partes do corpo, por exemplo, nariz, garganta, pulmão, vagina. A depressão do bulbo de borracha causa turbulência do pó no recipiente, forçando sua saída pelo orifício na extremidade.

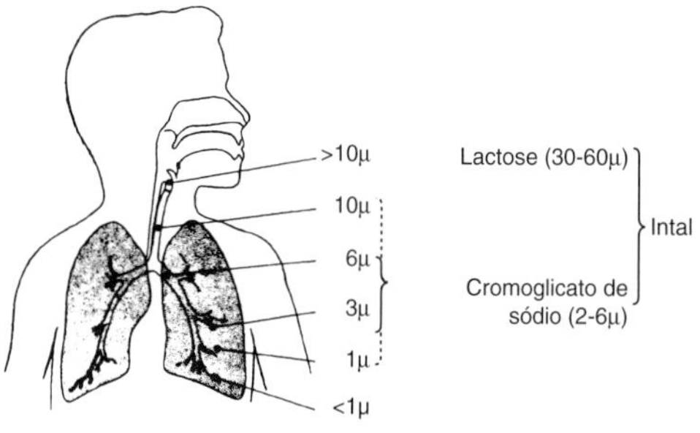

FIGURA 6.7 Relação entre o tamanho de partícula e a penetração nas vias aéreas. (Cortesia de Fisons Corporation.)

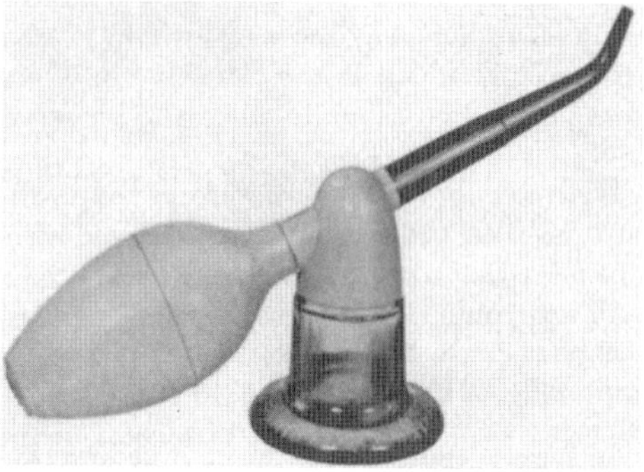

FIGURA 6.8 Um soprador de pó ou insuflador. O pó é colocado no recipiente. Quando o bulbo de borracha é pressionado, a turbulência interna dispersa o pó e força sua saída pelo orifício. Os pós podem ser administrados em vários locais do corpo, tais como nariz, garganta, cavidades dentais ou pele. (Cortesia de DeVilbiss Company.)

PÓS NÃO DIVIDIDOS E DIVIDIDOS

Pós medicamentosos podem ser fornecidos ao paciente a granel ou divididos. Alguns são acondicionados pelo fabricante, enquanto outros são preparados e acondicionados pelo farmacêutico.

Pós não divididos (a granel)

Entre os pós não divididos disponíveis comercialmente em quantidades predeterminadas encontram-se os (*a*) antiácidos (p. ex., bicarbonato de sódio) e os laxantes (p. ex., psyllium [Metamucil]), que o paciente mistura com água ou com outra bebida antes de ingerir; (*b*) pós para duchas (p. ex., Massengill Pó), que é dissolvido em água morna pela paciente para uso vaginal; (*c*) pós medicamentosos para aplicação na pele, geralmente anti-infecciosos tópicos (p. ex., bacitracina zíncica e sulfato de polimixina B) ou antifúngicos (p. ex., tolnaftato); e (*d*) levedura seca de cerveja contendo vitaminas do complexo B e outros suplementos nutricionais. Em alguns casos, uma pequena espátula, colher ou outro instrumento de medida é fornecido com o pó para medir a dose.

A dispensação de pós não divididos é limitada a substâncias não potentes. Os pós contendo substâncias que devem ser administradas em doses controladas são fornecidos ao paciente em quantidades divididas em papéis ou envelopes. Os pacientes devem ser instruídos sobre o manuseio correto, a armazenagem, a dose e a preparação dos pós a granel junto às habituais orientações na hora da dispensação ou aquisição. Normalmente, esses produtos são armazenados sob temperatura ambiente em local seco e limpo. Tais produtos devem ser mantidos fora do alcance de crianças e animais. Os pacientes devem ser instruídos sobre como medir a quantidade correta de pó e saber o tipo de líquido ou veículo a ser utilizado para administrar o medicamento, de acordo com as instruções da embalagem e/ou do médico.

Pós divididos

Depois de um pó ter sido apropriadamente misturado (usando o método da diluição geométrica para substâncias potentes), ele pode ser dividido em doses unitárias individuais, com base na quantidade a ser tomada ou usada de cada vez. Cada porção dividida de pó é colocada sobre um pequeno pedaço de papel (*Latin chartula;* abrev. *chart.*; papel para pó), que é dobrado para acondicionar o medicamento. Vários produtos dosificados estão disponíveis em papéis, envelopes ou saches, incluindo pós para dor de cabeça (p. ex., BC Powders), laxantes (p. ex., muciloide de *psyllium*, resina colestiramina) e pós para duchas (p. ex., Massengill Pó em saches).

Os pós divididos são preparados pelo farmacêutico conforme será descrito a seguir. Dependendo da potência da substância ativa, ele decide pela pesagem individual de cada porção de pó antes de colocá-lo em um papel ou fraciona aproximadamente cada porção pelo método da divisão manual. Nesse método, usado apenas para fármacos não potentes, o farmacêutico dispõe a quantidade total de pó preparado sobre uma superfície plana, como uma placa de vidro ou porcelana, azulejo ou grande pedaço de papel, e, com o auxílio de uma espátula grande, forma um bloco quadrado ou retangular de pó de profundidade uniforme. Então, usando a espátula, o pó é cortado no sentido horizontal e vertical para delinear o número apropriado de blocos menores e uniformes, cada um representando uma dose do medicamento. Cada bloco menor é separado do principal com a espátula, transferido ao papel de pó e acondicionado.

Os papéis de pó podem apresentar qualquer tamanho conveniente para conter a quantidade requerida, mas as dimensões comerciais disponíveis mais populares são 2,75 × 3,75 polegadas*, 3 × 4,5 polegadas, 3,75 × 5 polegadas e 4,5 × 6 polegadas. Os papéis podem ser (*a*) papel simples; (*b*) pergaminho vegetal, um papel semiopaco e fino apresentando resistência limitada à umidade; (*c*) papel glassine, um tipo de papel brilhante transparente, também com resistência limitada à umidade; e (*d*) papel encerado, transparente, à prova d'água. A seleção do tipo de papel é baseada principalmente na natureza do pó. Se os pós contêm materiais higroscópicos ou deliquescentes, os papéis à prova d'água ou encerados devem ser empregados. Na prática, tais pós são duplamente acondicionados em papel encerado e, então, para fins estéticos, são embalados em papel branco (*bond paper*). Os pergaminhos vegetais e o papel glassine podem ser usados somente quando uma barreira limitada contra a umidade é necessária. Pós contendo componentes voláteis devem ser acondicionados em papel encerado ou glassine. Os que não contêm componentes voláteis nem substâncias que sejam adversamente afetadas pelo ar ou umidade são em geral embalados em papel comum.

Um certo grau de habilidade e prática são necessários na dobradura do papel que conterá o pó. Os passos são mostrados na Figura 6.9 e descritos a seguir:

1. Coloque o papel sobre uma superfície dura e dobre uma borda com cerca de 0,5 polegada no lado mais longo do papel. Para assegurar a uniformidade, esse passo deve ser realizado em todos os papéis conjuntamente, usando o primeiro como modelo (Fig. 6.9A).
2. Com a borda de cada papel voltada para cima, coloque o pó dividido ou pesado no centro de cada um.
3. Tomando cuidado para não mexer o pó excessivamente, leve a extremidade inferior do papel para cima e dobre-a para dentro da aba (Fig. 6.9B).
4. Segure a aba e aperte para baixo, fazendo um vinco na dobra do papel; dobre novamente a borda, em largura idêntica à da primeira aba (0,5 polegada) (Fig. 6.9C).
5. Pegue o papel com a aba voltada para cima, cuidando para não alterar a posição do pó, e coloque-o parcialmente dobrado sobre a caixa para papéis aberta (que serve como embalagem), de modo que suas extremidades estendam-se além dos lados da caixa (no sentido longitudinal). Então, pressione os lados da caixa levemente e as pontas do papel para baixo ao longo desses lados, para formar uma dobradura em cada extremidade. Levante o papel da caixa, e dobre as extremidades apertando com força, de modo que o pó não possa escapar (Fig. 6.9D).
6. Coloque o papel dobrado na caixa, com as abas dobradas voltadas para cima, de frente para você, e com as pontas para trás (Fig. 6.9E).

*N. de R.T. 1 polegada = 2,54 cm.

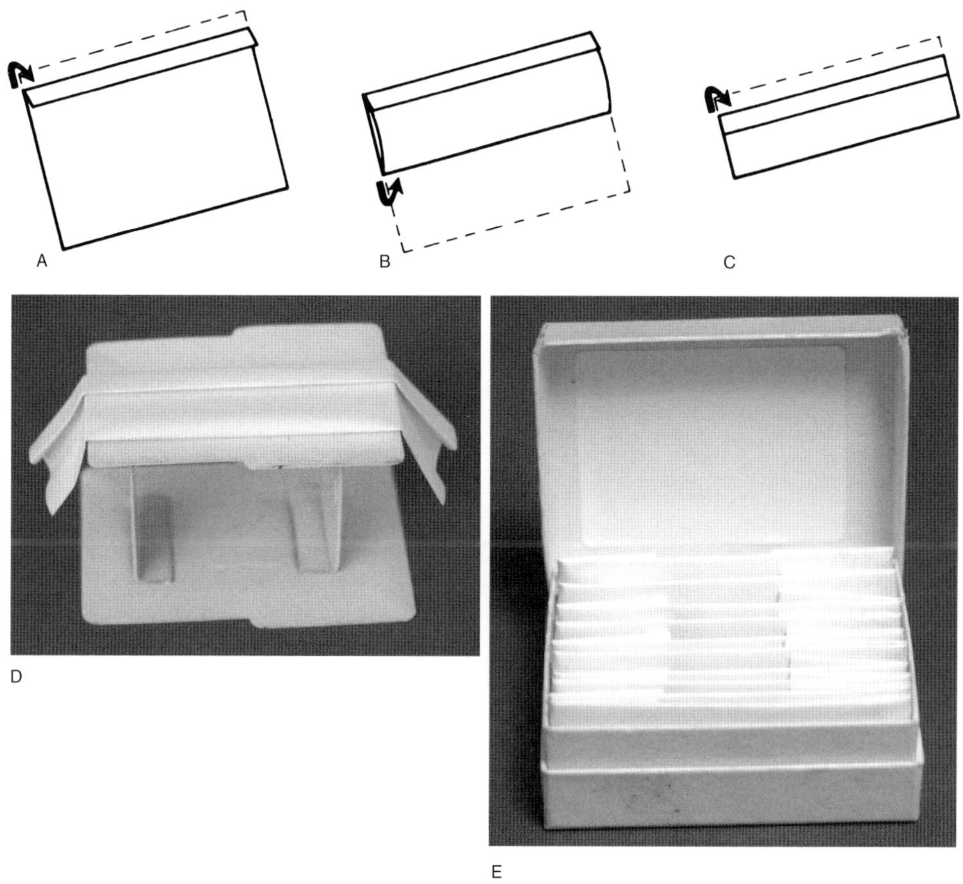

FIGURA 6.9 Etapas empregadas na dobradura de papéis para pós.

Os papéis dobrados devem ajustar-se perfeitamente à caixa e apresentar dobras, comprimento e altura uniformes. O pó não deve alojar-se nas dobras, nem escapar dos papéis com agitação moderada. As caixas, que geralmente são de papelão e dobráveis, devem permitir o fechamento sem que o papel toque a tampa. O rótulo dos pós pode ser colocado na caixa, mas alguns farmacêuticos preferem fixá-los com as orientações em cada um dos papéis.

Por conveniência e uniformidade da aparência, os farmacêuticos podem usar pequenos envelopes de plástico ou celofane, disponíveis comercialmente, para encerrar as doses ou unidades individuais de uso, em vez de utilizar papéis dobrados. Esses envelopes normalmente são resistentes à umidade, e seu emprego resulta em um acondicionamento uniforme.

Atualmente, os papéis de pó são raras vezes utilizados em ambulatórios e postos de saúde, e seu uso está limitado à prática da pesquisa institucional. Fármacos que são comercializados nessa forma farmacêutica incluem o polietilenoglicol 3350 (p. ex., MiraLAX), colestiramina, pectina, L-glutamina, fenilbutirato de sódio e dextrina de trigo (p. ex., Benefiber).

GRÂNULOS

Como mencionado previamente, os *grânulos* são aglomerados preparados a partir de pequenas partículas de pó. Eles têm formato irregular, mas podem apresentar a forma esférica. Possuem tamanho na faixa correspondente aos tamises 4 a 12, embora grânulos de várias dimensões possam ser preparados, dependendo de sua aplicação.

Os grânulos são preparados pelos métodos seco e úmido. O método úmido basicamente con-

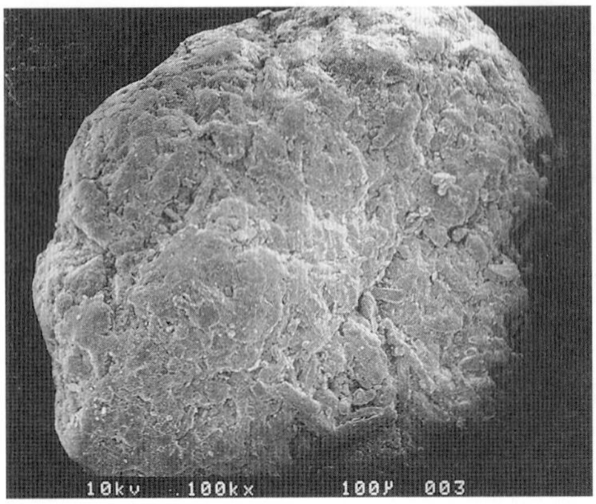

FIGURA 6.10 Grânulo preparado pela tecnologia do leito fluidizado. (Cortesia de Glatt Air Techniques.)

siste em molhar o pó ou a mistura de pós e então passar a massa úmida resultante através de uma malha para produzir grânulos do tamanho desejado. Eles são colocados sobre bandejas de secagem e secos pelo ar ou sob aquecimento. São periodicamente movidos sobre as bandejas para prevenir a adesão e a formação de uma grande massa. O leito fluidizado é outro tipo de método úmido, em que as partículas são colocadas em uma peça cônica do equipamento e vigorosamente dispersas e suspensas, enquanto um excipiente líquido é aspergido sobre elas e o produto é seco, formando grânulos, ou *pellets*, que apresentam tamanho de partícula definido (Fig. 6.10).

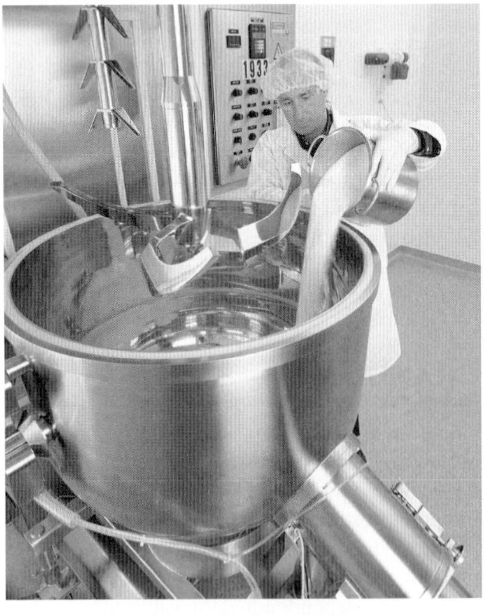

FIGURA 6.11 Misturador-granulador de alta velocidade. (Cortesia de Paddock Laboratories.)

O método de granulação seco pode ser realizado de dois modos. O pó seco pode ser passado por um rolo compactador e, então, por um equipamento de granulação (Fig. 6.11). O rolo compactador, também chamado de rolo compressor ou cilindro compactador, processa um pó fino em lâminas densas, por meio de passagem forçada entre dois rolos metálicos rotatórios mecânicos que giram em sentido contrário (13). A superfície dos rolos de compactação pode ser lisa ou apresentar endentações ou enrugamentos, que permitem a compactação em formas e texturas diferentes. O pó compactado é granulado em partículas de tamanho uniforme em um granulador mecânico. Os compactadores de pós são geralmente combinados em série em sistemas integrados de compactação e granulação.

Um método alternativo de granulação por via seca, chamado compactação, consiste na compressão de um pó ou uma mistura de pós em uma máquina de comprimir, com uma pressão de 8.000 a 12.000 libras, dependendo das características físicas do pó, transformando-os em grandes peças planas ou compactas. Os compactos em geral apresentam faces planas e cerca de 2,5 cm (1 polegada) de diâmetro (13). Eles são granulados em partículas do tamanho adequado, quase sempre para a produção de comprimidos. O processo seco resulta na produção de finos, isto é, pós que não aglomeraram em grânulos. Os finos são separados, coletados e reprocessados. Os métodos de granulação por via seca e úmida, visto que são empregados na produção de comprimidos, são discutidos com mais detalhes no próximo capítulo.

Os grânulos fluem melhor quando comparados aos pós. Para fins de comparação, observe as características de fluxo e escoamento do açúcar granulado e do açúcar em pó. Devido às suas propriedades de fluxo, os grânulos são comumente usados na produção de comprimidos, para facilitar o escoamento do material do alimentador (ou tolva) para dentro da máquina de comprimir.

Eles apresentam outra característica importante. Como a área de sua superfície é menor do que a de um pó de volume comparável, os grânulos são mais estáveis aos efeitos da umidade atmosférica e menos propensos a endurecer ou formar torrões quando em repouso. Os grânulos também são umedecidos com mais facilidade pelos líquidos do que alguns pós leves e macios (que tendem a flutuar sobre a superfície), e seu uso é com frequência preferível em produtos secos que devem ser reconstituídos em soluções ou suspensões.

Vários produtos comerciais contendo antibióticos, instáveis em soluções aquosas, são preparados na forma de pequenos grânulos para reconstituição pelo farmacêutico, com água purificada, antes do consumo. Os grânulos são preparados de modo a conter não somente substâncias ativas, mas também corantes, flavorizantes e outros adjuvantes farmacêuticos. Após a reconstituição, o líquido resultante apresenta todas as características farmacêuticas e medicinais necessárias a uma solução farmacêutica. Exemplos incluem o Biaxin grânulos para suspensão oral (claritromicina, Abbot), Omnicef para suspensão oral (cefdinir, Abbot), o Augmentin ES-600 (amoxicilina/clavulonato de potássio, GlaxoSmithKline) e o Ceftin suspensão oral (axetilcefuroxima, GlaxoSmithKline).

Outros tipos de produtos granulados comerciais são os Grânulos Lactinex, uma cultura mista de *Lactobacillus acidophilus* e *Lactobacillus bulgaricus*, acondicionados em envelopes de 1 g e usados no tratamento da diarreia, incluindo aquela causada por antibioticoterapia. Os grânulos são medidos e misturados com água ou outra bebida, espalhados sobre o alimento ou ingeridos puros. Os grânulos de produtos efervescentes podem ser usados para a produção de comprimidos, como o Zantac EFFERdose (Glaxo Wellcome). Os grânulos e comprimidos efervescentes são dissolvidos na água antes do uso. A preparação de grânulos efervescentes é descrita a seguir.

SAIS GRANULADOS EFERVESCENTES

Sais efervescentes são grânulos ou pós grossos a muito grossos contendo uma substância ativa em uma mistura seca geralmente composta de bicarbonato de sódio, ácido cítrico e ácido tartárico. Quando adicionados à água, os ácidos e a base reagem e liberam dióxido de carbono, resultando em efervescência. A solução carbonatada resultante mascara o gosto desagradável da substância ativa. O emprego de grânulos ou de partículas grossas de um pó, em vez de partículas de tamanho reduzido, diminui a velocidade de dissolução e previne a efervescência rápida e descontrolada. A efervescência rápida e abrupta poderia causar o transbordamento do copo e deixar resíduo de carbonatação na solução.

A combinação dos ácidos cítrico e tartárico, em vez do uso de cada um de forma isolada, contorna algumas dificuldades. Quando somente o ácido tartárico é usado, os grânulos resultantes perdem sua firmeza e rompem com facilidade. O emprego isolado de ácido cítrico produz uma mistura pegajosa, difícil de granular.

Um resumo da química dos grânulos efervescentes pode ser encontrado na Cápsula de Física Farmacêutica 6.3, Grânulos Efervescentes.

Os grânulos efervescentes são preparados por dois métodos gerais: (*a*) o método da fusão ou por via seca e (*b*) o método por via úmida.

Método seco ou da fusão

No método da fusão, a molécula de água presente em cada molécula de ácido cítrico age como agente aglutinante da mistura dos pós. Antes de misturá-los, os cristais de ácido cítrico são pulverizados e então misturados com os outros pós de mesmo tamanho, para assegurar a uniformidade da mistura. Os tamises e o equipamento de mistura devem ser feitos de aço inoxidável ou outro material resistente ao efeito dos ácidos. A mistura dos pós é realizada tão rapidamente quanto possível, de preferência em um ambiente de baixa umidade, para evitar a absorção da umidade e a reação química prematura. Após a mistura, o pó é colocado sobre um prato ou uma bandeja e levado à estufa (Fig. 6.12) sob 34 a 40°C. Durante o processo de aquecimento, uma espátula resistente a ácidos é usada para mover o pó. O calor libera a água de

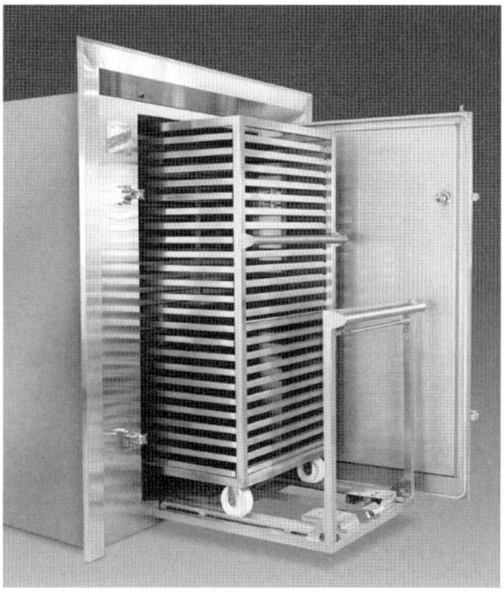

FIGURA 6.12 Estufa grande para secagem de grânulos. (Cortesia de O'Hara Technologies.)

cristalização do ácido cítrico, que, por sua vez, dissolve uma porção da mistura do pó, iniciando a reação química e, consequentemente, liberando dióxido de carbono. Isso causa o amolecimento da massa de pós, tornando-a um pouco esponjosa, e, quando ela alcança a consistência apropriada (como uma massa de pão), é removida da estufa e passada através de um tamis para produzir grânulos de tamanho desejado. O tamis nº 4 produz grânulos grandes; o nº 8, grânulos médios; e o nº 10, grânulos pequenos. Os grânulos são secos em temperatura que não exceda 54°C e logo colocados em recipientes bem fechados.

Método úmido

O método úmido difere do método da fusão em relação à fonte do agente de aglutinação, que não é a água de cristalização do ácido cítrico, mas a água adicionada ao álcool como agente umectante, formando uma massa elástica para granulação. Nesse método, todos os pós podem ser anidros, pois a água é adicionada como líquido de granulação. Apenas uma quantidade suficiente de líquido é adicionada (em porções) para preparar uma massa de consistência apropriada; então os grânulos são preparados e secos da mesma maneira descrita anteriormente.

CÁPSULA DE FÍSICA FARMACÊUTICA **6.3**

Grânulos efervescentes

Os grânulos são formas farmacêuticas que consistem em partículas apresentando faixa de tamanhos correspondente à malha de 4 a 10 (4,76 a 2,00 mm), formados pela umidificação de uma mistura de pós e pela passagem por um tamis ou granulador especial. Esses grânulos úmidos são secos ao ar ou em estufas. Uma forma especial de grânulos pode ser usada para proporcionar um veículo agradável para fármacos, sobretudo aqueles de sabor amargo ou salgado. Essa formulação especial de grânulos efervescentes pode envolver misturas de ácido cítrico e/ou ácido tartárico e/ou bifosfato de sódio combinado com bicarbonato de sódio.

EXEMPLO

Prescrição:
Substância ativa 500 mg/5 g (colher de chá)
em grânulos efervescentes q.s.p 120 g
Posologia: dissolver 1 colher de chá em meio copo de água fria e beber. Repetir a cada 8 horas.

É necessário dispensar essa formulação como grânulos, de modo que o paciente meça a dose de uma colher de chá (5 g), misture e tome. Visto que cada dose pesa 5 g e a prescrição é para 120 g, existem 24 doses. Cada dose contém 0,5 g de substância ativa, necessitando de 12 g para a prescrição completa. Isso requer 120 g – 12 g = 108 g do veículo efervescente. Uma boa mistura efervescente consiste em ácido cítrico e ácido tartárico (proporção 1:2), pois o primeiro produz uma massa mais pegajosa e o último conduz à obtenção de grânulos friáveis. É necessário calcular a quantidade de cada componente para a preparação de 108 g de granulado.

ÁCIDO CÍTRICO

$$3\ NaHCO_3 + C_6H_8O_7{\cdot}H_2O \rightarrow 4\ H_2O + 3\ CO_2 + Na_3C_6H_5O_7$$
$$3 \times 84 \qquad 210$$

1 g de ácido cítrico (PM = 210) reage com 1,2 g de bicarbonato de sódio (PM = 84), conforme a seguinte relação:

$$\frac{1}{210} = \frac{x}{3 \times 84}$$
$$x = 1{,}2\,g$$

ÁCIDO TARTÁRICO

$$2\ NaHCO_3 + C_4H_6O_6 \rightarrow 2H_2O + 2\ CO_2 + Na_2C_4H_4O_6$$
$$2 \times 84 \qquad 150$$

(continua)

CÁPSULA DE FÍSICA FARMACÊUTICA **6.3** *(continuação)*

Visto que o uso da proporção de ácido cítrico e de ácido tartárico 1:2 é desejável, 2 g de ácido tartárico (PM = 150) reagem com 2,24 g de bicarbonato de sódio, de acordo com o seguinte cálculo:

$$\frac{2}{150} = \frac{x}{2} \times 84$$

$$x = 2{,}24\,g$$

Portanto, 1,2 e 2,24 g de bicarbonato de sódio são requeridos para reagir com 1 + 2 g da combinação de ácido cítrico e ácido tartárico. Como é desejado deixar uma pequena quantidade do ácido sem reagir para melhorar o sabor, 2,24 g + 1,2 g = 3,44 g, somente 3,4 g de bicarbonato de sódio serão usados. Assim, a proporção de componentes efervescentes é 1:2:3,4 de ácido cítrico:ácido tartárico:bicarbonato de sódio. Visto que a prescrição requer 108 g de mistura efervescente, a quantidade de cada componente pode ser calculada da seguinte forma:

$1 + 2 + 3{,}4 = 6{,}4$
$1/6{,}4 \times 108\ g = 16{,}875$ g de ácido cítrico
$2/6{,}4 \times 108\ g = 33{,}750$ g de ácido tartárico
$3{,}4/6{,}4 \times 108\ g = 57{,}375$ g de bicarbonato de sódio
Total = 108 g

A prescrição requer 12 g da substância ativa e 108 g do veículo efervescente.

ESTUDO DE CASO FARMACOTÉCNICO

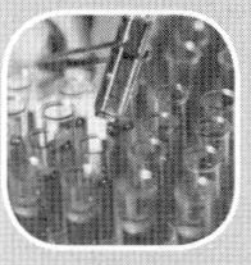

Informação subjetiva

Uma indústria farmacêutica está planejando produzir um pó de uso tópico, consistindo em um agente antifúngico em um veículo inerte. Entretanto, no ensaio piloto de transposição de escala, ensaios de teor dos recipientes revelaram que não havia uniformidade de conteúdo da substância ativa antifúngica. A monografia da USP 32-National Formulary (NF) 27 para um pó tópico antifúngico típico declara que ele deve conter não menos que 90% e não mais que 110% da quantidade rotulada de substância ativa. Esse problema deve ser corrigido antes que o produto prossiga para uma escala maior de produção.

Informação objetiva

O antifúngico apresenta-se como um pó cristalino branco ou levemente branco com não mais que um leve odor. É muito pouco solúvel em água e pouco solúvel em etanol. Tem densidade real na faixa de 4,5 a 5,0 e densidade aparente de 0,12 g/mL. Foi passado através de um tamis de malha 40 antes de ser misturado.

O veículo inerte é o talco, um pó cristalino branco ou branco-acinzentado muito fino. É untuoso, adere facilmente à pele e é livre de aspereza. É praticamente insolúvel em ácidos e álcalis diluídos e em solventes orgânicos e água. Apresenta densidade real de 2,7 a 2,8 e densidade aparente de 0,05 g/mL. Sua área superficial específica é de 2,41 a 2,42 m^2/g.

Os pós são pesados e misturados em um misturador grande tipo V. O pó é então movido para o funil de enchimento de um grande equipamento de envase. A máquina vibra consideravelmente durante o acondicionamento.

Avaliação

Parece que a diferença no tamanho e na densidade dos dois componentes é suficiente para sugerir a segregação no alimentador do equipamento de envase. A densidade do antifúngico é maior que a do veículo, e o seu tamanho de partícula (malha 40) é maior que a do talco (muito fino, quase um pó de malha 80). Normalmente, seria esperado que o pó mais fino sedimentasse no fundo do recipiente, mas, como há uma diferença na densidade desses dois pós, o antifúngico parece estar sedimentando. Isso resulta em frascos com quantidades variáveis de substância ativa.

(continua)

ESTUDO DE CASO FARMACOTÉCNICO *(continuação)*

Plano

Uma estratégia para resolver esse problema seria reduzir o tamanho de partícula do agente antifúngico para uma dimensão próxima à do talco, de modo que suas densidades aparentes fossem mais semelhantes. Outra possibilidade consiste em usar equipamentos de envase com vibração mínima. Você pode pensar em outras estratégias razoáveis para resolver esse problema?

ESTUDO DE CASO CLÍNICO

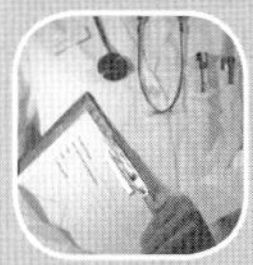

Informação subjetiva

Queixa principal: E.M. é um paciente ambulatorial adulto do sexo masculino (HAA), de 86 anos, que reside em uma casa de saúde e se queixa de dor no calcanhar direito.

História médica do paciente:
Hipertensão
Hiperlipidemia
Diabetes tipo II

Medicamentos:
Hidroclorotiazida 50 mg via oral pela manhã
Enalapril 5 mg via oral duas vezes ao dia
Atorvastatina 10 mg via oral
Metformina 1.000 mg via oral duas vezes ao dia
Gliburida 5 mg via oral por dia
AAS 81 mg via oral por dia
Centrum 1 comprimido por dia

Antecedentes do paciente: Amigdalectomia aos 10 anos

História familiar: Mãe: hipertensão, câncer de mama, metástases nos ossos
Pai: hiperlipidemia, diabetes tipo II

História social:
(–) Tabaco
(–) Álcool
(–) Drogas
(–) Cafeína

Alergias: Nenhuma alergia conhecida a medicamentos.

Informação objetiva

Pressão sanguínea: 125/78
Batimentos cardíacos: 72
Altura: 1,67 m
Peso: 103 kg
Ferida com um grande volume de escaras amarelas e exsudatos sobre a área do calcanhar direito.

Avaliação

Úlcera de decúbito.

Plano

Recomendar Debrisan microesferas (dextranômero) duas vezes ao dia. Espalhar as microesferas na úlcera em uma espessura de 3 mm (~0,1 polegada). Para prevenir a maceração, aplicar uma bandagem não oclusiva e fechar os quatro lados. Remover as microesferas, antes de tornarem-se completamente saturadas pela irrigação da ferida, com água estéril ou solução salina, usando uma seringa. Aplicar uma nova camada de microesferas enquanto a área estiver ainda úmida para prevenir a dor. Mudar a bandagem antes de as microesferas tornarem-se completamente saturadas. O número de trocas depende da quantidade de exsudato produzido e deve variar de 1 a 3 vezes ao dia. Do mesmo modo, é sugerido que, para remover a bandagem com mais facilidade, ela seja trocada antes de estar completamente seca. Evitar contato com os olhos. Contatar o médico se a condição piorar ou persistir por mais de 14 a 21 dias. A posição do paciente deverá ser alterada com frequência para prevenir a pressão contínua sobre uma única parte do corpo. Evitar posicioná-lo sobre o calcanhar direito.

APLICANDO OS PRINCÍPIOS E CONCEITOS

ATIVIDADES EM GRUPO

1. Crie uma lista de antibióticos de uso oral, incluindo a concentração do(s) princípio(s) ativo(s), preparados como pós para reconstituição.
2. Desenvolva uma lista de medicamentos isentos de prescrição médica, incluindo a concentração do(s) princípio(s) ativo(s), preparados como pós ou grânulos para reconstituição.
3. Localize uma formulação na forma de pó e, utilizando termos farmacêuticos apropriados (p. ex., cominuição, levigação, espatulação, pó, tamanho de partícula), descreva as etapas de sua preparação.
4. Crie uma lista de 10 medicamentos, incluindo a concentração do(s) princípio(s) ativo(s) e a posologia recomendada, disponíveis como grânulos encapsulados que, quando abertos, podem ser adicionados à comida ou à bebida antes da administração. Liste três orientações que o farmacêutico pode fornecer ao paciente em relação à utilização desses produtos.
5. Faça uma lista com as possíveis maneiras de uso incorreto de um pó medicinal por um consumidor/paciente.

ATIVIDADES INDIVIDUAIS

1. Em termos leigos, explique a administração correta de um inalador dosimetrado contendo pó medicinal micronizado e excipientes inertes.
2. Exemplifique situações em que o farmacêutico deve usar as técnicas de espatulação, trituração e levigação na prática farmacêutica.
3. Liste orientações para um paciente que tenha dificuldade de deglutição e está recebendo uma receita de Celebrex.
4. Crie uma lista de 10 medicamentos, incluindo a concentração do(s) princípio(s) ativo(s) e a posologia recomendada, disponíveis como grânulos para reconstituição e discuta o perfil demográfico dos pacientes com maior probabilidade de utilizar essa forma farmacêutica.
5. Descreva as desvantagens associadas aos pós para uso tópico e dê exemplos de outras formas farmacêuticas que superem tais dificuldades.

REFERÊNCIAS

1. Brittain HG. On the physical characterization of pharmaceutical solids. Pharm Tech 1997; 21:100–108.
2. The United States Pharmacopeia 31–National Formulary 26. Rockville, MD: U.S. Pharmacopeial Con-vention, 2008.
3. Yalkowsky SH, Bolton S. Particle size and content uniformity. Pharm Res 1990; 7:962–966.
4. Jager PD, DeStefano GA, McNamara DP. Particle--size measurement using right-angle light scattering. Pharm Tech 1993; 17:102–110.
5. Carver LD. Particle size analysis. Industrial Res 1971: (August) 39–43.
6. Evans R. Determination of drug particle size and morphology using optical microscopy. Pharm Tech 1993; 17:146–152.
7. Houghton ME, Amidon GE. Microscopic characterization of particle size and shape: an inexpensive and versatile method. Pharm Res 1992; 9:856–863.
8. Horiba Instruments, Irvine, CA, 1998.
9. Gorman WG, Carroll FA. Aerossol particle-size determination using laser holography. Pharm Tech 1993; 17:34–37.
10. Milosovich SM. Particle-size determination via cascade impaction. Pharm Tech 1992; 16:82–86.
11. Närvänen T, Seppälä K, Antikainen O, et al. A new rapid on-line imaging method to determine particle size distribution of granules. AAPS PharmSciTech 2008;9(1):282-287. Epub Feb 5, 2000.
12. Hindle M, Byron PR. Size distribution control of raw materials for dry-powder inhalers using aerosizer with aero-dispenser. Pharm Tech 1995; 19:64–78.
13. Miller RW. Roller compaction technology. In Parikh DM, ed. Handbook of pharmaceutical granulation technology. New York: Marcel Dekker, 1997; 100–150.

CAPÍTULO

7 Cápsulas

OBJETIVOS

Após ler este capítulo, o estudante será capaz de:

1. Diferenciar cápsulas de gelatina dura de cápsulas de gelatina mole.
2. Comparar as vantagens e desvantagens das cápsulas de gelatina dura e gelatina mole.
3. Listar categorias de excipientes, com exemplos, que são empregados na produção de cápsulas de gelatina dura e mole.
4. Informar as exigências farmacopeicas, segundo a United States Pharmacopeia (USP), para cápsulas.
5. Definir e diferenciar variação de peso de uniformidade de conteúdo.
6. Descrever técnicas apropriadas de inspeção, acondicionamento e armazenamento de cápsulas.

As cápsulas ou os comprimidos são preferíveis quando os medicamentos necessitam ser administrados por via oral em adultos, pois eles são transportados de modo adequado, prontamente identificáveis e deglutidos com facilidade.

É considerável a facilidade para o paciente de transportar um estoque de cápsulas ou comprimidos de um dia, uma semana ou um mês, em comparação a doses equivalentes de uma forma farmacêutica líquida. Para a administração de cápsulas e comprimidos, não há necessidade de colheres ou de outro dispositivo de medida, que podem ser inconvenientes e resultar em doses menos exatas. Além disso, muitos comprimidos e cápsulas são insípidos quando engolidos, o que não é o caso das preparações líquidas.

Várias características auxiliam a identificação das cápsulas e dos comprimidos, incluindo a forma, a cor, o nome do fabricante e o código do produto. Isso melhora a relação entre o paciente e os prestadores de cuidado de saúde, ajuda na adesão do paciente ao tratamento e promove o uso seguro e eficaz do medicamento.

As cápsulas e os comprimidos encontram-se disponíveis para muitos fármacos em várias dosagens, oferecendo flexibilidade para o prescritor e individualização da posologia para o paciente.

Do ponto de vista farmacêutico, as preparações sólidas são eficientemente produzidas em nível industrial; elas são acondicionadas e transportadas a um custo menor e com menos perdas, além de serem mais estáveis e apresentarem maior prazo de validade do que as correspondentes formas líquidas.

Como será discutido mais adiante neste capítulo, o farmacêutico muitas vezes usa cápsulas vazias de gelatina dura para a preparação de medicamentos extemporâneos. Algumas vezes, o farmacêutico pode empregar cápsulas e comprimidos disponíveis comercialmente como *fonte* de substância ativa, quando esta não está disponível de outra forma. Nesses casos, ele deve levar em consideração todos os excipientes presentes no produto comercial para assegurar a compatibilidade com os outros componentes da prescrição. As cápsulas e os comprimidos destinados a proporcionar liberação modificada do fármaco são discutidos no Capítulo 9.

As formas farmacêuticas que devem ser administradas intactas incluem os comprimidos revestidos entéricos, destinados a atravessar o estômago de modo que a liberação e a absorção do fármaco ocorram no intestino; as preparações de liberação prolongada, designadas a oferecer liberação prolongada do fármaco; e os comprimidos sublinguais ou bucais, formulados para dissolverem sob a língua ou na boca (1). Se o paciente não puder engolir uma forma farmacêutica sólida intacta, outras preparações, tais como os comprimidos mastigáveis e de dissolução instantânea, formas líquidas orais, soluções nasais, supositórios ou injetáveis podem ser empregadas.

INTRODUÇÃO

As cápsulas são formas farmacêuticas sólidas nas quais as substâncias ativas e/ou inertes são encerradas em um pequeno invólucro de gelatina. Esses invólucros podem ser *duros* ou *moles*, dependendo de sua composição.

A maioria das cápsulas preenchidas é engolida inteira. Entretanto, é comum, em hospitais e casas de saúde, um cuidador abrir as cápsulas ou esmagar os comprimidos para misturá-los com alimentos ou bebidas, sobretudo para a administração em crianças ou outros pacientes incapazes de deglutir formas farmacêuticas sólidas. Isso deve ocorrer somente com a concordância do farmacêutico, pois as características de liberação de determinadas formas podem ser alteradas e afetar de modo adverso a saúde do paciente.

CÁPSULAS DE GELATINA DURA

Os invólucros de gelatina dura são usados na maioria das cápsulas comerciais. Eles também são comumente empregados em testes clínicos farmacológicos, para comparar os efeitos de um fármaco novo com aqueles de outro medicamento ou placebo. O farmacêutico também emprega cápsulas de gelatina dura na manipulação de preparações extemporâneas. Os invólucros das cápsulas são constituídos de gelatina, açúcar e água (Fig. 7.1). Eles podem ser transparentes, incolores e essencialmente insípidos ou coloridos com vários corantes FD&C e D&C e tornados opacos com a adição de agentes, como o dióxido de titânio. A maioria das cápsulas medicamentosas disponíveis no comércio contém combinações de corantes e opacificantes para torná-las distintivas, muitas com tampas e corpos apresentando cores diferentes.

A gelatina é obtida pela hidrólise parcial do colágeno da pele, do tecido conjuntivo branco e dos ossos de animais. Comercialmente, ela está disponível na forma de pó fino, pó grosso, tiras, flocos ou folhas.

A gelatina é estável na presença de ar quando seca, mas é sujeita à decomposição microbiana na

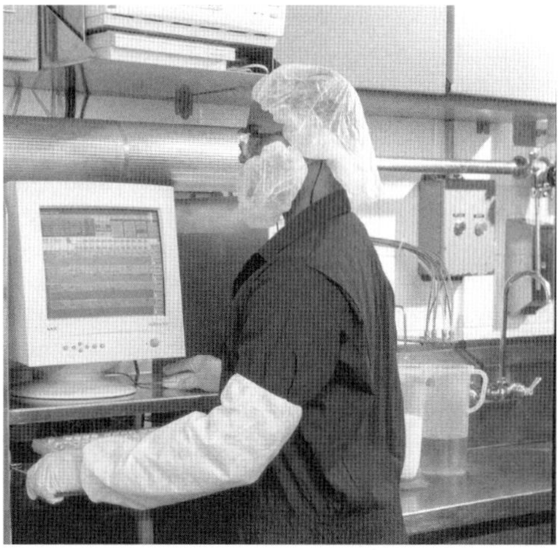

FIGURA 7.1 Preparação de uma mistura de gelatina para a produção de invólucros. (Cortesia de Shinogi Qualicaps.)

presença de umidade. De modo geral, as cápsulas de gelatina dura contêm de 13 a 16% de umidade (2). Entretanto, se armazenadas em ambiente muito úmido, absorvem umidade adicional e podem se tornar distorcidas e perder a forma rígida. Em ambiente extremamente seco, parte da umidade presente nas cápsulas gelatinosas é perdida, e elas podem se tornar frágeis e quebradiças quando manipuladas. Portanto, é preferível mantê-las em um meio livre de umidade excessiva ou muito seco.

Uma vez que a água pode ser absorvida pelos invólucros, afetando agentes higroscópicos presentes em seu interior, muitas cápsulas são acondicionadas com um pequeno pacote contendo material dessecante para protegê-las contra a absorção da umidade atmosférica. Os materiais dessecantes mais usados são a sílica gel, a argila e o carvão ativado.

A exposição prolongada à umidade elevada pode afetar a dissolução da cápsula *in vitro*. Tais mudanças foram observadas em cápsulas contendo tetraciclina, cloranfenicol e nitrofurantoína (3). Visto que a umidade produz possíveis mudanças na biodisponibilidade, as formulações de cápsulas sujeitas a tais condições de estresse devem ser avaliadas caso a caso (3).

Embora a gelatina seja insolúvel em água fria, ela amolece por meio da absorção de até 10 vezes seu peso em água. Alguns pacientes preferem engolir uma cápsula previamente molhada com água ou saliva, pois ela desliza na garganta com mais facilidade do que uma cápsula seca. A gelatina é solúvel em água quente e no suco gástrico; após a administração, o invólucro de gelatina dissolve com rapidez liberando seu conteúdo. A gelatina, sendo uma proteína, é digerida por enzimas proteolíticas e absorvida.

Vários métodos foram desenvolvidos para rastrear a passagem de cápsulas e comprimidos ao longo do trato gastrintestinal e, assim, mapear seu trajeto e o perfil de liberação do fármaco. Entre eles encontra-se a *cintilografia gama*, um procedimento não invasivo que associa o uso de um emissor de radiação gama incorporado na formulação com uma câmara gama acoplada a um sistema de registro de dados (4,5). A quantidade de material adicionado para possibilitar a cintilografia gama é pequena e não compromete as características usuais *in vivo* da forma farmacêutica sob estudo. Quando a cintilografia é combinada com estudos farmacocinéticos, a avaliação *farmacocintilográfica* fornece informações sobre o trânsito e o perfil de liberação do fármaco a partir da forma farmacêutica, bem como sua velocidade de absorção em várias regiões do trato gastrintestinal (4). Esse método é particularmente útil para: (*a*) determinação da existência de correlação entre a biodisponibilidade *in vitro* e *in vivo* para formas farmacêuticas de liberação imediata; (*b*) avaliação da integridade e tempo de residência de comprimidos revestidos entéricos no estômago e intestino; e (*c*) análise do fármaco e da forma farmacêutica no desenvolvimento de novo produto (4,5). Uma técnica isolada que usa um dispositivo telemétrico pH sensível não digerível chamado cápsula Heidelberg, de tamanho aproximado de uma cápsula de gelatina nº 0, tem sido utilizada como meio *não* radiativo para medir o pH, o tempo de residência e o tempo de esvaziamento gástrico de formas farmacêuticas sólidas em indivíduos em jejum ou não (6).

Conforme abordado no Capítulo 5, a absorção a partir do trato gastrintestinal depende de vários fatores, incluindo a solubilidade da substância ativa, o tipo de formulação (i.e., liberação imediata, modificada ou entérica), o conteúdo do trato gastrintestinal e as diferenças individuais quanto às características fisiológicas e à resposta farmacológica.

A PRODUÇÃO DOS INVÓLUCROS DE GELATINA DURA

Os invólucros de gelatina dura são produzidos em duas partes: o corpo da cápsula e uma tampa mais curta. As duas partes encaixam-se quando unidas, com a tampa ajustando-se de forma perfeita sobre a abertura do corpo. Os invólucros são produzidos industrialmente pela imersão de pinos de forma e diâmetro determinados em um reservatório com controle de temperatura contendo uma mistura de gelatina fundida (Figs. 7.2 e 7.3). Os pinos, feitos de bronze manganês, são fixados a blocos, capazes de conter cerca de 500 pinos cada um. Cada bloco é mecanicamente mergulhado no banho de gelati-

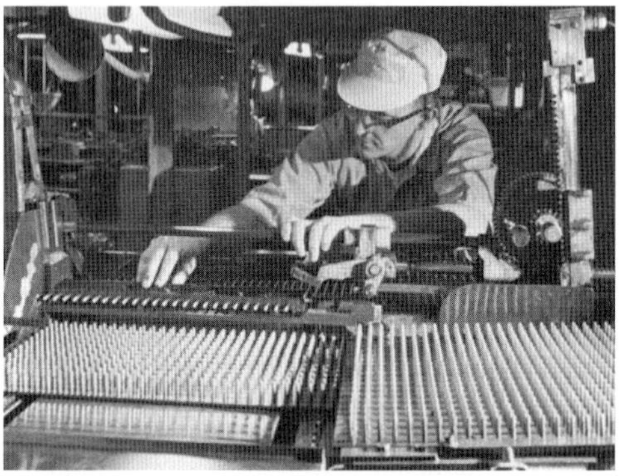

FIGURA 7.2 Corpo de cápsulas e suas tampas mostrados quando são movidos na máquina de produção de invólucros automatizada. Cada máquina é capaz de produzir 30 mil cápsulas por hora. Um ciclo de 40 minutos é necessário para produzir uma cápsula. (Cortesia de SmithKline Beecham.)

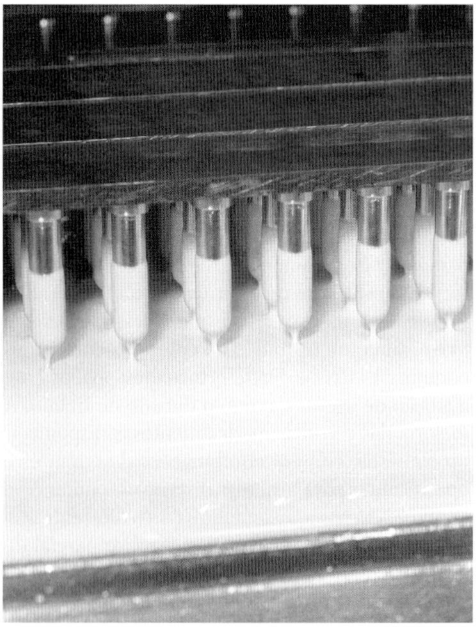

FIGURA 7.3 Cápsulas sendo imersas para coloração em um equipamento de produção de invólucros automatizado. (Cortesia de Shinogi Qualicaps.)

na; os pinos são submersos em uma profundidade adequada e mantidos por período desejado para a obtenção de um revestimento de comprimento e espessura apropriados. Então, o bloco é lentamente erguido do banho, e a gelatina é seca por uma corrente de ar com temperatura e umidade controladas. Quando secas, ambas as partes dos invólucros são cortadas mecanicamente no comprimento apropriado, removidas dos pinos e encaixadas. É importante que a espessura da parede de gelatina seja controlada com rigor para que o corpo e a tampa se ajustem de modo perfeito, evitando desprendimento posterior. Os pinos sobre os quais as tampas são modeladas têm tamanho levemente maior em diâmetro do que aqueles dos corpos, permitindo o encaixe. Na produção de invólucros, imersão, secagem, remoção e união das cápsulas ocorrem de modo contínuo, à medida que os blocos contendo os pinos giram para dentro e para fora do banho de gelatina. Como mencionado anteriormente, os invólucros podem apresentar diferentes cores pela adição de corantes e/ou opacificantes no banho de gelatina.

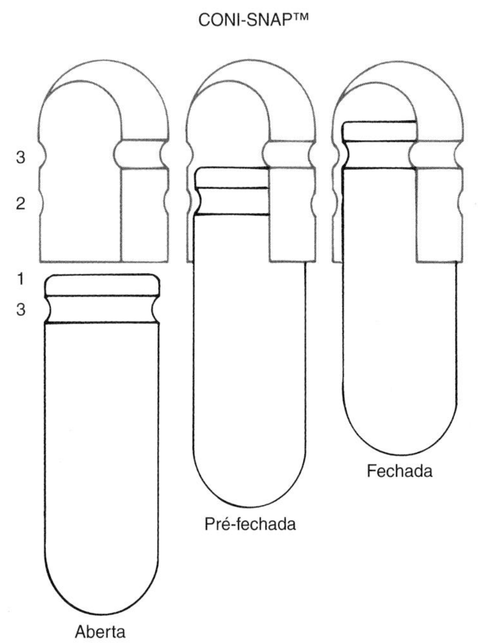

FIGURA 7.4 Representação gráfica da cápsula CONI-SNAP nas posições aberta, pré-fechada e fechada. As bordas afuniladas (*1*) evitam o engavetamento; as endentações (*2*) previnem a abertura prematura; e os sulcos (*3*) permitem o travamento das duas partes do invólucro após o preenchimento. (Cortesia de Capsugel Division, Warner-Lambert.)

Os fabricantes de cápsulas também preparam invólucros de aspectos distintos, alterando a forma arredondada usual dos pinos. Um fabricante tem preparado cápsulas de formato diferenciado pelo afunilamento da porção terminal do pino responsável pela obtenção do corpo, enquanto a forma arredondada da tampa é mantida (Pulvules, Ely Lilly). Outro fabricante emprega cápsulas com a porção terminal de ambos, corpo e tampa, afunilados (Spansule Capsules, SmithKline Bee-cham). Ainda outra inovação no desenvolvimento de invólucros são as cápsulas *snap-fit, Coni-snap e Coni-snap supro*, demonstradas nas Figuras 7.4 e 7.5. A construção original *snap-fit* permite que as duas partes

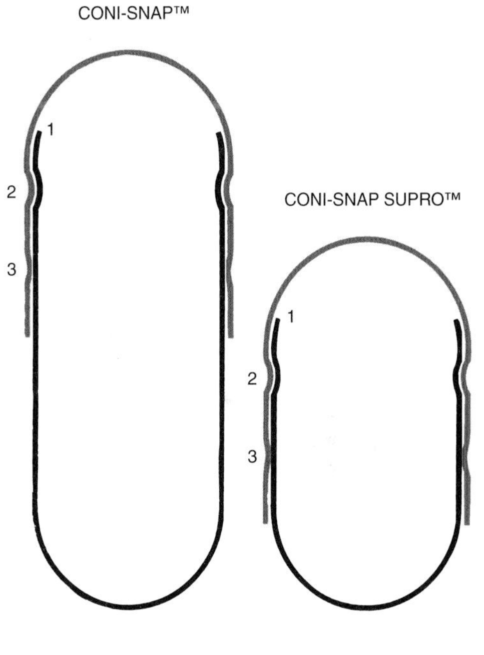

1. Parte cônica para evitar engavetamento (CONI-SNAP™)
2. Sulcos que permitem o travamento e a manutenção das duas partes unidas, após o preenchimento da cápsula (SNAP-FIT™)
3. Endentações para prevenir a abertura prematura

FIGURA 7.5 Representação gráfica das cápsulas CONI-SNAP e CONI-SNAP SUPRO (direita). A última apresenta a característica de ser menor e ter a porção inferior do invólucro encoberta, com exceção da porção terminal arredondada. Isso torna a separação das duas partes mais difícil e contribui para a integridade da cápsula. (Cortesia de Capsugel Division, Warner-Lambert.)

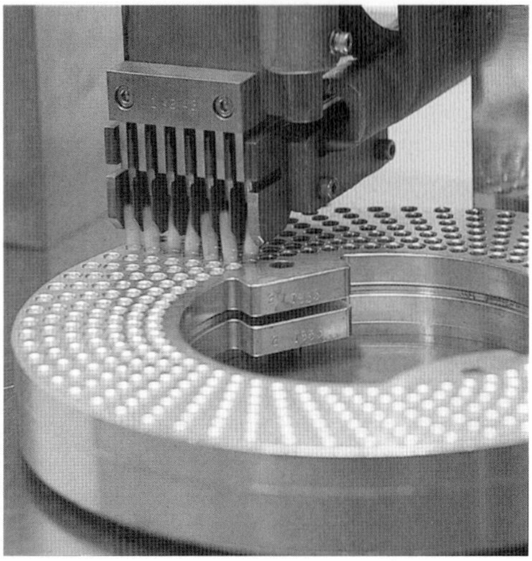

FIGURA 7.6 Prato circular contendo o corpo das cápsulas, que são preenchidas com pó. (Cortesia de Shinogi Qualicaps.)

do invólucro sejam unidas por meio de sulcos de fechamento presentes nas paredes do invólucro. Os dois sulcos ajustam-se um no outro e, dessa maneira, permitem o fechamento seguro da cápsula cheia. Durante o processo de fechamento, o corpo da cápsula é inserido na tampa. Com a produtividade elevada das modernas máquinas de enchimento e fechamento de cápsulas (mais de 180 mil cápsulas por hora), o rompimento (engavetamento) e/ou entalhe do invólucro ocorrem com o mínimo contato entre as duas bordas, quando elas são unidas. Esse problema, que existe sobretudo em invólucros apresentando paredes retas, levou ao desenvolvimento da cápsula Coni-snap, na qual a borda do corpo da cápsula não é reta, mas levemente afunilada (Fig. 7.5). Isso reduz o risco de as bordas do invólucro tocarem-se durante o fechamento e, o mais importante, elimina o problema de engavetamento durante as operações de enchimento em grande escala. Nas cápsulas Coni-snap Supro, a parte superior da cápsula estende-se sobre a parte inferior, de modo que somente a extremidade final cilíndrica é visível (Fig. 7.5). A abertura das cápsulas cheias é difícil, pois a superfície menor oferece área menor para segurar e puxar as metades do invólucro. Isso aumenta a segurança quanto à perda do conteúdo e à integridade da cápsula.

Após o enchimento, alguns fabricantes tornam suas cápsulas invioláveis por meio de várias técnicas de selagem. Esses métodos são discutidos posteriormente nesta seção. As cápsulas e os comprimidos também podem ser rotulados com os nomes ou monogramas do fabricante, o código do produto ou outras marcas que os tornem identificáveis e distinguíveis.

TAMANHOS DE CÁPSULAS

Os invólucros de gelatina são produzidos em vários comprimentos, diâmetros e capacidades.

A seleção do tamanho é realizada com base na quantidade de material a ser encapsulado. A densidade e a compressibilidade do material de enchimento determina em grande parte em que extensão ele pode ser acondicionado no interior do invólucro (7) (Fig 7.6). Para que uma estimativa seja feita, a comparação pode ser feita com pós com características bem conhecidas (Tab. 7.1) e uma seleção inicial, levando em conta o tamanho necessário para conter uma quantidade específica de material. Entretanto, a determinação final pode ser resultado de tentativa e erro. Invólucros de tamanho 000 (o maior) a 5 (o menor) são comercialmente disponíveis para uso humano (Fig. 7.7). Cápsulas maiores encontram-se disponíveis para uso veterinário.

Na manipulação, as cápsulas de gelatina dura permitem ampla flexibilidade de prescrição pelo médico. O farmacêutico pode manipular cápsulas de um único agente terapêutico ou uma combinação de agentes com dose prescrita individualizada para o paciente.

TABELA 7.1 **Capacidade aproximada dos invólucros de gelatina**

	TAMANHO DA CÁPSULA							
	000	**00**	**0**	**1**	**2**	**3**	**4**	**5**
Volume (mL)	**1,40**	**0,95**	**0,68**	**0,50**	**0,37**	**0,30**	**0,21**	**0,13**
Substância ativa (mg)[a]								
Sulfato de quinino	650	390	325	227	195	130	97	65
Bicarbonato de sódio	1.430	975	715	510	390	325	260	130
Ácido acetilsalicílico	1.040	650	520	325	260	195	162	97

[a]A quantidade pode variar de acordo com o grau de compactação usado ao encher as cápsulas.

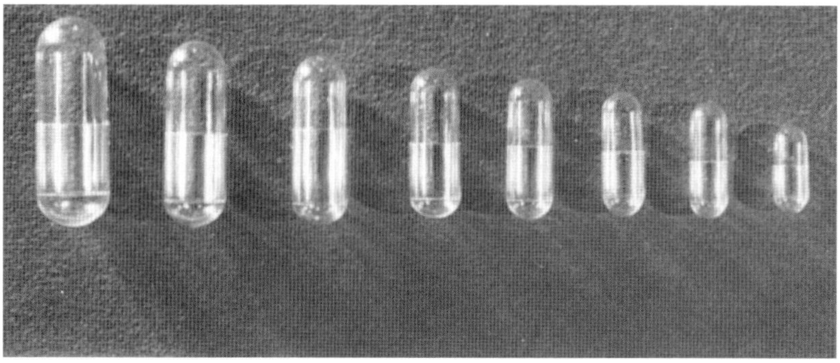

FIGURA 7.7 Cápsulas de gelatina dura no tamanho real. Da esquerda para a direita, tamanhos 000, 00, 0, 1, 2, 3, 4 e 5.

PREPARAÇÃO DE CÁPSULAS DE GELATINA DURA

A preparação de cápsulas de gelatina dura, em pequena ou grande escala, é dividida nas seguintes etapas gerais.

1. Desenvolvimento e preparação da formulação e seleção do tamanho da cápsula.
2. Preenchimento dos invólucros.
3. Selagem das cápsulas (opcional).
4. Limpeza e polimento das cápsulas cheias.

DESENVOLVIMENTO DA FORMULAÇÃO E SELEÇÃO DO TAMANHO DO INVÓLUCRO

No desenvolvimento da formulação de cápsulas, a meta é obter uma preparação com dose exata, boa biodisponibilidade, fácil preenchimento e produção estável e sofisticada.

Em formulações secas, os componentes ativos e inativos devem ser misturados completamente para assegurar a uniformidade da mistura dos pós para o preenchimento. O cuidado na mistura tem especial importância para fármacos de baixa dosagem, pois a ausência de homogeneidade pode acarretar consequências terapêuticas significativas. Estudos de pré-formulação são realizados para determinar se todos os pós da formulação podem ser efetivamente misturados como tais ou requerem redução do tamanho de partícula ou outro processo para a obtenção de compostos homogêneos.

Um diluente pode ser adicionado à formulação para produzir um volume adequado na cápsula. Lactose, celulose microcristalina e amido costumam ser empregados com essa finalidade. Além de proporcionar volume, esses materiais com frequência permitem a coesão dos pós, facilitando a transferência da mistura para o interior dos invólucros (2). Desintegrantes são em geral incluídos em uma formulação de cápsulas para auxiliar a ruptura do invólucro e a distribuição de seu conteúdo no estômago. Entre os desintegrantes usados estão o amido pré-gelatinizado, a croscarmelose e o amido glicolato de sódio.

Para obter distribuição uniforme, é vantajoso que a densidade e o tamanho de partícula do fármaco e dos componentes não ativos sejam similares. Isso é particularmente importante quando um fármaco de baixa dosagem é misturado com outros medicamentos ou diluentes (8). Quando necessário, o tamanho de partícula pode ser reduzido por *moagem* para produzir partículas com tamanhos que variem de 50 a 1.000 μm. Pós triturados podem ser misturados com eficácia, resultando em compostos homogêneos quando a dose do fármaco for igual ou maior que 10 mg (8). A *micronização* é empregada para fármacos de dose menor ou quando a obtenção de partículas menores é necessária. Dependendo dos materiais e equipamentos usados, a micronização produz partículas que variam de 1 a 20 μm.

Na preparação de cápsulas em escala industrial por meio de equipamento automatizado de alta velocidade, a mistura de pós ou grânulos deve apresentar fluxo adequado para permitir a passagem constante do material de enchimento a partir do alimentador, pelo equipamento de encapsulação e para o interior dos invólucros. A adição de um *lubrificante* ou *deslizante*, como dióxido de silício coloidal, estearato de magnésio, estearato de cálcio, ácido esteárico ou talco (cerca de 0,25 a 1%), na mistura dos pós melhora as propriedades de fluxo (2).

Quando o estearato de magnésio é usado como lubrificante, as características de hidrofobicidade desse material insolúvel em água podem retardar a penetração dos fluidos gastrintestinais e a dissolução e a absorção do fármaco. Um tensoativo, como o lauril sulfato de sódio, é usado para facilitar a umidificação pelos fluidos gastrintestinais e contornar o problema (9). Mesmo que um lubrificante insolúvel em água seja usado, após o invólucro da cápsula se dissolver, os fluidos gastrintestinais devem deslocar o ar que circunda o pó seco e penetrar no fármaco antes que ele seja dispersado e dissolvido. Os pós de fármacos fracamente solúveis têm a tendência de resistir a tal penetração. Os agentes desintegrantes, quando presentes em uma formulação de cápsulas, facilitam a ruptura e a distribuição de seu conteúdo.

O lubrificante, o tensoativo, o desintegrante ou algum outro excipiente farmacêutico podem afetar a biodisponibilidade do fármaco e serem responsáveis pelas diferenças do efeito terapêutico entre dois medicamentos da mesma substância ativa. Os farmacêuticos devem estar atentos a essa possibilidade quando o intercâmbio de produtos (p. ex., substituição por genérico) é realizado.

A inserção de comprimidos ou pequenas cápsulas dentro dos invólucros é algumas vezes útil na produção comercial e na preparação extemporânea de cápsulas pelo farmacêutico (Fig. 7.8). Esse procedimento pode ser realizado para separar agentes quimicamente incompatíveis ou adicionar quantidades pré-medidas de substâncias ativas potentes. Em vez de pesar um fármaco potente, o farmacêutico pode optar por inserir um comprimido pré-fabricado da dose desejada em cada cápsula. Outros agentes menos potentes e diluentes podem, então, ser pesados e adicionados. Em escala industrial, *pellets* revestidos, destinados à liberação modificada, muitas vezes são colocados nos invólucros das cápsulas.

As cápsulas de gelatina não são adequadas para líquidos aquosos, pois a água amolece a gelatina e deforma a cápsula, resultando no vazamento do conteúdo. Entretanto, alguns líquidos, tais como óleos fixos ou voláteis, que não interferem na estabilidade do invólucro, podem ser colocados em cápsulas lacradas (ou as cápsulas podem ser seladas com uma solução de gelatina, que reveste finamente a interface entre a tampa e o corpo) para assegurar a retenção do líquido. Em vez de colocar um líquido no interior do invólucro, ele pode ser misturado com um pó inerte, resultando em uma massa úmida ou pasta, que pode, então, ser encapsulada da maneira usual (Fig. 7.8). *Misturas eutéticas* ou substâncias que, quando misturadas, tendam à liquefação, podem ser misturadas com um diluente ou absorvente, como carbonato de magnésio, caolim ou óxido de magnésio, para evitar a interação entre elas e absorver qualquer material liquefeito que possa se formar.

Na produção em grande escala, os líquidos são colocados em *cápsulas de gelatina mole*, que são seladas durante o enchimento e a produção. As cápsulas de gelatina mole são abordadas mais adiante neste capítulo.

Na maioria das vezes, a quantidade de fármaco presente em uma cápsula representa uma única dose. Quando a dose usual do fármaco é demasiadamente grande para ser colocada em uma única cápsula, duas ou mais cápsulas podem ser preparadas. A quantidade total da formulação é aquela necessária para encher o número requerido de invólucros. Em escala industrial, isso significa centenas de milhares de cápsulas. Na manipulação, uma prescrição individual pode exigir a preparação de um pequeno número a várias centenas de cápsulas. Uma perda discreta no material durante a preparação e o enchimento da cápsula não afeta de forma significativa a produção de um lote de tamanho industrial, mas na manipulação, uma pequena perda de pó pode resultar em quantidade insufi-

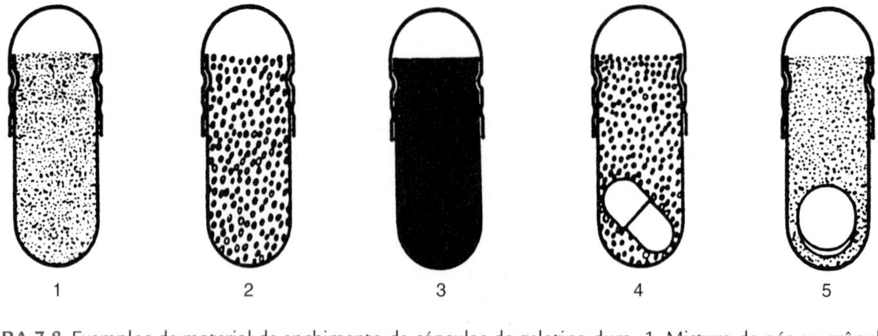

FIGURA 7.8 Exemplos de material de enchimento de cápsulas de gelatina dura. 1. Mistura de pós ou grânulos; 2. Mistura de *pellets*; 3. Pasta; 4. Cápsula; e 5. Comprimido. (Cortesia de Capsugel Division, Warner-Lambert.)

ciente para o enchimento do último invólucro. Para assegurar o preenchimento de um pequeno número de cápsulas, o farmacêutico faz os cálculos para a preparação de uma ou duas cápsulas a mais do que o solicitado na prescrição. Entretanto, esse procedimento não deve ser seguido na preparação de cápsulas contendo uma substância controlada, pois a quantidade do fármaco usado e o solicitado na prescrição devem coincidir de modo exato.

A seleção do tamanho da cápsula de um produto comercial é feita durante o desenvolvimento deste. A escolha é determinada pelas características da formulação, incluindo a dose da substância ativa e a densidade e as características de compactação do fármaco e dos outros componentes. Se a dose do fármaco for insuficiente para completar o volume do corpo da cápsula, um diluente é adicionado. Os dados de densidade e as características de compactação dos componentes ativos e inativos de uma cápsula, bem como a comparação com outros materiais apresentando características similares e experiências anteriores, servem como guia na seleção do tamanho da cápsula (7).

As cápsulas gelatinosas duras são usadas para encapsular cerca de 65 mg a 1 g de material pulverizado. Como mostrado na Tabela 7.1, a menor cápsula (nº 5) pode conter 65 mg de pó ou mais, dependendo das características deste. Muitas vezes, na preparação extemporânea de prescrições, o melhor tamanho de cápsulas é determinado de forma experimental. O uso da menor cápsula, devidamente cheia, é preferível. A cápsula preenchida de forma adequada deve ter seu corpo completado com a mistura contendo o fármaco, mas não a tampa. Esta é destinada a ajustar-se firmemente sobre o corpo, retendo o conteúdo.

Um método fácil para escolher o invólucro correto consiste em pesar os componentes necessários para a preparação de determinada quantidade de cápsulas. Colocar os pós em uma proveta graduada e verificar o volume ocupado. Dividir o volume pelo número de cápsulas a serem preparadas, resultando no volume que será ocupado pelo pó em cada cápsula. Comparar esse volume (em mL) com aqueles fornecidos na Tabela 7.1 e selecionar o tamanho que acomodará o pó. Se o volume do invólucro for muito maior, multiplicar o volume do invólucro pelo número de cápsulas a serem preparadas para obter o volume final de pó requerido para o enchimento completo. Adicionar mais diluente à proveta graduada contendo os outros pós até a marca indicada para completar o volume total de pó. Para fins de documentação, pesar a mistura total e subtrair as quantidades iniciais que foram pesadas, dessa forma a diferença será a quantidade de diluente adicionada.

Os seguintes exemplos demonstram a formulação de algumas cápsulas comercialmente disponíveis.

Cápsulas de tetraciclina

Substância ativa	Cloridrato de tetraciclina 250 mg
Diluente	Lactose
Lubrificante/deslizante	Estearato de magnésio
Corantes do invólucro	Amarelo FD&C nº 6, Amarelo D&C nº 10, Vermelho D&C nº 28, Azul FD&C nº 1
Opacificante do invólucro	Dióxido de titânio

Cápsulas de paracetamol com codeína

Substância ativa	Paracetamol 325 mg, Fosfato de codeína 30 mg
Desintegrante	Amido glicolato de sódio
Lubrificante/deslizante	Estearato de magnésio, ácido esteárico
Corantes do invólucro	Amarelo D&C nº 10, corante comestível, Azul FD&C nº 1 (Verde FD&C nº 3 e Vermelho FD&C nº 40)

Cápsulas de cloridrato de difenidramina

Substância ativa	Difenidramina HCl 25 mg
Diluente	Açúcar de confeiteiro
Lubrificante/deslizante	Talco, dióxido de silício coloidal
Agente umidificante	Lauril sulfato de sódio
Corante do invólucro	Azul FD&C nº 1, Vermelho FD&C nº 3
Opacificante do invólucro	Dióxido de titânio

ENCHIMENTO DOS INVÓLUCROS DE GELATINA DURA

Para o enchimento de um pequeno número de cápsulas, o farmacêutico pode usar o método da punção. Ele retira o número exato de cápsulas vazias a serem enchidas do recipiente empregado para sua estocagem. Pela contagem prévia dos invólucros, como etapa preliminar da preparação, em vez de pegar uma cápsula do recipiente de cada vez, o farmacêutico evita a preparação de um número errado de cápsulas, assim como a contaminação do recipiente de acondicionamento dos invólucros com material de enchimento. O pó a ser encapsulado é colocado sobre um pedaço de papel limpo ou uma placa de vidro ou porcelana. Usando a espátula, a mistura dos pós é ajeitada na forma de uma torta, tendo a profundidade de aproximadamente um quarto a um terço do comprimento do corpo da cápsula. Então, um corpo de cápsula vazio é segurado entre o polegar e o indicador e empurrado em posição vertical para dentro da mistura dos pós repetidamente, até ser preenchido. Alguns farmacêuticos usam luvas cirúrgicas ou capas de látex para dedos para evitar a manipulação das cápsulas com os dedos descobertos. Como a quantidade de pó colocada na cápsula depende do grau de compactação, o farmacêutico deve preencher cada uma da mesma maneira e, após fechá-la, pesar o produto. Quando substâncias não potentes são colocadas nas cápsulas, a primeira enchida deve ser pesada (usando uma cápsula vazia do mesmo tamanho sobre o prato oposto da balança para levar em consideração a massa do invólucro) a fim de determinar o tamanho da cápsula e o grau de compactação do pó a ser usado. Após essa determinação, as outras devem ser preparadas e pesadas periodicamente para verificar a uniformidade do processo. Quando fármacos potentes são utilizados, *cada uma das cápsulas* deve ser pesada após o enchimento para assegurar a exatidão da dose. Essas pesagens protegem contra enchimentos desiguais e o esgotamento prematuro ou a utilização incompleta do pó. Após o corpo de uma cápsula ter sido preenchido e a tampa colocada, o corpo pode ser levemente apertado ou batido para distribuir o pó na parte da tampa e dar a aparência de cheia.

Materiais granulados, que não permitem o uso do método da punção para o enchimento de cápsulas, podem ser colocados dentro de cada invólucro com auxílio do papel no qual foram pesados.

Farmacêuticos que preparam cápsulas com base em uma dispensação extensa e regular podem usar encapsuladores manuais (Fig. 7.9). Os vários tipos de encapsuladores disponíveis apresentam capacidade variando de 24 a 300 cápsulas e, quando operados com eficiência, permitem a produção de cerca de 200 a 2.000 cápsulas por hora.

Os equipamentos desenvolvidos para o uso industrial separam automaticamente as tampas das cápsulas vazias, enchem o corpo, raspam para fora o excesso de pó, recolocam as tampas, selam as cápsulas, se necessário, e limpam o lado externo das cápsulas cheias, com a produtividade de até 165 mil cápsulas por hora (Figs. 7.10 e 7.11). A formulação deve ser desenvolvida de modo que o corpo cheio contenha a dose exata de fármaco. Isso é verificado por meio da amostragem e análise automatizadas durante o processo (Figs. 7.12 e 7.13).

Como descrito anteriormente, a USP requer a adesão aos critérios de *uniformidade de doses unitárias* e de *determinação de peso* para cápsulas, para assegurar a exatidão das unidades de dosagem.

SELAGEM DAS CÁPSULAS

Como já mencionado, alguns fabricantes preparam cápsulas invioláveis pela selagem da junção entre as duas partes do invólucro. Determinado fabricante prepara cápsulas de aparência distinta, selando-as com uma fita colorida de gelatina (Kapseals, Parke-Davis). Se removida, a fita não pode ser restaurada sem o conhecimento do processo de selagem com gelatina. As cápsulas também podem ser vedadas por meio de um processo de soldagem quente que funde por completo a dupla parede da tampa e do corpo, na porção onde estão em contato (10). O processo resulta na formação de um anel ao redor da cápsula em que foi feita a soldagem. Outro processo emprega um agente umidificante líquido, que diminui o ponto de fusão nas áreas de contato entre a tampa e o corpo e, então, une termicamente as duas partes usando baixas temperaturas (40 a 45°C) (11). Máquinas industriais de selagem são capazes de unir com fitas, soldar ou fundir termicamente de 60 mil a 150 mil cápsulas de gelatina por hora (12). A Figura 7.14 mostra uma cápsula de gelatina dura selada. Embora seja difícil e entediante, cápsulas preparadas de forma extemporânea podem ser seladas revestindo a superfície interna da tampa com uma solução de gelatina aquecida logo antes de sua colocação sobre o corpo da cápsula cheia.

LIMPEZA E POLIMENTO DAS CÁPSULAS

Pequenas quantidades de pó podem aderir ao lado externo das cápsulas após o enchimento. O pó pode ser amargo ou desagradável ao paladar e deve ser removido antes do acondicionamento ou da dispensação. Em pequena escala, as cápsulas podem ser limpas individualmente ou em pequeno número, com auxílio de gaze ou pano limpo. Em grande escala, as principais máquinas de enchimento são acopladas a um sistema vácuo-lim-

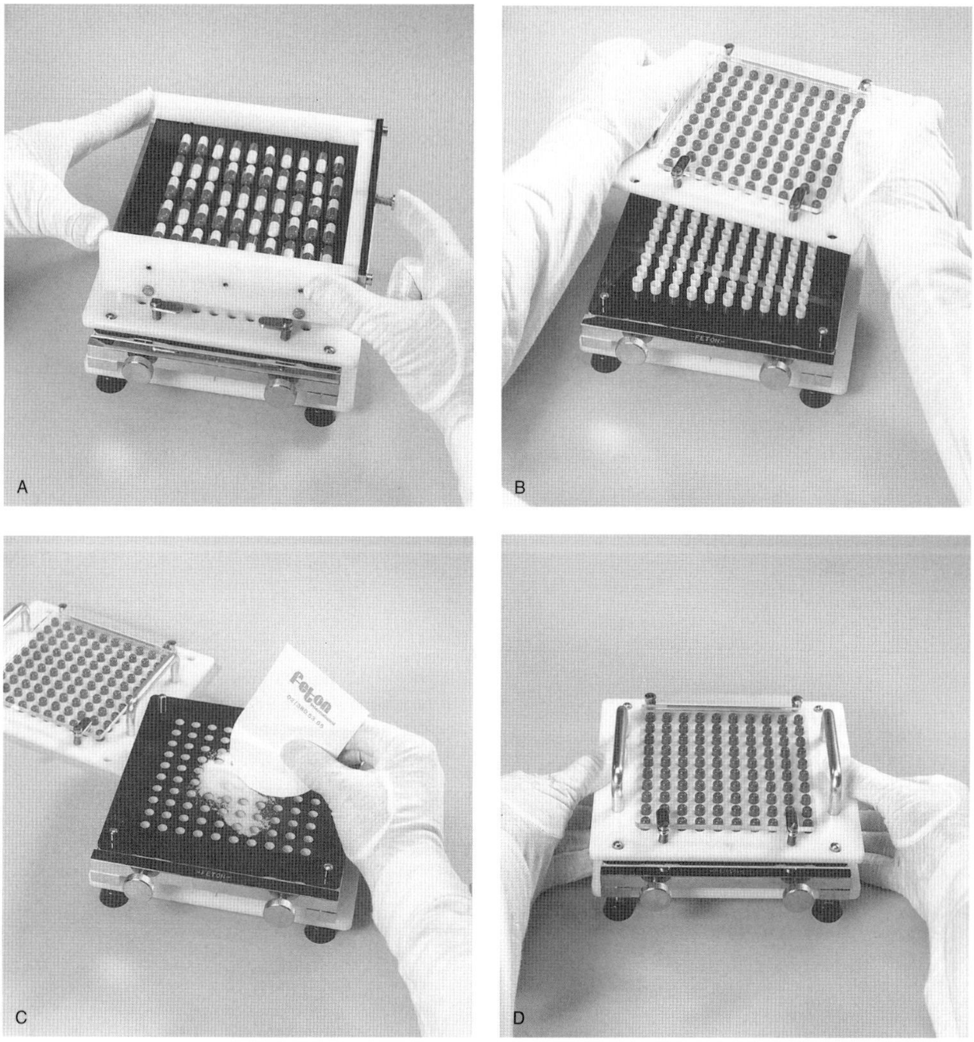

FIGURA 7.9 Encapsulador Feton. **(A)** Com as cápsulas vazias, a bandeja carregadora é colocada acima da unidade de enchimento. **(B)** O carregador insere as cápsulas na unidade de enchimento e é removido, e a parte superior do encapsulador é erguida para separar as tampas dos corpos. **(C)** O pó é colocado sobre o encapsulador e os corpos das cápsulas enchidos. **(D)** A parte superior do encapsulador é recolocada, e as tampas, encaixadas sobre os corpos das cápsulas cheias. (Cortesia de Chemical and Pharmaceutical Industry Company.)

pante, que remove qualquer material estranho das cápsulas quando saem do equipamento. A Figura 7.15 mostra a limpeza e o polimento de cápsulas cheias usando o equipamento Accela-Cota.

CÁPSULAS DE GELATINA MOLE

As cápsulas de gelatina mole são constituídas de gelatina à qual a glicerina ou um álcool poli-hídrico, como o sorbitol, foi adicionado. Essas cápsulas, que apresentam mais umidade do que as de gelatina dura, podem conter um conservante, como metilparabeno e/ou propilparabeno, para retardar o crescimento microbiano. As cápsulas de gelatina mole podem ser oblongas, ovais ou redondas, bem como apresentarem uma única cor ou duas tonalidades e serem impressas com marcas de identificação. Como as

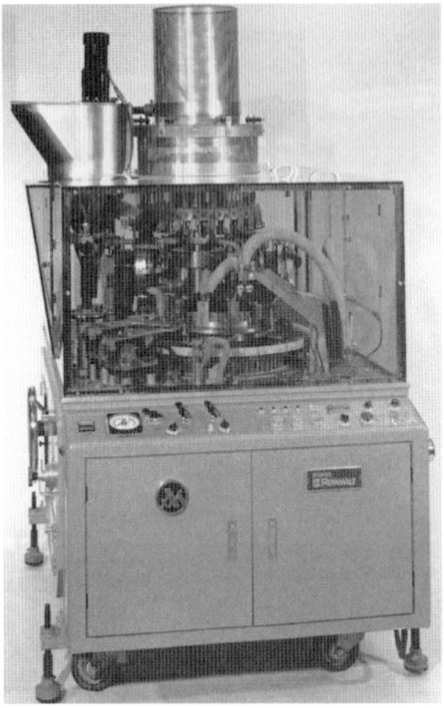

FIGURA 7.10 Encapsulador automático Osaka, modelo R-180, capaz de encher mais de 165 mil cápsulas por hora. (Cortesia de Sharples-Stokes Division, Stokes-Merrill, Pennwalt Corporation.)

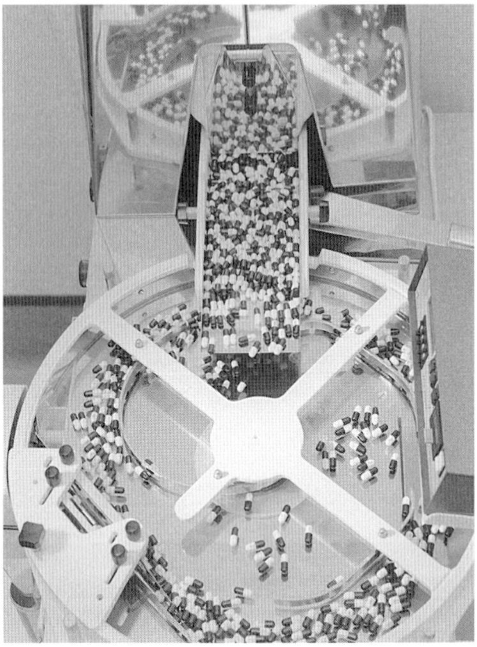

FIGURA 7.12 Equipamento de pesagem de cápsulas automatizado Vericap 1800A Checkweigher, que rejeita aquelas que não apresentam o peso exato. (Cortesia de Elan Corporation.)

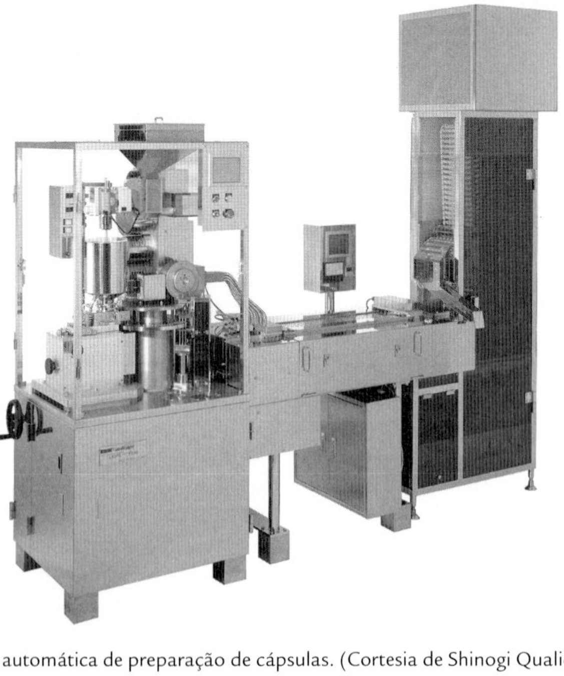

FIGURA 7.11 Máquina automática de preparação de cápsulas. (Cortesia de Shinogi Qualicaps.)

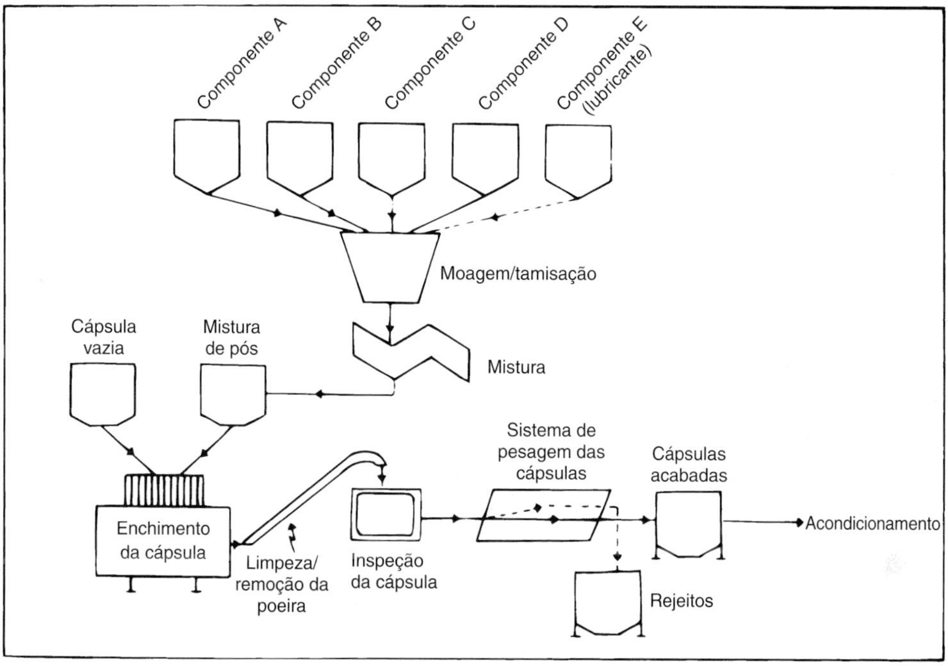

FIGURA 7.13 Diagrama de fluxo da preparação de cápsulas em equipamentos automatizados. (Reproduzida, com permissão, de Yelvig M. Principles of process automation for liquid and solid dosage forms. Pharm Technol, 1984, 8:47.)

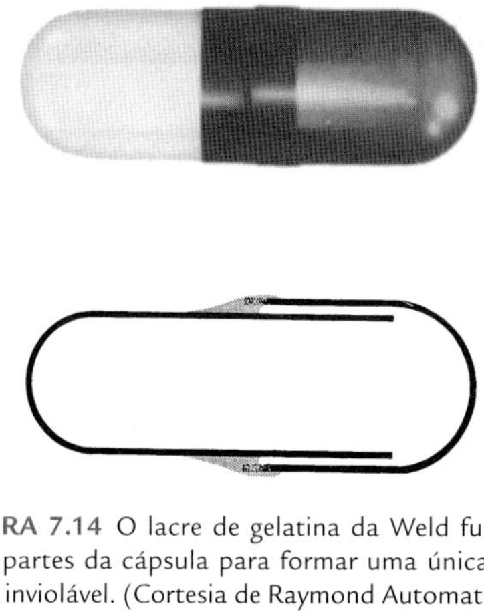

FIGURA 7.14 O lacre de gelatina da Weld funde as duas partes da cápsula para formar uma única peça, que é inviolável. (Cortesia de Raymond Automation.)

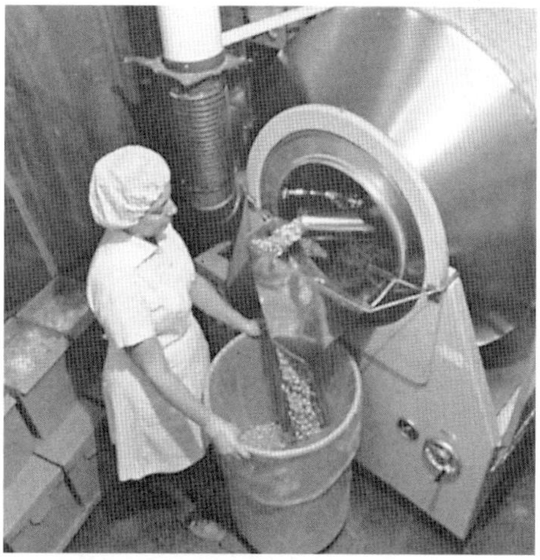

FIGURA 7.15 Limpeza e polimento de cápsulas de gelatina dura cheias por meio do equipamento Accela-Cota. (Cortesia de Eli Lilly and Company.)

cápsulas de gelatina dura, elas podem ser preparadas com opacificantes para reduzir a transparência e proporcionar aspectos característicos ao invólucro.

Cápsulas de gelatina mole são usadas para encapsular e encerrar hermeticamente líquidos, suspensões, materiais pastosos, pós secos e até mesmo comprimidos pré-formados. Elas são bem apresentáveis do ponto de vista farmacêutico e facilmente engolidas.

PREPARAÇÃO DE CÁPSULAS DE GELATINA MOLE

As cápsulas de gelatina mole são preparadas por um processo que emprega lâminas de gelatina e um conjunto de moldes para formar as cápsulas, ou por métodos mais eficientes e produtivos, que utilizam uma matriz recíproca ou rotatória, nas quais elas são produzidas, enchidas e seladas sob operação contínua (Fig. 7.16) (13).

Pelo processo de moldagem, uma lâmina aquecida de gelatina comum ou colorida é colocada sobre a chapa do fundo do molde e o líquido contendo o fármaco é vertido de maneira unifor-

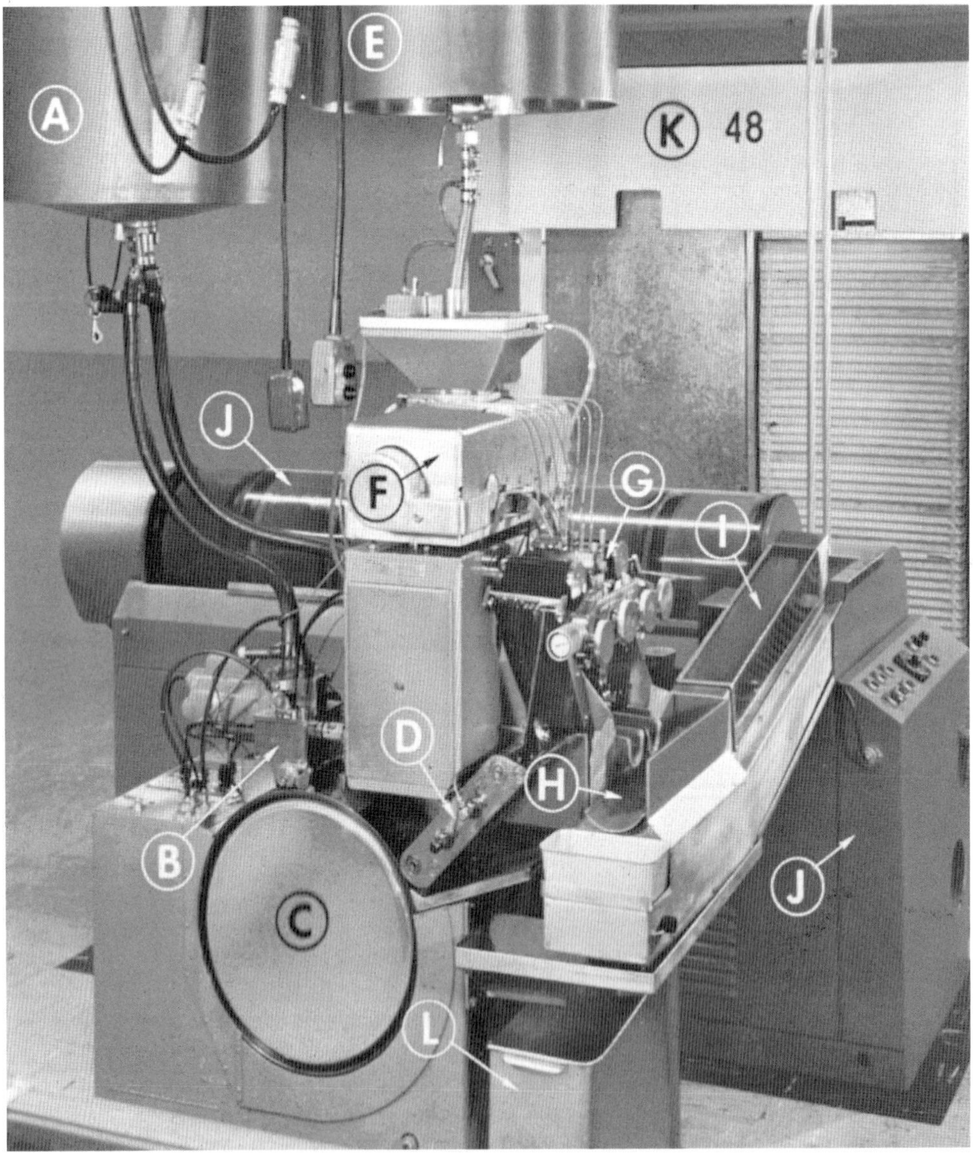

FIGURA 7.16 Máquina de moldes rotativos. **(A)** Reservatório da dispersão de gelatina. **(B)** Caixa de espalhamento. **(C)** Cilindro modelador da fita de gelatina. **(D)** Depósito de óleo dos rolos. **(E)** Reservatório do material de enchimento. **(F)** Bomba de enchimento. **(G)** Sistema de enchimento. **(H)** Esteira. **(I)** Sistema de lavagem. **(J)** Secador infravermelho. **(K)** Túnel de secagem das cápsulas. **(L)** Receptor da gelatina. (Cortesia de R.P. Scherer Corporation.)

me sobre ela. Então uma segunda lâmina de gelatina é cuidadosamente colocada por cima do medicamento, e a parte superior do molde é disposta sobre a folha. Então, pressão é aplicada ao molde para formar, preencher e selar as cápsulas simultaneamente. As cápsulas são removidas e lavadas com um solvente inócuo.

Muitas cápsulas de gelatina mole são preparadas pelo processo de moldes rotativos, um método desenvolvido em 1933 por Robert P. Scherer. Por esse método, a gelatina líquida, que escoa a partir de um reservatório situado na parte superior do encapsulador, é moldada na forma de duas fitas contínuas, que são transportadas até o meio de dois moldes idênticos (Fig. 7.17). Ao mesmo tempo, o material de enchimento dosado é injetado entre as fitas, precisamente no momento em que o molde forma bolsas na gelatina. Essas bolsas de gelatina contendo enchimento são seladas por pressão, aquecidas e, então, separadas da fita. O uso de fitas de duas cores diferentes resulta em cápsulas bicolores.

O processo do molde recíproco é similar ao processo rotativo quanto à formação e ao uso de fitas de gelatina para a encapsulação, mas difere no procedimento empregado. As fitas de gelatina são alimentadas entre um conjunto de moldes verticais que abrem e fecham continuamente para formar uma série de bolsas. Estas são preenchidas com o material de enchimento e, então, moldadas, seladas e cortadas do filme conforme avançam pelo equipamento. Assim que são cortadas, as cápsulas caem em tanques refrigerados, as quais evitam a aderência entre elas.

USO DE CÁPSULAS DE GELATINA MOLE

As cápsulas de gelatina mole são preparadas para conter uma variedade de líquidos, pastas e materiais secos. Os líquidos que podem ser colocados nessas cápsulas incluem os seguintes (13):

1. Líquidos voláteis e não voláteis imiscíveis com água, tais como óleos aromáticos e vegetais, hidrocarbonetos aromáticos e alifáticos, hidrocarbonetos clorados, éteres, ésteres, álcoois e ácidos orgânicos.
2. Líquidos não voláteis miscíveis com água, tais como os polietilenoglicóis e tensoativos não iônicos, como o polissorbato 80.
3. Compostos relativamente não voláteis e miscíveis com água, como o propilenoglicol e o álcool isopropílico, dependendo de fatores como a concentração empregada e as condições de acondicionamento.

Os líquidos que podem facilmente migrar pelo invólucro não são aceitáveis para acondicionamento em cápsulas de gelatina mole. Esses materiais incluem água em uma concentração acima de 5% e compostos orgânicos voláteis e solúveis em água apresentando baixo peso molecular, como álcoois, cetonas, ácidos, aminas e ésteres.

Os sólidos podem ser colocados em cápsulas de gelatina mole na forma de soluções em solvente apropriado, suspensões, pós secos, grânulos, *pellets* ou pequenos comprimidos.

EXIGÊNCIAS FARMACOPEICAS PARA CÁPSULAS

ADJUVANTES

Os adjuvantes adicionados às preparações oficiais, incluindo cápsulas, com o propósito de melhorar a estabilidade, utilidade ou aparência ou, ainda, de facilitar sua produção, podem ser usados somente se eles (14):

1. Forem inócuos nas quantidades empregadas.
2. Não excederem as quantidades mínimas requeridas para proporcionar o efeito desejado.
3. Não prejudicarem a biodisponibilidade, a eficácia terapêutica ou a segurança do produto.
4. Não interferirem nas análises e nos testes requeridos pelas farmacopeias.

RECIPIENTES PARA A DISPENSAÇÃO DE CÁPSULAS

A USP descreve as especificações recomendadas acerca do tipo de recipiente aceitável para o acondicionamento ou dispensação de cápsulas e comprimidos oficiais. Dependendo do item, é exigido que o recipiente seja *vedado*, *hermeticamente fechado* e/ou *resistente à luz*.

TESTE DE DESINTEGRAÇÃO PARA CÁPSULAS

O teste de desintegração para cápsulas de gelatina dura e mole segue o mesmo procedimento e usa o mesmo equipamento descrito no próximo capítulo para comprimidos não revestidos. As cápsulas são colocadas na grade da cesta, que é imersa 30 vezes por minuto em fluido termostatizado a 37°C e observadas durante o tempo descrito na monografia do produto. Para cumprir o teste, as cápsulas devem desintegrar-se completamente em uma massa mole apresentando um núcleo não palpável e apenas alguns fragmentos do invólucro de gelatina.

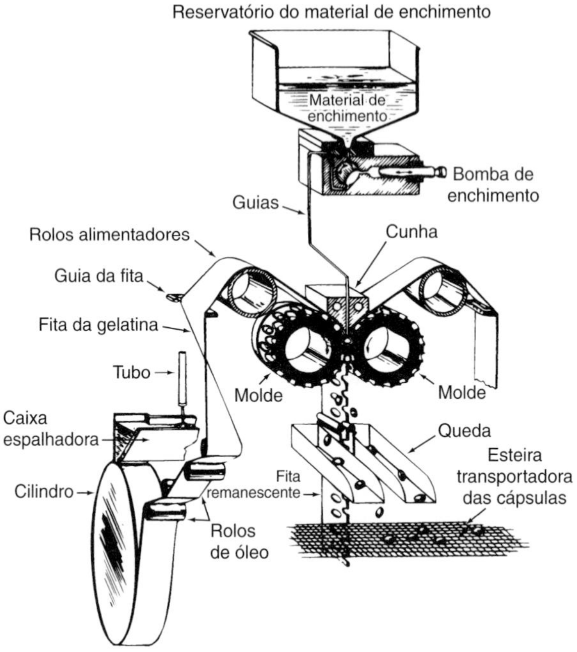

FIGURA 7.17 Processo usando molde rotativo. (Cortesia de R.P. Scherer Corporation.)

TESTE DE DISSOLUÇÃO PARA CÁPSULAS

O teste de dissolução para cápsulas usa os mesmos equipamentos, meio de dissolução e condições dos comprimidos revestidos comuns e não revestidos, descritos no Capítulo 8. Entretanto, se os invólucros interferirem na análise, o conteúdo de um número específico de cápsulas pode ser removido, e os invólucros vazios submetidos ao meio de dissolução antes da realização de amostragem e análise química.

VARIAÇÃO DE PESO

A uniformidade de doses unitárias pode ser demonstrada pela determinação da variação de peso e/ou uniformidade de conteúdo. O método da variação de peso é realizado como segue:

Cápsulas duras

Dez cápsulas são pesadas individualmente, e o conteúdo removido. Os invólucros esvaziados são pesados individualmente, e o peso do conteúdo é calculado por subtração. A partir dos resultados de uma análise realizada conforme recomendado na monografia, o conteúdo de substância ativa de cada uma das cápsulas é determinado.

Cápsulas moles

O peso bruto de 10 cápsulas intactas é determinado individualmente. Então, cada cápsula é aberta, e o conteúdo é removido pela lavagem com um solvente adequado. Deixa-se o solvente evaporar em temperatura ambiente durante cerca de 30 minutos, com cuidado para evitar ganho ou perda de umidade. Os invólucros individuais são pesados e o conteúdo líquido é calculado. A partir dos resultados de uma análise realizada conforme recomendado na monografia, o conteúdo de substância ativa de cada uma das cápsulas é determinado.

UNIFORMIDADE DE CONTEÚDO

A menos que seja estabelecido na monografia do produto, a quantidade de substância ativa, determinada por análise, deve estar dentro da faixa de 85 a 115% da quantidade rotulada, para 9 de 10 unidades analisadas, sendo que nenhuma pode estar fora da faixa de 70 a 125% da quantidade rotulada. Testes adicionais são recomendados quando duas ou três unidades estão fora dos limites requeridos, mas dentro dos extremos estabelecidos.

CRITÉRIOS PARA ROTULAGEM

Todas as preparações de cápsulas oficiais devem ser rotuladas para expressar a quantidade de cada substância ativa presente em cada unidade de dosagem.

TESTE DE ESTABILIDADE

O teste de estabilidade de cápsulas é realizado, conforme descrito no Capítulo 4, para determinar a estabilidade intrínseca da substância ativa e a influência de fatores ambientais, como temperatura, umidade e luz, e dos componentes da formulação, material de acondicionamento e sistema de fechamento. A bateria de testes de estresse, estabilidade a longo prazo e estabilidade acelerada ajudam a determinar as condições apropriadas para o armazenamento e o prazo de validade antecipado do produto.

TESTE DE PERMEAÇÃO DE UMIDADE

A USP requer a determinação das características de permeação da umidade nas embalagens de dose unitária e dose única, para assegurar a aceitabilidade do material de acondicionamento das cápsulas. O grau e a velocidade de penetração da umidade são determinados pelo acondicionamento das unidades de dosagem com *pellets* dessecantes que mudam de cor, exposição da embalagem a umidades relativas conhecidas, durante tempo determinado, observação da alteração da cor do *pellet* (indicando a absorção de umidade) e comparação do peso da unidade de dosagem antes e depois do teste.

CÁPSULAS OFICIAIS E DISPONÍVEIS COMERCIALMENTE

Em torno de 200 medicamentos oficialmente reconhecidos na forma de cápsulas encontram-se listados na USP. Entretanto, esses produtos muitas vezes são fabricados por várias indústrias em diferentes doses.

Exemplos de medicamentos oficiais disponíveis comercialmente na forma de cápsulas gelatinosas duras e moles são apresentados nas Tabelas 7.2 e 7.3.

INSPEÇÃO, CONTAGEM, ACONDICIONAMENTO E ARMAZENAMENTO DE CÁPSULAS

As cápsulas produzidas em pequena ou grande escala devem ser uniformes quanto à aparência. A inspeção visual ou eletrônica é realizada para detectar qualquer defeito na integridade e aparência das cápsulas. As cápsulas defeituosas devem ser rejeitadas. Na produção, os regulamentos das Boas Práticas de Fabricação exigem que, se o número de defeitos de produção for excessivo, a causa deve ser investigada e documentada, e os procedimentos para corrigir o problema devem ser realizados.

Em farmácia, as cápsulas são contadas de modo manual ou por um equipamento automatizado. Bandejas especialmente desenvolvidas, como o tipo mostrado na Figura 7.18, são usadas para a contagem de um pequeno número de formas far-

TABELA 7.2 **Exemplos de algumas cápsulas oficiais**

CÁPSULA OFICIAL	NOME COMERCIAL DA CÁPSULA	DOSE	CATEGORIA
Amoxicilina	Wymox (Wyeth-Ayerst)	250, 500 mg	Antibacteriano
Ampicilina	Omnipen (Wyeth-Ayerst)	250, 500 mg	Antibacteriano
Cefalexina	Keflex (Dista)	250, 333, 500, 750 mg	Antibacteriano
Cloridrato de difenidramina	Benadryl HCl (Parke-Davis)	25 mg	Anti-histamínico
Hiclato de doxiciclina	Vibramicina (Pfizer)	100 mg	Antibacteriano
Estolato de eritromicina	Ilosone (Dista)	250 mg	Antibacteriano
Cloridrato de fluoxetina	Prozac (Dista)	10, 20, 40 mg	Antidepressivo
Cloridrato de flurazepam	Dalmane (Roche)	15, 30 mg	Hipnótico
Indometacina	Indocin (Merck)	25, 50 mg	Anti-inflamatório, antipirético, analgésico
Levodopa	Larodopa (Roche)	100, 250, 500 mg	Antiparkinsoniano
Cloridrato de loperamida	Imodium (Janssen)	2 mg	Antidiarreico
Oxazepam	Serax (Wyeth-Ayerst)	10, 15, 30 mg	Ansiolítico
Cloridrato de propoxifeno	Darvon (Lilly)	65 mg	Analgésico

TABELA 7.3 **Alguns medicamentos comercialmente disponíveis na forma de cápsulas de gelatina mole**

FÁRMACO	NOME COMERCIAL	CONTEÚDO E COMENTÁRIOS[a]
Acetazolamida	Diamox Sequels (Duramed)	Inibidor da anidrase carbônica, pó levemente solúvel em água. Contém *pellets* revestidos, de liberação sustentada.
Amprenavir	Agenerase Cápsulas (GlaxoSmithKline)	Destinado para o tratamento de infecções por HIV. Contém succinato de dextroalfatocoferol polietilenoglicol 1.000, polietilenoglicol 400, propilenoglicol.
Ciclosporina	Sandimmune (Novartis)	Imunossupressor, pó cristalino levemente solúvel em água. Contém óleo de milho, glicerídeos glicolizados polioxietilenados
Ciclosporina	Neoral (Novartis)	Contém álcool desidratado, mono, di e triglicerídeos de óleo de milho, óleo de rícino polioxietilenado hidrogenado; forma microemulsão em contato com os fluidos aquosos para aumentar a biodisponibilidade.
Digoxina	Lanoxicaps (GlaxoSmithKline)	Glicosídeo cardiotônico, pó praticamente insolúvel em água. Dissolvido em polietilenoglicol 400, álcool etílico, propilenoglicol e água.
Etosuximida	Zarontin (Parke-Davis)	Anticonvulsivante, pó hidrossolúvel. Contém polietilenoglicol 400.
Cloridrato de ranitidina	Zantac GELdose (Glaxo Wellcome)	Inibidor do receptor histamínico H2, granulado hidrossolúvel em matrizes não aquosas de óleo de coco sintético, triglicerídeos.

[a]Somente uma lista parcial do conteúdo das cápsulas é fornecida. Os invólucros das cápsulas moles podem conter corantes, opacificantes, conservantes e outros adjuvantes.

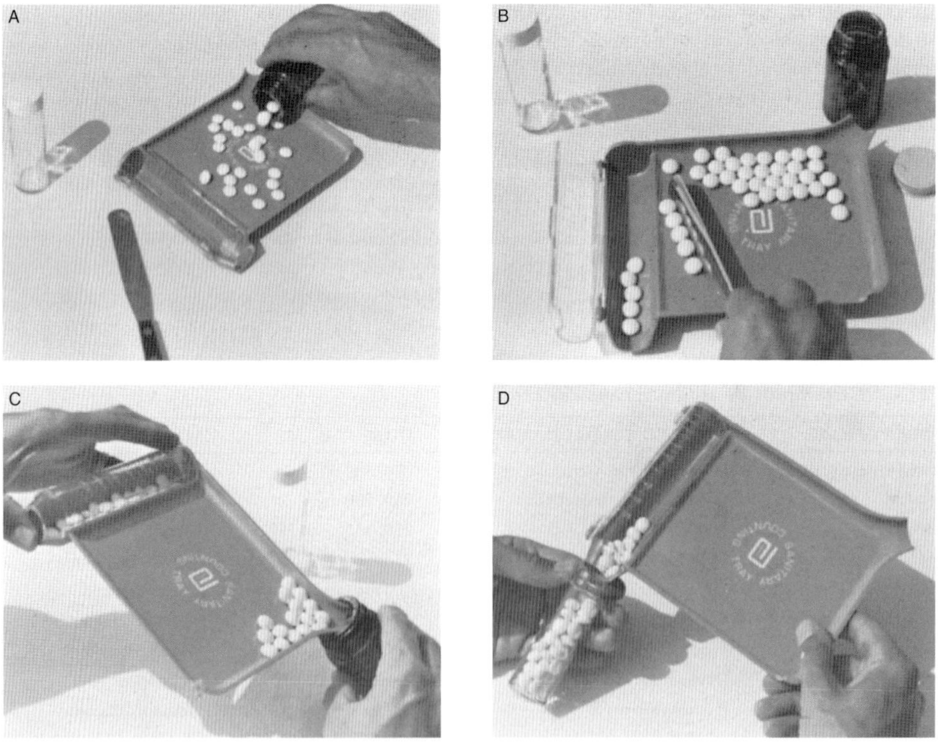

FIGURA 7.18 Etapas da contagem de unidades de dosagem sólidas com a bandeja de contagem Abbott. **(A)** Transferência das unidades do estoque para a bandeja. **(B)** Contagem e transferência das unidades para o compartimento. **(C)** Retorno do excesso de unidades para o recipiente de estocagem. **(D)** Colocação das unidades contadas no frasco para a dispensação.

macêuticas sólidas. O farmacêutico despeja um estoque de cápsulas ou comprimidos do recipiente de origem na bandeja limpa e, com auxílio de uma espátula, conta e empurra as unidades de dosagem para dentro de um compartimento acoplado na parte lateral da bandeja até que o número desejado seja alcançado. Então o farmacêutico fecha o compartimento contendo as cápsulas contadas, vira a bandeja, verte as unidades que não foram contadas para o interior do recipiente de acondicionamento, utilizando a borda presente na parte posterior da bandeja, coloca o frasco para a dispensação na abertura do compartimento e, cuidadosamente, transfere as cápsulas ou os comprimidos para seu interior. Por esse método, as unidades de dosagem permanecem intocadas pelo farmacêutico. Para prevenir a contaminação lote a lote, a bandeja deve ser limpa após cada uso, pois podem permanecer resíduos de pó, em especial, de comprimidos não revestidos. Em algumas farmácias comunitárias ou hospitalares, pequenas máquinas de contagem e envase automatizadas são usadas (Fig. 7.19). Sistemas de dispensação automatizados por computador também estão disponíveis, fazendo o envase, a rotulagem e a averiguação do medicamento por meio de código de barras ou de vídeo.

Em escala industrial, as formas farmacêuticas sólidas são contadas por grandes peças automatizadas de equipamentos que determinam a quantidade e transferem o número desejado de unidades de dosagem para os frascos empregados no acondicionamento. Os frascos são fechados de forma mecânica, inspecionados visual ou eletronicamente, rotulados e mais uma vez verificados. Alguns são então acondicionados em embalagens de papelão. Uma máquina de envase e contagem industrial é ilustrada na Figura 7.20. As cápsulas são acondicionadas em recipientes de vidro ou plástico, algumas contendo pacotes de dessecante para prevenir a absorção excessiva de umidade.

O acondicionamento de formas farmacêuticas sólidas em *blisters* de dose unitária, principalmente pelas farmácias de casas de saúde e hospitais, proporciona manipulação sanitária de medicamentos, facilidade de identificação e segurança no cálculo do remédio. Equipamentos para o acondicionamento em *blisters*, em pequena escala, e embalagens de doses unitárias de cápsulas e comprimidos comerciais são apresentados nas Figuras 7.21 e 7.22, respectivamente. As cápsulas devem ser armazenadas em recipientes bem fechados, em local seco e fresco.

ADMINISTRAÇÃO ORAL DE FORMAS FARMACÊUTICAS SÓLIDAS

As formas farmacêuticas sólidas (cápsulas e comprimidos) para administração oral são mais bem administradas pela colocação sobre a língua e deglutição com auxílio de um copo d'água ou outra

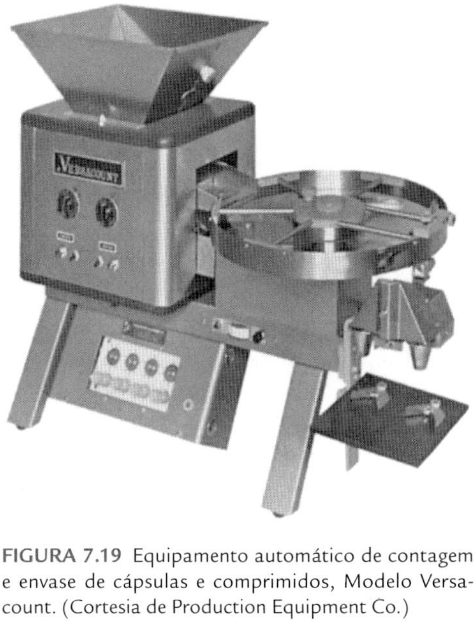

FIGURA 7.19 Equipamento automático de contagem e envase de cápsulas e comprimidos, Modelo Versacount. (Cortesia de Production Equipment Co.)

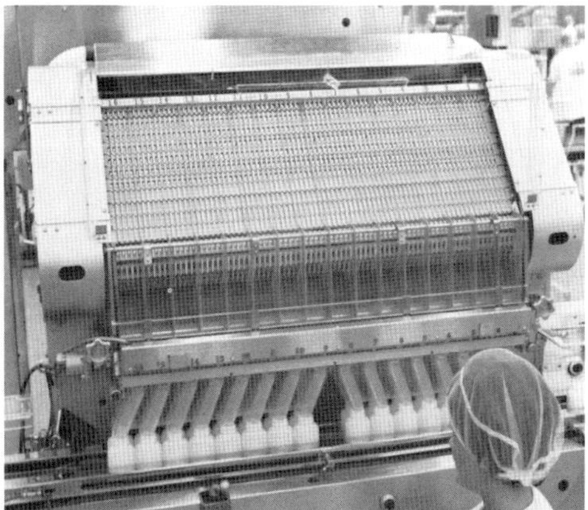

FIGURA 7.20 Máquina de envase Merril, que enche 16 frascos com 200 comprimidos de cada vez. Uma porta no cano de distribuição direciona os comprimidos para dentro dos frascos, enquanto a outra série de frascos cheios é evacuada e uma nova sequência deles é posicionada.

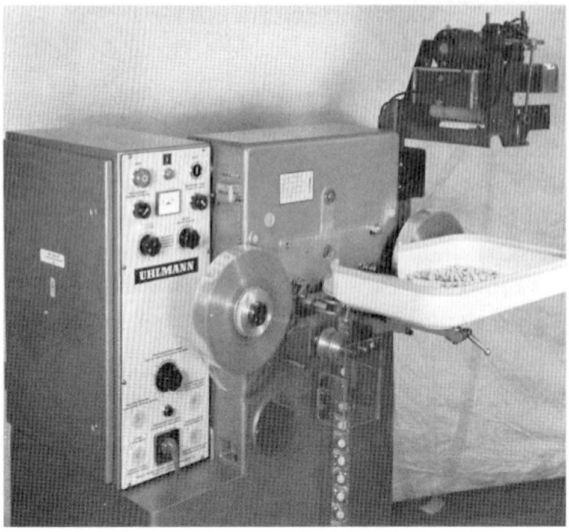

FIGURA 7.21 Máquina de embalagem tipo *blister* para dispensação de doses unitárias de formas farmacêuticas sólidas. A informação sobre o fármaco é impressa em cada *blister*. Este modelo possui um mecanismo de corte automático para 1 a 24 unidades de dosagem e é especialmente aceitável para o acondicionamento e a dispensação de doses unitárias em hospitais, dispensários, casas de saúde e clínicas. (Cortesia de Lakso Company.)

bebida, por exemplo, leite, café, suco, chá. Tomar formas farmacêuticas sólidas com quantidades adequadas de líquido é importante. Alguns pacientes conseguem engolir um comprimido ou cápsula sem água, mas isso pode ser perigoso devido à possibilidade de o medicamento alojar-se no esôfago. Ulceração no esôfago pode ocorrer com a ingestão a seco de comprimidos e cápsulas, em especial, antes de dormir. Dentre os fármacos com maior risco de tal condição estão o alendronato de sódio, o ácido acetilsalicílico, o sulfato ferroso, os anti-inflamatórios não esteroides (AINEs), o cloreto de potássio e os antibióticos da classe das tetraciclinas.

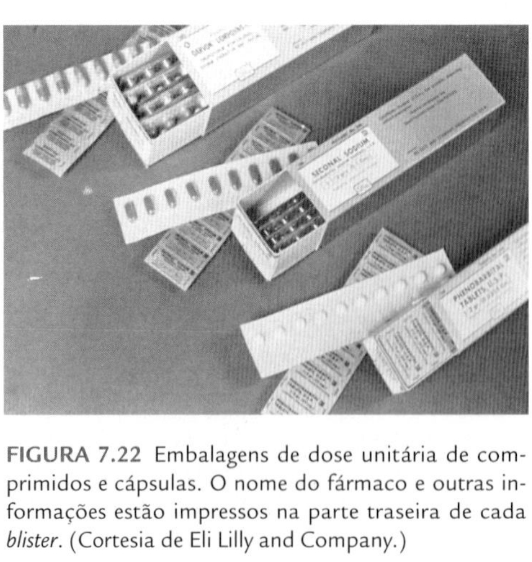

FIGURA 7.22 Embalagens de dose unitária de comprimidos e cápsulas. O nome do fármaco e outras informações estão impressos na parte traseira de cada *blister*. (Cortesia de Eli Lilly and Company.)

A administração correta de comprimidos de alendronato de sódio (Fosamax, Merck), por exemplo, requer a ingestão de cerca de 250 mL de água, após levantar pela manhã e pelo menos meia hora antes de consumir qualquer bebida, alimento ou outro medicamento, para prevenir a irritação local do esôfago e da mucosa gastrintestinal superior. O paciente também é instruído a não reclinar por pelo menos 30 minutos e até após a primeira alimentação do dia ser ingerida, devido à possibilidade de refluxo do medicamento no esôfago.

Em geral, pacientes com refluxo gastroesofágico devem tomar seus medicamentos com quantidades adequadas de água e não realizar posições reclinadas por pelo menos uma hora, para evitar refluxo.

A administração oral de medicamentos, em relação às refeições, é muito importante, pois a biodisponibilidade e a eficácia de determinados fármacos podem ser bastante afetadas por alguns alimentos e bebidas. Por exemplo, a atorvastatina não deve ser administrada com suco de toranja, porque o suco inibe a isoenzima CYP 3A4, resultando em uma maior concentração plasmática do fármaco. O farmacêutico deve conhecer cada situação e aconselhar adequadamente os pacientes.

Como mencionado no início deste capítulo, formas farmacêuticas orais que apresentam revestimentos especiais (p. ex., entérico) ou destinadas a proporcionar liberação controlada, não devem ser mastigadas, quebradas ou esmagadas, para que as características de liberação do fármaco sejam preservadas.

Quando um comprimido comum é esmagado ou uma cápsula é aberta para facilitar a administração, o gosto desagradável do fármaco pode ser parcialmente mascarado por meio de sua mistura com creme, pudim, iogurte ou outro alimento mole ou suco de fruta. O paciente deve ser advertido para o consumo total da mistura de fármaco-alimento, a fim de obter a dose integral, e, para manter a estabilidade, o medicamento não deve ser misturado antecipadamente e deixado sedimentar.

Se um paciente não puder engolir uma forma farmacêutica sólida, o farmacêutico pode sugerir uma apresentação mastigável ou líquida. Se estas não estiverem disponíveis, uma preparação líquida extemporânea pode ser manipulada. Preparações extemporâneas envolvem a manipulação de uma forma farmacêutica adequada pelo farmacêutico, para um paciente em particular. Existem várias referências disponíveis para essa importante e crescente área da prática farmacêutica (15,16).

ESTUDO DE CASO FARMACOTÉCNICO

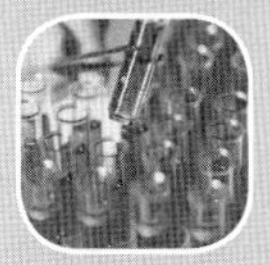

Informação subjetiva

Você recebeu a seguinte prescrição:

Cloridrato de difenidramina 25 mg
Citrato de feniltoloxamina 30 mg
Paracetamol 325 mg
Faça 30 cápsulas
Posologia: 1 a 2 cápsulas via oral antes de dormir, se necessário

Você precisa determinar as quantidades dos componentes e da lactose a ser usada para preparar 30 cápsulas de tamanhos 3, 1 ou 0.

Informação objetiva

Capacidade das cápsulas
3: 0,3 mL
1: 0,5 mL
0: 0,67 mL

Densidade de compactação dos fármacos e excipientes

Lactose:	950 mg/mL
Cloridrato de difenidramina:	800 mg/mL
Citrato de feniltoloxamina:	750mg/mL
Paracetamol:	850 mg/mL

Avaliação

Para cada substância ativa, a quantidade necessária para preparar 30 cápsulas é:
Cloridrato de difenidramina 750 mg
Citrato de feniltoloxamina 900mg
Paracetamol 9,75 g

Determinando a quantidade de lactose necessária: Método 1, usando cápsulas nº 1

Peso de cinco cápsulas nº 1 vazias: 400 mg
Peso de cinco cápsulas nº 1 cheias de lactose: 2,775 g
Peso de cinco cápsulas nº 1 cheias de cloridrato de difenidramina: 2,4 g
Peso de cinco cápsulas nº 1 cheias de citrato de feniltoloxamina: 2,275 g
Peso de cinco cápsulas nº 1 cheias de paracetamol: 2,525 g

Agora a média
Lactose: (2.775 – 400)/ 5 = 475 mg por cápsula
Cloridrato de difenidramina: (2.400 – 400)/5 = 400 mg por cápsula
Citrato de feniltoloxamina: (2.275 – 400)/5 = 375 mg por cápsula
Paracetamol: (2,525 – 400)/5 = 425 mg por cápsula
Porcentagem da quantidade necessária de substância ativa em relação à cápsula totalmente cheia desta
Cloridrato de difenidramina: 25/400 × 100 = 6,25%
Citrato de feniltoloxamina: 30/375 × 100 = 8%
Paracetamol: 325/425 × 100 = 76,47%
Total = 90,72%; assim, os 9,28% restantes de cada cápsula serão preenchidos com lactose. Portanto, é necessário um total de 0,0928 × 475 × 30 = 1,3 g aproximadamente de lactose para preparar 30 cápsulas de tamanho nº 1. O cálculo pode ser feito da mesma forma para as cápsulas 0, resultando em aproximadamente 6,15 g de lactose. Não é possível usar a cápsula nº 3 nesta prescrição, pois somente 225 mg de paracetamol (e nada mais) seriam suficientes para preenchê-la.

Determinando a quantidade de lactose necessária: Método 2

Calcular a porcentagem do volume de uma cápsula nº 1 que cada substância ativa ocupará:
Cloridrato de difenidramina: 25 mg/(800 mg/mL)/0,5 mL × 100 = 6,25%
Citrato de feniltoloxamina: 30 mg/(750 mg/mL)/0,5 mL × 100 = 8%
Paracetamol: 325 mg/(850 mg/mL)/0,5 mL × 100 = 76,47%
Total = 90,72%; assim, os 9,28% restantes de cada cápsula serão ocupados pela lactose. A quantidade total de lactose necessária:
Lactose: 9,28/100 × 0,5 mL × (950 mg/mL) = 1,3 g aproximadamente

Plano

Para preparar 30 cápsulas nº 1, será necessário:

Cloridrato de difenidramina:	750 mg
Citrato de feniltoloxamina:	900 mg
Paracetamol:	9,75 g
Lactose:	1,3 g

Para preparar 30 cápsulas nº 0, será necessário:

Cloridrato de difenidramina:	750 mg
Citrato de feniltoloxamina:	900 mg
Paracetamol:	9,75 g
Lactose:	6,15 g

Não é possível empregar as cápsulas nº 3 nesta prescrição.

ESTUDO DE CASO CLÍNICO

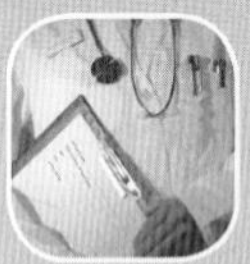

Informação subjetiva

Informações sobre o paciente: K.P. é uma menina de 12 anos trazida para o setor de emergência por sua mãe, que relatou que ela esteve inconsciente por cerca de um minuto. A mãe a estava ensinando a preparar biscoitos, quando K.P. perguntou se havia algo queimando no forno. Ela descreveu o odor como sendo de "gasolina". A mãe não prestava muita atenção ao estranho odor, no momento em que a paciente começou a "sacudir" suas mãos e a "estalar seus lábios ao mesmo tempo". A mãe também relatou que ela começou a mastigar fortemente sem qualquer alimento na boca. O episódio do estranho ato de mascar e de estalar os lábios continuou por cerca de um minuto; após, K.P. pareceu confusa e desorientada por vários minutos. Sua mãe lembrou de ter perguntado se algo estava errado, mas a paciente foi incapaz de responder. Imediatamente depois do episódio, a mãe levou-a ao setor de emergência. Após sua chegada, a paciente foi orientada quanto à hora, ao local e às pessoas presentes. Ela negou sentir náuseas, vômito, tontura ou confusão. Quando indagada sobre o episódio, relatou que não lembrava do que sua mãe havia descrito. A paciente encontra-se bem.

História médica da paciente: Sem hospitalizações desde o nascimento.

História do nascimento: A mãe foi diagnosticada com pré-eclâmpsia aos 8,5 meses. A mãe negou o uso de drogas e álcool durante a gravidez. K.P. nasceu na 39ª semana de gestação e foi alimentada com mamadeira quando criança.

História do desenvolvimento: Nada consta. A paciente desenvolveu-se bem, de acordo com a idade.

Estado de desenvolvimento atual normal.

Vacinas: Em dia.

História social:

(-) Álcool

(-) Tabaco

(-) Cafeína

(-) Drogas ilícitas

Sem irmãos, vive com os pais em Bloomingdale.

História familiar: Mãe com diabetes gestacional há 12 anos. Pai com hipertensão há 2 anos.

Dieta: Alimenta-se cerca de cinco vezes ao dia, a maioria das vezes com lanches (i.e., frutas, barras de cereal). Não gosta de tomar café da manhã ou jantar. O almoço é sua principal refeição do dia. As refeições consistem principalmente em vegetais cozidos e massas. Não gosta de comida de lanchonete. Não segue qualquer dieta específica.

Alergias: Nenhuma alergia conhecida a medicamentos.

Outros tratamentos: Não toma outros medicamentos.

Informação objetiva

Altura: 1,32 m

Peso: 51 kg

Na: 135 mmol/L

K: 4,5 mmol/L

Cl: 102 mmol/L

CO_2: 18 mmol/L

Ureia sérica: 3,0 mmol/L

Creatinina sérica: 65 mmol/L

EEG anormal, encontrando consistência com ataque epilético parcial complexo: padrão de picos e ondas com frequência de 2 ciclos/segundo.

Avaliação

K.P. é uma garota branca de 12 anos, diagnosticada com epilepsia por EEG e pela descrição do episódio.

Plano

1. Recomendar cápsulas de carbamazepina 200 mg, de liberação prolongada (Carbatrol), via oral, 2 vezes ao dia. Entretanto, a mãe afirma que K.P. é incapaz de engolir cápsulas ou comprimidos. Aconselhar a mãe a abrir suavemente a cápsula no lacre e ser cuidadosa para não rompê-la. Polvilhar o conteúdo da cápsula em uma pequena quantidade de alimento (p. ex., uma colher de iogurte ou molho de maçã), para garantir que todo o alimento contendo o fármaco seja consumido. Se o conteúdo for colocado em uma grande quantidade de alimento, a paciente pode não engoli-lo completamente, então não receberá a dose correta do medicamento. Isso pode acarretar falta de controle dos ataques pelo medicamento.

(continua)

ESTUDO DE CASO CLÍNICO *(continuação)*

2. Instruir a paciente e a mãe quanto aos efeitos colaterais comuns da carbamazepina (p. ex., tontura, fadiga, aumento das convulsões, náusea, vômitos), que afetam uma pequena parcela dos pacientes. Elas foram advertidas para relatarem qualquer efeito adverso incomum (hemorragia, ferimentos, icterícia, urina escura, ferida no esôfago, dor abdominal).
3. Instruir a paciente e a mãe quanto quanto aos sinais e sintomas da epilepsia. Informar que a maioria dos ataques epiléticos complexos é seguida por aura, que pode consistir em um odor ou gosto estranho ou distúrbio visual. Por exemplo, K.P. sentiu cheiro de alguma coisa queimando antes de ter a convulsão. Outros sinais incluem a sensação de medo ou ansiedade. Informar a mãe e a paciente dos movimentos tônico-clônicos que geralmente seguem a aura. Explicar à mãe que a perda de consciência é comum nesse tipo de ataque. Também explicar que a paciente pode parecer confusa durante vários minutos após o ataque.
4. Monitoramento dos parâmetros: níveis plasmáticos de carbamazepina, sinais e sintomas de ataque epilético, frequência dos episódios e efeitos colaterais do medicamento. Objetivos: melhorar o conhecimento do paciente sobre sua condição, evitar efeitos colaterais do medicamento, evitar um segundo episódio, obter níveis terapêuticos desejáveis de carbamazepina (4 – 12 μg/mL). Promover para a paciente e a mãe a compreensão da importância de visitas periódicas ao médico e de atenção ao adquirir produtos fitoterápicos e de venda livre (p. ex., consultar um farmacêutico).

APLICANDO OS PRINCÍPIOS E CONCEITOS

ATIVIDADES EM GRUPO

1. Compare as vantagens e desvantagens das embalagens em *blister versus* frascos plásticos para cápsulas.
2. Crie uma lista de prescrições extemporâneas que requerem a manipulação de uma cápsula para o paciente.
3. Desenvolva uma lista com os possíveis usos incorretos de uma cápsula por um consumidor/paciente.
4. Liste cinco recomendações para a administração correta de formas farmacêuticas sólidas, por exemplo, cápsulas.
5. Faça uma lista de fatores que podem deixar um paciente apreensivo em relação à forma farmacêutica cápsula. Liste as recomendações para superar tal apreensão.
6. Identifique as populações de pacientes que podem ter dificuldades na administração de formas farmacêuticas sólidas, por exemplo, cápsulas, e explique.

ATIVIDADES INDIVIDUAIS

1. Crie uma lista de produtos líquidos, vendidos sob prescrição médica para uso oral, incluindo a concentração da(s) substância(s) ativa(s), disponíveis como cápsulas de gelatina dura e mole.
2. Faça uma lista de produtos líquidos de venda livre para uso, incluindo a concentração da(s) substância(s) ativa(s), disponíveis como cápsulas de gelatina dura e mole.
3. Desenvolva uma lista de produtos que utilizam princípios ativos na forma de pó micronizado.
4. Selecione uma cápsula cuja monografia conste na USP e identifique e descreva seus componentes principais.

REFERÊNCIAS

1. http://www.ismp.org/tools/donotcrush.pdf. Acesso em 1º de maio de 2008.
2. Jones BE. Hard gelatin capsules and the pharma-ceu-tical formulator. Pharm Tech 1985; 9:106–112.
3. Digenis A, Gold TB, Shah VP. Crosslinking of gela--tin capsules and its relevance to their in vitro/in vivo performance. Dissolut Tech 1995; 2:1.
4. Gardner D, Casper R, Leith F, Wilding, I. Noninvasive methodology for assessing regional drug absorption from the gastrointestinal tract. Pharm Tech 1997; 21:82–89.
5. Wilding IR. Pharmacoscintigraphic evaluation of oral delivery systems, part I. Pharm Tech 1995; 54–60.
6. Mojaverian P, Reynolds JC, Ouyang A, et al. Mechanism of gastric emptying of a nondisintegrating radiotelemetry capsule in man. Pharm Res 1991; 8:97–100.
7. Nash RA. The "rule of sixes" for filling hard-shell gel-latin capsules. Int Pharm Compounding 1997; 1:40–41.
8. Yalkowsky SH, Bolton S. Particle size and content uniformity. Pharm Res 1990; 7:962–966.
9. Caldwell HC. Dissolution of lithium and magnesium from lithium carbonate capsules containing magne-sium stearate. J Pharm Sci 1974; 63:770–773.
10. Etaseal. Windsor, Ontario: Capsule Technology International.
11. Licaps. Greenwood, SC: Capsugel Division of Warner-Lambert. http://www.capsugel.com/products/licaps.php (acesso em 17 de agosto de 2009)
12. Quali-seal. Indianapolis: Elanco Qualicaps, Ely Lilly.
13. Stanley JP. Soft gelatin capsules. In: Lachman L, Lieberman HA, Kanig JL eds. The theory and practice of industrial pharmacy, 3rd ed. Philadelphia: Lea & Febiger, 1986; 398–429.
14. The United States Pharmacopeia 31–National For--mulary 26. Rockville, MD: U.S. Pharmacopeial Convention, 2008.
15. International Journal of Pharmaceutical Compounding. www.ijpc (acesso em 17 de agosto de 2009).
16. Allen LV, Jr. The Art, Science, and Technology of Pharmaceutical Compounding. 3rd Ed. Washington, DC. American Pharmaceutical Association, 2008.

CAPÍTULO

8 Comprimidos

OBJETIVOS

Após ler este capítulo, o estudante será capaz de:

1. Diferenciar os vários tipos de comprimidos.
2. Comparar as vantagens e desvantagens dos vários tipos de comprimidos.
3. Listar as categorias de excipientes, com exemplos que são empregados na produção de comprimidos.
4. Informar os padrões de qualidade e as exigências farmacopeicas segundo a United States Pharmacopeia (USP) para comprimidos.
5. Definir e diferenciar variação de peso de uniformidade de conteúdo.
6. Descrever técnicas apropriadas de inspeção, acondicionamento e armazenamento de comprimidos.

Comprimidos são formas farmacêuticas sólidas, geralmente preparadas com o auxílio de adjuvantes farmacêuticos. Eles podem variar em tamanho, forma, peso, dureza, espessura, características de desintegração e dissolução e outros aspectos, dependendo de sua finalidade de uso e seu método de fabricação. A maioria dos comprimidos é usada na administração oral de fármacos. Muitos destes são preparados com corantes e vários tipos de materiais de revestimento. Outros comprimidos, como aqueles administrados pelas vias sublingual, bucal ou vaginal, são preparados de modo a apresentar características mais aplicáveis a sua via particular de administração. As vantagens dos comprimidos para a administração oral são discutidas em capítulo anterior.

Os comprimidos são preparados principalmente por compressão, e um número limitado, por moldagem. Aqueles preparados por compressão são fabricados em máquinas de comprimir especiais, capazes de exercer grande pressão para a compactação de pós e grânulos (Fig. 8.1A e B). Suas formas e dimensões são determinadas pelo uso de matrizes e punções de diferentes formatos e tamanhos (Fig. 8.2). Os comprimidos moldados são preparados em grande escala por máquinas e em pequena escala por introdução manual dos pós previamente molhados em um molde, a partir do qual o comprimido formado é removido e levado à secagem.

Alguns comprimidos são *sulcados*, ou marcados, permitindo que sejam partidos com facilidade em duas ou mais partes. Isso possibilita ao paciente ingerir doses menores, quando for necessário ou prescrito. Alguns comprimidos que não apresentam sulcos foram desenvolvidos para não serem divididos ou quebrados pelo paciente, pois apresentam revestimentos especiais e/ou características de liberação que seriam comprometidos pela alteração de sua integridade física.

TIPOS DE COMPRIMIDOS

Os vários tipos de comprimidos são descritos a seguir.

COMPRIMIDOS OBTIDOS POR COMPRESSÃO

Além da(s) substância(s) ativa(s), os comprimidos geralmente contêm vários adjuvantes farmacêuticos, tais como:

Diluentes ou materiais de enchimento: aumentam o volume da formulação, para a preparação de comprimidos de tamanho adequado.

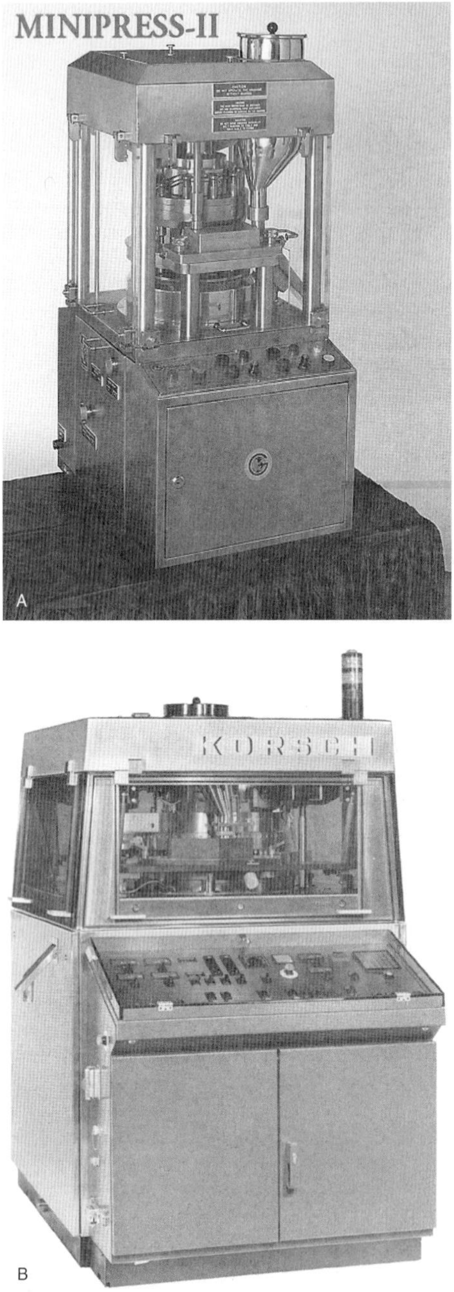

FIGURA 8.1 **(A)** Compressora MiniTAblet utilizada para desenvolvimento e produção em pequena escala. (Cortesia de GlobePharma.) **(B)** Compressora rotativa dupla de alto desempenho. A Korsch PharmapressR possui um rendimento máximo de produção de 1 milhão de comprimidos por hora, mas, para operações contínuas, geralmente funciona de modo a produzir 600.000 a 800.000 comprimidos por hora. (Cortesia de Korsch Tableting.)

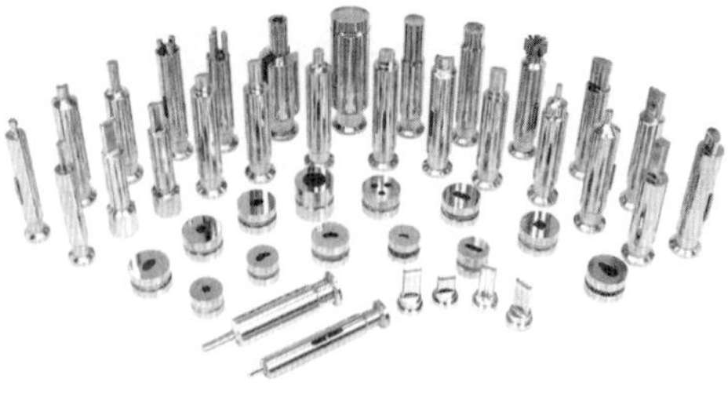

FIGURA 8.2 Matrizes e punções para a produção de comprimidos de diferentes formas e tamanhos. (Cortesia de Cemach Machineries Ltd.)

Aglutinantes: promovem a adesão das partículas dos pós, permitindo a preparação de grânulos e a manutenção da integridade do produto final.

Desintegrantes: após a administração, promovem a desagregação dos comprimidos em partículas menores, para tornar o fármaco disponível.

Antiaderentes, deslizantes e lubrificantes: melhoram o fluxo de pós e grânulos para a matriz, minimizam o desgaste de matrizes e punções, previnem a aderência dos materiais particulados em matrizes e punções e conferem brilho aos comprimidos.

Adjuvantes diversos: por exemplo, corantes e flavorizantes.

Após a compressão, os comprimidos podem ser revestidos com diversos materiais, como descrito mais adiante. Comprimidos para administração oral, bucal, sublingual ou vaginal podem ser preparados por compressão.

COMPRIMIDOS OBTIDOS POR MÚLTIPLAS COMPRESSÕES

Esses comprimidos são preparados ao submeter-se o material particulado a mais de uma compressão. O resultado pode ser um comprimido multicamada ou um comprimido inserido em outro, com o comprimido interno constituindo o *núcleo* e a camada externa, o *invólucro* (Fig. 8.3). Os comprimidos multicamadas são preparados por meio de compactação inicial do pó ou granulado, seguido pelo acréscimo e compressão de porções adicionais, de modo a formar comprimidos duas ou três camadas, dependendo do número de vezes que a mistura de pós ou granulos é adicionada. Cada camada pode conter uma substância ativa, o que permite a separação de fármacos que são física ou quimicamente incompatíveis, a liberação do fármaco contido em cada uma das camadas em tempos diferentes ou apenas uma melhor aparência do comprimido. Em geral, cada porção do material particulado apresenta uma cor diferente, para a produção de compri-

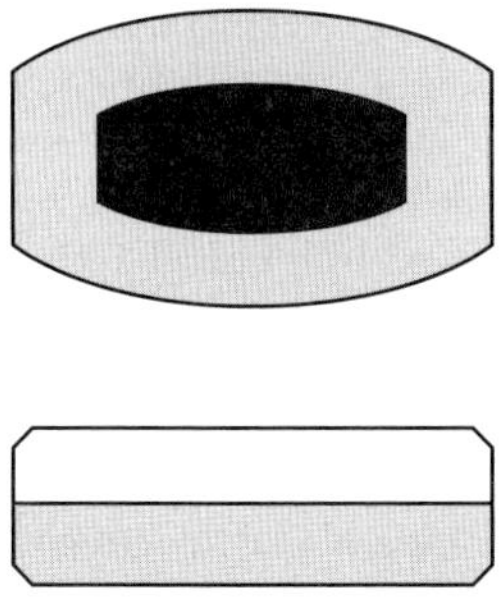

FIGURA 8.3 Comprimidos obtidos por múltiplas compressões. **(A)** Um núcleo contendo um fármaco e um revestimento contendo outro. **(B)** Um comprimido de duas camadas contendo dois fármacos.

midos facilmente identificáveis. Na preparação de comprimidos inseridos em comprimidos, são necessárias máquinas especiais para colocar com precisão o núcleo pré-formado dentro da punção para a adição do material da camada externa. Um exemplo de comprimido multicamada é o Norgesic (3M).

COMPRIMIDOS REVESTIDOS COM AÇÚCAR (DRÁGEAS)

As drágeas são revestidas com uma camada de açúcar incolor ou colorido. O revestimento é hidrossolúvel e dissolve-se rapidamente após a ingestão. O drageamento protege o fármaco do meio e fornece uma barreira contra o sabor ou o odor desagradáveis. Esse processo também melhora a aparência do comprimido e permite a impressão de informações sobre a identidade do fabricante. Entre as desvantagens da preparação de drágeas está o tempo requerido, a necessidade de experiência para o processo de revestimento e o aumento do tamanho, do peso e do custo de transporte. O drageamento pode aumentar em cerca de 50% o peso e o volume de um comprimido não revestido.

COMPRIMIDOS REVESTIDOS COM FILME (COMPRIMIDOS PELICULADOS)

Os comprimidos peliculados contêm uma fina camada de um polímero capaz de formar uma película. O filme é geralmente colorido, sendo vantajoso em relação ao revestimento de açúcar por ser mais durável, menos volumoso e requerer menor tempo para aplicação. O material empregado no revestimento é selecionado para romper e expor o núcleo do comprimido no local adequado do trato gastrintestinal.

COMPRIMIDOS REVESTIDOS COM GELATINA

Uma recente inovação é o comprimido revestido com gelatina. O produto inovador, o *gelcap*, consiste em um comprimido na forma de cápsula (Fig. 8.4), cujo processo de obtenção permite que o produto final apresente tamanho cerca de um terço menor que uma cápsula preenchida com quantidade equivalente de pó. O revestimento de gelatina facilita a ingestão, e os comprimidos revestidos com a gelatina são menos suscetíveis à violação do que as cápsulas não seladas. Como exemplo, pode-se citar o Extra Strenght Tylenol PM Gelcaps (McNeil-CPC).

COMPRIMIDOS COM REVESTIMENTO ENTÉRICO

Os comprimidos com revestimento entérico têm características de liberação retardada. Eles são desenvolvidos para passarem intactos pelo estômago e alcançarem o intestino, onde se desintegram para permitir a dissolução e a absorção e/ou o efeito terapêutico do fármaco. Os revestimentos entéricos são empregados quando a substância ativa é destruída pelo ácido gástrico, é particularmente irritante à mucosa gástrica ou, ainda, quando a passagem da forma farmacêutica intacta pelo estômago aumenta substancialmente a absorção intestinal do fármaco. Exemplos incluem o Ecotrin comprimidos e *caplets* (SmithKline Beecham).

COMPRIMIDOS BUCAIS E SUBLINGUAIS

Os comprimidos bucais e sublinguais são ovais e planos e destinados a serem dissolvidos na cavidade bucal (comprimidos bucais) ou embaixo da língua (comprimidos sublinguais), para que ocorra a absor-

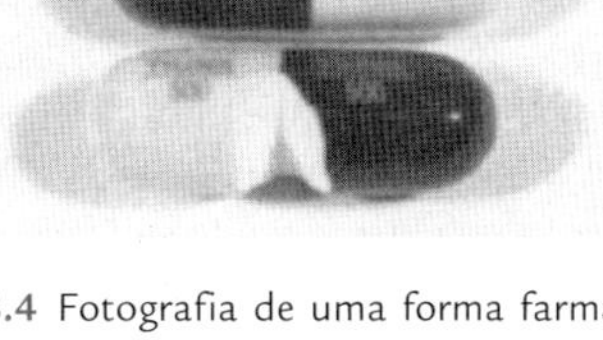

FIGURA 8.4 Fotografia de uma forma farmacêutica *gel-caps*, um comprimido em forma de cápsula, revestido com gelatina. A forma farmacêutica é mais facilmente deglutida do que um comprimido de tamanho comparável, é menor do que uma cápsula contendo uma composição semelhante e sua violação é visível. (Cortesia de McNeil Consumer Products.)

ção do fármaco pela mucosa oral. Eles permitem a absorção oral de fármacos que são destruídos pelo suco gástrico e/ou fracamente absorvidos no trato gastrintestinal. Os comprimidos bucais são desenvolvidos de modo a sofrerem erosão lenta, enquanto aqueles destinados ao uso sublingual (como a nitroglicerina) devem ser prontamente dissolvidos, proporcionando efeito rápido do fármaco. Pastilhas ou trociscos são formas farmacêuticas sólidas, em forma de disco, que contêm um agente medicinal e, em geral, um flavorizante, em uma base constituída de açúcar. Apresentam dissolução bucal lenta, para a obtenção de efeitos locais, embora alguns sejam formulados para a promoção de ação sistêmica. Um exemplo seria o Mycelex Trociscos (Bayer).

COMPRIMIDOS MASTIGÁVEIS

Os comprimidos mastigáveis, que se desintegram rapidamente pela mastigação, apresentam uma base cremosa, constituída em geral de manitol com a adição de corantes e flavorizantes. São especialmente úteis na administração de comprimidos grandes a crianças e adultos que têm dificuldade para deglutir formas farmacêuticas sólidas. Alguns exemplos incluem Pepcid Comprimidos Mastigáveis (J & J Merck) e Rolaids Comprimidos Mastigáveis (McNeil).

COMPRIMIDOS EFERVESCENTES

Os comprimidos efervescentes são preparados por meio da compactação de sais efervescentes granulados que liberam gás quando em contato com a água. Eles em geral contêm substâncias que dissolvem com rapidez quando adicionadas à água. O "efeito das bolhas" auxilia na desagregação dos comprimidos e aumenta a dissolução do fármaco. Exemplos incluem Comprimidos Alka-Seltzer Original e Extraforte (Bayer) e Zantac EFFERdose (GlaxoSmithKline).

COMPRIMIDOS OBTIDOS POR MOLDAGEM

Alguns comprimidos, tais como os triturados, são preferencialmente preparados por moldagem do que por compressão. Os comprimidos resultantes são pouco resistentes e muito solúveis, sendo designados para dissolução rápida.

COMPRIMIDOS TRITURADOS

Os comprimidos triturados são pequenos, geralmente cilíndricos, obtidos por moldagem ou compressão e contêm pequenas quantidades de fármacos potentes. Hoje, poucos são os comprimidos triturados disponíveis no comércio, sendo a maioria produzida por compressão. Já que esses comprimidos triturados devem ser pronta e completamente solúveis em água, apenas um mínimo de pressão é aplicado durante sua produção. A combinação de sacarose e lactose costuma ser empregada como diluente. Os poucos comprimidos triturados existentes são usados por via sublingual, como, por exemplo, os de nitroglicerina.

Os farmacêuticos também utilizam comprimidos triturados na manipulação. Por exemplo, os comprimidos são inseridos em cápsulas ou dissolvidos em líquidos para proporcionar quantidades exatas de substâncias potentes.

COMPRIMIDOS HIPODÉRMICOS

Os comprimidos hipodérmicos não estão mais disponíveis nos Estados Unidos. Eles eram originalmente usados por médicos em preparações extemporâneas de soluções parenterais. O número adequado de comprimidos era dissolvido em um veículo estéril, e sua aplicação era por meio de injeção. Esses comprimidos eram considerados formas farmacêuticas convenientes, pois eram facilmente transportados, e a injeção era preparada de modo a atender às necessidades do paciente. Entretanto, a dificuldade em obter preparações estéreis e a comercialização de produtos injetáveis, alguns em seringas descartáveis, baniram a utilização de comprimidos hipodérmicos.

COMPRIMIDOS PARA DISPENSAÇÃO

Os comprimidos para dispensação não estão mais em uso. Eles poderiam ter sido melhor denominados *comprimidos para manipulação*, pois o farmacêutico os usava no aviamento de prescrições; eles não eram dispensados como tais ao paciente. Esses comprimidos continham grandes quantidades de substâncias ativas altamente potentes e, dessa maneira, era possível obter de modo rápido quantidades pré-medidas para a preparação de formas farmacêuticas de dose múltipla. Eles eram potencialmente perigosos porque podiam ser dispensados como tais ao paciente de forma inadvertida.

COMPRIMIDOS DE LIBERAÇÃO IMEDIATA

Os comprimidos de liberação imediata são destinados a desintegrar e liberar o fármaco sem que haja o controle da velocidade, como nos comprimidos contendo revestimentos especiais ou outras tecnologias.

COMPRIMIDOS DE DISSOLUÇÃO OU DESINTEGRAÇÃO INSTANTÂNEA

Os comprimidos de liberação instantânea (comprimidos de dissolução rápida ou RDTs, do inglês *rapidly dissolving tablets*) são caracterizados pela desintegração ou dissolução na boca em um minuto, alguns em 10 segundos (p. ex., Claritin Reditabs [loratadina], Schering). Destinam-se a crianças e idosos ou outros pacientes que apresentem dificuldade para deglutir formas farmacêuticas sólidas. Eles se liquefazem na língua, e o paciente ingere o líquido. Várias técnicas são usadas para prepará-los, incluindo liofilização (p. ex., Zydis, R.P. Scherer), compressão direta com baixa força de compressão (p. ex., Wow-Tab, Yamanouchi-Shaklee Pharma) e outros métodos (p. ex., Quicksolv, Janssen). Esses comprimidos são preparados usando excipientes muito solúveis em água, que permitem a entrada de água no comprimido, resultando em rápida desintegração ou dissolução. Eles apresentam as características de estabilidade das outras formas farmacêuticas sólidas.

Os comprimidos de rápida dissolução foram originalmente obtidos por moldagem para uso sublingual. A técnica de preparação consistia no umedecimento de uma mistura de fármaco e lactose com uma mistura de água e etanol, de modo a formar uma pasta. Os comprimidos eram então moldados, secos e acondicionados. Eles eram colocados sob a língua para proporcionar um início de ação rápido para fármacos como a nitroglicerina. Esses comprimidos também têm sido usados para a administração de medicamentos que são destruídos no trato gastrintestinal, como a testosterona, cuja administração sublingual evita o efeito de primeira passagem.

Os RDTs são transportados e administrados com mais facilidade do que uma preparação líquida oral. Eles são em geral acondicionados em cartelas ou embalagens-bolha, com cada comprimido acondicionado individualmente em sua cavidade. Como normalmente eles são macios, a parte de trás da embalagem é descolada para o comprimido ficar visível, podendo então ser removido. Esse procedimento é o oposto do que ocorre com comprimidos convencionais, que são pressionados contra a embalagem para sua remoção. Não há especificações que definam um RDT, mas uma possibilidade seria o estabelecimento de um tempo de dissolução na boca de aproximadamente 15 a 30 segundos; comprimidos que se dissolvem de modo mais lento do que isso não seriam classificados como de rápida dissolução.

Apesar das vantagens, há várias desvantagens associadas à formulação de RDTs, incluindo a dificuldade de incorporação do fármaco e de mascaramento do sabor, a friabilidade, os custos de produção e a estabilidade do produto.

A incorporação do fármaco consiste em sua introdução na forma farmacêutica. Alguns RDTs são preparados sem o fármaco (formulações brancas), sendo este adicionado posteriormente. Em geral, o fármaco em solução, frequentemente em solvente orgânico (álcool), é incorporado ao comprimido, e deixa-se o solvente evaporar. Também é possível que o fármaco seja adicionado eletrostaticamente como um pó seco nesse estágio. A maioria dos fármacos, entretanto, é incorporada aos comprimidos durante a produção.

O mascaramento do gosto impõe vários desafios para a formulação de RDTs. Já que o medicamento se dissolve na boca, qualquer sabor desagradável deve ser minimizado por meio de uma técnica de correção organoléptica ou por microencapsulação ou nanoencapsulação. O produto não deve ser áspero ao tato; assim, é necessária a obtenção de micropartículas de tamanho bastante reduzido.

A friabilidade é um problema inerente aos RDTs. Um produto que se dissolve instantaneamente pode ser muito friável. O aumento da dureza e a redução da friabilidade podem elevar o tempo de dissolução. Um equilíbrio entre a friabilidade e a velocidade de dissolução deve ser alcançado.

Espuma liofilizada (*liophilized foam*)

O primeiro RDT a entrar no mercado foi o sistema de liberação Zydis. Os comprimidos são preparados por meio da mistura aerada de gelatina, açúcar(es) e fármaco, entre outros componentes, e da introdução da mistura em um molde. O molde também serve como acondicionamento para a dispensação de uma unidade de dosagem. A espuma (obtida pela aeração da mistura de hidrocoloides) é liofilizada (Fig. 8.5), e os comprimidos já são embalados no próprio molde. Esse é o sistema de desintegração mais rápido encontrado no mercado; os comprimidos se dissolvem na língua em poucos segundos. Uma desvantagem de tal método é que o mascaramento do sabor é problemático, pois o fármaco é incorporado durante a formação do comprimido. Outro inconveniente é que esses comprimidos são algumas vezes difíceis de remover da embalagem, visto que apresentam baixa dureza e

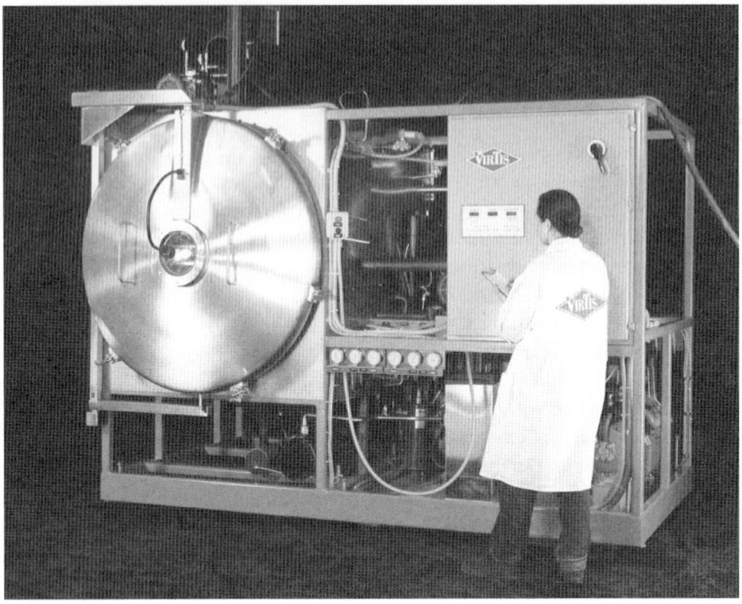

FIGURA 8.5 Um liofilizador de grande escala. (Cortesia de Virtis.)

não devem ser pressionados; a embalagem deve ser aberta, expondo o comprimido em seu molde.

O Claritin (loratadina), comprimidos de desintegração rápida (Reditabs, Schering Corporation), contém 10 mg de loratadina micronizada em uma base de ácido cítrico, gelatina, manitol e flavorizante menta, e é obtido pela tecnologia Zydis. Ele se desintegra dentro de poucos segundos após ser colocado na língua, com ou sem água. O Claritin Reditabs tem mostrado proporcionar parâmetros farmacocinéticos no mínimo equivalentes àqueles dos comprimidos tradicionais, sendo que, em alguns casos, o Reditabs conduz à obtenção de valores maiores de concentração plasmática máxima (C_{max}) e área sob a curva. Os comprimidos são embalados em *blisters*, que devem ser armazenados em local seco, na temperatura de 2 a 25°C. Eles devem ser utilizados dentro de seis meses após a abertura do envelope laminado que contém os *blisters*; cada envelope possui um *blister* com 10 comprimidos fechados individualmente (1). Outros produtos comerciais usando essa tecnologia incluem os comprimidos Maxalt-MLT (Merck), Zofran ODT (GlaxoSmithKline), Zyprexa Zydis (Eli Lilly) e Tylenol Meltaways (McNeil). Deve-se destacar que o Clarinex Reditabs (desloratadina, Schering) utiliza uma formulação diferenciada, apesar da mesma denominação para sua forma farmacêutica. Os excipientes consistem em manitol, celulose microcristalina, amido pré-gelatinizado, amidoglicolato de sódio, estearato de magnésio, copolímero de metacrilato butilado, crospovidona, aspartame, ácido cítrico, bicarbonato de sódio, dióxido de silício coloidal, óxido de ferro vermelho e flavorizante de *tutti-frutti* (2).

Compressão

Outro método de preparação consiste em empregar a tecnologia convencional de obtenção de comprimidos, mas usando uma formulação cuja composição aumenta a captura de líquido e a desintegração e a dissolução do comprimido. Por exemplo, a incorporação de superdesintegrantes com uma pequena quantidade de materiais efervescentes conduz à dissolução rápida. Os comprimidos são mais finos do que os convencionais, para permitir a exposição de uma área maior de superfície à saliva. Após a administração, o desintegrante começa a absorver água para o interior do comprimido. Os materiais efervescentes começam a se dissolver, auxiliando a ruptura. Isso prossegue até que o comprimido seja desintegrado.

Um exemplo de produto que emprega essa tecnologia é o Dimetapp ND Comprimidos de Desintegração Oral (antialérgicos). Esses comprimidos contêm loratadina 10 mg em veículo constituído de um flavorizante natural e artificial, aspartame, ácido cítrico, dióxido de silício coloidal, xarope de milho sólido, crospovidona, estearato de magnésio, manitol, celulose microcristalina, amido modificado e bicarbonato de sódio (3).

Um produto que emprega as tecnologias DuraSolv e OraSolv pela Cima Labs é o Tempra Quicklets, que contém paracetamol 80 mg. Esses comprimidos também possuem aspartame, ácido cítrico, pigmento vermelho D&C nº 27, pigmento azul FD&C nº 1, flavorizante, estearato de magnésio, manitol, carbonato de potássio, dióxido de silício e bicarbonato de sódio. Eles se dissolvem de forma um pouco mais lenta do que os comprimidos Zydis, levando 30 a 45 segundos, a menos que pressão da língua seja aplicada. Estão disponíveis em uma embalagem plástica dura para prevenir a ruptura (4). Outros produtos comerciais usando a mesma tecnologia incluem o Alavert (Wyeth Consumer Healthcare), NuLev FasTabs (Schwarz Pharma), Symax FasTabs (Capellon), Remeron SolTabs (Organon Teknika), Triaminic Softchews (Novartis Pharmaceutical), Abilify Discmelt (Bristol-Myers Squibb), Tylenol Meltaways (McNeil) e o Zomig Rapidmelt (Zeneca Pharmaceuticals).

A tecnologia Flashtab, da Ethypharm, é empregada no Excedrin QuickTabs, e um exemplo de produto farmacêutico que utiliza a tecnologia Wowtab, da Yamanouchi Pharma, é o Benadryl Fastmelt.

COMPRIMIDOS DE LIBERAÇÃO PROLONGADA

Os comprimidos de liberação prolongada (algumas vezes denominados comprimidos de liberação controlada) são desenvolvidos para liberar o fármaco de modo predeterminado, durante um período prolongado. Eles são abordados no Capítulo 9.

COMPRIMIDOS VAGINAIS

Os comprimidos vaginais, também chamados *insertes vaginais*, são formas farmacêuticas sólidas não revestidas, ovoides ou em formato de projéteis, inseridos na vagina para exercer efeitos locais. São preparados por compressão e apresentam uma forma que permite o ajuste perfeito em um aplicador plástico que acompanha o produto. Eles contêm substâncias antibacterianas para o tratamento de vaginites causadas pelo *Haemophilus vaginalis*, ou antifúngicas, para o tratamento de candidíases e vulvovaginites produzidas por *Candida albicans* e espécies relacionadas.

COMPRIMIDOS OBTIDOS POR COMPRESSÃO

As características físicas dos comprimidos obtidos por compressão são bem conhecidas: redondos, oblongos ou únicos na forma; grosso ou fino; grande ou pequeno em diâmetro; plano ou convexo; não sulcado ou sulcado (Fig. 8.6) para divisão em duas, três ou quatro partes; gravado ou impresso com um símbolo e/ou código que o identifica; revestido ou não; colorido ou não; uma, duas ou três camadas.

Os diâmetros e as formas dos comprimidos são determinados pelas matrizes e punções usados na compressão. Quanto menos côncavo for o punção, mais planos serão os comprimidos; do contrário, quanto mais côncavo ele for, mais convexos serão os comprimidos resultantes (Fig. 8.7). Os punções contendo impressões em relevo produzem marcas em profundidade sobre o comprimido; aqueles apresentando impressões em profundidade criam marcas em relevo ou monogramas. Os monogramas podem ser colocados sobre um ou ambos os lados de um comprimido, dependendo dos punções empregados.

PADRÕES DE QUALIDADE E EXIGÊNCIAS OFICIAIS

Além das características aparentes dos comprimidos, eles devem satisfazer outras especificações físicas e os padrões de qualidade, que incluem

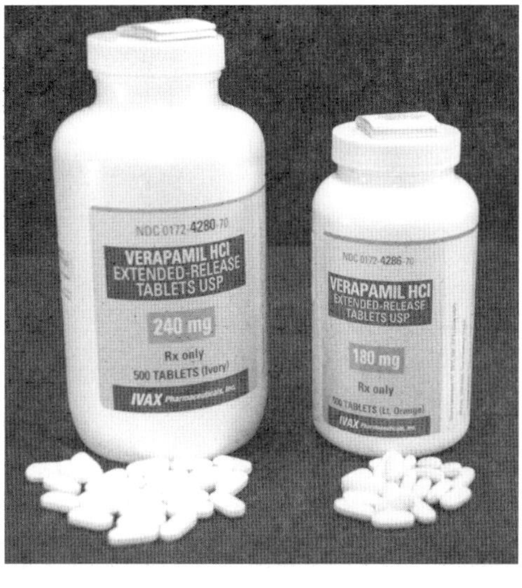

FIGURA 8.6 Embalagens de medicamento contendo comprimidos de diferentes doses.

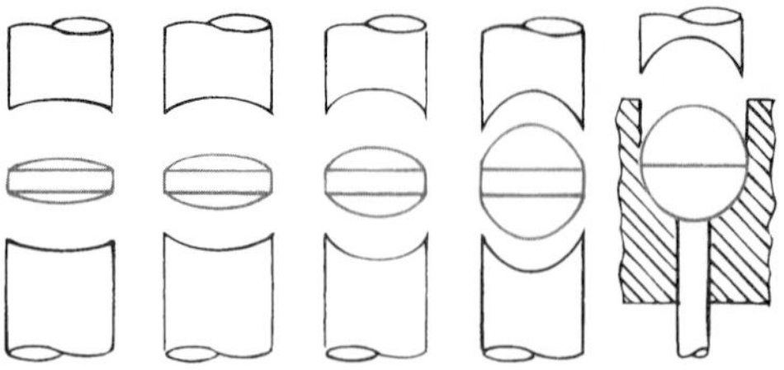

FIGURA 8.7 Os contornos dos punções determinam a forma dos comprimidos. Da esquerda para a direita, curvaturas plana, rasa, padrão, funda e esfera modificada. (Cortesia de Cherry-Burrell Corporation.)

quesitos relacionados a peso, variação do peso, uniformidade de conteúdo, espessura, dureza, tempo de desintegração e velocidade de dissolução. Esses fatores devem ser controlados durante a produção de cada lote (controles em processo) e verificados em seguida, para assegurar que os padrões de qualidade do produto sejam atendidos (Fig. 8.8).

Teste de peso e variação de peso de comprimidos da USP

A quantidade de material particulado que é introduzida na matriz da máquina de comprimir determina o peso final do comprimido. O volume do material particulado é ajustado com os primeiros comprimidos até a obtenção do *teor de fármaco e do peso do comprimido desejado*. Por exemplo, se um comprimido deve conter 20 mg de um fármaco e se 100 mil comprimidos devem ser produzidos, 2.000 g de fármaco serão incluídos na fórmula-padrão. Após a adição dos adjuvantes farmacêuticos, tais como diluente, desintegrante, lubrificante e aglutinante, a formulação pode alcançar 20 kg, o que significa que cada comprimido deve pesar 200 mg para que 20 mg do fármaco estejam presentes. Assim, a profundidade da câmara de compressão na matriz deve ser ajustada de modo a permitir o seu preenchimento com o volume correspondente a 200 mg do granulado. Durante a produção, amostras de comprimidos são periodicamente coletadas para inspeção visual e realização de medidas físicas automatizadas (Fig. 8.9).

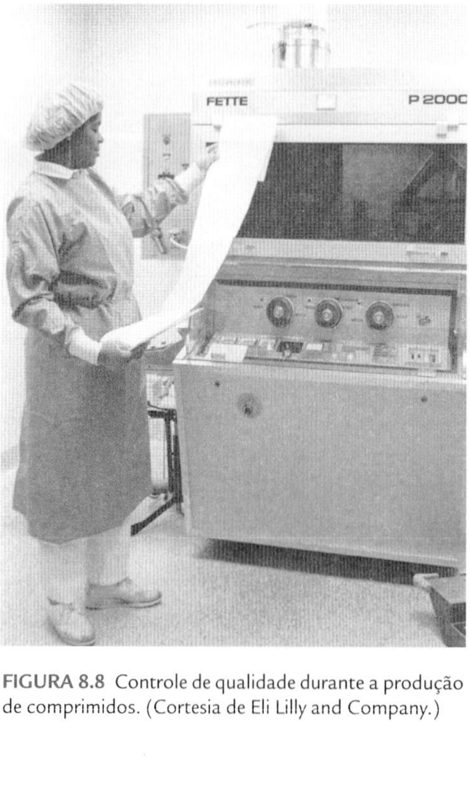

FIGURA 8.8 Controle de qualidade durante a produção de comprimidos. (Cortesia de Eli Lilly and Company.)

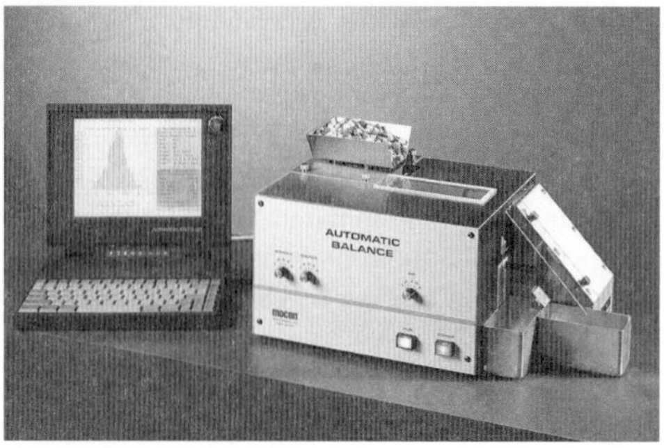

FIGURA 8.9 Balança automática que pesa e imprime dados estatísticos para determinar a concordância com as exigências da USP de variação de peso para comprimidos. (Cortesia de Mocon Modern Controls.)

A USP descreve um teste para a determinação da uniformidade de peso para comprimidos não revestidos (5). No teste, 10 comprimidos são pesados individualmente, e o peso médio é calculado. Eles são analisados, e o teor de substância ativa em cada uma das 10 unidades é calculada, com base em uma distribuição homogênea do fármaco.

Uniformidade de conteúdo

Segundo a USP, 10 unidades de dosagem são analisadas individualmente quanto ao teor de fármaco, conforme o método descrito na monografia. A menos que seja declarado de outro modo, as exigências para a uniformidade de conteúdo são atendidas se a quantidade da substância ativa em cada unidade de dosagem encontrar-se dentro da faixa de variação de 85 a 115% do valor rotulado

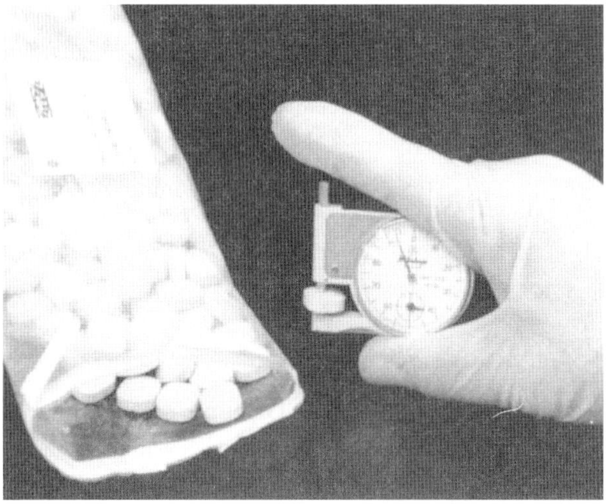

FIGURA 8.10 Medida manual da espessura dos comprimidos. (Cortesia de Eli Lilly and Company.)

e o desvio-padrão for menor que 6%. Se uma ou mais unidades de dosagem não atenderem a esses critérios, a realização de testes adicionais é requerida, conforme descrito na USP (5).

Espessura do comprimido

A espessura de um comprimido é determinada pelo diâmetro da matriz, pela quantidade de material particulado que o preenche, pelas características de compactação dos pós ou grânulos e pela força ou pressão aplicada durante a compressão.

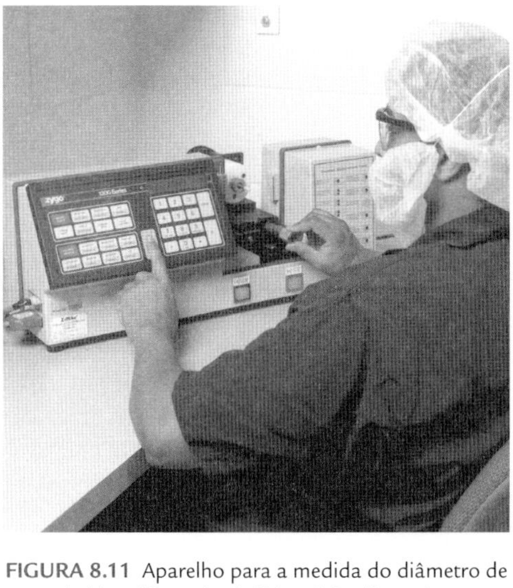

FIGURA 8.11 Aparelho para a medida do diâmetro de comprimidos. (Cortesia de Shinogi Qualicaps.)

Para obter comprimidos de espessura uniforme durante a produção e entre os lotes da mesma formulação, cuidados devem ser tomados para que sejam usados os mesmos critérios relacionados a material de enchimento, matriz e força de compressão. A intensidade da pressão aplicada afeta não somente a espessura, mas também a dureza, sendo esta, talvez, o quesito mais importante, pois afeta a desintegração do comprimido e a dissolução do fármaco. Assim, para a obtenção de comprimidos de espessura e dureza uniformes, é importante controlar a força de compressão. A espessura pode ser medida manualmente ou por um equipamento automatizado durante a produção (Figs. 8.10 a 8.12).

Dureza e friabilidade do comprimido

A máquina de comprimir exerce uma força de compressão que varia de 1.400 a 18.000 kg na produção de comprimidos. Geralmente, quanto maior é a força de compressão aplicada, mais duro é o comprimido, embora as características dos grânulos também afetem a dureza. Determinados comprimidos, como as pastilhas e os comprimidos bucais, que devem dissolver-se de modo lento na boca, são mais duros propositalmente; outros comprimidos, como aqueles para liberação imediata de fármacos, são produzidos de modo a serem menos duros. Em geral os comprimidos devem ser suficientemente duros para resistir à ruptura durante o manuseio e frágeis o bastante para desintegrar-se após a ingestão.

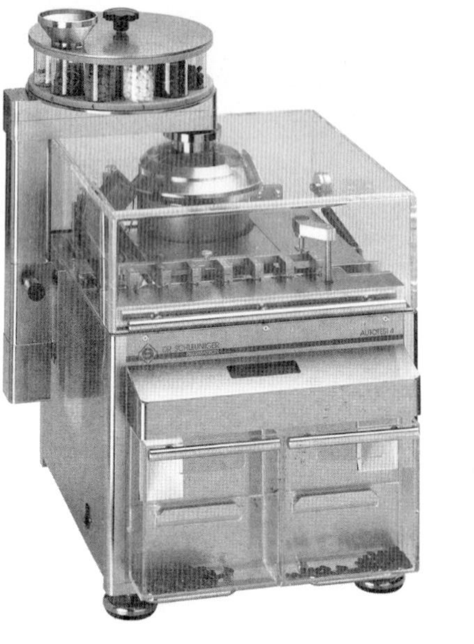

FIGURA 8.12 Aparelho de medida de peso, dureza, espessura e diâmetro de comprimidos para controle de qualidade. Com o emprego de microprocessador e monitor para visualização, o instrumento pode testar até 20 amostras de cada vez. (Cortesia de JB Pharmatron.)

Aparelhos para a medida de dureza (Fig. 8.13) ou sistemas multifuncionais (Fig. 8.12) são usados para mensurar a força necessária (em quilogramas, libras ou unidades arbitrárias) para quebrar um comprimido. A força mínima requerida para que ocorra a ruptura de um comprimido é de cerca de 4 kg. Equipamentos automatizados multifuncionais determinam o peso, a dureza, a espessura e o diâmetro de comprimidos.

A durabilidade do comprimido pode ser definida por meio de um *friabilômetro* (Fig. 8.14). Esse aparelho estipula a *friabilidade* do comprimido, ou a tendência à erosão mecânica, após permitir que ele role e sofra quedas dentro de um tambor. Os comprimidos são pesados antes e após um número específico de rotações, e qualquer perda de peso é indicada. A resistência à perda de peso sinaliza a habilidade do comprimido para resistir ao atrito durante o manuseio, o acondicionamento e o transporte. A perda máxima de peso de não mais que 1% geralmente é considerada aceitável para a maioria dos produtos.

Desintegração do comprimido

Para que a substância ativa contida em um comprimido se torne completamente disponível para absorção, ele deve primeiro desintegrar-se e disponibilizar o fármaco aos fluidos biológicos para dissolução. A desintegração também é uma etapa importante para comprimidos que contêm substâncias ativas (como antiácidos e antidiarreicos) não destinadas a ser absorvidas, mas que devem agir localmente no trato gastrintestinal. Nesses casos, a desintegração do comprimido fornece partículas do fármaco de maior área superficial, para exercer sua atividade terapêutica no trato gastrintestinal.

Todos os comprimidos USP devem passar pelo teste de desintegração, que é realizado *in vitro* por meio de um aparelho como aquele ilustrado na Figura 8.15. O aparelho consiste em um conjunto de seis tubos cilíndricos transparentes e abertos na parte superior, com dimensões especificadas segundo a USP, mantidos na posição vertical sobre uma grade de aço inoxidável de 10 mesh. Durante o teste, um comprimido é colocado em

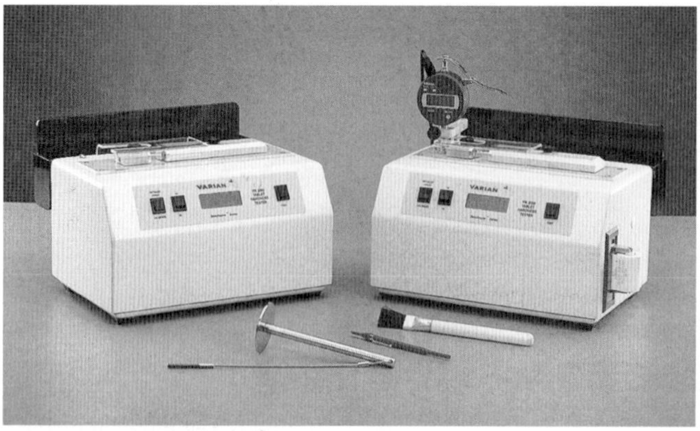

FIGURA 8.13 Aparelho de medida da dureza de comprimidos. (Cortesia de Varian Inc.)

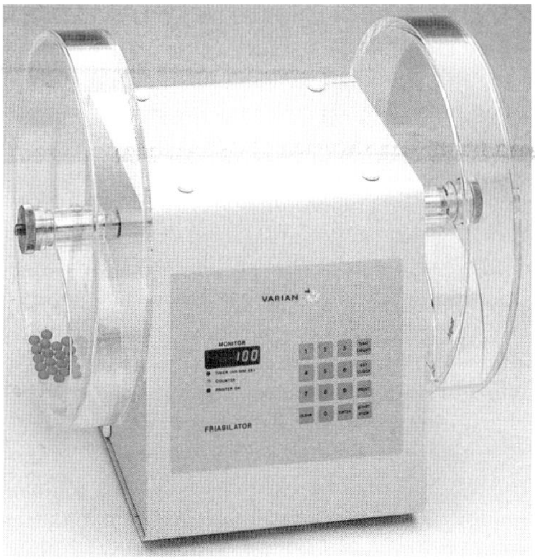

FIGURA 8.14 Friabilômetro Varian, usado para a determinação da resistência ao atrito após rolagem e impacto dos comprimidos. As unidades são pesadas e colocadas no tambor de acrílico contendo uma placa defletora curva. Quando o motor é ativado pelo ajuste do cronômetro, os comprimidos rolam e caem. Se a queda livre dentro do tambor resultar em quebra ou abrasão excessiva, eles são considerados inadequados para resistir ao transporte. O motor realiza 20 rpm. Após esse teste, os comprimidos são removidos e pesados novamente. A diferença de peso em determinado tempo indica a perda pela abrasão. (Cortesia de Varian Inc.)

cada um dos seis tubos e, por meio de um dispositivo mecânico, a grade é levantada e abaixada em um líquido de imersão, sob uma velocidade de 29 a 32 rotações por minuto (rpm), com a grade permanecendo sempre abaixo da superfície do líquido. Para comprimidos não revestidos, bucais e sublinguais, a água a 37°C serve como líquido de imersão, a menos que outro líquido seja indicado na monografia. Nesses testes, a desintegração completa é definida como aquela "em que qualquer resíduo da unidade de dosagem, com exceção dos fragmentos do material de revestimento insolúvel ou do invólucro da cápsula, que permanece sobre a grade do aparelho, apresente o aspecto de uma massa mole, não tendo um núcleo firme palpável" (5). Comprimidos devem se desintegrar dentro do tempo descrito na monografia, que geralmente é de 30 minutos, mas varia de dois minutos para comprimidos de nitroglicerina até quatro horas para comprimidos bucais. Se um ou mais comprimidos não atenderem ao critério de tempo de desintegração, testes adicionais descritos na USP devem ser realizados.

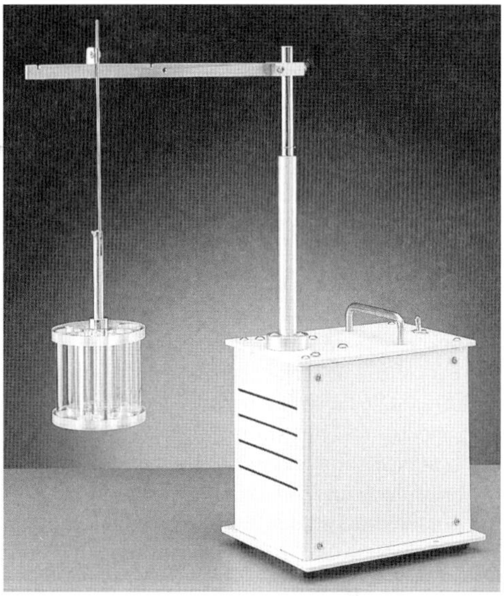

FIGURA 8.15 Aparelho para teste de desintegração de comprimidos. (Cortesia de Varian Inc.)

O tempo de desintegração de comprimidos que apresentam revestimento entérico é também avaliado, com a diferença que os comprimidos são testados em fluido gástrico simulado por uma hora, período no qual não devem ser verificados sinais de desintegração, quebra ou amolecimento. Eles são então imersos em fluido intestinal, também simulado durante o tempo estabelecido na monografia, em que devem se desintegrar completamente para receber aprovação.

Dissolução do comprimido

O teste de dissolução *in vitro* de formas farmacêuticas sólidas é importante por várias razões (6), a saber:

1. Ele orienta a formulação e o desenvolvimento do produto para sua otimização. Estudos de dissolução nos estágios iniciais de desenvolvimento de um produto permitem a diferenciação entre formulações e a determinação de correlações com os dados de biodisponibilidade *in vivo*.
2. A fabricação pode ser monitorada pelo teste de dissolução, que atua como um componente do programa de garantia da qualidade total. A realização desse teste, desde o desenvolvimento inicial do produto até sua aprovação e comercialização, permite controlar as variáveis relacionadas aos materiais

e processos que podem afetar a dissolução e os padrões de qualidade.

3. Ensaios de dissolução *in vitro* consistentes asseguram a bioequivalência em cada lote. Na avaliação da bioequivalência, a Food and Drug Administration (FDA) permite aos fabricantes de medicamentos examinar lotes de 10% do tamanho proposto da produção real ou 100 mil unidades de dosagem, ou aquele que for maior.
4. É uma exigência para a aprovação da comercialização de produtos registrados na FDA e em outras agências regulatórias de outros países. Solicitações de registro de novos medicamentos (NDAs, do inglês *New Drug Applications*) submetidas à FDA contêm dados de dissolução *in vitro* geralmente obtidos de lotes usados em estudos de biodisponibilidade e/ou clínicos pivôs e de estudos em humanos conduzidos durante o desenvolvimento do produto (7). Quando as especificações tiverem sido determinadas em uma NDA aprovada, tornam-se oficiais (USP) para todos os lotes subsequentes e produtos bioequivalentes.

O objetivo do teste de dissolução *in vitro* é fornecer, tão próximo quanto possível, uma previsão razoável da biodisponibilidade do produto ou de uma correlação com os dados obtidos *in vivo*. O sistema de classificação biofarmacêutica descreve combinações da solubilidade (alta ou baixa) e da permeabilidade intestinal (alta ou baixa) de fármacos, como uma possível base para prever a probabilidade de obtenção de uma correlação *in vitro-in vivo* (IVIV) bem-sucedida (7, 8). Nesse sistema, os fármacos são classificados em uma das quatro seguintes classes:

I Alta solubilidade e alta permeabilidade	II Baixa solubilidade e alta permeabilidade
III Alta solubilidade e baixa permeabilidade	IV Baixa solubilidade e baixa permeabilidade

Para fármacos classe I – que apresentam alta solubilidade e alta permeabilidade –, uma correlação IVIV pode ser esperada se a velocidade de dissolução for mais lenta do que a velocidade de esvaziamento gástrico (etapa limitante para absorção) (9). No caso de fármacos classe II – que apresentam baixa solubilidade e alta permeabilidade –, a dissolução pode ser a etapa limitante para a absorção, e uma correlação IVIV pode ser obtida. No caso de fármacos classe III, a permeabilidade é a etapa limitante e apenas uma correlação IVIV restrita será possivelmente obtida. Para fármacos classe IV – que apresentam baixa solubilidade e baixa permeabilidade –, é provável que ocorram problemas de biodisponibilidade significativos após a administração oral do medicamento (7).

Como visto anteriormente, a desintegração é a primeira etapa importante para a dissolução do fármaco contido em um comprimido. Vários fatores de formulação e produção podem afetar a desintegração e a dissolução de um comprimido, incluindo o tamanho de partícula da substância ativa, a solubilidade e a higroscopicidade da formulação, o tipo e a concentração do desintegrante, do aglutinante e do lubrificante, o método de produção, em especial as características de compactação dos grânulos e a força de compressão aplicada, além de outras variáveis envolvidas durante o processo (10). Juntos, esses fatores apresentam um conjunto de condições complexas e inter-relacionadas que exerce influência sobre as características de dissolução do produto final. Portanto, a consistência lote a lote é essencial para o estabelecimento de padrões e controles de testes de dissolução para os materiais e processos, bem como para a implementação destes durante a produção e o controle final.

Além dos controles de formulação e produção, o método empregado no ensaio de dissolução deve ser controlado para minimizar variáveis relevantes, tais como velocidade rotacional da pá e vibrações e distúrbios provocados durante a realização da amostragem. O teste de dissolução para formas farmacêuticas orais tem sido um aspecto usado na USP para avaliação da qualidade de medicamentos desde 1970, quando somente 12 monografias continham essa exigência. Atualmente, ele é exigido para comprimidos e cápsulas.

A USP inclui sete modelos de aparelhos de dissolução para avaliação de formas farmacêuticas orais de liberação imediata, produtos de liberação prolongada, fármacos apresentando revestimento entérico e dispositivos transdérmicos de liberação de fármacos. Neste texto, de particular interesse são os aparelhos tipo USP 1 e 2, usados principalmente para formas farmacêuticas orais de liberação imediata.

O equipamento consiste em (*a*) um sistema de agitação de velocidade variável; (*b*) uma cesta cilíndrica de aço inoxidável fixa sobre a haste agitadora (aparelho USP 1) ou uma pá, como elemento de agitação (aparelho USP 2); (*c*) um recipiente de vidro (cuba) ou outro material inerte e transparente de 1.000 mL, provido de tampa, com abertura central para a introdução da haste do agitador e três aberturas adicionais, duas para remoção das amostras e uma para o termômetro; e (*d*) um banho de água para manter a temperatura do meio de dissolução na cuba. No aparelho USP tipo 1, a unidade de dosagem é colocada no interior da cesta. No aparelho USP tipo 2, a unidade de dosagem é colocada no recipiente ou na cuba.

Em cada teste, um volume do meio de dissolução (conforme estabelecido na monografia) é colocado na cuba e mantido em repouso até alcançar a temperatura de 37°C ± 0,5°C. Então, o agitador é acionado e ajustado na velocidade especificada e, em intervalos determinados, amostras do meio são coletadas para análise da concentração de fármaco dissolvido. O comprimido ou a cápsula devem satisfazer os critérios estabelecidos na monografia quanto à velocidade de dissolução; por exemplo, "não menos que 85% da quantidade rotulada são dissolvidos em 30 minutos".

Existe reconhecimento crescente de que, quando há inconsistências nas velocidades de dissolução, elas ocorrem não entre as unidades de dosagem do *mesmo* lote de produção, mas sim *entre lotes* ou entre produtos de diferentes fabricantes, mais provavelmente devido aos muitos fatores relacionados a formulação, matérias-primas e processo já salientados. Entretanto, como as unidades de dosagem dentro de um lote em geral não conduzem a perfis de dissolução diferentes, testes de dissolução em conjunto têm sido surgidos. Esse processo reconhece as características do lote e permite a junção das amostras a serem testadas. As amostras reunidas podem ser obtidas de diferentes cubas do aparelho de dissolução ou de uma única cuba onde várias unidades de dosagem foram dissolvidas (11).

Equipamentos sofisticados e altamente automatizados estão sempre sendo desenvolvidos visando a oferecer níveis elevados de garantia de qualidade e controle para o teste de dissolução (Figs. 8.16 e 8.17).

PRODUÇÃO DE COMPRIMIDOS

Os comprimidos podem ser obtidos por meio de três técnicas básicas: *granulação por via úmida*, *granulação por via seca* e *compressão direta*. A Figura 8.18 mostra um esquema de cada técnica.

A maioria das substâncias ativas pulverizadas necessita da adição de excipientes, como diluentes, aglutinantes, desintegrantes e lubrificantes, a fim de que as características necessárias para a produção e o uso de comprimidos sejam obtidas. Um importante requisito na produção de comprimidos é que a mistura dos pós escoe livremente do alimentador da máquina de comprimir para a matriz, permitindo sua compressão e a obtenção de comprimidos em alta velocidade. As granulações de pós proporcio-

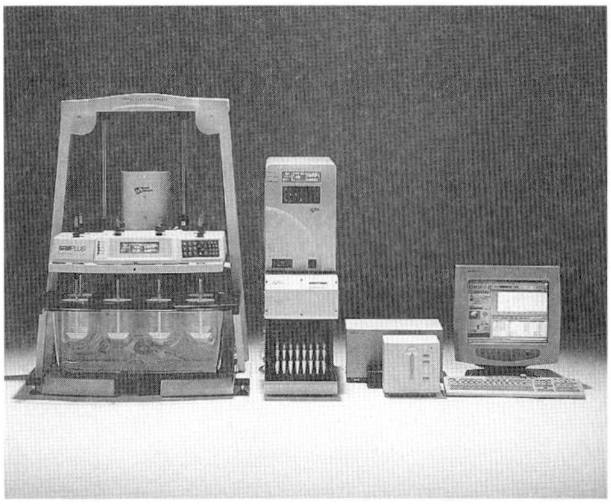

FIGURA 8.16 Sistema para Teste de Dissolução Automatizado Hanson. Microprocessador e comandos para gerar, editar, armazenar e validar protocolos de dissolução; gráficos são exibidos com *menus* e controles do programa com base em ícones. (Cortesia de Hanson Research.)

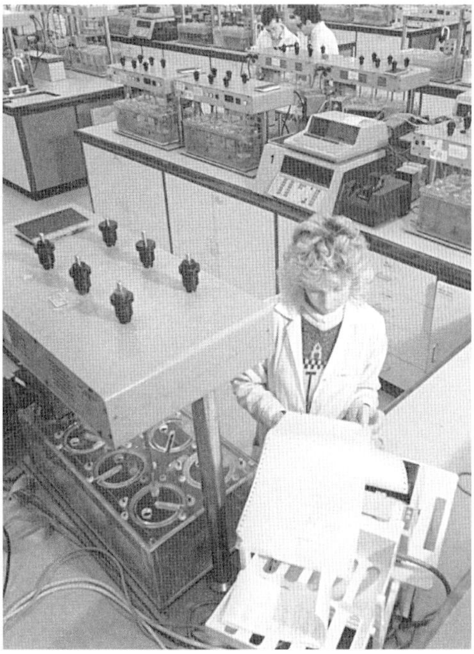

FIGURA 8.17 Um laboratório moderno dedicado à avaliação dos perfis de dissolução de formas farmacêuticas sólidas. Inclui aparelhos de dissolução Erweka, computadores Hewlett-Packard e espectofotômetros com arranjo de diodo Hewlett-Packard. (Cortesia de Elan Corporation, plc.)

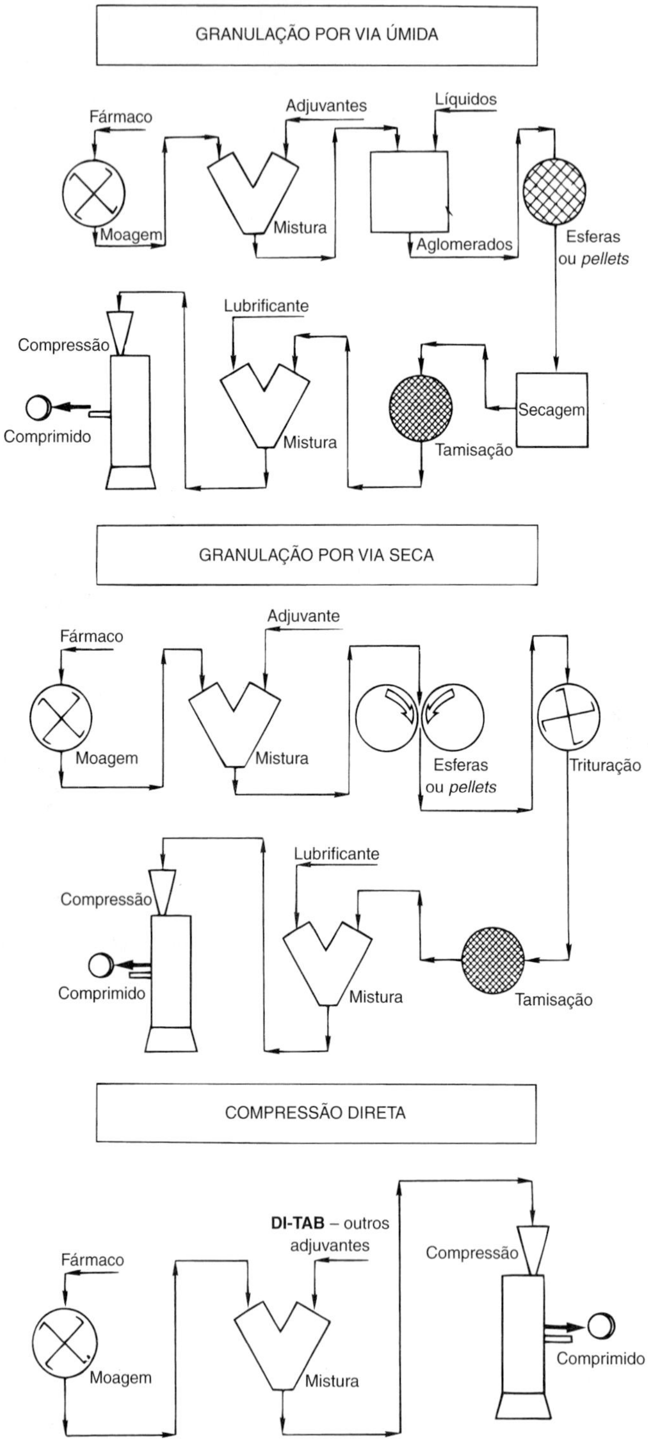

FIGURA 8.18 Os três principais métodos de preparação de comprimidos. (Cortesia de Stauffer Chemical Co.)

nam esse fluxo livre. Elas também aumentam a densidade, melhorando a compressibilidade do material particulado durante a formação do comprimido.

GRANULAÇÃO POR VIA ÚMIDA

A granulação por via úmida é uma técnica amplamente empregada para a produção de comprimidos obtidos por compressão. As etapas requeridas são (*a*) pesagem e mistura dos componentes; (*b*) preparação de massa úmida; (*c*) transformação da massa úmida em *pellets* ou grânulos; (*d*) secagem dos grânulos; (*e*) calibração do tamanho de grânulos por tamisação; (*f*) adição de lubrificantes; e (*g*) obtenção dos comprimidos por compressão.

Pesagem e mistura

Quantidades específicas de substância ativa, diluente ou material de enchimento e desintegrante são mantidas sob agitação em um misturador de pós até a obtenção de uma mistura homogênea.

Os diluentes incluem lactose, celulose microcristalina, amido, sacarose pulverizada e fosfato de cálcio. A escolha do diluente em geral é baseada na experiência do fabricante com o material, em seu custo relativo e em sua compatibilidade com os outros componentes da formulação. Por exemplo, sais de cálcio não devem ser usados como diluentes com antibióticos da classe das tetraciclinas, devido a uma interação entre os dois componentes, que resulta na redução da absorção da tetraciclina no trato gastrintestinal. Entre os diluentes preferidos encontram-se a lactose, por causa de suas características de solubilidade e compatibilidade, e a celulose microcristalina, devido à fácil compactação das partículas e às características de compatibilidade e uniformidade no fornecimento (12).

Os desintegrantes incluem croscarmelose, amidos de milho e batata, amidoglicolato de sódio, carboximetilcelulose sódica, polivinilpolipirrolidona (PVP), crospovidona, resinas de troca catiônica, ácido algínico e outros materiais que intumescem ou expandem com a exposição à umidade, provocando a ruptura ou a quebra do comprimido no trato gastrintestinal. A croscarmelose (2%) e o amidoglicolato de sódio (5%) são frequentemente preferidos devido a sua alta capacidade de captação de água e rápida ação. Foi descrito que o amidoglicolato de sódio de uma marca comercial expande seu volume em até 300% na água (13). Quando o amido é empregado, a concentração de 5 a 10% é em geral adequada, mas a concentração de até 20% pode ser usada para promover a rápida desintegração do comprimido. A quantidade total de desintegrante usada não é sempre adicionada na preparação dos grânulos. Muitas vezes, uma porção (em algumas ocasiões a metade) é reservada e adicionada aos grânulos acabados antes da etapa de compressão. Isso resulta em dupla desintegração do comprimido. Uma porção auxilia na quebra do comprimido em pedaços; e a outra, na quebra desses pedaços em finas partículas.

Preparação da massa úmida

O aglutinante líquido é adicionado à mistura de pós para facilitar a adesão das partículas. Uma massa úmida semelhante a uma pasta é formada e usada para preparar os grânulos. Um bom aglutinante conduz à obtenção de comprimidos de dureza apropriada e não impede a liberação do fármaco.

Entre os agentes aglutinantes encontram-se a povidona, uma preparação aquosa de amido de milho (10 a 20%), solução de glicose (25 a 50%), melaço, metilcelulose (3%), carboximetilcelulose e celulose microcristalina. Se a substância ativa for afetada de modo adverso pelo emprego de aglutinante aquoso, uma solução não aquosa ou um aglutinante seco podem ser usados. A quantidade de agente aglutinante usada é parte da arte do operador; porém, a mistura resultante, pó-aglutinante, deve compactar quando pressionada contra a mão. O aglutinante contribui para a aderência dos grânulos uns aos outros e mantém a integridade do comprimido após a compressão. Entretanto, cuidados devem ser tomados para não umedecer pouco ou em excesso o pó. O umedecimento excessivo resulta em grânulos muito duros para a formação adequada de comprimidos, e o insuficiente torna os comprimidos moles e pouco resistentes. Quando necessário, um corante ou flavorizante pode ser adicionado ao agente aglutinante na preparação dos grânulos.

Transformação da massa úmida em *pellets* ou grânulos

A massa úmida é passada por um tamis (em geral de malha 6 ou 8) para preparar os grânulos. Isso pode ser feito manualmente ou com equipamentos especiais que fazem a extrusão da massa úmida por meio de perfurações no equipamento. Os grânulos resultantes são espalhados de maneira uniforme sobre grandes folhas de papel colocadas sobre bandejas rasas e secas até terem peso ou umidade constantes.

Secagem dos grânulos

Os grânulos podem ser secos em estufas controladas por termostato, que registram constantemente o tempo, a temperatura e a umidade (Fig. 8.19).

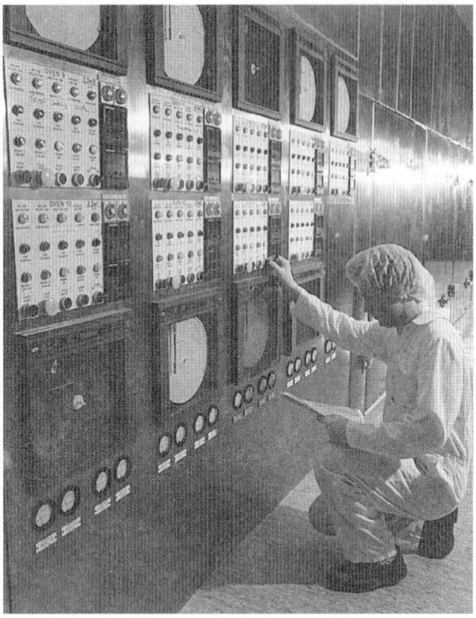

FIGURA 8.19 Estufa de secagem de temperatura controlada Casburt usada na preparação de grânulos e esferas de liberação controlada. (Cortesia de Elan Corporation, plc.)

Calibração do tamanho dos grânulos por tamisação

Após a secagem, os grânulos são passados por um tamis de malha menor do que a usada para sua preparação. O grau ao qual eles são reduzidos depende do tamanho dos punções que serão usados. Em geral, quanto menor o comprimido a ser produzido, menores devem ser os grânulos. Tamises de malha 12 a 20 costumam ser usados para esse propósito. A calibração do tamanho é necessária para que as cavidades das matrizes das máquinas de comprimir sejam completa e rapidamente preenchidas pelo livre fluxo dos grânulos. Os espaços vazios deixados após o preenchimento da matriz com grânulos de tamanho irregular produzem comprimidos desiguais.

Adição de lubrificante e mistura

Após a calibração do tamanho dos grânulos, um lubrificante seco é pulverizado sobre eles com auxílio de um tamis de malha fina. Os lubrificantes contribuem para a preparação de comprimidos de vários modos: melhoram o fluxo a partir do alimentador para a matriz; evitam a adesão dos comprimidos nos punções e na matriz durante a compressão; reduzem o atrito entre o comprimido e a parede da matriz durante sua ejeção da máquina e conferem brilho aos comprimidos acabados. Entre os lubrificantes mais utilizados estão estearato de magnésio, estearato de cálcio, ácido esteárico, talco e estearil fumarato de sódio. O estearato de magnésio é o mais usado (12). A quantidade de lubrificante empregada varia de uma operação para outra, mas geralmente se encontra na faixa de 0,1 a 5% da massa de granulado.

TÉCNICAS DE GRANULAÇÃO EM UMA ÚNICA ETAPA

Os avanços da tecnologia agora permitem a obtenção de grânulos em um *processo de leito fluidizado* contínuo, usando um único equipamento, o granulador de leito fluidizado (Figs. 8.20 e 8.21).

Esse granulador realiza as seguintes etapas: (a) pré-mistura dos pós da formulação, incluindo

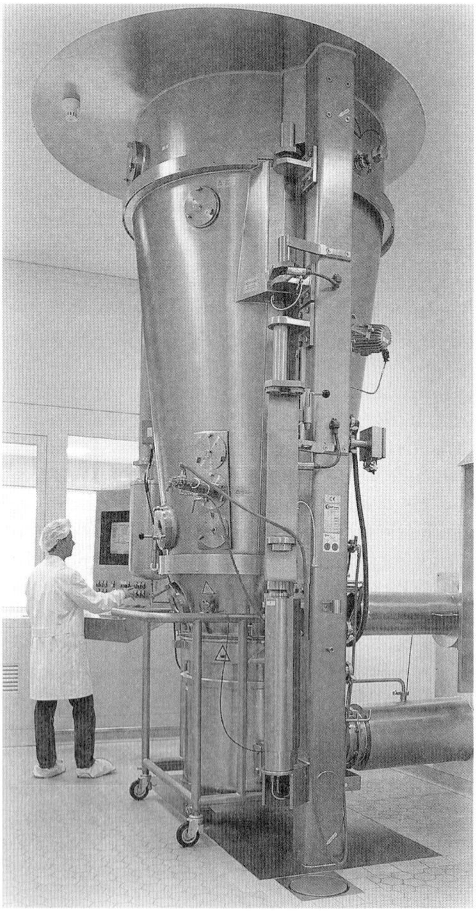

FIGURA 8.20 Granulador de leito fluidizado. (Cortesia de Glatt Air Techniques, Inc.)

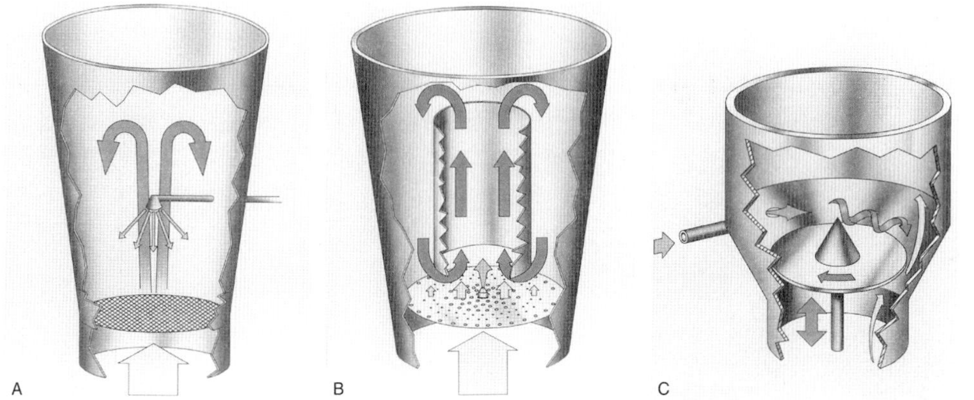

FIGURA 8.21 Revestimento de partículas sólidas por leito fluidizado. **(A)** Método *top-spray*. **(B)** *Bottom-spray* (Wurster). **(C)** *Spray tangencial*. (Cortesia de Glatt Air Techniques.)

substâncias ativas, diluentes e desintegrantes, em um leito de ar fluidizado; (b) granulação da mistura por meio da atomização de um aglutinante líquido sobre o leito de pós, por exemplo, uma solução aquosa de goma arábica, hidroxipropilcelulose ou povidona; e (c) secagem dos grânulos até a obtenção do teor de umidade necessário.

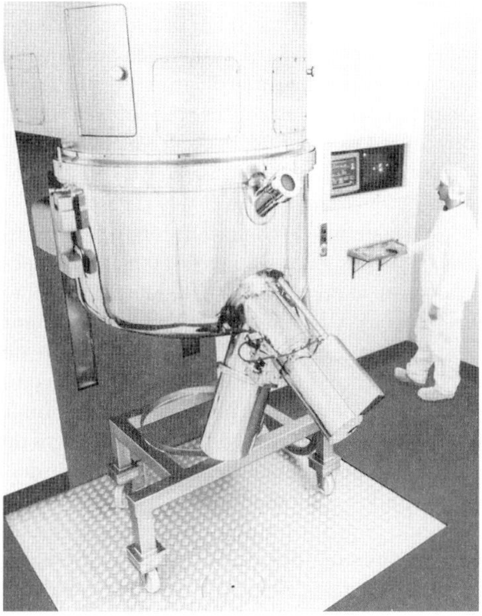

FIGURA 8.22 Processamento por micro-ondas a vácuo, no qual componentes do comprimido são misturados, umectados com um aglutinante líquido e secos por micro-ondas e vácuo em um único equipamento. (Cortesia de GEI Processing.)

O processo de secagem por micro-ondas a vácuo também permite que os pós sejam misturados, umectados, aglomerados e secos dentro de um único equipamento (Fig. 8.22). A massa úmida é seca por mistura, vácuo e emprego de micro-ondas. O uso das micro-ondas reduz de modo considerável o tempo de secagem, frequentemente em 25%. O tempo total de produção do lote costuma ser de 90 minutos em média. Após a adição de lubrificantes, o lote de grânulos está pronto para as operações de compressão ou enchimento de cápsulas.

GRANULAÇÃO POR VIA SECA

Pela técnica de granulação por via seca, a mistura de pós é compactada em grandes peças e posteriormente quebrada ou triturada a grânulos (Fig. 8.18). Por essa técnica, a substância ativa ou o diluente devem ter propriedades coesivas. A granulação a seco é especialmente aplicada em materiais que se degradam na presença de umidade ou nas temperaturas elevadas empregadas para a secagem dos grânulos na técnica de granulação por via úmida.

Compactação

Após a pesagem e a mistura dos componentes, os pós são compactados ou comprimidos em grandes peças planas (compactos) de 1 polegada (2,54 cm) de diâmetro. Os compactos são quebrados manualmente ou em moinhos (Fig. 8.23) e passados por um tamis de malha de tamanho adequado. O lubrificante é adicionado da maneira usual, e os comprimidos preparados por compressão. O ácido acetilsalicílico, que é hidrolisado na presença de umidade, pode ser preparado na forma de comprimidos, após a compactação.

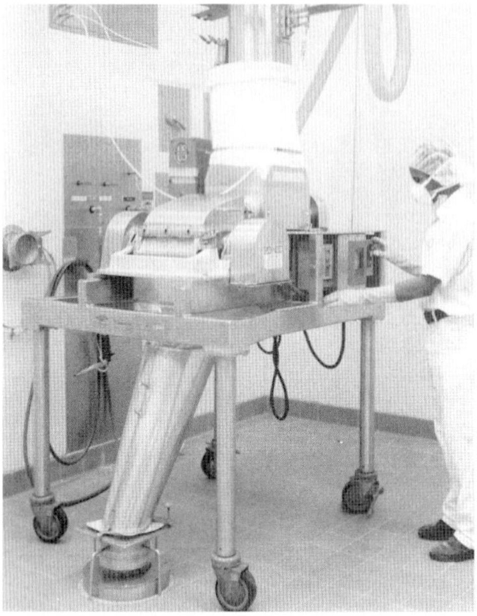

FIGURA 8.23 Oscilador Frewitt ou Moinho Fitz usado para granular ou pulverizar. (Cortesia de Eli Lilly and Company.)

Compactação por rolos

Em vez de comprimir os pós, compactadores em rolos podem ser usados para aumentar a densidade de um pó pressionando-o entre rolos com 1 a 6 toneladas de pressão. O material compactado é quebrado e calibrado em relação ao tamanho das partículas, o lubrificante é adicionado aos grânulos, e os comprimidos são preparados por compressão, da maneira usual. O método da *compactação em rolos* é com frequência preferido à compressão. Agentes aglutinantes usados em formulações destinadas à compactação em rolos incluem metilcelulose ou hidroximetilcelulose (6 a 12%), que produzem comprimidos com boas características de dureza e friabilidade (14).

COMPRESSÃO DOS GRÂNULOS

Há diversos tipos de máquinas de comprimir. Elas variam em relação à produtividade, mas são similares quanto à função e ao modo de operação. Todas elas comprimem o material particulado, dentro da cavidade da matriz, por meio de pressão exercida pelo movimento de dois punções de aço, um superior e um inferior (Fig. 8.24).

A operação de uma máquina de comprimir alternativa (de um único punção) descreve o processo mecânico básico. Quando o punção inferior desce, o alimentador abastecido com os grânulos é posicionado sobre a matriz, preenchendo a câmara de compressão. O alimentador afasta-se da matriz, eliminando a quantidade excedente de grânulos por nivelamento. O punção superior baixa e penetra na matriz, compactando o material particulado para a formação do comprimido. O punção superior retrai à medida que o inferior sobe, e o comprimido formado é ejetado. O alimentador move-se sobre a matriz, empurra o comprimido e, mais uma vez, preenche a matriz com os grânulos para repetir o processo. Os comprimidos caem em um recipiente coletor. Amostras são analisadas e testadas quanto aos vários critérios de qualidade já descritos.

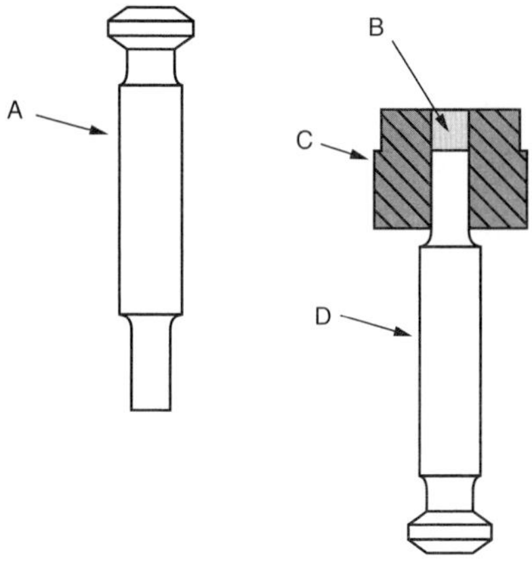

FIGURA 8.24 Conjunto de punção e matriz. **(A)** Punção superior. **(B)** Câmara de compressão. **(C)** Matriz. **(D)** Punção inferior. (Cortesia de Cherry-Burrell Corporation.)

As máquinas de comprimir rotativas, equipadas com vários jogos de punções e matrizes, operam por meio do movimento de rotação contínuo dos punções. Uma única máquina de comprimir rotativa apresentando 16 estágios (16 jogos de punções e matrizes) pode produzir até 1.150 comprimidos por minuto. As máquinas de comprimir rotativas duplas com 27, 33, 37, 41 ou 49 jogos de punções e matrizes são capazes de produzir dois comprimidos em cada matriz. Algumas dessas máquinas podem fabricar 10 mil comprimidos ou mais por minuto (Fig. 8.25). Para essa produção em alta velocidade, são necessários alimentadores para forçar o preenchimento do material particulado nas matrizes, devendo estes acompanhar o movimento rápido dos punções (Fig. 8.26). Uma consequência da produção em alta velocidade é o aumento da ocorrência de laminação (estriamento

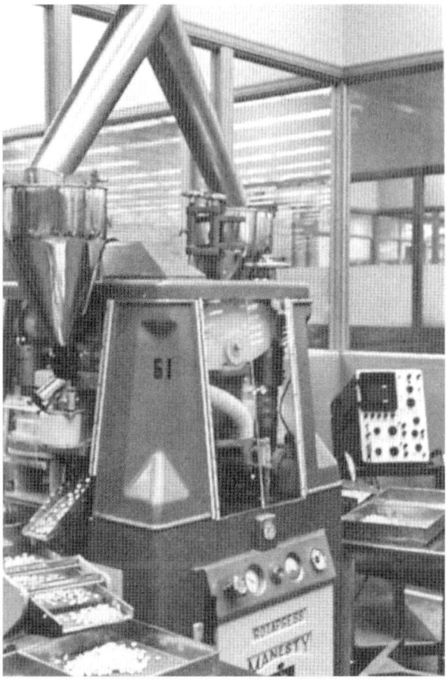

FIGURA 8.25 Máquina de comprimir rotativa Manesty Rotapress. Os comprimidos saem dela para um aspirador de pós finos, onde são inspecionados. O material a ser comprimido é alimentado a partir do depósito suspenso por meio de dois alimentadores. A dureza do comprimido é monitorada eletronicamente pelo osciloscópio colocado à direita. (Cortesia de Upjohn Company.)

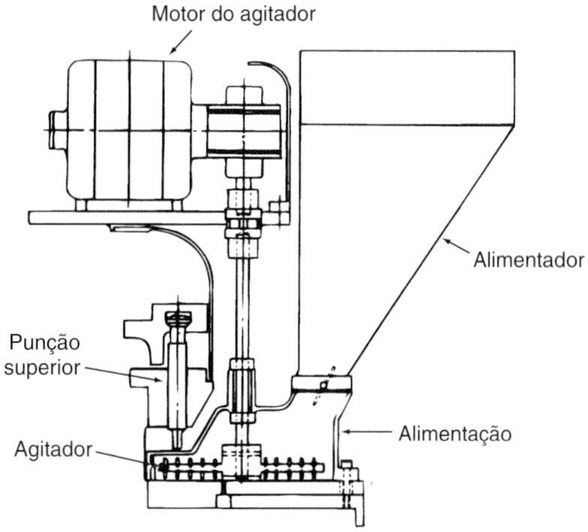

FIGURA 8.26 Alimentador induzido. O modelo de alimentador que funciona pela ação da gravidade pode ser substituído por um dispositivo de alimentação induzida, por meio do qual os grânulos são forçados para o interior da matriz pelo movimento rotatório do agitador. (Cortesia de Cherry-Burrell Corporation.)

horizontal) e *capping* (formação de comprimidos descabeçados, esfoliados), em que a parte superior do comprimido é separada, devido ao material particulado não ter tido tempo suficiente para se ligar, após a compressão. A redução da velocidade corrige esse problema (15).

Comprimidos multicamadas são produzidos por meio de várias etapas de alimentação e compressão em uma única matriz. Os comprimidos contendo um núcleo interno são preparados por máquinas contendo um mecanismo especial de alimentação, que coloca o núcleo precisamente no interior da matriz, com o material particulado envolvendo-o, para a realização da compressão.

COMPRESSÃO DIRETA DE COMPRIMIDOS

Algumas substâncias granulares, como o cloreto de potássio, possuem fluxo livre e propriedades coesivas que as tornam passíveis de compressão direta em máquinas de comprimir, sem necessidade de granulação. Para substâncias desprovidas dessas características, excipientes farmacêuticos espe-

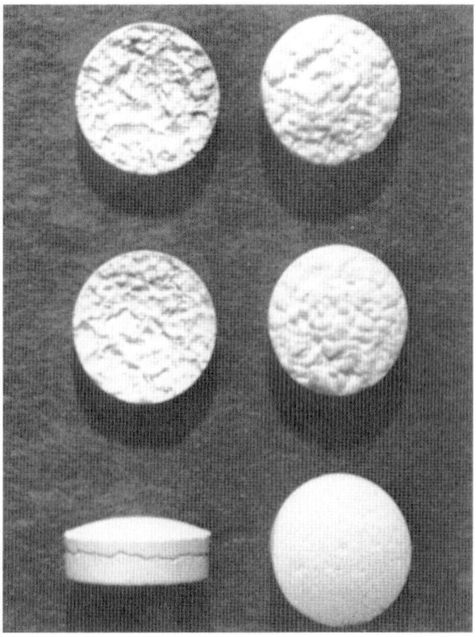

FIGURA 8.27 Comprimidos rachados com o tempo devido às condições de produção ou armazenamento.

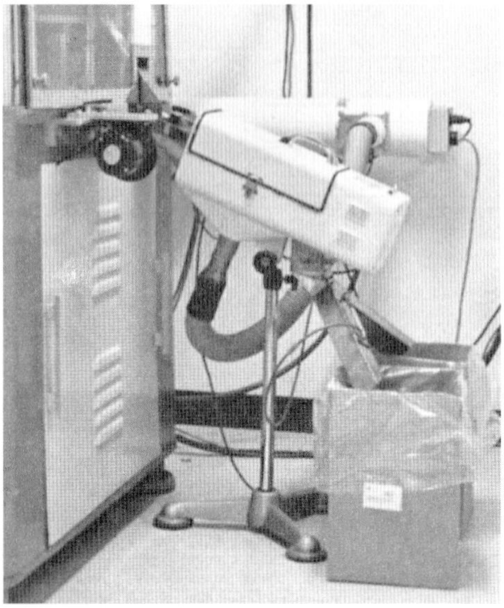

FIGURA 8.28 Aspirador ou removedor de pós Manesty, modelo 25. Os comprimidos que saem da máquina de comprimir são aspirados e passam para um recipiente coletor. (Cortesia de Eli Lilly and Company.)

ciais podem ser usados para conferir as qualidades necessárias para a produção de comprimidos por compressão direta. Esses excipientes incluem *diluentes*, como lactose nebulizada (*spray-dried*), microcristais de alfalactose mono-hidratada, misturas de amido de milho e açúcar invertido, celulose microcristalina, maltose cristalina e fosfato de cálcio dibásico; *agentes desintegrantes*, como amido para compressão direta, carboximetilamido, carboximetilcelulose reticulada e PVP reticulada; *lubrificantes*, como estearato de magnésio e talco e *deslizantes*, como o dióxido de silício.

Esfoliação, rachadura ou laminação de comprimidos são algumas vezes relacionadas à captação de ar durante a compressão direta. Quando o ar é captado, os comprimidos resultantes expandem-se quando a pressão é liberada, resultando em rachaduras ou esfoliação. A alimentação induzida ou forçada reduz a captação de ar, tornando o material particulado mais denso e receptivo à compactação.

A esfoliação também pode ser causada pelo uso de punções que não são limpos de modo impecável e perfeitamente lisos ou de grânulos contendo pós finos ou muito finos. Os pós finos, obtidos quando os grânulos têm seu tamanho de partícula calibrado, em geral correspondem a 10 a 20% do peso do granulado. A presença de uma fração de pós finos é desejável para preencher a matriz de forma apropriada. Entretanto, o excesso pode ocasionar comprimidos pouco duros e esfoliados.

Os comprimidos envelhecidos ou que foram armazenados de forma inapropriada também podem apresentar rachaduras ou outras deformações físicas (Fig. 8.27).

Remoção do pó dos comprimidos

Para remover traços de pó aderidos aos comprimidos após a compressão, estes são conduzidos diretamente da máquina de comprimir para um equipamento de aspiração de pó (Fig. 8.28). Então, os comprimidos podem ser revestidos.

COMPRIMIDOS MASTIGÁVEIS

Comprimidos mastigáveis têm sabor agradável e são formulados de modo a desintegrar-se suavemente na boca com ou sem mastigação. Eles são preparados por granulação úmida e compressão, usando apenas pressão mínima, para produzir um comprimido de baixa dureza. Geralmente, os comprimidos mastigáveis não contêm desintegrantes, portanto os pacientes devem ser orientados a mastigá-los completamente e não ingerí-los inteiros.

O manitol, um álcool hexa-hídrico cristalino e branco, é usado como excipiente na maioria dos comprimidos mastigáveis. O manitol é cerca de 70% tão doce quanto a sacarose e deixa uma sensação de frescor na boca, resultante de seu calor de solução negativo. Ele representa 50% ou mais do peso de muitas formulações de comprimidos mastigáveis. Algumas vezes, outros agentes edulcorantes – como sorbitol, lactose, dextrose, maltose cristalina e glicose – podem substituir uma parte ou todo o manitol. O xilitol pode ser usado na preparação de comprimidos mastigáveis isentos de açúcar. Ele é mais doce que o manitol e apresenta o calor de solução negativo desejável para proporcionar sensação refrescante na boca após a dissolução.

Lubrificantes e aglutinantes que não afetem a textura ou dureza do comprimido também podem ser usados. Corantes e flavorizantes ácidos ou de frutas costumam ser empregados para melhorar a atratividade dos comprimidos. Entre os tipos de produtos preparados na forma de comprimidos mastigáveis encontram-se os antiácidos (p. ex., carbonato de cálcio), os antibióticos (p. ex., eritromicina), os agentes anti-infecciosos (p. ex., didanosina), os anticonvulsivantes (p. ex., carbamazepina), os vasodilatadores (p. ex., dinitrato de isossorbida), os analgésicos (p. ex., paracetamol) e várias vitaminas e associações de substâncias ativas para o tratamento de resfriados e alergias. Os comprimidos mastigáveis são particularmente úteis para crianças e adultos que têm dificuldade de deglutir outras formas farmacêuticas sólidas.

A formulação a seguir é típica dos comprimidos antiácidos mastigáveis (16):

Por comprimido

Hidróxido de alumínio	325,0 mg
Manitol	812,0 mg
Sacarina sódica	0,4 mg
Sorbitol (solução a 10%, m/v)	32,5 mg
Estearato de magnésio	35,0 mg
Flavorizante de menta concentrado	4,0 mg

Preparação: misturar o hidróxido de alumínio, o manitol e a sacarina sódica. Preparar os grânulos por via úmida com a solução de sorbitol. Secar a 49°C e tamisar em tamis de abertura de malha de 12 mesh. Adicionar o flavorizante e o estearato de magnésio, misturar e comprimir.

COMPRIMIDOS MOLDADOS

A preparação comercial de comprimidos por moldagem foi substituída pela compressão. Entretanto, comprimidos moldados podem ser preparados em pequena escala, conforme descrito a seguir.

O molde é construído com borracha dura, plástico ou metal. Apresenta duas partes, a parte superior, ou matriz, e a parte inferior contendo um jogo de punções lisos. A matriz é uma placa lisa da espessura dos comprimidos a serem produzidos, contendo 50 a 200 orifícios circulares uniformemente espaçados (Fig. 8.29). A parte inferior do molde apresenta punções que se ajustam com perfeição aos orifícios. Quando o molde é preenchido com o material e colocado sobre os punções, estes erguem o material particulado moldado e sustentam os comprimidos para secagem.

A base para comprimidos moldados é composta de uma mistura de lactose finamente pulverizada com ou sem sacarose pulverizada (5 a 20%). A adição de sacarose resulta em comprimidos menos frágeis. Na preparação do material particulado, o fármaco é misturado de maneira uniforme com a base, por diluição geométrica, quando substâncias potentes são utilizadas. A mistura de pós é umedecida com uma solução de etanol e água a 50%, em quantidade suficiente apenas para que o pó possa ser compactado. A ação solvente da água sobre uma porção de lactose ou lactose-sacarose liga a mistura de pós durante a secagem. A adição de etanol acelera a secagem.

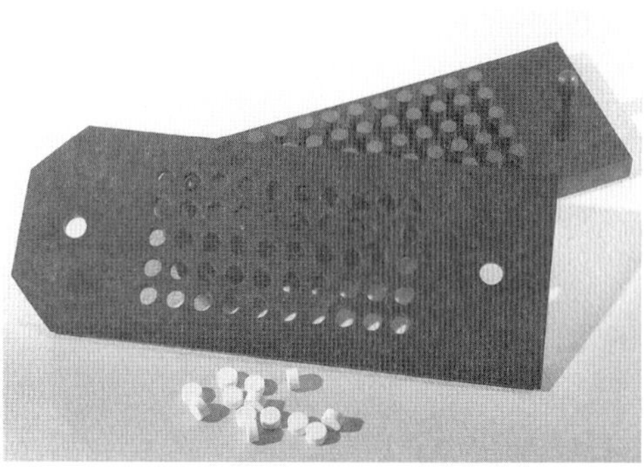

FIGURA 8.29 Molde laboratorial para preparação de comprimidos.

O molde superior é colocado sobre uma superfície de vidro plana e lisa, e a massa umedecida é adicionada por deslizamento. Quando cada abertura é completamente preenchida e nivelada, o molde é ajustado sobre os punções, deixando os comprimidos erguidos sobre os pinos para secagem.

Antes do uso, o molde deve ser padronizado para o material particulado da formulação, uma vez que fórmulas de diferentes densidades produzem comprimidos de pesos distintos. Isso pode ser feito pela preparação de um lote de teste, seguido pela pesagem e pelo registro do peso dos comprimidos secos. Tal peso é usado nos cálculos para a produção de quantidades maiores.

Os comprimidos moldados são destinados a dissolverem-se rapidamente na boca. Eles não contêm desintegrantes e lubrificantes, ou ainda materiais de revestimento que reduzam a velocidade de dissolução.

COMPRIMIDOS REVESTIDOS

Os comprimidos são revestidos por várias razões: para proteger a substância ativa contra a exposição destrutiva do ar e/ou da umidade; mascarar o sabor do fármaco; obter perfis de liberação modificados (p. ex., revestimentos entéricos); e proporcionar qualidades estéticas e diferenciadas ao produto.

Em um número limitado de casos, os comprimidos são revestidos para prevenir o contato com o fármaco e os efeitos maléficos decorrentes da absorção deste. Por exemplo, os comprimidos de Proscar (finasterida, Merck) são revestidos somente por essa razão. O fármaco é usado por homens no tratamento da hiperplasia prostática benigna. As instruções rotuladas trazem advertências sobre o fato de que grávidas ou mulheres que podem engravidar não devem entrar em contato com essa substância. O contato do fármaco pode ocorrer por meio da manipulação de comprimidos quebrados. Se a finasterida for absorvida por uma gestante cujo bebê é do sexo masculino, o fármaco pode prejudicar o desenvolvimento do feto.

Os métodos gerais envolvidos no revestimento de comprimidos são descritos a seguir.

COMPRIMIDOS REVESTIDOS COM AÇÚCAR

O revestimento de comprimidos com açúcar (drageamento) pode ser dividido nas seguintes etapas: (a) impermeabilização e selagem do núcleo, se necessário; (b) revestimento primário; (c) alisamento e arredondamento final; (d) acabamento e coloração, se desejável; e (e) polimento. O processo de revestimento completo é realizado em uma série de turbinas de ferro galvanizado, aço inoxidável ou cobre, operadas de forma mecânica. As turbinas de drageamento, que são parcialmente abertas na frente, apresentam diâmetros que variam na faixa de 1 a 4 pés (30 a 120 cm) e capacidades diferentes (Figs. 8.30 e 8.31). As turbinas menores são usadas para o desenvolvimento de medicamentos e operações de plantas-piloto; as maiores são empregadas para a produção industrial. As turbinas de drageamento operam em um ângulo de 40°, para acomodar os comprimidos enquanto permitem a operação visual e o acesso manual. Durante a operação, a turbina é mecanicamente girada em velocidades moderadas, fazendo os comprimidos tombarem uns sobre os outros, enquanto entram em contato com a solução de revestimento, que é adicionada ou atomizada sobre os núcleos. Para o aumento gradual do revestimento, as soluções são adicionadas em porções, com um fluxo de ar aquecido para acelerar a secagem. Cada revestimento é aplicado apenas quando o anterior está seco. Os núcleos dos comprimidos revestidos são produzidos de modo a ter bordas atenuadas e altamente convexas para permitir que o revestimento forme cantos arredondados em vez de angulares.

Impermeabilização e selagem do núcleo

Para comprimidos com componentes que podem ser afetados pela ação da umidade, um ou mais revestimentos de uma substância à prova d'água, como a goma laca ou um polímero, são aplicados sobre os núcleos antes do acréscimo do revestimento primário. A solução do impermeabilizante (geralmente alcoólica) é adicionada ou atomizada sobre os núcleos, na turbina de drageamento. Ar aquecido é soprado para o interior da turbina, durante o revestimento, para acelerar a secagem e evitar a adesão dos comprimidos.

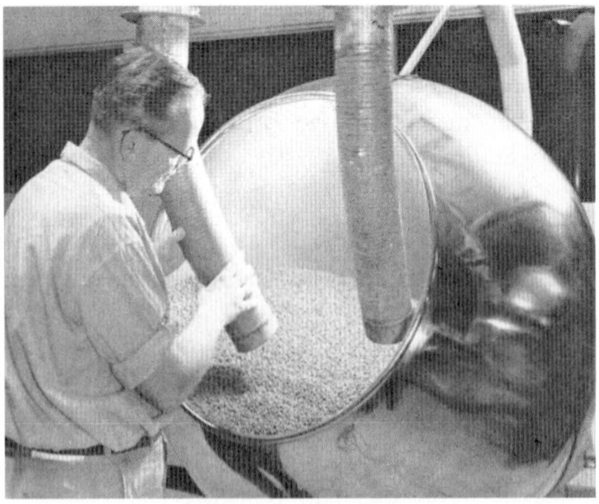

FIGURA 8.30 Revestimento de comprimidos em uma turbina de drageamento antiga, mostrando o fornecimento de ar aquecido e a exaustão. (Cortesia de Wyeth Laboratories.)

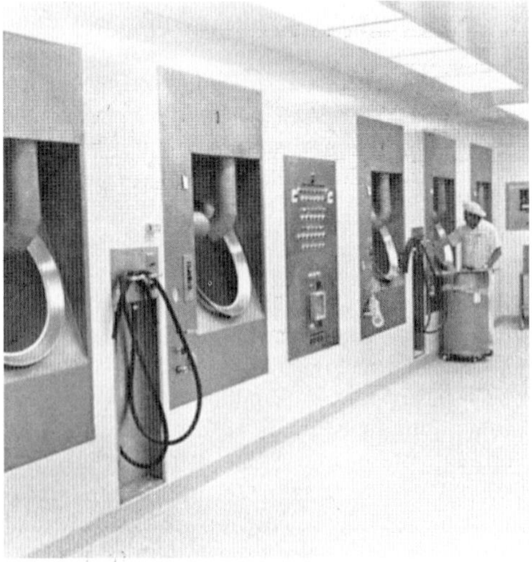

FIGURA 8.31 Instalações modernas para o revestimento de comprimidos. Os dutos de ar e exaustão para auxiliar a secagem são operados automaticamente na placa de controles central. (Cortesia de Eli Lilly and Company.)

Revestimento primário

Após os comprimidos terem sido impermeabilizados, quando necessário, 3 a 5 revestimentos primários à base de xarope de sacarose são acrescentados. Nessa etapa, o açúcar liga-se ao núcleo e proporciona seu arredondamento. O xarope também contém gelatina, goma arábica ou PVP para aumentar a espessura do revestimento. Quando os comprimidos estão parcialmente secos, são pulverizados com um pó, em geral constituído de uma mistura de açúcar pulverizado e amido, mas algumas vezes com talco, goma arábica ou carbonato de cálcio precipitado. O ar quente é aplicado aos comprimidos e, quando estão secos, o processo é repetido até que alcancem o formato e o tamanho adequados (Fig. 8.32). Eles são então retirados da turbina de drageamento, e o excesso de pó é removido agitando-os levemente sobre um tamis de tecido.

Alisamento e arredondamento final

Após o recebimento do revestimento primário, 5 a 10 revestimentos adicionais de um xarope espesso são aplicados nos comprimidos para torná-los lisos e arredondados. Esse xarope consiste em uma solução de sacarose, com ou sem a adição de outros componentes, como amido e carbonato de cálcio. Quando o xarope é aplicado, o operador manuseia os comprimidos para distribuí-los e evitar a adesão. Muitas vezes, adiciona-se um pó entre as aplicações de xarope. O ar quente é aplicado para acelerar o tempo da secagem de cada revestimento.

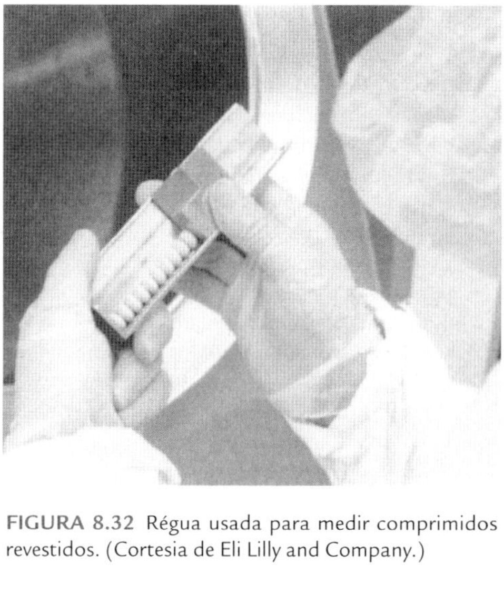

FIGURA 8.32 Régua usada para medir comprimidos revestidos. (Cortesia de Eli Lilly and Company.)

Acabamento e coloração

Para obter uniformidade final e conferir cor aos comprimidos, vários revestimentos de um xarope fluido contendo o corante adequado são aplicados de maneira usual. Essa etapa é realizada em uma turbina limpa, livre de materiais do revestimento anterior.

Impressão

Formas farmacêuticas sólidas podem ser passadas por uma máquina especial de impressão (Fig. 8.33) para receber marcas de identificação e outros símbolos distintos. Segundo a regulamentação da FDA, efetiva em 1995, todas as formas farmacêuticas sólidas para consumo humano, incluindo medicamentos dispensados sob prescrição ou de

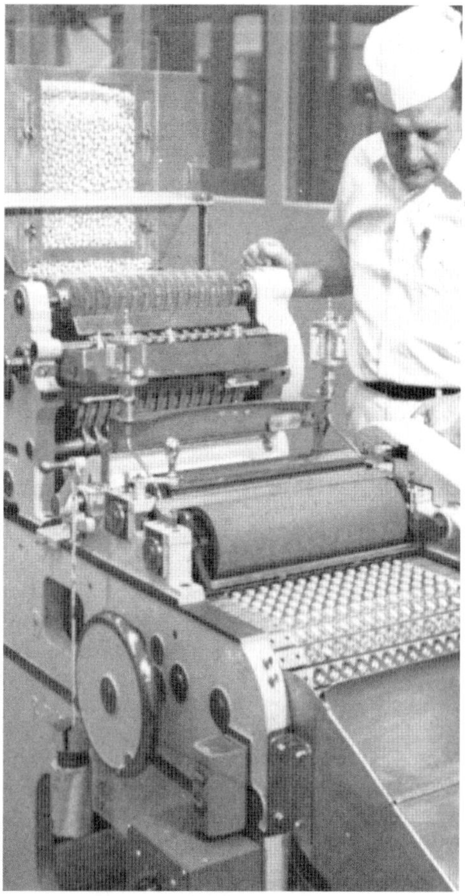

FIGURA 8.33 Gravação de comprimidos revestidos em uma máquina de impressão Hartnett. (Cortesia de Pfizer, Inc.)

venda livre, devem ser impressas com códigos específicos de identificação do produto. Algumas exceções incluem os medicamentos usados em investigações clínicas; os que são manipulados de forma extemporânea no andamento da prática farmacêutica; os produtos contendo radiofármacos e aqueles que, devido a seu tamanho, sua forma, sua textura ou outras características físicas, não permitam a impressão.

Tecnicamente, a impressão pode ser em baixo-relevo, alto-relevo ou gravada sobre a superfície com tinta. Baixo-relevo significa imprimir com o símbolo abaixo da superfície; no alto-relevo, o símbolo fica acima da superfície; e na impressão gravada, o símbolo é talhado na superfície durante a produção.

Polimento

Os comprimidos revestidos podem ser polidos de várias maneiras. Turbinas especiais, em forma de tambores, ou comuns, forradas com telas ou outro tecido impregnado com cera de carnaúba e/ou cera de abelha, podem ser usadas para polir comprimidos, conforme eles giram. Peças de cera podem ser colocadas em uma turbina de polimento, e os comprimidos caem sobre a cera até que o brilho seja obtido. Um terceiro método consiste em aspergir os comprimidos com uma cera dissolvida em um solvente não aquoso. Dois ou três revestimentos de cera podem ser aplicados, dependendo do brilho que se quer obter. Após cada revestimento ter sido aplicado, a adição de uma pequena quantidade de talco aos comprimidos contribui para seu alto brilho (Fig. 8.34).

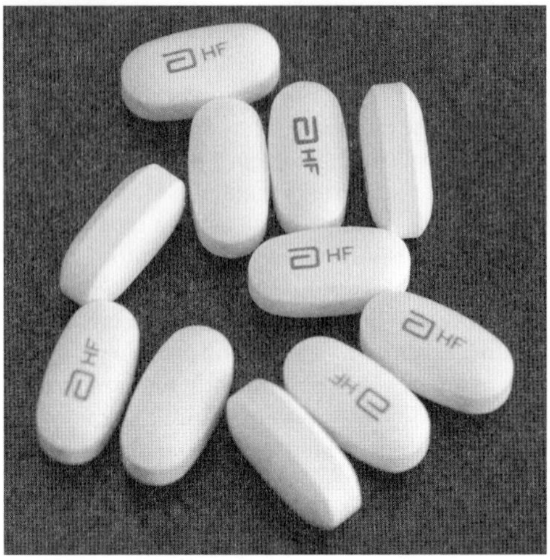

FIGURA 8.34 Comprimidos revestidos, polidos e gravados. (Cortesia de Wyeth-Ayerst Laboratories.)

COMPRIMIDOS REVESTIDOS COM FILME

O processo de drageamento, conforme descrito, não é apenas cansativo, demorado e especializado – porque necessita da experiência de técnicos altamente capacitados –, mas também resulta em comprimidos revestidos que podem ter duas vezes o tamanho e o peso dos comprimidos originais. Além disso, as drágeas podem variar levemente em tamanho a cada lote, assim como dentro de um mesmo lote. Todos esses fatores são aspectos importantes para o fabricante. Do ponto de vista do paciente, os comprimidos grandes não são deglutidos com tanta facilidade como os menores.

O processo de revestimento pelicular, que coloca um material plástico fino sobre o comprimido, foi desenvolvido para obter comprimidos revestidos que apresentem essencialmente o mesmo peso, a mesma forma e o mesmo tamanho dos originais. Esse revestimento peliculado é fino o suficiente para revelar qualquer monograma de identificação em alto-relevo impresso durante a operação de compressão. Comprimidos revestidos por filmes são também mais resistentes à destruição por abrasão do que as drágeas. Além disso, como nas drágeas, o revestimento peliculado pode ser colorido para tornar os comprimidos mais atraentes e diferenciáveis.

As soluções de revestimento pelicular podem ser aquosas ou não aquosas. As não aquosas contêm os seguintes tipos de materiais para proporcionar revestimento aos comprimidos:

1. Um *agente formador de filme* capaz de produzir películas finas reprodutíveis sob condições convencionais de revestimento e aplicável a comprimidos de várias formas. Por exemplo, acetoftalato de celulose.
2. Uma *substância* que confere solubilidade aquosa ou permeabilidade ao filme, para garantir a penetração pelos fluidos biológicos e permitir que o fármaco exerça sua ação terapêutica. Por exemplo, polietilenoglicol.
3. Um *plastificante* para conferir flexibilidade e elasticidade ao revestimento e, assim, torná-lo mais durável. Por exemplo, óleo de rícino.
4. Um *tensoativo* para melhorar o espalhamento do filme durante sua aplicação. Por exemplo, ésteres de sorbitano e polioxietileno.
5. *Opacificantes* e *corantes* para melhorar a aparência dos comprimidos revestidos. Por

exemplos opaquant, dióxido de titânio e corantes FD&C e D&C.

6. *Edulcorantes, flavorizantes* e *aromatizantes* para aumentar a aceitabilidade do comprimido pelo paciente. Por exemplo, edulcorantes, sacarina, flavorizantes, aromatizantes e vanilina.
7. Um *doador de brilho* para proporcionar brilho aos comprimidos sem uma operação de polimento. Por exemplo, cera de abelhas.
8. Um *solvente volátil* para permitir o espalhamento dos outros componentes sobre os comprimidos e a evaporação rápida, possibilitando uma operação efetiva e também breve. Por exemplo, misturas de etanol e acetona.

Os comprimidos são revestidos com filmes pela aplicação ou atomização da solução do material de revestimento em turbinas comuns. A volatilidade do solvente permite ao filme aderir rapidamente na superfície dos comprimidos.

Devido ao custo dos solventes voláteis usados no processo de revestimento pelicular e aos problemas ambientais relacionados à emissão de vapores de solventes, as indústrias farmacêuticas em geral preferem o uso de soluções aquosas. Um problema resultante disso, porém, é a evaporação lenta da fase aquosa comparada às soluções orgânicas voláteis. Uma dispersão coloidal aquosa para revestimento de comprimidos disponível comercialmente, denominada Aquacoat (FMC Corporation), contém 30% de pseudolátex de etilcelulose. As dispersões de pseudolátex têm alto conteúdo de sólidos, para aumentar a capacidade de revestimento, e viscosidade relativamente baixa. A baixa viscosidade permite que menos água seja usada na dispersão, necessitando menos evaporação e reduzindo a probabilidade de a água interferir na formulação do comprimido. Além disso, a baixa viscosidade permite maior penetração do revestimento nas fissuras dos comprimidos contendo monogramas ou sulcos. Um plastificante pode ser adicionado para auxiliar na produção de um filme relativamente impermeável e denso, com alto brilho e resistência mecânica. Outros produtos aquosos formadores de filme empregam materiais celulósicos como metilcelulose, hidroxipropilcelulose e hidroxipropilmetilcelulose.

Uma formulação de revestimento pelicular aquoso típica contém os seguintes componentes (17):

1. *Polímero formador de filme* (7 a 18%). Por exemplo, éteres de celulose, como hidroxipropilmetilcelulose, hidroxipropilcelulose e metilcelulose.
2. *Plastificante* (0,5 a 2,0%). Por exemplo, glicerina, propilenoglicol, polietilenoglicol, ftalato de dietila e subacetato de dibutila.
3. *Corante e opacificante* (2,5 a 8%). Por exemplo, pigmentos FD&C e D&C e óxido de ferro.
4. *Veículo* (água para completar 100%).

Há alguns problemas associados ao uso de dispersões de revestimento pelicular aquosas, incluindo o aparecimento de quantidades pequenas (*picking*) ou grandes (*peeling*) de fragmentos de filme na superfície do comprimido; a obtenção de comprimidos rugosos devido à incapacidade das gotículas do líquido atomizado de coalescer (aspecto de casca de laranja); a distribuição irregular de corante sobre a superfície do comprimido (*mottling*); o preenchimento do sulco ou do logotipo do comprimido pelo filme (*bridging*); e a desfiguração do núcleo do comprimido quando este é submetido a longos períodos de contato com a solução de revestimento (erosão). A causa de cada um desses problemas pode ser determinada, e o problema corrigido por meio de alterações na formulação, no equipamento, na técnica ou no processo.

REVESTIMENTO ENTÉRICO

Formas farmacêuticas sólidas com revestimento entérico são destinadas a passar intactas pelo estômago e desintegrar e liberar seu conteúdo para absorção no intestino. O delineamento de um revestimento entérico pode ser fundamentado no tempo requerido para o comprimido passar pelo estômago, podendo retardar a dissolução com o uso de um revestimento de espessura apropriada. Entretanto, em geral a obtenção de um revestimento entérico é feita com base no pH; o revestimento resiste à dissolução no meio altamente ácido do estômago, mas é solúvel no meio menos ácido do intestino. Alguns revestimentos entéricos são desenvolvidos para dissolver em pH igual ou maior que 4,8.

Materiais de revestimento entérico são aplicados em comprimidos ou partículas de fármaco ou grânulos usados na fabricação de comprimidos ou cápsulas. Eles são aplicados em múltiplas porções, de forma a obter revestimentos espessos ou finos. O líquido contendo o material de revestimento pode ser aquoso ou orgânico, contanto que resista à ação do suco gástrico. Entre os materiais usados nos revestimentos entéricos encontram-se a goma laca farmacêutica, o ftalato de hidroxipro-

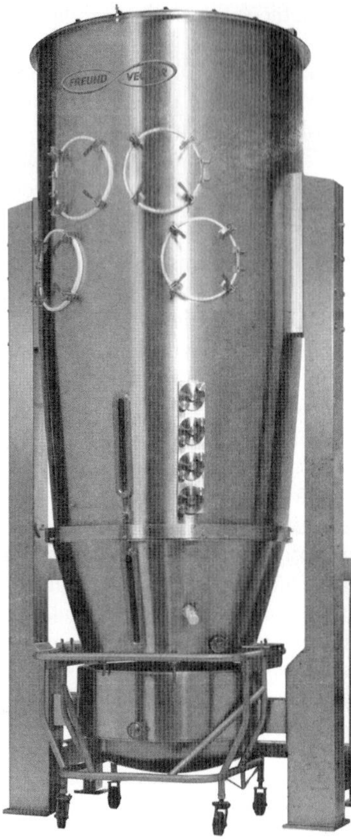

FIGURA 8.35 Sistema de produção Flo-Coater Vector/Freund. Um sistema de leito fluidizado usado para aplicar revestimentos em esferas, grânulos, pós e comprimidos. A capacidade dos modelos varia de 5 a 700 kg. (Cortesia de Vector Corporation.)

pilmetilcelulose, o acetoftalato de polivinila, o ftalato de dietila e o acetoftalato de celulose.

REVESTIMENTO EM LEITO DE AR FLUIDIZADO

O revestimento em leito de ar fluidizado, que utiliza um equipamento como aquele mostrado na Figura 8.35, consiste na atomização do líquido de revestimento sobre pós, grânulos, esferas, *pellets* ou comprimidos mantidos em suspensão por uma coluna de ar. O processo de leito fluidizado é multifuncional e pode ser usado também na preparação de grânulos.

No processo Wurster, chamado pelo nome de seu autor, os itens a ser revestidos são alimentados em uma coluna e sustentados por um fluxo de ar que entra em direção ascendente. Dentro da corrente de ar, os sólidos giram ao mesmo tempo nos sentidos vertical e horizontal. Quando a solução de revestimento entra no sistema, de modo ascendente, é rapidamente aplicada sobre o material sólido suspenso, em menos de uma hora, com o auxílio de um fluxo de ar aquecido, que é liberado na câmara.

Em outro tipo de sistema de leito fluidizado, a solução de revestimento é atomizada de modo descendente sobre as partículas a ser revestidas, enquanto elas são suspensas por um fluxo de ar ascendente. Esse método é normalmente referido como *top-spray*. Ele oferece maior capacidade, até 1.500 kg, do que as outras técnicas de revestimento em leito fluidizado (18). Tanto o método *top-spray* quanto o *bottom-spray* podem ser empregados por meio de um aparato modificado de granulação em leito fluidizado. Um terceiro méto-

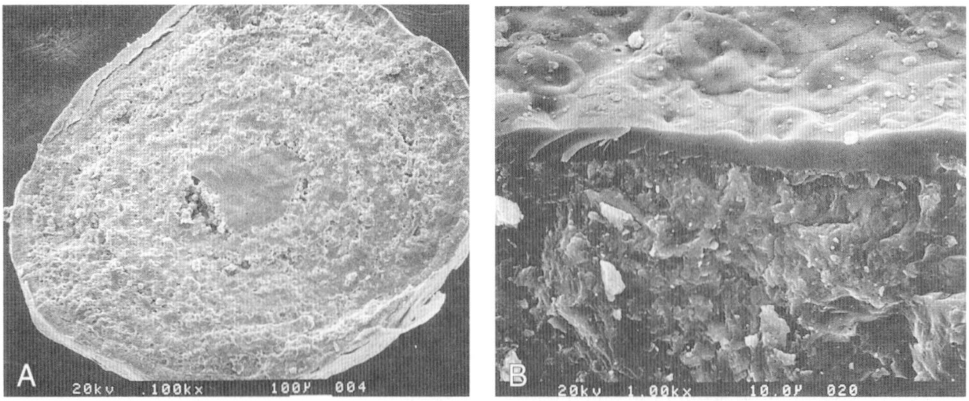

FIGURA 8.36 Imagens de microscopia eletrônica de grânulos farmacêuticos revestidos pela tecnologia de leito fluidizado: **A.** Grânulo revestido. **B.** Secção transversal de um grânulo entérico revestido pela técnica *top-spray*. (Cortesia de Glatt Air Techniques.)

do, o *tangencial spray*, é usado em equipamentos de leito fluidizado rotativos. Os três métodos estão ilustrados na Figura 8.21. Imagens de microscopia eletrônica de produtos obtidos com esse processo estão apresentadas na Figura 8.36.

Os três sistemas têm sido crescentemente empregados para a aplicação de revestimentos poliméricos peliculares aquosos ou orgânicos. O método *top-spray* é em especial recomendado para mascaramento de sabor, obtenção de sistemas de liberação entérica e de filmes que atuam como barreira sobre partículas ou comprimidos. É mais eficaz quando os revestimentos são aplicados na forma de soluções aquosas, dispersões de látex ou materiais fundidos a quente (17, 18). O método *bottom-spray* é recomendado para a produção de formas farmacêuticas entéricas e de liberação prolongada. O método *tangencial-spray* é usado para revestimentos em camadas e obtenção de produtos com revestimento entérico e de liberação prolongada (18).

Entre as variáveis que requerem controle para a obtenção de produtos com a qualidade necessária e consistente encontram-se equipamento e método de atomização (*top*, *bottom* e *tangencial*), distância entre o atomizador e o leito, tamanho da gotícula, velocidade e pressão do *spray*, volume da coluna de ar, tamanho do lote, método e tempo de secagem e temperatura do ar e teor de umidade no compartimento de revestimento (18).

REVESTIMENTO POR COMPRESSÃO

De modo similar à preparação de comprimidos com múltiplas camadas que possuem um núcleo interno e um invólucro externo, ambos contendo fármacos, o núcleo dos comprimidos pode ser revestido com açúcar por compressão. O material de revestimento, na forma de grânulos ou pós, é compactado sobre o núcleo em uma máquina de comprimir especial. O revestimento por compressão é uma operação anidra e, dessa maneira, pode ser empregada com segurança no revestimento de comprimidos contendo fármacos sensíveis à umidade. Comparado às turbinas de drageamento, o revestimento por compressão é mais uniforme e emprega menos material de revestimento, o que resulta em comprimidos mais leves, menores, fáceis de deglutir e com menos custos para acondicionar e transportar.

Seja qual for o método de revestimento utilizado, todos os comprimidos são visual ou eletronicamente inspecionados quanto a imperfeições físicas (Fig. 8.37).

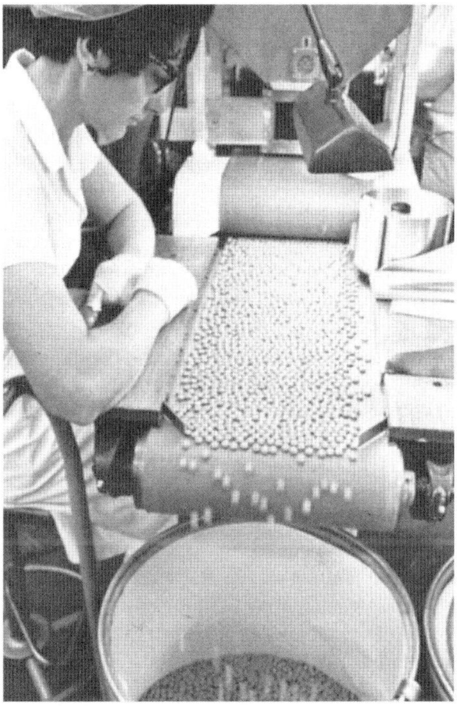

FIGURA 8.37 Inspeção quanto a imperfeições físicas em comprimidos revestidos. (Cortesia de Smith, Kline & French.)

IMPACTO DAS MUDANÇAS NA FABRICAÇÃO SOBRE AS FORMAS FARMACÊUTICAS SÓLIDAS

A qualidade e o desempenho de uma forma farmacêutica sólida podem ser alterados por mudanças na formulação ou na técnica de produção.

As mudanças na formulação podem resultar de (*a*) uso de materiais de partida, incluindo substância ativa e excipientes farmacêuticos, que têm características químicas ou físicas diferentes (p. ex., solubilidade ou tamanho de partícula) daquelas dos componentes originais; (*b*) emprego de excipientes farmacêuticos distintos (p. ex., estearato de magnésio, em vez de estearato de cálcio, como lubrificante); (*c*) utilização de quantidades diferentes dos mesmos excipientes em uma formulação (p. ex., uso de uma solução de aglutinante mais concentrada); ou (*d*) adição de um novo excipiente à formulação (p. ex., uma fórmula de revestimento de comprimido que foi revista).

As mudanças na técnica de produção envolvem (*a*) uso de equipamentos de produção de diferentes desenhos; (*b*) alterações nas etapas, na ordem do processo ou no método de produção (p. ex., tempos de mistura diferentes); (*c*) emprego de controles de processo, ensaios de qualidade ou métodos de análise diferentes; (*d*) produção de lotes de tamanhos variados; (*e*) emprego de procedimentos distintos de reprocessamento do produto; ou (*f*) emprego de locais de produção diferentes.

Mudanças como essas podem ser propostas ou implementadas durante a etapa de desenvolvimento do produto, durante o escalonamento da produção antes da aprovação de comercialização ou após a aprovação da NDA e a comercialização do produto. Em todos os casos, a determinação dos efeitos da mudança sobre as especificações estabelecidas ou propostas, para fins de controle de qualidade, é decisiva (p. ex., velocidade de dissolução e biodisponibilidade). É necessário que o fabricante registre a mudança, valide seu efeito e forneça as informações à FDA. Algumas mudanças são consideradas menores (p. ex., alteração na cor do comprimido) e não afetam a qualidade do produto; estas não necessitam da aprovação prévia da FDA. Outras mudanças que podem afetar a qualidade e o desempenho do produto (p. ex., uso de quantidades substancialmente diferentes, pureza de um excipiente ou emprego de um equipamento de produção que altere a metodologia de fabricação) requerem aprovação prévia da FDA (19).

COMPRIMIDOS OFICIAIS E DISPONÍVEIS COMERCIALMENTE

Há centenas de comprimidos reconhecidos pela USP e literalmente milhares de produtos disponibilizados no comércio por todas as indústrias farmacêuticas, na maioria das classes terapêuticas e em várias concentrações. Exemplos de um número limitado desses produtos são apresentados na Tabela 8.1.

ACONDICIONAMENTO E ARMAZENAMENTO DE COMPRIMIDOS

Os comprimidos são armazenados em frascos fechados, em locais de baixa umidade e protegidos de temperaturas extremas. Os produtos que são propensos à decomposição pela umidade em geral são acondicionados em frascos contendo um dessecante. Os fármacos que são afetados pela luz são acondicionados em recipientes resistentes à luz. Com poucas exceções, comprimidos que são armazenados corretamente permanecem estáveis por vários anos ou mais.

Na dispensação de comprimidos, o farmacêutico é aconselhado a usar um tipo de material de acondicionamento similar àquele fornecido pelo fabricante do medicamento. O paciente é instruído a manter o medicamento no recipiente dispensado. As condições de armazenamento, recomendadas para um produto específico, devem ser mantidas pelo farmacêutico e pelo paciente, e os prazos de validade observados.

O farmacêutico deve estar ciente também de que a dureza de alguns comprimidos pode se alterar com o tempo, geralmente resultando na diminuição da velocidade de desintegração e de dissolução do produto. Com frequência, o aumento da dureza do comprimido pode ser atribuído ao aumento na adesão do agente aglutinante e de outros componentes da formulação. Exemplos de aumento da dureza com o tempo de armazenamento foram relatados para vários fármacos, incluindo hidróxido de alumínio, salicilato de sódio e fenilbutazona (20).

Quando substâncias voláteis são usadas, como a nitroglicerina, o fármaco pode migrar entre os comprimidos no recipiente, resultando na perda de uniformidade (21). Além disso, materiais de acondicionamento, como algodão e fibra têxtil, quando em contato com os comprimidos de nitroglicerina, podem absorver quantidades variáveis de fármaco, levando à redução da potência da forma farmacêutica (22). A USP aconselha que os comprimidos contendo nitroglicerina sejam conservados em recipientes hermeticamente fechados, de preferência de vidro, na temperatura ambiente. Também, a migração no próprio comprimido pode ocorrer, resultando em falta de uniformidade; isso pode ser problemático se o comprimido for marcado ou desenhado para ser dividido ao meio, porque as duas metades não teriam as mesmas concentrações de fármaco. O armazenamento da embalagem perto de uma fonte de calor pode resultar em maior movimento ou perda do fármaco volátil na parte mais próxima ao calor. Para redução de custos, algumas vezes é requerida por terceiros a dispensação de comprimidos com doses maiores, para que o paciente os divida antes da administração. Além das dificuldades mencionadas, é problemática para alguns pacientes a divisão do comprimido em duas partes iguais.

Além disso, a USP orienta que esses comprimidos sejam dispensados nas embalagens originais não abertas, rotuladas com a seguinte ins-

TABELA 8.1 **Exemplos de comprimidos oficiais**

COMPRIMIDO OFICIAL	PRODUTOS COMERCIAIS REPRESENTATIVOS	CONCENTRAÇÃO	CLASSE TERAPÊUTICA
Acetominofeno	Tylenol (McNeil)	325, 500 mg	Analgésico, antipirético
Aciclovir	Zovirax (GlaxoSmithKline)	400, 800 mg	Antiviral
Alopurinol	Zyloprim (Glaxo Wellcome)	100, 300 mg	Antigotoso e antiurolítico
Cloridrato de amitriptilina	Elavil HCl (AstraZeneca)	10, 25, 50, 75, 100, 150 mg	Antidrepressivo
Carbamazepina	Tegretol (Novartis)	200 mg	Anticonvulsivante
Clorambucil	Leukeran (GlaxoSmithKline)	2 mg	Antineoplásico
Cimetidina	Tagamet (SmithKline Beecham)	200, 300, 400, 800 mg	Antagonista do receptor histamínico H_2
Ciprofloxacino	Cipro (Bayer)	100, 250, 500, 750 mg	Antibacteriano
Estrogênios conjugados	Premarin (Wyeth-Ayerst)	0,3, 0,45, 0,625, 0,9, 1,25, 2,5 mg	Estrogênio
Diazepam	Valium (Roche)	2, 5, 10 mg	Sedativo, relaxante muscular
Digoxina	Lanoxin (GlaxoSmithKline)	0,125, 0,25 mg	Cardiotônico
Enalapril	Vasotec (Biovail)	2,5, 5, 10, 20 mg	Anti-hipertensivo
Furosemida	Lasix (Aventis)	20, 40, 80 mg	Diurético, anti-hipertensivo
Griseofulvina	Fulvicin (Schering)	250, 500 mg	Antifúngico
Haloperidol	Haldol (McNeil)	0,5, 1, 2, 5, 10, 20 mg	Tranquilizante
Ibuprofeno	Motrin (Pharmacia & Upjohn)	400, 600, 800 mg	Analgésico e antitérmico
Levotiroxina sódica	Synthroid (Abbott)	0,025, 0,05, 0,075, 0,088, 0,1, 0,122, 0,125, 0,137, 0,15, 0,2, 0,3 mg	Hormônio da tireoide
Loratadina	Claritin (Schering-Plough)	10 mg	Anti-histamínico
Cloridrato de meperidina	Demerol (Sanofi-Synthelabo)	50, 100 mg	Analgésico narcótico
Metildopa	Aldomet (Merck)	125, 250, 500 mg	Anti-hipertensivo
Nitroglicerina	Nitrostat (Parke-Davis)	0,3, 0,4, 0,6 mg	Antianginoso
Penicilina V	Pen Vee K (Wyeth)	250, 500 mg	Anti-infeccioso
Propranolol	Inderal (Wyeth-Ayerst)	10, 20, 40, 60, 80 mg	Antianginoso, antiarrítmico, anti-hipertensivo
Sulfato de terbutalina	Brethine (aaiPharma)	2,5, 5 mg	Antiasmático
Cloridrato de verapamil	Calan (Searle)	40, 80, 120 mg	Anti-hipertensivo
Varfarina sódica	Coumadin (Bristol-MyersSquibb)	1, 2, 2, 5, 4, 5, 6, 7, 5, 10 mg	Anticoagulante

trução dirigida ao paciente: "Aviso: para prevenir a perda de potência, mantenha os comprimidos na embalagem original ou em recipiente suplementar rotulado, como adequado para comprimidos de nitroglicerina. Feche bem imediatamente após o uso". (4).

O farmacêutico também deve prevenir os pacientes quando a manipulação do medicamento oferecer risco. Por exemplo, como mencionado anteriormente, comprimidos de finasterida são tomados por homens para o tratamento de hiperplasia prostática benigna. A finasterida tem o potencial de prejudicar o feto do sexo masculino se for absorvida por uma grávida por meio do contato direto com esse fármaco ou possivelmente pelo sêmen. Portanto, uma mulher grávida ou que pode engravidar não deve manipular comprimidos de finasterida ou entrar em contato direto com o pó. Além disso, se a parceira sexual do paciente estiver grávida ou puder engravidar, ele deve evitar a exposição dela ao sêmen ou descontinuar o uso do medicamento.

OUTRAS FORMAS FARMACÊUTICAS SÓLIDAS PARA ADMINISTRAÇÃO ORAL

PASTILHAS

As pastilhas podem ser preparadas por compressão ou moldagem. Elas são obtidas por compressão em máquina de comprimir dotada de punções lisos e grandes. A máquina é operada em um alto grau de compressão para produzir formas sólidas que são mais duras do que os comprimidos comuns, de modo que se dissolvam ou desintegrem lentamente na boca. Substâncias ativas estáveis ao calor podem ser moldadas como pastilhas duras e doces, com o emprego de máquinas de fazer balas, que usam um xarope flavorizado quente e altamente concentrado como base e formam pastilhas pelos processos de moldagem e secagem.

As pastilhas têm uma posição especial na liberação de fármacos. Várias formulações contendo fármacos como benzocaína, dextrometorfano, fenilpropanolamina e zinco encontram-se disponíveis para o autocuidado dos pacientes e são usadas para tratar tosse, sintomas de resfriado e problemas secundários de garganta.

PIRULITOS

O *fentanyl Actiq* (Cephalon) é um pirulito de sabor framboesa que é uma pastilha à base de açúcar, colocada sobre um bastão, contendo citrato de fentanila. Apresenta cor esbranquiçada, e o bastão sustenta um grande sinal de prescrição (Rx). O *Actiq* é o primeiro produto específico desenvolvido com o objetivo de auxiliar no controle da dor dilacerante em pacientes oncológicos. É indicado unicamente para o controle da dor em pacientes com tumores malignos que já usaram e se tornaram tolerantes aos fármacos opioides. Esse tipo de dor ocorre em cerca de 50% dos pacientes oncológicos e é particularmente difícil de tratar devido a gravidade, início rápido e imprevisibilidade frequente. O pirulito proporciona alívio quase imediato, uma vez que o fármaco começa a ser absorvido na boca, agindo dentro de minutos; o efeito dura somente cerca de 15 minutos, mas é longo o bastante para aliviar a dor dilacerante. A preocupação acerca do uso acidental desse produto por crianças é evidenciada pelo acondicionamento especial, que requer tesoura para a abertura da embalagem (1).

PÍLULAS

Por definição, as pílulas são formas farmacêuticas sólidas, redondas e pequenas, contendo um agente medicamentoso para administração oral. Embora a produção e a administração de pílulas tenham sido predominantes, hoje as pílulas foram substituídas pelos comprimidos e cápsulas. Um procedimento para a preparação extemporânea de pílulas em pequena escala pode ser encontrado na primeira edição desta obra.

ESTUDO DE CASO FARMACOTÉCNICO

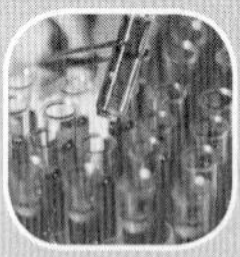

Informação subjetiva

Uma indústria farmacêutica desenvolveu a fórmula de um comprimido anti-histamínico por compressão. Durante a operação inicial, verificou-se que os comprimidos eram muito friáveis. O que pode ser feito?

Informação objetiva

A fórmula do comprimido é a seguinte:

Anti-histamínico	50 mg
Lactose para compressão direta	150 mg
Estearato de magnésio	10 mg
Amido	100 mg
Talco	25 mg

O comprimido deve apresentar as seguintes características:

Descrição	Comprimido bissulcado, biconvexo, branco, de 8 mm
Peso	335 mg
Dureza	8 kg
Dissolução	Meio: ácido clorídrico 0,01 N, 500 mL Equipamento 2: 50 rpm Tempo: 30 minutos

Após a operação inicial, o teste de dureza revela que a dureza do comprimido é somente 6,5 kg.

Avaliação

A dureza do comprimido deve ser aumentada para atender às especificações. Há dois caminhos para conseguir isso:

1. Aumentar a força de pressão do punção superior da máquina de comprimir.
2. Adicionar um aglutinante, como amido pré-gelatinizado, goma arábica ou metilcelulose. Pouco ou todo o amido da formulação do comprimido pode ser substituído pelo amido pré-gelatinizado, uma vez que terá a mesma função do amido comum (diluição, aumento da velocidade de dissolução), mas servirá também como agente aglutinante.

Plano

Ajustar a máquina de comprimir e aumentar a força de compressão do punção superior. Algumas vezes, as soluções mais simples são as melhores.

ESTUDO DE CASO CLÍNICO

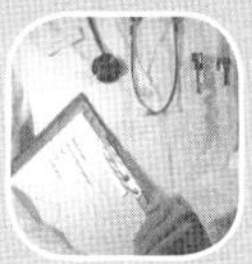

Informação subjetiva

História do paciente: F.L. é um homem de 46 anos que foi conduzido ao setor de emergência (SE) por sua esposa, com a queixa principal de "dor no peito". A esposa relata que F.L. começou a sentir dor constante no peito enquanto via televisão. A dor irradiou-se para o braço esquerdo e as costas. A esposa observou suor excessivo sobre sua testa, quando ele começou a "respirar com dificuldade".

Imediatamente, ela o trouxe ao SE. No SE, F.L. descreve a dor como a "pior dor de sua vida" e a sensação de "uma pata de elefante estar pressionando meu peito". O paciente foi trazido ao SE dentro de uma hora após o início dos sintomas. Ele nega qualquer episódio anterior de dor no peito, sudorese, fraqueza, dificuldade de respiração, síncope, náusea ou vômito. Nega qualquer episódio anterior de dor em condições de esforço. Avalia a intensidade da dor como 10/10.

Paciente: Hipertenso há 12 anos
Diabetes tipo II há 2 anos
Cirurgias anteriores: Cirurgia *lasik* dos olhos em 2002
História social:
(-) Álcool: abandonou a bebida em 1996
(-) Tabaco: abandonou o fumo em 1996
(-) Cafeína
(-) Drogas ilícitas: "nenhuma, nunca"
Paciente vive em Hanover Park com a esposa, uma filha e um filho, sem animais de estimação.
Tem seu próprio negócio, trabalha em casa.
História familiar: Pai: morreu de ataque asmático aos 67 anos
Mãe: morreu de infarto do miocárdio aos 59 anos
Irmã: asma
Dieta: come três vezes ao dia e faz lanches 2 ou 3 vezes ao dia. Nega seguir qualquer dieta de baixa gordura, baixo colesterol, baixo nível de sal. Sobre a dieta de baixa quantidade de açúcar, ele relata que segue. Come em *fast food* ao menos duas vezes por semana. Os lanches consistem principalmente em batata frita, biscoito e molhos.
Atividades físicas: o paciente declara: "Não tenho tempo para praticar exercícios. Tenho trabalho e uma família para cuidar". A atividade física do paciente limita-se a subir e descer as escadas em casa.
Alergias: nenhuma conhecida
Medicamentos: lisinopril (Zestril) 40 mg oral para hipertensão
Felodipina (Plendil) 10 mg oral ao dia para hipertensão
Gliburida/metformina (Glucovance) 2,5/500 mg oral três vezes ao dia para diabetes tipo II

Adesão:

O paciente declara que usa todos os seus medicamentos. Ele usa uma caixa para pílulas como auxílio para lembrar-se. Verifica seus níveis de glicose sanguínea três vezes ao dia, alternando antes e após as refeições.

Informação objetiva

Altura:	1,73 m	**Cl:**	100 mmol/L
Peso:	84 kg	**CO_2:**	24 mmol/L
Dor:	10/10	**Ureia sérica:**	4,0 mmol/L
Pressão sanguínea:	112/80	**Creatinina sérica:**	70 mmol/L
Na:	140 mmol/L	**HgA_{1c}:**	7
K:	4,0 mmol/L	**Creatininoquinase (CK):**	30

Última verificação: Após o café, 9h30min: 151
Após o almoço, 13h: 155
Após o jantar, 19h: 141

Avaliação

O paciente é um homem de 46 anos com história de hipertensão (HTN) controlada e diabetes tipo II, que teve seu primeiro infarto do miocárdio (IM). O paciente tem risco aumentado para IM devido a HTN, diabetes e história familiar. Embora siga o esquema terapêutico, ele não adota uma dieta saudável e um plano de exercícios físicos, aumentando suas chances de apresentar um episódio similar no futuro.

Plano

1. Recomendar nitroglicerina de liberação prolongada (NTG), Nitrobid 2,5 mg, cápsulas, uma vez ao dia com o estômago vazio e com um copo de água cheio, 30 minutos antes das refeições ou uma hora após. Instruir o paciente a tomar o medicamento no mesmo horário a cada dia e deglutir a cápsula inteira. Se ele esquecer uma dose do medicamento, deverá tomar assim que lembrar, a menos que a próxima dose seja dentro de duas horas; nesse caso, ele deve omitir a dose esquecida e tomar somente a próxima dose.

(continua)

ESTUDO DE CASO CLÍNICO *(continuação)*

2. Recomendar comprimidos de nitroglicerina sublingual (NTG) NitroQuick 0,30 mg (1/200 g). Instruir o paciente a usar o medicamento no primeiro sinal de ataque. Instruí-lo a umedecer o comprimido com saliva e colocar sob a língua ou entre as gengivas ou na bochecha até dissolver-se. Não engolir o comprimido. Os efeitos da NTG devem ser sentidos dentro de dois minutos, durando até 30 minutos. Se os sintomas não desaparecerem dentro de cinco minutos após a primeira dose, repetir com um segundo comprimido sublingual. Novamente, esperar cinco minutos e usar um terceiro comprimido sublingual se os sintomas persistirem. Chamar o serviço de emergência se os sintomas continuarem após três doses de NTG. Informar o paciente para armazenar os comprimidos sublinguais na embalagem de vidro original, longe do calor e da luz, e manter a tampa bem fechada após o uso.
3. Orientar o paciente sobre os efeitos colaterais comuns da NTG, como dor de cabeça, tontura, sonolência e pressão sanguínea baixa. Recomendar paracetamol (p. ex., Tylenol) para alívio da dor de cabeça. Dizer-lhe que evite bebidas alcoólicas e medicamentos que contenham álcool enquanto usar NTG, pois o consumo concomitante pode causar hipotensão grave e alterações cardiovasculares. Informar que o uso de sildenafil (Viagra) é perigoso e deve ser evitado ao longo da terapia com esse medicamento, pois ele pode aumentar a pressão sanguínea, diminuindo o efeito da NTG. Instruí-lo para verificar as datas de validade dos comprimidos regularmente, pois a eficácia terapêutica da NTG pode diminuir em comprimidos com mais de seis meses. Consultar o médico antes de parar de usar a NTG, pois a interrupção abrupta pode causar graves dores no peito.
4. Orientar a esposa e o paciente para que reconheçam os sinais e sintomas de um ataque cardíaco (p. ex., transpiração excessiva, dor no peito, dor no queixo e nas costas). Explicar que o IM "silencioso" pode ocorrer sem o aparecimento dos sintomas. Informações adicionais sobre a condição e como tratá-la e preveni-la beneficiam esse paciente. Enfatizar a importância de mudanças no estilo de vida, como a prática regular de exercícios físicos e modificações na dieta (p. ex., dieta de baixo teor de gordura, de sal e de colesterol). O paciente deve consultar um médico antes de iniciar um programa de exercícios físicos. Esse programa pode incluir a prática de exercício ao menos 3 a 4 vezes por semana por 15 a 30 minutos ou conforme tolerado pelo paciente.
5. Monitorar os seguintes parâmetros: pressão sanguínea, sinais e sintomas de ataque cardíaco, frequência de episódios, efeitos colaterais do medicamento. Meta: melhorar o conhecimento da condição do paciente, a adesão ao controle da dieta e a prática de exercícios; medicamentos sem efeitos colaterais; impedir um segundo episódio. Fazer o paciente compreender a importância do acompanhamento médico e de tomar cuidado ao adquirir produtos de venda livre e medicamentos fitoterápicos (p. ex., consultar um farmacêutico).

APLICANDO OS PRINCÍPIOS E CONCEITOS

ATIVIDADES EM GRUPO

1. Compare as vantagens e desvantagens das embalagens em *blister versus* frascos plásticos contendo comprimidos.
2. Crie uma lista de prescrições de preparações extemporâneas que dariam ao farmacêutico a oportunidade de usar um comprimido para sua preparação.
3. Crie uma lista com as possíveis maneiras de uso incorreto de um comprimido por um consumidor/paciente.
4. Liste cinco conselhos para a administração correta de formas farmacêuticas sólidas, por exemplo, comprimidos.
5. Faça uma lista de fatores que podem deixar um paciente apreensivo em relação à forma farmacêutica comprimido. Liste os conselhos para superar tal apreensão.
6. Identifique diversas populações de pacientes que podem ter dificuldades na administração de comprimidos e explique seus exemplos.

(continua)

APLICANDO OS PRINCÍPIOS E CONCEITOS *(continuação)*

ATIVIDADES INDIVIDUAIS

1. Crie uma tabela de comprimidos mastigáveis, incluindo a concentração do(s) princípio(s) ativo(s), indicação, contraindicação, efeitos adversos/precauções e dosagem.
2. Faça uma lista de comprimidos comercializados que tenham características únicas, por exemplo, tamanho, forma e cor, e descreva tais características.
3. Crie uma lista de comprimidos que utilizam substância(s) ativa(s) na forma de pós micronizados.
4. Encontre na literatura um estudo clínico que compare comprimidos de liberação prolongada e imediata e a eficácia clínica e determine qual seria o preferido em vista da aceitação e da adesão ao tratamento pelo paciente, da bioequivalência e dos custos. Explique a razão de sua escolha.
5. Selecione um comprimido cuja monografia conste na USP e identifique e descreva seus componentes principais.

REFERÊNCIAS

1. http://www.drugs.com/mtm/claritin-reditab.html
2. Physicians' Desk Reference, 63rd Ed. Montfale, NJ: Medical Economics, 2009; 2828–2831.
3. Product Package. Dimetapp ND. Wyeth Consumer Healthcare, Madison, NJ.
4. Package Insert. Tempra Quicklets, Bristol-Myers Products, New York.
5. The United States Pharmacopeia 32–National Formulary 27. Rockville MD: U.S. Pharmacopeial Convention, 2009.
6. Hanson R, Gray V. Handbook of Dissolution Testing. 3rd Ed. Hockessin, DE. Dissolution Technologies, Inc., 2004.
7. Guidance for Industry: Dissolution Testing of Immediate Release Solid Oral Dosage Forms. Rockville MD: FDA/CDER, August 1997.
8. Amidon GL, Lennernas, Shah VP, et al. A theoretical basis for a biopharmaceutic drug classification: The correlation of *in vitro* drug product dissolution and *in vivo* bioavailability. Pharm Res 1995; 12:413–420.
9. Swarbrick J. *In vitro* dissolution, drug bioavailability, and the spiral of science. Pharm Tech 1997; 21:68– 72.
10. Chowhan ZT. Factors affecting dissolution of drugs and their stability upon aging in solid dosage forms. Pharm Tech 1994; 18:60–73.
11. Hanson R, Swartz ME, Jarnutowski RJ. Pooled dissolution testing: a primer. Dissolution Technol 1998; 5:15–17.
12. Shangraw RF, Demarest DA. A survey of current industrial practices in the formulation and manufacture of tablets and capsules. Pharm Tech 1993; 17:32– 44.
13. Explotab. Patterson, NY: Mendell, Penmwest Co. 1992.
14. METHOCEL as a Granulation Binding Agent for Immediate-release Tablet and Capsule Products. Wilmington, DE: Dow Chemical, 1996.
15. Loeffler GF, Ebey GC. Pharmaceutical tablet compression Tooling. In Lieberman HA, Lachman L, Schwartz JB. Pharmaceutical Dosage Forms: Tablets Volume 2. 2nd Ed. New York: Marcel Dekker, Inc., 1990.
16. Atlas mannitol, USP Tablet Excipient. Wilmington, DE: ICI Americas, 1973.
17. McGinity JW. ed Aqueous Polymeric Coating for Pharmaceutical Dosage Forms. 2nd Ed. New York: Marcel Dekker, Inc., 1997.
18. Ghebre-Sellassie 1. ed. Pharmaceutical Pelletization Technology. New York: Marcel Dekker, Inc., 1989.
19. Lucisano LJ, Franz RM. FDA proposed guidance for chemistry, manufacturing, and control changes for immediate-release solid dosage forms: A review and industrial perspective. Pharm Tech 1995;19:30–44.
20. Barrett D, Fell JT. Effect of aging on physical properties of phenylbutazone tablets. J Pharm Sci 1975; 64:335.
21. Page DP et al. Stability study of nitroglycerin sublingual tablets. J Pharm Sci 1975; 64:140.
22. Fusari SA. Nitroglycerin sublingual tablets I: Stability of conventional tablets. J Pharm Sci 1973; 62:122.

CAPÍTULO

9 Formas farmacêuticas sólidas orais de liberação modificada

OBJETIVOS

Após ler este capítulo, o estudante será capaz de:

1. Diferenciar os vários tipos de formas farmacêuticas de liberação modificada.
2. Comparar as vantagens e desvantagens dos vários tipos de formas farmacêuticas de liberação modificada.
3. Listar as características físico-químicas de fármacos que os tornam candidatos à liberação prolongada.
4. Explicar como a microencapsulação, os sistemas matriciais hidrofílicos, as matrizes plásticas inertes, a troca iônica e as bombas osmóticas são aplicadas para a modificação do perfil de liberação de fármacos.
5. Explicar como o perfil de liberação *in vitro* e *in vivo* de um fármaco a partir de uma forma farmacêutica de liberação prolongada/retardada difere daquele obtido por comprimidos orais revestidos por película.
6. Listar os critérios aplicáveis ao desenvolvimento de correlações *in vitro-in vivo* (IVIV) para o desenvolvimento de medicamentos orais de liberação prolongada.

Este capítulo descreve as formas farmacêuticas sólidas orais e os sistemas de liberação que, em virtude da formulação e do delineamento do produto, apresentam características de liberação de fármacos modificadas. A venda de medicamentos prescritos nos Estados Unidos alcançou 274,9 bilhões de dólares em 2006, um aumento de 8,3% em relação ao ano anterior (1). Existem dois principais fatores que impulsionam esse mercado: aqueles relacionados ao paciente e os conduzidos pelo próprio mercado (2). Os fatores relacionados ao paciente são discutidos mais adiante neste capítulo. O ciclo de vida de um medicamento inclui a descoberta de uma nova molécula (NME, *new molecular entity*), o desenvolvimento de um produto e, mais tarde, a possível publicação de uma ou mais patentes, decorrentes do desenvolvimento de medicamentos de liberação controlada de fármacos que já são formulados em sistemas de liberação imediata. Isso e a inclusão de novas indicações terapêuticas para esses produtos oferecem uma alternativa financeira atraente para as companhias farmacêuticas. Exemplos de produtos incluem Augmentin XR (GlaxoSmithKline) e Cipro XR (Bayer) (2).

Ao contrário das formas convencionais (liberação imediata), os produtos de liberação modificada permitem a liberação retardada ou prolongada do fármaco. Muitos produtos de *liberação retardada* são comprimidos ou cápsulas com revestimento entérico, que foram desenvolvidos para passar intactos pelo estômago e liberar o fármaco no intestino. Como observado no capítulo anterior, revestimentos entéricos são usados para proteger uma substância da destruição pelo suco gástrico ou para reduzir a irritação gástrica causada pelo fármaco. Produtos de *liberação prolongada* são desenvolvidos para liberar a substância ativa de modo controlado, em velocidade, tempo e local predeterminados, para alcançar e manter os níveis sanguíneos terapêuticos ótimos.

A maioria dos produtos de liberação modificada encontra-se na forma de comprimidos e cápsulas de administração oral e, portanto, essas formas farmacêuticas são enfatizadas neste capítulo. Entretanto, outras formas farmacêuticas de liberação modificada e sistemas de liberação de fármacos são também descritos, incluindo preparações oculares, parenterais, subdérmicas e vaginais. Os adesivos transdérmicos, que fornecem liberação controlada de fármacos, são somente citados neste capítulo, mas são abordados em detalhes no Capítulo 11.

A BASE RACIONAL PARA O DESENVOLVIMENTO DE MEDICAMENTOS DE LIBERAÇÃO PROLONGADA

Alguns fármacos são inerentemente de longa ação, exigindo apenas a administração de uma dose diária para manter os níveis plasmáticos adequados e o efeito terapêutico necessário. Esses medicamentos são formulados de maneira convencional em formas farmacêuticas de liberação imediata. Entretanto, muitos outros fármacos não apresentam ação duradoura e requerem a administração de diversas doses diárias para a obtenção dos resultados terapêuticos desejados.

A administração de várias doses é inconveniente ao paciente e pode resultar em esquecimento, adaptação do regime terapêutico e não adesão ao tratamento. Quando as formas farmacêuticas convencionais de liberação imediata são administradas mais de uma vez ao dia, ocasionam o aparecimento sequencial de picos e vales de concentração sanguínea, associados à ingestão de cada dose individual (Fig. 9.1). Porém, quando a administração das doses não é rigorosamente seguida, os picos e vales de concentração plasmática ficam fora dos níveis terapêuticos ideais. Por exemplo, se as doses forem administradas com frequência, a concentração mínima tóxica (CMT) do fármaco pode ser alcançada, resultando no aparecimento de efeitos colaterais. Se as doses forem esquecidas, períodos de níveis plasmáticos subterapêuticos, ou seja, abaixo da concentração mínima eficaz (CME), podem ocorrer, sem ganho para o paciente.

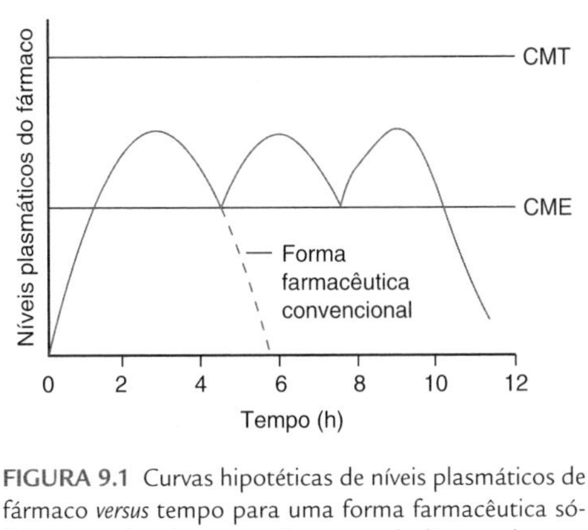

FIGURA 9.1 Curvas hipotéticas de níveis plasmáticos de fármaco *versus* tempo para uma forma farmacêutica sólida convencional e um medicamento de diversas doses.

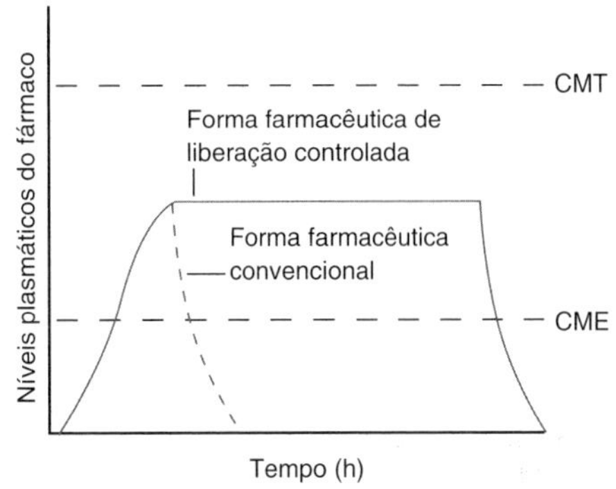

FIGURA 9.2 Curvas hipotéticas de níveis plasmáticos de fármaco *versus* tempo para uma forma farmacêutica sólida convencional e uma de liberação controlada.

Comprimidos e cápsulas de liberação prolongada são normalmente tomados apenas 1 a 2 vezes ao dia para a obtenção do mesmo efeito terapêutico das formas convencionais correspondentes, que devem ser tomadas 3 a 4 vezes ao dia. Tipicamente, os produtos de liberação prolongada proporcionam uma liberação imediata do fármaco, produzindo o efeito terapêutico, seguido da liberação gradual de quantidades adicionais para manter esse efeito por período determinado (Fig. 9.2). Os níveis plasmáticos sustentados proporcionados pelos produtos de liberação prolongada muitas vezes eliminam a necessidade da dose noturna, o que beneficia não apenas o paciente, mas também seu cuidador (3-5). Nos sistemas com velocidade de liberação controlada, administrados por outras vias que não a oral, a duração da liberação do fármaco varia de 24 horas, para a maioria dos adesivos transdérmicos, até três meses, para os anéis de inserção vaginal contendo estradiol (Estring, Pharmacia).

Algumas vantagens dos sistemas de liberação prolongada são relacionadas na Tabela 9.1. Certas desvantagens incluem menor flexibilidade no ajuste da dose e/ou do regime terapêutico e risco da liberação súbita e total do fármaco, ocasionada por alguma falha na tecnologia empregada.

TERMINOLOGIA

Os medicamentos que proporcionam liberação prolongada ou sustentada apareceram no final da década de 1940 e no início da década de 1950 como a principal nova classe de formas farmacêuticas (6). Desde então, muitos termos (e abreviações), tais como *liberação sustentada* (*SR*), *ação*

TABELA 9.1 **Vantagens das formas farmacêuticas de liberação prolongada sobre as formas convencionais**

VANTAGEM	EXPLICAÇÃO
Menor flutuação dos níveis plasmáticos do fármaco	A velocidade de liberação controlada elimina os picos e vales das concentrações plasmáticas.
Redução da frequência de administração	Os produtos de liberação prolongada frequentemente liberam mais do que uma única dose e, portanto, podem ser tomados menos vezes do que as formas convencionais.
Maior conveniência e adesão	Com uma frequência de administração menor, o paciente está menos suscetível a esquecer uma dose; também há maior conveniência em relação à administração diurna ou noturna.
Redução nos efeitos colaterais	Devido à redução do aparecimento de picos de concentração sanguínea acima dos níveis terapêuticos e em níveis tóxicos, os efeitos colaterais são menos frequentes.
Redução nos custos globais com a saúde	Embora o custo inicial das formas farmacêuticas de liberação prolongada possa ser maior do que o das formas convencionais, o custo global do tratamento pode ser menor devido a melhoria da eficácia terapêutica, redução dos efeitos colaterais e diminuição do tempo requerido pelos profissionais de saúde para dispensar e administrar o medicamento e monitorar o paciente.

sustentada (*SA*), *ação prolongada* (*PA*), *liberação controlada* (*CR*), *liberação prolongada* (*ER*), *liberação determinada* (*TR*) e *ação longa* (*LA*), têm sido usados pelos fabricantes para descrever os tipos e as características dos produtos. Embora esses termos muitas vezes tenham sido intercambiáveis, produtos específicos trazendo essas descrições podem diferir quanto ao desenho e ao desempenho e devem ser examinados de forma individual quanto às suas características. Para a maioria, esses termos são usados para descrever formas farmacêuticas orais, enquanto a expressão *velocidade de liberação controlada* é aplicada para determinados tipos de sistemas de liberação de fármacos em que a velocidade de liberação é controlada pelas características do próprio sistema, e não pelas condições fisiológicas ou ambientais, como o pH ou o tempo de permanência no trato gastrintestinal.

LIBERAÇÃO MODIFICADA

Nos últimos anos, a liberação modificada tornou-se um termo geral para descrever formas farmacêuticas apresentando características de liberação com base no tempo, na duração e/ou na localização, desenvolvidas para alcançar os objetivos terapêuticos e conveniências não oferecidas pelas formas de liberação imediata ou convencional (4,7). A United States Pharmacopeia (USP) diferenciou as formas de liberação modificada em *liberação prolongada* e *liberação retardada* (8).

LIBERAÇÃO PROLONGADA

A Food and Drug Administration (FDA) define forma farmacêutica de liberação prolongada como o fármaco que permite a redução na frequência das administrações que seriam necessárias com o uso de uma forma farmacêutica convencional como solução ou forma farmacêutica de liberação imediata (4,9).

LIBERAÇÃO RETARDADA

A forma farmacêutica de liberação retardada é desenvolvida para liberar o fármaco em um tempo diferente daquele imediatamente após a administração. O atraso pode ser determinado pelo tempo ou pela influência das condições do meio, como o pH gastrintestinal.

AÇÃO REPETIDA

As formas de ação repetida em geral contêm duas doses do medicamento: a primeira para a liberação imediata; e a segunda, para a liberação retardada. Um comprimido de duas camadas, por exemplo, pode ser preparado de modo que o fármaco contido na primeira camada seja imediatamente liberado, enquanto aquele presente na segunda camada seja liberado como uma segunda dose ou de maneira prolongada.

LIBERAÇÃO VETORIZADA

A liberação vetorizada descreve a liberação do fármaco de maneira dirigida a ou concentrada em uma região do corpo, um tecido ou um sítio de absorção ou ação.

FORMAS FARMACÊUTICAS ORAIS DE LIBERAÇÃO PROLONGADA

Nem todos os fármacos apresentam características adequadas para sua formulação em produtos de liberação prolongada, e nem todas as condições médicas requerem o tratamento com esses medicamentos. O fármaco e a indicação terapêutica devem ser analisados conjuntamente para determinar se o desenvolvimento de uma forma farmacêutica de liberação prolongada é viável ou não.

CANDIDATOS À FORMULAÇÃO EM MEDICAMENTOS DE LIBERAÇÃO PROLONGADA

Para o medicamento de liberação prolongada ser bem-sucedido, o fármaco deve ser liberado da forma farmacêutica em velocidade predeterminada, dissolver nos fluidos gastrintestinais, ter um tempo de residência gastrintestinal grande o suficiente e ser absorvido em uma velocidade que reponha a quantidade que está sendo metabolizada e excretada.

Em geral, os fármacos mais adequados para a incorporação em um produto de liberação controlada têm as seguintes características:

- *Exibem velocidade de absorção e de excreção nem muito lenta nem muito rápida.* Os fármacos com velocidade de absorção e excreção lenta são geralmente de longa ação, não sendo necessário preparar formas farmacêuticas de liberação prolongada. Fármacos apresentando tempo de meia-vida muito curto, isto é, menos de duas horas, são fracos candidatos para a liberação prolongada devido às suas grandes quantidades requeridas em uma formulação. Além disso, fármacos que agem afetando sistemas enzimáticos podem ter ação mais longa do que a indicada por suas meias-vidas quantitativas, devido a efeitos residuais e à recuperação do sistema biológico afetado (10).
- *São uniformemente absorvidos no trato gastrintestinal.* Os fármacos preparados em formas de liberação prolongada devem ter boa solubilidade aquosa e tempo de residência adequado no trato gastrintestinal. Os pouco absorvidos ou absorvidos em velocidades imprevisíveis e variáveis não são bons candidatos para formas farmacêuticas de liberação prolongada.
- *São administrados em doses relativamente pequenas.* Os fármacos cujas doses são grandes geralmente são inaceitáveis para a liberação prolongada, pois o comprimido ou a cápsula necessários para manter o nível plasmático terapêutico seria também muito grande para o paciente engulí-lo com facilidade.
- *Apresentam boa margem de segurança.* A medida de margem de segurança de um fármaco mais amplamente empregada é o seu índice terapêutico, ou seja, a dose tóxica mediana dividida pela dose efetiva mediana. Para fármacos muito potentes, o índice terapêutico pode ser estreito ou muito pequeno. Quanto maior o índice terapêutico, mais seguro o fármaco. Aqueles que são administrados em doses muito pequenas ou apresentam índices terapêuticos muito estreitos são fracos candidatos para formulações de liberação prolongada, devido às limitações tecnológicas de controle da velocidade de liberação e do risco de *overdose*. O uso incorreto do medicamento pelo paciente (p. ex., mastigar em vez de engolir) também pode resultar em níveis tóxicos.
- *São usados preferencialmente no tratamento de condições crônicas do que em agudas.* Fármacos para o tratamento de condições agudas requerem maior ajuste de dose pelo médico do que os medicamentos de liberação prolongada.

TECNOLOGIAS DE LIBERAÇÃO PROLONGADA PARA FORMAS FARMACÊUTICAS ORAIS

Para formas farmacêuticas administradas oralmente, a ação prolongada do fármaco é alcançada ao afetar a velocidade na qual ele é liberado a partir da forma farmacêutica e/ou ao tornar mais lento o trânsito da mesma ao longo do trato gastrintestinal (4).

A velocidade de liberação a partir de formas farmacêuticas sólidas pode ser modificada pelo emprego das tecnologias descritas a seguir, que em geral são baseadas (a) na modificação da velocidade de dissolução do fármaco pelo controle do acesso dos fluidos biológicos proporcionada pelo uso de revestimentos; (b) no controle da velocidade de difusão do fármaco a partir da forma farmacêutica; e (c) na reação química ou interação física entre a substância ativa ou adjuvante e os fluidos biológicos em um sítio específico.

Esferas, grânulos e microesferas revestidas

Nesses sistemas, o fármaco é distribuído dentro de esferas, *pellets*, grânulos ou outros sistemas particulados. Usando a turbina de revestimento convencional ou o revestimento de leito fluidizado, uma solução da substância ativa é aplicada sobre pequenas esferas inertes, glóbulos feitos de açúcar e amido ou esferas de celulose microcristalina. As esferas à base

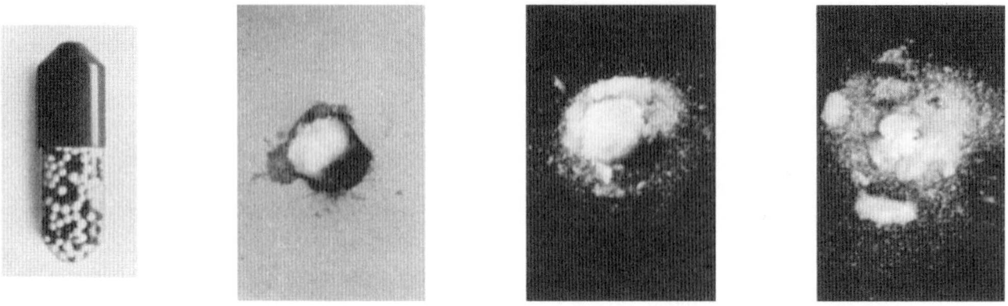

FIGURA 9.3 A forma farmacêutica Spansule – a cápsula de gelatina dura que contém centenas de minúsculos *pellets* para liberação sustentada do fármaco – e a ruptura de um dos *pellets,* que ocorre no suco gástrico. (Cortesia de SmithKline Beecham.)

de sacarose apresentam, na maioria das vezes, o tamanho médio de 425 a 850 μm, enquanto as esferas de celulose microcristalina variam de 170 a 600 μm. As esferas de celulose microcristalina são consideradas mais resistentes durante a produção do que aquelas feitas de açúcar (11).

Se a dose do fármaco for grande, os grânulos iniciais do material podem ser constituídos pelo próprio fármaco. Alguns desses grânulos podem permanecer sem revestimento, para proporcionarem a liberação imediata do fármaco. Outros (cerca de 2/3 a 3/4) recebem várias camadas de um material lipídico, como cera de abelha, cera de carnaúba, monoestearato de glicerila ou álcool cetílico ou, ainda, de um material celulósico, como a etilcelulose. Então, grânulos apresentando revestimentos de diferentes espessuras são misturados para obter uma composição apresentando as características necessárias de liberação do fármaco. O material de revestimento pode ser corado para distinguir os grânulos ou as esferas apresentando revestimentos de diferentes espessuras (pela intensidade da cor) e distinguir o produto. Quando adequadamente misturados, os grânulos podem ser colocados em cápsulas ou transformados em comprimidos. Vários sistemas de revestimento aquosos comerciais usam etilcelulose e um plastificante como material de revestimento (p. ex., Aquacoat [FMC Corporation] e Surelease [Colorcon]) (12, 13). Sistemas de revestimento aquosos eliminam os riscos e a preocupação ambiental associados aos sistemas que usam solventes orgânicos.

A espessura e o tipo de material usado afetam a velocidade com que os fluidos biológicos penetram através do revestimento para dissolver o fármaco. Naturalmente, quanto mais espesso o revestimento, mais resistente à penetração, e a liberação e a dissolução do fármaco serão mais retardadas. Em geral, as esferas revestidas têm cerca de 1 mm de diâmetro. Elas são combinadas de modo a apresentar 3 a 4 velocidades de liberação dentre as mais de cem esferas contidas em uma única dose (10). Isso permite a obtenção de velocidades diferentes de liberação sustentada ou prolongada e o alcance de esferas revestidas nos segmentos desejados do trato gastrintestinal. Um exemplo desse tipo de forma farmacêutica é a cápsula Spansule (SmithKline Beecham) mostrada na Figura 9.3.

Sistemas de múltiplos comprimidos

Pequenos comprimidos esféricos apresentando de 3 a 4 mm de diâmetro podem ser preparados para apresentarem características diferentes de liberação do fármaco. Eles podem ser colocados em invólucros de gelatina para proporcionar o perfil de liberação desejado (14). Cada cápsula pode conter de 8 a 10 minicomprimidos; alguns não revestidos, para liberação imediata, e outros revestidos, para liberação prolongada do fármaco.

Microencapsulação

A *microencapsulação* é um processo pelo qual sólidos, líquidos e até mesmo gases podem ser encerrados em partículas microscópicas pela formação de uma fina parede ao redor da substância. O processo teve sua origem no final da década de 1930, como um substituto mais limpo para o papel e a fita de carbono empregados pelas indústrias de máquinas de escritórios. O desenvolvimento, nos anos de 1950, de papéis e fitas para reprodução contendo corantes encerrados em pequenas cápsulas de gelatina, que eram liberados com o impacto da tecla da máquina de escrever ou a pressão de um lápis ou uma caneta, foi o incentivo inicial para o desenvolvimento de materiais microencapsula-

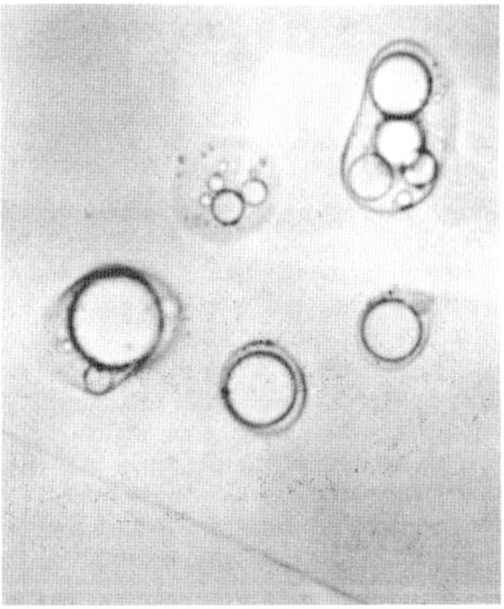

FIGURA 9.4 Microcápsulas de óleo mineral em um coacervato de gelatina-goma arábica. (Cortesia de James C. Price, PhD, College of Pharmacy, University of Georgia.)

dos, incluindo fármacos. A gelatina é um material comum para a microencapsulação, mas polímeros sintéticos, como álcool polivinílico, etilcelulose, cloreto de polivinila, entre outros, também podem ser usados.

O processo de microencapsulação clássico inicia com a dissolução do material que constitui a parede, como a gelatina, em água. O material a ser encapsulado é adicionado e a mistura de duas fases é agitada. Com o material a ser encapsulado apresentando o tamanho de partícula desejado, uma solução de um segundo produto, geralmente a goma arábica, é adicionada. Esse material adicional concentra a gelatina (polímero) em minúsculas gotas de líquido. Essas gotículas (o *coacervato*) formam um filme ou revestimento ao redor das partículas da substância a ser encapsulada, como consequência da tensão interfacial extremamente baixa da água ou do solvente residual no material que constitui a parede, fazendo com que um filme contínuo permaneça sobre as partículas (Fig. 9.4). As microcápsulas secas finais apresentam-se como discretas partículas revestidas que escoam livremente. Habitualmente, o material de revestimento consiste em 2 a 20% do peso total das partículas. Velocidades de liberação do fármaco diferentes podem ser obtidas alterando a proporção núcleo-parede, o polímero usado para o revestimento e o método de microencapsulação (15).

Uma das vantagens da microencapsulação é que a dose de um fármaco é subdividida em pequenas unidades distribuídas sobre uma grande área do trato gastrintestinal, podendo aumentar a absorção pela redução de sua concentração em determinado local (15). Um exemplo de medicamento de liberação prolongada comercialmente disponível na forma de microcápsulas é o cloreto de potássio (Micro-K Extencaps, A. H. Robins).

Sistemas matriciais hidrofílicos

A substância ativa é combinada com excipientes em grânulos que lentamente sofrem erosão nos fluidos corporais, liberando de forma progressiva o fármaco para absorção. Quando esses grânulos são misturados com os grânulos de fármacos preparados sem o excipiente, aqueles que não contêm excipiente proporcionam efeito imediato, enquanto aqueles que o contêm proporcionam a liberação prolongada. A mistura de grânulos pode ser formulada como comprimidos ou cápsulas para administração oral.

Polímeros celulósicos hidrofílicos são comumente usados como excipientes em sistemas matriciais na forma de comprimidos. A eficácia desses sistemas matriciais hidrofílicos é baseada em processos sucessivos de hidratação do polímero celulósico, formação de uma camada de gel sobre a superfície, erosão do comprimido e subsequente liberação contínua do fármaco. A hidroxipropilmetilcelulose (HPMC), um pó que escoa livremente, é usada para a preparação de matrizes hidrofílicas. Os comprimidos são preparados pela mistura da HPMC na formulação, preparação por granulação via úmida ou seca, e desenvolvimento dos comprimidos por compressão (16).

Após a ingestão, o comprimido é molhado pelo suco gástrico e o polímero começa a se hidratar. Uma camada de gel é formada ao redor do comprimido, e uma quantidade inicial de fármaco é exposta e liberada. À medida que a água permeia, a espessura da camada de gel aumenta e o fármaco solúvel se difunde pelo gel. Quando a camada externa se torna completamente hidratada, sofre erosão. Se o fármaco for insolúvel, será liberado como tal com a camada de gel que sofre erosão. Assim, a velocidade de liberação do medicamento é controlada pela difusão e erosão do comprimido (17).

Para um sistema matricial hidrofílico ser bem-sucedido, o polímero deve permitir a formação de uma camada de gel de modo rápido o suficiente para proteger o núcleo interno do comprimido da desintegração, após a ingestão. Quando a proporção do polímero em uma formulação aumenta, o mesmo ocorre com a viscosidade do gel, resultando em redução na velocidade de difusão e liberação do fármaco (17). Em geral, a adição de 20% de HPMC em uma formulação conduz à obtenção de velocidades de liberação satisfatórias para um comprimido de liberação prolongada. Entretanto, como para todas as formulações, os possíveis efeitos de outros componentes, incluindo diluentes, aglutinantes e desintegrantes, devem ser levados em consideração. Um exemplo de produto comercial usando matriz hidrofílica de HPMC para liberação prolongada é Oramorph SR Comprimidos (Allpharma), que contém sulfato de morfina.

Quando formulações de matrizes hidrofílicas são usadas na preparação de cápsulas de liberação prolongada, o mesmo conceito é aplicado. Quando a cápsula é ingerida, a água penetra no invólucro da cápsula, entra em contato com o conteúdo, hidrata a camada externa de pó e forma uma camada de gel, na qual o conteúdo de fármaco se difunde gradualmente à medida que a hidratação prossegue e a camada de gel se dissolve.

Os fabricantes podem preparar comprimidos constituídos de duas camadas: uma delas contendo o fármaco sem o agente gelificante, para que ocorra a liberação imediata; e outra em que o fármaco é embebido em uma matriz hidrofílica, para o prolongamento da liberação. Comprimidos de três camadas podem ser preparados de modo similar, com ambas as camadas externas contendo o fármaco para liberação imediata. Alguns comprimidos comerciais são preparados de forma que o núcleo interno contenha a porção de liberação controlada; e a camada externa que o envolve, o fármaco para liberação imediata.

Matrizes plásticas inertes

O fármaco é granulado com um material plástico inerte, como polietileno, acetato de polivinila ou polimetacrilato, e os grânulos formados são comprimidos. O fármaco é lentamente liberado a partir da matriz inerte, por difusão. A compressão leva à formação de uma matriz plástica que retém sua forma durante a saída do fármaco, na passagem pelo trato gastrintestinal. Uma porção de medicamento de liberação imediata pode ser comprimida sobre a superfície do comprimido. A matriz inerte é excretada com as fezes. O principal exemplo de forma farmacêutica desse tipo é o Gradumet (Abbott).

Formação de complexos

Algumas substâncias ativas, quando quimicamente combinadas com determinados compostos químicos, formam complexos que podem ser pouco solúveis nos fluidos do corpo, dependendo do pH do meio. A velocidade de liberação lenta proporciona a liberação prolongada do fármaco. Sais de ácido tânico, os tanatos, possibilitam esse aspecto em vários medicamentos da marca Rynatan (Wallace) (10).

Resinas de troca iônica

A solução de um fármaco catiônico pode ser passada por uma coluna contendo resina de troca iônica, formando um complexo pela substituição de átomos de hidrogênio. O complexo fármaco-resina é lavado e pode ser comprimido, encapsulado ou suspenso em veículo aquoso. A liberação do medicamento depende do pH e da concentração eletrolítica no trato gastrintestinal. A liberação é maior no meio ácido do estômago do que no meio menos ácido do intestino delgado. Exemplos de medicamentos desse tipo incluem a hidrocodona polistirex e a suspensão de clorfeniramina polistirex (Tussionex Pennkinetic, suspensão de liberação prolongada [CellTech]) e cápsulas de resina de fentermina (Ionamin Cápsulas [CellTech]).

O mecanismo de ação da liberação do fármaco a partir de resinas de troca iônica pode ser representado assim:

No estômago

1. Resinato do fármaco + HCl $\rightleftharpoons$ resina ácida + cloridrato do fármaco

2. Resina-sal + HCl $\rightleftharpoons$ cloreto resina + fármaco ácido

No intestino

1. Resinato do fármaco + NaCl $\rightleftharpoons$ resinato de sódio + cloridrato do fármaco

2. Resina-sal + NaCl $\rightleftharpoons$ cloreto resina + sal sódico do fármaco

Esse sistema engloba a tecnologia de obtenção de esfera e revestimento polimérico em adição ao mecanismo de troca iônica. A dose inicial provém de uma porção não revestida, e a remanescente das esferas revestidas. O revestimento não se dissolve e a liberação é prolongada por 12 horas pela troca iônica. As partículas poliméricas contendo fármaco são minúsculas e podem ser suspensas para produzir um líquido com características de liberação prolongada, assim como formas farmacêuticas sólidas.

Bomba osmótica

O sistema pioneiro de bomba osmótica para a liberação de fármacos é o OROS (do inglês, *Oral*

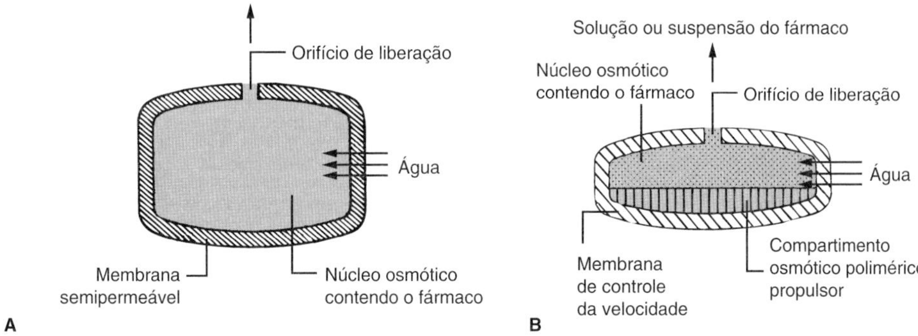

FIGURA 9.5 **(A)** Sistema de liberação de fármacos do tipo bomba osmótica OROS básico (do inglês, *Oral Release Osmotic System*). **(B)** Sistema Osmótico *Push-Pull*.

Release Osmatic System), desenvolvido pela Alza. Ele é composto de um núcleo circundado por uma membrana semipermeável contendo um orifício de 0,4 mm de diâmetro (Fig. 9.5), produzido por *laser*. O núcleo possui duas camadas, uma contendo o fármaco (a camada ativa); e a outra, um agente polimérico osmótico (a camada propulsora). O sistema funciona pelo princípio da pressão osmótica.

Quando o comprimido é ingerido, a membrana semipermeável permite que a água do estômago do paciente penetre no núcleo do comprimido, dissolvendo ou suspendendo o fármaco. À medida que a pressão aumenta na camada osmótica, a solução do fármaco é bombeada para fora, através do orifício presente em um dos lados do comprimido. Somente a solução do fármaco (não o fármaco não dissolvido) é capaz de passar pela abertura do comprimido. O sistema é desenvolvido de modo que somente algumas poucas gotas de água penetrem no comprimido a cada hora. A velocidade de influxo da água e o funcionamento da bomba dependem do gradiente osmótico entre o conteúdo da bicamada do núcleo e do fluido do trato gastrintestinal. A liberação do fármaco será constante enquanto o gradiente osmótico permanecer constante. A velocidade de liberação do fármaco pode ser alterada mudando a área superficial, a espessura ou a composição da membrana e/ou o diâmetro do orifício para a liberação do fármaco. A velocidade de liberação não é afetada por acidez gastrintestinal, alcalinidade, condições alimentares ou motilidade gastrintestinal. Os componentes biologicamente inertes do comprimido permanecem intactos durante o trânsito gastrintestinal e são eliminados nas fezes como um invólucro insolúvel.

Esse tipo de sistema osmótico, chamado de sistema terapêutico gastrintestinal (GITS [Pfizer]), é empregado na fabricação do Glucotrol-XL, comprimidos de liberação prolongada, e do Procardia-XL, comprimidos de liberação prolongada. Outro exemplo de sistema osmótico é o da dose inicial controlada de liberação prolongada

TABELA 9.2 Comprimidos e cápsulas oficiais de liberação modificada descritos na USP

Liberação retardada
Ácido acetilsalicílico, comprimidos de liberação retardada
Diritromicina, comprimidos de liberação retardada
Hiclato de doxiciclina, cápsulas de liberação retardada
Eritromicina, cápsulas de liberação retardada
Cloridrato de oxibutinina, comprimidos de liberação sustentada
Oxtrifilina, comprimidos de liberação retardada
Liberação prolongada
Ácido acetilsalicílico, comprimidos de liberação prolongada
Cloridrato de bupropiona, comprimidos de liberação prolongada
Cloridrato de diltiazem, cápsulas de liberação prolongada
Fosfato de disopiramida, cápsulas de liberação prolongada
Fumarato ferroso e docusato sódico, comprimidos de liberação prolongada
Indometacina, cápsulas de liberação prolongada
Dinitrato de isossorbida, cápsulas e comprimidos de liberação prolongada
Carbonato de lítio, comprimidos de liberação prolongada
Oxtrifilina, comprimidos de liberação prolongada
Cloreto de potássio, comprimidos de liberação prolongada
Fenitoína sódica, cápsulas de liberação prolongada
Cloridrato de procainamida, comprimidos de liberação prolongada
Cloridrato de propranolol, cápsulas de liberação prolongada
Gluconato de quinidina, comprimidos de liberação prolongada
Teofilina, cápsulas de liberação prolongada

(COER [Searle]) usado no Covera-HS, em que a liberação inicial do fármaco ocorre em 4 a 5 horas após a ingestão do comprimido. O atraso na liberação é efetuado pela solubilização lenta do revestimento situado entre a substância ativa e a membrana externa semipermeável.

TABELA 9.3 **Formas farmacêuticas orais de liberação modificada comerciais**

MEDICAMENTO E FABRICANTE	CARACTERÍSTICAS DA FORMA FARMACÊUTICA
Liberação retardada	
E-Mycin (eritromicina), comprimidos de liberação retardada (Knoll)	Comprimidos entéricos revestidos com acetoftalato de celulose, cera de carnaúba e polímeros celulósicos. Uso: antibiótico.
Eritromicina, cápsulas de liberação retardada (Abbott)	Cápsulas contendo *pellets* de eritromicina na base com revestimento entérico. Uso: antibiótico.
Asacol (mesalamina), comprimidos de liberação retardada (Procter & Gamble)	Comprimidos revestidos com Eudragit S (copolímero tipo B do ácido metacrílico), resina que passa pelo estômago e dissolve-se no íleo e em segmentos posteriores. Uso: tratamento de colites ulcerativas.
Prilosec (omeprazol), cápsulas de liberação retardada (AstraZeneca)	Grânulos de omeprazol com revestimento entérico, acondicionados em cápsulas. O omeprazol é instável em meio ácido e degradado pelo suco gástrico. Uso: tratamento da úlcera duodenal.
Partículas e esferas revestidas de liberação prolongada	
Toprol-XL (succinato de metoprolol), comprimidos (AstraZeneca)	*Pellets* de fármaco revestidos com polímeros celulósicos submetidos à compressão. Uso: tratamento da hipertensão.
Indocin SR (indometacina), cápsulas (Merck)	*Pellets* revestidos para liberação sustentada. A formulação inclui um copolímero do acetato de polivinila e ácido crotônico e hidroxipropilmetilcelulose. Uso: analgésico, anti-inflamatório.
Compazine (proclorperazina) Spansule, cápsulas (SmithKline Beecham)	*Pellets* revestidos em cápsulas formuladas de modo a liberar uma dose inicial do fármaco imediatamente e o restante de forma prolongada. Uso: antináusea, antivômito.
Adderall XR (anfetaminas), cápsulas (Shire US Inc)	Cápsulas contendo esferas de açúcar revestidas com fármaco e hidroxipropilmetilcelulose e copolímero do ácido metacrílico, resultando em liberação pulsada dupla. Uso: transtornos de déficit de atenção.
Matriz inerte de liberação prolongada	
Desoxyn (cloridrato de metanfetamina) Gradumet, comprimidos (Abbott)	Fármaco impregnado em uma matriz plástica, porosa e inerte. O fármaco é liberado lentamente à medida que passa pelo trato gastrintestinal. A matriz empregada é excretada nas fezes. Uso: transtornos de déficit de atenção.
Procanbid (cloridrato de procainamida), comprimidos (Monarch)	Comprimidos de liberação prolongada com núcleo de matriz cerosa que não sofre erosão, revestida com polímeros celulósicos. Uso: antiarrítmico.
Matriz hidrofílica de liberação prolongada	
Depakote ER (divalproato de sódio), comprimidos de liberação prolongada (Abbott)	Fármaco disperso e comprimido em uma matriz de hipromelose e celulose microcristalina. Uso: antiepilético.
Quinidex (sulfato de quinidina), comprimidos (Robins)	Fármaco promove liberação prolongada pela matriz hidrofílica que intumesce e lentamente sofre erosão. Uso: antiarrítmico.
Oramorph SR (sulfato de morfina), comprimidos (AllPharma)	Sistema matricial hidrofílico de liberação sustentada, com base no polímero hidroxipropilmetilcelulose. Uso: analgésico para dor grave.
Micropartículas de liberação prolongada	
K-Dur, sistema de liberação *Microburst* (cloreto de potássio), comprimidos (Key)	Fármaco microencapsulado com etilcelulose e hidroxipropilcelulose de dispersão imediata. Uso: depleção de potássio.
Effexor XR (cloridrato de venlafaxina), cápsulas (Wyeth)	Fármaco disperso em esferas revestidas. Os polímeros utilizados incluem: celulose, etilcelulose e hipromelose, resultando em única administração diária que não é pH-dependente. Uso: antidepressivo.
Sistemas osmóticos de liberação prolongada	
Glucotrol XL (glipizida), comprimidos (Pfizer)	Sistema osmótico de liberação controlada GITS[a]. Os componentes incluem polioxietileno, hidroxipropilcelulose e acetato de celulose. Uso: anti-hiperglicêmico.
Covera-HS (cloridrato de verapamil), comprimidos (Searle)	Sistema osmótico COER[b]. Uso: anti-hipertensivo, antianginoso.

[a]Sistema terapêutico gastrintestinal (do inglês, *gastrointestinal therapeutic system*).
[b]Dose inicial controlada de liberação prolongada (do inglês, *controlled onset, extended release*).

COMPRIMIDOS DE AÇÃO REPETIDA

Os comprimidos de ação repetida são preparados de modo que a dose inicial do fármaco seja liberada de imediato e a segunda dose seja liberada posteriormente. Os comprimidos podem ser preparados para conter uma dose de liberação imediata na camada ou no revestimento externo e uma segunda dose em seu núcleo que são separadas por um revestimento pouco permeável. Em geral, o fármaco do núcleo interno é exposto aos fluidos corporais e liberado de 4 a 6 horas após a administração. Um exemplo desse tipo de produto é o Repetabs (Schering). As formas farmacêuticas de ação repetida são mais adequadas para tratamento de condições crônicas, que requerem doses múltiplas. Os fármacos devem ter baixa dosagem e velocidades de absorção e excreção suficientemente rápidas.

FORMAS FARMACÊUTICAS ORAIS DE LIBERAÇÃO RETARDADA

A liberação de um fármaco a partir de uma forma farmacêutica pode ser intencionalmente retardada até que ela alcance o intestino, por várias razões, tais como proteger um fármaco da inativação pelo suco gástrico, reduzir o desconforto estomacal causado por substâncias que costumam irritar o estômago ou para facilitar o trânsito gastrintestinal de fármacos que são melhor absorvidos no intestino. Conforme afirmado, anteriormente, as cápsulas e os comprimidos especialmente revestidos para permanecer intactos no estômago e liberar seu conteúdo no intestino, são chamados entéricos. O revestimento entérico pode ser pH-dependente, desintegrado no meio menos ácido do intestino; tempo-dependente, sofrer erosão pela umectação durante o trânsito gastrintestinal; ou enzima-dependente, que é degradado como resultado da ação catalítica das enzimas intestinais. Entre os principais adjuvantes usados como material de revestimento entérico de comprimidos e cápsulas estão os ácidos graxos, as ceras, a goma-laca e o acetoftalato de celulose.

Exemplos de comprimidos e cápsulas oficiais de liberação modificada descritos na USP são apresentados na Tabela 9.2, e exemplos de formas farmacêuticas orais de liberação modificada de marca são fornecidos na Tabela 9.3.

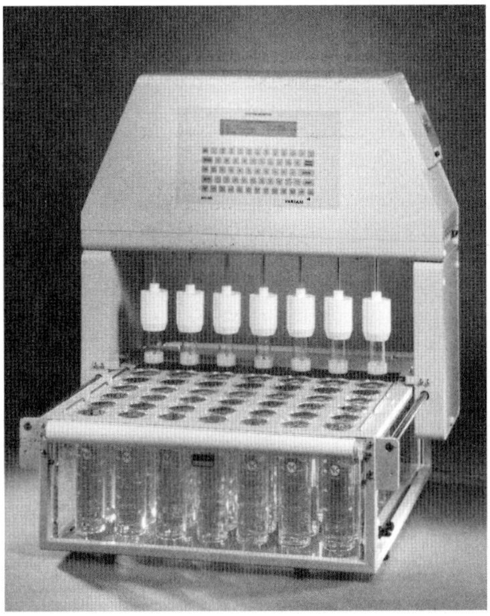

FIGURA 9.6 Aparelho de dissolução Varian Biodis para a determinação das características de dissolução de produtos de liberação modificada. (Cortesia de Varian Inc.)

EXIGÊNCIAS DA USP E RECOMENDAÇÕES DA FDA PARA FORMAS FARMACÊUTICAS DE LIBERAÇÃO MODIFICADA

A USP contém capítulos gerais e testes específicos para a determinação da *performance* de cápsulas e comprimidos de liberação retardada e prolongada (8).

LIBERAÇÃO DE FÁRMACO

O teste da USP para produtos de liberação prolongada e retardada se baseia na dissolução do fármaco a partir de uma dose unitária em função do tempo transcorrido (Fig. 9.6). As descrições dos vários equipamentos e procedimentos podem ser encontradas na USP, Capítulo ⟨724⟩ (8). As monografias individuais contêm critérios específicos de concordância para o teste, os aparelhos e os procedimentos usados. Por exemplo, para comprimidos de liberação prolongada de ácido acetilsalicílico, a USP requer que o produto apresente os seguintes critérios de velocidade de dissolução:

Tempo (horas)	*Quantidade dissolvida*
1,0	15 a 40%
2,0	25 a 60%
4,0	35 a 75%
8,0	Não menos que 70%

UNIFORMIDADE DE DOSES UNITÁRIAS

Os comprimidos e cápsulas de liberação modificada devem satisfazer as especificações da USP quanto à uniformidade, conforme descrito no Capítulo 8, para doses unitárias convencionais. A uniformidade das doses unitárias pode ser demonstrada por dois métodos: variação de peso e uniformidade de conteúdo, segundo a USP, Capítulo ⟨905⟩ (8).

CORRELAÇÕES *IN VITRO-IN VIVO*

As correlações IVIV são essenciais para o desenvolvimento de produtos orais de liberação prolongada. A determinação de uma correlação IVIV é importante durante todo o desenvolvimento do produto, a avaliação clínica, a submissão de uma solicitação de registro pela FDA e, após a aprovação, em qualquer alteração de formulação ou condição de produção proposta (18).

Em 1997, a FDA publicou um documento, *Extended Release Oral Dosage Forms: Development, Evaluation, and Application of In Vitro/In Vivo Correlations* (9), que fornece orientações aos responsáveis pelas novas solicitações de registro (*New Drug Applications*, NDA e *Abbreviated New Drug Applications*, ANDA) de medicamentos orais de liberação prolongada. O guia fornece métodos de (*a*) desenvolvimento de correlações IVIV e avaliação de sua previsibilidade, (*b*) estabelecimento de especificações de dissolução empregando correlações IVIV e (*c*) aplicação dos resultados de correlação IVIV como um substituto para estudos de bioequivalência *in vivo*, quando for necessário provar a bioequivalência durante ou após o processo de aprovação do produto, na realização de alterações na formulação ou nas condições de produção.

Três categorias de correlações IVIV estão presentes no documento:

- *Nível A*: Um modelo matemático preditivo para a relação entre a dissolução *in vitro* total e o tempo transcorrido para a liberação e a duração da resposta *in vivo*; por exemplo, o tempo de concentração do medicamento no plasma ou a quantidade de fármaco absorvido. Esse é o tipo mais comum de correlação submetida.
- *Nível B*: Um modelo matemático preditivo da relação entre os parâmetros que caracterizam o tempo transcorrido *in vitro* e *in vivo*; por exemplo, modelos que relacionam a média do tempo de dissolução *in vitro* com a média do tempo de dissolução *in vivo*, a média do tempo de dissolução *in vitro* ao tempo de residência médio *in vivo*, ou a constante de velocidade de dissolução *in vitro* com a constante de velocidade de absorção.
- *Nível C*: Um modelo matemático preditivo da relação entre a quantidade dissolvida *in vitro* em um tempo particular (ou o tempo necessário para a dissolução *in vitro* de um percentual fixo da dose, p. ex., T_{50}) e um parâmetro que caracteriza o tempo transcorrido *in vivo* (p. ex., concentração plasmática máxima [C_{max}] ou área sob a curva [ASC]. O nível de correlação IVIV pode ser útil nos estágios iniciais de desenvolvimento, quando as formulações-piloto estão sendo selecionadas.

O processo mais comum para o desenvolvimento de um modelo de correlação IVIV (nível A) consiste (a) no desenvolvimento de formulações com velocidades de liberação diferentes (p. ex., lenta, rápida e intermediária) ou em uma única velocidade de liberação, se a dissolução não for dependente das condições; (b) na obtenção de perfis de dissolução *in vitro* e perfis de concentração plasmática *in vivo* para essas formulações e (c) na estimativa do tempo para dissolução ou absorção *in vivo* para cada formulação e indivíduo, usando as aproximações matemáticas apropriadas.

Entre os critérios aplicáveis ao desenvolvimento de correlações IVIV estão os seguintes (9):

- Na determinação dos perfis de dissolução *in vitro*, os aparelhos de dissolução USP tipo I (cesta) ou tipo II (pá) são preferidos, embora o tipo III (cilíndro recíproco) ou tipo IV (célula de fluxo contínuo) possam ser aplicados em algumas situações.
- Um meio aquoso apresentando pH não superior a 6,8 é recomendado para os estudos de dissolução. Para fármacos pouco solúveis, um tensoativo (p. ex., lauril sulfato de sódio 1%) pode ser adicionado.
- Os perfis de dissolução de pelo menos 12 unidades de dosagem de cada lote devem ser determinados.
- Nos estudos *in vivo*, os indivíduos devem estar em jejum, a menos que o fármaco não seja bem tolerado, situação na qual os estudos podem ser conduzidos em estado alimentado. Conjuntos de dados aceitáveis têm sido demonstrados com o uso de 6 a 36 voluntários.
- Estudos cruzados são preferíveis, mas estudos em paralelo ou análises de estudos cruzados são aceitáveis com o uso de um

produto como referência no tratamento, tal como uma solução IV, uma solução oral aquosa ou um medicamento de liberação imediata.

ROTULAGEM

A USP indica as exigências de rotulagem para formas farmacêuticas de liberação modificada em adição aos requisitos gerais de rotulagem. As exigências são específicas ao item da monografia. Por exemplo, o rótulo de "Ácido acetilsalicílico, Comprimidos de Liberação Retardada" deve declarar que os *comprimidos apresentam revestimento entérico*, enquanto o rótulo para "Teofilina, Cápsulas de Liberação Prolongada" deve indicar se o produto é destinado para administração a cada 12 ou 24 horas e a qual ensaio de liberação *in vitro* o produto cumpriu (sete testes são descritos na monografia, cada um com tempos de liberação e tolerâncias diferentes).

CONSIDERAÇÕES CLÍNICAS NO USO DE FORMAS FARMACÊUTICAS ORAIS DE LIBERAÇÃO MODIFICADA

Os pacientes devem ser advertidos da dose e frequência de administração dos medicamentos de liberação modificada e orientados a não usá-los concomitantemente ou trocá-los por formas de liberação imediata do mesmo fármaco. Os pacientes que tiveram suas condições estabilizadas com medicamentos de liberação modificada não devem mudar para um de liberação imediata, sem levar em consideração as concentrações plasmáticas do fármaco. Além disso, uma vez adaptados, eles não devem mudar para outro medicamento de liberação prolongada, a menos que exista a certeza da bioequivalência. O uso de um produto distinto pode resultar na alteração dos níveis sanguíneos do fármaco, devido às diferenças nos perfis de liberação.

Os pacientes devem ser advertidos de que comprimidos e cápsulas de liberação modificada não devem ser triturados ou mastigados, pois essas ações comprometem as características de liberação (19). Aqueles que estão sob alimentação por nutrição enteral, por meio de tubo nasogástrico, podem receber medicamento convencional ou de liberação modificada. Por exemplo, *pellets* revestidos contidos em cápsulas podem simplesmente ser misturados com água e colocados no tubo de alimentação (20). Da mesma maneira, comprimidos e cápsulas de liberação modificada não devem ser utilizados como fonte de fármaco para preparar outras formas farmacêuticas, por exemplo, formulações líquidas orais para uso pediátrico.

Os pacientes e cuidadores devem ser alertados de que matrizes plásticas não erosíveis e comprimidos osmóticos permanecem intactos durante o trânsito gastrintestinal, logo os invólucros vazios ou restos dos comprimidos osmóticos podem ser visualizados nas fezes. O paciente deve ser tranquilizado acerca da normalidade desse evento e de que ocorreu a absorção do fármaco (4).

ACONDICIONAMENTO E ARMAZENAMENTO DE COMPRIMIDOS E CÁPSULAS DE LIBERAÇÃO MODIFICADA

Comprimidos e cápsulas de liberação modificada são acondicionados e armazenados da mesma maneira que os produtos convencionais, conforme abordado nos Capítulos 7 e 8.

ESTUDO DE CASO FARMACOTÉCNICO

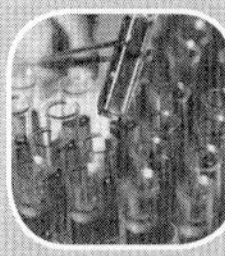

Informação subjetiva

Você trabalha em uma companhia farmacêutica pequena, mas em expansão, que produz comprimidos de liberação prolongada. As vendas têm sido boas e há pressão para aumentar a produção em cerca de 20% ao dia. O único meio pelo qual isso pode ser efetuado é aumentando a velocidade da máquina rotativa, já que ela está funcionando três turnos de oito horas cada. Ao aumentar a velocidade da máquina e iniciar a produção, você detecta, por meio dos relatórios de produção, que os comprimidos não estão reproduzindo o perfil de dissolução de liberação prolongada apropriado, nem a dureza. Além disso, eles são menos potentes e pesam menos do que consta nas especificações. Não foram feitos outros ajustes na máquina, além do aumento da velocidade.

O que você faz?

(continua)

ESTUDO DE CASO FARMACOTÉCNICO *(continuação)*

Informação objetiva

As máquinas rotativas possuem 36 estações e usam a gravidade para alimentação. São produzidos comprimidos oblongos, constituídos de um sistema matricial hidrofílico, usando matrizes e punções oblongos. A velocidade ótima foi estabelecida durante a fase de escalonamento do produto e tem sido usada nos últimos 18 meses, sem problemas.

Avaliação

A produção de comprimidos deve seguir uma série de condições bem definidas. Do contrário, o produto final pode não ter as características necessárias de dureza, desintegração, dissolução, friabilidade e aparência. Parece que o aumento na velocidade não está fornecendo tempo suficiente para que a mistura dos pós escoe, pela ação da gravidade, para a câmara de compressão, pois está induzindo a passagem mais rápida da matriz sob o alimentador. Isso resulta no preenchimento da matriz com uma quantidade menor de pó, e quando são submetidos à compressão, os comprimidos resultantes não são tão duros; quando avaliados pelo teste de dissolução, o resultado é a liberação mais rápida do fármaco. Isso também explica a obtenção de comprimidos mais leves, apresentando menor quantidade de substância ativa.

Plano

Há duas opções: primeiro, diminuir a velocidade para aquela em que a produção foi validada e, segundo, proporcionar uma alimentação forçada, movendo o pó para dentro da matriz mais rapidamente. Esta última requer a validação do equipamento nas novas condições. Há ainda uma terceira alternativa, que pode ser a mais razoável: adquirir máquinas de compressão adicionais.

ESTUDO DE CASO CLÍNICO

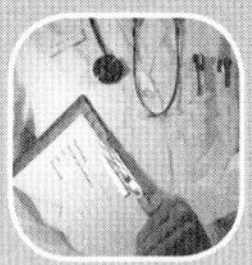

Informação subjetiva

Queixa Principal: K.F. é um menino de 9 anos que chega à clínica pediátrica com sua mãe. Ela afirma que K.F. fala muito, interrompe quando os outros falam, raramente segue suas orientações e com frequência corre ao redor da casa. Também relata que tem ouvido da professora que ele deixa a sala no meio da aula, muitas vezes fala sem pensar nas respostas, antes que as perguntas sejam completadas, tem dificuldade para esperar (p. ex., seu lanche), é "inquieto", segue orientações poucas vezes ou não presta atenção e entrega sua tarefa de casa incompleta. Seu professor tem também informado à mãe que ele frequentemente distrai os colegas na escola. A mãe declara: "Eu gostaria de sua ajuda, mas não quero que ele tome medicamentos mais que uma vez ao dia, pois eu poderia esquecer de lhe dar. Além disso, não quero que ele tome medicamentos na escola".

Informações sobre o paciente: A mãe afirma que K.F. tem esse comportamento desde os 6 anos de idade. Entretanto, chegou ao ponto em que ele não completa qualquer tarefa (p. ex., fazer sua cama, terminar sua lição de casa) e suas notas estão baixas. Seu último boletim escolar mostrou muitos Cs e Ds.

História do paciente: Otite média, há quatro semanas.

Medicamentos: Zithromax Suspensão, finalizado há cerca de três semanas.

Medicamentos de venda livre: K.F. (e sua mãe) negam o uso de vitaminas, fitoterápicos ou qualquer outro suplemento.

História de cirurgia: Nenhum.

História familiar: Mãe: diabetes melito tipo II desde os 29 anos de idade.

História social: (por K.F.)

(-) Tabaco

(-) Álcool

(-) Drogas ilícitas

(+) Cafeína: Adora Mountain Dew (marca de refrigerante), toma algumas latas (~2 a 3) por dia.

Exercício, atividades diárias: frequenta a escola das 8h da manhã às 3h da tarde; após a escola, gosta de assistir à TV, andar de patins e jogar basquetebol.

Horários das refeições: café da manhã às 7h30min, almoço ao meio-dia, lanche às 15h30min da tarde e jantar às 18h30min.

Dieta: batata frita, doces, manteiga de amendoim, pão com geleia, massa e 2 a 3 latas de Mountain Dew por dia.

Hora de dormir: 21 h 30 min-22 h 30 min.

Irmãos: nenhum.

A mãe e o pai são contadores e cada um trabalha ~40 horas/semanais. Eles são casados há 11 anos.

(continua)

ESTUDO DE CASO CLÍNICO *(continuação)*

Alergias: Nenhuma alergia a medicamentos conhecida.

Informação objetiva

Menino de 9 anos
Altura: 1m 27 cm **Peso**: ~32,5 kg
Pressão sanguínea: 119/75 **Pulso:** 70
Temperatura: 37°C **Risco relativo:** 15
Dor: nenhuma
A mãe mostra o último boletim escolar de K.F., com Cs e Ds, e bilhetes do professor sobre seu comportamento.

Avaliação

Transtorno de déficit de atenção/hiperatividade (TDAH)

Plano

Foi recomendado cloridrato de metilfenidato de liberação prolongada (Concerta), de 18 mg, por via oral, uma vez ao dia com o café da manhã e com um copo de água, leite ou suco às 7h30min (para auxiliar na adesão). Informar a mãe de que a prescrição tem de ser dispensada sete dias após a data de sua emissão. O Concerta tem um rápido início de ação para melhorar a atenção de K.F. na escola, pela manhã, e uma ação de longa duração, que será útil durante e após a escola, na realização da lição de casa.

Orientar a mãe sobre os possíveis efeitos colaterais, como insônia e perda de apetite e de peso. Informá-la também sobre uma possível diminuição na velocidade de crescimento (não na altura final). Avisar que, se seu filho não tomar a dose pela manhã, esta não deve administrá-la após a escola. Deve esperar até a manhã seguinte para administrar a próxima dose. Não dobrar a dose no próximo dia. Informar que esse produto é preparado de forma a ter um invólucro não absorvível, significando que o invólucro vazio pode ser ou não visto nas fezes. Assim, se K.F. observar alguma coisa que pareça um comprimido nas fezes e mencionar isso a sua mãe, ela pode lhe dizer para não se preocupar; o medicamento está funcionando. Como o metilfenidato é um fármaco da Classe II, há a necessidade de obter uma nova prescrição do médico para cada ciclo de terapia. Isso pode ser feito quando K.F. retornar ao consultório para consulta de rotina (p. ex., pressão sanguínea, pulso, altura, peso, avaliação dos efeitos adversos).

Recomendar a K.F. e sua mãe que ele deve tomar o comprimido com um copo cheio de água ou suco. Ele deve engolir o comprimido inteiro e não mastigá-lo. Eles devem saber que não há evidências conclusivas relacionando a dieta com açúcar e seus efeitos sobre o TDAH. Entretanto, se a mãe de K.F. julgar que os sintomas são mais intensos quando alimentos ou bebidas açucaradas são ingeridos, o consumo de tais itens deve ser minimizado ou diminuído. É aconselhável que a bebida contendo cafeína (Mountain Dew) seja trocada por outra livre dessa substância. Bebidas com cafeína não devem ser ingeridas por K.F. após as 18 horas.

Meta: A resolução dos sintomas (i.e., melhora na atenção, menos inquietação), melhora nas notas e ausência de efeitos colaterais de Concerta. Além disso, a mãe de K.F. deverá ser encaminhada a um psicólogo infantil que possa proporcionar ao paciente a terapia comportamental necessária.
www.concerta.net
www.add.org
www.adhd.com

APLICANDO OS PRINCÍPIOS E CONCEITOS

ATIVIDADES EM GRUPO

1. Compare as vantagens e desvantagens das formas farmacêuticas de liberação modificada em relação às convencionais.
2. Crie uma lista com as possíveis maneiras de uso incorreto de uma forma farmacêutica de liberação modificada por um consumidor/paciente.
3. Liste cinco recomendações para a administração correta de formas farmacêuticas de liberação modificada e escreva as razões para cada recomendação.
4. Referindo-se à USP, capítulo ⟨724⟩, selecione três monografias individuais de fármacos contendo critérios específicos de aceitação e o aparelho e o procedimento a ser utilizado, e escreva as razões para as diferenças que existem entre as três monografias.
5. Crie uma lista, incluindo o(s) fármaco(s) de dez produtos de liberação modificada cujos nomes indicam que se trata de um produto deste tipo.

(continua)

APLICANDO OS PRINCÍPIOS E CONCEITOS *(continuação)*

ATIVIDADES INDIVIDUAIS

1. Crie uma tabela de produtos de liberação modificada, incluindo a concentração do(s) princípio(s) ativo(s), indicação, contraindicação, efeitos adversos/precauções e dosagem.
2. Faça uma lista de formas farmacêuticas de liberação modificada comercializadas que tenham características únicas, por exemplo, tamanho, forma, cor, e descreva tais características.
3. Crie uma lista de fármacos cujas propriedades físico-químicas os tornem candidatos para a incorporação em uma forma farmacêutica de liberação modificada.
4. Encontre na literatura um estudo clínico demonstrando a comparação entre comprimido de liberação modificada e imediata em relação à eficácia clínica e determine qual seria o preferido em termos de aceitação e adesão ao tratamento pelo paciente, bioequivalência e custos. Explique a razão de sua escolha.
5. Selecione um comprimido de liberação modificada cuja monografia conste na USP e identifique e descreva seus componentes principais.

REFERÊNCIAS

1. IMS Health as reported in the OrlandoSentinel.com, March 12, 2007. Acesso em 05/01/2008.
2. Das NG, Das SK. Controlled-release of oral dosage forms. Formulation, Fill & Finish (Supplement to Pharmaceutical Technology). 2003;27:10–16.
3. Rogers JD, Kwan MC. Pharmacokinetic requirements for controlled-release dosage forms. In: John Urquhart, ed. Controlled-release pharmaceuticals. Washington: Academy of Pharmaceutical Sciences, American Pharmaceutical Association, 1979; 95–119.
4. Bogner RH. Bioavailability and bioequivalence of extended-release oral dosage forms. US Pharmacist 1997; 22(Suppl):3–12.
5. Madan PL. Sustained-release drug delivery systems, part II: preformulation considerations. Pharm Manufact 1985; 2:41–45.
6. Madan PL. Sustained-release drug delivery systems, part I: an overview. Pharm Manufact 1985; 2:23–27.
7. AAPS/FDA Workshop Committee. Scale-up of oral extended-release dosage forms. Pharm Technol 1995; 19:46–54.
8. United States Pharmacopeia 32–National Formulary 27. Rockville, MD: U.S. Pharmacopeial Convention, 2009.
9. Guidance for industry. Extended Release Oral Dosage Forms: Development, Evaluation, and Application of *In Vitro/In Vivo* Correlations. Rockville, MD: Center for Drug Evaluation and Research, Food & Drug Administration, 1997.
10. Madan PL. Sustained release dosage forms. US Pharmacist 1990; 15:39–50.
11. Celphere Microcrystalline Cellulose Spheres. Philadelphia: FMC Corporation, 1996.
12. Aquacoat Aqueous Polymeric Dispersion. Philadelphia: FMC Corporation, 1991.
13. Surelease Aqueous Controlled Release Coating System. West Point, PA: Colorcon, 1990.
14. Butler J, Cumming I, Brown J, et al. A novel multiunit controlled-release system. Pharm Technol 1998; 22:122–138.
15. Yazici E, Oner L, Kas HS, et al. Phenytoin sodium microcapsules: Bench scale formulation, process characterization and release kinetics. Pharmaceut Dev Technol 1996; 1:175–183.
16. Sheskey PJ. Cabelka TD, Robb RT, et al. Use of roller compaction in the preparation of controlled-release hydrophilic matrix tablets containing methylcellulose and hydroxypropyl methylcellulose polymers. Pharm Technol 1994; 18:132–150.
17. Formulating for Controlled Release with Methocel Premium Cellulose Ethers. Midland, MI: Dow Chemical, 1995.
18. Devane J. Butter J. The impact of *in vitro–in vivo* relationships on product development. Pharm Technol 1997; 21:146–159.
19. http://www.ismp.org/tools/donotcrush.pdf. Acesso em 01/05/2008.
20. Beckwith MC, Barton RG, Graves C. A guide to drug therapy in patients with enteral feeding tubes: dosage form selection and administration methods. Hosp Pharm 1997; 32:57–64.

SEÇÃO IV
FORMAS FARMACÊUTICAS SEMISSÓLIDAS E SISTEMAS TRANSDÉRMICOS

CAPÍTULO 10 Pomadas, cremes e géis

OBJETIVOS

Após ler este capítulo, o estudante deverá ser capaz de:

1. Diferenciar entre os vários tipos de bases de pomadas, segundo suas propriedades químicas e físicas.
2. Listar os critérios para a seleção de uma base de pomada para tratar uma patologia tópica.
3. Descrever os métodos para incorporar ingredientes ativos em uma base de pomada.
4. Explicar a diferença entre uma pomada, um creme e um gel.
5. Comparar e diferenciar uma base de pomada oftálmica e uma base de pomada tópica, para aplicação na pele.
6. Listar as vantagens e desvantagens de administrar fármacos pela via retal e pela via vaginal.
7. Listar as orientações que o farmacêutico deve fornecer ao paciente em relação a cada via de administração usada para a aplicação de produtos tópicos.

Pomadas, cremes e géis são formas farmacêuticas semissólidas destinadas à aplicação tópica. Elas podem ser aplicadas sobre a pele ou na superfície do olho, ou, ainda, utilizadas por via nasal, vaginal ou retal. A maioria delas é empregada conforme efeitos dos agentes terapêuticos que possui. As preparações não medicamentosas são utilizadas devido a seus efeitos físicos como protetoras ou lubrificantes.

As preparações tópicas são usadas tanto por seus efeitos locais quanto sistêmicos. A absorção sistêmica deve ser sempre considerada quando a preparação é utilizada por gestantes ou lactantes, uma vez que o fármaco pode chegar ao bebê pela corrente sanguínea fetal ou pelo leite materno.

A aplicação de uma preparação tópica tem como objetivo os efeitos locais ou a absorção sistêmica. A seguinte diferenciação é importante quando se trata de preparações dermatológicas: um produto *dermatológico tópico* libera o fármaco *na pele* para o tratamento de alterações dérmicas, *sendo a pele o órgão-alvo*. Um produto *transdérmico* libera o fármaco *através da pele* (absorção percutânea) para a circulação geral a fim de obter efeitos sistêmicos; nessa modalidade de administração *a pele não é o órgão-alvo* (1).

POMADAS

Pomadas são preparações semissólidas destinadas à aplicação sobre a pele ou as membranas mucosas, podendo conter substâncias medicamentosas ou não. Pomadas que não contêm fármacos são utilizadas de acordo com seus efeitos físicos, como protetoras, emolientes ou lubrificantes. As *bases de pomadas* podem ser empregadas por seus efeitos físicos ou como veículo para pomadas medicamentosas.

BASES DE POMADAS

As bases de pomadas são classificadas pela United States Pharmacopeia (USP) (2) em quatro grupos: (a) bases hidrofóbicas, (b) bases de absorção, (c) bases removíveis por água e (d) bases hidrossolúveis.

Bases hidrofóbicas

As bases hidrofóbicas também recebem a denominação de *bases de hidrocarbonetos*. Quando aplicadas sobre a pele, produzem efeito emoliente, protegem contra a perda de umidade e agem como agentes oclusivos; podem permanecer sobre a pele por longos períodos sem ressecar e, por serem imiscíveis com água, são de difícil remoção por lavagem. Água e soluções aquosas podem ser incorporadas, mas somente em quantidades muito pequenas e com dificuldade. Vaselina, vaselina sólida, pomada branca e pomada amarela são exemplos de bases de hidrocarbonetos.

Quando se deseja a incorporação de pós em uma base hidrofóbica, a vaselina líquida (óleo mineral) pode ser utilizada como agente de levigação.

Vaselina (petrolato) USP. É uma mistura purificada de hidrocarbonetos semissólidos obtidos do petróleo. A vaselina é uma massa untuosa, com variação de cor entre amarelada e âmbar claro. Funde-se sob a temperatura de 38 a 60°C e pode ser utilizada isoladamente como base para pomadas ou em combinação com outros agentes. Sinônimos: petrolato amarelo e petrolato gel. Produto comercial: vaselina (Chesebrough-Ponds).

Vaselina branca USP. É uma mistura purificada de hidrocarbonetos semissólidos derivados do petróleo, total ou parcialmente descolorida. É usada com os mesmos objetivos da vaselina, mas, por apresentar uma cor menos intensa, é considerada esteticamente mais aceitável por farmacêuticos e pacientes. A vaselina branca é também chamada de gel de vaselina branca. Nome comercial: vaselina branca (Chesebrough-Ponds).

Pomada amarela USP. Apresenta a seguinte fórmula para a preparação de 1.000 g:

Cera amarela	50 g
Vaselina	950 g

A cera amarela é uma cera purificada obtida de favos de abelha (*Apis mellifera*). A pomada é preparada pela fusão da cera amarela em banho-maria, seguida de adição da vaselina – até a obtenção de uma mistura uniforme – e agitação até completo resfriamento. Também chamada de pomada simples, essa preparação possui uma viscosidade ligeiramente superior à da vaselina pura.

Pomada branca USP. Difere da pomada amarela pela substituição na fórmula por cera (cera purificada e submetida a branqueamento) e vaselina brancas.

Bases de absorção

As bases de absorção podem ser de dois tipos: (a) as que permitem a incorporação de soluções aquosas, resultando na formação de uma emulsão água-em-óleo (A/O) (p. ex., petrolato hidrofílico), e (b) aquelas que já são emulsões A/O (bases emulsionadas), que possibilitam a incorporação de quantidades adicionais de soluções aquosas (p. ex., lanolina). Essas bases são utilizadas como emolientes, embora não ofereçam o mesmo grau de oclusão das hidrofóbicas. Elas não são facilmente removidas da pele por lavagem, uma vez que a fase externa da emulsão é oleosa. As bases de absorção são úteis como adjuvantes farmacêuticos por permitirem a incorporação de pequenos volumes de soluções aquosas em bases hidrofóbicas. Tal processo é realizado mediante a adição de uma solução aquosa na base de absorção e posterior incorporação da mistura na base hidrofóbica.

Petrolato hidrofílico USP. Apresenta a seguinte fórmula para a preparação de 1.000 g:

Colesterol	30 g
Álcool estearílico	30 g
Cera branca	80 g
Vaselina branca	860 g

Essa formulação é preparada por fusão do álcool estearílico e da cera branca em banho-maria, adicionando-se o colesterol sob agitação até completa dissolução. Posteriormente, é acrescida a vaselina branca, mantendo-se a agitação até o resfriamento total.

O produto comercial, Aquafor, uma variação do petrolato hidrofílico, tem a capacidade de absorver pelo menos três vezes a sua massa em água e é ideal para incorporar um fármaco hidrossolúvel, como o sulfato de tobramicina, em uma base hidrofóbica. Esse método é utilizado na preparação de pomadas oftálmicas. O Eucerin é uma emulsão A/O a 50%.

Lanolina USP (lanolina anidra): obtida da lã de ovelha (*Ovis aries*), é uma substância gordurosa purificada, ou seja, que foi limpa, desodorizada e descolorida. Contém um máximo de 0,25% de água. Uma quantidade adicional de água pode ser incorporada à lanolina por mistura. A *lanolina modificada USP* é processada para reduzir o conteúdo de álcoois de lanolina livres e quaisquer resíduos de detergentes e pesticidas.

Bases removíveis pela água

As bases removíveis pela água são emulsões óleo-em-água (O/A) semelhantes aos cremes. Devido à sua fase externa aquosa, são facilmente retiradas da pele com água, por isso são também chamadas de bases laváveis. Elas podem ser diluídas com água ou soluções aquosas absorver descargas serosas. A *pomada hidrofílica USP* é um exemplo desse tipo de base.

Pomada hidrofílica USP. Apresenta a seguinte fórmula para a preparação de cerca de 1.000 g:

Componente	*Quantidade (gramas)*
Metilparabeno	0,25
Propilparabeno	0,15
Laurilsulfato de sódio	10
Propilenoglicol	120
Álcool estearílico	250
Vaselina branca	250
Água purificada	370

A vaselina branca e o álcool estearílico são fundidos juntos a cerca de 75°C. Os outros agentes, previamente dissolvidos na água purificada, são adicionados à mistura, que permanece sob agitação até que esteja fria por completo. O laurilsulfato de sódio é o agente emulsificante; a vaselina branca e o álcool estearílico constituem a fase oleosa da emulsão; e os outros componentes compõem a fase aquosa. O metilparabeno e o propilparabeno são conservantes antimicrobianos.

Bases hidrossolúveis

As bases hidrossolúveis não contêm componentes oleosos. Elas são completamente laváveis e por isso são chamadas de "não oleosas". Como amolecem muito com a adição de água, não são adequadas para a incorporação de grandes quantidades de soluções aquosas, sendo utilizadas principalmente para a veiculação de substâncias sólidas. A pomada de polietilenoglicol (PEG) National Formulary (NF) é o protótipo desse tipo de base de pomada.

Pomada de polietilenoglicol NF. O PEG é um polímero de óxido de etileno e água representado pela fórmula $H(OCH_2CH_2)_nOH$, sendo que o *n* é o número médio de grupos oxietileno. A designação numérica associada ao PEG refere-se à massa molecular média do polímero. PEGs com massa molecular inferior a 600 são líquidos claros e inodoros; aqueles com massa molecular superior a mil apresentam a consistência semelhante às ceras; os que possuem massa molecular entre esses valores são semissólidos. Logo, quanto maior a massa molecular, maior a viscosidade. Segundo o NF, a massa molecular dos PEGs varia entre 200 e 8.000.

A fórmula geral para preparação de 1.000 g de pomada é:

PEG 3350	400 g
PEG 400	600 g

A combinação do PEG 3350, um sólido, com o PEG 400, um líquido, resulta em uma preparação semissólida bastante versátil. Se for requerida uma pomada mais firme, a fórmula pode ser alterada de modo a conter quantidades iguais dos dois excipientes. Se for desejável incorporar uma solução aquosa a essa base, a substituição de 50 g do PEG 3350 por uma quantidade igual de álcool estearílico será ideal para tornar o produto final mais firme.

SELEÇÃO DA BASE APROPRIADA

A seleção da base a ser utilizada na formulação de uma pomada depende da avaliação cuidadosa de vários fatores, a saber:

- A velocidade necessária de liberação do fármaco a partir da base de pomada
- Se a absorção deve ser percutânea ou tópica
- Se for desejável a oclusão da umidade da pele
- A estabilidade do fármaco na base de pomada
- A influência do fármaco sobre a consistência ou outras propriedades da base
- Se for desejável que a base seja facilmente removida por lavagem com água
- As características da superfície na qual será aplicada a pomada

Por exemplo, uma pomada é em geral aplicada sobre a pele seca e sem pelos; um creme, sobre superfícies úmidas e com exsudatos; e uma loção, em áreas onde pode ocorrer fricção, como entre as coxas ou nas axilas. A base que proporcionar a melhor combinação entre os atributos requeridos é considerada a mais adequada.

PREPARAÇÃO DE POMADAS

As pomadas são preparadas por dois métodos gerais: (a) incorporação e (b) fusão, dependendo principalmente da natureza de seus componentes.

Incorporação

Os componentes são misturados até ser obtida uma preparação uniforme (Fig. 10.1). Em pequena escala, como nas preparações extemporâneas, o farmacêutico pode misturar a pomada usando gral e pistilo. Uma espátula também pode ser usada para misturar os componentes por espatulação em pedra de pomada (placa de vidro, porcelana ou mármore). Alguns farmacêuticos usam um tipo de papel não absorvente e descartável para recobrir a superfície de trabalho, facilitando, assim, a limpeza da pedra de pomada. Se o papel for utilizado, é preferível que ele não permaneça muito tempo em contato com a pomada, uma vez que pode amolecer e rasgar.

Outros utilizam um moinho para pomada, um gral e pistilo eletrônico, ou um equipamento chamado Unguator, que permite ao farmacêutico colocar os componentes em um recipiente de plástico e fechá-lo com uma tampa especial, a qual possibilita a realização da mistura dos componentes no frasco de dispensação. Esses equipamentos podem ser controlados manualmente ou por um programa de computador. (Figs 10.2 a 10.4)

Incorporação de sólidos. Ao preparar uma pomada por espatulação, o farmacêutico costuma trabalhar com uma espátula de aço inoxidável de lâmina longa e larga e remove periodicamente o acúmulo de pomada nessa espátula com o auxílio de outra, de tamanho menor. Se algum componente da pomada reage com metal (p. ex., os iodetos), podem ser usadas espátulas de borracha dura. A pomada é preparada triturando e espatulando os componentes misturados sobre uma superfície dura até que o produto esteja liso e uniforme. A base para pomada é colocada em uma extremidade da superfície de trabalho, e os componentes sólidos, previamente reduzidos a pós finos e misturados por completo em um gral, são posicionados na outra extremidade. Uma pequena porção do pó é misturada com uma porção da base até que seja obtida uma mistura homogênea. A mistura, por diluição geométrica, é repetida até que todas as porções de pó e de base estejam combinadas e misturadas de maneira uniforme.

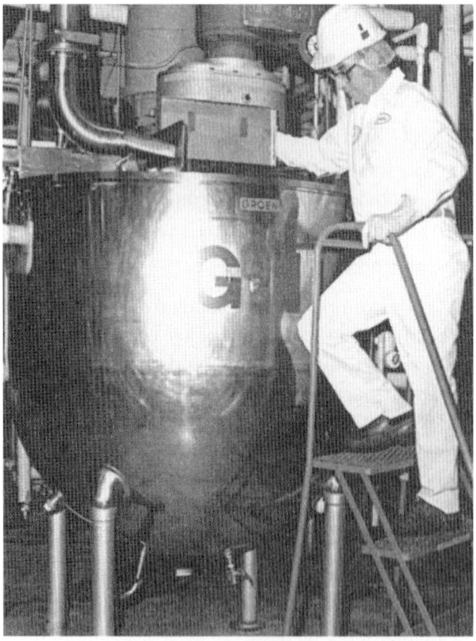

FIGURA 10.1 Cremes e pomadas em lotes de até 1.500 kg são fabricados em tanques de aço inoxidável, com agitação planetária e um homogeneizador embutido. (Cortesia de Lederle Laboratories.)

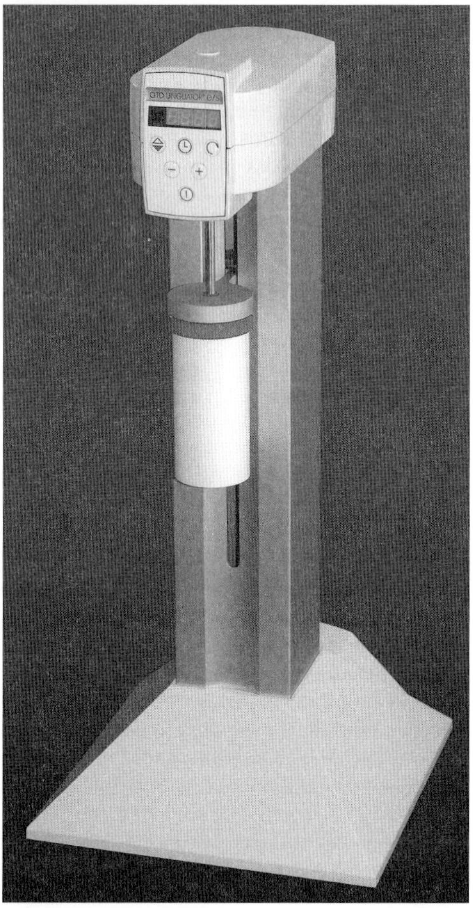

FIGURA 10.2 Gral e pistilo eletrônico Unguator modelo B-R. (Cortesia de Health Engineering Systems.)

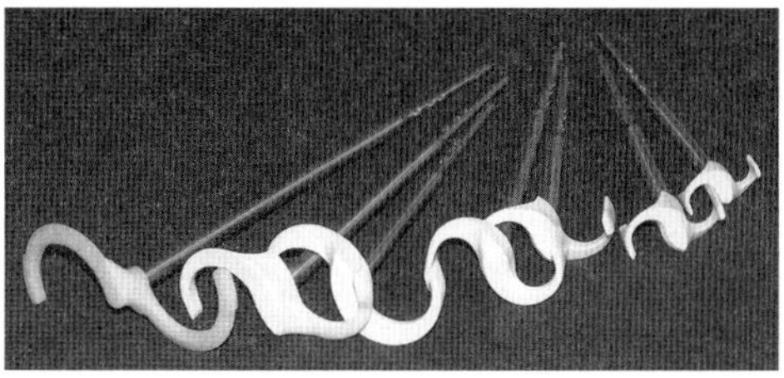

FIGURA 10.3 Exemplos de hélices de mistura usadas no gral e pistilo eletrônico Unguator. (Cortesia de Health Engineering Systems.)

Com frequência, é desejável a redução do tamanho de partícula de um pó ou material cristalino antes de sua incorporação à base para pomada, para evitar que o produto final seja áspero. Isso pode ser obtido por *levigação*, que consiste na mistura do material sólido com um veículo no qual ele é insolúvel, para conseguir uma dispersão lisa. O agente de levigação (p. ex., óleo mineral para bases com fase externa oleosa e glicerina para fase externa aquosa) deve apresentar compatibilidade física e química com o fármaco e a base. O volume do agente de levigação deve ser similar ao do material sólido. Um gral e um pistilo podem ser utilizados na levigação, permitindo a redução simultânea do tamanho de partícula e a dispersão da substância no veículo. Após a levigação, a dispersão é incorporada na base para pomada por espatulação ou por meio da utilização

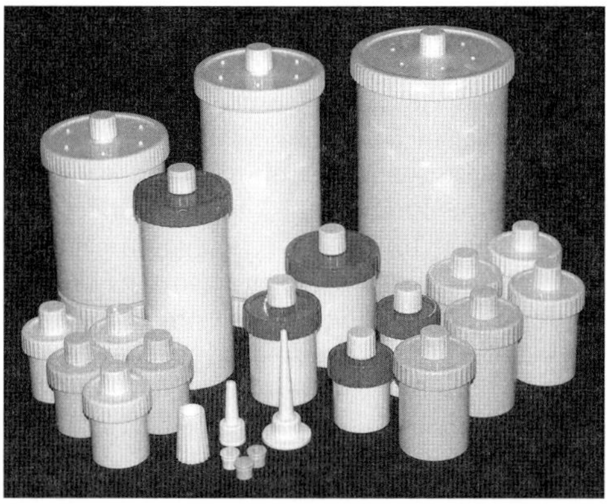

FIGURA 10.4 Recipientes para uso no gral e pistilo eletrônico Unguator. A mistura ocorre dentro do recipiente que também serve para a dispensação. Eles possuem um fundo que se eleva e uma tampa que, quando removida, permite que o produto seja liberado. (Cortesia de Health Engineering Systems.)

de gral e pistilo, até uma preparação uniforme ser obtida.

Sólidos solúveis em solventes comuns (p. ex., água ou álcool) que não afetem a estabilidade do fármaco nem a eficácia do produto podem ser previamente dissolvidos e, então, adicionados à pomada na forma de solução, por espatulação ou emprego de gral e pistilo. Esses últimos são mais adequados quando grandes volumes de líquido são adicionados, pois evitam as perdas por escoamento que poderiam ocorrer em uma pedra de pomada.

Para a incorporação de um material pegajoso, como a cânfora, pode ser utilizada a pulverização por intervenção. O material é dissolvido em um solvente e espalhado sobre uma superfície lisa e impermeável. O solvente evapora, originando um filme fino do material, sobre o qual os outros componentes são espalhados. O material resultante é então incorporado aos componentes por espatulação.

Incorporação de líquidos. Substâncias líquidas ou soluções de fármacos, como já descrito, são adicionadas a pomadas apenas depois da devida consideração acerca da capacidade da base de pomada em incorporar o volume requerido. Por exemplo, apenas uma quantidade muito pequena de solução aquosa pode ser incorporada em uma pomada hidrofóbica, enquanto uma pomada hidrofílica aceita facilmente soluções aquosas. Quando é necessário o acréscimo de uma solução aquosa em uma base hidrofóbica, a solução pode antes ser incorporada em uma quantidade mínima de uma base hidrofílica e, a seguir, a mistura é adicionada à base hidrofóbica. Entretanto, todas as bases, mesmo as hidrofílicas, apresentam limites na capacidade de retenção de líquidos: níveis acima desses limites produzem bases moles ou semilíquidas.

Pequenos volumes de soluções alcoólicas podem ser adicionados com facilidade em veículos oleosos ou bases emulsionadas. Bálsamos naturais, como o bálsamo-do-peru, em geral são misturados a uma quantidade equivalente de óleo de mamona antes da incorporação na base. Esse procedimento reduz a tensão da superfície do bálsamo e permite sua distribuição uniforme na pomada.

Na produção em grande escala, moinhos de rolos forçam a passagem da massa pré-misturada entre cilindros de aço inoxidável ou de cerâmica para produzir pomadas de composição uniforme e textura lisa (Fig. 10.5). Moinhos de rolos de pe-

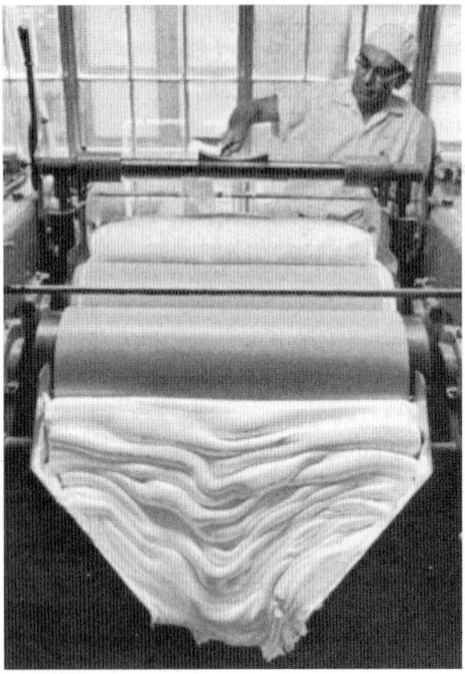

FIGURA 10.5 Moinho de rolos de pomadas. Os padrões de qualidade exigem a ausência de partículas visíveis em microscópio com aumento de 10 vezes após a passagem pela máquina. (Cortesia de Eli Lilly and Company.)

queno porte são utilizados em laboratórios de desenvolvimento, onde podem ser úteis na produção de lotes de baixa quantidade, ou em farmácias de manipulação.

Fusão

No método de fusão, todos ou alguns componentes de uma pomada são combinados e fundidos juntos e, em seguida, mantidos sob agitação constante até o resfriamento e a solidificação. Os componentes que não foram fundidos são adicionados à mistura antes da solidificação completa, mantendo a agitação. Naturalmente, os componentes termolábeis e voláteis são adicionados depois, quando a temperatura da mistura está baixa o suficiente para não produzir decomposição ou volatilização. Substâncias podem ser adicionadas à mistura que está solidificando na forma de soluções ou de pós insolúveis levigados com uma porção da base. Em pequena escala, a fusão pode ser realizada em uma cápsula de porcelana ou em um béquer de vidro. Em grande escala, costuma ser realizada em tanques de dupla camisa, com aquecimento a vapor. Depois de solidificada, pode ser passada por um moinho de rolos (produção em grande escala) ou submetida à espatulação ou trituração em gral, para garantir uma textura uniforme.

Muitas pomadas medicinais e bases de pomada contêm substâncias que não podem ser incorporadas por mistura, como cera de abelhas, parafina, álcool estearílico e PEGs de elevada massa molecular e, portanto, devem ser preparadas por fusão. De forma geral, os materiais de maior ponto de fusão são aquecidos até atingir a temperatura mínima requerida para ocorrer a fusão. Os demais materiais (com menor ponto de fusão) são adicionados durante o resfriamento, sob agitação constante. Dessa forma, nenhum componente é submetido a temperaturas mais elevadas do que a necessária para obter a fusão. Como método alternativo, pode-se fundir inicialmente o componente com o menor ponto de fusão e acrescentar os componentes remanescentes em ordem crescente de ponto de fusão ou, ainda, fundir todos os componentes juntos, aumentando a temperatura de modo muito lento. Nesses métodos, uma temperatura mais baixa em geral é suficiente para obter a fusão, devido à ação solvente exercida pelo primeiro componente fundido sobre os demais.

Na preparação de pomadas do tipo emulsão, o método de preparação envolve fusão e emulsificação. Os componentes imiscíveis em água, como os óleos e as ceras, são fundidos juntos em banho-maria até uma temperatura aproximada de 70 a 75°C. Ao mesmo tempo, uma solução aquosa de todos os componentes termoestáveis e hidrossolúveis é aquecida a essa mesma temperatura. Em seguida, a solução aquosa é vertida lentamente, com agitação mecânica, sobre a mistura fundida dos componentes oleosos. A temperatura é mantida por 5 ou 10 minutos e, a seguir, inicia-se a etapa de resfriamento, sob agitação lenta, até que a preparação solidifique. Esse procedimento é importante porque se a solução aquosa não estiver na mesma temperatura da fase oleosa fundida, algumas ceras poderão solidificar com a adição da solução aquosa mais fria.

EXIGÊNCIAS FARMACOPEICAS PARA POMADAS (2)

Para pomadas e outras formas farmacêuticas semissólidas, a USP preconiza testes para *carga microbiana, conteúdo mínimo, armazenamento e rotulagem*. Como será abordado posteriormente neste capítulo, as pomadas oftálmicas devem ser avaliadas quanto à *esterilidade e o teor de metais*.

CARGA MICROBIANA

Com exceção das pomadas oftálmicas, as preparações tópicas não precisam cumprir o requisito de esterilidade. Elas devem, entretanto, apresentar padrões aceitáveis de carga microbiana, e as formulações propensas ao crescimento de microrganismos devem conter conservantes. As preparações que possuem água permitem o maior crescimento microbiano do que as anidras. Os conservantes microbianos mais utilizados em preparações tópicas são metilparabeno, propilparabeno, fenóis, ácido benzoico, ácido sórbico e os sais de amônio quaternário.

Os limites microbiológicos estão estabelecidos em monografias na USP. Por exemplo, a pomada de valerato de betametasona USP deve submeter-se a *testes que indiquem a ausência de* Staphylococcus aureus *e* Pseudomonas aeruginosa. Esses microrganismos têm especial importância em preparações dermatológicas devido à capacidade de infectar a pele quando sua integridade já está comprometida e o produto é utilizado pelo paciente.

No capítulo da USP intitulado "Requisitos microbiológicos dos produtos farmacêuticos não estéreis", é enfatizada a adesão estrita ao controle do ambiente e às Boas Práticas de Fabricação, para minimizar o tipo e o número de microrganismos em produtos farmacêuticos não estéreis (2). Esses procedimentos envolvem análise da matéria-prima, uso de água de qualidade aceitável, controle de processo e análise do produto final. A USP determina que certos produtos devem ser submetidos a análises microbiológicas de rotina devido à forma de utilização. Assim, produtos dermatológicos devem ser examinados para *P. aeruginosa* e *S. aureus*, e os destinados às vias retal, uretral ou vaginal também devem ser testados para leveduras e fungos, que podem contaminar facilmente esses locais de aplicação.

CONTEÚDO MÍNIMO

Tal ensaio preconizado pela USP consiste na determinação da massa ou do volume do produto contido na embalagem, para garantir que a quantidade seja equivalente àquela declarada no rótulo.

ACONDICIONAMENTO, ARMAZENAMENTO E ROTULAGEM

As pomadas e outras preparações semissólidas são geralmente acondicionadas em frascos de boca larga ou tubos de metal ou plástico. As preparações semissólidas devem ser armazenadas em recipientes bem fechados para serem protegidas de possíveis contaminações e em local fresco para evitar a separação do produto por calor. Quando requerido, preparações fotossensíveis são acondicionadas em frascos opacos ou resistentes à luz.

Além das exigências usuais para produtos farmacêuticos, a USP orienta que a rotulagem para certas pomadas e cremes deve incluir o tipo da base utilizada (p. ex., solúvel ou insolúvel em água).

OUTROS REQUISITOS

Além dos ensaios exigidos pela USP, o manipulador deve avaliar com frequência as preparações quanto a viscosidade e liberação *in vitro*, para assegurar a uniformidade intra e interlotes (3,4). Os testes de liberação *in vitro* incluem estudos em células de difusão, os quais determinam o perfil de liberação do fármaco a partir do produto semissólido.

CREMES

Os *cremes* farmacêuticos são preparações semissólidas que contêm um ou mais agentes medicinais dissolvidos ou dispersos em emulsões óleo-em-água (O/A) ou A/O ou em outros tipos de bases removíveis por água. Os chamados cremes evanescentes são emulsões de O/A que apresentam grande porcentagem de água e ácido esteárico ou outros componentes oleosos. Após a aplicação do creme, a água evapora, deixando um fino filme de ácido esteárico ou de outro componente oleoso. O Capítulo 14 discute os tipos de emulsão, suas características físicas e as técnicas de preparação.

Os cremes são utilizados principalmente em produtos para aplicação tópica sobre a pele e naqueles de aplicação retal ou vaginal. Muitos pacientes e médicos preferem os cremes às pomadas devido à maior facilidade de espalhamento e remoção. A indústria farmacêutica em geral produz formulações tópicas de um fármaco em forma de pomada e de creme, para satisfazer a preferência de pacientes e médicos.

GÉIS

Os *géis* são sistemas semissólidos que consistem em dispersões de pequenas ou grandes moléculas em um veículo líquido aquoso que adquire consistência semelhante às geleias pela adição de um *agente gelificante*. Os agentes gelificantes usados incluem as macromoléculas sintéticas, como o carbômero 934; os derivados de celulose, como a carboximetilcelulose ou a hidroxipropilmetilcelulose; e as gomas naturais, como a goma adragante. Os carbômeros são polímeros hidrossolúveis de massa molecular elevada do ácido acrílico, reticulados com ésteres alílicos de sacarose e/ou pentaeritritol. O NF contém monografias de seis deles, a saber: os carbômeros 910, 934, 934P, 940 e 1.342. A viscosidade desses polímeros depende de sua composição, e eles são utilizados como agentes gelificantes em concentrações de 0,5 a 2,0% em água. O carbômero 940 produz a maior viscosidade, entre 40 mil e 60 mil centipoises sob a dispersão aquosa a 0,5%. Os géis também são chamados de *geleias (jellies)*.

Os *géis de fase única* são aqueles nos quais as macromoléculas estão uniformemente distribuídas por todo o líquido, sem ligações aparentes entre elas e o líquido. Um gel constituído de flóculos de pequenas partículas distintas é denominado de sistema de *duas fases*, também chamado de *magma*. O leite de magnésia (ou magma de magnésia), um precipitado gelatinoso de hidróxido de magnésio, é um sistema desse tipo. Os géis podem se tornar mais espessos em repouso, formando sistemas tixotrópicos, portanto, devem ser agitados antes do uso para que fiquem mais líquidos e, assim, capazes de fluir.

Além do agente gelificante e da água, as formulações de géis podem conter fármacos; solventes, como álcool e/ou propilenoglicol; conservantes antimicrobianos, como metil e propilparabeno ou gluconato de clorexidina; e estabilizantes, como o ácido etilenodiaminotetracético (EDTA) sódico. Géis medicamentosos podem ser preparados para administração por diversas vias, incluindo percutânea, ocular, nasal, vaginal e retal.

PREPARAÇÕES TRANSDÉRMICAS

Nos últimos anos, houve um crescimento no número de produtos tópicos do tipo pomadas, cremes e géis para a administração sistêmica de fármacos. Essas preparações frequentemente contêm promotores de absorção no veículo, tais como: dimetilsulfóxido (DMSO), etanol, propilenoglicol, glicerina, PEG, ureia, dimetilacetamida, laurilsulfato de sódio, os *poloxamers*, *spans*, *tweens*, lecitina, terpenos e muitos outros.

Uma preparação transdérmica bastante utilizada é o organogel Pluronic-lecitina, que consiste em um gel de Pluronic (*poloxamer*) F127 (em geral sob concentrações de 20 ou 30%), misturado na proporção de aproximadamente 1:5 com uma mistura em partes iguais de palmitato de isopropila e lecitina. Esse veículo na forma de gel possibilita a penetração rápida de muitos fármacos pela pele.

OUTRAS PREPARAÇÕES SEMISSÓLIDAS: PASTAS, EMPLASTROS E GLICEROGELATINAS

PASTAS

As pastas são preparações semissólidas destinadas à aplicação sobre a pele; geralmente contêm uma proporção maior de material sólido (cerca de 25% ou mais) do que as pomadas e, por isso, apresentam consistência firme.

As pastas podem ser preparadas da mesma maneira que as pomadas, por mistura direta ou com uso de calor, para amolecer a base antes da inclusão dos sólidos, que devem ser triturados e tamisados com antecedência. Entretanto, quando um agente de levigação for utilizado para obter maior homogeneidade dos pós, é preferível usar uma porção da base, porque um líquido pode diminuir muito a consistência da pasta.

Devido à dureza que caracteriza as pastas, elas permanecem no local de aplicação e são empregadas com eficácia na absorção de secreções serosas. Contudo, devido a dureza e impenetrabilidade, as pastas não são adequadas para aplicação em regiões do corpo que tenham pêlos.

Dentre as poucas pastas em uso atualmente, encontra-se a pasta de óxido de zinco (pasta de Lassar), que é preparada pela mistura de 25% de óxido de zinco e 25% de amido em vaselina branca. Esse produto, com consistência bastante firme, é mais eficaz para proteger a pele e absorver secreções do que a pomada de óxido de zinco.

EMPLASTROS

Os emplastros são massas adesivas sólidas ou semissólidas espalhadas em uma cobertura de papel, tecido, molesquim (tipo de tecido que imita o couro) ou plástico. O material adesivo usado pode conter uma base emborrachada ou uma resina sintética. Os emplastros são aplicados sobre a pele para proporcionar um contato prolongado com o local de ação. Os emplastros não medicamentosos são empregados para proteção ou suporte mecânico. Tiras adesivas costumavam ser usadas como emplastros e são bem conhecidas.

Os emplastros medicinais produzem efeitos no local da aplicação. Eles podem ser cortados do tamanho da superfície corporal a ser coberta. O emplastro de ácido salicílico, um dos poucos ainda utilizados, é aplicado nos dedos dos pés para a remoção de calos. As camadas endurecidas da pele são removidas pela ação queratolítica do ácido salicílico. A faixa de concentração usual de ácido salicílico no emplastro calicida comercial é de 10 a 40%.

GLICEROGELATINAS

As glicerogelatinas são massas plásticas constituídas de gelatina (15%), glicerina (40%), água (35%), além de uma substância medicinal (10%), como o óxido de zinco. Essas formulações são preparadas inicialmente pelo amolecimento da gelatina em água por cerca de 10 minutos, seguido do aquecimento em banho-maria até a completa dissolução da gelatina, da adição da substância ativa à glicerina e da agitação constante da mistura até seu resfriamento e sua solidificação.

As glicerogelatinas permanecem sobre a pele por longos períodos. Elas devem ser fundidas antes da aplicação, resfriadas até temperatura ligeiramente acima da corporal e aplicadas sobre a área afetada com uma escova fina. Após a aplicação, a glicerogelatina endurece e é coberta com bandagem, permanecendo no local por semanas. A glicerogelatina oficial mais recente é a de zinco, empregada para o tratamento de úlceras varicosas. Essa preparação também é chamada de *botina de zinco-gelatina*, por sua habilidade em formar uma bandagem de compressão.

ACONDICIONAMENTO DAS PREPARAÇÕES SEMISSÓLIDAS

Os produtos dermatológicos tópicos são acondicionados em potes ou tubos, enquanto os produtos semissólidos nasais, oftálmicos, vaginais e retais são quase sempre depositados em tubos.

Os chamados potes de pomada são de vidro ou plástico, transparentes ou opacos. Alguns são coloridos, verde, âmbar ou azul. Os potes opacos, utilizados para produtos fotossensíveis, podem ser de porcelana branca, verde-escura ou âmbar. Os potes de pomada vazios comercialmente disponíveis têm tamanho variável entre 14 e 450 g*.

Na produção industrial de produtos tópicos, os potes e tubos são inicialmente avaliados quanto a compatibilidade e influência sobre a estabilidade dos produtos a serem acondicionados. Os testes de estabilidade são realizados em potes contendo o produto e incluem ensaios a temperatura ambiente (p. ex., 20°C) e em condições de estabilidade acelerada (p. ex., 40 e 50°C).

O uso de tubos para acondicionar produtos tópicos está aumentando, pois são mais leves, relativamente baratos, convenientes para a aplicação, compatíveis com um grande número de componentes utilizados nas formulações e, sobretudo, proporcionam maior proteção contra agentes contaminantes externos e condições ambientais do que os frascos (5).

Os tubos de pomada podem ser de alumínio ou plástico. Quando a pomada é destinada à aplicação ocular, retal, vaginal, auricular ou nasal, o material de acondicionamento costuma ser dotado de um batoque aplicador especial. Os tubos de alumínio geralmente são revestidos de resina epóxi ou vinílica, ou, ainda, laqueados para eliminar possíveis interações entre o conteúdo e a embalagem. Os tubos plásticos são de polietileno de alta ou baixa densidade (HDPE ou LDPE) ou misturas dos dois tipos, polipropileno (PP), tereftalato de polietileno (PET) e plásticos ou papéis laminados, algumas vezes contendo 10 camadas finas sobrepostas.

Cada tipo de plástico apresenta características especiais e vantagens. Por exemplo, o LDPE é macio e resistente, e constitui uma boa barreira contra a umidade. O HDPE representa uma barreira superior à umidade, mas é menos resistente. O PP tem alto nível de resistência ao calor, e o PET possui transparência e alto grau de compatibilidade química. Os laminados proporcionam excelente barreira à umidade devido a estrutura laminada, alta durabilidade e compatibilidade. Essas qualidades e flexibilidade justificam a preferência dos farmacêuticos pela utilização de tubos de plástico e de plástico laminado aos tubos metálicos.

---

*N. de R.T. No original: 0,5 onça e 1 libra.

O corpo cilíndrico dos tubos de plástico é produzido por extrusão e posteriormente unido às outras peças, que são desenvolvidas por moldagem. Muitos tubos de dose múltipla apresentam o fechamento convencional com rosca (parafuso). Os tubos para dose única são produzidos com uma extremidade destacável. Também estão disponíveis dosadores, batoques e lacres à prova de crianças (5). Os tubos comercialmente disponíveis têm capacidades de 1,5; 2; 3,5; 5; 15; 30; 45; 60 e 120 g (6). Pomadas, cremes e géis são acondicionados com mais frequência em tubos de 5, 10 e 30 g.

As pomadas oftálmicas costumam ser acondicionadas em pequenos tubos de alumínio ou plástico flexível com capacidade de 3,5 g (cerca de 0,125 oz) de pomada, como mostra a Figura 17.4. Os tubos, esterilizados antes do enchimento em condições assépticas, são fechados com uma ponteira fina e calibrada, que permite a extrusão e a aplicação de bandas finas de pomada na margem interna das pálpebras, onde geralmente se dá a administração.

Seringas para injeção ou uso oral também são utilizadas com sucesso. As vantagens incluem a exclusão do ar do sistema e a aplicação de quantidades exatas por meio da seringa.

Acondicionamento de pomadas em potes

Em pequena escala, as pomadas podem ser acondicionadas pela transferência cuidadosa de uma quantidade pesada do produto para o pote, com o auxílio de uma espátula, introduzindo o conteúdo no centro e nas laterais do pote, evitando a incorporação de ar. O tamanho do pote deve permitir que a superfície da pomada esteja próxima ao topo, mas sem tocar a tampa. Com a espátula, alguns farmacêuticos fazem uma espiral no centro da superfície da pomada. As pomadas preparadas por fusão podem ser introduzidas diretamente no pote, antes do resfriamento, mas esse procedimento necessita cautela para evitar a estratificação dos componentes. Na fabricação em grande escala, máquinas colocam por pressão uma quantidade específica de pomada no interior do pote.

Acondicionamento de pomadas em tubos

Os tubos de pomada são preenchidos pela abertura na base do frasco, oposta à tampa (Fig. 10.6). As pomadas preparadas por fusão podem ser acondicionadas diretamente nos tubos, com precaução, antes de solidificar, mas já com certa viscosidade, para evitar a estratificação dos componentes. Em pequena escala, como nas preparações extemporâneas em farmácias, o tubo pode ser preenchido manualmente (Fig. 10.7) ou por meio de uma máquina envasadora de pequena escala (Fig. 10.8). O tubo cheio é fechado e lacrado. Como pode ser observado na Figura 10.7, o enchimento manual de um tubo de pomada requer algumas etapas, a saber: (a) a pomada é preparada, colocada em um papel encerado ou pergaminho, enrolada como um cilindro, que é inserido na abertura inferior do tubo, e empurrada tanto quanto possível para seu interior; (b) pressionando a espátula contra a porção inferior do tubo, é feita uma marca, perto de sua base; o papel é então removido lentamente, e a pomada permanece no interior do tubo; (c) a parte marcada do tubo é achatada, dobrada e la-

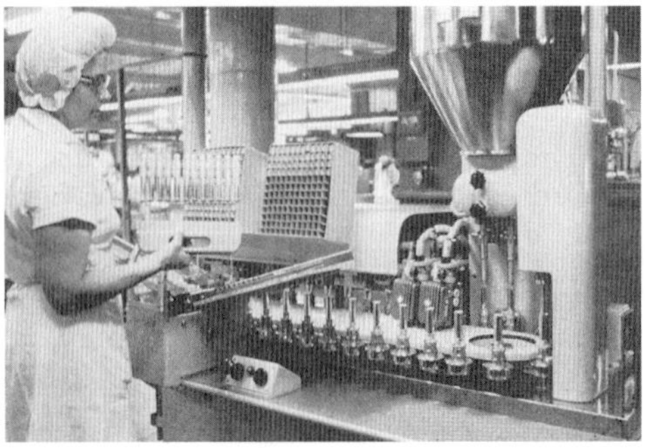

FIGURA 10.6 A máquina de enchimento de tubos Arenco envasa automaticamente 125 tubos por minuto com a quantidade adequada, coloca a tampa, orienta cada tubo por meio de um olho eletrônico, de forma que o rótulo esteja voltado para a frente, e, então, fecha e lacra a parte inferior do tubo. (Cortesia de Eli Lilly and Company.)

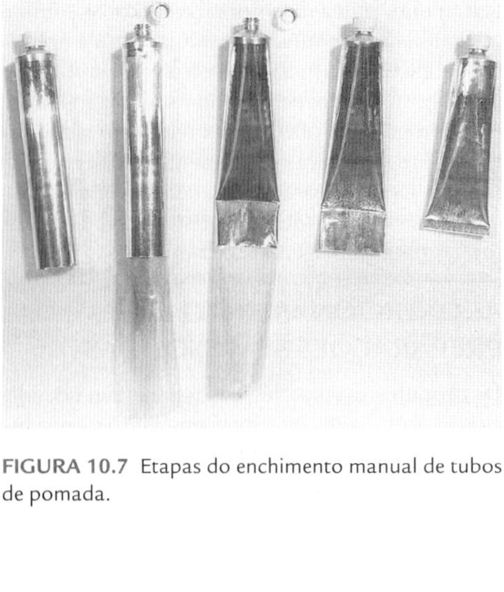

FIGURA 10.7 Etapas do enchimento manual de tubos de pomada.

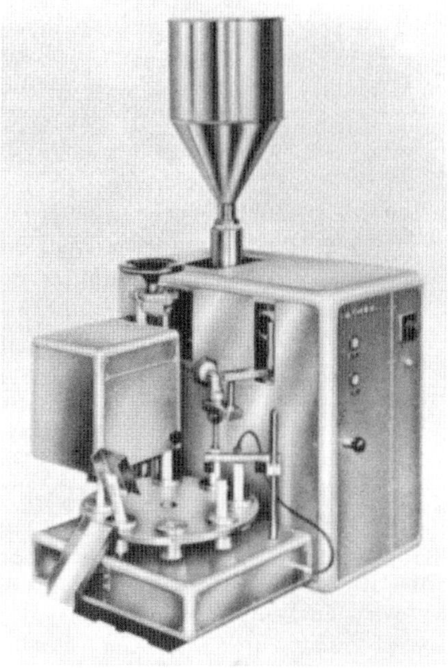

FIGURA 10.8 Aparelho totalmente automático para o enchimento e fechamento de tubos metálicos flexíveis em pequena escala. A capacidade deste aparelho é superior a 60 unidades por minuto. (Cortesia de Chemical and Pharmaceutical Industry Co.)

crada com um aparelho específico (para fazer vincos na parte dobrada do tubo) ou com um clipe.

Os tubos também podem ser preenchidos por meio do sistema "caulking-gun" no qual o semissólido é preenchido dentro da câmara e o produto vai para o tubo. Os tubos podem, então, ser selados a quente, usando um pressionador que sela com calor, para dar uma boa e profissional aparência.

Na indústria, são utilizadas máquinas para encher, fechar, dobrar e lacrar os tubos com as preparações semissólidas (Fig. 10.6). Dependendo do modelo, essas máquinas possuem a capacidade de envasar de 1.000 a 6.000 unidades por hora (5-7). As máquinas rotativas têm quatro estágios: alimentação ou entrada dos tubos; limpeza; enchimento; e fechamento. Os tubos plásticos ou laminados são fechados por calor, lacrados e vincados. Os tubos de metal são fechados, dobrados e lacrados, e pode ser utilizado um selador vinílico, de látex ou laca (5).

Gral e pistilos eletrônicos podem ser usados na preparação de pomadas, cremes ou géis diretamente no recipiente de dispensação. Os componentes da formulação são colocados no recipiente, e a tampa, que contém uma haste com pás, é fechada. A unidade pode ser programada para agitar em diferentes velocidades até que o produto esteja uniforme. A haste é removida, e a tampa, substituída por uma com um orifício para dispensação. Para a administração, a parte inferior do pote é movida para cima, forçando a passagem do produto pelo orifício da tampa. A tampa do orifício é recolocada para fechar o pote.

Acondicionamento de pomada em seringas

As seringas podem ser preenchidas por meio da aspiração da preparação semissólida, com auxílio do êmbolo (pode ser necessário amolecer a preparação com aquecimento leve), ou com a remoção do êmbolo e do preenchimento da seringa pela parte final. O êmbolo pode então ser reinserido. (Tal procedimento pode ser feito colocando um clipe de papel dentro do tubo. O clipe permite a saída de ar até que o êmbolo toque na pomada. O clipe de papel pode então ser removido, e a vedação formada pelo êmbolo é restabelecida.)

CARACTERÍSTICAS E USO DAS PREPARAÇÕES DERMATOLÓGICAS

Entre as formas farmacêuticas usadas no tratamento tópico de condições e patologias da pele estão as pomadas, os cremes, os géis, as pastas e os emplastros. As outras formas farmacêuticas que também podem ser usadas incluem soluções, pós e sistemas terapêuticos transdérmicos, cuja discussão encontra-se em outros capítulos deste livro. A terapia oral também pode ser utilizada em alterações cutâneas, como no tratamento de reação alérgica por hera com prednisona.

No tratamento de patologias da pele, o fármaco aplicado deve *penetrar* e ficar *retido* na pele por determinado tempo. A penetração de um medicamento na pele depende de vários fatores, incluindo as propriedades físico-químicas do fármaco, as características do veículo farmacêutico e a condição da área cutânea que receberá o produto. A pele normal e íntegra atua como uma barreira natural, limitando o grau e a velocidade de penetração do fármaco.

A pele pode ser dividida histologicamente em estrato córneo (camada mais externa), epiderme viável e derme, formando uma barreira protetora laminada tanto em relação à entrada de agentes externos quanto à perda de água do organismo. Capilares sanguíneos e fibras nervosas emergem

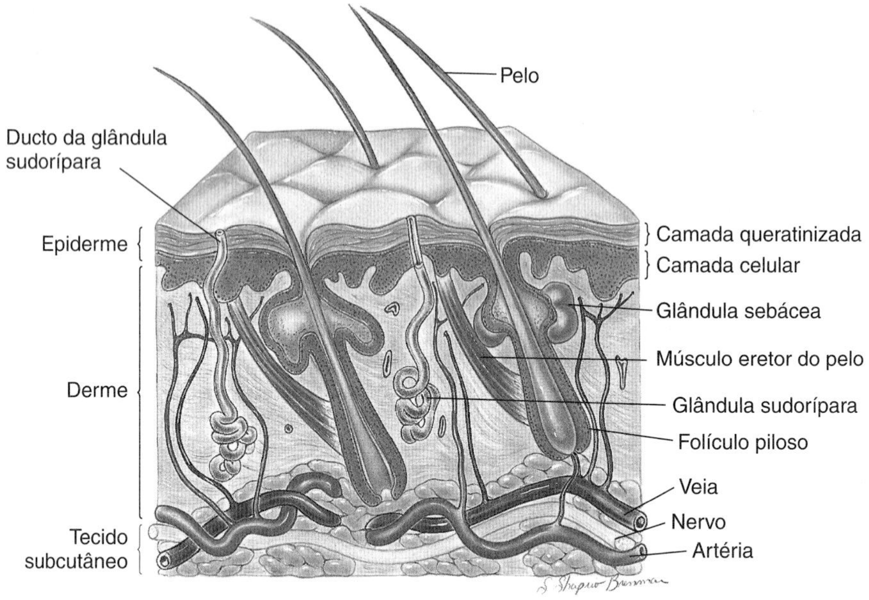

FIGURA 10.9 Organização estratificada da pele. (Reimpressa, com permissão, de Bickley, LS, Szilagyi, P. Bates' Guide to Physical Examination and History Taking. 8th Ed. Philadelphia, PA: Lippincott Williams & Wilkins, 2003.)

da camada adiposa subcutânea (SC), atravessam a derme e chegam à epiderme. As glândulas sebáceas e sudoríparas e os folículos pilosos originam-se na derme e nas camadas SC e atingem a superfície da pele (Fig. 10.9). O estrato córneo é uma camada queratinizada descamativa, com espessura de 10 a 15 µm, composto por células epidermais achatadas mortas parcialmente dessecadas (8,9). Ele é constituído por aproximadamente 40% de proteínas (sobretudo queratina) e 40% de água, sendo o restante formado por lipídeos, em especial triglicerídeos, ácidos graxos livres, colesterol e fosfolipídeos. Sua superfície é recoberta por uma película de material emulsificado, composto de uma mistura complexa de sebo, suor e células da epiderme.

A película que recobre o estrato córneo varia em relação a composição, espessura e continuidade, em função das diferenças na proporção de sebo e suor produzida e na extensão de sua remoção por lavagem e evaporação do suor. Ela oferece pequena resistência à penetração de fármacos. Os folículos pilosos e os ductos das glândulas podem permitir a entrada de moléculas de fármaco, mas devido a sua área reduzida em relação à superfície total da epiderme, sua contribuição na penetração dos fármacos é pequena.

O estrato córneo, sendo um tecido queratinizado, comporta-se como uma membrana semipermeável artificial, e as substâncias ativas podem penetrar por difusão passiva. Desta forma, a velocidade de movimentação de um fármaco por essa camada depende da concentração do fármaco no veículo, da sua solubilidade aquosa e do coeficiente de partição óleo/água entre o estrato córneo e o veículo (10). Substâncias com características de solubilidade tanto em água como em óleo são boas candidatas para difusão através do estrato córneo. Após atravessar o estrato córneo, a molécula pode permear as camadas mais profundas da epiderme e atingir a derme. Se o fármaco atingir a camada vascularizada da derme, torna-se disponível para ser absorvido pela circulação geral.

Enquanto os níveis sanguíneos de um fármaco, após a aplicação de um sistema terapêutico transdérmico, podem ser medidos, e relações entre esse parâmetro e os efeitos terapêuticos desejados estabelecidas, o mesmo não é verdadeiro para os produtos dermatológicos não sistêmicos. Para os medicamentos tópicos, a concentração terapeuticamente efetiva do fármaco na pele não é conhecida, e, por isso, o tratamento é fundamentado em medidas qualitativas, que muitas vezes conduzem a eficácia clínica variável entre pacientes e produtos.

Diferenças nos efeitos emoliente e oclusivo e na facilidade de aplicação e remoção entre os produtos são fatores relacionados à base utilizada e ao tipo de produto. Como discutido anteriormente, as bases oleosas proporcionam maior efeito oclusivo e emoliente do que as hidrofílicas ou removíveis por água. As pastas proporcionam oclusão elevada e são mais eficazes do que as pomadas em absorver secreções serosas. Os cremes, normalmente emulsões O/A, permitem melhor espalhamento do que as pomadas e são removidos com mais facilidade. As bases hidrossolúveis não são gordurosas e removíveis facilmente.

Antes da aplicação de um produto dermatológico, exceto quando orientado de outra maneira, o paciente deve limpar com cuidado a área afetada com água e sabão e secar com leves batidas com um tecido macio. Uma fina camada da preparação deve ser aplicada e espalhada sobre a área afetada, exercendo uma pressão leve com a ponta dos dedos. Em geral, cerca de 1 a 3 mg de pomada ou creme são aplicados por centímetro quadrado de pele (1). A menos que exista a necessidade específica de oclusão, para proteger a área de contatos excessivos ou contaminantes, curativos não devem ser usados. Após a aplicação, as mãos devem ser lavadas cuidadosamente.

Após a dispensação da prescrição ou do produto de venda livre*, o farmacêutico deve assegurar-se de que o paciente compreendeu perfeitamente a forma de administração correta, a frequência e a duração do uso, os cuidados especiais (tais como aqueles relacionados à gestação ou à amamentação), os objetivos do tratamento e os resultados esperados, os sinais de efeitos adversos, as reações alérgicas, de sensibilidade ou falhas no tratamento, e as razões para descontinuá-lo e procurar ajuda profissional.

O paciente deve ser advertido de que se os sintomas persistirem ou houver irritação cutânea, o uso do produto deve ser descontinuado e um médico ou um farmacêutico deve ser consultado. Não é raro que alguns pacientes desenvolvam respostas alérgicas, como manchas na pele, após o uso de determinado produto tópico, como resultado de sensibilidade ao fármaco ou a algum componente da fórmula. A substituição por um produto alternativo, que não contenha o componente suspeito de ser o agente causador da reação, pode solucionar o problema.

Exemplos de pomadas, cremes e géis dermatológicos são apresentados nas Tabelas 10.1 e 10. 2.

*N. de R.T. No original: *over-the-counter* (OTC).

CARACTERÍSTICAS E USO DE POMADAS E GÉIS OFTÁLMICOS

Entre as formas farmacêuticas usadas no tratamento tópico de manifestações e patologias oculares, estão as pomadas e os géis. Outras formas farmacêuticas usadas topicamente incluem soluções, suspensões e implantes e são discutidas em outros capítulos deste livro. A terapia sistêmica também pode ser utilizada, como os diuréticos no tratamento adjuvante do glaucoma.

A aplicação de medicamentos no olho ou no saco conjuntival afeta a superfície ocular e os tecidos internos quando há penetração do fármaco. A principal rota de penetração de fármacos no olho é a difusão simples através da córnea. Para os fármacos que são pouco absorvidos pela córnea, a conjuntiva e a esclera podem ser uma via de entrada alternativa (11). A córnea é uma estrutura estratificada em três camadas: a epitelial lipofílica, o estroma hidrofílico e uma menos lipofílica, o endotélio, que é a mais interna (11). A penetração do fármaco depende de sua habilidade em transpor essas três camadas; substâncias lipofílicas têm maior capacidade de penetração do que as hidrofílicas (11).

Em geral, a penetração dos fármacos oftálmicos é limitada pelo curto tempo de permanência na superfície do olho, devido à remoção rápida pela constante produção de fluido lacrimal e outros mecanismos naturais, à pequena superfície da córnea para absorção e a sua resistência natural (11). Comparadas com as soluções oftálmicas, as pomadas e os géis proporcionam maior tempo de residência na superfície do olho, aumentando a duração dos efeitos superficiais e a biodisponibilidade para absorção até os tecidos internos. As pomadas oftálmicas são eliminadas da superfície do olho em uma razão de 0,5% por minuto – velocidade bastante lenta se comparada com as soluções, que perdem 16% do volume por minuto (12,13).

A base selecionada para uma pomada oftálmica não deve ser irritante para os olhos e deve permitir a difusão do fármaco pelos líquidos secretados na superfície ocular. Bases para pomadas usadas nas preparações oftálmicas devem apresentar um ponto de amolecimento próximo à temperatura corporal, para o conforto do paciente e a facilidade de liberação do fármaco. A mistura de vaselinas branca e líquida (óleo mineral) é frequentemente empregada como base para pomadas oftálmicas medicamentosas ou não medicamentosas (lubrificantes). De acordo com a

TABELA 10.1 **Pomadas e cremes dermatológicos por categoria terapêutica**

PREPARAÇÃO	PRODUTO COMERCIAL CORRESPONDENTE	CONCENTRAÇÃO USUAL DA SUBSTÂNCIA ATIVA	USO
Esteroides adrenocorticais			
Creme e pomada de dipropionato de alclometasona	Creme e pomada Aclovate (GlaxoSmithKline)	0,05% em creme e pomada	Alívio de dermatoses inflamatórias
Creme e pomada de fluocinolona acetonida	Creme e pomada Synalar (Roche)	0,025% em creme e pomada	Alívio de dermatoses inflamatórias
Creme e pomada de acetato de hidrocortisona	Creme e pomada Cortaid (Pharmacia)	0,5% e 1%	Alívio de dermatoses inflamatórias
Creme e pomada de triancinolona acetonida	Creme e pomada Aristocort A (Fujisawa Healthcare)	0,1% na pomada; 0,1%, 0,025% e 0,5% no creme	Alívio de dermatoses inflamatórias
Associações adrenocorticoide/antifúngico			
Creme de clotrimazol e betametasona	Creme Lotrisone (Schering)	0,05% betametasona, 1% clotrimazol	Alívio, tratamento de manifestações inflamatórias pruriginosas que podem ser complicadas pelo crescimento de fungos
Analgésico			
Creme de capsaicina	Creme Zostrix (Rodlen Labs)	0,025%	Alívio da dor da artrite
Antiacne			
Creme de tretinoína	Retin-A (Ortho McNeil)	0,025%, 0,05% e 0,1%	Derivado da vitamina A para o tratamento tópico de acne vulgar
Antianginosa			
Pomada de nitroglicerina	Pomada Nitro-Bid (Fougera)	2%	Reduz a sobrecarga cardíaca pelo relaxamento do músculo liso de artérias e veias periféricas
Antibacterianos/anti-infecciosos			
Pomada e creme de sulfato de gentamicina	Creme e pomada Garamicina (Schering)	0,1%	Tratamento local de infecções na pele por microrganismos suscetíveis
Creme de mupirocina cálcica	Creme Bactroban	2%	Tratamento de lesões da pele secundariamente infectadas por linhagens susceptíveis de *S. aureus* e *S. pyogenes*. Emulsão óleo em água
Pomada de mupirocina cálcica	Pomada nasal Bactroban	2%	Indicada para a erradicação da colonização nasal de *S. aureus* resistente à meticilina Veículo à base de vaselina
Pomada de mupirocina	Pomada Bactroban	2%	Veículo à base de polietilenoglicóis hidromiscíveis
Creme de nistatina	Creme Micostatin (Bristol-Myers Squibb)	100.000 U/g	Tratamento local de infecções da pele por microrganismos suscetíveis
Pomada de sulfato de polimixina B, bacitracina zíncica, neomicina	Pomada Neosporin (Pfizer Consumer Health)	Polimixina B 5.000 U/g; bacitracina zíncica 400 U/g; neomicina 3,5 mg/g	Tratamento de pequenos cortes, arranhões
Pomada de retapamulina	Pomada Altabax	1%	Tratamento de impetigo
Antifúngicos			
Creme de butenafina HCl	Creme Mentax	1%	Tratamento de infecção dermatológica, tinha versicolor causada por **Malassezia furfur**

(continua)

TABELA 10.1 **Pomadas e cremes dermatológicos por categoria terapêutica** *(Continuação)*

PREPARAÇÃO	PRODUTO COMERCIAL CORRESPONDENTE	CONCENTRAÇÃO USUAL DA SUBSTÂNCIA ATIVA	USO
Creme de nitrato de miconazol	Creme Monistat-Derm (Personal Products)	2%	Candidíase cutânea e infecções por tinha, causada por *Trichophyton* spp.
Creme de tolnaftato	Creme Tinactin (Schering-Plough)	1%	Tratamento tópico de tinha dos pés, tinha crural, tinha corporal, tinha das mãos
Antineoplásico			
Creme de fluorouracila	Creme Efudex (ICN Pharmaceuticals)	5%	Tratamento de queratoses múltiplas, actínicas e solares
Antipruriginosa, analgésica			
Pomada de lidocaína	Pomada Xylocaine (AstraZeneca)	2,5%	Alívio de dor, prurido e irritações cutâneas menores, picadas de insetos
Adstringente, protetora			
Pomada de óxido de zinco	Pomada Desitin (Pfizer)	40%	Adstringente tópico e protetor da pele em condições como assaduras de fralda
Agentes despigmentantes			
Creme de hidroquinona	Creme Eldopaque (ICN)	4%	Branqueamento temporário de pele com sardas, manchas de envelhecimento e cloasma
Escabicida			
Creme de crotamitona	Creme Eurax (Bristol Myers-Squibb)	10%	Erradicação de crostas, tratamento sintomáti co de pruridos

necessidade, agentes hidromiscíveis, como a lanolina, podem ser adicionados. Uma base de gel de PEG e óleo mineral também pode ser usada; essa forma permite que a água e os fármacos insolúveis em água sejam retidos na base.

Os agentes medicinais são adicionados à base para pomada como solução ou pó finamente micronizado. A pomada deve passar por um moinho para a obtenção de um produto uniforme e liso.

Em adição aos demais padrões de qualidade anteriormente discutidos para as pomadas, as preparações oftálmicas devem ser submetidas a *testes de esterilidade* e *para partículas metálicas em pomadas oftálmicas* descritos na USP. A obtenção de pomada oftálmica estéril requer técnicas e procedimentos especiais. Por diversas razões, a esterilização terminal da formulação de uma pomada pelos métodos convencionais pode ser problemática. A esterilização por vapor ou óxido de etileno não é eficaz devido à incapacidade de penetração na base. Embora o calor seco possa penetrar na base para pomada, a alta temperatura requerida para esterilização por esse método representa um risco à estabilidade do fármaco e induz à separação de outros componentes a partir da base (14). Em vista dessas dificuldades, a esterilização terminal geralmente não é viável. Então, procedimentos estritos de preparação asséptica são empregados; cada componente, fármaco ou adjuvante é esterilizado, pesado assepticamente e incorporado em um produto final que cumpre os critérios de esterilidade (14). Quando um conservante antimicrobiano é necessário, podem ser utilizadas associações de metilparabeno (0,05%) e propilparabeno (0,01%), acetato de fenilmercúrio (0,0008%), clorobutanol (0,5%) e cloreto de benzalcônio (0,008%).

Os testes USP para partículas metálicas consiste em um exame microscópico da pomada oftálmica fundida por aquecimento. As partículas metálicas detectadas são contadas e medidas em uma escala micrométrica calibrada, adaptada na ocular do microscópio. As exigências são cumpridas se o número total de partículas de tamanho igual ou superior a 50 μm em 10 tubos de pomada não exceder a 50 e se não houver mais de um tubo contendo mais de oito partículas (2).

A USP preconiza que pomadas oftálmicas devem ser acondicionadas em tubos flexíveis que possuam um aplicador fino e alongado, para facilitar a administração na superfície do olho na forma de uma linha fina.

Para a aplicação do medicamento no olho, o paciente ou seu cuidador devem lavar as mãos e secá-las bem. O paciente/cuidador deve segurar

TABELA 10.2 **Exemplos de géis tópicos**

INGREDIENTE ATIVO	NOME DA MARCA	AGENTE GELIFICANTE	VIA DE ADMINISTRAÇÃO E USO
Ácido acético	Aci-Jel (Ortho-McNeil)	Goma adragante	Vaginal: restauração e manutenção da acidez
Becaplermina	Regranex Gel (Johnson & Johnson)	CMC sódica	Dermatológico: fator de crescimento derivado de plaquetas recombinante humano, promove a regeneração das úlceras diabéticas das extremidades inferiores
Peróxido de benzoíla	Desquam-X Gel (Westwood-Squibb)	Carbômero 940	Dermatológico: acne vulgar
Bexaroteno	Targretin 1% Gel	Hidroxipropilcelulose	Dermatológico: linfoma de células T cutâneo
Clindamicina	Cleocin T Gel Tópico (Pfizer)	Carbômero 934P	Dermatológico: acne vulgar
Propionato de clobetasol	Temovate Gel (GlaxoSmithKline)	Carbômero 934P	Dermatológico: antipruriginoso
Cianocobalamina	Nascobal (Schwartz Pharma)	Metilcelulose	Nasal: hematológico
Desoximetasona	Topicort Gel (Taro)	Carbômero 940	Dermatológico: anti-inflamatório, antipruriginoso
Metronidazol	Metro-Gel Vaginal (Galderma)	Carbômero 934P	Vaginal: vaginose bacteriana
Podofilox	Condylox Gel (Oclassen)	Hidroxipropilcelulose	Retal: verrugas anogenitais
Progesterona	Crinone Gel (Serono)	Carbômero 934P	Vaginal: gel bioadesivo para suplementação e reposição de progesterona
Maleato de timolol	Timoptic-XE (Merck)	Goma gelana gelrite	Solução formadora de gel oftálmico usada no tratamento da pressão intraocular elevada
Tretinoína	Retin-A Gel (Ortho-McNeil)	Hidroxipropilcelulose	Dermatológico: acne vulgar

o tubo de pomada entre o polegar e o indicador e aproximar o aplicador da pálpebra, evitando tocá-la. O paciente deve estar com a cabeça inclinada para trás e, com o dedo indicador da outra mão, puxar suavemente para baixo a pálpebra inferior do olho afetado. O aplicador do tubo de pomada deve ser mantido um pouco acima da porção interna do saco formado entre a pálpebra inferior e o globo ocular. Sem tocar o aplicador em qualquer parte do olho, aplicar uma fina linha de pomada de cerca de 0,6 a 1,2 cm na área interna da pálpebra inferior. O paciente deve manter a cabeça para trás e fechar os olhos por alguns segundos. A seguir, o excesso deve ser removido da pálpebra com o auxílio de um tecido limpo. Para facilitar esse procedimento, o paciente pode sentar em frente a um espelho ou solicitar a outra pessoa que aplique a pomada. Após o uso, o tubo deve ser rápida e completamente fechado.

O paciente deve ser advertido de que pode apresentar visão borrada após a aplicação da pomada e que isso não deve ser motivo de alarme. Se o medicamento for administrado apenas uma vez ao dia, é preferível que seja ao deitar, para que a alteração na visão não prejudique as atividades do paciente.

É importante enfatizar ao paciente que, se manipulados de forma incorreta, os produtos oftálmicos são facilmente contaminados por bactérias que causam infecções oculares, acarretando consequências graves. Assim, é necessário esforço para evitar que o aplicador do tubo toque no olho, na pálpebra, nos dedos ou em qualquer outra superfície e também para que a pomada seja usada por uma pessoa somente. Exemplos de pomadas e géis oftálmicos são apresentados nas Tabelas 10.2 e 10.3.

CARACTERÍSTICAS E USO DE POMADAS E GÉIS NASAIS

Entre as formas farmacêuticas usadas no tratamento tópico da mucosa nasal, estão as pomadas e os géis. Outras formas farmacêuticas usadas topicamente incluem inalantes, soluções, suspensões e insertos, que são discutidas em outros capítulos deste livro.

O nariz é um órgão respiratório, uma via de passagem do ar até os pulmões. Sua superfície está recoberta por uma fina camada contínua de muco produzido por glândulas mucosas subepiteliais. O epitélio ciliado da cavidade nasal facilita o movimento da camada de muco. O muco contém lisozima,

TABELA 10.3 **Exemplos de pomadas oftálmicas**

POMADA	PRODUTO COMERCIAL	INGREDIENTE ATIVO	CATEGORIA
Cloranfenicol oftálmico	Cloromicetina Pomada Oftálmica (Parke-Davis)	1%	Antibacteriano, Antibiótico
Fosfato de dexametasona sódica oftálmico	Decadron Fosfato Pomada Oftálmica (Merck)	0,05%	Anti-inflamatório, esteroide adrenocortical
Sulfato de gentamicina oftálmico	Garamicina Pomada Oftálmica (Schering)	0,3%	Antibacteriano, antibiótico
Isoflurofato oftálmico	Floropril Estéril Pomada Oftálmica (Merck)	0,025%	Inibidor da colinesterase
Polimixina B-bacitracina oftálmica	Polysporin Pomada Oftálmica (Pfizer)	Por grama: sulfato de polimixina B 10.000 U; bacitracina zíncica 500 U	Antimicrobiano
Polimixina B-bacitracina-neomicina oftálmica	Neosporin Pomada Oftálmica (Monarch)	Por grama: sulfato de polimixina B 10.000 U; bacitracina zíncica 400 U; sulfato de neomicina 3,5 mg	Antimicrobiano
Sulfacetamida sódica oftálmica	Sodium Sulamyd Pomada Oftálmica (Schering-Plough)	10%, 30%	Antibacteriano
Tobramicina oftálmica	Tobrex Pomada Oftálmica (Alcon)	0,3%	Antibacteriano, antibiótico
Vidarabina oftálmica	Vira-A Pomada Oftálmica (Monarch)	3%	Antiviral

glicoproteínas e imunoglobulinas que atuam contra bactérias, evitando a entrada delas nos pulmões. A ação ciliar e o reflexo de espirrar são outras defesas contra o acesso de bactérias nos pulmões (15).

Os fármacos são introduzidos na cavidade nasal principalmente por seus efeitos locais na mucosa e nos tecidos adjacentes (p. ex., descongestionantes nasais). Entretanto, pode ocorrer absorção sistêmica se o fármaco atingir a corrente sanguínea a partir da cavidade nasal. A via nasal é utilizada para a administração sistêmica de diversos medicamentos, incluindo tartarato de butorfanol (Stadol NS, Bristol-Myers Squibb), um analgésico; cianocobalamina (Nascobal gel, Schwartz), um hematopoiético; acetato de narfaralina (Synarel, Searle), para o tratamento de endometriose; e nicotina (Nicotrol NS, MNeil), como adjuvante no tratamento do abandono do tabagismo. Além disso, a via nasal apresenta interesse potencial para a administração de insulina, vacinas e um grande número de outros polipeptídeos e proteínas.

CARACTERÍSTICAS E USO DAS PREPARAÇÕES RETAIS

Entre as formas farmacêuticas usadas no tratamento tópico de condições anorretais, estão as pomadas, os géis, os cremes e as espumas em aerossol. Outras formas farmacêuticas usadas tipicamente incluem soluções (para enema e irrigação) e supositórios, discutidas em outros capítulos deste livro.

Pomadas, cremes e géis são usados para aplicação tópica na área perianal e para inserção no canal anal. Essas preparações são amplamente usadas para tratar condições como prurido anorretal, inflamação, dor e desconforto associados a hemorroidas. Os fármacos usados são adstringentes (p. ex., óxido de zinco), protetores e lubrificantes (p. ex., manteiga de cacau e lanolina), anestésicos locais (p. ex., cloridrato de pramoxina), antipruriginosos e anti-inflamatórios (p. ex., hidrocortisona).

A área perianal é constituída pela pele que circunda o ânus. O canal anal tem aproximadamente 3 cm de comprimento e conecta-se com o reto. Tanto o canal anal quanto o reto apresentam um revestimento mucoso. A pele perianal saudável atua como barreira contra infecções.

As substâncias aplicadas no reto podem ser absorvidas para a circulação geral por difusão pela rede das três artérias hemorroidais e veias no canal anal (16). A via retal é usada para a absorção sistêmica terapêutica de determinados fármacos (p. ex., proclorperazina em supositório), quando a via oral é insatisfatória ou em episódios de vômitos. Entretanto, a presença de efeitos sistêmicos a partir da administração de cremes e pomadas destinados à ação local é normalmente limitada pela insolubilidade de alguns agentes medicinais (p. ex., óxido de zinco) e pela absorção apenas em níveis subterapêuticos de fármacos solúveis da formulação.

As bases empregadas em pomadas e cremes anorretais incluem misturas de PEG 300 e 3350, bases emulsificante contendo álcool cetílico, vaselina branca e óleo mineral. Quando são requeridos conservantes antimicrobianos, são utilizados com frequência metilparabeno, propilparabeno, álcool benzílico e butil-hidroxianisol (BHA).

Antes da aplicação de pomadas ou cremes, a área perianal afetada deve ser limpa e seca por meio de batidas suaves com uma gaze limpa. Uma porção da pomada ou do creme é colocada em uma gaze, formando um filme fino, e suavemente aplicada sobre a área afetada. Produtos que utilizam bases removíveis por água são espalhados e retirados com mais facilidade após a aplicação, manchando menos as roupas do que os produtos de base hidrofóbica.

As pomadas e os cremes retais são acondicionados em embalagens com tampas plásticas especiais perfuradas para facilitar a administração no ânus, em especial no tratamento da dor e da inflamação associadas a hemorroidas (Fig. 10.10).

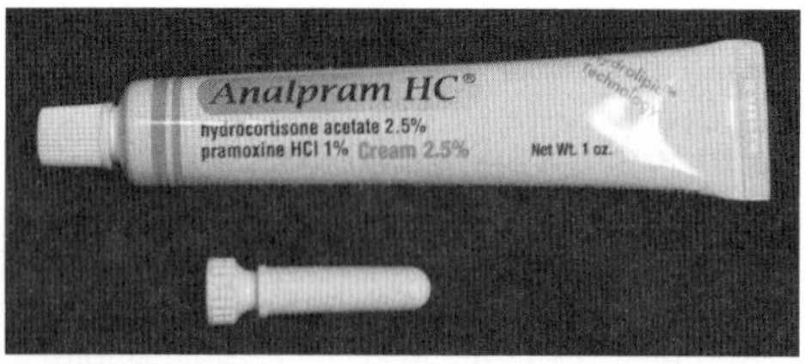

FIGURA 10.10 Pomada retal com ponteira perfurada/tampa aplicadora.

Antes do uso, a tampa retal deve ser lavada com cuidado, afixada no tubo de pomada, substituindo a tampa normal, e lubrificada com óleo mineral ou gel lubrificante. Com o paciente deitado de costas, de lado ou em outra posição confortável, a tampa retal deve ser lenta e cuidadosamente introduzida no ânus. O tubo deve ser pressionado para forçar a saída do medicamento pela perfuração na tampa para o interior do canal anal. A tampa é então removida do ânus, e qualquer excesso de pomada ou creme, retirado da região perianal. A tampa retal deve ser limpa; a tampa original, recolocada no tubo; e as mãos, lavadas.

As espumas em aerossol (p. ex., Proctofoam-HC, Schwarz) também são acompanhadas de aplicadores para facilitar a administração. O aplicador é afixado à embalagem do aerossol e deve ser preenchido com a dose medida do produto. Ele é inserido no ânus, e o produto é liberado por meio de pressão no êmbolo do aplicador. Após a remoção, o aplicador e as mãos devem ser cuidadosamente lavados.

O paciente deve ser orientado quanto ao uso correto do produto dispensado e, em caso de sangramento, buscar orientação médica. Exemplos de pomadas e cremes retais são apresentados na Tabela 10.4.

CARACTERÍSTICAS E USO DAS PREPARAÇÕES VAGINAIS

Entre as formas farmacêuticas usadas no tratamento tópico de condições e patologias da área vulvovaginal, encontram-se pomadas, cremes, espumas e géis. Outras formas farmacêuticas usadas topicamente incluem supositórios, insertos

TABELA 10.4 **Exemplos de pomadas e cremes retais e vaginais**

PRODUTO COMERCIAL	INGREDIENTE ATIVO	TIPO DE PRODUTO	USO PRIMÁRIO
Retal			
Anusol (GlaxoSmithKline)	Amido	Pomada	Tratamento de hemorroidas
Tronolane (Lee)	Pramoxina HCl	Creme	Analgésico e antipruriginoso para hemorroidas
Vaginal			
Mycelex-7 (Bayer)	Clotrimazol	Creme	Antifúngico
AVC (Novavax)	Sulfanilamida	Creme	Tratamento de vulvovaginite (*Candida albicans*)
Cleocin (Pfizer)	Clindamicina PO_4	Creme	Vaginose bacteriana
Terazol 7 (Ortho-McNeil)	Terconazol	Creme	Antifúngico (*Candida albicans*)
Ogen (Pharmacia)	Estropipato	Creme	Estrogênio para atrofia vulvar e vaginal
Premarin (Wyeth-Ayerst)	Estrogênios conjugados	Creme	Vaginite atrófica, craurose vulvar

vaginais, sistemas terapêuticos transdérmicos e preparações orais, discutidas em outros capítulos deste livro.

A superfície da vagina é revestida por células epiteliais escamosas e muco, produzido por várias glândulas. Os produtos tópicos vaginais são usados no tratamento de infecções vulvovaginais, vaginites e condições de atrofia do endométrio e contracepção com agentes espermicidas.

Os agentes patogênicos mais comuns em infecções vulvovaginais e vaginites são: *Trichomonas vaginalis*, *Candida (Monilia) albicans* e *Haemophilus vaginalis*. Os agentes anti-infecciosos mais usados são: nistatina, clotrimazol, miconazol, clindamicina e sulfonamidas. As atrofias do endométrio podem ser tratadas localmente com os hormônios dienestrol e progesterona, que são utilizados para restabelecer o estado normal da mucosa vaginal. Preparações contraceptivas contendo agentes espermicidas, tais como nonoxinol-9 e octoxinol, são usados apenas em combinação com diafragma.

Como já mencionado, uma vez que os produtos destinados ao uso na área vulvovaginal entram em contato direto com tecidos propensos a infecções, é importante que sejam produzidos e controlados para se manterem livres de microrganismos patogênicos, leveduras e fungos. Como os géis são especialmente sujeitos ao crescimento bacteriano, aqueles destinados a essa área são preservados com conservantes antimicrobianos.

As pomadas, os cremes e os géis para uso vaginal são acondicionados em tubos, e as espumas vaginais, em embalagens de aerossóis. Embora algumas preparações sejam aplicadas externamente na vulva (p. ex., Mycelex-7 Creme Vaginal, Bayer), a maioria deve ser liberada na vagina por meio de um aplicador que acompanha o produto (Fig. 10.11).

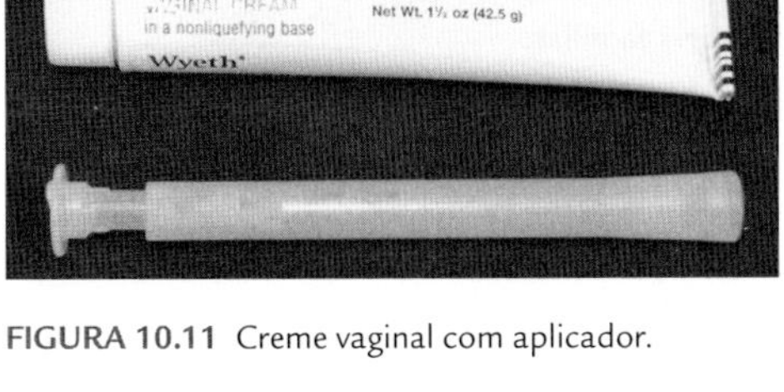

FIGURA 10.11 Creme vaginal com aplicador.

Para o tratamento de afecções vulvares externas, a paciente pressiona uma pequena quantidade do produto sobre os dedos ou uma gaze e espalha suavemente sobre a área afetada. Nos tratamentos intravaginais, a paciente usa aplicadores plásticos, alguns dos quais já vêm preenchidos e são descartáveis, contendo a quantidade a ser administrada, e outros são reutilizáveis e devem ser preenchidos imediatamente antes do uso.

Para encher o aplicador, a tampa do produto é retirada, substituída pelo aplicador, e o tubo é pressionado com delicadeza até que o aplicador esteja cheio e o êmbolo alcance a marca indicadora da dose. O aplicador cheio é desconectado do tubo, e a tampa original é recolocada. A aplicação de produtos vaginais é realizada mais facilmente com a paciente deitada (supino) ou em outra posição confortável. O aplicador deve ser segurado com firmeza e inserido na vagina tão profundamente quanto possível sem causar desconforto. O êmbolo é pressionado até o final, liberando o medicamento por completo no interior da vagina. O aplicador é retirado e lavado ou, então, descartado. A paciente deve ser instruída a lavar meticulosamente as mãos após cada aplicação.

As espumas são introduzidas na vagina da mesma maneira. A embalagem aerossol contém um dispositivo aplicador que deve ser conectado para o enchimento. O aplicador cheio é introduzido na vagina, e uma pressão no êmbolo libera o produto. As espumas vaginais são emulsões O/A semelhantes aos cremes leves. Elas são miscíveis em água e não graxas. A paciente deve ser instruída a lavar as mãos após o uso.

Quando é prescrita uma única administração diária, é interessante que o produto seja aplicado à noite, na hora de dormir, proporcionando uma maior retenção do medicamento e evitando que extravase e manche a roupa. Cremes constituídos de bases laváveis são preferíveis àqueles que contêm bases hidrofóbicas. As gestantes não devem utilizar produtos intravaginais, exceto com indicação e supervisão médica. Tampões também não devem ser empregados durante o tratamento intravaginal.

Lubrificantes não medicamentosos em gel são utilizados por médicos em exames retais, uretrais e vaginais. Todos os produtos devem ser conservados bem fechados para evitar contaminações e ressecamento. Exemplos de pomadas, cremes e géis vaginais são apresentados nas Tabelas 10.2 e 10.4.

ESTUDO DE CASO FARMACOTÉCNICO

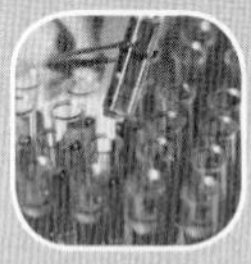

Informação subjetiva

Você recebe a seguinte prescrição:

Prescrição:

Enxofre		2 g
Ácido salicílico		2 g
Calamina		5 g
Ureia		2 g
Petrolato hidrofílico q.s.p		100 g

Após preparar a formulação, você observa que uma preparação granulosa foi obtida, sendo inadequada para a dispensação por seu aspecto áspero.

Informação objetiva

Ao preparar a pomada, você pesou enxofre sublimado 2 g, ácido salicílico 2 g, calamina 5 g e ureia 2 g e misturou os pós em uma pedra de pomada com o auxílio de uma espátula. Entretanto, teve dificuldade com o enxofre, tanto na trituração como na mistura. Finalmente, após a adição do petrolato hidrofílico, você obteve uma pomada rosa clara bastante granulosa.

O enxofre produz cargas eletrostáticas quando misturado em pedra de pomada usando espátula. Pode ser utilizado na forma de enxofre precipitado ou sublimado, ambos pós finos, e é praticamente insolúvel em água. O ácido salicílico apresenta-se como cristais brancos, em geral agulhas finas ou pó cristalino branco, e é pouco solúvel em água e facilmente solúvel em álcool. A calamina é um pó fino rosa, insolúvel em água, composto de óxido de zinco com uma pequena porção de óxido férrico. A ureia apresenta-se como um pó branco cristalino facilmente solúvel em água.

Avaliação

A redução do tamanho de partícula do enxofre é executada de forma mais eficaz usando um agente de levigação compatível com a base – nesse caso, o petrolato hidrofílico. O ácido salicílico e a calamina não apresentaram problemas para a incorporação. A ureia pode ser dissolvida, se desejado, em uma pequena quantidade de água (com uma solubilidade de 1 g para 1,5 mL de água, você pode usar cerca de 3 mL para dissolvê-la) antes da incorporação na pomada ou, ainda, levigada com uma pequena quantidade de óleo mineral se uma preparação anidra for desejada.

Plano

No caso de ser necessária uma preparação anidra, o enxofre precipitado pode ser levigado com cerca de 2 a 3 mL de óleo mineral. A ureia também pode ser levigada com 2 a 3 mL de óleo mineral. O ácido salicílico, bem como a calamina, são reduzidos a pós finos e, a seguir, misturados. O enxofre e a ureia levigados são incorporados ao petrolato por diluição geométrica. Em seguida, a mistura de ácido salicílico e calamina é incorporada de forma geométrica, e a preparação final é misturada. Esse procedimento permite obter um veículo levemente diluído, o que facilita a incorporação dos pós adicionais. Tal preparação é então acondicionada e rotulada.

ESTUDO DE CASO CLÍNICO

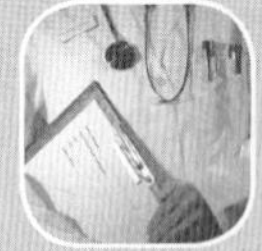

ESTUDO DE CASO CLÍNICO

A.R., 22 anos, mulher, branca, chega à farmácia queixando-se de dor por queimadura de sol. Relata que esteve, na véspera, na praia com amigos, mas não usou qualquer tipo de protetor solar, e, ainda, expôs-se ocasionalmente ao sol. Ela admite que não percebeu a extensão da queimadura solar até cerca de quatro horas após a chegada à praia, quando começou a sentir dor, calafrios e fadiga. Agora, A.R. também relata prurido. Diz que não observou bolha na pele queimada. Quando questionada se isso já havia acontecido, a paciente conta que teve queimaduras similares uma vez a cada verão nos últimos cinco anos, aproximadamente. Quando solicitada a classificar a dor em uma escala de 1 a 10, ela a classificou como 8.

História médica da paciente: Vários episódios de queimadura solar
Acne moderada
Presença de sardas, pele clara
Cabelo ruivo
Nenhum outro problema significativo
História social: Irrelevante
História familiar:
Pai (-)
Mãe (-)
Avô (+) para melanoma
Alergias: Nenhuma alergia conhecida a medicamentos
Medicamentos: Ortho Tri-Cyclen, 1 comprimido uma vez ao dia por via oral
Differin Gel, aplicar uma camada fina ao deitar

(continua)

ESTUDO DE CASO CLÍNICO *(continuação)*

Plano de atenção farmacêutica

S: Queimadura, dor, pele vermelha, queimadura de primeiro grau
Fadiga indefinida
Calafrios
Dor 8/10
Prurido

O: Pele vermelha e brilhante na face, pescoço, ombros, braços e pernas, sem evidência de bolhas.

A: Paciente de 22 anos, sexo feminino, branca, com história médica de queimadura solar e acne moderada. A paciente tem risco aumentado de queimadura solar devido à sua história de sardas, pele clara, cabelo ruivo, medicamentos que estão sendo utilizados e a frequência de queimaduras anteriores. Além disso, seu história familiar de melanoma aumenta o risco de queimaduras futuras e câncer de pele.

P: 1. Recomendar um analgésico oral de venda livre para aliviar a dor da queimadura. Existem muitas opções, e a seleção do produto depende da preferência da paciente. Qualquer AINE (p. ex., ibuprofeno 200 a 400 mg a cada 4 ou 6 horas no caso de dor, não excedendo a 1.200 mg por dia, naproxeno 200 mg a cada 12 horas, ácido acetilsalicílico 325 a 650 mg a cada 3 ou 4 horas, não excedendo 4 g por dia, paracetamol 325 a 650 mg a cada 4 ou 6 horas, não excedendo 4 g por dia) pode ser uma boa escolha. A paciente deve estar ciente de que deve tomar cada comprimido com um copo bem cheio de água e continuar com o tratamento até que a dor passe.

2. Aplicar compressas de água fria ou tomar banhos frios de 10 a 30 minutos para aliviar a dor. Também pode ser recomendado um anestésico tópico para amenizar a dor, como Solarcaine Aloe Vera Burn Relief em gel, creme ou *spray*. A.R. deve ser esclarecida de que anestésicos tópicos não devem ser utilizados mais de 3 ou 4 vezes ao dia e dores contínuas não podem ser totalmente aliviadas com esses agentes. Antes e depois de usar o produto, a paciente deve lavar as mãos.

3. Uma loção tópica A/O pode conferir proteção e umidade. Esses fatores são importantes para a pele queimada de sol devido à capacidade de repor a umidade perdida pela pele e evitar maior ressecamento pela perda de umidade continuada, o que pode causar mais irritação e prurido. Uma loção que pode ser recomendada é a Keri. A.R. pode aplicá-la tantas vezes quanto necessário; entretanto, não deve ser administrada no rosto, porque contém óleo mineral e pode exarcerbar a acne. Como essa loção tem uma base A/O, a paciente deve ser informada de que é preciso usar água e sabão para removê-la.

4. Esclarecer A.R. de que os medicamentos que está utilizando, em especial aqueles para acne, podem ter contribuído para o desenvolvimento da queimadura (fotossensibilidade). Ela deve evitar exposição excessiva ao sol, principalmente nas próximas semanas, porque a pele vai estar se recuperando e estará muito mais suscetível a queimaduras solares nesse período. A paciente deve ser informada de que apresenta vários fatores de risco relacionados ao câncer de pele, como pele clara, cabelo ruivo, sardas, história familiar de melanoma e frequência de queimaduras solares anteriores. No futuro, ela deverá evitar completamente a exposição ao sol. Como isso nem sempre é possível, será necessário usar chapéu e roupa adequada para diminuir a área de pele exposta. Se a paciente não acatar essas sugestões, deverá no mínimo utilizar sempre um protetor solar com fator (FPS) 30, com base A/O para ser à prova d'água.

5. Monitoramento: a paciente deve reavaliar sua queimadura em 24 horas, porque a extensão total de pele lesada não é visível antes de 24 a 48 horas após a exposição. Se ela observar qualquer rachadura na pele e/ou se a dor persistir ou aumentar, deve procurar um médico para receber atendimento primário.

APLICANDO OS PRINCÍPIOS E CONCEITOS

ATIVIDADES EM GRUPO

1. Obtenha três prescrições extemporâneas tópicas para cada um dos quatro tipos diferentes de bases para pomadas e escreva um procedimento para preparar cada uma.
2. Crie uma lista de maneiras concebíveis que um paciente/consumidor poderia utilizar incorretamente uma forma farmacêutica semissólida tópica.
3. Forneça cinco aconselhamentos para a administração correta de uma forma farmacêutica semissólida tópica e apresente uma justificativa para cada orientação.
4. Determine como a preparação de uma pomada oftálmica difere de uma pomada retal.

ATIVIDADES INDIVIDUAIS

1. Identifique três doenças tópicas em que cada uma das quatro diferentes bases para pomadas poderá ser empregada para liberar (uma) substância(s) ativa(s).
2. Identifique três fármacos cuja concentração tópica difere para o tratamento de uma patologia tópica específica.
3. Desenvolva um procedimento para incorporar um fármaco hidrossolúvel, por exemplo, sulfato de gentamicina, em uma base de pomada oftálmica hidrofóbica; por exemplo, petrolato branco.
4. Liste cinco fármacos utilizados topicamente que estão disponíveis em pomada, creme e gel e identifique condições patológicas previsíveis para o uso de cada um.

REFERÊNCIAS

1. Osborne DW, Amann AH. Topical Drug Delivery Formulations. New York, NY: Marcel Dekker, Inc., 1990.
2. United States Pharmacopeia. 31/National Formulary 26. Rockville, MD: U.S. Pharmacopeial Convention, 2008.
3. Corbo M, Schulz TW, Wong GK, et al. Development and validation of *in vitro* release testing methods for semisolid formulations. Pharm Technol 1993; 17:112–128.
4. Shah VP, Elkins J, Hanus J, et al. *In vitro* release of hydrocortisone from topical preparations and automated procedure. Pharm Res 1991;8:55–63.
5. Forcinio H. Tubes: The ideal packaging for semisolid products. Pharm Technol 1998;22:32–36.
6. Montebello Packaging, 124 Madison Street, Oak Park, IL. http://www.montebellopkg.com (Accessed August 12, 2009)
7. MG America, Inc., 31 Kulick Rd., Fairfield, NJ. http://www.mgamerica.com (Accessed August 17, 2009)
8. Potts RO, Buy RH. Mechanisms of Transdermal Drug Delivery. New York, NY: Marcel Dekker, Inc., 1997.
9. Smith EW, Maibach HI, eds. Percutaneous Penetration Enhancers. New York, NY: CRC Press, 1995.
10. Surber C, Wilhelm KP, Hori M, et al. Optimization of topical therapy: Partitioning of drugs into stratum corneum. Pharm Res 1990;7:1320–1324.
11. Lee VHL. Mechanisms and facilitation of corneal drug penetration. J Controlled Release 1990;11:79–90.
12. Compounding ophthalmic preparations. Int J Pharm Compound 1998;2:184–188.
13. Fiscella RG, Jensen MK. Ophthalmic Disorders. In: Handbook of nonprescription drugs, 15th Ed. Washington: American Pharmaceutical Association, 2006;577–604.
14. Lee JY. Sterilization control and validation for topical ointments. Pharm Technol 1992;16:104–110.
15. Scolaro KL. Disorders related to cold and allergy. In: Handbook of nonprescription drugs, 15th Ed. Washington: American Pharmaceutical Association, 2006;201–228.
16. Chan C, Berardi RR. Anorectal Disorders. In: Handbook of nonprescription drugs, 15th Ed. Washington: American Pharmaceutical Association, 2006;351–370.

CAPÍTULO

11 Sistemas de liberação transdérmicos

OBJETIVOS

Após ler este capítulo, o estudante deverá ser capaz de:

1. Explicar as propriedades físico-químicas dos fármacos que determinam seu potencial de incorporação em uma forma farmacêutica transdérmica.
2. Descrever os fatores fisiológicos da pele que influenciam a absorção percutânea.
3. Definir um promotor de permeação químico e descrever os métodos físicos utilizados para facilitar a absorção percutânea de fármacos.
4. Diferenciar os vários tipos de sistemas usados para a liberação transdérmica.
5. Listar as vantagens e desvantagens da liberação transdérmica de fármacos em comparação a outras formas de liberação.
6. Fornecer exemplos de fármacos que são liberados pela via transdérmica e listar cuidados associados ao seu uso.
7. Listar informações importantes no aconselhamento do paciente que recebeu uma prescrição de um fármaco a ser administrado em um sistema terapêutico transdérmico.

Os sistemas de liberação de fármacos transdérmicos (TDDSs, do inglês, *transdermal drug delivery systems*) facilitam a passagem de quantidades terapêuticas de fármacos através da pele, com o objetivo de atingir a circulação sanguínea, para exercer efeitos sistêmicos. Em 1965, Stoughton introduziu o conceito de *absorção percutânea* de fármacos (1). O primeiro sistema transdérmico, o Transderm Scop (Baxter), foi aprovado pela Food and Drug Administration (FDA), em 1979, para a prevenção de náuseas e vômitos associados a viagens, principalmente marítimas.

Níveis sanguíneos quantificáveis do fármaco, excreção urinária detectável do fármaco e/ou de seus metabólitos e, ainda, a resposta clínica do paciente à terapia são evidências da absorção percutânea. Na administração transdérmica, a concentração sanguínea necessária para alcançar a eficácia terapêutica pode ser determinada pela análise comparativa da resposta do paciente com os níveis sanguíneos do fármaco. Nesse tipo de administração, é considerado ideal que o fármaco migre através da pele até a corrente sanguínea sem permanecer nas camadas cutâneas (2). Essa condição contrasta diretamente com as formas farmacêuticas tópicas discutidas no capítulo anterior, nas quais a permanência do fármaco na pele, o órgão-alvo, é desejada.

Como abordado no capítulo anterior, a pele é composta pelo estrato córneo (a camada mais externa), a epiderme viável e a derme, que juntos constituem uma barreira à penetração de agentes externos (ver Fig. 10.6). A película que recobre o estrato córneo é composta de sebo e suor, mas não tem papel significativo na penetração de fármacos, devido à sua composição variável e falta de continuidade. Os anexos cutâneos (folículos pilosos, glândulas sebáceas e sudoríparas) também são pouco relevantes do ponto de vista da absorção percutânea, já que constituem somente uma pequena proporção da superfície da pele.

A absorção percutânea de um fármaco em geral resulta da penetração direta através do estrato córneo, que é uma camada de tecido morto de 10 a 15 μm de espessura, constituída de células achatadas parcialmente dessecadas (3,4). O estrato córneo é composto de aproximadamente 40% de proteínas (sobretudo queratina) e 40% de água, tendo caráter lipídico, devido à presença de triglicerídeos, ácidos graxos livres, colesterol e fosfolipídeos. Esse conteúdo lipídico está concentrado na fase extracelular do estrato córneo, sendo o componente majoritário da membrana celular. Visto que a principal via de penetração de fármacos é formada pelos canais intercelulares, a presença do componente lipídico é determinante na primeira etapa da absorção (5). Uma vez ultrapassado o estrato córneo, a molécula pode permear através da camada mais profunda da epiderme e alcançar a derme. Quando o fármaco alcança a camada dérmica vascularizada, ele torna-se disponível para absorção na circulação sistêmica.

O estrato córneo, um tecido queratinizado, comporta-se como uma membrana semipermeável artificial, na qual as moléculas penetram por difusão passiva, e é a principal barreira ao transporte transdérmico de fármacos (6). Na maior parte do organismo, o estrato córneo tem 15 a 25 camadas de corneócitos achatados, com uma espessura total de cerca de 10 μm (6). A velocidade de movimento de uma molécula através dessa camada depende de sua concentração no veículo, sua solubilidade aquosa e do coeficiente de partição óleo/água que se estabelece entre o estrato córneo e o veículo (7). Substâncias que apresentam simultaneamente solubilidade aquosa e lipídica são boas candidatas para difusão através do estrato córneo, da epiderme e da derme.

FATORES QUE AFETAM A ABSORÇÃO PERCUTÂNEA

Nem todas as substâncias apresentam características adequadas à liberação transdérmica. Entre os fatores que afetam a absorção percutânea de um fármaco, estão suas propriedades físicas e químicas, incluindo massa molecular, solubilidade, coeficiente de partição e constante de dissociação (pK_a), bem como a natureza do veículo e as condições da pele. Embora os princípios gerais aplicáveis para todas as combinações possíveis de fármaco, o veículo e as condições de pele dificilmente possam ser estabelecidos, pode-se afirmar que (2-11):

1. A concentração do fármaco é um fator importante. Geralmente, a quantidade de fármaco absorvida por unidade de área superficial, por intervalo de tempo, aumenta com a elevação da concentração de fármaco no TDDS.
2. Quanto maior a área de aplicação (maior o TDDS), maior a quantidade absorvida.
3. O fármaco deve apresentar maior afinidade físico-química pela pele do que pelo veículo, de maneira a facilitar a saída das moléculas do veículo em favor da pele. Uma certa solubilidade, tanto em óleo quanto em água, é essencial para uma absorção percutânea efetiva. Em essência, enquanto a solubilidade aquosa de um fármaco determina a concentração presente no local de absorção, o coeficiente de partição influencia a velocidade de transporte pelo sítio de absorção. Os fármacos geralmente penetram com mais facilidade na forma não ionizada; as moléculas apolares atravessam a barreira celular nas regiões ricas em lipídeos (via transcelular), enquanto as moléculas polares penetram por entre as células (via intercelular) (6). Por exemplo, a eritromicina base exibe melhor absorção percutânea do que o etilsuccinato de eritromicina.
4. Fármacos com massa molecular entre 100 e 800 e solubilidade adequada em lipídeos e em água podem permear a pele. Uma massa molecular igual ou inferior a 400 é considerada ideal para liberação transdérmica.
5. A hidratação da pele favorece a absorção percutânea. O TDDS atua como uma barreira oclusiva, impedindo a passagem do suor e aumentando a hidratação local.
6. A absorção percutânea é maior quando o TDDS é aplicado em regiões onde a camada córnea é mais fina.
7. De modo geral, quanto mais tempo o medicamento permanece aplicado sobre a pele, maior a quantidade total de fármaco absorvido.

Esses princípios gerais são aplicados à pele em condições normais. A pele escoriada ou cortada permite que o fármaco tenha acesso diretamente aos tecidos subcutâneos e à rede capilar, o que contraria a função do TDDS.

PROMOTORES DE ABSORÇÃO PERCUTÂNEA

Há grande interesse entre os farmacêuticos no desenvolvimento de promotores químicos de absorção e de métodos físicos capazes de incrementar a absorção percutânea de agentes terapêuticos.

PROMOTORES QUÍMICOS

Por definição, um promotor químico de penetração cutânea *aumenta a permeabilidade da pele por induzir reversivelmente uma lesão ou uma alteração físico-química no estrato córneo, com a finalidade de reduzir sua resistência à difusão* (12). Essas alterações podem ser causadas pelo aumento da hidratação do estrato córneo e/ou por disfunções na estrutura dos lipídeos e das lipoproteínas nos canais intercelulares, por meio da ação de solventes ou da desnaturação ou ambas (4,13-17).

Alguns fármacos têm a capacidade inerente de permear a pele sem o auxílio de promotores químicos. Entretanto, quando esse não é o caso, os promotores químicos permitem que substâncias que não apresentem características favoráveis de penetração cutânea possam ser administradas por essa via (17). Mais de 275 compostos são citados na literatura como promotores de absorção percutânea; entre eles, acetona, azona, dimetilacetamida, dimetilformamida, dimetilsulfóxido (DMSO), etanol, ácido oleico, polietilenoglicol (PEG), propilenoglicol e laurilsulfato de sódio (13-15). A escolha de determinado promotor de permeação deve ser baseada não somente em sua eficácia em aumentar a permeação através da pele, mas também em sua toxicidade dérmica (que deve ser baixa) e em sua compatibilidade físico-química e biológica com os outros componentes do sistema (16).

IONTOFORESE E FONOFORESE

Além dos meios químicos, alguns métodos físicos vêm sendo utilizados para aumentar a liberação e a absorção percutânea de fármacos, entre eles a iontoforese e a fonoforese (6,15,18–23). A *iontoforese* envolve a liberação de compostos químicos carregados pela pele utilizando um campo elétrico. Um grande número de fármacos já foi submetido a esse tipo de estudo, incluindo lidocaína (18); dexametasona; aminoácidos, peptídeos e insulina (19,20); verapamil (6) e propranolol (21). Existe um grande interesse no desenvolvimento de vias alternativas para a liberação de peptídeos biologicamente ativos. Atualmente, esses agentes são administrados por injeção devido ao rápido metabolismo e à má absorção após a administração oral. Eles também são pouco absorvidos pela via transdérmica, por apresentarem massa molecular elevada e caráter iônico associados à impenetrabilidade geral da pele (20). Entretanto, a liberação transdérmica incrementada pela iontoforese demonstrou um interessante potencial na administração de peptídeos e proteínas.

A *fonoforese* ou *sonoforese*, ou ultrassom de alta frequência, também vem sendo estudada como forma de aumentar a liberação transdérmica de fármacos (22,23). Entre os agentes já avaliados utilizando essa técnica, estão hidrocortisona, lidocaína e ácido salicílico em formulações de géis, cremes e loções. O método baseia-se no fato de o ultrassom de alta frequência ser capaz de influenciar a integridade do estrato córneo e, assim, afetar sua penetrabilidade.

MODELOS DE ABSORÇÃO PERCUTÂNEA

A permeabilidade da pele e a absorção percutânea têm sido objeto de vários estudos para estabelecer os princípios básicos e otimizar a liberação transdérmica de fármacos. Embora muitos métodos experimentais e modelos tenham sido utilizados, eles podem ser classificados em duas categorias, *in vivo* ou *in vitro*.

ESTUDOS *IN VIVO*

Estudos de penetração cutânea *in vivo* são realizados quando se quer atingir um ou mais dos seguintes objetivos (24):

1. Verificar e quantificar a biodisponibilidade cutânea de fármacos aplicados topicamente.
2. Verificar e quantificar a biodisponibilidade sistêmica de um medicamento transdérmico.
3. Estabelecer a bioequivalência de diferentes formulações tópicas para um mesmo fármaco.
4. Determinar a incidência e o grau de toxicidade sistêmica após a aplicação tópica de um fármaco.
5. Relacionar os níveis sanguíneos de fármaco com efeitos terapêuticos sistêmicos em humanos.

Os estudos mais relevantes são realizados em humanos; entretanto, modelos animais podem ser usados, pois costumam ser bastante eficazes como preditores da resposta humana. Esses modelos incluem porcos recém-desmamados, macacos *rhesus* e ratos ou camundongos sem pelos (24,25). As amostras biológicas utilizadas em estudos de penetração ou absorção do fármaco incluem pele, sangue venoso do local de aplicação, sangue da circulação sistêmica e excreções (urina, fezes e ar expirado) (24-28).

ESTUDOS *IN VITRO*

A permeação cutânea pode ser avaliada *in vitro*, utilizando vários tipos de pele (pele intacta, derme ou epiderme humana ou animal), em célula de difusão (29). Estudos de penetração *in vitro* com pele humana são limitados pelas dificuldades de obtenção, armazenamento, custo e variabilidade na permeação (30). A pele retirada de animais também pode variar em qualidade e permeabilidade. Em geral, a pele animal é muito mais permeável do que a humana. Outra alternativa que tem se mostrado interessante é a pele trocada da *Elaphe obsoleta* (serpente de rato preto), que é um estrato córneo não vivo, puro, sem pelos e semelhante à pele humana, apesar de ser um pouco menos permeável (30,31). Um produto chamado Living Skin Equivalent Testskin (Equivalente de Pele Viva) (Organogenesis, Inc.) foi desenvolvido como uma alternativa para estudos de absorção dérmica. Esse material é uma cocultura organotípica de fibroblastos dérmicos humanos em uma matriz de colágeno e uma epiderme estratificada composta de queratinócitos da epiderme humana. Esse material pode ser utilizado em estudos de cultura de células ou em células de difusão.

Os sistemas de células de difusão são empregados para quantificar a taxa de liberação *in vitro* de fármacos a partir de formulações tópicas (32). Nesses sistemas, pele ou membranas sintéticas podem ser empregadas como barreira ao fluxo de fármaco e veículo, para simular um sistema biológico. Uma célula de difusão típica é composta por dois compartimentos, um de cada lado da membrana (Figs. 11.1 a 11.3). Uma solução do fármaco com temperatura controlada é colocada em uma câmara, e uma solução receptora, em outra. A pele, quando utilizada como membrana, separa as duas soluções. A difusão do fármaco pode ser determinada pela amostragem periódica e pela quantificação deste no compartimento receptor. O conteúdo de fármaco na pele utilizada como membrana também pode ser analisado para demonstrar a taxa de permeação e/ou retenção da pele (29).

A *United States Pharmacopeia* (USP) descreve equipamentos e procedimentos para determinar a dissolução (liberação) de fármacos a partir de um sistema de liberação transdérmica e também apresenta tabelas de valores aceitáveis de acordo com a monografia de cada substância (33). Alguns equipamentos comercialmente disponíveis usam células de difusão com coletor automático de amostras para determinar a taxa de liberação de fármacos a partir de sistemas transdérmicos (34). Na USP 30/National Formulary (NF) 25, existem dois sistemas transdérmicos oficiais: clonidina e nicotina.

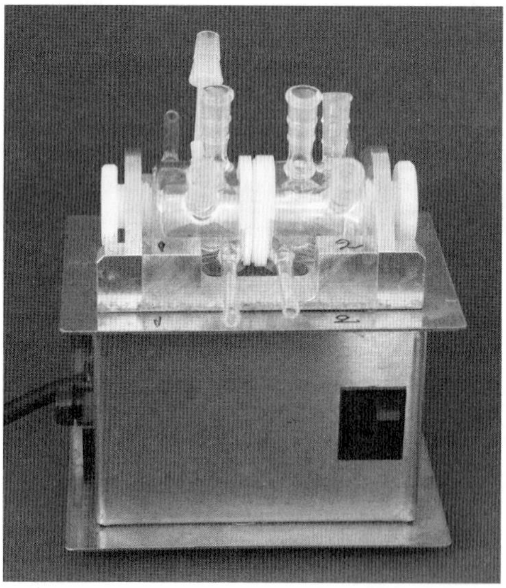

FIGURA 11.1 Célula de difusão lado a lado típica usada em estudos de permeabilidade/difusão. Uma membrana ou pele pode ser colocada no suporte localizado no centro. Há três saídas para amostragem em cada lado da célula; uma pode ser usada para inserir um eletrodo para estudos de iontoforese. Cada lado da célula tem uma entrada e uma saída para a circulação de água com temperatura constante.

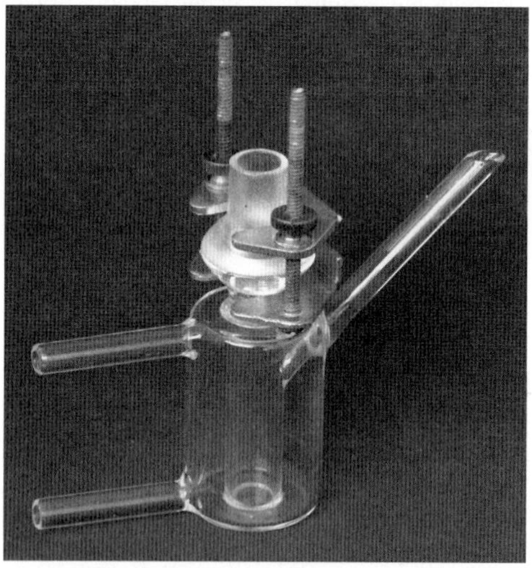

FIGURA 11.2 Célula de difusão tipo Franz típica. O compartimento doador está na parte superior, e os compartimentos são separados por uma membrana ou pele. Uma solução ou uma preparação semissólida contendo o fármaco é colocada no compartimento superior; e uma solução receptora, no compartimento inferior. O tubo inclinado à direita é para amostragem e reposição do meio. As duas aberturas da esquerda representam a entrada e a saída para a circulação de água com temperatura constante.

DESENHO DOS SISTEMAS DE LIBERAÇÃO TRANSDÉRMICA DE FÁRMACOS

Os TDDSs (também chamados de adesivos transdérmicos) são destinados à indução da passagem de substâncias ativas através da superfície da pele e de suas diversas camadas até atingir a circulação sistêmica. Alguns exemplos da configuração e da composição dos TDDSs são descritos no texto e apresentados na Tabela 11.1 e nas Figuras 11.4 a 11.7. As Figuras 11.8 a 11.10 ilustram a fabricação dos TDDSs. Tecnicamente, os TDDSs podem ser classificados em dois tipos: sistemas monolíticos e sistemas controlados por membrana.

Nos sistemas monolíticos, o fármaco é incorporado em uma camada matricial, localizada entre as camadas anterior e posterior (Fig. 11.3). Essa matriz, na qual o fármaco está disperso, é composta por um material polimérico que controla a taxa na qual ele é liberado, tornando-o disponível para a absorção percutânea. A matriz pode ser de dois tipos, com ou sem excesso de fármaco em relação à solubilidade e ao gradiente de concentração no estado estacionário, no estrato córneo (21,35). Nos tipos em que não está em excesso, o fármaco encontra-se disponível para manter a saturação do estrato córneo somente enquanto o nível de fármaco no dispositivo exceder o limite de solubilidade nesse tecido. Quando a concentração do fármaco no dispositivo reduz abaixo do limite de saturação da pele, seu transporte do dispositivo para a pele diminui (35). Nos sistemas cuja matriz apresenta excesso de fármaco, a reserva presente assegura a continuidade da saturação do estrato córneo, e a velocidade de diminuição do fármaco é menor do que no tipo sem excesso de fármaco.

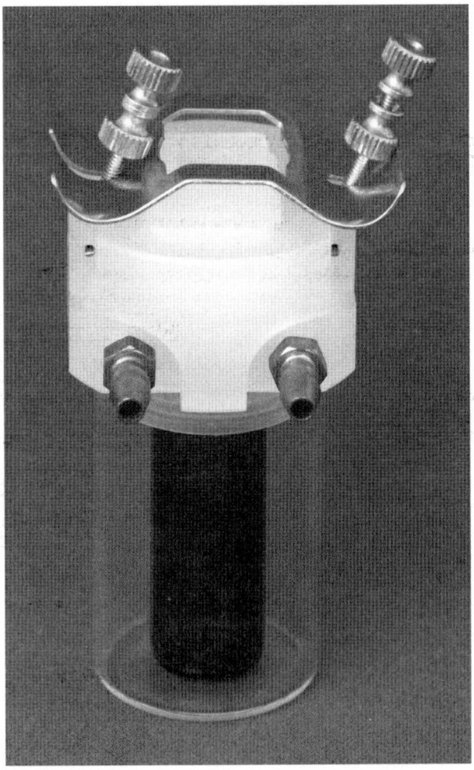

FIGURA 11.3 Uma célula de microdifusão para trabalhar com quantidades muito pequenas de fármacos e soluções.

Na preparação dos sistemas monolíticos, o fármaco e o polímero são dissolvidos ou misturados, formando uma matriz, que é submetida a uma operação de secagem (21). A matriz gelificada pode ser produzida em forma laminar ou cilíndrica, cortada em unidades de dosagem individual e incorporada entre as camadas anterior e frontal. A maioria dos TDDSs é projetada para conter excesso de fármaco e manter a capacidade de liberação além do tempo recomendado para a substituição do adesivo. Esse excesso assegura a disponibilidade e a absorção contínuas do fármaco, conforme os TDDSs usados vão sendo substituídos por outros.

Os sistemas transdérmicos controlados por membrana contêm um reservatório de fármaco, geralmente na forma líquida ou em gel, uma membrana que controla a velocidade de liberação e as camadas anterior, adesiva e de proteção (Fig. 11.5). O Transderm-Nitro (Summit) e o Transderm-Scop (Baxter) são exemplos dessa tecnologia. A vantagem dos sistemas controlados por membrana sobre os sistemas monolíticos é que, enquanto a solução do fármaco no reservatório permanecer saturada, a velocidade de liberação do fármaco através da membrana permanecerá constante (21,22). Em sistemas com membranas, uma pequena quantidade de fármaco frequentemente é adicionada à camada adesiva para dar início à absorção e ao efeito terapêutico, tão logo seja aplicado sobre a pele. Os sistemas controlados por membrana podem ser preparados por meio da pré-construção da unidade de liberação, do enchimento do reservatório do fármaco e da selagem ou por laminação, em um processo contínuo de construção, dosagem e selagem (Figs. 11.8 a 11.10).

TABELA 11.1 **Exemplos de sistemas de liberação transdérmica de fármacos (40-44,47-51)**

AGENTE TERAPÊUTICO	TDDS	DESENHO/CONTEÚDO	COMENTÁRIOS
Clonidina	Catapres-TTS (Boehringer Ingelheim)	Adesivo constituído de quatro camadas: (a) camada externa: filme de poliéster pigmentado; (b) reservatório de clonidina, óleo mineral, poli-isobutileno e dióxido de silício coloidal; (c) membrana microporosa de polipropileno controladora da velocidade de liberação; (d) formulação de agentes adesivos.	Sistema transdérmico que libera doses terapêuticas do fármaco anti-hipertensivo em velocidade constante durante sete dias. Os TDDSs são geralmente aplicados em áreas sem pelos ou depiladas da parte superior do braço ou do dorso.
Estradiol	Estraderm (Novartis)	Adesivo constituído de quatro camadas: (a) filme de poliéster transparente; (b) reservatório de estradiol e álcool gelificado com hidroxipropilcelulose; (c) membrana do copolímero etileno-acetato de vinila; (d) formulação adesiva de óleo mineral e poli-isobutileno.	Sistema transdérmico que libera 17β-estradiol continuamente. O sistema adesivo em geral é aplicado no tronco, incluindo abdome e nádegas, alternando a região de aplicação, duas vezes por semana em ciclos de três semanas consecutivas, com a frequência de dosagem ajustada como requerido.
	Vivelle (Novartis)	Adesivo constituído de três camadas: (a) filme translúcido do copolímero etileno-acetato de vinila; (b) estradiol em matriz de adesivo de poli-isobutileno e copolímero etileno-acetato de vinila; (c) revestimento descartável de poliéster, que deve ser removido antes da aplicação.	Usos e aplicações semelhantes ao Estraderm.
	Climara (Berlex)	Sistema constituído de três camadas: (a) filme translúcido de polietileno; (b) matriz adesiva de acrilato contendo estradiol; (c) revestimento protetor de filme de poliéster, siliconizado ou revestido de fluoropolímero, que deve ser removido antes da aplicação.	Usos e aplicações semelhantes ao Estraderm. O sistema pode ser aplicado semanalmente.
Fentanil	Duragesic (Ortho-McNeil-Janssen)	Adesivo constituído de quatro camadas: (a) camada externa de filme de poliéster; (b) reservatório de fentanil e álcool gelificado com hidroxipropilcelulose; (c) membrana de copolímero etileno-acetato de vinila, controladora da velocidade de liberação do fármaco; (d) camada adesiva de silicone contendo fentanil.	Sistema terapêutico transdérmico que permite a liberação sistêmica contínua durante 72 horas desse potente analgésico opioide; indicado para pacientes com dor crônica que requerem essa forma de analgesia.
Nicotina	Habitrol (Basel Pharm)	Disco adesivo multicamada: (a) camada externa aluminizada; (b) adesivo de acrilato sensível à pressão; (c) solução de nicotina em copolímero de ácido metacrílico dispersa em disco de viscose ou algodão não tecidos; (d) camada adesiva de acrilato; (e) revestimento protetor de alumínio descartável que recobre a camada adesiva e deve ser removido antes do uso.	Sistema terapêutico transdérmico de liberação contínua de nicotina para utilização como auxiliar no abandono do hábito de fumar. Os adesivos variam quanto ao conteúdo em nicotina e à posologia.
	Nicoderm CQ (Glaxo SmithKline)	Adesivo retangular multicamada: (a) camada externa oclusiva de polietileno, alumínio, poliéster, copolímero etileno-acetato de vinila; (b) reservatório de nicotina em matriz de copolímero etileno-acetato de vinila; (c) membrana de polietileno controladora da velocidade de liberação; (d) camada adesiva de poli-isobutileno; (e) revestimento protetor, deve ser removido antes da aplicação.	
	Nicotrol (McNeil Consumer Products)	Adesivo retangular multicamada: (a) camada externa de filme laminado de poliéster; (b) adesivo controlador da velocidade, material não tecido e nicotina; (c) revestimento descartável, deve ser removido antes do uso.	
	Prostep (Wyeth)	Disco adesivo multicamada: (a) tira de espuma bege, adesivo de acrilato; (b) lâmina externa de gelatina com revestimento de polietileno de baixa densidade; (c) matriz de nicotina em gel; (d) lâmina protetora; (e) revestimento descartável, deve ser retirado antes do uso.	

(continua)

TABELA 11.1 **Exemplos de sistemas de liberação transdérmica de fármacos (40-44,47-51)**
(Continuação)

AGENTE TERAPÊUTICO	TDDS	DESENHO/CONTEÚDO	COMENTÁRIOS
Nitroglicerina	Deponit (Schwarz)	Sistema constituído de três camadas: (a) lâmina de cobertura; (b) matriz de nitroglicerina com adesivo de poli-isobutileno, plastificante e membrana de liberação; (c) lâmina descartável, deve ser removida antes da aplicação.	
Nitroglicerina	Nitro-Dur (Key)	Nitroglicerina em matriz tipo gel de glicerina, água, lactose, álcool polivinílico, povidona, citrato de sódio em uma camada de poliéster, laminado de polietileno.	
Nitroglicerina	Transderm-Nitro (Summit)	Adesivo constituído por quatro camadas: (a) camada externa de plástico aluminizado; (b) reservatório de nitroglicerina adsorvida em lactose, dióxido de silício coloidal e silicone fluido grau médico; (c) membrana do copolímero etileno-acetato de vinila; (d) camada adesiva de silicone.	
Escopolamina	Transderm Scop (Baxter)	Adesivo constituído de quatro camadas: (a) camada externa de filme de poliéster aluminizado; (b) reservatório de escopolamina, óleo mineral e poli-isobutileno; (c) membrana microporosa de polipropileno para controlar a velocidade de liberação	Liberação contínua do fármaco durante três dias para evitar náusea e vômitos associados ao enjoo causado por movimento. O adesivo deve ser aplicado atrás da orelha. Para administração repetida, deve-se retirar o primeiro adesivo e aplicar o segundo atrás da outra orelha. Esse sistema também é recomendado para náuseas causadas por alguns anestésicos e analgésicos usados em cirurgia.
Testosterona	Textoderm (Alza)	Adesivo constituído de três camadas: (a) camada externa de tereftalato de polietileno; (b) filme matricial de testosterona e copolímero etileno-acetato de vinila; (c) tiras adesivas de poli-isobutileno e dióxido de silício coloidal.	O O adesivo é aplicado no escroto, no tratamento da deficiência de testosterona.
	Androderm (Androderm)	Adesivo constituído de cinco camadas: (a) camada externa de filme de copolímero etileno-acetato de vinila, poliéster laminado; (b) reservatório de testosterona, álcool, glicerina, mono-oleato de glicerila e etilaurato gelificado com copolímero do ácido acrílico; (c) membrana microporosa de polietileno; (d) adesivo acrílico; (e) camada adesiva de poliéster laminado.	O adesivo pode ser aplicado nas costas, no abdome, na parte superior dos braços ou das coxas, para o tratamento de deficiência de testosterona.

Em resumo, tanto o dispositivo de liberação do fármaco quanto a pele servem como mecanismos de controle sobre a velocidade de liberação. Se o fármaco for liberado no estrato córneo a uma velocidade inferior à capacidade de absorção, o dispositivo é o fator de controle; em contrapartida, se ele for liberado em uma área onde ocorre saturação, a pele passa a exercer o controle da liberação. Assim, a velocidade de transporte do fármaco em todos os tipos de TDDSs, monolítico ou reservatório, é controlada por uma membrana artificial ou natural (a pele).

Os sistemas de liberação transdérmica de fármacos podem ser construídos com diferentes números de camadas, incluindo: (a) uma camada externa, que protege o sistema do ambiente externo e de possíveis perdas de fármaco ou umidade da pele; (b) um sistema matricial ou reservatório, que armazena e libera o fármaco para a pele; (c) uma lâmina protetora removível, que deve ser retirada antes do uso para permitir a liberação do fármaco; e (d) uma camada adesiva, para manter o contato com a pele após a aplicação. A camada adesiva pode ser de dois tipos: na forma de uma borda

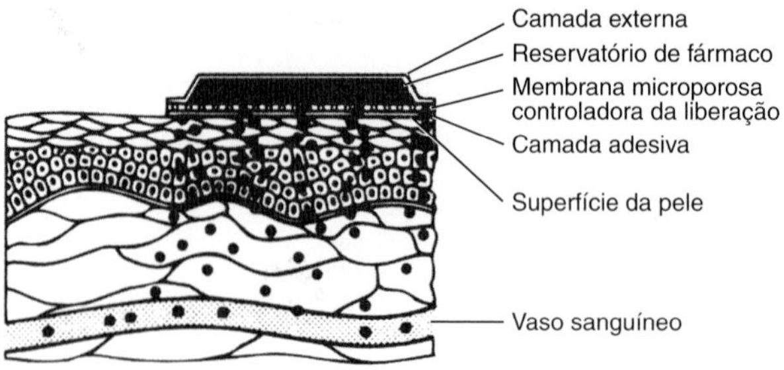

FIGURA 11.4 Sistema terapêutico transdérmico de quatro camadas, indicando a quantidade de fármaco liberada do sistema de forma contínua e controlada, permeando a pele e entrando na circulação sistêmica.

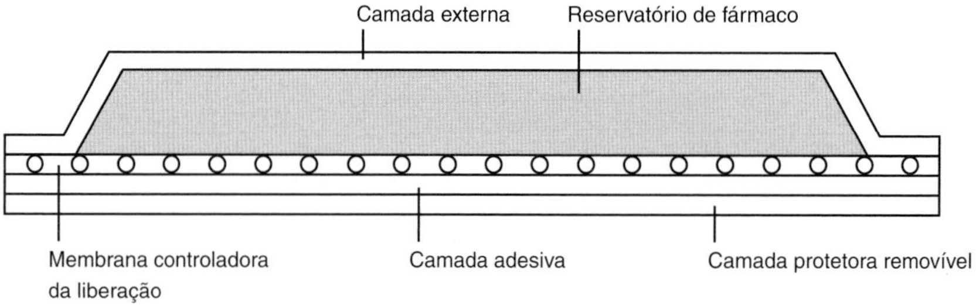

FIGURA 11.5 Sistema terapêutico transdérmico Transderm-Nitro (Summit). O adesivo transdérmico libera nitroglicerina através da pele diretamente na corrente sanguínea durante 24 horas. O Transderm-Nitro é usado no tratamento e na prevenção da angina. O sistema é constituído de uma camada externa à prova d'água, um reservatório de nitroglicerina, seguido de uma membrana semipermeável, que controla de forma precisa e previsível a liberação do fármaco, e de uma camada adesiva, que fixa o sistema à pele. A camada adesiva também contém uma dose inicial de nitroglicerina para assegurar a liberação imediata e a absorção do fármaco. (Cortesia de Summit Pharmaceuticals, Novartis.)

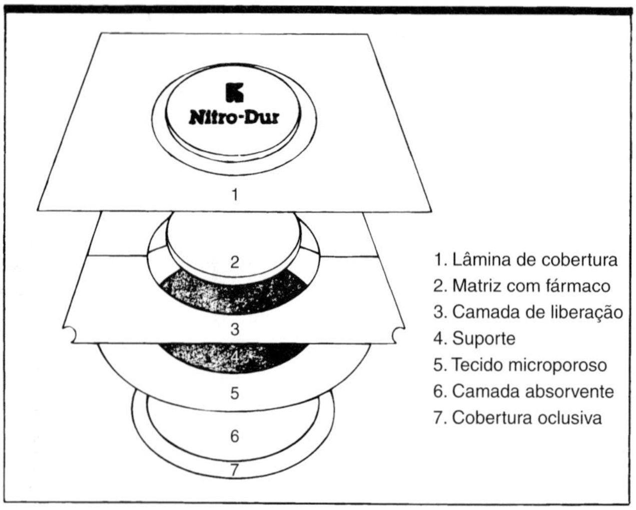

FIGURA 11.6 Sistema de infusão Nitro-Dur: construção do adesivo. (Cortesia de Key Pharmaceuticals.)

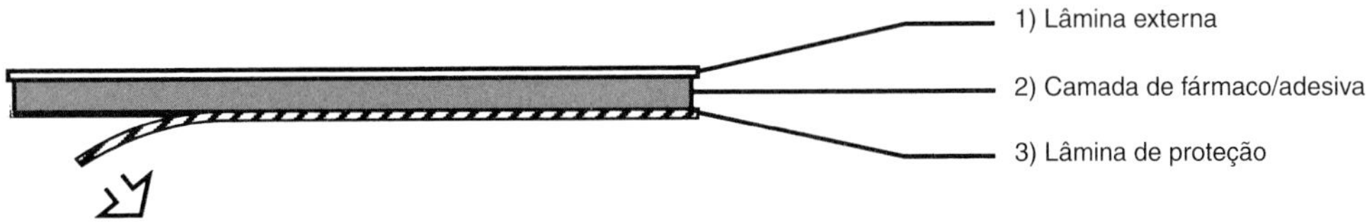

FIGURA 11.7 Sistema transdérmico de liberação de fármacos em duas camadas, indicando a remoção da lâmina de proteção antes da aplicação.

periférica adesiva ou com toda a face adesiva. No tipo periférico, a formulação adesiva localiza-se nas bordas do TDDS, em geral como uma faixa larga circundando a porção ativa que contém fármaco. A face adesiva, que recobre toda a superfície do TDDS, é muito comum. Os TDDSs são acondicionados em embalagens individuais lacradas, para preservação e proteção até o momento de uso.

A camada externa deve ser oclusiva para reter a umidade da pele e hidratar o local de absorção, facilitando a penetração do fármaco. Os materiais preferencialmente utilizados apresentam uma espessura de cerca de 2 a 3 mm e baixa razão de transmissão de umidade, inferior a 20 g/m^2 em 24 horas (36). Filmes transparentes ou pigmentados de polipropileno, polietileno e poliolefina são utilizados como camada externa nos TDDSs.

A camada adesiva deve ser sensível à pressão, suprindo a habilidade de aderir à pele com uma

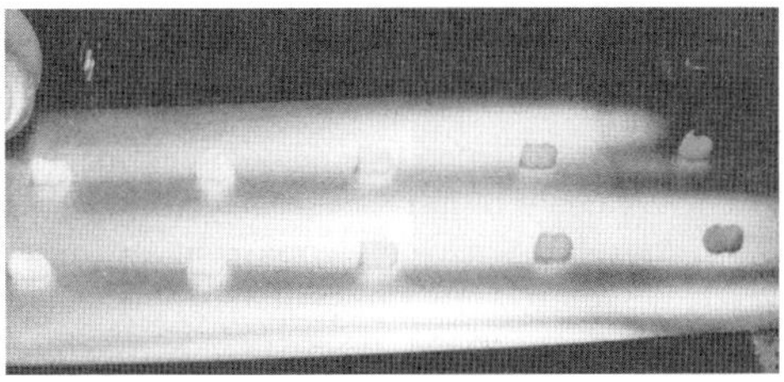

FIGURA 11.9 Dose medida para o reservatório, aplicada no suporte antes de lacrar o sistema de liberação transdérmica. (Cortesia de CIBA Pharmaceutical Company.)

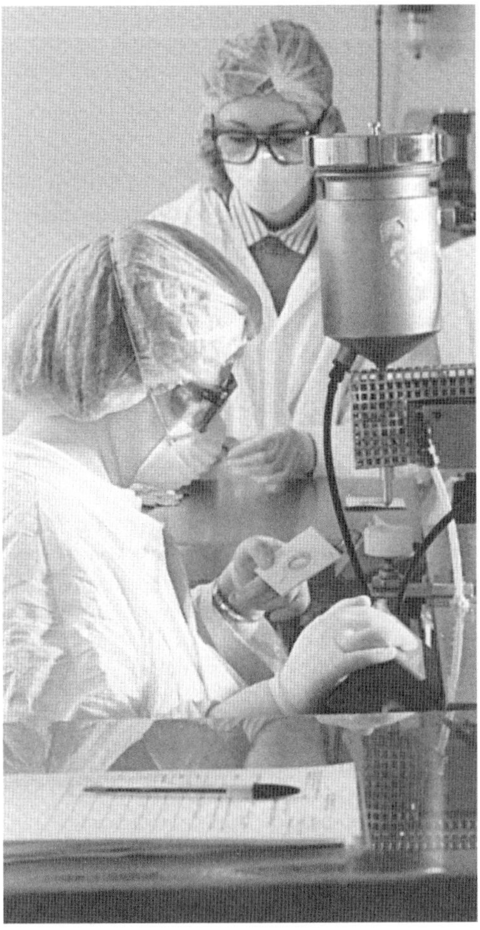

FIGURA 11.8 Produção de adesivos transdérmicos em escala-piloto. (Cortesia de Elan Corporation, plc.)

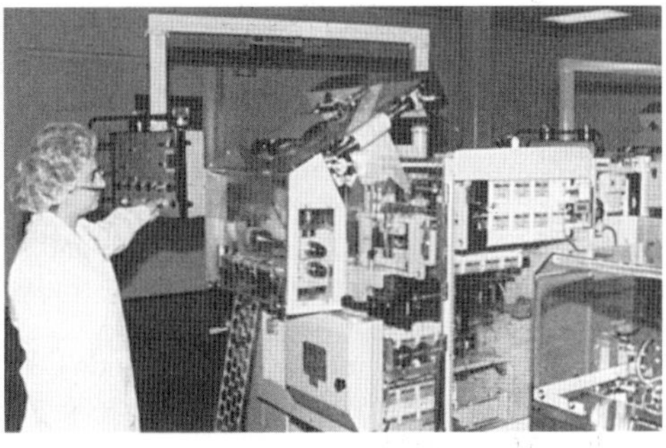

FIGURA 11.10 Equipamento utilizado para o corte e a embalagem dos adesivos transdérmicos para a liberação de fármacos. (Cortesia de Schering Laboratories.)

pressão mínima e permanecer no local durante o período requerido. Além disso, o adesivo deve permitir a fácil remoção após o uso, não deve ser irritante, nem oferecer restrições ao fluxo do fármaco para a pele, e mostrar-se compatível com todos os outros componentes do sistema. O material adesivo é submetido a testes de segurança quanto à compatibilidade com a pele, que incluem testes de irritação, sensibilidade e citotoxicidade (37). Em alguns TDDSs, a camada adesiva contém o fármaco. O polibutilacrilato costuma ser utilizado como agente adesivo, e as membranas de liberação do fármaco são normalmente preparadas a partir do polietileno, com estruturas microporosas de diferentes diâmetros, para garantir o ajuste às especificações requeridas para cada sistema transdérmico em particular.

O desenho de um TDDS deve ser planejado com base nos seguintes aspectos (2,8,35,38,39):

1. Liberar o fármaco na pele para absorção percutânea em níveis terapêuticos e com um fluxo ótimo.
2. Conter agentes medicinais com as características físico-químicas necessárias para liberação adequada e partição favorável ao estrato córneo.
3. Ocluir a pele para garantir um fluxo unidirecional do fármaco ao sistema do estrato córneo.
4. Apresentar vantagens terapêuticas sobre outras formas farmacêuticas e sistemas de liberação de fármacos.
5. Não ser irritante ou sensibilizante para a pele.
6. Aderir bem à pele e apresentar tamanho, aparência e local indicado para o uso que facilitem a adesão terapêutica por parte do paciente.

VANTAGENS E DESVANTAGENS DOS TDDSs

As vantagens dos TDDSs incluem as seguintes:

1. Evitam os problemas relacionados à absorção gastrintestinal, como pH, atividade enzimática e interação do fármaco com alimentos, bebidas ou outras substâncias administradas oralmente.
2. Substituem a administração oral quando essa via é inadequada, como nos episódios de vômitos e diarreia.
3. Evitam o *efeito de primeira passagem*, ou seja, a passagem inicial de fármaco através da circulação portal e sistêmica após a absorção gastrintestinal, possivelmente evitando a inativação por enzimas digestivas e hepáticas.
4. São sistemas não invasivos; logo, evitam os inconvenientes da terapia parenteral.
5. Proporcionam uma terapia prolongada com uma só aplicação, o que resulta em maior adesão, comparados a outras formas farmacêuticas que requerem uma administração mais frequente.
6. A atividade dos fármacos com meia-vida curta é prolongada, devido à liberação controlada proporcionada pelo reservatório de fármaco do sistema.
7. A terapia pode ser interrompida de modo rápido por meio da remoção do sistema aplicado sobre a superfície da pele.
8. São rápida e facilmente identificados em situações de emergência (i.e., pacientes que não respondem, inconscientes ou comatosos), devido à sua presença física, bem como às características específicas e às marcas de identificação.

As desvantagens dos TDDSs são as seguintes:

1. Apenas fármacos relativamente potentes são bons candidatos à liberação transdérmica, devido aos limites naturais à entrada do medicamento, impostos pela impermeabilidade da pele.
2. Alguns pacientes desenvolvem dermatite de contato no local de aplicação, produzida por um ou mais componentes do sistema, necessitando, então, interromper o tratamento.

EXEMPLOS DE SISTEMAS TRANSDÉRMICOS DE LIBERAÇÃO DE FÁRMACOS

A seguinte seção descreve de forma resumida alguns TDDSs disponíveis. A Tabela 11.1 discorre sobre componentes específicos de alguns exemplos representativos desses sistemas.

ESCOPOLAMINA TRANSDÉRMICA

Como comentado no início deste capítulo, a escopolamina transdérmica foi o primeiro TDDS a receber a aprovação da FDA. A escopolamina, um alcaloide da beladona, é usada para evitar o enjoo, causado por movimento associado a viagens, e a náusea e os vômitos que resultam do emprego de certos analgésicos e anestésicos em cirurgia.

O sistema Transderm-Scop é um adesivo circular de 0,2 mm de espessura e 2,5 cm^2 de área (40), que apresenta uma estrutura em quatro camadas, conforme descrito na Tabela 11.1. Esse TDDS contém 1,5 mg de escopolamina e foi projetado para liberar aproximadamente 1 mg do medicamento para a circulação sistêmica, a uma velocidade constante durante o período de vida útil do sistema, que é de três dias. Uma dose inicial de 200 μg de escopolamina na camada adesiva do sistema satura os sítios de ligação da pele e rapidamente leva a concentração plasmática ao estado de equilíbrio requerido. A liberação contínua da escopolamina através da membrana microporosa mantém os níveis plasmáticos constantes. A velocidade de liberação é menor do que a capacidade de absorção da pele, portanto a membrana, e não a pele, controla a liberação do fármaco para a circulação.

O adesivo é aplicado na região sem pelos atrás da orelha (Fig. 11.10). Devido ao pequeno tamanho do adesivo, o sistema é discreto, conveniente e bem-aceito pelo paciente. O TDDS é aplicado pelo menos quatro horas antes do efeito antiemético ser requerido. Um único disco é usado a cada vez e pode ser mantido no local por três dias. Se a continuidade do tratamento for desejada, um novo disco deve ser colocado atrás da outra orelha, após a remoção do primeiro. Os efeitos colaterais mais frequentes são boca seca e sonolência. Em pacientes geriátricos, o uso pode ainda interferir na orientação, na cognição e na memória. Esse TDDS não é adequado para uso pediátrico e deve ser administrado com cautela durante a gestação.

NITROGLICERINA TRANSDÉRMICA

Vários sistemas transdérmicos contendo nitroglicerina foram desenvolvidos, incluindo Minitran (3M Pharmaceuticals), Nitro-Dur (Key), Transderm-Nitro (Summit) e Nitrodisc (Roberts). O desenho de tais sistemas é descrito resumidamente na Tabela 11.1. Todos esses produtos mantêm a liberação da nitroglicerina por 24 horas após a aplicação. A tolerância, entretanto, é o principal fator limitante da efetividade desse sistema, quando usado continuamente por mais de 12 horas por dia. Logo, um esquema posológico adequado envolve um adesivo diário, por 12 a 14 horas, intercalado por 10 a 12 horas sem o adesivo.

A nitroglicerina é amplamente utilizada no tratamento profilático da angina. Esse fármaco é eficaz em doses relativamente baixas, tem meia-vida plasmática curta e picos plasmáticos elevados, além de apresentar efeitos secundários inerentes quando administrado por via sublingual, o meio de administração mais utilizado. Além disso, a nitroglicerina é metabolizada no fígado após a administração oral; esse efeito de primeira passagem é evitado quando a via percutânea é utilizada.

Os vários TDDSs de nitroglicerina controlam a velocidade de liberação do fármaco por meio de uma membrana e/ou a partir da matriz ou do reservatório. Quando o TDDS é aplicado sobre a pele, a nitroglicerina é absorvida de maneira contínua e chega aos órgãos-alvo (coração, membros) na forma ativa, antes de ser inativada pelo fígado. Apenas uma fração da quantidade total de nitroglicerina do sistema é liberada ao longo de 24 horas – tempo de uso de cada adesivo; o restante atua como uma fonte de energia termodinâmica para liberar o fármaco e permanece no sistema. Por exemplo, no Deponit TDDS, somente 15% do conteúdo de nitroglicerina são liberados após 12 horas de uso (41).

A velocidade da liberação do fármaco depende do tipo de sistema. No Transderm-Nitro, são liberados 0,02 mg de nitroglicerina por hora e centímetro quadrado, enquanto o sistema Deponit libera aproximadamente 0,013 mg do fármaco por hora (41,42). Assim, sistemas com diferentes áreas de superfície e conteúdo de nicotina possibilitam um ajuste às necessidades de cada paciente. Devido às diferenças na velocidade de liberação, esses sistemas não podem ser intercambiáveis pelo paciente.

A matriz do Nitro-Dur está em estado de equilíbrio altamente cinético (43). As moléculas de nitroglicerina dissolvidas encontram-se em troca constante com as moléculas ligadas à superfície dos cristais de lactose suspensos. Uma quantidade suficiente de nitroglicerina encontra-se adsorvida à lactose em cada matriz, para manter o fármaco na fase fluida (glicerol aquoso), em um nível estável, porém saturado (5 mg de nitroglicerina/cm^2 de matriz). Quando o adesivo é aplicado, as moléculas do fármaco migram da solução na matriz para a pele por difusão. Para compensar as moléculas perdidas para o organismo, há um deslocamento no equilíbrio das moléculas de nitroglicerina, passando dos cristais, em que estão adsorvidas, para a solução. Quando o equilíbrio é restabelecido, a solução torna-se novamente saturada. Assim, os cristais de lactose atuam como um reservatório de fármaco para manter a saturação da fase líquida. A matriz do Nitro-Dur, por sua vez, age como um reservatório saturado de fármaco para a passagem por difusão através da pele (43).

Entretanto, nem todos os sistemas contendo nitroglicerina apresentam a mesma construção. Por exemplo, o Transderm-Nitro TDDS é um sistema-reservatório com quatro camadas, como descrito na

Tabela 11.1 e demonstrado na Figura 11.5, enquanto o Deponit TDDS é um sistema matricial em duas camadas, como pode ser visualizado na Figura 11.7.

Para a utilização dos sistemas transdérmicos de nitroglicerina, os pacientes devem receber instruções explícitas. Geralmente, esses TDDSs são aplicados no tórax, nas costas, na parte superior dos braços ou nos ombros (Fig. 11.11). O local da aplicação deve estar livre de pelos, limpo e seco, de forma que o sistema possa aderir sem dificuldade. Deve-se evitar a aplicação nos membros, nas partes inferiores dos joelhos ou dos cotovelos e também nas áreas com arranhões, lesões ou cortes. O paciente deve estar ciente de que exercícios físicos e ambientes com temperatura elevada, como sauna, ocasionam um aumento na absorção da nitroglicerina.

CLONIDINA TRANSDÉRMICA

O primeiro sistema transdérmico para hipertensão, o Catapress TTS (sistema terapêutico transdérmico de clonidina, Boehringer Ingelheim), começou a ser comercializado em 1985. A clonidina é adequada à liberação transdérmica devido à lipossolubilidade, ao alto volume de distribuição e à eficácia terapêutica em concentrações plasmáticas baixas. O TDDS proporciona a liberação controlada de clonidina por sete dias e tem uma estrutura em quatro camadas, como descrito na Tabela 11.1.

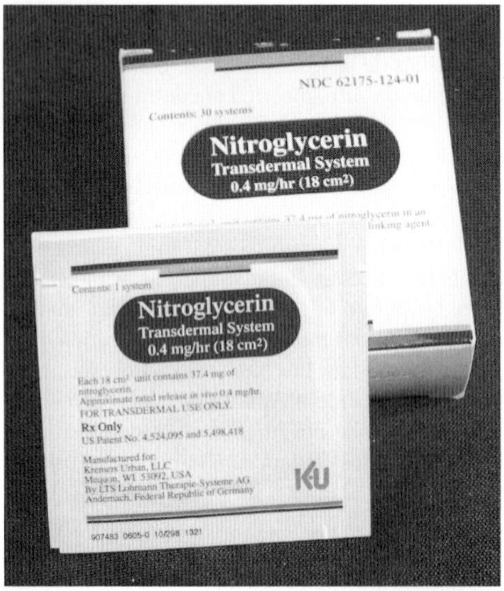

FIGURA 11.11 Um Sistema de Nitroglicerina Transdérmico que introduz 0,4 mg de fármaco por hora, em uma taxa constante e predeterminada, através da pele, diretamente na circulação sanguínea.

O Catapress TTS é apresentado em diversos tamanhos, liberando uma quantidade de fármaco proporcional à área do adesivo. Para garantir a liberação constante do fármaco durante o período de sete dias, o conteúdo total no sistema é superior à quantidade de fármaco liberada. A energia para a liberação deriva do gradiente de concentração que se estabelece entre a solução saturada do fármaco no TDDS e a menor concentração na pele. O fluxo de clonidina em direção à menor concentração é controlado por uma membrana (44).

O sistema é aplicado em uma área de pele intacta e sem pelos na parte superior externa do braço ou no tórax. Após a aplicação, a clonidina contida na camada adesiva satura a região da pele em contato com o adesivo. Então, o conteúdo do reservatório começa a fluir através da membrana e da pele, chegando à circulação sistêmica. A concentração plasmática terapêutica de clonidina é alcançada 2 ou 3 dias após a aplicação inicial. A aplicação de um novo sistema em um outro local da pele, em intervalos semanais, mantém as concentrações plasmáticas em níveis terapêuticos. Se não houver a substituição do adesivo removido por um novo sistema, os níveis plasmáticos terapêuticos permanecem por cerca de oito horas, com um declínio lento posterior por vários dias. Após esse período, a pressão sanguínea retorna gradualmente aos níveis pré-tratamento. No caso de o paciente apresentar irritação cutânea local antes de sete dias de uso, o sistema pode ser removido e substituído por um novo, que deverá ser aplicado em outro local (44).

NICOTINA TRANSDÉRMICA

Os TDDSs de nicotina são utilizados como adjuntos (sempre com orientação) nos programas para abandono do tabagismo. Esse tipo de sistema é uma ajuda bastante eficaz para abandonar o hábito de fumar, desde que seja utilizado de acordo com as estratégias recomendadas para o produto (45). Em um estudo cego, usuários de adesivos de nicotina tiveram duas vezes mais sucesso no abandono do cigarro do que pacientes tratados com adesivo placebo (45). Exemplos de produtos incluem Nicoderm CQ (GlaxoSmithKline) e Nicotrol (McNeil Consumer Products).

Esses adesivos proporcionam níveis sanguíneos prolongados na terapia de reposição de nicotina, auxiliando pacientes a estabelecer e manter a remissão do vício (46). A motivação é aumentada por meio da redução dos sintomas de abstinência e, pelo menos em parte, do desejo de nicotina e das sensações proporcionadas pelo fumo (46).

Os adesivos disponíveis no comércio contêm de 7 a 21 mg de nicotina e são aplicados diariamente, em tratamentos de 6 a 12 semanas. Esquemas terapêuticos diferentes são utilizados, conforme o grau de dependência do indivíduo (de leve a grave). Alguns exemplos de TDDSs de nicotina são descritos na Tabela 11.1. O adesivo transdérmico de nicotina é geralmente aplicado no braço ou na parte superior frontal do tronco, e o paciente deve ser aconselhado a não fumar enquanto estiver utilizando o sistema. O TDDS deve ser substituído todos os dias e aplicado em locais alternados. Alguns programas de reposição de nicotina recomendam redução gradual da dose (concentração no adesivo) durante o tratamento. Os adesivos utilizados devem ser descartados de forma correta, pois a nicotina residual é um veneno potencial para crianças e animais domésticos.

ESTRADIOL TRANSDÉRMICO

O estrogênio estradiol encontra-se disponível na forma de adesivo transdérmico. O TDDS Estraderm (Novartis) libera 17β-estradiol continuamente através da membrana, quando aplicado sobre a pele intacta (47). Dois sistemas (10 ou 20 cm^2) proporcionam a liberação de 0,05 ou 0,1 mg de estradiol por dia. O Estraderm é um adesivo em quatro camadas, como descrito na Tabela 11.1.

O estradiol é indicado para o tratamento dos sintomas vasomotores, de moderados a graves, associados à menopausa, ao hipogonadismo feminino, à castração feminina, à falência ovariana primária e às condições atróficas causadas por deficiência na produção endógena de estrogênio, tais como vaginite atrófica e craurose vulvar.

Quando administrado por via oral, o estradiol é metabolizado rapidamente pelo fígado em estrona e seus conjugados, resultando em concentrações circulantes mais elevadas de estrona do que de estradiol. Em contrapartida, a pele metaboliza o estradiol apenas em pequena extensão. Dessa forma, a administração transdérmica produz níveis séricos terapêuticos de estradiol com taxas circulantes menores de estrona e seus conjugados do que a terapia oral e requer dose menor. Pesquisas mostraram que mulheres pós-menopáusicas que recebem tanto a terapia oral quanto a transdérmica obtêm os efeitos terapêuticos desejados, ou seja, menores níveis de gonadotrofina, menor porcentagem de células parabasais vaginais, diminuição da excreção de cálcio e menor proporção entre cálcio e creatinina, com ambos os tipos de formulação. Estudos demonstram também que os efeitos sistêmicos secundários associados aos estrogênios orais podem ser reduzidos com a utilização das formas farmacêuticas transdérmicas. Devido à curta meia-vida do estradiol (cerca de uma hora), sua administração transdérmica permite declínio rápido nos níveis sanguíneos após a remoção do sistema, como em um esquema cíclico (47).

A terapia é geralmente realizada em um esquema cíclico (ciclos de três semanas de terapia intercalados com intervalos de uma semana), sobretudo em mulheres não histerectomizadas. O sistema transdérmico é aplicado em uma área limpa e seca do tronco, do abdome ou do quadrante superior das nádegas. O adesivo não deve ser aplicado na cintura, porque roupas justas podem danificá-lo ou deslocá-lo.

O Vivelle (Novartis) e o Climara (Berlex) são sistemas matriciais em duas camadas para a liberação transdérmica do estradiol que são descritos na Tabela 11.1 e têm estrutura semelhante à apresentada na Figura 11.7. O estradiol está contido na camada adesiva (48,49). Esses sistemas costumam ser utilizados da mesma forma que o Estraderm TDDS; entretanto, alguns desses sistemas são aplicados a cada sete dias.

SISTEMAS TRANSDÉRMICOS CONTRACEPTIVOS

O sistema transdérmico Ortho Evra (norelgestromina e etinilestradiol; Ortho-McNeil) é um adesivo contraceptivo combinado, com uma área superficial de contato de 20 cm^2; contém 6 mg de norelgestromina e 0,75 mg de etinilestradiol. A cada 24 horas, 150 μg de norelgestromina e 20 μg de etinilestradiol são liberados na corrente sanguínea.

O Ortho Evra é um adesivo transdérmico contraceptivo do tipo matricial, constituído de três camadas, incluindo uma camada externa dupla, composta por um filme flexível bege de polietileno de baixa densidade sobre uma lâmina interna de poliéster. A camada intermediária contém um adesivo de poli-isobutileno e polibuteno, crospovidona, poliéster e lactato de laurila como componentes não ativos; os fármacos norelgestromina e etinilestradiol encontram-se nessa camada. A terceira camada é uma lâmina descartável que protege a camada adesiva durante o armazenamento, que deve ser removida no momento da aplicação. Esta última camada é um filme transparente de tereftalato de polietileno (PET) revestido com polidimetilsiloxano na face que está em contato com a camada intermediária.

TESTOSTERONA TRANSDÉRMICA

Os sistemas transdérmicos Testoderm (Alza) e Androderm (Watson), disponíveis em várias velocidades de liberação, são utilizados na terapia de reposição hormonal em homens com ausência ou deficiência de testosterona (50,51).

O sistema em duas camadas Testoderm TDDS está descrito na Tabela 11.1. Para uma absorção ótima, o adesivo é aplicado na pele do escroto, que deve estar limpa, seca e depilada. A pele do escroto é pelo menos cinco vezes mais permeável à testosterona do que outras regiões da pele (50). Para a aplicação do sistema, a pele deve ser esticada com uma mão e o lado adesivo do TDDS deve ser pressionado contra ela com a outra mão por cerca de 10 segundos. O sistema deve ser aplicado todos os dias, pela manhã, para simular a liberação de testosterona endógena (52). Os níveis séricos ótimos são atingidos entre 2 e 4 horas após a aplicação. O adesivo deve ser utilizado de 22 a 24 horas por dia, durante 6 a 8 semanas.

O TDDS Androderm deve ser aplicado à noite em uma área intacta, limpa e seca das costas, do abdome, dos braços ou das coxas, mas não deve ser colocado no escroto (51). Esse sistema em cinco camadas é descrito na Tabela 11.1.

METILFENIDATO TRANSDÉRMICO

O metilfenidato transdérmico (Daytrana, Shire) é um sistema transdérmico matricial adesivo aplicado na pele intacta. O metilfenidato está espalhado em um adesivo acrílico, disperso em um adesivo de silicone. A composição por unidade de área é idêntica em todas as dosagens, e o total de fármaco liberado depende do tamanho do adesivo e do tempo de utilização. Ele está disponível como adesivos em 10, 15, 20 e 30 mg, liberando a dose indicada por nove horas. O adesivo de 10 mg, na realidade, contém 27,5 mg de fármaco; o de 15 mg, 41,3 mg; o de 20 mg, 55 mg; e o de 30 mg, 82,5 mg. Após nove horas, o adesivo deve ser removido, dobrado sobre si mesmo (adesivo-adesivo) e descartado apropriadamente (52). Há um esquema de dose de titulação que deve ser seguida inicialmente até a dosagem final individualizada e o tempo de utilização serem determinados.

Geralmente, o metilfenidato é indicado para o transtorno de déficit de atenção/hiperatividade em crianças. A vantagem do adesivo transdérmico é que ele pode ser aplicado pela manhã, duas horas antes do tempo em que a obtenção do efeito é necessária, isto é, durante o horário escolar, e removido no final do dia depois da aula, antes que o limite de nove horas seja atingido. Isso dispensa a necessidade de o medicamento oral ser administrado durante o dia e os deslocamentos para a enfermaria da escola.

OUTROS SISTEMAS TERAPÊUTICOS TRANSDÉRMICOS

Outros sistemas terapêuticos transdérmicos incluem o Oxytrol (sistema transdérmico de cloreto de oxibutinina, Watson), e fármacos que estão sob estudo para veiculação em TTDSs envolvem os agentes cardiovasculares diltiazem, dinitrato de isosorbida, propranolol, nifedipina, mepindolol e verapamil; levonorgestrel associado a estradiol, como contraceptivos; fisostigmina e xanomelina, para o tratamento da doença de Alzheimer; naltrexona e metadona, para o tratamento da dependência química; buspirona, para ansiedade; bupropiona, para a terapia antitabagismo e papaverina, para a impotência sexual masculina.

CONSIDERAÇÕES CLÍNICAS GERAIS SOBRE O USO DE TDDSs

O paciente deve ser orientado sobre os seguintes cuidados gerais durante o uso de adesivos transdérmicos (53,54):

1. A absorção percutânea pode variar de acordo com o local de aplicação. O lugar mais adequado para a aplicação está indicado na embalagem protetora de cada produto. O paciente deve ser orientado para utilizar a região recomendada, alternando o local a cada aplicação. Essa alternância é importante para permitir que a pele em contato com o adesivo recupere a permeabilidade normal após a oclusão, e também para prevenir irritações cutâneas. O mesmo local pode ser reutilizado após o intervalo de uma semana.
2. O local selecionado para a aplicação do TDDS deve estar limpo, seco, relativamente livre de pelos e não apresentar oleosidade, irritação, inflamação, cortes ou calosidades. A pele úmida ou molhada acelera a permeação do fármaco além da velocidade pretendida. A oleosidade da pele dificulta a adesão do sistema. Se existirem pelos no local indicado para a aplicação do sistema, estes podem ser cuidadosamente cortados, mas nunca raspados ou eliminados com

agentes depilatórios, pois esses procedimentos podem eliminar as camadas mais externas do estrato córneo e afetar a velocidade e a extensão da permeação do fármaco.

3. O uso de loções no local de aplicação deve ser evitado, pois esses produtos afetam o grau de hidratação e podem alterar o coeficiente de partição entre o fármaco e a pele.
4. O TDDS não deve ser cortado (como uma tentativa de reduzir a dose), uma vez que alterações físicas destroem a integridade do sistema.
5. O TDDS deve ser removido de sua embalagem externa com cuidado para não danificar ou cortar o sistema. A camada protetora deve ser removida para expor a camada adesiva, evitando o contato da superfície adesiva (que algumas vezes contém o fármaco) com as pontas dos dedos. O TDDS é pressionado firmemente com a palma da mão contra a pele por cerca de 10 segundos, para assegurar o contato uniforme e a adesão.
6. O TDDS deve ser aplicado em um local que não esteja sujeito ao atrito por roupas ou movimento (como a cintura). Ele pode descolar durante o banho ou ao nadar. Se o adesivo descolar prematuramente, é possível tentar reaplicá-lo ou substituí-lo por um novo; neste último caso, o adesivo deve permanecer pelo período integral antes da substituição.
7. O TDDS deve ser aplicado durante o período indicado nas instruções de uso; decorrido esse período, ele deve ser removido e substituído por um novo sistema.
8. O paciente ou o indivíduo que fará a aplicação deve lavar as mãos cuidadosamente antes e depois de colocar o TDDS. É necessário cuidado para não tocar os olhos ou a boca durante o manuseio do disco.
9. Se o paciente apresentar sensibilidade e/ou intolerância ao sistema ou se ocorrer irritação cutânea, o tratamento deve ser reavaliado.
10. Após a remoção, o TDDS usado deve ser dobrado ao meio pelo lado adesivo, de maneira que não possa ser reutilizado. O adesivo usado, que contém fármaco residual, deve ser recolocado na embalagem e descartado em local seguro, fora do alcance de crianças e animais domésticos.

ADESIVOS NÃO SISTÊMICOS

O adesivo Lidoderm (lidocaína) 5% consiste em um material adesivo contendo 5% de lidocaína, que é aplicado em uma base de poliéster e revestido com um filme de PET. O revestimento é removido momentos antes da aplicação. O adesivo apresenta 10 × 14 cm, contendo 700 mg de lidocaína em uma base aquosa. A base contém aminoacetato de hidroxialumínio, edentato dissódico, gelatina, glicerina, caulim, metilparabeno, ácido poliacrílico, álcool polivinílico, carboximetilcelulose sódica, poliacrilato sódico, D-sorbitol, ácido tartárico e ureia. Esse produto é indicado para tratar a neuralgia pós-herpética. O adesivo é aplicado na pele intacta para cobrir a área mais dolorosa. Dependendo das orientações para uso, o paciente pode aplicar até três adesivos, somente uma única vez por até 12 horas, dentro de 24 horas. Tal adesivo pode ser cortado com tesoura em um tamanho menor antes da remoção do revestimento. O paciente deve lavar suas mãos antes e depois de manipular o adesivo de lidocaína e evitar o contato com os olhos. Após a remoção, o adesivo deve ser imediatamente eliminado, de forma a evitar exposições acidentais a crianças e animais.

ESTUDO DE CASO FARMACOTÉCNICO

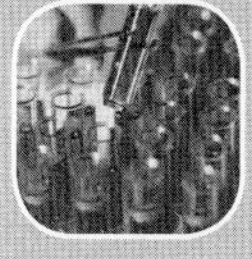

Informação subjetiva

Você trabalha em uma grande companhia farmacêutica como responsável pelo desenvolvimento de um sistema de liberação transdérmica de um fármaco analgésico destinado a pacientes com dor crônica moderada a grave. Após o desenvolvimento de uma série de protótipos, é selecionado um sistema que proporciona liberação rápida do fármaco nas primeiras 12 horas e de ordem zero nas 36 horas seguintes. Nos ensaios clínicos, entretanto, pacientes com tendência a suor excessivo tiveram de usar um novo adesivo aproximadamente a cada 6 ou 12 horas. Essas pessoas foram instruídas para que, se o sistema não permanecesse aderido depois de repetidas tentativas de reaplicação, ele deveria ser removido e substituído por um novo. Esses pacientes apresentaram depressão do sistema nervoso central e respiratória, quando comparados àqueles que usaram um único adesivo por 48 horas. Além disso, aqueles que substituíram o adesivo prematuramente também apresentaram níveis sanguíneos elevados do fármaco, acima do nível tóxico.

(continua)

ESTUDO DE CASO FARMACOTÉCNICO *(continuação)*

Informação objetiva

O TDDS foi desenvolvido para proporcionar início de ação rápido, uma vez que o fármaco presente na camada adesiva é rapidamente liberado e transportado para a pele após a aplicação. Essa velocidade de liberação elevada do fármaco ocorreu em cada reaplicação de um novo adesivo. O fármaco analgésico é altamente lipofílico, e a dose requerida é bastante baixa (da ordem de microgramas).

Avaliação

A camada adesiva do sistema contém uma dose inicial de fármaco e combinação de promotores de penetração na camada matricial, incluindo álcool. A natureza lipofílica do fármaco parece ter resultado em um efeito *depot* da substância na camada de gordura da pele. O fármaco da camada adesiva foi deslocado rapidamente, seguido do fármaco ativo em solução no álcool e nos outros promotores de penetração. Ao se esgotar o álcool na matriz do TDDS, o fluxo do fármaco diminuiu para uma liberação próxima de zero.

Plano

As opções disponíveis incluem alterações na formulação ou adição de uma etiqueta auxiliar de advertência. Alterações na formulação exigiriam mudanças profundas e a realização de novos estudos tanto *in vitro* quanto clínicos e em animais. A etiqueta poderia advertir para que um novo adesivo não seja aplicado por um tempo preestabelecido; por exemplo, por cerca de 12 horas após a remoção do adesivo descolado, se este permaneceu aderido por menos de 24 horas. Tal intervalo permitiria o esgotamento do fármaco depositado na pele.

ESTUDO DE CASO CLÍNICO

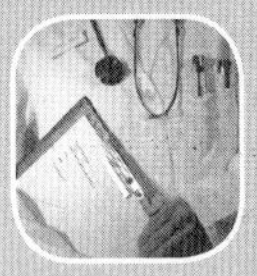

A.R., 20 anos, vem à farmácia preocupada por haver esquecido de tomar a pílula anticoncepcional nos últimos dois dias, na segunda semana de seu ciclo. A paciente diz que "é difícil lembrar de tomar a pílula toda noite". Ela é universitária, e seu horário de trabalho irregular parece ser o principal fator para sua falta de adesão ao tratamento. A paciente expressa preocupação com uma possível gravidez e solicita orientação.

História médica: Irrelevante.

História social: (+) Fumante (aproximadamente 1 maço por dia).

Exercícios três vezes por semana.

História familiar: Pai (+) diabetes melito (DM) tipo II.

Avó (+) câncer de ovário.

Medicamentos: Ibuprofeno 400 mg via oral, quando necessário, para cólicas menstruais.

Ortho Tri-Cyclen, 1 comprimido, quatro vezes ao dia.

Plano de atenção farmacêutica

S: Falta de adesão ao tratamento contraceptivo.

O: Fumante.
Avó (+) câncer de ovário
Pai (+) DM tipo II.

A: A.R., 20 anos, BF com uma história de falta de adesão a seu tratamento contraceptivo. Estudante, com horário irregular. A.R. fuma cerca de um maço de cigarros por dia e tem história familiar de DM e câncer de ovário.

P: 1. Sugerir à paciente que contate seu médico para alterar sua prescrição de um comprimido contraceptivo oral para um adesivo contraceptivo transdérmico, Ortho Evra.

2. Presumindo-se que o médico concorde e prescreva Ortho Evra, informar à paciente que o TDDS deve ser aplicado uma vez por semana durante três semanas consecutivas, seguidas por uma semana de intervalo, sem o adesivo. Esse procedimento pode melhorar a adesão ao tratamento da paciente, pois ela teria que lembrar de trocar o adesivo somente uma vez por semana. Entretanto, seria interessante orientá-la a escrever (de próprio punho) que o adesivo deve ser substituído no mesmo dia a cada semana. Ela não deve escrever a data sobre o adesivo. A.R. deve estar ciente de que deve remover o adesivo usado antes de aplicar o novo.

(continua)

ESTUDO DE CASO CLÍNICO *(continuação)*

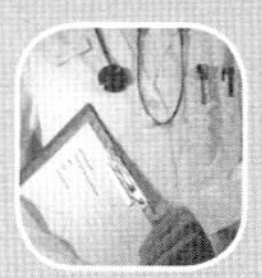

3. Quando for substituir os comprimidos contraceptivos orais por TDDSs, a paciente deve aplicar o primeiro adesivo no primeiro dia de seu período menstrual. Ele pode ser aplicado no abdome, nas nádegas, na parte superior do tronco (frente e costas, exceto nos seios) e na parte superior externa dos braços. Ela pode alternar o local de aplicação do adesivo a cada semana. Entretanto, isso não é necessário.
4. O adesivo deve ser aplicado na pele limpa e seca. No local da aplicação, não devem ser usados loções ou óleos. A.R. pode tomar banho, praticar exercícios e nadar enquanto estiver usando o adesivo. Se ele soltar ou descolar em menos de 24 horas após a aplicação, a paciente pode reaplicá-lo ou levá-lo à farmácia para troca. Se um novo adesivo for aplicado, ela deve substituí-lo no dia inicialmente previsto para troca. Em contrapartida, se já se passaram mais de 24 horas desde a aplicação inicial, um novo ciclo deve ser iniciado, ou seja, ela deve reiniciar um novo ciclo de quatro semanas com um novo dia para troca. Nesse caso, na primeira semana, devem ser utilizadas medidas contraceptivas de apoio, como preservativo, espermicida ou diafragma.
5. A paciente deve estar ciente de que o fumo, quando usado em conjunto com produtos contraceptivos hormonais, aumenta o risco de problemas no coração, como coágulos, frequência e ataques cardíacos. A.R. deve ser estimulada a abandonar o fumo. Se ela concordar em deixar de fumar, sugerir um programa local satisfatório que a auxilie e apoie. O mais importante para ter uma oportunidade de abandonar o hábito de fumar é o propósito firme de querer parar de fumar.
6. Monitoramento: como a paciente tem história familiar de câncer de ovário, deve ser firmemente encorajada a realizar o Papanicolaou a cada ano. Além disso, ela deve ser aconselhada a continuar a se exercitar com regularidade, aumentando a frequência para 4 a 5 dias por semana. O aumento na atividade física e uma dieta bem balanceada contribuem para a prevenção do DM tipo II, doença relatada em seu história familiar.

APLICANDO OS PRINCÍPIOS E CONCEITOS

ATIVIDADES DE GRUPO

1. Compare e diferencie as formas de liberação transdérmica a outras formas de liberação de fármacos.
2. Compare e diferencie a monografia oficial USP do sistema transdérmico da clonidina com o sistema transdérmico de nicotina.
3. Descreva cuidados especiais de manipulação, armazenamento e dispensação que o paciente deve tomar quando utilizar um sistema de liberação transdérmica.
4. Liste cinco pontos de aconselhamento para a administração adequada de um sistema transdérmico de nitroglicerina.
5. Escreva uma lista de maneiras possíveis que um paciente/consumidor poderia usar incorretamente um TDDS.

ATIVIDADES INDIVIDUAIS

1. Crie uma tabela de seis medicamentos transdérmicos, incluindo quantidade(s) de substância(s) ativa(s), indicação, contraindicação, efeitos adversos, cuidados e dosagem.
2. Produza uma lista de fármacos cujas características físico-químicas os tornam candidatos para a incorporação em uma forma farmacêutica transdérmica.
3. A partir da literatura original, encontre um estudo clínico demonstrando uma comparação entre um sistema de liberação transdérmica e outra via de liberação para fármacos em relação à efetividade clínica e determine qual sistema de liberação seria preferido em termos de aceitação e adesão do paciente, bioequivalência e custo. Justifique a razão para sua decisão.

REFERÊNCIAS

1. Stoughton RD. Percutaneous absorption. Toxicol Appl Pharmacol 1965;7:1–8.
2. Black CD. Transdermal drug delivery systems. US Pharm 1982;1:49.
3. Osborne DW, Amann AH. Topical Drug Delivery Formulations. New York: Marcel Dekker Inc., 1990.
4. Walters KA. Percutaneous absorption and transdermal therapy. Pharm Technol 1986;10:30–42.
5. Hadgraft J. Structure activity relationships and percutaneous absorption. J Control Release 1991;25:221–226.
6. Ghosh TK, Banga AK. Methods of enhancement of transdermal drug delivery, part I: Physical and biochemical approaches. Pharm Technol 1993;17:72–98.
7. Surber C, Wilhelm KP, Hori M, et al. Optimization of topical therapy: Partitioning of drugs into stratum corneum. Pharm Res 1990;7:1320–1324.
8. Cleary GW. Transdermal Concepts and Perspectives. Miami: Key Pharmaceuticals, 1982.
9. Melendres JL, Bucks DA, Camel E, et al. In vivo percutaneous absorption of hydrocortisone: Multiple-application dosing in man. Pharm Res 1992;9:1164.
10. Smith EW, Maibach HI, eds. Percutaneous Penetration Enhancers. New York: CRC Press, 1995.
11. Idson B. Percutaneous absorption. J Pharm Sci 1975;64:901–924.
12. Shah VP, Peck CC, Williams RL. Skin penetration enhancement: Clinical pharmacological and regulatory considerations. In: Walters KA, Hadgraft J, eds. Pharmaceutical Skin Penetration Enhancement. New York: Marcel-Dekker, 1993.
13. Osborne DW, Henke JJ. Skin penetration enhancers cited in the technical literature. Pharm Technol 1997;21:50–66.
14. Idson B. Percutaneous absorption enhancers. Drug Cosmetic Ind 1985;137:30.
15. Rolf D. Chemical and physical methods of enhancing transdermal drug delivery. Pharm Technol 1988;12: 130–139.
16. Ghosh TK, Banga AK. Methods of enhancement of transdermal drug delivery, part IIA: Chemical permeation enhancers. Pharm Technol 1993;17:62–90.
17. Ghosh TK, Banga AK. Methods of enhancement of transdermal drug delivery, part IIB: Chemical permeation enhancers. Pharm Technol 1993;17:68–76.
18. Riviere JE, Monteiro-Riviere NA, Inman AO. Determination of lidocaine concentrations in skin after transdermal iontophoresis: Effects of vasoactive drugs. Pharm Res 1992;9:211–219.
19. Green PG, Hinz RS, Cullander C, et al. Iontophoretic delivery of amino acids and amino acid derivatives across the skin in vitro. Pharm Res 1991;8:1113–1120.
20. Choi HK, Flynn GL, Amidon GL. Transdermal delivery of bioactive peptides: The effect of n-decylmethyl sulfoxide, pH, and inhibitors on enkephalin metabolism and transport. Pharm Res 1990;7:1099–1106.
21. D'Emanuele A, Staniforth JN. An electrically modulated drug delivery device III: Factors affecting drug stability during electrophoresis. Pharm Res 1992;9: 312–315.
22. Bommannan D, Okuyama H, Stauffer P, et al. Sonophoresis I: The use of high-frequency ultrasound to enhance transdermal drug delivery. Pharm Res 1992;9:559–564.
23. Bommannan D, Menon GK, Okuyama H, et al. Sonophoresis II: Examination of the mechanism(s) of ultrasound-enhanced transdermal drug delivery. Pharm Res 1992;9:1043–1047.
24. Shah VP, Flynn GL, Guy RH, et al. In vivo percutaneous penetration/absorption. Pharm Res 1991;8:1071–1075.
25. Bronaugh RL, Stewart RF, Congdon ER. Methods for in vitro percutaneous absorption studies II. Animal models for human skin. Toxicol Appl Pharmacol 1982;62:481–488.
26. Nugent FJ, Wood JA. Methods for the study of percutaneous absorption. Can J Pharm Sci 1980;15:1–7.
27. Addicks W, Weiner N, Flynn G, et al. Topical drug delivery from thin applications: Theoretical predictions and experimental results. Pharm Res 1990; 7(10):1048–1054.
28. Kushla GP, Zatz JL. Evaluation of a noninvasive method for monitoring percutaneous absorption of lidocaine in vivo. Pharm Res 1990;7:1033–1037.
29. Chaisson D. Dissolution performance testing of transdermal systems. Dissolution Technol 1995;2:8–11.
30. Itoh T, Magavi R, Casady RL, et al. A method to predict the percutaneous permeability of various compounds: Shed snake skin as a model membrane. Pharm Res 1990;7:1302–1306.
31. Itoh T, Wasinger L, Turunen TM, et al. Effects of transdermal penetration enhancers on the permeability of shed snakeskin. Pharm Res 1992;9:1168–1172.
32. Rolland A, Demichelis G, Jamoulle JC, et al. Influence of formulation, receptor fluid, and occlusion on in vitro drug release from topical dosage forms, using an automated flow-through diffusion cell. Pharm Res 1992;9:82–86.
33. United States Pharmacopeia 32–National Formulary 27. Rockville, MD: U.S. Pharmacopeial Convention, 2009.
34. Microette Transdermal Diffusion Cell Autosampling System. Chattsworth, CA: Hanson Research, 1992.
35. Good WR. Transdermal drug-delivery systems. Med Device Diagnost Ind 1986;8:37–42.
36. Godbey KL. Development of a novel transdermal drug delivery backing film with a low moisture vapor transmission rate. Pharm Technol 1997;21:98–107.

37. 3M Transdermal Drug Delivery Components. St. Paul: 3M, 1996.
38. Fara JW. Short- and long-term transdermal drug delivery systems. In: Drug Delivery Systems. Springfield, OR: Aster, 1983:33–40.
39. Shaw JE, Chadrasekaran SK. Controlled topical delivery of drugs of systemic action. Drug Metab Rev 1978;8:223.
40. Transderm-Scop Transdermal Therapeutic System: Professional Literature. Summit, NJ: Novartis Consumer Pharmaceuticals, 2006.
41. Deponit Nitroglycerin Transdermal Delivery System: Professional Literature. Milwaukee: Schwarz Pharma, 2006.
42. Transderm-Nitro Transdermal Therapeutic System: Professional Literature. East Hanover, NJ: Novartis Pharmaceuticals, 2006.
43. Nitro-Dur Transdermal Infusion System: Professional Literature. Kenilworth, NJ: Key Pharmaceuticals, 2004.
44. Catapress-TTS: Professional Literature. Ridgefield, CT: Boehringer Ingelheim Pharmaceuticals, 2008.
45. Fiore MC, Smith SS, Jorenby DE, et al. The effectiveness of the nicotine patch for smoking cessation. JAMA 1994;271:1940–1947.
46. Wongwiwatthananukit S, Jack HM, Popovich NG. Smoking cessation, part 2: Pharmacologic approaches. J Am Pharm Assoc 1998;38:339–353.
47. Estraderm Estradiol Transdermal System: Professional Literature. East Hanover, NJ: Novartis Pharmaceuticals, 2005.
48. Vivelle Estradiol Transdermal System: Professional Literature. East Hanover, NJ: Novartis Pharmaceuticals, 2004.
49. Climara Estradiol Transdermal System: Professional Literature. Wayne, NJ: Bayer Healthcare, 2009.
50. Testoderm Testosterone Transdermal System: Professional Literature. Palo Alto: Alza Pharmaceuticals, 2005.
51. Androderm Testosterone Transdermal System: Professional Literature. Corona, CA: Watson Pharmaceuticals, 2006.
52. Levien T, Baker DE. Reviews of transdermal testosterone and liposomal doxorubicin. Hosp Pharm 1996;31:973–988.
53. Black CD. A pharmacist's guide to the use of transdermal medication. Washington: American Pharmaceutical Association, 1996.
54. Berba J, Banakar U. Clinical efficacy of current transdermal drug delivery systems: A retrospective evaluation. Am Pharm 1990;NS30:33–41.

SEÇÃO V
FORMAS FARMACÊUTICAS DESTINADAS À INSERÇÃO NOS ORIFÍCIOS CORPORAIS

CAPÍTULO 12 Supositórios

OBJETIVOS

Após a leitura deste capítulo, o estudante será capaz de:

1. Comparar e diferenciar os vários tipos de supositórios em relação a aparência, tamanho e forma.
2. Descrever as vantagens e as desvantagens da administração de fármacos na forma de supositórios *versus* aqueles por via oral.
3. Identificar e explicar os fatores fisiológicos que afetam a absorção de fármacos por meio de supositórios administrados por via retal.
4. Identificar e explicar os fatores físico-químicos dos fármacos e da base utilizada na preparação do supositório e sua influência na absorção retal.
5. Comparar e diferenciar as várias bases para supositórios.
6. Descrever os três métodos de preparação de supositórios.
7. Gerar uma lista de pontos-chave de aconselhamento que o farmacêutico deve fornecer ao paciente que recebeu a prescrição de um fármaco sob a forma de supositório.

SUPOSITÓRIOS

Os supositórios são formas farmacêuticas sólidas destinadas à inserção nos orifícios corporais onde se fundem, amolecem ou dissolvem, exercendo efeitos locais ou sistêmicos. A palavra *supositório* é originada do latim *supponere*, que significa "colocar por baixo", e derivada de *sub* (por baixo) e *ponere* (colocar) (1). Dessa maneira, tanto linguística quanto terapeuticamente, os supositórios são colocados por baixo do corpo, como dentro do reto.

Supositórios em geral são usados pelas vias retal e vaginal e, algumas vezes, pela via uretral. Eles possuem várias formas e tamanhos (Fig. 12.1). A forma e o tamanho de um supositório devem permitir a fácil inserção no orifício sem causar distensão muscular e, uma vez que ele seja inserido, deve permanecer retido por um período apropriado. Os supositórios retais são inseridos com os dedos, porém alguns supositórios vaginais ou comprimidos obtidos por compressão podem ser inseridos na parte superior do trato genital com o auxílio de um aplicador.

Os supositórios retais geralmente apresentam 32 mm de comprimento, são cilíndricos e possuem uma ou ambas as extremidades afuniladas. Alguns têm a forma de projétil, torpedo ou dedo pequeno. Dependendo da densidade da base e do fármaco neles contida, seu peso pode variar. Supositórios retais para adultos pesam cerca de 2 g quando a manteiga de cacau (óleo de teobroma) é empregada como base. Os destinados ao uso em bebês e crianças possuem cerca da metade do peso e do tamanho dos supositórios de adultos e apresentam a forma de um lápis. Supositórios vaginais, também chamados de *pessários*, são globulares ou apresentam forma de cone e pesam cerca de 5 g, quando a manteiga de cacau é usada como base. Entretanto, dependendo da base e do fabricante, o peso dos supositórios vaginais varia muito. Os supositórios uretrais, também chamados de *bougies*, apresentam a forma de um lápis

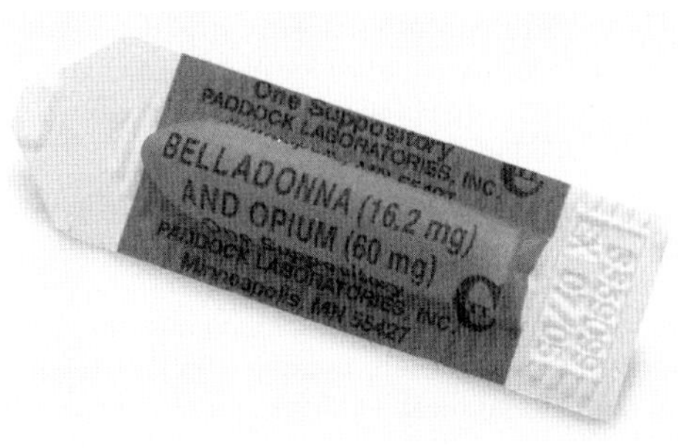

A

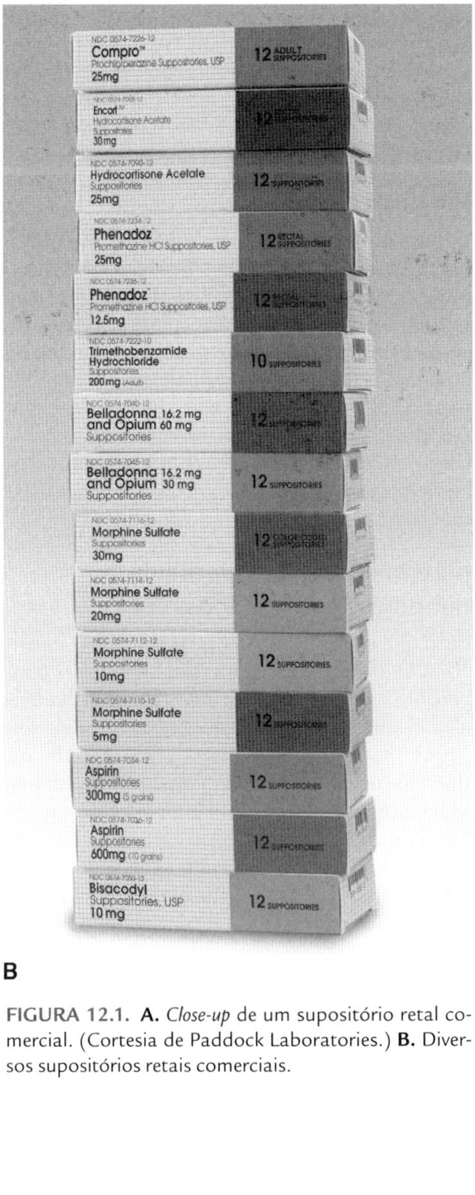

B

FIGURA 12.1. **A.** *Close-up* de um supositório retal comercial. (Cortesia de Paddock Laboratories.) **B.** Diversos supositórios retais comerciais.

delgado e são aplicados dentro da uretra masculina ou feminina. Os supositórios uretrais masculinos podem apresentar de 3 a 6 mm de diâmetro e aproximadamente 140 mm de comprimento, embora essas medidas possam variar. Quando a manteiga de cacau é empregada como base, eles pesam cerca de 4 g. Aqueles destinados ao uso uretral feminino têm a metade do comprimento e do peso dos masculinos, ou seja, em torno de 70 mm de comprimento e 2 g de peso quando preparados com manteiga de cacau.

AÇÃO LOCAL

Uma vez inserido, a base do supositório se funde, amolece ou dissolve, distribuindo a substância ativa nos tecidos locais. Esse fármaco pode permanecer retido na cavidade e exercer um efeito local ou pode ser absorvido e desenvolver uma ação sistêmica. Os supositórios destinados à ação local com frequência são usados para aliviar constipação ou dor, irritação, prurido e inflamação associados a hemorroidas ou outras condições anorretais. Os supositórios anti-hemorroidais contêm várias substâncias, incluindo anestésicos locais, vasoconstritores, adstringentes, analgésicos, emolientes e agentes protetores. Como laxante popular, os supositórios de glicerina agem por meio da irritação local das mucosas, provavelmente por um efeito desidratante sobre elas. Os supositórios vaginais ou óvulos destinados a exercer efeitos locais são empregados como contraceptivos, antissépticos na higiene feminina e agentes específicos no combate à invasão de agentes patogênicos. Os fármacos mais utilizados são nonoxinol-9, para contracepção, etricomonicidas, para combater vaginites causadas pelo *Trichomonas vaginalis*, antifúngicos, para o tratamento de *Candida (Monilia) albicans*, e anti-infecciosos/antibióticos direcionados a outros microrganismos. Os supositórios uretrais podem conter substâncias antibacterianas ou anestésicas locais para a realização de exames de uretra.

AÇÃO SISTÊMICA

As membranas mucosas do reto e da vagina permitem a absorção de muitos fármacos solúveis para a obtenção de efeito sistêmico. Embora o reto seja frequentemente usado como local para absorção de fármacos, a vagina é pouco empregada para esse propósito.

Entre as vantagens da via retal em relação à via oral, encontram-se as seguintes: (a) os fármacos destruídos ou inativados pelo pH ou pela ação de enzimas no estômago ou no intestino não são expostos a esse meio destrutivo; (b) as substâncias irritantes para o estômago podem ser administradas por essa via; (c) os medicamentos destruídos no fígado desviam da circulação-porta após a absorção retal (fármacos entram na circulação-porta após a administração oral); (d) é uma via conveniente para administração de medicamentos em pacientes que são incapazes ou relutantes em engolir; (e) é uma via eficiente no tratamento de pacientes com vômito.

Os exemplos de fármacos administrados pela via retal, na forma de supositórios, para exercer efeito sistêmico incluem: (a) proclorperazina e clorpromazina, para o alívio da náusea e do vômito e como tranquilizante; (b) cloridrato de oximorfina, um analgésico opioide; (c) tartarato de ergotamina, para o alívio da enxaqueca; (d) indometacina, um anti-inflamatório não esteroide também com propriedades analgésicas e antipiréticas; e (e) ondansetron, para a minimização da náusea e do vômito.

ALGUNS FATORES QUE AFETAM A ABSORÇÃO DE FÁRMACOS A PARTIR DE SUPOSITÓRIOS RETAIS

A dose administrada por essa via pode ser maior ou menor do que a dose do mesmo fármaco consumida oralmente, dependendo de fatores como a constituição do paciente, a natureza físico-química do fármaco e sua capacidade de atravessar as barreiras fisiológicas e a natureza do veículo do supositório e sua capacidade de liberar o medicamento e torná-lo disponível para absorção.

Os fatores que afetam a absorção retal de um fármaco podem ser divididos em dois grupos principais: (a) fatores fisiológicos e (b) fatores físico-químicos do fármaco e da base (1).

FATORES FISIOLÓGICOS

O reto humano apresenta 15 a 20 cm de comprimento. Quando vazio, contém somente de 2 a 3 mL de fluido mucoso inerte. Quando em repouso, não manifesta motilidade; não existem vilosidades ou microvilosidades na mucosa retal (1). Entretanto, há vascularização abundante na submucosa da parede do reto, com vasos sanguíneos e linfáticos.

Entre os fatores fisiológicos que afetam a absorção de fármacos nesse local, estão o conteúdo colônico, a via de circulação, o pH e a ausência de capacidade tamponante dos fluidos retais.

Conteúdo colônico

Quando efeitos sistêmicos são necessários, uma maior absorção pode ser esperada quando o reto encontra-se vazio, em comparação àquele contendo material fecal. O fármaco obviamente terá maior contato com a superfície de absorção do reto e do colo quando o reto estiver vazio. Portanto, quando requerido, um enema para evacuação pode ser administrado e antes da aplicação de um supositório contendo o fármaco que deverá ser absorvido. Outras condições, como diarreia, obstrução colônica devido ao crescimento de tumores e desidratação do tecido, influenciam a velocidade e o grau de absorção do fármaco no reto.

Via de circulação

Os fármacos absorvidos por via retal, diferentemente daqueles absorvidos após administração oral, desviam da circulação-porta durante sua primeira passagem até alcançarem a circulação geral; dessa forma, não são destruídos no fígado e podem exercer efeitos sistêmicos. As veias hemorroidais inferiores, ao redor do colo, recebem o fármaco absorvido e iniciam sua circulação pelo corpo, evitando o fígado. A circulação linfática também auxilia na absorção de fármacos administrados por via retal.

pH e ausência de capacidade tamponante dos fluidos retais

Visto que os fluidos retais apresentam pH essencialmente neutro (2,3) e não têm capacidade tamponante efetiva, a forma como o fármaco é administrado não é alterada quimicamente pelo meio.

A base do supositório exerce grande influência na liberação dos constituintes ativos. Mesmo que dissolva rapidamente na temperatura corporal, a manteiga de cacau conduz à liberação lenta de fármacos lipossolúveis, devido à sua imiscibilidade com os fluidos biológicos. Para a ação sistêmica de fármacos tendo como base a manteiga de cacau, a forma ionizada (sal) é preferível para ser incorporada em relação à forma não ionizada (base), a fim de maximizar sua biodisponibilidade. Embora os fármacos não ionizados sejam liberados com mais facilidade a partir de bases miscíveis em água, como a de gelatina glicerinada e polietilenoglicol (PEG), essas bases tendem a se dissolver lentamente, retardando a liberação do fármaco.

FATORES FÍSICO-QUÍMICOS DO FÁRMACO E DA BASE DO SUPOSITÓRIO

Os fatores físico-químicos incluem propriedades como solubilidade relativa do fármaco em óleo e em água e tamanho de partícula de fármacos dispersos. Os fatores físico-químicos da base envolvem a sua capacidade de fundir, amolecer ou se dissolver na temperatura corporal e de liberar a substância ativa, e seu caráter hidrofílico ou hidrofóbico.

Solubilidade óleo/água

O coeficiente de partição óleo/água de um fármaco (ver Cap. 4) é um aspecto importante na seleção da base do supositório e na previsão da liberação do fármaco a partir dela. Um fármaco lipofílico que se encontre distribuído em uma base lipofílica sob concentração baixa apresenta menor tendência a escapar para o fluido aquoso circundante do que uma substância hidrofílica. As bases solúveis em água, como as de PEG, que se dissolvem nos fluidos anorretais, liberam fármacos solúveis em água ou em óleo. Naturalmente, quanto maior for o conteúdo de fármaco da base, maior será sua disponibilidade para absorção. Entretanto, se a concentração no lúmen intestinal estiver acima de determinada quantidade, que varia de acordo com o fármaco, a velocidade de absorção não será alterada com o aumento da concentração do fármaco.

Tamanho de partícula

Para fármacos que não se dissolvem no supositório, o tamanho de partícula afeta a velocidade de dissolução e a capacidade de absorção. Conforme já mencionado, quanto menor for o tamanho da partícula e maior for a área superficial, mais rápida será a dissolução e maior será a velocidade de absorção.

Natureza da base

Como citado previamente, a base deve ser capaz de se fundir, amolecer ou se dissolver, liberando o fármaco para absorção. Se ela interagir com o fármaco, inibindo sua liberação, a absorção será prejudicada ou até mesmo impedida. Além disso, se for irritante à mucosa do reto, a base pode iniciar uma resposta colônica e o movimento intestinal, eliminando a possibilidade de liberação e absorção completa do fármaco.

Em um estudo de biodisponibildade do ácido acetilsalicílico, a partir de cinco marcas comerciais de supositórios, a velocidade de absorção variou e, mesmo com o melhor produto, somente cerca de 40% da dose foram absorvidos quando o tempo de retenção no intestino foi limitado em duas horas. Dessa forma, as velocidades de absorção foram consideradas extremamente baixas, em especial quando comparadas àquelas obtidas com a administração oral de ácido acetilsalicílico, e de eficácia duvidosa (2).

Visto que podem ocorrer interações químicas e/ou físicas entre a substância ativa e a base do supositório que afetam a estabilidade e/ou a biodisponibilidade do fármaco, a ausência de interações entre os dois agentes deve ser averiguada antes ou durante o estudo de formulação.

Supositórios de ação prolongada ou de liberação lenta também são preparados. Os supositórios de sulfato de morfina de liberação lenta são manipulados por farmacêuticos. A base inclui materiais como ácido algínico, que prolonga a liberação do fármaco por várias horas (1).

BASES DE SUPOSITÓRIO

Análogas às bases de pomada, as bases de supositório exercem um importante papel na liberação do fármaco incorporado e, portanto, em sua biodisponibilidade. Obviamente, um dos primeiros requisitos para uma base é que ela permaneça sólida na temperatura ambiente, mas que se funda ou se dissolva com facilidade à temperatura corporal para que o fármaco torne-se completamente disponível logo após a inserção. Alguns tipos de bases são mais eficientes na liberação de fármacos do que outros. Por exemplo, a manteiga de cacau (óleo de teobroma) funde-se rapidamente na temperatura corporal, mas devido à sua imiscibilidade, fármacos lipossolúveis tendem a permanecer no óleo e em geral passam pouco para os fluidos fisiológicos aquosos. Para fármacos hidrossolúveis, em bases de manteiga de cacau, a recíproca quase sempre é verdadeira, resultando em boa liberação. Os fármacos lipossolúveis parecem ser liberados com mais facilidade de bases de gelatina glicerinada ou PEG, e ambas dissolvem-se lentamente nos fluidos corporais. Quando a irritação ou a inflamação necessitam ser aliviadas, como no tratamento de condições anorretais, a base de manteiga de cacau parece ser a melhor escolha, em função de suas propriedades de emoliência e espalhamento.

CLASSIFICAÇÃO DAS BASES DE SUPOSITÓRIO

Para muitas finalidades, é conveniente classificar as bases de supositório de acordo com suas características físicas, dentro de duas categorias principais e um terceiro grupo diverso: (a) bases lipofílicas ou oleaginosas; (b) bases hidrossolúveis ou hidromiscíveis; e (c) bases diversas, em geral constituídas de combinações de substâncias lipofílicas e hidrofílicas.

Bases lipofílicas ou oleaginosas

As bases lipofílicas talvez sejam as mais empregadas, principalmente porque a manteiga de cacau pertence a esse grupo. Entre os outros materiais lipídicos ou oleaginosos usados como bases de supositório, encontram-se muitos ácidos graxos hidrogenados de óleos vegetais, tais como os óleos de palmiste e de semente de algodão. Além disso, compostos lipofílicos contendo grupamentos gliceril ligados a ácidos graxos de elevada massa molecular, como os ácidos palmítico e esteárico, podem ser encontrados em bases lipofílicas. Compostos como monoestearato de glicerila e monopalmitato de glicerila são exemplos desse tipo de substância. Muitos produtos comerciais contêm combinações variadas desses tipos de materiais, de modo a obter as características de dureza necessárias para o transporte e o armazenamento e a qualidade exigida para que, ao serem submetidos à temperatura corporal, possam liberar o fármaco. Algumas bases são preparadas com materiais lipídicos emulsionados ou com um agente emulsificante que promove a rápida emulsificação quando o supositório entra em contato com os fluidos corpóreos aquosos. Esses tipos de bases são, de forma arbitrária, classificados no terceiro grupo.

A manteiga de cacau, National Formulary (NF), é definida como a gordura obtida a partir da semente torrada do *Theobroma cacao*. Na temperatura ambiente, ela apresenta-se como um sólido branco-amarelado, com um odor de chocolate leve e agradável. Quimicamente, é constituída de triglicerídeos (combinação de glicerina e um ou diferentes ácidos graxos), em especial oleopalmitoestearina e oleodiestearina. Visto que a manteiga de cacau se funde entre 30 e 36°C, ela é considerada uma base de supositório ideal, que se funde sob uma temperatura abaixo da corporal e mantém seu estado sólido na ambiente usual. Entretanto, devido a seu teor de triglicerídeos, a manteiga de cacau exibe um *polimorfismo* acentuado, ou seja, apresenta várias formas cristalinas. Por isso, quando é fundida rapidamente ou de maneira descuidada sob uma temperatura maior do que a mínima requerida e então resfriada, o resultado é a obtenção de uma forma cristalina metaestável (cristais alfa), com ponto de fusão mais baixo do que a manteiga de cacau original. De fato, o ponto de fusão pode ser tão baixo que ela não se solidifique em temperatura ambiente. Porém, sendo essa forma cristalina metaestável, ocorre a transição lenta para a forma beta, mais estável, com ponto de fusão maior. Essa transição pode necessitar de vários dias. Em consequência, se os supositórios preparados pela fusão da manteiga de cacau não endurecerem logo após a moldagem, serão inúteis para o paciente e acarretarão perda de tempo, materiais e prestígio para o farmacêutico. A manteiga de cacau deve ser fundida lenta e suavemente, de preferência em banho-maria, para evitar a obtenção da forma cristalina instável e garantir a retenção de cristais beta estáveis no líquido, que constituirão o núcleo sobre o qual o congelamento ocorrerá durante o processo de resfriamento.

Substâncias como fenol e hidrato de cloral tendem a reduzir o ponto de fusão da manteiga de cacau. Se o ponto de fusão for baixo o suficiente para inviabilizar a preparação de um supositório sólido usando apenas manteiga de cacau, agentes solidificantes, como ésteres cetílicos (cerca de 20%) ou cera de abelha (em torno de 4%), podem ser incorporados para compensar o efeito de amolecimento da base com a adição dessas substâncias. Contudo, a adição de agentes solidificantes não deve ser excessiva, a ponto de impedir a fusão da base no organismo, nem o material deve interferir com o agente terapêutico, alterando a eficácia do produto.

Outras bases pertencentes a essa categoria incluem produtos comerciais, como a *Fattibase* (triglicerídeos do óleo de palmiste e de coco com monoestearato de glicerila e estearato de polioxil) e as bases *Wecobee* (triglicerídeos do óleo de coco), *Witepsol* (triglicerídeos de ácidos graxos saturados C12-C18 com porções variadas dos glicerídeos parciais correspondentes).

Bases solúveis e miscíveis em água

As bases de gelatina glicerinada e de polietilenoglicóis são as principais representantes desse grupo. Os supositórios de gelatina glicerinada podem ser preparados pela dissolução de grânulos de gelatina (20%) em glicerina (70%) e adição de água ou de uma solução ou suspensão do fármaco (10%). A base de gelatina glicerinada é usada com mais frequência na preparação de supositórios vaginais, cujos agentes medicinais devem exercer ação local prolongada.

A base de gelatina glicerinada amolece e mistura-se mais lentamente com os fluidos fisiológicos do que a base de manteiga de cacau e, portanto, proporciona uma liberação mais lenta. Visto que os supositórios constituídos de gelatina glicerinada têm maior tendência a absorver água, em decorrência da natureza higroscópica da glicerina, eles devem ser protegidos da umidade atmosférica para manter sua forma e consistência. Além disso, como resultado da higroscopicidade da glicerina, o supositório pode exercer um efeito desidratante e irritar os tecidos após a inserção. A água na fórmula do supositório minimiza essa ação; entretanto, se necessário, os supositórios podem ser umedecidos com água antes da aplicação, para reduzir a tendência inicial da base de retirar água das membranas mucosas e irritar os tecidos.

Os supositórios uretrais podem ser preparados usando bases de gelatina glicerinada, mas com uma fórmula bastante diferente daquela indicada anteriormente. Para supositórios uretrais, a gelatina constitui cerca de 60% do peso da preparação; a glicerina, em torno de 20%; e a porção aquosa, aproximadamente 20%. Os supositórios uretrais de gelatina glicerinada são inseridos com mais facilidade do que aqueles com base de manteiga de cacau, devido à fragilidade e ao rápido amolecimento da manteiga de cacau na temperatura do corpo.

Os PEGs são polímeros do óxido de etileno e água apresentando diferentes comprimentos de cadeia, massas molares e estados físicos. Eles encontram-se disponíveis em diversas faixas de massa molar, sendo que os mais usados são os PEGs 300, 400, 600, 1.000, 1.500, 1.540, 3.350, 4.000, 6.000 e 8.000. As designações numéricas referem-se à massa molar média de cada polímero. PEGs de massa molar média de 300, 400 e 600 são líquidos, incolores e transparentes. Aqueles com massa molar acima de 1.000 apresentam-se como ceras sólidas, brancas, cuja dureza aumenta com a elevação do peso molecular. As faixas de fusão dos PEGs são as seguintes:

300	-15 a 18°C
400	4 a 8°C
600	20 a 25°C
1.000	37 a 40°C
1.450	43 a 46°C
3.350	54 a 58°C
4.600	57 a 61°C
6.000	56 a 63°C
8.000	60 a 63°C

Várias combinações desses PEGs podem ser realizadas por fusão, utilizando dois ou mais dos vários tipos para a obtenção de bases de supositórios com a consistência necessária.

A manipulação extemporânea de supositórios vaginais de progesterona tem sido solicitada aos farmacêuticos. Esses supositórios, usados na síndrome pré-menstrual, são em geral obtidos por moldagem utilizando bases de PEG ou lipofílicas. Suas fórmulas são apresentadas mais adiante, neste capítulo.

Os supositórios de PEG não se fundem na temperatura do corpo, mas se dissolvem lentamente nos fluidos. Portanto, a base não precisa ser formulada para se fundir na temperatura corporal. Assim, é possível, na rotina, preparar supositórios com misturas de PEGs tendo pontos de fusão consideravelmente mais altos do que a temperatura corporal. Essa propriedade não somente permite a liberação mais lenta do fármaco a partir da base, uma vez que o supositório tenha sido inserido, mas também possibilita o armazenamento desses supositórios sem necessidade de refrigeração e sem risco de amolecimento em climas quentes. Sua natureza sólida também permite que sejam inseridos lentamente, sem a preocupação de que derretam nos dedos (como acontece, algumas vezes, com os supositórios de manteiga de cacau). Visto que não se fundem na temperatura corporal, mas se misturam com as secreções das mucosas após a dissolução, os supositórios à base de PEG não vazam, como muitos daqueles formulados com manteiga de cacau. Os supositórios de PEG que não contêm pelo menos 20% de água podem ser mergulhados nela antes do uso, para evitar irritação das mucosas após a inserção. Esse procedimento previne a retirada de umidade dos tecidos e a sensação dolorosa.

Bases diversas

Neste grupo, encontram-se as misturas de materiais oleaginosos e solúveis ou miscíveis em água. Tais materiais podem ser constituídos de misturas químicas ou físicas. Algumas são emulsões pré-formadas, geralmente do tipo água-em-óleo, ou substâncias capazes de se dispersar nos fluidos aquosos. Uma dessas substâncias é o estearato de polioxil 40, um tensoativo empregado em várias bases de supositório comerciais. O estearato de polioxil 40 é composto por uma mistura de ésteres monoestearato e diestearato de polioxietilenodióis e de glicóis livres, sendo o comprimento médio do polímero equivalente a cerca de 40 unidades de oxietileno. Essa substância apresenta-se como uma cera branca a castanho-amarelada clara solúvel em água. Seu ponto de fusão varia entre 39 e 45°C. Outros tensoativos usados na preparação de bases de supositórios também estão incluídos nesse grupo. Misturas de muitas bases lipofílicas (incluindo a manteiga de cacau) com agentes emulsificantes capazes de formar emulsões água-óleo têm sido preparadas. Essas bases contêm água ou soluções aquosas e são consideradas hidrofílicas.

PREPARAÇÃO DE SUPOSITÓRIOS

Os supositórios são preparados por três métodos: (a) *moldagem* por fusão; (b) *compressão*; e (c) *rolamento* e *moldagem manual*. O método mais frequentemente empregado, tanto em pequena escala quanto em escala industrial, é a moldagem.

PREPARAÇÃO POR MOLDAGEM

As etapas para moldagem incluem: (a) fusão da base; (b) incorporação de substâncias ativas; (c) colocação da base no molde; (d) resfriamento da base e solidificação do supositório; e (e) remoção do supositório do molde. Os supositórios de manteiga de cacau, gelatina glicerinada, PEG e várias outras bases são preparados por esse método.

Moldes de supositório

Os moldes disponíveis comercialmente podem produzir supositórios individuais ou em grande quantidade, apresentando formas e tamanhos variados. Moldes plásticos individuais podem ser obtidos para formar um único supositório. Outros, como aqueles mais encontrados em farmácias, são capazes de produzir 6, 12 ou mais supositórios em uma única operação (Fig. 12.2) Moldes industriais produzem centenas de supositórios em um único lote (Figs. 12.3 e 12.4).

Os moldes comumente usados são constituídos de aço inoxidável, alumínio, latão ou plástico. Os moldes, em geral separados em seções longitudi-

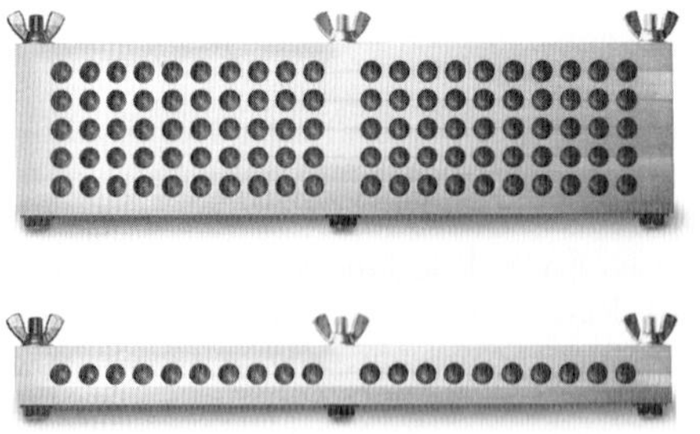

FIGURA 12.2 Molde parcialmente aberto capaz de produzir 50 supositórios em forma de torpedo. (Cortesia da Gallipot, Inc.)

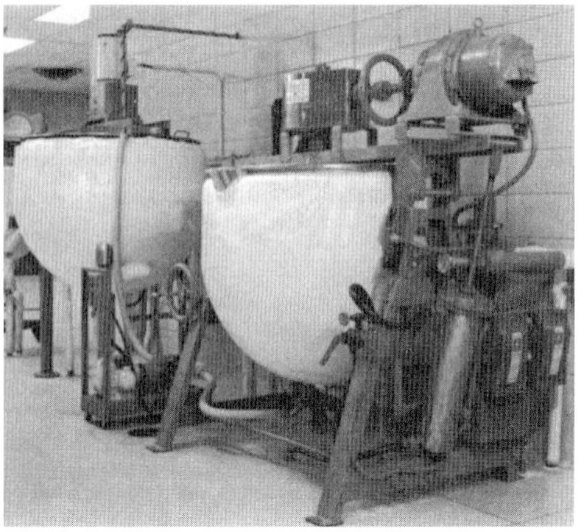

FIGURA 12.3 Tanques grandes com aquecimento usados para fundir as bases na produção comercial de supositórios por moldagem. (Cortesia de Wyeth-Ayerst Laboratories.)

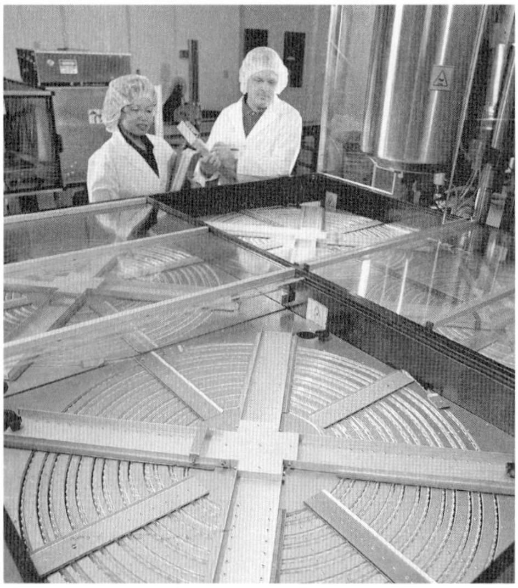

FIGURA 12.4 Produção por moldagem e embalagem de supositórios em grande escala. (Cortesia de Paddock Laboratories.)

nais, são abertos para limpeza antes e após a preparação de um lote de supositórios, fechados quando a base é vertida, e abertos novamente para remover o supositório moldado frio. Cuidados devem ser tomados durante a limpeza dos moldes, já que qualquer arranhão compromete a superfície lisa dos supositórios. Os moldes plásticos são mais propensos a arranhões.

Embora moldes reutilizáveis e descartáveis estejam disponíveis no comércio para preparação de supositórios retais, vaginais e uretrais, quando necessário, moldes podem ser temporariamente desenvolvidos com uma folha de alumínio, usando um objeto com a forma do supositório desejado para moldá-la. O objeto é então removido com cuidado do interior da folha, que é preenchida com a base. Por exemplo, bastões de vidro podem ser usados para formar moldes de supositórios uretrais, lápis ou canetas arredondadas podem ser usados para formar moldes de supositórios retais, e qualquer objeto em forma de cone pode ser usado para formar moldes de supositórios vaginais.

Lubrificação do molde

Dependendo da formulação, os moldes podem requerer lubrificação antes de a base ser vertida, para facilitar a limpeza e a remoção dos supositórios. A lubrificação é raramente necessária quando a manteiga de cacau ou o PEG são usados, visto que esses materiais contraem-se o suficiente com a solidificação, separando-se da superfície interna e facilitando a remoção. A lubrificação é geralmente necessária quando a gelatina glicerinada é empregada. A aplicação de uma fina camada de óleo mineral na superfície costuma ser suficiente. Entretanto, nenhum material que possa irritar as mucosas deve ser empregado como lubrificante.

Calibração do molde

Cada molde tem a capacidade de conter um volume específico de material em cada uma de suas aberturas. Devido à diferença nas densidades dos materiais, um supositório preparado com manteiga de cacau terá um peso diferente daquele preparado no mesmo molde usando uma base de PEG. Do mesmo modo, a adição de um fármaco causa alteração na densidade, e o peso do supositório resultante difere daquele preparado apenas com a base.

Os farmacêuticos devem calibrar os moldes com a base (em geral manteiga de cacau e uma base de PEG), de modo a obter supositórios medicamentosos com a quantidade desejada de fármaco.

O primeiro passo na calibração de um molde consiste em preparar supositórios somente com a base. Após removê-los do molde, eles são pesados, e o peso total e o peso médio de cada um deles é registrado (para a base usada). Para determinar o volume do molde, os supositórios são cuidadosamente fundidos em um béquer calibrado, e o volume da base é estipulado para o número total, bem como para cada unidade.

Determinação da quantidade de base requerida

Na prescrição de supositórios, o médico indica a quantidade de substância ativa necessária por supositório; porém, a determinação da quantidade de base fica ao encargo do farmacêutico. Geralmente, ele calcula as quantidades necessárias de materiais para a preparação de um ou dois supositórios a mais do que o número prescrito, para compensar as perdas inevitáveis e assegurar que haja material suficiente.

Na determinação da quantidade de base a ser incorporada com os fármacos, o farmacêutico deve estar certo de que a dose solicitada é fornecida em cada supositório. Como o volume do molde é conhecido (obtido a partir da determinação do volume dos supositórios fundidos contendo somente a base), a subtração do volume das substâncias ativas do volume total do molde fornece o volume de base necessária. Se a quantidade de fármaco for muito pequena, ela é considerada insignificante, e a redução a partir do volume total da base pode ser desnecessária. Entretanto, se quantidades consideráveis de outras substâncias forem usadas, os volumes desses materiais são importantes e devem ser usados para calcular a quantidade de base realmente necessária para preencher o molde. O volume total desses materiais é subtraído do volume do molde, e uma quantidade adequada de base é adicionada. Visto que as bases são sólidas na temperatura ambiente, o volume da base pode ser convertido para massa empregando a densidade do material. Por exemplo, se 12 mL de manteiga de cacau são necessários para encher um molde e se os fármacos da formulação representam um volume total de 2,8 mL, 9,2 mL de manteiga de cacau serão necessários. Multiplicando-se 9,2 mL pela densidade da manteiga de cacau, 0,86 g/mL, pode ser determinado que 7,9 g de manteiga de cacau serão usados. Após o ajuste para a preparação de um ou dois supositórios excedentes, a quantidade calculada é pesada.

Outro método para determinação da quantidade de base, para a preparação de supositórios medicamentosos, envolve os seguintes passos: (a) pesagem da substância ativa para a preparação de um único supositório; (b) dissolução ou mistura (dependendo da solubilidade na base) da substância ativa com uma porção de base fundida que seja insuficiente para encher uma cavidade do molde e adição da mistura na cavidade; (c) adição da base fundida na cavidade para preencher completamente o molde; (d) solidificação e endurecimento do supositório; e (e) remoção do molde e pesagem do supositório. A massa do supositório menos a massa da substância ativa fornece o peso da base. Essa quantidade de base, multiplicada pelo número de supositórios que devem ser preparados, é a quantidade total de base necessária.

Um terceiro método consiste em colocar os fármacos necessários para a preparação do número total de supositórios (incluindo os excedentes) em um béquer calibrado, adicionar uma porção da base fundida e incorporar as substâncias ativas. A base fundida é então adicionada em quantidade suficiente para alcançar o volume necessário de mistura, com base na calibração inicial do volume do molde.

Um resumo sobre o cálculo usando fator de densidade para a preparação de supositórios por moldagem é encontrado na Cápsula de Física Farmacêutica 12.1.

Preparação e colocação da base fundida nos moldes

Usando o mínimo de calor possível, a base do supositório é levada à fusão, em geral em banho-maria, pois o aquecimento em temperaturas altas não

CÁPSULA DE FÍSICA FARMACÊUTICA **12.1**

Cálculos de densidade (deslocamento da dose) para a preparação de supositórios

Na preparação de supositórios, é geralmente presumido que, se a quantidade de substância ativa for menor que 100 mg, o volume ocupado pelo pó não é significativo e não precisa ser considerado. Isso costuma ser válido para um supositório de 2 g. É óbvio que, se um molde de supositório com capacidade menor que 2 g for usado, talvez o volume de pó precise ser considerado.

Os fatores de densidade de várias bases e fármacos devem ser conhecidos para determinar as quantidades dos componentes que serão empregadas. Fatores de densidade relativos à manteiga de cacau foram determinados. Se o fator de densidade de uma base não for conhecido, ele é calculado apenas como a razão da massa de base sem fármaco e de manteiga de cacau. Fatores de densidade de várias substâncias são demonstrados na Tabela 1.

TABELA 1. FATORES DE DENSIDADES CALCULADOS PARA SUPOSITÓRIOS DE MANTEIGA DE CACAU

Ácido benzoico	1,5	Fenol	0,9
Ácido bórico	1,5	Folhas de digitális	1,6
Ácido tânico	1,6	Glicerina	1,6
Alúmen	1,7	Hidrato de cloral	1,3
Aminofilina	1,1	Ictamol	1,1
Ácido acetilsalicílico	1,3	Iodeto de potássio	4,5
Bálsamo-do-peru	1,1	Iodofórmio	4,0
Barbital	1,2	Mentol	0,7
Brometo de potássio	2,2	Óleo de rícino	1,0
Brometo de sódio	2,3	Ópio	1,4
Carbonato de bismuto	4,5	Óxido de zinco	4,0
Cera branca	1,0	Procaína	1,2
Cloridrato de cocaína	1,3	Resorcinol	1,4
Cloridrato de morfina	1,6	Salicilato de bismuto	4,5
Cloridrato de quinina	1,2	Subgalato de bismuto	2,7
Espermacete	1,0	Subnitrato de bismuto	6,0
Extrato de beladona	1,3	Sulfatiazol	1,6
Extrato fluido de hamamélis	1,1	Sulfato de zinco	2,8
Fenobarbital	1,2	Parafina	1,0

(continua)

CÁPSULA DE FÍSICA FARMACÊUTICA **12.1** *(continuação)*

Três métodos de cálculo da quantidade de base que a substância ativa deslocará e das quantidades dos componentes necessários são ilustrados aqui: (a) cálculo do fator de deslocamento, (b) fator de densidade e (c) volume ocupado.

MÉTODO DE CÁLCULO USANDO FATOR DE DESLOCAMENTO

$$f = \frac{[100\,(E-G)]}{[(G)(X)]} + 1$$

Em que:

E é a massa dos supositórios contendo somente a base; e

G é a massa dos supositórios com X% da substância ativa.

A manteiga de cacau é arbitrariamente designada com o fator 1, como a base-padrão. Exemplos de outros fatores de deslocamento são apresentados na Tabela 2.

TABELA 2. FATORES DE DESLOCAMENTO PARA ALGUNS FÁRMACOS

Ácido bórico	0,67	Hidrato de cloro	0,67
Bálsamo-do-peru	0,83	Ictamol	0,91
Cânfora	1,49	Óleo de rícino	1,00
Cera branca ou amarela	1,00	Óxido de zinco	0,15-0,25
Cloridrato de procaína	0,80	Proteína de prata, suave	0,61
Cloridrato de quinina	0,83	Resorcina	0,71
Espermacete	1,00	Subgalato de bismuto	0,37
Fenobarbital	0,81	Subnitrato de bismuto	0,33
Fenol	0,90		

EXEMPLO 1

Preparar um supositório contendo 100 mg de fenobarbital (f = 0,81), usando manteiga de cacau como base. O peso do supositório de manteiga de cacau puro é 2 g. Desde que 100 mg de fenobarbital estejam contidos em um supositório de 2 g, ele está em uma concentração de cerca de 5%. Qual será o peso total de cada supositório?

$$0{,}81 = \frac{[100\,(2-G)]}{[(G)(5)]+1} = 2{,}019$$

MÉTODO DE DETERMINAÇÃO DO FATOR DE DENSIDADE

1. Determine o peso médio do supositório sem fármaco (A) por molde, usando a base de interesse.
2. Pese a quantidade de base necessária para 10 supositórios.
3. Pese 1 g de fármaco. O peso de fármaco por supositório (B) é igual a 1g/10 = 0,1 g por supositório.
4. Funda a base e incorpore o fármaco, misture, verta nos moldes, deixe esfriar e remova os supositórios.
5. Pese os 10 supositórios e determine o peso médio (C).
6. Determine o fator de densidade da seguinte maneira:

$$\text{Fator de densidade} = \frac{B}{A-C+B}$$

Em que:

A é o peso médio do supositório sem fármaco;

B, a massa de fármaco por supositório; e

C, o peso médio do supositório contendo o fármaco.

(continua)

CÁPSULA DE FÍSICA FARMACÊUTICA **12.1** *(continuação)*

7. Tome o peso de fármaco necessário para cada supositório e divida por seu fator de densidade para encontrar a quantidade de base deslocada.
8. Subtraia essa quantidade da massa do supositório sem fármaco.
9. Multiplique pelo número necessário de supositórios para obter a quantidade estabelecida na prescrição.
10. Multiplique a massa do fármaco por supositório pelo número desejado de supositórios para obter a quantidade de fármaco necessária para atender a prescrição.

EXEMPLO 2

Prepare 12 supositórios de paracetamol 300 mg usando manteiga de cacau. O peso médio do supositório sem o fármaco é 2 g, e o peso médio do supositório contendo o fármaco é 1,8 g.

$$\text{DF} = \frac{0,3}{2 - 1,8 + 0,3} = 0,6$$

Etapa 7: (0,3 g)/0,6 = 0,5 (quantidade de base deslocada)
Etapa 8: 2,0 g - 0,5 g = 1,5 g
Etapa 9: 12 × 1,5 g = 18 g de manteiga de cacau
Etapa 10: 12 × 0,3 g = 3,6 g de paracetamol

MÉTODO DE DETERMINAÇÃO DO VOLUME OCUPADO

1. Determine o peso médio por molde com a base em questão.
2. Pese a base suficiente para 12 supositórios.
3. Divida a densidade do fármaco pela densidade da base para obter uma razão.
4. Divida a massa total de fármaco pelo valor encontrado em 3. Isso fornece a quantidade de base deslocada pelo fármaco.
5. Subtraia a quantidade obtida em 4 da massa total da prescrição (número de supositórios multiplicado pelo peso do supositório sem o fármaco) para obter a massa de base requerida.
6. Multiplique a massa de fármaco por supositório pelo número de supositórios que será preparado para obter a quantidade de fármaco necessária.

EXEMPLO 3

Prepare 10 supositórios, cada um contendo 200 mg de um fármaco apresentando densidade igual a 3,0. A base tem densidade igual a 0,9 e os supositórios sem fármaco pesam 2,0 g. Usando o método do volume ocupado, prepare os supositórios solicitados.

Etapa 1: O peso médio do supositório sem fármaco é 2,0 g.
Etapa 2: A quantidade necessária para 10 supositórios é 2 × 10 = 20 g.
Etapa 3: A razão entre as densidades é 3,0/0,9 = 3,3.
Etapa 4: A quantidade de base deslocada pelo fármaco é 2,0 g/3,3 = 0,6 g.
Etapa 5: A quantidade de base necessária é 20 - 0,6 g = 19,4 g.
Etapa 6: A quantidade de fármaco necessária é 0,2 × 10 g = 2,0 g.

A quantidade de base necessária é 19,4 g e de fármaco é 2 g.

costuma ser necessário. Um recipiente de porcelana com cabo para segurá-lo talvez seja o melhor utensílio, uma vez que ele permite o escoamento conveniente da base fundida para o interior das cavidades do molde. As substâncias ativas são geralmente incorporadas dentro de uma porção de base fundida com o auxílio de uma espátula. Após a incorporação do fármaco, o material é misturado com a base remanescente e deixado esfriar até uma temperatura próxima de seu ponto de solidificação. Nenhuma substância volátil ou termolábil deve ser incorporada nesse estágio.

A base fundida é vertida com cuidado e de modo contínuo dentro de cada uma das cavidades do molde previamente equilibrado à temperatura ambiente. A agitação constante da mistura durante essa etapa é necessária quando algum material não dissolvido ou suspenso for mais denso do que a base e tender a sedimentar. Do contrário, a última cavidade a ser preenchida conterá uma parte desproporcional de materiais não dissolvidos. Os materiais sólidos permanecem suspensos se o preenchimento dos moldes for realizado com a mistura apresentando a temperatura apenas um pouco acima do ponto de congelamento, mas não quando a base se encontra muito fluida. Se a base fundida não estiver próxima do ponto de solidificação quando vertida, as partículas sólidas podem sedimentar dentro de cada cavidade do molde, permanecendo na extremidade dos supositórios, com a possibilidade de quebra destes quando forem removidos. Como alternativa, uma pequena quantidade de sílica gel (cerca de 25 mg por supositório) pode ser incorporada na fórmula para ajudar a manter o fármaco em suspensão. O preenchimento de cada cavidade com a base deve ser contínuo para evitar a formação de camadas, que podem tornar o produto facilmente quebrável durante o manuseio. Para assegurar o completo enchimento após a solidificação, a base fundida é vertida em excesso sobre cada abertura, acima do nível do molde. O material excedente pode formar uma tira contínua ao longo da superfície do molde, em cima das cavidades. O uso de material adicional evita a formação de depressões em um dos lados do supositório e justifica a preparação de quantidade maior de material fundido. Após solidificar, o material em excesso é raspado da superfície do molde com uma espátula aquecida por imersão em um béquer contendo água quente; esse procedimento permite a formação de um supositório com superfície lisa. O molde costuma ser colocado no refrigerador para acelerar o endurecimento.

Após o endurecimento dos supositórios, o molde é retirado do refrigerador e deixado à temperatura ambiente. Então, as seções dos moldes são separadas, e os supositórios, deslocados, com aplicação de pressão apenas quando necessário. De modo geral, pouca ou nenhuma pressão é necessária, e os supositórios simplesmente caem do molde quando ele é aberto.

PREPARAÇÃO POR COMPRESSÃO

Os supositórios podem ser preparados forçando a passagem da mistura da base e do fármaco para dentro de moldes em máquinas de produção especiais. Na preparação por compressão, a base e os outros componentes da formulação são combinados, e o atrito amolece a base até a obtenção de uma consistência de pasta. Em pequena escala, um gral e um pistilo podem ser usados. O aquecimento do gral em banho-maria (e secagem) facilita o amolecimento da base e a mistura. Em grande escala, um processo similar pode ser usado, empregando misturadores mecânicos e um recipiente de mistura a quente.

A compressão é especialmente aceitável para a produção de supositórios que contenham substâncias ativas termolábeis ou que sejam insolúveis na base. Em contraste com o método da moldagem, a compressão não permite a sedimentação de materiais insolúveis durante a produção. A desvantagem da compressão é a necessidade de uma máquina especial de produção de supositórios, limitando o formato dos produtos.

Na preparação por compressão, a massa de supositório é colocada em um cilindro, e este é fechado; pressão é aplicada em uma das extremidades, mecanicamente ou pelo movimento de rotação de uma roda, e a massa é forçada a sair pela outra extremidade para dentro de um molde ou uma matriz. Quando a matriz é preenchida com a massa, uma placa presente na outra extremidade da matriz é deslocada e, ao ser aplicada pressão adicional sobre a massa no cilindro, os supositórios formados são ejetados. A placa retorna à posição inicial, e o processo é repetido até que toda a mistura tenha sido usada. Matrizes de vários tamanhos e formas estão disponíveis. É possível preparar supositórios de circunferência uniforme por extrusão, mediante uma placa perfurada e pelo corte da massa extrusada no tamanho necessário.

PREPARAÇÃO POR ROLAMENTO E MOLDAGEM MANUAL

Devido à disponibilidade de moldes de supositórios de diferentes formas e tamanhos, há pouca necessidade, nos dias de hoje, de os farmacêuticos produzirem supositórios manualmente. O rolamento manual é uma parte histórica da arte de manipular; uma descrição sobre esse método pode ser encontrada na terceira edição deste livro ou em outros textos sobre manipulação de medicamentos.

SUPOSITÓRIOS RETAIS

Exemplos de supositórios retais são apresentados na Tabela 12.1. Como já comentado, fármacos como ácido acetilsalicílico, usado para o alívio da dor; tartarato de ergotamina, para o tratamento da enxaqueca; teofilina, um relaxante do músculo liso empregado no tratamento da asma; e clorpromazina e proclorperazina, que são antieméticos e tranquilizantes, devem ser absorvidos para a circulação sistêmica para exercerem sua ação. A via de administração retal tem especial utilidade se o paciente

TABELA 12.1 **Exemplos de supositórios retais**

SUPOSITÓRIO	PRODUTO COMERCIAL	CONSTITUINTE ATIVO	TIPO DE EFEITO	CATEGORIA E COMENTÁRIOS
Bisacodil	Dulcolax (Boehringer--Ingelheim)	10 mg	Local	Catártico. Base: óleo vegetal hidrogenado.
Clorpromazina	Thorazine (GlaxoSmithKline)	100 mg	Sistêmico	Antiemético; tranquilizante. Base: glicerina, monopalmitato de glicerila, monoestearato de glicerila, ácidos graxos hidrogenados dos óleos de coco e palmiste.
Hidrocortisona	Anusol-HC (Salix)	25 mg	Local	Prurido anal, hemorroidas inflamadas, outras condições inflamatórias anorretais. Base: glicerídeos hidrogenados.
Hidromorfona	Dilaudid (Abbott)	3 mg	Sistêmico	Analgésico. Base: manteiga de cacau com dióxido de silicone.
Indometacina	Indocin	50 mg	Sistêmico	Anti-inflamatório. Base: polietilenoglicóis.
Mesalamina	Canasa (Axcan Scandipharm)	500 mg	Local	Anti-inflamatório. Base: cera dura.
Oximorfona	Numorphan (Endo)	5 mg	Sistêmico	Analgésico. Base: polietilenoglicóis 1.000 e 3.350.
Proclorperazina	Compazine (SmithKline Beecham)	2,5; 5; 25 mg	Sistêmico	Antiemético. Base: glicerina, monopalmitato e monoestearato de glicerila, ácidos graxos hidrogenados de coco e palmiste.
Prometazina HCl	Phenergan (Wyeth)	12,5; 25 mg	Sistêmico	Anti-histamínico, antiemético, sedativo: usado no controle de condições alérgicas, sedação pré ou pós-operatória ou náusea e vômito; transtorno do movimento. Base: manteiga de cacau, cera branca.

estiver indisposto ou impossibilitado de ingerir o medicamento.

Os supositórios também são usados para exercer ação local na região perianal. Supositórios contendo anestésicos locais são comumente empregados para aliviar *pruridos anais* de diversas causas e dor algumas vezes associada a hemorroidas. Muitos supositórios comerciais para hemorroidas contêm várias substâncias ativas, incluindo adstringentes, protetores, anestésicos, lubrificantes, entre outras, destinadas a aliviar o desconforto dessa condição. Os supositórios catárticos são agentes de contato que agem diretamente na mucosa colônica para produzir a peristalse normal. Visto que a ação de contato é restrita ao colo, a motilidade do intestino delgado não é afetada. Essa via de administração tem ação mais rápida do que os medicamentos consumidos oralmente. Os supositórios de bisacodil são eficazes de 15 minutos a uma hora; e os supositórios de glicerina, em geral, dentro de poucos minutos após a inserção.

Algumas preparações comerciais estão disponíveis para uso adulto e pediátrico. A diferença está na forma e no teor de fármaco. Os supositórios pediátricos são mais finos e apresentam a forma de um lápis, contrastando com a forma de torpedo dos supositórios para adultos. Os de glicerina encontram-se disponíveis em ambos os tipos.

A fórmula para supositórios de glicerina é descrita a seguir:

Glicerina	91 g
Estearato de sódio	9 g
Água purificada	5 g
Para preparar cerca de	105 g

Na preparação desse supositório, a glicerina é aquecida em um recipiente adequado em cerca de 50°C. Em seguida, o estearato de sódio é dissolvido com agitação na glicerina quente, a água purificada é adicionada, e a mistura imediatamente vertida no molde. Recomenda-se que o molde seja de metal e que também seja aquecido antes da adição da mistura de glicerina. Após resfriamento e solidificação, os supositórios são removidos. Essa fórmula possibilita a obtenção de cerca de 50 supositórios para adultos. Praticamente a mesma formulação é usada em produtos farmacêuticos e cosméticos em bastão, como desodorantes e antitranspirante.

A glicerina, um material higroscópico, contribui para o efeito laxativo do supositório pela captura de água do intestino e por sua ação irritante na mucosa. O estearato de sódio, um sabão, é um agente solidificante e pode também contribuir para a ação laxativa. Devido à natureza higroscópica da glicerina, os supositórios atraem umidade e devem ser mantidos em recipientes fechados, de preferência em temperaturas abaixo de 25ºC.

Os farmacêuticos devem fornecer várias informações sobre o uso de supositórios. Se eles precisarem ser armazenados no refrigerador, é necessário aquecê-los até atingir a temperatura ambiente antes da inserção. O paciente deve ser aconselhado a esfregar o supositório de manteiga de cacau suavemente com os dedos para amolecer a superfície e torná-lo lubrificado para facilitar a inserção. Os supositórios de gelatina glicerinada ou de PEG devem ser umedecidos com água para aumentar a lubrificação. Se a formulação do supositório de PEG não contiver pelo menos 20% de água, seu mergulho prévio em água, antes da inserção, previne a retirada da água dos tecidos retais, diminuindo a irritação. A forma do supositório determina como ele deve ser inserido. Supositórios retais em forma de torpedo devem ser inseridos pela parte afunilada. O paciente que precisa usar a metade do supositório deve cortá-lo no sentido do comprimento com uma lâmina limpa. A maioria dos supositórios é dispensada em papel, folhas de alumínio ou embalagens plásticas; o paciente deve ser instruído a remover completamente a embalagem antes do uso.

SUPOSITÓRIOS URETRAIS

Os supositórios para administração uretral tendem a ser mais finos e afunilados, geralmente apresentando 5 mm de diâmetro. Eles têm sido usados no tratamento de infecções locais, e supositórios menores têm sido empregados para a administração de alprostadil no tratamento da disfunção erétil.

MICROSSUPOSITÓRIO URETRAL DE ALPROSTADIL

O microssupositório uretral MUSE (alprostadil; Vivus, Inc.) consiste em um sistema transuretral para a liberação de alprostadil na uretra masculina. O fármaco é suspenso em PEG 1.450, no formato de *pellets* ou microssupositórios, medindo 1,4 mm de diâmetro por 3 ou 6 mm de comprimento. Estão disponíveis nas doses de 125, 250, 500 e 1.000 µg. O microssupositório encontra-se na ponta de um aplicador oco translúcido. É administrado pela inserção da ponta do aplicador dentro da uretra após a micção. O *pellet* é liberado por meio de pressão sobre o botão do aplicador. O PEG 1.450 dissolve-se no fluido, liberando o fármaco para absorção. O sistema aplicador é constituído de polipropileno grau médico; cada sistema é acondicionado individualmente em folha de alumínio. O microssupositório MUSE é indicado para o tratamento de disfunção erétil.

SUPOSITÓRIOS VAGINAIS

Os exemplos de supositórios e comprimidos vaginais estão apresentados na Tabela 12.2. Essas preparações são empregadas principalmente para combater infecções do trato geniturinário feminino, para restaurar o estado normal da mucosa vaginal e para contracepção. Os organismos patogênicos comuns são *Trichomonas vaginalis*, *Candida (Monilia) albicans* ou outras espécies e *Haemophilus vaginalis*. Entre os agentes anti-infecciosos presentes em preparações comerciais, estão nistatina, clotrimazol, nitrato de butoconazol, terconazol e miconazol (anti-fúngicos) e sulfametazina, sulfanilamida, iodopovidona, fosfato de clindamicina, metronidazol e oxitetraciclina (antibacterianos). O nonoxinol-9, um espermicida, é utilizado como contraceptivo de uso vaginal. Substâncias estrogênicas, como o dienestrol, são encontradas em preparações vaginais para restaurar a mucosa a seu estado normal.

A base mais empregada para supositórios vaginais consiste em combinações de PEG de várias massas molares. Tensoativos e conservantes, geralmente os parabenos, são adicionados com frequência nessas bases. Muitos supositórios e outros tipos de formas farmacêuticas de uso vaginal são tamponados em pH ácido, em geral próximo ao pH 4,5, que se assemelha ao pH normal da vagina. A acidez desfavorece o crescimento de organismos patogênicos e fornece ambiente favorável a eventual recolonização por bacilos produtores de ácido encontrados na vagina.

Os supositórios vaginais de PEG são miscíveis em água e suficientemente duros para o manuseio e a aplicação pela paciente sem grande dificuldade. Entretanto, para tornar a administração mais fácil, muitos fabricantes fornecem aplicadores plásticos, que são usados para sustentar o supositório ou o comprimido para sua colocação (Fig. 12.5).

Como já citado, com frequência é requisitado aos farmacêuticos o preparo de supositórios vaginais de progesterona. Fórmulas para preparação extemporânea desses supositórios foram apresentadas em literatura técnica (4). A progesterona micronizada é incorporada em uma base de PEG, embora a manteiga de cacau seja empregada em algumas formulações. Os supositórios são preparados por meio da

TABELA 12.2 **Exemplos de supositórios e comprimidos vaginais**

PRODUTO (FABRICANTE)	CONSTITUINTES ATIVOS	CATEGORIA E INDICAÇÕES
Cleocin supositórios (Pfizer)	Fosfato de clindamicina 100 mg	Vaginoses bacterianas
Monistat 7 supositórios (Personal products)	Nitrato de miconazol 100 mg	Antifúngico para candidíases vulvovaginais locais (monilíases)
Mycelex-G comprimidos vaginais (Bayer)	Clotrimazol 500 mg	Infecções vulvovaginais por *Candida*
Semicid Contraceptivos vaginais (Whitehall--Robins)	Nonoxinol-9 100 mg	Controle de natalidade reversível não sistêmico
Encare insertos contraceptivos (Blairex)	Nonoxinol-9 100 mg	Controle de natalidade reversível não sistêmico

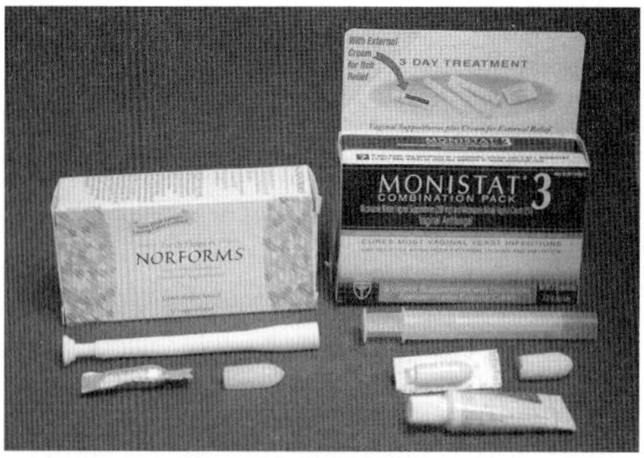

FIGURA 12.5 Formas farmacêuticas usadas intravaginalmente, incluindo supositórios (acima e ao centro), comprimidos vaginais embalados em papel alumínio (abaixo), creme vaginal e aplicadores.

adição de progesterona à base fundida e moldagem. Algumas fórmulas são apresentadas a seguir:

Prescrição	
Progesterona pó micronizado	q.s.p
PEG 400	60%
PEG 8.000	40%

Prescrição	
Progesterona pó micronizado	q.s.p
PEG 1.000	75%
PEG 3.350	25%

Prescrição	
Progesterona pó micronizado	q.s.p
Manteiga de cacau	100%

A quantidade de progesterona por supositório varia de 25 a 600 mg. Os supositórios são usados no tratamento de disfunção da fase lútea, síndrome pré-menstrual, *spotting* (sangramento leve) da fase lútea e na preparação do endométrio para implantação (4).

O farmacêutico deve fornecer informações à paciente acerca do uso do supositório vaginal. Ela deve ser primeiramente aconselhada a ler as instruções que acompanham o produto. Durante o tratamento, o supositório deve ser inserido na vagina com o auxílio do aplicador. A paciente não deve descontinuar a terapia quando os sintomas diminuírem. Além disso, deve recorrer a seu médico se apresentar queimação, irritação ou, ainda, sinais de reação alérgica. Quando os comprimidos vaginais são prescritos, o farmacêutico deve instruir a paciente a mergulhar rapidamente o comprimido em água antes da inserção. Como essas formas farmacêuticas costumam ser administradas ao deitar e podem escorrer se forem formuladas com bases lipofílicas, o farmacêutico deve sugerir o uso de algum tipo de proteção.

Os procedimentos de controle de qualidade listados na United States Pharmacopeia (USP) 32-NF 27 para produção de supositórios incluem testes de identificação, dosagem e, em alguns casos, perda por dessecação, desintegração e dissolução. Além disso, devem ser fornecidas ao paciente, na prática da dispensação, informações sobre estabilidade, incluindo observações sobre o amolecimento excessivo e a presença de manchas de óleo na embalagem (5). Supositórios manipulados podem ser avaliados por meio de cálculos de peso teórico e real e variação de peso, cor, dureza, textura de superfície e aparência.

OUTRAS PREPARAÇÕES VAGINAIS

Atualmente, os comprimidos vaginais são mais usados do que os supositórios, mas supositórios vaginais manipulados ainda são muito utilizados. Os comprimidos são produzidos com mais facilidade e apresentam maior estabilidade. Os comprimidos vaginais são ovoides, e um aplicador plástico acompanha sua embalagem, para facilitar a colocação. Os comprimidos vaginais contêm os mesmos tipos de substâncias anti-infecciosas e hormônios que os supositórios vaginais. Eles são preparados por compressão e contêm lactose como excipiente, um agente desintegrante, como o amido, um agente dispersante, como a polivinilpirrolidona, e um lubrificante, como o estearato de magnésio. Os comprimidos são destinados a se desintegrar dentro da vagina, liberando o fármaco. Exemplos de comprimidos vaginais são apresentados na Tabela 12.2.

Algumas preparações apresentam-se na forma de cápsulas de gelatina contendo fármacos que devem ser liberados na vagina. As cápsulas também podem ser utilizadas pela via retal, especialmente para administrar medicamentos em crianças indispostas ou incapazes engolir. A inserção de cápsulas no reto pode ser facilitada pelo seu prévio umedecimento com água. Quando necessário, orifícios podem ser feitos na cápsula antes do umedecimento para facilitar a penetração do líquido. Os fármacos são absorvidos pelo reto, mas muitas vezes em velocidades imprevisíveis e quantidades variáveis. Aqueles que não se dissolvem com rapidez e irritam as mucosas não podem ser colocados em contato direto com elas.

ACONDICIONAMENTO E ARMAZENAMENTO

Os supositórios de glicerina e os de gelatina glicerinada são acondicionados em recipientes de vidro bem fechados para evitar alterações no teor de umidade. Supositórios preparados a partir da manteiga de cacau são embalados individualmente ou separados em caixas compartimentadas, para evitar o contato e a aderência. Supositórios contendo fármacos sensíveis à luz são embalados individualmente em um material opaco, como papel alumínio. De fato, a maioria dos supositórios comerciais é acondicionada individualmente em folhas de alumínio ou plástico. Alguns são embalados em *blisters* contínuos, que são rasgados e separados com facilidade nas perfurações. Os supositórios também podem ser acondicionados em caixas de plástico.

Visto que os supositórios são afetados adversamente pelo calor, é necessário mantê-los em local fresco. Os supositórios de manteiga de cacau devem ser armazenados abaixo de 30°C, de preferência em refrigerador (2 a 8°C). Aqueles de gelatina glicerinada podem ser armazenados em temperatura ambiente controlada (20 a 25°C). Supositórios preparados a partir do PEG podem ser mantidos em temperatura ambiente.

Formulações armazenadas em locais de umidade elevada podem absorver água e tornar-se esponjosas, enquanto supositórios armazenados em lugares extremamente secos podem perder a umidade e tornar-se quebradiços.

ESTUDO DE CASO FARMACOTÉCNICO

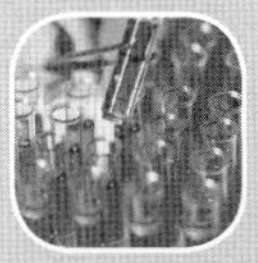

Inforação subjetiva

Um colega o chama e pede para que o ajude com uma prescrição que foi recentemente manipulada. Supositórios de diazepam 10 mg foram prescritos a um adolescente com epilepsia, e seu colega dispensou uma preparação cuja fórmula foi usada no passado. Entretanto, o garoto foi à emergência duas vezes com ataques não controlados, mesmo após o uso dos supositórios. Seus pais retornaram à farmácia com questões sobre o uso desses supositórios. O que você poderia dizer a esse colega?

Infirmação objetiva

Quando questionado, seu colega fornece a seguinte formulação de supositórios:

Para 10 supositórios:

Diazepam pó, USP	100,0 mg
Manteiga de cacau	19,9 g

Preparação por mistura e moldagem.

Avaliação

O uso de manteiga de cacau (uma base lipofílica) na formulação de supositórios de diazepam pode ser o problema, pois se trata de um fármaco lipofílico. Como resultado, o fármaco pode permanecer dissolvido no veículo e não ser liberado da forma farmacêutica rápido o suficiente para controlar os ataques do paciente; a tendência do diazepam de se difundir pela base lipofílica do supositório para as secreções aquosas das mucosas é baixa. O uso de uma base solúvel em água, como a de PEG, pode ser a melhor escolha. Outra possibilidade é usar um supositório oco com a solução de diazepam na cavidade.

Plano

Recomendar a reformulação dos supositórios usando PEG como base.

ESTUDO DE CASO CLÍNICO

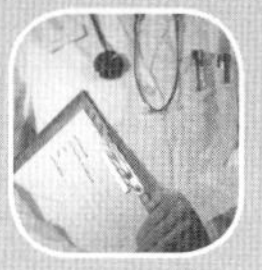

Informação subjetiva

História da paciente: J.R. é uma mulher hispânica de 32 anos de idade que se apresenta em uma clínica oncológica para uma consulta quatro dias após obter alta do hospital. Naquele momento, ela recebeu o primeiro ciclo de quimioterapia com ciclofosfamida, doxorrubicina, vincristina e prednisona (CHOP) para o tratamento do linfoma de células B grandes diagnosticado. Durante a administração de CHOP, a paciente começou um regime com dois medicamentos antieméticos, compazina 10 mg via oral a cada seis horas, se necessário, e lorazepam 2 mg intravenosamente a cada seis horas se necessário, para o controle da náusea e do vômito induzidos pela quimioterapia. Após a alta do hospital, ela recebeu prescrição de comprimidos de 10 mg de proclorperazina a cada seis horas, via oral, caso necessário. Entretanto, nesta manhã, J.R. queixou-se de dor de estômago nas duas noites anteriores e afirmou ter vomitado três vezes. Tomou seus comprimidos de proclorperazina. Entretanto, duas vezes após tomá-los, ela os vomitou e relatou "sentir náuseas, agora, ao ingerir qualquer coisa pela boca". Após questionamento, a paciente não relatou febre, arrepios, hematêmesis (vômito sanguinolento), diarreia e outras complicações, exceto sentir-se "um pouco cansada após a quimio".

História médica da paciente: linfoma de células B grandes.
Anemia por deficiência de ferro.

História cirúrgica da paciente: nenhuma.

Medicamentos: regime CHOP (cada ciclo dura 21 dias):
Ciclofosfamida 750 mg/m^2 IV no dia 1
Doxorrubicina 50 mg/m^2 IV no dia 1
Vincristina 1,4 mg/m^2 IV no dia 1
Prednisona 100 mg via oral nos dias 1-5.
Proclorperazina comprimidos de 10 mg via oral 6/6 horas, enquanto houver náuseas e vômitos.
Sulfato ferroso comprimidos de 325 mg via oral, três vezes ao dia.
Tylenol comprimidos de 650 mg via oral de 6/6 horas, se necessário, para dor.

Alergias: nenhuma alergia conhecida

História social: (-) Álcool
(-) Tabaco
(-) Drogas ilícitas
Paciente veio do México para os EUA com 2 anos de idade.

História familiar: Irmã com câncer morreu aos 36 anos.

Plano de atenção farmacêutica

S: Náuseas e vômitos induzidos pela quimioterapia, não controlados por proclorperazina.

O: Sinais vitais: Temperatura 36°C, pulso 87, pressão sanguínea 117/76.
Na 143, Cl 105, Ureia sérica 12, Glicose 129
K 3,9, CO_2 30, Cr 0,8.

A: Uma mulher de 32 anos de idade com náuseas e vômitos induzidos pela quimioterapia, cujo controle não foi conseguido com a proclorperazina oral. Apresenta risco de continuar os episódios de náuseas e vômitos por causa do potencial emetogênico do regime CHOP. Especificamente, a ciclofosfamida está associada a esses episódios com início retardado que podem durar até 6 ou 7 dias após a administração da quimioterapia. Além disso, J.R. apresenta outras características, por exemplo, mulher com menos de 50 anos, na qual o risco de náuseas e vômitos é maior.

P: Como J.R. não pode tomar o medicamento pela via oral, o uso da via retal é útil. A proclorperazina é disponível na forma de supositórios retais, e a dose recomendada para adultos em caso de náuseas e vômitos é de 25 mg, duas vezes ao dia. J.R. deve ser orientada para usar supositórios de proclorperazina, quando necessário.

Também deve ser aconselhada a não armazenar os supositórios no refrigerador. Entretanto, eles devem ser mantidos longe do calor. Se forem mantidos em refrigerador, devem ser aquecidos até temperatura ambiente, durante 5 a 10 minutos antes da administração. J.R. deve ser instruída a remover a folha de alumínio antes da inserção. Aconselhá-la a umedecer os supositórios com água para lubrificá-lo antes da administração. Instruções específicas referem-se ao uso dos dedos para inserir o supositório dentro do reto em uma profundidade de cerca de 2,5 cm e segurá-lo no lugar por alguns momentos. Em seguida, a paciente deve lavar as mãos e retornar a suas atividades normais.

Explicar a J.R. sobre os efeitos colaterais comuns associados ao uso da proclorperazina: sedação, inquietação, visão borrada, constipação, vertigem, boca seca. Alertar sobre as atividades que necessitam de atenção: dirigir carro e operar máquinas. Instruí-la a evitar o uso de bebidas alcoólicas e a exposição prolongada a raios solares, pois a proclorperazina pode causar fotossensibilidade.

(continua)

ESTUDO DE CASO CLÍNICO *(continuação)*

A paciente deve ser monitorada em relação aos episódios de náuseas e vômitos. Além disso, deve ser acompanhada em relação a qualquer queixa de movimentos anormais do corpo associados ao uso prolongado de proclorperazina, por exemplo, discinesia extrapiramidal ou discinesia tardia.

APLICANDO OS PRINCÍPIOS E CONCEITOS

ATIVIDADES EM GRUPO

1. Compare e diferencie os diferentes tipos de supositórios em termos de aparência física, tamanho e forma.
2. Compare e diferencie as indicações que um farmacêutico deve fornecer a um paciente sobre um supositório à base de manteiga de cacau e um supositório à base de produto solúvel em água.
3. Faça uma lista de fármacos apresentados na forma farmacêutica supositório que poderiam ser incluídos na lista de medicamentos padronizados de um hospital e indique a razão para a inclusão na lista.
4. Faça uma lista indicando as possíveis formas erradas que um paciente pode realizar ao administrar um supositório pela via retal.
5. Descreva os cuidados de manuseio, armazenamento e descarte que o paciente deve ter ao utilizar um supositório.
6. Cite exemplos de prescrições feitas para preparações extemporâneas na forma de supositórios.

ATIVIDADES INDIVIDUAIS

1. Crie uma tabela de seis supositórios vaginais que inclua a quantidade de princípios ativos, indicação, contraindicação, efeitos colaterais/precauções e dosagem.
2. Faça uma lista de fármacos que possuam características físico-químicas que os tornam candidatos para incorporação em um supositório.
3. Liste cinco situações clínicas nas quais a administração de um supositório é preferível à administração oral.
4. Liste cinco razões para que um paciente hesite em usar um supositório.
5. Liste cinco tópicos para aconselhamento em relação à administração de supositórios retais ou vaginais.
6. A partir de dados da literatura, compare um estudo clínico de um fármaco usado na forma de supositório retal com outra via de administração em relação à eficácia clínica e determine qual sistema deve ser preferível em termos de aceitação e adesão do paciente, bioequivalência e custo. Explique a razão de sua decisão.

REFERÊNCIAS

1. Allen LV Jr. Suppositories. London: Pharmaceutical Press, 2008.
2. Gibaldi M, Grundhofer B. Bioavailability of aspirin from commercial suppositories. J Pharm Sci 1975;64:1064–1066.
3. Morgan DJ, McCormick Y, Cosolo W, et al. Prolonged release of morphine alkaloid from a lipophilic-suppository base in vitro and in vivo. Int J Clin Pharmacol Ther Toxicol 1991;30:576–581.
4. Allen LV, Stiles ML. Progesterone Suppositories: Allen's Compounded Formulations. Washington: American Pharmaceutical Association, 2003:198–199.
5. United States Pharmacopeia 31–National Formulary 26. Rockville, MD: U.S. Pharmacopeial Convention, 2008.

SEÇÃO VI
FORMAS FARMACÊUTICAS LÍQUIDAS

CAPÍTULO 13 Soluções

OBJETIVOS

Após ler este capítulo, o estudante será capaz de:

1. Definir os vários tipos de formas farmacêuticas líquidas de uso oral e tópico. Listar vantagens e desvantagens do uso das formas farmacêuticas líquidas em prescrições de produtos manipulados extemporâneos e na terapia.
2. Comparar as formas farmacêuticas líquidas com as formas farmacêuticas tradicionais de uso oral.
3. Definir solubilidade e descrever como fatores diferentes podem aumentar ou diminuir a solubilidade de um soluto em determinado solvente.
4. Avaliar e selecionar um solvente adequado e um sistema de liberação para determinados soluto, finalidade e/ou população de pacientes.

Em termos físico-químicos, as soluções podem ser preparadas a partir de qualquer combinação de um dos três estados da matéria: sólido, líquido ou gasoso. Por exemplo, um soluto sólido pode ser dissolvido em outro sólido, líquido, gás e, como acontece com solutos líquidos e gasosos, nove tipos de misturas homogêneas podem ser obtidos. Em farmácia, entretanto, o interesse em soluções é limitado, em grande parte, a preparações de solutos sólidos e líquidos e, com menos frequência, de solutos gasosos em um solvente líquido.

Em termos farmacêuticos, soluções são "preparações líquidas que contêm uma ou mais substâncias químicas dissolvidas em um solvente adequado ou em uma mistura de solventes mutuamente miscíveis" (1). Em relação a seu uso, uma solução farmacêutica pode ser classificada como oral, ótica, oftálmica ou tópica. Em função de sua composição e finalidade do uso, as soluções podem ainda ser classificadas como outras formas farmacêuticas. Por exemplo, soluções aquosas que contêm açúcar são classificadas como xaropes (mesmo que alguns possam conter um pouco de álcool); soluções hidroalcoólicas (combinações de água e etanol) edulcoradas são chamadas de elixires; soluções de solutos aromáticos são chamadas de espíritos, se o solvente for alcoólico, ou águas aromáticas, se o solvente for aquoso. Soluções preparadas a partir da extração de componentes ativos de plantas são chamadas de tinturas ou extratos fluidos, dependendo da concentração e do método de preparação. Tinturas também podem ser soluções de substâncias químicas dissolvidas em álcool ou solvente hidroalcoólico. Algumas soluções preparadas para ser estéreis e livres de pirogênios, destinadas à administração parenteral, são classificadas como injetáveis. Embora outros exemplos possam ser citados, fica claro que uma solução, sendo um tipo distinto de preparação farmacêutica, é definida de forma mais complexa do que o conceito físico-químico desse termo.

Soluções orais, xaropes, elixires, espíritos e tinturas são preparados e usados para a obtenção dos efeitos específicos dos fármacos que contêm.

Nessas preparações, os fármacos destinam-se a prover efeitos sistêmicos. O fato de serem administrados na forma de soluções significa que são solúveis em sistemas aquosos e que sua absorção no trato gastrintestinal para a circulação sistêmica pode ocorrer mais rapidamente do que a partir de uma suspensão ou forma sólida da mesma substância ativa.

Além da substância ativa, outros solutos estão presentes nas soluções administradas por via oral. Essas substâncias adicionais são normalmente incluídas para fornecer cor, sabor, doçura ou estabilidade. Ao formular ou manipular uma solução farmacêutica, devem ser utilizados os dados de solubilidade e estabilidade de cada soluto em relação ao solvente ou sistema solvente. Combinações de substâncias ativas ou adjuvantes que resultem em interações químicas ou físicas que afetam a qualidade terapêutica ou estabilidade do produto devem ser evitadas.

O farmacêutico deve ficar atento em relação à solubilidade dos componentes e às características dos solventes farmacêuticos para o preparo de soluções de um único soluto e, em especial, de soluções contendo vários solutos. Cada substância química apresenta sua própria solubilidade em determinado solvente. Para muitos fármacos, as solubilidades em solventes convencionais são relatadas no National Formulary da United States Pharmacopeia (USP-NF), bem como em outros livros de referência.

SOLUBILIDADE

As forças de atração entre átomos levam à formação de moléculas e íons. As forças intermoleculares que são formadas entre moléculas semelhantes são responsáveis pelo estado físico (sólido, líquido ou gasoso) da substância em determinadas condições, por exemplo, de temperatura e pressão. Em condições normais, a maioria dos compostos orgânicos e, portanto, a maioria dos fármacos forma sólidos moleculares.

Quando as moléculas interagem, forças de atração e de repulsão estão presentes. As forças de atração mantêm as molécuals unidas, enquanto as forças de repulsão previnem a interpenetração molecular. Quando as forças de atração e de repulsão são iguais, a energia potencial entre duas moléculas é mínima e o sistema é extremamente estável.

As moléculas dipolares com frequência tendem a se alinhar com outras moléculas dipolares, de forma que o polo negativo de uma aponta na direção do polo positivo da outra. Grandes grupos de moléculas podem ser associados por meio dessas atrações fracas, conhecidas como dipolo-dipolo ou forças de van der Waals. Outras forças atrativas também ocorrem entre moléculas polares e não polares e íons. Estas incluem as forças íon-dipolo e as ligações de hidrogênio. Esta última é particularmente importante. Em função do pequeno tamanho e do grande campo eletrostático, o átomo de hidrogênio pode se mover para perto de um átomo eletronegativo, formando um tipo de associação eletrostática, a ligação ou a ponte de hidrogênio. A ligação de hidrogênio envolve átomos altamente eletronegativos, tais como o oxigênio, o nitrogênio e o flúor. Essa ligação existe na água e é representada pelas linhas pontilhadas:

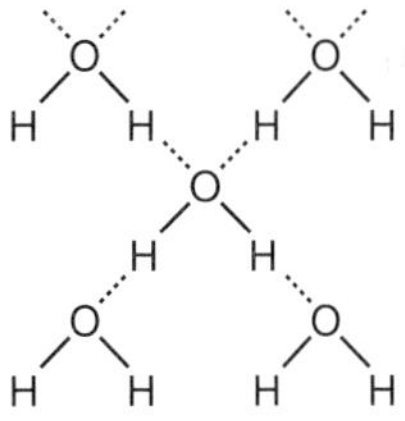

Água

As pontes de hidrogênio também podem ser encontradas entre algumas moléculas de alcoóis, ésteres, ácidos carboxílicos, aldeídos e polipeptídeos.

Quando um soluto se dissolve, as forças de atração intermoleculares da substância devem ser superadas pelas forças de atração entre o soluto e as moléculas do solvente. Isso requer o rompimento das forças soluto-soluto e das solvente-solvente para que ocorra a interação soluto-solvente.

A solubilidade de uma substância em determinado solvente indica a concentração máxima na qual a solução pode ser preparada. Quando um solvente, em determinada temperatura, dissolver o máximo de soluto possível, diz-se que está saturado. Para enfatizar a possível variação na solubilidade entre duas substâncias químicas e, portanto, as quantidades requeridas de cada uma para a preparação de solução saturada, duas soluções aquosas oficiais são citadas como exemplos: a solução tópica de hidróxido de cálcio USP e a solução oral de iodeto de potássio USP. A primeira solução, preparada pela agitação de um excesso de hidróxido de cálcio em água purificada, contém apenas cerca de 140 mg de soluto dissolvido por 100 mL de solução a 25°C, ao passo que a solução de iodeto de potássio possui aproximadamente

100 g de soluto por 100 mL de solução, ou seja, 700 vezes mais soluto do que a solução tópica de hidróxido de cálcio. Assim, a concentração máxima possível na qual um farmacêutico pode preparar uma solução varia muito e depende, em parte, da constituição química do soluto. Um farmacêutico pode, em alguns casos, dissolver quantidades maiores de um soluto do que seria possível por meio de seleção de um agente solubilizante ou de um sal químico diferente do agente medicinal, alteração do pH da solução ou substituição parcial ou total do solvente. Por exemplo, grânulos de iodo são solúveis em água em uma extensão de apenas 1 g em aproximadamente 3.000 mL. Usando apenas esses dois componentes, a concentração máxima possível seria de aproximadamente 0,03% de iodo. Entretanto, pelo emprego de uma solução aquosa de iodeto de potássio ou iodeto de sódio como solvente, quantidades muito maiores de iodo podem ser dissolvidas, devido à formação de um complexo hidrossolúvel com o iodeto. Essa reação é vantajosa, por exemplo, na solução tópica de iodo, USP, preparada com 2% de iodo e 2,4% de iodeto de sódio.

A temperatura é um fator importante na determinação da solubilidade de um fármaco e na preparação de sua solução. A maioria das substâncias químicas absorve calor quando é dissolvida, e o processo é chamando de endotérmico, resultando no aumento da solubilidade com o aumento da temperatura. Poucas substâncias químicas possuem calor de dissolução negativo (processo exotérmico) e suas solubilidades diminuem com a elevação da temperatura. Além da temperatura, outros fatores afetam a solubilidade. Esses incluem várias propriedades físicas e químicas, tanto do soluto quanto do solvente, pressão, pH da solução, estado de subdivisão do soluto e agitação aplicada à solução na dissolução. A solubilidade de uma substância química pura em determinada temperatura e pressão é constante; entretanto, a velocidade de dissolução, isto é, a velocidade na qual se dissolve, depende do tamanho da partícula da substância e da agitação. Quanto mais fino for o pó, maior a área de superfície que entra em contato com o solvente e mais rápido é o processo de dissolução. Da mesma forma, quanto maior for a agitação, maior a quantidade de solvente não saturado que entra em contato com o fármaco e mais rápida a formação da solução.

A solubilidade de uma substância em certo solvente pode ser avaliada por meio da preparação de uma solução saturada dela a uma temperatura específica e determinação, por metodologia analítica, da quantidade dissolvida em dada quantidade de solução. A quantidade de solvente necessária para dissolver o soluto pode ser determinada por um cálculo simples. A solubilidade pode então ser expressa como gramas do soluto dissolvido em mililitros de solvente; por exemplo, "1 g de cloreto de sódio dissolve-se em 2,8 mL de água". Quando a solubilidade exata não for estabelecida, expressões gerais de solubilidade relativa podem ser utilizadas. Esses termos são definidos na USP e apresentados na Tabela 13.1 (1).

TABELA 13.1 **Termos relativos de solubilidade (2)**

TERMO DESCRITIVO	PARTES DE SOLVENTE NECESSÁRIAS PARA UMA PARTE DE SOLUTO
Muito solúvel	< 1
Facilmente solúvel	1-10
Solúvel	10-30
Ligeiramente solúvel	30-100
Pouco solúvel	100-1.000
Muito pouco solúvel	1.000-10.000
Praticamente insolúvel ou insolúvel	> 10.000

Muitos dos importantes fármacos orgânicos são ácidos ou bases fracas, e sua solubilidade depende, em grande parte, do pH do solvente. Esses fármacos reagem com ácidos e bases fortes para formar sais solúveis em água. Por exemplo, as bases fracas, que incluem grande parte dos alcaloides (atropina, codeína e morfina), anti-histamínicos (difenidramina e prometazina), anestésicos locais (cocaína, procaína e tetracaína) e outros fármacos significativos não são muito solúveis em água, mas o são em soluções diluídas de ácidos. Empresas farmacêuticas têm preparado muitos sais dessas bases orgânicas para viabilizar a preparação de soluções aquosas. Porém, se o pH da solução aquosa desses sais for alterado pela adição de um álcali, a fração de base livre pode se separar da solução, a menos que possua uma solubilidade adequada na água. Fármacos orgânicos que são ácidos fracos incluem os barbituratos (p. ex., fenobarbital) e as sulfonamidas (p. ex., sulfadiazina e sulfacetamida). Esses e outros ácidos fracos formam sais hidrossolúveis em soluções básicas e podem se separar da solução por meio da diminuição do pH. A Tabela 13.2 demonstra as solubilidades comparativas de alguns exemplos típicos de ácidos e bases fracas e de seus respectivos sais.

TABELA 13.2 **Solubilidades em água e álcool de alguns ácidos e bases fracos e seus sais**

	MILILITROS DE SOLVENTE QUE DISSOLVEM 1_g DE FÁRMACO	
FÁRMACO	**ÁGUA**	**ÁLCOOL**
Atropina	455,0	2
Sulfato de atropina	0,5	5
Codeína	120,0	2
Sulfato de codeína	30,0	1.280
Fosfato de codeína	2,5	325
Morfina	5.000,0	210
Sulfato de morfina	16,0	565
Fenobarbital	1.000,0	8
Fenobarbital sódico	1,0	10
Procaína	200,0	Solúvel
Cloridrato de procaína	1,0	15
Sulfadiazina	13.000,0	Ligeiramente solúvel
Sulfadiazina sódica	2,0	Pouco solúvel

Embora não existam regras fixas para prever, sem margem de erro, a solubilidade de uma substância química em determinado líquido, farmacêuticos experientes podem estimá-la a partir de um composto químico com base em sua estrutura molecular e na presença de grupos funcionais. As informações coletadas de um grande número de compostos químicos levaram à caracterização das solubilidades de grupos de compostos, e, ainda que possam haver erros ocasionais em relação a determinado membro de um grupo, as generalizações são, todavia, úteis. Conforme demonstram os dados da Tabela 13.2 e outros similares, sais de compostos orgânicos são mais solúveis em água do que as correspondentes bases orgânicas. Entretanto, bases orgânicas são mais solúveis em solventes orgânicos, incluindo o etanol, do que os sais correspondentes. Talvez a recomendação mais amplamente difundida para a mensuração da solubilidade seja que semelhante dissolve semelhante, isto é, um solvente que tenha a estrutura química mais similar à do soluto pretendido, terá maior probabilidade de dissolvê-lo mais facilmente. Assim, compostos orgânicos são mais solúveis em solventes orgânicos do que em água. Compostos orgânicos podem, entretanto, ser solúveis em água se contiverem grupos polares capazes de formar ligações de hidrogênio com a água. Na verdade, quanto maior o número de grupos polares presentes, maior será a solubilidade do composto orgânico na água. Grupos polares incluem OH, CHO, COH, CHOH, CH_2OH, COOH, NO_2, CO, NH_2 e SO_3H. A introdução de átomos de halogênio em uma molécula tende a diminuir a solubilidade aquosa, em função do aumento no peso molecular do composto sem o aumento proporcional na polaridade. O aumento no peso molecular de um composto orgânico sem a alteração da polaridade reduz a solubilidade aquosa. A Tabela 13.3 demonstra algumas dessas generalizações com exemplos químicos específicos.

Assim, como no caso de compostos orgânicos, o farmacêutico está ciente de alguns padrões gerais de solubilidade que podem ser aplicados a compostos inorgânicos. Por exemplo, a maioria dos sais de cátions monovalentes, tais como sódio, potássio e amônio, é solúvel em água, enquanto cátions divalentes, como cálcio, magnésio e bário, normalmente formam compostos solúveis em água com ânions nitrato, acetato e cloreto, mas não com ânions carbonato, fosfato ou hidróxido. Determinadas combinações de ânions e cátions parecem ser semelhantes em sua composição, mas não possuem características de solubilidade similares. Por exemplo, o sulfato de magnésio (sal de Epsom) é solúvel, mas o sulfato de cálcio é pouco solúvel; o sulfato de bário é muito insolúvel (1 g dissolve-se em aproximadamente 400.000 mL de água) e é usado como meio opaco para exames de

TABELA 13.3 **Solubilidades de alguns compostos orgânicos em água para demonstração da relação entre a estrutura química e a solubilidade**

SUBSTÂNCIA	FÓRMULA	MILILITROS DE ÁGUA NECESSÁRIOS PARA DISSOLVER 1 G DA SUBSTÂNCIA
Benzeno	C_6H_6	1.430,0
Ácido benzoico	C_6H_5COOH	275,0
Álcool benzílico	$C_6H_5CH_2OH$	25,0
Fenol	C_6H_5OH	15,0
Pirocatecol	$C_6H_4(OH)_2$	2,3
Pirogalol	$C_6H_3(OH)_3$	1,7
Tetracloreto de carbono	CCl_4	2.000,0
Clorofórmio	$CHCl_3$	200,0
Diclorometano	CH_2Cl_2	50,0

raio X do trato intestinal, mas o sulfeto e o sulfito de bário são mais solúveis e seu uso oral pode resultar em intoxicação; o cloreto mercuroso (HgCl) é insolúvel e antigamente era usado como um catártico, mas o cloreto de mercúrio ($HgCl_2$), solúvel em água, um veneno mortal se for ingerido. Em muitos casos, as solubilidades dos fármacos e suas diferenciações em relação a outros fármacos são essenciais para que o farmacêutico evite erros na manipulação ou desastres terapêuticos.

A habilidade de um solvente para dissolver solutos orgânicos e inorgânicos depende de sua eficácia em superar as forças eletrônicas que mantêm os átomos do soluto unidos e a respectiva falta de capacidade por parte dos próprios átomos em resistir à ação do solvente. Durante a dissolução, as moléculas do solvente e do soluto misturam-se uniformemente, e as forças coesivas dos átomos são substituídas por novas forças como resultado da atração dessas moléculas entre si.

O estudante pode encontrar utilidade nas seguintes regras gerais de solubilidade.

MOLÉCULAS INORGÂNICAS

1. Se tanto o cátion quanto o ânion de um composto iônico forem monovalentes, as forças de atração soluto-soluto são superadas com facilidade e, portanto, esses compostos são geralmente solúveis em água (p. ex., NaCl, LiBr, KI, NH_4NO_3, $NaNO_2$).
2. Se apenas um dos dois íons de um composto iônico for monovalente, as interações soluto-soluto também são, na maioria das vezes, superadas com facilidade e os compostos são solúveis em água (p. ex., $BaCl_2$, MgI_2, Na_2SO_4, Na_3PO_4).
3. Se tanto o cátion quanto o ânion forem multivalentes, a interação soluto-soluto pode ser superada pela interação soluto-solvente, e o composto pode apresentar baixa solubilidade aquosa (p. ex., $CaSO_4$, $BaSO_4$ e $BiPO_4$; exceções: $ZnSO_4$, $FeSO_4$).
4. Sais comuns de metais alcalinos (Na, K, Li, Cs e Rb) são geramlemte solúveis em água (exceção: Li_2CO_3).
5. Sais de amônio e de amônio quaternário são solúveis em água.
6. Nitratos, nitritos, acetatos, cloratos e lactatos geralmente são solúveis em água (exceções: acetato de prata e de mercúrio).
7. Sulfatos, sulfitos e tiossulfatos são em geral solúveis em água (exceções: sais de cálcio e de bário).
8. Cloretos, brometos e iodetos são solúveis em água (exceções: sais de prata e íons mercurosos).
9. Sais ácidos que correspondem a um sal insolúvel são mais solúveis em água do que o sal original.
10. Hidróxidos e óxidos de compostos diferentes dos cátions de metais alcalinos e do íon amônio geralmente são insolúveis em água.
11. Sulfetos são insolúveis em água, com exceção de seus sais de metais alcalinos.
12. Fosfatos, carbonatos, silicatos, boratos e hipocloritos são insolúveis em água, com exceção de seus sais de metais alcalinos e sais de amônio.

MOLÉCULAS ORGÂNICAS

1. Moléculas com cadeias de até cinco carbonos apresentando um grupo funcional polar são geralmente solúveis.
2. Moléculas apresentando cadeias ramificadas são mais solúveis do que os correspondentes compostos de cadeia linear.
3. A solubilidade em água diminui com o aumento do peso molecular.
4. Um aumento da semelhança estrutural entre o soluto e o solvente é acompanhado por um aumento na solubilidade.

O conhecimento das características químicas dos fármacos pelo farmacêutico permite a seleção do solvente mais apropriado para um soluto em particular. Porém, além dos fatores de solubilidade, a seleção é baseada em características adicionais, como transparência, baixa toxicidade, viscosidade, compatibilidade com outros componentes da formulação, inércia química, palatabilidade, odor, cor e baixo custo. Em muitos casos, especialmente para soluções de uso oral, oftálmico ou injetável, a água é o solvente preferido, por atender à maioria desses critérios. Quando água for usada como o solvente principal, geralmente um solvente auxiliar também é empregado para aumentar a ação solvente da água ou contribuir para a estabilidade química ou física do produto. O etanol, a glicerina e o propilenoglicol, talvez os solventes auxiliares mais empregados, são eficazes para a obtenção das características desejadas das soluções farmacêuticas e na manutenção de sua estabilidade.

Outros solventes, como acetona, éter etílico e álcool isopropílico, são muito tóxicos para uso em preparações farmacêuticas de emprego interno, mas são úteis como solventes na química orgânica e nos estágios preparatórios do desenvolvimento de medicamentos, como na extração ou remoção de princípios ativos de plantas medicinais. Para esse propósito, alguns solventes são reconhecidos oficialmente nos compêndios. Vários óleos fixos, como os de milho, algodão, amendoim e girassol também são utilizados como solventes, em particular na preparação de injeções oleaginosas, e são reconhecidos nos compêndios oficiais para essa finalidade.

ALGUNS SOLVENTES PARA PREPARAÇÕES LÍQUIDAS

Os seguintes solventes são utilizados na preparação de soluções:

ÁLCOOL USP: ÁLCOOL ETÍLICO, ETANOL, C_2H_5OH

Depois da água, o álcool é o solvente mais útil em farmácia. É usado como solvente principal para muitos compostos orgânicos. Com a água, forma uma mistura hidroalcoólica que dissolve substâncias solúveis tanto em álcool como em água, uma característica especialmente útil na extração de princípios ativos de matérias-primas brutas. Variando a proporção dos dois solventes, os constituintes ativos são dissolvidos e extraídos de maneira seletiva ou podem permanecer no resíduo, de acordo com suas características de solubilidade no meio. O álcool, USP, contém 94,9 a 96,0% de C_2H_5OH por volume (i.e., v/v) quando determinado a 15,56°C, a temperatura-padrão do governo norte-americano para determinações de teor alcoólico. O álcool desidratado USP contém não menos do que 99,5% de C_2H_5OH por volume e é usado quando um álcool essencialmente livre de água é necessário.

O álcool é reconhecido como solvente e excipiente na formulação de produtos farmacêuticos de uso oral. Alguns fármacos são insolúveis em água e devem ser dissolvidos em um veículo alternativo. Ele é frequentemente preferido por sua miscibilidade com água e sua habilidade para dissolver muitos componentes insolúveis em água, incluindo fármacos, flavorizantes e conservantes antimicrobianos. É também usado com outros solventes, como glicóis e glicerina, para reduzir a quantidade de etanol necessária. Ainda é empregado em preparações líquidas como conservante antimicrobiano, sozinho ou em associação com parabenos, benzoatos e sorbatos, entre outros.

Porém, mesmo com suas vantagens farmacêuticas como solvente e conservante, a preocupação referente aos efeitos farmacológicos indesejáveis e potencialmente tóxicos do álcool causados pela sua ingestão em produtos farmacêuticos tem sido expressa, em particular, para medicamentos de uso pediátrico. Assim, a U.S. Food and Drug Administration (FDA) propôs que as indústrias de medicamentos de venda livre (*over-the-counter*, OTC) de uso oral restringissem o uso de etanol e incluíssem advertências apropriadas no rótulo dos produtos. Para medicamentos orais de venda livre para crianças com menos de 6 anos, o limite de etanol recomendado é de 0,5%; para medicamentos destinadas a crianças de 6 a 12 anos, o limite recomendado é 5%; e para crianças com mais de 12 anos e adultos, o limite recomendado é 10%.

ÁLCOOL DILUÍDO NF

O álcool diluído NF é preparado pela mistura de volumes iguais de álcool USP e água purificada USP. O volume final da mistura não é a soma dos volumes individuais dos dois componentes; visto que os líquidos contraem-se ao ser misturados, o volume final é cerca de 3% menor do que o esperado. Assim, quando 50 mL de cada componente é misturado, o produto resultante mede aproximadamente 97 mL. É por isso que a concentração do álcool diluído NF não é exatamente a metade do álcool mais concentrado, mas algo maior, ou seja, cerca de 49%. O álcool diluído é um solvente hidroalcoólico útil em vários processos e preparações farmacêuticas.

ÁLCOOL DESNATURADO

O álcool desnaturado (*rubbing alcohol*) contém cerca de 70% de álcool etílico por volume, o restante é constituído por água e desnaturantes, adicionado ou não de corantes, essências e estabilizantes. Cada 100 mL não devem conter menos de 355 mg de octacetato de sacarose ou 1,4 mg de benzoato de denatônio, substâncias amargas que desencorajam a ingestão oral acidental ou abusiva. De acordo com o Internal Revenue Service, U.S. Treasury Department, o desnaturante empregado no álcool "*rubbing*" consiste na fórmula 23-H, a qual, por sua vez, é constituída por 8 partes por volume de acetona, 1,5 partes por volume de metil-isobutilcetona e 100 partes por volume de álcool etílico. O uso dessa mistura torna a separação do etanol e dos agentes desnaturantes praticamente impossível com o uso de um equipamento de destilação comum. Isso desencoraja a purificação com o intuito de usar o etanol ilegalmente na produção de bebidas alcoólicas.

O produto é volátil e inflamável e deve ser armazenado em um recipiente hermético longe do fogo. É empregado externamente como rubefaciente e em massagens para pacientes acamados, como germicida para instrumentos cirúrgicos e na desinfecção da pele antes da injeção. Também é utilizado como veículo para preparações tópicas. Sinônimo: álcool "*rubbing*" composto.

GLICERINA USP (GLICEROL), $CH_2OH{\cdot}CHOH{\cdot}CH_2OH$

A glicerina é um líquido viscoso claro apresentando um sabor adocicado. É miscível em água e álcool. Como solvente, é comparável ao etanol, mas, devido à sua viscosidade, os solutos são lentamente dissolvidos, a menos que isso seja feito sob aquecimento. A glicerina tem propriedades conservantes e é usada com frequência como estabilizante e solvente auxiliar, com água ou etanol. É empregada em muitas preparações de uso interno.

ÁLCOOL ISOPROPÍLICO DESNATURADO

O álcool isopropílico desnaturado consiste em cerca de 70% de álcool isopropílico; o restante é água com ou sem a adição de corantes, estabilizantes e essências. É usado externamente como rubefaciente e em massagens e como veículo para produtos de uso tópico. Essa preparação e a solução de álcool isopropílico 91%, disponível no comércio em geral, são utilizadas por pacientes diabéticos durante o preparo de agulhas e seringas para injeções hipodérmicas de insulina e para desinfecção da pele.

PROPILENOGLICOL USP, $CH_3CH(OH)CH_2OH$

O propilenoglicol, um líquido viscoso, é miscível em água e álcool. É um solvente útil em uma ampla gama de aplicações e é com frequência substituído pela glicerina em formulações farmacêuticas modernas.

ÁGUA PURIFICADA USP, H_2O

A água obtida de maneira natural exerce seu efeito solvente na maioria das substâncias com as quais entra em contato e por isso é impura, contendo quantidades variadas de sais inorgânicos dissolvidos, geralmente sódio, potássio, cálcio, magnésio e ferro; cloretos; sulfatos; e bicarbonatos, além de materiais orgânicos dissolvidos ou não e microrganismos. A água potável que abastece a maioria das cidades em geral contém menos de 0,1% de sólidos totais, determinado pela evaporação de uma amostra de 100 mL até a secura e pesagem do resíduo (que pesa menos de 100 mg). A água potável deve obedecer aos regulamentos do Serviço de Saúde Pública norte-americana em relação à pureza bacteriológica. Ela deve ser clara, incolor, inodora e neutra ou ligeiramente ácida ou alcalina; o desvio da neutralidade ocorre devido à natureza dos sólidos e gases dissolvidos (o dióxido de carbono contribui para a acidez; e a amônia, para a alcalinidade da água).

A água potável da torneira não é aceitável para a fabricação da maioria das preparações farmacêuticas aquosas ou formulações extemporâneas em vista das possíveis incompatibilidades químicas entre os sólidos dissolvidos e os fármacos adicionados. Sinais de tais incompatibilidades são precipitação, descoloração e, algumas vezes, efervescência. Seu uso é permitido na lavagem, extração de princípios ativos de matérias-primas vegetais e preparação de alguns produtos para uso externo, e quando a diferença entre a água da torneira e a água purificada não for relevante para o fim ao que se destina. Naturalmente, quando grandes volumes são exigidos para a limpeza dos equipamentos e vidrarias, a água da torneira pode ser empregada, desde que os resíduos sólidos sejam eliminados usando água purificada no último enxágue ou a água seja removida de modo meticuloso com auxílio de um pano limpo.

A água purificada USP é obtida por destilação, deionização, osmose reversa ou outro processo aceitável. É preparada com a água que atende aos requisitos da Environmental Protection Agency em relação à potabilidade. A água purificada USP apresenta menos impurezas sólidas do que a água potável usual. Quando evaporada até a secura, não deve conter mais do que 0,001% de resíduo (1 mg de sólidos por 100 mL de água). Assim, a água purificada tem somente 1% dos sólidos dissolvidos da água potável. A água purificada USP é utilizada na preparação de formas farmacêuticas aquosas, exceto aquelas utilizadas para administração parenteral (injeções). Já a água para Injeção USP, Água Bacteriostática para Injeção USP e Água Estéril para Injeção USP são usadas nas preparações injetáveis. Isso será abordado no Capítulo 15.

Os principais métodos usados na preparação da água purificada são destilação, troca iônica e osmose reversa; esses métodos são descritos brevemente a seguir.

Método de destilação

Muitos aparelhos de vários tamanhos e estilos, com capacidades que variam de cerca de 0,5 a 100 galões de água destilada por hora, encontram-se disponíveis para a preparação da água purificada. Em geral, a primeira porção de água destilada (os primeiros 10 a 20%) deve ser descartada, pois costuma conter muitas substâncias voláteis estranhas encontradas na água potável. Do mesmo modo, a última porção de água (cerca de 10% do volume total) que permanece no aparelho de destilação é descartada e não deve ser submetida à destilação posterior, pois a destilação até a secura resultaria, sem dúvida, na decomposição das impurezas sólidas remanescentes em substâncias voláteis que evaporariam e contaminariam a porção previamente coletada de destilado.

Método de troca iônica

Em grande ou pequena escala, a troca iônica para a preparação de água purificada oferece muitas vantagens em relação à destilação. Em primeiro lugar, a exigência de calor é eliminada e, com isso, a manutenção onerosa e problemática realizada com frequência nos equipamentos de destilação. Devido à maior simplicidade do equipamento e à natureza do método, a troca iônica apresenta maior facilidade de operação, mínima manutenção e maior facilidade de transporte do equipamento. Muitas farmácias e laboratórios pequenos que compram volumes grandes de água destilada de fornecedores comerciais para manipulação teriam benefícios financeiros com a instalação de um deionizador na área de trabalho.

O equipamento de troca iônica em uso nos dias atuais funciona pela passagem de água por uma coluna trocadora de cátions e ânions, que consistem em resinas sintéticas polimerizadas fenólicas, carboxílicas, aminas ou sulfonadas de alto peso molecular, insolúveis em água. Essas resinas são principalmente de dois tipos: (*a*) catiônica, ou trocadora de cátions, que permite a troca dos cátions em solução (na água de torneira) com o íon de hidrogênio da resina; e (*b*) aniônica, ou trocadora de ânions, que permite a remoção de ânions. Os dois processos são empregados de forma sucessiva ou simultânea para remover cátions e ânions da água. Eles são indicados a seguir, com M^+ representando o metal ou cátion (como o Na^+) e X^- significando o ânion (como o Cl^-).

Troca de cátions:

$$\text{H-resina} + M^+ + X^- + H_2O \rightarrow$$
$$\text{M-resina} + H^+ + X^- + H_2O \text{ (pura)}$$

Troca de ânions:

$$\text{Resina-}NH_2 + H^+ + X^- + H_2O \rightarrow$$
$$\text{Resina-}NH_2 \bullet HX + H_2O \text{ (pura)}$$

A água purificada dessa maneira, chamada desmineralizada ou deionizada, pode ser empregada em qualquer preparação farmacêutica ou prescrição que necessite de água destilada.

Osmose reversa

A osmose reversa é um dos processos conhecidos na indústria como filtração por membrana em fluxo tangencial (3). Nesse processo, um fluxo de água sob pressão é passado em paralelo ao lado interno de uma membrana filtrante. Uma porção da água, ou influente, permeia a membrana, sendo filtrada, enquanto o restante passa tangencialmente ao longo da membrana, deixando o sistema sem ser filtrado. A porção filtrada é chamada de permeado, pois atravessou a membrana. A água que percorreu o sistema é chamada de concentrado, porque contém os contaminantes concentrados rejeitados pela membrana. Enquanto na osmose, o fluxo por uma membrana semipermeável ocorre a partir de uma solução menos concentrada para uma solução mais concentrada, o fluxo nesse sistema dá-se da mais concentrada para a menos concentrada e, por essa razão, denomina-se osmose reversa. Dependendo do tamanho de poro, membranas filtrantes podem remover partículas definidas na faixa da microfiltração (0,1 a 2 μm, p. ex., bactérias); ultrafiltração (0,01 a 0,1 μm, p. ex., vírus); nanofiltração (0,001 a 0,01 μm, p. ex., compostos orgânicos apresentando peso molecular entre 300 e 1.000); e osmose reversa (partículas menores que 0,001 μm). A osmose reversa remove praticamente todos os vírus, bactérias, pirogênios e moléculas orgânicas e de 90 a 99% de íons (2).

PREPARAÇÃO DE SOLUÇÕES

A maioria das soluções farmacêuticas não é saturada com soluto. Assim, as quantidades de soluto a serem dissolvidas, na maioria das vezes, estão bem abaixo da capacidade de dissolução do volume de solvente empregado. A concentração das preparações farmacêuticas é expressa em porcentagem, embora para preparações muito diluídas possam ser usadas expressões de razão de concentração. Essas expressões e alguns exemplos são mostrados na Tabela 13.4.

O símbolo "%" usado sem unidade (como p/v, v/v ou p/p) significa porcentagem peso por volume para soluções e suspensões de sólidos em líquidos; porcentagem peso por volume para soluções de gases em líquidos; porcentagem volume por volume para soluções de líquidos em líquidos e porcentagem peso por peso para misturas de substâncias sólidas e semissólidas.

Algumas substâncias químicas em determinado solvente requerem maior tempo para se dissolverem. Para acelerar a dissolução, o farmacêutico pode empregar várias técnicas, como aplicar calor, reduzir o tamanho de partícula do soluto, usar um agente solubilizante ou submeter os componentes à agitação vigorosa. A maioria das substâncias químicas é mais solúvel em temperaturas elevadas do que na temperatura ambiente, visto que a reação endotérmica envolvida na dissolução do soluto no solvente usa a energia do aquecimento para aumentar a velocidade de dissolução. Porém, temperaturas elevadas não podem ser mantidas para o armazenamento de medicamentos, e o efeito do calor consiste simplesmente em aumentar a velocidade de dissolução, e não a solubilidade. O aumento da velocidade é suficiente para o farmacêutico, uma vez que a maioria das soluções não é saturada e não requer concentração de soluto acima da capacidade normal do solvente em dissolvê-lo à temperatura ambiente. Os farmacêuticos são relutantes em utilizar o aquecimento para facilitar a dissolução e, quando empregam, fazem cuidadosamente para não exceder a temperatura mínima necessária, pois muitos fármacos são degradados em temperaturas elevadas, e a vantagem da rápida dissolução pode ser suprimida pela deterioração da substância ativa. Se solutos voláteis necessitam ser dissolvidos ou se o solvente for volátil (como o etanol), o uso do calor levaria à perda desses componentes para o ar atmosférico e, portanto, deve ser evitado. Farmacêuticos estão atentos ao fato de que determinadas substâncias químicas, particularmente sais de cálcio, dissolvem-se em processos exotérmicos, liberando calor. Para tais materiais, o uso de calor prejudicaria a obtenção de uma solução. O melhor exemplo farmacêutico desse tipo de substância química é o hidróxido de cálcio, que é usado na preparação da solução tópica de hidróxido de cálcio USP. O hidróxido de cálcio é solúvel em água sob uma proporção de 140 mg por 100 mL a 25°C e 170 mg por 100 mL a 15°C. Obviamente, a temperatura na qual a solução é preparada ou armazenada afeta sua concentração na solução resultante.

Além de ou em vez de elevar a temperatura do solvente para aumentar a velocidade de dissolução, o farmacêutico pode optar pela redução do tamanho de partícula do soluto. Isso pode ser realizado por meio da cominuição (moagem de um sólido a um estado mais fino de subdivisão) com um gral e pistilo para preparações em pequena escala ou micronizador industrial para preparações em grande escala. A redução do tamanho de partícula aumenta a área superficial do soluto. Se o pó for colocado em um recipiente adequado (p. ex., proveta, béquer ou cálice) com uma porção de solvente e agitado, a velocidade de dissolução poderá ser aumentada pela renovação contínua do solvente na superfície do fármaco e remoção constante da solução recém-formada a partir da superfície do sólido.

TABELA 13.4 **Métodos usuais para expressar as concentrações das preparações farmacêuticas**

EXPRESSÃO	EXPRESSÃO ABREVIADA	SIGNIFICADO E EXEMPLO
Porcentagem peso por volume	% p/v	Gramas do constituinte em 100 mL de preparação (p. ex., 1% p/v = 1 g de constituinte em 100 mL de preparação)
Porcentagem volume por volume	% v/v	Mililitros do constituinte em 100 mL de preparação (p. ex., 1% v/v = 1 mL de constituinte em 100 mL de preparação)
Porcentagem peso por peso	% p/p	Gramas do constituinte em 100 g de preparação (p. ex., 1% p/p = 1 g de constituinte em 100 g de preparação)
Razão de concentração peso por volume	-:- p/v	Gramas do constituinte em mililitros declarados de preparação (p. ex., 1:1.000 p/v = 1 g de constituinte em 1.000 mL de preparação)
Razão de concentração volume por volume	-:- v/v	Mililitros do constituinte em mililitros de preparação (p. ex., 1:1.000 v/v = 1 mL de constituinte em 1.000 mL de preparação)
Razão de concentração peso por peso	-:- p/p	Gramas do constituinte em gramas declarados de preparação (p. ex., 1:1.000 p/p = 1 g de constituinte em 1.000 g de preparação)

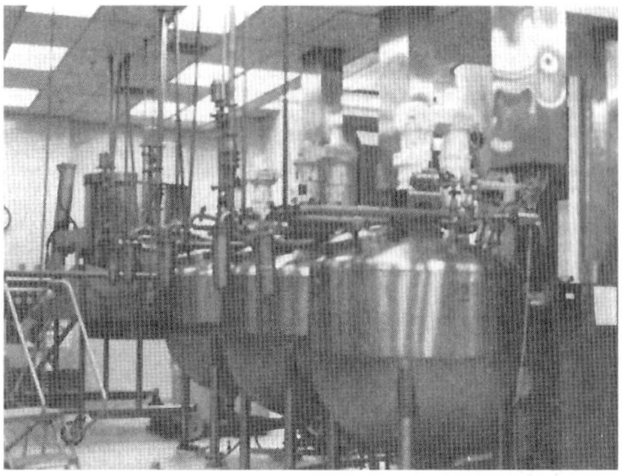

FIGURA 13.1 Misturadores farmacêuticos utilizados em grande escala. (Cortesia da Schering Laboratories.)

A maioria das soluções é preparada por meio da simples mistura do soluto com o solvente. Em escala industrial, soluções são preparadas em grandes tanques com saídas para agitadores mecânicos (Fig. 13.1). Quando o uso de calor é necessário, podem ser usados tanques de mistura providos de termostatos.

SOLUÇÕES ORAIS E PREPARAÇÕES PARA SOLUÇÕES ORAIS

A maioria das soluções utilizadas para administração oral contém flavorizantes e corantes para tornar o medicamento mais atraente e agradável ao paladar. Quando necessário, elas também podem conter estabilizantes, para manter a estabilidade química e física do fármaco, e conservantes, para prevenir o crescimento de microrganismos na solução. O farmacêutico deve tomar cuidado com as possíveis interações químicas entre os vários componentes de uma solução que podem alterar a potência e/ou a estabilidade da preparação. Por exemplo, ésteres do ácido de p-hidroxibenzoico (metil, etil, propil e butilparabenos), conservantes frequentemente usados em preparações orais, apresentam tendência à partição em favor de alguns óleos aromatizantes (3). Esse efeito de partição pode reduzir a concentração efetiva dos conservantes no meio aquoso, ficando o produto farmacêutico, nesse caso, com o nível necessário para a ação conservante abaixo do requerido.

Preparações farmacêuticas líquidas orais em geral são formuladas para que o paciente receba a dose usual do medicamento em volume convenientemente administrado, como 5 mL (uma colher de chá), 10 mL ou 15 mL (uma colher de sopa). Algumas soluções têm doses grandes; por exemplo, a Solução Oral de Citrato de Magnésio USP é administrada em um volume de 200 mL em adultos. Entretanto, muitas soluções para crianças são dadas com o auxílio de um conta-gotas calibrado que costuma ser fornecido pelo fabricante do produto.

MISTURAS DE PÓS PARA SOLUÇÃO

Vários fármacos, em especial determinados antibióticos, por exemplo a penicilina V, exibem baixa estabilidade em solução aquosa para ter prazos de validade longos. Assim, fabricantes desses produtos os fornecem na forma de pós ou grânulos secos para reconstituição com a quantidade prescrita de água purificada, antes de dispensá-los ao paciente. A mistura de pós contém todos os componentes da formulação, incluindo fármaco, flavorizante, corante, tampões e outros, com exceção do solvente. Uma vez reconstituída pelo farmacêutico, a solução permanece estável quando armazenada em geladeira durante o período de validade declarado no rótulo, normalmente 7 a 14 dias, dependendo da preparação. Esse é um período suficiente para o paciente completar o regime terapêutico prescrito. Porém, no caso de sobrar medicamento após o tratamento ter sido completo, o paciente deve ser instruído para descartar a porção restante, pois ela seria imprópria para uso depois de vencida.

Exemplos de misturas de pós para reconstituição em soluções orais são:

- Cloxacilina Sódica para Solução Oral USP (Teva), antibiótico anti-infeccioso
- Penicilina V Potássica para Solução Oral, USP (Veetids, Geneva), antibiótico anti-infeccioso
- Cloreto de Potássio para Solução Oral, USP (K-LOR, Abbott), um suplemento de potássio

SOLUÇÕES ORAIS

O farmacêutico pode ser solicitado a dispensar soluções orais comercialmente preparadas, diluir soluções para a preparação de um medicamento pediátrico a partir de um produto para adultos, preparar soluções pela reconstituição de uma mistura de pós ou manipular soluções orais a partir de matérias-primas brutas.

Em cada caso, o profissional deve ter conhecimento suficiente sobre o produto dispensado para aconselhar o paciente acerca de uso correto, dose, modo de administração e armazenamento. O conhecimento das características de solubilidade e estabilidade dos fármacos e solventes empregados nos produtos comerciais é útil ao farmacêutico para informar o paciente sobre a possibilidade de misturar a solução com suco, leite ou outra bebida antes da administração. A informação referente aos solventes usados em cada produto comercial deve aparecer no rótulo do produto e na bula. A Tabela 13.5 apresenta exemplos de soluções orais. Algumas soluções de interesse farmacêutico especial são descritas posteriormente neste capítulo.

SOLUÇÕES PARA REIDRATAÇÃO ORAL

A perda rápida de líquido associada à diarreia pode levar à desidratação e até à morte, em especial os lactentes. Mais de 5 milhões de crianças com menos de 4 anos morrem de diarreia anualmente no mundo (4). A diarreia é caracterizada pelo aumento na frequência de evacuação, fezes moles e aquosas e perda rápida de líquidos, tendo como resultado a desidratação. Durante a diarreia, o intestino delgado secreta muito mais fluidos e eletrólitos do que o normal, e isso excede a capacidade de reabsorção pelo intestino grosso. A perda de líquido ocorre principalmente a partir do compartimento extracelular, podendo levar à perda progressiva do volume sanguíneo e culminar em choque hipovolêmico.

A diarreia é uma resposta fisiológica do corpo para se livrar de substâncias nocivas ou tóxicas, como rotavírus ou *Escherichia coli*. Assim, o tratamento deve permitir que a diarreia prossiga e não seja interrompida de forma imediata, mas que a perda de líquidos e eletrólitos seja prontamente reposta para prevenir a desidratação. A perda de líquidos durante a diarreia é acompanhada pela depleção de íons sódio, potássio e bicarbonato; em caso de diarreia grave, a perda pode resultar em acidose, hiperpneia e vômito e também em choque hipovolêmico. Se for contínua, turnos de vômito e diarreia podem também causar a desnutrição. Dessa forma, o tratamento deve consistir na reposição de líquidos e eletrólitos com uma solução de reidratação oral e uso de nutrientes, como leite de soja e farelo de trigo.

Soluções de reidratação oral costumam ser eficazes no tratamento de pacientes com depleção de líquidos moderada, ou seja, 5 a 10% do peso corporal. Elas são medicamentos de venda livre e de custo relativamente baixo, e seu uso tem diminuído a incidência de complicações associadas à administração parenteral de soluções de eletrólitos. O tratamento com o emprego dessas soluções é feito com base na observação de que a glicose é ativamente absorvida no intestino delgado, mesmo durante a diarreia. O transporte ativo de glicose é vantajoso porque está acoplado à absorção de sódio. Como em um efeito dominó, a absorção de sódio promove a absorção de ânions, que, por sua vez, promove a absorção de água para diminuir a desidratação. Para produzir máxima absorção de sódio e água, estudos têm demonstrado que as concentrações ótimas de glicose e sódio em uma solução isotônica são 110 mM (2%) e 60 mEq/L, respectivamente. Os íons bicarbonato e/ou citrato também são incluídos nessas soluções para ajudar a corrigir a acidose metabólica causada pela diarreia e desidratação.

Um litro de solução de reidratação oral típica contém 45 mEq de Na^+, 20 mEq de K^+, 35 mEq de Cl^-, 30 mEq de citrato e 25 g de dextrose. Essas formulações estão disponíveis em líquido ou pó para reconstituição. É importante que o usuário adicione a quantidade de água necessária para a reconstituição. Além disso, esses produtos não devem ser misturados ou administrados com outros líquidos contendo eletrólitos, como leite ou sucos de frutas. Caso contrário, não há como calcular quanto de eletrólitos o paciente realmente recebeu. Soluções orais de eletrólitos prontas para uso, para prevenir a desidratação ou obter a reidratação, incluem *Pedialyte Solution* (Ross) e *Rehydrate Solution* (Ross). Esses produtos também contêm dextrose ou glicose. A solução oral *Infalyte* (Bristol-Myers Squibb) contém eletrólitos em um xarope de sólidos de arroz. A formulação baseada no xarope de arroz produz efeito osmótico mais baixo do que aquelas com base em dextrose ou glicose, e acredita-se que seja mais efetiva na redução da produção de fezes e da duração da diarreia. O farmacêutico deve desencorajar a produção de versões caseiras de soluções de eletrólitos. O sucesso das soluções comerciais está fundamentado na exatidão da concentração dos componentes da formulação. Se diluídas de forma incorreta, preparações caseiras podem causar hipernatremia ou piorar a diarreia.

TABELA 13.5 **Exemplos de soluções orais por classe terapêutica**

SOLUÇÃO ORAL	PRODUTOS COMERCIAIS REPRESENTATIVOS	CONCENTRAÇÃO DOS PRODUTOS COMERCIAIS	COMENTÁRIOS
Amolecedor de fezes			
Docusato de sódio	Colace Xarope (Purdue)	10 mg de docusato de sódio/mL	Geralmente 50-200 mg, medidos com conta-gotas calibrado, misturado com leite, suco de frutas e outras bebidas para mascarar o sabor. A massa fecal amolece pela redução da tensão interfacial, permitindo a defecação normal, principalmente em pacientes geriátricos, pediatricos cardíacos, obstétricos e que se submeteram a cirurgias. Tomado durante vários dias até que os movimentos peristálticos normalizem.
Analgésico agonista opioide			
Cloridrato de Metadona	Cloridrato de Metadona (Roxane)	1 ou 2 mg/mL	Alívio da dor grave, detoxificação, manutenção do tratamento de dependência de ópio.
Antagonista histamínico H_2			
Cloridrato de cimetidina	Tagamet HCl Líquido (GlaxoSmithKline)	300 mg/5 mL	Para o tratamento de úlceras pépticas, condições hipersecretórias patológicas. Exemplo: síndrome de Zollinger-Ellison.
Antidepressivos			
Oxalato de escitalopram	Lexapro (Forest)	1 mg/mL	Para transtorno depressivo maior.
Cloridrato de nortriptilina	Pamelor, Solução Oral (Novartis)	10 mg de nortriptilina/5 mL	Antidepressivo tricíclico.
Cloridrato de fluoxetina	Prozac Líquido (Dista)	20 mg de fluoxetina/5 mL	Para depressão e transtorno obsessivo-compulsivo.
Antinauseante			
Cloridrado de ondansetron	Zofran, solução oral	5 mg/5mL	Para prevenção de náuseas e vômitos relacionados à terapia do câncer.
Antiperistáltico			
Cloridrato de difenoxilato sulfato de atropina	Lomotil Líquido (Pharmacia)	2,5 mg de cloridrato de difenoxilato, 0,025 mg de sulfato de atropina /5 mL	Para diarreia. O difenoxilato é estrutural e farmacologicamente relacionado ao opioide meperidina. O sulfato de atropina em quantidades subterapêuticas desencoraja, em virtude de seus efeitos colarerais, a sobredosagem.
Cloridrato de loperamida	Imodium A-D Líquido (Janssen)	1 mg de cloridrato de loperamida/5 mL	Para diarreia em adultos e crianças com mais de 6 anos. Estruturalmente relacionado ao haloperidol.
Antipsicóticos			
Haloperidol	Haloperidol, Solução Oral	2 mg de haloperidol/mL	Principalmente em condições neuropsiquiátricas, quando o medicamento oral é preferível e o uso de cápsulas e comprimidos é impraticável. Soluções concentradas usadas pela adição da quantidade desejada na sopa ou bebida com auxílio de conta-gotas calibrado.
Perfenazina	Perfenazina, Solução Oral	16 mg de perfenazina/5 mL	
Cloridrato de tiotixeno	Navane Concentrado (Roerig)	Equivalente a 5 mg de tiotixeno/mL	
Antirretroviral			
Emtricitabina	Emtriva (Genzyme)	10 mg /mL	Indicado em combinação com outros antirretrovirais, para o tratamento de infecções por HIV-1.

(continua)

TABELA 13.5 **Exemplos de soluções orais por classe terapêutica** *(continuação)*

SOLUÇÃO ORAL	PRODUTOS COMERCIAIS REPRESENTATIVOS	CONCENTRAÇÃO DOS PRODUTOS COMERCIAIS	COMENTÁRIOS
Broncodilatador			
Teofilina	Teofilina, Solução Oral (Roxane)	80 mg de teofilina/15 mL	Solução isenta de álcool para o tratamento de asma brônquica e broncoespasmo reversível associado a bronquite crônica e enfisema.
Catárticos			
Citrato de Magnésio USP		Citrato de magnésio equivalente a 1,55-1,9 g/100 mL de óxido de magnésio	Discutido no texto.
Fosfato sódico	Phospho-Soda (Fleet)	2,4 g de fosfato de sódio monobásico, 0,9 g de fosfato sódico dibásico/5 mL	Age como laxante quando tomado 1 hora antes das refeições ou durante a noite antes de dormir. A dose usual é de 10-20 mL, diluídos previamente em meio copo de água, que é depois preenchido.
Corticosteroide			
Prednisolona, fosfato sódico	Pediapred, Solução Oral (USB)	5 mg de prednisolona (como fosfato sódico)/5 mL	Esteroide adrenocortical sintético com propriedades principalmente glicocorticoides, indicado para condições endócrinas, reumáticas e alérgicas, entre outras.
Demência			
Cloridrato de memantina	Namenda, Solução Oral (Forest)	2 mg/mL	Tratamento de demência moderada a grave do tipo da doença de Alzheimer.
Imunossupressores			
Ciclosporina	Sandimmune, Solução Oral (Novartis) Neoral, Solução Oral (Novartis)	100 mg/mL	Para a profilaxia na rejeição de órgãos.
Hematínico			
Sulfato ferroso	Fer-In-Sol Gotas (Mead Jonhson Nutritional) Profilaxia da cárie dental	15 mg/0,6 mL	Para a prevenção e tratamento de anemias por deficiência de ferro. A dose usual profilática é 0,3-0,6 mL, medidos com conta-gotas calibrado, misturada com água ou suco. Forma farmacêutica destinada principalmente a crianças e bebês.
Profilaxia da cárie dental			
Fluoreto de sódio	Pediaflor Gotas (Ross)	0,5 mg/mL	Profilaxia da cárie dental; usado quando a água potável não é adequadamente fluorada.
Repositor de eletrólitos			
Cloreto de potássio	KaoChlor 10% Líquido (Pharmacia)	20 mEq KCl/15 mL em veículo aquoso flavorizado	Para hipopotassemia (baixos níveis sanguíneos de potássio). Essa condição pode ser desencadeada por diarreia grave, baixa ingestão de potássio na dieta, aumento da excreção renal de potássio, entre outros. A solução é diluída com água ou suco de frutas.
Vitamina D			
Ergocalciferol	Calciferol Gotas (Schwarz)	8.000 U/mL	Ergocalciferol insolúvel em água (vitamina D_2) em propilenoglicol. A dose profilática usual é de 400 U; a dose terapêutica pode ser tão alta quanto 200.000-500.000 U por dia no raquitismo.

SOLUÇÃO ORAL PARA LAVAGEM COLÔNICA

Tradicionalmente, a preparação do intestino para colonoscopia consiste na administração de dieta líquida durante 24 a 48 horas antes do procedimento, de um laxante, como o citrato de magnésio ou bisacodil na noite anterior, e de enema de limpeza, 2 a 4 horas antes do exame. Para evitar a hospitalização na noite anterior ao procedimento, tem-se permitido que os pacientes sigam esse regime em casa. Porém, embora os resultados tenham sido satisfatórios, ou seja, o intestino mostra-se limpo para o procedimento, a baixa aceitação e adesão ao tratamento podem causar problemas durante o exame. Além disso, efeitos adicionais, como desnutrição e pouca ingestão de alimentos antes do procedimento, podem causar ainda mais problemas aos pacientes.

Como consequência, um método alternativo para preparar o trato gastrintestinal foi planejado. Esse procedimento requer menos tempo e restrição da dieta e não utiliza enemas de limpeza. O método envolve a administração oral de uma solução balanceada de eletrólitos com polietilenoglicol (PEG-ES, do inglês PEG 3.350 Eletrolyte Solution). Antes de dispensá-la ao paciente, o farmacêutico reconstitui o pó em água, criando uma solução iso-osmótica com sabor levemente salgado. O PEG age como agente osmótico no trato gastrintestinal, e a concentração balanceada de eletrólitos resulta no equilíbrio entre a absorção e a secreção de íons. Assim, um grande volume dessa solução pode ser administrado sem mudança significativa no equilíbrio hídrico ou eletrolítico.

A formulação a seguir é um exemplo de uma solução oral de lavagem colônica:

PEG-3.350	236,00 g
Sulfato de sódio	22,74 g
Bicarbonato de sódio	6,74 g
Cloreto de sódio	5,86 g
Cloreto de potássio	2,97 g

Recipiente descartável de 4.800 mL

A dose recomendada desse produto para adultos é 4 L de solução antes do procedimento gastrintestinal. O paciente é instruído a beber 240 mL da solução a cada 10 minutos até que aproximadamente 4 L sejam consumidos. Ele é aconselhado a beber cada uma das porções rapidamente, em vez de ingeri-las de forma contínua. Geralmente, a primeira evacuação intestinal ocorre dentro de uma hora. Vários regimes são usados, e um deles consiste em programar a realização do exame no meio da manhã, estabelecendo um tempo de três horas para que o paciente beba o medicamento e uma hora de espera para que a evacuação do intestino seja completa.

Até hoje, esse método para evacuação do intestino tem sido associado à baixa incidência de efeitos colaterais (principalmente náusea, distensão abdominal transitória, inchaço e, algumas vezes, cãibras e vômitos). De modo ideal, o paciente não deve ingerir alimentos 3 a 4 horas antes de começar a beber a solução. Em nenhum caso, alimentos sólidos devem ser ingeridos pelo paciente, pelo menos duas horas antes da administração da solução. Com exceção de líquidos claros, a ingestão de alimentos não é permitida depois da administração do produto e antes do exame. O produto deve ser armazenado na geladeira depois de reconstituído, e isso auxilia um pouco na redução do sabor salgado.

Soluções de PEG-ES são empregadas, como uso não declarado, no manejo da intoxicação aguda de ferro em crianças.

SOLUÇÃO ORAL DE CITRATO DE MAGNÉSIO

A solução oral de citrato de magnésio é um líquido efervescente incolor a levemente amarelado, apresentando sabor doce e ácido e aroma de limão. Geralmente, é conhecido como citrato ou como citrato de magnésio. Deve conter uma quantidade de citrato de magnésio equivalente a 1,55 a 1,9 g de óxido de magnésio em cada 100 mL.

A solução é preparada pela reação do carbonato de magnésio com um excesso de ácido cítrico (Equação 13.1), depois ela é flavorizada e edulcorada com óleo de limão e xarope, filtrada sobre o talco e então carbonatada pela adição de bicarbonato de sódio ou potássio (Equação 13.2). A solução pode ser ainda carbonatada pelo uso de dióxido de carbono sob pressão.

$$(MgCO_3)_4 \bullet Mg(OH)_2 + 5H_3C_6H_5O_7 \rightarrow 5MgHC_6H_5O_7 + 4CO_2 + 6H_2O \quad \text{(Equação 13.1)}$$

$$3KHCO_3 + H_3C_6H_5O_7 \rightarrow K_3C_6H_5O_7 + 3CO_2 + 3H_20 \quad \text{(Equação 13.2)}$$

Como é um meio excelente para o crescimento de leveduras, quaisquer esporos presentes durante a fabricação da solução devem ser eliminados para que ela permaneça estável. Por essa razão, durante a preparação da solução, o líquido é aquecido até a ebulição (antes da carbonatação) e água fervida é empregada para completar o volume e enxaguar o frasco para seu acondicionamento. A solução final deve ser esterilizada.

A solução de citrato de magnésio sempre foi problemática em função da tendência à formação de depósitos de sólidos cristalinos após repouso. Aparentemente, isso ocorre devido à formação de uma forma de citrato de magnésio praticamente insolúvel (no lugar da forma dibásica, como mostrado na Equação 13.1). A causa desse problema tem sido atribuída à composição indefinida do carbonato de magnésio oficial, que por definição é "um carbonato de magnésio hidratado básico ou um carbonato de magnésio hidratado normal" (Equação 13.1). Ele contém o equivalente a 40 a 43,5% de óxido de magnésio. Aparentemente, soluções preparadas a partir do carbonato de magnésio com diferentes equivalentes de óxido de magnésio variam em estabilidade, sendo mais estáveis aquelas preparadas a partir de amostras de carbonato de magnésio com quantidades menores de óxido de magnésio. A fórmula para a preparação de 350 mL de solução de citrato de magnésio requer o uso de 15 g de carbonato de magnésio oficial, que corresponde a aproximadamente 6,0 a 6,47g de óxido de magnésio.

Para a carbonatação da solução, o bicarbonato pode ser adicionado na forma de comprimidos em vez de pó, para retardar a efervescência resultante de seu contato com o ácido cítrico. Se o pó fosse utilizado, a reação ocorreria de modo imediato e violento e seria impossível fechar o frasco a tempo de prevenir a perda de dióxido de carbono ou solução. A solução pode ser carbonatada novamente com o uso de CO_2 sob pressão. A maioria das soluções de citrato de magnésio comerciais é acondicionada no mesmo tipo de recipiente dos refrigerantes ou bebidas carbonatadas. A solução é acondicionada em recipientes de 300 mL. A solução pode perder parte da carbonatação se for deixada em repouso após o recipiente ter sido aberto. A solução de citrato de magnésio deve ser armazenada em local fresco, de preferência na geladeira, e na posição horizontal para que a tampa de borracha ou cortiça se mantenha umedecida e dilatada, permitindo a perfeita vedação.

A solução é empregada como catártico salino; a presença de ácido cítrico, óleo de limão, xarope e gás, além da baixa temperatura da solução refrigerada, contribui para a aceitação do grande volume de medicamento pelo paciente. Para alguns, essa é uma forma agradável de tomar um catártico salino, pois sem esses componentes a preparação seria muito amarga.

SOLUÇÃO ORAL DE CITRATO DE SÓDIO E ÁCIDO CÍTRICO

Essa solução oficial contém 100 mg de citrato de sódio e 67 mg de ácido cítrico por mL de solução aquosa. A solução é administrada oralmente em doses de 10 a 30 mL, quatro vezes ao dia, como alcalinizante sistêmico. A alcalinização sistêmica é útil para pacientes que necessitam manter a urina alcalina por longos períodos, como aqueles que apresentam cálculos de ácido úrico e cistina no trato urinário. A solução também é um adjuvante útil quando administrada com agentes úricos na terapia da gota, pois os uratos tendem a cristalizar em urina ácida.

XAROPES

Os xaropes são preparações aquosas concentradas de açúcar ou um substituto, com ou sem adição de fármacos e flavorizantes. Os xaropes que contêm agentes flavorizantes, mas não possuem substâncias medicinais, são chamados de xaropes não medicamentosos ou veículos flavorizados. Alguns xaropes não medicamentosos oficiais e comercialmente disponíveis são demonstrados na Tabela 13.6. Esses xaropes servem como veículos de sabor agradável para que substâncias ativas sejam incorporadas durante a manipulação de medicamentos ou na preparação de uma fórmula-padrão de um xarope medicamentoso, que é aquele que contém um fármaco. Devido à incapacidade de algumas crianças e idosos para engolir formas farmacêuticas sólidas, é bastante comum solicitar ao farmacêutico a preparação de uma forma líquida oral de um medicamento disponível na farmácia apenas na forma de comprimidos ou cápsulas. Nesses casos, a solubilidade, estabilidade e biodisponibilidade do fármaco devem ser avaliadas caso a caso (5,6). A forma líquida selecionada para ser manipulada pode ser uma solução ou uma suspensão, dependendo das características químicas e físicas do fármaco em particular e da forma farmacêutica sólida. Há veículos comercialmente disponíveis para esse propósito (6).

Xaropes medicamentosos comerciais são preparados a partir das matérias-primas brutas, ou seja, por meio da combinação de cada um dos componentes individuais da formulação, tais como sacarose, água purificada, flavorizante, corante, fármaco e outras substâncias necessárias e desejáveis. Naturalmente, os xaropes medica-

TABELA 13.6 **Exemplos de xaropes não medicamentosos (veículos)**

XAROPE	COMENTÁRIOS
Ora-Sweet; Ora Sweet SF	Veículos comerciais para a manipulação extemporânea de xaropes (Paddock Laboratories). Ambos apresentam pH 4-4,5 e não contêm etanol. O Ora-Sweet SF não contém açúcar.
Ora-Blend	Uma mistura de Ora-Sweet e Ora-Plus (1:1) e Ora-Sweet SF e Ora-Plus (1:1)
Xarope de acácia PCCA	Veículo suspensor doce, demulcente com suave sabor de baunilha.
Veículo para suspensão oral PCCA-Plus	Veículo tamponado e conservado, com propriedades demulcentes.
PCCA Sweet SF	Xarope sem açúcar contendo sorbitol; pode ser utilizado também por pacientes diabéticos.
Xarope PCCA	Um veículo xaroposo com menos sacarose do que o Xarope NF.
Veículo para suspensão SyrSpend™ SF	Veículo para suspensão com baixa osmolaridade utilizando a tecnologia do amido modificado. É tamponado em pH 4,2; livre de açúcar e parabenos; é disponível em sabor de cereja e uva ou sem sabor.
SyrSpend™ SF Alka	Um veículo para suspensão alcalino com pH em torno de 7,0, quando reconstituído conforme orientado. Tem baixa osmolaridade (< 50 mOsmol), sabor agradável, não contém açúcar, apresenta meio alcalino e está disponível em sabor cereja ou sem sabor.
Xarope de cereja	Xarope de sacarose com suco de cereja na concentração de cerca de 47% por volume. O flavorizante de frutas ácidas é mais atraente ao paciente, e o pH ácido torna esse xarope útil como veículo para fármacos que requerem meio ácido.
Xarope de cacau	Suspensão de pó de cacau em um veículo aquoso edulcorado e espessado com sacarose, glicose líquida e glicerina; flavorizado com vanilina e cloreto de sódio. Particularmente eficaz para administrar fármacos de sabor amargo em crianças.
Xarope de laranja	Xarope de sacarose empregando tintura de casca de laranja e ácido cítrico como flavorizante e acidificante. Tem sabor semelhante ao suco de laranja; bom veículo para fármacos estáveis em meio ácido.
Xarope de framboesa	Xarope de sacarose com suco de framboesa na concentração de cerca de 48% por volume. Veículo de sabor agradável, empregado para mascarar o sabor salgado ou azedo de medicamentos.
Xarope simples	Contém 85% de sacarose em água purificada. O xarope simples pode ser empregado como base para xaropes flavorizados e medicamentosos.

mentosos são empregados pelo valor terapêutico da substância ativa presente.

Os xaropes são um meio agradável de administrar, na forma líquida, um fármaco de sabor desagradável. Eles são particularmente efetivos na administração de medicamentos em crianças, uma vez que o sabor agradável elimina a relutância em tomar o medicamento. O fato de os xaropes conterem pouco ou nenhum etanol faz com que os pais prefiram essa forma farmacêutica.

Qualquer substância ativa solúvel em água e estável em meio aquoso pode ser acrescida a um xarope flavorizado. Porém, deve-se estar seguro da compatibilidade entre o fármaco e os outros componentes da formulação. Do mesmo modo, alguns xaropes flavorizados são ácidos, enquanto outros podem ser neutros ou levemente alcalinos, e uma seleção apropriada deve ser realizada a fim de assegurar a estabilidade do fármaco adicionado. Talvez os fármacos mais frequentemente administrados na forma de xaropes sejam os antitussígenos e anti-histamínicos. Isso não quer dizer que outros tipos de fármacos não sejam formulados como xaropes; existe uma variedade de substâncias medicinais encontradas na forma de xaropes e muitos são produtos comerciais. Alguns exemplos de xaropes medicamentosos são apresentados na Tabela 13.7.

COMPONENTES DE XAROPES

A maioria dos xaropes contém os seguintes componentes, além da água purificada e do fármaco: (a) açúcar, em geral a sacarose ou um substituto do açúcar usado para edulcorar e aumentar a viscosidade; (b) conservantes; (c) flavorizantes; e (d) corantes. Da mesma forma, muitos xaropes, em especial aqueles disponíveis comercialmente, contêm solventes especiais, solubilizantes, espessantes ou estabilizantes.

Xaropes à base de sacarose e sem sacarose

A sacarose é o açúcar empregado com mais frequência na maioria dos xaropes, embora, em circunstâncias especiais, possa ser substituída completamente ou em parte por outros açúcares ou substâncias como sorbitol, glicerina e propileno-

TABELA 13.7 **Exemplos de xaropes medicamentosos por classe terapêutica**

XAROPE	PRODUTOS COMERCIAIS REPRESENTATIVOS	CONCENTRAÇÃO DOS PRODUTOS COMERCIAIS[a]	COMENTÁRIOS
Amolecedor de fezes			
Docusato de sódio	Colace Xarope (Purdue)	20 mg/5 mL	Amolecedor de fezes por ação na superfície.
Analgésico			
Cloridrato de meperidina	Demerol Xarope (Sanofi-Synthelabo)	50 mg/mL	Analgésico opioide empregado para dor moderada a grave, adjuvante na anestesia geral.
Anticolinérgicos			
Cloridrato de diciclomina	Bentyl (Axcam Scandipharm)	10 mg/5 mL	Terapia adjuvante no tratamento da úlcera péptica.
Cloridrato de oxibutinina	Ditropan Xarope (Alza)	5 mg/5 mL	Alívio dos sintomas do desejo de urinar em pacientes com bexiga neurogênica não inibida e bexiga neurogênica reflexa.
Anticonvulsivante			
Valproato de sódio	Depakene Xarope (Abbott)	250 mg na forma de sal sódico/5 mL	Isoladamente ou na terapia adjuvante em condições epiléticas de ausência complexas e simples (pequeno mal).
Antieméticos			
Cloridrato de clorpromazina	Thorazine Xarope (GlaxoSmithKline)	10 mg HCl/5mL	Controle de náuseas e vômitos.
Dimenidrinato	Dramamine Líquido Pediátrico (Pharmacia)	12,5 mg/5 mL	Controle de náuseas, vômitos e enjoos.
Edisilato de proclorperazina	Compazine Xarope (Smithkline Beecham)	5 mg/5 mL	Controle de náuseas e vômitos.
Cloridrato de prometazina	Phenergan Xarope (Wyeth)	6,25 e 25 mg/5mL	Controle de náuseas, vômitos, enjoos e reações alérgicas.
Anti-histamínicos			
Maleato de clorfeniramina	Chlor-Trimeton Allergy Xarope (Schering-Plough)	2 mg/5 mL	Para prevenção e tratamento de reações alérgicas.
Cloridrato de hidroxizina	Atarax Xarope (Roerig)	10 mg/5 mL	
Desloratadina	Clarinex Xarope (Schering)	10 mg/5mL	Para o alívio dos sintomas nasais e não nasais, rinite alérgica e coceira.
Antipsicóticos			
Bromidrato de citalopram	Celexa (Forest)	10 mg/5 mL	Para depressão.
Citrato de lítio	Citrato de Lítio Xarope (Roxane)	8 mEq/5 mL	Tratamento de transtornos psicóticos.
Risperidona	Risperdal (Janssen)	1 mg/mL	Tratamento de esquizofrenia.
Antitussígenos			
Dextrometorfano	Benylin Adulto (Warner-Lambert)	15 mg/5 mL	Alívio da tosse.
Difenidramina	Benadryl Allergy Líquido (McNeil)	12,5 mg/5 mL	Para o controle da tosse devido a resfriados ou alergias.
Antitussígenos			
dextrometorfano	Benylin Adulto (Warner-Lambert)	15 mg/mL	Para alívio da tosse
Cloridrato de difenidramina	BenadrylAlergy Líquido (Mc Neil)	12,5 mg/mL	Para alívio da tosse devido a resfriados e alergias
Antiviral			
Cloridrato de amantadina	Symmetrel Xarope (Endo)	50 mg/5 mL	Prevenção das infecções respiratórias causadas por cepas virais A2 (asiáticas). Tratamento da doença de Parkinson idiopática.

(continua)

TABELA 13.7 **Exemplos de xaropes medicamentosos por classe terapêutica** *(continuação)*

XAROPE	PRODUTOS COMERCIAIS REPRESENTATIVOS	CONCENTRAÇÃO DOS PRODUTOS COMERCIAIS	COMENTÁRIOS
Lamivudina	Epivir Solução Oral (GlaxoSmithKline)	10 mg/mL	Tratamento do anti-HIV.
Ritonavir	Norvir (Abott)	80 mg/mL	Tratamento do anti-HIV.
Broncodilatadores			
Sulfato de albuterol	Proventil Xarope (Schering); Ventolin Xarope (GlaxoSmithKline)	2 mg/5 mL	Alívio do broncoespasmo da doença obstrutiva das vias respiratórias; prevenção do broncoespasmo induzido pelos exercícios.
Sulfato de metaproterenol	Alupent Xarope (Boheringer Ingelheim)	10 mg/5 mL	
Catártico			
Lactulose	Chronulac Xarope (Hoechst)	10 g/15 mL	15-30 mL como laxante.
Colinérgico			
Bromidrato de piridostigmina	Mestinon Xarope (ICN Pharmaceuticals)	60 mg/5 mL	Tratamento da miastenia grave.
Descongestionante			
Cloridrato de pseudoefedrina	Sudafed Líquido Pediátrico (Pfizer Consumer)	15 mg/5 mL	Alívio temporário da congestão nasal de resfriados comuns, alergias das vias respiratórias, febre do feno e sinusite.
Emético			
Ipeca	Xarope de Ipeca (Roxane)	21 mg de alcaloides da ipeca solúveis em éter/ 15 mL	Para induzir o vômito em caso de envenenamento. A dose de 15 mL pode ser repetida em 20 minutos se o vômito não ocorrer. Se após a segunda dose o paciente não tiver vomitado, o estômago deve ser esvaziado por lavagem gástrica.
Estimulante gastrintestinal			
Metoclopramida	Reglan Xarope (Robins)	5 mg/5 mL	Alívio dos sintomas da gastioparesia (estase gástrica) e refluxo gastroesofágico.
Cloridrato de ranitidina, antagonista do receptor H_2	Zantac Xarope GlaxoSmithKline)	15 mg/mL	Tratamento de úlcera duodenal e refluxo gastroesofágico.
Expectorante			
Guaifenesina	Xarope de Guaifenesina (Roxane)	100 mg/5 mL	Para alívio assintomático das condições respiratórias associadas a tosse e congestão bronquial.
Hemostático			
Ácido aminocaproico	Amicar Xarope (Xanodyne)	1,25 g/5 mL	Tratamento da hemorragia excessiva decorrente de hiperfibrinólise sistêmica e fibrinólise urinária.
Sedativo-hipnótico			
Hidrato de cloral	Xarope de Hidrato de cloral (Pharmaceutical Associates)	250 mg/5 mL	Sedativo na dose de 250 mg; hipnótico a indutor do sono na dose de 500 mg. Bebidas alcoólicas devem ser evitadas. Geralmente diluído com água ou outras bebidas.

[a]Uma dose única usual, a menos que estabelecido de outro modo.

-glicol. Em alguns casos, as substâncias glicogênicas (que se convertem em glicose no corpo), incluindo aquelas já mencionadas, podem ser substituídas por agentes não glicogênicos, como metilcelulose ou hidroxietilcelulose. Esses dois polímeros não são hidrolizados e absorvidos, e seu uso resulta em um veículo excelente para medicamentos utilizados por pacientes diabéticos e outros cuja dieta deve ser controlada e restrita à utilização de substâncias não glicogênicas. A viscosidade resultante do uso desses derivados de celulose é muito semelhante à de um xarope de sacarose. A adição de um ou mais edulcorantes artificiais produz um xarope excelente e muito similar ao de sacarose.

A viscosidade característica que a sacarose e seus substitutos conferem ao xarope é essencial. Essa qualidade, com o sabor doce e a presença de flavorizantes, resulta em um tipo de preparação farmacêutica que mascara o sabor de muitos fármacos. Quando o xarope é engolido, somente uma fração do fármaco dissolvido entra em contato com as papilas gustativas; o restante é carreado ao longo da garganta pelo xarope viscoso. Esse tipo de disfarce físico do sabor do fármaco não é possível com o uso de uma solução aquosa apresentando baixa viscosidade. No caso dos antitussígenos, o veículo doce e viscoso exerce um efeito calmante sobre os tecidos irritados da garganta.

A maioria dos xaropes possui concentração elevada de sacarose, normalmente de 60 a 80%, não apenas para conferir sabor doce e viscosidade à preparação, mas também em decorrência de sua estabilidade inerente, em contraste com a instabilidade característica das soluções de sacarose diluídas. O meio aquoso das soluções de sacarose diluídas favorece o crescimento de microrganismos, em particular fungos e leveduras. Entretanto, soluções de sacarose concentradas são resistentes à contaminação devido à indisponibilidade de água necessária para o crescimento de microrganismos. Esse aspecto dos xaropes pode ser demonstrado com o mais elementar de todos eles, o Xarope NF, também chamado de xarope simples. Ele é preparado pela dissolução de 85 g de sacarose em água suficiente para obter 100 mL de solução. A preparação resultante não necessita de conservante adicional se for usada em seguida; no xarope oficial, os conservantes são adicionados se eles forem armazenados por períodos prolongados. Quando preparado e armazenado da forma adequada, o xarope é estável e resistente ao crescimento de microrganismos. Uma análise dessa preparação ressalta sua natureza concentrada e a relativa ausência de água para o crescimento microbiano. A densidade específica do xarope simples é de aproximadamente 1,313, isto é, cada 100 mL de xarope pesam 131,3 g. Como 85 g de sacarose estão presentes, a diferença entre 131,3 e 85 g é 46,3 g e representa a massa de água purificada. Então, 46,3 g ou 46,3 mL de água purificada são usados para dissolver 85 g de sacarose. A solubilidade aquosa da sacarose é 1 g em 0,5 mL de água; portanto, para dissolver 85 g de sacarose são necessários cerca de 42,5 mL. Assim, apenas um leve excesso de água (cerca de 3,8 mL em 100 mL) é empregado na preparação do xarope simples. Embora não seja suficiente para ocorrer o crescimento de microrganismos, este excesso leve de água permite que o xarope permaneça fisicamente estável quando submetido a variações de temperatura. Se ele fosse saturado com sacarose, em temperaturas de armazenamento mais baixas, parte da sacarose poderia cristalizar, agindo como núcleo e iniciando um tipo de reação em cadeia que resultaria em sua precipitação, independentemente de sua solubilidade. O xarope não mais estaria saturado e ficaria suscetível ao crescimento microbiano. Tal como formulado, o xarope oficial é estável e resistente à cristalização e ao crescimento microbiano. Porém, muitos dos outros xaropes oficiais e a maioria dos xaropes comerciais não são saturados como o xarope NF, e por isso devem ser empregados conservantes para prevenir o crescimento microbiano e assegurar a estabilidade durante o período de armazenamento e uso.

Como já descrito, a sacarose empregada na preparação dos xaropes pode ser substituída no todo ou em parte por outras substâncias. Uma solução de um poliol, como sorbitol, ou a mistura de polióis, como sorbitol e glicerina, são muito utilizadas. A Solução de Sorbitol USP contendo 64% em massa do álcool poli-hídrico sorbitol é usada nas seguintes formulações de xaropes medicinais (7):

Xarope anti-histamínico

Maleato de clorfeniramina	0,4 g
Glicerina	25,0 mL
Xarope	83,0 mL
Solução de sorbitol	282,0 mL
Benzoato de sódio	1,0 g
Álcool	60,0 mL
Corante e flavorizante	q.s.p
Água purificada, q.s.p	1.000,0 mL

Xarope de sulfato ferroso

Sulfato ferroso	135,0 g
Ácido cítrico	12,0 g
Solução de sorbitol	350,0 mL
Glicerina	50,0 mL
Benzoato de sódio	1,0 g
Flavorizante	q.s.p
Água purificada, q.s.p	1.000,0 mL

Xarope de paracetamol

Paracetamol	24,0 g
Ácido benzoico	1,0 g
EDTA cálcico dissódico	1,0 g
Propilenoglicol	150,0 mL
Etanol	150,0 mL
Sacarina sódica	1,8 g
Água purificada	200,0 mL
Flavorizante	q.s.p
Solução de sorbitol, q.s.p	1.000,0 mL

Xarope para tosse e resfriado

Bromidrato de dextrometorfano	2,0 g
Guaifenesina	10,0 g
Maleato de clorfeniramina	0,2 g
Cloridrato de fenilefrina	1,0 g
Benzoato de sódio	1,0 g
Sacarina sódica	1,9 g
Ácido cítrico	1,0 g
Cloreto de sódio	5,2 g
Etanol	50,0 mL
Solução de sorbitol	324,0 mL
Xarope simples	132,0 mL
Glicose líquida	44,0 mL
Glicerina	50,0 mL
Corante	q.s.p
Flavorizante	q.s.p
Água purificada q.s.p	1.000,0 mL

Todas as matérias-primas usadas na manipulação e na fabricação de produtos farmacêuticos devem apresentar a qualidade USP-NF e ser obtidas de fontes aprovadas pela FDA.

Conservantes

A quantidade necessária de um conservante para proteger um xarope contra o crescimento microbiano varia com a proporção de água disponível, a natureza e a atividade conservante inerente de alguns componentes da formulação (p. ex., muitos óleos flavorizantes são estéreis e têm atividade antimicrobiana) e a capacidade do próprio conservante. Entre os conservantes geralmente empregados em xaropes, com suas respectivas concentrações eficazes, encontram-se o ácido benzoico (0,1 a 0,2%), o benzoato de sódio (0,1 a 0,2%) e várias associações de metil, propil e butilparabeno, que juntas somam cerca de 0,1%. Frequentemente, o etanol é usado em xaropes para ajudar na dissolução das matérias-primas, mas em geral não está presente no produto final em concentrações que seriam consideradas adequadas para a conservação (15 a 20%). Ver Cápsula de Física Farmacêutica 13.1, Conservação de Xaropes.

Flavorizantes

A maioria dos xaropes é flavorizado com flavorizantes sintéticos ou naturais, como os óleos voláteis (p. ex., óleo de laranja) e a vanilina, entre outros, para tornar o gosto agradável. Visto que os xaropes são preparações aquosas, esses flavorizantes devem ser solúveis em água. Porém, algumas vezes uma pequena quantidade de etanol é acrescida para assegurar a dissolução do flavorizante pouco solúvel em água.

Corantes

Um corante, cuja cor seja correlacionada ao sabor do flavorizante (p. ex., verde com hortelã, marrom com chocolate), pode ser empregado para aumentar o apelo atrativo do xarope. O corante deve ser solúvel em água, não reagir com os outros componentes da formulação e ser estável frente à variação do pH e às condições de intensidade luminosa às quais o xarope provavelmente será exposto durante o armazenamento.

PREPARAÇÃO DE XAROPES

Os xaropes costumam ser preparados por um dos quatro métodos gerais, dependendo das características físico-químicas das matérias-primas utilizadas. Esses métodos, amplamente conhecidos, são: (a) dissolução dos componentes com auxílio de calor; (b) dissolução dos componentes por agitação sem o uso de calor ou a simples mistura de componentes líquidos; (c) adição de sacarose em uma solução medicamentosa pronta ou em um líquido flavorizado; e (d) percolação da fonte de substância ativa ou da sacarose. Algumas vezes, mais de um desses métodos podem ser utilizados na preparação do xarope, e a seleção pode ser apenas uma questão de preferência pelo farmacêutico.

CÁPSULA DE FÍSICA FARMACÊUTICA **13.1**

Conservação de xaropes

Os xaropes podem ser conservados por (a) armazenamento em baixas temperaturas, (b) adição de conservantes como glicerina, ácido benzoico, benzoato de sódio, metilparabeno ou etanol na formulação ou (c) pela manutenção de elevadas concentrações de sacarose na formulação. Concentrações elevadas de sacarose geralmente protegem uma forma farmacêutica líquida oral contra o crescimento da maioria dos microrganismos. O problema surge, entretanto, quando os farmacêuticos devem adicionar outros componentes aos xaropes, que possam resultar na redução da concentração de açúcar. Isso pode causar a perda da efetividade da sacarose como conservante. O problema pode ser contornado pelo cálculo da quantidade de conservante (como o etanol) a ser adicionada na formulação para manter o produto final conservado.

EXEMPLO

Substância ativa	5 mL (volume ocupado)
Outros fármacos sólidos	3 mL (volume ocupado)
Glicerina	15 mL
Sacarose	25 g
Etanol	95% q.s.p.
Água purificada q.s.p.	100 mL

Quanto de etanol seria necessário para conservar essa formulação? Para isso, é usado o método do cálculo de água livre para determinar a quantidade de etanol necessária.

O xarope simples contém 85 g de sacarose por 100 mL de solução, pesando 131,3 g (densidade específica = 1,313). Uma vez que 46,3 mL de água são usados para preparar a solução (131,3 - 85 = 46,3), a sacarose ocupa um volume de (100 - 46,3 = 53,7) 53,7 mL.

1. Para que a solução seja conservada, 85 g de sacarose conservam 46,3 mL de água; e 1 g de sacarose, 0,54 mL de água. Com 25 g de sacarose presentes, a quantidade de água conservada é:

$$25 \times 0{,}54 = 13{,}5 \text{ mL}$$

2. Visto que 85 g de sacarose ocupam um volume de 53,7 mL, 1 g de sacarose ocupa o volume de 0,63 mL. O volume ocupado pela sacarose nessa prescrição é:

$$25 \times 0{,}63 = 15{,}75 \text{ mL}$$

3. O fármaco e outras substâncias ativas ocupam um volume de 8 mL (5 + 3).
4. Cada mL de glicerina pode conservar uma quantidade equivalente a seu volume ($2 \times 15 = 30$); então 30 mL seriam conservados pelos componentes da formulação.
5. O volume total ocupado e conservado pelos componentes é 13,5 + 15,75 + 8 + 30 = 67,25 mL. A quantidade de água remanescente é:

$$100 - 67{,}25 = 32{,}75 \text{ mL}$$

6. Uma vez que 18% de etanol são necessários para conservar a água,

$$0{,}18 \times 32{,}75 = 5{,}9 \text{ mL de etanol (100\%)}$$

7. Se etanol 95% for empregado, 5,9/0,95 = 6,21 mL seriam necessários.

Para aviar essa prescrição, cerca de 6,21 mL de etanol 95% podem ser adicionados à água purificada suficiente para atingir 100 mL para a solução final.

Muitos dos xaropes oficiais não possuem um método de preparação descrito. Isso acontece porque a maioria deles se encontra disponível comercialmente, não sendo preparados de forma extemporânea pelo farmacêutico.

Dissolução a quente

Os xaropes são preparados por esse método quando é exigida rapidez em sua obtenção e os componentes da formulação não são degradados ou volatilizados pela ação do calor. Nesse método, o açúcar é acrescido à água purificada e o calor é aplicado até que ele seja dissolvido. Então, os outros componentes estáveis ao calor são adicionados ao xarope quente, a mistura é deixada em repouso até esfriar e seu volume é ajustado no nível apropriado por meio da adição de água purificada. Quando necessárias, as substâncias termolábeis ou voláteis, como óleos flavorizantes e etanol, geralmente são acrescidas ao xarope após o açúcar ter sido dissolvido e a solução estar em temperatura ambiente.

O uso de calor facilita a dissolução rápida do açúcar e de alguns componentes da formulação, porém, deve-se ter precaução com o uso de calor excessivo. A sacarose, um dissacarídeo, pode ser hidrolizada nos monossacarídeos dextrose (glicose) e frutose (levulose). Essa reação hidrolítica é conhecida como inversão da sacarose, e a combinação dos dois monossacarídeos como açúcar invertido. Quando o calor é utilizado na preparação do xarope, alguma inversão da sacarose sempre ocorre. A velocidade de inversão é aumentada consideravelmente pela presença de ácidos, pois o íon hidrogênio age como um catalisador da reação. Se a inversão ocorrer, o sabor é alterado, visto que o açúcar invertido é mais doce que a sacarose, e o xarope escurece pelo efeito do calor sobre uma porção de levulose. Quando o xarope é aquecido em demasia, torna-se âmbar em decorrência da caramelização da sacarose. Os xaropes que sofreram decomposição são mais suscetíveis à fermentação e ao crescimento microbiano. Devido à decomposição pela ação do calor, os xaropes não podem ser esterilizados em autoclave. O uso de água purificada fervida na preparação pode aumentar a estabilidade do xarope, e a adição de agentes conservantes, quando permitida, pode protegê-lo durante o armazenamento. O acondicionamento em um recipiente hermético é uma exigência para todos os xaropes.

Dissolução por simples agitação sem o uso de calor

Para evitar a inversão da sacarose induzida pelo calor, um xarope pode ser preparado a frio, com agitação. Em pequena escala, a sacarose e os outros componentes da formulação podem ser dissolvidos em água purificada, em um recipiente maior que o volume a ser preparado, permitindo a agitação completa da mistura. Esse processo consome mais tempo do que o uso de calor, mas o produto apresenta maior estabilidade. Para preparação em grande escala, são empregados tanques de aço inoxidável ou revestidos acoplados a misturadores ou agitadores mecânicos.

Algumas vezes, um adoçante e um veículo são empregados para preparação do xarope simples ou outro xarope não medicamentoso no lugar da sacarose. Nesse caso, outros líquidos que sejam solúveis ou miscíveis no preparado podem ser adicionados e misturados para formar um produto homogêneo. Quando substâncias sólidas devem ser acrescidas, é preferível dissolvê-las antes em uma quantidade mínima de água purificada e incorporar a solução resultante na preparação. Quando substâncias sólidas são adicionadas diretamente ao xarope, sua dissolução é lenta, pois a natureza viscosa da preparação não permite a distribuição adequada, e também porque xaropes concentrados apresentam quantidade limitada de água livre.

Adição de sacarose a um líquido medicamentoso ou flavorizado

Ocasionalmente, um líquido medicamentoso, como uma tintura ou um extrato fluido, é empregado como fonte de substâncias ativas na preparação do xarope. Muitas tinturas e extratos fluidos contêm componentes solúveis em etanol e são preparados com veículos alcoólicos ou hidroalcoólicos. Se os componentes solúveis em etanol forem os princípios ativos necessários, alguma técnica para torná-los solúveis em água deve ser aplicada. Entretanto, se não forem necessários para a preparação do xarope, eles podem ser removidos por filtração, após misturar a tintura ou o extrato fluido com água e deixar em repouso até que a precipitação seja completa. O filtrado é o líquido medicamentoso no qual a sacarose será adicionada na preparação do xarope. Se a tintura ou o extrato fluido forem miscíveis em preparações aquosas, podem ser adicionados diretamente ao xarope simples ou ao flavorizado.

Percolação

Nesse processo, tanto a sacarose pode ser percolada para obter o xarope, quanto a substância ativa pode ser percolada para formar uma solução extrativa na qual a sacarose ou o xarope podem ser adicionados. Este último método consiste, na verdade, em dois procedimentos distintos: na preparação da solução extrativa do fármaco e, depois, na preparação do xarope.

Um exemplo de medicamento preparado por percolação é o xarope de ipeca, que é feito pela adição de glicerina e xarope a um extrato de pó de ipeca obtido por percolação. A ipeca, que consiste nos rizomas e raízes secos da *Cephaëlis ipecacuanha*, contém como princípios ativos os alcaloides emetina, cefaelina e psicotrina. Esses alcaloides são extraídos, a partir do pó de ipeca por percolação, com a utilização de um solvente hidroalcóolico.

O xarope é classificado como emético, sendo administrada a dose usual de 15 mL. Essa quantidade costuma ser utilizada no tratamento de intoxicações em crianças quando é necessária a evacuação do conteúdo estomacal. Aproximadamente 80% das crianças que recebem essa dose vomitam dentro de 30 minutos. Para uso domiciliar como emético, em caso de intoxicação, frascos do medicamento podem ser comprados sem prescrição médica. O xarope de ipeca também é utilizado como expectorante em doses menores do que a empregada como emético.

Existem evidências de que muitos bulímicos – normalmente mulheres no final da adolescência até os 30 anos – usam o xarope de ipeca para produzir crises de vômito, na tentativa de perder peso (8). Os farmacêuticos devem estar atentos a esse uso inadequado do xarope de ipeca e alertar os indivíduos que um dos componentes do xarope é a emetina. Com o uso contínuo do xarope, a emetina atinge concentrações tóxicas nos tecidos do organismo e dentro de 3 a 4 meses pode causar danos irreversíveis aos músculos cardíacos, resultando em sintomas similares ao de um ataque cardíaco. A apneia é um dos sintomas mais comuns dos pacientes que fazem mau uso do xarope de ipeca, mas algumas pessoas podem experimentar sintomas relacionados a pressão arterial baixa e irregularidades nos batimentos cardíacos.

ELIXIRES

Os elixires são soluções hidroalcóolicas, transparentes e edulcoradas indicadas para o uso oral e normalmente flavorizadas para melhorar a palatabilidade. Elixires não medicamentosos são empregados como veículos, e os medicamentosos são utilizados pelo efeito terapêutico dos fármacos que contêm. Comparados aos xaropes, os elixires são menos doces e menos viscosos, pois contêm menor proporção de açúcar e, em consequência, são menos eficazes para mascarar o sabor dos fármacos. Entretanto, por seu caráter hidroalcóolico, os elixires são mais adequados para manter em solução os componentes solúveis em álcool e água. Devido às suas características de estabilidade e à facilidade com que são preparados (simples dissolução), do ponto de vista da manipulação, os elixires são preferíveis aos xaropes.

Como os componentes individuais dos elixires apresentam características diferentes de solubilidade em água e etanol, a proporção de etanol neles usada varia amplamente. Cada elixir requer uma mistura específica de etanol e água para manter todos os componentes em solução. Naturalmente, para elixires que contêm substâncias pouco solúveis em água, a proporção de etanol necessária é maior do que para aqueles preparados com componentes que exibem boa solubilidade aquosa. Outras substâncias, como glicerina e propilenoglicol, são empregadas como solventes auxiliares, além do etanol e da água.

Embora muitos elixires sejam edulcorados com sacarose ou xarope, alguns contêm sorbitol, glicerina e/ou edulcorantes artificiais. Elixires apresentando teor alcoólico elevado geralmente utilizam a adição de adoçantes artificiais, como a sacarina, que são necessários apenas em pequenas quantidades, ao contrário da sacarose, que, além de ser pouco solúvel em etanol, requer uma quantidade maior para obter o mesmo poder adoçante.

Todos os elixires contêm flavorizantes para melhorar a palatabilidade, e a maioria deles possui corantes para melhorar sua aparência. Elixires que contêm mais do que 10 a 12% de etanol normalmente se autoconservam e não requerem a adição de conservante.

Embora as monografias da USP para elixires medicamentosos forneçam especificações, elas em geral não contêm fórmulas oficiais. As formulações ficam a critério dos fabricantes. Alguns exemplos de formulações de elixires medicamentosos são demonstrados a seguir (7):

Elixir de fenobarbital	
Fenobarbital	4,00 g
Óleo de laranja	0,25 mL
Propilenoglicol	100,0 mL
Etanol	200,0 mL
Solução de sorbitol	600,0 mL
Corante	q.s.p
Água purificada q.s.p.	1.000,0 mL

Elixir de teofilina	
Teofilina	5,3 g
Ácido cítrico	10,0 g
Glicose líquida	44,0 g
Xarope	132,0 mL
Glicerina	50,0 mL
Solução de sorbitol	324,0 mL
Etanol	200,0 mL
Sacarina sódica	5,0 g
Óleo de limão	0,5 g
Corante amarelo FDC nº 5	0,1 g
Água purificada q.s.p.	1.000,0 mL

Os elixires medicamentosos são formulados para que o paciente receba a dose de fármaco usual para adultos em um volume conveniente à administração. Para a maioria dos elixires, uma ou duas colheres de chá (5 ou 10 mL) fornece a dose de fármaco recomendada para adultos. Uma vantagem dos elixires em relação às formas sólidas reside na flexibilidade e facilidade de administração em pacientes que têm dificuldade de engolir.

Como desvantagem, os elixires contêm etanol, não sendo adequados para crianças e adultos que devem evitar a ingestão de álcool. O leitor pode recorrer à discussão sobre os limites de etanol recomendados pela FDA em medicamentos de venda livre, anteriormente descrita neste capítulo.

Devido ao conteúdo usual de óleos voláteis e etanol, os elixires devem ser acondicionados em recipientes herméticos, resistentes à luz e protegidos do calor excessivo.

PREPARAÇÃO DE ELIXIRES

Os elixires são preparados pela simples dissolução com agitação e/ou pela mistura de dois ou mais componentes líquidos. Geralmente, os componentes solúveis em etanol e água são dissolvidos de forma separada. Então, a solução aquosa é acrescida à solução alcoólica, de modo a manter a maior concentração alcoólica possível, para que a separação dos componentes solúveis em etanol seja mínima. Após a mistura das duas soluções, o volume é completado com o solvente ou veículo especificado. Em geral, a mistura final fica turva, principalmente devido à separação de alguns dos óleos flavorizantes, após a redução da concentração de etanol. Se isso ocorrer, o elixir é deixado em repouso durante algum tempo para possibilitar a saturação do solvente hidroalcoólico e permitir que os glóbulos de óleo coalesçam, de forma que possam ser removidos com mais facilidade por filtração. O talco, muito empregado na filtração de elixires, absorve o excesso de óleo, auxiliando em sua remoção da solução. A presença de glicerina, xarope, sorbitol e propilenoglicol nos elixires contribui para o efeito solvente do veículo hidroalcoólico, ajudando na dissolução do soluto, e proporciona estabilidade à preparação. Entretanto, a presença dessas substâncias aumenta a viscosidade do elixir e, em decorrência disso, torna o processo de filtração mais lento.

ELIXIRES NÃO MEDICAMENTOSOS

Os elixires não medicamentosos podem ser úteis ao farmacêutico na manipulação de preparações extemporâneas envolvendo (a) adição de um agente terapêutico a um veículo com sabor agradável e (b) diluição de um elixir medicamentoso. Na seleção de um veículo líquido, o farmacêutico leva em consideração a solubilidade e a estabilidade do fármaco em água e etanol. Quando um veículo hidroalcoólico é selecionado, a proporção de etanol deve estar apenas um pouco acima da quantidade necessária para manter o fármaco em solução. Quando é requisitado ao farmacêutico diluir um elixir medicamentoso existente, o elixir não medicamentoso a ser escolhido como diluente deve ter aproximadamente a mesma concentração de etanol que o elixir que será diluído. Assim, as características de sabor e cor do diluente não devem ser conflitantes com aquelas do elixir medicamentoso, e todos os componentes devem ser química e fisicamente compatíveis.

Antigamente, quando os farmacêuticos eram requisitados com mais frequência para aviar prescrições, os três elixires não medicamentosos mais utilizados eram o aromático, o de benzaldeído e o isoalcoólico.

ELIXIRES MEDICAMENTOSOS

Como visto anteriormente, os elixires medicamentosos são empregados visando ao benefício terapêutico do agente medicinal. A maioria dos elixires oficiais e comerciais contém um único agente terapêutico. A maior vantagem de ter apenas um agente terapêutico é que a dose do fármaco pode ser aumentada ou diminuída apenas tomando um volume maior ou menor de elixir, enquanto, se duas ou mais substâncias ativas estiverem presentes na mesma preparação, é impossível aumentar ou diminuir a dose de uma sem automaticamente afetar a dose da outra, o que nem sempre é desejável. Assim, para pacientes que precisam tomar mais de um fármaco, muitos médicos preferem prescrevê-los separadamente, pois se for necessário ajustar a dose de um, isso não afetará a dose dos outros. A Tabela 13.8 apresenta vários exemplos de elixires medicamentosos. Alguns deles serão brevemente discutidos a seguir.

Elixires anti-histamínicos

Como indicado na Tabela 13.8, os anti-histamínicos são úteis no alívio sintomático de algumas condições alérgicas. Eles suprimem sintomas causados pela histamina, um dos mediadores químicos liberados durante a reação antígeno-anticorpo da resposta alérgica. Embora apenas pequenas diferenças existam nas propriedades da maioria dos anti-histamínicos, um ou outro pode ser preferido por um prescritor devido à sua experiência no tratamento de um tipo específico de reação alérgica. A preferência do terapeuta também pode estar baseada na incidência de efeitos adversos. A incidência e gravidade desses efeitos variam com o fármaco e a dose administrada. O efeito adverso mais comum é a sedação, e por isso os pacientes que estão fazendo uso de anti-histamínicos devem ser advertidos para não exercerem atividades que requeiram atenção, como dirigir automóvel e trator ou operar máquinas. Outros efeitos adversos comuns incluem secura do nariz, da garganta e da boca, tontura e alteração na concentração. Entre os anti-histamínicos mais sedativos estão a difenidramina e a doxilamina. Na realidade, a difenidramina é usada como auxiliar na indução do sono em vários medicamentos de venda livre.

Os agentes anti-histamínicos, em sua maioria, são aminas básicas. Pela formação de sais com ácidos, esses compostos tornam-se solúveis em água. Essas formas de sal são usadas nos elixires, não necessitando, dessa maneira, de grande proporção de etanol. Devido à utilização de sais de ácidos, esses elixires apresentam pH ácido, que deve ser mantido para que os fármacos permaneçam em solução. O farmacêutico deve sempre ter isso em mente quando manipular um medicamento com esses fármacos.

Elixires sedativos-hipnóticos contendo barbituratos

Os barbituratos são agentes sedativos e hipnóticos usados para produzir vários graus de depressão no sistema nervoso central (SNC). Com o aumento da dose desses fármacos, os efeitos vão desde sedação até hipnose e depressão respiratória, sendo essa última a causa de morte por *overdose* de barbituratos.

Os barbituratos são administrados em baixas doses diárias, como sedativos, para reduzir a ansiedade e a tensão emocional. A dose apropriada para esse propósito é a quantidade que alivia a ansiedade ou tensão, mas que não produz sonolência ou letargia. Doses maiores de barbituratos podem ser administradas antes de dormir, proporcionando efeito hipnótico para tratar a insônia.

Os barbituratos são classificados de acordo com a duração de seus efeitos hipnóticos em agentes de longa, média, curta e ultracurta ação. Os de longa ação, incluindo o fenobarbital, são considerados mais úteis na manutenção da sedação diária e no tratamento de alguns estados convulsivos e menos úteis como hipnóticos. Os de média ação, incluindo o amobarbital, são usados principalmente para períodos mais curtos de sedação, sendo eficazes no tratamento da insônia. Os classificados como agentes de curta ação incluem o secobarbital e são usados de modo similar aos barbituratos de média ação. Os barbituratos de ultracurta duração, incluindo o tiopental, são administrados por via IV para induzir anestesia.

Os efeitos adversos mais comuns nos pacientes que utilizam barbituratos são sonolência e letargia. Doses altas produzem sedação residual semelhante à ressaca produzida por intoxicação por etanol. Seu uso prolongado leva à dependência física ou psíquica. Essa dependência, em indivíduos suscetíveis, pode levar ao abuso do fármaco, com sintomas graves na síndrome

TABELA 13.8 **Exemplos de elixires medicamentosos por classe terapêutica**

ELIXIR	PRODUTOS COMERCIAIS REPRESENTATIVOS	DOSE USUAL PARA ADULTOS/VOLUME DE ELIXIR	COMENTÁRIOS
Analgésico, antipirético			
Paracetamol	Tylenol Pediátrico (McNeil)	160 mg/5 mL	Redução da dor e febre em pacientes sensíveis ou impossibilitados de ingerir ácido acetilsalicílico. O elixir é especialmente útil para pacientes pediátricos, pois não contém etanol.
Anticolinérgico, antiespasmódico			
Sulfato de hiosciamina	Levsin Elixir (Schwarz)	0,125 mg/5 mL	Usado para o controle das secreções gástricas, espasmos viscerais, hipermotilidade, cãibras abdominais. O produto comercial contém 20% de etanol.
Anti-histamínico			
Cloridrato de difenidramina	Elixir de Cloridrato de Difenidramina	12,5 mg/5 mL	Os anti-histamínicos são usados para várias reações alérgicas, por exemplo, rinite alérgica sazonal ou crônica, rinite vasomotora, manifestações alérgicas cutâneas da urticária e reações a picadas de insetos. O produto comercial contém 5,6% de etanol.
Antipsicótico			
Cloridrato de flufenazina	Elixir de Cloridrato de Flufenazina (Pharmaceutical Associates)	2,5 mg/5 mL	Tratamento de transtornos psicóticos.
Cardiotônico			
Digoxina	Lanoxin Pediátrico Elixir (Glaxo Wellcome)	50 μg/mL	Entre outros efeitos, aumenta a força da contração miocardíaca. Usado em insuficiência cardíaca congestiva, fibrilação atrial e outras doenças cardíacas. O produto comercial contém 10% de etanol.
Esteroide adrenocortical			
Dexametasona	Elixir de Dexametasona	500 μg/5 mL	Análogo sintético da hidrocortisona, cerca de 30 vezes mais potente. O elixir comercial é acondicionado com um conta-gotas calibrado para a medida exata de doses pequenas; destinado principalmente para crianças, é útil para adultos que têm dificuldade para engolir comprimidos. Usado para artrite reumatoide, doenças de pele, alergias e condições inflamatórias. O produto comercial tem 5% de etanol.
Sedativos-hipnóticos			
Butabarbital sódico	Butisol Sódico Elixir (Wallace)	30 mg/5 mL	Em doses baixas é sedativo; em doses altas é hipnótico. O elixir de butabarbital sódico contém 7% de etanol; e o de fenobarbital,14%.
Fenobarbital	Elixir de Fenobarbital (Roxane)	20 mg/5 mL	

de abstinência. Em usuários crônicos, a retirada abrupta pode causar convulsões, delírio e, ocasionalmente, coma e morte. Alguns aspectos farmacêuticos do elixir de fenobarbital são apresentados a seguir.

Elixir de fenobarbital

O elixir de fenobarbital é formulado para conter 0,4% de fenobarbital, fornecendo cerca de 20 mg do fármaco por colher de chá (5 mL) de elixir. Ele costuma ser flavorizado com óleo de laranja, corado com um corante vermelho aprovado pela FDA e edulcorado com xarope. O elixir oficial contém aproximadamente 14% de etanol, empregado para dissolver o fenobarbital. Porém, essa quantidade é a mínima necessária para mantê-lo em solução. Portanto, a glicerina é às vezes adicionada para aumentar a solubilidade desse fármaco.

O fenobarbital é um barbitúrico de longa ação, de cerca de 4 a 6 horas; a dose usual para adultos como sedativo é de aproximadamente 30 mg; e a dose hipnótica, em torno de 100 mg. A concentração do elixir permite o conveniente ajuste da dose para a obtenção do grau adequado de sedação, para o tratamento de recém-nascidos, crianças e adultos. O elixir é disponibilizado por diversos fabricantes com seu nome de marca.

Elixir de digoxina

Nenhum método oficial de preparação é descrito para o Elixir de Digoxina, USP porém é necessário que contenha 4,5 a 5,25 mg de digoxina por 100 mL de elixir ou cerca de 0,25 mg por 5 mL (colher de chá). A dose oral usual para adultos, como cardiotônico, é de 1,5 mg no início do tratamento e aproximadamente 0,5 mg na terapia de manutenção.

A digoxina é um glicosídeo cardiotônico obtido das folhas da *Digitalis lanata*. É um pó cristalino branco, insolúvel em água, mas solúvel em soluções diluídas de etanol. O elixir oficial contém cerca de 10% de etanol. A digoxina é tóxica, e sua dose deve ser cuidadosamente determinada e administrada para cada paciente. Os adultos em geral tomam comprimidos de digoxina em vez de elixir, cuja dose precisa ser medida com uma colher de chá, na qual a capacidade varia muito. O elixir é também utilizado por crianças, e os produtos comerciais disponíveis para esse propósito fornecem um conta-gotas calibrado para permitir a exatidão da dose.

A digoxina é um dos muitos fármacos disponíveis em mais de uma forma farmacêutica. O prescritor pode escolher a forma sólida (comprimido ou cápsula) ou a líquida. As vantagens de cada uma já foram descritas, mas ainda é importante salientar que fármacos administrados em diferentes formas farmacêuticas podem exibir características de biodisponibilidade distintas, em decorrência das variações do perfil de liberação e da velocidade e da extensão da absorção. Tais diferenças foram observadas em comprimidos de digoxina de fabricantes distintos e entre comprimidos e formas farmacêuticas líquidas orais. A Figura 13.2 mostra as diferenças observadas em um estudo dos níveis séricos de digoxina após a administração oral de 0,5 mg desse fármaco na forma de comprimido e solução, tendo como veículo um elixir. Na Figura 13.2, é possível notar que o nível sérico de digoxina após a administração da solução oral é consideravelmente maior do que aquele obtido com a administração do comprimido.

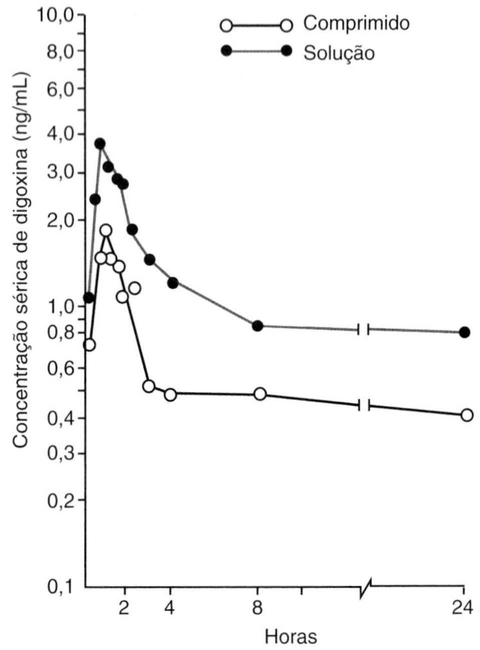

FIGURA 13.2 A concentração sérica após a administração de 0,5 mg de digoxina na forma de comprimido ou elixir. (Adaptada, com permissão, de Huffman DH, Azarnoff DL. Absorption of orally given digoxin preparations. JAMA 1972; 222:957. Copyright © 2010 American Medical Association. All right reserved.)

Um paciente que esteja tomando um medicamento conhecido por apresentar problemas de biodisponibilidade e cujo regime terapêutico tenha sido estabelecido com sucesso não deve trocá-lo por outro produto.

TINTURAS

As tinturas são soluções alcoólicas ou hidroalcoólicas preparadas a partir de matérias-primas vegetais ou substâncias químicas. Elas variam em método de preparação, concentração do componente ativo, teor alcoólico e uso medicinal. Quando são a partir de substâncias químicas (p. ex., iodo, tiomersal), as tinturas são preparadas por dissolução simples do composto no solvente.

Dependendo da preparação, as tinturas contêm etanol em quantidades que variam de 15 a 80%. O etanol protege a preparação contra o crescimento microbiano e mantém os extrativos pouco solúveis em água em solução. Além de etanol, podem ser empregados outros solventes, como a glicerina. A mistura solvente de cada tintura é importante na manutenção da integridade do produto. As tinturas não podem ser misturadas com líquidos muito diferentes em relação a seu caráter solvente, pois o soluto pode precipitar. Por exemplo, a tintura de benjoim, preparada com etanol como veículo principal, contém princípios ativos solúveis em etanol que precipitam imediatamente com a adição de água.

Devido a seu teor alcoólico, as tinturas devem ser acondicionadas em frascos bem-fechados e não devem ser expostas a temperaturas excessivas. Da mesma forma, visto que muitos dos componentes encontrados nas tinturas sofrem alterações fotoquímicas, elas devem ser armazenadas em recipientes resistentes à luz e protegidas da luz solar.

Entre as tinturas medicamentosas administradas por via oral encontra-se o Elixir Paregórico USP, ou tintura canforada de ópio. É normal que os pacientes que necessitem de medicamento oral prefiram tomar um comprimido ou cápsula ou um elixir ou xarope de sabor agradável. As tinturas apresentam teor alcoólico bastante elevado, e alguns médicos e pacientes preferem outras formas farmacêuticas. A Tintura de Ópio USP, ou láudano, é muito mais potente do que o elixir paregórico, e os dois não devem ser confundidos. As prescrições para qualquer um deles devem ser muito bem-avaliadas, e a dose deve ser verificada e confirmada.

USO E ADMINISTRAÇÃO APROPRIADOS DE FORMAS FARMACÊUTICAS LÍQUIDAS ORAIS

A maioria das formas farmacêuticas discutidas neste capítulo é administrada por via oral. Convenientemente, elas podem ser medidas em uma colher de chá ou de sopa, dependendo da dose requerida. É preferível, entretanto, que esses medicamentos sejam medidos com dispositivos calibrados para administração. Esses dispositivos garantem que a dose correta seja recebida, já que as colheres de chá e de sopa podem variar muito em volume ingerido. Mesmo sendo líquidos, é recomendado que os pacientes bebam um copo d'água após a administração do medicamento.

O farmacêutico deve ter cuidado na seleção dos produtos líquidos, levando em conta o história do paciente e o uso de outros medicamentos. Por exemplo, alguns xaropes contêm sacarose ou outro açúcar, e ele deve saber que tais produtos não podem ser usados por pacientes diabéticos. Do mesmo modo, um produto formulado como elixir não é aceitável para indivíduos que utilizem medicamentos que têm atividade semelhante ao Antabuse (dissulfiram); o paciente pode apresentar sintomas violentos e desagradáveis devido ao uso concomitante de etanol. O metronidazol e a clorpropamida também podem causar essa reação quando misturados com o etanol. Além disso, se o paciente estiver fazendo uso de outro medicamento que cause sonolência, o farmacêutico deve consultar o médico para determinar se a administração de um elixir não será prejudicial.

SOLUÇÕES TÓPICAS E TINTURAS

Em geral, as soluções tópicas empregam um veículo aquoso, enquanto as tinturas tópicas usam um alcoólico. Se necessário, cossolventes e adjuvantes são utilizados para aumentar a estabilidade e a solubilidade do soluto empregado.

A maioria das soluções e tinturas tópicas é preparada por simples dissolução. Entretanto, algumas soluções são preparadas por meio de reações químicas; essas serão abordadas posteriormente neste capítulo. Em relação às tinturas de uso tópico, a tintura de benjoim é um exemplo de preparação realizada por meio da maceração dos componentes naturais no solvente; as outras são preparadas por dissolução simples.

Devido à natureza da substância ativa ou dos solventes, muitas soluções e tinturas tópicas se autoconservam, por isso, não contêm conservantes. As soluções e tinturas tópicas devem ser acondicionadas em recipientes que facilitem seu uso. Elas são usadas em pequenos volumes, tais como aquelas contendo agentes anti-infecciosos, por essa razão, são acondicionadas em frascos de plástico ou vidro com um aplicador ou conta-gotas.

Muitas dessas soluções e tinturas anti-infecciosas apresentam um corante para delimitar a área de aplicação na pele. Diferentemente das soluções aquosas, quando uma tintura alcoólica é aplicada sobre a pele irritada ou machucada, ela produz ardência.

SPRAYS

Os *sprays* podem ser definidos como soluções aquosas ou oleoginosas na forma de gotículas grosseiras ou como partículas sólidas finamente divididas para aplicação tópica, a maioria sendo utilizada no trato nasofaríngeo ou na pele. Muitos *sprays* comerciais são usados pela via nasal para aliviar a congestão e a inflamação e combater infecções; eles contêm substâncias anti-histamínicas, simpatomiméticas e antibióticas. Devido a sua natureza não invasiva e à rapidez com que liberam o fármaco para produzir ação sistêmica, no futuro, muitas substâncias administradas por outras vias poderão ser administradas pela via nasal. Notadamente, a insulina e o glucagon serão administrados dessa maneira. Pesquisas têm demonstrado que a administração de glucagon na forma de *spray* nasal pode aliviar os sintomas da hipoglicemia em sete minutos, sendo mais vantajosa em relação à aplicação convencional de glicose pela via IV, em casos de emergência, ou de glucagon pela via intramuscular (IM).

Outros *sprays* que são empregados contra queimaduras do sol e/ou fogo contêm anestésicos locais, antissépticos, protetores e antipruriginosos. Os *sprays* para garganta contendo antissépticos, desodorizantes e flavorizantes são empregados para minimizar condições como halitose, dor de garganta e laringite. Há ainda aqueles que tratam pé de atleta e outras infecções fúngicas. Vários outros tipos de *sprays* de uso medicinal e cosmético encontram-se disponíveis nas farmácias.

Para transformar uma solução em pequenas partículas, de forma que ela possa ser aspergida ou para facilitar a pulverização de pós, vários dispositivos mecânicos são empregados. O frasco de plástico, que é apertado para emitir um *spray*, é o mais conhecido. Costuma ser usado para a administração de descongestionantes nasais e também de produtos cosméticos, como desodorantes. Recentemente, *sprays* dosificadores de uma única dose foram desenvolvidos para liberar o medicamento no nariz. Eles são usados para medicamentos com tarja, como Nasalide (Syntex), e de venda livre, como Nostrilla (Boehringer In-gelheim). A vantagem desses *sprays* em relação aos convencionais é que seu desenho previne a contaminação do frasco com os fluidos nasais após a administração, uma grande vantagem quando uma virose associada a um resfriado comum está sendo tratada. Os farmacêuticos estão familiarizados com atomizadores que emitem o medicamento na forma de pequenas gotas (Fig. 13.3). Um tipo de atomizador possui um bulbo de borracha no final do aparelho que, quando apertado, produz a formação de uma corrente de ar que entra no reservatório de vidro, saindo do lado oposto do sistema. A corrente de ar que é forçada para o interior do reservatório faz o líquido subir por um tubo pequeno, promovendo sua passagem para fora do sistema. A corrente de ar e a solução são forçadas a passar em forma de jato pela abertura do aparelho, e o líquido é borrifado na forma de *spray*. Em outro aparelho semelhante, o fluxo de ar causado pela depressão do bulbo não entra no reservatório da solução, mas passa rapidamente por cima dela, criando uma mudança de pressão e aspirando o líquido pelo tubo para a corrente de ar que existe dentro do sistema. Exemplos de soluções e tinturas para aplicação tópica cutânea são apresentados nas Tabelas 13.9 e 13.10. Como mostrado nessas tabelas, a maioria das preparações é usada como agente anti-infeccioso. Todo o medicamento utilizado para uso externo deve trazer rotulado de forma clara o aviso UNICAMENTE PARA USO EXTERNO e mantido fora do alcance das crianças. Além daquelas listadas na Tabela 13.9, as soluções tópicas que apresentam interesse farmacêutico particular serão discutidas a seguir.

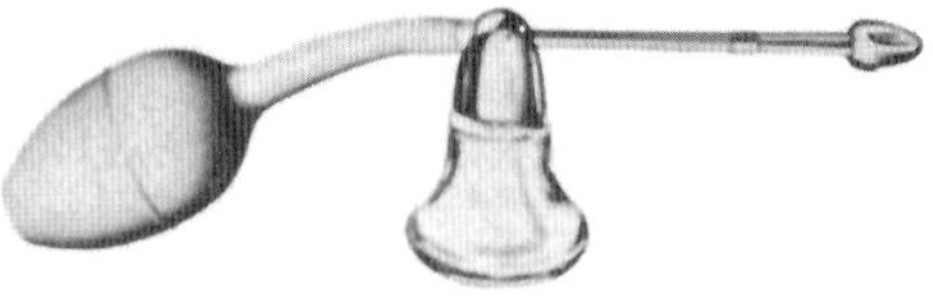

FIGURA 13.3 Um tipo comum de atomizador para administração de *sprays* medicamentosos. Esse modelo permite o ajuste da direção do jato de modo a alcançar áreas inacessíveis da garganta. (Cortesia de DeVilbiss Co.)

SOLUÇÃO TÓPICA DE ACETATO DE ALUMÍNIO

O acetato de alumínio é incolor, tem odor acético e sabor adocicado e apresentação adstringente. É aplicado topicamente como líquido de lavagem adstringente ou em curativos úmidos, após sua diluição com 10 a 40 partes de água. É tam-

TABELA 13.9 **Exemplos de soluções aplicadas na pele**

SOLUÇÃO	PRODUTO COMERCIAL CORRESPONDENTE	CONSTITUINTE ATIVO DO PRODUTO COMERCIAL	VEÍCULO	CATEGORIA E COMENTÁRIOS
Acetato de alumínio	–	5%	Aquoso	Adstringente.
Ácido undecilênico	Gordochom Solução (Gordon Laboratories)	25%	Base oleosa	Antifúngico tópico.
Cetoconazol	Nizoral A-D (MCNeil)	1%	Aquoso	Tratamento da caspa.
Clotrimazol	Lotrimin Solução (Schering)	1%	PEG 400	Antifúngico.
Coaltar (*liquor carbonis detergens*; LCD)	–	20%	Etanol	Antieczema, antipsoriático.
Eritromicina	Erymax Solução Tópica (Allergan)	2%	Polietilenoglicol/ acetona/metanol	Tratamento de acne vulgar.
Fluocinolona acetonido	Synalar Solução Tópica (Roche)	0,01%	Propilenoglicol	Esteroide adrenocorticoide (anti-inflamatorio tópico).
Fluorouracil	Efudex Solução Tópica (ICN Pharmaceuticals)	2,5%	Propilenoglicol	Antineoplásico (queratose actínica).
Fosfato de clindamicina	Cleocin T Solução Tópica (Pfizer)	1%	Álcool isopropílico, água	Tratamento de acne vulgar.
Gluconato de clorexidina	Hibiclens Skin Cleanser (J&J Merck)	4%		Limpeza de feridas e da pele em geral, limpeza em cirurgias, preparação pré-operatória da pele. Efetivo contra bactérias gram-positivas e gram-negativas, como a *Pseudomonas aeruginosa*.
Hidroquinona	Melanex Solução Tópica (Neutrogena Dermatologies)	3%	Água/etanol/ propilenoglicol	Clareamento temporário da pele hiperpigmentada, por exemplo, cloasma, melasma.
Hidróxido de cálcio (água de cal)	–	0,14%	Aquoso	Adstringente.
Iodopovidona	Betadine Solução (Purdue)	7,5; 10%	Aquoso	Antisséptico tópico.
Minoxidil	Rogaine Solução Tópica (Pharmacia)	2,5%	Etanol/água/ propilenoglicol	Tratamento da calvície a longo prazo por estímulo do crescimento do cabelo.
Peróxido de hidrogênio	–	3%	Aquoso	Antisséptico tópico.
Subacetato de alumínio	–	Aproximadamente 2,45% de óxido de alumínio e 5,8% de ácido acético	Aquoso	Adstringente.
Tolnaftato	Tinactin Solução (Schering-Plough)	1%	Polietilenoglicol	Antifúngico tópico.

bém empregado em loções, cremes e pastas de uso dermatológico. Comprimidos e envelopes de pós dosificados encontram-se disponíveis para a preparação dessa solução. Sinônimo: solução de Burow.

SOLUÇÃO TÓPICA DE SUBACETATO DE ALUMÍNIO

A quantidade de ácido acético diferencia a solução tópica de acetato de alumínio da solução tópica de subacetato de alumínio. Na solução de subacetato, a razão de óxido de alumínio para ácido acético é de 1:2,35, enquanto na solução de acetato a razão é de 1:3,52. A solução tópica de subacetato de alumínio, a mais forte das duas, é usada no preparo da solução tópica de acetato de alumínio. A solução tópica de acetato de alumínio, diluído primeiramente com 20 a 40 partes de água, é utilizada para uso externo como líquido de lavagem adstringente ou em curativos (solução de Burow modificada).

TABELA 13.10 **Exemplos de tinturas aplicadas na pele**

TINTURA	PERCENTUAL DE CONSTITUINTE ATIVO NA TINTURA COMERCIAL	VEÍCULO	CATEGORIA E COMENTÁRIOS
Tintura de sabão verde	65%	Alcoólico	Detergente. Contém 2% de essência de lavanda.
Tintura de iodo	2%	Etanol, água	Antisséptico tópico.
Tintura de benjoim composta	10% de benjoim, 2% de aloé, 8% de styrax; 4% de bálsamo-de-tolu	Etanol	Protetor tópico. Preparada pela maceração em álcool.
Podofilina	Podocon-25	Tintura de benjoim	Remoção de verrugas moles na região genital.

SOLUÇÃO TÓPICA DE HIDRÓXIDO DE CÁLCIO

A solução tópica de hidróxido de cálcio, também conhecida como água de cal, não deve conter menos de 140 mg de $Ca(OH)_2$ em cada 100 mL de solução. O hidróxido de cálcio é menos solúvel em água quente do que em água fria e, portanto, a água purificada fria é usada como solvente. A solução deve ser saturada com o soluto, e, para assegurar a saturação, um excesso de hidróxido de cálcio de 300 mg para cada 100 mL de solução é adicionado à água purificada, então a mistura é agitada vigorosamente durante uma hora. Após, o hidróxido de cálcio em excesso sedimenta e permanece depositado no fundo do recipiente. Isso permite que a solução permaneça saturada caso uma fração do soluto dissolvido, presente na superfície da solução, reaja com o dióxido de carbono do ar para formar carbonato de cálcio insolúvel da seguinte maneira:

$$Ca(OH)_2 + CO_2 \rightarrow CaCO_3 + H_2O$$

O carbonato de cálcio deposita-se no fundo do recipiente e não é distinguido visualmente do excesso do hidróxido de cálcio. O hidróxido de cálcio dissolve-se à medida que o cálcio é removido da solução na forma de carbonato, mantendo, desse modo, a saturação da solução. Depois de a solução permanecer em repouso por um período, o material insolúvel no fundo do recipiente é constituído de proporções variadas de hidróxido e carbonato de cálcio. Devido à incerteza acerca da composição do resíduo, não se deve preparar quantidades adicionais de solução de hidróxido de cálcio pelo acréscimo de água purificada.

A solução deve ser acondicionada em recipientes bem-fechados, para evitar a absorção do gás carbônico, e ser mantida em um lugar fresco para manter a concentração adequada de soluto dissolvido. Apenas o sobrenadante é dispensado. Isso é melhor realizado pelo uso de um sifão, mas com cuidado para que ele não entre em contato com o resíduo.

A solução é classificada como adstringente. Para esse propósito, é empregada geralmente em combinação com outros componentes em soluções e loções dermatológicas destinadas a uso tópico. Sinônimos: água de cal, *liquor calcis*.

SOLUÇÃO TÓPICA DE COALTAR

A solução tópica de coaltar é uma solução alcoólica que contém 20% de coaltar e 5% de polissorbato 80. Ela é preparada pela mistura do coaltar com 2,5 vezes seu peso de areia lavada, com o polissorbato 80 e a maior parte do etanol; o coaltar é macerado durante sete dias em um recipiente fechado com agitação frequente; em seguida é filtrado, e, então, o volume ajustado com etanol. O teor alcoólico final varia entre 81 e 86%.

O coaltar é um líquido viscoso quase preto, apresentando odor característico, similar à naftalina, e sabor ardente. É obtido como um subproduto do alcatrão, durante a destilação destrutiva de carvão betuminoso. É pouco solúvel em água e parcialmente solúvel na maioria dos solventes orgânicos, incluindo o etanol. Na preparação da solução oficial, o coaltar é misturado com a areia para ser distribuído de forma mecânica e criar uma grande área de superfície que será exposta à ação do solvente. Durante a maceração, os componentes solúveis em etanol se dissolvem, deixando a porção insolúvel retida na areia. A filtração remove a areia e os componentes insolúveis da solução. O recipiente no qual a solução foi preparada deve ser enxaguado com etanol, e este deve ser passado por um filtro de papel, para então ser feito o ajuste final do volume da solução.

Essa solução é com frequência misturada com preparações aquosas ou apenas diluída em água, para a manipulação de prescrições extemporâneas e aplicação dessa preparação na pele. Sendo pouco solúvel em água, o coaltar se separaria da solução se esta não contivesse polissorbato 80. Tal substância, conhecida como Tween 80 (ICI Americas) ou por outros nomes comerciais, é um líquido oleoso apresentando propriedades tensoativas. Ele é muito eficaz na dispersão dos componentes insolúveis do coaltar, após a mistura com água.

O coaltar é um antieczematoso utilizado externamente em uma grande variedade de patologias crônicas da pele, após a diluição com nove partes de água ou em combinação com outras substâncias ativas em diversas loções, pomadas ou soluções. Sinônimos: *liquor carbonis detergens; liquor picis carbonis*; LCD.

SOLUÇÃO TÓPICA DE PERÓXIDO DE HIDROGÊNIO

A solução tópica de peróxido de hidrogênio contém 2,5 a 3,5% (p/v) de peróxido de hidrogênio ou H_2O_2. Conservantes, em concentração total máxima de 0,05%, também podem ser adicionados.

Um dos métodos de preparação consiste na adição de ácido fosfórico ou sulfúrico ao peróxido de bário:

$$BaO_2 + H_2SO_4 \rightarrow BaSO_4 + H_2O_2$$

Outro método baseia-se na oxidação eletrolítica do ácido sulfúrico concentrado a frio, para formar ácido persulfúrico, que, quando hidrolisado, libera peróxido de hidrogênio:

$$2H_2SO_4 \rightarrow H_2S_2O_8 + H_2$$

$$H_2S_2O_8 + 2H_2O \rightarrow 2H_2SO_4 + H_2O_2$$

A solução preparada por esse método normalmente contém cerca de 30% de peróxido de hidrogênio, sendo capaz de liberar 100 × seu volume de oxigênio. Uma solução nessa concentração é referida como peróxido de hidrogênio 100 volumes. A solução diluída contendo 3% de peróxido de hidrogênio libera 10 vezes seu volume de oxigênio e pode ser preparada a partir da solução concentrada.

A solução é límpida, incolor, podendo ser inodora ou apresentar odor de ozônio. Ela deteriora após longos períodos de armazenamento, formando oxigênio e água. Alguns agentes conservantes, como a acetanilida, retardam a decomposição. A decomposição é aumentada pela luz e pelo calor; por essa razão, a solução deve ser mantida em recipientes herméticos, resistentes à luz, de preferência em temperatura não superior a 35°C. Ela também se degrada na presença de materiais orgânicos e outros agentes redutores e reage com agentes oxidantes, liberando oxigênio e água; metais, álcalis e outros compostos podem catalisar sua decomposição.

A solução de peróxido de hidrogênio é classificada como antisséptico local para uso tópico na pele e membranas mucosas. Sua atividade germicida está baseada na liberação de oxigênio em contato com os tecidos. Porém, devido à curta duração dessa liberação, o principal benefício da preparação na redução da infecção é provavelmente sua capacidade de limpar feridas por meio da ação mecânica da efervescência e formação de espuma, produzida pela liberação do oxigênio. Sinônimo: peróxido.

SOLUÇÃO DE GLUCONATO DE CLOREXIDINA

Desde 1957, o gluconato de clorexidina tem sido muito empregado como antisséptico de amplo espectro na medicina clínica e veterinária. Seu espectro abrange bactérias gram-positivas e gram-negativas, incluindo *Pseudomonas aeruginosa*. Na concentração de 4% (Hibiclins, J & J Merck Consumer Pharm), é usado como produto para limpeza em cirurgias, lavagem de mãos e higienização de ferimentos e da pele em geral. Existem procedimentos padronizados estabelecidos para todos esses propósitos, visando a maximizar a eficácia da clorexidina. A prática tem demonstrado que a irritação, a dermatite e a fotossensibilidade, associadas ao uso tópico de clorexidina, são raras.

Em 1987, a FDA e o Council of Dental Therapeutics of the American Dental Association aprovou o gluconato de clorexidina 0,12% (Peridex, Procter & Gamble) como o primeiro fármaco antiplaca e antigengivite com atividade antimicrobiana. Amostras microbiológicas de placas mostraram redução de bactérias aeróbias e anaeróbias de 54 a 97%, após seis meses de uso como enxaguatório bucal. O enxaguatório deve ser usado duas vezes ao dia durante 30 segundos, pela manhã e à noite, após a escovação dos dentes. Em geral, uma dose de 15 mL de solução não diluída é usada e expectorada após o enxágue. O efeito colateral mais comum da clorexidina é a formação de uma mancha amarelo-amarronzada extrínseca nos dentes e na língua, depois de alguns dias de uso. A intensidade da mancha depende da concentração do fármaco e da suscetibilidade individual. O aumento do consumo de bebidas contendo taninos, como chá, vinho tinto e vinho do Porto, aumenta o nível de descoloração. A mancha pode ser removida periodicamente na profilaxia dental.

SOLUÇÃO TÓPICA DE IODOPOVIDONA

A iodopovidona é um complexo químico de iodo com polivinilpirrolidona, sendo o último um polímero com peso molecular médio de cerca de 40 mil. O complexo iodopovidona contém 10% de iodo disponível, que é liberado lentamente quando aplicado na pele.

A preparação é usada topicamente, como produto para limpeza em processos cirúrgicos e solução antisséptica não irritante, sendo sua eficácia atribuída de modo direto a presença e liberação do iodo a partir do complexo. Produto comercial: Betadine Solução (Purdue).

SOLUÇÃO TÓPICA DE TIOMERSAL

O tiomersal é um agente antibacteriano mercurial orgânico, solúvel em água, usado topicamente por suas propriedades bacteriostáticas e fungistáticas. É empregado para desinfectar a pele, as feridas e escoriações. Tem sido aplicado no olho, no nariz, na garganta e na uretra em diluições de 1:5.000. É também usado como conservante em várias preparações farmacêuticas, incluindo muitas vacinas e outros produtos biológicos.

A solução tópica contém 0,1% de tiomersal. Também possui etilenodiamina e borato de sódio para manter a alcalinidade (normalmente pH de 9,8 a 10,3), exigida para assegurar a estabilidade da solução. A monoetanolamina é usada como estabilizante adicional. A solução é afetada pela luz, portanto deve ser mantida em recipientes fotorresistentes. Produto comercial: Merthiolate (Lilly).

SOLUÇÕES VAGINAIS E RETAIS

DUCHAS VAGINAIS

As soluções podem ser preparadas a partir de pós, como indicado anteriormente, ou de líquidos concentrados. Quando preparadas a partir de líquidos concentrados, a paciente é instruída a adicionar a quantidade prescrita do concentrado (uma colher de chá) em certa quantidade de água morna (com frequência um quarto de galão; *1 galão = 3.785 mL*). A solução resultante contém as substâncias ativas na concentração apropriada. Essas substâncias são as mesmas descritas em pós para ducha. Alguns exemplos são mostrados na Figura 13.4.

Os pós são usados para preparar soluções para ducha vaginal, ou seja, para a higiene da vagina. Eles podem ser preparados e acondicionados a granel ou em doses unitárias. Um envelope de pó contém a quantidade adequada para preparar o volume especificado da solução. Os pós a granel são medidos com uma colher de chá ou de sopa, para a preparação do volume necessário. A usuária apenas adiciona a quantidade prescrita de pó à água morna e agita até a completa dissolução.

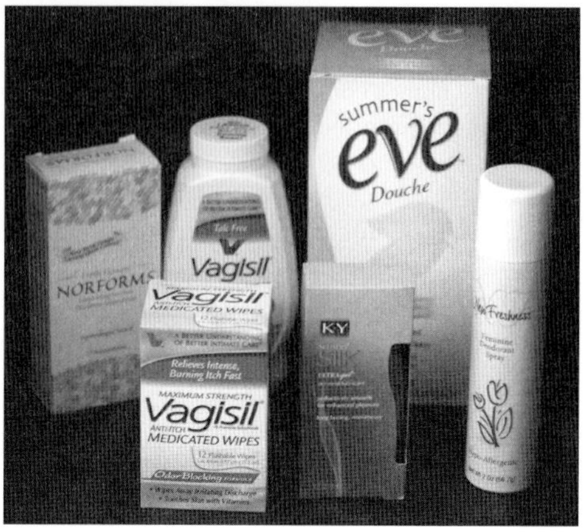

FIGURA 13.4 Produtos para uso vaginal, incluindo soluções concentradas, pós e espumas com dispositivo para aplicação.

Entre as substâncias formuladas em pós para ducha encontram-se as seguintes:

1. Ácido bórico ou borato de sódio
2. Adstringentes, por exemplo, alúmen de potássio, alúmen de amônia, sulfato de zinco
3. Antimicrobianos, por exemplo, sulfato de oxiquinolina, iodopovidona
4. Compostos de amônio quarternário, por exemplo, cloreto de benzetônio
5. Detergentes, por exemplo, lauril sulfato de sódio
6. Agentes oxidantes, por exemplo, perborato de sódio
7. Sais, por exemplo, citrato de sódio, cloreto de sódio
8. Substâncias aromáticas, por exemplo, mentol, timol, eucaliptol, salicilato de metila, fenol

Os pós para duchas são usados para higiene vaginal. Algumas preparações contendo agentes terapêuticos anti-infecciosos, como aqueles mencionados na discussão sobre óvulos vaginais, são empregadas para combater infecções por tricômona.

ENEMAS DE RETENÇÃO

Várias soluções são administradas pela via retal para exercer efeitos locais (p. ex., hidrocortisona) ou sistêmicos (p. ex., aminofilina). No caso da aminofilina, a administração retal minimiza as reações gastrintestinais indesejáveis associadas à terapia oral. Níveis sanguíneos clinicamente eficazes são obtidos 30 minutos após a instilação retal. Os corticosteroides são administrados na forma de enemas de retenção ou em gotas, como tratamento adjuvante para alguns pacientes com colite ulcerativa.

ENEMAS DE EVACUAÇÃO

Os enemas retais são usados para limpar o intestino. Comercialmente, muitos estão disponíveis em frascos plásticos contendo uma quantidade pré-medida de enema. Essas soluções contêm fosfato de sódio e bifosfato de sódio, glicerina, docusato de potássio e óleo mineral.

O aconselhamento do farmacêutico é necessário para garantir que o paciente use de forma correta o produto. O paciente deve ser instruído a inserir gentilmente a extremidade do frasco com uma certa pressão, mas não é necessário esvaziar todo o conteúdo. Ele deve ser advertido de que o efeito ocorrerá em 5 a 10 minutos.

TINTURAS TÓPICAS

Exemplos de tinturas para aplicação tópica na pele são apresentados na Tabela 13.10. Aquelas apresentando interesse farmacêutico em particular serão abordadas de forma breve a seguir.

Tintura de iodo

A tintura de iodo é preparada pela dissolução de 2% de cristais de iodo e 2,4% de iodeto de sódio em quantidade de etanol igual à metade do volume da tintura a ser preparada e diluição da solução resultante com água purificada até o volume desejado. O iodeto de sódio reage com o iodo para formar tri-iodeto de sódio:

$$I_2 + NaI \longleftrightarrow NaI_3$$

Essa reação previne a formação de iodeto de etila, decorrente da interação entre iodo e etanol, que resultaria na perda da atividade antibacteriana da tintura. Um benefício adicional da forma de tri-iodeto consiste em sua solubilidade aquosa, sendo especialmente importante para tinturas contendo entre 44 e 50% de etanol que serão depois diluídas com água.

A tintura é um antisséptico popular para aplicação na pele, em procedimentos de primeiros socorros domésticos. A cor marrom-avermelhada, que produz uma mancha na pele, é útil para delinear a área de aplicação afetada. A tintura deve ser acondicionada em um recipiente hermético para prevenir a perda de etanol.

TINTURA COMPOSTA DE BENJOIM

A tintura composta de benjoim é preparada por meio de maceração de 10% de benjoim e quantidades menores de babosa, estoraque e bálsamo-de-tolu em etanol, totalizando cerca de 24% de material de partida. A mistura é melhor macerada em um recipiente de boca larga, pois é difícil de introduzir o estoraque, um líquido viscoso, em um recipiente de boca estreita. Recomenda-se pesar o estoraque no recipiente em que vai ser feita a maceração para evitar possíveis perdas durante a transferência do material de um recipiente para outro.

A tintura é classificada como agente protetor. É usada para proteger e fortalecer a pele no tratamento de feridas, úlceras, mamilos rachados e fissuras dos lábios e do ânus. Também é utilizada por inalação em bronquites e outras doenças respiratórias, sendo que, nesses casos, uma colher de chá é acrescida a um quartilho (473 mL) de água fervente. Os componentes voláteis da tintura são liberados com o vapor e inalados pelo paciente. Devido à incompatibilidade da tintura alcoólica com a água, a mistura se torna leitosa, ocorrendo separação do material resinoso. Etanol ou acetona podem ser empregados, se necessário, para remover o resíduo do vaporizador após o uso.

A tintura composta de benjoim serve como veículo para liberação de podofilina, no tratamento de verrugas venéreas. É importante que a podofilina não seja absorvida sistemicamente, pois pode causar neuropatia periférica, caracterizada por parestesias e perda de sensação e de reflexos dos tendões profundos nas extremidades, além de neuropatia do SNC, incluindo letargia, convulsão e coma. Além disso, a podofilina é teratogênica e só pode ser administrada em grávidas quando a relação risco-benefício for extremamente baixa. Assim, a tintura composta de benjoim não oclusiva é preferível ao colódio flexível.

A tintura composta de benjoim é melhor armazenada em recipientes herméticos, resistentes à luz. A exposição à luz solar direta ou ao calor excessivo deve ser evitada.

A tintura é originária do século XV ou XVI e, ao longo dos anos, provavelmente adquiriu mais sinônimos do que qualquer outra preparação oficial, a saber: bálsamo-dos-frades, gotas de Turlington, bálsamo-da-pérsia, bálsamo sueco, bálsamo-de-jerusalém, gotas de Wade, bálsamo-da-vida de Turlington.

TINTURA DE TIOMERSAL

As mesmas observações gerais sobre a solução tópica de tiomersal aplicam-se à tintura de tiomersal, com a diferença que o cloreto de sódio e o borato de sódio estão ausentes na tintura e o veículo consiste em água, acetona e aproximadamente 50% de etanol. Vários metais, entre eles o cobre, causam decomposição da tintura e, por essa razão, ela deve ser preparada e armazenada em recipientes de vidro ou outro material resistente. A monoetanolamina e a etilenodiamina são usadas como estabilizantes na solução e tintura oficiais, sendo consideradas eficazes devido à ação quelante de traços de metais, que podem estar presentes durante a preparação ou entrar na solução após seu preparo.

A preparação comercial apresenta cor laranja-avermelhada e fluorescência esverdeada. A mancha vermelha que fica na pele delimita a área de aplicação. É usada como antisséptico doméstico em escoriações e cortes e também na preparação de pacientes para a cirurgia.

SOLUÇÕES BUCAIS (ODONTOLÓGICAS)

Várias substâncias ativas são empregadas topicamente na boca para inúmeros propósitos, em diversos tipos de formas farmacêuticas. Entre os fármacos e preparações incluídos nesse grupo encontram-se:

- *Benzocaína:* anestésico tópico. Indicada para alívio temporário da dor, irritação e inflamação associadas à dentição, aplicações ortodônticas, uso de dentaduras novas ou não apropriadas e úlceras bucais.
- *Paraclorofenol canforado:* antisséptico dental. Um líquido constituído da mistura eutética de 65% de cânfora e 35% de paraclorofenol, usado em odontologia para esterilização de canais profundos.
- *Solução tópica de peróxido de carbamida:* antisséptico dental. Atua como limpador quimiomecânico e agente de clareamento pela liberação de oxigênio. O produto comercial (Gly-Oxide Liquid, Smith Kline Beecham) contém 10% de carbamida em glicerina anidra flavorizada.
- *Solução de cloreto de cetilpiridínio e pastilhas de cloreto de cetilpiridínio:* antisséptico local. Os produtos comerciais (Cepacol Enxaguatório Bucal/Gargle Cepacol Pastilhas) contêm 1:2.000 p/v e 1:15.000 p/v de cloreto de cetilpiridínio, respectivamente. São utilizados como antissépticos orais refrescantes. As pastilhas contêm álcool benzílico, que é usado como anestésico local nos casos de irritação da garganta.
- *Solução tópica de eritrosina sódica e comprimidos solúveis de eritrosina sódica*: auxiliares de diagnóstico. A solução é aplicada nos dentes para revelar placas deixadas por uma escovação inadequada. Os comprimidos são utilizados para o mesmo propósito e não devem ser engolidos.
- *Eugenol*: analgésico dentário. É aplicado topicamente em cavidades e próteses dentárias. O eugenol é um líquido amarelo-claro com odor aromático de cravo e sabor picante.
- Spray *oral de lidocaína:* anestésico tópico para uso odontológico. É administrado por meio de um *spray* dosificador, que libera 10 mg de lidocaína em cada aplicação. Geralmente são utilizados 20 mg por quadrante de gengiva ou mucosa oral (Spray Oral de Xilocaína, Astra).
- *Suspensão oral de nistatina:* antifúngico. Pode ser usado em infecções fúngicas orais, pela retenção da solução na boca pelo maior tempo possível antes de ingerir.
- *Substitutos de saliva:* são eletrólitos em uma base de carboximetilcelulose. São indicados para aliviar a boca e garganta secas, na xerostomia.
- *Solução oral de fluoreto de sódio e comprimidos de fluoreto de sódio:* profilático da cárie dentária. A solução é aplicada nos dentes ou diluída na água potável, que não contém a quantidade adequada de flúor; a solução diluída pode ser ingerida. Os comprimidos contendo 1,1 ou 2,2 mg de fluoreto de sódio são mastigados ou engolidos, se necessário.

- *Gel de fluoreto de sódio e de ácido fosfórico e solução tópica de ácido fosfórico:* profiláticos de cáries dentárias. O gel e a solução são aplicados nos dentes; contêm 1,23% de íon fluoreto e 1 % de ácido fosfórico.
- *Pasta dental de triancinolona acetonida:* anti-inflamatório tópico. Aplicado nas mucosas orais como pasta, na concentração de 0,1%.
- *Mistura de óxido zinco-eugenol:* materiais obturadores provisórios.

Além desses fármacos e preparações, muitos outros produtos para uso bucal estão disponíveis comercialmente. Alguns deles, como as soluções e pastilhas de uso odontológico, contêm substâncias medicamentosas, enquanto outros são usados para propósitos de higiene, como os dentifrícios, produtos para dentadura e enxaguatórios bucais. Esses produtos também são apresentados em uma ampla variedade de formas farmacêuticas – soluções, emulsões, unguentos, pastas, aerossóis, cuja preparação segue os procedimentos gerais esboçados neste livro. Um tipo de forma farmacêutica para uso bucal, as pastilhas, não foi descrito previamente.

SOLUÇÕES DIVERSAS

ÁGUAS AROMÁTICAS

As águas aromáticas são soluções aquosas claras, saturadas com óleos voláteis ou outras substâncias aromáticas ou voláteis. Nos dias atuais, as águas aromáticas são pouco usadas. No passado, eram preparadas a partir de várias substâncias voláteis, incluindo os óleos de flor de laranjeira, hortelã-pimenta, rosa, erva-doce, hortelã, gualtéria, além da cânfora e do clorofórmio. Naturalmente, os odores e sabores das águas aromáticas são provenientes das substâncias voláteis empregadas em sua preparação.

A maioria dessas substâncias exibe baixa solubilidade aquosa e, embora a solução possa ser saturada, sua concentração ainda é muito baixa. As águas aromáticas podem ser usadas para perfumar e flavorizar.

ÁCIDOS DILUÍDOS

As soluções aquosas de ácidos diluídos são preparadas por meio da diluição dos ácidos concentrados correspondentes com água purificada. Geralmente, a concentração de um ácido diluído é expressa em porcentagem de peso por volume (% p/v), ou seja, o peso de ácido em gramas por 100 mL de solução, enquanto a concentração do ácido concentrado costuma ser expressa em percentuais de peso por peso (% p/p), indicando o número de gramas de soluto por 100 g de solução. Para preparar um ácido diluído a partir de um ácido concentrado, é necessário calcular primeiro a quantidade de soluto necessária. Então, a quantidade exigida de ácido concentrado para fornecer a quantidade necessária de soluto pode ser determinada.

Por exemplo, o ácido clorídrico concentrado contém não menos que 35 g e não mais que 38 g de soluto (HCl absoluto) por 100 g, portanto, sua concentração média é considerada como sendo de 36,5% (p/p). O ácido clorídrico diluído contém de 9,5 a 10,5 g de soluto por 100 mL de solução e, então, sua concentração é cerca de 10% (p/v). Se a preparação de 100 mL do ácido diluído a partir do ácido concentrado for requerida, seriam necessários 10 g de soluto. A quantidade exigida de ácido clorídrico concentrado para a preparação dessa solução pode ser calculada pela seguinte relação:

$$\frac{36{,}5\,\text{g (soluto)}}{100\,\text{g (ácido concentrado)}} = \frac{10\,\text{g (soluto)}}{x\,\text{(gramas de ácido concentrado)}}$$

Calculando o x:

$$36{,}5x = 1.000\ \text{g}$$
$$x = 27{,}39\ \text{g de ácido concentrado}$$

Assim, 27,39 g de ácido concentrado são necessários para a preparação de 100 mL do ácido diluído. Embora a quantidade de ácido concentrado possa ser exatamente pesada, essa é uma tarefa incômoda e, como regra, alguns farmacêuticos preferem medir volumes de líquidos. Então, na preparação de ácidos diluídos, os cálculos também são feitos para determinar o volume de ácido concentrado correspondente à massa calculada. Visto que essa etapa requer o uso da densidade específica do ácido concentrado, uma breve revisão sobre o assunto é descrita a seguir.

Por definição, a densidade específica é a razão, expressa na forma decimal, entre a massa de uma substância e a massa de uma substância de referência de igual volume, ambas apresentando a mesma temperatura ou sendo reconhecida a temperatura de cada uma. A água é usada como substância de referência para líquidos e sólidos; o hidrogênio ou ar, para gases. Em farmácia, cálculos de densidade específica envolvem líquidos e sólidos, e a água é uma excelente substância de referência, pois encontra-se sempre disponível, sendo de fácil purificação.

A densidade da água é 1 g por centímetro cúbico a 4 °C. Como a USP considera 1 mL equivalente a 1 cc, em farmácia, presume-se que a água pese 1 g por mililitro. Pela seguinte equação, uma substância apresentando densidade como a da água teria densidade específica igual a 1,0:

$$d = \frac{\text{Massa da substância}}{\text{Massa de um volume igual de água}}$$

Para resolver essa equação, as mesmas unidades de massa devem ser usadas em cada parte da relação. Essas unidades anulam-se, e a relação é expressa na forma decimal.

A densidade específica indica a massa de uma substância em relação a um volume igual de água. Por exemplo, 10 mL de um líquido pesam 20 g. Um volume igual de água pesa 10 g, a razão é de 20:10, e a densidade específica é igual a 2,0. Isso indica que o líquido é duas vezes mais pesado do que a água. Pela mesma razão, um líquido que tem densidade específica de 0,5 possui a metade do peso da água; um líquido apresentando densidade específica de 0,8 tem oito décimos do peso da água, e assim por diante.

Se o volume e a densidade específica de um líquido forem conhecidos, sua massa pode ser calculada. Por exemplo, se o ácido clorídrico concentrado apresentar a densidade específica de 1,17, ele é mais pesado do que a água, e 100 mL do ácido pesariam 1,17 vez mais o mesmo volume de água. Visto que 100 mL de água pesam 100 g, 100 mL do ácido pesam 117 g.

Se a massa de um líquido e sua densidade específica forem conhecidos, o volume do líquido pode ser determinado. Por exemplo, um líquido que é duas vezes mais pesado do que a água tem densidade específica igual a 2,0 e ocupa a metade do volume que uma massa igual de água ocuparia. Se 100 g desse líquido forem substituídos na equação, conforme indicado a seguir, o volume do líquido será:

$$2{,}0 = \frac{100\,\text{g}}{\text{Massa de um volume igual de água}}$$

$$\text{Massa de um volume igual de água} = \frac{100\,\text{g}}{2{,}0} = 50\,\text{g}$$

Uma vez que 50 g é a massa de um volume igual de água, o volume de água deve ser 50 mL. Como o volume de água é igual ao volume do outro líquido, o líquido deve também medir 50 mL.

O volume representado por 27,39 g do ácido clorídrico concentrado pode ser determinado de modo semelhante, dividindo-se a massa de ácido concentrado por sua densidade específica e relacionando a massa de um volume igual de água ao volume de ácido:

$$\frac{27{,}39\text{ g}}{1{,}17} = 23{,}41\text{ mg ou massa de um volume igual de água}$$

Assim, como 23,41 g de água medem 23,41 mL e como isso é igual ao volume do ácido concentrado, este também mede 23,41 mL, e essa é a quantidade necessária para preparar 100 mL de ácido diluído 10% (p/v).

Já que o assunto foi compreendido, a seguinte fórmula simplificada pode ser usada para calcular a quantidade necessária de ácido concentrado para a preparação de um volume específico de um ácido diluído:

$$\frac{\text{Concentração do ácido diluído (\%, p/v)} \times \text{Volume de ácido diluído a ser preparado}}{\text{Concentração do ácido concentrado (\%, p/v)} \times \text{Densidade específica do ácido concentrado}}$$

$$= \text{volume de ácido concentrado}$$

Para a preparação de 100 mL de ácido clorídrico diluído a partir do ácido concentrado encontra-se:

$$\frac{10 \times 100\,\text{mL}}{36{,}5 \times 1{,}17} = \text{23,41 mL de ácido concentrado para uso}$$

A maioria dos ácidos diluídos tem concentração igual a 10% (p/v), com exceção do ácido acético diluído, cuja concentração é 6% (p/v). As concentrações desses ácidos são determinadas a partir daquelas geralmente empregadas para fins medicinais ou farmacêuticos. A concentração dos ácidos concentrados correspondentes varia muito de um para outro, dependendo das propriedades do soluto, como solubilidade, estabilidade e facilidade de preparação. Por exemplo, a concentração do ácido sulfúrico concentrado varia entre 95 e 98% (p/p), a do ácido nítrico, entre 69 e 71% (p/p), e a do ácido fosfórico, entre 85 e 88% (p/p). Assim, a quantidade de cada ácido concentrado necessária para preparar o ácido diluído correspondente varia muito e deve ser calculada individualmente.

Nos dias atuais, o emprego de ácidos diluídos é muito restrito. Entretanto, devido a seu efeito antibacteriano, o ácido acético é utilizado na concentração de 1% em compressas cirúrgicas, como solução para irrigação na concentração de 0,25%, e como espermicida em algumas preparações contraceptivas.

ESPÍRITOS

Os espíritos são soluções alcoólicas ou hidroalcoólicas de substâncias voláteis. A concentração alcoólica dos espíritos é elevada, acima de 60%. Devido à maior solubilidade das substâncias aromáticas ou voláteis em etanol do que em água, os espíritos podem conter uma concentração maior desses compostos do que as águas aromáticas. Quando misturados com água ou preparação aquosa, as substâncias voláteis presentes nos espíritos geralmente se separam da solução, formando uma preparação leitosa.

Os espíritos podem ser usados em farmácia como agentes flavorizantes e pelo valor terapêutico do soluto aromático. Como agentes flavorizantes, eles são usados para conferir sabor a outras preparações farmacêuticas. Para fins medicinais, os espíritos são administrados por via oral, aplicados externamente ou inalados, dependendo da preparação em particular. Quando administrados por via oral, eles são misturados com uma porção de água para reduzir a pungência. Dependendo das matérias-primas empregadas, podem ser preparados por dissolução simples, maceração ou destilação. Os espíritos oficiais descritos mais recentemente no USP-NF são os de amônia aromática, cânfora, hortelã e o composto de laranja.

SOLUÇÕES NÃO AQUOSAS

LINIMENTOS

Os linimentos são soluções alcoólicas ou oleaginosas ou emulsões de várias substâncias medicinais utilizadas para aplicação na pele. Os linimentos preparados em veículos alcoólicos ou hidroalcoólicos são úteis quando uma ação rubefaciente, contrairritante ou penetrante é desejada; linimentos oleaginosos são empregados principalmente quando a massagem é necessária. Por sua natureza, os linimentos oleaginosos são menos irritantes à pele do que os alcoólicos. Essas preparações não são aplicadas em áreas da pele que estejam escoriadas ou contundidas, pois podem causar irritação excessiva. O veículo deve ser selecionado dependendo do tipo de ação desejada (rubefaciente, contrairritante ou massageador), e da solubilidade dos componentes da formulação nos vários solventes. Para linimentos oleaginosos, o solvente pode ser um óleo fixo, como o de amêndoas, de amendoim, de gergelim ou de semente de algodão; uma substância volátil, como óleo de gualtéria; ou uma mistura de óleos fixos e voláteis.

Todos os linimentos devem conter no rótulo a indicação de que só podem ser utilizados externamente e jamais devem ser ingeridos. Os linimentos que se apresentam na forma de emulsão ou aqueles contendo solutos insolúveis devem ser agitados antes do uso, para assegurar a distribuição completa da fase dispersa; essas preparações devem ser rotuladas com a indicação AGITE ANTES DE USAR. Os linimentos devem ser armazenados em recipientes bem-fechados. Dependendo dos componentes individuais de cada um, eles são preparados da mesma maneira que as soluções, emulsões e suspensões.

COLÓDIOS

Os colódios são preparações líquidas compostas de piroxilina dissolvida em uma mistura de solventes, em geral etanol e éter, com ou sem substâncias ativas. A piroxilina (nitrocelulose, algodão-colódio), obtida pela mistura dos ácidos nítrico e sulfúrico no algodão, é constituída principalmente por celulose tetranitrada. Possui a aparência de algodão cru quando seca, mas é áspera ao toque. Encontra-se disponível no comércio geralmente umedecida com cerca de 30% de etanol ou outro solvente similar.

Uma parte de piroxilina é lenta, mas completamente solubilizada em 25 partes de uma mistura 3:1 de éter e etanol. Também é solúvel em acetona e ácido acético glacial. A piroxilina precipita da solução nesses solventes após adição de água. A piroxilina, como outros colódios, é muito inflamável e deve ser armazenada longe do fogo e em recipientes bem-fechados e protegidos da luz.

Os colódios são destinados a uso externo. Quando aplicados na pele com um pincel de pêlo de camelo ou aplicador de vidro, o solvente evapora com rapidez, deixando um filme residual de piroxilina. Isso fornece uma camada protetora oclusiva e, quando o colódio possui substâncias ativas, uma película de medicamento fica aderida à pele. Naturalmente, os colódios devem ser aplicados nos tecidos secos para que a adesão permaneça. Os produtos devem conter rótulos com a indicação SOMENTE PARA USO EXTERNO ou outras palavras de efeito semelhante.

Colódio

O colódio é um líquido viscoso, claro ou ligeiramente opalescente, preparado por meio da dissolução da piroxilina (4%, p/v) em uma mistura de éter e etanol na proproção de 3:1. A solução resultante é muito volátil e inflamável e deve ser conservada em recipiente hermético, longe do fogo e em temperatura que não exceda 30°C.

O produto é capaz de formar um filme protetor quando aplicado na pele, após a volatilização do solvente. O filme é útil para manter unidas as extremidades de uma incisão. Porém, sua presença na pele é incômoda por sua natureza inflexível. O produto descrito a seguir é flexível e tem maior aceitação.

Colódio flexível

O colódio flexível é preparado pela adição de 2% de cânfora e 3% de óleo de rícino ao colódio. O óleo de rícino confere flexibilidade ao produto, permitindo seu uso em áreas que normalmente se movimentam, como as articulações e os dedos, de modo confortável. A cânfora faz com que o produto se torne à prova d'água. Os médicos costumam aplicar uma camada sobre bandagens ou cortes suturados para torná-los à prova d'água e protegê-los do estresse externo.

Colódio de ácido salicílico

O colódio de ácido salicílico é uma solução de ácido salicílico a 10% em colódio flexível. É usado, por seu efeito queratolítico, para remoção de calos nos pés.

Os pacientes devem ser instruídos de maneira adequada quanto ao uso do colódio de ácido salicílico. Deve ser aplicada uma gota por vez do ácido no calo ou na verruga, deixando um tempo para secar antes que a próxima gota seja adicionada. Visto que o ácido salicílico pode irritar a pele saudável e normal, deve-se ter muito cuidado para assegurar que a aplicação seja feita diretamente no calo ou na verruga. Uma medida preventiva seria proteger a pele saudável adjacente com vaselina branca antes da aplicação. É de total necessidade o perfeito fechamento e armazenamento do produto devido à volatilidade do veículo.

MÉTODOS DE EXTRAÇÃO PARA PREPARAÇÃO DE SOLUÇÕES

Determinadas preparações farmacêuticas são obtidas por extração, isto é, pela remoção dos constituintes desejáveis de matérias-primas brutas por meio da ação de solventes nos quais os constituintes são solúveis. Matérias-primas brutas são partes de vegetais ou animais que não sofreram outros processos, a não ser coleta, limpeza e secagem. Como contêm vários componentes que podem ser solúveis em determinado solvente, os produtos de extração, chamados extratos, não possuem apenas uma única substância, mas várias, dependendo do material empregado e das condições da extração. As tinturas, os extratos fluidos e as soluções extrativas são os produtos farmacêuticos mais comumente preparados por extração.

As matérias-primas vegetais são constituídas por uma mistura heterogênea de substâncias, sendo que algumas são farmacologicamente ativas e outras inativas ou inertes. Entre os vários constituintes dos vegetais estão açúcares, amido, mucilagens, proteínas, albuminas, pectinas, celulose, gomas, sais inorgânicos, óleos fixos e voláteis, resinas, taninos, corantes e uma grande variedade de substâncias ativas, tais como alcaloides e glicosídeos. Os sistemas solventes empregados na extração são selecionados levando-se em consideração sua capacidade de dissolver a quantidade máxima de compostos ativos desejados e a mínima de substâncias indesejáveis.

Muitas vezes as substâncias ativas de uma planta pertencem ao mesmo grupo químico, possuem características de solubilidade similares e podem ser extraídas de maneira simultânea com um único solvente ou mistura de solventes. A extração concentra os componentes ativos da matéria-prima bruta e remove-os do material estranho. Na extração de substâncias a partir de matérias primas vegetais, o solvente ou a mistura de solventes é denominada *menstruum*; e o resíduo da planta, que é esgotado, marco.

A seleção do solvente utilizado na extração de um substrato bruto é baseada principalmente na sua capacidade para dissolver os componentes ativos. Embora seja provável que a água e o etanol e, em menor extensão, a glicerina, sejam os solventes mais empregados na extração, o ácido acético e os solventes orgânicos, como o éter, podem ser usados com propósitos especiais.

Devido a fácil disponibilidade, baixo custo e boa ação solvente para muitos componentes dos vegetais, a água é bastante utilizada na extração de substratos, em particular em combinação com outros solventes. Porém, como um único solvente, o emprego da água possui muitas desvantagens e poucas vezes ela é usada isoladamente. Em primeiro lugar, muitos dos constituintes ativos das plantas são compostos químicos orgânicos complexos, que são menos solúveis em água do que em etanol. Embora a água tenha grande ação solvente para alguns componentes, como açúcares, gomas, amidos, corantes e taninos, a extração da maioria deles não é particularmente desejável. A água também tende a extrair compostos que se separam da solução extrativa quando esta é deixada em repouso, levando à formação do resíduo. Enfim, a menos que sejam conservadas, as preparações aquosas servem como excelente meio para o crescimento de fungos, leveduras e bactérias. Quando apenas a água é empregada como solvente, o etanol é muitas vezes adicionado à solução extrativa ou à preparação final como conservante antimicrobiano.

As misturas hidroalcoólicas talvez sejam os solventes mais versáteis e mais amplamente empregados. Elas combinam os efeitos solventes da água e do etanol, e a completa miscibilidade desses dois agentes permite que sejam feitas várias combinações, de modo a obter a mistura ideal para a extração de um princípio ativo de determinado substrato. Um solvente hidroalcoólico confere proteção contra a contaminação microbiana e ajuda a prevenir a separação do material extraído quando o extrato é deixado em repouso. O etanol é usado isoladamente como solvente apenas quando necessário, pois é mais caro que as misturas hidroalcoólicas.

A glicerina, um bom solvente para muitas substâncias de origem vegetal, é empregada em algumas ocasiões como cossolvente em misturas com água ou etanol, devido a sua capacidade de extrair e prevenir a precipitação de materiais inertes. É muito útil para prevenir a separação de taninos e produtos de oxidação de taninos das soluções extrativas. Como a glicerina possui ação conservante, dependendo de sua concentração no produto final, também contribui para a estabilidade do extrato.

MÉTODOS DE EXTRAÇÃO

Os principais métodos de extração de substâncias vegetais são a maceração e a percolação. A seleção do método de extração para determinado substrato depende de vários fatores, incluindo a natureza do material de partida, sua adaptabilidade a cada um dos vários métodos de extração e o interesse em obter uma extração completa ou parcial.

A combinação de maceração e percolação é frequentemente empregada na extração de um substrato bruto. Primeiramente, a matéria-prima é submetida à maceração para que o solvente amoleça os tecidos da planta e dissolva muitos dos constituintes ativos. Após, a percolação é realizada para separar a solução extrativa do marco.

Maceração

O termo maceração vem do latim *macerare*, que significa embeber. É o processo no qual a matéria-prima, adequadamente triturada, é colocada em contato com o solvente para que seja embebida, até que o tecido seja amolecido e o solvente penetre na célula e dissolva os constituintes solúveis.

Na maceração, a matéria-prima a sofrer extração é colocada em um recipiente de boca larga com o solvente; o recipiente é bem-fechado e o conteúdo é agitado repetidamente por um período que varia de 2 a 14 dias. A agitação permite a renovação do solvente em contato com a superfície da matéria-prima triturada. Uma alternativa para a agitação repetida consiste em colocar o produto em um saco de pano poroso, que é amarrado e suspenso na porção superior do solvente, de modo semelhante a um saco de chá que fica suspenso na água para a preparação de uma xícara da bebida. Quando os componentes solúveis dissolvem-se no solvente, tendem a sedimentar, devido ao aumento da densidade específica do líquido, decorrente do aumento de peso. Imersões ocasionais do saco contendo a matéria-prima aumentam a velocidade da extração. A solução extrativa é separada do marco pela prensagem do saco, que é posteriormente lavado com solvente limpo; as soluções de lavagem devem ser adicionadas ao extrato. Se a maceração for executada sem colocar a matéria-prima em um saco, o marco pode ser removido por coagem e/ou filtração e lavado pela adição de solvente limpo.

A maceração é o método de extração mais eficiente para substrato que contêm pouco ou nenhum material celular, como benjoim, babosa e tolu, que se dissolvem quase completamente no solvente.

A maceração é realizada em temperatura de 15 a 20°C durante três dias ou até que os componentes solúveis sejam dissolvidos.

Percolação

O termo *percolação* vem do latim *per*, que significa através, e *colare*, que significa filtrar, e pode ser descrito como um processo no qual uma matéria-prima, previamente triturada, libera seus componentes solúveis pela passagem lenta de um solvente através dela. A matéria-prima é colocada num aparelho especial de extração, chamado percolador, e a solução extrativa obtida é denominada percolado. A maioria das extrações de substrato é realizada por percolação, processo idêntico pelo qual o café é rotineiramente preparado.

Na percolação, o fluxo do solvente que atravessa uma coluna de material ocorre em geral em direção ao orifício da saída do percolador, sendo puxado pela ação da gravidade e pelo peso da coluna de líquido. Em certos equipamentos de percolação especializados e mais sofisticados, uma pressão adicional é exercida sobre a coluna, criando pressão de ar positiva na entrada e sucção na saída.

Os percoladores variam muito em função de sua forma, capacidade, composição e, principalmente, utilidade. Os percoladores empregados para a preparação de extratos em grande escala são geralmente de aço inoxidável ou constituídos por recipientes de metal revestidos com vidro, que variam muito em tamanho e modo de operação. Percoladores utilizados para extrair princípios ativos de folhas, por exemplo, podem ter de 6 a 8 pés de diâmetro e de 12 a 18 pés de altura*. Os percoladores utilizados para extrair outras partes de vegetais, como sementes, que são mais densas do que as folhas e são compactadas em maior extensão, apresentam tamanho muito menor. Alguns percoladores industriais especiais são desenvolvidos para realizar operações a quente; em outros, a pressão é utilizada para forçar a passagem do solvente pela da coluna de material.

A percolação em pequena escala costuma envolver o uso de percoladores de vidro de várias formas, permitindo a extração de quantidades pequenas (até 1.000 g) de extrato vegetal. O formato dos percoladores utilizados nos laboratórios e para produção em pequena escala pode ser (a) cilíndrico, com pouco ou nenhum afunilamento, exceto na saída; (b) redondo, mas com um afunilamento na saída do solvente; e (c) cônico ou em formato de funil. Cada tipo possui uma utilidade especial na extração de substratos vegetais.

O percolador cilíndrico é particularmente usado para a extração completa de substratos com um gasto mínimo de solvente. Uma vez que o material de partida é colocado em uma coluna alta e estreita (em vez de baixa e larga), as partículas do material são mais expostas à passagem do solvente.

O percolador em formato de funil é usado para materiais que entumescem durante a maceração, porque o grande volume da porção superior do equipamento permite a expansão da coluna com pouco risco de compactação ou quebra do percolador.

EXEMPLOS DE PREPARAÇÕES OBTIDAS POR EXTRAÇÃO

Extratos fluidos

Os extratos fluidos são preparações líquidas de substratos vegetais obtidas por percolação. Eles contêm etanol como solvente, conservante, ou ambos, e são preparados de modo que cada mililitro contenha os constituintes ativos contidos em 1 g de substrato. Devido a sua natureza concentrada, diversos extratos fluidos são considerados muito potentes para ser administrados de modo seguro, e seu uso como tal é quase inexistente na medicina. Além disso, muitos deles são extremamente amargos para ser aceitos pelos pacientes. Portanto, atualmente, a maioria dos extratos fluidos é modificada pela adição de um flavorizante ou edulcorante antes do uso, ou eles são empregados como matéria-prima para a preparação de outras formas farmacêuticas líquidas, como os xaropes.

Extratos

Os extratos são preparações concentradas de substratos animais ou vegetais, obtidas por remoção dos constituintes ativos por um solvente adequado, evaporação de todo ou quase todo solvente e ajuste das massas residuais ou extrativos de modo a atender às especificações.

Os extratos são preparações potentes, normalmente 2 a 6 vezes mais potentes que o substrato. Eles contêm principalmente os constituintes ativos da matéria-prima bruta, além de uma grande porção de componentes inativos e estruturais do material de partida. Sua função é fornecer, em quantidades pequenas e em uma forma física conveniente e estável, a atividade medicinal da planta a partir da qual ele foi obtido. Como tal, eles são usados na formulação de produtos farmacêuticos.

A percolação é empregada para remover os componentes ativos da matéria-prima na preparação da maioria dos extratos, sendo que o volume

*N. de R.T. 1 pé = 30,48 cm.

do percolado em geral é reduzido por destilação sob pressão reduzida, para diminuir o calor necessário para a evaporação do solvente e proteger as substâncias contra a decomposição térmica. A extensão da remoção do solvente determina as características físicas finais do extrato. Extratos são produzidos em três formas: (a) extratos semilíquidos ou com consistência xaroposa, preparados sem a intenção de remover todo o solvente; (b) pilular (firme) ou extratos apresentando consistência plástica, preparados com a remoção de quase todo o solvente; e (c) extratos secos, obtidos pela remoção de todo o solvente até o ponto possível ou viável. Os extratos pilulares e secos diferem entre si apenas na quantidade de solvente remanescente, mas cada um apresenta vantagens do ponto de vista farmacêutico, em decorrência de sua forma física. Por exemplo, o extrato pilular é preferido para a manipulação de formas farmacêuticas plásticas, como um unguento ou uma pasta, ou quando um material flexível facilita a manipulação, enquanto a forma pulverizada é preferida para a preparação de outras formas farmacêuticas, como pós, cápsulas e comprimidos.

ESTUDO DE CASO FARMACOTÉCNICO

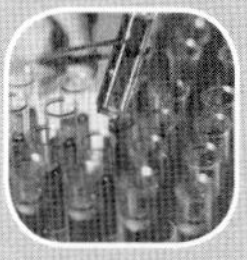

Informação subjetiva

Você tem a responsabilidade de formular uma nova solução de uso oral contendo um descongestionante nasal (fenilefrina) e um supressor da tosse (dextrometorfano) para o tratamento dos sintomas do resfriado ou da gripe. A solução deve apresentar aparência e sabor agradáveis, ser estável e conservada e possuir a concentração adequada, de modo que 1 a 2 colheres de chá possam ser usadas para a administração em crianças de 6 a 12 anos.

Informação objetiva

O *cloridrato de fenilefrina* ($C_9H_{13}NO_2$)HCl, massa molecular 203,67, é o sal selecionado para a preparação desse medicamento. O cloridrato de fenilefrina apresenta-se na forma de cristais brancos ou quase brancos, inodoros e de sabor amargo. Funde em 140 a 145°C. É facilmente solúvel em água e etanol. É estável em solução com pH abaixo de 7,0. Acima desse pH, a degradação ocorre aparentemente envolvendo a cadeia lateral e perda da função amina secundária; o grupo fenólico permane-ce intacto. A presença de metais pesados, em especial o cobre, pode catalisar a decomposição. Possui duas constantes de dissociação (pK_a): até 8,77 e até 9,84.

O dextrometorfano ($C_{18}H_{25}NO$, peso molecular 271,40) é um pó cristalino, quase branco ou levemente amarelado e inodoro, e funde em 109,5 a 112,5°C. É praticamente insolúvel em água. O bromidrato de dextrometorfano ($C_{18}H_{25}NO.HBr.H_2O$, peso molecular 370,32) ocorre como cristais brancos ou um pó cristalino de odor característico, com uma faixa de fusão de 124 a 126°C. É facilmente solúvel em etanol. É estável em soluções aquosas e hidroalcoólicas.

Avaliação

Os dois fármacos devem ser solúveis e estáveis em solução oral levemente ácida de água e etanol. O veículo deve ser espessado com um doador de viscosidade e também edulcorado e flavorizado. Esses fármacos são amargos, portanto um flavorizante que mascare o sabor deve ser selecionado. A adição de uma pequena quantidade de mentol pode ser considerada para melhorar o paladar. Um conservante apropriado deve ser selecionado.

Plano

Uma solução contendo água, etanol (concentração baixa, como 5%) e glicerina (10%), ajustada a um valor de pH entre 4 e 5 deve ser satisfatória. A sacarose pode ser adicionada como edulcorante (40%) e também por seu efeito de aumentar a viscosidade. Esta solução pode ser depois espessada com metilcelulose (0,5%) ou outro derivado de celulose comumente empregado em preparações líquidas orais. Uma pequena quantidade de sorbitol (10%) pode dar sensação de suavidade quando em contato com a boca. Várias combinações de flavorizantes podem ser usadas, mas os sabores framboesa e *marshmallow* funcionam melhor para mascarar o sabor amargo. Uma mistura de metilparabeno 0,05% e propilparabeno 0,02% pode ser usada como conservante. A adição de 0,25% de mentol auxilia na melhoria do sabor, além de conferir aroma à preparação.

ESTUDO DE CASO CLÍNICO

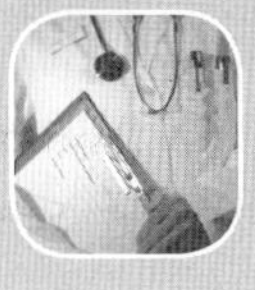

Certa noite, na farmácia local, o farmacêutico presta atenção em uma senhora que está procurando algo, sem ajuda, no setor de medicamentos de venda livre. Pretendendo auxiliar, ele se aproxima da senhora e pergunta se quer alguma ajuda. Ela responde: "Meu marido e eu partiremos em férias para a Flórida amanhã, e meu filho fica enjoado quando viaja de avião. Eu estava tentando encontrar algo que ele possa tomar para o enjoo". Após questioná-la, ele descobre que seu filho de 5 anos é exigente e não toma comprimidos, incluindo os mastigáveis. O farmacêutico lembra uma situação semelhante, na qual ele manipulou uma solução oral de dimenidrinato (Dramamine) e perguntou à senhora se essa poderia ser uma opção para seu filho. A senhora agradeceu e perguntou se ele poderia preparar a solução para a manhã do dia seguinte. Ele disse que sim, mas antes obteve as seguintes informações acerca do menino J.M.:

História do paciente: Enjoo
Infecções do ouvido recorrentes

História familiar: Mãe (-)
Pai (+) para hipertensão

Uso de medicamentos: Nenhum

Alergia: Nenhuma alergia conhecida a medicamento

Plano de atenção farmacêutica

S: Mãe afirma que seu filho é exigente e não toma comprimidos, incluindo os mastigáveis.

O: O dimenidrinato é o medicamento de venda livre mais comumente empregado para enjoos e não está mais disponível na forma líquida.

A: J.M. é um menino de 5 anos que tem enjoo quando viaja de avião, e sua família está saindo em férias pela manhã. Devido ao fato de o paciente não ingerir comprimidos, o farmacêutico planeja preparar uma solução oral de dimenidrinato. O paciente não possui qualquer condição ou precedente que faça com que o uso desse fármaco seja contraindicado.

P: 1. O farmacêutico decide manipular o produto; ele deve primeiro buscar informações sobre a solubilidade e estabilidade do dimenidrinato. Para isso, consulta o Remington (10), no qual encontra que o dimenidrinato é pouco solúvel em água e facilmente solúvel em etanol e clorofórmio.

2. Embora o farmacêutico tenha preparado essa solução anteriormente, não lembra exatamente como fez; entretanto, lembra que no ***US Pharmacist*** existe uma seção mensal sobre manipulação de medicamentos e acha que pode ser útil. Procura informações nessa revista até que encontra um artigo intitulado "Solução oral evita enjoos" (10). Ele então lê o artigo para rever como deve preparar a solução.

3. Segundo os métodos de preparação descritos no artigo, o farmacêutico prepara a seguinte formulação:

Prescrição: Dimenidrinato 12,5 mg/5 mL de solução oral.

Dimenidrinato	250 mg
Glicerina	q.s.p.
Ora-Plus	50 mL
Ora-Sweet ou Ora-Sweet NF	q.s.p. 100 mL

4. Conforme o artigo sugere, ele acondiciona a solução em um frasco bem-fechado, resistente à luz. Além disso, rotula o frasco com o seguinte aviso TOMAR CONFORME ORIENTADO, MANTER FORA DO ALCANCE DE CRIANÇAS, PODE CAUSAR SONOLÊNCIA, O CONTEÚDO RESTANTE DEVE SER DESCARTADO (seis meses a partir da data de preparação).

5. O farmacêutico trabalhará pela manhã, então planeja aconselhar a senhora sobre o medicamento que dará a seu filho. Com base nas orientações sobre o dimenidrinato, uma criança de 5 anos deve tomar um quarto a meio comprimido a cada 6 a 8 horas, não excedendo um comprimido e meio em 24 horas. Cada comprimido contém 50 mg de dimenidrinato e a solução oral contém 12,5 mg/5 mL. Assim, o farmacêutico deve instruir a senhora para dar a J.M. 1 a 2 colheres de chá a cada 6 a 8 horas, não administrando mais que cinco colheres em 24 horas. Visto que o início de ação do fármaco ocorre em 30 minutos, o farmacêutico recomenda que o menino tome a primeira dose cerca de 30 minutos antes da saída do voo.

(continua)

ESTUDO DE CASO CLÍNICO *(continuação)*

6. Além da dose, ele orienta a mãe acerca dos efeitos adversos. O mais comum é a sonolência, que pode ser útil nessa situação. Outros efeitos adversos incluem secura na boca e constipação. Entretanto, eles podem ser aliviados ou evitados pela ingestão de líquidos.
7. Finalmente, o farmacêutico informa à mãe que a solução pode ser armazenada na temperatura ambiente, até a data de validade. Após essa data, o medicamento deve ser descartado. Ele também fornece a bula contendo informações sobre o dimenidrato, com os comprimidos restantes, para que ela e sua família tenham acesso a essas informações, que devem acompanhar o produto (09, 10).

APLICANDO OS PRINCÍPIOS E CONCEITOS

ATIVIDADES EM GRUPOS

1. Compare as propriedades dos vários solventes usados nas formas farmacêuticas líquidas.
2. Liste preparações farmacêuticas que utilizam os seguintes solventes: álcool etílico, álcool etílico diluído, álcool etílico desnaturado, glicerina, álcool isopropílico, propilenoglicol e água purificada.
3. Consulte o *Center for Drug Evaluation and Research's Data Standards Manual* no site da FDA e identifique quais formas farmacêuticas são líquidas.
4. Discuta pontos pertinentes sobre a orientação do paciente em relação às forma farmacêutica líquidas.
5. Defina e explique os usos e as contraindicações das seguintes formas farmacêuticas: xaropes, elixires, soluções tópicas, tinturas e extratos fluidos.
6. Reúna algumas prescrições de medicamentos manipulados que usam líquidos em sua formulação.
7. Liste situações terapêuticas e específicas do paciente em que a utilização de formas farmacêuticas líquidas alcoólicas seria contraindicada.
8. Descreva indicações comuns de soluções orais e como essas formulações líquidas melhoraram a adesão do paciente ao tratamento.

ATIVIDADES INDIVIDUAIS

1. Liste os produtos comercializados sob prescrição ou de venda livre que utilizam os seguintes solventes: álcool etílico, álcool etílico USP, álcool etílico diluído, álcool etílico desnaturado, glicerina, álcool isopropílico desnaturado, propilenoglicol e água purificada.
2. Identifique duas vantagens da água purificada obtida por deionização em comparação à destilação.
3. Descreva dois métodos utilizados para aumentar a taxa de dissolução do soluto em determinado solvente e forneça um exemplo de cada.
4. Liste quatro componentes principais dos xaropes e a função de cada um na formulação final.
5. Construa uma tabela com os quatro métodos gerais de preparação dos xaropes, incluindo as vantagens e desvantagens de cada método.
6. Identifique a função dos elixires não medicamentosos e os aspectos que o farmacêutico deve considerar na seleção do veículo.
7. Compare e diferencie as soluções aquosas das não aquosas.
8. Liste os fatores que determinam o método mais apropriado para a extração de substâncias ativas.
9. Explique como a forma farmacêutica final pode ser afetada pelo processo de extração.

REFERÊNCIAS

1. United States Pharmacopeia 31–National Formulary 26. Rockville, MD: U.S. Pharmacopeial Convention, 2008.
2. Pure water handbook. Minnetonka, MN: Osmonics, 1991.
3. Chemburkar PB, Joslin RS. Effect of flavoring oils on preservative concentrations in oral liquid dosage forms. J Pharm Sci 1975; 64:414–441.
4. Gossel TA. Oral rehidration solutions. US Pharmacist 1987; 12:90–98.
5. Handbook on extemporaneous formulations. Bethesda. MD: American Society of Hospital Pharmacists, 1987.
6. Pesko LJ. Compounding: oral liquids. Am Druggist 1993; 208:49.
7. Allen LV Jr. The Art, Science and Technology of Pharmaceutical Compounding. Washington DC. American Pharmaceutical Association, 2008.
8. Murphy D. Ipecac misuse by bulimics: APhA launches educational campaign. Am Pharm 1985; NS25: 264–265.
9. Gennaro AR. Remington: The science and practice of pharmacy, 21st Ed. Philadelphia, PA: Lippincott Williams & Wilkins, 2006; 745-756.
10. Allen LV Jr. Oral solution stops motion sickness. U.S. Pharm 2002; Aug: 64–65.

CAPÍTULO

14 Sistemas dispersos

OBJETIVOS

Após ler este capítulo, o estudante será capaz de:

1. Diferenciar entre uma suspensão, uma emulsão, um gel e um magma.
2. Comparar os diferentes sistemas dispersos e listar vantagens e desvantagens de cada sistema.
3. Comparar e diferenciar as seguintes teorias da emulsificação: tensão superficial, cunha orientada e filme interfacial.
4. Definir e diferenciar os seguintes termos: liofóbico, liofílico, hidrofílico, hidrofóbico, anfifílico, embebimento, intumescimento, sinerese, tixotropia e xerogel.
5. Avaliar e selecionar um sistema disperso adequado e a forma de administração para determinada finalidade, população de pacientes e/ou situação.

Este capítulo trata dos principais tipos de preparações líquidas contendo fármacos não dissolvidos ou imiscíveis que se encontram uniformemente distribuídos em veículo. Nessas preparações, a substância que se encontra distribuída é conhecida como *fase dispersa*, e o veículo é denominado *fase dispersante*, ou meio dispersante. Em conjunto, produzem um sistema disperso.

Geralmente, as partículas da fase dispersa são materiais sólidos insolúveis no meio dispersante. No caso das emulsões, a fase dispersa é um líquido insolúvel e imiscível na fase dispersante. A emulsificação resulta na dispersão do líquido na forma de finas gotículas, na fase dispersante. No caso de um aerossol, a fase dispersa pode ser formada por pequenas bolhas de ar em uma solução ou emulsão. As dispersões também podem consistir em um líquido (solução ou suspensão) disperso no ar.

As partículas da fase dispersa variam muito de tamanho, desde partículas grandes e visíveis a olho nu, até aquelas de dimensão coloidal variando entre 1 nm e 0,5 μm. Uma discussão sobre as diferenças entre partículas e moléculas é fornecida na Cápsula de Física Farmacêutica 14.1. As dispersões contendo partículas grandes, em geral de 10 a 50 μm, são referidas como *dispersões grosseiras* e compreendem as *suspensões* e as *emulsões*. As dispersões que contêm partículas de menor tamanho são conhecidas como *dispersões finas* (0,5 a 10 μm), e se as partículas tiverem dimensões coloidais, são denominadas de *dispersões coloidais*. Os *magmas* e os *géis* constituem as dispersões finas.

Devido, em grande parte, à sua maior dimensão, as partículas de uma dispersão grosseira apresentam maior tendência a se separar do meio dispersante do que as das dispersões finas. A maioria dos sólidos em suspensão tende a se depositar no fundo do recipiente, pois eles são mais densos do que a fase dispersante, enquanto muitos dos líquidos emulsificados para uso oral são óleos e em regra têm menor densidade que o meio aquoso em que estão dispersos, tendendo a subir para a superfície da preparação. A redistribuição completa e uniforme da fase dispersa é essencial para a administração de doses exatas. Para uma forma farmacêutica preparada de maneira adequada, isso é conseguido por meio da agitação moderada do recipiente.

Este capítulo enfoca as dispersões administradas oral ou topicamente. Os mesmos princípios

CÁPSULA DE FÍSICA FARMACÊUTICA **14.1**

Partículas *versus* moléculas

Partículas de fármacos podem variar de agregados de duas ou mais moléculas a milhões de moléculas. O termo "partícula" não deve ser confundido com o termo "molécula". A molécula é uma pequena unidade de qualquer composto químico que possui todas as propriedades nativas daquele composto. Partículas são constituídas de várias moléculas, geralmente no estado sólido (mas pode ser líquido ou gasoso). A dissolução é uma transformação sólido-líquido que converte partículas sólidas de fármacos em moléculas individualizadas dissolvidas no líquido. Até mesmo a menor partícula invisível de fármaco contém bilhões de moléculas. A maioria das moléculas pequenas ou não proteicas de fármacos orgânicos tem massa molar entre 150 e 500.

EXEMPLO

Vamos ver quantas moléculas estão presentes em uma partícula de 1 ng de ibuprofeno com massa molar de 206.

$$\frac{(1\,\text{ng})(1\,\text{g})(6{,}02 \times 10^{23}\,\text{moléculas})}{(\text{partícula})(1 \times 10^{9})(206\,\text{g})(\text{mol})} = 2{,}923 \times 10^{12}\ \text{moléculas}$$

Isso ilustra que uma partícula invisível de 1 ng contém 2.923.000.000.000 moléculas.

farmacotécnicos básicos aplicam-se aos sistemas dispersos administrados por outras vias. Entre eles, estão as suspensões oftálmicas e otológicas e as estéreis para injeção, que serão tratadas nos capítulos 17 e 15, respectivamente.

SUSPENSÕES

As suspensões podem ser definidas como preparações que contêm partículas de fármaco divididas finamente (*fase interna*), distribuídas de modo uniforme em um veículo no qual esse fármaco exibe solubilidade mínima. Algumas suspensões já se encontram prontas para uso, ou seja, as partículas já estão dispersas devidamente em um veículo líquido, contendo ou não estabilizantes e outros adjuvantes farmacêuticos (Fig. 14.1). Outras preparações estão disponíveis na forma de pós destinados à suspensão em veículos líquidos. Esse tipo de produto consiste em uma mistura de pós, contendo o fármaco e agentes suspensores, que deve ser diluída e agitada com uma quantidade específica do veículo, quase sempre água purificada. A Figura 14.2 ilustra uma preparação desse tipo de produto. Os fármacos instáveis (p. ex., muitos antibióticos) apresentam-se na maioria das vezes como pó para reconstituição, por meio de um veículo aquoso, no momento da administração. Esse tipo de preparação é designado na United States Pharmacopeia (USP) como "para suspensão oral". As suspensões que não necessitam reconstituição no momento da administração são simplesmente designadas como "suspensão oral".

RAZÕES PARA O USO DE SUSPENSÕES

Existem várias razões para preparar suspensões. Uma delas é que determinadas substâncias são quimicamente instáveis em solução, porém estáveis em suspensão. Nesses casos, a suspensão garante estabilidade química, enquanto permite a administração de uma forma farmacêutica líquida. Para muitos pacientes, a forma líquida é preferível à sólida devido à maior facilidade de deglutição e flexibilidade da administração de diferentes doses. Isso é particularmente vantajoso para lactentes, crianças e idosos. Além disso, a desvantagem em relação ao sabor desagradável de alguns fármacos em solução é contornada quando eles são administrados na forma de partículas não dissolvidas de uma suspensão oral. De fato, certos fármacos apresentando sabor desagradável têm sido quimicamente modificados para obter formas insolúveis no veículo desejado com o único propósito de preparar um líquido com paladar mais agradável. Por exemplo, o estolato de eritromicina, éster de eritromicina insolúvel em água, foi desenvolvido com o intuito de preparar uma forma farmacêutica líquida palatável desse fármaco, resultando na suspensão oral de estolato de eritromicina USP. O uso de formas insolúveis de fármacos em suspensões reduz muito a dificulda-

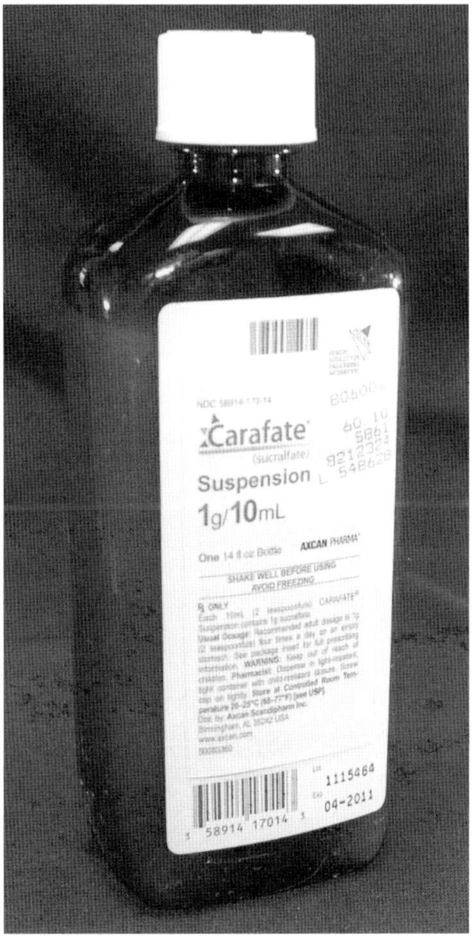

FIGURA 14.1 Suspensão oral comercial.

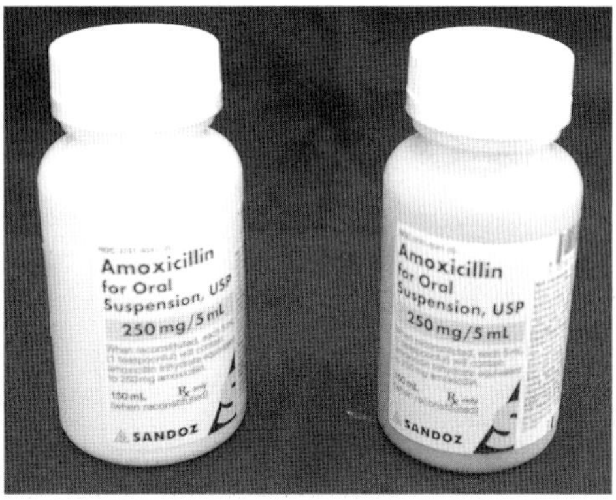

FIGURA 14.2 Preparação comercial de antibiótico para suspensão oral após reconstituição com água purificada. À *esquerda* está a mistura de pós. À *direita* há a suspensão após reconstituição, com a quantidade específica de água purificada.

de de mascarar sabores no desenvolvimento farmacotécnico, e a escolha dos flavorizantes a serem usados em determinada suspensão pode ser baseada nas preferências de sabor, e não em sua capacidade de mascarar sabores desagradáveis. Na maioria das vezes, as suspensões orais são aquosas e o veículo é flavorizado e edulcorado, de modo a satisfazer as preferências de sabor do paciente.

CARACTERÍSTICAS DESEJADAS DE UMA SUSPENSÃO FARMACÊUTICA

Existem muitos fatores que devem ser considerados no desenvolvimento e na preparação de uma suspensão farmacêutica. Além de eficácia terapêutica, estabilidade química dos componentes da formulação, durabilidade da preparação e aparência – qualidades necessárias em todas as formas farmacêuticas –, algumas outras características aplicam-se de forma específica às suspensões:

1. Uma boa suspensão deve apresentar sedimentação lenta e ser redispersada com facilidade após agitação suave do recipiente.
2. O tamanho de partícula da fase dispersa deve permanecer constante por longos períodos.
3. A suspensão deve escoar rápida e uniformemente do recipiente.

Essas características das suspensões, que dependem da natureza da fase dispersa, do meio dispersante e da escolha dos adjuvantes farmacêuticos, serão discutidas aqui de maneira sucinta.

VELOCIDADE DE SEDIMENTAÇÃO DAS PARTÍCULAS DE UMA SUSPENSÃO

Os vários fatores envolvidos na velocidade de sedimentação das partículas de uma suspensão estão representados na equação da lei de Stokes, que é demonstrada na Cápsula de Física Farmacêutica 14.2.

A equação de Stokes foi obtida a partir de uma situação ideal, na qual partículas uniformes e perfeitamente esféricas de uma suspensão diluída sedimentam sem causar turbulência, sem colidir com as outras partículas da fase interna e sem ter atração química ou física ou afinidade pelo meio dispersante. É óbvio que a equação de Stokes não se aplica a uma suspensão farmacêuti-

CÁPSULA DE FÍSICA FARMACÊUTICA 14.2

Equação de Stokes e velocidade de sedimentação

Equação de Stokes:

$$\frac{dx}{dt} = \frac{d^2(\rho_i - \rho_e)g}{18\eta}$$

Em que

- dx/dt é a velocidade de sedimentação;
- d, o diâmetro das partículas;
- ρ_1, a densidade da partícula;
- ρ_2, a densidade do meio;
- g, a constante gravitacional; e
- η, a viscosidade do meio.

Vários fatores podem ser ajustados para melhorar a estabilidade física das suspensões, incluindo o diâmetro das partículas e a densidade e viscosidade do meio. O efeito causado pela mudança desses fatores é ilustrado no seguinte exemplo.

EXEMPLO

Um pó apresenta densidade de 1,3 g/cc e diâmetro médio de 2,5 µg (supondo que as partículas sejam esféricas). De acordo com a lei de Stokes, esse pó sedimentará em água (viscosidade de 1cps) em uma velocidade de:

$$\frac{(2{,}5 \times 10^{-4})^2 (1{,}3 - 1{,}0)\,(980)}{18 \times 0{,}01} = 1{,}02 \times 10^{-4}\,\text{cm/s}$$

Se o tamanho da partícula do pó for reduzido para 0,25 µm e a água ainda for usada como veículo, as partículas sedimentarão nesta velocidade:

$$\frac{(2{,}5 \times 10^{-5})^2 (1{,}3 - 1{,}0)\,(980)}{18 \times 0{,}01} = 1{,}02 \times 10^{-6}\,\text{cm/s}$$

Conforme evidenciado, a redução do tamanho da partícula em 10 vezes resulta na diminuição da velocidade de sedimentação em cerca de 100 vezes. Esse efeito resulta do fato de que o diâmetro da partícula, na equação de Stokes, é elevado ao quadrado.

Se uma fase dispersante como a glicerina for empregada no lugar da água, ocorrerá um decréscimo maior na velocidade de sedimentação. A glicerina apresenta densidade de 1,25 g/mL e uma viscosidade de 400 cps. A velocidade de sedimentação das partículas apresentando 2,5 µm será:

$$\frac{(2{,}5 \times 10^{-4})^2 (1{,}3 - 1{,}25)\,(980)}{18 \times 4} = 4{,}25 \times 10^{-8}\,\text{cm/s}$$

A velocidade de sedimentação das partículas apresentando 0,25 µm agora será:

$$\frac{(2{,}5 \times 10^{-5})^2 (1{,}3 - 1{,}25)\,(980)}{18 \times 4} = 4{,}25 \times 10^{-10}\,\text{cm/s}$$

O resumo desses resultados é demonstrado na seguinte tabela:

CONDIÇÃO	VELOCIDADE DE SEDIMENTAÇÃO (CM/S)
partículas de 2,5 µm em água	$1{,}02 \times 10^{-4}$
partículas de 0,25 µm em água	$1{,}02 \times 10^{-6}$
partículas de 2,5 µm em glicerina	$4{,}25 \times 10^{-8}$
partículas de 0,25 µm em glicerina	$4{,}25 \times 10^{-10}$

(continua)

CÁPSULA DE FÍSICA FARMACÊUTICA **14.2** *(continuação)*

Como demonstrado nesta tabela, a alteração da fase dispersante resulta em maior mudança na velocidade de sedimentação das partículas. A redução da velocidade de sedimentação das partículas também contribui de modo significativo para a estabilidade da suspensão. Tais fatores são importantes na formulação de suspensões fisicamente estáveis.

ca usual, na qual as partículas apresentam formas irregulares e tamanhos diferentes, e cuja queda resulta em turbulência e colisão, além de a fase dispersa também poder ter alguma afinidade pelo meio da suspensão. No entanto, os conceitos básicos da equação fornecem indicações válidas dos fatores envolvidos na preparação das suspensões, orientando em relação aos ajustes que podem ser feitos na formulação para diminuir a velocidade de sedimentação.

É evidente, a partir da equação, que a velocidade de sedimentação é maior para as partículas grandes do que para as menores, quando todos os outros fatores permanecem constantes. A redução do tamanho das partículas da fase dispersa produz diminuição da *velocidade* de sedimentação. Além disso, quanto maior a densidade das partículas, maior a velocidade de sedimentação, contanto que a densidade do veículo não seja alterada. Devido ao fato de veículos aquosos serem usados nas suspensões farmacêuticas orais, a densidade das partículas em geral é maior que a do veículo, que é uma característica desejável, pois se as partículas fossem menos densas que o veículo, elas tenderiam a flutuar, e a presença de partículas que flutuam dificultaria a obtenção de dispersões uniformes. A velocidade de sedimentação pode ser apreciavelmente reduzida pelo aumento da viscosidade do meio dispersante, dentro dos limites impostos pela prática. No entanto, o uso de um produto apresentando viscosidade muito elevada não é indicado, pois ele escoa com dificuldade e também complica a redispersão das partículas. Portanto, a viscosidade de uma suspensão só é aumentada até certo ponto.

As características de viscosidade de uma suspensão podem ser alteradas não apenas pelo veículo usado, mas também pelo conteúdo de sólidos. À medida que a proporção de partículas sólidas aumenta em uma suspensão, sua viscosidade também aumenta. A viscosidade de uma forma farmacêutica pode ser determinada em um viscosímetro, como o de Brookfield, que mede a viscosidade pela força necessária para girar um eixo no líquido que está sendo testado (Fig. 14.3).

Na maioria das vezes, a estabilidade física de uma suspensão farmacêutica parece ser ajustada de forma mais adequada pela alteração da fase dispersa do que por meio de grandes mudanças na fase dispersante. Com mais frequência, a fase dispersante suporta o ajuste da fase dispersa. Esses ajustes dizem respeito principalmente às dimensões, à uniformidade do tamanho das partículas e ao grau de dispersibilidade, de tal modo que não haja probabilidade de se tornarem muito maiores ou formarem uma massa sólida.

CARACTERÍSTICAS FÍSICAS DA FASE DISPERSA DE UMA SUSPENSÃO

Provavelmente, o fator mais importante no estudo das suspensões é o tamanho das partículas. Na maioria das suspensões farmacêuticas, esse diâmetro varia entre 1 e 50 μm.

A redução do tamanho é conseguida pela trituração a seco, antes da incorporação da fase dispersa no meio dispersante. Um dos métodos mais rápidos, práticos e baratos de produzir pós finos, com cerca de 10 a 50 μm, é a *micropulverização*. Os micropulverizadores são moinhos que funcionam por impacto ou atrito em alta velocidade, eficientes na redução do tamanho de partícula dos pós a dimensões aceitáveis para a maioria das suspensões orais e tópicas. Para a obtenção de partículas ainda mais finas, com menos de 10 μm, *os moinhos a jato*, ou micronizadores, são mais eficazes. Por esse processo, a ação do atrito produzida por uma corrente de ar comprimido em alta velocidade sobre as partículas situadas em um espaço confinado conduz à obtenção de partículas ultrafinas ou micronizadas. As partículas que devem ser micronizadas são transportadas para dentro de uma grande turbulência produzida por correntes de ar com velocidade sônica e supersônica. As partículas são aceleradas a altas velocidades e colidem umas com as outras, resultando em fragmentação. Esse método é empregado para a obtenção de pós finos destinados à preparação de suspensões parenterais ou oftálmicas. Partículas de dimensões extremamente pequenas também

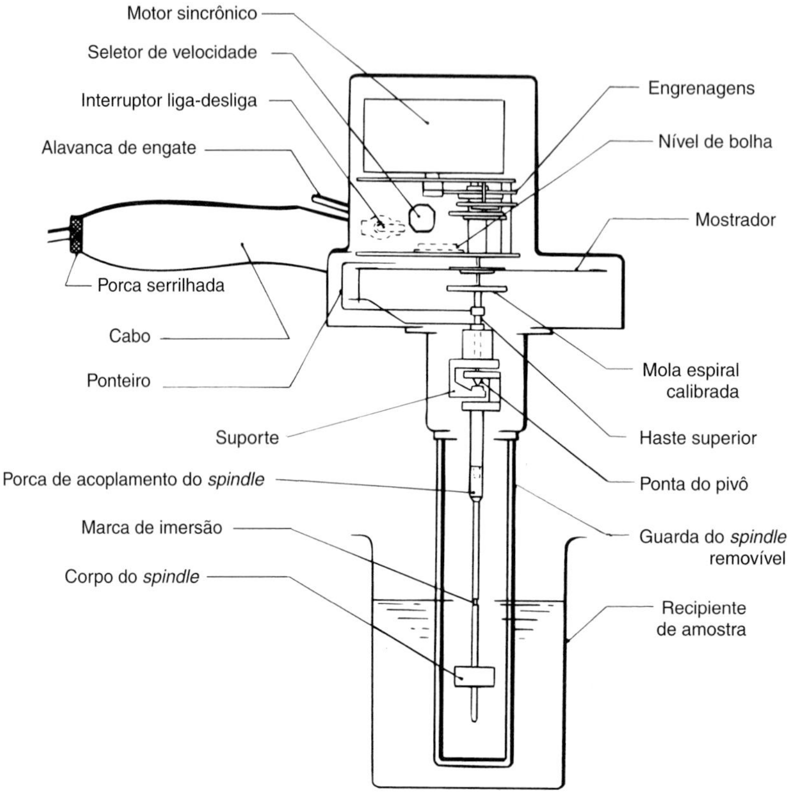

FIGURA 14.3 Viscosímetro Brookfield. (Cortesia de Brookfield Engineering Laboratories.)

podem ser produzidas por nebulização (*spray-drying*). O nebulizador consiste em uma torre de formato cônico em cujo interior a solução em questão é aspergida e rapidamente seca por uma corrente de ar quente e seco que circula na torre. O pó seco resultante é então coletado. Não é possível para um farmacêutico obter o mesmo grau de redução do tamanho de partícula usando gral e pistilo. No entanto, muitos fármacos micronizados estão disponíveis no comércio para aquisição, tal como a progesterona.

Como demonstrado na equação de Stokes, a redução no tamanho das partículas da fase interna é benéfica para a estabilidade da suspensão, devido à velocidade de sedimentação das partículas ser reduzida quando seu tamanho diminui. A redução no tamanho das partículas produz velocidade de sedimentação mais lenta e uniforme. Porém, deve-se evitar redução demasiada, visto que partículas muito finas tendem a formar sedimentos compactos no fundo do recipiente. Esse sedimento compacto pode resistir à fragmentação após a agitação, formando agregados rígidos de partículas, que são maiores e redispersam com menor facilidade. A forma das partículas também afeta a estabilidade do produto. Foi demonstrado que o uso de partículas cilíndricas simétricas de carbonato de cálcio produz suspensões mais estáveis do que aquelas assimétricas, em forma de agulha, do mesmo agente. Essas partículas em forma de agulha formam sedimento compacto não redispersível, enquanto as partículas cilíndricas não geram massas sólidas após repouso (1).

A fim de evitar a formação de massas sólidas não dispersíveis, é preciso impedir a aglomeração das partículas em cristais maiores. Um dos métodos mais comuns para evitar a coesão rígida de partículas pequenas consiste na formação intencional de agregados menos rígidos ou frouxos de partículas unidas por meio de ligações fracas. Cada agregado é chamado *floco* ou *flóculo*, formando um tipo de rede cristalina que resiste à sedimentação completa (embora os flocos depositem-se mais rapidamente do que as partículas mais finas e individualizadas) e é menos propenso à compactação do que as partículas não floculadas. Os flocos sedimentam formando um volume de sedimento maior do que as partículas não floculadas, e a estrutura frouxa dos agregados permite o rompimento e a rápida distribuição deles, mesmo com pouca agitação.

Há vários métodos de preparação de suspensões floculadas; a escolha depende do tipo de fármaco e do tipo de produto desejado. Por exemplo, na preparação de uma suspensão oral de um fármaco, as argilas, como o magma de bentonita diluído, são comumente empregadas como agente floculante. A estrutura do magma de bentonita e de outras argilas usadas para esse fim também promove a suspensão, por auxiliar na sustentação ao floco formado. Quando as argilas são adjuvantes inaceitáveis, como nas suspensões parenterais, a floculação das partículas pode ser obtida pela alteração do pH da preparação (geralmente, na região de solubilidade mínima do fármaco). Os eletrólitos também podem atuar como agentes floculantes, ao que tudo indica, por reduzirem a barreira elétrica entre as partículas da fase interna, formando uma ponte que as mantêm unidas. A determinação cuidadosa da concentração dos tensoativos não iônicos e iônicos também pode induzir a floculação das partículas em suspensão e aumentar o volume de sedimento.

Fase dispersante

Com frequência, nas suspensões altamente floculadas, as partículas sedimentam com muita rapidez, para ser consistente com o que é chamado de uma preparação farmacêutica sofisticada. A rápida sedimentação impede a medida exata da dose e, do ponto de vista estético, produz uma camada de sobrenadante visualmente desagradável. Em muitas das suspensões comercializadas, agentes suspensores são adicionados para aumentar a viscosidade da fase dispersante. Carboximetilcelulose, metilcelulose, celulose microcristalina, polivinilpirrolidona, goma xantana e bentonita são alguns dos agentes empregados para espessar a fase dispersante e auxiliar na manutenção das partículas em suspensão. Quando substâncias poliméricas e coloides hidrofílicos são usados como agentes suspensores, devem ser realizados testes apropriados para verificar se tais agentes não interferem na disponibilidade do fármaco. Esses materiais podem se ligar a determinadas substâncias ativas, tornando-as indisponíveis ou retardando sua disponibilidade e seu efeito terapêutico. Além disso, a quantidade do agente suspensor não deve tornar a suspensão tão viscosa que dificulte sua agitação (para a distribuição das partículas) e seu escoamento. O estudo das características de fluxo é denominado reologia. Um resumo dos conceitos da reologia é encontrado na Cápsula de Física Farmacêutica 14.3.

A manutenção das partículas em suspensão pela fase dispersante depende de vários fatores: densidade das partículas, grau de floculação e conteúdo de sólidos que necessita sustentação.

O conteúdo de sólidos de uma suspensão destinada à administração oral pode variar muito, dependendo da dose do fármaco, do volume do produto a ser administrado e também da capacidade da fase dispersante em dar sustentação a determinada concentração de fármaco, ao mesmo tempo que mantém as características ideais de viscosidade e fluxo. As suspensões orais para adultos muitas vezes são preparadas de modo a fornecer a dose de certo fármaco em um volume de 15 mL, ou seja, em uma colher de sopa. As suspensões pediátricas são formuladas para que forneçam a dose apropriada do medicamento em um número determinado de gotas ou com a utilização de uma colher de chá. A Figura 14.4 mostra suspensões orais administradas como gotas pediátricas. Algumas são acompanhadas de um conta-gotas calibrado, enquanto outras apresentam o conta-gotas incorporado ao recipiente. Para a administração, as gotas podem ser colocadas diretamente na boca do lactente ou misturadas em pequenas quanti-

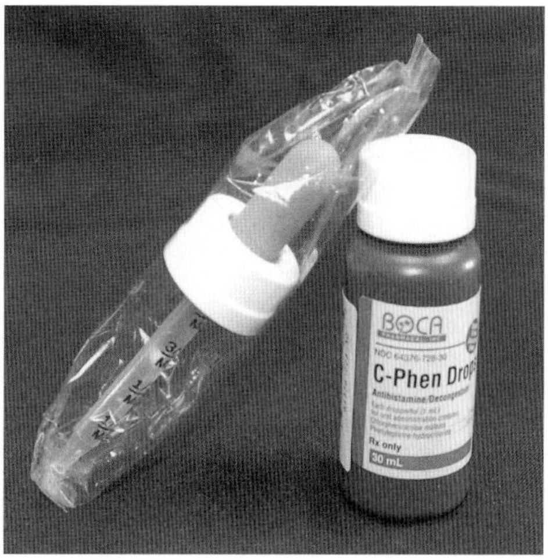

FIGURA 14.4 Suspensões orais pediátricas mostrando um frasco conta-gotas e um conta-gotas calibrado acompanhando a embalagem do medicamento.

CÁPSULA DE FÍSICA FARMACÊUTICA **14.3**

Reologia

Reologia, o estudo do fluxo, refere-se às características reológicas de materiais sólidos, líquidos e semissólidos. Os materiais são divididos em duas categorias, newtonianos e não newtonianos, dependendo de suas propriedades de fluxo. O fluxo newtoniano é caracterizado por apresentar viscosidade constante, independentemente da força aplicada. O fluxo não newtoniano é caracterizado pela alteração da viscosidade com o aumento da força de cisalhamento aplicada. O fluxo não newtoniano inclui o fluxo plástico, pseudoplástico e dilatante.

A lei de Newton descreve o fenômeno que ocorre em camadas paralelas de líquido, com a primeira camada, mais inferior, mantendo-se fixa. Quando uma força é aplicada na camada superior, o plano superior move-se a uma velocidade constante, e a camada subjacente move-se com velocidade proporcional a sua distância em relação à camada inferior estacionária. O gradiente de velocidade, ou velocidade de cisalhamento (dv/dr), é a diferença entre a velocidade dv de dois planos de líquidos separados por uma distância dr. A força (F'/A) aplicada na camada superior, necessária para gerar o fluxo (velocidade de cisalhamento, G), é chamada de força de cisalhamento. A relação pode ser expressa pela equação:

$$\frac{F'}{A} = \eta \frac{dv}{dr}$$

Em que η é o coeficiente de viscosidade ou a viscosidade. A relação é escrita como:

$$\eta = \frac{F}{G}$$

Em que:

$F = F'/A$ e

$G = dv/dr$.

Quanto maior for a viscosidade de um líquido, maior deve ser a força de cisalhamento aplicada para produzir determinada velocidade de cisalhamento. Um gráfico de F *versus* G fornece um reograma. O gráfico produzido a partir de um líquido newtoniano é visto como uma linha reta em que a inclinação é η. A unidade de viscosidade é o *poise* (P), ou a força de cisalhamento necessária para produzir a velocidade de 1 cm/s entre dois planos paralelos de líquido apresentando 1 cm^2 de área, e separados por uma distância de 1 cm. A unidade de uso mais conveniente é o *centipoise* ou cP (equivalente a 0,01 P).

Esses conceitos básicos são ilustrados pelos dois gráficos a seguir:

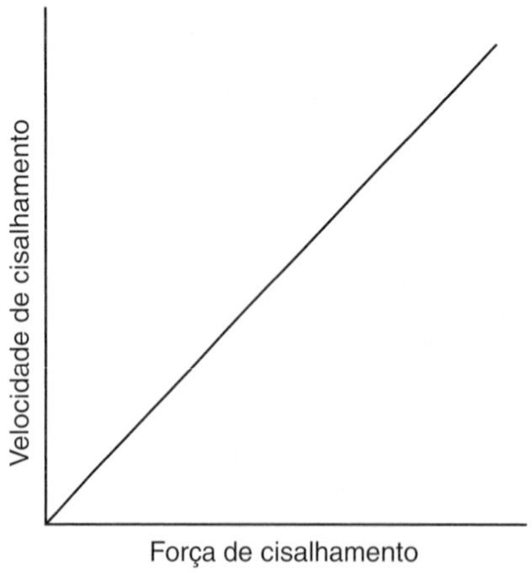

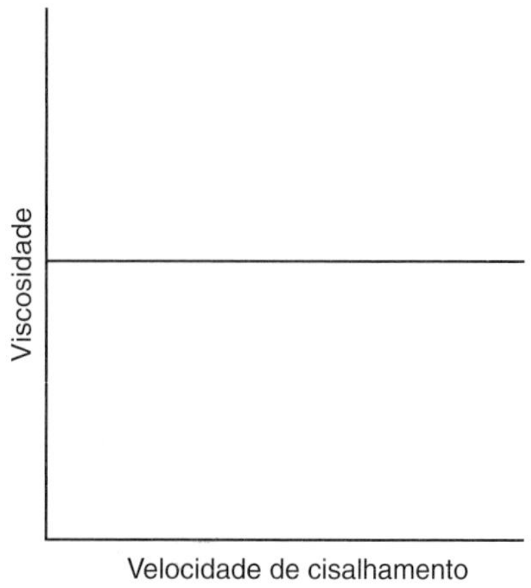

(continua)

CÁPSULA DE FÍSICA FARMACÊUTICA **14.3** *(continuação)*

EXEMPLO 1

Qual é a velocidade de cisalhamento de um óleo que é friccionado sobre a pele com velocidade relativa do movimento entre os dedos e a pele de cerca de 10 cm/s, sendo a espessura do filme de aproximadamente 0,02 cm?

$$G = \frac{10\ \text{cm/s}}{0{,}02} = 500\ s^{-1}$$

A viscosidade de materiais newtonianos pode ser facilmente determinada usando um viscosímetro capilar, como a pipeta de Ostwald, e a seguinte relação:

$$\eta' = ktd$$

Em que:

- η' é a viscosidade;
- k, um coeficiente que inclui fatores como raio e comprimento do capilar, volume de líquido, pressão, entre outros;
- t, o tempo; e
- d, a densidade do material.

A USP e o National Formulary (NF) usa a viscosidade cinemática ou a velocidade absoluta divididas pela densidade do líquido, de acordo com a seguinte expressão:

$$\text{Viscosidade cinemática} = \eta'/\rho$$

A viscosidade relativa de um líquido pode ser obtida usando um viscosímetro capilar e comparando os dados com um segundo líquido de viscosidade conhecida, sendo que as densidades dos dois também são conhecidas:

$$\eta'/\eta'_o = (\rho t)/(\rho_o t_o)$$

EXEMPLO 2

A água apresenta densidade igual a 1 g/cc e viscosidade de 0,895 cPs a 25°C. O tempo de fluxo da água em um viscosímetro capilar é de 15 s. Uma solução aquosa de glicerina 50% apresenta fluxo de 750 s. A densidade da solução de glicerina é 1,216 g/cc. Qual é a viscosidade da solução de glicerina?

$$\eta = \frac{(0{,}895)(750)(1{,}216)}{(1)(15)} = 54{,}4\ \text{cP}$$

EXEMPLO 3

O tempo de fluxo entre as marcas de um viscosímetro de Ostwald usando água ($\rho = 1$) foi 120 s a 20°C. O tempo para um líquido ($\rho = 1{,}05$) fluir através do mesmo viscosímetro foi 230 s. Qual é a viscosidade absoluta e relativa do líquido?

$$\eta = \frac{(0{,}01)(1{,}05)(230)}{(1{,}0)(120)}$$

$$\eta = 0{,}020\ \text{P} = 2{,}0\ \text{cP}$$

A viscosidade está relacionada à temperatura, conforme a seguinte expressão:

$$\eta' = Ae^{Ev/RT}$$

Em que:

- A é uma constante que depende da massa molecular e do volume molar do material;
- Ev, a energia de ativação necessária para iniciar o fluxo entre moléculas;

(continua)

CÁPSULA DE FÍSICA FARMACÊUTICA **14.3** *(continuação)*

R, a constante dos gases; e
T, a temperatura absoluta.
A viscosidade é aditiva nas soluções ideais:

$$\frac{1}{\eta} = \frac{1}{\eta}V_1 + \frac{1}{\eta}V_2$$

Em que:
η é a viscosidade das soluções; e
V_1 e V_2 são as frações de volume dos líquidos puros.

EXEMPLO 4

Qual é a viscosidade do líquido resultante da mistura de 300 mL de líquido A (η = 1,0 cP) e 200 mL do líquido B (η = 3,4 cP)?

$$\frac{1}{\eta} = \frac{1\,(0{,}6)}{1{,}0} + \frac{1\,(0{,}4)}{3{,}4}$$

$$\eta = 1{,}4 \text{ cP}$$

Substâncias não newtonianas são aquelas que não seguem o comportamento descrito na equação de fluxo de Newton. Exemplos dessas substâncias incluem as soluções coloidais, emulsões, suspensões líquidas e pomadas. Existem três tipos de materiais não newtonianos: plástico, pseudoplástico e dilatante.

Materiais que exibem comportamento plástico são chamados de *corpos de Bingham*. O fluxo plástico não se inicia até que a força correspondente a certo valor seja aplicada. A curva de fluxo faz intersecção com o eixo da força de cisalhamento e não passa através da origem. Os materiais são elásticos acima desse valor de tensão inicial (yield).

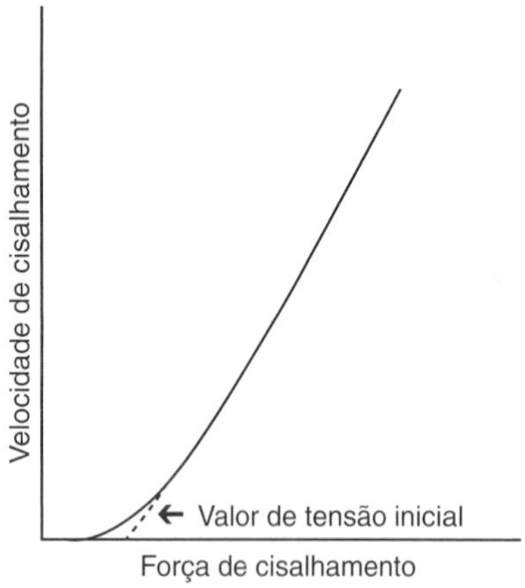

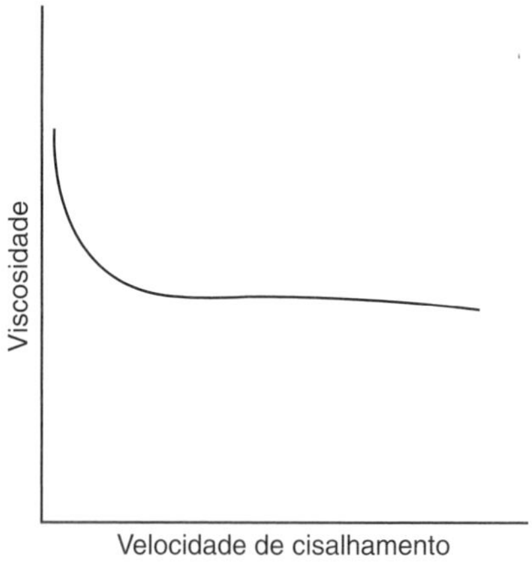

Materiais *pseudoplásticos* começam a fluir quando uma força é aplicada; portanto, não exibem um valor de tensão inicial. Com o aumento da força de cisalhamento, a velocidade de cisalhamento aumenta; consequentemente, esses materiais são também chamados de sistemas de "cisalhamento fino". Tem-se postulado que isso ocorre à medida que as moléculas, principalmente poliméricas, alinham-se ao longo do eixo e deslizam ao passar umas pelas outras.

(continua)

CÁPSULA DE FÍSICA FARMACÊUTICA **14.3** *(continuação)*

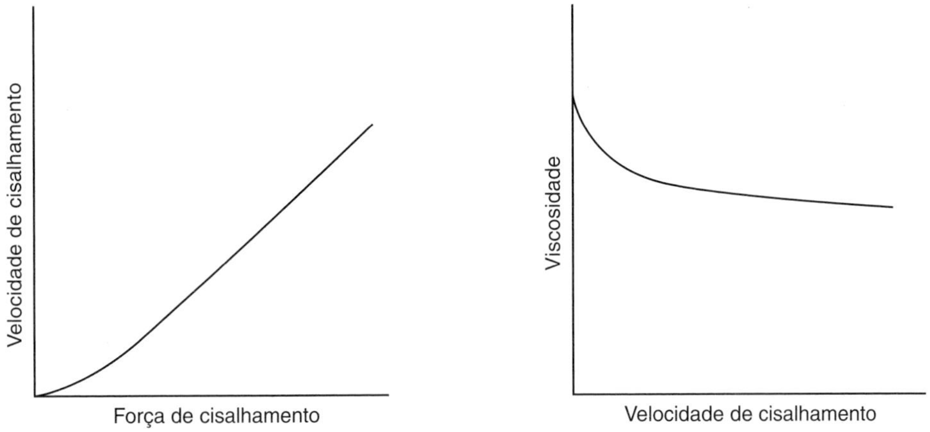

Materiais *dilatantes* são aqueles em que o volume aumenta quando submetidos ao atrito, e a viscosidade aumenta com o aumento da velocidade de cisalhamento. Sistemas dilatantes são geralmente caracterizados pela presença de uma alta porcentagem de sólidos na formulação.

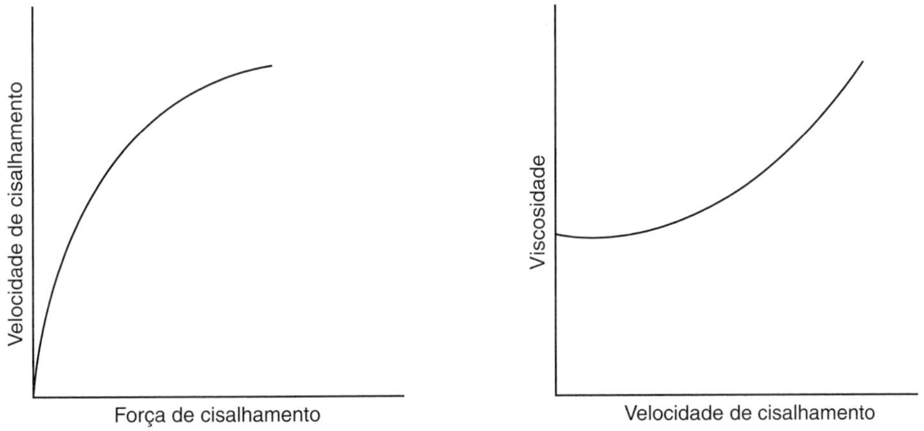

A viscosidade de materiais não newtonianos é determinada usando um viscosímetro capaz de produzir diferentes velocidades de cisalhamento, medir a força de cisalhamento e construir um gráfico a partir dos resultados. Outros tipos de fluxo não relatados aqui incluem *tixotrópico*, *antitixotrópico* e *reopéxico*. O fluxo tixotrópico é vantajoso para algumas preparações farmacêuticas. Trata-se de uma transformação gel-sol reversível. Quando em repouso, uma rede de gel se forma, fornecendo uma matriz rígida que estabiliza suspensões e géis. Quando submetida a uma força (pela agitação), a matriz relaxa e forma um sol que apresenta as características de uma forma farmacêutica líquida de fácil administração. Todos esses tipos de fluxo podem ser caracterizados pelo estudo de seus respectivos reogramas.

dades de alimento. Como muitas das suspensões de antibióticos destinados ao uso pediátrico são preparadas em uma base muito flavorizada, edulcorada e corada, seus fabricantes e a população em geral costumam chamá-las de "xaropes", ainda que se tratem de suspensões.

PREPARAÇÃO DE SUSPENSÕES

Na preparação de uma suspensão, o farmacêutico deve conhecer as características da fase dispersa e da dispersante. Em alguns casos, a fase dispersa tem afinidade pelo veículo que será empregado, sendo rapidamente molhada por ele. Outros fármacos não são molhados com facilidade pelo veículo e tendem a formar grumos ou a flutuar na superfície do líquido. Nesse último caso, o pó deve ser molhado com antecedência para torná-lo mais penetrável pela fase dispersante. Álcool, glicerina, propilenoglicol e outros líquidos higroscópicos são empregados como agentes molhantes, quando um veículo aquoso é usado. Eles funcionam expulsando o ar dos sulcos das partículas, dispersando-as e permitindo a penetração da fase dispersante. Na produção de suspensões em grande escala, os agentes molhantes são misturados com as partículas em um equipamento como um moinho coloidal; em pequena escala, na farmácia, eles são misturados com auxílio do gral e do pistilo. Após molhar o pó, o meio dispersante (ao qual já estão acrescidos todos os componentes solúveis da fórmula, como corantes, flavorizantes e conservantes) é adicionado em porções e completamente misturado, antes de acréscimos subsequentes do veículo. Uma parte do veículo é usada para lavar o equipamento de mistura, e essa porção é utilizada para completar o volume final da suspensão e assegurar que ela tenha a concentração desejada de materiais sólidos. O produto final é então passado em um moinho coloidal ou outro misturador para a obtenção de uma preparação uniforme.

Sempre que indicado, devem-se acrescentar conservantes na formulação das suspensões para protegê-las de contaminação bacteriana e fúngica.

Um exemplo de formulação de suspensão oral é demonstrado a seguir (2). A fase interna é constituída pelo antiácido hidróxido de alumínio; os conservantes são o metilparabeno e o propilparabeno; e o xarope e a solução de sorbitol são usados para aumentar a viscosidade e edulcorar a preparação.

Hidróxido de alumínio	326,8 g
Solução de sorbitol	282,0 mL
Xarope	93,0 mL
Glicerina	25,0 mL
Metilparabeno	0,9 g
Propilparabeno	0,3 g
Flavorizante	q.s.p
Água purificada	1.000 mL

Os parabenos são dissolvidos em uma mistura aquecida da solução de sorbitol, glicerina, xarope e uma porção de água. A mistura é então resfriada, e o hidróxido de alumínio é acrescido com agitação. O flavorizante é adicionado, e a água purificada é usada para completar o volume.

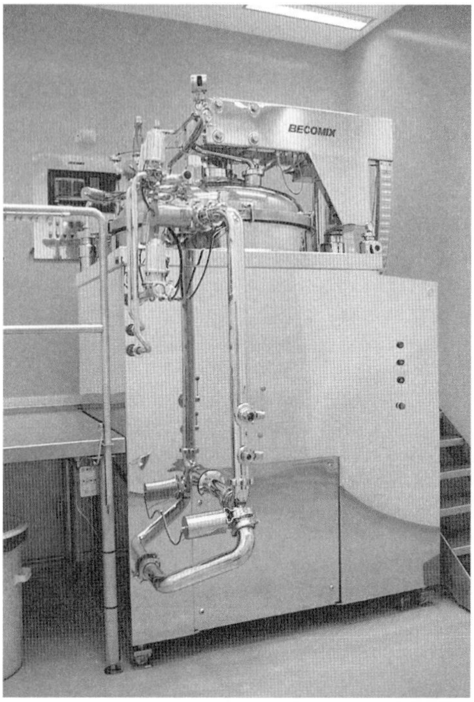

FIGURA 14.5 Misturador industrial para fabricação de sistemas dispersos, incluindo suspensões e emulsões. (Cortesia de Paddock Laboratories.)

A suspensão é então homogeneizada, usando um homogeneizador manual, um misturador ou um moinho coloidal. Um misturador industrial de alta velocidade, empregado para preparar dispersões de vários tipos, incluindo suspensões e emulsões, é mostrado na Figura 14.5. Um grande tanque com uma unidade de enchimento de líquidos, usada no enchimento de frascos de suspensão de boca larga, é ilustrado na Figura 14.6.

Suspensões de liberação prolongada

A formulação de suspensões líquidas orais de liberação prolongada apresentou pouco sucesso, devido à dificuldade de manter a estabilidade das partículas nas dispersões líquidas (3). As pesquisas têm sido direcionadas para o desenvolvimento de produtos usando os mesmos tipos de tecnologias empregadas na preparação de comprimidos e cápsulas de liberação prolongada (esferas revestidas, matrizes lipídicas, microencapsulação, resinas trocadoras de íons). A combinação de resina trocadora de íons e revestimento de partículas resultou na obtenção bem-sucedida de um produto chamado

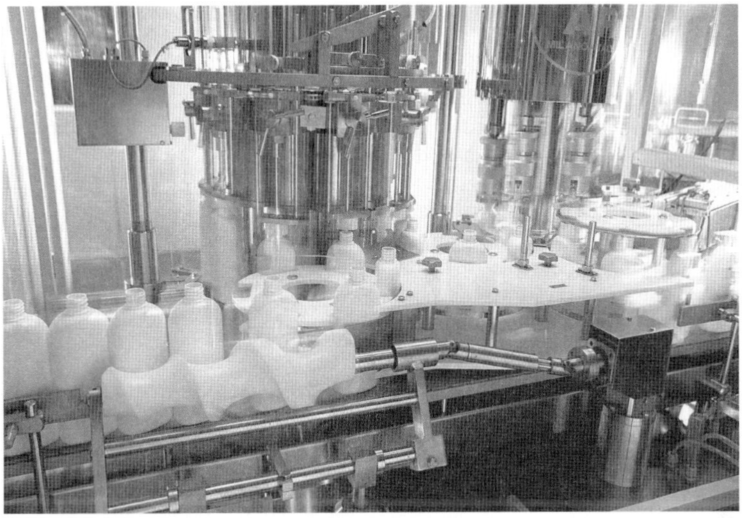

FIGURA 14.6 Enchimento de líquidos. Os frascos estão sendo transferidos após limpeza. À medida que passam por um marcador, os frascos são espaçados para enchimento e fechamento. (Cortesia de Paddock Laboratories.)

Pennkinetic. Segundo essa técnica, fármacos iônicos são complexados com as resinas trocadoras de íons e as partículas do complexo são revestidas com etilcelulose (3). Nas formulações líquidas (suspensões) de partículas revestidas, a substância ativa permanece adsorvida na resina, mas é lentamente liberada pelo processo de troca de íons no trato gastrintestinal. Um exemplo desse tipo de produto é o polistirex de hidrocodona (Tussionex Pennkinetic Extended-Release Suspension, Medeva).

MANIPULAÇÃO DE SUSPENSÕES EXTEMPORÂNEAS

Infelizmente, nem todos os medicamentos são vendidos como formas farmacêuticas líquidas convenientes e de fácil administração. Como consequência, os pacientes que não conseguem deglutir medicamentos sólidos, como lactentes e idosos, podem apresentar necessidades especiais. Nesses casos, o farmacêutico pode preparar uma forma farmacêutica líquida de uso extemporâneo a partir de uma apresentação sólida do medicamento. Uma dificuldade que esse profissional encontra é a falta de informações sobre a estabilidade de um fármaco, quando incorporado em um líquido. Sabe-se que a velocidade de decomposição de fármacos em meio líquido é muito mais rápida do que em sólidos, sendo que alguns são afetados pelo pH do meio. A leucovorina cálcica, quando manipulada a partir de comprimidos triturados ou da forma injetável, é mais estável em leite ou em antiácido e instável em soluções ácidas.

Para solucionar essa falta de informações, o farmacêutico pode entrar em contato com o fabricante da forma sólida e obter dados sobre estabilidade. Várias formulações extemporâneas foram descritas na literatura técnica, como a suspensão oral de prednisona (4) e a suspensão de cetoconazol (5), e alguns fabricantes fornecem, na bula, uma fórmula para o preparo da forma líquida oral, por exemplo, o Rifadin (rifampicina, Aventis). Várias compilações de formulações baseadas em dados de estabilidade documentados e dados não publicados, elaboradas por fabricantes e farmacêuticos, estão disponíveis e centenas de formulações líquidas manipuladas estão acessíveis em periódicos como o *International Journal of Pharmaceutical Compounding*.

De modo geral, na preparação de uma suspensão extemporânea, o conteúdo da cápsula é esvaziado ou o comprimido é triturado em um gral. O veículo escolhido é lentamente adicionado e misturado ao pó até formar uma pasta, que é então diluída até a obtenção do volume necessário. O veículo selecionado pode ser um produto comercial, como aqueles da família Ora (Ora-Sweet, Ora-Sweet SF, Ora-Plus, Paddock Laboratories).

O conteúdo da formulação depende do paciente ao qual o produto será administrado. Por exemplo, uma suspensão líquida para um recém-nascido não deve conter conservantes, corantes, flavorizantes ou álcool, devido ao potencial que essas substâncias apresentam de causar efeitos adversos a curto ou longo prazo. Visto que esse produto líquido provavelmente será administrado por intubação gástrica e como o paladar não costuma ser muito desenvolvido em recém-nascidos, a adição de flavorizante não é necessária.

No recém-nascido, o álcool pode alterar a função hepática, causar irritação gástrica e produzir depressão neurológica. Por isso, a menos que seja absolutamente necessário, ele deve ser descartado em preparações extemporâneas. Os farmacêuticos devem ter cuidado, pois alguns veículos, como o Elixir Aromático NF, contêm quantidade significativa de álcool, de 21 a 23%, não sendo aceitável para uso nesses pacientes. O mesmo problema ocorre nas formulações líquidas para idosos ou outros pacientes que estejam recebendo medicamentos que deprimam o sistema nervoso central ou que adoeçam gravemente a pessoa, por exemplo, no caso do efeito antabuse decorrente do uso concomitante de álcool e metronidazol.

Os conservantes foram apontados como responsáveis por produzir efeitos indesejáveis em lactentes prematuros. O álcool benzílico deve ser descartado em formulações destinadas a recém-nascidos, pois pode causar a síndrome de *gasping*, caracterizada pela deterioração múltipla de órgãos, levando à morte. O propilenoglicol também foi apontado como causador de crises e estupor em alguns lactentes prematuros. Portanto, as formulações para recém-nascidos devem, de preferência, ser simples e manipuladas para atender a não mais do que alguns poucos dias de tratamento.

Para minimizar os problemas de estabilidade, as suspensões extemporâneas devem ser colocadas em recipientes hermeticamente fechados e protegidos da luz, com indicação para que fiquem guardados no refrigerador. Por se tratar de suspensão, o paciente deve ser instruído a agitar o frasco antes do uso e ficar atento a qualquer mudança na cor ou consistência que possa indicar algum problema de estabilidade.

ACONDICIONAMENTO E ARMAZENAMENTO DAS SUSPENSÕES

Todas as suspensões devem ser acondicionadas em recipientes de boca larga, deixando espaço suficiente acima do líquido para permitir a agitação e facilitar o escoamento. A maioria delas deve ser armazenada em recipientes hermeticamente fechados e protegidos de congelamento, calor excessivo e luz. É importante que elas sejam agitadas antes do uso para a distribuição uniforme das partículas no veículo e assim a garantia de exatidão da dose.

EXEMPLOS DE SUSPENSÕES ORAIS

Exemplos de suspensões orais oficiais e comerciais estão apresentadas na Tabela 14.1. As suspensões de antiácidos e antibióticos são brevemente discutidas a seguir, como exemplos dessa forma farmacêutica. Além disso, a mistura de caulim com pectina é amplamente utilizada no tratamento da diarreia.

Suspensões de antiácidos orais

Os antiácidos servem para neutralizar os efeitos da hiperacidez gástrica e são empregados em pessoas que devem reduzir os níveis de acidez no estômago, tais como aquelas com úlcera péptica. Eles são amplamente utilizados e comercializados como medicamentos de venda livre (OTC, do inglês, *over-the-counter*) para pacientes com indigestão, azia e acidez estomacal. Muitos pacientes apresentam refluxo do conteúdo do estômago para o esôfago e tomam antiácidos para combater a acidez do esôfago e da garganta.

A maioria das preparações antiácidas é constituída de materiais insolúveis em água, que agem dentro do trato gastrintestinal para combater a acidez e/ou aliviar a mucosa irritada ou inflamada. Poucos agentes solúveis em água são empregados, incluindo bicarbonato de sódio, mas, na maioria dos casos, são utilizados sais de alumínio, cálcio e magnésio insolúveis em água; estes incluem hidróxido de alumínio, fosfato de alumínio, aminoacetato de di-hidroxialumínio, carbonato de cálcio, fosfato de cálcio, magaldrato, carbonato de magnésio, óxido de magnésio e hidróxido de magnésio. A capacidade de neutralizar o ácido gástrico de cada um deles varia de acordo com sua natureza química. Por exemplo, bicarbonato de sódio, carbonato de cálcio e hidróxido de magnésio neutralizam a acidez efetivamente, enquanto o trissilicato de magnésio e o hidróxido de alumínio o fazem com menos eficácia e de modo muito mais lento. Na seleção de um antiácido, também é importante considerar os possíveis efeitos adversos de cada agente em relação ao paciente em questão. Cada agente tem seu próprio potencial de produzir efeitos adversos. Por exemplo, o bicarbonato de sódio pode produzir sobrecarga de sódio e alcalose sistêmica, um risco para pacientes em dietas com restrição de sódio. Preparações de magnésio podem cau-

TABELA 14.1 **Suspensões orais por classe terapêutica**

SUSPENSÃO ORAL	PRODUTOS COMERCIAIS REPRESENTATIVOS	CONCENTRAÇÃO DE FÁRMACO EM PRODUTO COMERCIAL	OBSERVAÇÕES
Antiácidos			
Alumina, magnésio e simeticona	Mylanta (Johnson & Johnson Merck)	Hidróxido de alumínio, 200 mg; hidróxido de magnésio, 200 mg; e simeticona, 20 mg/5 mL	Combate à hiperacidez gástrica, alívio dos problemas do trato gastrintestinal superior.
Magaldrato	Riopan Suspensão Oral (Robins)	Aluminato de hidroximagnésio, 540 mg (composto químico de hidróxidos de alumínio e de magnésio)	
Magnésio e alumina	Maalox Suspensão (Novartis Consumer Health)	Hidróxido de alumínio, 225 mg; hidróxido de magnésio, 200 mg/5 mL	
Hidróxido de alumínio, carbonato de magnésio	Gaviscon Antiácido Líquido (Glaxo SmithKline)	Hidróxido de alumínio, 95 mg; carbonato de magnésio, 358 mg/ 15 mL; alginato de sódio	
Antibacterianos (antibióticos)			
Ciprofloxacino	Cipro Suspensão Oral	50 e 100 mg/mL	Indicado para o tratamento de microrganismos sensíveis.
Estolato de eritromicina	Genérico	125, 250 mg/5 mL	Antibiótico maciolídeo de amplo espectro, bacteriostático e bactericida
Antibacterianos (anti-infecciosos não antibióticos)			
Mandelato de metenamina	Mandelamina Suspensão Forte (vários)	500 mg/ 5 mL	Veículos oleosos; combinação química de aproximadamente partes iguais de metenamina e ácido mandélico; destrói a maioria dos patógenos que infectam o trato urinário. Urina ácida é essencial para a atividade; eficácia máxima com pH 5,5. A metenamina na urina ácida é hidrolizada a amônia e agente bactericida formaldeído. O ácido mandélico exerce ação antibacteriana, contribui para acidificação da urina. Dose usual de 1 g até quatro vezes ao dia. A forma de suspensão é útil em crianças e adultos que não conseguem engolir comprimidos (disponível também comercialmente).
Sulfametoxazol e trimetoprima	Bactrim Suspensão (Roche), Septra Suspensão (Monarch)	Trimetoprima, 40 mg, sulfametoxazol, 200 mg/5 mL	Para infecção aguda do ouvido médio (otite média) em crianças, infecções do trato urinário decorrente de microrganismos suscetíveis.
Sulfametoxazol	Gantanol Suspensão (vários)	500 mg/5 mL	Suspensões de sulfa bacteriostática úteis nas infecções do trato urinário. Sulfonamidas inibem competitivamente a síntese bacteriana de ácido fólico e ácido para-aminobenzoico.
Suspensão oral de acetossulfisoxazol	Gantrisin Xarope e Gantrisin Suspensão Pediátrica (Roche)	500 mg/ 5 mL	
Antiprotozoário			
Antipsicóticos, sedativos, antieméticos			
Pamoato de hidroxizina	Vistaril Suspensão Oral (Pfizer)	25 mg/5 mL	Tratamento de ansiedade, tensão e agitação psicomotora.
Atovaquona	Mepron Suspensão	750 mg/ 5 mL	Indicada para a prevenção de pneumonia por *Pneumocystis carinii*.

(continua)

TABELA 14.1 **Suspensões orais por classe terapêutica** *(continuação)*

SUSPENSÃO ORAL	PRODUTOS COMERCIAIS REPRESENTATIVOS	CONCENTRAÇÃO DE FÁRMACO EM PRODUTO COMERCIAL	OBSERVAÇÕES
Antidiarreico			
Subsalicilato de bismuto	Pepto-bismol Líquido (Procter & Gamble)	262 mg/15 mL	Para indigestão, sem causar constipação, náusea; controle da diarreia. Prevenção e tratamento de diarreias de viagem (*Escherichia coli* enterotoxigênica), mas não é a terapia de primeira linha nesse caso.
Antiflatulento			
Simeticona	Milicon Gotas (AstraZeneca)	40 mg/0,6 mL	Tratamento sintomático de distúrbios gastrintestinais devido a gases. Reduz a tensão superficial das bolhas de gás, possibilitando a coalescência e a liberação por meio de arrotos ou flatos.
Antifúngico			
Nistatina	Nilstat (Wyeth)	100.000 U/mL	Antibiótico com atividade antifúngica. A suspensão é mantida na boca por tempo tão longo quanto possível antes que seja deglutida; para o tratamento de infecções na boca causadas por *Candida* (*Monilia*) *albicans e* outras espécies de *Candida*.
Anti-helmínticos			
Palmoato de pirantel	Antiminth Suspensão Oral (Pfizer)	250 mg/5 mL	Para infestações de vermes.
Tiabendazol	Mintezol Suspensão Oral (Merck)	500 mg/ 5 mL	
Anti-inflamatório não esteroide			
Indometacina	Indocin Suspensão Oral (Merck & Co.)	25 mg/5 mL	Tratamento ativo de artrite moderada a grave (incluindo rubores agudos da doença crônica), osteoartrite moderada a grave, dor no ombro aguda (bursite e tendinite) e artrite gotosa aguda.
Infecções por HIV			
Nevirapina	Viramune Suspensão Oral de agentes antirretrovirais para o tratamento de HIV-1 (Boehringer Ingelheim)	50 mg/ 5 mL	Utilizado em associação com outras infecções.
Diurético			
Clorotiazida	Diuril Oral (Merck & Co.)	250 mg/ 5 mL	Interfere na reabsorção de eletrólitos pelos túbulos renais; aumento de sódio, excreção de cloro.
Psicotrópicos			
Paroxetina HCl	Paxil Suspensão Oral (GlaxoSmithKline)	10 mg/ 5 mL	Indicada para o tratamento de transtornos depressivos.

sar diarreia e são perigosas para indivíduos com função renal diminuída, devido à incapacidade deles de excretar todo o magnésio que pode ser absorvido; o ácido gástrico converte o hidróxido de magnésio insolúvel em cloreto de magnésio, que é hidrossolúvel e parcialmente absorvido. O carbonato de cálcio apresenta potencial para induzir hipercalcemia, secreção gástrica e produção de ácido, o último conhecido como efeito de rebote. O uso excessivo de hidróxido de alumínio pode ocasionar constipação e depleção de fosfato com consequente fraqueza muscular, reabsorção óssea e hipercalciúria.

O uso para o qual um antiácido se destina é o principal aspecto a ser considerado em sua seleção. Por exemplo, no tratamento ocasional de azia e outros episódios pouco frequentes de mal-estar gástrico, uma única dose de uma preparação de bicarbonato de sódio ou hidróxido de magnésio pode ser necessária. Entretanto, para o tratamento de úlcera péptica ou duodenal aguda, em que o regime terapêutico inclui a administração assídua de antiácidos, o bicarbonato de sódio fornece uma quantidade muito grande de sódio, e o hidróxido de magnésio causa diarreia. Assim, no tratamento de condições ulcerativas, uma combinação de hidróxido de magnésio e hidróxido de alumínio é usada frequentemente, visto que o último apresenta um efeito constipativo que contrapõe a diarreia desencadeada pelo hidróxido de magnésio.

Quando é necessária a administração frequente e o refluxo gastroesofágico está sendo tratado, antiácidos líquidos são preferíveis a formas sólidas. Por um lado, as suspensões líquidas asseguram ação mais imediata, visto que não requerem tempo para se desintegrar. É importante que o antiácido tenha início de ação razoavelmente rápido, uma vez que o esvaziamento gástrico não permite que ele permaneça muito tempo no estômago. Estudos de endoscopia mostraram que muito poucos antiácidos permanecem no estômago em jejum durante uma hora após a administração. Portanto, a Food and Drug Administration (FDA) requer que comprimidos não mastigáveis de antiácidos sejam desintegrados dentro de 10 minutos em condições gástricas simuladas. A ingestão de alimentos muitas vezes prolonga o tempo de permanência do antiácido no estômago, estendendo sua ação.

Devido a muitos antiácidos, em especial produtos contendo alumínio e cálcio, interferirem na absorção de outros fármacos, sobretudo as fluoroquinolonas, os antibióticos da classe das tetraciclinas e os sais de ferro, os farmacêuticos devem alertar seus pacientes a não usarem concomitantemente esses medicamentos.

Além das suspensões, várias preparações antiácidas líquidas oficiais e comerciais na forma de magmas e géis serão mencionadas mais adiante neste capítulo. Essas formas líquidas são flavorizadas (em geral com hortelã) para melhorar sua palatilidade e a aceitação pelo paciente. Visto que preparações antiácidas líquidas contêm grande quantidade de material sólido, elas devem ser agitadas vigorosamente para redistribuir as partículas antes da administração. Além disso, uma grande dose de antiácido costuma ser necessária. Então, muitos pacientes preferem tomar uma ou duas colheres de chá de uma preparação líquida do que ter de mastigar um número correspondente de comprimidos (em geral 3 a 6) para obter a dose equivalente de fármaco.

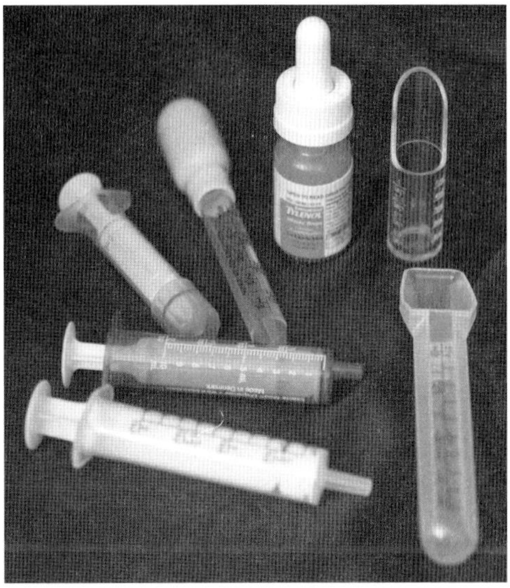

FIGURA 14.7 Dispositivos calibrados usados na administração de medicamentos pediátricos.

Suspensões orais antibacterianas

As suspensões orais antibacterianas incluem preparações de substâncias antibióticas (p. ex., derivados de eritromicina, tetraciclina e seus derivados), sulfonamidas (p. ex., sulfametoxazol e acetil sulfissoxazol), outros agentes anti-infecciosos (p. ex., mandelato de metenamina e nitrofurantoína) ou combinações deles (p. ex., sulfametoxazoltrimetoprima).

Muitos antibióticos são instáveis quando mantidos em solução por um longo período; portanto, do ponto de vista da estabilidade, formas insolúveis dessas substâncias, em suspensão aquosa ou na forma de pó para reconstituição (discutido a seguir), são de maior interesse para os fabricantes. As suspensões orais de antibióticos, incluindo aquelas para reconstituição, proporcionam uma maneira conveniente de administrar medicamentos a bebês, crianças e adultos que preferem preparações líquidas, em vez de sólidas. Muitas das suspensões orais destinadas principalmente a bebês são acondicionadas com um conta-gotas calibrado para auxiliar na dispensação da dose prescrita. Algumas suspensões orais comerciais de antibióticos de uso pediátrico são ilustradas na Figura 14.4; e alguns dispositivos para administração calibrados, na Figura 14.7.

A fase dispersa das suspensões de antibiótico é aquosa e em geral corada, edulcorada e flavorizada para fornecer um líquido mais atraente e com paladar agradável. Como já citado, o palmitato do cloranfenicol foi selecionado para a forma de suspensão farmacêutica não apenas por sua insolubilidade em água, mas também por não conter sabor, o que elimina a necessidade de mascarar o sabor amargo do cloranfenicol.

SUSPENSÕES RETAIS

O sulfato de bário para suspensão, USP, pode ser administrado por via oral ou retal para diagnóstico de imagem do trato gastrintestinal. A suspensão de mesalamina (ácido 5-aminossalicílico) foi introduzida no mercado, em 1998, como Rowasa (Solvay), para tratamento de doença de Crohn, colite ulcerativa distal, proctosigmoidite e proctite. Ele não está mais disponível comercialmente, mas ainda é manipulado pelos farmacêuticos. Colocort (Laboratórios Paddock) é uma suspensão de hidrocortisona para uso retal indicada como adjuvante terapêutico no tratamento da colite ulcerativa e é disponibilizado como um enema de dose unitária descartável, para autoadministração. Contém 100 mg de hidrocortisona em 60 mL de uma solução aquosa apresentando carbômero 934P, polissorbato 80, água purificada, hidróxido de sódio e metilparabeno.

PÓS PARA SUSPENSÃO ORAL

Várias preparações comerciais e oficiais consistem em misturas de pós ou granulados que são destinados a ser suspensos em água ou algum outro veículo antes da administração oral. Como já indicado, essas preparações oficiais contêm os dizeres "para suspensão oral" no seu título oficial, para distinguí-las das suspensões prontas para uso.

Muitos dos medicamentos apresentados na forma de pós para suspensão oral são antibióticos. Os produtos secos são preparados comercialmente de modo a conter a substância ativa antibiótica, além de corantes (FD&C), flavorizantes, edulcorantes (p. ex., sacarose ou sacarina sódica), estabilizantes (p. ex., ácido cítrico, citrato de sódio), agentes suspensores (p. ex., goma arábica, goma xantana, metilcelulose) e conservantes (p. ex., metilparabeno, benzoato de sódio), que podem ser necessários para aumentar a estabilidade da mistura de pós ou granulados ou da suspensão líquida. Quando é solicitado a reconstitução e dispensação de um desses produtos, o farmacêutico deve soltar o pó do fundo do recipiente com ligeiras batidas contra uma superfície dura e então adicionar a quantidade de água purificada indicada, muitas vezes em porções, e agitar até que todo o pó seja suspenso (Fig. 14.2). É importante adicionar a quantidade exata prescrita de água purificada à mistura seca se o objetivo for obter a concentração correta de fármaco por unidade de volume. Além disso, o uso de água purificada, em vez de água potável, é necessário para evitar a adição de impurezas que possam afetar a estabilidade da preparação resultante. Em geral, os fabricantes fornecem uma mistura de pós ou grânulos em um recipiente apresentando um espaço vazio, que permite a agitação do conteúdo, após a adição da água purificada. Os farmacêuticos devem entender que um recipiente suficientemente grande é fornecido com esses produtos, e eles devem verificar com cuidado a quantidade de água purificada. Eles não devem medir "a olho" a quantidade de água a ser adicionada no recipiente. Entre os antibióticos oficiais para suspensão oral encontram-se os seguintes:

Amoxicilina para Suspensão Oral, USP (Amoxil para Suspensão Oral, GlaxoSmithKline)
Ampicilina para Suspensão Oral, USP (Principen para Suspensão Oral, Geneva)
Cefaclor para Suspensão Oral, USP (Ceclor para Suspensão Oral, Lilly)
Cefixima para Suspensão Oral, USP (Suprax Pó para Suspensão Oral, Lupin Pharma)
Cefradina para Suspensão Oral, USP (Velo-sef para Suspensão Oral, Bristol-Myers Squibb)
Cefalexina para Suspensão Oral, USP (Keflex para Suspensão Oral, Advancis)
Dicloxacilina Sódica para Suspensão Oral, USP (Pathocil para Suspensão Oral, Wyeth-Ayerst)
Doxiciclina para Suspensão Oral, USP (Vibramycin Monoidrato para Suspensão Oral, Pfizer)
Etilsuccinato de Eritromicina para Suspensão Oral, USP (E.E.S. Grânulos para Suspensão Oral, Abbott)

Vários antibióticos oficiais para suspensão também são combinados com outros fármacos. Por exemplo, o etilsuccinato de eritromicina mais acetilsulfixazol em grânulos para suspensão oral são indicados para o tratamento das otites média e aguda causadas por cepas suscetíveis de *Haemophilus influenzae*. A probenicida é associada com ampicilina para reconstituição e uso no tratamento de infecções não complicadas (uretral, endocervical ou retal) causadas por *Neisseria gonorrhoeae* em adultos.

Entre os outros fármacos oficiais preparados como misturas de pós para reconstituição encontram-se a colestiramina (Questran, Par), usada no tratamento das hiperlipidemias, e o sulfato de bário (Barosperse, Mallinckrodt), administrado por via oral ou retal como meio de contraste radiopaco, na visualização do trato gastrintestinal, como auxiliar de diagnóstico. O sulfato de bário foi introduzido na medicina em 1910, como meio de contraste no exame por raios Roentgen do trato gastrintestinal. É praticamente insolúvel em água e, portanto, sua administração é segura, mesmo nas grandes doses necessárias, visto que ele não é absorvido no trato gastrintestinal. O farmacêutico deve tomar cuidado para não confundir sulfato de bário com outras formas de bário, como o sulfeto e o sulfito, que são solúveis e tóxicos. O sulfato de bário é um pó branco, fino, não arenoso, inodoro e insípido. Quando preparado na forma de suspensão e administrado oralmente, é útil no diagnóstico de condições de hipofaringe, esôfago, estômago, intestino delgado e colo. Ele torna o trato gastrintestinal opaco aos raios x, revelando qualquer anormalidade na anatomia do mesmo. Quando administrado por via retal, permite a visualização das características anatômicas do reto e do colo.

Comercialmente, o sulfato de bário para uso em diagnóstico é dispensado como um pó contendo os agentes suspensores necessários para a reconstituição como suspensão oral ou enema. Enemas de dose unitária e descartáveis, constituídos de suspensões prontas para uso, também estão disponíveis.

EMULSÕES

Uma emulsão é uma dispersão em que a fase dispersa é composta de pequenos glóbulos de líquido

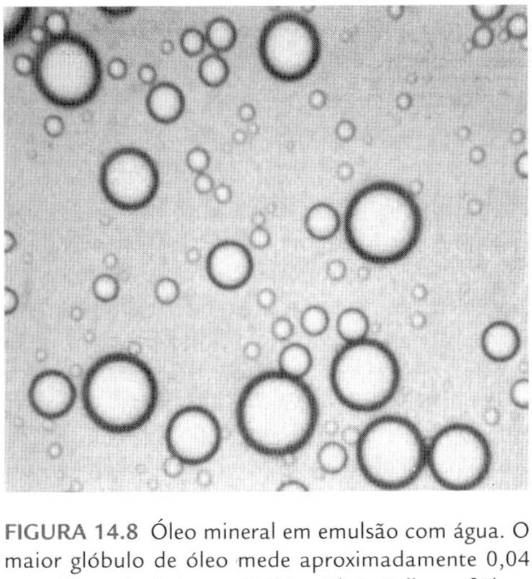

FIGURA 14.8 Óleo mineral em emulsão com água. O maior glóbulo de óleo mede aproximadamente 0,04 mm. (Cortesia de James C. Price, PhD, College of Pharmacy, University of Georgia.)

que se encontram distribuídos em um veículo no qual é imiscível (Fig. 14.8). Nas emulsões, a *fase dispersa* é a fase interna e a *fase dispersante* é a fase externa, ou contínua. Emulsões apresentando fase interna oleosa e fase externa aquosa são emulsões *óleo-em-água* (O/A). Em contrapartida, emulsões apresentando fase interna aquosa e fase externa oleosa são denominadas emulsões *água-em-óleo* (A/O). Devido à fase externa de uma emulsão ser contínua, uma emulsão O/A pode ser diluída ou aumentada com água ou uma preparação aquosa e uma emulsão A/O, com um líquido oleoso ou miscível em óleo. De modo geral, para preparar uma emulsão estável, uma terceira fase é necessária, ou seja, um *emulgente*. Dependendo de seus constituintes, a viscosidade pode variar bastante, podendo as emulsões serem líquidas ou semissólidas. Com base em sua composição e aplicação pretendida, emulsões líquidas podem ser empregadas por via oral, tópica ou parenteral; as emulsões semissólidas são para uso tópico. Muitas preparações farmacêuticas que, na verdade, são emulsões não são classificadas como tal, pois se enquadram mais apropriadamente em outras categorias. Por exemplo, emulsões como determinados linimentos, cremes, loções, pomadas e gotas vitaminadas são abordadas neste livro com tais designações.

FINALIDADE DAS EMULSÕES E DA EMULSIFICAÇÃO

A emulsificação permite ao farmacêutico preparar misturas homogêneas e relativamente estáveis de dois líquidos imiscíveis. Ela possibilita a administração de uma substância ativa líquida na forma de minúsculos glóbulos. Nas preparações líquidas de uso oral, a emulsão O/A permite a administração de um óleo de sabor desagradável por meio de sua dispersão em um veículo aquoso edulcorado e flavorizado. O tamanho reduzido dos glóbulos do óleo pode torná-lo mais digerível e de fácil absorção ou, se esse não for o objetivo, pode torná-lo mais eficaz, como o que ocorre, por exemplo, com o óleo mineral, que é usado como agente catártico após ser emulsificado.

Emulsões para serem aplicadas na pele podem ser O/A ou A/O, dependendo de certos fatores, como natureza dos agentes terapêuticos, necessidade de um efeito emoliente sobre o tecido e condições da pele. Agentes medicinais que irritam a pele são menos irritantes quando presentes na fase interna de uma preparação tópica emulsionada do que na fase externa, cujo contato direto é mais prevalente. Naturalmente, a miscibilidade, ou solubilidade, de um agente medicinal no óleo e na água determina seu veículo e sugere em qual fase da emulsão a solução resultante deve transformar-se. Na pele íntegra, uma emulsão A/O pode ser aplicada com mais uniformidade, porque a pele é recoberta por uma fina película de sebo, e essa superfície é mais facilmente molhada pelo óleo do que pela água. Uma emulsão A/O também produz efeito mais emoliente sobre a pele, pois resiste à secagem e à remoção pela água. Entretanto, se o objetivo for obter uma preparação que seja removida com facilidade da pele com água, uma emulsão O/A é a preferida. Desse modo, a absorção através da pele (absorção percutânea) pode ser aumentada pela redução do tamanho do glóbulo da fase interna. Outros aspectos das preparações tópicas são discutidos nos Capítulos 10 e 11.

TEORIAS DA EMULSIFICAÇÃO

Muitas teorias foram propostas na tentativa de explicar como os emulgentes promovem a emulsificação e mantêm a estabilidade da emulsão. Embora algumas dessas teorias se apliquem de forma mais específica a determinados tipos de emulgentes e condições (p. ex., o pH das fases do sistema e a natureza e relativas proporções das fases interna e externa), elas podem ser vistas como uma maneira de descrever como as emulsões podem ser produzidas e estabilizadas. Entre as *teorias* mais prevalentes estão as da *tensão superficial*, da *cunha orientada* e do *filme interfacial*.

Todos os líquidos têm a tendência de assumir a forma que produza a menor área superficial exposta. Para a gota de um líquido, a forma é de uma esfera. Uma gota do líquido possui forças internas que tendem a promover a associação das moléculas, de modo a resistir à distorção da esfera. Se duas ou mais gotas de um mesmo líquido entrarem em contato, a tendência é que elas se juntem ou coalesçam, formando uma gota maior, apresentando área superficial menor do que a área total das gotas individuais. Essa tendência dos líquidos pode ser medida quantitativamente e, quando a superfície do líquido está em contato com o ar, essa propriedade é denominada tensão superficial do líquido. Quando o líquido estiver em contato com um segundo líquido no qual é insolúvel e imiscível, a força que faz com que cada um deles resista à fragmentação em partículas menores é chamada de tensão interfacial. Substâncias que reduzem essa resistência facilitam a fragmentação em gotas ou partículas menores. As substâncias que diminuem a tensão são os tensoativos. De acordo com a teoria da *tensão superficial*, o uso de tais substâncias como emulgentes e estabilizantes diminui a tensão interfacial entre dois líquidos imiscíveis, reduzindo a força repelente e a atração entre as suas próprias moléculas. Portanto, os tensoativos facilitam a fragmentação dos glóbulos maiores em menores, que, por conseguinte, apresentam menor tendência a se agregar ou coalescer.

A *teoria da cunha orientada* preconiza que camadas monomoleculares de emulgente estão dispostas ao redor de uma gotícula da fase interna da emulsão. A teoria está baseada no pressuposto de que determinados emulgentes se orientam na superfície e no interior do líquido, em função de sua solubilidade. Em um sistema contendo dois líquidos imiscíveis, o emulgente é preferencialmente solúvel em uma das fases e penetra com maior profundidade e tenacidade nessa fase do que na outra. Sendo que muitas moléculas de substâncias nas quais essa teoria está baseada (p. ex., sabões) possuem uma porção hidrofílica e outra hidrofóbica (mas geralmente lipofílica), elas se posicionam ou se orientam dentro de cada fase. Dependendo da forma e do tamanho das moléculas, suas características de solubilidade e, portanto, sua orientação, o arranjo em cunha concebido para elas, faz com que circundem os glóbulos de óleo ou de água. Em geral, um emulgente com característica mais hidrofílica do que hidrofóbica promove a formação de uma emulsão O/A, enquanto uma emulsão A/O é resultante do emprego de emulgente mais hidrofóbico do que hidrofílico. Explicando de outra forma, a fase na qual o emulgente é mais solúvel se tornará a fase contínua ou externa da emulsão. Embora essa teoria possa não representar a ilustração mais exata do arranjo molecular do emulgente, o conceito de que os emulgentes solúveis em água formam emulsões O/A é importante e muito encontrado na prática.

A *teoria do filme interfacial* descreve que o emulgente se encontra na interface entre óleo e água, ao redor das gotas da fase interna, como uma camada fina de um filme adsorvido na superfície das mesmas. O filme evita o contato e a coalescência da fase dispersa; quanto mais resistente e flexível ele for, maior será a estabilidade da emulsão. Naturalmente, é preciso que haja quantidade suficiente do material formador de filme para cobrir toda a superfície de cada uma das gotas da fase interna. Assim, novamente a formação de uma emulsão O/A ou A/O depende da solubilidade do emulgente nas duas fases, sendo que aqueles solúveis em água formam emulsões O/A e aqueles solúveis em óleo, o inverso.

Na realidade, é improvável que uma única teoria de emulsificação possa explicar as maneiras pelas quais os muitos emulgentes promovem a formação da emulsão e sua estabilidade. É mais provável que, mesmo em uma única emulsão, mais de uma dessas teorias seja aplicável. Por exemplo, a redução da tensão interfacial é importante na formação inicial de uma emulsão, mas a formação de uma cunha de moléculas ou de um filme protetor é determinante para a manutenção da estabilidade. Não há dúvida de que determinados emulgentes são capazes de cumprir ambas as tarefas. A Cápsula de Física Farmacêutica 14.4 discute a energia livre de Gibbs e sua aplicação na preparação de emulsões estáveis.

PREPARAÇÃO DE EMULSÕES

Emulgentes

A etapa inicial da preparação de uma emulsão consiste na seleção do emulgente. Para ser útil em uma preparação farmacêutica, o emulgente deve ser compatível com os outros componentes da formulação e não interferir na estabilidade ou eficácia do agente terapêutico. Ele deve ser estável e não deteriorar na preparação; não deve ser tóxico em relação ao uso pretendido e à quantidade a ser consumida pelo paciente. Também deve possuir pouco odor, sabor ou cor. A capacidade do emulgente em promover a emulsificação e manter a estabilidade da emulsão durante o prazo de validade previsto para o produto é de importância fundamental.

Vários tipos de materiais foram usados em farmácia como emulgentes, com centenas, talvez milhares deles, testados quanto às suas capacidades de emulsificação. Embora nenhuma tentativa seja feita aqui para discutir os méritos de cada um desses agentes nas emulsões farmacêuticas, seria bom mostrar quais são os tipos de substâncias mais utilizados e suas aplicações gerais. Entre os emulgentes e estabilizantes para sistemas farmacêuticos, encontram-se os seguintes:

1. Carboidratos, como os agentes naturais goma arábica, adragante, ágar, *chondrus* e pectina. Esses materiais formam coloides hidrofílicos quando adicionados à água e em geral produzem emulsões O/A. A goma arábica é usada com frequência na preparação de emulsões extemporâneas. A goma adragante e o ágar são empregados como espessantes em produtos emulsionados com goma arábica. A celulose microcristalina é utilizada em várias suspensões e emulsões comerciais, como regulador da viscosidade, para retardar a sedimentação das partículas e promover a estabilidade da dispersão.
2. Substâncias proteicas, como gelatina, gema de ovo e caseína. Essas substâncias produzem emulsões O/A. A desvantagem da gelatina como emulgente é que a emulsão frequentemente é muito fluida e torna-se ainda mais com o repouso.
3. Álcoois de elevada massa molecular, como o álcool estearílico, o álcool cetílico e o monoestearato de glicerila. Esses são empregados principalmente como agentes espessantes e estabilizantes de emulsões O/A de algumas loções e pomadas para uso externo. O colesterol e seus derivados podem ser empregados em preparações usadas externamente para promover a formação de emulsões A/O.
4. Tensoativos, que podem ser aniônicos, catiônicos ou não iônicos. Esses compostos contêm tanto grupos hidrofílicos quanto lipofílicos, sendo que a porção hidrofóbica da molécula geralmente é responsável por sua atividade de superfície. Nos tensoativos aniônicos, a porção hidrofílica é carregada negativamente, mas nos catiônicos ela tem carga positiva. Devido a suas cargas iônicas opostas, tensoativos aniônicos e catiônicos tendem a se neutralizar e são considerados incompatíveis. Emulgentes não iônicos não apresentam tendência à ionização. Dependendo de sua natureza, alguns membros desse grupo formam emulsões O/A, e outros, emulsões A/O. Emulgentes aniônicos incluem vários sabões monovalentes, polivalentes e orgânicos, como o oleato de trietanolamina, e os sulfonatos, tais como o lauril sulfato de sódio. O cloreto de benzalcônio, conhecido por suas propriedades bactericidas, pode ser empregado como emulgente catiônico. Emulgentes do tipo não iônico incluem os ésteres de sorbitano e os derivados do polioxietileno; alguns deles são apresentados na Tabela 14.2.

   A natureza iônica do tensoativo deve ser levada em consideração. Os tensoativos não iônicos são eficazes em pH de 3 a 10; os catiônicos, em pH de 3 a 7; e os aniônicos, em pH maior que 8 (6).
5. Sólidos finamente divididos, como as argilas coloidais, incluindo bentonita, hidróxido de magnésio e hidróxido de alumínio. Esses geralmente formam emulsões O/A, quando o

CÁPSULA DE FÍSICA FARMACÊUTICA 14.4

Energia livre de Gibbs em uma emulsão

Como já discutido, dispersões farmacêuticas são constituídas de duas fases, ou estados, de matéria que são mutuamente insolúveis. Nas suspensões, a sedimentação e compactação das partículas sólidas do fármaco podem ocorrer, bem como a aglutinação ou agregação das partículas (floculação é uma agregação que é reversível com agitação vigorosa). Nas emulsões, a cremagem (uma associação fraca e reversível das gotículas da fase interna) e a quebra (coalescência irreversível das gotículas da fase interna) podem ocorrer. Esta última pode resultar da diminuição da energia livre de Gibbs, pela minimização da área de superfície da fase interna.

Segundo a energia livre de Gibbs:

$$\Delta G = \Delta A\gamma$$

Em que:

Δ é a extensão da alteração de G e A;
ΔG naturalmente tende para 0, ou mínimo;
A é a área de superfície total das partículas dispersas;
γ, a tensão interfacial, ou repulsão entre fases, ou seja,
líquido repele líquido nas emulsões,
líquido repele sólido nas suspensões,
líquido ou sólido repele gás nos aerossóis.

Uma "ΔG" elevada força "A" a um valor mínimo, a menos que "γ" seja bastante reduzida para compensar uma "A" grande.

Emulsões e suspensões estáveis devem ter "A" grande para a consistência na dosagem; assim, elas também devem apresentar uma "γ" pequena.

A instabilidade natural das dispersões é devido a:

uma "A" grande e uma "γ" grande, o que causa uma "G" grande, e
uma "G" grande e uma "γ" grande produzem a agregação das gotículas emulsionadas e partículas da suspensão, ou a fase interna, para reduzir "A" e, por conseguinte, "G".

Emulsões e suspensões estáveis devem ter uma "A" grande e uma "G" pequena, concomitantemente, para obtenção de uma dose correta e uniforme. Isso é obtido diminuindo a "γ" que irá reduzir a autoatração das partículas na fase dispersa.

EXEMPLO

Aumento da área em uma emulsão O/A.
50 mL de um óleo em uma proveta apresentam uma área total $A = 80\ cm^2$.
Estes 50 mL são processado para fazer $9{,}55 \times 10^{13}$ gotas de 1×10^{-4} cm de diâmetro cada.
Cada gota possui uma área de superfície $A = 7{,}854 \times 10^{-9}\ cm^2$.
A área superficial total "A" de 50 mL de óleo na forma de gotas com 1 µm de diâmetro é:

$$(7{,}854 \times 10^{-9}\ cm^2/gota) \times (9{,}55 \times 10^{13}\ gotas) = 7{,}5 \times 10^5\ cm^2$$

$$\Delta A = \frac{7{,}5 \times 10^5 cm^2}{80\ cm^2} = 9{,}38 \times 10^3$$

Para essa emulsão ser estável, a "γ" deve ser reduzida em torno de 9,400 vezes para minimizar "G".

material insolúvel é adicionado à fase aquosa e se houver um maior volume de fase aquosa do que de fase oleosa. Entretanto, se o pó for adicionado ao óleo e o volume da fase oleosa for predominante, uma substância como a bentonita será capaz de formar uma emulsão A/O. O volume relativo das fases interna e externa de uma emulsão é importante, independentemente do tipo de emulgente usado. Quando a concentração da fase inter-

TABELA 14.2 **Valores de EHL para alguns emulgentes**

AGENTE	EHL
Diestearato de etilenoglicol	1,5
Triestearato de sorbitano (Span 65[a])	2,1
Monoestearato de propilenoglicol	3,4
Triton X-15[b]	3,6
Monoleato de sorbitano (Span 80[a])	4,3
Monoestearato de sorbitano (Span 60[a])	4,7
Monolaurato de dietilenoglicol	6,1
Monopalmitato de sorbitano (Span 40[a])	6,7
Dioleato de sacarose	7,1
Goma arábica	8,0
Amercol L-101[c]	8,0
Éter laurílico de polioxietileno (Brij 30[a])	9,7
Gelatina	9,8
Triton X-45[b]	10,4
Metilcelulose	10,5
Monoestearato de polioxietileno (Myrj 45[a])	11,1
Oleato de trietanolamina	12,0
Goma adragante	13,2
Triton X-100[b]	13,5
Monoestearato de sorbitano polioxietileno (Tween 60[a])	14,9
Monoleato de sorbitano polioxietileno (Tween 80[a])	15,0
Monolaurato de sorbitano polioxietileno (Tween 20[a])	16,7
Pluronic F 68[d]	17,0
Oleato de sódio	18,0
Oleato de potássio	20,0
Lauril sulfato de sódio	40,0

[a] ICI Americas, Wilmington, Delaware.
[b] Rohm and Haas, Philadelphia, Pennsylvania.
[c] Amerchol Corportion, Edison, New Jersey.
[d] BASF-Wyandotte Chemical, Parsippany, New Jersey.

na de uma emulsão é elevada, sua viscosidade aumenta até certo ponto, depois diminui rapidamente. Nesse ponto, a emulsão sofreu *inversão*; ou seja, mudou de uma emulsão O/A para A/O ou vice-versa. Na prática, as emulsões podem ser preparadas sem inversão, com cerca de 75% do volume do produto constituindo a fase interna.

O sistema EHL

Como regra geral, um emulgente tem uma porção hidrofílica e outra lipofílica, com predominância de uma ou outra, que influencia, conforme já descrito, na formação de um tipo de emulsão. Um método foi desenvolvido para classificar (7) os emulgentes, ou tensoativos, com base em sua composição química, sendo denominado de equilíbrio hidrófilo-lipofílico ou EHL. Por esse método, atribui-se a cada tensoativo um valor de EHL ou um número indicando sua polaridade. Embora os valores tenham sido estabelecidos até 40, a faixa usual situa-se entre 1 e 20. Materiais que são altamente polares ou hidrofílicos apresentam valores mais elevados do que aqueles menos polares e mais lipofílicos. Em geral, tensoativos com valores de EHL entre 3 e 6 são altamente lipofílicos e produzem emulsões A/O, e os com valores de EHL de cerca de 8 a 18 resultam em emulsões O/A. Exemplos de alguns valores de EHL atribuídos para alguns tensoativos são encontrados na Tabela 14.2. O tipo de aplicação esperada dos tensoativos, conforme seu EHL, é ilustrado na Tabela 14.3.

TABELA 14.3 **Valor EHL de tensoativos e sua aplicação**

APLICAÇÃO	VALOR DE EHL
Antiespuma	1-3
Emulgentes (A/O)	3-6
Agentes molhantes	7-9
Emulgentes (O/A)	8-18
Solubilizantes	15-20
Detergentes	13-16

No sistema EHL, além dos emulgentes, também são atribuídos valores de EHL para óleos e substâncias oleosas. Os emulgentes escolhidos são aqueles que apresentam valores de EHL iguais ou próximos aos da fase oleosa da emulsão pretendida. Por exemplo, o óleo mineral possui um valor de EHL de 4 se uma emulsão A/O for necessária e um valor de 10,5 se uma emulsão O/A for preparada. Para preparar uma emulsão estável, o emulgente deve ter um valor de EHL similar ao do óleo mineral, dependendo do tipo de emulsão pretendida. Quando necessário, dois ou mais emulgentes podem ser combinados para se obter o valor de EHL apropriado.

As Cápsulas de Física Farmacêutica 14.5 e 14.6 apresentam um resumo das aplicações dos tensoativos e dos cálculos para determinar a quantidade de emulgente necessária para a obtenção de uma emulsão estável.

Métodos de preparação das emulsões

As emulsões podem ser preparadas por vários métodos, dependendo da natureza de seus com-

CÁPSULA DE FÍSICA FARMACÊUTICA **14.5**

Mistura de tensoativos

Agentes molhantes são tensoativos com valores de EHL entre **7** e **9**. Eles ajudam a melhorar o contato entre partículas sólidas e líquidos.

Emulgentes são tensoativos com valores de EHL de **3** a **6** ou de **8** a **18**. Eles reduzem a tensão interfacial entre o óleo e a água, minimizando a energia da superfície pela formação de glóbulos.

Detergentes são tensoativos com valores de EHL entre **13** e **16**. Eles reduzem a tensão da superfície e ajudam a umectar a superfície e a sujeira. A sujeira é emulsionada, geralmente formando espuma, e, então, removida.

Solubilizantes têm valores de EHL entre **15** e **20**.

Os valores de EHL são aditivos, e, com frequência, os tensoativos são misturados. Por exemplo, se 20 mL de um sistema emulgente de EHL 9,0 é necessário, dois tensoativos (com valores de EHL de 8,0 e 12,0) podem ser misturados em uma proporção de 3:1. As proporções de cada tensoativo serão as seguintes:

$$0{,}75 \times 8{,}0 = 6{,}0$$
$$0{,}25 \times 12{,}0 = 3{,}0$$
$$\text{Total EHL} = 9{,}0$$

CÁPSULA DE FÍSICA FARMACÊUTICA **14.6**

Área superficial dos glóbulos

O exemplo seguinte é um cálculo para a determinação da quantidade de tensoativo necessária para preparar uma emulsão O/A estável.

Um tensoativo se espalha como uma monocamada quando aplicado à superfície da água. As dimensões de uma molécula podem ser determinadas por meio de sua orientação na superfície. Por exemplo, se uma micropipeta for usada para aplicar 3 μL de um tensoativo sobre uma superfície de água limpa e parada, a área sobre a qual ele se espalha, determinada experimentalmente usando uma balança, é de 12.000 cm^2. A verdadeira espessura do filme pode ser calculada dividindo o volume do tensoativo aplicado pela área de superfície, da seguinte maneira:

$$\frac{0{,}003\ cm^3}{12{,}000\ cm^2} = 2{,}5 \times 10^{-7} cm$$

O tensoativo tem uma densidade de 0,910 g/cc e massa molecular de 325 g/mol. Para calcular a área ocupada por cada molécula em corte transversal, dividir a área do filme monomolecular pelo número de moléculas nos 3 μL do tensoativo, que formam o filme, da seguinte maneira:

1. Obter a massa do tensoativo multiplicando o volume pela densidade (0,003 mL × 0,910 g/cc = 0,00273 g).
2. Para calcular o número de moles presentes, dividir a massa do tensoativo pela sua massa molecular (0,00273 g/325 g/mole = $8{,}4 \times 10^{-6}$ moles).
3. O número de moléculas presentes é o número de moles vezes o número de Avogadro ($8{,}4 \times 10^{-6} \times 6{,}02 \times 10^{23} = 5{,}0568 \times 10^{18}$ moléculas).
4. A área de corte transversal pode agora ser calculada dividindo a área superficial pelo número de moléculas ($12.000\ cm^2/5{,}0568 \times 10^{18} = 2{,}373 \times 10^{-15}\ cm^2 = 23{,}73 \times 10^{-16}$, ou aproximadamente 24 angstroms quadrados).

A quantidade de tensoativo necessária para emulsificar determinada quantidade de óleo para a preparação de uma emulsão O/A pode ser calculada como mostrado a seguir:

(continua)

CÁPSULA DE FÍSICA FARMACÊUTICA **14.6** *(continuação)*

EXEMPLO

Para emulsificar 50 mL de óleo, de diâmetro globular médio de 1 μm, o volume de cada glóbulo é:

$$V_i = \frac{4}{3}\pi r^3 = \frac{4}{3}\pi(0{,}5 \times 10^{-4})^3 = 0{,}524 \times 10^{-12}\text{mL}$$

Para calcular o número de glóbulos por mililitro, dividir 1 mL pelo volume de cada glóbulo:

$$\frac{1\text{ mL}}{0{,}524 \times 10^{-12}\text{mL/globule}} = 1{,}91 \times 10^{12}\text{glóbulos/mL}$$

A área superficial (S) de cada glóbulo será:

$$S = 4\pi r^2 = 4\pi\,(0{,}5 \times 10^{-4})^2 = 3{,}14 \times 10^{-8}\text{ cm}^2$$

E a área superficial de todos os glóbulos em 1 mL de óleo é:

$$(1{,}91 \times 10^{12}) \times (3{,}14 \times 10^{-8}) = 6 \times 10^4\text{ cm}^2$$

O número de moléculas de tensoativo que será adsorvido na interface dos glóbulos de óleo e a fase dispersante de 1 mL de óleo é igual à área total de superfície dividida pela área da seção transversal do tensoativo:

$$\frac{6 \times 10^4\text{cm}^2}{2{,}373 \times 10^{-15}\text{cm}^2/\text{moléculas}} = 2{,}528 \times 10^{19}\text{moléculas}$$

O número de moles de tensoativo necessário para emulsificar 1 mL de óleo é igual ao número de moléculas adsorvidas na interface dividido pelo número de Avogadro:

$$\frac{2{,}528 \times 10^{19}\text{molecules}}{6{,}02 \times 10^{23}\text{molecules/mole}} = 4{,}199 \times 10^{-5}\text{moles}$$

E a quantidade necessária para 50 mL será:

$$50\text{ mL} \times 4{,}199 \times 10^{-5}\text{ moles/mL} = 2{,}095 \times 10^{-3}\text{ moles}$$

$$2{,}095 \times 10^{-3}\text{ moles} \times 325\text{ g/mol} = 0{,}681\text{ g ou }681\text{ mg}$$

Portanto, 681 mg de tensoativo serão necessários para emulsificar 50 mL do óleo.

ponentes e do equipamento. Em pequena escala, como no laboratório ou na farmácia, elas podem ser preparadas usando um gral de porcelana e um pistilo, um misturador mecânico ou *mixer* como o de Waring, um homogeneizador manual (Fig. 14.9), um homogeneizador de bancada (Fig. 14.10), ou eventualmente um simples frasco. Em grande escala, tanques misturadores (Fig.14.5) podem ser usados para formar a emulsão, por meio da ação de uma hélice de alta velocidade. Conforme necessário, um produto mais fino pode ainda ser obtido pela passagem em um moinho coloidal, onde as partículas sofrem a ação do atrito no espaço que separa um rotor de alta velocidade do estator, ou pela passagem em um grande homogeneizador, onde o líquido é forçado a passar, sob alta pressão, através da abertura de uma pequena válvula. Os homogeneizadores industriais têm capacidade para até 100.000 L de produto por hora.

Na preparação extemporânea de emulsões em pequena escala, três métodos podem ser usados, a saber: o *método continental* ou *goma seca*, o *método inglês* ou *goma úmida* e o *método do frasco* ou *de Forbes*. No primeiro, o emulgente (geralmente goma arábica) é misturado com o óleo antes da adição de água. No segundo, o emulgente é adicionado à água (na qual é solúvel) para formar uma mucilagem, e então o óleo é lentamente incorporado para formar a emulsão. O método do frasco é reservado para óleos voláteis ou menos viscosos, sendo uma variação do método da goma seca.

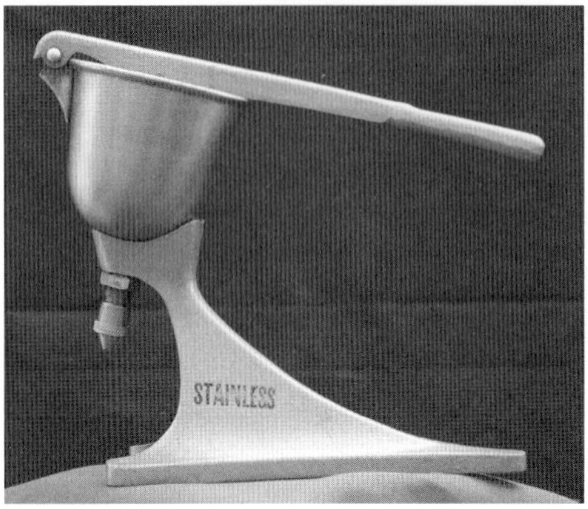

FIGURA 14.9 Preparação de uma emulsão em laboratório, usando um homogeneizador manual.

Método continental ou da goma seca

O método continental é também conhecido como método 4:2:1, porque quatro partes de óleo, duas partes de água e uma parte de goma são adicionadas na preparação da emulsão inicial ou primária. Por exemplo, se 40 mL de óleo devem ser emulsionados, 20 mL de água e 10 g de goma devem ser utilizados na preparação da emulsão primária, sendo a quantidade de água restante e os outros componentes da formulação acrescidos posteriormente. Nesse método, a goma arábica ou outro emulgente O/A são triturados com o óleo em um gral de Wedgwood ou porcelana, completamente seco, até que se obtenha a mistura homogênea. É preciso usar um gral que tenha uma superfície interna rugosa em vez de lisa, para assegurar a obtenção do atrito e a redução do tamanho dos glóbulos. Um gral de vidro possui uma superfície muito lisa para produzir a fragmentação da fase interna. Após o óleo e a goma terem sido misturados, as duas partes de água são adicionadas de uma única vez, e a mistura é triturada imediatamente, com rapidez e de forma contínua, até que a emulsão primária esteja cremosa e branca e produza um estalo ao movimento do pistilo. De modo geral, cerca de três minutos de mistura são necessários para produzir a emulsão primária. Outras matérias-primas líquidas da formulação, que são solúveis ou miscíveis com a fase externa, podem então ser misturadas com a emulsão primária. Substâncias sólidas, como conservantes, estabilizantes, corantes ou flavorizantes, são dissolvidas em um volume apropriado de água (supondo que água seja a fase externa) e

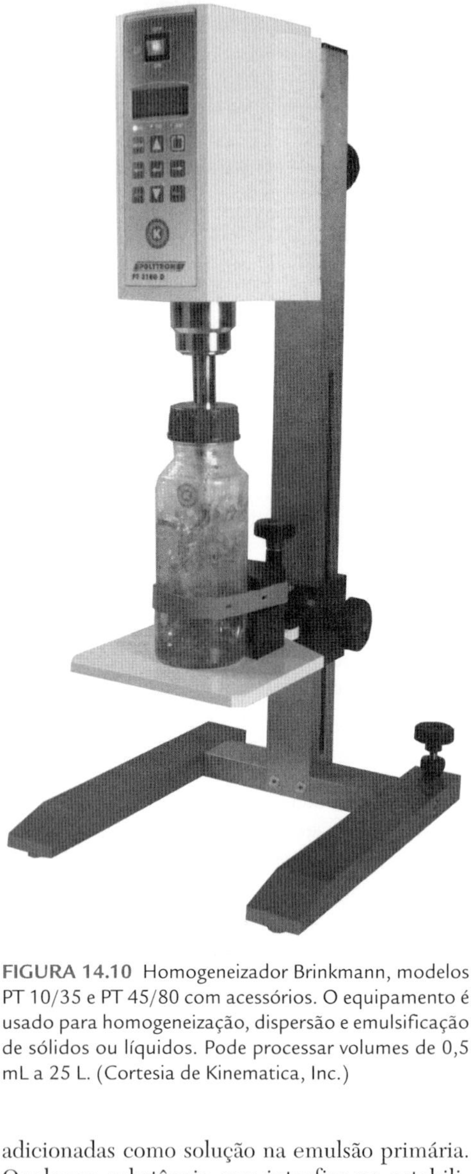

FIGURA 14.10 Homogeneizador Brinkmann, modelos PT 10/35 e PT 45/80 com acessórios. O equipamento é usado para homogeneização, dispersão e emulsificação de sólidos ou líquidos. Pode processar volumes de 0,5 mL a 25 L. (Cortesia de Kinematica, Inc.)

adicionadas como solução na emulsão primária. Qualquer substância que interfira na estabilidade da emulsão ou do emulgente é adicionada por último. Por exemplo, visto que o álcool tem ação precipitante sobre as gomas, como a goma arábica, nenhum álcool ou solução que o contenha deve ser adicionado diretamente na emulsão primária, já que a concentração total alcoólica da mistura seria maior nesse ponto do que após os outros diluentes terem sido acrescidos. Após todos os componentes terem sido adicionados, a emulsão é transferida para um recipiente graduado, e o volume final é ajustado com água; antes, no entanto, o gral deve ser lavado para remover os resíduos da emulsão.

Se a dispersão da goma arábica no óleo for feita de maneira adequada, o uso do método da goma seca pode garantir a obtenção de uma emulsão aceitável. Algumas vezes, entretanto, a quantidade de goma arábica deve ser ajustada para assegurar que a emulsão possa ser produzida. Por exemplo, os óleos voláteis, a vaselina líquida (óleo mineral) e o óleo de linhaça costumam exigir a proporção 3:2:1 ou 2:2:1 para que a preparação seja possível. Em vez de utilizar gral e pistilo, o farmacêutico geralmente pode preparar uma excelente emulsão pelo método da goma seca, usando um *mixer* ou uma batedeira.

Método inglês ou da goma úmida

Nesse método, são usadas as mesmas proporções de óleo, água e goma que no método continental ou da goma seca, mas a ordem da mistura é diferente, e a proporção dos componentes pode variar durante a preparação da emulsão primária, conforme o operador achar necessário. Em geral, uma mucilagem da goma é preparada pela trituração de grânulos de goma arábica em um gral, com a quantidade de água equivalente a duas vezes o seu peso. O óleo é então adicionado lentamente em porções, e a mistura é triturada para emulsificá-lo. Caso a mistura fique muito espessa, pode-se acrescentar mais água antes de o óleo ser adicionado. Após todo o óleo ter sido adicionado, a mistura é agitada por vários minutos, até a obtenção de uma preparação uniforme. A seguir, como no método continental ou da goma seca, os outros componentes da formulação são acrescidos, e a emulsão é transferida para um recipiente graduado, onde o volume é completado.

Método do frasco ou de Forbes

O método do frasco é útil para a preparação extemporânea de emulsões de óleos voláteis ou substâncias oleaginosas de baixa viscosidade. A goma arábica é colocada em um frasco, duas partes de óleo são adicionadas, e a mistura é agitada vigorosamente no recipiente tampado. Um volume de água quase igual ao de óleo é então adicionado em porções, sendo a mistura agitada após cada adição. Após toda a água ter sido adicionada, a emulsão primária formada pode então ser diluída até um volume apropriado com água ou uma solução aquosa contendo outras substâncias da formulação.

Esse método não é aceitável para óleos viscosos, pois eles não podem ser adequadamente agitados no frasco quando misturados com o emulgente. Quando a fase dispersa for constituída de uma mistura de óleo fixo com óleo volátil, o método da goma seca costuma ser empregado.

Métodos auxiliares

A emulsão preparada pelo método da goma úmida ou da goma seca pode ter sua qualidade melhorada por meio da passagem através de um homogeneizador manual. Nesse aparelho, a ação de bombeamento manual força a emulsão a passar através de um pequeno orifício, produzindo a redução dos glóbulos da fase interna a um tamanho de cerca de 5 μm ou menor. O homogeneizador manual é menos eficiente na redução do tamanho de partícula de emulsões muito viscosas e não deve ser empregado em emulsões que contenham alta proporção de sólidos, devido à possibilidade de dano à válvula.

Método do sabão *in situ*

Os dois tipos obtidos por esse método são o sabão de cálcio e o sabão mole. O sabão de cálcio é formado na preparação de emulsões A/O de determinados óleos vegetais contendo, por exemplo, o ácido oleico em combinação com a água de cal (sinônimo: solução de hidróxido de cálcio USP). Eles são preparados simplesmente pela mistura de volumes iguais de óleo e água de cal. O emulgente nesse caso é o sal de cálcio do ácido graxo livre, formado pela combinação dos dois componentes. No caso do óleo de oliva, o ácido graxo livre é o ácido oleico, e o emulgente resultante é o oleato de cálcio. Uma dificuldade que algumas vezes surge quando se prepara esse produto autoemulsionável é que a quantidade de ácido graxo livre presente no óleo pode ser insuficiente para reagir com o hidróxido de cálcio na proporção de 1:1. Via de regra, para contornar essa deficiência, um pequeno excesso de óleo de oliva ou a adição de uma pequena quantidade de ácido oleico são necessários para a obtenção de uma emulsão agradável e homogênea. Do contrário, finas gotículas de água formam-se sobre a superfície da preparação. Visto que a fase oleosa é a fase externa, essa formulação é ideal quando a oclusão e a emoliência da pele são pretendidas, como no prurido, no ressecamento da pele ou no eritema solar. Um exemplo típico dessa emulsão é o linimento de calamina:

Calamina	
Óxido de zinco aa	80,0 g
Óleo de oliva	
Solução de hidróxido de cálcio aa q.s.p	1.000,0 mL

Microemulsões

As microemulsões são misturas isotrópicas, transparentes e termodinamicamente estáveis, de um sistema bifásico de óleo e água, estabilizado com tensoativos. O diâmetro das gotas em uma microemulsão encontra-se na faixa de 100 Å (10 milimicrons) a 1.000 Å, enquanto na macroemulsão as gotas podem alcançar 5.000 Å de diâmetro (6). Tanto microemulsões O/A quanto A/O podem ser formadas de modo espontâneo, por agitação das fases oleosa e aquosa com tensoativos selecionados. O tipo de emulsão produzido depende das propriedades do óleo e dos tensoativos.

Os tensoativos hidrofílicos são usados para produzir emulsões O/A transparentes de muitos óleos, incluindo flavorizantes e vitaminas, como as A, D e E. Os tensoativos com EHL entre 15 e 18 têm sido usados na preparação dessas emulsões. Elas são dispersões de óleo, e não soluções verdadeiras; entretanto, devido à aparência do produto, o tensoativo costuma ser considerado solubilizante do óleo. Os tensoativos mais usados na preparação de tais formulações líquidas orais são o polissorbato 60 e o polissorbato 80.

As vantagens do uso das microemulsões incluem absorção oral mais rápida e eficiente de fármacos do que as formas farmacêuticas sólidas, melhor liberação transdérmica de fármacos, por meio do aumento da difusão através da pele, e o potencial único de aplicação das microemulsões no desenvolvimento de eritrócitos artificiais e na vetorização de fármacos citotóxicos a células tumorais (6).

ESTABILIDADE DAS EMULSÕES

Em termos gerais, uma emulsão é considerada fisicamente instável se (a) a fase interna ou dispersa tende a formar agregados de gotículas, (b) grandes gotículas ou agregados de gotículas surgem na superfície ou depositam-se no fundo, formando uma camada concentrada de fase interna, e (c) todo o líquido ou parte do líquido da fase interna separa-se e forma uma camada distinta na superfície ou no fundo do frasco, resultante da coalescência dos glóbulos da fase interna. Além disso, uma emulsão pode ser afetada adversamente por contaminação microbiológica e outras alterações químicas e físicas.

Agregação e coalescência

Os agregados de glóbulos da fase interna têm maior tendência a subir para a superfície ou sedimentar do que partículas individuais. Esse fenômeno é chamado de cremagem e, na ausência de coalescência, é um processo reversível. O termo originou-se da indústria de laticínios e é análogo à formação de nata na superfície do leite, quando ele está em repouso. A porção cremosa de uma emulsão pode ser redistribuída homogeneamente com agitação, mas, se os agregados não se desmancharem ou se a agitação for insuficiente antes da administração, a dose do medicamento não será correta. Além disso, uma emulsão cremada não é esteticamente aceitável para o farmacêutico ou para o consumidor. E, mais importante, isso aumenta o risco de que os glóbulos coalesçam.

De acordo com a equação de Stokes (Cápsula de Física Farmacêutica 14.1), a velocidade de separação da fase dispersa de uma emulsão pode estar relacionada a fatores, como tamanho de partícula da fase dispersa, diferença de densidade entre as fases e viscosidade da fase externa. É importante lembrar que a velocidade de separação eleva-se pelo aumento do tamanho de partícula da fase interna, pela maior diferença de densidade entre as duas fases e pela redução da viscosidade da fase externa. Portanto, para aumentar a estabilidade de uma emulsão, o tamanho do glóbulo ou da partícula deve ser reduzido ao mais fino possível, a diferença de densidade entre as fases interna e externa deve ser mínima e a viscosidade da fase externa deve ser razoavelmente alta. Espessantes, como a goma adragante e a celulose microcristalina, são adicionados com frequência à emulsão para aumentar a viscosidade da fase externa. A cremagem na superfície ocorre em emulsões instáveis do tipo O/A ou A/O em que a fase interna apresenta menor densidade do que a externa. A cremagem no fundo do frasco é detectada nas emulsões instáveis em que o oposto é verificado.

Mais destrutiva do que a cremagem em uma emulsão é a coalescência dos glóbulos da fase interna e sua separação em uma camada distinta. A separação da fase interna da emulsão é chamada de quebra, e a emulsão é descrita como separada ou quebrada. Isso é irreversível, pois a camada protetora ao redor dos glóbulos da fase interna não existe mais. A tentativa de restabelecer a emulsão por agitação das duas camadas separadas em geral não tem sucesso. A adição de mais emulgente e o reprocessamento em equipamento apropriado são geralmente necessários para reproduzir a emulsão.

De modo geral, devem-se proteger as emulsões contra extremos de frio e calor. O congelamento e o descongelamento de uma emulsão podem, algumas vezes, quebrá-la. O calor excessivo tem o mesmo efeito. Como as emulsões podem ser transportadas e usadas em regiões com clima de alta ou baixa temperatura, os fabricantes devem conhecer sua estabilidade antes que seja transportada. Para a maioria das emulsões, a indústria realiza testes a 5°C, 40°C e 50°C, respectivamente para determinar a estabilidade do produto. Ensaios de estabilidade por três meses a 5°C e 40°C são minimamente necessários. Períodos de exposição mais curtos a 50°C podem ser usados como um teste alternativo.

Visto que outras condições ambientais, como a presença de luz, ar e contaminação por microrganismos, podem afetar adversamente a estabilidade da emulsão, as etapas de formulação e acondicionamento são realizadas para minimizar os riscos de instabilidade. Para emulsões fotossensíveis, recipientes resistentes à luz são necessários. Para emulsões suscetíveis à decomposição oxidativa, podem ser incluídos antioxidantes na formulação e advertências devem ser colocadas no rótulo para que o recipiente seja bem fechado após o uso. Muitos fungos, leveduras e bactérias podem decompor o emulgente, levando à quebra do sistema. Mesmo que o emulgente não seja afetado por microrganismos, o produto pode apresentar aparência desagradável e certamente não será eficaz do ponto de vista farmacêutico e terapêutico. Como os fungos (bolores e leveduras) costumam contaminar mais as emulsões do que as bactérias, conservantes antifúngicos, como a associação de metilparabeno e propilparabeno, são muitas vezes incluídos na fase aquosa de uma emulsão O/A. Álcool em uma quantidade de 12 a 15%, em relação ao volume da fase externa, é muitas vezes acrescentado em emulsões O/A de uso oral para conservá-las.

EXEMPLOS DE EMULSÕES ORAIS

Emulsão de óleo mineral

A emulsão de óleo mineral, ou de vaselina líquida, é do tipo O/A e é preparada com a seguinte fórmula:

Óleo mineral	500 mL
Goma arábica (pó fino)	125 g
Xarope	100 mL
Vanilina	40 mg
Álcool	60 mL
Água purificada q.s.p	1.000 mL

Essa emulsão é preparada pelo método da goma seca (4:2:1), misturando o óleo com a goma arábica e adicionando 250 mL de água purificada de uma única vez para formar a emulsão primária. A essa emulsão, as matérias-primas restantes são acrescentadas lentamente com trituração, sendo que a vanilina é dissolvida no álcool. Um flavorizante substituto para a vanilina, um conservante substituto para o álcool e um emulgente substituto para a goma arábica, assim como um método alternativo de preparação, podem ser usados, se preferível.

Essa emulsão é empregada como catártico lubrificante na dose usual de 30 mL. A dose usual do óleo mineral (não emulsificado) para o mesmo fim é de 15 mL. A emulsão é muito mais palatável do que o óleo não emulsificado. Existem várias preparações comerciais de óleos emulsionados, sendo que muitas contêm agentes catárticos, como fenolftaleína, leite de magnésia, ágar, entre outros.

Emulsão de óleo de rícino

A emulsão de óleo de rícino é usada como laxante para acessos esporádicos de constipação e na preparação do colo para exames radiográficos e endoscópicos. O óleo de rícino presente na emulsão age diretamente sobre o intestino delgado, provocando seu movimento. Este e outros laxantes não devem ser usados de forma regular ou em excesso, pois podem levar à dependência. O uso abusivo do óleo de rícino pode causar perda excessiva de água e de eletrólitos, com efeito debilitante. Os laxantes não devem ser usados na presença de náusea, vômito ou dor abdominal, pois esses sintomas podem indicar apendicite, e a ingestão de laxativos nessas circunstâncias pode ocasionar o rompimento do apêndice.

A quantidade de óleo de rícino nas emulsões comerciais varia de 35 a 67%. A quantidade de óleo presente influencia a dose da emulsão. De modo geral, para uma emulsão que contenha cerca de dois terços de óleo, a dose para adultos é 45 mL, mais ou menos três colheres de sopa. Para crianças de 2 a 6 anos, 15 mL geralmente são suficientes, e para crianças com menos de 2 anos, 5 mL devem ser administrados. O óleo de rícino é mais bem-administrado com estômago vazio, seguido da ingestão de um copo d'água.

Emulsão de simeticona

A emulsão de simeticona é uma forma dispersível em água, usada como antiespuma para o alívio de sintomas dolorosos do excesso de gases no trato digestivo. Ela age no estômago e nos intestinos, alterando a tensão superficial das bolhas de gás, tornando-as capazes de coalescer e facilitando sua eliminação. A emulsão na forma de gotas é útil para o alívio de gases em lactentes, decorrentes de cólica, inchaço ou intolerância à lactose. O produto comercial (Mylicon gotas, AstraZeneca) contém 40 mg de simeticona por 0,6 mL. A simeticona também está presente em alguns antiácidos (p. ex., Mylanta, Johnson & Johnson Merck) como auxiliar terapêutico para aliviar o desconforto causado por gases.

EXEMPLOS DE EMULSÕES TÓPICAS

Muitas das loções para mãos e corpo usadas para tratar a pele seca são emulsões O/A. Várias emulsões tópicas, ou loções, são usadas terapeuticamente para liberar um fármaco com ação sistêmica. Um exemplo é o Estrasorb (Novavax, King Pharmaceuticals), que contém estradiol para o tratamento dos sintomas que acompanham a menopausa. Ele atua por meio da reposição dos hormônios perdidos durante esse período. Emulsões contendo corticosteroides incluem Lotrimin AF (clotrimazol, Schering-Plough) e Diprolene (dipropionato de betametasona, Schering).

GÉIS E MAGMAS

Os *géis* são definidos como sistemas semissólidos constituídos por dispersões de pequenas partículas inorgânicas ou de grandes moléculas orgânicas interpenetradas por um líquido.

Os géis também são definidos como sistemas semirrígidos, em que o movimento da fase dispersa é restrito por uma rede tridimensional entrelaçada de partículas ou macromoléculas solvatadas da fase dispersa. Um alto grau de reticulação química ou física pode estar envolvido. O aumento da viscosidade causado pelo entrelaçamento e a consequente fricção interna é responsável pelo estado semissólido. Um gel pode ser composto por filamentos entrelaçados unidos por meio de forças de van der Waals mais fortes, para formar regiões cristalinas e amorfas no sistema, como o gel de goma adragante e a carboximetilcelulose (CMC).

Alguns géis são sistemas transparentes como a água e outros são turvos, visto que os componentes podem não estar dispersos molecularmente de forma completa (solúvel ou insolúvel) ou então formam agregados que dispersam a luz. A concentração dos agentes gelificantes é, na maioria das vezes, menor do que 10%, em geral na faixa de 0,5 a 2,0%, com algumas exceções.

Géis em que as macromoléculas são distribuídas de tal maneira que não haja limites aparentes entre elas e o líquido são conhecidos como *géis monofásicos*. Quando o gel é constituído por flóculos de pequenas partículas distintas, é classificado como *bifásico*, sendo com frequência chamado de *magma*. Os géis e os magmas são considerados dispersões coloidais por conterem partículas de dimensão coloidal.

DISPERSÕES COLOIDAIS

Muitos dos vários tipos de dispersões coloidais receberam nomes apropriados. Por exemplo, o *sol* é um termo genérico que designa a dispersão de uma substância sólida em meio líquido, sólido ou gasoso. No entanto, esse termo é usado com maior frequência para indicar um sistema disperso sólido-líquido. Para ser mais descritivo, prefixos como *hidro* para água (hidrossol) ou *alco* para álcool (alcossol) podem ser empregados para indicar o meio dispersante. O termo *aerossol* tem sido empregado para indicar a dispersão de um sólido ou líquido em uma fase gasosa.

Embora não haja um tamanho preciso de partícula em dispersão que possa ser considerado coloidal, há uma faixa de tamanho geralmente aceita. Diz-se que a substância é coloidal quando suas partículas estão entre 1 nm e 0,5 μm. As partículas coloidais costumam ser maiores do que átomos, íons ou moléculas – e em geral são constituídas por agregados de muitas moléculas, embora em determinadas proteínas e polímeros orgânicos moléculas únicas e grandes possam ter dimensão coloidal e formar dispersões coloidais. Uma das diferenças entre dispersões coloidais e soluções verdadeiras é que as partículas da fase dispersa das primeiras são maiores. Outra diferença reside nas propriedades ópticas dos dois sistemas. As soluções verdadeiras não espalham a luz e, por isso, mostram-se transparentes, mas as dispersões coloidais contêm partículas opacas que espalham a luz e, por conseguinte, são turvas.

Essa turbidez é de fácil visibilidade, mesmo nas preparações diluídas, quando a dispersão é observada em ângulo reto em relação a um feixe de luz que a atravesse (efeito de Tyndall). Embora aqui se referenciem as dispersões coloidais diluídas, a maioria das preparações farmacêuticas contém alta concentração de partículas coloidais, e, nesses casos, não é difícil observar a turbidez. Na verdade, algumas preparações são opacas, dependendo da concentração da fase dispersa. Além disso, o tamanho de partícula de algumas preparações farmacêuticas não é uniforme, e algumas delas podem conter partículas cujos tamanhos estejam dentro ou fora da faixa coloidal, o que confere aparência mais opaca do que se todas as partículas fossem uniformemente coloidais.

O tamanho de partícula não é o único critério importante para se estabelecer o estado coloidal. A natureza da fase dispersante em relação à fase dispersa é também muito relevante. A existência ou não de atração entre a fase dispersa e a dispersante influencia a facilidade de preparação e o caráter da dispersão. Uma terminologia própria foi desenvolvida para caracterizar os vários graus de atração entre as fases de uma dispersão coloidal. Se a fase dispersa interage bastante com o meio dispersante, diz-se que o coloide é *liofílico*, ou seja, tem afinidade pelo solvente. Se o grau de atração é pequeno, o coloide é chamado de *liofobico*, ou sem afinidade pelo solvente. Esses termos são mais aceitáveis quando se faz referência ao meio dispersante específico, pois uma mesma substância pode ser liofóbica em relação a um meio dispersante e liofílica em relação a outro. Por exemplo, o amido é liofílico em relação à água, mas liofóbico em relação ao álcool. Termos como *hidrofílico* e *hidrofóbico*, que estão mais direcionados à descrição da natureza da propriedade coloidal, são, portanto, usados para determinar a existência ou não de atração específica da substância pela água. Em termos gerais, devido à atração que as substâncias liofílicas têm pelo solvente, os sistemas coloidais liofílicos costumam ser mais fáceis de preparar e têm mais estabilidade que os liofóbicos. Um terceiro tipo de sol coloidal, chamado *coloide de associação* ou *anfifílico*, é formado pelo agrupamento ou pela associação de moléculas que apresentam propriedades liofílicas e liofóbicas.

Os coloides liofílicos são constituídos de moléculas orgânicas grandes, capazes de ser solvatadas ou associadas a moléculas da fase dispersante. Essas substâncias se dispersam logo que são acrescidas ao meio, formando dispersões coloidais. Conforme mais moléculas dessas substâncias são adicionadas ao sol, a viscosidade aumenta, e quando a concentração de moléculas é suficientemente alta, o sol líquido pode transformar-se em semissólido ou dispersão sólida, passando a chamar-se *gel*. Os géis devem sua rigidez ao forte entrelaçamento da fase dispersa, que segura e retém o meio dispersante em sua rede. Uma mudança na temperatura pode fazer com que determinados géis retornem a seu estado sol ou líquido. Além disso, alguns géis tornam-se fluidos após agitação, reassumindo seu estado sólido ou semissólido somente depois de ficarem algum tempo em repouso, fenômeno conhecido como *tixotropia*.

Os coloides liofóbicos são em geral compostos de partículas inorgânicas. Quando estas são adicionadas à fase dispersante, existe pouca ou nenhuma interação entre as duas fases. Ao contrário dos coloides liofílicos, os materiais liofóbicos não se dispersam de forma espontânea, mas devem ser estimulados a fazer isso por métodos especiais individualizados. Sua adição à fase dispersante não afeta grandemente a viscosidade do veículo. Os coloides anfifílicos formam dispersões tanto em meio aquoso quanto em não aquoso. Dependendo de seu caráter e da natureza da fase dipersante, podem ou não se tornar solvatados. No entanto, costumam aumentar a viscosidade do meio de dispersão quando sua concentração é elevada.

Na maioria das vezes, os sóis e os géis coloidais usados em farmácia são aquosos. As várias formulações compostas de dispersões coloidais são preparadas não de acordo com um método geral, mas segundo aquele que mais se adapte a elas. Algumas substâncias, como, por exemplo, a goma arábica, são chamadas de *coloides naturais*, pois se dispersam espontaneamente quando acrescidas ao meio dispersante. Outros materiais que exigem métodos especiais para dispersão são chamados *coloides artificiais*. Eles necessitam da pulverização das partículas grosseiras em moinho coloidal ou micropulverizador para atingir as dimensões coloidais ou então as partículas são formadas por reação química, sob condições altamente controladas.

TERMINOLOGIA RELACIONADA AOS GÉIS

Vários termos são comumente usados para discutir algumas das características dos géis, incluindo embebimento, intumescimento, sinerese, tixotropia e xerogel. *Embebimento* é a captura de certa quantidade de líquido sem um aumento mensurável no volume. *Intumescimento* é a captura de um líquido por um gel com aumento de volume. Somente líquidos que solvatem um gel podem causar intumescimento. O intumescimento dos géis proteicos é influenciado pelo pH e pela presença de eletrólitos. A *sinerese* ocorre quando a interação entre as partículas da fase dispersa torna-se tão grande que, em repouso, o meio de dispersão é comprimido e o gel se contrai. Sinerese é uma forma de instabilidade de géis aquosos e não aquosos. A separação de uma fase solvente ocorre devido à contração elástica das moléculas poliméricas; no processo de intumescimento, durante a formação do gel, as macromoléculas tornam-se estendidas, e as forças elásticas aumentam à proporção que o intumescimento ocorre. No equilíbrio, as forças de restauração das macromoléculas são balanceadas pelas forças de intumescimento, determinadas pela pressão osmótica. Se a pressão osmótica diminui, como no congelamento, a água pode ser comprimida para fora do gel. A sinerese de um gel ácido da goma de *Plantago albicans* pode ser diminuída pela adição de eletrólitos, glicose e sacarose e pelo aumento da concentração da goma. O pH tem um efeito acentuado na separação da água. Em baixo pH, a sinerese ocorre de modo considerável, possivelmente como resultado da supressão da ionização dos grupos ácidos carboxílicos, perda de água de hidratação e formação de ligações de hidrogênio intramoleculares. Isso reduz a atração das macromoléculas pelo solvente. *Tixotropia* é uma formação gel-sol reversível sem mudança no volume ou na temperatura, um tipo de fluxo não newtoniano. Um *xerogel* é formado quando o líquido é removido de um gel e apenas a rede molecular permanece. Exemplos incluem folhas de gelatina, fitas de gomas adragante e arábica.

CLASSIFICAÇÃO E TIPOS DE GÉIS

A Tabela 14.4 é uma classificação geral de géis listados em dois esquemas de classificação. O primeiro esquema divide os géis em inorgâncios e orgânicos. Muitos dos *hidrogéis inorgânicos* são sistemas bifásicos, como o gel de hidróxido de alumínio e o magma de bentonita. A bentonita também tem sido usada como base de pomada na concentração de 10 a 25%. A maioria dos *géis orgânicos* consiste em sistemas monofásicos e inclui agentes gelificantes, como carbômero e goma adragante e aqueles que contêm um líquido orgânico, como a *plastibase*.

O segundo esquema de classificação divide os géis em hidrogéis e organogéis, com algumas subcategorias adicionais. Os *hidrogéis* incluem compostos dispersíveis, como coloides, ou solúveis em água; eles incluem hidrogéis orgânicos, gomas naturais e sintéticas e hidrogéis inorgânicos. Exemplos incluem coloides hidrofílicos como sílica, bentonita, goma adragante, pectina, alginato de sódio, metilcelulose, CMC sódica e alumina, que em altas concentrações formam géis semissólidos. O alginato de sódio tem sido usado para produzir géis que possam ser empregados como base de pomadas. Nas concentrações maiores que 2,5% e na presença de sais solúveis de cálcio, um gel firme, estável entre pH 5 e 10, é formado. Metilcelulose, hidroxietilcelulose e CMC sódica estão entre os produtos de celulose comerciais usados em pomadas. Eles estão disponíveis em vários graus de viscosidade, usualmente alta, média e baixa. *Os organogéis* incluem os hidrocarbonetos, gorduras vegetais e animais, bases graxas e organogéis hidrofílicos. Incluído no tipo hidrocarboneto está o *jelene*, ou *plastibase*, uma combinação de óleos minerais e hidrocarbonetos de cadeia pesada, com uma massa molecular de cerca de 1.300. A vaselina (petrolato) é um gel

TABELA 14.4 **Classificação geral e descrição dos géis**

CLASSE	DESCRIÇÃO	EXEMPLOS
Inorgânico	Usualmente sistema bifásicos	Gel de hidróxido de alumínio Magma de bentonita
Orgânico	Usualmente sistemas monofásicos	Carbopol Goma adragante
Hidrogéis	Hidrogéis orgânicos Gomas naturais e sintéticas Hidrogéis inorgânicos	Pasta de pectina, *jelly* de adragante Metilcelulose, carboximetilcelulose sódica Gel de bentonita (10 a 25%), *veegum*, sílica
Organogéis	Tipo hidrocarboneto Gorduras vegetais e animais Bases graxas Organogéis hidrofílicos Polar Não iônicos	Vaselina, óleo mineral/gel de polietileno (pladtibase) Banha de porco, manteiga de cacau Estearato de alumínio com gel de óleo mineral Bases *carbowax* (pomada de PEG, polietilenoglicol)

semissólido composto por um componente líquido junto a uma protossubstância e uma fração de cera cristalina. A fração cristalina proporciona rigidez à estrutura, enquanto a protossubstância, ou formador de gel, estabiliza o sistema e espessa o gel. Os organogéis hidrofílicos, ou organogéis polares, envolvem os polietilenoglicóis de alto peso molecular, os *carbowaxes*. Eles são solúveis em cerca de 75% de água e completamente laváveis. Os géis se parecem com a vaselina. Eles são não iônicos e estáveis. Os *géis aquosos (jellies)* são uma classe de géis em que a matriz estrutural contém alta proporção de líquido, geralmente a água. Eles são formados pela adição de agente espessante, como a goma adragante ou a carboximetilcelulose, a uma solução aquosa de um fármaco. O produto resultante em geral é uma preparação semissólida clara e homogênea. Os *géis aquosos* estão sujeitos ao crescimento e à contaminação bacteriológica, sendo que muitos são conservados com antimicrobianos. Eles devem ser estocados em recipientes bem-fechados, para não evaporar a água e evitar o ressecamento do produto.

Algumas substâncias, como a goma arábica, são denominadas coloides naturais, pois autodispersam em um meio dispersante. Outros materiais que requerem tratamento especial para sua dispersão são chamados de coloides artificiais. O tratamento especial pode envolver uma pulverização fina a um tamanho coloidal com moinho coloidal ou micropulverizador.

PREPARAÇÃO DE MAGMAS E GÉIS

Muitos magmas e géis (inorgânicos) são preparados pela precipitação da fase dispersa, para obter um grau fino de subdivisão das partículas, conferindo assim um caráter gelatinoso. O precipitado gelatinoso resulta quando soluções de agentes inorgânicos reagem, formando uma substância insolúvel que tem forte atração pela água. À medida que se desenvolvem, as partículas microcristalinas do precipitado atraem fortemente água, originando partículas gelatinosas que se combinam e formam o precipitado gelatinoso. É possível preparar outros magmas e géis por meio de hidratação direta de substâncias inorgânicas, em que a forma hidratada constitui a fase dispersa. Além do veículo aquoso, outras substâncias podem ser usadas para melhorar a formação de gel, como o propilenoglicol, o propilgalato e a hidroxipropilcelulose.

Devido ao alto grau de atração entre a fase dispersa e o meio dispersante nos magmas e géis, essas preparações permanecem bem uniformes em repouso, havendo pouca sedimentação da fase dispersa. No entanto, quando o repouso é muito prolongado, uma camada de sobrenadante se desenvolve, mas a uniformidade do produto é facilmente restabelecida com agitação moderada. Para garantir a uniformidade na dosagem, os magmas e géis devem ser agitados antes do uso, devendo-se incluir na embalagem uma advertência nesse sentido. Os magmas e géis são usados por via oral devido ao valor terapêutico da fase dispersa.

EXEMPLOS DE AGENTES GELIFICANTES

Agentes gelificantes incluem goma arábica, ácido algínico, bentonita, carbômero, CMC sódica, álcool cetoestearílico, dióxido de silício coloidal, etilcelulose, gelatina, goma guar, hidroxietilcelulose, hidroxipropilcelulose, hidroxipropilmetilcelulose, silicato de alumínio e de magnésio, maltodextrina, metilcelulose, álcool polivinílico (PVA), povidona, carbonato de propileno, alginato de propilenoglicol, alginato sódico, glicolato de amido sódico, amido, goma adragante e goma xantana. Alguns dos tipos mais comuns são abordados aqui.

O *ácido algínico* é obtido a partir de algas marinhas mundialmente distribuídas e se apresenta como um pó fibroso, branco a branco-amarelado, insípido e quase inodoro. É usado nas concentrações de 1 a 5% como agente gelificante em géis. Intumesce em água sob uma quantidade de cerca de 200 a 300 vezes seu próprio peso sem dissolver. A reticulação com aumento de viscosidade ocorre com a adição de um sal de cálcio, como o citrato de cálcio. O ácido algínico pode ser disperso em água com agitação vigorosa por aproximadamente 30 minutos. Uma pré-mistura com outro pó ou com um líquido miscível em água auxilia a dispersão.

A *bentonita* é discutida depois, na seção sobre a preparação do magma de bentonita.

As resinas de carbômeros (carbopol), descritas pela primeira vez na literatura em 1955, são matérias-primas presentes em uma ampla variedade de formas farmacêuticas, incluindo comprimidos de liberação controlada, suspensões orais e géis tópicos. Essas resinas são polímeros do ácido acrílico reticulados com alil pentaeritritol de elevada massa molecular, modificados com acrilatos de alquila de C_{10} a C_{30}. São pós brancos e leves, apresentando aparente densidade elevada. As dispersões aquosas de 0,5 e 1,0% demonstram valores de pH de 2,7 a 3,5 e de 2,5 a 3,0, respectivamente. Existem muitas resinas de carbômeros com viscosidade na faixa de 0 a 80.000 cPs. Os carbômers 910, 934, 934P, 940 e 1.342 são descritos no USP 32-NF 27. O carbômero 910 é eficaz em concentrações muito baixas quando viscosidade baixa é necessária, sendo muito usado para produzir suspensões estáveis. Esse produto é o menos sensível dos carbopóis à presença de eletrólitos.

O carbômero 934 é altamente eficiente para espessar formulações, tais como os géis viscosos. O carbômero 934P é similar ao 934, mas é destinado a formulações de uso oral e que entram em contato com as mucosas, sendo o mais amplamente empregado na indústria farmacêutica. Além das aplicações como espessante, agente suspensor e emulgente em formulações tópicas e orais, o polímero 934 é usado em produtos comerciais para proporcionar o prolongamento da liberação no estômago e no intestino. O carbômero 940 forma géis hidroalcóolicos ou aquosos, transparentes e brilhantes. É o mais eficiente de todas as resinas carbopol e possui propriedades reológicas adequadas.

A adição de álcool para preparar géis de carbômero diminui sua viscosidade e transparência. O aumento na concentração de carbômero pode ser necessário para superar a perda da viscosidade. Do mesmo modo, a viscosidade do gel depende da presença de eletrólitos e do pH. De modo geral, eletrólitos sob uma concentração máxima de 3% podem ser adicionados antes que uma massa elástica se forme. A neutralização excessiva também resulta na diminuição da viscosidade, que não pode ser revertida pela adição de ácido. A transparência e a viscosidade máximas ocorrem em pH 7,0, porém essas características começam a ser aceitáveis em valores de pH entre 4,5 e 5,0, estendendo-se até o pH 11.

As preparações de carbômeros são usadas principalmente em sistemas aquosos, embora outros líquidos possam ser empregados. Em água, uma partícula de carbômero umedece com muita rapidez, mas como muitos outros pós, os carbômeros tendem a formar aglomerados de partículas quando são dispersos de maneira aleatória em solventes polares. Quando a superfície desses agregados é solvatada, uma camada se forma e evita o umedecimento rápido do interior dos mesmos. Quando isso ocorre, a lenta difusão do solvente através dessa camada solvatada determina o tempo de mistura e de hidratação. Para obter uma dispersão mais rápida do carbômero, é aconselhável dispersar partículas pequenas do pó, por meio de sua adição lenta em um líquido mantido sob rápida agitação. Uma simples peneira, usada para polvilhar o pó sobre o líquido, pode ser útil. O objetivo de seu uso é prevenir a aglomeração, ao polvilhar o pó fino sobre a água, sob agitação.

Um agente neutralizante é adicionado para espessar o gel após o carbômero ser disperso. Os hidróxidos de sódio ou de potássio podem ser usados em dispersões contendo menos do que 20% de álcool. A trietanolamina é empregada para neutralizar resinas de carbômeros contendo até 50% de etanol. Outros agentes neutralizantes incluem carbonato de sódio, amônia e bórax.

A *carboximetilcelulose* em concentrações de 4 a 6% é usada para produzir géis de média viscosidade; a glicerina pode ser adicionada para evitar o ressecamento. A precipitação ocorre em pH abaixo de 2; é mais estável na faixa de pH entre 2 e 10, e a estabilidade máxima encontra-se em pH 7 a 9. É incompatível com etanol.

A CMC é solúvel em água em qualquer temperatura. O sal sódico de CMC pode ser disperso com agitação vigorosa em água fria, antes que as partículas possam se hidratar e intumescer, evitando que se unam, formando grumos. Quando o pó está bem disperso, a solução é aquecida com agitação moderada, em torno de 60ºC para dissolução mais rápida. Essas dispersões são sensíveis a mudanças de pH devido à presença dos grupamentos carboxilatos. A viscosidade do produto decresce consideravelmente em valores abaixo de pH 5 ou acima de pH 10.

O *dióxido de silício coloidal* pode ser usado com outros componentes de índice de refração similar para preparar géis transparentes. Ele adsorve grandes quantidades de água sem liquefazer-se. A viscosidade independe da temperatura. Mudanças no pH afetam a viscosidade: é mais eficaz em valores de pH acima de 7,5. O dióxido de silício coloidal (sílica gasosa) formará um gel quando combinado com 1-dodecanol e n-dodecano. Estes são preparados pela adição de sílica no veículo, seguida de sonicação por cerca de um minuto, para a obtenção de uma dispersão uniforme. A mistura é, então, armazenada a 40ºC durante a noite para gelificação completa. Esse gel é mais hidrofóbico do que os outros.

A *gelatina* é dispersa em água quente e resfriada para formar géis. Como uma alternativa, pode-se umedecê-la previamente com 3 a 5 partes de um líquido orgânico que não cause o intumescimento do polímero, como álcool etílico ou propilenoglicol, e depois adicionar água quente e resfriar.

O *silicato de alumínio e magnésio*, ou *veegum*, nas concentrações de cerca de 10% forma um gel tixotrópico consistente. O material é inerte e tem poucas incompatibilidades, mas é melhor usado em pH acima de 3,5. Ele pode se ligar com alguns fármacos, o que limita sua disponibilidade.

A *metilcelulose* é uma celulose de cadeia longa e substituída, que pode ser usada para formar géis em concentrações de até 5%. Visto que a metilcelulose hidrata-se lentamente em água quente, o pó é disperso sob agitação vigorosa em cerca de um terço da quantidade necessária de água, sob uma temperatura entre 80 e 90°C. Uma vez que o pó se encontre finamente disperso, a água restante é adicionada fria ou congelada, com agitação moderada, para permitir a dissolução rápida. Álcool anidro ou propilenoglicol podem ser usados para pré-umedecer os pós. Transparência máxima, hidratação completa e alta viscosidade serão obtidas se o gel for resfriado entre 0 e 10°C por cerca de uma hora. Um conservante deve ser adicionado. Uma solução de metilcelulose 4.000 a 2% tem ponto de gel em cerca de 50°C. Altas concentrações de eletrólitos provocam o efeito *salting out* das macromoléculas, aumentando sua viscosidade e, por último, levando à precipitação do polímero.

A *plastibase*, ou *jelene*, é uma mistura de 5% de polietileno de baixa massa molecular e 95% de óleo mineral. O polímero é solúvel em óleo mineral acima de 90°C, próximo de seu ponto de fusão. Quando resfriado abaixo de 90°C, precipita, e a gelificação ocorre. O óleo mineral é imobilizado na rede formada pelas cadeias de polietileno insolúveis, que provavelmente se associam dentro de pequenas regiões cristalinas. Esse gel pode ser aquecido a cerca de 60°C sem perda substancial da consistência.

Os *poloxamers*, ou *pluronics*, são géis constituídos de determinados tipos de copolímeros do polioxietileno e polioxipropileno, em concentrações entre 15 e 50%. Os *poloxamers* em geral apresentam-se como grânulos brancos de fluxo livre, praticamente inodoros e insípidos. As soluções aquosas de *poloxamers* são estáveis na presença de ácidos, bases e íons metálicos. Os *poloxamers* mais usados incluem os tipos 124 (L-44), 188 (F-68), 237 (F-87), 338 (F-108) e 407 (F-127), que são facilmente solúveis em água. A designação "F" refere-se à forma de flocos; e a "L", à forma líquida. O nome comercial pluronic é usado nos Estados Unidos pela BASF, para os *poloxamers* industriais e farmacêuticos. O pluronic F-127 tem baixa toxicidade e boas propriedades ópticas e capacidade solubilizante, sendo um veículo satisfatório para sistemas de liberação tópicos.

O *PVA* é usado em concentrações de cerca de 2,5%, na preparação de vários géis que secam rapidamente quando aplicados na pele. O bórax é um bom agente que gelifica as soluções de PVA. Para melhores resultados, o PVA é disperso em água fria e depois em água quente. É menos solúvel em água fria.

As *povidonas* de maior massa molecular podem ser usadas para preparar géis nas concentrações de até 10%. Têm a vantagem de ser compatíveis, em solução, com ampla variedade de sais inorgânicos, resinas naturais e sintéticas e outros compostos. Também têm sido usadas para aumentar a solubilidade de muitos fármacos pouco solúveis em água.

O *alginato de sódio* pode ser usado para produzir géis nas concentrações de até 10%. As preparações aquosas são mais estáveis em pH 4 a 10; abaixo de 3, o ácido algínico precipita. Os géis de alginato de sódio para uso externo devem ser con-servados, por exemplo, com 0,1% de cloroxilenol ou com parabenos. Se a preparação for ácida, o ácido benzoico pode ser usado. Altas concentrações aumentam a viscosidade até o ponto de *salting out* do alginato de sódio; isso ocorre com cerca de 4% de cloreto de sódio.

A *goma adragante* tem sido usada para preparar géis mais estáveis em pH 4 a 8. Esses géis devem ser conservados com 0,1% de ácido benzoico ou benzoato de sódio ou a associação de 0,17% de metilparabeno e 0,03% de propilparabeno. Eles podem ser esterilizados por autoclavagem. Visto que a goma adragante em pó tende a formar grumos quando adicionada à água, dispersões aquosas são preparadas pela adição do pó à água, sob agitação vigorosa. Da mesma forma, etanol, glicerina ou propilenoglicol podem ser usados para molhar a goma adragante antes de misturá-la com água. Se outros pós devem ser incorporados ao gel, eles podem ser previamente misturados com a goma adragante no estado seco.

CONSIDERAÇÕES SOBRE A FORMULAÇÃO DE GÉIS

Na preparação de géis, os polímeros em pó, quando adicionados à água, podem formar géis temporários, que reduzem a velocidade de dissolução. Visto que a água se difunde para dentro dos grumos, o seu exterior é com frequência constituído de partículas solvatadas que envolvem o pó seco. Os grumos do gel dissolvem-se muito lentamente devido à alta viscosidade e ao baixo coeficiente de difusão das macromoléculas.

Quando uma dispersão coloidal de gelatina quente é resfriada, as macromoléculas perdem energia cinética. Com a redução da energia cinética, ou agitação térmica, elas são associadas, por meio de interações dipolodipolo, em agregados alongados ou filiformes. O tamanho dessas associações de cadeias aumenta, desse modo o meio de dispersão é mantido nos interstícios da rede entrelaçada de macromoléculas de gelatina, produzindo o aumento da viscosidade até a obtenção de produto semissólido. Gomas como arábica, algina, pectina e adragante formam géis pelo mesmo mecanismo da gelatina.

Soluções de polímeros tendem a formar géis, porque o soluto consiste em cadeias moleculares flexíveis e longas que costumam mostrar-se emaranhadas, atraídas umas pelas outras por forças de valência secundárias e mesmo cristalizar. A reticulação de moléculas de polímero dissolvidas também leva à formação do estado gel. As reações produzem géis permanentes, mantidos por meio de forças de valência primárias. As forças de valência secundárias são responsáveis pela formação de géis reversíveis. Por exemplo, a gelatina forma um gel em temperatura abaixo de 30°C, o ponto de fusão do gel, mas soluções aquosas de metilcelulose gelificam se aquecidas a cerca de 50°C, visto que o polímero, sendo menos solúvel em água quente, precipita. Temperaturas mais baixas e concentrações e massas moleculares mais elevadas promovem a gelificação e produzem géis mais consistentes. A gelificação reversível da gelatina ocorre em torno de 25°C para soluções a 10%, 30°C para soluções a 20% e cerca de 32°C para soluções a 30%. É raro observar a gelificação da gelatina acima de 34°C e, independentemente da concentração, as soluções de gelatina não formam géis a 37°C. A temperatura de gelificação ou o ponto de formação de gel da gelatina é maior no ponto isoelétrico. Polímeros solúveis em água têm a propriedade de gelificação térmica, ou seja, eles gelificam sob aquecimento; enquanto as gomas naturais, sob resfriamento. A gelificação térmica é reversível com o resfriamento.

Sais inorgânicos competem com a água em um gel e causam gelificação em concentrações mais baixas. Isso costuma ser reversível; com a adição de água, o gel se reconstitui. Como o álcool não é um solvente, ele pode causar precipitação ou gelificação, diminuindo a constante dielétrica do meio e desidratando o soluto hidrofílico. O álcool baixa as concentrações nas quais os eletrólitos produzem o efeito *salting out* em coloides hidrofílicos. A separação de fase por adição do álcool pode causar coacervação.

Soluções aquosas de polímeros, em especial derivados de celulose, são armazenadas por cerca de 48 horas após a dissolução, para promover a completa hidratação e a obtenção da transparência e viscosidade máximas. Sais são adicionados preferencialmente nesse ponto do que na água, antes do acréscimo do polímero; do contrário, as soluções podem não atingir sua transparência e viscosidade máximas.

EXEMPLOS DE GÉIS E MAGMAS

Um magma oficial, o magma de bentonita, usado como agente suspensor, possui aplicação na manipulação extemporânea de medicamentos. O gel de ácido fosfórico e fluoreto de sódio, USP, é aplicado topicamente nos dentes, como profilático da cárie dental. Outros géis oficiais aplicados da mesma forma incluem o gel de fluocinonida USP, um corticosteroide anti-inflamatório, e o gel de tretinoína, USP, um agente irritante que estimula a renovação celular epidérmica, causando descamação e sendo eficaz no tratamento da acne. Como exemplos de medicamentos podem ser citados o gel tópico de peróxido de benzoíla e eritromicina (Benzamycin Gel Tópico, Dermik Laboratories); o gel tópico de clindamicina (Cleocin T Gel Tópico, Pharmacia & Upjohn), o gel tópico de peróxido de benzoíla e clindamicina (BenzaClin, Dermik) e o gel de peróxido de benzoíla (Desquam-X 10 Gel, Westwood-Squibb) usados no tratamento da acne vulgar; o gel de hidroquinona (Solaquin Porte Gel, ICN), um clareador da pele hiperpigmentada; o gel de ácido salicílico (Compound W Gel, Whitehall), um queratolítico; o gel de desoximetasona (Topicort Gel, Medicis Dermatologics); e o gel de dipropionato de betametasona (Diprolene, Schering), um agente anti-inflamatório e antipruriginoso.

Outros géis e magmas oficiais são empregados como antiácidos, como o gel de fosfato de alumínio USP, o gel de hidróxido de alumínio USP, e o magma de aminoacetato de di-hidroxialumínio USP. Algumas dessas preparações são abordadas brevemente a seguir.

Magma de bentonita, NF

O magma de bentonita é uma preparação contendo 5% de bentonita, um silicato de alumínio hidratado coloidal natural, em água purificada. Pode ser preparado em um misturador mecânico pela adição da bentonita à água sob agitação ou por meio do polvilhamento da bentonita, em porções, sobre a água purificada a quente, permitindo que cada porção seja completamente molhada sem agitação, antes que uma porção subsequente seja adicionada. Por esse último método, a mistura deve ser mantida em repouso por 24 horas antes de ser agitada. O período de repouso assegura a hidratação completa e o intumescimento da bentonita. Sendo insolúvel em água, ela intumesce em aproximadamente 12 vezes seu volume de água. A monografia da bentonita contém um ensaio de intumescimento do pó, no qual 2 g de uma amostra são adicionados, em porções, a 100 mL de água, em uma proveta de vidro tampada, com capacidade de 100 mL. Ao final de duas horas, a massa do fundo da proveta deve ocupar um volume aparente não menor que 24 mL. Outros ensaios exigidos consistem na determinação do grau de divisão do pó e do pH, o último devendo estar entre 9,5 e 10,5. Após o magma de bentonita ter sido mantido em repouso por algum tempo, o gel é formado. Com a agitação, o estado sol é novamente obtido. O processo pode ser repetido indefinidamente. Como já mencionado, esse fenômeno é chamado de *tixotropia*, logo o magma de bentonita é um gel tixotrópico. A tixotropia ocorre apenas quando a concentração de bentonita está em torno de 4%.

O magma de bentonita é empregado como agente suspensor. Seu pH alcalino deve ser considerado, visto que é indesejável para certos fármacos. Uma vez que sua capacidade suspensora é substancialmente reduzida a valores de pH abaixo de 7, outro agente suspensor deve ser selecionado para fármacos que necessitem um meio menos alcalino, em vez de tornar o magma de bentonita mais ácido.

Gel de hidróxido de alumínio, USP

O gel de hidróxido de alumínio, USP, é uma suspensão aquosa de um precipitado gelatinoso constituído de hidróxido de alumínio e óxido de alumínio hidratado, equivalente a cerca de 4% de óxido de alumínio. A fase dispersa do gel é geralmente preparada por meio de reação química, usando vários reagentes. Geralmente, a fonte de alumínio da reação é o cloreto de alumínio ou alúmen, que fornece o precipitado de hidróxido e óxido de alumínio. Para a obtenção do gel, a USP permite a adição de óleo de hortelã, glicerina, sorbitol, sacarose, sacarina ou outros flavorizantes e edulcorantes, assim como de conservantes antimicrobianos.

Essa preparação antiácida é uma suspensão branca e viscosa. É eficaz na neutralização de uma porção do ácido clorídrico gástrico e, em razão de sua característica viscosa e gelatinosa, reveste a superfície gástrica inflamada e talvez ulcerada, sendo útil no tratamento de hiperacidez e úlceras pépticas. A principal desvantagem de seu uso é o efeito constipante. A dose usual é 10 mL, quatro ou mais vezes ao dia. Um volume de 10 mL do produto comercial análogo (Amphojel, Wyeth-Ayerst) tem a capacidade de neutralizar cerca de 13 mEq de ácido. A preparação deve ser armazenada em recipiente bem-fechado, e o congelamento deve ser evitado.

Uma vez que possui um cátion trivalente, o hidróxido de alumínio interfere na biodisponibilidade da tetraciclina ao quelar o antibiótico no trato gastrintestinal. Assim, quando esses dois medicamentos são indicados ao paciente, as doses devem ser espaçadas para assegurar que o paciente receba o benefício de ambos. O gel de hidróxido de alumínio também tem sido implicado na biodisponibilidade de outros fármacos que se adsorvem ao gel. Isso costuma ser ilustrado pelo decréscimo na área sob a curva (ASC) de concentração *versus* tempo do fármaco administrado concomitantemente. É suficiente dizer que a relevância clínica da interação pode não ser grande, mas a observação do paciente é importante para assegurar os resultados terapêuticos adequados. Desse modo, por exemplo, se existir a suspeita de que o gel de hidróxido de alumínio cause a absorção incompleta do segundo fármaco, uma alteração na dose pode ser necessária se sua administração for mantida.

Leite de magnésia

O leite de magnésia é uma formulação que contém 7 a 8,5% de hidróxido de magnésio. Pode ser preparado pela reação entre o hidróxido de sódio e o sulfato de magnésio (1), sendo que soluções diluídas são usadas para assegurar a formação de um precipitado de hidróxido de magnésio fino, gelatinoso e floculado. O precipitado produzido é lavado com água purificada para remover o sulfato de sódio antes de sua incorporação com água purificada adicional, para a preparação da quantidade desejada do produto. Comercialmente, esse produto é produzido de forma mais econômica pela hidratação do óxido de magnésio.

$$2NaOH + MgSO_4 \rightarrow Mg(OH)_2 + Na_2SO_4$$

$$MgO + H_2O \rightarrow Mg(OH)_2$$

Independentemente do método usado no preparo, o leite de magnésia é uma formulação viscosa, branca e opaca, na qual diferentes proporções de água separam-se com o repouso. Por essa razão, ele deve ser agitado antes de usar. A preparação tem pH em torno de 10, que pode ocasionar reação do produto com o frasco, proporcionando-lhe um sabor amargo. Para minimizar esse problema, o ácido cítrico a 0,1% pode ser adicionado. Do mesmo modo, flavorizantes, em concentrações não superiores a 0,05%, podem ser acrescidos para melhorar o sabor da preparação.

O leite de magnésia possui capacidade neutralizante razoável, e uma dose de 5 mL neutraliza cerca de 10 mEq do ácido estomacal. Entretanto, para neutralizar uma quantidade maior de ácido, uma dose maior, de cerca de 15 mL, é normalmente necessária, podendo predispor o paciente à diarreia, um efeito colateral comum desse fármaco. Assim, para contornar a diarreia provocada pelo hidróxido de magnésio e a constipação desencadeada pelo hidróxido de alumínio, muitas vezes esses dois fármacos são combinados em uma única preparação. A associação resulta em um produto mais agradável ao paladar, com capacidade tamponante do pH estomacal em valores de 4 a 5 e menor risco de diarreia ou constipação. Quando um efeito laxativo é desejado, uma dose de 30 a 60 mL de leite de magnésia ao deitar é suficiente.

O leite de magnésia é melhor armazenado em recipiente bem-fechado, de preferência entre 0 e 35ºC. O congelamento resulta em uma fase dispersa mais grosseira, e temperaturas acima de 35ºC reduzem a viscosidade do gel.

Glicérito de amido

Amido	100 g
Ácido benzoico	2 g
Água purificada	200 g
Glicerina	700 g

O amido e o ácido benzoico são triturados na presença de água até a formação de uma mistura uniforme. A glicerina é adicionada e misturada. A mistura é aquecida a 140ºC com leve agitação constante, até a formação de uma massa translúcida. O calor rompe os grãos de amido e permite à água hidratar as moléculas de amido lineares e ramificadas, que retêm o meio dispersante nos interstícios para formar um gel. O glicérito de amido tem sido usado como veículo de uso tópico e protetor.

Fórmula de gel lubrificante

Metilcelulose, 4.000 cP	0,8%
Carbopol 934	0,24%
Propilenoglicol	16,7%
Metilparabeno	0,015%
Hidróxido de sódio q.s.p	pH 7
Água purificada q.s.p	100%

Dispersar a metilcelulose em 40 mL de água quente (80 a 90ºC). Armazenar na geladeira durante a noite para dissolver. Dispersar o carbopol em 20 mL de água. Ajustar o pH da dispersão a 7, adicionando quantidade suficiente de solução de hidróxido de sódio 1% (cerca de 12 mL são necessários) e acrescentar água purificada até o volume de 40 mL. Dissolver o metilparabeno no propilenoglicol. Misturar a metilcelulose, o carbopol 934 e o propilenoglicol, contendo o metilparabeno, com cuidado para evitar a formação de ar. Géis lubrificantes são usados para auxiliar em procedimentos médicos, como na inserção de vários dispositivos e medicamentos, incluindo cateteres e supositórios, e como veículos para alguns fármacos, especialmente na manipulação extemporânea.

Gel aquoso claro com dimeticona

Água	59,8%
Carbômero 934	0,5%
Trietanolamina	1,2%
Glicerina	34,2%
Propilenoglicol	2,0%
Dimeticona copoliol	2,3%

Preparar o gel de carbopol, adicionar os outros componentes e misturar. A dimeticona copoliol é incluída para reduzir a sensação pegajosa associada à glicerina. Esses géis costumam ser usados como veículos para produtos farmacêuticos, sobretudo para aqueles que são manipulados de forma extemporânea.

Gel base de *poloxamer*

Pluronic F-127, NF	20 a 50 g
Água purificada/tampão q.s.p	100 mL

O gel de poloxamer é amplamente usado como veículo para preparações extemporâneas. Em combinação com palmitato de isopropila e lecitina, atua como veículo para a promoção da absorção percutânea de fármacos.

ADMINISTRAÇÃO E USO DE SISTEMAS DISPERSOS

A maioria das formas farmacêuticas discutidas neste capítulo é de uso oral. Assim, elas podem ser medidas com auxílio de uma colher de sopa ou administradas em gotas, dependendo da dose. É muito importante que o paciente compreenda qual quantidade de medicamento deve ser usada. Por exemplo, diferenças na dose podem ocorrer entre as categorias de produtos, tais como suspensões antidiarreicas de venda livre (colher de sopa) *versus* suspensões antiácidas (colher de chá). Diferenças na dose podem ser detectadas também em produtos da mesma categoria, a maioria ocorrendo principalmente entre preparações de antiácidos. Algumas, devido à elevada concentração, possuem doses equivalentes a uma colher de chá, enquanto outras são administradas em colheres de sopa. É importante, portanto, que o farmacêutico certifique-se de que o paciente saiba o quanto deve ser tomado e use um dispositivo calibrado para tomar a dose correta.

Muitos produtos reconstituídos, conforme já mencionado neste capítulo, são suspensões. Vários problemas podem surgir se o farmacêutico não for cuidadoso em aconselhar o paciente sobre o mesmo. Em geral, o paciente ou o responsável recebem o produto em um frasco de maior capacidade, que permite a agitação adequada antes do uso. Para evitar receios de que o medicamento possa não estar todo no frasco, o farmacêutico deve prevenir o paciente e mostrar que essa característica melhora o procedimento de agitação. Além disso, alguns pacientes podem não compreender que o medicamento é administrado pela boca. Suspensões de antibióticos orais destinadas a tratar infecções do ouvido médio têm sido erroneamente administradas no ouvido por alguns pacientes. Por isso, o farmacêutico deve rever com o paciente a via de administração que deve ser utilizada. Finalmente, visto que esses produtos são reconstituídos com água purificada, problemas relacionados à estabilidade do fármaco costumam fornecer indicativos de que o medicamento deve ser armazenado sob refrigeração até ser consumido. O paciente deve ser informado sobre isso. Um rótulo orientando nesse sentido pode ser colocado no frasco do produto. Mesmo que nem todas as suspensões precisem ser armazenadas na geladeira, o usuário pode supor que seja necessário devido à experiência prévia com outras preparações líquidas.

Algumas suspensões, tais como gel de hidróxido de alumínio, colesteramina e caulim, em virtude de seus constituintes ativos, interferem na absorção de outros fármacos. Por exemplo, a colesteramina tem demonstrado interferir e reduzir a biodisponibilidade de varfarina, digoxina e hormônios da tireoide. O farmacêutico deve estar atento a isso e fazer recomendações para evitar tal interação quando houver a possibilidade de isso ocorrer. A principal recomendação consiste em espaçar a administração de ambos os medicamentos por várias horas, devendo a varfarina ser administrada pelo menos seis horas após a colesteramina, para evitar a redução de sua biodisponibilidade (8). Entretanto, a varfarina é reciclada no organismo e, se a colesteramina estiver presente no intestino em decorrência da última administração, ela pode se ligar e diminuir a reabsorção da varfarina. Nesse caso, o uso de um dos medicamentos deve ser descontinuado. Entretanto, se o uso de ambos for realmente necessário, o farmacêutico deve monitorar o paciente com maior frequência quanto à possibilidade de alteração na resposta anticoagulante. Isso é importante, pois ajustes na dose da varfarina são feitos com base na interferência da colesteramina e, caso essa última venha a ser descontinuada, a dose da varfarina deve ser reduzida de acordo com os valores do tempo de protrombina do paciente.

AEROSSÓIS

Os aerossóis são formas farmacêuticas pressurizadas que, quando acionadas, emitem uma fina dispersão de materiais líquidos e/ou sólidos contendo uma ou mais substâncias ativas em forma gasosa (Cápsula de Física Farmacêutica 14.7). Esses aerossóis são similares a outras formas farmacêuticas, pois requerem os mesmos tipos de considerações em relação a formulação, estabilidade do produto e eficácia terapêutica. Entretanto, eles diferem da maioria das formas farmacêuticas em relação a dependência da embalagem, válvula e adjuvante – o propelente – para que ocorra a liberação física do medicamento na forma apropriada.

CÁPSULA DE FÍSICA FARMACÊUTICA **14.7**

Pressão parcial e formulação de aerossóis

Geralmente, os aerossóis contêm uma substância ativa em um gás propelente, em uma mistura de solventes com um propelente ou em uma mistura com outros adjuvantes e um propelente. Os propelentes podem ser formulados de modo a fornecer a pressão de vapor necessária para otimizar a liberação do medicamento por meio da válvula, em concordância com o propósito do fármaco. Os aerossóis são usados na forma de *sprays* espaciais, *sprays* de superfície, espumas aeradas e para inalação oral.

Vários propelentes têm propriedades que podem ser importantes, incluindo peso molecular, ponto de ebulição, vapor de pressão, densidade do líquido e ponto de ignição. Um exemplo de cálculo para determinar a pressão de vapor de algumas misturas de propelentes é o seguinte:

EXEMPLO 1

Qual é a pressão de vapor de uma mistura constituída de propano e isobutano 60:40? Os dados dos dois propelentes são os seguintes:

PROPRIEDADES	PROPANO	ISOBUTANO
Fórmula molecular	C_3H_8	C_4H_{10}
Massa molecular	44,1	58,1
Ponto de ebulição (°F)	-42,1	11,7
Pressão de vapor (psig; 21°C)	110	30,4
Densidade (g/mL; 21°C)	-0,50	0,56
Ponto de ignição (°C)	-104,4	-82,8

1. Supor uma solução ideal.
2. Pela lei de Raoult, determinar o número de moles de cada propelente:

$$n_{propano} = 60/44{,}1 = 1{,}36$$

$$n_{isobutano} = 40/58{,}1 = 0{,}69$$

3. A partir da lei de Raoult, a pressão parcial exercida pelo propano é:

$$P_{propano} = [(n_{propano})/(n_{propano} + n_{isobutano})P_{propano}$$

$$P_{propano} = [(1{,}36)/(1{,}36 + 0{,}69)]\ 110 = 72{,}98\ \psi$$

4. A pressão parcial exercida pelo isobutano é:

$$P_{isobutano} = [(0{,}69)/(1{,}36 + 0{,}69)]\ 30{,}4 = 10{,}23\ \psi$$

5. A pressão de vapor exercida por ambos os gases, P_T, é

$$P_T = 72{,}98 + 10{,}23 = 83{,}21\ \psi \text{ a } 21°C$$

A pressão de vapor necessária para uma aplicação específica pode ser calculada de maneira similar, e proporções diferentes de propelente podem ser usadas para obter essa pressão.

O termo *embalagem pressurizada* é utilizado em referência ao recipiente do aerossol ou ao produto completo. A pressão é aplicada ao sistema aerossol por meio do uso de um ou mais propelentes gasosos ou liquefeitos. Com a ativação da válvula do aerossol, a pressão exercida pelo propelente força o conteúdo da embalagem a passar pela abertura da válvula. A forma física em que os conteúdos são emitidos depende da formulação do produto e do tipo de válvula. Os aerossóis podem ser desenvolvidos de modo a expelir seu conteúdo na forma de uma fina neblina, uma dispersão grosseira úmida ou seca, um jato ou uma espuma estável ou que se desfaz rapidamente. A forma física selecionada para determinado aerossol é baseada no uso ao qual ele se destina. Por exemplo, um aerossol para inalação, como aqueles usados para o tratamento de asma ou enfisema, deve apresentar partículas na forma de neblina líquida fina ou sólidas finamente divididas. As partículas menores que 6 μm alcançam os bronquíolos respiratórios, e aquelas menores que 2 μm alcançam os alvéolos e dutos alveolares (Fig. 14.11). Em contraste, o tamanho de partícula para um *spray* dermatológico destinado à deposição na pele é maior e geralmente menos crítico para a eficácia terapêutica do produto. Alguns aerossóis dermatológicos apresentam o medicamento na forma de pó, *spray* úmido, jato de líquido (em geral um anestésico local) ou produto semelhante a uma pomada. Outros tipos de aerossóis farmacêuticos incluem espumas vaginais e retais.

Os aerossóis usados para proporcionar uma mistura transportada pelo ar são chamados de *sprays espaciais*. Desinfetantes, desodorizantes de ambiente e inseticidas caracterizam esse grupo. O tamanho de partícula do produto liberado é pequeno, usualmente menor que 50 μm, e ele deve ser controlado com cuidado para que as gotículas dispersas permaneçam no ar por um longo período. A atuação de um aerossol espacial típico produz 120 milhões de partículas, das quais um número considerável permanecerá suspenso no ar por uma hora.

Os aerossóis destinados a transportar a substância ativa a uma superfície são chamados de *sprays de superfície* ou *de revestimento*. Os aerossóis dermatológicos podem ser colocados nesse grupo, que também inclui um grande número de aerossóis de uso cosmético e produtos domésticos, tais como desodorantes pessoais, *sprays* para cabelo, perfumes e colônias, espumas de barbear, cremes dentais, pesticidas de superfície, tintas em *spray*, ceras, polidores, limpadores e lubrificantes. Vários produtos veterinários apresentam-se na forma de aerossóis, assim como produtos

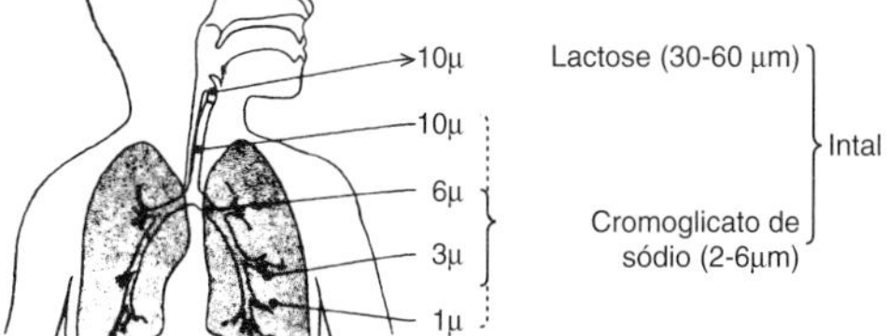

FIGURA 14.11 Relação do tamanho de partícula do INTAL (cromoglicato de sódio, Fisons) com a penetração nas vias aéreas. (Cortesia de Fisons Corporation.)

alimentícios, como coberturas de sobremesa e outros alimentos. Alguns deles são *sprays*; outros, espumas ou pastas.

VANTAGENS DA FORMA FARMACÊUTICA AEROSSOL

Algumas características dos aerossóis farmacêuticos que podem ser consideradas vantajosas sobre outros tipos de formas farmacêuticas são as seguintes:

1. Uma porção do medicamento pode ser facilmente removida da embalagem sem contaminação ou exposição do material remanescente.
2. Em virtude de sua característica hermética, a embalagem do aerossol protege as substâncias ativas que são instáveis frente ao oxigênio atmosférico e à umidade. Sendo opaca, a embalagem usual do aerossol também protege os fármacos contra a ação da luz. Essa proteção persiste durante o uso e o tempo de vida útil do produto. Se ele for embalado sob condições assépticas, a esterilidade pode ser mantida durante sua vida de prateleira.
3. Medicamentos tópicos podem ser aplicados na pele como uma camada fina e uniforme, sem que a área afetada seja tocada. Esse método de aplicação pode reduzir a irritação que algumas vezes acompanha a aplicação mecânica (ponta do dedo) de preparações tópicas. Além disso, a rápida volatização do propelente proporciona um efeito refrescante.
4. Por meio do uso de formulação e válvula adequadas, a forma física e o tamanho de partícula do produto emitido podem ser controlados, o que contribui para a eficácia do medicamento, como, por exemplo, na obtenção de fina dispersão de um aerossol para inalação. Por meio do uso de *válvulas dosificadoras*, a dose do medicamento pode ser controlada.
5. A aplicação de aerossol é um processo limpo, pois requer pouca ou nenhuma lavagem pelo usuário.

O PRINCÍPIO DO AEROSSOL

Uma formulação de aerossol consiste em dois componentes, o *concentrado do produto* e o *propelente*. O concentrado do produto é formado pela substância ativa do aerossol combinada com adjuvantes, tais como antioxidantes, tensoativos e solventes, de modo a obter um produto eficaz e estável. Quando o propelente é um gás liquefeito (ou uma mistura de gases), frequentemente possui o duplo papel de propelente e solvente ou veículo para o concentrado do produto. Em certos sistemas de aerossóis, gases comprimidos – dióxido de carbono, nitrogênio e óxido nitroso – são empregados como propelentes.

Por muitos anos, os propelentes liquefeitos mais usados em aerossóis foram os clorofluorcarbonos (CFCs). Entretanto, eles estão sendo retirados e proibidos para uso quando não forem essenciais, sob regulamentações federais, devido ao reconhecido fato de que eles reduzem a quantidade de ozônio da estratosfera, o que resulta em um aumento na quantidade de radiação ultravioleta que alcança a terra, aumentando a incidência de câncer de pele e produzindo outros efeitos ambientais adversos. Amparada na legislação, a FDA tem autoridade para isentar da proibição produtos específicos sob a jurisdição da agência, quando há evidências suficientes mostrando que (a) não há alternativas técnicas viáveis para o uso de um CFC no produto; (b) o produto oferece um benefício substancial à saúde ou outro benefício público que não pode ser obtido sem o uso do CFC; e (c) o uso não envolve liberação significativa de CFCs na atmosfera ou a liberação é compensada pelo benefício obtido. Vários produtos farmacêuticos dosificadores para inalação oral têm recebido tais isenções quanto à proibição do uso de CFCs. Entre os CFCs usados como propelente em medicamentos estão o diclorodifluorometano, diclorotetrafluoroetano e o tricloromonofluorometano (Tab. 14.5).

Os hidrocarbonetos fluorados são gases à temperatura ambiente. Eles podem ser liquefeitos por resfriamento abaixo de seu ponto de ebulição ou por compressão à temperatura ambiente. Por exemplo, o diclorodifluorometano (Freon 12) forma um líquido se resfriado a -30°C ou comprimido a 70 psig (*libras* por escala de polegada quadrada) a 21°C. Ambos os métodos para liquefação de gases são empregados em embalagens de aerossol, como será discutido mais adiante nesta seção.

Quando um gás propelente liquefeito ou uma mistura de propelentes são colocados em uma embalagem de aerossol com o concentrado do produto, o equilíbrio é rapidamente estabelecido entre a porção de propelente que permanece liquefeita e aquela que vaporiza e ocupa a parte superior da embalagem (Fig. 14.12). A fase de vapor exerce pressão em todas as direções – contra as paredes do recipiente, a válvula e a superfície do líquido, que é constituído do gás liquefeito e do concentrado do produto. É essa pressão que, sob a atuação da válvula do aerossol, força a passagem do líquido pelo tubo e pelo orifício da válvula para a atmosfera. Quando o propelente encontra o ar, expande-se e evapora devido à queda da pressão, formando finas gotículas ou partículas sólidas do concentrado do produto, dependendo da formulação. Assim que o líquido é removido da embalagem, o equilíbrio entre o propelente liquefeito remanescente e aquele no estado de vapor é restabelecido. Desse modo, durante a expulsão do produto da embalagem do aerossol, a pressão no interior permanece praticamente constante, e o produto pode ser li-

TABELA 14.5 **Propriedades físicas de alguns propelentes hidrocarbonos fluorados**

NOME QUÍMICO	FÓRMULA QUÍMICA	DESIGNAÇÃO NUMÉRICA	PRESSÃO DE VAPOR[a] 70°F (21°C)	PONTO DE EBULIÇÃO (1 ATM) °C	DENSIDADE DO LÍQUIDO (g/mL) 70°F (21°C)
Tricloromonofluorometano	CCl_3F	11	13,4	23,7	1,485
Diclorodifluorometano	CCl_2F_2	12	13,4	23,3	1,485
Diclorotetrafluoroetano	$CClF_2CClF_2$	114	21,6	3,5	1,468
Cloropentafluoroetano	$CClF_2CF_3$	115	17,5	-38,7	1,29
Monoclorodifluoroetano	CH_3CClF_2	142[b]	43,8	-9,3	1,119
Difluoroetano	CH_3CHF_2	152[b]	76,4	-24	0,911
Octafluorociclobutano	$CF_2CF_2CF_2CF_2$	C318	40,1	-6	1,513

[a]Libra por polegadas ao quadrado, correspondente ao psig + 14,7.

[b]As designações numéricas para propelentes fluorados foram dadas na indústria de refrigeração para simplificar a comunicação. As designações numéricas seguem o seguinte método: (*a*) O dígito na extrema direita refere-se ao número de átomos de flúor da molécula. (*b*) O segundo dígito a partir da direita é um número a mais que o número dos átomos de hidrogênio da molécula. (*c*) O terceiro dígito a partir da direita é um número a menos que o número de átomos de carbono da molécula; se esse número for zero, ele é omitido e um número de dois dígitos é usado. (*d*) A letra C maiúscula antes de um número indica a natureza cíclica do composto. (*e*) As letras pequenas após o número indicam a diminuição da simetria de compostos isoméricos, com "b" indicando menos simetria que "a", e assim por diante. O número de átomos de cloro em uma molécula pode ser determinado subtraindo o número total de átomos de hidrogênio e de flúor do número total de átomos que podem ser adicionados à cadeia carbonada.

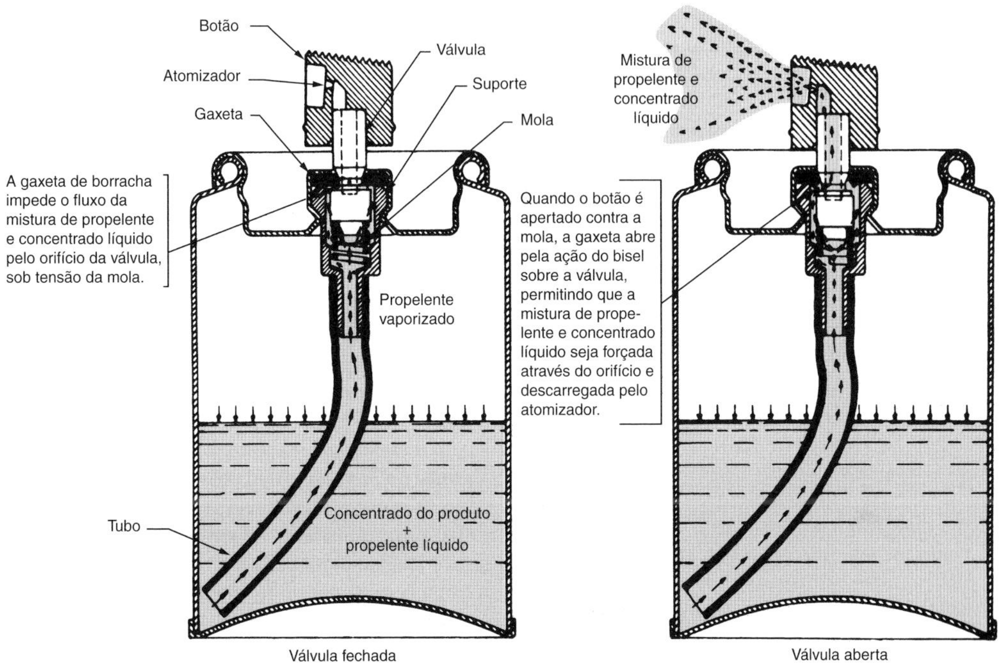

FIGURA 14.12 Desenho do corte transversal do conteúdo e da operação de um sistema aerossol bifásico típico. (Cortesia de Armstrong Laboratories, Division of Aerosol Techniques.)

berado de forma contínua na mesma velocidade e propulsão. Entretanto, quando o líquido do reservatório é utilizado, a pressão pode não ser mantida e o gás pode ser expelido da embalagem com a pressão reduzida até ser consumido.

SISTEMAS AEROSSÓIS

A pressão de um aerossol é essencial para seu desempenho. Ela pode ser controlada por (a) tipo e quantidade de propelente e (b) natureza e quantidade do concentrado de produto. Assim, cada formulação é única, e uma quantidade específica de propelente a ser empregada em produtos aerossóis não pode ser firmemente estabelecida, embora algumas regras gerais possam ser definidas. *Sprays* espaciais em geral contêm maior proporção de propelente do que os aerossóis destinados a cobrir superfícies, por isso são liberados com maior pressão, e as partículas resultantes são projetadas com mais violência da válvula. *Sprays* espaciais costumam operar entre 30 e 40 psig a 21°C e podem conter até 85% de propelente. Os aerossóis de superfície em regra contêm 30 a 70% de propelente com pressões entre 25 e 55 psig a 21°C. As espumas geralmente operam entre 35 e 55 psig a 21°C e podem conter apenas 6 a 10% de propelente.

As espumas podem ser consideradas emulsões, pois o propelente liquefeito está parcialmente emulsionado com o concentrado do produto, em vez de estar dissolvido nele. Visto que os hidrocarbonetos fluorados são solventes orgânicos não polares e não têm afinidade pela água, o propelente liquefeito não se dissolve na formulação aquosa. O uso de tensoativos ou emulgentes na formulação favorece a mistura dos dois componentes na emulsão. A agitação da embalagem antes do uso promove a mistura do propelente por todo o concentrado do produto. Quando a válvula do aerossol é ativada, a mistura é expelida na atmosfera, onde os glóbulos de propelente vaporizam rapidamente, formando uma espuma contendo a substância ativa.

Misturas de vários propelentes gasosos liquefeitos são usadas de maneira trivial em aerossóis farmacêuticos, para obter a pressão de vapor necessária e fornecer as características de solvente apropriadas para determinado produto. Alguns propelentes são eliminados em certos produtos devido à sua reatividade com outros componentes da formulação ou com os componentes da embalagem ou da válvula. Por exemplo, o tricloromonofluorometano tende a formar ácido clorídrico livre quando formulado com sistemas contendo água ou álcool etílico, o último sendo um cossolvente muito usado em sistemas aerossóis. O ácido clorídrico livre não somente afeta a eficácia do produto, mas também corrói alguns componentes da embalagem.

O efeito fisiológico do propelente também deve ser considerado ao formular um aerossol, para garantir a segurança do produto no uso a que se destina. Ainda que um propelente ou uma mistura deles e a substância ativa de uma formulação não sejam tóxicos quando testados em separado, o uso da combinação no aerossol pode produzir efeitos indesejáveis. Por exemplo, quando uma substância ativa normalmente usada em *spray* nasal ou oral é colocada em um sistema de aerossol de partículas finas, pode alcançar regiões mais profundas do trato respiratório que o desejado e resultar em irritação. Com novos produtos aerossóis dermatológicos, vaginais e retais, a influência da forma aerossol do fármaco sobre o tecido deve ser avaliada quanto aos efeitos irritantes e às mudanças na absorção do medicamento no sítio de aplicação. O modelo de absorção de um fármaco pode mudar em função do aumento da velocidade de dissolução das partículas produzidas em aerossóis.

Apesar de os hidrocarbonetos fluorados terem toxicidade relativamente baixa e serem em geral não irritantes, alguns indivíduos que usam um aerossol para inalação podem ser sensíveis ao propelente e apresentar efeitos cardiotóxicos após administração rápida e repetida (9).

Sistemas bifásicos

Como mencionado anteriormente, o sistema bifásico consiste em uma fase líquida, contendo o propelente liquefeito e o concentrado do produto, e a fase de vapor.

Sistemas trifásicos

Os sistemas trifásicos consistem em uma camada de propelente líquido imiscível em água, uma camada aquosa de concentrado do produto e a fase de vapor. Devido ao fato ter de maior densidade do que a fase aquosa, o propelente liquefeito normalmente permanece no fundo da embalagem, com a fase aquosa acima dele. Tal como no sistema bifásico, com a ativação da válvula, a pressão da fase de vapor faz com que o líquido suba pelo tubo imerso e seja expelido do recipiente. Para evitar a expulsão do reservatório de propelente liquefeito, o tubo deve estender-se apenas até o interior da fase aquosa (concentrado do produto). A fase aquosa é transformada em *spray* pela ação mecânica da válvula. Se a embalagem for agitada logo antes do uso, alguns propelentes liquefeitos podem ser misturados com a fase aquosa e expelidos pela válvula para facilitar a dispersão do produto ou a produção de espuma. A fase de vapor dentro da embalagem é restabelecida a partir da fase líquida do propelente.

Sistemas de gás comprimido

Os gases comprimidos, em vez de liquefeitos, podem ser usados para preparar aerossóis. A pressão do gás comprimido na porção superior da embalagem do aerossol força o concentrado do produto a passar pelo tubo e sair pela válvula. O uso de gases que são insolúveis no concentrado do produto, como o nitrogênio, resulta na emissão de uma substância que, em essência, permanece na mesma forma em que foi colocada no recipiente. Uma vantagem do nitrogênio como propelente é seu comportamento inerte em relação aos outros componentes da formulação e sua ação protetora sobre produtos suscetíveis à oxidação. Além disso, o nitrogênio é um gás inodoro e insípido, não contribuindo, portanto, para o gosto ou o odor de um produto.

Outros gases, como dióxido de carbono e óxido nítrico, os quais são levemente solúveis na fase líquida, podem ser empregados, quando sua expulsão com o concentrado do produto é necessária, para obter um *spray* ou uma espuma.

De maneira diferente dos aerossóis preparados com propelentes liquefeitos, aerossóis contendo gases comprimidos não apresentam um reservatório de propelente. Assim, uma pressão maior é necessária nesses sistemas, sendo que ela diminui à medida que o produto é usado.

EMBALAGEM E VÁLVULA DO AEROSSOL

A eficácia de um aerossol farmacêutico depende da obtenção da correta combinação de formulação, recipiente e válvula. A formulação não deve interagir quimicamente com os componentes da embalagem ou da válvula, nem interferir na estabilidade da formulação ou na integridade e operação do sistema. A embalagem e a válvula devem ser capazes de resistir à pressão exigida pelo produto e à corrosão, e a válvula deve contribuir para a forma do produto a ser emitido.

Recipientes

Vários materiais têm sido usados na produção de recipientes de aerossóis, incluindo (a) vidro, revestidos com plásticos ou não; (b) metal, incluindo latão laminado com aço, alumínio e aço inoxidável; e (c) plásticos. A seleção de um recipiente para aerossol é baseada em sua adaptabilidade aos métodos de produção, sua compatibilidade com os componentes da formulação, sua capacidade de sustentar a pressão exigida pelo produto, na atratividade *design* e no apelo estético por parte do fabricante e custo.

Se não fosse a fragilidade e o risco de quebra, os recipientes de vidro seriam preferíveis para a maioria dos aerossóis. O vidro apresenta menos problemas em relação à compatibilidade química com a fórmula do que os recipientes metálicos e não está sujeito à corrosão. O vidro é também mais adaptável para a criação de diferentes desenhos. Em contrapartida, os recipientes de vidro devem ser construídos de forma precisa para proporcionar o máximo de segurança e resistência ao impacto. Os revestimentos plásticos são comumente aplicados na superfície externa dos recipientes de vidro, para torná-los mais resistentes às quebras acidentais e, no caso de quebra, prevenir o espalhamento de fragmentos. Quando a pressão total de um sistema aerossol é abaixo de 25 psig e não mais que 50% de propelente é usado, os recipientes de vidro são considerados seguros. Quando necessário, a superfície interna do recipiente de vidro pode ser revestida para torná-lo mais resistente quimicamente aos componentes da formulação.

Recipientes de latão laminado são as embalagens metálicas mais usadas em aerossóis. Como o material de partida está na forma de lâminas, os cilindros de aerossol são unidos e soldados para a obtenção de uma unidade selada. Quando necessário, revestimentos protetores especiais são empregados em seu interior, para evitar a corrosão e a interação do recipiente com a formulação. Os recipientes devem ser cuidadosamente examinados antes do envasamento para assegurar que não haja falhas no selamento ou no revestimento que possam torná-los frágeis ou sujeitos à corrosão.

A maioria dos recipientes de alumínio é produzida por extrusão ou outros métodos que os tornam isentos de junções. Eles têm, como vantagem sobre as embalagens seladas, uma maior segurança contra vazamentos, incompatibilidades e corrosão. O aço inoxidável é empregado para produzir recipientes de alguns aerossóis de pequeno volume em que é necessária maior resistência química. A principal limitação dos recipientes de aço inoxidável é seu alto custo.

Os recipientes plásticos têm encontrado pouco sucesso no acondicionamento de aerossóis por sua permeabilidade ao vapor contido na embalagem. Além disso, certas interações do fármaco com o plástico afetam a liberação do medicamento do recipiente e reduzem a eficácia do produto.

Válvula

A função da válvula é permitir a expulsão do conteúdo do canister de forma necessária, na velocidade adequada e, no caso de válvulas dosificadoras, na quantidade ou dose apropriada. Os materiais utilizados na produção de válvulas devem ser inertes às formulações e aprovados pela FDA. Entre os materiais usados na produção de várias partes das válvulas estão os plásticos, as borrachas, o alumínio e o aço inoxidável.

A válvula do aerossol em geral é composta pelas seguintes partes (Fig. 14.13):

1. *Atuador*: o botão que o usuário pressiona para ativar a válvula, para emissão do produto. O atuador permite a fácil abertura e fechamento da válvula. É pelo orifício no atuador que o produto é descarregado. O desenho da câmara interna e o tamanho do orifício de emissão do atuador contribuem para a forma física (dispersão fina, grosseira, sólida ou espuma) na qual o produto é descarregado. O tipo e a quantidade de propelente usados e o desenho e as dimensões do atuador controlam o tamanho de partícula do produto emitido. Orifícios maiores (e menos propelentes) são usados preferencialmente para os produtos que devem ser emitidos como espumas e partículas sólidas do que para aqueles destinados a ser emitidos na forma de *sprays* ou dispersões finas.
2. *Haste*: sustenta o atuador e libera a formulação da maneira correta para a câmara do atuador.
3. *Gaxeta*: colocada firmemente com a haste, evita o vazamento da formulação quando a válvula está fechada.
4. *Mola*: prende a gaxeta no lugar, sendo o mecanismo pelo qual o atuador se retrai quando a pressão é liberada, retornando a válvula para a posição fechada.
5. *Copo de montagem*: ligado ao canister ou recipiente do aerossol, fixa a válvula no lugar. Como o lado inferior do copo é exposto à for-

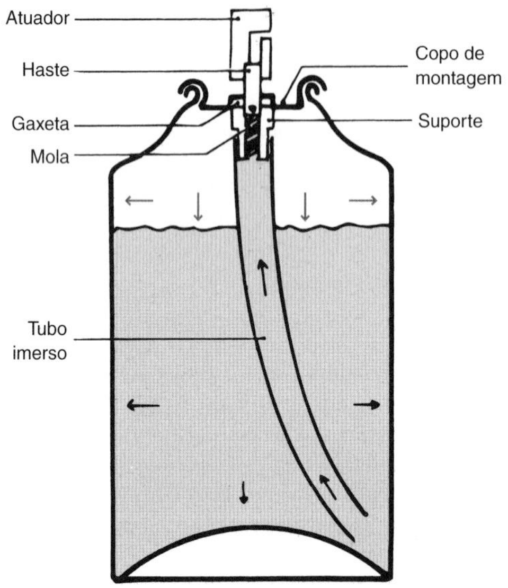

FIGURA 14.13 Componentes da válvula.

mulação, deve receber as mesmas considerações que a parte interna do recipiente em relação aos critérios de compatibilidade. Se necessário, ele pode ser revestido com material inerte (p. ex., resina epóxi ou vinil) para evitar uma interação indesejada.

6. *Suporte*: diretamente abaixo do copo de montagem, o suporte liga o tubo de imersão, a haste e o atuador. Com a haste, seu orifício auxilia a determinar a velocidade de liberação e a forma na qual o produto é emitido.
7. *Tubo imerso*: estende-se a partir do suporte até abaixo do produto; leva a formulação do recipiente para a válvula. A viscosidade do produto e sua velocidade de liberação pretendida determinam a dimensão interna do tubo de imersão e do suporte para um produto em particular.

O atuador, a haste, o suporte e o tubo são geralmente constituídos de plástico; o copo de montagem e a mola, de metal; e a gaxeta, de borracha ou plástico resistente à formulação.

INALADORES DOSIFICADORES PRESSURIZADOS

As válvulas dosificadoras são empregadas quando a formulação é um medicamento potente, como em uma terapia de inalação (Fig. 14.14). Nesses sistemas de válvulas dosificadoras, a quantidade de material descarregado é regulada por uma câmara auxiliar da válvula, em virtude de sua capacidade ou dimensão. Uma única depressão do atuador causa a evacuação da câmara, liberando seu conteúdo. A integridade da câmara é controlada por um duplo mecanismo da válvula. Quando a válvula do atuador está fechada, a câmara está vedada à atmosfera. Entretanto, nessa posição a câmara é preenchida com o conteúdo do recipiente, para o qual está aberta. A depressão do atuador causa a reversão simultânea de posições; a câmara fica aberta à atmosfera, liberando seu conteúdo, e, ao mesmo tempo, fica fechada para o conteúdo do recipiente. Após a liberação do atuador, o sistema é novamente preenchido para a liberação da próxima dose. A USP contém um teste para determinar a quantidade de medicamento que sai de uma válvula dosificadora.

Como mencionado, a eficácia da liberação do medicamento em regiões profundas do pulmão depende, em parte, do tamanho de partícula do produto inalado. Modelos de respiração e a força de inspiração também desempenham papéis importantes na deposição dos aerossóis inalados no pulmão. A avaliação da uniformidade da dose

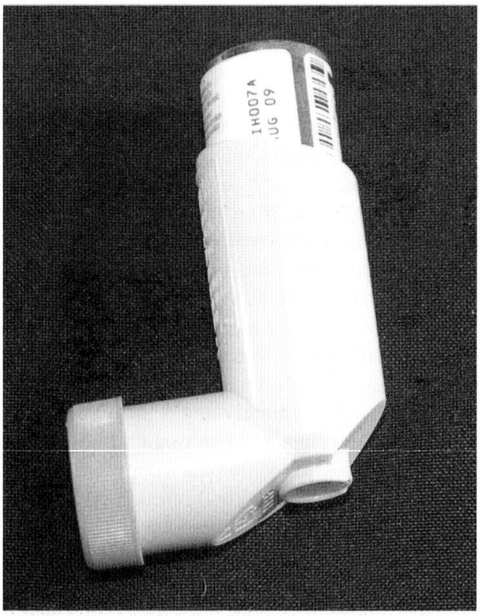

FIGURA 14.14 Inalador dosificador pressurizado. A dose é liberada através do bocal sob atuação da válvula do aerossol. (Cortesia de Boehringer Ingelheim)

(10), a distribuição do tamanho de partícula (11-13) e a fração respirável de partículas liberadas pelo aerossol (14-15) são assuntos de pesquisa no desenvolvimento de aerossóis para uma terapia de inalação oral ideal.

Uma única formulação de aerossol translingual de nitroglicerina (Nitrolingual Spray, Rhône-Poulenc Rorer) permite ao paciente aspergir as gotas de nitroglicerina sobre ou sob a língua, para o alívio imediato de um ataque ou a profilaxia da angina de peito, decorrente de doença arterial coronariana. O produto não é para ser inalado. No início da crise, duas emissões de *spray*, cada uma contendo 0,4 mg de nitroglicerina, são administradas. O produto contém 200 doses de nitroglicerina em uma mistura de propelente de diclorodifluorometano e diclorotetrafluoroetano.

OPERAÇÃO DE ENVASAMENTO

Conforme já explicado, os hidrocarbonetos fluorados podem ser liquefeitos por resfriamento abaixo de seu ponto de ebulição ou por compressão do gás à temperatura ambiente. Esses dois recursos são usados no envasamento das embalagens de aerossol contendo propelente.

Envasamento a frio

No método a frio, o concentrado do produto e o propelente devem ser resfriados de -34,5 a -40ºC. Essa temperatura é necessária para liquefazer o gás propelente. O sistema de resfriamento pode ser uma mistura de gelo seco e acetona ou um sistema de refrigeração mais elaborado. Após o concentrado do produto congelado ter sido quantitativamente colocado em um recipiente de aerossol também resfriado, o gás liquefeito é adicionado. Os vapores pesados do propelente resfriado em geral deslocam o ar da embalagem. Entretanto, no processo, um pouco dos vapores do propelente também é perdido. Quando propelente suficiente foi adicionado, o sistema de válvula é inserido e encaixado. Em virtude das baixas temperaturas necessárias, os sistemas aquosos não podem ser envasados por esse processo, pois a água se torna gelo. Para sistemas não aquosos, alguma umidade costuma surgir no final do produto, devido à condensação da umidade atmosférica dentro dos recipientes frios.

Enchimento com pressão

Por esse método, o concentrado do produto é quantitativamente colocado no recipiente do aerossol (Fig. 14.15), o sistema de válvula é inserido e o gás liquefeito é colocado sob pressão, pela haste, a partir de uma bureta pressurizada (Fig. 14.16). A quantidade desejada de propelente é inserida no recipiente sob sua própria pressão de vapor. Quando a pressão no recipiente é igual à da bureta, o propelente para de fluir. Uma quantidade adicional de propelente pode ser acrescida pelo aumento da pressão no equipamento de envase, por meio do uso de ar comprimido ou gás nitrogênio. O ar retido na embalagem pode ser ignorado, se não interferir com a qualidade ou estabilidade do produto, ou ser retirado com um equipamento especial. Após o recipiente ter sido

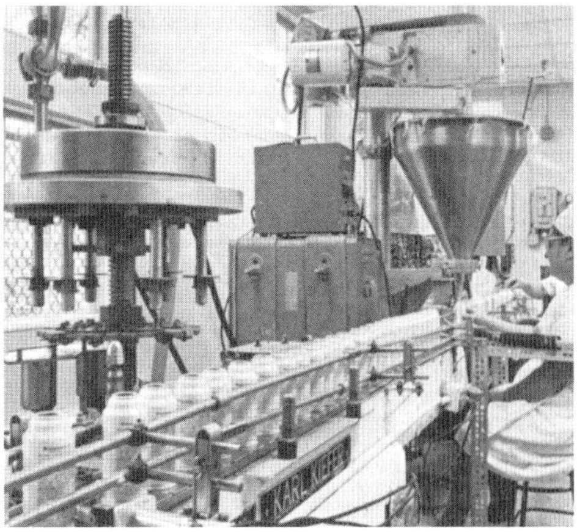

FIGURA 14.15 Envasamento de aerossóis com o produto. (Cortesia de Pennwalt Corp.)

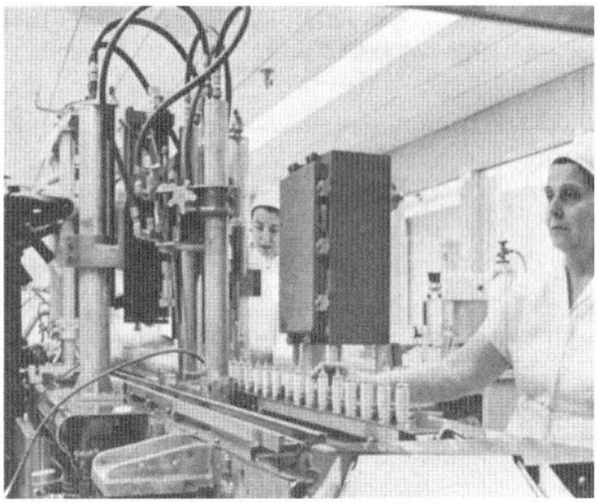

FIGURA 14.16 Envasamento de recipientes de aerossol por pressão. (Cortesia de Pennwalt Corp.)

completado com propelente, o atuador é testado. Esse teste também esvazia o tubo contendo propelente puro antes do uso pelo consumidor.

O enchimento sob pressão é usado para muitos aerossóis farmacêuticos. Ele possui duas vantagens sobre o envase a frio: há menor risco de contaminação pela umidade e menos propelente é perdido nesse processo.

Quando gases comprimidos são empregados como propelentes em sistemas aerossóis, o gás é transferido de um grande cilindro de aço para a embalagem do aerossol. Antes do enchimento, o concentrado do produto é colocado no recipiente, o sistema de válvula é acoplado no lugar e o ar é retirado do recipiente por uma bomba a vácuo. O gás comprimido é então passado para o recipiente através de uma válvula redutora de pressão conectada ao cilindro de gás; quando a pressão dentro do recipiente do aerossol for igual à pressão liberada predeterminada, o fluxo de gás para e a válvula do aerossol é recolocada na posição fechada. Para gases como dióxido de carbono e óxido nítrico, que são pouco solúveis no produto, o recipiente é agitado manual ou mecanicamente durante a operação de enchimento para ser obtida a pressão necessária no espaço superior do aerossol.

Teste dos recipientes cheios

Após o envase em cada um dos métodos, o recipiente de aerossol é avaliado sob várias condições ambientais quanto à presença de vazamentos ou à durabilidade.

As embalagens de aerossóis preenchidas são também testadas quanto à correta função da válvula. *A velocidade de descarga da válvula* é determinada liberando uma porção do conteúdo de um aerossol previamente pesado durante um período e calculando, pela diferença de peso, a massa de conteúdo descarregada por unidade de tempo. Quando necessário, os aerossóis podem ser testados quanto a seu modelo de aspersão, distribuição de tamanho de partícula do *spray*, assim como quanto a exatidão e reprodutibilidade de dose, quando válvulas dosificadoras forem utilizadas.

ACONDICIONAMENTO, ROTULAGEM E ARMAZENAMENTO

Um único aspecto dos aerossóis farmacêuticos comparado com outras formas farmacêuticas é que o produto é realmente acondicionado como parte do processo de produção. Com a maioria das outras formas farmacêuticas, o produto é produzido por completo e então colocado no recipiente apropriado.

A maioria dos aerossóis tem uma tampa ou um invólucro protetor que se encaixa com firmeza sobre a válvula e o copo de montagem. Isso protege a válvula contra a contaminação por poeira. A tampa, que costuma ser de plástico ou metal, também tem função decorativa.

Aerossóis medicinais que devem ser dispensados somente sob prescrição em geral são rotulados pelo fabricante com rótulos plásticos ou de papel fáceis de remover, de modo que o farmacêutico possa substituir o rótulo do fabricante pelo seu rótulo contendo as orientações para o uso especificado pelo médico. A maioria dos outros tipos de aerossóis tem o rótulo do fabricante impresso sobre a embalagem ou um papel muito bem fixado.

Além das exigências usuais para os rótulos de produtos farmacêuticos, os aerossóis possuem exigências para uso e armazenamento. Por exemplo, por segurança, os rótulos devem advertir os usuários a não perfurar as embalagens pressurizadas, não usá-las ou estocá-las próximas a calor ou chama e não incinerá-las. A exposição a temperaturas acima de 49°C pode explodir uma embalagem de aerossol. A maioria dos medicamentos das embalagens de aerossóis é destinada ao uso na temperatura ambiente. Quando os canisters estão frios, uma aspersão menor do que a usual pode ocorrer. Isso pode ser particularmente importante para os usuários de inaladores dosificadores pressurizados. Recomenda-se que esses produtos sejam armazenados entre 15 e 30°C. Os aerossóis farmacêuticos apresentam rótulos orientando a agitação antes do uso e a manutenção do ângulo e/ou da distância correta do alvo; existem instruções especiais detalhadas para dispositivos inaladores.

Os aerossóis devem ser mantidos com a tampa protetora para evitar a ativação acidental da válvula ou contaminação por poeira e outros materiais estranhos. Exemplos de aerossóis farmacêuticos são encontrados na Figura 14.17 e na Tabela 14.6.

ADMINISTRAÇÃO E USO DOS AEROSSÓIS FARMACÊUTICOS

O farmacêutico deve instruir o paciente sobre o uso dos aerossóis, em particular na administração oral ou nasal, pois eles são efetivos somente quando utilizados de forma correta. Para com-

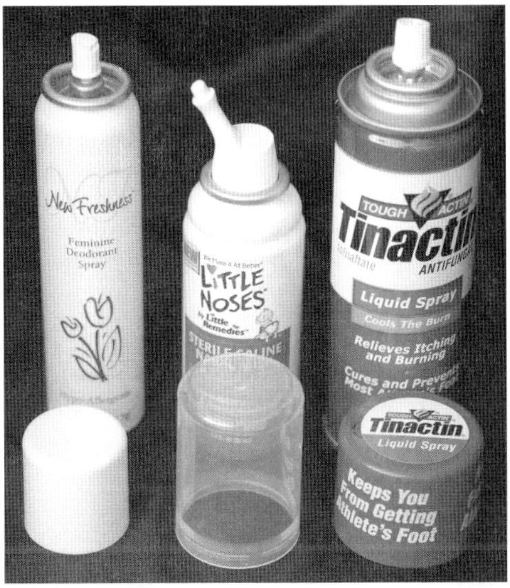

FIGURA 14.17 Aerossóis farmacêuticos.

plementar as instruções verbais, o farmacêutico deve fornecer instruções escritas na embalagem do produto. É difícil prever que porcentagem de pacientes lerá ou compreenderá as instruções impressas. Assim, o farmacêutico deve transmitir verbalmente as instruções quanto ao uso adequado. Utilizando aerossóis dosificadores como modelo, ele deve demonstrar como o inalador é montado, armazenado e limpo. O paciente deve ser informado se o inalador necessita de agitação antes do uso e de como segurá-lo entre o dedo indicador e o polegar, de modo que o canister seja virado. Ele deve ser instruído sobre a coordenação entre a inalação (após exalar o máximo possível) e a atuação do inalador para liberar uma dose. Também deve ser orientado para prender a respiração por alguns segundos, para obter o máximo de benefício do medicamento, e então remover o inalador da boca e exalar lentamente pelos lábios.

TABELA 14.6 **Exemplos de aerossóis para inalação**

AEROSSOL	PRODUTOS COMERCIAIS REPRESENTATIVOS	CLASSE TERAPÊUTICA E COMENTÁRIOS
Albuterol	Proventil Aerossol para Inalação (Schering) Ventolin Aerossol para Inalação (GlaxoSmithKline)	Agonista beta-adrenérgico para prevenção e alívio do broncoespasmo em pacientes com doença respiratória obstrutiva reversível e do broncoespasmo induzido por exercício.
Brometo de ipratrópio	Atrovent Aerossol para Inalação (Boehringer Ingelheim)	Anticolinérgico (parassimpatolítico) broncodilatador para broncoespasmo.
Cromoglicato sódico	Intal Inalador (Aventis)	Antiasmático, antialérgico, estabilizador dos mastócitos; inalador dosificador para uso oral para prevenir broncoespasmos induzidos por exercício e agudos induzidos por poluentes ambientais e alérgenos conhecidos.
Dipropionato de beclometasona	Beclovent Aerossol para Inalação (Glaxo Wellcome) Vanceril Inalador (Schering)	Esteroide adrenocortical; aerossol para inalação oral para controle da asma brônquica em pacientes que necessitam de tratamento crônico com corticosteroides além de outra terapia, por exemplo, xantinas, simpatomiméticos.
	Beconase Inalador Nasal (GlaxoSmithKline) Vancenase Pockethaler, Inalador Nasal (Schering)	Esteroide adrenocortical; aerossol para alívio intranasal da rinite sazonal ou constante, em casos fracamente responsivos ao tratamento convencional.
Sulfato de metaproterenol	Alupent Aerossol para Inalação (Boehringer Ingelheim)	Simpatomimético para broncoespasmo em pacientes com doença respiratória obstrutiva reversível.
Sulfato de terbutalina	Brethine (aaiPharma)	Agonista beta-adrenérgico para alívio do broncoespasmo.
Triancinolona acetonida	Azmacort (Kos)	Para pacientes que necessitam de tratamento crônico com corticosteroides para controlar os sintomas da asma brônquica.
Xinafoato de salmeterol	Serevent Aerossol para Inalação (GlaxoSmithKline)	Agonista beta-adrenérgico para tratamento de manutenção a longo prazo da asma e prevenção de broncoespasmo em pacientes com doença respiratória obstrutiva reversível.

Alguns pacientes não conseguem usar inaladores dosificadores pressurizados de modo correto. Assim, após uma nova prescrição ser dispensada, é aconselhável que o farmacêutico verifique se o paciente está usando o inalador da maneira certa. Se ele o usa de forma incorreta, o farmacêutico deve recomendar o emprego de um espaçador. Tais dispositivos foram originalmente desenvolvidos para pacientes que não conseguiam coordenar a liberação do medicamento com a inalação. Eles são agora considerados importantes auxiliares terapêuticos, visto que ajudam na administração do medicamento, apesar da técnica inadequada de inalação. Ao colocar um espaçador entre o bocal do inalador e a boca, o paciente pode efetuar a inalação do aerossol separadamente, em até 3 a 5 segundos após a atuação (uma válvula no espaçador se abre quando o paciente inala). Outra vantagem do espaçador é que a velocidade do aerossol é reduzida e o tamanho da gota é diminuído, pois há tempo para que ocorra a evaporação do propelente. Assim, o uso do espaçador também causa menos deposição do medicamento na orofaringe. Os espaçadores podem ser usados com a maioria dos canisters pressurizados, como o Inalador Brethancer (Novartis) e o InspirEase (Key).

Para assegurar a continuidade da terapia, é sensato o farmacêutico compartilhar com o paciente meios para determinar quanto de medicamento é deixado no canister. Isso é importante sobretudo para aqueles que têm doença respiratória e necessitam de seu medicamento em determinado momento.

Exemplos de aerossóis para inalação oral (soluções ou pós) incluem Asmanex Twisthaler (pó para inalação de furoato de mometasona, Schering), Ventavis (solução para inalação de iloprost, Actelion), Pulmicort Flexhaler (pó para inalação de budesonida, AstraZeneca), Atrovent HFA (aerossol para inalação de brometo de opatrópio HFA, Boehringer Ingelheim) e Brovana (solução para inalação de tartarato de arformoterol, Sepracor Inc.)

Para a administração tópica dos aerossóis, o paciente deve primeiro limpar e secar suavemente a área afetada. Segurando o canister com o atomizador apontando em direção à área afetada, em uma distância de cerca de 15 a 20 cm, deve pressionar o botão para liberar o medicamento em quantidade suficiente para cobrir a área. Ele deve deixar o *spray* secar e não cobrir a área com bandagem ou curativo, a menos que seja instruído a fazê-lo pelo médico. O paciente deve evitar a atomização acidental do produto nos olhos ou na boca. Se for necessário aplicar o produto na face, deve borrifá-lo na palma da mão e aplicá-lo.

Como apresentado na Tabela 14.6, várias substâncias ativas são administradas em *aerossóis para inalação* em recipientes pressurizados dos tipos demonstrados na Figura 14.14. Para a substância ativa ou solução alcançar a árvore brônquica, as partículas inaladas devem ter poucos micrômetros de tamanho.

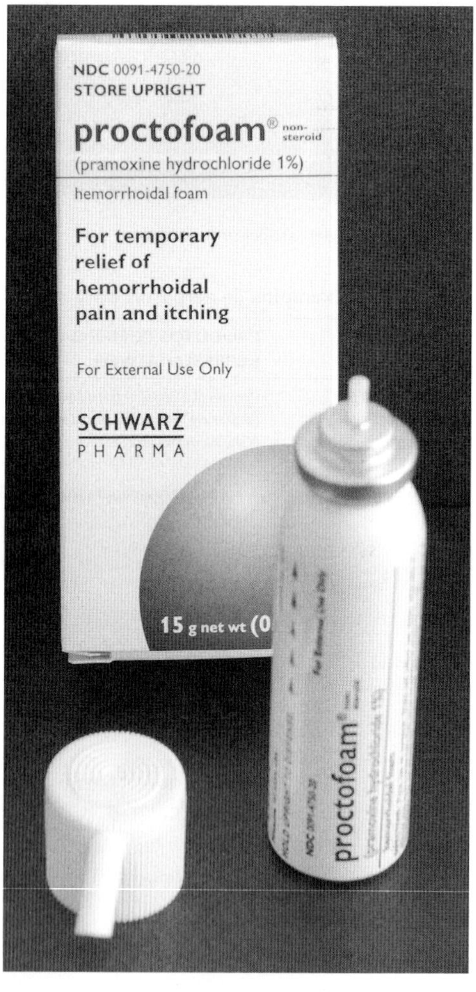

FIGURA 14.18 Espuma destinada ao uso anal e perianal. Para encher o aplicador, a embalagem é agitada vigorosamente, mantida na vertical e a ponta do aplicador colocada na abertura do recipiente. Com o êmbolo fora do aplicador, é exercida pressão sobre a tampa do aerossol, e a espuma preenche o aplicador. (Cortesia de Reed & Carnrick.) Alterar figura 14.18

AEROSSÓIS TÓPICOS

Aerossóis para uso sobre a pele incluem os agentes anti-infecciosos, como povidona iodada, tolnaftato e tiomersal; os esteroides adrenocorticoides, como dipropionato e valerato de betametasona, dexametasona e triamcinolona acetonida; e o anestésico local, cloridrato de dibucaína.

O uso de aerossóis tópicos proporciona ao paciente uma maneira conveniente de aplicar o medicamento. A preparação pode ser aplicada na superfície desejada, sem o uso das pontas dos dedos, tornando o processo mais asséptico do que com outros tipos de preparações tópicas. Entre as desvantagens do uso tópico de aerossóis está a dificuldade em aplicar o medicamento em uma área pequena e o maior custo associado com a embalagem.

AEROSSÓIS VAGINAIS E RETAIS

Espumas contendo substâncias estrogênicas e agentes contraceptivos estão disponíveis comercialmente. As espumas são usadas da mesma maneira que os cremes. A embalagem de aerossol contém um aplicador que é preenchido com a espuma, e o conteúdo é colocado na vagina por meio da ativação do êmbolo. As espumas em geral são emulsões O/A semelhantes a cremes. Elas são miscíveis com água e não são gordurosas.

Algumas espumas comerciais retais usam aplicadores. Um produto, o ProctoFoam (Reed & Carnrick), contém cloreto de pramoxina para aliviar condições inflamatórias anorretais (Fig. 14.18).

ESTUDO DE CASO FARMACOTÉCNICO

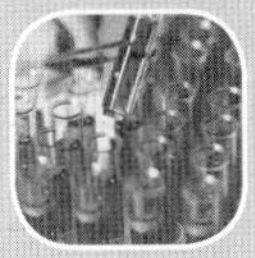

Informação subjetiva

Trabalhando para uma companhia farmacêutica, você recebeu a solicitação de desenvolver uma formulação líquida oral para um fármaco que atua contra a rejeição de novo órgão. O fármaco deve ser formulado de modo que uma dose de 5 mg possa ser facilmente administrada como forma farmacêutica ou logo após misturar com água ou suco. A formulação deve ser estável e fácil de manipular. O problema é que o fármaco não é hidrossolúvel, mas uma forma farmacêutica solução é necessária.

Informação objetiva

O fármaco tem um peso molecular de 1.015,2 e apresenta-se como um pó quase branco que é insolúvel em água, mas bastante solúvel em álcool benzílico, clorofórmio, acetona e acetonitrila.

O fármaco pode ser preparado como uma suspensão aquosa ou como uma solução em líquido miscível com água, para ser diluído antes da administração. Um líquido dispersante razoável para o fármaco pode incluir uma mistura de lecitinas que formariam lipossomas após a diluição em um veículo aquoso. Algumas misturas comerciais apresentam-se como líquidos edulcorados e corados, com odor característico e sabor de nozes. Elas podem ser diluídas em água, têm densidade de aproximadamente 1 a 1,2 e viscosidade na faixa de 5.000 mPas.

Pode ser sensato adicionar um dispersante como o polissorbato 80 para ajudar a misturar, quando o produto é adicionado ao suco ou à água. O polissorbato 80 (Tween 80, monoleato de polioxietileno 20 de sorbitano, $C_{64}H_{124}O_{26}$) tem um peso molecular de 1.310 e apresenta-se como um líquido oleoso, amarelo com odor característico e sabor levemente amargo. Ele tem densidade específica de 1,06 a 1,09, e seu EHL é 15,0; forma emulsões O/A, é estável na presença de eletrólitos, ácidos fracos e bases fracas. Deve ser armazenado em recipientes bem-fechados, resistentes à luz e em local fresco (5).

Avaliação

Após examinar as opções, você decide selecionar um sistema solvente para o fármaco e prepara uma solução. O paciente pode obter a dose e diluí-la imediatamente antes da administração. Isso satisfaz o critério de estabilidade e facilidade de administração.

Você seleciona um dispersante comercial líquido para uso oral contendo 50% de fosfatidilcolina em propilenoglicol, glicerídeos do óleo de semente de girassol, óleo ácido de soja, álcool e palmitato de ascorbila. Esse produto é usado como dispersante, emulsionante, penetrante e solubilizante para cremes, loções, emulsões farmacêuticas e preparações lipossomais de uso dermatológico. É adequado para uso oral.

(continua)

ESTUDO DE CASO FARMACOTÉCNICO *(continuação)*

Plano

Você formula o produto como uma dose de 5 mg em 1 mL de veículo contendo 0,5% de polissorbato 80 no meio dispersante descrito. Isso proporcionará um produto estável e fácil de usar.

Para a administração, a quantidade correta de líquido oral será adicionada a aproximadamente 60 a 80 mL de água ou suco. A preparação deverá ser agitada com vigor e tomada de uma vez. Vários sucos podem ser usados, dependendo da preferência do paciente.

ESTUDO DE CASO CLÍNICO

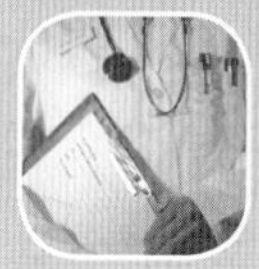

Informação sobre o paciente: M. H. é uma mulher branca de 31 anos que se apresenta na farmácia com uma prescrição para metronidazol. Após questionamento, a paciente revela que acabou de retornar do ginecologista. Ela tem apresentado sintomas que descreve como "um corrimento anormal amarelado, fétido, com coceira e ardência". A paciente continua: "No começo, pensei que era outra infecção fúngica, mas a secreção pareceu um pouco diferente. Eu não quis usar outro medicamento de venda livre, que poderia não adiantar, então procurei meu médico". Sua ginecologista a informou de que ela estava com uma vaginite por tricomonas, uma doença sexualmente transmissível (DST). Quando entregou a prescrição ao farmacêutico, ela lamentou que "detesta este medicamento". "Eu não gosto de tomar pílulas mesmo que não sejam grandes. E elas deixam um gosto horrível na boca". O farmacêutico conhece M. H. como cliente regular e decide olhar seu perfil para confirmar se ela já tomou metronidazol anteriormente. Ele também revisa a história médica dela.

História médica do paciente: Asma desde criança
Infecção fúngica vaginal há cerca de um ano
Vaginite bacteriana em 2001
Aborto em 1999

História social:
(+) EtOH: drinques nos fins de semanas, ocasionalmente
vinho no jantar
(–) Fumo
(–) Drogas ilícitas
Estudo de Caso Clínico (continuação)

História familiar: Mãe (+) para câncer de mama
Pai (+) para hipertensão e hipercolesterolemia
Irmão (+) para asma

Alergias: Nenhuma alergia conhecida a medicamento

Medicamentos: Advair 250/50 uma inalação duas vezes ao dia
Albuterol MDI se necessário
Gyne-Lotrimin três quando necessário nas infecções fúngicas

Plano de atenção farmacêutica

S: A paciente tem sintomas vaginais, incluindo coceira, ardência e corrimento fétido amarelado. Queixa-se sobre o tamanho dos comprimidos de metronidazol e seu gosto metálico.

O: A ginecologista diagnosticou tricômona vaginal. Anteriormente a paciente adquiriu comprimidos orais de metronidazol para vaginite bacteriana.

A: M. H. é uma mulher branca de 31 anos diagnosticada com tricômona vaginal, que será tratada com comprimidos de metronidazol oral. Embora ela tenha um relacionamento monogâmico, o ato sexual sem proteção aumenta o risco de transmissão de DSTs, como tricomonas. A adesão de M. H. ao regime de metronidazol é muito importante, pois a vaginite não tratada pode progredir para uretrite e/ou cistite. Preocupado que a paciente possa não aderir ao tratamento, o farmacêutico pensa em preparar uma suspensão de metronidazol, para que ela não tenha de tomar os comprimidos e consuma uma forma farmacêutica mais cômoda.

P: 1. O farmacêutico oferece uma alternativa de suspensão de metronidazol preparada extemporaneamente, em vez dos comprimidos orais. A paciente concorda em experimentar essa opção. O farmacêutico fala com a médica da paciente, para obter permissão para mudar a forma farmacêutica.

(continua)

ESTUDO DE CASO CLÍNICO *(continuação)*

2. Após a permissão, o farmacêutico decide usar benzoato de metronidazol em pó no lugar do cloridrato de metronidazol, a substância ativa dos comprimidos orais. A forma benzoato é relativamente insípida, podendo também ser a opção mais adequada para M. H., embora o gosto metálico ocorra após a administração.
3. O primeiro passo na preparação da suspensão é um cálculo para determinar a dose equivalente de benzoato de metronidazol. O farmacêutico confirma que 200 mg do éster benzoato é equivalente a 125 mg do sal HCl. A dose prescrita de comprimidos de metronidazol HCl é 250 mg por sete dias. Assim, ele conclui que a dose equivalente de benzoato de metronidazol é de 400 mg três vezes ao dia, por sete dias.
4. Após pesar a quantidade necessária de benzoato de metronidazol, o farmacêutico tritura-o em um gral e pistilo para reduzir o tamanho de partícula. Seleciona Ora-Plus como o agente suspensor e Ora-Sweet como o agente flavorizante. A suspensão é preparada de modo que a concentração final (p/v) de benzoato de metronidazol será 400 mg/5 mL. Sob constante agitação, adiciona lentamente 50 mL de Ora-Plus ao benzoato de metronidazol, para formar uma pasta fluida. A suspensão resultante é transferida para uma proveta e diluída com Ora-Sweet suficiente para completar o volume total da suspensão, 105 mL. Antes de completar o volume final, ele usa Ora-Sweet para remover o máximo possível os resíduos da pasta do gral. Após misturar a suspensão, o conteúdo é transferido para um frasco plástico de tamanho adequado, e o rótulo contendo as informações apropriadas é fixado. Os seguintes rótulos auxiliares também são fixados no frasco: MANTER SOB REFRIGERAÇÃO, AGITAR BEM ANTES DE USAR, IR ATÉ O FINAL DO TRATAMENTO, EVITAR BEBIDAS ALCOÓLICAS E TOMAR COM ALIMENTOS.
5. Ao dispensar a suspensão de metronidazol à paciente, o farmacêutico aconselha e orienta M. H. Ela deve tomar uma colher de chá oralmente, três vezes ao dia, por sete dias consecutivos. A dose diária deve ser tomada com alimentos após cada refeição. O medicamento deverá ser armazenado em refrigerador quando não estiver sendo usado e, como se trata de uma suspensão, deve ser agitado bem antes de cada administração. É presumido que a suspensão será usada antes da data de validade de 30 dias. Entretanto, é necessário ao farmacêutico rotular o produto com a data de validade de uso para o caso de sobrar medicamento.
6. O farmacêutico sugere que o medicamento seja tomado com alimentos para evitar distúrbios estomacais, náusea e diarreia. Embora a forma benzoato de metronidazol possa ajudar a diminuir o gosto amargo associado a sua administração, o gosto metálico pode permanecer após absorção sistêmica, e a paciente deve compreender isso. Além disso, M. H. deve ser alertada sobre a interação (reação de dissulfiram) entre o metronidazol e o álcool. O álcool deve ser evitado durante a terapia e por 72 horas após a última dose. Essa reação de dissulfiram pode resultar em vermelhidão grave, dor de cabeça, náusea, vômito ou dor no peito e abdominal. M. H. também deve ser advertida de que o medicamento pode escurecer sua urina.
7. Como a tricômona vaginal é uma DST, M. H. deve ser instruída a tomar certas precauções para evitar transmissão e reinfecção em si mesma. Durante o tratamento, ela deve abster-se da atividade sexual. A importância de praticar sexo seguro (p. ex. uso de preservativo) deve ser enfatizada para prevenir as DSTs e várias outras infecções (p. ex., vírus da imunodeficiência humana [HIV], hepatite). Além disso, o parceiro sexual de M. H. deve ser tratado com metronidazol. Embora ele possa ser assintomático, existe alto risco de que seja o portador de tricômonas e tenha infectado M. H. durante a relação. Assim, com essa prescrição, seu parceiro pode ou não ser tratado. Nesse caso,é importante que o farmacêutico diga a M. H. para não dividir o medicamento com seu parceiro. Ela deve completar a terapia. Se houver insucesso no tratamento, é apropriado que seu parceiro também seja tratado novamente. Deve ser dada ênfase à importância de M. H. completar a terapia com o metronidazol para evitar resistência e infecções recorrentes.

APLICANDO OS PRINCÍPIOS E CONCEITOS

ATIVIDADES EM GRUPOS

1. Discuta as circunstâncias específicas do paciente e terapêuticas em que uma forma farmacêutica líquida dispersa pode ser indicada ou contraindicada para a utilização.
2. Explique três fases da preparação de uma emulsão estável.
3. Identifique e descreva três métodos de preparação de uma emulsão.
4. Reúna prescrições de preparações extemporâneas representativas que resultaram em uma suspensão ou emulsão e elabore um procedimento para preparo de cada uma.
5. Crie uma tabela de emulsões orais O/A, incluindo ingredientes ativos e inativos, indicações e contraindicações para sua utilização, efeitos adversos associados ao uso, dose e informações ao paciente.
6. Crie uma tabela de emulsões tópicas A/O e O/A, incluindo ingredientes ativos e inativos, indicações e contraindicações para sua utilização, efeitos adversos associados ao uso, dose e informações ao paciente.
7. Crie uma tabela com produtos tópicos em gel, que também estejam disponíveis como cremes e pomadas, e descreva as diferenças existentes entre as formas farmacêuticas.
8. Descreva as orientações que o farmacêutico deve fornecer ao dispensar um sistema líquido disperso ao paciente.

ATIVIDADES INDIVIDUAIS

1. Identifique três características desejadas das suspensões e explique como elas são benéficas para a administração pelo paciente.
2. Explique o papel dos agentes suspensores quando adicionados à fase dispersante.
3. Compare os vários agentes suspensores utilizados em formas farmacêuticas do tipo suspensões. Determine as técnicas/os procedimentos adicionais que permitem uma dispersão efetiva do fármaco em determinado veículo.
4. Diferencie os termos "para suspensão oral" e "suspensão oral" e crie uma tabela ilustrativa com três exemplos de produtos de cada um.
5. Liste as vantagens da administração de fármacos líquidos emulsionados sobre a administração de fármacos líquidos puros pela via oral.
6. Descreva a cadeia de eventos que ocorre após a agregação ou coalescência de uma emulsão.

REFERÊNCIAS

1. Heyd A, Dhabhar D. Particle shape effect on caking of coarse granulated antacid suspensions. Drug Cosmet Ind 1979;125:42.
2. Oral Liquid Pharmaceuticals. Wilmington: ICI Americas, 1975.
3. Chang RK. Formulation approaches for sustained--release oral suspensions. Pharm Technol 1992;16: 134–136.
4. Allen Jr LV. Prednisone oral suspension. Int J Pharm Comp 2007;11(1):77.
5. Allen Jr LV. Ketoconazole oral suspension. Int'l J Pharm Comp 1997;1(6):414.
6. Allen Jr LV, The Art, Science and Technology of Pharmaceutical Compounding. 3rd Ed. Washington DC: American Pharmaceutical Compounding, 2008.
7. Griffin WC. J Soc Cosmetics Chemists 1949;1:311; 1954;5:1.
8. Baxter K, ed. Stockley's Drug Interactions. 7th Ed. London: Pharmaceutical Press, 2005.
9. Chiou WL. Aerosol propellants: Cardiac toxicity and long biological half-life. JAMA 1974;227:658.
10. Cyr TD, Graham SJ, Li KY, et al. Low first-spray drug content in albuterol metered-dose inhalers. Pharm Res 1991;8:658–660.
11. Miller NC, Marple VA, Schults RK, et al. Assessment of the twin impinger for size measurement of metered-dose inhaler sprays. Pharm Res 1992;9:1123–1127.
12. Ranucci JA, Chen FC. Phase Doppler anemometry: A technique for determining aerosol plume-particle size and velocity. Pharm Technol 1993;17:62–73.
13. Ranucci JA, Cooper D, Sethachutkul K. Effect of actuator design on metered-dose inhaler plume--particle size. Pharm Technol 1992;16:84–92.
14. Martonen TB, Katz IM. Deposition of aerosolized drugs within human lungs: Effects of ventilatory parameters. Pharm Res 1993;10:871–878.
15. Martonen TB, Katz I, Fults K, et al. Use of analytically defined estimates of aerosol respirable fraction to predict lung deposition patterns. Pharm Res 1992;9:1634–1639.

SEÇÃO VII
FORMAS FARMACÊUTICAS E SISTEMAS DE LIBERAÇÃO ESTÉREIS

CAPÍTULO 15 Preparações parenterais

OBJETIVOS

Após a leitura deste capítulo, o estudante deverá ser capaz de:

1. Listar as vantagens e desvantagens da administração parenteral.
2. Definir administração parenteral e listar os diferentes métodos de administração parenteral.
3. Comparar e diferenciar os riscos e benefícios das várias vias de administração parenteral.
4. Identificar os desafios do uso de veículos não aquosos em produtos parenterais.
5. Definir osmolalidade e osmolaridade e explicar suas relações com a tonicidade de uma substância.
6. Comparar e diferenciar preparações parenterais de pequeno volume e grande volume.
7. Delinear os diferentes métodos de esterilização de produtos parenterais.
8. Diferenciar as exigências das formas de acondicionamento de dose única e múltipla.
9. Identificar os métodos de manuseio e descarte de substâncias/quimioterápicos perigosos.
10. Comparar e diferenciar preparações de nutrição parenteral total (NPT) de mistura nutricional total (MNT).

Neste capítulo, são abordadas importantes formas farmacêuticas tendo como característica em comum a esterilidade, ou seja, são livres de microrganismos contaminantes. Dentre as formas farmacêuticas estéreis, encontram-se as várias preparações injetáveis de pequeno e grande volume, líquidos de irrigação para banhar feridas ou cortes cirúrgicos e soluções de diálise. Preparações biológicas, incluindo vacinas, toxoides e antitoxinas também estão nesse grupo, mas são discutidas no Capítulo 16. A esterilidade dessas preparações é essencial, uma vez que estas entram em contato direto com fluidos ou tecidos do organismo, onde infecções podem facilmente surgir. As preparações oftálmicas, que também devem ser estéreis, são mostradas separadamente no Capítulo 17.

INJETÁVEIS

Os injetáveis são preparações estéreis, livres de pirogênios, isto é, livres de unidades de endotoxina bacteriana, destinadas à administração parenteral. O termo *parenteral* referes-se às vias de administração injetáveis. Deriva das palavras gregas *para* (fora) e *enteron* (intestino) e denota vias de administração diferentes da oral. *Pirogênios* ou endotoxinas bacterianas são produtos metabólitos orgânicos originados de bactérias gram-negativas, que podem causar febre e hipotensão em pacientes que recebem quantidades excessivas nas preparações intravenosas (IVs). Os pirogênios e a determinação de sua presença em preparações parenterais são abordados posteriormente neste capítulo. De modo geral, as vias parenterais são utilizadas quando é necessária a rápida ação do medicamento, como em casos de emergência, quando o paciente não coopera, está inconsciente ou impossibilitado de aceitar ou tolerar medicamentos por via oral ou quando o próprio medicamento não é eficaz por outras vias. Com exceção das injeções de insulina, que comumente são autoadministradas por pacientes diabéticos, a maioria dos injetáveis é administrada por médicos, assistentes ou enfermeiros no curso do tratamento. Assim, as injeções são principalmente aplicadas em hospitais, unidades de assistência à saúde e clínicas e, com menos frequência, em casa. Uma exceção são os programas de tratamento domiciliar (nos quais os profissionais de saúde fazem visitas aos pacientes em suas casas, proporcionando o tratamento necessário, inclusive medicamentos IVs) constituem uma exceção. Esses programas permitem que indivíduos que não precisam ou não podem pagar pela hospitalização, possam permanecer em seu domicílio enquanto recebem cuidados médicos apropriados. O farmacêutico fornece as preparações injetáveis para médicos e enfermeiros conforme necessário, para utilização em instituições hospitalares, clínicas, consultórios ou programas de tratamento médico domiciliar.

Talvez o primeiro medicamento injetável a ser oficialmente reconhecido tenha sido a solução hipodérmica de morfina, que apareceu pela primeira vez em 1874 no adendo da *Bristish Pharmacopeia* (BP), de 1867, e, em 1888, na primeira edição do *National Formulay* (NF) dos Estados Unidos. Hoje, milhares de medicamentos e produtos farmacêuticos estão disponíveis para administração parenteral.

VIAS DE ADMINISTRAÇÃO PARENTERAIS

Os medicamentos podem ser injetados em quase todos os órgãos ou áreas do corpo, incluindo as articulações (*intra-articular*), as zonas que contêm líquidos nas articulações (*intrassinovial*), a coluna vertebral (*intraespinal*), fluido espinal (*intratecal*), as artérias (*intra-arterial*) e em emergências, até mesmo no coração (*intracardíaca*). Entretanto, a maioria das injeções é aplicada nas veias (*intravenosa, IV*), nos músculos (*intramuscular, IM*), na pele (*intradérmica, ID, intracutânea*) ou sob a pele (*subcutânea, SC, sub-Q, SQ, hipodérmica, hipo*) (Fig. 15.1).

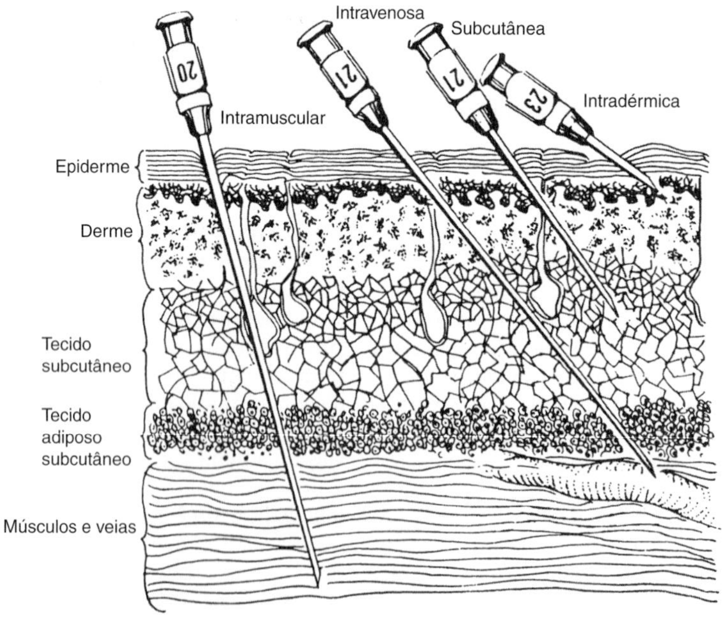

FIGURA 15.1 Vias de administração parenteral. Os números nas agulhas indicam seus tamanhos (diâmetro externo da haste). (Reproduzida, com permissão, de Turco S, King RE. Sterile Dosage Forms: Their Preparation and Clinical Applications, 3rd Ed. Lea & Febiger, 1987.)

Via intravenosa

A injeção IV de medicamentos teve sua origem científica em 1656, nos experimentos de Sir Christopher Wren, arquiteto da Catedral de St. Paul e fisiologista amador. Usando uma bexiga e uma caneta de pena como seringa e agulha, injetou vinho, cerveja, ópio e outras substâncias nas veias de cachorros e estudou seus efeitos. Medicamentos IVs foram aplicados pela primeira vez em humanos em 1662, por Johann Daniel Major, de Kiel, tendo sido abandonados por um período devido à ocorrência de trombose e embolia em pacientes tratados por esse método. A invenção da seringa hipodérmica em meados do século XIX renovou o interesse pelas técnicas IVs; e, no fim do século XX, a administração IV de soluções de cloreto de sódio e glicose tornou-se popular. Atualmente, a administração IV de medicamentos é rotina em hospitais, embora ainda sejam reconhecidos os perigos associados a essa prática. A formação de trombos e êmbolos pode ser induzida por cateteres e agulhas IVs, e a possível presença de material particulado nas soluções parenterais é motivo de preocupação.

Medicamentos IVs proporcionam ação rápida em comparação com outras vias de administração, e, como a absorção do fármaco não constitui um problema, concentrações sanguíneas ótimas podem ser alcançadas com exatidão e imediatismo impossíveis de se obter por outras vias. Em emergências, a administração IV de um medicamento pode ser o procedimento responsável pela preservação da vida devido à colocação diretamente na circulação e à sua ação imediata. Como aspecto negativo, uma vez que o medicamento é administrado por via IV, não pode ser recuperado. No caso de reações adversas, não é possível removê-lo facilmente da circulação, como pela indução de vômito após a administração oral do mesmo fármaco. Além disso, a dose IV pode diferir muito da dose oral. Assim, deve ser tomado grande cuidado para prevenir a superdosagem e a subdosagem. A classe dos betabloqueadores, como o metoprolol, é um exemplo perfeito da grande diferença existente entre a dose IV (três injeções em *bolus* de 5 mg a cada dois minutos) e a dose oral (100 mg/dia).

Embora a maioria das veias superficiais seja adequada para a venopunção, as veias basílicas e cefálicas do dorso da mão e do dorso do antebraço são as preferenciais para injeção IV. A veia antecubital não é preferida para injeção IV, pois é um ponto de grande inflexão com um alto risco de extravasamento. A maioria dos médicos insere a agulha com o bisel voltado para cima, com um ângulo o mais agudo possível em relação à veia, de modo a garantir que a direção do líquido injetável seja a mesma do fluxo sanguíneo. Precauções rígidas de assepsia devem ser tomadas para evitar o risco de infecção. Não somente as soluções injetáveis precisam ser estéreis, mas também as seringas e as agulhas empregadas; além disso, o ponto de entrada deve ser desinfetado para reduzir a chance de transporte de bactérias da pele para o sangue pela agulha. Antes da injeção, o profissional deve puxar um pouco o êmbolo da seringa ou pressionar um bulbo especial encontrado em muitos conjuntos IVs para ter certeza de que a agulha está bem inserida. Um refluxo de sangue para o interior do conjunto ou seringa indica a colocação correta da agulha no interior da veia.

Soluções de pequenos e grandes volumes podem ser administradas por via IV. O uso de recipientes de 1.000 mL de soluções para infusão IV é comum em hospitais. Essas soluções, contendo substâncias como nutrientes, expansores do volume plasmático, eletrólitos, aminoácidos e outros agentes terapêuticos, são administradas por uma agulha ou cateter, por infusão contínua. O fluxo de infusão pode ser ajustado de acordo com as necessidades do paciente. Geralmente, o fluxo de infusão de fluidos IVs é expresso em mililitros por hora e varia de 42 a 150 mL/hora. Velocidades mais baixas são utilizadas em modos de infusão com manutenção da veia aberta (KO, KVO, do inglês *keep-open, keep vein open*). Para infusão IV, a agulha (ou cateter) é colocada em uma veia proeminente do antebraço ou da perna, firmemente presa ao paciente, de forma a não sair do lugar durante a infusão. O principal risco da infusão IV é a formação de trombos induzida pelo toque da agulha (ou do cateter) na parede da veia. O surgimento de trombos é mais provável quando a solução de infusão é irritante para os tecidos biológicos. Um trombo é um coágulo sanguíneo formado no interior do vaso (ou do coração), decorrente da redução da circulação ou de alteração do sangue ou parede do vaso. Quando esse coágulo passa a circular, transforma-se em um êmbolo, sendo levado pelo fluxo sanguíneo até se alojar em um vaso, obstruindo-o e resultando em oclusão, chamada de embolia. Essa obstrução representa um grave risco para o paciente, dependendo do local e da gravidade da obstrução.

Os medicamentos administrados pela via IV em geral são apresentados na forma de soluções aquosas; devem misturar-se com a circulação sanguínea e não devem precipitar. A ocorrência de tal evento pode provocar a oclusão dos microcapilares pulmonares e o bloqueio do fluxo sanguíneo. Emulsões lipídicas IVs (p. ex., Intralipid, 20, 30%, Baxter; Liposyn II, 10, 20%, Hospira; Liposyn III, 10 a 30%, Hospira) têm sido aceitas para uso como fonte de calorias e ácidos graxos essenciais para pacientes que precisam de nutrição parenteral por períodos prolongados, geralmente mais de cinco dias. O produto contém até 30% de óleo de soja emulsificado com fosfolipídeos da gema do ovo, em veículo de glicerina em água para injeção. A emulsão é administrada por uma veia periférica ou por infusão venosa central.

Naturalmente, a via IV é utilizada para transfusões sanguíneas e também serve para retirada de sangue de pacientes para fins de diagnóstico e doação.

No final da década de 1980, sistemas automatizados de liberação IV para autoadministração intermitente de analgésicos tornaram-se comercialmente disponíveis. A analgesia controlada pelo paciente (PCA, do inglês *patient-controlled analgesia*) tem sido usada para manejar a dor associada a vários procedimentos cirúrgicos, trabalho de parto, anemia falciforme e câncer. Para pacientes com dores malignas crônicas, a PCA permite maior grau de ambulação e independência (1).

O dispositivo de PCA típico inclui uma seringa ou câmara que contém o analgésico e uma unidade eletromecânica programável. A unidade, que pode ser suficientemente compacta para ser usada em um cinto ou carregada no bolso (p. ex., WalkMed PCA, McKinley, Wheat Ridge, CO), controla a liberação do medicamento pelo avanço de um pistão quando o paciente pressiona um botão. O medicamento é colocado no dispositivo por um profissional da saúde ou dispensado na forma de cartuchos pré-carregados que podem ser obtidos do fabricante. Os dispositivos liberam injeções IVs em *bolus* para produzir analgesia rápida, em adição à infusão mais lenta, que produz concentrações constantes para o controle sustentado da dor.

A vantagem da PCA é sua capacidade de proporcionar analgesia constante e uniforme. A injeção IM de um opiáceo na forma de depósito muscular pode resultar em absorção variável, levando à obtenção de concentrações sanguíneas imprevisíveis. Além disso, essas injeções são aplicadas quando necessário, mas com frequência são inadequadas para tratar a dor. A PCA pode prevenir as diferenças farmacocinéticas e farmacodinâmicas entre pacientes, que interferem na eficácia da analgesia. Visto que as características farmacocinéticas dos opiáceos diferem muito entre indivíduos, as velocidades de infusão devem ser individualizadas (2).

A PCA também permite que pacientes se automediquem para aliviar a dor. Elimina o tempo entre a percepção da dor e a administração do medicamento. Além disso, otimiza o tempo da equipe de enfermagem. De outro modo, o enfermeiro deve verificar as prescrições de analgésicos fornecidas pelo médico, registrar a saída do medicamento de um local controlado e então administrá-lo ao paciente.

A PCA também proporciona melhor controle da dor com menos efeitos colaterais, minimizando as variações entre o alívio da dor subótima e o uso excessivo de opioides. Quando o perfil dos efeitos colaterais dos pacientes tratados com PCA é comparado com aqueles que utilizam opioides por via IM, verifica-se a menor frequência da ocorrência de náuseas, sedação e depressão respiratória. Finalmente, pacientes aceitam a PCA como um modo favorável de alívio, talvez pelo senso de controle sobre a dor e pelo fato de ter um papel ativo na minimização dela.

Os dispositivos PCA podem ser usados para administração IV, SC ou peridural. Geralmente, esses dispositivos são de *dose por demanda* (i.e., uma dose fixa de medicamento é injetada de forma intermitente) ou de *infusão em velocidade constante mais dose por demanda* (2). Independentemente do tipo utilizado, o médico ou o enfermeiro estabelece a dose de carga, a velocidade de infusão, a dose por demanda, o intervalo de bloqueio (tempo mínimo entre doses de demanda) e a dosagem máxima ao longo de um intervalo específico. A Figura 15.2 mostra o infusor PCA da Lifecare. Com esse dispositivo, o paciente pressiona um botão pendente para liberar a quantidade prescrita do analgésico.

Via intramuscular

Injeções IMs de medicamentos proporcionam efeitos menos rápidos, porém mais duradouros que aqueles obtidos por administração IV (3). Soluções aquosas ou oleosas ou suspensões de substâncias ativas podem ser administradas pela via IM. Dependendo do tipo de preparação, a velocidade de absorção pode variar muito. Fármacos em solução são mais rapidamente absorvidos do que aqueles em suspensão, e aqueles em preparações aquosas são mais rapidamente absorvidos

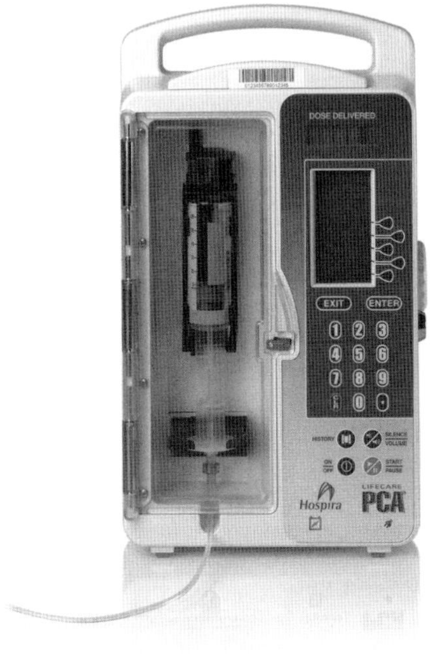

FIGURA 15.2 Sistema de infusão PCA LifeCare. (Cortesia da Hospira, Inc.)

do que os em preparações oleosas. O tipo físico de preparação empregada baseia-se nas propriedades do fármaco e nos objetivos terapêuticos.

As injeções IMs são aplicadas profundamente nos músculos esqueléticos. O ponto de injeção deve estar o mais longe possível dos principais nervos e vasos sanguíneos. Os danos provocados por injeções IM estão relacionados com o ponto no qual a agulha entrou e onde o medicamento foi depositado. Tais danos incluem paralisia resultante de lesão neurológica, abscessos, cistos, embolia, hematoma, necrose da pele e formação de cicatriz.

Em adultos, o quadrante externo superior do músculo glúteo máximo é o local mais comumente usado para injeção IMs. Em bebês, a área glútea é pequena e composta principalmente por gordura, não por músculo. O músculo é pouco desenvolvido. Uma injeção nessa área pode se aproximar perigosamente do nervo isquiático, principalmente se a criança estiver resistindo à injeção e se contorcendo ou relutando. Assim, em bebês e crianças pequenas, o músculo deltoide do braço e os músculos mediais da coxa são preferíveis. Uma injeção aplicada na parte superior ou inferior do deltoide estaria bem longe do nervo radial. O deltoide também pode ser usado em adultos, mas a dor é mais evidente do que na área glútea. Se for necessário aplicar uma série de injeções, o local da realização destas varia. Para ter certeza de que nenhum vaso sanguíneo foi atingido, o terapeuta pode aspirar ligeiramente a seringa, após a inserção da agulha, para observar se há entrada de sangue. O volume de medicamento que pode ser convenientemente administrado pela via IM é limitado, em geral um máximo de 5 mL na região glútea e de 2 mL no músculo deltoide do braço.

A técnica da trajetória em Z é útil para a injeção IM de medicamentos que mancham o tecido superficial, como a ferrodextrana, ou que irritam os tecidos, como o diazepam, limitando esses medicamentos ao músculo inferior. Devido à característica de produzir manchas, a injeção de ferrodextrana deve ser administrada somente na massa muscular do quadrante superior externo da nádega. A pele é deslocada lateralmente antes da injeção, a agulha é inserida, a seringa é aspirada, e a injeção é aplicada lenta e suavemente. A agulha é então retirada, e a pele, solta. Isso cria um padrão em Z que bloqueia a infiltração do medicamento no tecido subcutâneo. A injeção deve ser feita a uma profundidade de 5 a 7,5 cm, com agulhas de calibre 20 a 22. Para evitar qualquer mancha do tecido superficial, a agulha utilizada para retirar a ferrodextrana da ampola é substituída por outra para aplicar a injeção.

Via subcutânea

A via SC pode ser utilizada para a injeção de pequenas quantidades de medicamento. A injeção de um medicamento sob a superfície da pele é feita nos tecidos intersticiais frouxos da parte superior do braço, na coxa anterior ou no abdome inferior. O local da injeção é alternado quando as aplicações são frequentes, por exemplo, as injeções diárias de insulina. Antes da aplicação, a pele no local da injeção deve ser cuidadosamente limpa. A quantidade máxima de medicamento que pode ser injetada por via SC é de aproximadamente 1,3 mL, pois volumes superiores a 2 mL produzem uma pressão dolorosa. Seringas com capacidade de até 3 mL e agulhas com calibre de 24 a 26 são usadas para injeções SC. Essas agulhas têm cânulas com comprimentos que variam entre 0,95 e 2,5 cm. Geralmente, as agulhas para administração de insulina por via SC têm calibre entre 25 e 30 e comprimento da agulha entre 0,8 e 1,5 cm. Se após sua inserção aparecer sangue na seringa, um outro local deve ser selecionado.

Os medicamentos irritantes ou em forma de suspensão espessa podem produzir endurecimento, necrose ou abscesso e causar dor no paciente. Tais preparações não devem ser utilizadas para injeção SC.

Via intradérmica

Várias substâncias podem ser injetadas no cório, a camada mais vascularizada da pele, situada logo abaixo da epiderme. Essas substâncias incluem agentes para diagnóstico, dessensibilização ou imunização. O local habitual para injeção intradérmica é a face anterior do antebraço. Emprega-se uma agulha curta (0,95 cm) e de calibre fino (23 a 26). A agulha é inserida horizontalmente na pele com o bisel voltado para cima. A injeção é feita quando o bisel desaparece no cório. Em geral, somente 0,1 mL pode ser administrado dessa maneira.

Acesso especializado

Quando é necessário administrar repetidas injeções ao longo do tempo, é prudente empregar um dispositivo que permita acesso contínuo e reduza a dor associada à administração.

Vários tipos de cateteres venosos centrais são utilizados em instituições e em pacientes externos para uma ampla variedade de medicamentos parenterais (p. ex., quimioterapia do câncer, antibioticoterapia de longa duração, soluções de nutrição parenteral). Os cateteres venosos centrais podem permanecer no local durante alguns dias até vários meses. Quando não estão em uso, requerem heparinização para manter desobstruído o lúmen do cateter.

O uso de cateteres ou sondas plásticos reduz a necessidade de múltiplas punções durante a terapia IV. Compostos por cloreto de polivinila (PVC), teflon e polietileno, eles devem ser radiopacos para garantir que sejam visíveis em radiografias. Geralmente, os cateteres devem ser removidos dentro de 48 horas após a inserção. A escolha do cateter depende de vários fatores, incluindo extensão do tempo de infusão, propósito, condição e disponibilidade das veias. Três tipos de cateteres estão disponíveis: cateter simples plástico, cateter sobre a agulha ou fora da agulha e cateter dentro da agulha.

As portas de injeção dos cateteres venosos centrais do tipo Broviac e Hickman não são implantadas subdermicamente. Ao contrário, elas são usadas externamente na altura do abdome após o cateter ter sido inserido sob o abdome e o peito para atingir a veia cava superior. Apresentam risco de morbidade, incluindo quebra do cateter, infecção no local de entrada e sepse. Desenvolvidas para contornar as complicações associadas ao uso de cateteres, são destinadas a prover acesso repetido ao local de infusão. O cateter pode ser colocado em veia, cavidade, artéria ou no sistema nervoso central (SNC). A agulha Huber é usada para injetar através da pele, para dentro de um septo de borracha que faz parte de dispositivo de acesso à veia central e deve ser totalmente implantado.

TIPOS OFICIAIS DE INJETÁVEIS

De acordo com a United States Pharmacopeia (USP), os injetáveis são divididos em cinco tipos gerais. Podem conter tampões, conservantes ou outros adjuvantes.

1. *Injeção:* Preparações líquidas constituídas por soluções do fármaco (p. ex., insulina injetável USP).
2. *Para injeção*: Pós que, com a adição de veículos adequados, geram soluções que se encontram em conformidade com as exigências referentes aos injetáveis (p. ex., Cefuroxima para Injeção USP).
3. *Emulsão injetável*: Preparação líquida de um fármaco dissolvido ou disperso em um sistema emulsionado adequado (p. ex., Propofol USP).
4. *Suspensão injetável*: Preparação líquida de sólidos suspensos em um líquido adequado (p. ex., Suspensão de Acetato de Metilprednisolona USP).
5. *Para suspensão injetável:* Pós que, com a adição de veículos adequados, geram suspensões que estão em conformidade com as exigências referentes às *suspensões injetáveis* (p. ex., Imipenem e Cilastatina para Suspensão Injetável USP).

A forma com que um fabricante prepara determinado medicamento para uso parenteral depende da natureza do fármaco, em relação a suas características físicas e químicas, e também de certas considerações terapêuticas. De modo geral, se um fármaco for instável em solução, pode ser preparado como um pó seco destinado à reconstituição com o solvente adequado no momento da administração ou, ainda, ser preparado na forma de suspensão. Se o fármaco for instável em água, esse solvente pode ser substituído em parte ou totalmente por outro, no qual o fármaco seja insolúvel. Se o fármaco for insolúvel em água, a injeção pode ser preparada sob forma de suspensão aquosa ou de solução em um solvente não aquoso, como um óleo vegetal. Quando for necessário preparar uma solução aquosa, um sal do fármaco solúvel em água será frequentemente obtido. Soluções aquosas ou miscíveis com o sangue podem ser injetadas diretamente na corrente sanguínea. Líquidos não miscíveis com o sangue, como as injeções oleaginosas e suspensões, podem interromper o fluxo sanguíneo normal, e seu uso geralmente se restringe a outras vias de administração que não a IV. O início e a duração da ação de um fármaco podem ser controlados por sua forma química, pelo estado físico da preparação (solução ou suspensão) e pelo veículo empregado. Os fármacos muito solúveis nos líquidos corporais geralmente demonstram absorção e início de ação mais rápido. Assim, fármacos em soluções aquosas têm início de ação mais rápido do que em solução oleosa. Os fármacos em suspensão aquosa também apresentam ação mais rápida do que em suspensão oleosa, devido à maior miscibilidade da preparação e ao contato mais rápido das partículas com os fluidos biológicos após a administração. Muitas vezes, a ação prolongada é necessária para reduzir a frequência das injeções. Esse tipo de preparação é chamado de preparações de depósito ou *depot*.

As soluções e as suspensões de fármacos para injeção são preparadas da mesma maneira que as soluções (Cap. 13) e os sistemas dispersos (Cap. 14), com as seguintes diferenças:

1. Solventes ou veículos devem apresentar os padrões especiais de pureza e outros que garantam sua segurança após a injeção.
2. Os adjuvantes, como tampões, estabilizantes e conservantes, devem atender às recomendações específicas de uso e são restritos a alguns produtos parenterais. O uso de corantes é estritamente proibido.
3. Produtos parenterais são sempre esterilizados, devem apresentar os padrões de esterilidade e não possuir pirogênios.
4. Soluções parenterais devem atender às exigências farmacopeicas referentes aos materiais particulados.
5. Produtos parenterais são preparados em áreas ambientalmente controladas, sob padrões sanitários rígidos e por pessoal treinado e paramentado de forma a manter esses padrões.
6. Produtos parenterais devem ser acondicionados em recipientes herméticos especiais de alta qualidade e características específicas. Procedimentos especiais de controle de qualidade são utilizados para assegurar vedação hermética e esterilidade.
7. Cada recipiente é preenchido com um volume ligeiramente superior daquele indicado no rótulo. Esse excesso permite a fácil retirada e a administração do volume indicado no rótulo.
8. O volume de injeção permitido em recipientes de múltiplas doses é restrito, assim como o tipo de recipiente (dose unitária ou doses múltiplas) que podem ser utilizados para certas injeções.
9. Regulamentos específicos referentes aos rótulos e bulas das preparações injetáveis devem ser aplicados.
10. Pós estéreis destinados à preparação de soluções ou suspensões imediatamente antes da aplicação são frequentemente acondicionados como pós liofilizados para facilitar seu preparo pela adição de um solvente ou veículo.

SOLVENTES E VEÍCULOS PARA OS INJETÁVEIS

O solvente usado com mais frequência na preparação de injetáveis em grande escala é a *água para injeção USP*. Essa água é purificada por destilação ou por osmose reversa e deve satisfazer os mesmos padrões quanto à presença de sólidos totais da *Água Purificada USP* – ou seja, não mais do que 1 mg/100 mL de água para injeção USP – e não pode conter outras substâncias. Embora a água para injeção não necessite ser estéril, ela deve ser livre de pirogênios. A água é usada na produção de produtos injetáveis que serão esterilizados posteriormente. A água para injeção deve ser acondicionada em recipientes bem-fechados e armazenada em temperaturas abaixo ou acima da faixa na qual ocorre crescimento microbiano. A água para injeção deve ser utilizada até 24 horas após sua coleta. Naturalmente, deve ser coletada em recipientes estéreis e livres de pirogênios. Os recipientes são geralmente de vidro ou vitrificados.

A *Água Estéril para Injeção USP* é acondicionada em recipientes de dose única, não maiores que 1 L. Como ocorre com a água para injeção, ela deve ser livre de pirogênios, podendo conter um nível permitido de endotoxinas de não mais que 0,25 unidades USP por mililitro. Também não deve conter substâncias antimicrobianas ou outros adjuvantes. Essa água pode conter uma quantidade de sólidos totais um pouco maior do que a água para injeção devido à lixiviação dos sólidos nos tanques revestidos com vidro durante o processo de esterilização. É usada como solvente, veículo ou diluente para medicamentos injetáveis já acondicionados e esterilizados. O conteúdo de frascos de 1 L não pode ser administrado por via IV, pois não são isotônicos. Portanto, eles são utilizados na reconstituição de muitos antibióticos. No uso, a água é assepticamente adicionada ao frasco do medicamento para o preparo da injeção. Por exemplo, uma injeção aceitável pode ser preparada a partir do pó de Ampicilina Sódica Estéril USP, pela adição asséptica de água estéril para injeção.

A *Água Bacteriostática para Injeção USP* é a água estéril para injeção contendo um ou mais agentes antimicrobianos. É acondicionada em seringas ou frascos de no máximo 30 mL. O rótulo do recipiente deve especificar o nome e a proporção do(s) agente(s) antimicrobiano(s). Essa água é empregada como veículo estéril na preparação de injetáveis de pequeno volume. Teoricamente, a presença do agente bacteriostático permite o uso de frascos de múltiplas doses. Se a primeira pessoa que retirar o medicamento contaminar inadvertidamente o conteúdo do frasco, o conservante destrói o microrganismo, embora exista um debate sobre o quanto de proteção ele pode proporcionar (4). Devido à presença de agentes antimicrobianos, a água deve ser usada somente em soluções parenterais de pequenos volumes. Seu uso em soluções parenterais de grandes volumes é restrito pela presença excessiva e talvez toxicidade dessas substâncias. De modo geral, se volumes maiores que 5 mL de solvente forem necessários, é utilizar água estéril para injeção em vez da água bacteriostática. No uso da água bacteriostática para injeção, necessário considerar também a compatibilidade do(s) agente(s) bacteriostático(s) com o fármaco dissolvido ou suspenso.

A USP exige que o rótulo contenha a declaração NÃO USAR EM NEONATOS. Essa declaração tornou-se obrigatória devido à ocorrência de problemas com recém-nascidos e à toxicidade do agente bacteriostático, isso é, do álcool benzílico. Essa toxicidade é resultante das altas quantidades acumuladas (miligramas por quilograma) de álcool benzílico e da capacidade limitada de detoxificação do fígado do neonato. Esse problema não foi relatado em crianças maiores e adultos.

A intoxicação pelo álcool benzílico é reconhecida pela síndrome da respiração ofegante. Em um estudo, 10 crianças prematuras desenvolveram essa síndrome clínica caracterizada pelo desenvolvimento de falência múltipla de órgãos e, eventualmente, morte (5). O quadro clínico típico dessa síndrome inclui acidose metabólica, insuficiência respiratória requerendo ventilação mecânica, disfunção do SNC, hiperatividade, hipotonia, depressão sensorial, apneia, apoplexia, coma, hemorragia intraventricular, falência hepática e renal, e eventualmente colapso cardiovascular e morte. Nesse estudo, a quantidade de álcool benzílico administrada variou entre 99 e 234 mg/kg/dia. A administração de água bacteriostática para injeção e injeção de cloreto de sódio contendo álcool benzílico na concentração de 0,9% resultou em mortes a partir de 11 mL/kg/dia.

Após os relatos de toxicidade e morte de crianças no início da década de 1980, a FDA recomendou veementemente a não utilização de líquidos contendo álcool benzílico em recém-nascidos, como soluções de lavagem (*flush*) ou para a reconstituição de medicamentos.

A *Injeção de Cloreto de Sódio USP* é uma solução isotônica estéril de cloreto de sódio em água para injeção. Não contém agente antimicrobiano, mas possui íons sódio e cloreto na concentração aproximada de 154 mEq de cada por litro. A solução pode ser usada como veículo estéril na preparação de soluções ou suspensões de fármacos para administração parenteral.

Além do uso na reconstituição de medicamentos, a solução de cloreto de sódio é frequentemente utilizada na lavagem (*flush*) de cateteres ou linhas IVs para mantê-los desobstruídos. Cateteres ou linhas IVs são constantemente utilizados para a administração de fluidos e medicamentos IVs, coletas de sangue para análises laboratoriais, entre outros. Em geral, 2 mL são empregados para limpar a linha depois do uso ou a cada oito horas, caso ela não seja utilizada.

A *Injeção de Cloreto de Sódio Bacteriostática USP* é uma solução isotônica estéril de cloreto de sódio em água para injeção. Contém um ou mais agentes antimicrobianos adequados que devem ser especificados no rótulo. O cloreto de sódio 0,9% a torna isotônica. Pelas razões citadas anteriormente para a água bacteriostática para injeção, essa solução não pode ser acondicionada em recipientes com capacidade superior a 30 mL. Quando essa solução é usada como veículo, deve-se tomar cuidado para assegurar a compatibilidade do fármaco com o(s) conservante(s), bem como com o cloreto de sódio.

A injeção de cloreto de sódio bacteriostática é também utilizada na lavagem de cateteres ou linhas IVs. Quando usada em pequenas quantidades para manter as linhas desobstruídas ou para reconstituir medicamentos, a quantidade de álcool benzílico é desprezível e segura. Mas em neonatos, especialmente crianças prematuras com baixo peso, o acúmulo de ácido benzoico e álcool benzílico não metabolizado pode ocorrer em decorrência da imaturidade hepática. Devido a seu baixo peso, seu estado de saúde, a consequente necessidade de medicamentos e o uso de cateter umbilical para vários propósitos, esses pacientes acabam recebendo uma quantidade muito maior de solução em relação a seu peso corporal, em comparação com adultos. Dessa maneira, a injeção de cloreto de sódio bacteriostática também deve apresentar a advertência NÃO UTILIZAR EM NEONATOS.

É suficiente dizer que o álcool benzílico pode estar presente em outros medicamentos parenterais, e o farmacêutico deve estar atento quanto ao uso inapropriado em recém-nascidos. Em geral, entretanto, a quantidade de álcool benzílico recebida por esses meios é desprezível se comparada àquela recebida a partir de soluções de lavagem. Preferivelmente, os medicamentos estão disponíveis em uma formulação livre de conservantes (p. ex., medicamentos de dose unitária) que deve ser utilizada. Porém, se tal formulação não estiver disponível e não existir outra alternativa, medicamentos contendo álcool benzílico como conservante podem ser utilizados quando justificado pelo médico e a relação risco-benefício mostrar-se apropriada.

A *Injeção de Ringer USP* é uma solução estéril de cloreto de sódio, cloreto de potássio e cloreto de cálcio em água para injeção. As três substâncias estão presentes em concentrações semelhantes àquelas dos fluidos fisiológicos. A solução de Ringer é empregada como veículo para outros medicamentos, ou, isolada, como repositora de eletrólitos e expansora do volume plasmático. A *Solução de Ringer Lactato USP* apresenta quantidades diferentes dos três sais da injeção de Ringer, contendo, ainda, lactato de sódio. É utilizada na reposição de fluido e eletrólitos e como alcalinizante sistêmico.

VEÍCULOS NÃO AQUOSOS

Embora os veículos aquosos sejam preferidos para injetáveis, seu uso pode ser impedido em determinadas formulações, devido à solubilidade limitada em água de um fármaco ou a sua suscetibilidade à hidrólise. Quando tais fatores físicos ou químicos limitam o uso de um veículo aquoso, o farmacêutico deve utilizar um ou mais veículos não aquosos.

O veículo selecionado não deve ser irritante e tóxico nas quantidades administradas, nem pode ser sensibilizante. Como a água, não deve apresentar atividade farmacológica própria, nem afetar adversamente a atividade do fármaco. Além disso, as propriedades físicas e químicas do solvente ou do veículo devem ser consideradas, avaliadas e determinadas quanto a sua aceitabilidade para o fim proposto. Dentre os muitos aspectos levados em consideração, encontram-se a estabilidade física e química do solvente em vários valores de pH; sua viscosidade, que deve permitir a fácil injeção (aceitabilidade de uso em seringas); sua fluidez, que deve ser mantida em uma faixa de temperatura bastante ampla; seu ponto de ebulição, que deve ser suficientemente alto para permitir a esterilização pelo calor; sua miscibilidade em líquidos corporais; sua baixa pressão de vapor, para evitar problemas durante a esterilização pelo calor; e sua pureza constante ou facilidade de purificação e padronização. Nenhum solvente está livre de limitações, portanto, a avaliação e a comparação das vantagens e desvantagens de cada um dos solventes ajudam a definir qual o mais apropriado para determinada preparação. Dentre os solventes não aquosos empregados em produtos parenterais, estão os óleos vegetais fixos, glicerina, polietilenoglicóis, propilenoglicol, etanol e vários outros utilizados com menos frequência, como o oleato de etila, miristato de isopropila e dimetilacetamida. Esses e outros veículos não aquosos podem ser usados desde que sejam seguros nas quantidades administradas e não interfiram na eficácia da preparação ou na resposta às análises e aos testes necessários.

A USP especifica restrições quanto aos óleos vegetais fixos que podem ser empregados em produtos parenterais. Em primeiro lugar, eles devem permanecer límpidos quando resfriados a 10°C para garantir a estabilidade e a limpidez do produto injetável armazenado sob refrigeração. Esses óleos não devem conter óleo mineral ou parafina, uma vez que não são absorvidos pelos tecidos corporais. A fluidez de um óleo vegetal depende da proporção entre ácidos graxos insaturados, como o ácido oleico, e ácidos saturados, como o ácido esteárico. Os óleos empregados em injetáveis devem satisfazer às exigências oficialmente estabelecidas quanto aos índices de iodo e saponificação.

Embora a toxicidade dos óleos vegetais seja considerada relativamente baixa, alguns pacientes apresentam reações alérgicas a alguns óleos específicos. Assim, quando óleos são empregados em produtos parenterais, o rótulo deve indicar o nome de qual óleo foi usado. Os óleos vegetais fixos mais usados em injetáveis são o de milho, semente de algodão, amendoim e gergelim. Os óleos de rícino e oliva também são utilizados em algumas situações (Cápsula de Física Farmacêutica 15.1).

CÁPSULA DE FÍSICA FARMACÊUTICA **15.1**

Propriedades coligativas dos fármacos

Fármacos apresentam propriedades que são divididas em aditivas, constitutivas e coligativas.

As propriedades *aditivas* dependem da contribuição total dos átomos da molécula ou da soma das propriedades dos constituintes da solução. Um exemplo é o peso molecular.

As propriedades *constitutivas* dependem do arranjo e, em menor extensão, do número e do tipo de átomos na molécula. Exemplos são refração da luz, propriedades elétricas e propriedades superficiais e interfaciais.

As propriedades *coligativas* dependem principalmente do número de partículas em solução. Exemplos incluem alterações na pressão de vapor, ponto de ebulição, ponto de congelamento e pressão osmótica. Esses valores devem ser aproximadamente iguais para concentrações equimolares de fármacos.

ABAIXAMENTO DA PRESSÃO DE VAPOR

Um vapor em equilíbrio com seu líquido puro, em temperatura constante, exerce determinada *pressão de vapor*. Quando um soluto é adicionado ao líquido puro, ele altera a tendência das moléculas de escapar do líquido inicial. Em uma solução ideal, ou uma que seja muito diluída, a pressão parcial de vapor de um componente (p_1) é proporcional à fração molar de moléculas (N_1) deste componente na mistura:

$$p_1 = N_1 p°_1$$

Em que $p°_1$ é a pressão de vapor do componente puro.

EXEMPLO 1

Qual a pressão de vapor parcial de uma solução contendo 50 g de glicose em 1.000 mL de água? A pressão de vapor da água é 23,76 mmHg.

1. (50 g glicose)/(PM 180) = 0,28 moles
2. (1.000 g de água)/(PM 18) = 55,56 moles
3. 0,28 + 55,56 = 55,84 moles
4. (55,56)/(55,84) = 0,995 é a fração molar da água
5. p_1 = (0,995)(23,76 mmHg) = 23,64 mmHg

A pressão de vapor da solução é 23,64 mmHg. O decréscimo na pressão de vapor causado pela adição de 50 g de glicose é 23,76 - 23,64 = 0,12 mmHg.

ELEVAÇÃO DO PONTO DE EBULIÇÃO

O ponto de ebulição de um líquido é a temperatura na qual a pressão de vapor do líquido encontra-se em equilíbrio com a pressão atmosférica. A pressão de vapor é reduzida pela adição de um soluto não volátil ao solvente, permitindo que a solução alcance uma temperatura mais elevada para restabelecer o equilíbrio, ocorrendo, portanto, um aumento no ponto de ebulição. Isso é descrito pela seguinte equação:

$$\Delta T_b = k_b m$$

Em que:

ΔT_b é a mudança no ponto de ebulição;
K_b, a constante de elevação molar da água; e
m, a molalidade do soluto.

EXEMPLO 2

Qual a elevação do ponto de ebulição de uma solução contendo 50 g de glicose em 1.000 mL de água? A constante de elevação molal da água é 0,51.

1. (50 g de glicose)/(PM 180) = 0,28 moles de glicose em 1.000 mL de água ou solução 0,28 molal.
2. ΔT_b = (0,51)(0,28) = 0,143°C

(continua)

CÁPSULA DE FÍSICA FARMACÊUTICA 15.1 *(continuação)*

ABAIXAMENTO DO PONTO DE CONGELAMENTO

O *ponto de congelamento* de um líquido puro é a temperatura na qual as fases sólidas e líquidas estão em equilíbrio à pressão de 1 atmosfera. O ponto de congelamento de uma solução é a temperatura na qual a fase sólida do solvente puro e a fase líquida da solução estão em equilíbrio a 1 atmosfera. Quando o soluto é adicionado ao solvente, o abaixamento do ponto de congelamento é proporcional à concentração do soluto. A relação é descrita pela seguinte equação:

$$\Delta T_f = k_f m$$

Em que:

ΔT_f é a mudança no ponto de congelamento;
k_f, a constante de abaixamento do ponto de congelamento molal da água; e
m, a molalidade do soluto.

EXEMPLO 3

Qual o abaixamento do ponto de congelamento de uma solução contendo 50 g de glicose em 1.000 mL de água? A constante de abaixamento molal da água é de -1,86°C.

1. (50 g de glicose)/(PM 180) = 0,28 moles de glicose em 1.000 mL de água ou uma solução 0,28 molal.
2. $\Delta T_f = (-1{,}86)(0{,}28) = -0{,}52°C$

PRESSÃO OSMÓTICA

A pressão que deve ser aplicada em uma solução mais concentrada para prevenir o fluxo do solvente puro de uma solução separada por uma membrana semipermeável é chamada de pressão osmótica. Essa relação pode ser expressa como:

$$PV = nRT$$

Em que:

P é a pressão (atm);
V, o volume (L);
n, o número de moles do soluto;
R, a constante dos gases (0,082 L-atm/mol deg); e
T, a temperatura absoluta em °C.

EXEMPLO 4

Qual a pressão osmótica de uma solução contendo 50 g de glicose em 1.000 mL de água na temperatura ambiente (25°C)?

1. (50 g de glicose)/(PM 180) = 0,28 moles de glicose
2. 273°C + 25°C = 298°C.
3. Volume = 1 L
4. $P = [(0{,}28)(0{,}082)(298)]/(1) = 6{,}84$ atm

Desvios dos valores reais nesses exemplos das propriedades coligativas são explicados pelo uso do termo "i" de Van't Hoff, que considera que os eletrólitos exercem mais pressão que os não eletrólitos e estão relacionados ao número de espécies iônicas presentes. Esses desvios podem ser causados por interações iônicas, grau de dissociação de eletrólitos fracos ou associações de não eletrólitos.

MILIEQUIVALENTES

Um *peso equivalente* é o peso atômico em gramas de um material dividido por sua valência ou carga. Miliequivalentes estão relacionados aos equivalentes, que também são considerados medidas de força, atividade química ou reatividade química. A equivalência, ou miliequivalência, leva em consideração o número total de cargas iônicas em solução e a valência dos íons. Normalmente, o plasma contém cerca de 155 miliequivalentes de cátions e ânions em solução.

(continua)

CÁPSULA DE FÍSICA FARMACÊUTICA 15.1 *(continuação)*

Um *miliequivalente* é a quantidade em miligramas de um soluto igual a 1/1.000 de seu equivalente-grama. Considere o seguinte exemplo:

EXEMPLO 5

Qual é o miliequivalente do sódio?

1. O peso atômico do sódio é 23.
2. A valência do sódio é +1.
3. O equivalente-grama do sódio é (23 g)/(1) = 23 g.
4. O miliequivalente-grama do sódio é (23 g)/1.000 = 0,023 g ou 23 mg.
5. Portanto, um miliequivalente de sódio pesa 23 mg.

Cálculos de miliequivalentes são comumente realizados na prática farmacêutica. A seguir são apresentados alguns exemplos.

EXEMPLO 6

Quantos miliequivalentes de cloreto de potássio contém uma solução a 74,5 mg/mL?

1. O peso atômico do potássio é 39, e o do cloreto, 35,5. Seu peso molecular é 74,5.
2. Visto que a valência de ambos, potássio e cloreto, é 1, o equivalente-grama do cloreto de potássio é 74,5 g, e o miliequivalente-grama, 74,5 mg.
3. A solução contém 74,5 mg/mL, e o miliequivalente-grama é 74,5 mg; portanto, existe 1 mEq/mL de cloreto de potássio na solução.

EXEMPLO 7

Quantos miliequivalentes de cálcio estão contidos em 10 mL de uma solução de cloreto de cálcio 10% ($CaCl_2.2H_2O$)?

1. O peso molecular do cloreto de cálcio di-hidratado é 147.
2. O equivalente-grama é 147/2 = 73,5, visto que o cálcio é divalente.
3. Portanto, 1 miliequivalente de cloreto de cálcio pesa 73,5 mg.
4. (10 mL)(10%) = 1 g ou 1.000 mg, de cloreto de cálcio di-hidratado
5. (1.000 mg)/(73,5 mg) = 13,6 mEq de cloreto de cálcio di-hidratado, que também é 13,6 mEq de cálcio.

EXEMPLO 8

Quantos miliequivalentes de sódio estão contidos em uma bolsa de 1 L de cloreto de sódio 0,9%?

1. (1.000 mL) (0,009) = 9 g ou 9.000 mg.
2. O peso molecular do cloreto de sódio é 23 + 35,5 = 58,5.
3. O miliequivalente-grama do cloreto de sódio é 58,5 mg.
4. (9.000)/(58,5) = 153,8 mEq ou 154 mEq.

Nesses casos, visto que o cloreto de sódio é monovalente, existem 154 mEq de sódio, 154 mEq de cloreto ou 154 mEq de cloreto de sódio.

OSMOLALIDADE E TONICIDADE

Sistemas biológicos são compatíveis com soluções que apresentam pressão osmótica similar, ou seja, um número equivalente de espécies dissolvidas. Por exemplo, eritrócitos, plasma sanguíneo e cloreto de sódio 0,9% contêm aproximadamente o mesmo número de partículas dissolvidas por unidade de volume, portanto são denominadas de soluções isosmóticas e isotônicas.

Se a solução contém mais (hipertônica) ou menos (hipotônica) espécies dissolvidas, pode ser necessário alterar a composição da solução para obter uma faixa aceitável.

Um osmol (Osm) corresponde a um mol (peso molecular em gramas) de moléculas ou íons em solução. Um mol de glicose (180 g) dissolvido em 1.000 g de água tem a osmolalidade de 1 Osm ou 1.000 mOsm/kg de água. Um mol de cloreto de sódio (23 + 35,5 = 58,5 g) dissolvido em 1.000 g de

(continua)

CÁPSULA DE FÍSICA FARMACÊUTICA **15.1** *(continuação)*

água tem a osmolalidade de quase 2.000 mOsm, visto que o cloreto de sódio se dissocia em quase duas partículas por molécula. Em outras palavras, a solução 1 molal de cloreto de sódio é equivalente a uma solução 2 molal de glicose.

Os valores de osmolalidade séricos normais estão próximos de 285 mOsm/kg (frequentemente expresso como 285 mOsm/L). A faixa varia entre 275 a 300 mOsm/L. Os medicamentos devem encontrar-se próximos a esses valores para minimizar o desconforto da administração nos olhos, no nariz e por injeção.

Algumas soluções são isosmóticas, mas não isotônicas. Isso porque a fisiologia das membranas celulares deve ser considerada. Por exemplo, a membrana celular de um eritrócito não é semipermeável a todos os fármacos. Ela permite que cloreto de amônia, etanol, ácido bórico, glicerina, propilenoglicol e ureia difundam-se livremente. No olho, a membrana celular é semipermeável ao ácido bórico, e uma solução de ácido bórico 1,9% é oftálmica isotônica. No entanto, mesmo que a solução de ácido bórico 1,9% seja isotônica e isosmótica à lágrima, não é isotônica em relação ao sangue, visto que o ácido bórico pode se difundir livremente pelos eritrócitos e causar hemólise.

É frequentemente solicitado aos farmacêuticos para calcular a quantidade de soluto que deve ser adicionada para ajustar uma solução hipotônica de um fármaco e obter uma solução isotônica. Isso pode ser realizado por vários métodos, incluindo o valor-L, o método do equivalente em cloreto de sódio e o método crioscópico.

Um dos métodos mais usados para o cálculo da quantidade de cloreto de sódio necessária para preparar uma solução isotônica é o *método do equivalente em cloreto de sódio*. O equivalente em cloreto de sódio é a quantidade de cloreto de sódio osmoticamente equivalente a 1 g de fármaco. Por exemplo, o equivalente em cloreto de sódio do sulfato de efedrina é 0,23, ou seja, 1 g de sulfato de efedrina é equivalente a 0,23 g de cloreto de sódio.

EXEMPLO 9

Quanto de cloreto de sódio é necessário para tornar a prescrição a seguir isotônica?
Prescrição

Sulfato de efedrina a 2%
Água estéril q.s.p. 30 mL
Tornar isotônica com cloreto de sódio

1. (30 mL)(0,009) = 0,270 g de cloreto de sódio são necessários se somente cloreto de sódio estiver presente em 30 mL de solução.
2. (30 mL)(0,02) = 0,6 g de sulfato de efedrina estão contidos nessa solução.
3. (0,6)(0,23) = 0,138 g é a quantidade de cloreto de sódio representada pelo sulfato de efedrina.
4. Sendo que 0,270 g de cloreto de sódio são necessários somente se o cloreto de sódio for usado e que a quantidade de cloreto de sódio equivalente a 0,6 g de sulfato de efedrina é 0,138 g, então 0,270 g - 0,138 g = 0,132 g de cloreto de sódio é a quantidade que deve ser adicionada para tornar essa solução isotônica.
5. Portanto, a solução requer sulfato de efedrina 0,6 g, cloreto de sódio 0,132 g e água estéril para 30,0 mL.

Por meio do emprego seletivo de um solvente ou veículo, o farmacêutico pode preparar soluções ou suspensões injetáveis de um fármaco em veículos aquosos ou não aquosos. De modo geral, as injeções oleosas são administradas por via IM. Não devem ser administradas por via IV, pois o óleo pode obstruir a microcirculação pulmonar. Alguns exemplos de injeções oficiais que empregam óleo como veículo são apresentados na Tabela 15.1.

ADIÇÃO DE ADJUVANTES

A USP permite a adição de substâncias às preparações oficiais para injeção, com a finalidade de aumentar sua estabilidade ou adequabilidade, desde que essas substâncias não sejam proibidas pelas monografias individuais, sejam inofensivas nas quantidades administradas e não interfiram na eficácia terapêutica da preparação ou em análises e testes específicos. Muitas dessas substâncias são

TABELA 15.1 **Alguns injetáveis em óleo**

INJETÁVEL	ÓLEO	CLASSE TERAPÊUTICA
Dimercaprol	Amendoim	Antídoto para intoxicação por arsênico, ouro ou mercúrio
Cipionato de estradiol	Semente de algodão	Estrogênio
Valerato de estradiol	Gergelim ou rícino	Estrogênio
Decanoato de flufenazina	Gergelim	Antipsicótico
Enantato de flufenazina	Gergelim	Antipsicótico
Caproato de hidroxiprogesterona	Rícino	Progestina
Progesterona em óleo	Gergelim ou amendoim	Progestina
Cipionato de testosterona	Semente de algodão	Androgênio
Cipionato de testosterona e cipionato de estradiol	Semente de algodão	Androgênio e estrogênio
Enantato de testosterona	Gergelim	Androgênio
Enantato de testosterona e valerato de estradiol	Gergelim	Androgênio e estrogênio

conservantes antibacterianos, tampões, solubilizantes, antioxidantes, entre outros. Substâncias que apenas conferem cor são estritamente proibidas em produtos parenterais.

A USP exige que uma ou mais substâncias adequadas sejam adicionadas aos produtos parenterais, que devem ser acondicionados em recipientes de múltiplas doses para impedir o crescimento de microrganismos, independentemente do método de esterilização empregado, a não ser que esteja especificado o contrário na monografia ou que os fármacos apresentem atividade bacteriostática. Tais substâncias são usadas em concentrações que impedem o crescimento ou que matam microrganismos nas preparações. Como muitos dos conservantes habituais são tóxicos quando administrados em grandes quantidades ou irritantes quando fornecidos por via parenteral, deve-se tomar cuidado especial em sua seleção. Os limites máximos indicados devem ser respeitados nos produtos parenterais para os seguintes conservantes, exceto se houver indicação contrária: substâncias que contêm mercúrio e compostos tensoativos catiônicos, 0,01%; substâncias como clorobutanol, cresol e fenol, 0,5%; dióxido de enxofre como antioxidante ou para uma quantidade equivalente de sulfito, bissulfito ou metabissulfito de potássio ou sódio, 0,2%.

Além do efeito estabilizante dos aditivos, o ar no interior de um produto injetável frequentemente é substituído por um gás inerte, como o nitrogênio, para aumentar sua estabilidade, impedindo a reação química entre o oxigênio e o fármaco.

MÉTODOS DE ESTERILIZAÇÃO

O termo *esterilização*, conforme aplicado às preparações farmacêuticas, significa a destruição completa de todos os organismos vivos e seus esporos ou sua remoção total da preparação. Há cinco métodos usados para esterilizar produtos farmacêuticos:

1. Esterilização por vapor
2. Esterilização por calor seco
3. Esterilização por filtração
4. Esterilização por gás
5. Esterilização por radiação ionizante

O método utilizado é selecionado, em grande parte, pela natureza da preparação e de seus ingredientes. Porém, independentemente do método usado, o produto resultante tem que passar por um teste de esterilidade, como prova da eficácia do processo de esterilização e do desempenho do equipamento e do pessoal.

Esterilização por vapor

A esterilização por vapor é realizada em autoclaves e emprega vapor sob pressão. É o método de escolha na maioria dos casos se o produto for capaz de resistir a tal tratamento (Fig. 15.3).

A maioria dos produtos farmacêuticos é afetada de modo adverso pelo calor e não pode ser aquecida com segurança na temperatura necessária para esterilização com calor seco (cerca de 150 a 170°C). Quando a umidade está presente, as bactérias são coaguladas e destruídas em temperatura consideravelmente mais baixa do que quando não há umidade. Na verdade, as células bacterianas com grande porcentagem de água são mortas com mais facilidade. Os esporos, que contêm uma porcentagem de água relativamente baixa, são, em termos comparativos, mais difíceis de destruir. O mecanismo de destruição microbiana pelo calor úmido ocorre por desnatu-

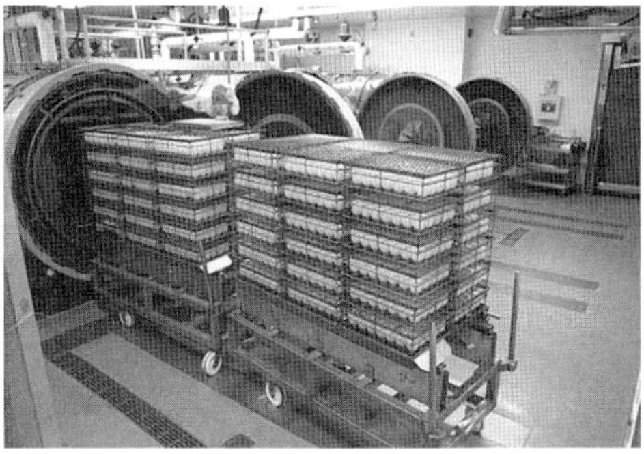

FIGURA 15.3 Autoclavagem de soluções intravenosas de eletrólitos. (Cortesia de Hospira, Inc.)

ração e coagulação de alguma proteína essencial ao microrganismo. É a presença do calor úmido dentro da célula microbiana que permite sua destruição em temperaturas relativamente baixas. A morte pelo calor seco ocorre devido à desidratação da célula microbiana, seguida de um processo oxidativo lento. Como não é possível elevar a temperatura do vapor acima de 100°C sob condições atmosféricas, emprega-se pressão para alcançar temperaturas mais altas. É a temperatura, e não a pressão, que destrói os microrganismos, e a aplicação de pressão serve apenas para aumentar a temperatura do sistema. O tempo é outro fator importante na destruição de microrganismos pelo calor. A maioria das autoclaves modernas tem dispositivos que indicam ao operador as condições internas de temperatura e pressão, além de um cronômetro que permite monitorar o tempo de exposição necessário para determinada carga. As pressões usuais de vapor, as temperaturas alcançáveis com o uso dessas pressões e o tempo aproximado necessário para a esterilização, após o sistema ter atingido a temperatura indicada, são os seguintes:

10 libras de pressão (115,5°C) durante 30 minutos
15 libras de pressão (121,5°C) durante 20 minutos
20 libras de pressão (126,5°C) durante 15 minutos

Como pode ser observado, quanto maior a pressão aplicada, mais elevada é a temperatura obtida e menor é o tempo necessário para a esterilização.

A maioria das autoclaves opera rotineiramente a uma temperatura de 121°C, medida na linha de descarga de vapor que sai do equipamento. A temperatura na câmara da autoclave também deve alcançar o interior da carga que está sendo esterilizada, e essa temperatura deve ser mantida durante um período adequado. O tempo para a penetração do calor úmido na carga varia de acordo com sua natureza, e o tempo de exposição é ajustado levando em conta esse período de latência. Por exemplo, uma solução acondicionada em ampolas de 50 mL com paredes finas pode atingir temperaturas de 121°C entre 6 e 8 minutos após essa temperatura ter sido registrada na linha de descarga de vapor, enquanto 20 minutos ou mais podem ser necessários para que essa temperatura seja atingida por uma solução acondicionada em um frasco de vidro de 1.000 mL completamente cheio e de paredes grossas. O tempo de latência estimado deve ser acrescido ao tempo total para garantir um período de exposição adequado. Esse processo depende de presença de umidade e temperatura elevada, portanto o ar deve ser retirado da câmara quando o processo de esterilização é iniciado, pois a combinação de ar e vapor resulta em temperaturas mais baixas do que aquelas obtidas apenas na presença de vapor, nas mesmas condições de pressão. Por exemplo, a uma pressão de 15 libras, a temperatura do vapor saturado é 121,5°C, mas em uma mistura de ar e vapor em partes iguais, a temperatura alcançada é de apenas 112°C.

De modo geral, a esterilização por vapor é aplicável a materiais e preparações farmacêuticas que podem suportar as temperaturas necessárias, sendo penetradas, mas não adversamente afetadas, pela umidade. Em soluções aquosas, a umidade já está presente, sendo necessário apenas o aumento da temperatura da solução pelo tempo necessário. Assim, soluções acondicionadas em recipientes selados, como ampolas, são prontamente esterilizadas por esse método. Frascos vazios podem ser esterilizados em autoclave somente se tiverem uma pequena quantidade de água. A esterilização por vapor também é aplicável a soluções em geral, objetos de vidro, compressas e instrumentos cirúrgicos. Esse método não é útil para a esterilização de óleos, gorduras, preparações oleosas e outras formulações não penetradas pela umidade, bem como para a esterilização de pós, que podem ser deteriorados pela umidade.

Esterilização por calor seco

A esterilização por calor seco é realizada em estufas específicas para esse propósito. As estufas podem ser aquecidas por meio de gás ou eletricidade e são controladas por um termostato.

Como o calor seco é menos eficaz do que o calor úmido para matar microrganismos, temperaturas mais altas e períodos mais longos de exposição são necessários. Estes devem ser determinados para cada produto, levando-se em conta o tamanho, o tipo de produto, o tipo de recipiente e suas características de distribuição de calor. De modo geral, as unidades individuais a serem esterilizadas devem ser as menores possíveis, e o equipamento é carregado de maneira a permitir a livre circulação do ar aquecido pela câmara. A esterilização por calor seco normalmente é realizada em temperaturas entre 150 e 170°C por períodos não inferiores a duas horas. Temperaturas mais altas permitem reduzir o tempo de exposição para determinado produto; contrariamente, temperaturas mais baixas exigem tempos de exposição mais longos. Por exemplo, se uma substância funde ou se decompõe a 170°C, mas não é afetada a 140°C, a temperatura mais baixa é empregada para sua esterilização; e o tempo de exposição, aumentado.

A esterilização por calor seco costuma ser empregada para substâncias que não são efetivamente esterilizadas por calor úmido. Tais substâncias incluem óleos fixos, glicerina, vários derivados do petróleo, como vaselina, vaselina líquida (óleo mineral) e parafina, e diversos pós estáveis ao calor, como o óxido de zinco. A esterilização por calor seco é também efetiva para a esterilização de artigos de vidro e instrumentos cirúrgicos. O calor seco é o método de escolha quando são necessários aparelhos ou recipientes secos, como na manipulação de embalagens de substâncias químicas secas ou de soluções não aquosas.

Esterilização por filtração

A esterilização por filtração, que implica a remoção física de microrganismos por adsorção sobre um meio filtrante ou por mecanismo de peneiramento, é usada para esterilizar soluções termossensíveis. As preparações farmacêuticas esterilizadas por esse método devem passar por rígidos processos de validação e monitoramento, pois a eficácia do produto filtrado pode ser muito influenciada pela carga microbiana da solução.

Os filtros disponíveis comercialmente são produzidos em várias especificações quanto ao tamanho dos poros. É interessante mencionar brevemente um tipo desses filtros modernos, o Millipore (Fig. 15.4). O filtro Millipore é constituído por uma fina membrana plástica de ésteres de celulose com milhões de poros por centímetro quadrado. Os poros são feitos de modo a apresentar tamanho extremamente uniforme e ocupar cerca de 80% do volume da membrana filtrante, sendo que os 20% restantes constituem o material do filtro. Esse alto grau de porosidade permite um fluxo muito maior que os outros filtros com a mesma capacidade de retenção de partículas. Os filtros Millipore são compostos por uma ampla variedade de polímeros, que apresentam as características necessárias para a filtração de quase todos os tipos de líquidos e gases. Além disso, estão disponíveis em vários tamanhos de poros, de 14 a 0,025 μm, para satisfazer as exigências específicas. Para fins comparativos, o ponto final da última frase tem cerca de 500 μm. A menor partícula visível a olho nu tem 40 μm; um eritrócito, cerca de 6,5 μm; a menor bactéria, aproximadamente 0,2 μm; e o vírus da poliomielite, em torno de 0,025 μm.

Embora o tamanho dos poros de um filtro bacteriano seja de essencial importância na remoção de microrganismos de um líquido, outros fatores, como carga elétrica do filtro e do microrganismo, pH da solução, temperatura e aplicação de pressão ou vácuo ao sistema também são importantes.

As principais vantagens da filtração bacteriana incluem rapidez na filtração de pequenas quantidades de solução, capacidade de esterilizar materiais termolábeis, custo relativamente baixo dos equipamentos necessários, desenvolvimento e propagação da tecnologia de membranas filtrantes e remoção completa de microrganismos vivos ou mortos e de outros materiais particulados da solução.

A classe dos meios filtrantes é útil para a padronização e o controle de qualidade de modo mais efetivo, proporcionando também melhor oportunidade ao usuário de confirmar as propriedades do conjunto filtrante, antes e após o uso. O fato de as membranas serem constituídas de fil-

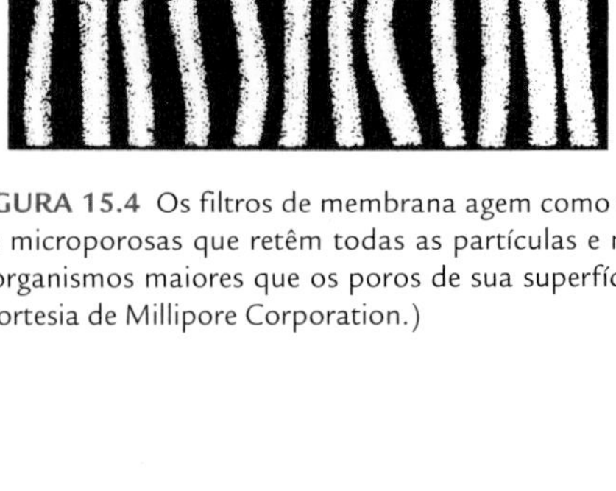

FIGURA 15.4 Os filtros de membrana agem como telas microporosas que retêm todas as partículas e microrganismos maiores que os poros de sua superfície. (Cortesia de Millipore Corporation.)

mes poliméricos finos oferece muitos benefícios, mas também algumas desvantagens, quando comparados aos filtros de profundidade como os de porcelana ou de sílica. Uma vez que a maior parte da superfície da membrana é formada por espaços vazios ou abertos, elas oferecem como vantagem o alto fluxo de filtração.

Uma desvantagem é o fato de as membranas serem frágeis, sendo essencial verificar se o conjunto foi corretamente montado e se a membrana não foi rompida durante a esterilização ou o manuseio. Os conjuntos de filtração devem primeiramente ser validados quanto à compatibilidade e à integridade. Essa desvantagem não ocorre para os métodos de esterilização a seco ou a úmido, nos quais os procedimentos são garantidos apenas pela esterilização efetiva. Entretanto, a filtração de grandes volumes de líquidos requer maior tempo, particularmente se os líquidos forem viscosos, quando comparada, por exemplo, à esterilização a vapor. Em resumo, os filtros bacterianos são úteis quando o aquecimento não pode ser utilizado e para pequenos volumes de líquidos.

Os filtros bacterianos podem ser usados conveniente e economicamente na farmácia para filtrar soluções extemporâneas (como soluções oftálmicas) que precisam ser estéreis (Figs. 15.5 e 15.6). Além disso, a filtração em membrana é o método mais utilizado em hospitais. Ocasionalmente, no passado, hospitais usavam a autoclave (calor úmido) para esterilizar soluções IVs que não eram comercialmente disponíveis, por exemplo, a solução de citrato de cafeína, e muitas farmácias utilizam hoje a esterilização em autoclave na manipulação asséptica de alto risco.

Até hoje existe pouca informação sobre a adsorção de fármacos aos filtros de membrana. Porém, vários estudos têm demonstrado que esses filtros podem remover fármacos de uma solução (6-9). Por exemplo, o emprego de filtros de 0,22 μm reduziu a atividade antimicrobiana *in vitro* da anfotericina B (uma suspensão coloidal), enquanto o uso de filtros de 0,85 e 0,45 μm não alterou sua atividade. Butler e colaboradores (10) demonstraram que a potência de medicamentos administrados por via IV e em doses pequenas pode ser significativamente reduzida durante a filtração em linha com filtros de membrana de ésteres de celulose. A literatura indica que fármacos administrados em baixas doses podem se ligar ao filtro. Muitos filtros em uso clínico são constituídos de ésteres nitrato ou acetato de celulose. Esses compostos são polares e têm grupos hidroxilas residuais que levam à adsorção de fármacos. Acredita-se que as interações hidrofóbicas entre as porções de hidrocarbonetos das moléculas do fármaco e as moléculas lineares da celulose dos filtros contribuam para a adsorção.

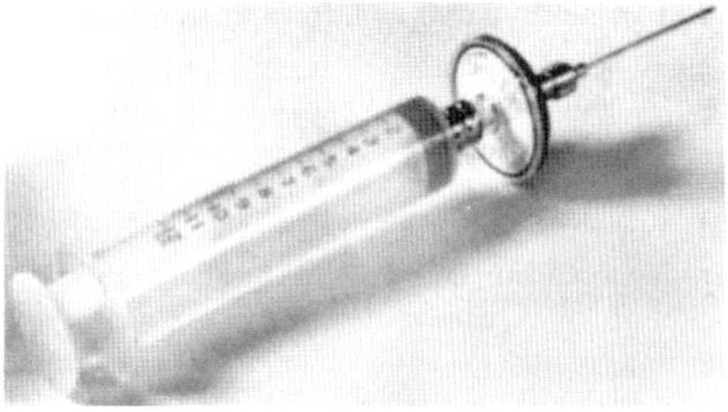

FIGURA 15.5 Seringa Luer-lock adaptada com uma unidade de filtração Millex e agulha hipodérmica. (Cortesia de Millipore Corporation)

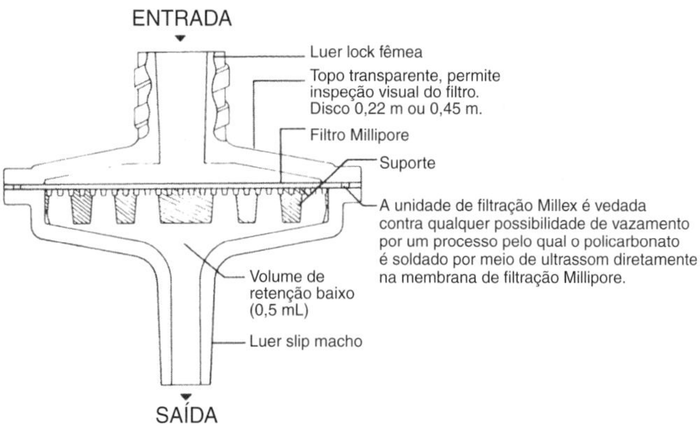

FIGURA 15.6 Corte mostrando a composição da unidade filtrante Millex. (Cortesia de Millipore Corporation.)

De modo geral, as informações disponíveis atualmente sugerem que pouca ou nenhuma adsorção ocorre em filtros de membrana. Porém, recomenda-se que soluções de fármacos presentes em doses diminutas (< 5 mg) não sejam filtradas, até que existam dados suficientes que demonstrem que a adsorção é insignificante. Em relação à anfotericina B, para assegurar a passagem da suspensão coloidal do antibiótico, o diâmetro médio do poro do filtro deve ser maior que 1 μm.

Os materiais dos filtros de membranas incluem acetato de celulose, nitrato de celulose, fluorcarbonato, polímeros acrílicos, policarbonato, poliésteres, PVC, vinil, náilon, politef e, até mesmo, membranas metálicas, podendo ser reforçadas ou apoiadas por um tecido interno.

Esterilização por gás

Alguns materiais sensíveis ao calor e à umidade podem ser mais bem esterilizados por exposição ao óxido de etileno ou óxido de propileno do que por outros métodos. Esses gases são altamente inflamáveis quando misturados com o ar, mas podem ser empregados com segurança se forem diluídos de modo correto com um gás inerte adequado, como o dióxido de carbono ou um hidrocarboneto fluorado. Essas misturas estão disponíveis comercialmente.

A esterilização por esse processo exige equipamento especializado, semelhante à autoclave. Existem no mercado muitos equipamentos que combinam autoclaves a vapor com esterilizadores a óxido de etileno. Maiores precauções são necessárias para a esterilização por esse método, pois as variáveis, como tempo, temperatura, concentração de gás e umidade, não são tão facilmente quantificáveis quanto na esterilização a vapor ou com calor seco. De modo geral, o processo de esterilização pode ser melhorado, e o tempo de exposição, reduzido, aumentando-se a umidade relativa do sistema (para aproximadamente 60%) e a temperatura de exposição (para 50-60°C). Se o material que está sendo esterilizado não tolerar umidade ou temperatura elevadas, o tempo de exposição deve ser aumentado. Geralmente, a esterilização com óxido de etileno exige de 4 a 16 horas de exposição. O óxido de etileno age como um agente esterilizante ao interferir no metabolismo das células bacterianas.

O grande poder penetrante do gás óxido de etileno torna-o um agente esterilizante útil em algumas aplicações especiais, como na esterilização de materiais e utensílios médico-cirúrgicos, como cateteres, agulhas e seringas descartáveis de plástico dentro da embalagem plástica e antes de sua expedição. O gás também é empregado para esterilizar determinadas preparações enzimáticas termolábeis, certos antibióticos e outros medicamentos, devendo-se realizar testes para garantir a ausência de reações químicas ou de outros efeitos deletérios ao fármaco.

Esterilização por radiação ionizante

Algumas técnicas estão disponíveis para a esterilização de alguns tipos de produtos farmacêuticos por meio de gama e catódicos, mas a aplicação dessas técnicas é limitada devido à necessidade de um equipamento altamente especializado e aos efeitos da radiação sobre os produtos e suas embalagens.

O mecanismo exato pelo qual a radiação esteriliza um medicamento ou uma preparação ainda está sujeito à investigação. Uma das teorias propostas envolve a alteração das substâncias essenciais aos microrganismos, formando novas moléculas prejudiciais, que são capazes de destruir a célula. Outra teoria propõe que as estruturas vitais da célula, como a nucleoproteína cromossômica, são desorientadas ou destruídas. Provavelmente é uma combinação de efeitos da radiação que causa a destruição celular, que é completa e irreversível.

VALIDAÇÃO DO PROCESSO DE ESTERILIZAÇÃO

Independentemente do método de esterilização empregado, as preparações farmacêuticas que precisam ser estéreis têm que passar por testes de esterilidade para confirmar a ausência de microrganismos. A USP contém monografias e padrões para os indicadores biológicos dos processos de esterilização. Um *indicador biológico* é uma preparação constituída de microrganismos específicos e resistentes a determinado processo de esterilização. Indicadores biológicos podem ser utilizados para monitorar um ciclo de esterilização e/ou revalidar periodicamente o processo. Os indicadores biológicos em geral apresentam-se sob duas formas principais. Em uma, os esporos são adicionados a um carreador, como uma tira de papel de filtro, embalada de modo a manter a integridade física enquanto permite verificar o efeito da esterilização. Na outra, os esporos são adicionados a unidades representativas do produto que deve ser esterilizado, sendo que a esterilização é avaliada com base nessas amostras. Na esterilização a vapor ou por óxido de etileno, esporos de cepas de *Bacillus stearothermophilus* são empregados devido à resistência deles a esses métodos de esterilização. Na esterilização a seco, são utilizados esporos de *Bacillus subtilis*. Na radiação ionizante, são empregados esporos de cepas de *Bacillus*, incluindo *B. pumilus*, *B. stearothermophilus* e *B. subtilis*.

A eficácia dos procedimentos de esterilização térmica é quantificada pela determinação e pelo cálculo do valor de F, que expressa o tempo necessário para a morte térmica. O *tempo de morte térmica* é definido como o tempo necessário para matar determinado microrganismo em certas condições. O F_0, em determinada temperatura diferente de 121°C, é o tempo em minutos exigido para produzida letalidade equivalente àquela produzida a 121°C por um período estipulado.

Embora a distribuição de calor na câmara da autoclave seja rápida, atingindo 121°C quase que instantaneamente, o produto que está sendo esterilizado pode não alcançar condições idênticas devido aos vários fatores que afetam a transferência de calor, incluindo a condutividade térmica dos componentes da embalagem, a viscosidade e a densidade do produto, a proximidade entre as embalagens, a passagem do vapor em torno dos mesmos, entre outros. Os valores de F podem ser computados a partir de dados biológicos derivados da velocidade de destruição de um número conhecido de microrganismos, como demonstrado pela seguinte equação:

$$F_0 = D_{121} (\text{Log } A - \text{Log } B)$$

Em que

D_{121} é o tempo necessário para redução de um log na população microbiana exposta à temperatura de 121°C;

A, a população microbiana inicial; e

B, o número de microrganismos que sobreviveram após certo período de aquecimento (11).

Pirogênios e teste para pirogênios

Como indicado anteriormente, os *pirogênios* são substâncias orgânicas, provenientes da contaminação microbiana, responsáveis por muitas das reações febris que ocorrem nos pacientes após a injeção. Portanto, os pirogênios também são conhecidos como endotoxinas bacterianas. Acredita-se que sejam produtos metabólicos lipopolissacarídicos provenientes da parede celular da bactéria. Como são termoestáveis e hidrossolúveis, podem permanecer na água mesmo após a esterilização em autoclave ou por filtração.

As monografias das preparações injetáveis USP definem uma unidade de endotoxina bacteriana limite, ou seja, UE USP. Assim, os injetáveis não são livres de pirogênios ou endotoxinas, mas apresentam limites. A seguir são listados exemplos da USP 32-NF 27 (12):

> Injeção de glicose: contém não mais que 0,5 UE USP por mL para injeções possuindo menos que 5% de glicose e não mais que 10 UE USP por mL, para injeções apresentado entre 5 e 70% de glicose.
> Injeção de digoxina: contém não mais que 200 UE USP por mg de digoxina.
> Injeção de gentamicina: contém não mais que 0,71 UE USP por mg de gentamicina.

Os fabricantes de água para injeção devem empregar um método adequado para a remoção de pirogênios. Como se trata de substâncias orgânicas, uma das maneiras mais comuns de remoção consiste em sua oxidação, visando à formação de gases de fácil eliminação ou de sólidos não voláteis, ambos facilmente separáveis da água por destilação fracionada. O permanganato de potássio é geralmente empregado como agente oxidante, e sua eficácia é aumentada pela adição de pequenas quantidades de hidróxido de bário, o que torna a solução alcalina e conduz à formação de sais de bário não voláteis com quaisquer compostos ácidos que possam estar presentes. Esses dois reagentes são adicionados à água previamente destilada por várias vezes, o processo de destilação é então repetido, e o destilado livre de produtos químicos é coletado em condições assépticas estritas. Quando realizado de modo correto, esse método resulta em água altamente purificada, estéril e livre de pirogênios. Entretanto, em cada caso, o teste oficial para pirogênios sempre deve ser realizado a fim de assegurar a ausência desses materiais produtores de febre.

Teste de pirogênios. O teste USP para pirogênios utiliza coelhos sadios que foram mantidos em condições ambientais e de dieta adequadas antes da realização do teste. As temperaturas normais ou de controle são tomadas para cada animal utilizado. Essas temperaturas são usadas como base para determinar qualquer elevação, resultante da injeção de uma solução. O teste usa coelhos cujas temperaturas não difiram entre si em mais de 1°C e não sejam consideradas elevadas. Um resumo do procedimento é mostrado a seguir.

As seringas, as agulhas e os utensílios de vidro devem ser livres de pirogênios, aquecendo-os a 250°C por não menos de 30 minutos, ou por outro método adequado. Aquecer o produto a ser testado a 37°C ± 2°C.

Injetar, em uma veia da orelha de três coelhos, 10 mL do produto por quilograma de peso corporal, completando a injeção dentro de 10 minutos após o início de sua administração. Registre a temperatura em intervalos de 30 minutos, entre 1 a 3 horas após a injeção.

Se nenhum coelho apresentar elevação de temperatura de 0,5°C ou mais, o produto atende ao requisito de ausência de pirogênios. Se algum deles apresentar elevação de temperatura de 0,5°C ou mais, continuar o teste usando cinco outros animais. Se não mais de 3 dos 8 coelhos apresentarem elevação de temperatura de 0,5°C ou mais, e se a soma dos oito aumentos máximos das temperaturas não exceder 3,3°C, o material examinado atende ao requisito referente à ausência de pirogênios.

Um extrato obtido de células sanguíneas de um crustáceo (*Limulus polyphemus*) contém um sistema de proteínas e enzimas que coagula na presença de baixos níveis de lipopolissacarídeos. Essa descoberta levou ao desenvolvimento do teste do lisado de amebócitos de *Limulus* (LAL), para a detecção de endotoxinas bacterianas. O teste para endotoxinas da USP usa o LAL, sendo considerado mais sensível que o teste com coelhos. A FDA aprovou esse teste como substituto ao teste com coelhos, sendo utilizado para vários produtos parenterais. A USP-NF especifica os níveis de endotoxinas permitidos para vários injetáveis, com base na dosagem individual, de forma a manter os níveis administrados abaixo do limiar que produz febre.

Alguns produtos parenterais não podem ser testados pelo método que emprega o LAL, uma vez que os componentes ativos interferem nos resultados. Tais produtos incluem o cloridrato de meperidina, o cloridrato de prometazina, a oxacilina sódica, o sulfisoxazol e o cloridrato de vancomicina, entre outros. Esses produtos devem ser testados com o Teste de Pirogênios USP, mencionado anteriormente.

Sendo o teste LAL muito sensível à presença de endotoxinas bacterianas, uma estratégia para contornar a interferência de componentes ativos de formulações parenterais de pequeno volume consiste em diluir o produto em mais de duas vezes o seu volume. Produtos contendo os cloridratos de difenidramina, efedrina, meperidina, prometazina e tiamina, entre outros, são testados dessa maneira.

PREPARAÇÃO INDUSTRIAL DE PRODUTOS PARENTERAIS

Após a determinação da formulação de certo produto parenteral, incluindo a seleção dos adjuvantes e solventes ou veículos, o farmacêutico industrial deve seguir procedimentos assépticos rígidos para a preparação das fórmulas. Na maioria das indústrias, a área na qual os produtos parenterais são produzidos é mantida livre de bactérias pelo uso de luzes ultravioletas, filtração do ar, emprego de equipamentos de fabricação estéreis, como frascos, tubos de conexão e filtros e uso de vestimentas estéreis (Fig. 15.7).

Na preparação de soluções parenterais, as matérias-primas necessárias são dissolvidas, de acordo com as boas práticas de fabricação, em água para injeção, outro solvente ou em uma mistura de solventes. Em seguida, as soluções são filtradas por uma membrana. Após a filtração, a solução é transferida mais rápido e com a menor exposição possível para os recipientes finais. O produto é então esterilizado, de preferência em autoclave, e, após a finalização, as amostras são testadas quanto à esterilidade e à presença de pirogênios. Quando a esterilização em autoclave é impraticável em decorrência da natureza das matérias-primas, os componentes da preparação degradados pelo calor ou umidade podem ser esterilizados por outros métodos e acrescidos assepticamente ao solvente antes esterelizado ou à solução de componentes que podem ser autoclavados.

As suspensões para uso parenteral podem ser preparadas por meio da redução do fármaco a um pó muito fino em moinho de bolas, micronizador, moinho coloidal ou outro equipamento apropriado e da dispersão das partículas em um líquido no qual ele seja insolúvel. Com frequência, é necessário esterilizar os componentes de uma suspensão individualmente, antes de misturá-los, pois a integridade da suspensão pode ser destruída pela autoclavagem. A autoclavagem de uma suspensão parenteral pode alterar a viscosidade do produto, afetando a capacidade de suspensibilidade do veículo e/ou o tamanho das partículas, modificando tanto as características farmacêuticas quanto terapêuticas da preparação. Se uma suspensão

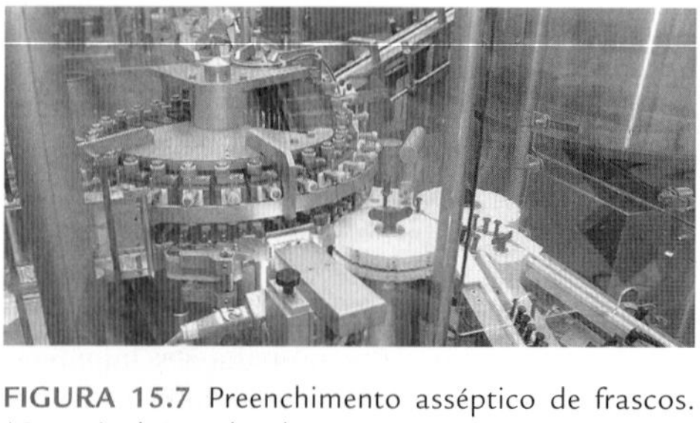

FIGURA 15.7 Preenchimento asséptico de frascos. (Cortesia de Wyeth Laboratories.)

permanecer inalterada após a autoclavagem, esse método deve ser empregado para esterilizar o produto final. Visto que as emulsões parenterais (que são dispersões de um líquido em outro) são geralmente destruídas pela autoclavagem; um método alternativo de esterilização deve ser utilizado para esse tipo de preparação.

Alguns injetáveis são apresentados na forma de sólidos, em vez de uma solução ou suspensão em um solvente ou veículo, devido à instabilidade do fármaco na presença do componente líquido. Esses pós são acondicionados no recipiente final para serem reconstituídos para formar uma solução ou, com menos frequência, uma suspensão. O pó pode ser esterilizado por calor seco ou outro método apropriado. Exemplos de medicamentos estéreis preparados e acondicionados *sem* adjuvantes farmacêuticos, como tampões, conservantes, estabilizantes e agentes de tonicidade são:

Ampicilina sódica
Ceftazidima sódica
Ceftizoxima sódica
Cefuroxima sódica
Nafcilina sódica
Penicilina G benzatina
Sulfato de canamicina
Sulfato de estreptomicina
Sulfato de tobramicina

Os antibióticos são preparados industrialmente em grandes tanques de fermentação.

Medicamentos estéreis formulados com adjuvantes farmacêuticos e que devem ser reconstituídos antes da injeção incluem os seguintes:

Ciclofosfamida
Dactinomicina
Lactobionato de eritromicina
Mitomicina
Nafcilina sódica
Penicilina G potássica
Succinato sódico de hidrocortisona
Sulfato de vinblastina

Em alguns casos, um líquido é embalado com o pó seco para uso no momento da reconstituição (Fig. 15.8). Esse líquido é estéril e pode conter alguns dos adjuvantes farmacêuticos necessários (p. ex., tampões). Geralmente, o solvente ou veículo não é fornecido com o produto, mas o rótulo indica quais os solventes aceitáveis para reconstituição. O cloreto de sódio injetável ou a água estéril para injeção talvez sejam os solventes mais empregados para a reconstituição de produtos injetáveis. Os pós são acondicionados em recipientes suficientemente grandes, que permitem a agitação com o líquido, quando este último é introduzido de forma asséptica pelo lacre de borracha do recipiente. Para evitar a formação de um bloco de substâncias sólidas (*cake*) e facilitar a dissolução, o pó seco é obtido por métodos apropriados, incluindo a liofilização (Fig. 15.9). Os pós assim obtidos formam estruturas porosas rapidamente penetradas pelo líquido, e a solução é favorecida pela grande área superficial de pó exposta.

A Pfizer fabrica o Mix-O-Vial, que incorpora um revestimento sobre o êmbolo. Uma vez misturado, o pequeno círculo de plástico que recobre a

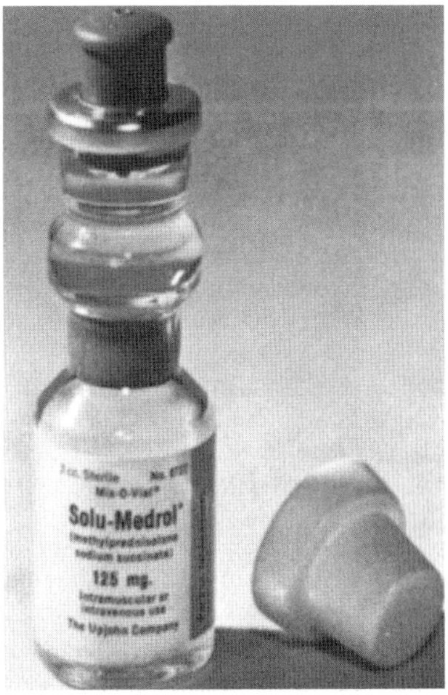

FIGURA 15.8 O Mix-O-Vial contém substâncias sólidas no compartimento inferior e um diluente líquido no compartimento superior, que são separados por um lacre central especialmente projetado. O compartimento inferior pode ser enchido com o líquido, que é congelado e seco para a obtenção de um produto liofilizado, ou com um pó. O diluente do compartimento superior contém um conservante e, em alguns casos, uma ou mais substâncias ativas. Para usar o frasco, deve-se remover a tampa, pressionar o êmbolo superior com o polegar para deslocar o lacre central e agitar o frasco até que a solução se forme. O topo do êmbolo é então desinfetado; a agulha, inserida pelo pequeno círculo; e o conteúdo do frasco, removido com a seringa. O Mix-O-Vial oferece estabilidade ao produto até que seja ativado, conveniência, operação rápida e segurança no que se refere à diluição do fármaco com o diluente em proporção adequada. (Cortesia originalmente fornecida por Upjohn/Pharmacia [agora Pfizer Company].)

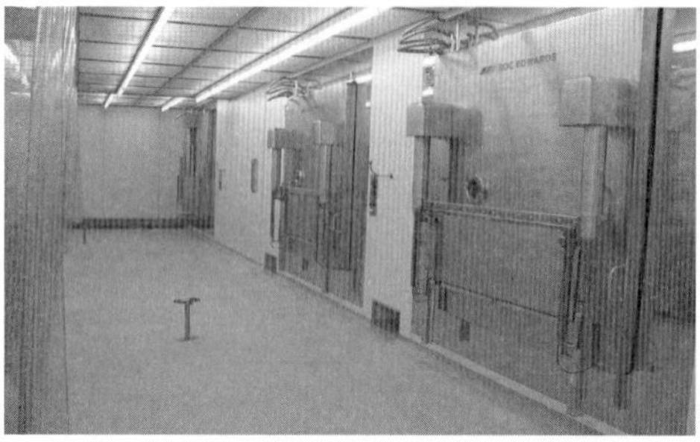

FIGURA 15.9 Liofilizadores de antibióticos. (Cortesia de Hospira, Inc.)

injeção é removido. Isso reduz a possível contaminação da formulação pelo contato.

O sistema ADD-Vantage da Hospira é outro exemplo de um produto IV estéril pronto para mistura, projetado para a administração intermitente de fármacos potentes que não possuem estabilidade adequada a longo prazo quando em solução. Com o uso desse sistema, antibióticos e outros fármacos são misturados somente no momento da administração. O ADD-Vantage consiste em dois componentes (Fig. 15.10): um recipiente de plástico IV flexível parcialmente cheio com o diluente e um frasco de vidro com o fármaco na forma sólida ou líquida. O frasco contendo o medicamento e o sistema *piggyback* contendo o diluente (50 a 250 mL de glicose a 5% em água para injeção, solução de cloreto de sódio 0,45%, ou injeção de cloreto de sódio 0,9%) são especialmente projetados para serem utilizados em combinação. O frasco é conectado a uma câmara no interior do recipiente plástico; e o fármaco, liberado pela remoção da tampa do frasco, permitindo a mistura dos dois componentes. Esse processo simples é executado com a manipulação externa do recipiente, que mantém o sistema fechado e estéril.

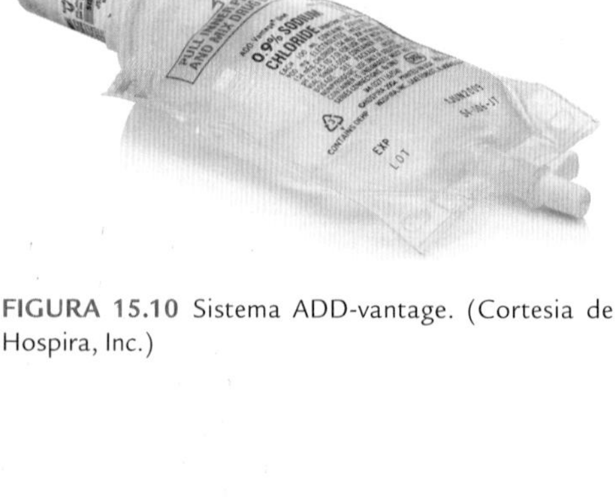

FIGURA 15.10 Sistema ADD-vantage. (Cortesia de Hospira, Inc.)

A unidade do ADD-Vantage pode ser montada em vários locais. Testes microbiológicos e de esterilidade foram conduzidos em vários intervalos após a montagem do sistema em uma capela de fluxo laminar, no balcão de uma farmácia e em um quarto de hospital. As misturas finais apresentaram-se estéreis, demonstrando que o ADD-Vantage pode ser manipulado assepticamente nas condições testadas. O sistema ADD-Vantage montado, mas não ativado, pode ser utilizado por 30 dias após a remoção do diluente da embalagem externa. O ADD-Vantage promove a diminuição do desperdício de medicamentos em hospitais, geralmente causado por cancelamento ou alterações na prescrição, e ainda beneficia a farmácia no que diz respeito à redução do trabalho e do custo com materiais.

O *Monovial Safety Guard* (Becton-Dickinson Pharmaceutical Systems) é um novo sistema de infusão IV para uso na preparação de infusões extemporâneas de pequeno volume, que utiliza pequenas bolsas de plástico (*minibags*, Fig. 15.11). Quando comparado com os dois métodos tradicionais de preparo de infusões de pequeno volume, isto é, os métodos da transferência agulha e frasco (TFN, do inglês *transfer needle and vial*) e seringa e frasco (SYR, do inglês *syringe and vial*), o sistema Monovial mostra-se mais favorável, economiza tempo e materiais e reduz os custos.

Esse sistema consiste em um mecanismo integrado de transferência do medicamento com um invólucro protetor que envolve a agulha de transferência conectada. A reconstituição e transferência do fármaco para a bolsa de infusão é realizada de forma segura e rápida, exigindo poucos materiais. A agulha é inserida na porta da bolsa de infusão, e o conjunto de transferência é empurrado para baixo até clicar. Com o Monovial na posição vertical, a bolsa de infusão é apertada várias vezes até que todo o fluido seja transferido para o Monovial. Este é então agitado algumas vezes para que ocorra a reconstituição do pó, sendo invertido logo depois. Então, a bolsa de infusão é apertada e liberada para transferir o conteúdo do Monovial para seu interior. Esse processo é repetido até que o frasco esteja completamente vazio.

Vários fabricantes enviam para as farmácias dos hospitais soluções antibióticas IVs reconstituídas, por exemplo, a cefazolina sódica, no estado congelado. Quando descongeladas, essas soluções livres de pirogênios são estáveis por determinado período. A cefazolina reconstituída é

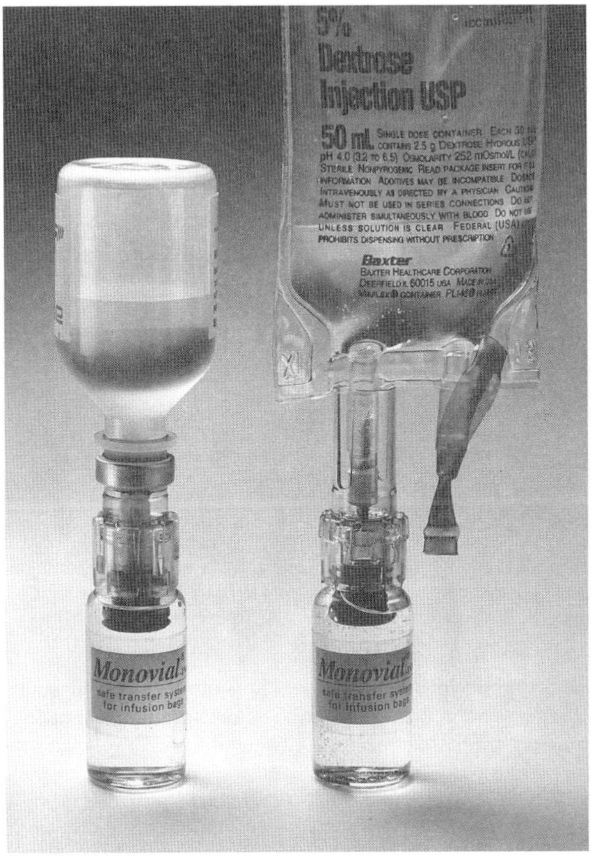

FIGURA 15.11 Sistema Monovial Safety Guard. (Cortesia de Becton-Dickinson.)

estável por 48 horas à temperatura ambiente e por 10 dias sob refrigeração (5°C). O produto é acondicionado em uma pequena bolsa plástica para uso em sistema *piggyback* para administração IV.

ACONDICIONAMENTO, ROTULAGEM E ARMAZENAMENTO DE INJETÁVEIS

As embalagens para injetáveis, incluindo as tampas, não devem interagir física ou quimicamente com a preparação, de modo a não alterar sua potência ou eficácia (Fig. 15.12). Se o recipiente for de vidro, ele deve ser transparente e incolor ou de cor âmbar para permitir a inspeção de seu conteúdo. O tipo de vidro aceitável para cada preparação parenteral normalmente é indicado na monografia individual. As injeções são acondicionadas em recipientes de dose única ou de doses múltiplas (Figs. 15.13 a 15.15). Por definição:

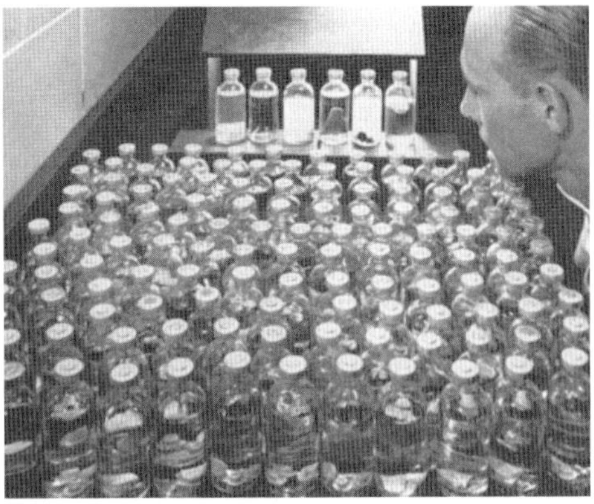

FIGURA 15.12 Teste de compatibilidade de tampas de borracha com uma solução. (Cortesia de Abbott Laboratories.)

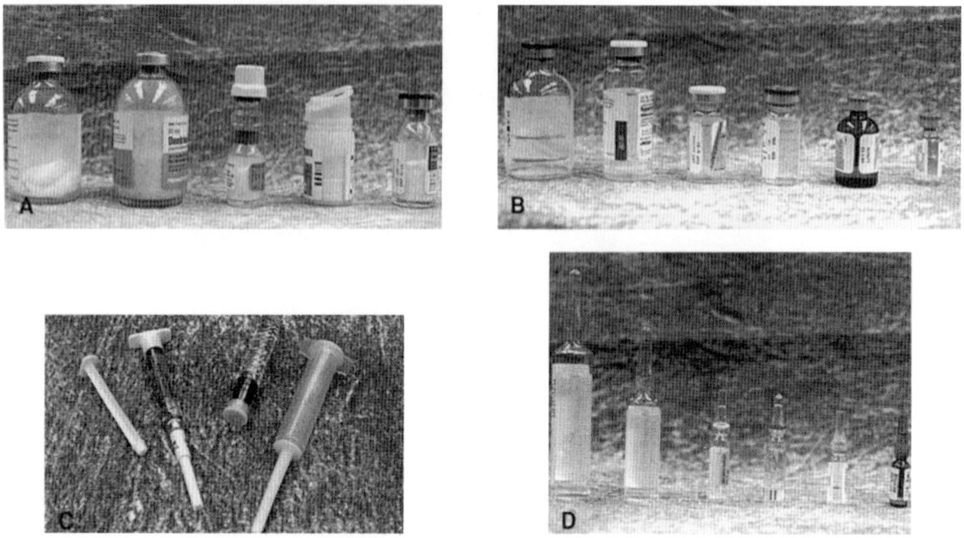

FIGURA 15.13 Embalagens de produtos injetáveis. **A**. Recipientes de doses múltiplas de suspensões e pós secos. **B**. Frascos para soluções, incluindo um com vidro que protege a preparação contra a luz. **C**. Seringas descartáveis de doses unitárias. **D**. Ampolas de vários tamanhos. (Cortesia de William B. French, PhD.)

Recipientes de dose única. Recipiente hermeticamente fechado que contém uma quantidade do medicamento estéril destinada à administração parenteral como uma única dose e que, depois de aberto, não pode ser fechado outra vez com a garantia de que a esterilidade tenha sido mantida.

Recipientes de doses múltiplas. Recipiente hermeticamente fechado que permite a retirada de sucessivas porções do medicamento sem alterar concentração, qualidade ou pureza das quantidades remanescentes.

Os recipientes de dose única podem ser ampolas ou frascos. As ampolas (Fig. 15.16) são fechadas pela fusão do recipiente de vidro sob condições assépticas (Fig. 15.17). O recipiente de vidro é construído de modo a apresentar uma porção mais estreita que pode ser facilmente separada do corpo, sem fragmentação do vidro. Após a abertura, o conteúdo da ampola pode ser retirado com uma seringa contendo uma agulha com um filtro (5 μm). Em seguida, a agulha contendo o filtro é substituída por uma agulha comum. A agulha contendo o filtro é usada para reter qualquer partícula de vidro que tenha entrado na solução estéril no momento da quebra da ampola. Se esse tipo de agulha não estiver disponível, a retirada de partículas de vidro pode ser minimizada segurando-se a ampola na vertical e inclinando-a levemente no momento de inserir a agulha, evitando o contato com a superfície externa da abertura da ampola. A agulha não deve tocar o fundo da ampola, mas deve ser posicionada um pouco acima para evitar a entrada de partículas de vidro na seringa.

Depois de aberta, a ampola não pode ser fechada novamente, e qualquer porção não utilizada não poderá ser conservada e utilizada em momento posterior, pois seu conteúdo terá perdido a esterilidade. Alguns produtos injetáveis são embalados em seringas pré-cheias, com ou sem dispositivos especiais para administração (Figs. 15.18 a 15.20). Os tipos de vidros para recipientes de produtos parenterais são descritos no Capítulo 5. Os tipos I, II e III são apropriados para produtos parenterais, sendo o tipo I o mais resistente à deterioração química. O tipo de vidro usado como recipiente para determinado injetável é indicado na monografia individual da preparação.

Um dos principais requisitos das soluções para administração parenteral é a limpidez. Elas devem ser extremamente límpidas e livres de qualquer material particulado não dissolvido; isto é, nenhuma substância dissolvida móvel deve estar presente. Tais contaminantes incluem poeira, fibras de tecido, fragmentos de vidro, material lixiviado das tampas ou recipientes de vidro ou plástico, e qualquer outro material que possa passar para o produto durante sua fabricação e/ou administração ou se desenvolver durante o armazenamento.

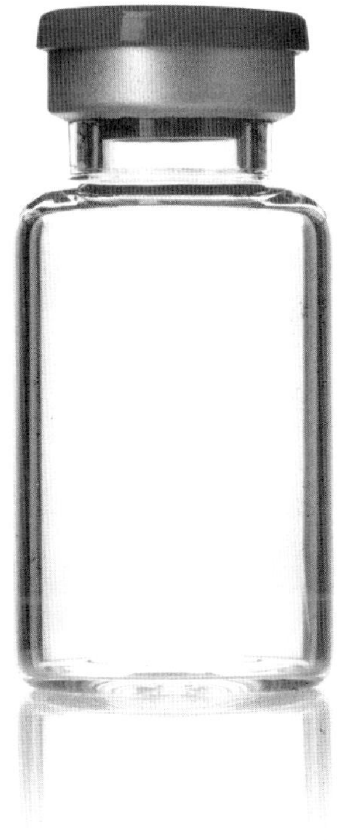

FIGURA 15.14 Frasco típico para produtos injetáveis estéreis, obtido com vidro tipo I (borossilicato). A tampa de borracha foi especialmente selecionada, considerando sua compatibilidade com o produto, características físicas necessárias, entre outros. O lacre externo mantém a tampa no lugar e oferece um acesso amplo ao conteúdo do frasco. (Cortesia de Hospira, Inc.)

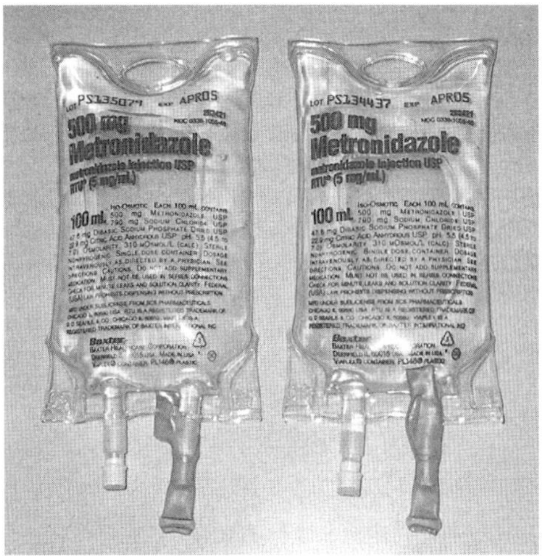

FIGURA 15.15 Duas bolsas plásticas (100 mL) de dose única para infusão intravenosa. (Cortesia do Mr. Akinwale O. Onamade.)

Para impedir a entrada de partículas indesejáveis nos produtos parenterais, várias precauções devem ser tomadas durante a fabricação, o armazenamento e a utilização. Durante a fabricação, a solução parenteral é filtrada logo antes de ser colocada nos recipientes. Os recipientes são selecionados de forma cuidadosa para serem quimicamente resistentes às soluções e apresentar a melhor qualidade possível, minimizando a possibilidade de que seus componentes sejam lixiviados pela solução. É reconhecido, há algum tempo, que parte do material particulado encontrado nos produtos parenterais é produzida pela lixiviação dos recipientes de vidro ou plástico. Após a seleção, o recipiente deve ser cuidadosamente limpo para ficar livre de qualquer material estranho (Fig. 15.21). Durante o preenchimento do recipiente, deve-se tomar cuidado extremo para evitar a entrada de poeira trazida pelo ar, fiapos e outros contaminantes. A existência de ar filtrado e com fluxo dirigido em áreas de produção reduz a probabilidade de contaminação. Capelas de fluxo laminar proporcionam um fluxo de ar limpo e filtrado sobre a área de trabalho. Essas capelas são comumente encontradas em ambientes

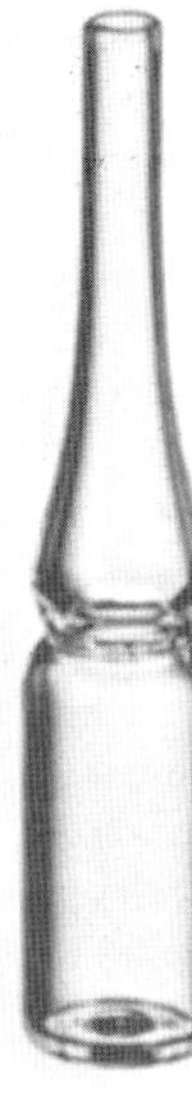

FIGURA 15.16 Ampola antes de ser preenchida e fechada. (Cortesia de Owens Illinois.)

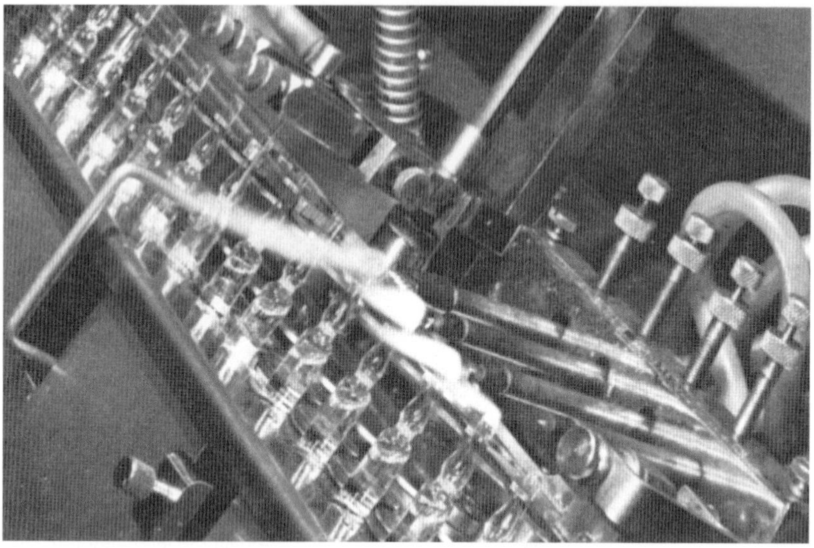

FIGURA 15.17 Preenchimento de ampolas. (Cortesia de Abbott Laboratories.)

hospitalares tanto para a fabricação quanto para a incorporação de aditivos em produtos parenterais e oftálmicos (Fig. 15.22). Os profissionais envolvidos na fabricação de produtos parenterais devem ter extrema consciência a respeito da importância da limpeza e das técnicas assépticas. Eles devem usar uniformes feitos com tecidos monofilamentados que não soltam fibras. Devem vestir máscaras faciais, gorros, luvas e protetores de sapatos descartáveis para evitar a contaminação (Fig. 15.23).

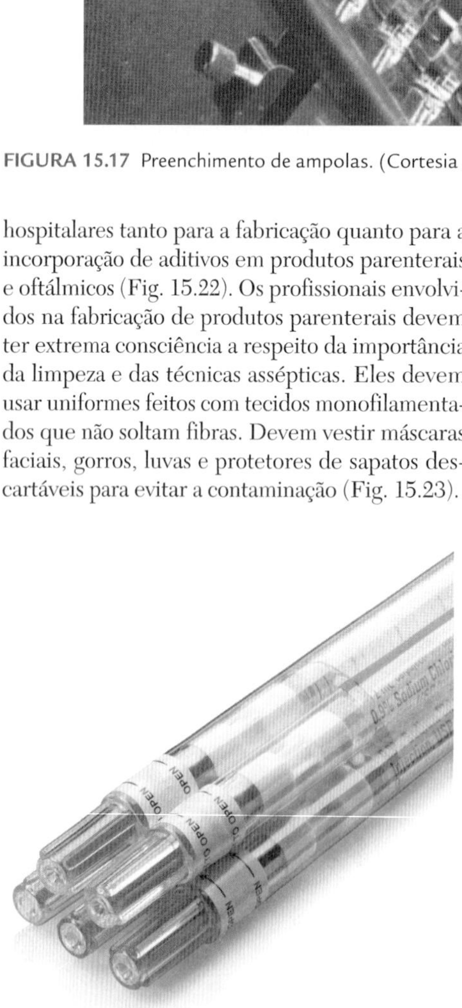

FIGURA 15.18 Cartuchos estéreis descartáveis compatíveis com o Carpuject. (Cortesia de Hospira, Inc.)

Depois que os recipientes são enchidos e fechados de forma hermética, eles são inspecionados visual (Fig. 15.24) ou automaticamente (Fig. 15.25), para verificar a presença de material particulado. Em geral, o inspetor passa o recipiente cheio diante de uma fonte de luz, contra um fundo negro, para verificar a presença de partículas móveis. Partículas de aproximadamente 50 μm podem ser detectadas dessa maneira. Partículas refletoras, como fragmentos de vidro, podem ser visualizadas mesmo em tamanhos menores, de cerca de 25 μm. Métodos de detecção de partículas menores incluem o exame microscópico e o uso de equipamentos sofisticados, como o Coulter Counter, que conta eletronicamente partículas presentes nas amostras. Após passar pela inspeção, o medicamento pode ser rotulado. Entretanto, o farmacêutico deve inspecionar cada solução parenteral em busca de evidências de material particulado.

Embora a importância da injeção ou infusão de soluções parenterais contendo partículas estranhas não tenha sido completamente avaliada, é evidente que esses materiais têm o potencial de induzir a formação de trombos e o bloqueio de vasos sanguíneos, e, dependendo da composição química das partículas, ainda existe o potencial adicional de introduzir nos pacientes agentes indesejáveis e possivelmente tóxicos.

Ao formular um produto parenteral de dose única, o farmacêutico deve considerar não apenas os aspectos físico-químicos do fármaco, mas

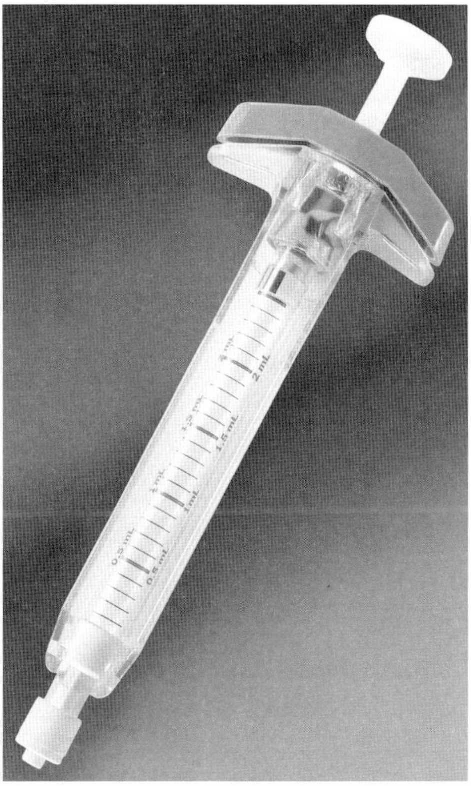

FIGURA 15.19 Carpuject, um sistema de injeção pré-carregado de dose única que inclui um dispositivo plástico transparente reutilizável. (Cortesia de Abbott Hospital products division.)

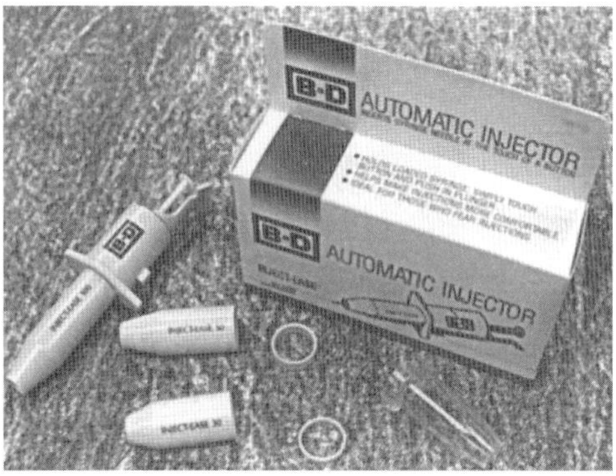

FIGURA 15.20 O Inject-Ease insere automaticamente a agulha de uma seringa de insulina na pele quando ativado. (Cortesia de Willian B. French, PhD.)

também o uso terapêutico intencionado para o produto. Algumas preparações de dose única devem ser rapidamente administradas em pequenos volumes, mas outras devem ser infundidas de forma lenta no sistema circulatório ao longo de horas. A maioria dos produtos parenterais de pequeno volume é formulada de modo que uma quantidade conveniente de solução, como 0,5 a 2 mL, contenha a dose habitual do fármaco, embora volumes maiores de soluções mais diluídas sejam frequentemente administrados por via IV e IM. De modo geral, várias concentrações de injetáveis de determinado fármaco são comercializadas para permitir uma ampla seleção da dose pelo médico, sem desperdício de medicamento, como aconteceria se apenas uma parte de certa solução parenteral de dose única fosse administrada. As preparações de grande volume de dose única geralmente são aquelas usadas para expandir o volume de sangue ou para repor nutrientes ou eletrólitos, sendo aplicadas por infusão IV lenta. Entretanto, em nenhuma situação, um recipiente de solução parenteral de dose única pode permitir a retirada e a administração de mais de 1.000 mL. Além disso, as preparações destinadas à administração intraespinal, intracisternal ou peridural devem ser acondicionadas somente em recipientes de dose única, para evitar contaminação.

Em hospitais, o médico pode solicitar que uma substância adicional seja colocada em uma solução parenteral de grande volume para infusão. Nesses casos, quem atender a prescrição deve garantir que condições assépticas sejam empregadas e que a substância adicionada seja compatível com a solução original (14). É preciso

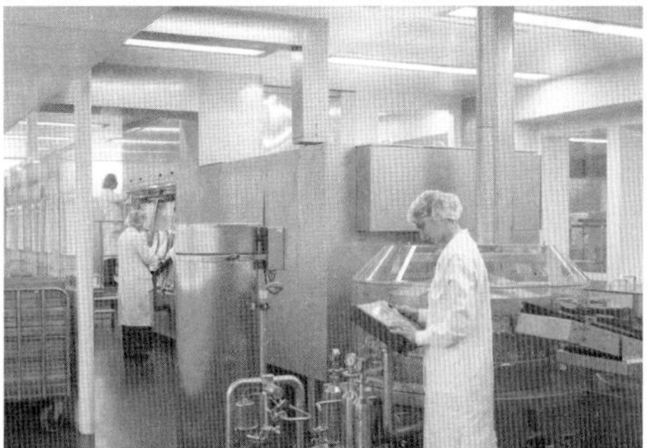

FIGURA 15.21 Linha de produção de frascos/ampolas para esterilização e preenchimento (preparações não liofilizadas). (Reproduzida, com permissão, de Schering Corporation. Todos os direitos reservados.)

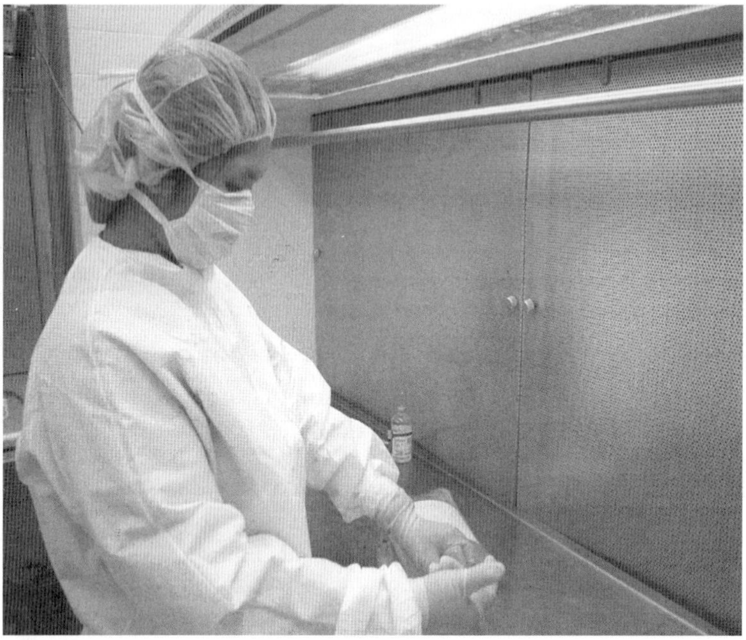

FIGURA 15.22 Hiperalimentação sendo preparada em uma capela de fluxo laminar horizontal. (Cortesia de Ms. Amy Schuppert Smith.)

ter cuidado também para não introduzir material particulado na solução. Muitas companhias farmacêuticas desenvolveram dispositivos especiais para a transferência asséptica de substâncias farmacêuticas para produtos parenterais de grande volume. Seringa e agulha estéreis comuns podem ser efetivamente empregadas na transferência de soluções de um produto parenteral para outro pelo farmacêutico. No entanto, um dispositivo de filtração deve ser utilizado ao realizar a transferência do conteúdo de uma ampola para um frasco (Fig. 15.26). Muitas farmácias de hospitais têm programas de mistura ou adição IV bem-estabelecidos, garantindo compatibilidade,

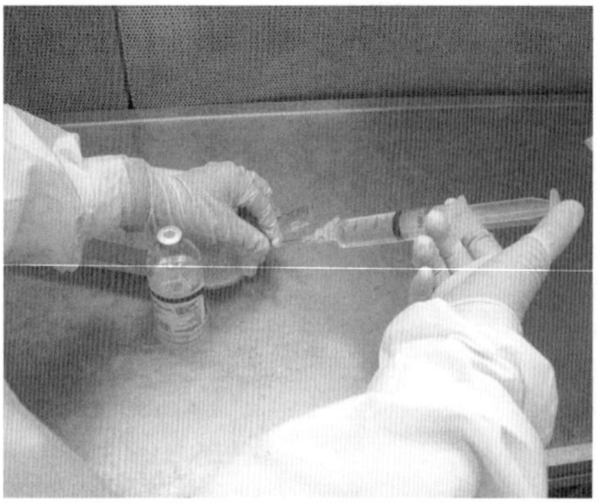

FIGURA 15.23 Farmacêutico preparando uma solução parenteral em capela de fluxo laminar. (Cortesia de Ms. Amy Schuppert Smith.)

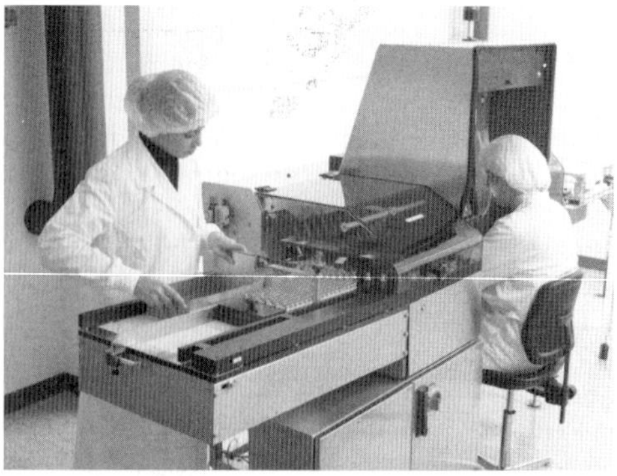

FIGURA 15.24 Máquina de inspeção semiautomática para produtos parenterais. (Reproduzida, com permissão, de Schering Corporation. Todos os direitos reservados.)

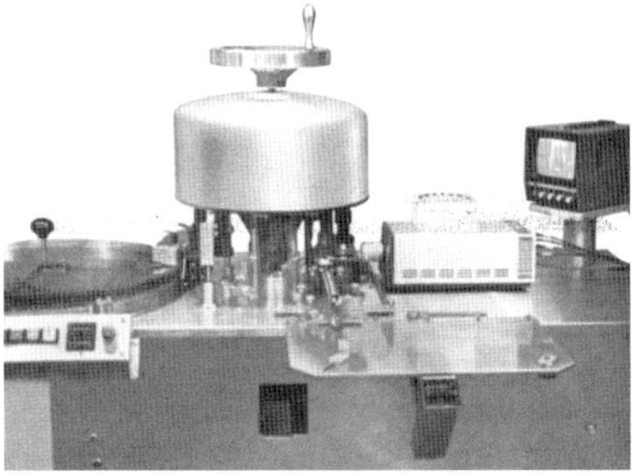

FIGURA 15.25 Equipamento de inspeção industrial automático Autoskan, que detecta a presença de material particulado em produtos injetáveis, com o uso de câmera de televisão e componentes eletrônicos, e os rejeita automaticamente na linha de produção. (Cortesia de Lakso Company.)

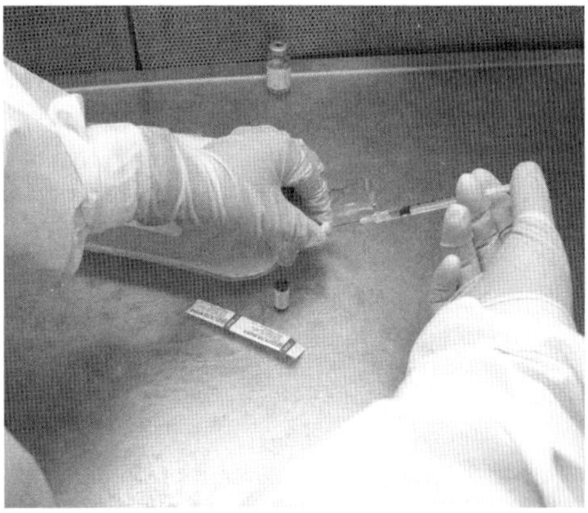

FIGURA 15.26 Uso de uma seringa com filtro para adição asséptica de um componente a uma solução parenteral de grande volume. (Cortesia de Amy Schuppert Smith.)

segurança e eficácia da substância adicionada e da solução (14,15).

Os recipientes de doses múltiplas são fechados com tampas de borracha para permitir a penetração de agulhas hipodérmicas sem a sua remoção ou destruição. Após a retirada da agulha do recipiente, a tampa é lacrada novamente, protegendo o conteúdo da contaminação trazida pelo ar. A agulha pode ser inserida para retirar uma parte do líquido injetável ou ser usada para introduzir um solvente ou um veículo em um pó para injeção. Em cada caso, a esterilidade do injetável pode ser mantida pelo tempo em que a agulha permanecer estéril, no momento da entrada no recipiente. A menos que se indique o contrário na monografia, os injetáveis de doses múltiplas devem conter conservantes. Além disso, se não for especificado de outro modo, os recipientes de doses múltiplas não podem permitir a retirada de mais de 30 mL, para limitar o número de penetrações realizadas na tampa e, assim, protegê-la contra a perda de esterilidade. O limite de volume também protege contra a administração inadvertida de quantidades excessivas de conservantes, quando doses grandes do injetável são necessárias, caso em que é mais aconselhável o emprego de preparações de dose única que não contêm conservantes. O recipiente típico para múltiplas doses costuma conter cerca de 10 doses para injeção, mas a quantidade pode variar amplamente conforme o fabricante e a preparação.

É possível que as tampas de borracha contenham látex, um problema para pessoas alérgicas a esse material. Atualmente, estão sendo desenvolvidas tampas que não são à base de látex e os fabricantes fornecerão uma lista de seus produtos livres desse material.

Como é impossível, na prática, transferir todo o líquido de um recipiente de dose única ou a última dose de um recipiente de doses múltiplas para uma seringa hipodérmica, permite-se que ampolas e frascos contenham um pequeno excesso de líquido, além do volume indicado no rótulo. A Tabela 15.2 apresenta as quantidades em excesso recomendadas pela USP de forma a garantir a retirada e a administração do volume indicado no rótulo.

Para propósitos de rotulagem, a nomenclatura revisada dos produtos injetáveis tornou-se oficial na USP 23 em 1º de janeiro de 1995. Os principais tópicos da revisão são os seguintes:

TABELA 15.2 **Volumes excedentes recomendados para produtos parenterais oficiais em mililitros**

VOLUME INDICADO NO RÓTULO	VOLUME EXCEDENTE PARA LÍQUIDOS FLUIDOS	VOLUME EXCEDENTE PARA LÍQUIDOS VISCOSOS
0,5	0,10	0,12
1	0,10	0,15
2	0,15	0,25
5	0,30	0,50
10	0,50	0,70
20	0,60	0,90
30	0,80	1,20
50 ou mais	2%	3%

I. O termo *estéril* foi eliminado dos títulos dos produtos injetáveis, exceto nos títulos de monografias para água de uso parenteral, tal como a Água Estéril para Injeção USP.

II. Para nomes estabelecidos de produtos injetáveis, todos destinados e aceitáveis para a administração parenteral, a USP estabeleceu os seguintes critérios para a determinação do título do produto:

A. Líquidos

1. *Injeção*: título para preparações líquidas constituídas de fármacos ou soluções de fármacos.
2. *Suspensão injetável*: título para preparações líquidas de sólidos suspensos em meio líquido apropriado.
3. *Emulsão injetável*: título para preparações líquidas de fármacos dissolvidos ou dispersos em uma emulsão apropriada.

B. Sólidos

1. *Para injeção*: título para pós que, com a adição de veículos apropriados, originam soluções que se encontram em conformidade com todos os requisitos de *injeções*.
2. *Para suspensão injetável*: título para pós que, com a adição de veículos apropriados, originam preparações que se encontram em conformidade com todos requisitos de *suspensões injetáveis*.

Originalmente, para facilitar essa transição para uma nova nomenclatura, o Center for Drug Evaluation and Research incentivou os fabricantes de produtos parenterais a colocarem um selo ou um aviso no rótulo dos produtos durante seis meses, alertando os profissionais da saúde sobre as mudanças. O objetivo foi auxiliar os profissionais da saúde a se familiarizarem com as regras revisadas. Um exemplo de aviso: ANTERIORMENTE ESTÉRIL (NOME DO FÁRMACO).

Além disso, os rótulos de recipientes de produtos parenterais devem conter:

- O nome da preparação.
- A porcentagem de fármaco ou a quantidade dele em volume especificado para preparação líquida.
- A quantidade da substância ativa presente e o volume de líquido a ser adicionado à preparação para a obtenção de solução ou suspensão, no caso dos pós.
- A via de administração.
- As condições de armazenamento e o prazo de validade.
- O nome do fabricante e do distribuidor.
- Um número de lote que permita obter o histórico completo da produção do medicamento, incluindo todo o processo de produção, preenchimento, esterilização e rotulagem.

Os injetáveis de uso veterinário também são rotulados dessa maneira. As preparações destinadas a diálise e hemofiltração e as soluções de irrigação devem atender aos requisitos para injetáveis, exceto aqueles relacionados ao volume contido nos recipientes, e conter indicação de que a solução não se destina à infusão IV. Os recipientes adequadamente rotulados apresentam uma área sem rótulo, na altura ou na circunferência, a fim de permitir a inspeção do conteúdo. Qualquer injeção em que a inspeção visual revele a presença de material particulado, além do material normalmente suspenso, deve ser descartada.

As monografias individuais para as injeções oficiais informam o tipo de recipiente (dose única e/ou doses múltiplas) permitido para o injetável, o tipo de vidro preferível, as exceções quanto às limitações usuais do tamanho do recipiente e as instruções especiais para armazenamento. A maioria dos injetáveis preparados a partir de fármacos quimicamente puros é estável em temperatura ambiente e pode ser armazenada sem cuidados especiais. Entretanto, a maioria dos produtos biológicos – injeções de insulina e várias vacinas, toxoides, toxinas e produtos relacionados – deve ser armazenada sob refrigeração. Deve-se consultar a monografia individual para saber qual a temperatura adequada de armazenamento para determinado injetável.

QUESTÕES AMBIENTAIS

Em resposta à demanda de farmácias hospitalares por produtos ecologicamente corretos, alguns dos principais fabricantes de frascos IV estão se tornando "verdes". Os principais fabricantes – Hospira, Inc., Baxter Healthcare, B. Braun – produzem recipientes livres de PVC e di-2-etil-hexilftalato (DEHP). Alguns serviços de saúde estão planejando suprimir nos próximos anos o uso de produtos contendo PVC/DEHP. Uma grande preocupação, principalmente com pacientes neonatos do sexo masculino, é que bolsas de PVC podem lixiviar DEHP para o fluido do recipiente.

Uma outra preocupação é a quantidade de lixo plástico gerado por recipientes contendo PVC/DEPH. Os Hospitals for a Healthy Environment* relataram que hospitais produzem aproximadamente 6.600 toneladas de lixo por dia. Dentre os resíduos sólidos, 15% contêm plástico. Em resposta à necessidade de se produzir menos resíduos plásticos, a Hospira Inc. lançou a linha VISIV de recipientes IV livres de PVC/DEHP (Fig. 15.27). Além disso, essas bolsas não contêm qualquer revestimento, o que reduz a quantidade de plástico descartado. Avanços na ciência dos materiais permitiram a incorporação de atributos do revestimento no recipiente original. Ainda, o recipiente VISIV apresenta uma porta estéril. Assim, em situações emergenciais, o farmacêutico ou prestador de cuidados à saúde não necessita esterelizar a entrada antes da administração. Além disso, esse novo sistema fornece estabilidade térmica, propriedades de barreira contra umidade e inércia requeridos para a administração do medicamento por via IV, ao mesmo tempo que evita a lixiviação associada à presença de PVC. A Baxter Healthcare introduziu a linha Ativa de recipientes livres de PVC/DEHP e látex utilizados na administração parenteral de grandes volumes.

No passado, problemas associados ao PVC/DEHP promoveram a preparação de misturas IV ainda em recipientes de vidro. Enquanto a produção de recipientes de vidro é mais cara do que a de PVC/DEHP, esta é mais custosa do que a de bolsas plásticas que não possuem PVC/DEHP. Considerando a necessidade de redução de custos, é concebível que a maioria dos hospitais passe a utilizar recipientes livres de PVC/DEHP e não estoque dois tipos de recipientes de grande volume.

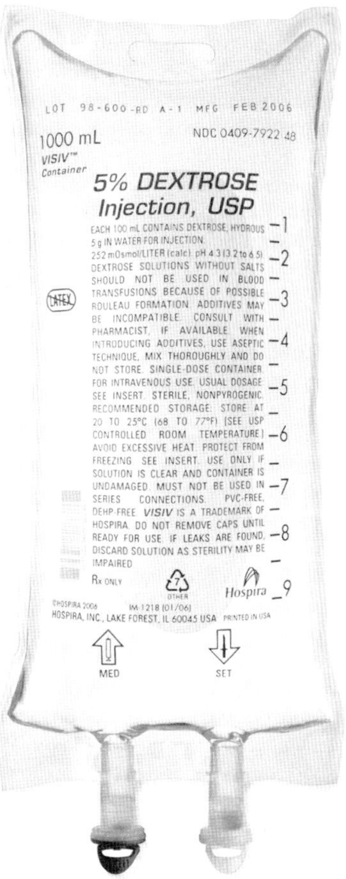

FIGURA 15.27 Recipiente VisIV. (Cortesia de Hospira, Inc.)

USP <797> GARANTIA DA QUALIDADE PARA PRODUTOS ESTÉREIS PREPARADOS EM FARMÁCIA

Em 1º de junho de 2001, a revisão do Capítulo <797> da USP, Preparações Manipuladas Estéreis (Pharmaceutical Compounding-Sterile Preparations) tornou-se oficial (12). Diferentemente das diretrizes publicadas por grupos iniciais com o National Coordinating Committee for Large Parenteral Volumes no final da década de 1970 e, mais recentemente, com a American Society of Health-System Pharmacists (ASHP), o disposto no capítulo USP <797> é executado pelos órgãos estaduais de farmácia. Vários órgãos estatais de farmácia incorporaram as recomedações do capítulo USP <797> em seus regulamentos. Esse capítulo fornece as práticas e os padrões de qualidade mínimos para preparações estéreis manipuladas (PEMs). O capítulo é aplicável a todos aqueles que manipulam preparações estéreis, incluindo profissionais que atuam em farmácias, médicos e enfermeiros, bem como a todos locais como hospitais, clínicas e farmácias, onde preparações farmacêuticas são manipuladas, armazenadas e transportadas. O capítulo USP <797> não

*N. de T. Hospital for a Healthy Environment é um programa norte-americano destinado a ajudar hospitais a diminui o impacto ambiental causado pelo lixo, ao mesmo tempo que diminui os custos. Este programa é apoiado pela American Hospital Association, American Nurses Association, Health Care Without Harm, U.S. Environmental Protection Agency.

relata a administração clínica de PEMs por sua via de administração prescrita. Profissionais que manipulam preparações estéreis devem estar bem-familiarizados com esse capítulo.

Três níveis de risco das PEMs são descritos: risco baixo, risco médio e risco alto. Os níveis de risco são fundamentados no potencial de contaminação de um PE de risco baixo ou médio ou, no caso de falhas em se esterelizar uma PE, de risco alto, que pode causar danos ao paciente, inclusive levando-o à morte. Em PEMs de nível de risco baixo ou médio, os ingredientes e dispositivos estéreis são utilizados e a esterelidade é mantida. As PEMs de risco alto incluem componentes não estéreis, assim, elas devem ser esterelizadas antes de serem administradas. Profissionais da área da saúde são responsáveis por determinar os níveis de risco da PE; no entanto, qualquer PEM que apresente um componente não estéril é sempre de risco alto.

PEMs de risco baixo incluem aquelas obtidas pela injeção de uma solução de um eletrólito estéril em um recipiente de fluido IV de grande volume ou pela reconstituição de um antibiótico liofilizado, seguida pela transferência da solução obtida para um recipiente de 100 mL. Soluções de nutrição parenteral manipuladas por métodos automáticos ou manuais são consideradas de risco médio uma vez que misturam componentes de várias ampolas ou frascos de produtos estéreis para obter uma PEM, que será administrada uma vez a vários pacientes ou a um paciente várias vezes. A necessidade de esterelização de uma solução preparada a partir de um pó não estéril, como alúmen ou glutamina, qualifica essa solução como de alto risco.

A seção sobre PEs de uso imediato é aplicável somente em situações nas quais existe uma emergência ou necessidade imediata do paciente em receber uma PE de baixo risco. Isso pode ocorrer no caso de uma parada respiratória ou cardíaca, na sala de emergência, na sala de operação, na zona de combate ou na preparação de um agente utilizado em diagnóstico. Fármacos perigosos, como os quimioterápicos, não podem ser manipulados como de uso imediato, nem na forma de lotes preparados com base nas necessidades previstas desses medicamentos. O processo de preparação não pode exceder uma hora. As PEMs de uso imediato são isentas das exigências para risco baixo somente se todos os critérios observados no capítulo forem atendidos. É necessário observar que a preparação sob condições de uso imediato aumenta a probabilidade de contaminação microbiana e o dano potencial ao paciente.

Instalações para a preparação das PEMs são desenhadas e ambientalmente controladas para minimizar a contaminação trazida pelo ar. Controles técnicos primários (CTPs) como bancadas de trabalho sob fluxo laminar, isoladores assépticos para preparação, isoladores de contenção assépticos para preparação (ICAM) e cabines de segurança biológica (CSB) são CTPs ou fontes de qualidade de ar ISO classe 5. Após certificação inicial, os CTPs devem ser recertificados por uma pessoa qualificada pelo menos a cada seis meses ou sempre que o dispositivo ou a sala forem realocados ou alterados ou um grande serviço for realizado na instalação.

A exposição a fármacos perigosos apresenta um risco potencial à saúde das pessoas que realizam a preparação (USP <797>). Os efeitos colaterais podem variar desde erupções cutâneas a disfunções no sistema reprodutor e possivelmente câncer (16). Fármacos perigosos devem ser manipulados sob condições que protejam o profissional da saúde e outros trabalhadores que entrem em contato com os agentes, incluindo o uso de equipamentos de proteção pessoal. A preparação deve ocorrer em ambiente ISO classe 5, tais como CSB ou ICAM dispostos em um área de pressão negativa ISO classe 7 (o fluxo líquido do ar ocorre dentro da área) fisicamente separada de outras áreas de preparação. Dispositivos de transferência em sistema fechado (DTSF) que previnam a ventilação ou exposição ao fármaco perigoso no ambiente devem ser utilizados em um ambiente ISO classe 5. Para instituições que manipulam um pequeno número de fármacos perigosos, um DTSF utilizado dentro de CSB ou ICAM em área de pressão negativa é aceitável. O treinamento da equipe que manipula, armazena ou distribui fármacos perigosos deve compreender armazenamento, manuseio e descarte adequado dos fármacos. A verificação das técnicas apropriadas de preparação de fármacos perigosos deve ser feita anualmente.

Práticas adequadas de higiene das mãos e da vestimenta, técnicas assépticas pessoais e a desinfecção da superfície de preparação são componentes-chave para minimizar o risco aos pacientes. O contato direto é a fonte mais provável de contaminação de PEs preparados pelo pessoal da manipulação. Luvas estéreis devem ser utilizadas, bem como desinfetantes, por exemplo o álcool isopropílico estéril 70% (AIE). Desinfecções repetidas de luvas com AIE durante o processo da preparação têm demonstrado redução na taxa de contaminação de PEs (17). As frequências para limpeza e desinfecção da área de preparação têm recomendações determinadas.

A equipe de preparação deve ser bem treinada tanto nos aspectos teóricos quanto práticos da preparação asséptica, utilizando material audiovisual, publicações profissionais e demonstrações ao vivo. Eles devem passar por exames escritos e testes Media-fill antes de serem autorizados a preparar PEs para pacientes. Testes Media-fill anuais são necessários para preparações de baixo e médio risco e semestrais, para preparação de alto risco. A amostragem das pontas dos dedos das luvas avalia a competência na realização da higiene das mãos e da vestimenta.

A USP <797> também inclui seções sobre atribuição de prazos de validade, manipulação de radiofármacos e extratos de alérgenos, características de um programa de garantia de qualidade, verificação da precisão e da esterelidade da preparação, teste e reteste de preparações acabadas, e elementos do controle de qualidade. Os apêndices apresentam informações úteis sobre competências necessárias e recomendadas, desinfetantes mais comuns e formas de amostragem para avaliação da equipe de manipulação, bem como práticas de limpeza e desinfecção.

INJETÁVEIS DISPONÍVEIS

No mercado existem centenas de injetáveis de vários fármacos. As Tabelas 15.3 a 15.6 apresentam alguns exemplos dos injetáveis acondicionados em recipientes de pequeno e grande volume, sendo os últimos para infusão IV.

PREPARAÇÕES PARENTERAIS DE PEQUENO VOLUME

A designação da USP para injeções de pequeno volume é aplicável a preparações acondicionadas em recipientes com volume de 100 mL ou menos. A Tabela 15.3 apresenta alguns injetáveis, entre soluções e suspensões, comumente administrados em pequeno volume.

Sistemas pré-misturados de administração IV têm simplificado a administração das preparações de pequeno volume. Uma clara vantagem desses sistemas prontos para uso é que exigem pouca ou nenhuma manipulação para adequá-los ao paciente. Assim, eles são uma alternativa viável ao tradicional e laborioso método de preparação de medicamentos parenterais a partir de fármacos de dose única ou múltipla e de uma solução parenteral adequada. Desde a introdução do primeiro sistema pronto para uso, no final da década de 1970, a disponibilidade e a variedade desses sistemas têm aumentado (p. ex., Baxter Healthcare Corporation, B. BraunMedical, Hospira) (Tab. 15.4).

O método tradicional de preparação da terapia parenteral de pequeno volume a partir de frascos parcialmente cheios para um *minibag* é trabalhoso e caro. A economia proporcionada pelos sistemas prontos para uso pode ser significativa (18). Outra vantagem adicional desses sistemas é o prazo de validade maior e a redução do desperdício. As doses podem ser reunidas (mas não ativadas) em ciclos e, depois, ativadas imediatamente antes do uso e entregues ao setor de enfermagem pelo pessoal da farmácia (18).

A desvantagem em relação a esses produtos parenterais de pequeno volume prontos para uso é que eles não oferecem flexibilidade na mudança de volume ou concentração. Isso pode representar um problema para pacientes com restrição de líquidos (18). Entretanto, a introdução de *minibags* em volumes de 100 mL, 50 mL e 25 mL tem auxiliado na resolução do problema. Outra desvantagem é que alguns produtos pré-misturados precisam ser descongelados. O uso de micro-ondas para descongelamento rápido acarreta problemas de estabilidade para alguns desses produtos, por exemplo, antes que fosse removida do mercado, a alta energia do micro-ondas podia causar alteração estrutural na molécula da cefalotina. Outra situação era de substâncias lixiviarem da tampa de borracha, quando ampolas de Neutral Keflin eram descongeladas em micro-ondas, sendo que, às vezes, o descongelamento não era uniforme, ocorrendo na porção periférica do material, enquanto a parte interna permanecia congelada.

Precauções gerais (19) foram publicadas sobre o uso de micro-ondas para descongelar produtos. Entretanto, essa prática não é mais recomendada. Em vez disso, muitas farmácias hospitalares usam um sistema chamado Saf-Thaw (MMI of Mississippi, Crystal Springs). Esse aparato fornece uma camada de ar condicionado que circula continuamente ao redor do produto congelado. A superfície de descongelamento facilita a recirculação do ar na unidade, evitando a coleta de ar não condicionado ou umidade do ambiente onde o Saf-Thaw está sendo operado. O produto congelado é colocado em uma superfície de descongelamento, de aproximadamente 37°C e aquecido por contato. Vários produtos congelados podem ser colocados de uma só vez na superfície de descongelamento, dependendo do tamanho deles.

TABELA 15.3 **Alguns injetáveis normalmente acondicionados e administrados em pequenos volumes**

INJETÁVEL	FORMA FÍSICA	CATEGORIA E COMENTÁRIOS
Bicarbonato de sódio	Solução	Eletrólito; administrado pela via IV; diluído ou não em outros líquidos para tratar parada cardíaca e em formas menos urgentes de acidose metabólica.
Cetorolaco de trometamina	Solução	Anti-inflamatório não esteroide para dor aguda moderadamente grave (< 5 dias) que requer analgesia de nível opioide, geralmente no pós-operatório.
Cloridrato de cimetidina	Solução	Antagonista do receptor H_2; administrado IM ou IV em condições hipersecretoras patológicas do trato gastrintestinal ou úlceras não tratáveis.
Cloridrato de clorpromazina	Solução	Fármaco antipsicótico com efeitos antieméticos (antidopaminérgico); não deve ser administrado SC. A injeção deve ser administrada por via IM lenta e profundamente no quadrante superior externo das nádegas. Evitar a injeção IV direta. A injeção IV é utilizada SOMENTE para soluço grave, cirurgia e tétano.
Cloridrato de difenidramina	Solução	Etanolamina, anti-histamínico não seletivo; administrado IV ou IM quando a via oral é impraticável; indicado para reações de hipersensibilidade do tipo I (imediata) e tratamento ativo do transtorno do movimento.
Cloridrato de granisetrona	Solução	Antagonista de receptor 5-HT_3 para prevenção da náusea e do vômito na terapia do câncer, incluindo altas doses de cisplatina.
Cloridrato de hidromorfona	Solução	Analgésico opioide utilizado para alívio da dor moderada a grave; administrado pela via SC, IM ou lentamente pela IV.
Cloridrato de isoproterenol	Solução	Adrenérgico (broncodilatador), administrado pela via IM, SC ou IV.
Cloridrato de lidocaína	Solução	Depressor cardíaco administrado por via IV como antiarrítmico; também utilizado como anestésico local, por via peridural, por infiltração e para bloqueio nervoso periférico.
Cloridrato de meperidina	Solução	Analgésico opioide administrado por via IM, SC ou por infusão IV contínua lenta.
Cloridrato de metoclopramida	Solução	Estimulante gastrintestinal; administrado por via IM, IV direta ou infusão lenta, para prevenção de êmese induzida pela quimioterapia.
Cloridrato de midazolam	Solução	Benzodiazepínico de curta ação, depressor do SNC; administrado por via IV ou IM na sedação pré-operatória, ansiedade e amnésia.
Cloridrato de nalbufina	Solução	Analgésico agonista-antagonista opioide; administrado por via SC, IM e IV para dor moderada a grave e analgesia pré-operatória.
Cloridrato de naloxona	Solução	Antagonista opioide; previne e reverte os efeitos dos opioides, incluindo depressão respiratória, sedação e hipotensão; administrado por via IV, IM e SC.
Cloridrato de propranolol	Solução	Bloqueador do receptor beta-adrenérgico, utilizado no tratamento da hipertensão. A dosagem oral (comprimidos) é comum; a administração IV é reservada para arritmias com risco de vida ou aquelas que ocorrem sob anestesia.
Cloridrato de verapamil	Solução	Bloqueador do canal de cálcio, administrado como injeção IV lenta durante pelo menos dois minutos para taquiarritmias supraventriculares.
Dalteparina sódica	Solução	Heparina de baixo peso molecular estéril para profilaxia de trombose venosa profunda em pacientes de risco submetidos à cirurgia abdominal. Disponível em seringas pré-carregadas; administrada por via SC.
Digoxina	Solução	Cardiotônico administrado por via IM (não preferencial) ou IV com dose altamente individualizada e monitorada.
Edisilato de proclorperazina	Solução	Antidopaminérgico; administração IM ou IV para controle da náusea grave e vômito associados à cirurgia em adultos.
Fenitoína sódica	Solução	Anticonvulsivante; administrado por via IM (absorção errática) em neurocirurgia como profilático ou lentamente via IV para o estado epilético.
Ferrodextrana	Solução	Agente hemático; administrado IV ou IM para deficiência de ferro quando a via oral é insatisfatória ou impossível.
Fitonadiona	Dispersão	Vitamina K (protrombogênico) empregada na hemorragia. Dispersão aquosa de fitonadiona, um líquido viscoso.
Fosfato dissódico de dexametasona	Solução	Glicocorticoide; administrado IM ou IV para edema cerebral e choque não responsivo e também intra-articular, intralesional, em tecidos moles das articulações,bursite e gânglios.
Fumarato de ibutilida	Solução	Antiarrítmico com propriedades predominantemente da classe III (prolongamento do potencial de ação) conforme a classificação de Vaugh Williams; administrado por infusão IV não diluído ou diluído em 50 mL de diluente.

(continua)

TABELA 15.3 **Alguns injetáveis normalmente acondicionados e administrados em pequenos volumes** *(continuação)*

INJETÁVEL	FORMA FÍSICA	CATEGORIA E COMENTÁRIOS
Furosemida	Solução	Diurético de alça; administração IM ou IV lenta, para edema, inclusive o pulmonar agudo.
Heparina sódica	Solução	Anticoagulante administrado por via IV ou SC conforme indicado pelo tempo de protrombina parcial ativado ou tempo de coagulação.
Mesilato de di-hidroergotamina	Solução	Agente bloqueador alfa-adrenérgico específico para enxaqueca, administrado IM ou IV.
Oxitocina	Solução	Oxitóxico, administrado por via IM (errático) ou IV em obstetrícia, para indução terapêutica do trabalho de parto.
Penicilina G procaína	Suspensão	Anti-infeccioso; administrado IM para infecções moderadamente graves por microrganismos sensíveis à penicilina G.
Succinato de sumatriptana	Solução	Agente seletivo para receptores de 5-hidroxitriptamina$_1$ do subtipo agonista, usado para crises agudas de enxaqueca com ou sem aura. Autoadministrado por via SC com seringas de dose única, seringa com autoinjetor.
Sulfato de magnésio	Solução	Anticonvulsivante/eletrólito; administrado por injeção IM ou IV direta, infusão IV, outras administrações IV para tratamento de toxemia convulsiva na gravidez, terapia de nutrição parenteral, deficiência leve de magnésio ou hipomagnesemia grave.
Sulfato de morfina	Solução	Analgésico opioide, administrado por via IM, IV e bomba PCA (*patient controlled analgesia*).
Tartarato de butorfanol	Solução	Analgésico opioide agonista-antagonista; administrado IM ou IV para alívio da dor moderada a grave, como medicação pré-operatória ou pré-anestésica.
Toxina botulínica tipo A	Pó para injeção	Para melhora temporária do aparecimento de linhas glabelares moderadas a graves associadas à atividade do músculo prócero ou corrugador em pacientes adultos de 65 anos ou menos; administrada IM.

No passado, alguns fabricantes recomendavam o descongelamento de produtos pré-misturados em banho de água morna, tomando o cuidado de não submergí-los, pois havia a possibilidade de que a água do banho pudesse entrar e contaminar o produto. Hoje, os fabricantes recomendam que recipientes congelados sejam descongelados em temperatura ambiente ou em refrigerador (p. ex., por uma hora), proibindo o uso de banho de água ou micro-ondas. Alguns medicamentos são normalmente armazenados descongelados para situações de emergência. Geralmente, são mantidos em refrigeradores e aquecidos de modo rápido (p. ex., 20 minutos) sob temperatura ambiente.

Os sistemas prontos para uso não têm sido muito empregados em pacientes pediátricos e neonatais. As exigências de fluidos e dose individualizada desses pacientes tornam esses sistemas

TABELA 15.4 **Produtos comercializados pré-misturados e congelados e dados de estabilidade quando congelados e após o processo de descongelamento**[a]

			PRAZO DE VALIDADE		
FÁRMACO[b]	DOSE	DILUENTE	CONGELADO	REFRIGERADO	TEMPERATURA AMBIENTE
Cefazolina sódica	1 g	Isosmótico em dextrose, 50 mL	24 meses	30 dias	48 horas
Ceftazidima sódica	1 g, 2 g	Isosmótico em dextrose, 50 mL	9 meses	7 dias	24 horas
Ceftriaxona sódica	1 g, 2 g	Isosmótico em dextrose, 50 mL	12 meses	21 dias	48 horas
Cloridrato de vancomicina	500 mg, 1 g	Isosmótico em dextrose, 100 mL	12 meses	30 dias	72 horas
Naficilina sódica	1 g, 2 g	Isosmótico em dextrose, 50 mL, 100 mL	18 meses	21 dias	72 horas
Oxacilina sódica	1 g, 2 g	Isosmótico em dextrose, 50 mL	18 meses	21 dias	48 horas
Ticarcilina sódica e clavulanato de potássio	3,1 g	Isosmótico em água, 100 mL	30 dias	7 dias	24 horas

[a] Dados de estabilidade fornecidos pela Baxter Healthcare Corporation.
[b] Dados de estabilidade fundamentados no acondicionamento em recipientes Galaxy®.

TABELA 15.5 **Perfis de atividade da insulina e compatibilidade**

PREPARAÇÃO	INÍCIO DA AÇÃO (HORAS)	PICO (HORAS)	DURAÇÃO (HORAS)	COMPATÍVEL COM
Rápida ação				
Insulina lispro	0,25	0,5-1	3	Ultralenta; NPH
Insulina aspart	0,25	0,5-1	3	Nenhuma
Curta ação				
Insulina regular	0,5	2-5	5-8	Todas
Ação intermediária				
Insulina isofana (NPH)	1-2	6-10	16-20	Regular
Insulina zíncica (lenta)	1-2	6-12	18-24	Regular, semilenta
Longa ação				
Insulina zíncica de longa ação (ultralenta)	4-6	10-18	24-28	Regular, semilenta
Insulina glargina	2	Ausente	>24	Nenhuma
Misturas				
Isofana/insulina regular 70/30, 50/500,75	7-12	16-24	–	–
NPL/Lispro Mix 75/25	5 min	7-12	1-24	–

inadequados. Em algumas instituições, as necessidades de líquidos e de doses individualizadas dos pacientes pediátricos e neonatais são obtidas pela diluição de medicamentos até o alcance de concentrações padronizadas, preenchimento e fechamento de seringas individualizadas e administração dessas doses por meio de uma bomba.

INSULINAS

Dentre as injeções de pequeno volume mais usadas, estão as várias preparações de insulina. A insulina, o princípio ativo da glândula pancreática, está envolvida primariamente no metabolismo dos carboidratos, mas também afeta o metabolismo de proteínas e lipídeos. Ela facilita a captação celular de glicose e seu metabolismo no fígado, nos músculos e no tecido adiposo, aumenta a captação de aminoácidos e inibe a decomposição das gorduras e a produção de cetonas. A insulina é administrada em pacientes que têm funcionamento anormal ou ausente das células betapancreáticas, para restaurar o metabolismo da glicose e manter satisfatoriamente o metabolismo de carboidratos, gorduras e proteínas. É usada no tratamento do diabetes melito, nos casos em que a condição não pode ser controlada satisfatoriamente com dieta ou com fármacos hipoglicemiantes orais. A insulina também pode ser usada para aumentar o apeti-

TABELA 15.6 **Exemplos de infusões intravenosas que podem ser administradas em volumes iguais ou acima de 1 L, isoladas ou em associação com outros medicamentos**

INJEÇÃO	CONTEÚDO TÍPICO	CATEGORIA E COMENTÁRIOS
Aminoácidos	Aminoácidos cristalinos 3,5; 5; 5,5; 7; 8,5 e 10% com ou sem concentrações variáveis de eletrólitos ou glicerina	Repositor de nutrientes e fluidos
Cloreto de sódio injetável USP	NaCl 0,9%	Repositor de fluidos e eletrólitos, veículo isotônico
Glicose e cloreto de sódio injetável USP	Glicose 2,5 a 10%; NaCl 0,11 a 0,9% (19 a 154 mEq de sódio)	Repositor de nutrientes, fluidos e eletrólitos
Glicose injetável USP	Glicose 2,5; 5 e 10% e outras concentrações	Repositor de nutrientes e fluidos
Manitol injetável USP	Manitol 5, 10, 15, 20, 25%	Auxiliar no diagnóstico da função renal, diurético e repositor de nutrientes e fluidos
Injeção de Ringer USP	147 mEq de sódio, 4 mEq de potássio, 4,5 mEq de cálcio e 156 mEq de cloro por litro	Repositor de fluidos e eletrólitos
Ringer lactato injetável USP	2,7 mEq de cálcio, 4 mEq de potássio, 130 mEq de sódio e 28 mEq de lactato por litro	Alcalinizante sistêmico, repositor de fluidos e eletrólitos

te e o peso em casos selecionados de desnutrição não diabética, sendo adicionada com frequência às infusões IVs.

A insulina é administrada por meio de agulha, dispositivo na forma de caneta ou bombas (Figs. 15.28 a 15.30). Um sistema para administração nasal da insulina foi introduzido no mercado, no entanto, foi retirado devido à variabilidade na liberação do fármaco.

Originalmente, a insulina era disponibilizada como U-40 (i.e., 40 U/mL) e U-80 (i.e., 80 U/mL). Entretanto, confusões associadas à dosagem causaram problemas em pacientes que injetavam doses acima ou abaixo da necessária. Por fim, a insulina U-100 foi sugerida como substituto para a insulina U-40 com a intenção de torná-la a única concentração para uso doméstico pelo paciente. Em dezembro de 1991, o laboratório Eli Lilly anunciou que pararia de produzir insulinas U-40 e, posteriormente, outros fabricantes de insulina também decidiram interromper a produção dessa concentração. Anteriormente, a concentração U-80 tinha sido decertificada. A justificativa para essa decisão foi a falta de demanda dos pacientes (i.e., poucos utilizavam essa concentração). Reconhecendo, entretanto, que concentrações inferiores a 100 U/mL poderiam ainda ser necessárias (p. ex., para crianças pequenas ou uso veterinário), o laboratório Lilly comercializa uma solução diluente para Humalog, Humulin N, Humulin R, Humulin 70/30, Humulin 50/50 e Humulin R (U-500). Essa solução pode ser utilizada para preparar qualquer concentração de insulina abaixo de 100 U/mL. No entanto, não está comercialmente disponível, e só pode ser obtida por meio de uma solicitação direta e especial à Eli Lilly & Co.

As soluções diluentes são idênticas à solução de insulina em todos os aspectos (p. ex., conservante, tampão, pH) exceto em relação à presença de insulina. A condição de armazenamento recomendada para soluções diluentes abertas ou não é temperatura ambiente de 25°C. Uma vez aberta, a solução pode ser utilizada por um mês.

As dificuldades de visão associadas à idade e a deterioração da visão relacionada ao diabetes podem interferir de forma significativa na compra e na utilização de produtos insulínicos. Portanto, as embalagens de insulina devem permitir a leitura por pacientes diabéticos com deficiência visual. Para facilitar a identificação do medicamento correto no momento da compra, a aparência da embalagem e o tamanho das letras devem permitir o reconhecimento do tipo e da concentração do produto pelos pacientes insulino-dependentes. No caso das insulinas humulinas, um símbolo internacional também deve estar presente nas caixas e nos frascos de todas as formulações. Esses símbolos ajudam a garantir que os pacientes com diabetes obtenham a formulação correta de humulina em qualquer parte do mundo. Cada fabricante de insulina apresenta seu próprio rótulo para produtos de insulina.

O objetivo da terapia insulínica é alcançar o controle da concentração sanguínea de glicose pela mimetização da secreção da insulina pelo pâncreas normal. A secreção normal de insulina envolve dois componentes, a insulina basal e a insulina *bolus*. Esses componentes são mimetizados pela administração de dois tipos de insulina. As insulinas basais constituem insulinas de ação intermediária ou longa, que mimetizam a secreção basal de insulina. Esta é a pequena quantidade que o pâncreas secreta continuamente. Esses produtos auxiliam na supressão da produção de glicose hepática nos intervalos entre as refeições e durante a noite. A insulina basal fornece aproximadamente 50% das necessidades diárias de um indivíduo. As insulinas *bolus* são de rápida ou cur-

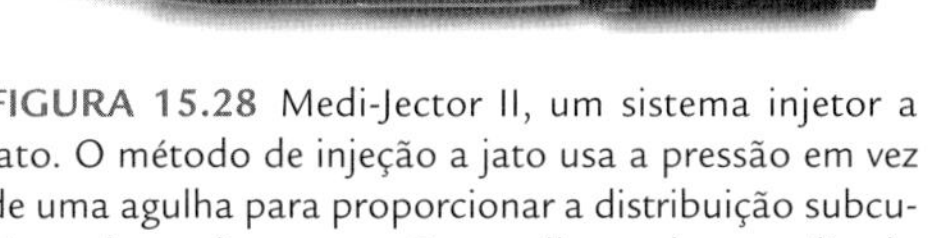

FIGURA 15.28 Medi-Jector II, um sistema injetor a jato. O método de injeção a jato usa a pressão em vez de uma agulha para proporcionar a distribuição subcutânea do medicamento. O aparelho pode ser utilizado com insulina U-100 ou com uma combinação de insulinas e pode liberar de 2 a 100 unidades, com incrementos de meia unidade. (Cortesia de Antares Pharm Inc.)

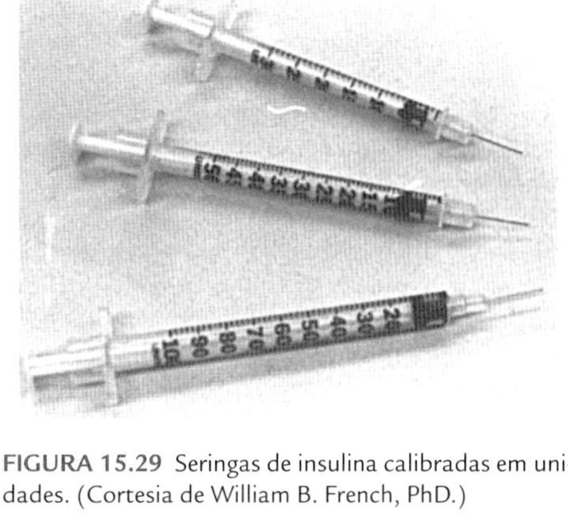

FIGURA 15.29 Seringas de insulina calibradas em unidades. (Cortesia de William B. French, PhD.)

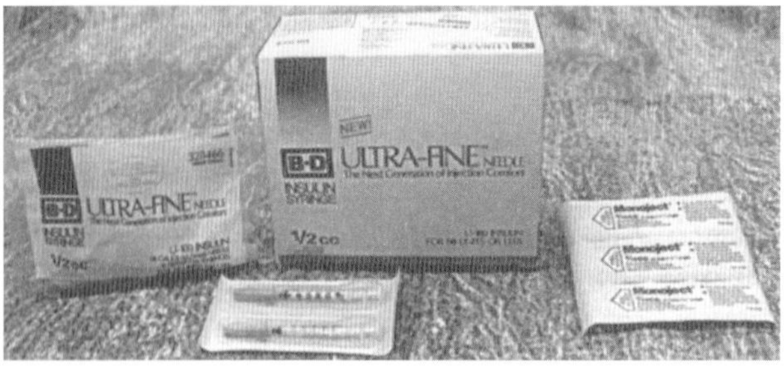

FIGURA 15.30 Embalagens de agulhas e seringas estéreis descartáveis para insulina. (Cortesia de William B. French, PhD.)

ta ação e assemelham-se à quantidade extra de insulina que o pâncreas libera em resposta à elevação dos níveis de glicose pós-prandiais. Os valores de glicose sanguínea pós-prandiais contribuem significativamente para a quantidade de hemoglobina A_{1C} e, consequentemente, para as complicações tardias do diabetes caso esses níveis de glicose não sejam controlados. Assim, o controle pós-prandial da glicose sanguínea é essencial para o manejo do diabetes. Estima-se que as injeções IVs *bolus* forneçam de 10 a 20% da necessidade diária de insulina em cada refeição.

Apesar de não existir uma dose máxima de insulina, a maioria dos pacientes não necessita mais do que 60 a 70 U por dia. Recomenda-se que, quando a necessidade de insulina exceder 100 U por dia, tentativas para reduzir a resistência à insulina sejam implementadas, por exemplo, por meio da realização de exercícios físicos, redução da ingestão de carboidratos e adição de metformina à rotina de medicamentos do paciente.

INSULINA REGULAR

A insulina injetável é uma solução aquosa estéril de insulina. Anteriormente, a solução era preparada a partir de pâncreas bovino ou suíno ou de ambos. Atualmente, é preparada de modo exclusivo por meios biossintéticos (insulina humana), conforme abordado na próxima seção. A origem deve constar no rótulo. Em 1980, a insulina purificada de suíno (Iletina II, suína, Lilly) tornou-se disponível para indivíduos alérgicos ou adversamente afetados pelo produto misto bovino-suíno. A primeira insulina desenvolvida para uso clínico era amorfa. Esse tipo tem sido substituído por um produto cristalino mais puro de insulina zíncica, que produz uma solução aquosa límpida. Originalmente, as preparações injetáveis de insulina (insulina regular) eram produzidas com pH 2,8 a 3,5, devido à formação de partículas no frasco quando o pH era aumentado acima da faixa ácida. Entretanto, mudanças nos métodos de fabricação resultaram na produção de uma insulina de maior pureza, que permitiu a preparação de injetáveis de insulina com pH neutro. O produto neutralizado apresenta maior estabilidade do que o ácido.

A insulina injetável é preparada de modo a conter 100 ou 500 unidades de insulina USP por mL. O rótulo deve declarar a concentração em unidades de insulina USP em cada mL e o prazo de validade, que não deve ser maior que 24 meses após a data de fabricação. Como precaução adicional contra o uso inadvertido da concentração incorreta de insulina pelo paciente, as cores variam conforme a concentração. Por exemplo, as embalagens de todas as insulinas, dos vários tipos, contendo 100 U/mL são de cor laranja, e as de 500 U/mL, marrom com faixas diagonais brancas. A insulina U-500 é indicada para pacientes com grande necessidade de insulina (mais de 200 U por dia), pois uma dose substancial pode ser administrada por via SC em um pequeno volume. Seus efeitos duram até 24 horas, provavelmente devido à absorção tardia da solução.

A insulina regular apresenta soluções incolores ou de cor palha, dependendo de sua concentração; a solução de insulina contendo 500 U/mL tem essa cor e substancialmente livre de turbidez. Uma pequena quantidade de glicerina (1,4 a 1,8%) é acrescida para conferir estabilidade, e 0,1 a 0,25% de fenol ou cresol são adicionados como conservante. O produto permanece estável se armazenado em lugar fresco, de preferência na geladeira. Entretanto, como a injeção de insulina fria é um tanto desconfortável, o paciente pode armazenar o frasco que está usando em temperatura ambiente (15 a 30°C) por até

28 dias. Qualquer insulina restante no frasco após esse período deve ser descartada. O congelamento deve ser evitado, pois reduz a potência.

As várias preparações de insulina diferem quanto ao início, ao pico de concentração e à duração da ação (Tab. 15.5). A insulina regular, sendo uma solução, é classificada como de ação imediata. As preparações de insulina que são suspensões agem mais lentamente. Apenas a insulina regular pode ser administrada por via IV; todas as outras são normalmente fornecidas pela via SC, em geral, de 30 minutos a duas horas antes das refeições, para que seus efeitos fisiológicos ocorram de modo paralelo à absorção de glicose. A dosagem é determinada individualmente, com faixa típica variando entre 5 e 100 U. O farmacêutico desempenha um papel crucial na educação do paciente diabético, particularmente quanto ao uso correto da insulina. A dose sempre deve ser conferida para assegurar que esteja correta. Como é uma solução, a insulina regular pode ser usada em situações de emergência, como a cetoacidose, para produzir a diminuição rápida dos níveis sanguíneos de glicose. Porém, com exceção da cetoacidose diabética, é raro que um paciente precise de doses de insulina regular acima de 25 U. Antigamente, os diabéticos combinavam a insulina regular com a modificada, como a NPH, para obter cobertura diária usando duas injeções (pela manhã e ao final da tarde) ou as preparações pré-misturadas. Assim, é importante que o paciente compreenda quanto de cada uma deve usar e saiba em que ordem elas devem ser misturadas na seringa. A insulina regular deve ser colocada primeiramente na seringa. Atualmente, o paciente injeta a insulina de ação rápida antes das refeições e a de longa duração, uma vez ao dia.

No contexto institucional, o farmacêutico deve garantir que as solicitações prescritas de insulina sejam corretamente transcritas ou transmitidas. Os profissionais da saúde têm cometido erros na dose de insulina. Prescrições escritas para 6 U de insulina têm sido interpretadas como 60 U; uma prescrição para 4 U já foi lida como 4 cc. Esses equívocos ocorreram porque a abreviação U para unidades tem sido lida como zero ou cc.

O paciente deve ser instruído a trocar constantemente o local de aplicação das injeções de insulina, pois a variação ajuda a evitar o desenvolvimento de lipo-hipertrofia, uma formação de tecido fibroso, uma vez que a injeção contínua em um único local torna o tecido esponjoso e avascular. A natureza avascular do local perpetua o problema, pois a pele fica anestesiada, e a injeção não é sentida, particularmente em crianças, que continuam usando o mesmo local e não percebem que a absorção de insulina tornou-se inadequada e sem controle. Há vários folhetos, que podem ser obtidos com os fabricantes de produtos para diabéticos, demonstrando o rodízio apropriado dos locais de injeção da insulina no corpo todo.

Outro problema encontrado com as injeções de insulina é o desenvolvimento de lipodistrofia. De modo geral, esse problema aparece em dois meses a dois anos após o início da terapia com insulina, ocorrendo predominantemente em mulheres e crianças. Sua etiologia tem sido atribuída à injeção de insulina refrigerada (tempo insuficiente para que ela aqueça antes da aplicação), ao fato do local de injeção não ser trocado e às impurezas presentes na insulina. O resultado é a formação de um sulco subcutâneo causado por decomposição ou atrofia do tecido adiposo. A maior pureza das insulinas atuais parece diminuir significativamente esse problema, e uma melhora evidente nas áreas atróficas existentes tem sido demonstrada com injeção de insulina humana diretamente nessas áreas ou na periferia.

Antes do uso, o paciente deve ser instruído a examinar atentamente a insulina. As soluções de insulina regular, insulina glargina e insulina detemir devem se apresentar límpidas, enquanto as demais insulinas, em suspensão, devem ser turvas de modo uniforme. No caso das insulinas que são suspensões, o paciente deve ser instruído a prepará-las: o frasco deve ser girado lentamente entre a palma das mãos, várias vezes, antes de retirar o conteúdo com a seringa. Isso evita a formação de espuma e bolhas, que resultariam em uma dose inexata. O paciente não deve agitar o frasco, pois afeta as moléculas de insulina, inativando-as.

O paciente também deve ser orientado quanto à armazenagem correta das insulinas. Essas preparações devem ser mantidas em lugar fresco ou no refrigerador. O paciente deve ser alertado a evitar que a insulina entre em contato com extremos de temperatura, ou seja, o congelamento, ao deixá-la à noite no carro durante o inverno; e o calor, esquecendo-a no porta-luvas do carro no verão ou sob luz solar direta. Caso isso ocorra, o paciente deve descartá-la e adquirir um frasco novo (20). Qualquer frasco de insulina que parecer congelado ou grumoso deve ser devolvido à farmácia onde a compra foi realizada. Finalmente, o paciente deve respeitar os horários e não ultrapassar o prazo de validade indicado no produto.

INSULINA HUMANA

A insulina humana biossintética foi o primeiro medicamento desenvolvido pela tecnologia do DNA recombinante a receber aprovação para comercialização da U.S. Food and Drug Administration (FDA). Esse produto, Humulin (Lilly), tornou-se disponível em 1983. É produzido utilizando uma cepa especial de laboratório não patogênica da *Escherichia coli* e a tecnologia de DNA recombinante. Um plasmídeo de DNA recombinante que codifica a insulina humana é introduzido na bactéria, e esta é então cultivada por fermentação para produzir as cadeias A e B da insulina humana. Essas cadeias A e B são liberadas e purificadas individualmente antes de serem unidas por pontes específicas de bissulfeto para formar a insulina humana. A insulina produzida é química, física e imunologicamente equivalente àquela derivada do pâncreas humano. A insulina biossintética apresenta-se livre de contaminação com peptídeos de *E. coli* e pancreáticos, como impurezas nas preparações de insulina obtidas por extração do pâncreas de animais. Essas impurezas incluem pró-insulina e intermediários da pró-insulina, glucagon, somatostatina, polipeptídeos pancreáticos e peptídeos intestinais vasoativos.

Estudos farmacocinéticos em alguns indivíduos normais e observações clínicas em pacientes indicam que as formulações de insulina humana têm início de ação ligeiramente mais rápido e duração de ação um pouco menor do que suas contrapartidas de insulina suína purificada. Duas formulações de insulina humana foram inicialmente comercializadas: a insulina humana regular neutra (Humulin R, Lilly) e a insulina humana NPH (Humulin N, Lilly). A insulina humana regular neutra consiste em cristais de insulina zíncica em solução, e tem início de ação rápido e duração de ação relativamente curta (de 6 a 8 horas). A insulina humana NPH é uma preparação turva com ação intermediária, com início de ação mais lento e duração de ação mais longa (16 a 20 horas) que a insulina humana regular.

As insulinas humanas devem ser armazenadas como as demais, em lugar frio, de preferência em refrigerador. O congelamento deve ser evitado.

INSULINA LISPRO

A solução de insulina lispro é composta por cristais de insulina zíncica dissolvidos em um líquido aquoso límpido. A insulina lispro é obtida quando a posição dos aminoácidos 28 e 29 da cadeia B de insulina é invertida.

A solução de insulina lispro é rapidamente absorvida após administração SC e não demonstra discrepâncias significativas na absorção nos diferentes locais de aplicação, como abdominal, deltoide e femoral. A biodisponibilidade da insulina lispro é semelhante à da insulina regular. Porém, o pico de níveis séricos ocorre dentro de 0,5 a 1,5 horas e é mais alto, mas apresenta tempo de ação mais curto que o da insulina regular, que é de 6 a 8 horas. Os efeitos hipoglicêmicos são mais acentuados com soluções de insulina lispro. Logo, a hipoglicemia constitui uma complicação primária associada a seu uso. Estudos comparativos demonstraram, porém, que episódios hipoglicêmicos têm ocorrido em menor frequência com a insulina lispro do que com a regular.

A solução de insulina lispro, administrada 15 minutos antes das refeições, diminui o risco de episódios de hipoglicemia e melhora as excursões de glicose pós-prandial, quando comparada com a terapia com insulina regular convencional. Alguns estudos têm demonstrado melhor impacto na qualidade de vida com a solução de insulina lispro, sendo mais eficaz do que a insulina regular na redução da hipoglicemia associada a exercícios, em um intervalo de três horas após as refeições. Assim, como uma nova insulina, ela oferece maior flexibilidade para o paciente diabético e deve ser adicionada a formulários como uma alternativa à insulina regular.

A solução de insulina lispro deve ser armazenada em refrigerador, todavia, não deve ser congelada. Se o congelamento ocorrer acidentalmente, ela não deve ser utilizada. Pode ser mantida em temperatura ambiente por até 28 dias, mas a temperatura deve ser a mais baixa possível. As canetas de insulina lispro devem ser mantidas em temperatura ambiente quando em uso. O frasco ou cartucho deve ser protegido da luz direta e do calor. Ao final de 28 dias, qualquer porção não utilizada da solução de insulina lispro deve ser descartada.

INSULINA ASPART

A insulina aspart é uma insulina recombinante de ação extremamente curta que utiliza *Saccharomyces cerevisiae* (levedura de trigo) como organismo produtor. É homóloga à insulina regular humana, exceto por uma única substituição do aminoácido prolina pelo ácido aspártico na posição B28. Essa insulina foi desenvolvida para o controle das concentrações de glicose pós-prandiais, quando administrada 5 a 10 minutos antes das refeições, de maneira similar à insulina lispro.

A dose é especificada de acordo com as necessidades do paciente.

A insulina aspart apresenta farmacocinética muito similar à da solução de insulina lispro em termos de início de ação (0,25 horas), pico (de 0,5 a 1 hora) e duração de ação (3 horas). Alguns estudos demonstraram que pacientes tratados com insulina aspart tiveram melhor controle dos níveis de glicose e menor incidência de episódios noturnos de hipoglicemia do que aqueles usuários de insulina regular. Esses estudos indicam que a insulina aspart é uma terapia alternativa viável para pacientes que usam insulina regularmente.

A mistura da insulina aspart com insulina humana NPH imediatamente antes da aplicação pode produzir alguma atenuação no pico de concentração plasmática da insulina aspart. Entretanto, o tempo em que o pico de concentração ocorre e a biodisponibilidade total da insulina aspart não deve ser afetado. Quando a insulina aspart é misturada com insulina humana NPH, a aspart deve ser removida primeiramente. Essa combinação deve ser injetada imediatamente após a mistura. Esse tipo de insulina não deve ser misturado com preparações de insulina zíncica cristalina, pois os dados de compatibilidade existentes são insuficientes.

INSULINA GLULISINA (APIDRA)

A insulina glulisina é um análogo recombinante da insulina de ação rápida que difere da insulina humana pela substituição de dois aminoácidos das posições B3 (asparagina substituída por lisina) e B29 (lisina substituída por ácido glutâmico) da cadeia beta. A insulina é produzida pela tecnologia do DNA recombinante utilizando uma cepa não patogênica de *E. coli* (K12). A apidra é equipotente à insulina humana quando administrada por via IV. Quando administrada por via SC, a insulina glulisina demonstra um rápido início e duração de ação curta quando comparada à insulina regular. É uma solução aquosa estéril, transparente e incolor, com pH de aproximadamente 7,3.

A insulina glulisina apresenta início de ação entre 0,2 e 0,5 horas e atinge o pico de concentração em 1,6 a 1,8 horas. Sua duração de ação é de 3 a 4 horas. A apidra demonstra propriedades de distribuição e eliminação muito similares àquelas da insulina humana, com um volume de distribuição de 13 L e meia-vida de 13 minutos (IV) e 42 minutos (SC).

Para a administração SC, a dose de insulina glulisina é individualizada de acordo com as necessidades do paciente, geralmente, 0,5 a 1,0 U/Kg/dia. Deve ser administrada 15 minutos antes das refeições ou dentro de 20 minutos após a refeição. Geralmente, é utilizada associada a uma forma de insulina de longa duração (basal) ou sob administração basal contínua via bomba de infusão SC. A insulina glulisina pode fornecer 50 a 70% da necessidade de insulina diária quando administrada por via SC em um regime terapêutico associado à refeição. A necessidade restante pode ser fornecida pelo emprego de insulina de ação intermediária ou longa. A insulina glulisina deve ser administrada nas coxas, nos braços, nas nádegas ou no abdome, sendo que o local de injeção deve ser alternado.

A insulina glulisina pode ser administrada por via IV por infusão sob supervisão médica, e recomenda-se o monitoramento rígido dos níveis de glicose e de potássio sérico. Deve ser utilizada em concentrações de 0,05 a 1 U/mL em sistemas de infusão que empreguem bolsas de PVC e tubulação. Este tipo de insulina foi demonstrado ser estável somente em solução salina normal.

Em pacientes com disfunção renal, as necessidades de insulina glulisina são reduzidas devido à diminuição do metabolismo e da depuração. Estudos têm demonstrado que existem níveis aumentados de insulina circulante em pacientes com disfunção renal. Nenhum ajuste de dose é necessário em pacientes com disfunção hepática.

A insulina glulisina pode ser misturada com a insulina NPH; nesse caso, ela deve ser colocada na seringa primeiramente. Está disponível na concentração de 100 U/mL em frascos de 10 mL e cartuchos de 3 mL para uso no dispositivo de distribuição de insulina OptiClik. Frascos de apidra não abertos devem ser armazenados no refrigerador (2 a 8°C), mas não deve ser armazenado em *freezer* e, se for congelado, deve ser descartado. Da mesma forma, se inadvertidamente exposta a temperaturas extremas (i.e., calor, congelamento), deve ser descartada. Frascos abertos (em uso) podem ser armazenados no refirgerador ou sob temperatura ambiente não superior a 25°C. Cartuchos abertos em uso inseridos no sistema OptiClik não devem ser refrigerados, e sim mantidos sob temperatura ambiente. Qualquer frasco ou cartucho aberto deve ser descartado após 28 dias. No entanto, os frascos ou cartuchos devem estar protegidos da incidência direta da luz ou do calor. Bolsas de infusão para uso IV são estáveis sob temperatura ambiente por 48 horas. A apidra é estável no conjunto de infusão por até 48 horas, mas deve ser descartada se exposta a temperaturas superiores a 37°C.

SUSPENSÃO DE INSULINA ISÓFANA (INSULINA NPH)

A suspensão de insulina isofana é uma suspensão estéril de insulina em veículo aquoso tamponado com fosfato dibásico de sódio em pH entre 7,1 e 7,4. É preparada a partir de cristais de insulina zíncica modificada pela adição de protamina, de modo que a fase sólida da suspensão consiste em cristais de insulina, zinco e protamina. A protamina é preparada a partir do esperma ou de testículos maduros de peixes pertencentes ao gênero *Oncorhynchus* e outros. Conforme mencionado, as suspensões de insulina com pH alcalino apresentam duração de ação inerentemente mais longa do que as preparações em solução. A insulina é menos solúvel em pH 7,2.

Os cristais em forma de bastonetes da suspensão de insulina isofana devem ter aproximadamente 30 micrômetros de comprimento, e a suspensão deve estar isenta de agregados de cristais maiores após agitação moderada. Isso é necessário para que a suspensão de insulina passe livremente pela agulha de injeção e para que a absorção do fármaco seja reprodutível de um lote para outro. Quando uma parte da suspensão é examinada ao microscópio, o material suspenso é basicamente cristalino, contendo traços de material amorfo. A preparação injetável oficial deve conter glicerina e fenol para maior estabilidade e conservação. O prazo de validade especificado é de 24 meses após o produto ser embalado pelo fabricante. A suspensão é acondicionada em recipientes de doses múltiplas, contendo não menos de 10 mL de injeção. Cada mL da injeção contém 100 U de insulina. A suspensão é armazenada de modo mais adequado em refrigerador; entretanto, o congelamento deve ser evitado.

Como indicado anteriormente, a suspensão de insulina isofana é uma preparação de insulina com ação intermediária, administrada conforme necessário, sobretudo para reposição hormonal no diabetes melito. A faixa de dosagem habitual para administração SC é de 10 a 80 U. Os efeitos são comparáveis aos de uma mistura de 2 a 3 partes de insulina regular e uma parte de insulina zíncica-protamina.

A insulina *NPH* usada em alguns nomes de produtos significa protamina Hagedorn neutra, pois a preparação é neutra (pH aproximadamente 7,2), contém protamina e foi desenvolvida por Hagedorn. O termo *isofana* baseia-se no grego *iso* (igual) e *phane* (aparência) e se refere ao equivalente equilíbrio entre protamina e insulina.

SUSPENSÃO DE INSULINA ISÓFANA E INSULINA REGULAR

Antigamente, os pacientes que precisavam de um início de ação mais rápido e duração intermediária de insulina, de cerca de um dia, rotineiramente misturavam a suspensão de insulina isofana, de ação intermediária, com uma injeção de insulina de ação rápida. Contudo, respostas inesperadas, tais como episódios hipoglicêmicos, eram verificadas. Além disso, não era incomum que o paciente contaminasse inadvertidamente um dos frascos durante o processo de mistura. Mais tarde, uma formulação pré-misturada de suspensão de insulina isofana e injeção de insulina tornou-se disponível, e atualmente existem duas formulações. A combinação 70/30 consiste em 70% de suspensão de insulina isofana e 30% de insulina regular, e a combinação 50/50 é composta por 50% de suspensão de insulina isofana e 50% de insulina regular. Essas combinações são estáveis e absorvidas como se fossem injetadas separadamente.

A Humulin 50/50 produz uma concentração mais elevada de insulina ($C_{máx}$) e maiores velocidades de infusão de glicose com eliminação mais rápida do que a Humulin 70/30. Porém, como previsto, as quantidades cumulativas de insulina absorvida (área sobre a curva ou ASC) e os efeitos de acúmulo durante 24 horas após a injeção são idênticos. Assim, a combinação 70/30 proporciona uma resposta inicial de insulina combinada com uma liberação mais prolongada. A mistura 50/50 é útil nas situações em que uma resposta inicial maior é necessária e para pacientes que têm usado misturas extemporâneas de insulina na proporção 50/50.

As insulinas pré-misturadas Humulin 70/30 e 50/50 são suspensões turvas, com conteúdo de zinco entre 0,01 e 0,04 mg/100 unidades. Essas insulinas têm pH neutro e são tamponadas com tampão fosfato. O m-Cresol e o fenol são os conservantes empregados nas duas combinações. O sulfato de protamina é usado como sal proteico modificador.

Os pacientes não devem mudar a proporção desses produtos adicionando insulina NPH ou insulina regular. Se misturas de Humulin N e Humulin R forem prescritas em uma proporção diferente, os produtos individuais de insulina deverão ser misturados conforme as quantidades recomendadas pelo médico.

MISTURA HUMALOG

A mistura Humalog é uma insulina comercializada pré-misturada que consiste em insulina lispro e lispro protamina neutra (LPN) em proporções fixas. A mistura Humalog 50/50 contém 50% de suspensão de insulina LPN e 50% de lispro, enquanto a Humalog 75/25 apresenta 75% de suspensão de insulina LPN e 25% de lispro. Estima-se que essas misturas sejam utilizadas por mais de 40% dos pacientes diabéticos que usam insulina duas vezes ao dia.

Essas combinações fixas foram desenvolvidas para permitir um melhor controle do diabetes em pacientes que utilizam a combinação de insulinas de curta e longa duração. Comparada à Humulin 70/30, a mistura Humalog 75/25 demonstrou níveis mais baixos de glicose sanguínea pós-prandial e nenhuma diferença entre os valores de glicose durante os períodos da tarde e da noite. Além disso, a suspensão de insulina NPL foi desenvolvida como uma alternativa às combinações empregando insulina NPH. Esta última é instável quando misturada com insulina lispro por semanas a meses.

INSULINA GLARGINA

A insulina glargina é uma preparação de insulina basal de longa ação (até 24 horas), administrada por via SC uma vez ao dia antes de dormir, para o tratamento do diabetes melito tipo I em adultos e crianças. Também pode ser utilizada por adultos com diabetes tipo II que requerem insulina de longa ação. É obtida quando o aminoácido da posição 21 da insulina humana é substituído pela glicina e dois resíduos de arginina são adicionados ao C terminal da cadeia B.

A insulina glargina é análoga à insulina humana recombinante. Formulada em pH 4, ela é completamente solúvel. Porém, uma vez injetada no tecido SC, é neutralizada, levando à formação de microesferas. Essa insulina, que não produz pico de concentração, tem início de ação em duas horas e mimetiza a secreção de insulina basal mais precisamente do que outras insulinas de longa ação por 24 horas. Essa característica permite a administração de uma única dose diária. Uma vez que a insulina glargina fornece apenas a cobertura basal de insulina, ela é frequentemente utilizada em associação com outras insulinas ou hipoglicemiantes orais. Entretanto, devido às características de liberação da insulina glargina, ela não deve ser misturada com outras insulinas. Diferenças no pH podem causar a formação de aglomerados. Caso haja necessidade de seu uso em combinação com outra insulina de curta ação, as injeções devem ser administradas separadamente.

A característica de liberação diferenciada da insulina glargina pode ajudar a reduzir o número de injeções de insulina de longa ação de duas vezes ao dia para uma única vez. Estudos clínicos têm demonstrado que nenhuma diferença relevante ocorre na absorção da insulina glargina após administração abdominal, no músculo deltoide ou na coxa. Para pacientes que necessitam mais de 100 U de insulina basal, o farmacêutico pode sugerir ao diabetologista que divida a dose e injete em locais e intervalos de tempo diferentes.

Se o paciente está trocando uma insulina de ação intermediária ou longa pela insulina glargina, a dose pode ou não necessitar de ajuste. Quando pacientes são transferidos de um regime de insulina NPH de duas doses diárias para insulina glargina uma vez ao dia antes de deitar para reduzir o risco de hipoglicemia, a dose inicial é geralmente reduzida em cerca de 20% da dose total diária do produto NPH na primeira semana de tratamento e, depois, essa dose deve ser ajustada conforme a resposta do paciente. Entretanto, quando pacientes são transferidos de uma terapia com uma dose diária de insulina NPH para tratamento com insulina glargina uma vez ao dia, a dose inicial comumente não é alterada.

INSULINA DETEMIR

A insulina detemir é uma insulina basal de ação intermediária a longa, administrada 1 a 2 vezes ao dia por via SC. É fornecida como uma solução neutra límpida (pH 7,4) e produzida pela tecnologia do DNA recombinante em *Saccharomyces cerevisae* (i.e., fermento de pão). Sua estrutura é semelhante à da insulina humana, com exceção de uma deleção do aminoácido treonina na posição B30 e uma cadeia de ácido graxo com 14 carbonos ligada ao aminoácido da posição B29.

A insulina detemir mantém sua propriedade de longa duração pela absorção sistêmica lenta. Suas moléculas apresentam uma grande capacidade de autoassociação e são altamente ligadas à albumina. Possui início de ação de 3 a 4 horas e pico de concentração terapêutica dentro de 6 a 8 horas. A duração da ação é dose-dependente. Em doses baixas (i.e., 0,1 a 0,2 U/kg), sua duração pode variar entre 5,7 e 12,1 horas. Esta é a duração de ação mais variável. Em uma faixa de dose intermediária (i.e., 0,6 U/kg), sua duração de ação aproxima-se a 20 horas e em doses elevadas (i.e., > 0,6 U/kg), sua duração de ação é a menos variável entre 22 e 23 horas. Portanto, a dose administrada determina se esta insulina deve ser aplicada uma ou duas vezes ao dia.

A insulina detemir não deve ser misturada com qualquer outra insulina. A insulina de curta ou rápida duração administrada em uma seringa separada é em geral aplicada em *bolus*, ao passo que a insulina detemir é simultaneamente utilizada como a insulina basal. A conversão de insulina NPH em insulina detemir é 1:1 com pequenos ajustes quando necessário conforme o monitoramento da glicose. Essa insulina nunca deve ser congelada e deve ser armazenada em um refrigerador ou em uma sala resfriada longe da luz direta. Quando o frasco já estiver em uso, pode ser utilizado por até 42 dias.

CANETAS DE INSULINA

As canetas de insulina utilizam cartuchos descartáveis ou de uso único preenchidos com 150 ou 300 U de insulina e são embaladas em número de cinco por caixa (21). Essas canetas estão disponíveis para os mais variados tipos de insulina, por exemplo, insulina regular, insulina isofana, insulina glulisina e insulina glargina. O uso fácil e a portabilidade, tornam as canetas o método preferido dos pacientes para administrar a insulina, em particular por aqueles que desejam evitar o constrangimento de utilização de agulhas em público.

Uma vantagem das canetas é que elas melhoram a precisão da administração de insulina em comparação à administração com o uso de um frasco tradicional e seringa. Esses dispositivos permitem que a dose de insulina seja digitada, ou alguns apresentam seletores de dose audíveis. Tal característica é particularmente vantajosa para a administração de pequenas doses de insulina (22). As canetas são adequadas para crianças, adolescentes e pacientes com dificuldades em habilidades visuais e/ou físicas. Assim como o manuseio de uma suspensão de insulina, antes de administrar o Novolin 70/30 PenFill (novo Nordisk), por exemplo, os pacientes devem ser instruidos a gentilmente rolar o cartucho nas mãos antes da aplicação.

A adesão aos esquemas de dose facilita o cuidado ao paciente e auxilia na diminuição dos custos associados à saúde. Isso é particularmente importante na terapia do diabetes. Conseguir com que o paciente adira ao regime terapêutico com insulina facilita o controle da glicemia e é vantajoso às corretoras de planos de assistência médica. Lee e colaboradores (23) demonstraram que os custos com assistência médica, por exemplo, serviços de pronto-socorro, tempo de permanência no hospital e visitas ao médico, foram reduzidos para os pacientes que substituíram os frascos e seringas por canetas aplicadoras de insulina.

BOMBAS DE INFUSÃO DE INSULINA

As bombas de infusão de insulina permitem que um número estimado de 300 mil pacientes alcance e mantenha os níveis de glicose no sangue próximos aos valores normais e de maneira constante pela infusão SC (i.e., CSII) (24). A CSII é atingida por meio do uso de bombas pequenas e leves e elimina a necessidade de o paciente aderir rigidamente a um regime de múltiplas doses diárias de insulina. Isso aumenta a conveniência para o paciente e melhora a adesão ao tratamento e o controle sobre a doença. O principal objetivo da terapia com bomba é o controle rígido da concentração sanguínea de glicose entre 70 e 140 mg/dL, reduzindo as variações da concentração sanguínea que aumenta o risco de complicações micro e macrovasculares, como a gangrena e a retinopatia diabética.

As primeiras bombas de infusão de insulina eram unidades grandes que ficavam ao lado da cama, por exemplo, o AutoSyringe (Baxter, sin. "Big Blue Brick"), sendo utilizadas principalmente em hospitais. Hoje as bombas de insulina têm peso e tamanho de um *pager* pessoal, por exemplo, 8,1 x 5,6 x 2,0 cm, e pesos entre 85 e 114 gramas, com a pilha (AA ou AAA) e cartucho cheio. É um dispositivo de computador revestido de plástico que pode ser usado em bolsos, sutiãs ou cintos. Um *chip* de computador na bomba permite ao paciente programar a quantidade de insulina a ser liberada. No interior da bomba, dependendo do modelo, uma seringa armazena até 300 U de insulina U-100. Ao contrário da terapia insulínica convencional, que normalmente combina insulinas de ação rápida e intermediária, a bomba de infusão libera insulina de curta ou rápida ação. Com frequência, uma insulina de ação rápida, como aspart (Novolog) ou lispro (Humalog) é preferida.

A CSII é geralmente recomendada para pacientes com mais de 10 anos de idade. Requisitos importantes ao paciente são conhecimento tecnológico, possuir capacidade intelectual para manipular a bomba de insulina de forma independente, ser proficiente na contagem de carboidratos, compreender os benefícios e as limitações da CSII e demonstrar expectativas razoáveis. Em geral, as crianças necessitam de um maior grau de envolvimento dos pais ou responsáveis, que também devem dar suporte e serem conhecedores da terapia insulínica com o uso da bomba. As bombas de insulina também podem ser úteis para pacientes que não toleram altas doses de insulina ou várias injeções diárias.

O reservatório libera a insulina por meio de um conjunto de infusão de plástico, disponível em 60 ou 100 cm de comprimento. O dispositivo, quando ativado, insere o cateter flexível do jogo de infusão no tecido SC. Uma vez que o cateter é inserido, a agulha é removida. Um alarme pode ser fixado no dispositivo para alertar baixa carga de bateria, servir como um lembrete para avaliar o nível de glicose pós-prandial, alterar o local de infusão, e preencher o reservatório de insulina quando determinado número é digitado. Esses alarmes também podem sinalizar quando a linha de infusão estiver entupida ou quando um problema mecânico ocorrer na bomba. Além disso, a bomba pode ser programada para sinalizar quando uma dose em *bolus* não foi administrada no período de tempo habitual. O desligamento automático pode ser programado no caso de os botões não terem sido tocados por um período de tempo, por exemplo, de 8 a 9 horas. A bomba é desativada para evitar a administração de mais insulina. A maioria dos pacientes insere o sistema de infusão em uma região do corpo com fácil acesso ao tecido SC, por exemplo, abdome, coxa e nádegas. Nesses locais, a insulina é rápida e consistentemente absorvida. É fundamental que o conjunto seja inserido por via SC e não de modo IM e que o paciente utilize um produto antisséptico, por exemplo, lenços para administração IV, solução de povidona-iodina ou clorexidina, para evitar infecção do local. Uma vez inserido, uma fita adesiva hipoalergênica é utilizada para assegurar que o sistema de infusão permaneça na pele cerca de alguns centímetros distante da bomba para evitar que o cateter seja removido do local de inserção. Os pacientes não devem colocar o dispositivo em locais onde possa haver atrito com roupas (p. ex., área íntima, cintura e na zona próxima do umbigo em cerca de 10 centímetros) e alternar os sítios de inserção.

Para haver ótima eficiência de trabalho, o paciente deve trocar o local de infusão a cada 2 ou 3 dias, ou sempre que a glicose sanguínea estiver acima de 240 mg/dL por dois exames seguidos, pois isso pode indicar que o local de infusão não está sendo adequado.

É muito importante que o paciente entenda a necessidade de monitorar sua glicose sanguínea para que possa ajustar a dose de insulina. Os níveis de glicose sanguínea devem ser verificados antes de cada refeição, ao deitar e sempre que houver sintomas de hipoglicemia, como suor, cansaço, náusea, dor de cabeça e dificuldade de concentração, ou de hiperglicemia, como poliúria, polidpsia, enurese noturna, cansaço, fadiga, visão borrada e alteração do estado mental.

Reações no local da infusão incluem dermatite de contato e infecções. O uso de conjuntos de infusão ou adesivos alternativos pode auxiliar na resolução da dermatite. As infecções são mais comuns, e a sua prevenção é o melhor tratamento. Os pacientes devem ser orientados quanto ao que observar, por exemplo, inflamação, edema, dor, vermelhidão e secreção purulenta, se o local for contaminado, e contatar o médico nesses casos, a fim de receber uma prescrição para tratamento sistêmico com antibióticos. Enquanto isso, o local de infusão deve ser trocado ou a insulina ser administrada manualmente.

À noite, a bomba de insulina pode ser colocada ao lado da cama, próximo do paciente ou no bolso de um pijama. Ao tomar banho, o paciente pode colocar a bomba no chão do banheiro, permitindo que a tubulação do aparato passe ao lado da banheira. Quando o banho for de chuveiro, a bomba deve ser colocada em um saco plástico especial e fixada no pescoço do paciente ou na torneira do chuveiro. Normalmente, os pacientes desconectam a bomba, mas não mais de uma hora, para que possam tomar banho ou realizar outra atividade. Além disso, para obter cobertura durante essa hora, o paciente diabético pode administrar uma dose em *bolus* de insulina antes de desconectar a bomba.

PREPARAÇÕES PARENTERAIS DE GRANDE VOLUME

A designação da USP para soluções IV de grandes volumes é aplicável aos injetáveis de dose única para uso IV acondicionados em recipientes contendo mais de 100 mL. Alguns exemplos de preparações parenterais de grande volume em uso atualmente estão ilustrados na Tabela 15.6, elas são em geral administradas por infusão IV para a reposição de líquidos corporais ou eletrólitos ou para fornecer nutrientes. São comumente administradas em volumes de 100 mL a 1 L ou mais por dia, por infusão IV lenta, com ou sem sistemas de controle da velocidade de infusão (Fig. 15.31). Devido aos grandes volumes administrados, essas soluções não devem conter agentes bacteriostáticos ou outros adjuvantes farmacêuticos. São acondicionadas em grandes recipientes de dose única (Figs. 15.32 e 15.33).

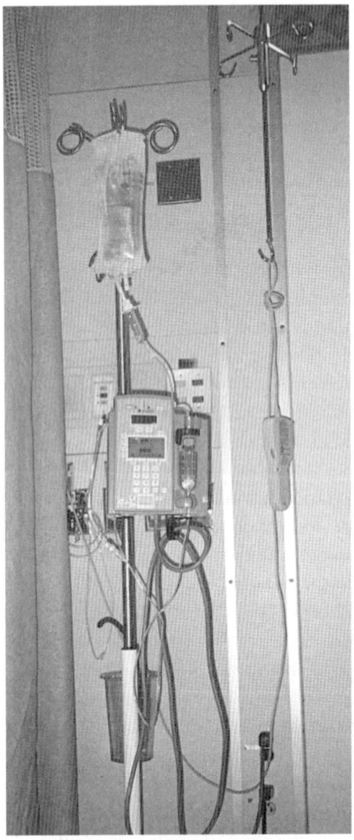

FIGURA 15.31 Liberação exata de fluidos intravenosos e medicamentos pelo uso de um sistema de infusão de velocidade controlada (Alaris Medical System) para o frasco de medicamento e de uma bomba de infusão volumétrica para os líquidos intravenosos. (Cortesia de Akinwale O. Onamade.)

Como citado anteriormente, eletrólitos, vitaminas e antineoplásicos são incorporados em soluções parenterais de grande volume para coadministração ao paciente. É da responsabilidade do farmacêutico conhecer as características de compatibilidade física e química da substância que está sendo adicionada à solução. Obviamente, uma combinação que resulte na formação de material insolúvel ou que afete a eficácia ou a potência do agente terapêutico não é aceitável. Por exemplo, mortes foram associadas à administração de cálcio e fosfato em misturas de nutrientes totais (MNTs) (25).

É importante também estar alerta para incompatibilidades associadas à coadministração de múltiplas infusões em um paciente. Uma pergunta típica do pessoal de enfermagem é: "A dopamina pode ser administrada com a heparina?". Para responder a essa questão, o farmacêutico deve conhecer a terapia parenteral e estar atento às incompatibilidades relatadas na literatura. Várias referências (p. ex., *Handbook on Injectable Drugs*, *King's Guide to Parenteral Admixtures* [King Guide Publications]) estão disponíveis para pesquisa, listando e discutindo as incompatibilidades parenterais. Porém, o farmacêutico deve utilizar apenas as edições mais recentes dessas referências. Sempre que possível, ele deve tentar responder essas importantes questões e ser capaz de explicar as incompatibilidades que podem surgir como parte de sua rotina diária. Além disso, o farmacêutico deve criar uma base de dados, atualizando-a com as informações obtidas a partir de sua experiência e da literatura. Serviços de acesso pela internet (p. ex., Micromedex) também podem ser utilizados para verificar dados de incompatibilidade. Esses *sites* referenciam o *Handbook on Injectable Drugs* e o *King's Guide to Parenteral Admixtures*.

Mesmo sendo impossível prever todas as incompatibilidades, alguns princípios devem ser aprendidos e aplicados. Por exemplo, determinados fármacos são inativados ou precipitados em valores de pH altos ou baixos; alguns (p. ex., simpatomiméticos) encontram problemas quando adicionados em fluidos IVs; e certas soluções terapêuticas de grande volume (p. ex., bicarbonato de sódio, ureia, manitol) nunca devem conter aditivos.

As soluções parenterais de grande volume são empregadas na *terapia de manutenção*, nos períodos pré e pós-cirúrgicos, ou para pacientes inconscientes e impossibilitados de ingerir líquidos, eletrólitos e nutrientes pela via oral. As soluções também podem ser utilizadas na *terapia de reposição* em pacientes que sofreram grande perda de líquidos e eletrólitos.

TERAPIA DE MANUTENÇÃO

Quando um paciente precisa receber infusões parenterais somente por alguns dias, as soluções simples, que fornecem quantidades adequadas de água e glicose e pequenos volumes de sódio e potássio, em geral são suficientes. Quando os pacientes estão impossibilitados de ingerir nutrientes ou líquidos pela via oral por períodos maiores, por exemplo, de 3 a 6 dias, soluções de conteúdo calórico mais elevado podem ser usadas. Nos casos em que a alimentação oral deve ser adiada por algumas semanas ou mais, a nutrição parenteral total (NPT) ou MNT de-

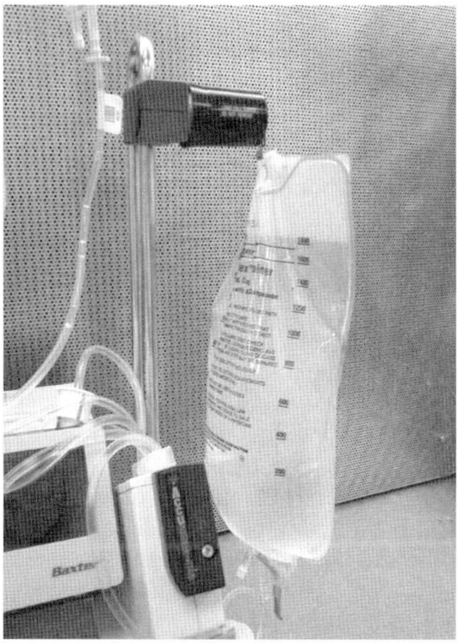

FIGURA 15.32 Solução intravenosa acondicionada em bolsa plástica flexível. (Cortesia de Amy Schuppert Smith.)

vem ser implementadas para fornecer todos os nutrientes essenciais, minimizando os danos aos tecidos e mantendo as funções normais do organismo. As MNT 3 em 1 incluem todos os substratos necessários para a nutrição – como carboidratos, proteínas, lipídeos, eletrólitos e elementos traços, que normalmente são misturados em uma única bolsa de plástico para administração conveniente.

Essas misturas são muito úteis para pacientes submetidos à quimioterapia, com problemas gastrintestinais e anoréxicos. O uso de misturas 3 em 1 em pacientes pediátricos, especialmente neonatos, é controverso. As concentrações de cálcio e fósforo e a necessidade de administração da solução em temperatura morna na NPT pediátrica dificultam a manutenção da estabilidade dessas preparações. Como resultado, muitas instituições pediátricas não manipulam misturas 3 em 1 para seus pacientes, mas administram emulsões lipídicas separadamente.

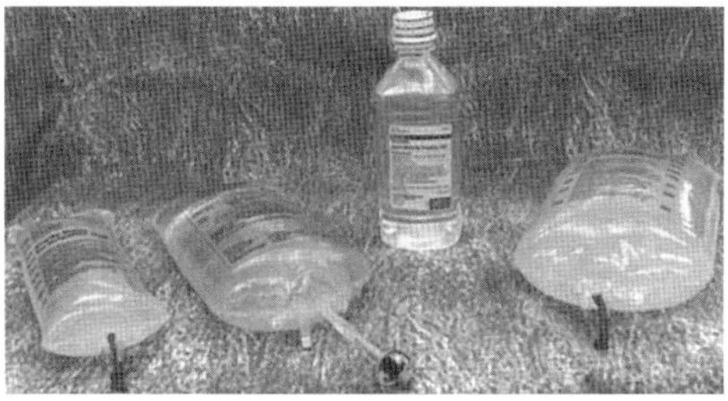

FIGURA 15.33 Fluidos para diálise peritoneal e irrigação. (Cortesia de William B. French, Ph.D)

Ao usar MNT, o farmacêutico deve levar em consideração a ordem da mistura do substrato, diferenciar entre as várias marcas de substrato e suas propriedades físico-químicas, determinar o tipo de bolsa plástica mais apropriado, estabelecer de que modo o produto deve ser armazenado e avaliar as possíveis complicações. Segundo a FDA, a MNT deve ser filtrada em um filtro de 1,2 μm. Por exemplo, o uso de bolsas plásticas contendo DEHP [di-(2-etil-hexil) ftalato] pode resultar na lixiviação do plastificante para a solução e prejudicar o paciente.

Em abril de 1994, a FDA emitiu um alerta de segurança relativo aos perigos da precipitação na nutrição parenteral (26). Isso ocorreu em resposta a duas mortes e a pelo menos dois outros casos de insuficiência respiratória associados ao uso de mistura 3 em 1. As autópsias revelaram embolia pulmonar microvascular difusa ligada à presença de precipitados de fosfato de cálcio na mistura. Conseqentemente, a FDA recomendou, no alerta de segurança, que um filtro fosse utilizado quando misturas de nutrição parenteral central ou periférica fossem usadas. Um filtro de 0,22 μm, contendo uma membrana para retenção de bactérias e uma para eliminação do ar, foi recomendado para utilização em soluções de nutrição parenteral sem lipídeos (2 em 1).

Emulsões lipídicas e soluções de nutrição parenteral 3 em 1 podem ser filtradas com segurança através de uma membrana de tamanho de poro de pelo menos 1,2 μm. Um problema encontrado em misturas 3 em 1 é que as emulsões lipídicas impedem a visualização de qualquer precipitado. Assim, se é necessário utilizar emulsão lipídica, é preferível administrar a mistura 2 em 1 e a emulsão lipídica em separado por uma conexão em Y. Discroll e colaboradores demonstraram que algumas emulsões lipídicas injetáveis acondicionadas em recipientes plásticos apresentam distribuições anormais de tamanhos dos glóbulos (DTGs) comparadas àquelas acondicionadas em recipientes de vidro. Quando utilizados para compor MNT, o perfil anormal de DTG piora e produz MNTs menos estáveis do que aquelas obtidas a partir de emulsões injetáveis de lipídeos acondicionadas em recipientes de vidro (27).

TERAPIA DE REPOSIÇÃO

Nos casos em que há grande perda de água e eletrólitos, como no vômito ou na diarreia grave, quantidades maiores desses materiais podem ser administradas inicialmente, passando-se em seguida para a terapia de manutenção. Os pacientes com doença de Crohn, Aids, queimaduras ou traumatismos são candidatos à terapia de reposição.

NECESSIDADE DE ÁGUA

Em indivíduos normais, a necessidade diária de água é a quantidade necessária para repor as perdas normais e esperadas. A água é perdida diariamente por urina, fezes, pele e respiração. A necessidade diária normal de água dos adultos é aproximadamente 25 a 40 mL/kg de peso corporal, ou a média de 2 L/m^2 de área de superfície corporal (28). Os nomogramas para determinação da área de superfície corporal, a partir da altura e do peso, são apresentados na Figura 2.10. As crianças e os adultos jovens precisam de mais água por quilograma de peso corporal do que os adultos mais velhos; as necessidades de água correlacionam-se melhor com a superfície corporal do que com o peso. As necessidades diárias normais de água nesses pacientes são as seguintes:

1. <10 kg:100 mL/kg/dia.
2. 10-20 kg: 1.000 mL mais 50 mL/kg/dia para cada kg acima de 10 kg.
3. >20 kg até um peso máximo de 80 kg: 1.500 mL + 20 mL/kg/dia para cada kg acima de 20 kg.

Porém, no recém-nascido, o volume administrado na primeira ou na segunda semana deve ser aproximadamente a metade do calculado a partir da área de superfície corporal.

Na terapia de reposição de água para adultos, podem ser necessários 70 mL de água por kg por dia, além da água para manutenção; uma criança muito desidratada requer até mesmo uma proporção maior (28). Assim, um paciente com 50 kg pode precisar de 3.500 mL para reposição, mais 2.400 mL para manutenção. Para evitar as consequências da sobrecarga líquida, principalmente em pacientes idosos e naqueles com distúrbios renais ou cardiovasculares, o monitoramento da pressão sanguínea é essencial.

Como a água é administrada por via IV, pode causar hemólise dos eritrócitos, e como os pacientes que precisam de água geralmente também necessitam de nutrientes e/ou eletrólitos, a administração parenteral de água é realizada na forma de solução de glicose ou eletrólitos com tonicidade adequada (equivalente em cloreto de sódio) para evitar a hemólise dos eritrócitos.

NECESSIDADE DE ELETRÓLITOS

O potássio, cátion intracelular primário, é muito importante para o funcionamento normal dos músculos cardíaco e esquelético. A ingestão diária normal de potássio é de cerca de 100 mEq, e a perda diária normal, de aproximadamente 40 mEq. Assim, qualquer terapia de reposição deve incluir, no mínimo, 40 mEq mais a quantidade necessária para repor as perdas adicionais. O potássio pode ser perdido por transpiração excessiva, enemas repetidos, trauma (como queimaduras graves), diabetes não controlado, doenças do trato intestinal, cirurgias e uso de medicamentos como diuréticos tiazídicos e de alça. Pessoas desnutridas, aquelas que usam produtos dietéticos com baixo teor de calorias e vítimas de anorexia nervosa ou alcoolismo agudo também podem ter baixos níveis de potássio (hipocalemia), pois não recebem o suficiente desse mineral. Os sintomas de perda de potássio são pulso fraco, batimentos cardíacos fracos, queda da pressão arterial e fraqueza generalizada. A perda grave de potássio pode ocasionar óbito. Entretanto, o excesso de potássio também não é bom, pois acarreta diarreia, irritabilidade, cãibras e dor. A hipercalemia pode ser causada por insuficiência renal ou consumo excessivo de alimentos ricos em potássio. Suplementos de potássio, terapias diuréticas que poupam potássio, inibidores da enzima conversora de angiotensina (p. ex., lisinopril) e uso indiscriminado de produtos que substituem o sal também têm sido considerados responsáveis pela indução de hipercalemia.

Em casos de deficiência grave de potássio, a reposição de eletrólitos por administração IV é normalmente empregada. O farmacêutico que recebe uma prescrição de cloreto de potássio IV deve ser cauteloso e verificar a quantidade de cloreto de potássio prescrita e a velocidade de infusão. Preparações de potássio devem ser diluídas com solução parenteral de grande volume, bem-misturadas e administradas por infusão IV lenta. Tais preparações não podem ser administradas sem diluição. O cloreto de potássio não diluído administrado leva a óbitos.

A concentração de cloreto de potássio mais comumente usada para terapia de manutenção de infusão contínua é de 20 a 40 mEq/L. Com uma linha periférica, essa concentração pode aumentar até 60 mEq/L, e, com uma linha central, a concentração máxima pode chegar a 80 mEq/L.

Para terapia de reposição de potássio intermitente em pacientes com hipocalemia, a velocidade comum de infusão é 10 mEq/hora (a velocidade máxima recomendada é 20 mEq/hora). Devido às mudanças eletrocardiográficas (ECG) causadas pelo cloreto de potássio (p. ex., aumento progressivo na altura e pico das ondas T, abaixamento da onda R, redução da amplitude e desaparecimento das ondas P), muitos hospitais estabelecem a velocidade máxima de infusão de 10 mEq/hora se o paciente não for monitorado por ECG. Para pacientes monitorados pelo ECG, a velocidade comum de infusão é de 20 mEq/hora, sendo a velocidade de no máximo 40 mEq/hora conforme as condições clínicas do indivíduo.

Para pacientes que necessitam de reposição intensa, os níveis séricos de potássio devem ser avaliados a cada seis horas durante a fase intensiva inicial da terapia e uma vez por dia após os níveis séricos normais terem sido alcançados. Para indivíduos cujo potássio sérico está acima de 2,5 mEq/L, o nível deve ser medido após a administração dos primeiros 60 mEq. Para aqueles cujo potássio sérico é inferior a 2,5 mEq/L, o nível deve ser observado após a administração dos primeiros 80 mEq.

O sódio, principal cátion extracelular, é vital para manter os líquidos extracelulares normais. A ingestão média diária de sódio é de 135 a 170 mEq (8 a 10 g). O organismo é capaz de conservar o sódio quando esse íon é perdido ou removido da dieta. Quando há perda ou déficit de sódio, a administração diária de 3 a 5 g de cloreto de sódio (51 a 85 mEq de sódio) deve evitar seu equilíbrio negativo. O baixo nível de sódio pode ser resultado de suor excessivo, uso de diuréticos ou diarreia. Cansaço, fraqueza muscular, apreensão e convulsões estão entre os sintomas de perda excessiva de sódio. As concentrações podem aumentar quando não se bebe água em volumes adequados, principalmente em climas quentes, ou se a função renal estiver prejudicada. Mucosas secas e pegajosas, pele avermelhada, temperatura corporal elevada, sede e falta de lágrimas estão entre os sintomas de excesso de sódio. Este tem sido implicado como fator responsável por cerca de 20% dos casos de pressão sanguínea elevada.

O cloreto, principal ânion do líquido extracelular, normalmente acompanha o sódio. O cloreto também é importante para a contração muscular, equilíbrio dos níveis de líquidos dentro e fora das células e manutenção do equilíbrio acidobásico do líquido extracelular. O suprimento adequado de cloreto é necessário para impedir que o bicarbonato, o segundo ânion mais comum, desestabilize o equilíbrio acidobásico para o lado alcalino. Em 1979, a falta de cloreto em uma marca de alimentos infantis produziu alcalose metabólica em bebês que ingeriram exclusivamente aquele alimento. Como resultado desse episódio, o congresso norte-americano aprovou o Infant Formula Act, de 1980, determinando os nutrientes que devem constar nas fórmulas e estabelecendo procedimentos de controle de qualidade para a fabricação dos alimentos para bebês. Embora outros eletrólitos e minerais, como cálcio, magnésio e ferro, sejam perdidos pelo organismo, eles geralmente não são necessários na terapia parenteral de curto prazo.

NECESSIDADES CALÓRICAS

Os pacientes que precisam de líquidos parenterais também recebem glicose 5% para reduzir o déficit calórico comum quando são submetidos à terapia de manutenção ou reposição. O uso da glicose também diminui a cetose e a degradação das proteínas. As necessidades calóricas básicas podem ser calculadas a partir do peso corporal; em jejum, a perda diária média de proteínas corporais é de aproximadamente 80 g/dia para um homem de 70 kg. A ingestão diária de pelo menos 100 g de glicose reduz essa perda à metade.

NUTRIÇÃO PARENTERAL

A nutrição parenteral consiste na infusão de nutrientes básicos suficientes para permitir o crescimento e a síntese dos tecidos ativos. Ela é caracterizada pela alimentação IV de longa duração, com soluções proteicas contendo alta concentração de glicose (aproximadamente 20%), eletrólitos, vitaminas e, em alguns casos, insulina. Dentre os componentes utilizados nas soluções de nutrição parenteral, encontram-se os listados a seguir, em quantidades comumente fornecidas por litro. Os componentes individuais e as quantidades administradas variam de acordo com as necessidades do paciente.

Eletrólitos	
Sódio	35 mEq
Potássio	30 mEq
Magnésio	5 mEq
Cálcio	5 mEq
Cloreto	40 mEq
Acetato	35 mEq
Fosfato	15 mM

Vitaminas

Vitamina A	3.300 unidades USP
Vitamina D	200 unidades USP
Vitamina E	10 UI
Vitamina C	200 mg
Niacina	40 mg
Vitamina B_2	3,6 mg
Vitamina B_1	6 mg
Vitamina B_6	6 mg
Vitamina K	150 µg
Ácido pantotênico	15 mg
Ácido fólico	600 µg
Vitamina B_{12}	5 µg
Biotina	60 µg

Aminoácidos essenciais

L-isoleucina	590 mg
L-leucina	770 mg
L-acetato de lisina	870 mg (base livre 620 mg)
L-metionina	450 mg
L-fenilalanina	480 mg
L-treonina	340 mg
L-triptofano	130 mg
L-valina	560 mg

Aminoácidos não essenciais

L-alanina	600 mg
L-arginina	810 mg
L-histidina	240 mg
L-prolina	950 mg
L-serina	500 mg
Ácido aminoacético	1,19 g

A grande proporção de glicose aumenta o teor calórico da solução, mantendo, ao mesmo tempo, o volume necessário para administração na quantidade mínima. A solução é administrada lentamente em uma veia grande, como a cava superior. A veia cava superior é acessada pela veia subclávia, localizada imediatamente abaixo da clavícula e próxima do coração. Isso permite a rápida diluição do líquido de hiperalimentação concentrado e minimiza o risco de lesão às células ou aos tecidos causado pela hipertonicidade da solução. De modo geral, as concentrações finais de glicose (não mais que 10%) podem ser administradas perifericamente. Soluções contendo mais que 10% de glicose devem ser administradas pela veia cava superior.

O cálcio, como gluconato de cálcio, e o fosfato, como fosfato de potássio ou sódio, estão em geral presentes em misturas parenterais. Um problema significativo associado a seus usos é a formação de fosfato de cálcio, um precipitado insolúvel. Como mencionado anteriormente neste capítulo, a formação de fosfato de cálcio e a deposição de seus cristais no tecido pulmonar levou ao alerta de segurança da FDA em 1994 (26).

Vários fatores têm sido implicados na formação de precipitados insolúveis. Entre eles estão a concentração de íons, a forma do sal de cálcio, a concentração e o tipo de aminoácido, a concentração da glicose, a temperatura e o pH da NPT, a presença de outros aditivos (p. ex., cisteína) e a ordem de mistura. O potencial de precipitação do fosfato de cálcio é um desafio na manipulação de misturas de NPT para pacientes pediátricos e neonatos, devido ao pequeno volume que eles são capazes de suportar e à necessidade de terapia de reposição intensiva.

A Figura 15.34 mostra um preparador de NPT Nutrimix Macro com quatro estações. Esse equipamento pode bombear quatro preparações nutritivas (glicose, água, aminoácido, lipídeos) simultaneamente para compor misturas nutricionais por meios gravimétricos. O usuário programa o volume e a densidade específica do líquido a ser bombeado; e o equipamento calcula a massa da solução a ser transferida da estação para a bolsa do paciente. A quinta célula de carga serve de confirmação das massas programadas *versus* aquelas liberadas. A figura demonstra um recipiente flexível grande e a emulsão de lipídeos em um vidro. A Figura 15.35 ilustra o preparador de NPT Nutrimix Micro. Este dispensa automaticamente um volume dos aditivos nutricionais para dentro do recipiente flexível, que já contém uma solução nutricional base. A figura apresenta 10 estações de frascos pequenos. Em geral, os equipamentos NPT são conectados diretamente à entrada de um programa de computador, que calcula de modo automático a quantidade de cada ingrediente a ser adicionada e conduz o equi-

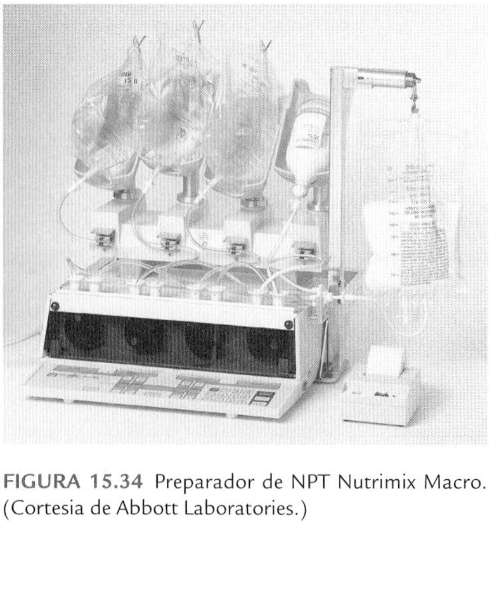

FIGURA 15.34 Preparador de NPT Nutrimix Macro. (Cortesia de Abbott Laboratories.)

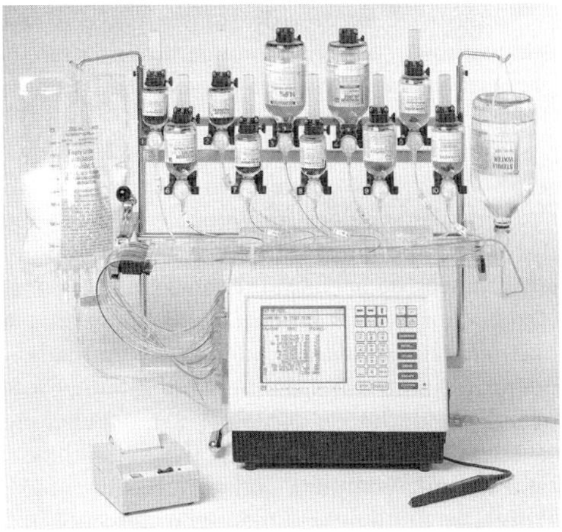

FIGURA 15.35 Preparador de NPT Nutrimix Micro. (Cortesia de Abbott Laboratories.)

pamento a liberar a quantidade necessária. Esses equipamentos, por exemplo, o Baxa Compounder, também apresenta um leitor de código de barra que "lê" cada frasco colocado no equipamento, reduzindo assim o risco de erro humano. Eles também liberam ingredientes em uma ordem específica para evitar incompatibilidades, por exemplo, o íon cálcio é liberado por último, após uma lavagem para segurar que todos os íons fosfatos foram eliminados da tubulação.

Com o uso crescente de soluções parenterais em crianças, inclusive soluções nutricionais, os farmacêuticos são frequentemente confrontados com dúvidas relacionadas ao método apropriado de liberação de medicamentos parenterais (29). Em relação aos pacientes pediátricos, há um desafio devido à capacidade de fluidos limitada ocasionada por doenças (p. ex., insuficiência cardíaca congestiva, insuficiência renal) e ao acesso vascular limitado. Como consequência, os farmacêuticos são questionados se um medicamento pode ser administrado com a solução de nutrição parenteral. Embora essa prática deva ser evitada, pode ser o único modo de certificar que o paciente receba a nutrição adequada, bem como a terapia medicamentosa. Além disso, ao administrar o medicamento com a solução de NP, em vez de interromper a NP para fornecer o medicamento, é menos provável que o paciente desenvolva hipoglicemia de rebote. Entretanto, a prática de administrar o medicamento por uma linha venosa central prevista para soluções NP não deixa de apresentar riscos, pois pode ocorrer oclusão e sepse do cateter.

Inicialmente, a NPT era preparada em 1 L de cada vez. Entretanto, no que se refere à economia de tempo, a preparação de um suprimento para 24 horas tornou-se muito mais eficaz, sendo o procedimento-padrão atual. De fato, se o paciente apresenta um problema e necessita que se prepare uma nova bolsa de infusão, a diferença do custo entre 1 ou 2 bolsas de 1.000 mL e uma bolsa de 2.000 mL não é significativa. O desperdício não é um fato a ser considerado, pois o médico não usa a NPT ajustada minuciosamente à necessidade do paciente. Em geral, a prescrição de eletrólitos não leva em consideração as compatibilidades físicas dos componentes (p. ex., compatibilidade de fosfato-cálcio em NPTs contendo lipídeos); quando isso ocorre, o farmacêutico deve orientar o médico a prescrever uma infusão separada para suprir a deficiência.

As seguintes abreviações são usadas nos hospitais para descrever a prescrição desejada para a nutrição parenteral:

NPTVC (nutrição parenteral total em veia central)
NPT (nutrição parenteral total)
NPP (nutrição parenteral periférica)

NUTRIÇÃO ENTERAL

Quando necessário, os pacientes hospitalizados ou sob cuidados domiciliares podem receber suas necessidades nutricionais por via *enteral*, em vez da *parenteral*. Produtos para nutrição enteral podem ser administrados oralmente, por tubo nasogástrico, gastrostomia ou jejunostomia com agulha-cateter. Esses produtos, contendo uma ampla variedade de vitaminas, minerais, carboidratos, proteínas, lipídeos e conteúdo calórico, são fornecidos para satisfazer as necessidades específicas dos pacientes. Embora a alimentação parenteral seja apropriada para uso em curto prazo em hospitais, em longo prazo em instituições de saúde ou quando o trato gastrintestinal é incapaz de absorver nutrientes, a alimentação enteral deve ser escolhida sempre que possível, pois é tão eficaz quanto a parenteral como fonte de nutrientes, menos dispendiosa e apresenta baixo potencial para complicações graves.

As fórmulas dietéticas definidas podem ser monoméricas ou oligoméricas (aminoácidos ou peptídeos de cadeia curta e carboidratos simples) ou poliméricas (proteínas complexas e carboidratos). Suplementos modulares são usados para suplementação individual de proteínas (ProMod powder, Propac powder), carboidratos (Moducal powder) ou lipídeos (Lipomul líquido), quando as fórmulas não oferecem flexibilidade suficiente. Por exemplo, um médico prescreve um pó reconstituído a um quarto, na metade ou na concentração total, para determinado paciente, e a preparação deve ser administrada por meio de tubo nasogástrico, gastrostomia ou jejunostomia com uso de agulha-cateter.

Não existe um sistema de classificação único para esses produtos, e diferentes critérios são utilizados para avaliá-los e classificá-los. A densidade calórica (geralmente na faixa de 1, 1,5 ou 2 kcal/mL) influencia a densidade de outros nutrientes. O conteúdo proteico também é fundamental nesses produtos. Para os pacientes que sofrem de diarreias e cãibras, as fórmulas de osmolalidade elevada podem ser inconvenientes. Produtos com baixo teor de gordura devem ser indicados para pacientes com má absorção significativa, hiperlipidemia ou insuficiência pancreática exócrina. Embora os triglicerídeos de cadeia média sejam uma fonte útil de energia para pacientes com má absorção, eles não oferecem os ácidos graxos essenciais.

Originalmente, as alimentações enterais continham lactose, o que acarretava problemas em pessoas com deficiência de lactase. Esse ingrediente foi eliminado de muitas formulações completas de nutrição enteral. Para os indivíduos com doença hepática ou renal, o conteúdo de sódio e potássio das formulações deve ser considerado. Para pacientes tratados com varfarina, deve-se levar em consideração o conteúdo de vitamina K na formulação. Embora muitos produtos tenham menos vitamina K do que antes, ainda é preciso evitar alterações hipoprotrombinêmicas na terapia com varfarina.

Produtos entéricos específicos são selecionados de acordo com o tipo de paciente a que se destinam. Por exemplo, a necessidade de menos de 2.000 calorias por dia ou o aumento da quantidade de proteínas aplica-se geralmente a idosos e indivíduos acamados sem atividade física. Esse nível de suporte também é destinado a pacientes pós-cirúrgicos e àqueles que têm infecção ou fraturas ósseas. Embora precisem de menos calorias, esses indivíduos ainda necessitam dos nutrientes normais, inclusive das proteínas. Produtos como Ensure HN, Sustacal e Osmolite HN são apropriados nessas circunstâncias. Muitas pessoas, incluindo aquelas com pouco apetite ou câncer, precisam de 2.000 a 3.000 calorias por dia. A última categoria de pacientes é aquela com necessidade calórica diária que excede 3.000 calorias. Esses indivíduos normalmente têm perdas elevadas de proteínas, decorrentes de trauma grave, como queimaduras, sepse e trauma múltiplo. Como no primeiro exemplo, existem vários produtos para esses tipos de pacientes.

O farmacêutico pode ajudar na seleção desses produtos, visto que diferem na quantidade de carboidratos, lipídeos, proteínas e fibras. Além disso, esses produtos diferem quanto ao sabor e aos critérios de aceitação do consumidor, como paladar e custo. Os farmacêuticos podem ainda encontrar consumidores que buscam autoadministrar produtos de uso enteral. Se a intenção é fornecer calorias ou proteínas a um indivíduo saudável, que apenas deseja ter dieta equilibrada, uma fórmula completa pode ser recomendada. Porém, se a intenção é recuperar peso perdido inesperadamente, a pessoa deve ser encaminhada a um médico. A perda de peso súbita pode indicar uma patologia grave que exige atenção médica.

Os farmacêuticos também ajudam na administração do custo associado a esses produtos. A composição (oligoméricos ou poliméricos) e a forma (pronto para uso ou pó) do produto influencia o custo. Geralmente, os produtos poliméricos custam menos que os oligoméricos. Embora as formas em pó sejam mais baratas em comparação com as prontas para uso, existe um custo indireto relacionado ao trabalho requerido para a preparação do pó.

Os farmacêuticos geralmente são solicitados a fornecer informações sobre como administrar medicamentos via tubo enteral (30, 31). Uma primeira tendência é utilizar um líquido ou esmagar um comprimido. Entretanto, algumas considerações importantes devem ser feitas. O tipo de tubo, por exemplo, tubo nasoentérico, que entope facilmente, faz referência a um medicamento líquido. A localização do tubo enteral também é relevante. Por exemplo, quinolonas não devem ser administradas via um tubo de jejunostomia, pois este se localiza após o duodeno, o principal local de absorção das quinolonas.

No caso de líquidos, deve-se ter ciência que eles podem conter açúcar, algo inaceitável para pacientes diabéticos, ou grandes quantidades de sorbitol, que pode causar diarreia. Líquidos hipertônicos, por exemplo, a nistatina, devem ser diluídos em 10 a 30 mL de água para reduzir cólicas, vômitos e diarreias. Os laxantes formadores de bolo fecal e a resina colestiramina não devem ser utilizados devido à possibilidade de entupimento, mesmo quando preparados de forma adequada.

A maioria dos comprimidos de liberação imediata pode ser triturada e misturada com água para criar uma espécie de pasta para administração pelo tubo enteral. Entretanto, comprimidos de liberação prolongada, comprimidos entéricos revestidos ou aqueles contendo medicamentos carcinogênicos não podem ser triturados e administrados. Péletes de alguns produtos microencapsulados (p. ex. Cardizem CD, Efffexor XR, Micro-k) podem ser vertidos por um tubo de alimentação desde que não sejam esmagados.

O farmacêutico também deve estar ciente que a alimentação enteral pode alterar a absorção de certos fármacos, por exemplo, varfarina, levotiroxina e quinolonas. Para tanto, o horário da administração é muito importante. Para um paciente tratado com fenitoína, a alimentação enteral pode reduzir a absorção e subsequentemente os níveis plasmáticos em até 75%. Assim, a alimentação por tubo enteral deve ser aguardada por duas horas antes ou após a administração de fenitoína.

DISPOSITIVOS PARA INFUSÃO INTRAVENOSA

Desde do início da década de 1970, o uso da via IV para a administração de medicamentos tem se tornado cada vez mais popular. Em 1989, estimou-se que cerca de 40% dos medicamentos e líquidos usados em hospitais eram administrados por via IV (28). Esse aumento afetou o desenvolvimento e o uso de dispositivos mecânicos de infusão. Os avanços na tecnologia de infusão e na de computadores resultaram em sistemas de infusão com capacidade de liberação de medicamentos extremamente sofisticados (p. ex., controladores e bombas com velocidade programável) (32). Como resultado, esses sistemas, que apresentam boa relação custo/benefício, oferecem maior exatidão e confiabilidade na liberação do medicamento do que os métodos tradicionais de infusão por gravidade. Eles também ajudam a reduzir o volume de líquido atribuível à infusão do medicamento e diminuem a necessidade de monitoramento da entrada de líquido, economizando tempo do pessoal de enfermagem. Além disso, vários fármacos podem ser administrados ao mesmo tempo, e aqueles que são incompatíveis podem ser fornecidos separadamente (28).

Originalmente, as desvantagens associadas a esses sistemas mecânicos de infusão incluíam o investimento de capital inicial e um serviço de treinamento extensivo. Além disso, a influência do sistema de infusão sobre a liberação do medicamento não era completamente reconhecida pelos clínicos. Por exemplo, fatores intrínsecos (p. ex., mecanismo de operação, exatidão de fluxo, continuidade de fluxo, detecção de oclusão) e um fator extrínseco (resistência ao fluxo) podiam alterar a velocidade de liberação do medicamento e a resposta terapêutica do paciente.

As bombas eram classificadas segundo seu mecanismo operacional (peristáltica, pistão, diafragma), *frequência* ou *tipo de liberação do medicamento* (contínuo ou intermitente, dose *bolus*, solução única ou múltiplas), ou *aplicação terapêutica* (ACP) (33). As pesquisas atuais enfocam a influência da liberação do medicamento por esses sistemas e a criação de novas tecnologias (p. ex., bombas implantáveis, bombas com aplicações cronobiológicas, sistemas de pressão osmótica e sistemas de circuito aberto ou fechado) (33). Hoje, vários fatores são considerados na seleção de uma bomba de infusão. O mais importante é a segurança do paciente, seguido por conveniência, versatilidade e custo da bomba.

Em termos de aumento da segurança, o fluxo deve ser verificado por um sistema de alarme de oclusão que monitora a resistência em linha produzida pelo aumento da pressão. Além disso, deve-se considerar se a bomba tem um sistema de cálculo do fluxo que seja automático, após volume e tempo serem selecionados, e se ele é protegido contra fluxo por ação da gravidade, obstrução e manipulação.

Com relação a conveniência e versatilidade, o sistema de infusão possui liberação programável? Trata-se de um sistema fácil de compreender e usar? Ele tem velocidade de fluxo incremental e qual a quantidade mínima de aumento de sua liberação? Algumas bombas de infusão mais novas podem liberar 0,1 mL/hora. A bomba possui um sistema de reinício automático após oclusão e pode ser empregado um *piggybacking* para acomodar medicamentos secundários? Qual a sua capacidade? Alguns dispositivos de infusão podem ser ajustados para liberar um volume na faixa de 0,1 a 9,999 mL (p. ex., bomba de infusão Baxter 6060 para multiterapia, 0,1 a 999,9 mL com incrementos de 0,1 mL ou 1.000 a 9.999 mL com incrementos de 1 mL).

Em termos de custos, a bomba pode ser usada com conjuntos de administração convencionais? Por exemplo, os conjuntos para administração de infusões convencionais do laboratório Baxter são compatíveis com a bomba de infusão volumétrica da Flo-Gard 6201. Esses eliminam a necessidade de uso de materiais descartáveis custosos e reduzem o potencial desperdício.

A ALARIS Medical Systems (http://www.alarismed.com/products/infusion_medley.shtml) comercializa vários sistemas de infusão. Um desses é o sistema Medley, que usa módulos, uma interface comum e o Guardrails Safety Software, que melhora a segurança do medicamento pelo uso do princípio de gerenciamento da qualidade total para as administrações. A Tabela 15.7 enumera vários sistemas de infusão usados em nutrição parenteral e as características associadas a cada um.

O sistema de infusão Symbiq com o *software* Hospira MedNet (Fig. 15.36) requer que os usuários selecionem uma entrada na biblioteca de fármacos para todos os programas de liberação. Fatores humanos foram incorporados em seu desenho para facilitar o uso de modo intuitivo, acelerar a aceitação pela equipe de funcionários e reduzir o risco de erros de programação. Os hospitais podem configurar o dispositivo para focar as necessidades do paciente em cada área de atenção à saúde. A rede de comunicação sem fio permite aos usuários reunir dados de infusão de forma remota. Os hospitais podem rastrear eventos de risco a medicamentos e produzir relatórios de garantia de qualidade.

CONSIDERAÇÕES ESPECIAIS ASSOCIADAS À TERAPIA PARENTERAL

PADRONIZAÇÃO DE CONCENTRAÇÕES INTRAVENOSAS

A administração parenteral, incluindo a via IV, é responsável pelo dobro de erros no uso de medicamentos, em comparação a outras vias de administração (i.e., 3% vs. 1,4%) (34). Consequentemente, as partes interessadas, incluindo representantes da ASHP, da Infusion Nurses Society, da Joint Commission, da National Patient Safety Foundation, do Institute for Safe Medication Practices e da USP solicitaram que fosse realizada a padronização da terapia IV, especialmente no que se refere às concentrações e unidades de dose, até 2012 (35).

Diversos estabelecimentos de atenção à saúde utilizam diferentes concentrações de medicamentos IVs, o que promove erros pelo fato de os farmacêuticos e atendentes de saúde terem que recalcular e manipular os medicamentos para

TABELA 15.7 **Sistemas utilizados em infusões de grandes volumes**

BOMBA	FABRICANTE	CARACTERÍSTICAS
Colleague CX	Baxter	Faixa de fluxo macro e micro, programação de liberação básica e capacidade de usar *piggyback* para medicamentos secundários. A bomba inclui os limites de peso do paciente, sensibilidade a bolhas de ar, limites de velocidade e parâmetros dos medicamentos. A bomba possui uma biblioteca para 64 fármacos e regimes terapêuticos. O calculador da dose pode ser usado para até nove modos de liberação. Um dispositivo de segurança dá uma advertência quando as doses programadas não se encontram dentro dos limites usuais. Esse dispositivo também realiza o cancelamento, que é armazenado no histórico de uso da bomba como segurança adicional.[a]
Symbiq	Hospira	Fácil de usar e programar. Permite que hospitais definam limites rígidos e amenos para até 400 injeções. Capacidade de rastrear eventos de risco a medicamentos e produzir relatórios de garantia de qualidade. A taxa de precisão do sistema Symbiq é de ± 5% por toda a faixa de liberação (0,1-1.000 mL/h), permitindo que hospitais atendam as necessidades de todas as áreas de cuidados à saúde.[b]
Plum A +	Hospira	Monitor fácil de ler com opções de programação que incluem liberação automática, liberação simultânea automatizada, configurações de espera programáveis, liberação em várias etapas, carregamento automático de dose e início tardio programável. Pode ser atualizado com o *software* Hospira NetMed.[c]
Outlook safety infusion	B. Braun	Possui tecnologia DoseScan que permite ao médico administrar o fármaco certo no paciente certo. Protege contra a principal causa de erro durante a administração IV. Também apresenta a tecnologia DoseGuard que alerta o médico quando o limite da dose foi excedido.[d]
Flo-Gard	Baxter	Alarme de oclusão de fluxo (uma resistência em linha indica a pressão), cálculo do fluxo automático após o volume e o tempo terem sido selecionados, proteção adicional contra fluxo gravitacional livre, reinício automático uma vez retirada a oclusão, função *piggyback* de medicamento secundário, perfil de liberação programável em até 10 etapas e controle individualizado da alteração e aceleração da infusão.[e]

[a]http://www.baxter.com/products/medication_management/infusion_pumps/large_volume_infusion_pumps/colleague/index.html
[b]http://www.hospira.com/Products/Symbiqinfusionsystem.aspx
[c]http://www.hospira.com/Products/pulmaplusinfusionsystem.aspx
[d]http://www.bbraunusa.com/index.cfm?uuid=598A9770D0B759A1E35DC94F1D834815
[e]http://www.baxter.com/products/medication_management/infusion_pumps/large_volume_infusion_pumps/flo_gard/index.html

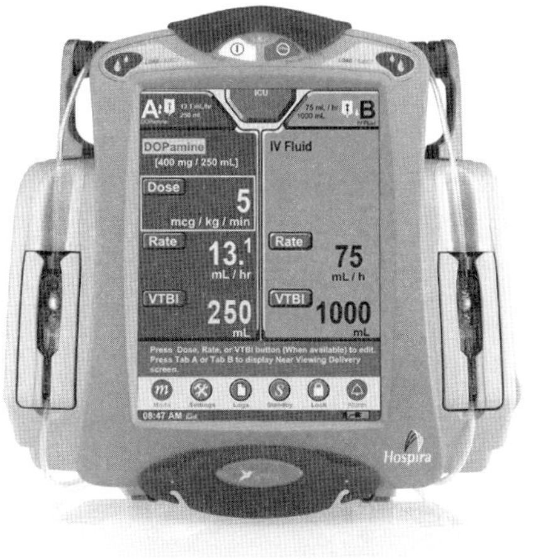

FIGURA 15.36 Sistema descartável portátil para terapia de infusão ou irrigação. (Cortesia de Hospira, Inc.)

cada paciente. Assim, esses estabelecimentos solicitaram aos fabricantes de medicamentos e à FDA que disponibilizassem produtos "prontos para uso". Ou seja, todos os medicamentos devem estar disponíveis ao usuário na forma final, sem ter que ser manipulados. Além disso, esse grupo também recomendou que os medicamentos que não estiverem disponíveis como formas farmacêuticas "prontas para uso" sejam manipuladas exclusivamente na farmácia, sempre que possível.

Objetivos a curto prazo incluíram o desenvolvimento de padrões nacionais para o uso de medicamentos IVs, requisição de um processo regulatório expedido pela FDA sobre as novas concentrações, promoção do emprego geral de dispositivos de infusão inteligentes, desenvolvimento de casos de negócios para fármacos IVs. Os objetivos a longo prazo defendidos foram: o uso de códigos de barras para medicamentos padronizados, a realização de treinamentos multidisciplinares de segurança durante a formação do profissional, a criação de fontes e ferramentas de segurança para administração IV, a exploração de novos métodos para relato de erros e o compartilhamento de experiências aprendidas, bem como o estabelecimentio de uma agenda de pesquisa para segurança IV.

SEMELHANÇA ENTRE PRODUTOS

Para evitar enganos ao selecionar medicamentos devido à semelhança na aparência, a prateleira deve conter uma advertência sobre a possibilidade de troca do mesmo. Recentemente, um exemplo de erro grave ocorreu quando o Lupron Depot-Ped 11,25 mg (acetato de leuprolida-TAP), um análogo do hormônio liberador de gonadotrofina cuja liberação ocorre durante o período de um mês, usado para tratar a puberdade precoce central, foi confundido com Lupron Depot de três meses. O último é administrado a cada três meses em mulheres com endometriose ou leiomiomatose uterina (fibroide). O produto libera a substância ativa durante três meses. Inadvertidamente, o segundo produto foi administrado em crianças e produziu a liberação do fármaco de maneira muito lenta. Isso levou os médicos a acreditar no fracasso da terapia medicamentosa. A razão da confusão foi que o pessoal da farmácia selecionou um código de computador errado na entrada da prescrição, e isso foi repetido ao registrar os medicamentos usados pelos pacientes, para atendimento mensal das prescrições, continuando a dispensação da forma farmacêutica de liberação por três meses, em vez da forma farmacêutica pediátrica de liberação mensal (36).

Na realidade, o fabricante havia antecipado o problema e colocado uma figura de um adulto ou uma criança sobre a embalagem para ajudar na discriminação dos produtos. Infelizmente, os preços foram colocados logo em cima da figura, ocultando-a. Para contribuir com o problema, os produtos foram usados nos consultórios pediátricos, onde os enfermeiros responsáveis por sua administração também não notaram o engano. O equívoco só foi detectado pelo pai de uma das crianças, ao questionar o farmacêutico sobre o aumento do custo do medicamento; o custo do Lupron Depot de três meses é maior que o do Lupron Depot-Ped.

Até pouco tempo, os frascos de Heparin 10 e 10.000 U/mL da Baxter Laboratories apresentavam o mesmo tamanho e rótulos azuis, diferindo somente na tonalidade da cor azul. Um técnico de farmácia inadvertidamente carregou uma cabine automática, isto é, Pyxis, com frascos de 10.000 U/mL em vez de 10 U/mL, na unidade neonatal. Subsequentemente, os enfermeiros pegaram o medicamento e não leram o rótulo. Então, os cateteres de várias crianças prematuras foram lavados com doses mil vezes maiores de heparina do que a desejada. As crianças que receberam múltiplas doses de medicamentos desenvolveram sangramento e quatro delas acabaram morrendo. Isso resultou na remoção do produto Heparin 10.000 U/mL do formulário do hospital e apenas a concentração de 10 U/mL é atualmente usada (37). Além disso, protocolos de lavagem do cateter (*flush*) foram reescritos, alterando para *flush* de salina e eliminando, assim, o uso da heparina.

ADSORÇÃO DE FÁRMACOS

Vários estudos têm demonstrado que alguns fármacos são adsorvidos na parede interna do recipiente de medicamentos IVs e nos tubos ou conjuntos de administração. Frequentemente, eles são proteínas e peptídeos. Alguns dos fármacos que têm sido associados a tal fenômeno incluem a insulina e os anticorpos monoclonais, por exemplo, laronidase (Aldurazyme). Para prevenir o fenômeno da adsorção, albumina humana é adicionada. Para laronidase, por exemplo, a concentração habitual de albumina sérica bovina é de 0,1% em cloreto de sódio injetável a 0,9%.

A adsorção da insulina sobre artigos de vidro e tubos depende de vários fatores, incluindo a concentração de insulina, o tempo de contato da insulina com o vidro e o tubo, o fluxo de infusão e a presença de proteínas carregadas negativamente (albumina sérica humana). Foi relatado que conjuntos plásticos de infusão IV removem até 80% da dose, mas a remoção de 20 a 30% é mais comum. A porcentagem adsorvida é inversamente proporcional à concentração de insulina e ocorre dentro de 30 a 60 minutos. Devido ao fato de esse fenômeno não ser fácil e precisamente previsto, é essencial realizar o monitoramento terapêutico do paciente.

Os farmacêuticos devem estar cientes disso e tomar as precauções apropriadas para sua prevenção. A importância da perda é aumentada nos fármacos que são usados em quantidades pequenas, visto que, mesmo uma perda discreta, resulta em alta porcentagem que deixa de ser administrada ao paciente. Um método para minimizar tal ocorrência é administrar infusões por meio de tubos de comprimento e diâmetro pequenos, fabricados com plástico inerte.

Absorção (sorção) de fármacos

Materiais plásticos utilizados para a administração de medicamentos por via IV podem facilitar a absorção do fármaco no próprio material. A absorção em um material plástico é a mais importante a ser considerada, visto que esse fenômeno ocorre em recipientes IV, dispositivos de administração, seringas, filtros, e outros dispositivos plásticos, particularmente aqueles de PVC flexíveis, reduzindo, assim, a quantidade do fármaco administrado ao paciente. Tal material fornece um ambiente hidrofóbico favorável à migração do fármaco. A maioria das interações entre o recipiente plástico e o fármaco resulta da absorção do mesmo pelo DEHP, nas bolsas e tubos de PVC flexíveis.

Alguns dos fármacos perdidos da solução aquosa durante a infusão por meio de tubos flexíveis de PVC incluem os seguintes:

- Cloridrato de amiodarona
- Cloridrato de clorpromazina
- Cloridrato de promazina
- Cloridrato de prometazina
- Cloridrato de tioridazina
- Cloridrato de trifluoperazina
- Diazepam
- Lorazepam
- Nitroglicerina
- Tiopental sódico
- Varfarina sódica

A nitroglicerina (NTG), por exemplo, deve ser sempre preparada em recipientes de vidro e/ou plástico compatível. Ela é adsorvida (40 a 80% da dose total) ao PVC. Antigamente, alguns fabricantes acondicionavam a NTG para uso IV em tubos especiais sem PVC, para evitar a perda (< 5%) do fármaco durante a administração. Entretanto, vários laboratórios descontinuaram o fornecimento de NTG IV no mercado dos Estados Unidos. Os laboratórios Baxter Healthcare e Abbott ainda produzem NTG IV a 5 mg/mL. A Baxter Healthcare, a Hospira e a B. Braub comercializam NTG 100, 200 e 400 mcg/mL pré-misturadas com glicose 5%, em frascos de vidro de 250 e 500 mL. Entretanto, o sistema de administração, incluindo o tubo, é vendido separadamente.

Materiais de administração especiais constituídos de polietileno de alta densidade são recomendados para a administração de NTG IV. Plásticos duros, como polietileno e polipropileno, geralmente não adsorvem NTG. A quantidade de NTG adsorvida depende de fatores como concentração, fluxo (p. ex., fluxo lento e tubulação longa aumentam a perda de NTG), área de superfície e tempo de contato com o tubo.

A administração de NTG por via IV deve ser regulada por um equipamento de infusão automático (bombas, controladores) para melhorar a exatidão da dose administrada. Entretanto, bombas de infusão podem falhar ao obstruir completamente os conjuntos de infusão sem PVC, pois esses são mais rígidos do que aqueles constituídos de tubos de PVC-padrão. A vazão excessiva em um conjunto de baixo fluxo pode ocorrer, produzindo alarmes ou fluxo gravitacional irregular quando a bomba de infusão é desligada. Isso pode levar à infusão excessiva de NTG.

Certos profissionais usam tubos de PVC para a administração da NTG e trabalham em torno do problema. Isso é justificado por alguns pelo fato de que, mesmo que uma grande quantidade de fármaco seja perdida, a quantidade que o paciente recebe baseia-se nas funções hemodinâmicas. Mas quando o dispositivo de infusão é substituído, uma nova titulação do fármaco é necessária. Para resolver esse problema, vários fabricantes produzem conjuntos de administração para bombas sem PVC.

De forma semelhante ao fenômeno da adsorção de fármacos aos recipientes IV e/ou conjuntos para administração, o farmacêutico deve estar ciente que o fenômeno da absorção ocorre em materiais flexíveis de PVC e tomar as devidas atitudes para preveni-la. A significância da perda é amplificada com fármacos que são utilizados em quantidades pequenas, uma vez que uma pequena quantidade perdida decorrente da absorção resulta em uma porcentagem de perda elevada do fármaco, que não é administrada ao paciente.

MANIPULAÇÃO E DESCARTE DE AGENTES QUIMIOTERÁPICOS PARA O CÂNCER

Em 1982, o pessoal responsável pelos cuidados dos pacientes tornou-se atento à contaminação ambiental causada por agentes citotóxicos. Relatos de casos de alergia e mutação começam a surgir na literatura e, em 1985, em resposta, a American Society of Hospital Pharmacists (agora a American Society of Healty-Systems Pharmacists [ASPH]) publicou um boletim de assistência técnica sobre a manipulação de fármacos citotóxicos e prejudiciais. Esse boletim foi revisado em 1990. Em 2006, a ASHP emitiu as Diretrizes para Manipulação de Fármacos Perigosos que substituiu o boletim de assistência técnica (38). Essas diretrizes fornecem recomendações para a manipulação segura de fármacos perigosos, o controle ambiental e de ventilação, os equipamentos de proteção pessoal, as práticas de trabalho e a contenção e a eliminação de resíduos perigosos. Ao contrário da USP <797>, as diretrizes não são um documento obrigatório; entretanto, os profissionais devem estar familiarizados com elas e com as publicações da OSHA e NIOSH. Os apêndices incluem o uso de equipamentos de proteção individual, cabines de segurança biológica e isoladores, que reduzem a exposição de trabalhadores, ao contato direto da pele e dos olhos, aos fármacos perigosos, durante a administração, o extravasamento e o tratamento.

OUTROS PRODUTOS INJETÁVEIS – PÉLETES OU IMPLANTES

Historicamente, os péletes ou implantes eram objetos sólidos estéreis, pequenos, em geral de forma cilíndrica, com cerca de 3,2 mm de diâmetro e 8 mm de comprimento, preparados por compressão e destinados a ser implantados por via SC, com a finalidade de permitir a liberação contínua do fármaco por um período prolongado. Os implantes, que são inseridos sob a pele (na coxa ou no abdome) com um injetor especial ou por meio de incisão cirúrgica, são usados para a administração de hormônios potentes. Os implantes constituem um meio econômico de obter efeitos prolongados (até vários meses a partir de um único implante), eliminando a necessidade de terapia hormonal oral ou parenteral frequente. O implante, que pode conter até cem vezes a quantidade de fármaco (p. ex., desoxicorticosterona, estradiol, testosterona) administrado por outras vias, libera o medicamento lentamente na circulação sistêmica.

Os implantes são formulados sem aglutinantes, diluentes ou excipientes, para permitir a total dissolução e absorção a partir do local da implantação. Recentemente, foi desenvolvido um sistema contraceptivo de levonorgestrel implantável. Em vez de se dissolverem completamente, as cápsulas, implantadas por cirurgia, devem ser removidas também por cirurgia, após um período apropriado (em até cinco anos).

IMPLANTES DE LEVONORGESTREL

O implante de levonorgestrel é composto por seis cápsulas flexíveis, fechadas, de um copolímero de dimetilsiloxano-metilvinilsiloxano, cada uma contendo 36 mg de progestina (39). Esses implantes são disponíveis em um *kit* de inserção para facilitar a implantação subdérmica por meio de uma incisão de 2 mm na parte média do braço, aproximadamente 8 a 10 cm acima da dobra do cotovelo. As cápsulas são implantadas em padrão semelhante a um leque, com aproximadamente 15 graus de separação, resultando em um total de 75 graus. A inserção correta facilita a remoção ao final do quinto ano. Esse sistema permite contracepção reversível em longo prazo (até cinco anos).

A difusão do levonorgestrel pela parede de cada cápsula oferece uma dose baixa e contínua de progestina. Inicialmente, a dose de levonorgestrel é de cerca de 85 μg/dia, declinando a 50 μg/dia após 9 meses e para cerca de 35 μg/dia após 18 meses, com uma queda adicional depois disso para em torno de 30 μg/dia. As concentrações sanguíneas resultantes são muito inferiores àquelas observadas entre usuárias de contraceptivos orais, que contêm as progestinas norgestrel ou levonorgestrel. Devido à variabilidade das concentrações sanguíneas e da resposta individual, somente os níveis sanguíneos não predizem o risco de gravidez em determinada mulher (29).

SOLUÇÕES PARA IRRIGAÇÃO E DIÁLISE

As soluções para irrigação de tecidos corporais e diálise estão sujeitas aos mesmos critérios de qualidade que as outras preparações parenterais. A diferença está no uso. Essas soluções não são injetadas na veia, mas administradas fora do sistema circulatório. Considerando que são utilizadas em grandes volumes, elas são acondicionadas em recipientes grandes, em geral, com tampa de rosca, que permitem verter a solução de forma rápida. Soluções de diálise geralmente se apresentam como bolsas IVs, e as soluções de irrigação são colocadas em frascos com tampa ou em bolsas, sendo, portanto, necessário tomar precauções para evitar o erro na seleção do produto.

É importante notar que procedimentos de hemodiálise e diálise peritoneal apresentam a capacidade de aumentar a depuração plasmática de um fármaco. Em casos de depuração de 30% ou mais, uma dose suplementar ou uma dose após a diálise devem ser consideradas. Fatores como duração da diálise, velocidade do fluxo, tipo de membrana utilizada para diálise e se a diálise peritoneal é contínua ou intermitente, afetam a extensão da depuração do fármaco. Foi demonstrado que alguns fármacos são removidos do plasma por hemodiálise, por exemplo, paracetamol, captopril, ceflacor, imipenem, lítio e metformina.

SOLUÇÕES PARA IRRIGAÇÃO

As soluções para irrigação foram desenvolvidas para banhar ou lavar ferimentos, incisões cirúrgicas ou tecidos corporais. Alguns exemplos são apresentados na Tabela 15.8.

TABELA 15.8 **Exemplos de soluções para irrigação**

SOLUÇÃO	DESCRIÇÃO
Ácido acético para irrigação USP	Solução 0,25% aplicada topicamente na bexiga para irrigação; pH de 2,8 a 3,4, osmolaridade calculada de 42 mOsm/L; durante procedimentos urológicos, é usada para lavar resíduos cirúrgicos e de sangue, mantendo as condições aceitáveis para o tecido, permitindo uma visão desobstruída.
Água estéril para irrigação USP	Esterilizada e adequadamente acondicionada. O rótulo deve indicar "APENAS PARA IRRIGAÇÃO" e "NÃO PARA INJEÇÃO". A água não deve conter qualquer agente antimicrobiano ou outra substância.
Solução de cloreto de sódio para irrigação USP	NaCl em água para irrigação; 77 e 154 mEq/L de cloreto de sódio em soluções a 0,45 e 0,9%, respectivamente; pH em torno de 5,3; soluções a 0,45 e 0,9% com osmolaridade calculada de 154 e 308 mOsm/L, respectivamente. Empregada topicamente para lavar ferimentos e cavidades corporais nas quais a absorção pelo sangue não é provável; também usada como enema; para simples evacuação, são administrados 150 mL; para enxágue colônico, podem ser usados 1.500 mL.
Solução de Ringer para irrigação USP	NaCl 8,6 g/L, cloreto de potássio 0,3 g/L, cloreto de cálcio 0,33 g/L em água purificada nas mesmas proporções presentes na solução injetável de Ringer. Estéril e livre de pirogênios; usada topicamente para irrigação; deve ser rotulada com a advertência "NÃO DEVE SER USADA PARA INJEÇÃO"; pH de 5 a 7,5, osmolaridade calculada de 309 mOsm/L.
Solução de sulfatos de polimixina B e neomicina para irrigação USP	Solução urogenital estéril contendo 57 mg de sulfato de neomicina (40 mg de neomicina) e sulfato de polimixina B 200.000 U/mL; antibacteriano tópico em irrigação contínua da bexiga; pH de 4,5 a 6; 1 mL adicionada a 1 L de NaCl 0,9%, administrada por meio de cateter de três vias a 1 L/24 horas (40 mL/h aproximadamente).

SOLUÇÕES PARA DIÁLISE

A diálise consiste na separação de substâncias em solução, utilizando-se, para isso, a propriedade que têm de difundir de maneiras distintas através das membranas. As soluções para *diálise peritoneal*, que devem fluir na cavidade peritoneal, são usadas para remover as substâncias tóxicas normalmente excretadas pelos rins. Em casos de intoxicação ou insuficiência renal ou em pacientes que esperam transplantes renais, a diálise é um procedimento de emergência que pode salvar vidas. As soluções comercialmente disponíveis contêm glicose como principal fonte de calorias, vitaminas, minerais e eletrólitos, e aminoácidos ou peptídeos como fonte de nitrogênio. As soluções são preparadas de modo a serem hipertônicas (com glicose) em relação ao plasma, a fim de evitar absorção de água da solução de diálise para a circulação.

A diálise peritoneal usa os princípios de osmose e difusão através da membrana peritoneal semipermeável e inclui equilíbrio osmótico e químico do fluido dentro da cavidade peritoneal com aquela do compartimento extracelular. A membrana peritoneal semipermeável restringe o movimento de elementos formados (p. ex., eritrócitos) e moléculas grandes (proteínas), mas permite o movimento de moléculas menores (eletrólitos, ureia, água) através da membrana em ambas as direções de acordo com a concentração em cada lado da membrana, sendo que o movimento do líquido ocorre na direção do gradiente de concentração. A instilação intraperitoneal de soluções de diálise contendo concentrações fisiológicas de eletrólitos possibilita o movimento de água, substâncias tóxicas e/ou metabólitos através da membrana na direção do gradiente de concentração, resultando na remoção dessas substâncias do organismo após a drenagem da solução da cavidade peritoneal (i.e., escoamento).

A *hemodiálise* é empregada para remover toxinas do sangue. Nesse método, o sangue arterial é desviado por um cateter de polietileno, passando por uma membrana de diálise artificial, banhada em uma solução de eletrólitos. Após a diálise, o sangue é devolvido à circulação corporal por uma veia.

Várias soluções de diálise estão comercialmente disponíveis, e pode ser solicitado ao farmacêutico fornecê-las ou fazer ajustes em sua composição.

ESTUDO DE CASO FARMACOTÉCNICO

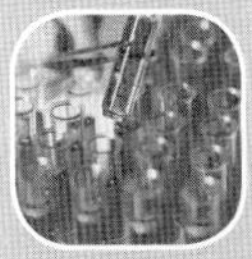

Informação subjetiva

Foi solicitado a você que preparasse uma injeção de progesterona (200 mg/mL) em óleo de gergelim para uma clínica médica. Como formular o injetável?

Informação objetiva

A progesterona é um fármaco pouco solúvel em óleos vegetais, sendo que cossolventes devem ser utilizados para obter a concentração de 200 mg/mL. Injeções de hormônio em óleos algumas vezes contêm álcool benzílico e/ou benzoato de benzila. O álcool benzílico, além de ser um solvente, possui propriedades anestésicas e conservantes. O benzoato de benzila pode ser metabolizado a álcool benzílico e ácido benzoico.

Avaliação

É óbvio que um sistema de cossolvente deve ser utilizado, possivelmente consistindo de óleo de gergelim, álcool benzílico e benzoato de benzila, similarmente a outras injeções de hormônio. O produto deve ser esterilizado e acondicionado adequadamente.

Plano

Após a revisão da literatura e de outras formulações de hormônios injetáveis oleosos, você determina que a fórmula consistirá em álcool benzílico 20%, benzoato de benzila 20% e óleo de girassol 60%. A progesterona será dissolvida no sistema solvente; e a solução, colocada em recipiente adequado para esterilização por calor seco. A esterilização por calor seco será validada, mas iniciará a 150°C por um hora. Após esse processo, o injetável deve ser assepticamente acondicionado e rotulado.

ESTUDO DE CASO CLÍNICO

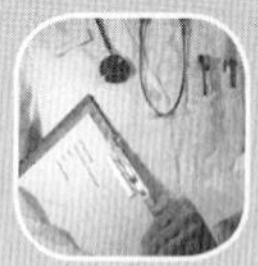

M.N. é uma mulher de 18 anos de idade que foi diagnosticada com diabetes melito tipo I há três meses. Hoje, ela apareceu na clínica para seu *check-up* regular. Ontem, ela foi ao farmacêutico para baixar de monitor pessoal os dados referentes ao nível de glicose sanguínea do último mês. Com posse desses dados, M.N. levou-os para seu médico interpretar. M.N. disse a seu médico "que estava preocupada com alguns de seus dados de glicose sanguínea, especialmente aqueles verificados pela manhã". Ela percebeu que, pela manhã, seus níveis de glicose sanguínea frequentemente estavam em torno de 160 mg/dL. Ela também comenta que tem tido pesadelos por volta das 3 h da madrugada algumas vezes por semana. Há três noites, após acordar de um pesadelo, ela verificou sua glicose sanguínea às três horas da manhã, encontrando o valor de 192 mg/dL. Ela repetiu o teste para ter certeza de que não havia qualquer problema com a técnica, tendo verificado 188 mg/dL. Após outros questionamentos, o médico verifica que o conhecimento de M.N. acerca do diabetes aumentou. Porém, o médico acredita que M.N. poderia ser beneficiada com uma educação adicional sobre sua dieta e exercícios. Sendo ela recentemente diagnosticada, seu terapeuta também gostaria de rever sua técnica de aplicação de insulina "do início ao fim".

Medicamentos: Humulin (NPH/Regular) 70/30 18 U antes do café da manhã e 9 U antes do jantar.

Desenvolva um plano de cuidado farmacêutico direcionado aos seguintes problemas:
Hiperglicemia às 3 e 8 h
Nutrição e exercício
Técnica de injeção da insulina
Plano de atenção farmacêutica

S: M.N. veio à clínica para um *check-up* regular com seu médico. Ela está preocupada com os níveis de glicose sanguínea que verificou ao longo do último mês. Ela afirma que tem tido pesadelos algumas vezes por semana. M.N. aderiu a seu regime posológico de insulina e solicitou auxílio em relação à técnica de injeção de insulina, assim como a prática de exercícios e sua dieta.

O: Peso: 54,5 kg

Ver gráfico da média dos níveis de glicose sanguínea no mês de abril.

Medicamentos utilizados: Humulin (NPH/Regular) 70/30 18 U antes do café da manhã e 9 U antes do jantar.

A: 1. O nível de glicose sanguínea da paciente M.N. não está controlado, apresentando hiperglicemia às 3 e 8 h. A hiperglicemia nesses períodos está comumente associada à falta de insulina durante a noite. M.N. verificou sua glicose sanguínea às 3 h após acordar de um pesadelo, apresentando nível muito elevado. Os pesadelos são um indicador dos altos níveis de glicose sanguínea durante o sono.

2. M.N. gostaria de rever com o farmacêutico o método apropriado de preparação e administração da injeção de insulina.

3. M.N. foi diagnosticada recentemente e gostaria de obter mais informações acerca de dieta e exercícios.

P: 1. Considerando que os níveis de glicose sanguínea às 3 e 8 h da paciente M.N. têm se mostrado altos, é apropriado fazer um ajuste da dose de insulina administrada antes do jantar. Como a dose administrada é inferior a 10 U, o UKPDS (UK Prospective Diabetes Study) sugere que a dose de insulina seja aumentada em 1 U (se a dose fosse maior que 10 U, o aumento seria de 2 U). Portanto, a dose de Humulin 70/30 pode ser elevada para 11 U antes do jantar, com o intuito de melhorar o controle durante a noite. M.N. deve ser instruída a monitorar sua glicose sanguínea às 8 h e por três vezes consecutivas às 3 h e apresentar os valores a seu médico. Caso ela perceba que os níveis de glicose sanguínea estejam muito baixos, ela deve aumentar a quantidade de carboidratos da sua dieta.

2. Os principais pontos relacionados à técnica de injeção da insulina incluem:

Rodar o frasco de insulina entre as palmas das mãos de modo a aquecê-la e dispersá-la uniformemente.

Limpar a tampa do frasco com um cotonete embebido em álcool.

Limpar a região do corpo em que a injeção será aplicada com outro cotonete embebido em álcool.

Puxar o ar para dentro da seringa. A quantidade de ar puxado deve ser igual à quantidade de insulina necessária para a administração.

(continua)

ESTUDO DE CASO CLÍNICO *(continuação)*

Inserir a agulha no frasco (demonstrado à paciente) e empurrar o ar para dentro do frasco.

Segurando o frasco e a seringa, inverter a posição de ambas e remover a quantidade necessária de insulina.

Remover a seringa do frasco.

No local da injeção, juntar a pele formando uma dobra.

Inserir a agulha no local da aplicação em um ângulo de 90 graus.

Injetar a insulina.

Remover a agulha da pele.

Descartar a seringa em recipiente apropriado.

3. Enfatizar à paciente o plano de dieta estipulado. Alguns pontos devem ser lembrados:

Fazer três refeições por dia.

Deixar de fazer uma refeição pode gerar descontrole nos níveis de glicose sanguínea.

Controlar, quando for se servir, o tamanho das porções.

Fazer uma dieta balanceada, com carboidratos, proteínas e lipídeos.

É importante monitorar os níveis de glicose sanguínea regularmente.

Instruir a paciente a fazer exercícios regularmente.

Explicar que os exercícios podem auxiliar na diminuição dos níveis de glicose sanguínea e que qualquer esforço extra pode ser benéfico (p. ex., estacionar o carro mais longe da loja em que desejar ir, utilizar as escadas em vez do elevador).

Precaução: iniciar de forma leve um novo programa de exercícios. Por exemplo, a paciente pode iniciar caminhando 20 minutos, três vezes por semana, aumentando de forma gradual. Instruir a paciente a discutir com o médico seu regime de exercícios.

APLICANDO OS PRINCÍPIOS E CONCEITOS

ATIVIDADES EM GRUPO

1. Prepare uma tabela delineando as diferenças no armazenamento, na administração, na duração da ação e na compatibilidade das diferentes preparações de insulina.
2. Desenvolva um folheto explicativo para profissionais da saúde sobre o uso correto de uma ampola (considere técnica, reuso, *luer lok*).
3. Revise artigos sobre nutrição parenteral e enteral e destaque suas vantagens e desvantagens mais importantes.
4. Desenvolvimento de técnicas assépticas.
   - Adequadamente vestido com equipamento de proteção individual e luvas, avalie a higiene das mãos pela amostragem das luvas em placa com Ágar, como meio de cultura.
   - Realize o teste Media-fill utilizando meio digestão caseína de soja para desenvolver e praticar técnicas assépticas.
   - Pratique transferências de volumes assépticos utilizando uma solução com a adição de azul de metileno para demonstrar os cuidados necessários ao preparar fármacos parenterais perigosos.
5. Localize o procedimento operacional-padrão da sala de administração por via intravenosa de sua instituição e compare com os padrões atuais da USP <797>.
6. Discuta as referências disponíveis necessárias para determinar:
   - Se uma forma farmacêutica de uso oral pode ser triturada e adicionada à alimentação enteral.
   - A disponibilidade de formas farmacêuticas alternativas para uso de alimentação enteral.
   - Se é aceitável liberar um medicamento por um tubo de alimentação enteral.
7. Discuta erros de técnicas comuns de preparação de produtos estéreis e como eles podem ser contornados e corrigidos.

(continua)

APLICANDO OS PRINCÍPIOS E CONCEITOS *(continuação)*

ATIVIDADES INDIVIDUAIS

1. Descreva, resumidamente, os cinco tipos de materiais injetáveis e identifique quais podem ser utilizados diretamente e quais requerem reconstituição antes da administração: (a) injeção, (b) para injeção, (c) emulsão injetável, (d) suspensão injetável e (e) para suspensão injetável.
2. Faça uma lista de fármacos que podem causar desequilíbrio eletrolítico.
3. Na forma de tabela, resuma as vantagens e desvantagens da administração por via intravenosa.
4. Liste exemplos de produtos estéreis manipulados de cada categoria de risco, isto é, baixo, médio e alto risco.
5. Considerando níveis simulados de glicose sanguíneos diários, proponha uma dieta para diabéticos para uma semana e calcule as necessidades de insulina em cada refeição.
6. Revise as necessidades diárias de eletrólitos, vitaminas e aminoácidos essenciais/não essenciais e compare esses valores com sua ingesta alimentar diária e os conteúdos encontrados em um produto multivitamínico de uso diário.
7. Realize uma pesquisa bibliográfica que aborde o uso de NPT padronizada *versus* individualizada e compare os prós e os contras de cada uma delas.

REFERÊNCIAS

1. Rapp RP, Bivins BA, Littrell RA, et al. Patient-controlled analgesia: A review of effectiveness of therapy and an evaluation of currently available devices. DICP, Ann Pharmacother 1989;23:899–904.
2. Kwan JW. Use of infusion devices for epidural or intrathecal administration of spinal opioids. Am J Hosp Pharm 1990;47(Suppl 1):S18–S23.
3. Erstad BL, Meeks ML. Influence of injection site and route on medication absorption. Hosp Pharm 1993; 28: 853–856; 858–860; 863, 864; 867, 868; 871–874; 877, 878.
4. Highsmith AK, Greenhood GP, Allen JR. Growth of nosocomial pathogens in multiple-dose parenteral medication vials. J Clin Microbiol 1982;15:1024–1028.
5. Gershanik J, Boecler B, Ensley H, et al. The gasping syndrome and benzyl alcohol poisoning. N Engl J Med 1982;307:1384–1388.
6. Nema S, Avis KE. Loss of LDH activity during membrane filtration. J Parenter Sci Technol 1993;47: 16–21.
7. Sarry C, Sucker H. Adsorption of proteins on microporous membrane filters: Part I. Pharm Technol 1992;16(Oct):72–82.
8. Sarry C, Sucker H. Adsorption of proteins on microporous membrane filters: Part II. Pharm Technol 1993;17(Jan):60–70.
9. McKinnon BT, Avis KE. Membrane filtration of pharmaceutical solutions. Am J Hosp Pharm 1993;50: 1921–1936.
10. Butler LD, Munson JM, DeLuca PP. Effect of inline filtration on the potency of low-dose drugs. Am J Hosp Pharm 1980;37:935–941.
11. Akers MJ, Attia IA, Avis KE. Understanding and using F_0 values. Pharm Technol 1987;11:44–48.
12. USP 32-NF 27. Chapter <797> Pharmaceutical Compounding-Sterile Preparations. Rockville, MD: US Pharmacopeial Convention, Inc., 2008:318–354.
13. Wall DS, Noe LI, Abel SR, et al. A resource use comparison of Monovial with traditional methods of preparing extemporaneous small-volume intravenous infusions. Hosp Pharm 1997;32:1647–1656.
14. Turco S, Miele WH, Barnoski D. Evaluation of an aseptic technique testing and challenge kit (Attack). Hosp Pharm 1993;28:11–16.
15. Crawford SY, Narducci WA, Augustine SC. National survey of quality assurance activities for pharmacy-prepared sterile products in hospitals. Am J Hosp Pharm 1991;48:2398–2413.
16. NIOSH Publication 2004-165. Preventing occupational exposure to anti-neoplastic and other hazardous drugs in health care settings. Appendix A. http://www.cdc.gov/niosh/docs/2004-165/. Last accessed September 14, 2009.
17. Trissel LA, Gentempo JA, Saenz LM, et al. Effect of two work practice changes on the microbial contamination rates of pharmacy-compounded sterile preparations. Am J Health Syst Pharm 2007;64: 837–41.
18. Maliekal J, Bertch KE, Witte KW. An update on ready-to-use intravenous delivery system. Hosp Pharm 1993;28:970–971; 975–977.
19. Turco S. Parenteral admixtures and incompatibilities. In: Sterile Dosage Forms, vol 11. Philadelphia: Lea & Febiger, 1994:263.
20. Chandler C, Gryniewicz CM, Pringle T, et al. Insulin temperature and stability under simulated transit conditions. Am J Health Syst Pharm 2008;65: 953–963.
21. Meece J. Effects of insulin pen devices on the management of diabetes mellitus. Am J Heath Syst Pharm 2008;65:1076–1082.

22. Keith K, Nicholason D, Rogers D. Accuracy and precision of low-dose insulin administration using syringes, pen injectors, and a pump. Clin Pediatr 2004;43:69–74.
23. Lee WC, Balu S, Cobden D, et al. Meication adherence and the associated health-economic impact among patients with type 2 diabetes mellitus converting to insulin pen therapy: An analysis of third--party managed care claims. Clin Ther 2006;28: 1712–1725.
24. Potti LG, Haines ST. Continuous subcutaneous insulin infusion therapy: A primer on insulin pumps. Pharm Today 2009;15(1):54–67.
25. Lumpkin M. Safety alret: Hazards of precipitation associated with parenteral nutrition. Am J Hosp Pharm 1994;51:1427–1428.
26. McKinnon BT. FDA Safety alert: Hazards of precipitation associated with parenteral nutrition. Nutr Clin Pract 1996;11:59–65.
27. Driscoll DF, Silvestri AP, Bistrian BR, et al. Stability of total nutrient admixtures with lipid injectable emulsions in glass versus plastic packaging. Am J Health Syst Pharm 2007;64(4):396–403.
28. Kwan JW. High-technology IV infusion devices. Am J Hosp Pharm 1989;46:320–335.
29. Munzenberger PJ, Levin S. Home parenteral antibiotic therapy for patients with cystic fibrosis. Hosp Pharm 1993;28:20–28.
30. Anon., Pharmacist Letter, 2008 December 24(12): Document 241204.
31. Williams NT. Medication administration through enteral feeding tubes. Am J Health Syst Pharm 2008;65: 2347–2357.
32. KITS: Kit for Infusion Technology Self-Instruction. Proceedings from the Institute of Safe Medication Practices Summit on the use of Smart Infusion Pumps: Guidelines for safe implementation and use. http://www.ismp.org/Tools/guidelines/smartpumps/comments/printerVersion.pdf. Last accessed September 16, 2009. Abbott Park, IL: Abbott Laboratories.
33. Keefner KR. Parenteral pumps and controlled-delivery devices. US Pharmacist 1992;17(8):H-3–H-16.
34. Thompson CA. ASHP evaluation of the USP MEDMARX data. 2002–2006. Surgical units have high potential for harmful medication errors, USP says. American Society of Health System Pharmacists. May 1, 2007. www.ashp.org/import/news/healthsystempharmacynews/newsarticle.aspx?id=2535. Last accessed September 16, 2009.
35. Egervary A. Industry groups call for IV concentration standards. Pharm Today 2009;15(1):HSE 8.
36. Institute for Safe Medication Practices. Look-alike products. Pharm Today 2003;9(5):20.
37. http://www.theindychannel.com/news/9884927/detail.html. Last accessed March 3, 2009.
38. American Society of Health-System Pharmacists. ASHP guidelines on handling hazardous drugs. Am J Heath Syst Pharm 2006;63:1172–1193.
39. Fung S, Ferrill M. Contraceptive update: Subdermal implants. Calif Pharmacist 1992;40:35–41.

CAPÍTULO

16 Produtos biológicos

OBJETIVOS

Após ler este capítulo, o estudante será capaz de:

1. Definir, comparar e diferenciar os diversos tipos de imunidade.
2. Listar os padrões e critérios de controle necessários para a fabricação de produtos biológicos.
3. Listar as várias fontes de informações disponíveis para o uso e armazenamento apropriados dos produtos biológicos.
4. Comparar e diferenciar os tipos de produtos biológicos para a imunidade ativa e seu mecanismo de ação.
5. Listar as fontes de produtos biológicos para a imunidade passiva.
6. Descrever as possíveis reações adversas para produtos biológicos com base em seu mecanismo de ação, administração e/ou excipientes.
7. Descrever os esquemas de imunização em adultos e crianças.

A U.S. Food and Drug Administration (FDA) refere-se aos agentes imunizantes como produtos biológicos. De maneira abrangente, um produto biológico é uma substância produzida a partir de uma fonte viva; produtos biológicos incluem antibióticos, hormônios e vitaminas, entre outros. O Advisory Committee on Immunization Practices (ACIP) retrata os agentes imunizantes como *imunobiológicos*.

De acordo com o *Code of Federal Regulations* (CRF), um produto biológico é qualquer vírus, soro terapêutico, toxina, antitoxina ou produto análogo empregado na prevenção, no tratamento ou na cura de doenças em seres humanos. O objetivo fundamental desses produtos é auxiliar no desenvolvimento da imunidade nos indivíduos que os recebem. A imunidade é definida como uma resistência natural ou adquirida a doenças.

A provisão de imunidade por meio do uso de produtos biológicos é chamada de imunização. *Vacinação* é o termo mais frequentemente utilizado e se refere ao uso de um produto biológico (a vacina) para desenvolver imunidade ativa em um indivíduo.

O benefício desses produtos é aparente quando consideramos, por exemplo, que a incidência de poliomielite diminuiu expressivamente depois do licenciamento da vacina da poliomielite inativada, em 1955, e da vacina oral da poliomielite, em 1960. No início dos anos de 1950, existiam mais de 20 mil casos de poliomielite por ano. Em 1960, o número caiu para cerca de 3 mil e, em 1979, os últimos casos relatados (em torno de 10) foram de nativos que adquiriram poliomielite nos Estados Unidos. Do mesmo modo, o maior número de casos de rubéola, ou sarampo alemão, uma doença viral aguda que afeta indivíduos de todas as idades, ocorreu nos Estados Unidos em 1969 (57.686 casos relatados). Após a liberação da vacina para rubéola, em 1969, a incidência dessa doença caiu rapidamente, e, desde 1992, o número de casos relatados nos Estados Unidos tem sido menor que 500 por ano.

TIPOS DE IMUNIDADE

Antes da discussão específica sobre produtos biológicos, é importante compreender os diferentes tipos de imunidade. Existem duas principais categorias de imunidade: a natural e a adquirida.

IMUNIDADE NATURAL

A imunidade natural, inata ou nativa, depende de fatores congênitos e pode ser classificada em imunidade de espécie, imunidade racial e imunidade individual.

Imunidade de espécie

Em geral, animais de sangue frio não são suscetíveis às doenças comuns dos animais de sangue quente. Por sua vez, humanos não são suscetíveis a algumas doenças de animais menores, como a cólera de galinhas. Entretanto, várias infecções que ocorrem em animais podem ser transmitidas ao homem. Entre as mais importantes, encontram-se antraz (gado, carneiro, cavalo), peste (roedores) e raiva (gatos, cães, morcegos e outros). De modo equivalente, muitas doenças humanas não ocorrem em animais, como gonorreia, febre tifoide, gripe, sarampo, caxumba e poliomielite.

Imunidade racial

As raças humanas diferem na suscetibilidade a infecções comuns (p. ex., febre amarela, pneumonia, tuberculose). Fatores que determinam a imunidade racial, além de vagos, não são bem-conhecidos. A imunidade racial não deve ser usada como sinônimo nem confundida com imunidade ambiental. Esta pode ser resultante da resistência à infecção entre indivíduos de uma comunidade, em decorrência de um grau de imunidade adquirida e de outros fatores (p. ex., nutrição, constituição genética, fadiga). Por exemplo, a tuberculose e a varíola devastaram os esquimós e os índios norte-americanos, quando esses grupos foram expostos pela primeira vez a tais doenças. Entretanto, com o passar do tempo, a doença tende a se tornar menos grave e pode, eventualmente, atingir o mesmo nível de incidência e gravidade que nas outras raças, nas quais a enfermidade tem sido considerada endêmica por longo tempo.

Imunidade individual

Além da imunidade específica existente para um agente infeccioso em particular, os indivíduos variam na capacidade de resistir a doenças microbiológicas comuns. Alguns têm pouca resistência a condições de pele, resfriados comuns e outras doenças familiares. No entanto, a resistência natural do mesmo indivíduo pode variar ao longo do tempo.

A boa saúde geral, demonstrada por tecidos, pele e mucosas corporais saudáveis, pleno fornecimento de leucócitos e estilo de vida ativo e positivo (p. ex., pouco ou nada de fumo, álcool e drogas), fornece barreiras adequadas contra a infiltração de bactérias. As bactérias residentes no trato gastrintestinal e no trato respiratório superior, por exemplo, fornecem resistência a infecções. Elas desempenham papel vital na resistência a invasões por outras espécies de microrganismos capazes de produzir infecção. Além disso, a acidez do estômago é capaz de destruir as bactérias ingeridas. As enzimas intestinais também são conhecidas por fornecer um mecanismo de defesa secundário.

IMUNIDADE ADQUIRIDA

É uma imunidade específica que pode ser ativa ou passiva. Os *linfócitos T* regulam a imunidade mediada por células e são responsáveis por controlar determinadas infecções bacterianas e virais. Esses linfócitos tratam de doenças do enxerto contra o hospedeiro, rejeição de alotransplantes e reações de hipersensibilidade tardia.

Os *linfócitos T* aumentam a atividade dos *linfócitos B*, que estão principalmente envolvidos com a imunidade humoral e a produção de anticorpos. Logo que um antígeno é introduzido no corpo, os *linfócitos B* diferenciam-se em células plasmáticas que produzem anticorpos específicos contra o antígeno invasor. Esses anticorpos, também conhecidos como imunoglobulinas, atacam o antígeno invasor, produzindo sua destruição por fagócitos e sistema complemento.

Uma vez exposto ao antígeno, os *linfócitos T e B* apresentam memória que lhes permite reconhecer e responder a um antígeno específico, quando expostos novamente a ele. A segunda resposta imunológica é maior em magnitude do que a primeira. A memória de um antígeno pelo sistema imune permite que indivíduos sensibilizados resistam a infecções em uma exposição subsequente.

Imunidade ativa

A imunidade ativa desenvolve-se em resposta a substâncias antigênicas no organismo. Isso pode ocorrer de modo natural, como por infecção, e, neste caso, denomina-se *imunidade ativa adquirida naturalmente*, ou pode desenvolver-se em resposta à administração de uma vacina específica ou toxoide, sendo então denominada de *imunidade ativa adquirida artificialmente*. Em ambos os casos, o organismo constrói suas próprias defesas em resposta ao antígeno.

As vacinas são administradas por sua ação profilática para desenvolver imunidade ativa adquirida. As vacinas podem conter microrganismos atenuados vivos (enfraquecidos), mortos ou frações deles. Os toxoides são toxinas bacterianas modificadas e detoxificadas com aquecimento moderado e tratamento químico, de modo que as propriedades antigênicas permanecem enquanto a substância administrada é atóxica. Embora os toxoides não causem doença, a exposição de indivíduos imunocompetentes pode resultar na produção de anticorpos que os protegem contra doenças causadas pela toxina natural. Uma limitação dos toxoides é que eles produzem resposta imunológica inadequada quando administrados isoladamente. Por essa razão, eles são frequentemente combinados com adjuvantes (p. ex., sulfato de alumínio, fosfato de alumínio, hidróxido de alumínio), que aumentam sua antigenicidade. Devido à sua natureza insolúvel, esses compostos mantêm os imunógenos por períodos mais longos nos tecidos, prolongando a resposta imune.

Uma vacina composta de bactérias ou vírus inteiros mortos ou subestruturas deles são conhecidas como vacinas inativadas. Vacinas que contêm microrganismos vivos, mas bastante enfraquecidos, são vacinas atenuadas. Ambos os tipos são capazes de produzir imunidade. Porém, as atenuadas têm mais antigenicidade e são mais apropriadas para conferir imunidade permanente. As inativadas são administradas continuamente para manter os títulos de anticorpos adequados.

Quando as vacinas vivas são utilizadas, deve-se ter cuidados com pacientes imunocomprometidos. Esse grupo de pacientes inclui aqueles com infecção por vírus da imunodeficiência humana (HIV), anormalidades tímicas, linfoma, leucemia, doença maligna generalizada, patologias debilitantes avançadas ou aqueles que estão recebendo corticosteroides, agentes alquilantes, antimetabólitos ou radiação. Esses pacientes são incapazes de montar uma resposta imune mesmo contra microrganismos enfraquecidos. O resultado pode ser uma infecção bacteriana ou viral disseminada. Por isso, vacinas inativadas devem ser empregadas nesses pacientes.

A imunização durante a gravidez é outra preocupação. Vacinas vivas atenuadas devem ser evitadas em pacientes grávidas, pois existe o perigo de transmissão do microrganismo para o feto. Por exemplo, vacinas de sarampo, caxumba e rubéola (MMR ou tríplice viral) não devem ser administradas durante esse período, e a gravidez deve ser evitada um mês após a vacinação com vacina monovalente do sarampo e nas quatro semanas seguintes ao uso da MMR ou outra vacina contendo rubéola.

Imunidade passiva

A imunidade adquirida passiva ocorre por introdução de imunoglobulinas produzidas em outro indivíduo (humano ou animal) no hospedeiro, que não está envolvido na produção delas. De forma similar à imunidade adquirida ativa, a imunidade adquirida passiva pode ser classificada como natural ou artificial.

A imunidade passiva adquirida naturalmente ocorre por transmissão através da placenta de imunoglobulinas gama (IgG) da mãe para o feto. Devido a essa transferência de imunoglobulinas, o bebê pode ter imunidade passiva contra difteria, sarampo, caxumba e outras infecções pelos primeiros 4 a 6 meses de vida.

Vários produtos biológicos contendo imunoglobulinas fornecem imunidade passiva. Esses produtos são limitados a aprovisionar profilaxia temporária em indivíduos suscetíveis, por exemplo, durante uma epidemia, e fornecer imunoglobulinas imediatas para o tratamento de infecções e intoxicações. Notáveis nessa categoria são os antivenenos para o tratamento de picada de cobra (p. ex., antitoxina para cobra coral norte-americana) e aranhas (p. ex., antitoxina para picada da aranha viúva negra).

A imunidade passiva adquirida fornecida por imunoglobulinas não é muito durável, permanecendo por 1 ou 2 semanas. Sua característica importante é oferecer proteção ao paciente suscetível durante um período crítico de exposição (p. ex., o paciente exposto à difteria). As imunoglobulinas não são duráveis, porque sua função é ligar-se ao patógeno quando necessário. A imunoglobulina é metabolizada no organismo se não for requerida para fins imunológicos.

PRODUÇÃO DE PRODUTOS BIOLÓGICOS

Os produtos biológicos são produzidos por fabricantes licenciados, que atendem aos termos do Federal Public Health Service Act (58 Stat 682), aprovado em 1 de julho de 1944, e cada produto deve satisfazer os padrões especificados, conforme exigido pelo Center of Biologics Evaluation and Research da FDA (1). Um lote de produto biológico licenciado é aprovado para distribuição quando tiver sido determinado que ele satisfaz as exigências de controle específicas para aquele produto. O licenciamento inclui a aprovação de uma série de etapas de produção e testes de controle em processo, bem como de especificações do produto final que devem ser encontradas em todos os lotes.

Cada lote de um produto biológico deve passar por rígidos controles antes de ser distribuído para uso. As provisões aplicáveis aos produtos biológicos incluem testes de potência, segurança, esterilidade, pureza, água (umidade residual), pirogênios, identidade e presença de outros constituintes. Os outros constituintes incluem os conservantes, diluentes e adjuvantes que devem atender às especificações farmacopeicas; proteínas estranhas em vacinas de cultura de células (que, ainda que originadas de outro soro, são excluídas); e antibióticos, além da penicilina, que são adicionados ao substrato na produção de vacinas virais, para os quais monografias oficiais encontram-se disponíveis. Testes de segurança adicionais para vacinas vivas e outros itens também são exigidos.

Os produtos biológicos administrados por injeção são acondicionados e rotulados da mesma maneira que as outras formas farmacêuticas injetáveis. Além disso, o rótulo de um produto biológico deve incluir o título ou nome próprio (o nome pelo qual o produto está licenciado, de acordo com o Public Health Service Act); o nome, o endereço e o número da licença do fabricante; o número do lote; a data de validade e a dose individual recomendada no caso de frascos de múltiplas doses. O rótulo também inclui o conservante e sua quantidade; o número de frascos, se a embalagem contiver mais de um; a quantidade de produto no frasco; a temperatura de armazenamento recomendada; um aviso, se necessário, de que o congelamento deve ser evitado e outras informações quando as regulamentações da FDA exigirem para garantir a eficácia e a segurança no uso dos produtos.

Com poucas exceções, a maioria dos produtos biológicos é armazenada em refrigerador (2 a 8°C), e o congelamento é evitado. Em muitas circunstâncias, não é a substância de origem biológica que é prejudicada pelo congelamento, mas sim o frasco, que pode ser quebrado pelo congelamento ou pela expansão de um veículo aquoso, de modo que o produto é perdido. Os diluentes acondicionados com os produtos biológicos não devem ser congelados. Alguns produtos são mantidos em temperaturas específicas durante o transporte.

O prazo de validade para produtos biológicos varia com o produto e as temperaturas de armazenamento. A maioria dos produtos biológicos tem prazo de validade de um ano ou mais após a data de fabricação ou de distribuição. Para produtos biológicos, a data fixada em cada lote determina o período de validade, que começa na data de fabricação, e após a qual não são garantidas a segurança, a pureza e a potência necessárias. O tempo de validade (*dating period*) pode representar o período de armazenamento no domicílio, durante o qual o lote é mantido nas condições prescritas, seguido do período decorrido após sua distribuição. A monografia de produtos biológicos costuma indicar ambos, o prazo após distribuição para o uso e, entre parênteses, o período que é permitido seu armazenamento domiciliar.

ARMAZENAMENTO, MANUSEIO E TRANSPORTE DOS PRODUTOS BIOLÓGICOS

Os produtos biológicos são sensíveis a temperaturas extremas; a exposição ao calor ou ao congelamento diminui sua potência e reduz drasticamente sua eficácia. Condições precárias de armazenamento, manuseio e transporte desses produtos não somente desperdiçam o valor intrínseco do produto, mas também dinheiro. Os produtos biológicos são caros e podem adicionar custos significativos ao inventário de uma instituição. Um estoque de vacinas e de outros produtos biológicos pode se elevar de dezenas a centenas de milhares de dólares ou mais.

Um perigo real é que se produtos degradados são administrados, o indivíduo pode receber pouco do benefício tencionado. O paciente pode não ser capaz de adquirir imunidade e ter uma infecção ou contrair a doença para a qual o produto biológico foi planejado como proteção.

O maior problema para os farmacêuticos no armazenamento, no manuseio e no transporte de produtos biológicos consiste em como manter a cadeia fria (2). Isso implica assegurar a continuidade da refrigeração proporcionada pelo fabricante em uma farmácia, clínica ou local de administração. Se a cadeia fria for mantida, o farmacêutico pode estar seguro de que a qualidade do produto não será prejudicada.

Na farmácia, deve existir um claro entendimento pelos indivíduos que são responsáveis, primária e secundariamente, por receber, manipular e transportar esses produtos. O componente-chave é um bom equipamento de armazenamento.

Sempre que possível, refrigeradores e congeladores separados devem ser usados para esses produtos. Para os produtos biológicos de pequeno volume, um refrigerador-congelador comum deve ser empregados. Congeladores do tipo *frost-free* devem ser empregados, pois o gelo interfere na capacidade dos mesmos em manter temperaturas muito baixas. Além disso, o descongelamento requer que o produto seja temporariamente removido do armazenamento.

Os refrigeradores e os congeladores resfriam por convecção. Desse modo, o ar frio deve ter espaço para circular ao redor do produto. A colocação do refrigerador em lugares apertados pode levar a pequenas elevações na temperatura do produto.

Um refrigerador separado somente para produtos biológicos é preferível para minimizar o tempo em que a porta do refrigerador permanece aberta. A Organização Mundial de Saúde recomenda que a porta não seja aberta mais do que quatro vezes por dia. Além disso, as portas devem ser fechadas tão logo quanto possível, para fins de segurança do produto. O farmacêutico deve evitar o uso do interior da porta para armazenar produtos, evitando, assim, variações inaceitáveis de temperatura. As prateleiras da porta podem ser usadas para armazenar diluentes ou frascos de água. Isso ajuda a proporcionar isolamento e reserva térmica (2). Ainda, vacinas devem ser estocadas nas prateleiras superiores ou inferiores do refrigerador devido à variação de temperatura dentro do refrigerador.

Se uma vacina precisa ser mantida fora do refrigerador por alguns minutos, é aconselhável colocar o produto em um recipiente isolante com bolsas que contenham um líquido refrigerante (bolsa térmica, *blue-ice* ou substâncias químicas). Bolsas contendo líquidos refrigerantes devem ser mantidas no *freezer* e estar prontas para o uso em caso de transporte. Uma vantagem adicional das bolsas refrigerantes é que proporcionam isolamento extra e poder de resfriamento no *freezer*, no caso de interrupção da eletricidade ou falha no gerador.

Bolsas refrigerantes contendo água apresentam quase tanta capacidade de resfriamento quanto aquelas que contém etilenoglicol. Uma maneira fácil de criar uma bolsa refrigerante é encher um frasco plástico com água e congelá-lo. É importante, porém, que o produto não fique em contato direto com essas bolsas, pois o conteúdo do frasco pode congelar e ser danificado. Um método fácil para separar o produto da bolsa refrigerante consiste em usar uma toalha ou uma folha de cartolina para separá-los (2).

Periodicamente é aconselhável que o farmacêutico teste a temperatura do refrigerador e do congelador. Alguns programas de imunização em adultos recomendam que a temperatura do refrigerador seja verificada todos os dias e que essas temperaturas sejam registradas. As temperaturas dos refrigeradores devem estar entre 2 e 8°C e a dos congeladores, bem abaixo de 0°C. Geralmente, a temperatura ótima é −15°C).

Com respeito ao pessoal, o farmacêutico deve educar e treinar todas as pessoas que manuseiam os produtos biológicos sobre os procedimentos de armazenamento e manipulação. Esses indivíduos devem entender a importância de relatar qualquer problema ou não adesão às recomendações acerca da manipulação e do armazenamento. É mais importante relatar a falha na manipulação e no armazenamento do que não levar em conta e omiti-la intencionalmente. O uso de um produto biológico mal-estocado pode produzir consequências devastadoras na pessoa que o receberá.

Os frascos da mesma vacina devem ser armazenados. Para evitar selecionar o produto errado ou um que tenha nome ou embalagem semelhantes, separar os produtos. Um bom exemplo disso são as formas farmacêuticas pediátricas e adultas (p. ex., toxoides tetanicodiftéricos), que podem ser confundidas. Eles devem ser mantidos então separados. Embalagens com aspecto semelhante podem confundir facilmente qualquer prático cuidadoso.

Uma publicação *on-line* descrevendo as exigências para manipulação e armazenamento de vacinas está disponível no Centers for Disease Control and Prevention. Estão incluídas nessa publicação as recomendações para o transporte e armazenamento de vacinas específicas, a maneira de reconstituí-las, as informações sobre a validade das vacinas antes e após a reconstituição e as instruções especiais de manipulação (3).

PRODUTOS BIOLÓGICOS PARA IMUNIDADE ATIVA

Vacinas bacterianas

Uma vacina é uma suspensão de microrganismos atenuados (vivos) ou inativados (mortos) ou frações deles, que são administrados para induzir imunidade e prevenir doenças. Inicialmente, o organismo é cultivado em um meio apropriado e em um ambiente de temperatura, pH e tensão de oxigênio controlados. Para reduzir o potencial de reações de hipersensibilidade no produto acabado, o meio, quando possível, deve ser constituído de ingredientes quimicamente definidos.

Após um período adequado para o crescimento bacteriano, a cultura é processada em duas etapas. Se a vacina for de microrganismos inativados, os organismos são tratados com fenol ou formaldeído. O aquecimento e fenol ou aquecimento e acetona são empregados para a vacina da febre tifoide. Depois, os organismos são separados do meio por centrifugação e suspensos em água estéril ou solução de cloreto de sódio 0,9% para injeção. Se necessário, a preparação pode ser posteriormente purificada por vários métodos, incluindo diálise e/ou centrifugação adicional.

Uma vacina de microrganismos vivos atenuados também pode ser produzida por alterações genéticas dos organismos patogênicos. Isso permite ao organismo sobreviver e se multiplicar, mas não produzir a doença. Geralmente, vários pares de base de DNA de uma região-chave da estrutura do gene são eliminadas ou alteradas. Assim, o organismo é incapaz de reverter para uma forma mais patogênica.

Outra maneira de criar uma vacina consiste em empregar subunidades do antígeno purificado produzido com o uso da tecnologia do DNA recombinante. Nas vacinas de subunidades, os genes que codificam para o antígeno desejado são introduzidos em organismos não patogênicos. Não existe potencial de prejuízo ao paciente, pois não é possível que o organismo patogênico possa ser criado a partir de um número limitado de componentes do organismo original. Além disso, espera-se que a vacina de subunidade proporcione menor incidência de efeitos adversos. Como exemplo, a vacina da hepatite B é produzida por meio da tecnologia de DNA recombinante por leveduras comuns, em que o gene para o antígeno de superfície da hepatite B (HBsAg) tenha sido inserido.

Até agora, vacinas de subunidades têm apresentado utilidade clínica limitada devido à incapacidade de produzir uma resposta imune específica suficiente. Entretanto, estratégias biotecnológicas alternativas têm sido empregadas para produzir imunógenos de vacinas de subunidades e combinações de adjuvantes e compostos ativos que podem aumentar a resposta imune.

A vacina final pode conter um único imunógeno (monovalente) ou diversos imunógenos (polivalente, trivalente) para promover imunidade contra o mesmo estado patológico. O produto final também pode ser uma mistura de vacinas. Por exemplo, a vacina MMR é um único produto contendo três imunógenos para três doenças virais. Uma vacina biológica mista pode conter uma vacina e um toxoide no mesmo produto, como difteria, tétano e coqueluxe (DTP). Outro exemplo de produto biológico misto é a vacina combinada Pediarix (toxoides da difteria e tétano e coqueluxe acelular adsorvidos, hepatite B [recombinante] e vacina de poliovírus [inativada]), introduzida no final de 2002.

A potência de uma vacina pode ser expressa como o número total de organismos, o total de unidades protetoras por mililitro ou dose ou microgramas de imunógeno em cada mililitro ou em cada dose de vacina.

Vacinas virais

Os vírus não podem se desenvolver em meios sem vida empregados para o crescimento de bactérias e somente são propagados em um dos vários tipos de meios com vida. Exemplos de meios com vida incluem células embrionárias de ovo, culturas de células de embrião de galinha, cultura de células diploides humanas, cultura de células de macaco, pele de bezerros vivos e camundongos intactos.

De forma similar à preparação de vacinas, após o crescimento da cultura, várias técnicas são empregadas para separar o vírus da célula hospedeira. Etapas de purificação são realizadas para reduzir a incidência de reações de hipersensibilidade ao meio com vida ou às células hospedeiras, mais especificamente o ovo embrionado. O produto final pode conter um simples imunógeno (monovalente) ou vários imunógenos (polivalente) para elicitar imunidade contra a mesma doença.

A vacina pode permanecer com o vírus inteiro ou ser processada quimicamente em uma vacina de subunidade viral, como é o caso da vacina do vírus da gripe. Esta é preparada anualmente a partir de três cepas de vírus. Desde 1977, os vírus da gripe A (H1N1 e H3N2) e da gripe B têm circulado no mundo todo. A vacina do ano contra a gripe contém um vírus representativo de cada um desses três grupos de vírus. A seleção dos três vírus para o período de vacinação de 2008 a 2009 ocorreu em fevereiro de 2008, uma vez que eram os vírus que mais circularam durante o período da gripe (4). As cepas virais da vacina trivalente de 2008 a 2009 são A/Brisbane/59/2007 (H1N1), A/Brisbane/10/2007 (H3N2) e B/Florida/4/2006. O grau de similaridade antigênica entre as cepas da vacina da gripe atual e os vírus da gripe que estão em circulação no mesmo período continuará a ser estimado à medida que mais vírus tornam-se disponíveis para análises. Até o momento, 91% dos vírus da gripe A (H1N1) enviados ao CDC para caracterização imunogênica corresponderam ao A/Solomon Islands/3/2006, o componente da gripe A (H1N1) de 2007 para a vacina contra gripe de 2008. Embora a maioria dos vírus da gripe A (H3N2) e gripe B não seja totalmente correspondente, a vacinação com a vacina trivalente da gripe continua recomendada, pois a vacina pode proporcionar proteção parcial contra as cepas relatadas e reduzir o risco de complicações relacionadas com a gripe e morte. Além disso, as comunidades podem enfrentar surtos de mais de uma cepa de gripe em um mesmo ano.

As cepas geralmente são selecionadas durante o mês de fevereiro precedente, pois necessitam de tempo para produção, controle de qualidade, acondicionamento, distribuição e administração, antes do início do próximo período de gripe. Algumas vezes, com a mutação das cepas, a proteção não é efetiva, como no caso do período de gripe de 2007 a 2008. Quando existe boa concordância entre as cepas da vacina e aquelas encontradas nas comunidades, a vacina inativada é 70 a 90% eficaz na prevenção da gripe em indivíduos acima de 65 anos de idade.

Para prolongar a estimulação de anticorpos, o vírion pode ser adsorvido em fosfato de alumínio, como é o caso da vacina contra raiva (adsorvida). Geralmente, as vacinas virais estão disponíveis como produtos liofilizados que requerem reconstituição antes da administração com o diluente fornecido. Algumas vacinas inativadas estão disponíveis na forma de suspensão para injeção.

Belshe e colaboradores (5) relataram a eficácia de uma vacina trivalente com vírus da *influenza* vivo atenuado, adaptado ao frio, que foi administrada via intranasal em mais de mil crianças saudáveis em idade escolar. Esse ensaio clínico controlado por placebo demonstrou que as crianças que receberam a vacina ativa tiveram menos febre, incluindo 30% a menos de episódios de otite média febril, que o grupo que usou placebo. Esse foi um resultado significativo do estudo, pois a otite média é uma complicação reconhecida da gripe em crianças, e esse vírus tem sido isolado do fluido e da efusão do ouvido médio de crianças com gripe. A incidência de otite média aumenta no décimo quarto dia após a infecção pelo vírus da gripe. Além disso, a administração da vacina do vírus da gripe inativo tem reduzido o surgimento de otite média em centros de saúde (6). Desse modo, se esforços forem realizados para imunizar mais crianças, isso pode resultar na redução da incidência de otite média e da necessidade de prescrição de antibióticos.

Historicamente, a vacina contra gripe foi recomendada para administração anual em crianças com seis meses ou mais apresentando alguns fatores de risco, incluindo, asma, doenças cardíacas, anemia falciforme, HIV e diabetes. Entretanto, a partir de 2006, toda criança de 6 a 59 meses e seus familiares e cuidadores devem ser vacinados contra a gripe.

Em junho de 2003, a vacina do vírus da gripe intranasal (FluMist, Wyeth; Medimmune) foi aprovada para imunização ativa contra o vírus da gripe A e B em crianças saudáveis em idade de 5 a 17 anos e adultos entre 18 e 49 anos. Trata-se da primeira vacina aprovada nos Estados Unidos na forma de gotas nasais. A introdução de uma vacina nasal tem muitas implicações quanto a ajudar a superar barreiras para imunização (temor de efeitos adversos, necessidade de imunização anual, percepção de baixa eficácia da vacina). O uso difundido de uma vacina nasal em crianças de alto risco pode, portanto, ser mais facilmente alcançável do que o de vacinas injetáveis. Esse seria um modo eficaz para reduzir a incidência de gripe na população. Os aspectos negativos inicialmente seriam o alto custo (variando entre 50 e 70 dólares por paciente) e a necessidade da cadeia fria, discutida anteriormente neste capítulo, para garantir a estabilidade adequada.

A potência das vacinas virais pode ser calculada em doses infectantes em culturas de células, que representam a quantidade de vírus estimada para infectar 50% de culturas inoculadas. Além disso, microgramas de imunógeno, unidades internacionais, unidades de antígeno D e unidades formadoras de placa para vacina da febre amarela são empregadas nesses produtos.

Vacinas para o câncer

Por mais de um século, a função do sistema imune e sua relação com o câncer têm sido pesquisadas. Apenas nos últimos anos, entretanto, a resposta imune está sendo clinicamente explorada como um modo de prevenir e tratar o câncer. Vacinas para o câncer em desenvolvimento são destinadas a aumentar o reconhecimento das células neoplásicas pelo sistema imune.

Essa abordagem para o tratamento do câncer é estimulante, uma vez que oferece outra modalidade para complementar a cirurgia, a radioterapia e a quimioterapia. Outra razão para um otimismo cuidadoso é que o desenvolvimento dessas vacinas pode apresentar a função de prevenção do câncer em pacientes com alto risco devido a doenças familiares.

Para o sistema imune reconhecer e matar uma célula tumoral, as células imunes devem reconhecer antígenos nas células tumorais como estranhas ao corpo e receber sinais coestimulatórios. Caso contrário, as células tumorais permanecem indetectáveis pelo sistema imune e proliferam. Assim, o objetivo do desenvolvimento da vacina do câncer é aumentar a percepção das células imunes ou os sinais coestimulatórios que induzem a resposta imune.

As células T, células assassinas ativadas por linfocinas (LAK, do inglês *limphokine-activated killer*) e células assassinas naturais (NK, do inglês *natural killer cells*) apresentam atividade antitumoral. Assim, o desenvolvimento de vacinas para tumores consiste em estimular essas células imunes em vez de células produtoras de anticorpos, que é o modelo operacional utilizado para proteger alguém de uma infecção. As células assassinas de tumores reconhecem antígenos associados ao tumor (TAAs, do inglês *tumor associated antigens*) na superfície das células tumorais. Esses antígenos têm fragmentos de peptídeos que são apresentados na superfície de célula, tanto pela célula do câncer, quanto capturados por uma célula fagocítica.

Os TAAs encontram-se em 1 de 3 categorias: paciente-específicos, tumor-específicos ou compartilhados. Os antígenos que são únicos em um paciente específico são denominados de paciente-específicos, tal como um antígeno expressado na superfície de uma célula B maligna. Um TAA tumor-específico é único para um tumor em particular. O mais notável é o antígeno específico da próstata (PSA), encontrado em tumores de próstata. Os TAAs compartilhados são produzidos por células tumorais com histologia comum. Um exemplo notável deste último é o antígeno carcinoembriônico em células de adenocarcinoma encontradas em tumores de colo, ovários e pulmões.

Quatro tipos de vacinas de câncer estão sob investigação, e uma explanação completa de cada uma delas está além do objetivo deste livro. Entretanto, esses tipos são importantes. Elas são as vacinas autólogas, alogênicas, anti-idiotípicas e derivadas da terapia gênica.

As **vacinas autólogas** são desenvolvidas a partir de material antigênico produzido de um tumor do paciente. As células tumorais são isoladas de tecidos obtidos durante biópsia ou cirurgia. Essas células são mortas ou atenuadas e reinfundidas no paciente. Para aumentar a imunogenicidade, normalmente elas são combinadas com um adjuvante, tal como o bacilo Calmette-Guérin (BCG) ou *C. parvum*. O principal problema nessa abordagem é o trabalho e o custo associados à produção de uma vacina individual para o paciente. Além disso, alguns tumores escapam do sistema imune, pois seus antígenos não são expressos na superfície do tumor.

As **vacinas alogênicas** utilizam o conceito de antígenos tumor-específicos ou compartilhados. Essas vacinas são produzidas a partir de linhagens de células que expressam TAAs tumor-específicos ou compartilhados. Para induzir uma resposta imune, um fragmento da célula tumoral alogênica (ou a célula inteira) é injetado. O aspecto benéfico dessa vacina é o uso em uma grande população de pacientes.

Vacinas anti-idiotípicas são regiões imunogênicas tridimensionais do anticorpo que se ligam ao antígeno. Anticorpos que ligam TAAs são isolados e injetados em camundongos. Os anticorpos resultantes são coletados e utilizados para vacinar outro camundongo. Os anticorpos resultantes têm um sítio de ligação tridimensional que imita a estrutura original do TAA. Esses anticorpos são combinados com adjuvantes e dados como vacina. Devido à semelhança do anticorpo anti-idiotípico e antígeno, eles podem ser usados para induzir respostas imunes (celular, antígeno-anticorpo) a determinado antígeno.

A terapia gênica permite que um molde de DNA seja colocado dentro de uma célula, transcrito em RNA mensageiro e expresso em uma proteína coestimulória. Ele então induz uma célula a sintetizar essa proteína como parte de sua função normal. Um gene que codifica para interleucinas ou outras proteínas coestimulatórias pode ser colocado em células expressando **TAAs**. Isso estimula a resposta imune. Em junho de 2006, a FDA aprovou a primeira vacina recombinante: Quadrivalente Humana contra o Papilomavírus (HPV) (tipo 6, 11, 16 e 18) (Gradasil by Merck). Aproximadamente 70% do câncer de colo uterino é causado por infecção com o HPV tipos 16 e 18 e em torno de 90% de verrugas genitais são causadas por HPV tipos 6 e 11. Como essa é uma medida profilática, no momento, tal vacina é indicada somente para mulheres de 9 a 26 anos de idade. Posteriormente, em setembro de 2008, essa vacina foi aprovada para prevenir cânceres vulvar e vaginal. Para testar a vacina, 15 mil mulheres de estudos anteriores sobre o câncer de colo uterino foram avaliadas por um período de dois anos. No grupo que não recebeu a vacina, 10 mulheres desenvolveram lesões pré-cancerosas na vulva e nove desenvolveram lesões vaginais similares. Nenhuma mulher no grupo tratada com Gradasil desenvolveu tais lesões.

Ensaios clínicos estão sendo realizados para testar as vacinas contra melanoma, câncer colorretal, carcinoma de células renais, câncer de mama e ovário e câncer de pulmão.

Toxoides

Em uma versão similar para vacinas bacterianas, as bactérias são propagadas e, depois que o crescimento necessário é obtido, a cultura é filtrada através de uma membrana esterilizante. O filtrado que contém a toxina (exotoxina) é então processado. O processamento envolve a adição de uma solução concentrada de sais para precipitar a toxina do filtrado. Depois de a toxina ser precipitada, ela é lavada e dialisada para purificação, e detoxificada com formaldeído.

A toxina detoxificada (toxoide) pode ser simples ou conter um adjuvante (p. ex., sais de alumínio, hidróxido de alumínio, sulfato de alumínio). O produto também pode apresentar imunógenos simples, múltiplos ou mistos (p. ex., toxoides da difteria e tétano adsorvidos para uso em adultos, que contêm dois toxoides para imunização ativa contra diferentes toxinas). Um produto biológico misto, como a vacina de toxoides da difteria e tétano e a vacina da coqueluche adsorvida para uso pediátrico, tem dois toxoides e uma vacina em uma única forma farmacêutica para imunização ativa contra diferentes toxicidades e infecções. Suas vantagens são a ampla cobertura de imunização e o número mínimo de injeções.

Essas misturas ou tipos de produtos biológicos diferem dos produtos polivalentes, que são usados para cepas distintas de mesma toxicidade ou infecção (p. ex., vacina do vírus da gripe, vacina pneumocócica polivalente).

A potência de um toxoide é expressa em unidades floculantes (Lf) (p. ex., toxoide tetânico, 4-5 Lf/ dose de 0,5 mL). Uma unidade floculante é a menor quantidade de toxina que flocula mais rapidamente uma unidade de antitoxina-padrão em uma série de misturas com quantidades fixas de antitoxina e quantidades variáveis de toxina.

PRODUTOS BIOLÓGICOS PARA IMUNIDADE PASSIVA

Globulinas e soro imune humano (soro homólogo)

O soro imune humano, ou soro homólogo, inclui imunoglobulinas e soro hiperimune para doenças específicas. Contêm anticorpos específicos obtidos a partir do sangue de humanos ao contrair uma doença específica ou receber imunização com um produto biológico específico. A fonte do soro homólogo é o plasma reunido de doadores adultos da população em geral (para imunoglobulinas) ou de doadores hiperimunizados (para imunoglobulinas de doenças específicas). Assim, esses produtos conferem imunidade passiva.

O plasma de doadores adultos deve ser livre de antígenos de hepatite B e de anticorpos para o HIV. As etapas do processamento incluem precipitação fracionada (p. ex., com etanol gelado), mantendo o controle rigoroso do pH e da força iônica. A purificação posterior ocorre com um produto biológico acabado, que contém não menos de 15% e não mais de 18% de proteína. Com certeza, existem as exceções (p. ex., imunoglobulinas da varicela zóster contêm não menos que 10% de proteína).

Essas preparações servem para administração intramuscular (IM) e não devem ser fornecidas pela via intravenosa (IV). Porém, imunoglobulinas IVs (3 a 12% de proteína) e imunoglobulinas de citomegalovírus são administradas por via IV.

O soro tem um grande valor para o tratamento de doenças agudas, mas também é utilizado em alguns casos para prevenir doenças quando a proteção imediata é necessária. A imunidade resultante de uma injeção de soro imune é breve (poucas semanas), pois o soro estranho e os anticorpos produzidos são eliminados do organismo em pouco tempo.

Soro imune animal (soro heterólogo)

Os soros imunes mais comumente empregados são preparados por imunização de cavalos contra o imunógeno específico (p. ex., toxinas, venenos). Depois de o plasma ser colhido, ele é separado por precipitação fracionada em dois componentes: os imunologicamente ativos (imunoglobulinas) e os imunologicamente inativos (albuminas, fatores de coagulação). O componente imunologicamente ativo é tratado com pepsina para remover os componentes ativadores do complemento das moléculas e torná-lo menos imunogênico. Subsequentemente, o ingrediente ativo é recuperado por meio de diálise e precipitação fracionada ou centrifugação.

Essa categoria de produtos farmacêuticos inclui antitoxinas e antivenenos. As antitoxinas são produzidas por inoculação em cavalos, com o aumento das doses de toxoide e exotoxinas. Após várias injeções durante semanas ou meses, o animal é sangrado, com proteção adequada para evitar a contaminação, e o plasma é recolhido. Antivenenos são produzidos de forma similar, por inoculação em cavalos de venenos de espécies selecionadas e coleta do plasma.

Antes do uso desses produtos, algumas precauções devem ser tomadas para oferecer segurança ao paciente, que pode ser sensível às proteínas do cavalo. Algumas medidas devem ser realizadas para detectar qualquer hipersensibilidade perigosa, incluindo um teste de sensibilidade com controles adequados.

A Tabela 16.1 lista os produtos biológicos representativos por categoria. Embora o objetivo deste livro não permita a descrição completa de cada um deles, como o uso pretendido e os efeitos adversos, entre outros aspectos, a lista demonstra a vasta aplicabilidade desses produtos para obter imunidade ativa ou passiva, prover profilaxia ou servir como ferramenta de diagnóstico.

TABELA 16.1 **Exemplos de produtos biológicos oficiais**

PRODUTOS BIOLÓGICOS	NATUREZA DO CONTEÚDO	VIA[a]	USO
Vacinas e combinações de vacinas			
Antraz adsorvido	Cepa não encapsulada toxigênica, de *Baccilus anthracis*, antígenos de proteção (proteínas comuns a todas as cepas perigosas), hidróxido de alumínio como adjuvante para aumentar a resposta de anticorpos.	SC	Agente imunizante ativo.
BCG	Cultura viva atenuada da cepa BCG de Mycobacterium bovis.	Percutânea, dispositivo dotado de pequenas agulhas para administração múltipla	Agente imunizante ativo.
Hepatite B	No início, eram partículas de HbsAg humanas inativadas bioquímica e biofisicamente, obtidas a partir de portadores crônicos de HbsAg. Hoje, somente vacinas recombinantes produzidas em células de leveduras estão disponíveis nos EUA.	IM	Agente imunizante ativo.
Papilomavírus humano	Vacina recombinante de partículas virais altamente purificado da proteína capsídeo *viruslike* de HPV dos tipos 6, 11, 16 e 18.	IM	Agente imunizante ativo.
Vírus da gripe (*influenza*)	Suspensão aquosa de vírus inativado obtida do líquido alantoidiano de embriões de galinha infectados, em solução injetável de NaCl isotônica e tamponada com fosfato.	IM, SC	Agente imunizante ativo.
Vírus da gripe (*influenza*)	Solução aquosa isenta de látex e conservantes. Cada 0,5 mL contém doses de vírus cultivada em cultura de células de ovos embrionados. A base de ovo fornece proteínas para aumentar a reprodução do vírus.	Intranasal	Agente imunizante ativo.
Vírus do sarampo, vivo	Vírus do sarampo da linhagem de Enders atenuado vivo obtido a partir da cepa Edmonston atenuada em culturas de células de embrião de galinha.	SC	Agente imunizante ativo.
Vírus do sarampo, da rubéola e da caxumba, vivos	Propagado em culturas de embrião de galinha (sarampo, caxumba) e de células diploides humanas (rubéola).	SC	Agente imunizante ativo.
Vírus do sarampo, da rubéola, da caxumba e da varicela, vivos	Vírus vivo, preparação atenuada desenvolvida em cultura de célula embrionárias de galinha (sarampo, caxumba) e de fibroblastos humanos (rubéola, varicela).	SC	Agente imunizante ativo.

(*continua*)

TABELA 16.1 **Exemplos de produtos biológicos oficiais** (*Continuação*)

PRODUTOS BIOLÓGICOS	NATUREZA DO CONTEÚDO	VIA[a]	USO
Vírus do sarampo e da rubéola, vivos	Vírus do sarampo cultivado em tecido de embrião de galinha e vírus da rubéola em tecido de embrião de pato.	SC	Agente imunizante ativo.
Vírus da caxumba vivo	Cepa Jeryl Lynn (nível B) atenuada viva do vírus propagado em tecido de embrião de galinha.	SC	Agente imunizante ativo.
Pneumocócica, polivalente	Solução estéril de polissacarídeoscapsulares antigênicos obtidos de *Streptococcus pneumoniae*. Contém 23 tipos de polissacarídeos capsulares. Cada 0,5 mL contém 25 µg de cada tipo de polissacarídeo capsular em 0,9% de NaCl de injeção. Também contém fenol ou tiomersal como conservantes.	IM, SC	Agente imunizante ativo.
Conjugado pneumocócico 7-valente	Solução com dose de 0,5mL estéril de sacarídeos dos antígenos capsulares de *S. pneumoniae*, sorotipos 4, 6B, 9V, 14, 18C, 19F e 23F individualmente conjugados ao CRM197 diftérico para formar um glicoconjugado.	IM	Agente imunizante ativo.
Raiva	Vírus inativado obtido a partir de culturas de HDCV ou RDCV.	HDCV, IM, ID; RDCV, IM somente	Agente imunizante ativo.
Vírus da rubéola, vivo	Vírus da rubéola vivo (sarampo alemão) propagado em cultura de células diploides humanas (WI-38).	SC	Agente imunizante ativo.
Rubéola e caxumba, vivo	Vírus da rubéola de cultura de células diploides humanas e vírus da caxumba de tecido de embrião de galinha.	SC	Agente imunizante ativo.
Varíola	Preparação de vírus vivo de linfa de bezerro seca do vírus da vaccinia.	ID	Agente imunizante ativo.
Tifoide	Forma parenteral, *Salmonella typhi* da cepa Ty2 inativada com fenol, morta com acetona e seca ou aquecida; forma oral, cápsulas de revestimento entérico de *S. typhi*, liofilizado e vivo, da cepa Ty21a atenuada.	SC ou ID; oral	Agente imunizante ativo.
Vírus da varicela, vivo	Varicela zóster, cepa Oka/Merck, atenuada por múltiplas passagens em culturas de células embrionárias de pulmão humano, células embrionárias de porquinho-da-índia, células diploides humana WI-38, células diploides humana MRC-5.	SC	Agente imunizante ativo.
Febre amarela	Cepa atenuada e liofilizada do vírus vivo da febre amarela, cultivada em embriões de galinha vivos, preparada, processada, liofilizada e selada em nitrogênio.	SC	Agente imunizante ativo.
Vírus zóster, vivo	Varicela zóster, cepa Oka/Merck, atenuado por múltiplas passagens em cultura de células embrionárias de pulmão humano, células embrionárias de porquinho-da-índia, células diploides humana WI-38, células diploides humana MRC-5.	SC	Agente imunizante ativo.
Toxoides			
Difteria e tétano, adsorvidos	Suspensão de toxoide da difteria purificada, toxoide do tétano precipitado ou adsorvido em fosfato de alumínio.	IM profundo	Agente imunizante ativo.
Tétano	Suspensão de bacilos do tétano (*Clostridium tetani*) tratados com formaldeído.	IM, SC	Agente imunizante ativo.
Tétano, adsorvido	Suspensão de toxoide alúmen precipitado ou adsorvido em fosfato de alumínio.	IM profunda	Agente imunizante ativo.
Tétano, difteria adsorvido para uso em adultos	Suspensão de toxoides, precipitado ou adsorvido em fosfato de alumínio.	IM	Agente imunizante ativo.
Antitoxinas			
Botulismo	Solução de proteínas refinadas, concentradas, principalmente globulinas, com antitoxina obtida do soro ou plasma de cavalos saudáveis imunizados contra toxinas produzidas pelas cepas do tipo A, B e E do *Clostridium botulinum*.	IM ou IV	Agente imunizante passivo.

(*continua*)

TABELA 16.1 **Exemplos de produtos biológicos oficiais** (*Continuação*)

PRODUTOS BIOLÓGICOS	NATUREZA DO CONTEÚDO	VIA[a]	USO
Tétano	Solução de proteínas refinadas concentradas, especialmente globulinas, com anticorpos antitóxicos obtidos do soro ou plasma de animais saudáveis, geralmente cavalos, imunizados contra toxinas ou toxoides do tétano. Mais comumente de plasma humano reunido (*pool*). Concentrado liofilizado que contém IgG com o mínimo de 100 UI/mL de anticorpo antitétano. Somente o plasma selecionado é usado (HIV e HB5 negativos).	IM ou SC (profilático) ou IV (terapêutico)	Agente imunizante passivo.
Soro Imune			
Citomegalovírus	Anticorpos IgG de um grande número de indivíduos saudáveis que contribuíram para formar o *pool* de plasma.	IV	Passivo para recebedores de transplante de rim soronegativos para CMV, que recebem o rim de doadores soropositivos para CMV.
Imunoglobulinas IM	Solução não pirogênica de globulinas com muitos anticorpos, normalmente em sangue adulto humano, preparada por fracionamento com etanol a frio de uma mistura de plasma obtida do sangue venoso de no mínimo mil indivíduos.	IM	Imunidade passiva para hepatite A e B, sarampo, varicela zóster, doenças imunodeficientes primárias.
Imunoglobulina IV	Solução não pirogênica de globulinas com muitos anticorpos, normalmente em sangue humano adulto, preparada por fracionamento com etanol a frio de uma mistura de plasma de sangue venoso de no mínimo mil indivíduos.	IV	Doenças imunodeficientes primárias, HIV, PTI, transplante de medula, LLC de células beta.
Globulina Rh_0 (d)	Obtida a partir do plasma ou soro de indivíduos adultos com elevados títulos de anticorpos antirrh_0 contra antígenos de eritrócitos Rh_0 (D); contém 10 a 18% de proteínas; não menos que 90% de IgG. As soluções comerciais contêm glicina como estabilizante e tiomersal como conservante; o pH é ajustado com carbonato de sódio ou NaCl.	IM	Agente imunizante passivo.
Imunoglobulina tetânica	Solução de globulinas derivadas do plasma sanguíneo de doadores humanos adultos hiperimunizados com toxoide tetânico.	IM	Agente imunizante passivo.
Produtos biológicos diversos			
Antiveneno polivalente (Crotalidae)	Solução liofilizada de globulinas neutralizantes específicas do veneno, obtidas a partir de soro de cavalos saudáveis imunizados contra venenos de quatro espécies de víboras, *Crotalus atrox*, *C. adamanteus*, *C. durissus terrificus* e *Bothrops atrox*	IM ou IV	Neutraliza o veneno de crotalídeos nativos das Américas.
Teste antígeno cutâneo de *Candida albicans*	Obtido a partir de cultura de células, filtrada, de duas cepas de *C. albicans*.	ID	Detecta hipersensibilidade Celular reduzida, DTH; avalia imunidade celular diminuída em HIV.
Teste antígeno cutâneo de *Candida albicans*	Obtido a partir de cultura de células, filtrada, de duas cepas de *C. albicans*.	ID	Detecta hipersensibilidade Celular reduzida, DTH; avalia imunidade celular diminuída em HIV.

(*continua*)

TABELA 16.1 **Exemplos de produtos biológicos oficiais** (*Continuação*)

PRODUTOS BIOLÓGICOS	NATUREZA DO CONTEÚDO	VIA[a]	USO
Histoplasmina USP	Filtrados de cultura padronizados do fungo *Histoplasma capsulatum* crescido em meio líquido sintético.	ID	Auxiliar no diagnóstico (histoplasmose).
Fração de proteínas do plasma USP	Plasma sanguíneo de doadores humanos adultos; contém ~5% de proteína, ~88% de albumina; 12% alfa e betaglobulinas.	IV	Expansão do volume sanguíneo.
Tuberculina USP	Solução de produtos solúveis concentrados de MTB. Antiga tuberculina, produto purificado parcialmente solúvel de MTB em um meio líquido especial livre de proteínas (derivado de proteína purificado).	ID	Auxiliar no diagnóstico (tuberculose).

[a]As doses a serem administradas e o esquema de doses variam amplamente com a idade, a exposição e a história prévia de imunizações do paciente. BCG, bacilo Calmette-Guérin; IM, intramuscular; SC, subcutânea; HbsAg, antígeno de superfície da hepatite B; HDCV, vacina de célula diploide humana; RDCV, vacina de célula diploide de Rhesus; ID, intradérmica; PTI, púrpura trombocitopênica idiopática; LLC, leucemia linfocítica crônica; IgG, imunoglobulina gama; DTH, hipersensibilidade tipo tardia; MTB, *Mycobacterium tuberculosis*; USP, United States Pharmacopeia.

ADMINISTRAÇÃO E TOXICIDADE ASSOCIADAS A PRODUTOS BIOLÓGICOS

Os produtos biológicos devem ser dispensados na embalagem original para evitar contaminação e deterioração. Eles são estéreis quando acondicionados e são injetados usando técnicas assépticas. Poucos são administrados pela boca.

Vacinas tradicionais constituídas de células inteiras inativadas podem causar efeitos indesejáveis. Aquelas desenvolvidas a partir de antígenos selecionados demonstram poucos efeitos adversos sistêmicos. A liberação lipossomal diminui os efeitos adversos enquanto aumenta a eficácia dessas vacinas.

Coceira, eritema, dor e sensibilidade próximos do local da injeção ocorrem com administração SC, IM e intradérmica. As vacinas que contêm adjuvantes (p. ex., BCG) podem causar esses efeitos adversos, além de endurecimento e ulceração no local. Febre baixa, mialgia e artralgia têm ocorrido em pacientes que receberam produtos biológicos contendo BCG.

Os efeitos adversos são controlados com o uso de analgésicos de venda livre. Entretanto, antes de serem adquiridos, o histórico deve ser obtido para assegurar que o uso de um analgésico seja permitido, levando em consideração o estado de saúde do paciente e a administração de outros medicamentos.

O principal efeito adverso de interesse com imunizações é a hipersensibilidade, mais notavelmente a anafilaxia, que varia desde prurido ou urticária até broncoespasmo, dificuldade respiratória, edema da laringe, colapso circulatório e morte. A existência de anafilaxia grave é rara, mas bastante possível. O risco de reação anafilática varia em uma taxa de uma para cada 600 mil a 6,4 milhões de doses de vacinas distribuídas (7).

A classificação imunopatológica de reações alérgicas a medicamentos coloca as reações de anafilaxia no tipo I. Nesta situação, a exposição inicial a um antígeno resulta na produção de anticorpos IgE específicos. Após a reexposição, o antígeno reage com anticorpos ligados à superfície de mastócitos e basófilos, causando a liberação de histamina e outros mediadores. Várias semanas são necessárias após a exposição inicial ao antígeno e a sensibilização antes que uma reação anafilática possa ocorrer. Uma vez sensibilizado, porém, o paciente pode apresentar um ataque dentro de minutos de reexposição de pequenas quantidades de medicamento administradas por qualquer via.

Devido à natureza rara da reação anafilática, é difícil determinar se o paciente é alérgico às proteínas que formam a porção antigênica ativa da vacina ou aos excipientes (p. ex., neomicina, gelatina, géis de alumínio). Diversos vírus que constituem vacinas são cultivados em meio animal, incluindo ovos embrionados e culturas de células de embrião de galinha. Mesmo que as técnicas de purificação diminuam drasticamente a quantidade de proteína de ovo no produto final, alguns picogramas ou nanogramas podem elicitar uma resposta.

Antes de administrar a vacina, é importante que um história completa e perfeita de reações alérgicas prévias seja realizada. Isso inclui os nomes dos agentes ofensivos e o tipo de reação.

Além disso, deve-se determinar em que época a reação apareceu. O inquérito deve compreender não apenas os constituintes dos medicamentos (p. ex., neomicina, gelatina), mas também dos alimentos (p. ex., alergias graves a produtos de ovos). Pode ser necessário ao alergista realizar o teste cutâneo para determinar se o paciente demonstra reação de hipersensibilidade imediata tipo I contra a vacina.

Ainda que as reações anafiláticas às imunizações sejam raras, elas podem ocorrer. Assim, no momento da imunização, garantias de proteção adequada, incluindo suprimentos de emergência e pessoal treinado, devem estar disponíveis para a realização de procedimentos de emergência.

O tiomersal (com 49,6%, m/v) estava sendo usado em vacinas como conservante desde a década de 1930. Ele é eficaz para matar as bactérias em várias vacinas e prevenir a contaminação bacteriana, especialmente em frascos de doses múltiplas. Muitas vacinas rotineiramente recomendadas para crianças nos Estados Unidos continham essa substância. Em altas doses, ambas as formas do mercúrio orgânico (metilmercúrio e etilmercúrio) formados a partir do metabolismo do tiomersal podem causar neurotoxicidade, e informações definitivas em relação à dose de tiomersal que produz efeitos no desenvolvimento em crianças não estão disponíveis. Por essa razão, em setembro de 1999, a American Academy of Pediatrics (AAP), o Committee on Infectious Diseases e o Committee on Environmental Health insistiram junto às agências governamentais e às indústrias farmacêuticas para trabalharem rapidamente no sentido de reduzir a exposição de crianças ao mercúrio de todas as fontes, incluindo as vacinas. Especificamente, esses comitês solicitaram a eliminação praticamente imediata do tiomersal das vacinas. Assim, desde o final de 2001, todas as vacinas pediátricas de rotina não contêm tiomersal ou apresenta apenas traços dele, e estima-se que todos os esquemas de vacinas para crianças, juntos, agora possuam 98% menos tiomersal do que antes. A academia também emitiu recomendações para prevenir a exposição de mulheres em idade fértil a quantidades de mercúrio que podem ser tóxicas ao cérebro do feto, o qual é muito mais suscetível à toxicidade que o cérebro adulto. Também afirmou que a janela específica de maior suscetibilidade não é conhecida, mas a exposição depois do nascimento deve estar associada com menor toxicidade do que a exposição no útero.

Quando vacinas conservadas com tiomersal são administradas em doses recomendadas, algumas reações de hipersensibilidade são relatadas, mas não se nota qualquer outro efeito prejudicial. Entretanto, sobredoses maciças com produtos contendo tiomersal têm resultado em toxicidade expressa no sistema nervoso central, nos rins e no sistema imune. Desse modo, como parte de uma revisão sobre produtos biológicos em resposta ao FDA Modernization Act, de 1997, a FDA determinou que crianças que recebem vacinas contendo tiomersal, em várias visitas clínicas, podem estar expostas a mais mercúrio do que o recomendado pelas normas federais.

Pichichero e colaboradores (8) demonstraram que o mercúrio não se acumula em crianças que recebem vacinas que contêm tiomersal. Após a administração de tais vacinas, o mercúrio foi medido na urina, no sangue e em amostras de fezes de 40 bebês com menos de 6 meses de idade e em 21 bebês de controle. Os autores concluíram, a partir dos dados de bebês de 2 a 6 meses de idade, que a quantidade de mercúrio no sangue estava bem abaixo das concentrações associadas com toxicidade. Desse modo, a conclusão foi que o tiomersal presente nessas vacinas proporcionava pouco risco para crianças, mas as vacinas não deviam ser administradas após o nascimento em prematuros muito abaixo do peso.

A AAP também recomendou que os benefícios e riscos das vacinas contendo tiomersal fossem discutidos com os pais. Ela enfatizou que o risco de não vacinar a criança (p. ex., mais de 20% desenvolvem pneumonia) supera qualquer risco conhecido de exposição a vacinas contendo tiomersal. Os bebês e as crianças que receberam vacinas conservadas com tiomersal não necessitam ter o sangue, a urina ou os cabelos analisados, pois a concentração de mercúrio é baixa e eles não precisam de tratamento.

Todos os bebês necessitam de proteção contra doenças infantis potencialmente prejudiciais e debilitantes, bem como contra as consequências da vacinação. Uma preocupação tem sido o desenvolvimento de autismo em alguns bebês que receberam a vacina MMR. Em um estudo sobre a questão, Madsen e colaboradores (9) identificaram mais de 537 mil crianças na Dinamarca, entre 1991 e 1998, sendo que 82% delas tinham recebido vacina MMR. Os cientistas determinaram que o risco relativo de transtorno autista entre crianças vacinadas era 8% menor do que entre crianças não vacinadas, sem relevância estatística. Além disso, o risco de outros transtornos do espectro autista foi 17% menor com a vacinação, estatisticamente equivalente ao risco em crianças não vacinadas. Igualmente, nenhuma relação foi encontrada entre a idade dos bebês na época da vacinação, o tempo decorrido desde a vacinação ou a data de vacinação e o desenvolvimento de transtornos autísticos. Esse estudo sobre a possível ligação entre o autismo e a vacina MMR deve minimizar o receio dos pais, e o farmacêutico deve se empenhar em informá-los sobre esse assunto, bem como sobre as vacinas que contêm tiomersal. Entretanto, a preocupação persiste, embora duas hipóteses adicionais relacionadas à exposição ambiental tenham emergido recentemente, de modo semelhante à da possibilidade das vacinas causarem autismo. Além da hipótese do tiomersal, a suposta relação tem sido centrada na vacina MMR e no grande número de doses administradas. Gerber e Offit (10) discutiram a gênese de cada teoria e revisaram dados epidemiológicos relevantes. Basta dizer que 20 estudos epidemiológiocos demonstraram que nem o tiomersal, nem a vacina MMR causa autismo. Contudo, Tozzi e colaboradores (11) compararam o desempenho neuropsicológico, 10 anos após a vacinação, em dois grupos de crianças expostas aleatoriamente a quantidades variáveis de tiomersal por meio da imunização. Não houve evidência conclusiva de que o tiomersal exerceu algum efeito sobre o desenvolvimento neuropsicológico das crianças, e a relação entre exposição ao tiomersal por meio da vacinação na infância e eventuais déficits neuropsicológicos foi improvável ou clinicamente insignificante.

Geralmente, a via preferencial de administração é a IM. A vasta musculatura lateral da coxa é o local preferido para a injeção em crianças de 12 a 18 meses de idade. O músculo deltoide do braço é preferido para crianças maiores de 18 meses de idade. A superpenetração da agulha na injeção IM no osso ou no periósteo pode causar dor ou lesão. Além disso, isto pode produzir a separação da agulha da seringa. Para a vacinação no músculo da coxa, uma agulha de 7/8 ou maior é usada para todas as crianças de 6 anos ou mais velhas. Para a vacinação no braço, agulhas de comprimento variando entre 1/2 a 7/8 polegadas são recomendadas, dependendo do peso da criança (12).

Devido a sua capacidade de desencadear processos complexos no corpo, os produtos biológicos, incluindo as vacinas, exibem uma maior probabilidade de provocar efeitos adversos do que os produtos tradicionais ou as substâncias químicas. Aproximadamente um terço das advertências para os medicamentos biológicos aprovados pela FDA de janeiro de 1995 a 2007 foi adicionado dentro de dois anos da disponibilidade do produto no mercado (13). Assim, é importante para o farmacêutico participar do monitoramento de efeitos adversos de novos produtos.

ADMINISTRAÇÃO DE PRODUTOS BIOLÓGICOS POR PROFISSIONAIS DA SAÚDE*

De acordo com o National Childhood Vaccine Injury Act de 1986, exige-se que os profissionais de saúde que administram determinadas vacinas e toxoides mantenham um registro permanente e relatem qualquer efeito adverso resultante do uso de um produto biológico. Efetivada em 1º de outubro de 1988, a lei tem três objetivos principais:

- Evitar "crises" futuras, que poderiam interromper o programa nacional de imunizações.
- Obter a prevenção ótima de reações adversas dessas preparações.
- Fornecer compensação financeira para os pacientes que sofram danos relacionados às vacinas.

O último objetivo foi colocado com a intenção de servir como alternativa para a questão judicial civil sobre o sistema tradicional em que a negligência não necessita ser provada. Reclamações de vacinas abrangidas pela lei devem ser primeiramente julgadas antes que o litígio civil prossiga. Esse programa conta com uma tabela de prejuízos produzidos pelas vacinas, bem como incapacida-

*N. de R.T. Este capítulo descreve as políticas e os programas de imunização nos Estados Unidos. No Brasil, a Secretaria de Vigilância em Saúde do Ministério da Saúde (SVS), criada em 2003, coordena o Programa Nacional de Imunizações (PNI). Esta secretaria define normas e parâmetros técnicos para as estratégias de utilização de imunobiológicos, com base na vigilância epidemiológica de doenças imunopreveníveis e no conhecimento técnico e científico da área. Também é papel da SVS a coordenação das ações de imunização de caráter nacional, além da aquisição, conservação e distribuição dos imunobiológicos que integram o PNI. Informações sobre o PNI, calendários e esquemas de vacinação podem ser encontradas no endereço http://portalsaude.gov. br/portal/svs.

des, doenças e condições (incluindo morte) para as quais a compensação pode ser concedida.

A lei exige que determinadas reações adversas especificadas sejam relatadas em detalhes ao Department of Health and Human Services (HHS) Vaccine Adverse Event Reporting System (VAERS) para expandir o conhecimento sobre tais efeitos. Eventos adversos que ocorrem dentro de sete dias após a administração (p. ex., encefalopatia com vacina DPT) ou em outro período conforme especificado para certas vacinas (p. ex., poliomielite paralítica pela vacina oral da poliomielite [OPV] dentro de 30 dias da administração) e/ou toxoide devem ser relatados. Isso é muito importante, pois tal evento pode ser raro e deve ser conhecido. Nos EUA, para mais informações sobre exigências ou preenchimento dos relatórios, os profissionais da saúde podem contatar o VAERS pelo número 800-822-7967. A lei também requer que uma sobretaxa seja colocada sobre os produtos biológicos para estabelecer um fundo para ressarcimento das vítimas.

A lei exige que profissionais da saúde que administram quaisquer vacinas contendo os antígenos de sarampo, caxumba, rubéola, poliomielite, difteria, tétano, coqueluche, hepatite A, hepatite B, *Haemophilus influenzae* e tipo b, HPV, *influenza*, meningococo, pneumocócica conjugada, rotavírus ou varicela conservem permanentemente seus registros de vacinação. Esses registros incluem: o tipo de produto biológico administrado; a data de administração; o fabricante e o número de lote; o nome, o endereço e o título e a ocupação da pessoa que administrou a vacina, o estilo de vida e a história de doenças evitáveis com as vacinas do paciente. Além disso, as informações de outras vacinas e toxoides administrados devem constar no registro permanente. Os farmacêuticos podem trabalhar com profissionais da saúde (p. ex., médicos, enfermeiras) para imunizar pacientes. O único estado que não permite a imunização por farmacêutico é o Maine. O Public Health Service Act (42 U.S.C.§ 300aa-26), seção 2126, efetivado em 1º de outubro de 1994, ordena que todos os profissionais da saúde que administram qualquer vacina contendo difteria, tétano, coqueluche, caxumba, sarampo, rubéola, poliomielite, hepatite A, hepatite B, *H. influenzae* tipo b, *influenza*, pneumocócica conjugada ou varicela devem, antes de administrá-la, fornecer uma cópia da Vaccine Information Statements:

- a qualquer adulto em que se pretenda administrar a vacina; ou
- ao representante legal (pais, outros indivíduos qualificados sob direito legal para consentir a imunização de um menor) de qualquer criança na qual a vacina será administrada (14).

Além disso, os materiais devem ser suplementados com apresentações visuais e explanações orais. Não existe qualquer exigência sobre a obtenção da assinatura ou das iniciais do paciente ou representante legal pelo profissional de saúde, comprovando que os materiais informativos sobre a vacina foram fornecidos. Em vez disso, é feita uma anotação no registro médico permanente do paciente, indicando que esses materiais foram fornecidos no momento da vacinação (14).

O National Childhood Vaccination Injury Act, em vigor desde 26 de agosto de 2002, exige que todos os profissionais da saúde forneçam aos pais ou pacientes cópias da Vaccine Instruction Statements antes da administração de cada dose das vacinas listadas na relação. Informações adicionais são disponibilizadas pelos departamentos de saúde estaduais e no endereço http://www.cdc.gov/nip/publications/vis. Recomendações detalhadas sobre o uso de vacinas são disponibilizadas nas bulas e embalagens do produto pelos fabricantes, nas recomendações do ACIP sobre vacinas específicas e no *2008 Red Book*. As recomendações do ACIP para cada uma das vacinas infantis podem ser lidas, copiadas e impressas a partir do Centers for Disease Control and Prevention (CDC) National Immunization Program no endereço http//: www.cdc.gov/nip/publications/acip-list.htm; instruções sobre o uso das informações de vacinas estão disponíveis no endereço http://www.cdc.gov/ nip/publications/vis/vis-instructions.pdf.

Além disso, para satisfazer as exigências obrigatórias da lei, a AAP solicita aos profissionais da saúde completar o registro de imunização oficial e fornecê-lo ao representante legal do recebedor. Esse registro deve estar de acordo com a certidão de nascimento ou passaporte e ser mantido com outros documentos para subsequente apresentação. O profissional de saúde deve encorajar o representante legal a preservar esse importante registro e apresentá-lo para os registros de novas imunizações. Isso facilita a perfeita manutenção do registro e a avaliação das imunizações, principalmente daqueles que se mudam com frequência. Esse registro também serve como história de imunizações para a admissão escolar.

ADVISORY COMMITTEE ON IMMUNIZATION PRACTICES

O ACIP (acip@cdc.gov) é composto por 15 especialistas nas áreas relacionadas com imunização que aconselham e orientam o secretário do HHS, o secretário-assistente de saúde e o CDC sobre os meios mais efetivos de evitar doenças com vacina preventiva. O comitê também inclui representantes não votantes de mais de 20 organizações farmacêuticas e de profissionais da saúde. Esse comitê desenvolve recomendações escritas de esquemas de vacinação, doses e contraindicações para a população infantil e adulta.

O ACIP é somente uma entidade governamental federal que faz essas recomendações. Seus objetivos gerais consistem em fornecer conselhos para auxiliar o HHS e a nação na redução da incidência de doenças que podem ser prevenidas com vacinas e no aumento da segurança no uso de vacinas e produtos biológicos relacionados. As minutas completas de suas reuniões são publicadas *on-line* em www.cdc.gov/nip/ACIP.

NATIONAL VACCINE ADVISORY COMMITTEE

Em 1988, o National Vaccine Advisory Committee (NVAC) foi licenciado para aconselhar e fazer recomendações para o diretor do National Vaccine Program e para o secretário-assistente de saúde do HHS em assuntos relacionados à prevenção de doenças infecciosas por meio de imunização e prevenção de reações adversas a vacinas. O NVAC é composto por 15 membros de organizações públicas e privadas, representando fabricantes de vacinas, médicos, pais, agências estaduais e locais e organizações de saúde pública, bem como representantes de agências governamentais envolvidas com saúde pública de serviços aliados que atuam como membros extra oficiais do NVAC (15).

Desde sua criação, o NVAC tem desenvolvido conjuntos de normas para as práticas de imunizações em crianças e adolescentes (16) e adultos (15). Essas normas constituem as políticas e as práticas de imunização mais essenciais e desejáveis e são direcionadas aos profissionais de saúde, inclusive àqueles dos ambientes clínicos que compartilham a responsabilidade de administração das vacinas. Esse conjunto de normas determina as práticas de imunização mais desejáveis a serem alcançadas. As normas de vacinação em adultos foram desenvolvidas em 1990, e uma nova revisão reflete a experiência adquirida desde os anos de 1990.

As normas para imunização pediátrica (16) tratam dos seguintes aspectos:

- *Disponibilidade de vacinas,* incluindo serviços de vacinação, coordenação de serviços de vacinação com cuidados de rotina, identificação e minimização de barreiras para a vacinação, além de considerações sobre o custo ao paciente.
- *Avaliação da prática de vacinação,* incluindo a revisão das práticas de vacinação e de cuidados à saúde do paciente por profissionais da saúde e a identificação dos pacientes de risco, aos quais a vacinação é contraindicada.
- *Comunicação efetiva,* incluindo a educação dos pais ou responsáveis sobre benefícios e os riscos da vacinação de maneira culturalmente apropriada.
- *Armazenamento e administração adequados das vacinas,* incluindo esquemas escritos e atualizados de onde as vacinas foram administradas e relatos de efeitos adversos após o procedimento.
- *Implementação de estratégias para melhorar a cobertura da vacinação.*

Os critérios para adultos (15) são similares aos padrões pediátricos e incluem disponibilidade de vacinação, verificação do estado de vacinação dos pacientes, comunicação efetiva com pacientes, documentação adequada da administração de vacinas, implementação de estratégias para melhorar as taxas de vacinação e estabelecimento de parcerias comunitárias que são direcionadas ao paciente com base na comunidade.

ESQUEMA DE IMUNIZAÇÃO INFANTIL

A imunização infantil tem se mostrado como eficaz e de baixo custo. O U.S. Public Health Service's Healthy People 2010: Understand and Improving Health estabeleceu a meta de completar 80% de imunizações nos Estados Unidos em crianças de até 24 meses de idade (17). Em 1998, 73% das crianças entre 19 e 35 meses de idade, de famílias de baixa renda, receberam séries combinadas das imunizações recomendadas, comparadas com 77% das crianças de famílias com alta renda. Esses números são favoravelmente comparados aos 41% das crianças nessa faixa de idade imunizadas em 1991. Estima-se que 4 milhões de crianças apresentem risco de adquirir doenças que são prevenidas por meio de vacinação.

Desde 1994, a Semana Nacional de Imunização Infantil, uma formalidade anual para promover os benefícios da imunização e focar a atenção particular de ter crianças de 2 anos imunizadas contra as doenças preveníveis por meio da vacinação, tem oferecido uma oportunidade importante para trazer as partes interessadas, por exemplo, profissionais da saúde, departamentos de saúde locais e nacionais, líderes comunitários, para destacar os resultados positivos na vida de bebês e crianças (18).

Foram criados registros de imunizações. Esses registros consistem em sistemas de informações computacionais com base na população, que coletam dados de vacinação de crianças de uma área geográfica. Fornecendo informações completas e exatas nas quais as decisões de vacinação são baseadas, os registros são ferramentas-chave para aumentar e manter a alta cobertura de vacinação. Por exemplo, esses dados consolidam os registros de vacinação de crianças realizados por muitos profissionais de saúde, identificando aquelas que não receberam ou estão com as vacinas atrasadas, gerando notas para lembrar das mesmas para assegurar que as crianças estejam sendo apropriadamente vacinadas e identificar locais e áreas geográficas com baixa cobertura de vacinação. Um dos objetivos da saúde nacional para 2010 é aumentar para 95% a proporção de crianças com menos de 6 anos que participam dos registros operacionais de imunização com base na população. Em Washington, DC, o pessoal do programa de imunização e enfermeiros de escolas usaram esse registro durante o ano escolar de 2000– 2001. Ao fazer isso, identificaram 20.000 crianças que não tinham sido vacinadas de acordo com as exigências da escola.

Residentes de áreas rurais ou grandes áreas urbanas têm taxas de imunização particularmente baixas. Várias minorias étnicas (p. ex., nativos norte-americanos, hispânicos, afro-americanos) também apresentam taxas de imunização baixas. Acredita-se que essas baixas taxas de imunização em crianças tenham sido responsáveis pelo aumento da incidência de sarampo e coqueluche. Espera-se que a participação nesse programa de registros ajude a aumentar as taxas de imunização em áreas urbanas e rurais.

Em 1995, o ACIP do CDC, a AAP e a American Academy of Family Physicians (AAFP) anunciaram a versão unificada de um esquema de imunização recomendado para crianças. Subsequentemente, em janeiro e fevereiro de cada ano, versões atualizadas do esquema recomendado são publicadas. As Figuras 16.1 a 16.3 demonstram os esquemas de imunização infantil recomendados para cada grupo de idade e um esquema *catch-up* como o de 9 de janeiro de 2009 (7,19).

ESQUEMA DE IMUNIZAÇÃO RECOMENDADA A PESSOAS ENTRE 0 A 6 ANOS DE IDADE – **Estados Unidos • 2009**

Para aqueles que atrasaram o início, consultar o esquema *catch-up*

Vacina ▼ Idade ▶	Nascimento	1 meses	2 meses	4 meses	6 meses	12 meses	15 meses	18 meses	19–23 meses	2–3 anos	4–6 anos
Hepatite B[1]	HepB	HepB		ver nota de rodapé[1]	HepB						
Rotavírus[2]			RV	RV	RV[2]						
Difteria, tétano, coqueluche[3]			DTaP	DTaP	DTaP	ver nota de rodapé[3]	DTaP				DTaP
Haemophilus influenzae e tipo b[4]			Hib	Hib	*Hib*[4]	Hib					
Pneumocócica[5]			PCV	PCV	PCV	PCV				PPSV	
Poliovírus inativado			IPV	IPV	IPV						IPV
Influenza[6]					*Influenza* (anualmente)						
Sarampo, caxumba, rubéola[7]						MMR		ver nota de rodapé[7]			MM R
Varicela[8]						Varicela		ver nota de rodapé[8]			Varicela
Hepatite A[9]						HepA (2 doses)				HepA Series	
Meningocócica[10]										MCV	

Média de idade recomendada

Certos grupos de alto risco

FIGURA 16.1 Esquema de imunização recomendado para crianças de 0 a 6 anos nos Estados Unidos, 2009. (Acessada de http://cdc.gov/vaccines/recs/schedules/child-schedule.htm#printable. Último acesso: 23 de janeiro de 2009.)

ESQUEMA DE IMUNIZAÇÃO RECOMENDADA A PESSOAS ENTRE 7 ATÉ 18 ANOS DE IDADE – **Estados Unidos • 2009**

Para aqueles que atrasam o início, consultar o esquema *catch-up*

Vacina ▼ Idade ▶	7–10 anos	11–12 anos	13–18 anos
Tétano, difteria, coqueluche[1]	ver nota de rodapé[1]	Tdap	Tdap
Papilomavírus humano[2]	ver nota de rodapé[2]	HPV (3 doses)	HPV Series
Meningocócica[3]	MCV	MCV	MCV
Influenza[4]		*Influenza* (anualmente)	
Pneumocócica[5]		PPSV	
Hepatite A[6]		Série HepA	
Hepatite B[7]		Série HepB	
Poliovírus inativo[8]		Série IPV	
Sarampo, caxumba, rubéola[9]		Série MMR	
Varicela[10]		Série Varicella	

Média de idade recomendado

Imunização *Catch-up*

Certos grupos de alto risco

FIGURA 16.2 Esquema de imunização recomendado para pessoas de 7 a 18 anos de idade – Estados Unidos, 2009. (Acessada de http://cdc.gov/vaccines/recs/schedules/child-schedule.htm#printable. Último acesso: 23 de janeiro de 2009.)

HEPATITE B

Todas as crianças devem receber a primeira dose da vacina da hepatite B logo após o nascimento e antes de deixar o hospital. A administração da primeira dose da vacina logo após o nascimento minimiza o risco de infecções causadas por erros ou demora no relato ou teste para antígeno de superfície de hepatite B HBsAg materno ou por exposição a pessoas com infecção crônica pelo vírus da hepatite B na família, e podem aumentar a probabilidade de completar a série de vacinas. Somente a vacina da hepatite B monovalente pode ser usada no recém-nascido. A primeira dose pode ser feita aos 2 meses de idade se a mãe da criança for negativa para HBsAg. A vacina monovalente ou combinada contendo imunógeno de hepatite B pode ser usada para completar as séries. Quatro doses de vacinas podem ser administradas quando a dose logo após o nascimento é dada. A segunda dose deve ser feita no mínimo quatro semanas após a primeira, exceto para vacinas combinadas, que não podem ser administradas antes de 6 semanas de idade. A terceira dose deve ser dada no mínimo 16 semanas após a primeira e oito semanas após a segunda. A última dose da série de vacinação (p. ex., terceira ou quarta dose) não deve ser administrada antes de 24 semanas.

Os recém-nascidos com mães HBsAg positivas devem receber vacinas de hepatite B e 0,5 mL de imunoglobulina da hepatite B (HBIG) dentro de 12 horas após o nascimento e em locais diferentes. A segunda dose é recomenda na idade de 1 a 2 meses, e a última dose não deve ser administrada antes dos 6 meses. Essas crianças devem ser testadas para HBsAg e anti-HBsAg entre 9 e 18 meses de idade para identificar aqueles com infecção de hepatite B crônica ou que podem necessitar revacinação.

Os bebês de mulheres cujo *status* HBsAg não é conhecido devem receber a primeira dose das séries de hepatite B dentro de 12 horas após o nascimento. O sangue materno deve ser coletado tão logo quanto possível para determinar o estado em relação ao HBsAg. Se o teste de HBsAg for positivo, a criança deve receber HBIG o mais brevemente possível (não mais que uma semana de idade). A segunda dose é recomendada com 1 a 2 meses de idade. A última dose da série de vacinação não deve ser administrada antes dos 6 meses de idade. Recombivax HB e Engerix-B estão disponíveis em injeções pediátricas ou para adolescentes em volume de 0,5 mL. Entretanto, as potências diferem nesses dois produtos, e erros podem acontecer quando um produto é substituído por outro. Se, por exemplo, o paciente receber a primeira dose como Engerix-B 10 µg/0,5mL, a segunda dose de Recombivax HB 5µg/mL deve ser de 2 mL para fornecer os 10 µg necessários.

ESQUEMA DE IMUNIZAÇÃO CATCH-UP PARA PESSOAS DE 4 MESES ATÉ 18 ANOS DE IDADE – Estados Unidos • 2009

A tabela a seguir fornece o esquema catch-up (vacinação de recuperação) e os intervalos mínimos entre as doses para crianças quando a vacinação foi atrasada. A série de vacinas não necessita ser reinicializada, independentemente do tempo que foi decorrido entre as doses. Use a seção apropriada para a idade da criança.

Vacina	Idade mínima para a dose 1	Intervalo mínimo entre as doses			
		Dose 1 e dose 2	Dose 2 a dose 3	Dose 3 a dose 4	Dose 4 a dose 5
ESQUEMA *CATCH-UP* PARA PESSOAS DE 4 MESES A 6 ANOS DE IDADE					
Hepatite B[1]	Nascimento	4 semanas	8 semanas (e pelo meno 16 semanas após a primeira dose)		
Rotavírus[2]	6 semanas	4 semanas	4 semanas		
Difteria, tétano, coqueluche[3]	6 semanas	4 semanas	4 semanas	6 semanas	6 semanas[3]
Haemophilus influenzae e tipo b[4]	6 semanas	4 semanas Se a primeira dose administrada em mais novo que 12 meses de idade 8 semanas (como dose final) se a primeira dose administrada na idade de 12-14 meses Não são necessárias mais doses para crianças saudáveisse a primeira dose administrada na idade de 24 meses ou mais	4 semanas Se a idade atual é menos de 12 meses 8 semanas (como dose final) tem mais do que 1º mes de idade a segunda dose administrada em menor que 15 meses de idade Não são necessárias mais doses se a dose anterior administrada em maior que 15 meses ou mais	8 semanas (como dose final) esta dose é somente necessária para crianças de idade de 12 meses até 59 meses que receberam 3 doses após a idade de 12 meses	
Pneumocócica[5]	6 semanas	4 semanas se a primeira dose administrada em mais novo que 12 meses de idade 8 semanas (como dose final) se a primeira dose administrada na idade de 12 meses ou mais ou de idade atual de 24 até 59 meses Não são necessárias mais doses para crianças saudáveis se a primeira dose administrada na idade de 24 meses ou mais	4 semanas se a idade atual é menos de 12 meses 8 semanas (como dose final) se a idade é 12 meses ou mais velho Não são necessárias mais doses para crianças saudáveis se a primeira dose administrada na idade de 24 meses ou mais	8 semanas (como dose final) esta dose é somente necessária para crianças de idade de 12 meses até 59 meses que receberam 3 doses após a idade de 12 meses ou para crianças de alto risco que receberam 3 doses em qualquer idade	
Poliovírus inativado[6]	6 semanas	4 semana	4 semana	4 semana	
Sarampo, caxumba, rubéola[7]	12 meses	4 semanas			
Varicela[8]	12 meses	3 meses			
Hepatite A[9]	12 meses	6 meses			
ESQUEMA *CATCH-UP* PARA PESSOAS DE 7 ATÉ 18 ANOS DE IDADE					
Tétano, difteria/tétano difteria, coqueluche[10]	7 anos	4 semanas	4 semanas se a primeira dose administrada em mais velhos que 12 meses de idade 6 meses se a primeira dose administrada for na idade de 12 meses ou mais	6 meses se a primeira dose administrada em mais velho que 12 meses de idade	
Papilomavírus humano[11]	9 anos	As doses de rotina de intervalos são recomendados			
Hepatite A[9]	12 meses	6 meses			
Hepatite B[1]	Nascimento	4 semanas	8 semanas (e no mínimo 16 semanas após a primeira dose)		
Poliovírus inativado[6]	6 semanas	4 semanas	4 semanas	4 semanas	
Sarampo, caxumba, rubéola[7]	12 meses	4 semanas			
Varicela[8]	12 meses	3 meses se a pessoa é mais velha que 13 anos de idade 4 semanas se a pessoa tem idade de 13 anos ou mais			

FIGURA 16.3 Esquema de imunização *catch-up* para pessoas de 4 meses até 18 anos que começaram tarde ou tem mais de um mês de atraso. (Acessada de http://cdc.gov/vaccines/recs/schedules/child-schedule.htm#printable. Último acesso: 23 de janeiro de 2009.)

Crianças e adolescentes que não foram vacinados contra a hepatite B na infância podem começar as séries em qualquer momento. Aqueles que não receberam previamente as três doses da vacina da hepatite B podem iniciar ou completar as séries durante uma visita de rotina ao profissional da saúde até a idade de 11 a 12 anos. Um adolescente que não recebeu as vacinas deve ser vacinado tão logo quanto possível. A segunda dose deve ser administrada no mínimo quatro semanas após a primeira, e a terceira deve ser administrada no mínimo 16 semanas após a primeira ou no mínimo oito semanas após a segunda, quando necessário uma proteção mais rápida.

Em setembro de 1999, a FDA aprovou um esquema opcional de vacinação contra a hepatite B em duas doses para adolescentes entre 11 e 15 anos. O ACIP aprovou o esquema em duas doses em outubro de 1999 e recomendou a sua inclusão no Programa de Vacinas para Crianças em fevereiro de 2000. Usando o esquema em duas doses, a dose de adulto de Recombivax HB (dose de 1 mL contendo 10 µg de HBsAg) é administrada em adolescentes entre 11 e 15 anos. A segunda dose é administrada 4 a 6 meses após a primeira.

DIFTERIA, TÉTANO E COQUELUCHE ACELULAR

Os toxoides da difteria e tétano e coqueluche acelular (DTPa ou tríplice bacteriana acelular) é a vacina preferida para todas as doses nessa série, incluindo a conclusão da série em crianças que receberam uma ou mais doses da vacina DTP de células inteiras.

Em 1997, o ACIP recomendou que a DTPa pediátrica fosse rotineiramente administrada em vez da DTP, que se tornaria indisponível em 2002. A DTPa é dada como cinco séries de doses na idade de 2, 4, 6, 15 e 18 meses, e 4 a 6 anos. A quarta dose pode ser administrada aos 12 meses de idade se pelo menos 6 meses se passaram desde a terceira dose. Em maio de 2005, a FDA aprovou uma nova vacina de toxoide tetânico, toxoide diftérico reduzido e coqueluche acelular (Tdap), recomendado pelo ACIP para adolescentes. A Tdap deve ser administrada em adolescentes com idade de 11 a 12 anos que tenham completado a série de vacinação DTP/DTPa recomendada para crianças e não tenham recebido a dose reforço de tétano e difteria. Adolescentes de 13 a 18 anos que perderam a dose de reforço aos 11 e 12 devem receber uma única dose de Tdap se tiverem completado a série de vacinação DTPa /DTP recomendada para crianças. Os reforços Td subsequentes são recomendados a cada 10 anos.

Em dezembro de 2002, a FDA aprovou uma nova vacina, Pediarix (GlaxoSmithKline) que quando administrada em crianças pode resultar em até seis injeções a menos e, consequentemente, reduzir a dor e o desconforto. A nova vacina contém toxoide da difteria e tétano e coqueluche acelular adsorvida, hepatite B (recombinante) e IPV combinada. É para ser administrada em crianças de 2, 4 e 6 meses de idade para prevenção de difteria, tétano, coqueluche, hepatite B e poliomielite.

Essa vacina é a única e a primeira cinco em um licenciada pelos Estados Unidos para proporcionar cobertura contra cinco doenças graves em um regime de três doses, o que facilita completar o esquema de imunização em relação às vacinas administradas separadamente. Atualmente, as crianças recebem em torno de 20 injeções a mais nos primeiros 2 anos de vida, e com o desenvolvimento e a introdução de novas vacinas, o número continuará a crescer. Doze injeções são recomendadas para proteger mais de 4 bilhões de recém-nascidos nos Estados Unidos a cada ano contra difteria, tétano coqueluxe, hepatite B e poliomielite. É calculado que o uso desta vacina resulta em 36 milhões de injeções a menos por ano para as crianças norte-americanas.

Vários ensaios clínicos foram necessários para demonstrar segurança e imunogenicidade da combinação da vacina, em combinação à administração das vacinas separadamente. Mais que 20 mil doses da vacina combinada foram administradas a mais de 7 mil crianças. Os efeitos adversos em crianças que receberam esta vacina incluem reações no local da injeção (p. ex., dor, vermelhidão, inchaço), febre e agitação. A administração da vacina demonstrou uma taxa de febre maior que aquela para as vacinas administradas separadamente. Como com todos os medicamentos, a vacina é contraindicada em crianças com hipersensibilidade a qualquer dos componentes do produto, inclusive leveduras, neomicina e polimixina B.

HAEMOPHILUS INFLUENZAE TIPO B

Três vacinas conjugadas do *Haemophilus influenzae* tipo B (HIB) estão licenciadas para imunização primária de bebês. Essas vacinas contêm polissacarídeos capsulares do tipo B ou oligômeros polissacarídicos capsulares (PRP), que são conjugados com uma proteína carreadora (um antígeno mais eficaz) para melhorar a imunogenicidade. HbOC (HibTiter), PRP-T (ActHIB, OmniHIB) e PRP-OMP (PedvaxHIB) podem ser usadas de modo intercambiável (20). Qualquer uma dessas quatro vacinas conjugadas HIB licenciadas é aceitável para ser usada como dose de reforço, independentemente de qual vacina tenha sido aplicada no início.

As vacinas HbOC (HIBTITER) e PRP-T (ActHIB) requerem uma série principal de três doses (nos 2, 4 e 6 meses de idade) e um reforço nos 12 e 15 meses de idade. No caso da PRP-OMP (PedvaxHIB), a série principal constitui duas doses somente, nos 2 e 4 meses de idade. Além disso, a PRP-OMP requer uma dose de reforço nos 12 e 15 meses de idade. O intervalo recomendado entre as primeiras doses é 8 semanas, com um intervalo mínimo de 4 semanas. Pelo menos oito semanas devem separar a dose de reforço da dose anterior.

Qualquer dose administrada antes de 6 semanas de idade pode diminuir a resposta imune para as doses subsequentes. Portanto, vacinas HIB não devem ser aplicadas em crianças com menos de 6 semanas de idade. Crianças que iniciam a imunização mais tarde (na sétima semana de idade ou mais velha) podem não necessitar da série completa de 3 ou 2 doses. O número de doses que uma criança necessita depende da idade. Todas as crianças de 15 a 59 meses de idade necessitam ao menos de uma dose da vacina HIB. A imunização de HIB em crianças saudáveis mais velhas que 59 meses de idade não é recomendada.

Atualmente, há duas combinações de vacinas disponíveis que contém HIB conjugado, TriBIBiT (combinação de DTaP-HIB) e Comvax (combinação de hepatite B-HIB). A TriBIBiT não está aprovada para as primeiras séries; entretanto, a FDA aprovou a DTaP e a HIB como a quarta dose da série. Assim, a TriHIBiT pode ser usada em crianças com 12 meses de idade ou mais que receberam pelo menos uma dose anterior de vacina HIB. Não deve ser administrada se a criança não recebeu imunizações anteriores à HIB. A Comvax contém a dose-padrão de PRP-OMP (PedvaxHIB) e 5 µg (dose pediátrica) de Recombivax HB (vacina hepatite B). Não deve ser administrada em crianças menores de 6 semanas de idade.

Como já mencionado, esses três produtos são agora considerados intercambiáveis para vacinação principal, bem como dose de reforço. Excelentes respostas imunes são conseguidas quando vacinas de diferentes fabricantes são usadas de modo intercambiável na série inicial de vacinas. Crianças que receberam a vacina conjugada HIB (conjugado proteico meningocócico [PRP-OMP], PedvaxHIB) demonstraram aumento significativo na resposta de anticorpos após uma única dose primária aos 2 meses. Entretanto, uma série de duas doses é recomendada (outra vacinação aos 4 meses), e uma dose aos 6 meses não é necessária. Em vez disso, uma terceira dose é administrada aos 12 meses. Se PRP-OMP for administrada em uma série com um dos outros dois produtos licenciados para o uso em bebês, o número de doses recomendado para completar a série é determinado pelo outro produto, não pela PRP-OMP. Por exemplo, se a PRP-OMP for administrado na primeira dose aos 2 meses de idade e outra vacina for usada aos 4 meses de idade, uma terceira dose de qualquer uma das três vacinas licenciadas HIB é recomendada aos 6 meses de idade para completar a série inicial.

A gripe continua sendo a principal causa de morbidade e mortalidade nos Estados Unidos. O U.S. Public Health Service tem objetivado a eliminação de HIB em crianças com menos de 5 anos de idade. Isso é caracterizado por início abrupto de febre, mialgia, dor de cabeça, mal-estar grave, tosse, dor de garganta e rinite. Embora isso se resolva em poucos dias, pode exacerbar condições crônicas (p. ex., asma e diabetes melito) e levar a uma pneumonia bacteriana secundária. O ACIP faz recomendações anuais a respeito do uso da composição das vacinas do vírus da gripe para crianças com idade de 6 meses a 18 anos. No entanto, apesar do esforço para vacinar pessoas com alto risco, a taxa anual de gripe pode atingir 40% em crianças, muito acima dos 10 a 20% encontrados na população em geral.

Geralmente, a vacina é administrada por via parenteral, e isso traz preocupações para os pais quanto ao perigo de reações indesejáveis. Como já mencionado, a primeira vacina do vírus da gripe atenuado vivo intranasal (LAIV), FluMist, foi aprovada para uso clínico nos Estados Unidos em junho de 2003. Entretanto, seu uso é restrito a crianças saudáveis entre 5 e 17 anos e adultos entre 18 e 49 anos de idade. Para indivíduos saudáveis entre 5 e 49 anos, a LAIV é uma alternativa aceitável à vacina da gripe inativada trivalente intramuscular (TIV). O Vaccines and Related Biological Products Advisory Committee da FDA determinou que, até o momento, a vacina não era considerada segura para pacientes com menos de 5 anos, devido a preocupações quanto ao aumento da taxa de asma dentro de seis semanas após a vacinação. Em um ensaio clínico randomizado, a FluMist e a TIV foram comparadas em crianças de 6 a 59 meses de idade (21). Crianças com respiração asmática medicadas ou diagnosticadas em um período de 42 dias antes do recrutamento, ou com história de asma grave, foram excluídas. A FluMist demonstrou uma eficácia 55% maior que a TIV em prevenir a gripe confirmada em cultura.

Posteriormente, em 24 de outubro de 2007, o ACIP recomendou que a LAIV ou a TIV podem ser usadas para vacinar pessoas saudáveis, não grávidas, entre 2 e 49 anos. Pessoas saudáveis foram definidas como aquelas que não tem condição médica subjacente que a predisponha a complicações da gripe. Para pacientes de 50 anos de idade ou mais, o uso seguro e efetivo da FluMist não foi estabelecido. Assim, seu uso é restrito apenas àquela população de pacientes. Quando considerar o uso de LAIV em crianças de 2 a 4 anos, os profissionais de saúde devem consultar o registro médico, quando disponível, para identificar crianças neste grupo com respiração asmática que pode indicar asma. Os pais também devem ser questionados: "Nos últimos 12 meses, algum profissional de saúde já lhe disse que seu filho tinha respiração asmática ou asma?". Crianças cujos pais responderam "sim" para a pergunta ou demonstraram um episódio de asma ou respiração asmática no registro médico nos últimos 12 meses não devem receber a FluMist, e a injeção de TIV deve ser administrada para substituí-la.

A FluMist deve ser usada com cautela e nunca administrada parenteralmente. Pacientes com história de reações anafiláticas a ovos, crianças e adolescentes que recebem terapia crônica com ácido acetilsalicílico, devido ao risco de síndrome de Reyes, e indivíduos com história de síndrome de Guillain-Barré e mulheres grávidas não devem receber a FluMist. Quando a vacina nasal é administrada, injeção de adrenalina deve ser disponibilizada para o caso de reação anafilática. Os efeitos adversos mais comuns decorrentes do uso da FluMist são congestão e coriza nasais (45%), dor de garganta (28%), tosse (14%) e calafrios (9%). Efeitos adversos graves ocorreram em taxas similares em crianças de 60 a 71 meses que usaram FluMist e naquelas que receberam placebo. É importante que eventos adversos suspeitos sejam relatados por telefone ao Vaccine Adverse Event Reporting System (1-800-822-7967). Três outras modificações no uso de FluMist e sua formulação de 2007 a 2008 devem ser notadas – a quantidade de vacina administrada, a temperatura em que a FluMist é transportada e armazenada após a distribuição para uso final e o intervalo mínimo entre as doses –, quando comparada com a formulação do período da *influenza* de 2006 a 2007. A FluMist está disponível agora em um *spray* de uso único, contendo 0,2 mL de vacina em vez de 0,5 mL da dose anterior. Quem administrar a FluMist deve vaporizar 0,1 mL (i.e., metade do conteúdo total do *spray*) na primeira narina, mantendo o recipiente na posição vertical. O clipe que divide as doses é removido do êmbolo, e a segunda metade da dose é administrada na segunda narina (Fig. 16.4). Anteriormente, a FluMist era transportada e armazenada congelada. Atualmente, foi aprovado o transporte para os usuários finais sob 2 a 8ºC. O produto deve ser armazenado nessa faixa de temperatura após o recebimento e durante todo o prazo de validade. Por último, o intervalo recomendado para a primeira e segunda dose em crianças que necessitam de duas doses foi alterado de um mínimo de seis meses para o mínimo de quatro semanas, o mesmo intervalo recomendado entre as doses para a TIV.

Devido ao fato de a FluMist ser uma vacina viva, a vacina inativada IM é preferível para trabalhadores da área da saúde e para membros da família e outros contatos próximos de pacientes imunodeprimidos. A bula da FluMist aconselha que as pessoas vacinadas evitem o contato próximo (p. ex., na mesma família) com pacientes imunodeprimimidos por, no mínimo, 21 dias.

Crianças entre 6 e 23 meses são particularmente suscetíveis ao risco de hospitalizações relacionadas à gripe, enquanto aquelas com idade entre 24 a 59 meses estão incluídas no grupo que apresenta maior risco de visitas a clínicas e salas de emergências devido à gripe. Assim, a vacinação de todas as crianças dessa faixa etária é encorajada quando possível. O ACIP indicou (Fig. 16.1) que a vacina anual da gripe fosse recomendada para crianças entre 6 e 59 meses, bem como para seus familiares e cuidadores. Em janeiro de 2009, o

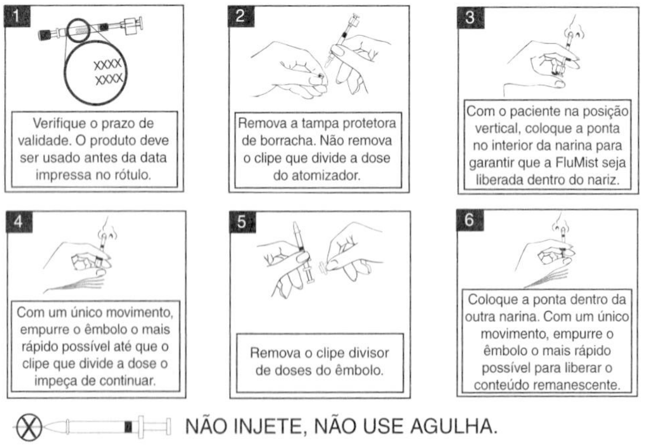

FIGURA 16.4 Instruções para administração intranasal de FluMist, a vacina do vírus da gripe atenuado vivo. (Cortesia de MedImmune LLC.)

CDC aconselhou que a vacina da gripe deve ser administrada anualmente para crianças com idade entre 6 meses até 18 anos de idade. A vacinação contra a gripe é recomendada anualmente para crianças acima de 6 meses de idade apresentando determinados fatores de risco (p. ex., asma, doença cardíaca, anemia falciforme, HIV, diabetes, membros de uma família em grupos de alto risco) e pode ser administrada para todos as outras pessoas que buscam imunidade. Crianças menores de 12 anos de idade devem receber a vacina em uma dose apropriada para sua idade, ou seja, 0,25 mL para aquelas com 6 a 35 meses de idade e 0,5 mL para as de 3 anos ou mais. Crianças com menos de 9 anos que receberão a vacina da gripe pela primeira vez devem tomar duas doses separadas por, no mínimo, quatro semanas. Duas doses separadas por pelo menos quatro semanas devem ser administradas em crianças menores de 9 anos de idade que foram vacinadas pela primeira vez no último período e receberam somente uma única dose.

Um novo esquema de imunização *catch-up* (vacinação de recuperação) para crianças e adolescentes que são vacinados tardiamente ou cuja vacinação está com mais de um mês de atraso foi publicado pelo CDC (Fig. 16.3) (19). Idades e intervalos mínimos entre as doses são fornecidos para cada vacina de rotina recomendada para crianças e adolescentes. Os esquemas são divididos em duas faixas etárias distintas, de 4 meses a 6 anos e de 7 a 18 anos.

POLIOVÍRUS

Uma vacina de poliovírus (IPV, do inglês *inactivated poliovirus vaccine*) é licenciada e distribuída nos Estados Unidos. A OPV saiu do mercado norte-americano em janeiro de 2000 para eliminar o risco de poliomielite paralítica associada à vacina. Embora não mais disponível nos Estados Unidos, a OPV permanece como a vacina de escolha na tentativa de erradicação global da poliomielite. Um esquema IPV para vacinação de rotina contra o poliovírus em crianças tem sido recomendado nos Estados Unidos desde que a OPV foi retirado do mercado. Todas as crianças devem receber quatro doses de IPV aos 2, 4 e 6 a 18 meses de idade e dos 4 aos 6 anos. Se uma proteção mais rápida for necessária, o intervalo mínimo entre as doses é de quatro semanas, embora o intervalo preferido entre a segunda e terceira dose seja de dois meses.

Para crianças que receberam uma série de IPV ou OPV total, a quarta dose não é necessária se a terceira foi administrada após a idade de quatro anos. Se tanto a OPV quanto a IPV foram administradas como parte de uma série, um total de quatro doses deve ser administrado independentemente da idade da criança. A vacina contra o poliovírus de rotina geralmente não é recomendada para pessoas com mais de 18 anos.

SARAMPO, CAXUMBA E RUBÉOLA

A primeira dose da vacina MMR deve ser administrada em crianças entre 12 e 15 meses de idade. Essa dose única induz a formação de anticorpos para todos os três vírus em pelo menos 95% das crianças vacinadas nesse período. Rotineiramente, a segunda dose da vacina MMR é recomendada entre 4 e 6 anos de idade. Ela pode, entretanto, ser administrada durante qualquer visita e fornecida desde que, no mínimo, quatro semanas tenham transcorrido desde a primeira dose e ambas as doses sejam administradas no início ou após os 12 meses de idade. Aqueles que não receberam previamente a segunda dose devem completar o esquema de vacinação antes ou no momento da visita de rotina ao profissional de saúde aos 11 ou 12 anos de idade. Se não for anteriormente vacinada, duas doses devem ser dadas com um intervalo de pelo menos 28 dias entre elas.

VARICELA

A vacina do vírus vivo da varicela pode ser administrada a qualquer momento ou após os 12 meses de idade em crianças suscetíveis, ou seja, naquelas que não apresentam história confirmada de varicela. Bebês com menos de 12 meses de idade geralmente são protegidos da varicela pelos anticorpos passivos maternos. Rotineiramente, a vacina é recomendada para bebês que não apresentam contraindicações entre 12 e 15 meses de idade. Para crianças com idade entre 7 a 12 anos, o intervalo mínimo entre as doses é três meses. Entretanto, se a segunda dose foi administrada pelo menos 28 dias após a primeira, isso pode ser considerado válido. As crianças suscetíveis, com mais de 13 anos de idade, devem receber duas doses com um intervalo de no mínimo 28 dias.

A cada ano, existem aproximadamente de 5 mil a 9 mil hospitalizações e 100 mortes decorrentes da varicela nos Estados Unidos. A vacina da varicela está disponível nos Estados Unidos desde 1995, e o ACIP do CDC, a AAP e a AAFP recomendam que todas as crianças sejam vacinadas rotineiramente aos 12 a 15 meses de idade e que todas aquelas suscetíveis recebam a vacina antes dos 13 anos de idade.

A imunoglobulina da varicela zóster (VZIG), obtida a partir do plasma de doadores voluntários saudáveis com altos níveis de anticorpos para o vírus da varicela zóster, é recomendada após exposição a pessoas de alto risco, ou seja, pacientes imunocomprometidos, mulheres grávidas, bebês nascidos com menos de 28 semanas de gestação ou pesando menos de 1 kg (2,2 lb) ao nascer, bebês prematuros ou mães com varicela imediatamente antes ou após o parto e adultos normais suscetíveis, por exemplo, pessoas que convivem com pacientes imunocomprometidos, profissionais da área da saúde, estudantes, funcionários e presidiários de institutos de corregedorias e presídios, e militares, podendo ser incluídos também bebes suscetíveis de alto risco com menos de 1 ano de idade (22).

ROTAVÍRUS

A gastrenterite por rotavírus é a causa mais comum de diarreia grave em crianças, sendo, por vezes, fatal. Crianças entre 6 meses e cerca de 5 anos de idade são mais vulneráveis à infecção pelo rotavírus. A infecção causa desidratação, e estima-se que ocorra um milhão de mortes por ano em todo o mundo. Nos Estados Unidos, esse vírus causa entre 20 e 40 mortes por ano e mais de 50 mil hospitalizações por diarreia grave e desidratação.

Em julho de 1999, o CDC recomendou que profissionais de saúde e pais adiassem o uso da vacina tetravalente RotaShield, a primeira vacina comercializada para prevenir a gastrenterite por rotavírus, sendo subsequentemente retirada do mercado em outubro de 1999 (23). Essa ação baseou-se em relatos de intussuscepção (as pregas do intestino se envolvem em si mesmas e ele é então obstruído). Foi demonstrado ocorrer intussuscepção com frequência aumentada significativamente na primeira ou segunda semana após o uso dessa vacina, sobretudo após a primeira dose. Devido à retirada da vacina, o ACIP recomenda um esforço educacional direcionado aos pais e profissionais de saúde para prevenir a desidratação e identificar e procurar imediatamente cuidados médicos para o tratamento da diarreia grave em crianças, em especial aquelas com ou menos de 5 anos de idade.

Em fevereiro de 2006, a FDA aprovou uma vacina de vírus vivo, de uso oral (RotaTeq [Merck]) para a prevenção da gastrenterite por rotavírus. A RotaTeq proporciona proteção contra cinco sorotipos de rotavírus, incluindo G1, G2, G3, G4 e P1. A vacina deve ser administrada como uma série de três doses para crianças entre 6 e 32 semanas de idade. A primeira dose deve ser administrada entre 6 e 14 semanas de idade, e a dose subsequente pode ser dada após 4 a 10 semanas de intervalo. A terceira dose não deve ser administrada após 8 meses de idade, devido a dados insuficientes sobre a segurança da vacina.

Subsequentemente, com a introdução da RotaTeq, o Rotavírus Efficacy and Safety Trial demonstrou que a intussuscepção não foi aumentada com a vacina do rotavírus, em comparação ao placebo, indicando que isso pode ocorrer de modo espontâneo na ausência da imunização. Entretanto, em fevereiro de 2007, a FDA publicou uma notificação de saúde pública em relação ao potencial para a intussuscepção após a administração de RotaTeq, para estimular os registros de qualquer caso adicional dessa complicação que pode ter ocorrido ou que possa ocorrer no futuro.

ESQUEMA DE IMUNIZAÇÃO DE ADULTOS

Estima-se que pelo menos 30 a 60 mil indivíduos morram por ano de doença pneumocócica, gripe, hepatite B e outras patologias evitáveis com vacinas (22). No mínimo 100 vezes mais adultos do que crianças sucumbem a essas doenças. Muitos adultos não reconhecem a necessidade de imunização durante toda sua vida. Nos últimos anos, a National Adult Immunization Awareness Week destaca a estação de vacinação contra a gripe, que geralmente começa no início do outono (24). Isso lembra os profissionais de saúde e oficiais da saúde pública a intensificar seu empenho em vacinar adultos e adolescentes de acordo com as recomendações do ACIP. Além das vacinas da gripe e pneumocócica, as recomendações também envolvem as vacinas de difteria, hepatite A e B, sarampo, caxumba, rubéola, tétano, doença meningocócica e varicela.

A Figura 16.5 mostra um esquema de imunização para adultos (25). As vacinas da hepatite A e B são recomendadas para pessoas que estão ou estarão sob alto risco de contrair essa doença. Esses grupos de alto risco incluem profissionais da saúde, pacientes de diálise, determinadas ocupações (p. ex., agente funerário, embalsamadores), imigrantes de áreas de alta endemicidade de hepatite A e B, comportamento com predisposição (p. ex., homens homossexuais ativos, usuários de drogas injetáveis, prisioneiros e pacientes de instituições para deficientes mentais). Também estão incluídos nesse grupo estudantes

ESQUEMA DE IMUNIZAÇÃO DE ADULTOS
ESTADOS UNIDOS • 2009

Nota: Essas recomendações devem ser lidas com as notas do rodapé que seguem contendo o número de doses, intervalos entre doses e outras informações importantes.

A. Esquema de imunização recomendada para adultos, por vacina e por grupo de idade

Vacina ▼ / Idade ▶	19–26 anos	27–49 anos	50–59 anos	60–64 anos	≥ 65 anos
Tétano, difteria, coqueluxe (Td/Tdap)[1,*]	Substituir 1 dose de Tdap por reforço Td; então o reforço com Td a cada 10 anos				Reforço de Td a cada 10 anos
Papilomavírus Humano (HPV)[2,*]	3 doses (mulheres)				
Varicela[3,*]	2 doses				
Zóster[4]				1 dose	
Sarampo, caxumba, rubéola (MMR)[5,*]	1 ou 2 doses		1 dose		
Influenza[6,*]	1 dose anualmente				
Pneumocócica (polissacarídeo)[7,8]	1 ou 2 doses				1 dose
Hepatite A[9,*]	2 doses				
Hepatite B[10,*]	3 doses				
Meningocócica[11,*]	1 ou mais doses				

*Protegido pelo Programa de Compensação de Danos por Vacinas.

Para todas as pessoas nessa categoria que cumprem os requisitos de idade e que não possuem evidência de imunidade(p. ex., ausência do documento de vacinação ou não tem evidência de infecção prévia).

Recomendado se algum outro fator de risco está presente (p. ex., com base médica, ocupação, estilo de vida, ou outras indicações.

Sem recomendação

Relatar todas as reações clinicamente significativas após a vacinação para o Vaccine Adverse Event Reporting System (VAERS). Formas de relatos e instruções sobre o preenchimento do VAERS estão disponíveis em www.vaers.hhs.gov.br ou por telefone 800-822-7967.
Informação sobre como preencher uma notificação do Vaccine Injury Compensation Program está disponível no www.hrsa.gov/vaccinecompensation ou por telefone, 800-338-2382. Para preencher uma notificação de danos por vacina, contate o U.S. Court of Federal Claims, 717 Madison Place, N.W., Washington, D.C. 20005, telefone 202-357-6400.
Informação adicional sobre as vacinas no esquema, extensão de dados disponíveis e contraindicações para a vacinação estão também disponíveis em www.cdc.gov/vacines ou do CDC-INFO Contact Center 800-CDC-INFO (800-232-4636) em inglês ou espanhol, 24 horas por dia, sete dias por semana.
O uso de nomes de marcas ou de fontes comerciais é para a identificação somente e não implica sanção pelo U.S. Department of Health and Humam Services.

B. Vacinas que poderiam ser indicadas para adultos com base em indicações médicas ou outras indicações

VACINA ▼ / INDICAÇÃO ▶	Gestante	Condições de Imunocomprometimento (excluindo vírus da imunodeficiência humana (HIV)[13]	Infecção por HIV[3,12,13] contagem de linfócitos T CD4+: <200 células/µL	≥200 células/µL	Diabetes, doença cardíaca crônica, doença pulmonar crônica, alcoolismo	Asplenia[12] (incluindo esopleneotomia eletiva e deficiência de componentes do complemento)	Doenças hepaticas crônicas	Insuficiência renal, doença renal em último estágio	Cuidadores da área da saúde
Tétano, difteria, coqueluxe (Td/Tdap)[1,*]	Td	Substituir 1 dose de Tdap por um reforço de Td; então o reforço com Td a cada 10 anos							
Papilomavírus Humano (HPV)[2,*]		3 doses para mulheres até 26 anos de idade							
Varicela[3,*]	Contraindicado			2 doses					
Zóster[4]	Contraindicado				1 dose				
Sarampo, caxumba, rubéola (MMR)[5,*]	Contraindicado			1 ou 2 doses					
Influenza[6]	1 dose TIV anualmente								1 dose TIV ou LAIV anualmente
Pneumocócica (polissacarídeo)[7,8]	1 or 2 doses								
Hepatite A[9,*]	2 doses								
Hepatite B[10,*]	3 doses								
Meningocócica[11,*]	1 or more doses								

*Protegido pelo Programa de Compensação de Danos por Vacinas (*Vaccine Injury Compensation Program*).

Todas as pessoas nessa categoria que comprem os requisitos de idade e que não possuem evidência de imunidade (p. ex., ausência de documento de vacinação ou não tem evidência de infecção prévia).

Recomendado se algum outro fator de risco está presente (p. ex., com base médica, ocupação, estilo de vida, ou outras indicacções).

Sem recomendações

Esses esquemas mostram as idades recomendadas e indicações médicas para as quais a administração de vacinas licenciadas é indicada, para adultos maiores de 19 anos, a partir de 1 de janeiro de 2009.
Vacinas combinadas licenciadas podem ser usadas quando qualquer um dos componentes é indicado e os outros componentes da vacina não forem contraindicados. Para recomendações detalhadas sobre todas as vacinas, incluindo aquelas usadas principalmente por viajantes, consulte as bulas dos fabricantes e as declarações completas dos Advisory Comittee on Immunization Practices (www.cdc.gov/vaccines/pubs/acip-list.html).

CS124645

A recomendação nesse esquema foi aprovada por Centers for Disease Control and Prevention's (CDC), Advisory Committee on Immunization Pratices (ACIP), American Academy of Family Physicians (AAFP), American College of Obstetricians and Gynecologists (ACOG) e American College of Physicians (ACP).

Department of Health and Human Services
Centers for Disease Control and Prevention

CDC

FIGURA 16.5 Esquema de imunização para adultos. (**A**) Esquema de imunização de adultos recomendada por vacina e grupo de idade – Estados Unidos, 2009. (**B**) Vacinas que podem ser indicadas para adultos com base nas indicações médicas e outras indicações – Estados Unidos, 2009. (Acessada em http://cdc.gov/vaccines/recs/schedules/downloads/adult/2009/adult-schedule-11 x 17.pdf. Último acesso: 23 de janeiro de 2009.)

NOTAS DE RODAPÉ

Esquemas de imunização recomendados para adultos – Estados Unidos. 2009

Para dados mais completos do Advisory Comittee on Imunization Practices (ACIP) visite www.cdc.gov/vaccines/pubs/ACIP-list.htm.

1. Vacinação com tétano, difteria e coqueluche acelular (Td/Tdap)

A Tdap deve substituir uma única dose de Td em adultos de 19 a 64 anos que não receberam a dose de Tdap previamente.

Adultos com história incerta ou incompleta de vacinação primária com toxoide do tétano e difteria devem iniciar ou completar a série de vacinação. Uma série primária de vacinação com toxoide do tétano e difteria consiste em três doses; a primeira e segunda doses são administradas com intervalo de pelo menos quatro semanas e a terceira dose 6 a 12 meses após a segunda. Entretanto, Tdap pode substituir qualquer uma das doses de Td na série de três doses. A dose de reforço da vacina contendo o toxoide do tétato e difteria deve ser administrada em adultos que não completaram a série primária e se a última vacina foi recebida há 10 anos ou mais. A vacina Tdap ou Td pode ser usada conforme indicado.

Se uma mulher grávida recebeu a última vacina Td há 10 anos ou mais, a administração da Td deve ocorrer no segundo ou terceiro trimestre. Se uma mulher recebeu a vacina Td há 10 anos ou mais, a administração de Tdap deve ocorrer no período imediatamente após o parto. Uma dose de Tdap é recomendada para mulheres no pós-parto, parentes próximo de bebês com menos de 12 meses e profissionais da saúde que entram em contato direto com o paciente, se eles não tiverem recebido previamente o Tdap. Um intervalo tão curto como dois anos após a última dose de Td é sugerido, intervalos mais curtos podem ser usados. A dose Td pode ser adiada durante a gravidez e ser substituída por Tdap no período imediato após o parto, ou a Tdap pode ser administrada em vez de Td a mulheres grávidas, após conversa com ela.

Consultar as recomendações do ACIP quanto ao tratamento profiláxico com Td em casos de ferimentos.

2. Vacinação contra o papilomavírus humano (HPV)

A vacinação contra o HPV é recomendada para todas as mulheres de 11 a 26 anos (podendo ser administrada a partir dos 9 anos) que não completaram a série de vacinas. História de verruga genital, teste Papanicolaou anormal ou teste de DNA de HPV positivo não é evidência de infecção anterior por todos tipos de HPV; a vacinação contra o HPV é recomendada a pessoas com tal história.

Idealmente, a vacina deve ser administrada antes de uma exposição potencial ao HPV durante o ato sexual; entretanto mulheres que são sexualmente ativas devem ainda ser vacinadas com base em sua idade. A vacinação é menos benéfica para mulheres que já tenham sido infectadas com um ou mais tipos de HPV.

A série completa consiste em três doses. A segunda dose deve ser administrada dois meses após a primeira, e terceira deve ser fornecida seis meses após a primeira.

A vacinação contra o HPV não é especificamente recomendada para mulheres com indicações médicas descritas na parte B, "vacinas que podem ser indicadas para adultos com base em indicações médicas ou outras". Visto que a vacina HPV não é uma vacina viva, ela pode ser recomendada a pessoas com indicações médicas em B. Entretanto, a resposta imune e a eficácia da vacina podem ser menores em pessoas com indicações médicas descritas na parte B do que naquelas que não tenham indicações médicas ou que sejam imunocompetentes. Profissinais da saúde não fazem parte do grupo de alto risco devido à exposição ocupacional, devendo ser vacinados conforme as recomendações quanto à idade.

3. Vacinação contra a varicela

Todos os adultos sem evidência de imunidade contra a varicela devem receber duas doses da vacina de um só antígeno se não tiverem sido previamente vacinados ou a segunda dose caso tenham recebido somente a primeira dose, a menos que tenham alguma contraindicação médica. Considerações especiais devem ser dadas àqueles que: 1) têm contato próximo com pessoas de alto risco à doença grave (p. ex., profissionais da saúde e familiares que tenham contato com indivíduos imunocomprometidos) ou 2) possuem alto risco de exposição e transmissão (ex., professores, babás, residentes e funcionários de instituições, incluindo institutos correcionais, universitários, militares, adolescentes e adultos que vivem com crianças, mulheres não grávidas em idade fértil e viajantes internacionais).

Evidências de imunidade contra a varicela em adultos incluem as seguintes: 1) documentação de duas doses da vacina com pelo menos quatro semanas de intervalo entre elas; norte-americanos nascidos antes de 1980 (embora profissionais da saúde e mulheres grávidas nascidos antes de 1980 não constituam uma evidência de imunidade contra a varicela); 3) história de varicela diagnosticada ou constatação de varicela por um profissional da saúde (paciente que relata a história de ou apresente um caso atípico, uma doença leve ou ambos, os profissionais da saúde devem verificar a existência de uma ligação epidemiológica de caso de varicela típica ou caso confirmado por um laboratório ou evidência de confirmação laboratorial, se tiver sido realizada na época da doença aguda); 4) história de herpes zóster com base no diagnóstico ou verificação de herpes por um profissional da saúde; ou 5) evidência laboratorial de imunidade ou confirmação laboratorial da doença.

Mulheres grávidas devem ser avaliadas quanto às evidências de imunidade. Mulheres que não apresentem evidências de imunidade devem receber a primeira dose da vacina contra a varicela após o término da gravidez e antes da saída da instalação de saúde. A segunda dose deve ser administrada 4 a 8 semanas após a primeira dose.

4. Vacinação contra a herpes zóster

Uma única dose da vacina zóster é recomendada para adultos de 60 anos ou mais, independente de relato de episódio anterior de hespes zóster. Pessoas com condições médicas crônicas podem ser vacinadas a menos que sua doença constitua uma contraindicação.

5. Vacinação contra sarampo, caxumba e rubéola (MMR)

Sarampo. Adultos nascidos antes de 1957 geralmente são considerados imunes ao sarampo. Adultos nascidos durante ou após 1957 devem receber uma ou mais doses de MMR, a menos que tenham alguma contraindicação médica, documentação de uma ou mais doses, história de sarampo com base no diagnóstico por um profissional da saúde ou evidência laboratorial de imunidade.

Uma segunda dose de MMR é recomendada a adultos que: 1) tenham sido recentemente expostos ao sarampo; 2) tenham sido vacinados previamente com a vacina morta; 3) tenham sido vacinados com um tipo desconhecido de vacina entre 1963 e 1967; 4) sejam estudantes de instituições educacionais pós-secundário; 5) trabalhem em um estabelecimento de saúde; ou 6) planejem viajar para outros países.

Caxumba. Adultos nascidos antes de 1957 geralmente são considerados imunes à caxumba. Adultos nascidos durante ou após 1957 devem receber uma dose de MMR a menos que tenham alguma contraindicação médica, história de caxumba diagnosticada e evidência laboratorial de imunidade.

A segunda dose de MMR é recomendada para adultos que: 1) vivem em uma comunidade que tenha ocorrido um surto de caxumba e estejam com uma idade que pode ser afetada; 2) estudantes de instituições educacionais pós-secundário; 3) trabalhem em um estabelecimento de saúde; ou 6) planejem viajar para outros países. Profissionais da área da saúde não vacinados e nascidos antes de 1957 e que não tenham evidência de imunidade contra a caxumba, a administração de uma dose de rotina deve ser considerada e a administração de uma segunda dose durante um surto deve ser fortemente considerada.

Rubéola. Uma dose de MMR é recomendada para mulheres cuja história de vacinação não seja confiável ou que não tenham evidências laboratoriais de imunidade. Para mulheres em idade fértil, independente do ano de nascimento, a imunidade contra a rubéola deve ser determinada, e a mulher deve ser aconselhada com relação à síndrome da rubéola congênita. Mulheres que não tenham evidência de imunidade devem receber MMR após o término da gravidez e antes da saída do estabelecimento de saúde.

6. Vacinação contra a gripe

Indicações médicas. Doenças crônicas do sistema cardiovascular ou pulmonar, incluindo asma, condições metabólicas crônicas, como o diabetes melito, disfunção hepática ou renal, hemoglobinopatias ou condições imunocomprometedoras (incluindo aquelas causadas por medicamentos ou infecção pelo HIV), qualquer condição que comprometa a função respiratória ou o manuseio de secreções respiratórias ou que possa aumentar o risco de aspiração (p. ex., disfunção cognitiva, dano na medula espinal, doença epilética ou outra doença neuromuscular); e gravidez durante a época da gripe. Nenhum caso foi relatado de gripe grave entre pessoas com asplenia; entretanto, a gripe é um fator de risco para infecções bacterianas secundárias que podem causar doença grave nessas pessoas.

Indicações ocupacionais. Todos os profissionais da área da saúde, incluindo aqueles empregados por instituições assistenciais e babás de crianças com menos de 5 anos de idade.

Outras indicações. Residentes em casas de saúde e outras instituições assistenciais; pessoas que podem transmitir a gripe a indivíduos de alto risco (p. ex., familiares e cuidadores de crianças com menos de 5 anos de idade, pessoas com mais de 65 anos de idade e indivíduos de qualquer idade com condições de alto risco); e qualquer um que queira reduzir o risco de contrair gripe. Adultas não grávidas saudáveis com menos de 50 anos sem condições de risco que não entram em contato com pessoas gravemente imunocomprometidas em unidades de saúde especiais podem receber a vacina da gripe atenuada nasal (FluMist®) ou a vacina inativada.

7. Vacina contra pneumococos polissacarídeos (PPSV)

Indicações médicas. Doença pulmonar crônica (incluindo asma); doenças cardiovasculares crônicas; diabetes melito; doenças hepáticas crônicas, cirrose, alcoolismo crônico; falência renal crônica ou síndrome nefrótica; asplenia anatômica ou funcional (p. ex., anemia falciforme ou esplenectomia [se a esplenectomia opcional for planejada, a vacinação deve ser realizada duas semanas antes da cirurgia]); condições imunocomprometedoras; e implante coclear e extravazamento do líquido cerebrospinal. Vacinar tão logo o diagnóstico de HIV tenha sido recebido.

Outras indicações. Residentes de casas de saúde e instituições assistenciais e fumantes. A PPSV não é recomendada para nativos do Alaska e índios norte-americanos com menos de 65 anos de idade, a menos que recebam indicação médica. Entretanto, autoridades da saúde pública podem recomendar a vacinação para nativos do Alaska e índios norte-americanos de 50 a 64 anos que vivem em áreas em que o risco de doença pnemocócica é maior.

8. Revacinação com PPSV

Uma revacinação após cinco anos para pessoas com deficiência renal crônica ou síndrome nefrótica; asplenia anatômica ou funcional (p. ex., anemia falciforme ou esplenectomia); e para indivíduos imunocomprometidos. Para pessoas com 65 anos ou mais, uma revacinação se tiverem sido vacinadas há cinco anos ou mais e se tinham mais de 65 anos na época da vacinação primária.

9. Vacinação contra a hepatite A

Indicações médicas. Pessoas com doença hepática crônica e aquelas que receberam concentrados de fatores da coagulação.

Indicações comportamentais. Homossexuais homens e usuários de drogas ilícitas.

Indicações ocupacionais. Pessoas que trabalham com primatas infectados com o vírus da hepatite A (HAV) ou com o HAV em laboratório.

Outras indicações. Pessoas que viajam ou trabalham em países que têm alta ou média endemicidade da hepatite A (uma lista de países está disponível em wwwn.cdc.gov/travel/contentdiseases.aspx) e indivíduos que desejam proteção contra a infecção.

Formulações de vacinas de um único antígeno devem ser administradas em um esquema de duas doses, em 0 a 6-12 meses (Havrix®), ou 0 a 6-18 meses (Vaqta®). Se a vacina combinada da hepatite A e B for usada, administrar três doses a 0, 1 e 6 meses. Alternativamente, um esquema de quatro doses, administradas nos dias 0, 7, 21 e 30, seguido de uma dose de reforço após 12 meses, pode ser usado.

10. Vacinação contra a hepatite B

Indicações médicas. Pessoas com doença renal em estágio terminal, incluindo pacientes que receberam hemodiálise, portadores de HIV e indivíduos com doença hepática crônica.

Indicações ocupacionais. Profissionais da área da saúde que estão expostos ao sangue e outros fluidos biológicos potencialmente infectados.

Indicações comportamentais. Pessoas sexualmente ativas sem parceiro específico (p. ex., indivíduos que tiveram mais de um parceiro sexual durante os últimos seis meses); pessoas que procuram avaliação ou tratamento contra doenças sexualmente transmissíveis, usuários de drogas injetáveis e homossexuais homens.

Outras indicações. Familiares e parceiros sexuais de indivíduos infectados pelo vírus da hepatite B crônica (HBV), clientes e funcionários de estabelecimentos para pessoas deficientes, viajantes para países com alta ou média prevalência de infecção crônica pelo HBV (uma lista de países está disponível em wwwn.cdc.gov/travel/contentdiseases.aspx) e aquelas que desejam proteção contra a infecção.

A vacinação contra a hepatite B é recomedada para adultos que trabalham nos seguintes estabelecimentos: instalações de tratamento de DSTs, de testes e tratamento do HIV, para o tratamento e prevenção de abuso de substâncias, serviços de orientação aos usuários de substâncias injetáveis ou homossexuais masculinos, instituições correcionais, instalações para pacientes de hemodiálise crônicos, instituições e instalações de cuidados diários de não residentes deficientes.

Se a vacina combinada da hepatite A e B for usada, administrar três doses a 0, 1 e 6 meses. Alternativamente, um esquema de quatro doses, administradas nos dias 0, 7, 21 e 30, seguido de uma dose de reforço após 12 meses, pode ser usado.

Indicações especiais. Para pacientes adultos que recebem hemodiálise ou com outra condição imunocomprometedora, uma dose de 40 µg/mL (Recombivax HB®) administrada em um esquema de três doses ou duas doses de 20 µg/mL (Engerix-B®) administrada simultaneamente em um esquema de quatro doses a 0, 1, 2 e 6 meses.

11. Vacinação contra o meningococo

Indicações médicas. Adultos com asplenia anatômica ou funcional ou deficiências nos componentes terminais do complemento.

Outras indicações. Estudantes do primeiro ano da universidade que dormem em dormitórios, microbiologistas que rotineiramente se expõe à *Neisseria meningitidis*, militares e indivíduos que viajam ou vivem em países onde a doença meningocócica é hiperendêmica ou epidêmica (p. ex., a meningite do sul do Saara africano na época da seca [dezembro a junho]), principalmente se mantêm contato prolongado com a população local. A vacinação é exigida pelo governo da Arábia Saudita para viajantes a Meca.

A vacina meningocócica conjugada (MCV) é preferível para adultos de qualquer indicação descrita anteriormente com 55 anos ou menos, embora a vacina meningocócica polissacarídeo (MPSV) seja uma alternativa aceitável. A revacinação com MSV após cinco anos pode ser indicada para adultos vacinados com MPSV que se mantiveram no grupo de risco à infecção (p. ex., residentes em áreas onde a doença é epidêmica).

12. Condições para as quais a vacina contra o *Haemophillus influenzae* e tipo b (HIB) pode ser usada

A vacina HIB geralmente não é recomendada para pessoas com 5 anos ou mais. Dados de eficácia fundamentados na recomendação de uso da vacina HIB em crianças mais velhas e adultos não estão disponíveis. Entretanto, estudos sugerem boa imugenicidade em pessoas que têm anemia falciforme, leucemia, infecção por HIV ou que se submeteram à esplenectomia; a administração de uma dose da vacina nesses indivíduos não é contraindicada.

13. Condições imunocomprometedoras

Vacinas inativadas comumente são aceitáveis (pneumocócica, meningocócica, gripe [vacina contra a gripe inativada trivalente]) e vacinas vivas são em geral evitadas em pessoas com deficiência imune ou imunocomprometidas. Informações sobre condições específicas estão disponíveis em www.cdc.gov/vaccines/pubs/acip-list.htm.

FIGURA 16.5 Continuação.

e profissionais da saúde que participam de atividades em ambientes de cuidados com a saúde. A vacina contra a hepatite A também é indicada no caso de viagens para qualquer parte do mundo, exceto América do Norte, oeste da Europa, Escandinávia, Japão, Austrália e Nova Zelândia.

GRIPE

Historicamente, a vacina do vírus da gripe foi recomendada para qualquer pessoa com mais de 65 anos de idade e para aquelas com menos de 65 anos que apresentam risco especial para desenvolver complicações associadas com a gripe. Nos dias atuais, ela também é recomendada às pessoas entre 50 e 64 anos de idade, pois existe aumento da prevalência de indivíduos em condições de alto risco nessa faixa etária. Cerca de 43 milhões de pessoas nos Estados Unidos encontram-se nessa faixa etária e, dentre elas, 10 a 14 milhões apresentam mais de uma condição médica considerada de alto risco (p. ex., diabetes melito, doença cardiovascular). Mesmo aqueles que não são considerados de alto risco são beneficiados em termos de redução da incidência de doença pelo vírus da gripe, menor ausência ao trabalho e diminuição da necessidade de consulta médica e medicamentos, incluindo antibióticos. Para os pacientes entre 19 e 49 anos de idade, a dose anual é recomendada conforme indicação médica ou ocupacional ou no caso dessas pessoas estarem em contato com familiares para os quais a vacina é indicada. Pesquisas demonstram que a imunização de pacientes de alto risco é vantajosa em termos de custos e reduz a incidência de complicações e mortes. Agora, uma dose anual é recomendada para todas as pessoas maiores de 9 anos. Historicamente, essa vacina tem sido subutilizada em adultos e crianças de alto risco. Em 1994, por exemplo, a cobertura de vacinação em pessoas acima de 65 anos de idade atingiu somente 55%, sendo que apenas 30% dos adultos de alto risco acima de 65 anos de idade a receberam. Em 1998, a cobertura de vacinação entre pessoas acima de 65 anos de idade atingiu 64% – quase o dobro do percentual de 1989, que foi de 33%, ultrapassando o objetivo do Healthy People 2000 de 60%. A cobertura da vacinação nesse grupo alcançou o mais alto nível atingido (68%) durante o período da gripe de 1999 a 2000. A estimativa nacional da cobertura da vacina da gripe em 2004 entre pessoas de idade maior ou igual a 65 anos e 50 a 64 anos foi de 65 e 36% respectivamente, com base nos dados do NHIS de 2004. A estimativa da cobertura da vacinação entre adultos com condições de alto risco de idade de 18 a 49 anos e 50 a 64 anos foi de 26 e 46%, respectivamente, muito menor do que o objetivo do Healthy People 2000 e 2010.

Lamentavelmente, milhões de pessoas nos Estados Unidos contraem gripe a cada ano. No hemisfério norte, a ação da gripe geralmente ocorre de dezembro até março, mas pode surgir desde o início de outubro até o fim de maio. A gripe causa uma média de 200 mil hospitalizações e 36 mil mortes anualmente (26). Quando combinada com doença pneumocócica, que causa 4.800 mortes por ano, é a sexta causa de morte nos Estados Unidos. O custo total de hospitalizações diretas de uma epidemia de gripe grave está estimado em mais de 3 bilhões de dólares. Qualquer indivíduo pode contrair gripe, e problemas graves causados pelo vírus *influenza* ocorrem em qualquer idade. Os grupos de maior risco envolvem adultos e crianças apresentando doença pulmonar crônica e/ou cardiovascular, incluindo crianças asmáticas, que necessitaram de exames médicos de rotina ou hospitalização ao longo do ano precedente. Adultos e crianças que necessitaram de atendimento médico ou hospitalização durante o ano anterior, devido a doenças metabólicas crônicas (incluindo diabetes melito), disfunção renal, hemoglobinopatias ou imunossupressão (incluindo imunossupressão causada por medicamentos), também são consideradas de alto risco.

Outros grupos que apresentam alto risco para desenvolver complicações relacionadas à gripe incluem pessoas acima de 65 anos de idade e moradores de casas de repouso, instituições de cuidados extensivos, retiros e outras instalações de cuidados à saúde de pacientes crônicos de qualquer idade. Mais de 90% de mortes por gripe ocorrem em pacientes com idade a partir de 65 anos. Além disso, nessa categoria, estão incluídos aqueles indivíduos entre 6 meses e 18 anos de idade que recebem terapia com ácido acetilsalicílico a longo prazo e, portanto, apresentam risco de desenvolver síndrome de Reye após a gripe.

A gravidez aumenta o risco de complicações em mulheres que contraíram gripe. Essas mulheres estão mais propensas à hospitalização em decorrência de complicações da gripe do que aquelas que não estão grávidas. A gravidez pode afetar o sistema imune e cardiovascular da mãe e aumentar o risco de complicações.

A vacina da gripe é preparada a partir do vírus inativado, e especialistas consideram-na segura durante qualquer estágio da gestação. Apesar da vacina ser classificada como categoria C na gravidez, o ACIP recomenda que todas as mulheres grávidas durante o período da gripe recebam a vacina. Aquelas com problemas médicos que possam aumentar o risco de complicações se a gripe for contraída devem receber a vacina antes da estação, independentemente do estágio gestacional.

Indivíduos de alto risco que também devem ser imunizados com a vacina da gripe incluem os trabalhadores da área da saúde, empregados de casas de repouso e de instituições de cuidados à saúde de pacientes crônicos, profissionais que cuidam de pessoas doentes em casa e membros da família e outros indivíduos em contato direto com sujeitos considerados de alto risco. Esses indivíduos podem se tornar clínica ou subclinicamente infectados e transmitir o vírus para as pessoas de alto risco a quem prestam cuidados ou com quem vivem. Algumas pessoas, incluindo idosos, pacientes transplantados e pessoas com Aids, podem ter resposta reduzida de anticorpos à vacina da gripe, e esforços para proteger esses pacientes devem ser realizados para reduzir a probabilidade de contraírem gripe de seus cuidadores. A despeito das recomendações quanto a vacinações anuais contra gripe do CDC para profissionais da área da saúde, surpreendentemente, apenas 42% receberam a vacina em 2006 (27). Infelizmente, muitos funcionários de hospitais evitam a vacina contra a gripe porque os "faz se sentir mal".

A vacinação também é defendida para indivíduos que fornecem serviços vitais à comunidade (p. ex., policiais, bombeiros, paramédicos). O número excessivo desses trabalhadores que apresentam gripe pode levar à interrupção da prestação de serviços importantes. A época ótima para administrar a vacina da gripe fica entre os meses de outubro e novembro. Devido à demora das vacinações no passado, sugere-se que os esforços para a realização das vacinações comecem em setembro com os profissionais da área da saúde e aqueles mais vulneráveis às complicações relacionadas à gripe. Os outros grupos podem começar a ser vacinados em novembro. Nos Estados Unidos, a ação da gripe não alcançou picos até o final de dezembro e o início de março, na maioria das últimas temporadas. Entretanto, a vacina administrada após novembro é provavelmente benéfica na maioria dos períodos de gripe.

DOENÇA PNEUMOCÓCICA

A doença pneumocócica, que pode ser prevenida com a vacinação, junto à gripe, contribui de forma significativa para a mortalidade de pessoas idosas nos Estados Unidos. Estima-se ser de 175 mil os casos de hospitalizações por pneumonia pneumocócica, 34.500 de bacteriemia, ou seja, infecção no sangue, e 2.200 casos de meningite a cada ano nos Estados Unidos. A doença pneumocócica invasiva causa cerca de 4.800 mortes por ano. O National Health Objectives para 2010 inclui o aumento do percentual de vacinação pneumocócica para níveis acima de 90% entre pessoas com 65 anos de idade ou mais. Profissionais da saúde são advertidos a oferecer a vacina pneumocócica durante todo o ano. A infecção pneumocócica é considerada a primeira mais mortal entre as doenças preveníveis por vacinação. É uma complicação comum da gripe, especialmente nos idosos, e é responsável por mais de 36 mil mortes anuais atribuídas à gripe (26).

Pela primeira vez, em outubro de 2008, o ACIP recomendou aos fumantes com menos de 65 anos de idade, estimados em cerca de 31 milhões, a receberem a vacina pneumocócica, pois ela protege contra a bactéria que causa pneumonia, meningite e outras doenças (28). Estudos têm demonstrado que fumantes são quatro vezes mais suscetíveis do que não fumantes de contraírem a doença pneumocócica. A razão pela qual os fumantes são mais suscetíveis é desconhecida. Entretanto, acredita-se estar associada a lesões no tecido induzidas pelo cigarro, que permite a bactéria se infiltrar no pulmão e traqueia.

Para avaliar o progresso no alcance do National Health Objetives 2010, o CDC analisou os dados de 2001 do Behavioral Risk Factor Surveillance Systems (BRFSS), um levantamento randomizado realizado por telefone na população civil com ou mais de 18 anos, que não é institucionalizada. Esse levantamento é conduzido em todos os 50 estados, no Distrito de Colúmbia e nos três territórios dos Estados Unidos. O relatório resume achados sobre o fato de que a prevalência estimada de vacinação contra gripe e doença pneumocócica ficou abaixo de 80% em pessoas com 65 anos de idade ou mais, em todas as áreas relatadas de vacina da gripe e em 60% das áreas de vacinação pneumocócica. A porcentagem estimada de negros não hispânicos (48,1% para gripe, 39,4% para pneumocócica) e hispânicos (55,2% para gripe, 41,6% para pneumocócica) que receberam ambas as vacinas foi menor em relação aos brancos não hispânicos (67% para gripe, 63,5% para pneumocócica), demonstrando uma disparidade estatística significativa na cobertura de vacinação. Para todas as raças, um esforço combinado deve ser feito para aumentar as taxas de vacinação anuais, de modo a satisfazer os objetivos estabelecidos para 2010 quanto à vacinação contra gripe e doença pneumocócica.

SARAMPO, CAXUMBA, RUBÉOLA

Adultos nascidos antes de 1957 podem ser considerados imunes ao sarampo. Já os nascidos após 1957 devem receber pelo menos uma dose da vacina MMR, a não ser que tenham alguma contraindicação médica, documentação do recebimento de, no mínimo, uma dose ou outra evidência aceitável de imunidade. Uma segunda dose da vacina MMR é recomendada para adultos com exposição recente ao sarampo ou durante uma epidemia, quando tiverem sido previamente vacinados com a vacina do sarampo morto, ou com uma vacina desconhecida entre 1963 e 1967. Estudantes de uma instituição educacional trabalhando em instalações de cuidados à saúde ou planejando uma viagem internacional também devem receber uma segunda dose da vacina MMR (28).

A vacina MMR não deve ser administrada em mulheres grávidas ou naquelas consideradas grávidas dentro de um mês. Estas também devem evitar a vacina de sarampo monovalente e qualquer outra vacina contendo rubéola para o mesmo período. Não se sabe se o vírus do sarampo pode causar prejuízo fetal ou afetar a capacidade reprodutora. Além disso, embora o vírus da caxumba possa infectar a placenta e o feto, não existe qualquer evidência de que cause malformações congênitas em humanos. A vacina do vírus da caxumba atenuado pode infectar a placenta, mas o vírus não foi isolado de tecidos fetais de mulheres suscetíveis que foram vacinadas e sofreram aborto eletivo. Além disso, evidências sugerem que a transmissão do vírus atenuado da rubéola para o feto ocorre, embora não se saiba se a vacina causa prejuízos ao feto quando administrada durante a gravidez. Isso é suficiente para afirmar que é prudente não administrar MMR em mulheres grávidas. Se mulheres após a puberdade forem vacinadas, elas devem ser aconselhadas a evitar a gravidez nas quatro semanas após a vacinação. A maioria da passagem da IgG pela placenta ocorre durante o terceiro trimestre.

DIFTERIA, TÉTANO E COQUELUCHE

Os toxoides Td são preferidos para a imunização de adultos e crianças com mais de 6 anos de idade. Todas as pessoas devem manter a imunidade ao tétano por meio de doses reforço ao longo da vida, pois os esporos do tétano encontram-se disseminados. A imunidade ao tétano é especialmente importante para militares, fazendeiros e trabalhadores públicos, aqueles que lidam com cavalos, bombeiros e todos os indivíduos cuja ocupação ou vocação os tornem propensos a pequenas lacerações ou escoriações. Do mesmo modo, aqueles que viajam para países em desenvolvimento devem manter a imunização contra o tétano ativa para evitar a terapia com antitoxina de tétano equina e suas complicações.

A Tdap, uma nova vacina, deve substituir uma única dose de Td para adultos de 19 a 64 anos que não tenham recebido uma dose de Tdap anteriormente. Um reforço de Td deve ser administrado a cada 10 anos, e pessoas com mais de 65 anos devem receber um reforço de Td a cada 10 anos. Se uma mulher está grávida e recebeu sua última vacinação de Td há 10 anos ou mais, a Td deve ser administrada durante o segundo ou terceiro trimestre; a Tdap pode ser dada imediatamente ao pós-parto se a pessoa recebeu a última dose de Td em menos de 10 anos. A Tdap pode também ser usada no tratamento de feridas ou na prevenção de exposição à coqueluche em crianças com menos de 12 meses de idade.

VARICELA ZÓSTER

Mais de 95% dos cidadãos norte-americanos são imunes ao vírus da varicela zóster (VZV). A vacina do vírus da varicela zóster em adultos é destinada a proteger as pessoas que não tiveram varicela e aquelas que não têm história clínica confiável ou evidência sorológica de infecção por VZV e que apresentam alto risco de contrair a doença por exposição ou transmissão. Estudos demonstram que a vacina é eficaz contra a exposição abrupta ao vírus da varicela seguida da exposição domiciliar e, quando a varicela ocorre, as lesões no corpo geralmente se manifestam em número muito menor do que durante um ataque de varicela (300 a 500 lesões maculopapulares ou vesiculares acompanhadas de febre).

Indivíduos que receberam a vacina da varicela são capazes de transmitir o vírus para contatos próximos. Portanto, receptores da vacina devem evitar contato próximo com pessoas suscetíveis que apresentem alto risco de se infectar (p. ex., recém-nascidos, mulheres grávidas, indivíduos imunocomprometidos). As pessoas vacinadas também devem ser alertadas a evitar o uso de salicilatos durante seis semanas após a vacinação, uma vez que a síndrome de Reye tem sido relatada com o uso desses medicamentos durante infecções naturais de varicela.

Devido ao desconhecimento se a varicela pode causar prejuízo fetal ou afetar a capacidade reprodutora, é prudente evitar a vacinação durante a gravidez. A varicela natural, entretanto, tem causado prejuízos fetais. De modo similar à vacinação com MMR, mulheres que desejam engravidar devem ser aconselhadas a evitar a gravidez nas quatro semanas após a vacinação. Mulheres que não tenham evidência de imunidade devem receber a primeira dose após o fim da gravidez e antes da saída da instituição de saúde. A vacinação da varicela é contraindicada para pacientes imunocomprometidos e infectados por HIV com contagem de linfócito CD4+ de 200 células/µL.

HERPES ZÓSTER

Em maio de 2006, a FDA licenciou a primeira vacina para prevenção de herpes zóster (Zostavax, Oka/Merck) em pacientes com mais de 60 anos de idade. Estima-se que a doença atinja cerca de 1 milhão de norte-americanos a cada ano. Cobreiro ou herpes zóster ocorre em decorrência da reativação de anos ou décadas do VZV após ter tido varicela. É caracterizado por erupções cutâneas dolorosas, muitas vezes com bolhas. Nos ensaios clínicos, a eficácia da vacina para a prevenção de herpes zóster foi maior para adultos de 60 a 69 anos e diminuiu com o aumento da idade. Embora as pessoas vacinadas possam ainda apresentar varicela, elas manifestam quadros mais leves, em comparação com aquelas que não foram vacinadas.

Posteriormente, em maio de 2008, o ACIP recomendou uma dose da vacina para todos os adultos maiores de 60 anos que não possuem contraindicações. Ela é, entretanto, contraindicada na gravidez, em pacientes imunocomprometidos e infectados pelo HIV com contagem de leucócitos T CD4+ de 200 células/µL. De acordo com a nova recomendação, não é necessário perguntar ao paciente sobre sua história de varicela ou realizar testes sorológicos antes da rotina de administração da vacina. A Zostavax é uma vacina de dose única de 0,65 mL, administrada por via subcutânea, e não deve ser substituída pela vacina do vírus da varicela. Efeitos adversos incluem cefaleia, bem como eritema, dor, sensibilidade e inchaço no local da injeção.

Fatores de risco para o desenvolvimento de herpes zóster incluem varicela, idade avançada, uso de imunossupressores, por exemplo, corticosteroides, tumores, infecção por HIV, irradiação local, trauma e cirurgia. A incidência do herpes zóster é um terço, mais frequente em pacientes com mais de 50 anos de idade. O herpes zóster é caracterizado como uma erupção vesicular dolorosa, com tendência unilateral, geralmente no tronco ou na face. Sintomas iniciais incluem neurite aguda (que inclui formigamento, coceira superficial, ardência e parestesia) da área 2 a 4 dias antes da erupção aparecer. Algumas vezes, os pacientes queixam-se de uma dor lancinante e grave, iniciando 4 a 5 dias antes do aparecimento da erupção (29). Uma das consequências de longo prazo do herpes é a neuralgia pós-herpética (PHN). A dor da PHN pode se difícil para tratar e consequentemente diminui a qualidade de vida.

DOENÇA DE LYME

Em dezembro de 1998, a FDA licenciou a primeira vacina para a prevenção da doença de Lyme (LYMErix, GlaxoSmithKline) e a indicou para imunização ativa contra a doença em indivíduos entre 15 e 70 anos de idade. Entretanto, essa vacina foi retirada do mercado por seu fabricante em fevereiro de 2002, devido ao baixo volume de vendas, não estando mais disponível.

PAPILOMAVÍRUS

Em junho de 2006, a FDA licenciou a primeira vacina para prevenção de câncer de colo uterino e outras doenças em mulheres, causadas pelo HPV. A vacina do HPV (Gardasil, Merck) é recomendada para mulheres com idade de 26 anos ou mais, com a série administrada em mulheres de 13 a 18 anos, caso elas não tenham sido previamente vacinadas. A Gardasil é a primeira vacina recombinante quadrivalente de HPV (tipo 6, 11, 16 e 18) em uma série de três doses, a segunda dose é administrada dois meses após a primeira dose, e a terceira dose deve ser fornecida seis meses após a primeira dose. O intervalo mínimo entre a primeira e a segunda dose é quatro semanas. O intervalo mínimo entre a segunda e a terceira dose é de 12 semanas, e a terceira dose deve ser administrada pelo menos 24 semanas após a primeira dose.

A vacina deve ser administrada antes da potencial exposição ao HPV por meio de relação sexual; entretanto, mulheres sexualmente ativas devem receber a vacina. A idade mínima para a dose inicial é 9 anos. Essa vacinação não é recomendada durante a gravidez (29, 30).

A infecção pelo HPV é a mais comum transmitida sexualmente a jovens norte-americanas, e pesquisas demonstram que sua incidência aumenta em jovens sexualmente ativas do grau 9 ao grau 12. A aquisição do HPV ocorre logo após a iniciação da vida sexual em 54% das mulheres ocorrendo a infecção de HPV dentro de quatro anos após a primeira relação sexual. O HPV é facilmente disseminado entre seres humanos. Dentre os 40 sorotipos de HPV conhecidos, os quatro tipos mencionados, isto é, 6, 11, 16 e 18, são responsáveis por 70 a 90% dos cânceres de colo do útero e 90% de verrugas vaginais nos Estados Unidos (31). As consequências das infecções por HPV são significativas e responsáveis por gastos de mais de 2 milhões de dólares por ano, além de afetar a privacidade e o conforto da paciente (32).

Imigrantes do sexo feminino são obrigadas a receber essa vacina desde agosto de 2008. De acordo com a lei de imigração de 1996, o Citizenship and Immigration Services orienta "para exigir que novos imigrantes recebam qualquer inoculação recomendada para os residentes nos Estados Unidos, pelo comitê de imunização do CDC". É previsto que tal exigência atinja mais de 130 mil imigrantes anualmente.

VACINAÇÃO PARA POPULAÇÕES ESPECIAIS DE PACIENTES

O CDC também publicou uma lista de imunizações recomendadas para adultos com determinadas condições médicas, incluindo gravidez, diabetes, insuficiência renal e infecção por HIV (25) (Fig. 16.5B). As notas de rodapé destacam as doenças de grupo para proporcionar informação para os cuidadores que não são familiares com a dosagem de uma vacina particular (p. ex., varicela em pacientes com HIV).

Várias vacinas estão submetidas a testes clínicos. Por exemplo, uma vacina que pode prevenir doenças da gengiva está em teste pré-clínico. A vacina está sendo desenvolvida para atuar contra *Porphyromonas gingivalis*, a bactéria mais associada com a gengivite. A intenção é livrar a boca dessa bactéria. Outra vacina experimental tem sido considerada promissora em dois estudos em crianças africanas para tratar a malária, uma das mais devastadoras doenças do mundo.

TOXINAS

A toxina botulínica Tipo A (i. e., Botox) é indicada para tratar hiper-hidrose axilar, distonia cervical (CD), pois, diminui a gravidade da posição anormal da cabeça e a dor no pescoço associada a CD, e estrabismo e blefaroespasmo associado à distonia. A toxina botulínica tipo A (i.e., Botox Cosmético) é somente indicada para melhorar a aparência de linhas glabelares associadas e/ou atividade muscular ondulada, ou seja, linhas faciais franzidas, em pacientes adultos a partir dos 65 anos (33).

A toxina botulínica tipo A está disponível como pó para injeção em uma única dose. Frascos não abertos devem ser armazenados em refrigerador (2 a 8°C) por até 24 meses. Deve ver administrada dentro de quatro horas após a reconstituição e durante tal período, deve ser armazenada em refrigerador. A injeção reconstituída deve ser límpida, incolor e sem partículas. Antes da injeção, a toxina botulínica tipo A seca a vácuo é reconstituída com solução salina normal estéril sem conservantes; a injeção de cloreto de sódio 0,9% (m/v) é o diluente recomendado.

Por exemplo, para injeção de linhas glabelares, usando Botox Cosmético, uma agulha de calibre 21 e uma seringa de tamanho apropriado são empregadas para aspirar um volume total de 2,5 mL de solução salina 0,9% estéril sem conservante. A seringa é inserida em ângulo de 45°, e o diluente é lentamente injetado na embalagem da toxina botulínica A (cosmética). O frasco é descartado se um vácuo não puxar o diluente. O frasco é gentilmente girado, e a data da reconstituição é registrada no espaço do rótulo. Então, pelo menos 0,5 mL da toxina reconstituída é retirada pela seringa estéril, preferencialmente uma tuberculina, removendo as bolhas de ar do cilindro da seringa. A agulha usada para reconstituição é removida, e uma agulha de calibre 30 é conectada; a concentração deve ser de 4 U/0,1 mL, e a dose total, 20 U em 0,5 mL. A duração da atividade da toxina botulínica tipo A (cosmética) para linhas glabelares é de aproximadamente 3 a 4 meses.

A segurança e o uso efetivo da toxina botulínica tipo A não pode ser confundida com a toxina botulínica tipo B. A toxina botulínica tipo B é uma solução injetável livre de conservante a 5.000 U/mL. A toxina tipo B é também indicada para CD. As doses clínicas da toxina botulínica não são intercambiáveis entre os produtos.

Uma preocupação recente é a possibilidade de efeitos "distantes" para outras partes do corpo em qualquer paciente que seja tratado com toxina botulínica. Os sintomas de efeitos distantes podem incluir dificuldade para engolir ou falar, fraqueza muscular, falta de ar e dificuldade respiratória. Tais sintomas podem ocorrer dentro de um dia a várias semanas após o tratamento. O evento adverso mais grave ocorreu em crianças que receberam a toxina botulínica para tratar espasticidade muscular associada com paralisia cerebral, um uso "não oficial" da toxina.

ACONSELHAMENTO DA VACINAÇÃO PELOS FARMACÊUTICOS

Talvez uma das maiores realizações da ciência médica seja a capacidade de proteger indivíduos de doenças comuns que comprometem a vida pelo fornecimento de imunidade via administração de vacinas ou soluções contendo anticorpos. A prática de imunização disseminada na infância reduziu drasticamente a morbidade e a mortalidade associadas a várias doenças infecciosas e suas sequelas. Os melhores exemplos são a erradicação mundial da varíola e a eliminação quase total da poliomielite em países desenvolvidos e do Ocidente.

Os programas de imunização pré-escolares contra sarampo, caxumba, coqueluche e tétano têm resultado em mais de 95% de redução dessas doenças. Além disso, a ampla proteção da população culmina em benefícios em termos de custos. Os custos da hospitalização para a gripe entre crianças, nos Estados Unidos, são estimados em 55 milhões por ano e estudos sugerem que o gasto com imunização em crianças representa uma economia significativa. Um estudo demonstrou que a economia por criança varia entre 7,23 a 15,98 dólares em qualquer programa com indivíduos maiores de 13 anos de idade (34). Infelizmente, muitos adultos morrem a cada ano devido a doenças evitáveis com vacinas e suas complicações. Isto é, no mínimo, 100 vezes o número de crianças que morrem de problemas similares. As mortes por hepatite B e gripe demonstram que os adultos devem ser mais informados, inclusive sobre o fato de que a imunização na infância não confere, necessariamente, imunização durante toda a vida.

Os farmacêuticos podem promover a imunização por meio de: (a) controle de formulários; (b) medidas administrativas, tais como participação em comissões de infecção, desenvolvimento de políticas e procedimentos; (c) participação em programas de administração; (d) seleção e história do paciente; (e) aconselhamento e documentação; e (f) administração pública (24). Dependendo do ambiente, a realização de todas essas atividades pode não ser possível. Porém, a chave é o envolvimento e o aconselhamento nos programas de vacinação, independentemente do cenário de cada um.

Por exemplo, os farmacêuticos devem avaliar pacientes adultos para determinar quais deles são suscetíveis a doenças infecciosas que podem ser prevenidas. Alguns pacientes devem ser aconselhados a receber imunização contra gripe (p. ex., idosos com mais de 50 anos vivendo em casas de repouso), pneumococos (p. ex., alcoolistas e aqueles com doença coexistente, incluindo diabetes e deficiências funcionais dos sistemas cardiorrespiratório, hepático ou renal) ou hepatite (p. ex., paciente de diálise, homossexuais). Como um grupo étnico e racial, os afro-americanos frequentemente não são imunizados ou avaliados para hepatite A e B devido às várias barreiras sociais, culturais e estruturais. Os farmacêuticos devem ajudar a educar esses pacientes e dar suporte às comunidades afro-americanas, conduzindo estratégias de prevenção e dando ênfase ao fato de que a hepatite A, B e C constitui um problema grave de saúde pública, além de buscar maneiras para aumentar as taxas de imunização nessa população.

A adesão às recomendações de imunização estabelecidas também pode ser melhorada com o uso de sistemas de perfil do paciente. Inclusão de história de imunização na ficha do paciente na farmácia pode servir como lembrete quando os reforços são necessários. Isso é especialmente importante para os novos pacientes (p. ex., recém-nascidos, pessoas que se mudam para a vizinhança). Métodos passivos indiretos (p. ex., cartazes, folhetos de propaganda) que informam sobre a importância das imunizações são eficazes. Porém, o contato direto com o paciente e o encorajamento pelo farmacêutico é o mais importante e eficiente. Falhas na imunização de afro-americanos, hispânicos e outras minorias raciais não são resolvidas apenas pelos farmacêuticos nesses ambientes. Isso é alcançado por meio de dedicação e motivação de todos os farmacêuticos.

A profissão de farmacêutico está em uma ótima posição para se tornar parte de um programa de imunização da comunidade local. Uma vez que os farmacêuticos são vizinhos residenciais, as pessoas não necessitam percorrer grandes distâncias para alcançá-los, e a conveniência de ter uma farmácia aberta 24 horas torna este um ótimo local para a realização de programas de conscientização e de vacinação. Além disso, como mencionado previamente, o farmacêutico tem o direito legal de administrar vacinas em 49 estados norte-americanos. Eles também podem estar presentes em áreas rurais. Rosenbluth e colaboradores (35) descreveram um projeto em que farmácias comunitárias independentes de cinco regiões vizinhas no oeste da Virgínia prestavam o serviço de imunização em adultos e crianças.

As organizações profissionais (p. ex., American Pharmacists Association, APhA) têm recursos para auxiliar os farmacêuticos no empenho de manter atualizado o esquema de imunização. O programa da APhA, por exemplo, ajuda os farmacêuticos a desenvolver clínicas de imunização para adultos. O programa inclui esquemas de vacinação em adultos, administração de vacinas e recomendações sobre técnicas, armazenamento e comercialização validadas (36). O programa enfatiza que farmacêuticos participantes não são treinados para administrar vacinas em crianças. Esse programa também está sendo transmitido a estudantes de algumas faculdades e escolas de farmácia antes de sua movimentação na comunidade. Além disso, a APhA agora oferece um serviço de informações clínicas e sobre vacinas *on-line* para responder a questões não emergenciais, em colaboração com o University of Tennessee Health Center em Memphis. O serviço está disponível em www.aphanet.org/forms/immunize-help.asp. Ele requer que farmacêuticos enviem questões para completar uma ficha e forneçam o maior número de informações possível (p. ex., idade, peso, função renal, estado imune, alergias do paciente). Todo o esforço é feito para responder às questões em um prazo razoável, e uma grade é fornecida para que o farmacêutico possa indicar se a resposta é necessária para o dia seguinte ou para uma data futura.

Os farmacêuticos também devem estar informados sobre o custo das vacinações e sua implicação para a estrutura e a manutenção dos programas de vacinação estaduais, assim como sobre o número de crianças atendidas por esses programas. Davis e colaboradores (37) avaliaram o custo da aquisição de vacinas infantis no setor privado em termos de épocas passadas e expectativas para o futuro. O estudo determinou que o custo da compra de vacinas passou de 10 dólares em 1975, para 385 dólares em 2001 e, com as sete vacinas adicionais recomendadas, o custo da vacinação por criança pode alcançar aproximadamente 1.225 dólares em 2020. Desse modo, os farmacêuticos devem permanecer como fortes defensores dos programas de imunização, independentemente das implicações quanto ao seu custo.

A expansão do papel do farmacêutico na administração de vacinas aumentou o número de pacientes imunizados, em relação a outros canais de imunização. Aliados ao aumento da conscientização da comunidade, outros prestadores de cuidados à saúde verificaram um aumento no número de vacinas administradas. Assim, a história recente mostra que os pacientes, a comunidade e os profissionais de saúde são beneficiados. Steyer e colaboradores (38) evidenciaram que aqueles estados que permitiram aos farmacêuticos vacinarem tinham maiores índices de imunizações, comparados aos estados que desaprovaram a prática, especialmente em pessoas com mais de 65 anos de idade.

FONTES ADICIONAIS DE INFORMAÇÃO SOBRE IMUNIZAÇÃO

Os farmacêuticos devem ter contatos a fim de obter informações para pacientes com necessidades especiais sobre como relatar dados a respeito de imunização, onde encontrar programas de vacinação e publicações sobre segurança, entre outras. Por exemplo, o National Immunization Hotline (1-800-232-4636) permite que uma pessoa solicite diretamente informações sobre vacinas, cópias impressas de materiais sobre segurança na imunização e instruções sobre como encontrar uma clínica local de imunização.

O sistema por fax do CDC pode ser contatado de um catálogo de materiais para a obtenção de informações sobre viagens internacionais (1-877-FYI-TRIP), incluindo a malária. Com o catálogo em mãos, o cliente pode ligar para 888-CDC-FAXX e seguir o indicado para requisição de documentos específicos.

O IAC Express, coordenado pela Immunization Action Coalition (IAC), St. Paul, Minnesota, é destinado a farmacêuticos que procuram instruções sobre vacinas e políticas de vacinação. O endereço eletrônico (www.immunize.org) tem várias ferramentas para educação de pacientes. Além disso, a página resume informações e avisos sobre novas vacinas, entre outros. Para se inscrever nesse serviço, os farmacêuticos devem enviar um *e-mail* para express@immunize.org e colocar a palavra-chave *subscribe* no campo do assunto (*subject*). O interessado não deve enviar uma mensagem de texto. Uma fonte adicional de informação disponível é o CDC MMWR Weekly encontrado na página http://www.cdc.gov/mmwr.

RESPONDENDO AO BIOTERRORISMO

Em decorrência dos eventos de 11 de setembro de 2001, surgiu a necessidade de vigiar determinadas doenças e indícios de diagnóstico que possam indicar o aumento das taxas de condições infecciosas incomuns. Foi solicitado a farmacêuticos e profissionais da saúde relatar qualquer sintoma suspeito aos departamentos de saúde local e estadual. Evidências da liberação intencional de agentes biológicos incluem o surgimento de doenças infecciosas nos seguintes grupos: (a) pessoas da mesma localidade com sintomas que sugerem uma epidemia (p. ex., febre inexplicada associada à sepse, pneumonia, insuficiência respiratória, erupção cutânea, síndrome semelhante ao botulismo com paralisia muscular), (b) faixas etárias normalmente não associadas com a doença em questão, e (c) numerosos indivíduos apresentando paralisia flácida aguda com proeminente paralisia bulbar que indique contaminação pela toxina botulínica.

Os farmacêuticos também são estimulados a participar em suas comunidades de treinamentos para preparação em caso de desastres. O farmacêutico pode obter uma perspectiva importante e única na determinação e no preparo dos cuidados de saúde necessários durante o período em que ocorrem desastres naturais ou crises sociais. A APhA tem dado assistência aos farmacêuticos envolvidos por meio da criação de uma equipe de atenção farmacêutica nacional. As 10 equipes podem assistir a comunidade com quimioprofilaxia ou vacinações durante épocas de necessidade. Os farmacêuticos interessados em participar dessas equipes podem acessar o *site* www.aphanet.org/pharmcare/NPRTform.pdf.

Após o 11 de setembro, os meios de comunicação concentraram-se na ameaça de um ataque com antraz sem perceber que existem outras doenças mais importantes, com maior potencial de dano à população. Aquelas listadas pelo CDC como as maiores ameaças biológicas além do antraz incluem a varíola e a peste pneumônica. Outros agentes de interesse envolvem a toxina do *Clostridium botulinum* (botulismo), a *Francisella tularensis* (p. ex., tularemia) e a febre hemorrágica.

A varíola, causada pelo vírus da varíola, apresenta sintomas iniciais que incluem febre alta, fadiga, cefaleia e lombalgia. Esses sintomas são seguidos por erupção cutânea. Enquanto a maioria dos pacientes se recupera, até 30% dos casos resultam em morte. Essa doença se dissemina pelo contato direto. A vacinação de rotina contra a varíola acabou em 1972, de modo que o nível da imunidade entre pessoas vacinadas até o momento é desconhecido. Portanto, todos os indivíduos são considerados suscetíveis. Em 2002, após a avaliação do risco de um ataque bioterrorista e dos efeitos adversos de uma vacina da varíola (p. ex., inchaço dos linfonodos, erupção cutânea, febre, cicatrizes, reações de pele graves, encefalite), o ACIP concluiu que os riscos são maiores do que os benefícios e recomenda que o público geral não seja inoculado contra a varíola. Ele aconselhou que vacinações sejam oferecidas a aproximadamente 15 mil trabalhadores da área da saúde do país, designados para investigar casos de varíola e prestar cuidados em hospitais.

Com o objetivo de determinar se mais vacina contra a varíola poderia ser disponibilizada para a população em geral, um recente estudo foi conduzido pelo National Institute of Allergy and Infectious Disease (NIAID) (36). O estudo envolveu 680 adultos com menos de 32 anos de idade que nunca foram vacinados contra a varíola e que foram separados em três grupos de tratamento. Eles receberam vacina não diluída, diluída 1:5 ou diluída 1:10 (39). A vacinação inicial teve sucesso em 97,8% de todos três grupos. Não houve diferença significativa na taxa de formação de vesículas (o ponto final demonstrando o sucesso da vacina) na faixa dos títulos testados. Após uma segunda vacinação, os pesquisadores demonstraram que as duas diluições foram eficazes contra a varíola. A implicação foi que a diluição de 1:10 pode proteger 10 vezes mais pessoas do que a administração de uma vacina não diluída.

O botulismo é uma doença que paralisa os músculos, sendo causada pela toxina produzida pelo *Clostridium botulinum.* O botulismo que provém da alimentação é uma emergência de saúde pública devido à comida contaminada ainda poder estar disponível a outras pessoas. Essa forma de botulismo ocorre quando a toxina produzida é ingerida em alimentos contaminados, causando a doença dentro de 6 horas a 2 semanas. Os sintomas incluem visão dupla e/ou borrada, fraqueza nas pálpebras, dificuldades de falar e engolir, boca seca e fraqueza muscular que leva à paralisia dos músculos respiratórios. O botulismo não é transmitido pelo contato com o doente.

A peste pneumônica ocorre quando a *Yersinia pestis* infecta o pulmão. Os sintomas iniciais da doença incluem febre, dor de cabeça, fraqueza e tosse com escarro aquoso e sanguinolento. Essa doença progride em 2 a 4 dias e pode causar choque séptico. Se o tratamento não for iniciado, o resultado é a morte. A transmissão ocorre pelo contato direto com a pessoa infectada. O tratamento precoce com antibióticos (p. ex., tetraciclina, estreptomicina, cloranfenicol) é obrigatório. Não existe vacina contra essa doença.

O antraz tem três formas: cutânea (a superfície da pele é exposta às partículas de antraz e ocorre o desenvolvimento de lesões cutâneas), gastrintestinal (partículas são ingeridas) e pulmonar (fatal). O antraz cutâneo surge geralmente nas mãos com área de pele inchada, ulceração ou depressão escurecida central, formando uma crosta marrom-escura sobre o local. Essa manifestação do antraz pode ser indolor, e febre estar presente. O antraz gastrintestinal é caracterizado por inflamação aguda nos intestinos, perda do apetite, vômitos e dor. Isso é seguido de dor abdominal, episódios de vômito com sangue e diarreia grave. Os sintomas iniciais da inalação do antraz assemelham-se ao resfriado comum e, em poucos dias, progridem para problemas respiratórios graves e choque.

O antraz não pode ser transmitido de uma pessoa para outra. O tratamento é realizado com antibióticos (p. ex., penicilina, doxiciclina, fluoroquinolonas), mas somente indivíduos expostos à doença devem ser tratados. Inicialmente, com o surto de antraz após 11 de setembro, as prescrições de Cipro, uma fluoroquinolona, aumentaram, pois as pessoas fizeram estoques do medicamento para proteger a si próprias e suas famílias contra a doença. Essa não foi uma boa medida, pois o fármaco deve ser usado apenas em pacientes expostos à doença, e as condições de armazenamento e o prazo de validade dos mesmos não podem ser assegurados.

ANTÍGENOS PARA DIAGNÓSTICO CUTÂNEO

Pode ser necessário o uso de antígenos *in vivo* como uma ferramenta de diagnóstico. Em geral, esses antígenos são injetados intradermicamente, e o local é examinado quanto ao desenvolvimento de uma reação de hipersensibilidade. A reação positiva é determinada pela extensão da enduração (em milímetros) e o grau da reação, desde uma leve enduração à formação de vesículas e necrose. Esses sinais demonstram a sensibilidade ao antígeno e a presença de anticorpos devido a uma infecção presente ou passada com um organismo em particular.

O número de produtos biológicos para diagnósticos de pele é relativamente baixo. Nos anos de 1970, muitos foram removidos do mercado em

ESTUDO DE CASO FARMACOTÉCNICO

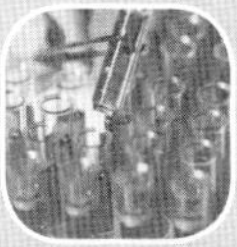

Informação subjetiva

Você está encarregado de fornecer uma vacina para um programa estadual de vacinação de uma população selecionada de pacientes em 10 pontos do estado. A vacina alcançará aproximadamente 10 mil pacientes. O que deve ser recomendado ao comitê de organização para assegurar que as vacinas cheguem intactas, estáveis e ativas?

Informação objetiva

A vacina é liofilizada e deve ser estocada em um *freezer* até ser reconstituída com água estéril para injeção e administrada. Depois da reconstituição, ela é estável somente por uma hora. Antes da reconstituição, ela deve permanecer congelada, e se alcançar a temperatura ambiente antes de ser reconstituída, deve ser descartada após três horas.

Avaliação

Dos 10 locais para administração, dois estão a 80 km, dois a mais de 160 km, três a mais de 240 km e três a aproximadamente 360 km de sua instituição.

Plano

A vacina será encomendada por sua instituição, transportada durante toda a noite a partir do fabricante, com gelo seco suficiente para ser mantida congelada, uma semana antes de ser transportada aos locais da vacinação. Na segunda-feira da semana de vacinação, elas serão acondicionadas em gelo seco suficiente e transportadas durante a noite para chegar a cada um dos 10 locais na manhã seguinte (terça-feira). Na chegada, a vacina será armazenada em *freezer* até seu uso. A vacinação pode ser marcada de quarta a sexta-feira da mesma semana. Isso minimizará os potenciais problemas de armazenamento e manipulação das vacinas.

ESTUDO DE CASO CLÍNICO

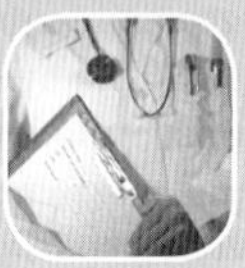

Vacinas são substâncias antigênicas administradas com propósito profilático para a obtenção de imunidade ativa. A resposta do corpo ajuda a construir sua própria defesa imune. As vacinas podem ser vivas, atenuadas ou conter microrganismos mortos ou frações deles. Elas podem também ser um toxoide, uma toxina bacteriana modificada e detoxificada por uso de calor moderado e tratamento químico. O resultado final do processamento é um produto considerado atóxico, embora as propriedades antigênicas permaneçam. Crianças e adultos são vacinados e esquemas de imunização têm sido desenvolvidos para ambos os grupos. Por exemplo, esquemas de imunização pediátrica incluem 20 imunizações que são administradas antes de a criança atingir 2 anos de idade.

Plano de atenção farmacêutica

S: J.C. é uma menina de 8 semanas de idade. Sua mãe a trouxe, para o departamento de emergência às 15 h, pois ela está agitada e chorando inconsolavelmente por quatro horas. J.C. recebeu ontem de seu pediatra a dose de dois meses de Pediarix. Sua mãe mediu a temperatura retal hoje às 14 h e achou estar elevada. J.C. também teve um ataque no departamento de emergência.

O: Idade: 8 semanas

Temperatura (retal) às 14 h é 38,3°C medida pela mãe e, agora, 40,5°C.

A: A paciente está reagindo à imunização com Pediarix, uma combinação de toxoides do tétano e difteria e coqueluche acelular adsorvida, hepatite B (recombinante) e de poliovírus inativado.

J.C. necessita dessas imunizações para protegê-la contra muitas doenças. A difteria é uma doença infecciosa aguda mediada por toxinas, causada por cepas toxigênicas de *Corynebacterium diphtheriae*. O tétano é uma disfunção neuromuscular resultante de uma potente exotoxina liberada pelo *Clostridium tetani*. Por sua vez, a coqueluche é uma condição do trato respiratório causada por *Bordetella pertussis*. A hepatite B é uma condição que afeta o fígado. Já a poliomielite é uma doença altamente contagiosa causa paralisia.

J.C. está provavelmente reagindo ao componente coqueluche acelular adsorvido contido no Pediarix, com base nos sintomas apresentados de febre acima de 40,5°C nas 48 horas seguintes à administração do Pediatrix, choro inconsolável por mais de três horas e ataque (com ou sem febre) nos três dias seguintes à administração do Pediarix.

P: Devido J.C. ter apresentado reação ao componente coqueluche, ela pode não mais ser candidata à imunização com Pediarix. Subsequentes vacinações para coqueluche devem ser evitadas. As imunizações aos 4 e 6 meses devem ser feitas em injeções individuais de toxoides da difteria e tétano, vacina de hepatite B e vacina de poliovírus inativado.

decorrência das recomendações do FAD Panel on Review of Skin Antigens (40). Especificamente a comissão da FDA questionou a confiabilidade dos testes de antígenos cutâneos para triquinoses, linfogranuloma venéreo e sarampo e recomendou que fossem retirados do mercado e não recebessem licensa de uso.

Alguns antígenos de diagnóstico cutâneo são mostrados na Tabela 16.1. Um dos mais recentes produtos biológicos para diagnóstico *in vivo*, o teste cutâneo para *Candida albicans*, é útil na determinação da redução da imunidade celular em pessoas infectadas pelo HIV. Uma vez que a infecção pelo HIV pode modificar a resposta de hipersensibilidade tardia (DTH), é aconselhável o teste cutâneo em pacientes infectados que apresentem alto risco de contrair tuberculose, para verificar sua competência em reagir à tuberculina. Respostas para antígenos DTH também têm valor prognóstico em pacientes com câncer.

O Teste Cutâneo com Múltiplos Antígenos (Multitest CMI, Merieux) é realizado por meio de um aplicador descartável com oito agulhas estéreis contendo sete antígenos para teste cutâneo de hipersensibilidade tardia e um controle negativo constituído de glicerina, para administração percutânea. Os sete antígenos são toxoide do tétano, toxoide da difteria, antígeno do estreptococus, da tuberculina, de candidíase, trichophyton e de Proteus. O objetivo desse teste múltiplo é detectar anergia (falta de resposta a antígenos) por meio da hipersensibilidade tardia nos exames cutâneos.

APLICANDO OS PRINCÍPIOS E CONCEITOS

ATIVIDADES DE GRUPO

1. Diferencie entre os produtos biológicos monovalentes e os polivalentes atualmente disponíveis.
2. Descreva um cenário com um profissional de saúde comunicando os benefícios *versus* os riscos de uma criança em receber uma vacina contendo tiomersal para um parente.
3. Compare e destaque os diferentes métodos para criar cada tipo de produto biológico.
4. Crie um fluxograma para um paciente navegar, utilizando um evento de imunização em massa e as informações para imunizações fornecidas pela página do Centers for Disease Control (www.cdc.gov).

ATIVIDADES INDIVIDUAIS

1. Liste as fontes de vacinação: profissionais de saúde podem orientar os pacientes e seus cuidadores a observarem com atenção os esquemas de vacinação para adultos e crianças.
2. Defina e explique o termo "cadeia fria", visto que ela relaciona o armazenamento, a manipulação e o transporte de produtos biológicos.
3. Descreva os diferentes métodos de indução da imunidade via vacinas bacterianas.
4. Liste os componentes necessários para manter permanentes os índices de vacinação.
5. Compare e distingue os diferentes tipos de vacinação oncológica.
6. Listar as várias populações que devem receber a vacina contra a gripe e os períodos de vacinação, e os tipos de pacientes para os quais essa vacina é contraindicada.

REFERÊNCIAS

1. http://www.fda.gov/Cber/vaccines.htm. Último acesso: 8 de dezembro de 2008.
2. Grabenstein JD, Kendal AP, Snyder RH. Storing, handling, and shipping immunologic drugs. Hosp Pharm 1996; 31: 936–948.
3. http;//www.cdc.gov/vaccines/pubs/downloads/bk--vac-mgt.pdf. Último acesso: 23 de janeiro de 2009.
4. Tanzi M. Flu vaccine revamped for 2008-2099 season. Pharm Today Immun Suppl 2008;14(8):15.
5. Belshe RB, Mendelman PM, Treanor J, et al. The efficacy of live attenuated, cold-adapted, trivalent, intranasal influenzavirus vaccine in children. NEJM 1998;338(20):1405-1412.
6. Clements DA, Langdon L, Bland C, Walter E. Influenza A vaccine decreases the incidence of otitis media in 6- to 30-month old children in day care. Arch Pediatr Adolesc Med 1995;149: 1113–1117.
7. Grabenstein JD. Clinical management of hypersensivities to vaccine components. Hosp Pharm 1997; 32 (1): 77–84.
8. Pichichero ME, Cernichiari E, Lopreiato, et al. Mercury concentrations and meta-bolism in infants receiving vaccines contaging thimero-sal: a descriptive e study. Lancet 2000;360: 1737–1741.
9. Madsen KM, Hvid A, Vestergaard M, et al. A population–based study of measles, mumps, and rubella vaccination and autism. N Engl J Med 2002;347: 1477–1482.
10. Gerber JS, Offit PA. Vaccines and Autism: A tale of shifting hypothesis. Clin Infect Dis 2009;48:456-461.
11. Tozzi AE, Bisiacchi P, Tarantino V, et al. Pediatrics 2009;123:475-482.
12. Barclay L, Needle-length guidelines for thigh and shoulder vaccinations may need revision, Medscape Med News, http://www.medscape.com/viewarticle/579120. Último acesso: 15 de outubro de 2008.
13. Giezen TJ, Mantel-Teeuwise AK, Straus SMJM, et al. Safety-related regulatory actions for biological approved in the United States and the European Union. JAMA 2008;300(16):1887-1896.
14. http://www.immunize.org/vis/ (Último acesso: 8 de dezembro de 2008).
15. Poland GA, Shefer AM, McCauley M, et al. Standards for adult immunization practices. Am J Prev Med 2003;25 (2):144–150.
16. National Vaccine Advisory Committee. Standards for child and adolescent immunization practices. Pedia-trics 2003;112(4):958–963.
17. Healthy health indicators. A critical link to healthy people 2010. Priorities for action. http://www. healthypeople.gov.
18. http://www.cdc.gov/vaccines/events/niiw/default.htm#backgrd. Último acesso: 23 de janeiro de 2009.
19. http://www.cdc.gov/vaccines/recs/schedules/child--schedule.htm#printable. Último acesso: 23 de janeiro de 2009.
20. http://www.cispimmunize.org/IZSchedule_Childhood.pdf. Último acesso: 08 de dezembro de 2008.
21. Belshe RB. Live attenuated *versus* inactivated influenza vaccines in infants and young children. NEJM 2007;356:685-696.
22. www.nfid.org. Facts about chickenpox and shingles in adults. Último acesso: 15 de outubro de 2008.

23. CDC. Morbidity and Mortality Weekly Report. Withdrawal of rotavirus vaccine recommendation. November 5,1999;48(43):1007.
24. National adult immunizations awareness week. September 21-September27, 2008 http://www.cdc.gov/search.do?q = National + Adult + Immunization + Week&sort = date%3AD%3AL%3ADl&ud = 1&oe = UTF-8&ie = UTF-8. Último acesso: 08 de dezembro de 2008.
25. http://www.cdc.gov/vaccines/recs/schedules/downloads/adult/2009/adult-schedule-11x17.pdf. Último acesso: 23 de janeiro de 2009.
26. www.nfid.org. Facts about Influenza for adults. Último acesso: 15 de outubro de 2008.
27. Eddy H, Welage BM. The role of the pharmacist in adolescents and adult immunization. Pharm Today--Topics Patient care 2007(July);9.
28. www.firstwatch.jwatch.org/cgi/content/full/2008/1023/2. Último acesso: 04 de dezembro de 2008.
29. Tanzi, M. New recommendations for shingles vaccine. Pharm Today Immun Suppl 2008;14(8):3-4.
30. Sharma R, Sharma CL. Quadrivalent human papillomavirus recombinant vaccine: The first for cervical cancers. J Cancer Res Ther 2007;3(2):92-95.
31. McIntosh J, Sturpe DA, Khanna N. Human papillomavirus vaccine and cervical cancer prevention: Pratice and policy implications for pharmacists. JAPhA 2008;48(1):e1-e3.
32. www.aad.org/public/publications/pamphlets/cosmetic_botulinum.htm. Último acesso: 23 de janeiro de 2009.
33. http://emedicine.medscape.com/article/1126453--overview. Último acesso: 23 de janeiro de 2009.
34. http://guideline.gov/summary/summary.aspx?ss + 15&doc_id = 12383&nbr = 6412. Último acesso: 09 de dezembro de 2008.
35. Rosenbluth SA, Madhavan SS, Borker RD, et al. Pharmacy immunization partnerships: a rural model. JAPhA 2001;41(l):100–107.
36. Hoeben BJ. Dennis MS, Bachman RL, et al. Role of the pharmacist in chidhood immunizations. JAPhA 1997;37(5):557–562.
37. Davis M, Freed GL, Zimmerman JL. Childhood vac-cine purchase cost in the public sector: past trends, future expectations. Am J Publ Health 2002; 92 (12): 1982.
38. Steyer TE, Ragucci KR, Person WE, et al. The role of pharmacists in the delivery of influenza vaccinations. Vaccine 2004;22:1001-1006.
39. Frey SE, Couch RB, Tacket CO, et al. Clinical responses to undiluted and diluted smallpox vaccine. N Eng J Med 2002;346:1265–1274.
40. FDA skin test panel report. FDA Drug Bull 1978;8(2):15-16.

CAPÍTULO

17 Soluções e suspensões especiais

OBJETIVOS

Após a leitura deste capítulo, o estudante será capaz de:

1. Descrever a liberação de fármacos pelas vias oftálmica, nasal e por inalação.
2. Listar os fármacos que são geralmente administrados por cada um desses sistemas de liberação.
3. Explicar as vantagens/desvantagens do uso de cada um desses sistemas de liberação em relação à administração oral.
4. Descrever o uso de vários adjuvantes farmacêuticos que são empregados no desenvolvimento dessas formas farmacêuticas.
5. Diferenciar entre os vários tipos de lentes de contato e os produtos para os cuidados que são empregados para cada uma delas.
6. Explicar a administração adequada de cada um desses sistemas de liberação de fármacos.
7. Explicar como os pacientes podem utilizar de modo inadequado esses produtos intencionalmente ou não.

As formas farmacêuticas e os sistemas de liberação de fármacos aplicados topicamente nos olhos, no nariz ou nos ouvidos podem incluir soluções, suspensões, géis, pomadas e implantes. O conteúdo deste capítulo está embasado nas considerações gerais sobre soluções e suspensões apresentadas nos Capítulos 13 e 14 para descrever as exigências adicionais para essas formas farmacêuticas, quando desenvolvidas especificamente para uso oftálmico, nasal ou otológico.

LIBERAÇÃO OFTÁLMICA DE FÁRMACOS

Preparações farmacêuticas são aplicadas topicamente nos olhos para tratar condições superficiais ou intraoculares, incluindo infecções bacterianas, fúngicas e virais dos olhos ou pálpebras; conjuntivites alérgicas ou infecciosas; inflamações; pressão intraocular elevada ou glaucoma; e síndrome do olho seco decorrente da produção inadequada de fluidos oculares. Ao tratar determinadas condições oftálmicas, como o glaucoma, podem ser empregados medicamentos de uso tópico ou sistêmico.

O volume normal do fluido lacrimal no saco conjuntival do olho humano é de aproximadamente 7 a 8 μL (1-4). Um olho sem piscar pode acomodar, no máximo, 30 μL de fluido lacrimal, mas ao piscar pode reter somente 10 μL (2). Devido à capacidade limitada do olho em reter preparações líquidas e semissólidas, as aplicações tópicas são administradas em pequenas quantidades, na forma de soluções em gotas e pomadas administradas na forma de uma fina camada na margem da pálpebra. Volumes maiores de preparações líquidas podem ser usados para enxaguar ou lavar o olho.

Líquidos em excesso, produzidos normalmente ou aplicados de modo externo, são drenados de forma rápida do olho. Uma única gota de uma solução ou suspensão oftálmica tem cerca de 50 μL (tendo como base 20 gotas/mL), portanto, a maior parte administrada é perdida. O volume ótimo a ser administrado, com base na capacidade do olho, é de 5 a 10 μL (1). Uma vez que conta-gotas com capacidade de liberação em microlitros geralmente não estão disponíveis para uso pessoal, a perda do medicamento instilado com conta-gotas tradicionais é comum. O conta-gotas libera em média 25 a 50 μL/gota.

Devido à dinâmica do sistema lacrimal, o tempo de retenção de uma solução oftálmica sobre a superfície dos olhos é curto, e a quantidade de fármaco absorvido é apenas uma pequena fração do volume administrado. Por exemplo, após a administração de solução oftálmica de pilocarpina, a solução é removida da área pré-corneal em 1 a 2 minutos, resultando na absorção ocular de menos de 1% da dose administrada (5,6). Isso requer administrar repetidamente a solução. Diminuição da frequência da dose, maior tempo de retenção ocular e maior biodisponibilidade são conseguidos com o uso de formulações que aumentam o tempo de contato corneal, como os géis, lipossomas, carreadores poliméricos de fármacos, suspensões e pomadas oftálmicas (7,8). A absorção sistêmica de substância(s) ativa(s) pode ser minimizada aplicando uma pressão suave no saco lacrimal por 3 a 5 minutos após a administração.

CLASSES TERAPÊUTICAS DE FÁRMACOS DE USO OFTÁLMICO

As principais classes de fármacos aplicados topicamente no olho são:

- *Anestésicos*. Anestésicos tópicos, como tetracaína, cocaína e proparacaína, são empregados para proporcionar alívio da dor pré e pós-operatória no trauma oftálmico e durante exames oftálmicos.
- *Antibióticos e antimicrobianos*. Usados sistêmica e localmente para combater infecções oftálmicas. Dentre os agentes usados topicamente, encontram-se a azitromicina, o sulfato de gentamicina, a sulfacetamida sódica, o cloridrato de ciprofloxacino, o ofloxacino, a polimixina B-bacitracina e a tobramicina.
- *Antifúngicos*. Dentre os fármacos empregados topicamente contra endoftalmite e ceratite fúngica, encontram-se a anfotericina B, a natamicina e a flucitosina.
- *Anti-inflamatórios*. Utilizados para tratar a inflamação dos olhos, como conjutivites alérgicas. Dentre os agentes anti-inflamatórios esteroides tópicos, estão a fluormetolona, a prednisolona e os sais de dexametasona. Os agentes anti-inflamatórios não esteroides incluem o diclofenaco, o flurbiprofeno, o cetorolaco e o suprofeno.
- *Antivirais*. Usados contra infecções virais, como aquelas causadas pelo vírus da herpes simples. Dentre os agentes antivirais usados topicamente, estão a trifluridina, o ganciclovir e a vidarabina.
- *Adstringentes*: Com uso para tratamento da conjuntivite, o sulfato de zinco é um adstringente comumente empregado em soluções oftálmicas.
- *Bloqueadores beta-adrenérgicos*. São fármacos, como cloridrato de betaxolol, cloridrato de levobulonol, cloridrato de metipranolol e maleato de timolol, usados topicamente no tratamento de pressão intraocular e glaucoma de ângulo aberto crônico.
- *Mióticos e outros agentes para glaucoma*. Os mióticos são usados no tratamento de glaucoma, esotropia acomodativa, estrabismo convergente e na intervenção tópica da miastenia grave. Dentre os mióticos, encontram-se a pilocarpina, o iodeto de ecotiopato e o brometo de demecário. Vários outros tipos de fármacos são usados no tratamento do glaucoma, incluindo inibidores da anidrase carbônica, como a acetazolamida (oral); betabloqueadores, como o timolol; fármacos alfa-adrenérgicos, como cloridrato de apraclonidina; simpatomiméticos, como o cloridrato de dipifrevina; e pró-fármaco éster análogo da prostaglandina F2a (p. ex., bimatoprosta, latanoprosta e travoprosta).
- *Midriáticos e cicloplégicos*. Os midriáticos permitem o exame do fundo do olho por meio da dilatação da pupila. Os midriáticos de longa duração são chamados *cicloplégicos*. Dentre os midriáticos e cicloplégicos, encontram-se a atropina, a escopolamina, a homatropina, o ciclopentolato, a fenilefrina, a hidroxianfetamina e a tropicamida.
- *Protetores e lágrimas artificiais*. As soluções empregadas como lágrimas artificiais ou como líquido de lentes de contato para lubrificar o olho contêm substâncias como carboximetilcelulose, metilcelulose, hidroxipropilmetilcelulose e álcool polivinílico.
- *Vasoconstritores e descongestionantes oculares*. Os vasoconstritores aplicados topicamente nas mucosas do olho produzem constrição transitória dos vasos sanguíneos conjuntivais. Eles são destinados a aliviar, refrescar e remover a vermelhidão decorrente de uma irritação ocular. Dentre os vasoconstritores usados topicamente, encontram-se os cloridratos de nafazolina, a oximetazolina e a tetra-hidrozolina. Os anti-histamínicos, como o difumarato de emedastina, o fumarato de cetotifeno e o cloridrato de olopatadina, são incluídos em alguns produtos para

proporcionar alívio da coceira causada pelo contato com pólen, plantas e pelos de animais.

EXIGÊNCIAS FARMACÊUTICAS

A preparação de soluções e suspensões para uso oftálmico requer considerações especiais em relação a esterilidade, conservação, isotonicidade, tamponamento, viscosidade, biodisponibilidade e acondicionamento.

ESTERILIDADE E CONSERVAÇÃO

Soluções e suspensões oftálmicas devem ser esterilizadas para uso seguro. Embora seja preferível esterilizar preparações oftálmicas em sua embalagem final em autoclave a 121°C por 15 minutos, esse método algumas vezes é inviável devido à instabilidade térmica da formulação. Como alternativa, filtros bacterianos podem ser usados. Embora esses filtros funcionem com alto grau de eficiência, eles não se mostram tão confiáveis como a autoclave. Entretanto, desde que seja realizado o ensaio para validar a ausência de microrganismos no produto final, a esterilidade pode ser assegurada por ambos os métodos. Uma vantagem da filtração é a retenção de toda substância particulada (microrganismos, poeira, fibras), cuja remoção tem suma importância na fabricação e no uso de soluções oftálmicas. As Figuras 17.1 e 17.2 demonstram filtros bacterianos que podem ser usados na preparação extemporânea de soluções oftálmicas.

Para manter a esterilidade durante o uso, conservantes antimicrobianos geralmente são incluídos nas formulações oftálmicas, com exceção das preparações empregadas durante uma cirurgia ou no tratamento de traumatismos oculares, pois alguns conservantes são irritantes para os olhos. Essas preparações livres de conservantes são acondicionadas em recipientes de dose unitária.

Durante estudos de pré-formulação, os conservantes antimicrobianos devem demonstrar estabilidade, e compatibilidade física e química com outros componentes da formulação e materiais de embalagem e ser eficazes na concentração empregada. Dentre os conservantes antimicrobianos usados em soluções e suspensões oftálmicas e suas concentrações efetivas, encontram-se o cloreto de benzalcônio, 0,004 a 0,01%; o cloreto de benzetônio, 0,01%; o clorobutanol, 0,5%; o acetato de fenilmercúrio, 0,004%; o nitrato de fenilmercúrio, 0,004%; e o tiomersal, 0,005 a 0,01%. Alguns conservantes apresentam limitações; por exemplo, o clorobutanol não pode ser autoclavado, pois se decompõe em ácido clorídrico, mesmo em calor moderado. Essa degradação não somente conduz à obtenção de um produto suscetível ao crescimento microbiano, mas altera seu pH, afetando assim a estabilidade e/ou atividade terapêutica da substância ativa.

Em concentrações toleradas pelo olho, todos os agentes conservantes anteriormente mencionados são ineficazes contra algumas cepas de *Pseudomonas aeruginosa*, que podem invadir uma córnea lesada e causar ulceração e, muitas vezes, cegueira. Entretanto, misturas dos conservantes cloreto de benzalcônio (0,01%) e sulfato de polimixina B (1.000 unidades USP/mL) ou etilenodia-

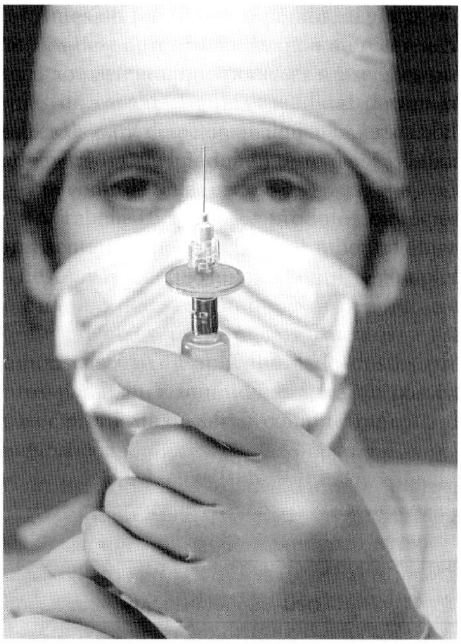

FIGURA 17.1 Esterilização por filtração. A preparação de uma solução estéril por passagem mediante uma seringa conectada a um filtro microbiano. (Cortesia de Millipore Corporation.)

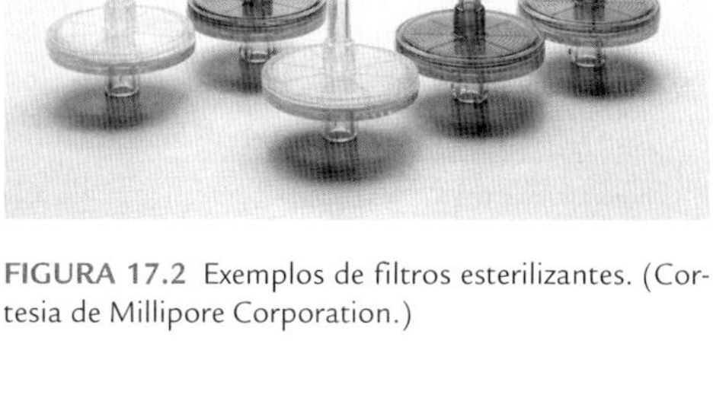

FIGURA 17.2 Exemplos de filtros esterilizantes. (Cortesia de Millipore Corporation.)

minotetracetato dissódico (0,01 a 0,1%) *são* eficazes contra a maioria das cepas de *Pseudomonas*. O último agente, comumente empregado como quelante para metais, torna as cepas de *P. aeruginosa* mais sensíveis ao cloreto de benzalcônio.

ISOTONICIDADE

Se uma solução for colocada em contato com uma membrana permeável apenas as moléculas do solvente e não as do soluto (uma membrana semipermeável), o fenômeno de osmose ocorrerá quando as moléculas do solvente atravessarem a membrana. Se uma membrana contendo uma solução for colocada em uma solução apresentando concentração maior de soluto, o solvente, que tem livre passagem em ambas as direções, passa para a solução mais concentrada até que o equilíbrio seja estabelecido e concentrações iguais de soluto existam em ambos os lados da membrana. A pressão responsável por esse movimento é chamada *pressão osmótica*.

A concentração de uma solução com relação à pressão osmótica refere-se ao número de partículas de soluto dissolvidas. Isto é, se o soluto não for um eletrólito (p. ex., sacarose), a concentração da solução depende somente do número de moléculas presentes. Entretanto, se o soluto for um eletrólito (p. ex., cloreto de sódio), o número de partículas dissolvidas depende não apenas de sua concentração, mas também do grau de ionização. Uma substância altamente ionizada produz maior número de partículas quando em solução do que uma substância pouco ionizável na mesma quantidade. Como consequência, a solução com maior número de partículas dissolvidas, sejam moléculas ou íons, possui maior pressão osmótica que aquela com menos partículas dissolvidas.

Os fluidos corporais, incluindo o sangue e a lágrima, apresentam pressão osmótica correspondente àquela de uma solução de cloreto de sódio 0,9%. Assim, uma solução de cloreto de sódio 0,9% é dita isosmótica ou com uma pressão osmótica igual aos fluidos fisiológicos. O termo *isotônico*, o qual significa tonicidade igual, é comumente usado de forma intercambiável com o termo isosmótico, embora seja empregado de modo correto somente com referência a um fluido corporal específico, enquanto *isosmótico* é um termo físico-químico que compara a pressão osmótica de dois líquidos que podem ou não ser fluidos fisiológicos. As soluções que apresentam pressão osmótica menor que os fluidos corporais ou que uma solução de cloreto de sódio 0,9% são frequentemente chamadas *hipotônicas*, enquanto aquelas exibindo maior pressão osmótica são chamadas *hipertônicas*.

Teoricamente, uma solução hipertônica adicionada a um sistema biológico tende a retirar a água dos tecidos corporais na tentativa de diluir e estabelecer uma concentração de equilíbrio. Na corrente sanguínea, uma injeção hipertônica pode causar murchamento (contração) das células sanguíneas; no olho, a solução pode retirar a água em direção ao local da aplicação. Contrariamente, uma solução hipotônica pode induzir à hemólise dos eritrócitos ou à passagem de água do sítio de uma aplicação oftálmica através tecidos do olho.

Na prática, os limites aceitáveis de tonicidade de uma solução oftálmica, em termos de cloreto de sódio ou seu equivalente osmótico, variam de 0,6 a 2% sem desconforto acentuado ao olho. O cloreto de sódio não precisa ser usado para o restabelecimento da pressão osmótica da solução. O ácido bórico na concentração de 1,9% produz a mesma pressão osmótica que o cloreto de sódio 0,9%. Todos os solutos de uma solução oftálmica, incluindo as substâncias ativas e adjuvantes, contribuem para a pressão osmótica da solução.

Os cálculos necessários para preparar soluções isosmóticas podem ser feitos com os dados relacionados às propriedades coligativas das soluções (9). Semelhante à pressão osmótica, outras propriedades coligativas das soluções, como pressão de vapor, ebulioscopia e crioscopia, dependem do número de partículas em solução. Essas propriedades, portanto, estão relacionadas, e uma mudança em qualquer uma delas é acompanhada por alterações correspondentes nas outras. Embora qualquer uma dessas propriedades possa ser usada para determinar a isotonicidade, a comparação dos pontos de congelamento das soluções em questão é a mais empregada.

Quando a massa correspondente à massa molecular em gramas de um não eletrólito, como o ácido bórico, é dissolvida em 1.000 g de água, o ponto de congelamento da solução é cerca de 1,86°C mais baixo que o ponto de congelamento da água pura. Por simples proporção, portanto, a massa de qualquer não eletrólito que será dissolvida em cada 1.000 g de água pode ser utilizada para preparar uma solução isosmótica com fluido lacrimal e sangue, cujo ponto de congelamento é –0,52°C.

O ácido bórico, por exemplo, tem massa molecular igual a 61,8; assim, uma solução contendo 61,8 g de ácido bórico em 1.000 g de água apresenta ponto de congelamento de –1,86°C. Logo:

$$\frac{1{,}86(°C)}{0{,}52(°C)} = \frac{61{,}8(g)}{x(g)}$$

$$x = 17{,}3(g)$$

Desse modo, a adição de 17,3 g de ácido bórico em 1.000 g de água deve produzir, teoricamente, uma solução isosmótica com a lágrima e o sangue.

O cálculo empregado para obter uma solução isosmótica com a lágrima ou o sangue, por meio do uso de eletrólitos, é diferente. Visto que a pressão osmótica depende do número de partículas dissolvidas, substâncias que se dissociam exercem um efeito que aumenta com o grau de dissociação; quanto maior a dissociação, menor a quantidade necessária para produzir determinada pressão osmótica. Se for presumido que o cloreto de sódio em solução fraca se apresenta cerca de 80% dissociado, cada cem moléculas produzirão 180 partículas dissolvidas, ou 1,8 vezes partículas dissolvidas a mais que um não eletrólito. Esse fator de dissociação, comumente simbolizado pela letra i, deve ser incluído no cálculo da concentração de uma solução isosmótica de cloreto de sódio (massa molecular, 58,5):

$$\frac{1{,}86(°C)\times 1{,}8}{0{,}52(°C)} = \frac{58{,}5(g)}{x(g)}$$

$$x = 9{,}09(g)$$

Portanto, a dissolução de 9,09 g de cloreto de sódio em 1.000 g de água deve levar à obtenção de uma solução isosmótica com o sangue ou o fluido lacrimal. Conforme descrito anteriormente, diz-se que a solução de cloreto de sódio 0,9% (m/v) é isosmótica (e isotônica) com os fluidos biológicos.

Então, soluções isosmóticas simples podem ser obtidas por meio de cálculos, usando a seguinte fórmula geral:

$$\frac{0{,}52\times \text{massa molecular}}{1{,}86\times \text{grau de dissociação } (i)} = \frac{\text{g de soluto por}}{\text{1.000 g de água}}$$

Embora o valor de i não tenha sido determinado para todos os fármacos, os seguintes valores gerais podem ser usados:

Não eletrólitos e substâncias fracamente ionizáveis	1,0
Substâncias que se dissociam em dois íons	1,8
Substâncias que se dissociam em três íons	2,6
Substâncias que se dissociam em quatro íons	3,4
Substâncias que se dissociam em cinco íons	4,2

Visto que a solução de cloreto de sódio a 0,9% é considerada isosmótica e isotônica com a lágrima, outras substâncias ativas são comparadas com respeito a seu "equivalente em cloreto de sódio". Uma regra usada com frequência é a seguinte (9):

Quantidades de duas substâncias equivalentes em tonicidade são proporcionais à massa molecular de uma multiplicada pelo valor i *da outra.*

Usando o fármaco sulfato de atropina como exemplo:

Massa molecular do cloreto de sódio = 58,5; $i = 1{,}8$

Massa molecular do sulfato de atropina = 695; $i = 2{,}6$

$$\frac{695\times 1{,}8}{58{,}5\times 2{,}6} = \frac{1(g)}{x(g)}$$

x = 0,12 g de cloreto de sódio representado por 1 g de sulfato de atropina.

Assim, o *equivalente em cloreto de sódio* para o sulfato de atropina é 0,12 g. Para explicar de outro modo, 1 g de sulfato de atropina produz a mesma tonicidade que 0,12 g de cloreto de sódio. Ou, ainda, o sulfato de atropina é 12% tão eficaz quanto uma massa igual de cloreto de sódio na contribuição da tonicidade da solução. Quando uma combinação de fármacos é usada na prescrição ou formulação, a contribuição de cada uma das substâncias na tonicidade da solução deve ser considerada. Por exemplo, considerar a seguinte prescrição:

Sulfato de atropina	1%
Cloreto de sódio	q.s.p. isotonicidade
Água purificada estéril q.s.p.	30,0 mL

Para preparar 30 mL de uma solução isotônica de cloreto de sódio, 30 mL × 0,9% = 0,27 g ou 270 mg de cloreto de sódio devem ser pesados. Entretanto, visto que 300 mg de sulfato de atropina são usados nessa solução, sua contribuição na tonicidade deve ser levada em consideração. Uma vez que o equivalente em cloreto de sódio para o sulfato de atropina é 0,12, a contribuição desse fármaco é calculada da seguinte forma:

$$0{,}12\times 300\,\text{mg} = 36\,\text{mg}$$

Assim, 270 mg – 36 mg = 234 mg de cloreto de sódio são necessários para tornar a solução isotônica.

A Tabela 17.1 apresenta uma pequena lista de equivalentes em cloreto de sódio. Uma lista mais completa pode ser encontrada em livros sobre cálculos farmacêuticos ou física farmacêutica.

Por conveniência, algumas referências mais antigas listam as quantidades de alguns fármacos oftálmicos mais comuns, que podem ser usadas para preparar soluções isotônicas. Alguns desses fármacos e os respectivos valores são apresentados na Tabela 17.2. Os dados são usados da seguinte maneira: para cada um dos fármacos listados, 1 g será empregado para preparar o volume indicado

TABELA 17.1 **Alguns equivalentes em cloreto de sódio**

SUBSTÂNCIA	PESO MOLECULAR	ÍONS	*i*	EQUIVALENTE EM CLORETO DE SÓDIO
Ácido bórico	61,8	1	1	0,52
Álcool benzílico	108	1	1	0,30
Bitartarato de adrenalina	333	2	1,8	0,18
Bromidrato de escopolamina·$3H_2O$	438	2	1,8	0,13
Cloreto de benzalcônio	360	2	1,8	0,16
Cloridrato de cocaína	340	2	1,8	0,17
Cloridrato de etilmorfina·$2H_2O$	386	2	1,8	0,15
Cloridrato de nafazolina	247	2	1,8	0,27
Cloridrato de pilocarpina	245	2	1,8	0,24
Cloridrato de procaína	273	2	1,8	0,21
Cloridrato de tetraciclina	481	2	1,8	0,12
Clorobutanol	177	1	1,0	0,18
Salicilato de fisostigmina	413	2	1,8	0,14
Sulfato de atropina·H_2O	695	3	2,6	0,12
Sulfato de efedrina	429	3	2,6	0,20
Sulfato de zinco·$7H_2O$	288	2	1,4	0,16

TABELA 17.2 **Soluções isotônicas preparadas a partir de fármacos de uso oftálmico mais comuns**

FÁRMACO (1 g)	VOLUME DE SOLUÇÃO ISOTÔNICA (mL)
Ácido bórico	55,7
Bicarbonato de sódio	72,3
Bifosfato de sódio	44,3
Bitartarato de adrenalina	20
Borato de sódio	46,7
Bromidrato de homatropina	19
Cloridrato de cocaína	17,7
Cloridrato de dibucaína	14,3
Cloridrato de escopolamina	13,3
Cloridrato de eucatropina	20
Cloridrato de fenilefrina	35,7
Cloridrato de pilocarpina	26,7
Cloridrato de procaína	23,3
Cloridrato de proparacaína	16,7
Cloridrato de tetracaína	20
Cloridrato de tetraciclina	15,7
Clorobutanol (hidratado)	26,7
Colistimetato de sódio	16,7
Fluoresceína sódica	34,3
Fosfato de sódio (dibásico, heptaidratado)	32,3
Nitrato de pilocarpina	25,7
Nitrato de prata	36,7
Penicilina G potássica	20
Salicilato de fisostigmina	17,7
Sulfacetamida sódica	25,7
Sulfadiazina sódica	26,7
Sulfato de atropina	14,3
Sulfato de efedrina	25,7
Sulfato de estreptomicina	7,7
Sulfato de fisostigmina	14,3
Sulfato de neomicina	12,3
Sulfato de polimixina B	10
Sulfato de zinco	16,7

de uma solução isotônica ao se adicionar água. Por exemplo, 1 g de sulfato de atropina será empregado para preparar 14,3 mL de solução isotônica. Essa solução pode ser diluída com um veículo isotônico para manter a isotonicidade, enquanto a concentração da substância ativa é alterada até o valor requerido. Por exemplo, se a preparação de uma solução isotônica de sulfato de atropina 1% for necessária, 14,3 mL da solução contendo 1 g de sulfato de atropina devem ser diluídos até 100 mL (1 g de sulfato de atropina em 100 mL = 1% m/v de solução) com um veículo isotônico. Pelo emprego de um medicamento estéril, de água purificada e veículo isotônico estéreis, e de técnicas asssépticas, um produto estéril pode ser preparado. Além de serem estéreis e isotônicos, os veículos geralmente usados são tamponados e contêm conservantes adequados para manter a estabilidade e a esterilidade do produto.

TAMPONAMENTO

O pH de uma preparação oftálmica pode ser ajustado e tamponado por uma ou mais das seguintes razões (10): (a) maior conforto para o olho, (b) tornar a formulação mais estável, (c) aumentar a solubilidade aquosa do fármaco, (d) melhorar a biodisponibilidade (i.e., favorecendo espécies moleculares não ionizadas) e (e) maximizar a eficácia do conservante.

O pH da lágrima normalmente é cerca de 7,4, mas varia; por exemplo, é mais ácido em usuários de lentes de contato (9). A lágrima tem alguma capacidade tamponante. A introdução de uma solução medicamentosa nos olhos estimula o fluxo de lágrimas, na tentativa de neutralizar qualquer excesso de íons hidrogênios ou hidroxilas introduzidos com a solução. A maioria dos fármacos de uso oftálmico é fracamente ácida e tem capacidade tamponante fraca. Normalmente, a ação tamponante das lágrimas neutraliza a solução oftálmica, evitando desconforto acentuado. O olho parece tolerar maiores desvios do pH fisiológico para valores de maior alcalinidade (e menos desconforto) do que em direção à faixa de pH ácido (10). Para o conforto máximo, uma solução oftálmica deve ter o mesmo pH que a lágrima. Entretanto, isso não é possível do ponto de vista farmacotécnico, visto que muitos fármacos são insolúveis em água sob pH 7,4. Alguns fármacos – notavelmente o cloridrato de pilocarpina e o bitartarato de adrenalina – são muito ácidos e sobrecarregam a capacidade tamponante da lágrima.

A maioria dos fármacos, incluindo muitos dos usados nas soluções oftálmicas, apresenta maior atividade terapêutica em níveis de pH que favorecem a presença das moléculas na forma não dissociada (Cápsula de Física Farmacêutica 17.1). Entretanto, o pH que permite a maior ação terapêutica também pode ser aquele no qual o fármaco é menos estável. Por essa razão, um pH é

CÁPSULA DE FÍSICA FARMACÊUTICA **17.1**

pH e solubilidade

O pH é um dos mais importantes fatores de formulação. Seus efeitos sobre a solubilidade e a estabilidade são críticos. O efeito do pH sobre a solubilidade é essencial na preparação de formas farmacêuticas líquidas, desde soluções tópicas e orais a soluções e misturas intravenosas.

A solubilidade de um ácido ou uma base fraca é muitas vezes dependente do pH. A quantidade total de um ácido fraco monoprótico (HA) em solução em um pH específico é a soma das concentrações das formas ácida e sal (A^-). Se houver excesso de fármaco, a quantidade de ácido livre na solução é maximizada e constante devido à sua solubilidade. À medida que o pH da solução é aumentado, a quantidade de fármaco em solução aumenta por causa da formação do sal ionizável hidrossolúvel. Isso é expresso da seguinte maneira:

$$HA \xleftrightarrow{K_a} H^+ + A^-$$

Em que K_a é a constante de dissociação.

Em certo valor de pH, a solubilidade total (S_T) do fármaco em solução está saturada em relação às formas ácida e sal do fármaco, ou seja, o $pH_{máx.}$. A solução pode estar saturada em relação ao sal em valores de pH maiores do que este, mas não em relação ao ácido. Além disso, em valores de pH inferiores, a solução pode estar saturada em relação ao ácido, mas não ao sal. Isso é ilustrado na figura a seguir.

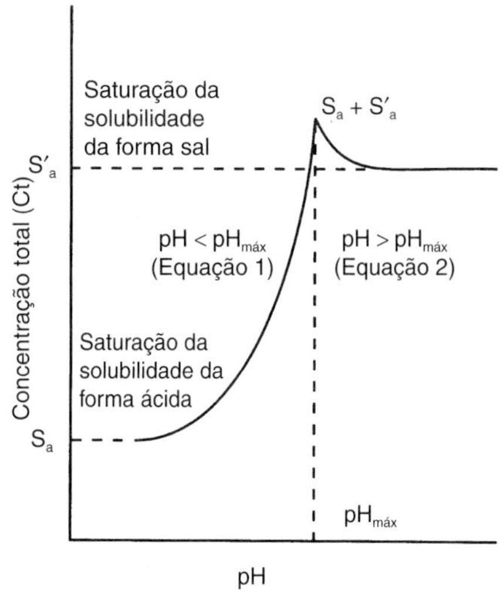

Para calcular a quantidade total de fármaco que pode ser mantida em solução no pH selecionado, uma das duas equações pode ser usada, dependendo se o produto precisa apresentar pH acima ou abaixo do $pH_{máx.}$ (figura). A equação seguinte é usada quando o pH da solução estiver abaixo do $pH_{máx.}$:

$$S_T = S_a\left(1 + \frac{K_a}{[H^+]}\right) \quad \textit{(Equação 1)}$$

A seguinte equação é usada quando o pH da solução estiver acima do $pH_{máx.}$:

$$S_T = S'_a\left(1 + \frac{[H^+]}{K_a}\right) \quad \textit{(Equação 2)}$$

Em que:

S_a é a solubilidade da forma ácida; e

S'_a, a solubilidade da forma sal.

(continua)

CÁPSULA DE FÍSICA FARMACÊUTICA 17.1 *(continuação)*

EXEMPLO

O farmacêutico prepara uma solução oftálmica de antibiótico a 3% e dispensa ao paciente. Poucos dias depois, o paciente devolve a solução, pois o produto continha um precipitado. O farmacêutico, ao verificar o pH da solução, encontra o valor 6 e pensa que o problema pode estar relacionado ao pH. Os dados físico-químicos de interesse sobre o antibiótico incluem os seguintes:

Massa molecular	285 (sal), 263 (ácido)
Fármaco 3% na solução	0,1053 molar
Solubilidade da forma ácida (S_a)	3,1 mg/mL (0,0118 molar)
K_a	$5{,}86 \times 10^{-6}$

Usando a Equação 1, o farmacêutico calcula a concentração de antibiótico em solução a pH 6 (pH 6 = $[H^+] = 1 \times 10^{-6}$)

$$S_T = 0{,}0118\left(1 + \frac{5{,}86 \times 10^{-6}}{1 \times 10^{-6}}\right) = 0{,}0809 \text{ molar}$$

A partir desse resultado, o farmacêutico verifica que uma solução 0,0809 molar pode ser preparada a pH 6. Entretanto, a concentração na qual a solução deveria estar é 0,1053 molar; consequentemente, o fármaco não é solúvel naquele pH. O pH poderia estar correto no início, mas foi deslocado para valores mais baixos com o tempo, resultando na precipitação do fármaco. Em que pH (concentração de íon hidrogênio) o fármaco permanece em solução? Isso pode ser calculado usando a mesma equação e os dados disponíveis. O valor S_T é 0,1053 molar.

$$0{,}1053 = 0{,}0118\left(1 + \frac{5{,}86 \times 10^{-6}}{[H^+]}\right)$$

$$[H+] = 7{,}333 + 10^{-7}, \text{ ou um pH de } 6{,}135$$

O farmacêutico prepara uma solução do antibiótico, ajustando o pH em torno de 6,2, usa um sistema tampão adequado e dispensa a solução ao paciente - com resultados positivos.

Um fenômeno interessante diz respeito à estreita relação entre pH e solubilidade. No pH 6, somente uma solução 0,0809 molar pode ser preparada, mas no pH 6,13 uma solução 0,1053 molar pode ser preparada. Ou seja, uma diferença de 0,13 unidades de pH resultou no seguinte:

$$\frac{0{,}1053 - 0{,}0809}{0{,}0809} = 30{,}1\% \text{ mais fármaco solúvel no maior pH}$$

Em outras palavras, uma pequena mudança no pH resultou em cerca de 30% mais fármaco em solução. De acordo com a figura, a inclinação da curva deveria ser muito brusca para esse exemplo de fármaco, e uma pequena mudança no pH (eixo x) resulta em grande mudança na solubilidade (eixo y). A partir disso, pode ser concluído que, ao observar o perfil de pH solubilidade de um fármaco, é possível predizer a magnitude do efeito da alteração do pH sobre sua solubilidade.

Nos últimos anos, cada vez mais dados físico-químicos de fármacos estão disponíveis para os farmacêuticos em referências rotineiramente usadas. Esse tipo de informação é importante para profissionais em muitas áreas de atuação, em especial para aqueles que preparam medicamentos e realizam monitoramento farmacocinético de fármacos.

---

geralmente selecionado para uma solução e mantido pelo uso de tampões, para permitir a maior atividade do fármaco, enquanto assegura a estabilidade da preparação.

Uma solução fosfato isotônica preparada com o pH desejado (Tab. 17.3) e ajustada em relação à tonicidade pode ser empregada na manipulação extemporânea de soluções. A solução é obtida a partir de duas soluções-estoque, uma contendo 8 g de fosfato de sódio monobásico (NaH_2PO_4) por litro; e outra, 9,47 g de fosfato de sódio dibásico (Na_2HPO_4) por litro, ambos anidros.

TABELA 17.3 **Veículo isotônico à base de tampão fosfato**

SOLUÇÃO DE FOSFATO DE SÓDIO MONOBÁSICO (mL)	SOLUÇÃO DE FOSFATO DE SÓDIO DIBÁSICO (mL)	pH DA SOLUÇÃO TAMPÃO RESULTANTE	CLORETO DE SÓDIO NECESSÁRIO PARA ISOTONICIDADE (g/100 mL)
90	10	5,9	0,52
80	20	6,2	0,51
70	30	6,5	0,50
60	40	6,6	0,49
50	50	6,8	0,48
40	60	7,0	0,46
30	70	7,2	0,45
20	80	7,4	0,44
10	90	7,7	0,43
5	95	8,0	0,42

Os veículos listados na Tabela 17.3 são adequados para a preparação de muitas soluções oftálmicas, exceto para aquelas que contêm sais de pilocarpina, eucatropina, escopolamina e homatropina, pois esses fármacos são instáveis em tais veículos. O veículo é utilizado como diluente de soluções isotônicas de fármacos de uso oftálmico, como aquelas preparadas de acordo com o método apresentado na Tabela 17.2. Quando as substâncias ativas são adicionadas de modo direto à solução fosfato isotônica, esta torna-se ligeiramente hipertônica. Em geral, isso não acarreta desconforto ao paciente. Entretanto, se o uso de tal solução não for desejado, a tonicidade pode ser ajustada por meio da diluição do veículo com água purificada.

VISCOSIDADE E AGENTES ESPESSANTES

Viscosidade é a propriedade dos líquidos relacionada à resistência ao fluxo. A recíproca da viscosidade é a *fluidez*. A viscosidade é definida em termos de força necessária para mover uma superfície plana sob outra em condições específicas, quando o espaço entre elas é preenchido pelo líquido em questão. De modo mais simples, ela pode ser considerada como uma propriedade relativa, tendo a água como material de referência e todas as viscosidades sendo expressas em relação à água pura a 20°C. A viscosidade da água é um centipoise (exatamente 1,0087 cP). Um líquido 10 vezes mais viscoso que a água, na mesma temperatura, tem uma viscosidade igual a 10 cP. O centipoise é um termo mais conveniente do que a unidade básica, o poise: um poise é igual a 100 cP.

Especificar a temperatura é importante, pois a viscosidade é alterada em função da temperatura; em geral, a viscosidade de um líquido diminui com o aumento da temperatura. A determinação da viscosidade em termos de poise ou centipoise resulta no cálculo da *viscosidade absoluta*. Isso torna, algumas vezes, mais conveniente usar a escala cinemática, na qual as unidades de viscosidade são dadas em *stokes* e *centistokes* (1 stoke igual a 100 centistokes). A viscosidade cinemática é obtida a partir da viscosidade absoluta pela divisão desta última pela densidade do líquido na mesma temperatura:

$$\text{Viscosidade cinemática} = \frac{\text{Viscosidade absoluta}}{\text{Densidade}}$$

Usando água como padrão, esses são alguns exemplos de viscosidade a 20°C:

Álcool etílico	1,19	cP
Óleo de oliva	100,00	cP
Glicerina	400,00	cP
Óleo de rícino	1.000,00	cP

A viscosidade pode ser determinada por qualquer método que meça a resistência ao cisalhamento oferecida pelo líquido. Para líquidos newtonianos comuns, em geral é determinado o tempo necessário para determinada amostra de um líquido fluir, em temperatura controlada, por meio de um pequeno tubo capilar vertical e comparado tal tempo com aquele necessário para realizar a mesma tarefa com um líquido de referência. Muitos viscosímetros capilares foram desenvolvidos, e quase todos são modificações do tipo Ostwald. Com um equipamento como esse, a viscosidade de um líquido pode ser determinada pela seguinte equação:

$$\frac{\eta_1}{\eta_2} = \frac{\rho_1 t_1}{\rho_2 t_2}$$

Em que:

η_1 é a viscosidade do líquido que está sendo analisado;

η_2, a viscosidade do líquido de referência;

ρ_1 e ρ_2, as densidades respectivas dos líquidos; e

t_1 e t_2, os respectivos tempos de fluxo em segundos.

Na preparação de soluções oftálmicas, a metilcelulose ou outro agente espessante são frequentemente usados para aumentar a viscosidade da preparação e, em consequência, o tempo de contato do medicamento com os tecidos e a eficácia terapêutica. Em geral, a metilcelulose grau 4.000 cP é usada em concentrações de 0,25%, e o grau 25 cP, na de 1%. A hidroxipropilmetilcelulose e o álcool polivinílico são também usados como espessantes em soluções oftálmicas. Eventualmente, uma solução de metilcelulose sem o fármaco é empregada como agente substituto da lágrima. A viscosidade ótima de soluções oftálmicas encontra-se na faixa de 15 a 25 cP.

BIODISPONIBILIDADE OCULAR

A biodisponibilidade ocular é um fator importante na eficácia de um medicamento de uso tópico.

Fatores fisiológicos que afetam a biodisponibilidade ocular de um fármaco incluem ligação às proteínas, metabolismo do fármaco e drenagem lacrimal. Os fármacos ligados às proteínas são incapazes de penetrar o epitélio corneal devido ao tamanho do complexo proteína-fármaco (1). Em função do curto tempo que uma solução oftálmica permanece no olho, a ligação do fármaco às proteínas pode inviabilizar rapidamente seu valor terapêutico por torná-lo indisponível para absorção. Em geral, a lágrima contém de 0,6 a 2% de proteína, incluindo albumina e globulinas, mas estados patológicos (p. ex., uveíte) podem aumentar esses níveis proteicos (1). Embora a ligação às proteínas oculares seja reversível, a renovação da lágrima resulta na perda de ambos, fármaco ligado e não ligado (2).

Como outros fluidos biológicos, a lágrima contém enzimas (p. ex., lisozima) capazes de metabolizar substâncias ativas. Entretanto, poucas pesquisas sobre o metabolismo ocular de agentes terapêuticos têm sido realizadas, sendo que a extensão na qual o fármaco é metabolizado, que afeta a eficácia terapêutica, permance indeterminada (11).

Além dos fatores fisiológicos, outros aspectos, tais como as características físico-químicas da substância ativa e a formulação do produto, são importantes. Como a córnea atua como uma barreira contendo camadas lipofílica e hidrofílica, ela é mais permeável a substâncias ativas com características lipofílicas e hidrofílicas (1).

Como discutido previamente, suspensões oftálmicas, géis e pomadas misturam-se com menor facilidade ao fluido lacrimal do que soluções de baixa viscosidade, permanecendo, assim, por um período maior no saco conjuntival e intensificando a atividade do fármaco.

CONSIDERAÇÕES ADICIONAIS

As soluções oftálmicas devem ser límpidas e livres de qualquer material particulado por questão de conforto e segurança. Uma suspensão oftálmica pode ser empregada quando for necessário preparar um produto que permaneça por um período prolongado em contato com a córnea ou quando a substância ativa for insolúvel ou instável em veículo aquoso.

As partículas de fármaco na suspensão oftálmica devem ser finamente divididas, em geral micronizadas, para minimizar a irritação ocular e/ou lesões na córnea. As partículas suspensas não devem se associar a partículas maiores durante o armazenamento e devem ser fácil e uniformemente redistribuídas por agitação suave do recipiente antes do uso.

ACONDICIONAMENTO DE SOLUÇÕES E SUSPENSÕES OFTÁLMICAS

Embora poucas soluções oftálmicas comerciais sejam acondicionadas em pequenos frascos com conta-gotas de plástico ou vidro, a maioria é acondicionada em embalagens plásticas moles com conta-gotas fixo (Figs. 17.3 e 17.4). Esse tipo de embalagem é preferido para facilitar a administração e proteger o produto de contaminação externa. Soluções e suspensões oftálmicas são acondicionadas em embalagens contendo 2, 2,5, 5, 10, 15 e 30 mL de produto.

Os pacientes devem ser cuidadosos ao proteger uma suspensão ou solução oftálmica da contaminação externa. Obviamente, as embalagens com conta-gotas fixos são menos suscetíveis a adquirir contaminantes do ar do que frascos com tampas de rosca, que são completamente abertos durante o uso. Entretanto, todas as soluções ou

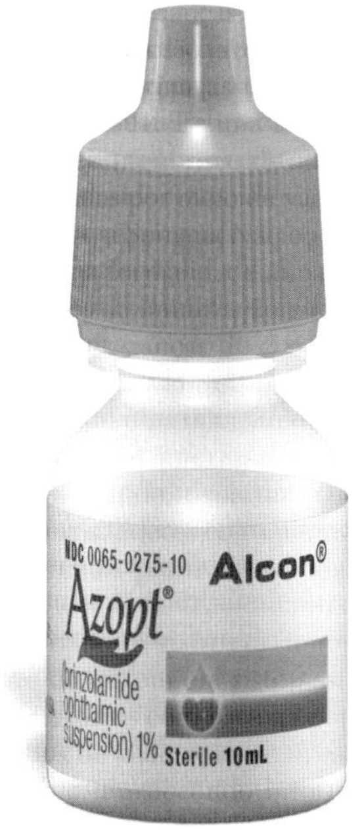

FIGURA 17.3 Solução oftálmica comercial em recipiente plástico com conta-gotas acoplado. (Cortesia de Alcon.)

suspensões estão sujeitas à contaminação durante o uso, pelos contaminantes do ar e pelo contato inadvertido da ponta do conta-gotas com o olho, a pálpebra ou outra superfície.

Soluções oftálmicas empregadas em banhos oculares costumam ser embaladas com copos especiais para a lavagem dos olhos, que devem estar limpos e secos totalmente antes e após cada uso.

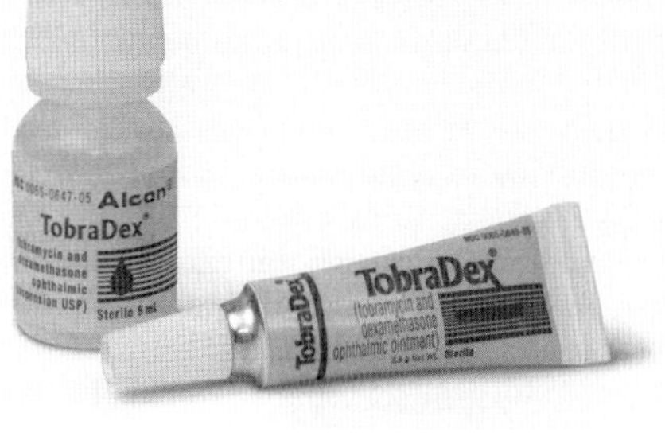

FIGURA 17.4 Embalagens de produtos oftálmicos. As preparações líquidas estão contidas em dispensadores conta-gotas de 5 e 15 mL, e as pomadas, em tubos contendo 3,5 g de produto. (Cortesia de Alcon.)

ADMINISTRAÇÃO CORRETA DE SOLUÇÕES E SUSPENSÕES OFTÁLMICAS

Antes da administração de uma solução ou suspensão oftálmica, o paciente ou o responsável deve lavar bem as mãos. Se a solução oftálmica for fornecida com um conta-gotas separado, a pessoa deve inspecioná-lo para estar certa de que ele não apresenta lascas ou rachaduras. Soluções oftálmicas devem ser inspecionadas quanto à cor e à limpidez. Soluções escurecidas ou fora do prazo de validade devem ser descartadas. Suspensões oftálmicas devem ser agitadas antes da administração para a distribuição completa das partículas.

A tampa do frasco deve ser removida imediatamente antes do uso e fechada logo após. O frasco com o conta-gotas fixo, como mostrado na Figura 17.3, é sustentado com o polegar e o dedo médio, e o dedo indicador é colocado sobre o fundo do recipiente. Uma ou mais gotas são liberadas ao comprimir suavemente o frasco. Um produto acondicionado em um frasco contendo um conta-gotas separado é administrado segurando o conta-gotas entre o polegar e o dedo indicador e descarregando o medicamento de maneira usual.

Para instilar gotas no olho, o indivíduo inclina a cabeça para trás e com o dedo indicador da mão livre, puxa suavemente para baixo a pálpebra inferior do olho afetado a fim de formar uma bolsa ou saco. Enquanto olha para cima, e sem tocar o conta-gotas no olho, o número de gotas prescritas deve ser instilado na bolsa formada. A pálpebra inferior deve ser solta, e o olho, fechado, para permitir que o medicamento se espalhe. O olho deve ser mantido fechado, preferencialmente por um minuto, sem piscar, friccionar ou esfregar. Enquanto estiver fechado, uma pressão leve deve ser aplicada sobre o canto interno do olho pelo nariz para comprimir o ducto nasolacrimal, evitar a drenagem e aumentar o tempo de contato corneal. Então, o excesso de líquido pode ser removido com um tecido.

Durante o manuseio e a administração, devem ser tomados cuidados para não tocar o conta-gotas no olho, na pálpebra ou em qualquer outra superfície. Se um conta-gotas separado for usado, ele deve retornar ao frasco e ser bem fechado. O conta-gotas não deve ser lavado nem esfregado. Se um frasco contendo um conta-gotas fixo for usado, a tampa deve ser colocada, e o frasco, fechado firmemente.

Em todos os casos, o paciente deve ser aconselhado sobre o número correto de gotas a instilar, a frequência de aplicação, a duração do tratamento, o armazenamento adequado do medicamento e os efeitos colaterais específicos do produto. Dentre os efeitos colaterais encontrados com o uso de medicamentos oftálmicos, estão dor aguda ou queimação transitória, sensação de corpo estranho, lacrimejamento, coceira, visão embaçada, formação de crostas na extremidade e, ocasionalmente, um gosto desagradável do fármaco.

Exemplos de algumas soluções e suspensões oftálmicas disponíveis comercialmente são apresentados na Tabela 17.4.

LENTES DE CONTATO E SOLUÇÕES PARA USO E MANUTENÇÃO

O número de pessoas que usam lentes de contato aumenta a cada ano; atualmente, estima-se ser superior a 30 milhões. Aproximadamente, 87% das pessoas que utilizam lentes de contato fazem uso das lente moles de hidrogéis, ao passo que o restante usa lentes rígidas (rígidas permeáveis aos gases [RPG]) com graus variáveis de permeabilidade ao oxigênio. Mais de 50% dos usuários utilizam lentes que são descartáveis entre 1 e 2 semanas de uso, e 15% utilizam as lentes de uso contínuo (acima de 30 dias) (12). Sua popularidade e uso crescente têm estimulado o desenvolvimento de novos tipos de lentes e produtos de cuidados para lentes. Para aconselhar os pacientes da forma adequada, é importante que o farmacêutico conheça as características e os aspectos dos tipos de lentes de contato, bem como produtos disponíveis para seu cuidado e uso (13-15).

Os três tipos básicos de lentes de contato são classificados quanto a sua composição química e propriedades físicas em rígida, mole e RPG.

As *lentes de contato rígidas* proporcionam durabilidade, transparência e visão límpida. As lentes são chamadas *rígidas* porque são constituídas de uma resina plástica dura, o polimetilmetacrilato (PMMA). Apresentam de 7 a 10 mm de diâmetro e são desenhadas de modo a cobrir somente parte da córnea. Elas flutuam na camada de lágrima que

TABELA 17.4 **Alguns fármacos de uso oftálmico por classe terapêutica**

AGENTE	PRODUTO COMERCIAL	SUBSTÂNCIA ATIVA (%)	COMENTÁRIOS
Nafazolina HCl	Naphcon-A Solução Oftálmica (Alcon)	0,025	Vasoconstritor ocular tópico.
Antialérgico			
Cromolin sódico	Opticrom Solução Oftálmica (Fisons)	4	Condições alérgicas oculares, como conjutivite vernal.
Antibacterianos			
Cloridrato de ciprofloxacino	Ciloxan Solução Oftálmica Estéril (Alcon)	0,35	Para infecções oculares superficiais causadas por microrganismos suscetíveis.
Sulfato de gentamicina	Garamycin Solução Oftálmica (Schering)	0,3	
Tobramicina	Tobrex Solução Oftálmica (Alcon)	0,3	
Sulfacetamida sódica	Sodium Sulamyd, Solução Oftálmica (Schering)	10, 30	
Sulfacetamida sódica e acetato de prednisolona	Blephamide (Suspensão Oftálmica Allergan)	10%/0,2%	Para condições responsivas a anti-inflamatórios esteroides.
Antiviral			
Trifluridina	Viroptic Solução Oftálmica (Monarch)	1	Para ceratite por herpes simples.
Lágrima artificial			
Dextrana 70, hidroxipropil metilcelulose	Tears Naturale II (Alcon)		Para o alívio de olhos secos.
Adstringente			
Sulfato de zinco	Zincfrin Solução Oftálmica (Alcon)	0,25	Alívio do desconforto, da congestão de pequenas irritações nos olhos, como aquelas causadas por poeira, cansaço, alergias.

(*continua*)

TABELA 17.4 **Alguns fármacos de uso oftálmico por classe terapêutica** *(continuação)*

AGENTE	PRODUTO COMERCIAL	SUBSTÂNCIA ATIVA (%)	COMENTÁRIOS
Anti-inflamatório			
Fosfato dissódico de dexametasona		0,1	Combate à inflamação de causas mecânica, química e imunológica.
Associação de antibacterianos e anti-inflamatórios			
Tobramicina e dexametasona	TobraDex Suspensão Oftálmica Estéril (Alcon)	0,3 tobramicina 0,1 dexametasona	
Bloqueadores beta-adrenérgicos			
Betaxolol HCl	Betoptic Solução Oftálmica Estéril (Alcon)	0,5	Para hipertensão ocular, glaucoma de ângulo aberto crônico.
Maleato de timolol	Timoptic Solução Oftálmica Estéril (Merck & Co.)	0,25, 0,5	Para glaucoma de ângulo aberto crônico, pacientes afácicos com glaucoma.
Colinérgico			
Pilocarpina HCl	Isopto Carpine Solução Oftálmica (Alcon)	0,25-10	Miótico para glaucoma, sobretudo de ângulo aberto; neutraliza a midríase após oftalmoscopia ou cirurgia.
Inibidor de colinesterase			
Brometo de demecário	Humorsol Solução Oftálmica Estéril (Merck & Co.)	0,125; 0,25	Miose intensa, contração dos músculos ciliares pela inibição da colinesterase; usado no glaucoma de ângulo aberto quando os mióticos de curta ação são inadequados.
Análogo da prostaglandina			
Travoprosta	Travatan, Solução Oftálmica	0,004%	Tratamento da pressão intraocular elevada.

sobrepõe a córnea. As lentes rígidas necessitam de um período de adaptação, algumas vezes de até uma semana (16). Mesmo assim, por causa de sua rigidez, alguns pacientes encontram dificuldade em usá-las. As lentes de PMMA são praticamente impermeáveis ao oxigênio e à umidade (elas absorvem apenas cerca de 0,5% de água), uma desvantagem em relação à respiração do epitélio corneal e ao conforto. Cuidados devem ser tomados para evitar que as lentes rígidas fiquem em contato direto com a superfície da córnea e causem lesões ao tecido epitelial. Para prevenir o contato direto, são usadas soluções para molhar a lente e proporcionar uma camada de amortecimento entre o epitélio corneal e a superfície interna da lente.

As *lentes de contato moles ou gelatinosas* são mais populares que as lentes rígidas devido ao maior conforto em seu uso. Elas medem cerca de 13 a 15 mm de diâmetro e cobrem toda a córnea. Por causa de seu tamanho e cobertura, elas são menos propensas a se deslocar espontaneamente do que as rígidas. Elas também são menos propensas a permitir que partículas estranhas (p. ex., pó ou pólen) se depositem sob elas. Entretanto, para alguns pacientes, as lentes moles não proporcionam o mesmo nível de acuidade visual que as lentes rígidas. Entretanto, são menos duráveis que as lentes rígidas e apresentam o risco de absorver medicamentos aplicados no olho.

As lentes de contato moles são constituídas de plástico transparente hidrofílico, o hidroxietilmetacrilato, com pequenas quantidades de agentes reticulantes, que conduzem à formação de uma rede de hidrogel (3). Contêm de 30 a 80% de água, o que as torna permeáveis ao oxigênio. Há dois tipos de lentes de contato moles: de uso diário e de uso prolongado. Enquanto as lentes de uso diário devem ser removidas ao deitar, as de uso prolongado podem ser utilizadas por mais de 24 horas, algumas podendo permanecer no olho por mais de 30 dias. Entretanto, é aconselhável que as lentes não sejam deixadas no olho por mais que 4 a 7 dias sem remoção para limpeza e desinfecção, pois o usuário estará predisposto a uma infecção ocular.

As *lentes de contato descartáveis* não necessitam de limpeza e desinfecção para o período de uso recomendado; elas são simplesmente descartadas e substituídas por um novo par. Os pacientes devem ser aconselhados a resistir a qualquer tentativa de usar as lentes por um período maior que o recomendado a fim de evitar o risco de infecção ocular. Lentes de contato *RPG* apresentam as vantagens das lentes rígidas e moles. Elas são permeáveis ao oxigênio, mas hidrofóbicas. Isso permite maior movimento de oxigênio através dessas lentes do que das rígidas, enquanto mantêm as características de durabilidade e facilidade de manuseio. As lentes RPG são mais confortáveis do que as rígidas. O tipo básico de lentes é destinado para uso diário, mas algumas das novas lentes RPG superpermeáveis são aceitáveis para utilização prolongada.

Há vantagens e desvantagens associadas com cada tipo de lente de contato. As lentes rígidas e RPG proporcionam resistência, durabilidade e relativa facilidade quanto a seu cuidado. Elas são fáceis de inserir e remover e relativamente resistentes à absorção de medicamentos, produtos de cuidados para lentes e contaminantes ambientais. Essas lentes proporcionam acuidade visual superior àquela fornecida pelas lentes de contato moles. Todavia, as lentes de contato rígidas e RPG requerem maior período de adaptação e são deslocadas mais facilmente do olho. As lentes de contato moles necessitam de um período de adaptação mais curto e podem ser usadas com conforto por longos períodos. Elas não se deslocam com facilidade nem caem do olho como as lentes rígidas. Entretanto, têm um tempo de vida mais curto do que as rígidas ou as RPG, e o usuário deve cuidar para que não sequem.

CORANTES PARA LENTES DE CONTATO

Os fabricantes de lentes de contato produzem lentes coloridas e incolores. O uso de corantes em dispositivos médicos, incluindo lentes de contato, é regulamentado pela U.S. Food and Drug Administration (FDA), cuja responsabilidade foi concedida pelo Medical Device Amendments de 1976. Corantes que entram em contato direto com o corpo por um período significativo devem ter sua segurança comprovada para uso pelos consumidores. Isso inclui os corantes empregados nas lentes de contato. A FDA permite o uso de um corante específico em lentes de contato somente após avaliação e aprovação de uma petição para uso de corantes oficial do fabricante. A petição deve conter informações sobre aspectos químicos, segurança, produção, embalagem e rotulagem do produto para avaliação pela FDA. Muitas lentes coloridas são preparadas a partir do produto de reação formado pela ligação química de um corante, como o vermelho reativo 180 (Ciba Vision), catalogado no "Color Index (CI)", ao copolímero do metilmetacrilato e ao álcool polivinílico da lente.

CUIDADOS COM LENTES DE CONTATO

É importante que as lentes de contato recebam cuidados apropriados para a manutenção de sua forma e características ópticas e o uso seguro. Os usuários devem ser instruídos quanto às técnicas de colocação e remoção das lentes, aos métodos de limpeza e desinfecção e ao armazenamento.

Com exceção das lentes descartáveis, todas as lentes de contato moles necessitam de um programa rotineiro de cuidados que inclui: (a) limpeza para soltar e remover depósitos de proteínas e lipídeos; (b) lavagem para remover a solução de limpeza e o material solto pela limpeza; e (c) desinfecção para destruir microrganismos. Se a manutenção das lentes não for realizada em intervalos de tempo apropriados, elas estão propensas a formação de depósitos, descoloração e contaminação microbiana. A superfície porosa e úmida das lentes hidrofílicas proporciona o meio adequado ao crescimento de bactérias, fungos e vírus. Assim, a desinfecção é essencial para evitar infecções oculares e danos microbianos do material da lente.

As lentes de contato rígidas requerem a realização de uma rotina de manutenção que inclui: (a) limpeza para remover fragmentos e depósitos das lentes; (b) imersão da lente em uma solução desinfetante enquanto não estiver em uso; e (c) molhagem das lentes para diminuir suas características hidrofóbicas.

Para realizar esses cuidados necessários às lentes de contato, os seguintes tipos de soluções são usados: (a) soluções de limpeza, (b) soluções de armazenamento, (c) soluções umedecedoras e (d) soluções multiuso.

PRODUTOS PARA LENTES DE CONTATO MOLES

Soluções de limpeza

Devido à sua constituição porosa, as lentes de contato moles tendem a acumular material proteico na forma de uma película, diminuindo a limpidez e servindo como um meio potencial para o crescimento microbiano. Os dois principais tipos de soluções de limpeza contêm *tensoativos*, que emulsificam óleos, lipídeos e compostos inorgânicos acumulados, e *limpadores enzimáticos*, que quebram e removem depósitos proteicos. Os tensoativos são usados para limpeza mecânica, colocando várias gotas da solução sobre a superfície da lente e delicadamente esfregando-a com o polegar e o indicador, ou colocando a lente na palma da mão e esfregando de modo delicado com a ponta do dedo (cerca de 20 a 30 segundos). Os ingredientes dessas soluções geralmente incluem detergente não iônico, agente molhante, agente quelante, tampões e conservantes. A limpeza enzimática é realizada pela imersão das lentes em uma solução preparada a partir de comprimidos contendo enzimas. Esse procedimento é recomendado pelo menos uma vez por semana ou duas vezes ao mês, em combinação com o uso regular da solução de tensoativo. Os comprimidos contêm papaína, pancreatina ou subtilisina, que causa hidrólise das proteínas em peptídeos e aminoácidos. Geralmente, eles são adicionados à solução salina, mas uma solução pode ser preparada usando 3% de peróxido de hidrogênio, que combina a limpeza enzimática com a ação desinfetante, ou seja, limpador enzimático ultrazima. Após as lentes terem sido umedecidas pelo tempo recomendado, elas devem ser bem enxaguadas. Isso é importante, visto que as lentes submersas em uma solução contendo peróxido, se colocadas diretamente no olho, causam muita dor, fotofobia, vermelhidão e talvez lesão no epitélio corneal.

Soluções de enxágue e armazenamento

Soluções salinas para lentes moles devem possuir pH neutro e ser isotônicas com a lágrima humana, ou seja, cloreto de sódio 0,9%. Além de enxaguar as lentes, essas soluções são usadas para armazenamento, pois mantêm a curvatura, o diâmetro e as características ópticas das lentes. As soluções também facilitam a hidratação da lente, evitando o ressecamento que as torna quebradiças.

Por serem usadas para o armazenamento, algumas soluções salinas contêm conservantes, que, embora inibam o crescimento bacteriano, podem induzir reações de sensibilidade ou irritação ocular. Por essa razão, alguns fabricantes disponibilizam soluções salinas livres de conservantes e as acondicionam em recipientes de aerossóis ou frascos de uso único. A utilização de comprimidos para a preparação de uma solução salina normal é desaconselhável devido ao potencial de contaminação e ao risco de infecções oculares graves.

Desinfecção e neutralização

A desinfecção pode ser executada por dois métodos: térmico (calor) ou químico (a frio). No passado, ambos os métodos foram igualmente usados; entretanto, com a introdução de sistemas de peróxido de hidrogênio, a desinfecção química, tem-se tornado mais popular.

Para a desinfecção térmica, as lentes são colocadas em uma unidade de aquecimento, especialmente desenvolvida, com solução salina. A solução é aquecida o suficiente para matar os microrganismos, por exemplo, 10 minutos a uma temperatura mínima de 80°C. É importante que, após a desinfecção, as lentes sejam guardadas em estojos fechados até o momento de serem usadas. O usuário também deve se certificar de que as lentes foram completamente limpas antes de realizar a desinfecção pelo calor. Caso contrário, o aquecimento pode acelerar a deterioração delas.

Nos últimos anos, a desinfecção química foi realizada com produtos que continham tiomersal, em combinação com clorexedina ou compostos de amônio quaternário. Infelizmente, muitos usuários tiveram reações de sensibilidade, e esses produtos para desinfecção química caíram em desuso. A introdução dos sistemas de peróxido de hidrogênio revitalizou o uso do método de desinfecção química. Acredita-se que os radicais livres liberados quimicamente pelo peróxido reajam com a parede celular dos microrganismos e que a ação efervescente do peróxido realize a remoção de fragmentos de sujeira das lentes.

Para prevenir a irritação do olho por resíduos de peróxido após a desinfecção, é necessário que as lentes sejam expostas a um dos três tipos de agentes neutralizantes: o *tipo catalítico* (uma enzima catalase ou um disco de platina), o *tipo reativo* (como piruvato de sódio ou tiossulfato de sódio) ou o *tipo diluição-eluição*.

Sistemas de desinfecção química podem vir com duas soluções separadas, uma para desinfecção e outra para enxágue, ou com uma única solução, que é empregada para ambos, enxágue e armazenamento. É importante que o usuário compreenda que as lentes não podem ser desinfetadas por aquecimento quando essas soluções forem usadas.

PRODUTOS PARA LENTES DE CONTATO RÍGIDAS

Soluções de limpeza

As lentes de contato rígidas devem ser limpas imediatamente após sua remoção do olho. Caso contrário, depósitos de óleos, proteínas, sais, cosméticos, fumaça de cigarro e contaminantes do ar podem acumular, interferindo na acuidade da visão, causando possivelmente irritação após a recolocação. Um agente de limpeza tensoativo é usado – solução ou gel limpador – em ambas as superfícies da lente e, então, friccionando a lente na palma da mão com o dedo indicador por 20 segundos. A fricção muito vigorosa pode arranhar ou deformar a lente.

Soluções de enxágue e armazenamento

Lentes rígidas são colocadas em soluções de imersão logo que são removidas do olho. Essas soluções contêm uma concentração suficiente de agente desinfetante, geralmente cloreto de benzalcônio 0,01% e edetato de sódio 0,01%, para matar bactérias da superfície. A imersão noturna é vantajosa, pois mantém a lente umedecida, e o tempo de contato prolongado auxilia a remover os depósitos que permanecem após a limpeza.

Soluções umedecedoras

As soluções umedecedoras contêm tensoativos para facilitar a hidratação da superfície da lente hidrofóbica e possibilitar o fácil espalhamento da lágrima pela lente por proporcionar uma qualidade hidrofílica temporária. Essas soluções também permitem o amortecimento entre a lente, a córnea e a pálpebra. Os componentes típicos incluem um agente espessante, tal como a hidroxietilcelulose; um agente molhante, como o álcool polivinílico; conservantes, como o cloreto benzalcônio ou o edetato de sódio; e tampões e sais para o ajuste do pH e da tonicidade.

Soluções multiuso

Soluções multiuso misturam efeitos, tais como de limpeza e enxágue, umedecimento e enxágue ou limpeza, enxágue e umedecimento. Embora seja caracterizada pela facilidade de uso, a combinação de produtos pode diminuir a eficácia da limpeza se a concentração da solução for baixa para remover adequadamente depósitos da lente. Essas soluções devem ser reservadas a usuários que necessitam de praticidade no uso de lentes.

PRODUTOS PARA LENTES DE CONTATO RPG

As lentes RPG necessitam da mesma rotina geral de cuidados que as lentes de contato rígidas, exceto que devem ser usadas soluções específicas para essas lentes. Um dos dois métodos, limpeza manual ou limpeza mecânica, pode ser empregado. No primeiro método, a lente pode ser limpa mantendo-se o lado côncavo da lente voltado para cima na palma da mão. As lentes não devem ser seguradas entre os dedos, pois a flexibilidade da lente pode ocasionar deformação ou inversão. A limpeza mecânica é vantajosa, pois a possibilidade da lente ser invertida ou deformada é mínima.

Após a limpeza, as lentes devem ser bem enxaguadas e imersas em uma solução umedecedora ou de enxágue durante a noite. Após o armazenamento durante a noite, elas são limpas com solução de enxágue ou umedecedora fresca e colocadas no olho. Para facilitar a remoção de restos de depósitos proteicos, recomenda-se limpeza semanal com limpadores enzimáticos.

Considerações clínicas no uso de lentes de contato

Embora a maioria das preparações oculares em gotas possa ser usada em conjunto com as lentes de contato, alguns cuidados devem ser tomados e informações específicas sobre fármacos devem ser consideradas particularmente no uso de lentes de contato moles, pois esse tipo de lente pode absorver certos medicamentos tópicos, afetando sua biodisponibilidade (13,15).

O uso de suspensões e pomadas oftálmicas por usuários de lente de contato apresenta algumas dificuldades. As partículas do fármaco das suspensões oftálmicas podem se acomodar entre a córnea e a lente, causando desconforto e outros efeitos indesejáveis. As pomadas oftálmicas podem não apenas embaçar a visão, mas também manchar a lente. Assim, uma forma farmacêutica alternativa, como uma solução oftálmica, pode ser prescrita ou o uso de lentes deve ser evitado até que a terapia esteja completa.

Alguns fármacos fornecidos por várias vias de administração para a obtenção de efeitos sistêmicos podem alcançar a lágrima e produzir interações com a lente de contato. Isso pode resultar em aparecimento de manchas (p. ex., mancha alaranjada por rifampicina), embaçamento (ribavirina), inflamação ocular (salicilatos) e mudanças refrativas (acetazolamida) (13). Além disso, os fármacos que causam efeitos colaterais oculares têm o potencial de interferir no uso de lentes de contato. Por exemplo, os medicamentos com efeitos anticolinérgicos (p. ex., anti-histamínicos, antidepressivos tricíclicos) diminuem a secreção lacrimal, podendo causar intolerância à lente e lesões nos olhos. A isotretinoína, prescrita para acne persistente e grave, pode induzir à secura acentuada do olho, interferindo no uso de lentes de contato durante a terapia. Os fármacos que promovem lacrimejamento excessivo (p. ex., reserpina) ou edema ocular ou de pálpebra (p. ex., primidona, hidroclorotiazida, clortalidona) também interferem no uso de lentes de contato.

A administração de vasoconstritores oftálmicos às vezes causa dilatação da pupila, em especial nos indivíduos que usam lentes ou cuja córnea está arranhada. Embora o efeito dure apenas de 1 a 4 horas e não seja clinicamente significativo, alguns pacientes têm se preocupado com isso. Para aliviar essa preocupação, a FDA recomenda que os pacientes sejam advertidos quanto a esse efeito colateral pela colocação do seguinte aviso no rótulo: AS PUPILAS PODEM SE DILATAR (AUMENTAR) (16).

As seguintes recomendações devem ser usadas pelos farmacêuticos no aconselhamento aos pacientes: os usuários de lente de contato devem lavar bem as mãos com um sabonete não cosmético e não abrasivo, antes e depois do manuseio das lentes; os usuários não devem esfregar os olhos quando as lentes forem colocadas e, na presença de irritação, as lentes devem ser removidas até que os sintomas diminuam.

Apenas os produtos especificamente recomendados para o tipo usado de lentes devem ser utilizados. Além disso, para evitar as diferenças entre produtos, é preferível usar soluções preparadas por um único fabricante. A limpeza e o armazenamento das lentes devem ser realizados na solução específica para esse propósito. O paciente deve ser instruído a descartar soluções de limpeza e outros produtos se o prazo de validade descrito no rótulo estiver expirado. As lentes não devem ser estocadas em água de torneira, nem a saliva deve ser usada para auxiliar sua recolocação no olho. A saliva não é estéril e contém inúmeros microrganismos, inclusive *P. aeruginosa*.

Ao manusear as lentes de contato sobre a pia, o ralo deve ser coberto ou fechado para evitar que as lentes se percam. Durante a limpeza, o paciente deve ser aconselhado a conferir a presença de arranhões, rasgos e/ou lágrimas. Da mesma forma, as lentes devem ser inspecionadas quanto à presença de qualquer material particulado, partículas, torções e/ou descoloração. O paciente deve se certificar de que as lentes estão bem limpas e enxaguadas. Caso contrário, esses fatores podem causar desconforto e irritação nos olhos.

Ao limpar as lentes, o paciente deve ser instruído a limpá-las de frente para trás e não com movimentos circulares. Para se evitar a "síndrome da lente esquerda", o paciente deve ser instruído a limpar a segunda lente tão bem quanto a primeira lente. Frequentemente, a lente direita é retirada e limpa primeiro, e a segunda lente é limpa com menos cuidado, o que pode resultar em mais depósitos após a higienização.

Quando apropriado, usuários de lentes de contato devem ser aconselhados em relação ao uso de cosméticos. É prudente adquirir maquiagem em recipientes menores, pois quanto mais tempo a embalagem permanece aberta, e seu conteúdo é usado, maior é a probabilidade de contaminação bacteriana. Máscaras e sombras peroladas devem ser evitadas por usuárias de lentes rígidas, pois as partículas desses produtos podem atingir o olho e causar irritação, com possível lesão na córnea. *Sprays* de cabelo devem ser usados antes das lentes serem colocadas e preferivelmente aplicados em outra sala, visto que as partículas no ar podem se ligar às lentes durante a colocação e causar irritação. As lentes devem ser colocadas antes da aplicação da maquiagem, pois a presença de substâncias oleosas sobre a ponta dos dedos pode manchá-las durante sua manipulação. Por razões similares, as lentes devem ser removidas antes da maquiagem.

Usuários de lentes de contato normalmente não têm dor ocular. Se ocorrer dor, isso pode ser indicativo de lentes mal-ajustadas, abrasão da córnea ou outra condição médica, e o paciente deve consultar o oftalmologista (15). Lentes de contato rígidas ou moles ocasionalmente produzem mudanças superficiais na córnea, que podem ser indolores e não evidentes ao paciente. Assim, é importante que todos os usuários de lentes de contato tenham seus olhos examinados com regularidade para se certificar de que não há lesão ocular.

PREPARAÇÕES NASAIS

A maioria das preparações destinadas ao uso intranasal contém agentes adrenérgicos e é empregada por sua atividade descongestionante sobre a mucosa nasal. A maioria dessas preparações encontra-se na forma de solução e é administrada como gotas ou *sprays* nasais; entretanto, algumas delas estão disponíveis na forma de gel. Exemplos de produtos para uso intranasal são mostrados na Figura 17.5 e na Tabela 17.5.

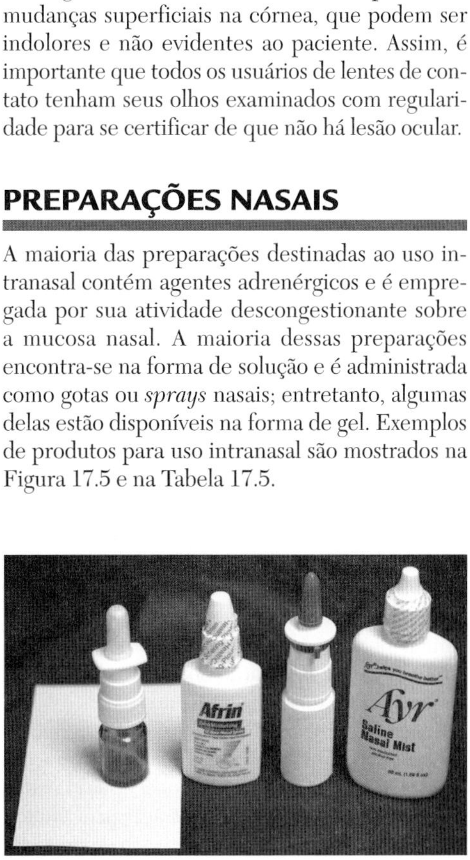

FIGURA 17.5 Embalagens comerciais de soluções nasais, mostrando recipientes conta-gotas e *spray* e um inalador nasal.

TABELA 17.5 **Algumas preparações nasais comerciais**

PRODUTO	FABRICANTE	SUBSTÂNCIA ATIVA	USO/INDICAÇÕES
Afrin *Spray* Nasal, Afrin Gotas Nasais	Schering-Plough	Oximetazol HCl 0,05%	Adrenérgico, descongestionante.
Beconase AQ *Spray* Nasal	GlaxoSmithKline	Dipropionato de beclometasona 0,042%	Corticosteroide sintético para alívio de rinites alérgicas, sazonais, perenes e vasomotoras.
Diapid *Spray* Nasal	Sandoz	Lopressina 0,185 mg/mL	Antidiurético, controle e prevenção do diabetes insípido, deficiência do hormônio antidiurético endógeno da hipófise posterior.
Imitrex *Spray* Nasal	GlaxoSmithKline	Sumatriptana 5 ou 20 mg/100 μL	Tratamento agudo de enxaquecas.
Nasalcrom *Spray* Nasal	Pharmacia & Upjohn	Cromoglicato sódico 4%	Prevenção e tratamento dos sintomas da rinite alérgica.
Nasalide Solução Nasal	Dura	Flunisolida 0,025%	Sintomas das rinites sazonais ou perenes.
Neo-Synephrine Gotas Nasais, *Spray*	Sanofi-Winthrop	Fenilefrina HCl 0,125 a 1%	Adrenérgico, descongestionante.
Neo-Synephrine Concentração Máxima 12 Horas	Sanofi-Winthrop	Oximetazolina HCl 0,05%	Adrenérgico, descongestionante.
Ocean Mist	Fleming	Cloreto de sódio 0,65%	Restauração da umidade, alívio da secura, membranas inflamadas ou incrustadas.
Privine HCl Solução Nasal	Insight	Nafazolina HCl 0,05%	Adrenérgica, descongestionante.
Rhinocort Acqua	AstraZeneca	Budesonida 32 μg/*Spray*	Corticosteroide anti-inflamatório.
Syntocinon *Spray* Nasal	Sandoz	Oxitocina 40 U/mL	Oxitocina sintética como preparatório para a amamentação.
Tyzine Pediátrico Gotas Nasais	Kenwood	Tetraidrozolina HCl (0,05%)	Adrenérgico, descongestionante.
Veramyst *Spray* Nasal	GlaxoSmithKline	Furoato de fluticasona 27,5 μg/150 μL *Spray*	Tratamento da rinite alérgica.

SOLUÇÕES DE DESCONGESTIONANTES NASAIS

Muitos dos descongestionantes nasais são soluções aquosas, tornadas isotônicas em relação aos fluidos nasais (equivalente aproximadamente a uma solução de cloreto de sódio 0,9%), tamponadas para assegurar a estabilidade do fármaco ao mesmo tempo em que o mantém na faixa de normalidade dos fluidos nasais (pH 5,5 a 6,5) e estabilizadas e conservadas quando necessário. Os conservantes antimicrobianos são os mesmos usados nas soluções oftálmicas. A concentração do agente adrenérgico na maioria dos descongestionantes nasais é baixa, variando entre 0,05 e 1%. Determinadas soluções comerciais estão disponíveis em concentrações adultas e pediátricas, sendo a concentração pediátrica cerca da metade da concentração para adultos.

Os descongestionantes nasais são empregados no tratamento da rinite do resfriado comum, rinites vasomotoras e alérgicas, incluindo febre do feno, e da sinusite. O uso frequente ou prolongado pode levar a edema crônico da mucosa nasal, ou seja, rinite medicamentosa, agravando o sintoma que deveria aliviar. Assim, descongestionantes nasais devem ser usados por curtos períodos (não mais que 3 a 5 dias), e o paciente deve ser advertido a não exceder a dose e a frequência de utilização recomendadas.

O mais fácil, mas menos confortável modo para tratar a congestão de rebote consiste na completa remoção do vasoconstritor tópico. Infelizmente, essa maneira logo resulta em vasodilatação bilateral, com obstrução nasal quase total. Um método mais aceitável consiste em retirar a aplicação do fármaco em apenas uma narina, com o paciente continuando a usar o medicamento na outra. Uma vez que a congestão de rebote retroceda na narina que não recebeu o medicamento, após 1 a 2 semanas, a retirada total é instituída. Outro modo consiste na substituição do vasoconstritor tópico por uma solução salina tópica ou *spray*. Isso mantém a mucosa nasal umedecida e proporciona assistência psicológica aos pacientes dependentes do uso desses medicamentos.

Muitos dos fármacos adrenérgicos usados nas soluções de descongestionantes nasais são compostos sintéticos similares em relação a estrutura química, atividade farmacológica e efeitos colaterais ao composto de origem que ocorre naturalmente, a adrenalina. Esta foi primeiramente isolada da glândula suprarrenal, como substância quimicamente pura, em 1901, chamada de suprarrenina e adrenalina. A adrenalina sintética foi preparada poucos anos mais tarde.

A maioria das soluções para o uso nasal é acondicionada em frascos conta-gotas ou *spray* plásticos, em geral contendo de 15 a 30 mL de medicamento. Os produtos devem ser examinados quanto à estabilidade no frasco que será dispensado, e a embalagem deve permanecer firmemente fechada até o momento de uso. O paciente deve ser aconselhado a descartar a solução se esta mostrar cor alterada e/ou contiver material precipitado.

O paciente também deve compreender que há diferença na duração do efeito dos descongestionantes tópicos. Por exemplo, a fenilefrina deve ser usada a cada 3 a 4 horas, enquanto a oximetazolina, cuja ação é mais longa, deve ser utilizada a cada 12 horas. Os pacientes devem ler e aderir às instruções de uso e evitar a utilização incorreta ou o abuso.

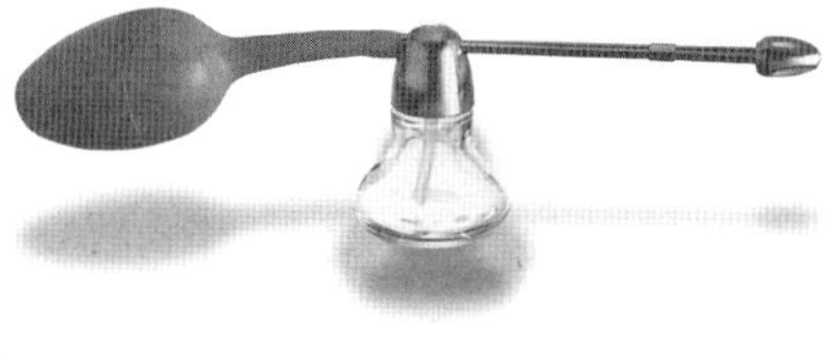

A

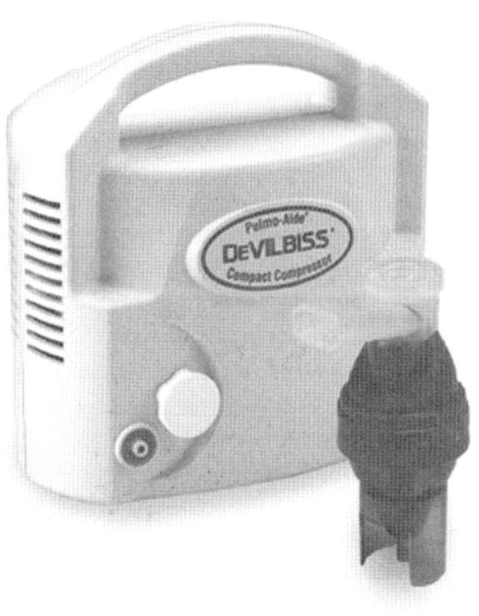

B

FIGURA 17.6 **(A)** Um nebulizador manual. **(B)** Um nebulizador eletrônico. (Cortesia de DeVilbiss Co.)

SOLUÇÕES PARA INALAÇÃO

Os inalantes são medicamentos ou soluções de fármacos administrados pela via nasal ou pulmonar. Os fármacos podem ser administrados para exercer ação local sobre a árvore brônquica ou para produzir efeitos sistêmicos por meio da absorção pelos pulmões. Alguns gases, como o oxigênio e o éter, são administrados por inalação, assim como substâncias ativas finamente pulverizadas e soluções de fármacos na forma de aerossóis. A água estéril para inalação USP e a solução de cloreto de sódio para inalação USP podem ser usadas como veículos em soluções para inalação.

Conforme abordado no Capítulo 14, diversas substâncias são administradas por meio de aerossóis pressurizados. Para a substância ativa ou solução inalada alcançar a árvore brônquica, as partículas devem possuir poucos micrômetros de tamanho.

Um instrumento amplamente usado, capaz de produzir finas partículas para a terapia inalatória, é o nebulizador. Este aparelho, mostrado na Figura 17.6, contém uma unidade de atomização em uma câmara de vidro. Um bulbo de borracha colocado na extremidade do nebulizador é comprimido, e a solução de medicamento é removida por um tubo de vidro estreito e dividida em finas gotículas pela passagem por meio da corrente de ar. As partículas produzidas apresentam entre 0,5 e 5 μm. As gotículas maiores e mais pesadas não deixam o aparelho, mas caem no reservatório do medicamento líquido. As gotículas mais leves escapam com a corrente de ar e são inaladas pelo paciente, que opera o nebulizador com o orifício de saída colocado na boca, inalando enquanto comprime o bulbo de borracha.

O farmacêutico deve aconselhar o paciente sobre a técnica correta de uso do nebulizador e fornecer instruções adicionais, tais como não exceder a prescrição médica e utilizar a menor quantidade do produto necessária para produzir alívio. O farmacêutico também pode aconselhar sobre como enfrentar a secura da boca e a necessidade de limpar o nebulizador após o uso, bem como explicar como fazer.

O vaporizador caseiro comum, mostrado na Figura 17.7, produz uma névoa de vapor fina que pode ser usada para umidificar o ambiente. Quan-

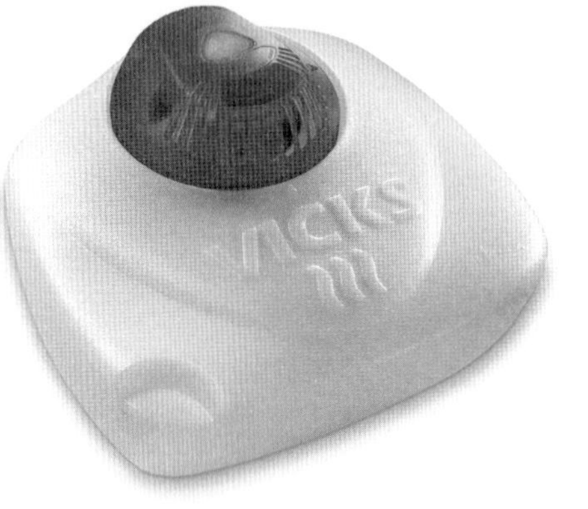

FIGURA 17.7 Um vaporizador comercial. (Foto fornecida por Kaz, Inc. Vicks é a marca registrada da The Procter & Gamble Co. Produzido por Kaz, Inc. sob licensa da The Procter & Gamble Company, Cincinnati, OH, USA.)

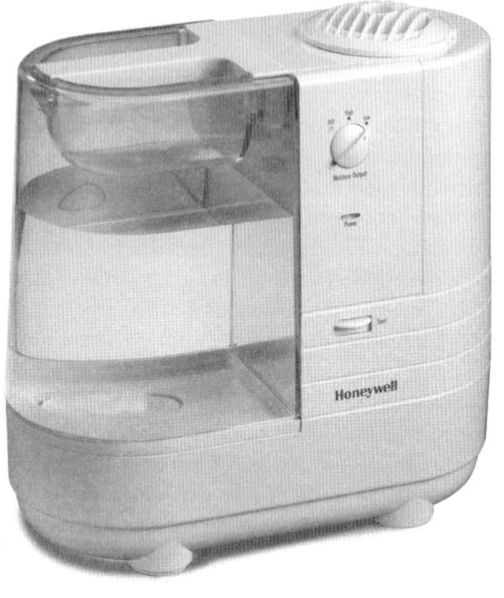

FIGURA 17.8 Um umidificador comercial. (Foto fornecida por Kaz, Inc, fabricante da Honeywell Portable Humidifiers. A marca registrada Honeywell é utilizada pela Kaz, Inc sob licensa da Honeywell Intellectual Properties, Inc.)

do um medicamento volátil é adicionado à água na câmara ou no copo, ele também é inalado pelo paciente. Umidificadores, como aquele mostrado na Figura 17.8, são usados para proporcionar uma neblina fresca ao ar do ambiente. A umidade no ar é importante para prevenir o ressecamento e a irritação das mucosas do nariz e da garganta. Os vaporizadores e os umidificadores são muito usados no tratamento adjuvante de resfriados, tosses e congestão pulmonar.

O farmacêutico pode ajudar o paciente a selecionar um vaporizador ou umidificador de acordo com a necessidade pessoal. Ambos os aparelhos possuem vantagens e desvantagens. As normas legais e recomendações para fabricação, como a necessidade de trava na parte superior, têm tornado os vaporizadores mais seguros, e a possibilidade de queimadura pelo vaporizador é menor. Além disso, o calor gerado em um vaporizador mata qualquer fungo e bactéria presente no reservatório de água. Os umidificadores são mais caros, mas usam menos eletricidade do que os vaporizadores. Além disso, produzem mais ruído, podem promover o depósito de minerais sobre os móveis e diminuir a temperatura do ambiente em 1 a 3°C (um problema para crianças pequenas). O paciente deve ser informado sobre essas diferenças sutis pelo farmacêutico e/ou responsável.

Os umidificadores ultrassônicos são eficazes e operam quase em silêncio, mas aparentemente representam um problema de saúde. Enquanto são muito eficazes para a nebulização da água em finas gotículas, eles também são efetivos em nebulizar até 90% dos contaminantes presentes na água. Esses contaminantes incluem fungos, bactérias, chumbo e gases orgânicos dissolvidos, que podem causar irritação do trato respiratório ou problemas pulmonares crônicos nos pacientes. Assim, o paciente deve ser aconselhado a passar a água através de um filtro desmineralizante de alto grau antes de encher o umidificador ultrassônico ou adquirir um modelo contendo filtro acoplado.

EXEMPLOS DE SOLUÇÕES MEDICAMENTOSAS PARA INALAÇÃO

Diversos sistemas de aerossóis pressurizados para inalação são abordados no Capítulo 14. Vários outros inalantes usados na medicina são soluções destinadas à administração por meio de nebulizadores ou outros equipamentos. Dentre esses, encontram-se a solução inalante de isoetarina (Bronkosol, Sanofi) e a solução inalante de isoproterenol (Isuprel Solução, Sanofi), ambas usadas para aliviar espasmos da asma brônquica e condições relacionadas.

INALANTES

Os inalantes são fármacos ou associações de fármacos que, em virtude de sua alta pressão de vapor, podem ser transportados pela corrente de ar para as vias respiratórias, onde exercem seu efeito. O dispositivo que contém o(s) fármaco(s), a partir do qual ele(s) é(são) administrado(s), é um inalador.

Alguns descongestionantes nasais são apresentados na forma de inalantes. Por exemplo, a propilexedrina (Benzedrex, Menley & James Labs) é um líquido que se volatiliza de forma lenta em temperatura ambiente. Essa qualidade o torna eficaz como inalante. O inalador contém rolos cilíndricos de material fibroso impregnado com o fármaco volátil. O medicamento, que tem um odor de amina, é geralmente mascarado com a adição de substâncias aromáticas. O inalador é colocado na narina, e o vapor inalado para aliviar a congestão nasal. Da mesma maneira que os agentes adrenérgicos, o uso frequente ou excessivo pode resultar em edema nasal e aumentar a congestão em vez de diminuí-la. Os inaladores são eficazes durante o período em que o fármaco volátil se encontra presente. Para assegurar que o fármaco não escape durante períodos em que o inalador não estiver sendo usado, a tampa do inalador deve estar fechada firmemente.

Nitrato de amila

O nitrato de amila é um líquido volátil amarelado que age como vasodilatador quando inalado. É preparado em frascos de vidro selados cobertos com uma gaze protetora. Ao administrar, o vidro é quebrado com a ponta dos dedos, e o tecido, embebido pelo líquido, a partir do qual os vapores são inalados. Os frascos geralmente contêm 0,3 mL de substância ativa. Os efeitos do fármaco são rápidos, e este é usado no tratamento de dor decorrente da angina.

Propilexedrina

A propilexedrina é um agente adrenérgico líquido (vasoconstritor) que se volatiliza lentamente em temperatura ambiente. Essa característica permite que seja usado como inalante. O inalante oficial consiste em rolos cilíndricos de um material fibroso adequado impregnado com propilexedrina, em geral aromatizado para mascarar seu odor de amina e contido em um inalador apropriado. O vapor do fármaco é inalado para o interior das narinas, quando é necessário aliviar a congestão nasal decorrente de resfriados e da febre do feno. Pode ser empregado para aliviar o bloqueio auditivo e a dor da pressão em passageiros de avião.

Cada tubo plástico do produto comercial contém 250 mg de propilexedrina com substâncias aromáticas. Os recipientes devem ser bem fechados após cada abertura para prevenir a perda de vapor do fármaco. O produto comercial similar é o Inalador Benzedrex (Menley & James Labs).

ADMINISTRAÇÃO E USO CORRETOS DE SOLUÇÕES E *SPRAYS* NASAIS

Para minimizar a possibilidade de contaminação, o farmacêutico deve salientar ao paciente que o produto nasal deve ser usado somente por uma pessoa e ser mantido fora do alcance de crianças. Se o produto for destinado a uma criança, as orientações devem ser claras para a criança, se ele/ela for grande o suficiente para compreender, e para os pais ou o responsável. Se um produto de venda livre for usado, os pais devem observar as instruções do rótulo.

Antes de administrar a solução, o paciente deve ser aconselhado a assoar o nariz suavemente e lavar bem as mãos com água e sabão. Para a penetração máxima das gotas, o paciente deve se deitar sobre uma superfície plana, como uma cama, suspender a cabeça na beira e incliná-la para trás tanto quanto for confortável. O número de gotas prescrito é então colocado suavemente nas narinas e, para permitir que o medicamento se espalhe pelo nariz, o paciente deve permanecer nessa posição por alguns minutos. Após o procedimento, o conta-gotas deve ser recolocado no frasco e fechado.

Antes do uso do *spray* nasal, o paciente deve assoar o nariz para limpar as narinas e lavar as mãos com água e sabão. Ele deve ser informado para não agitar o frasco plástico, mas remover a tampa. Enquanto mantém a cabeça erguida e reta, o paciente deve inserir o aplicador na narina, direcionando-o levemente para trás, fechando a outra narina com o dedo. O paciente deve então administrar a quantidade prescrita ou recomendada, comprimindo o frasco firmemente enquanto inala. Após, ele deve remover o aplicador do nariz, mantendo a pressão para não entrar qualquer material do nariz no frasco. Limpar a ponta com álcool ou algum outro produto recomendado, liberar a pressão sobre os lados e repetir a aplicação conforme necessário. O *spray* deve ser sempre administrado com o paciente de pé. A atomização do medicamento nas narinas não deve ser realizada com a cabeça apoiada na beira da cama (a posição preferível para a administração de gotas no nariz), pois pode resultar em absorção sistêmica do fármaco em vez de um efeito local.

O paciente deve ser aconselhado a não utilizar excessivamente o produto. Alguns medicamentos descongestionantes, como oximetazolina e xilometazolina, podem predispor à congestão de rebote se forem usados por mais que 3 a 5 dias consecutivos. Ele também deve compreender qual o tempo normal para a obtenção dos resultados e ser incentivado a consultar o médico após alguns dias se o alívio não for obtido. Finalmente, o paciente não deve compartilhar seu medicamento em *spray* com outra pessoa, a fim de evitar a contaminação cruzada entre indivíduos. Alguns medicamentos nasais, como o dipropionato de beclometasona (Vancenase, Schering), estão disponíveis na forma de aerossol para inalação.

VIA NASAL PARA EFEITOS SISTÊMICOS

A via nasal para liberação de fármacos é de interesse devido à necessidade de administração por uma via que não seja a oral nem a parenteral de peptídeos e polipeptídeos sintéticos biologicamente ativos, recém-desenvolvidos (17-22). Os polipeptídeos, como a insulina, que estão sujeitos à destruição pelos fluidos gastrintestinais, são administrados por injeção. Entretanto, a mucosa nasal demonstrou ser uma via de acesso para a absorção sistêmica de determinados peptídeos, bem como moléculas de natureza não peptídica, incluindo escopolamina, hidralazina, progesterona e propranolol (20,21). A via nasal é vantajosa para fármacos não peptídicos que são pouco absorvidos por via oral.

A cavidade nasal adulta tem cerca de 20 mL de capacidade, com uma grande área superficial (cerca de 180 cm^2) para a absorção proporcionada pelas microvilosidades ao longo das células epiteliais colunares pseudoestratificadas da mucosa nasal (19,21). O tecido nasal é bastante vascularizado, fornecendo um local de interesse para a absorção sistêmica de forma rápida e eficaz. Uma grande vantagem da absorção nasal é evitar o metabolismo de primeira passagem no fígado. Entretanto, a identificação de enzimas metabolizadoras na mucosa nasal de algumas espécies de animais sugere um possível metabolismo intranasal de fármacos em humanos (19).

Para alguns peptídeos e moléculas pequenas, a biodisponibilidade pela via intranasal tem sido comparável àquela da administração injetável. Entretanto, a biodisponibilidade diminui à medida que o peso molecular da substância aumenta, e para compostos proteicos com mais de 27 aminoácidos, a biodisponibilidade pode ser baixa (18). O uso de várias técnicas e adjuvantes farmacêuticos, como os tensoativos, aumenta a absorção nasal de moléculas grandes (18, 21).

Os medicamentos disponíveis no mercado ou em vários estágios de investigação clínica para liberação nasal incluem lipressina (Diapid, Sandoz), oxitocina (Syntocinon, Sandoz), desmopressina (DDAVP, Rhône-Poulenc Rorer), vitamina B_{12} (Ener-B Gel, Nature's Bounty), progesterona, insulina, calcitonina (Miacalcin, Novartis), propranolol e butorfanol (Stadol, Mead-Johnson) (17,18).

PREPARAÇÕES OTOLÓGICAS

As formulações auriculares são algumas vezes referidas como preparações otológicas ou aurais. A solução é a forma mais frequentemente usada no ouvido, mas suspensões e pomadas também são empregadas. As preparações otológicas são colocadas no canal auricular na forma de gotas e em pequenas quantidades para remover o cerume em excesso (cera auricular) ou para tratamento de infecções, inflamações ou dores nos ouvidos. Visto que o ouvido externo é uma estrutura recoberta por pele e suscetível às mesmas condições dermatológicas de outras partes da superfície corporal, as condições cutâneas são tratadas com uma ampla variedade de preparações dermatológicas tópicas, abordadas no Capítulo 10.

SOLUÇÕES REMOVEDORAS DE CERUME

O cerume consiste em uma combinação de secreções das glândulas sebáceas e sudoríparas do canal auditivo externo. A secreção, se deixada secar, forma um material semissólido pegajoso que retém células epiteliais, pelos caídos, pó e outros corpos estranhos que transitam pelo canal auricular. O acúmulo excessivo de cerume no ouvido causa coceira, dor e prejuízo à audição além de impedir o exame otológico. Se não for removido periodicamente, ele pode se tornar compactado, e sua remoção, mais difícil e dolorosa.

Ao longo dos anos, óleo mineral leve, óleos vegetais e peróxido de hidrogênio foram comumente utilizados para amolecer o cerume compactado para sua remoção. Recentemente, soluções de tensoativos sintéticos foram desenvolvidas para remover a cera auricular. Um produto comercial usa o peróxido de carbamida em glicerina e propilenoglicol (Debrox Drops, Murine Ear). Em contato com o cerume, o peróxido de carbamida libera oxigênio, que rompe a integridade da cera compactada, permitindo a fácil remoção.

A remoção de cerume geralmente envolve a colocação da solução otológica no canal auricular com a cabeça do paciente inclinada a um ângulo de 45°, a inserção de um tampão de algodão para reter o medicamento no ouvido por 15 a 30 minutos, seguida por uma leve lavagem do canal com água morna, por meio de uma seringa auricular.

PREPARAÇÕES OTOLÓGICAS ANTI-INFECCIOSAS, ANTI-INFLAMATÓRIAS E ANALGÉSICAS

Os fármacos anti-infecciosos usados topicamente no ouvido incluem ciprofloxacino, sulfato de colistina, neomicina, ofloxacino, sulfato de polimixina B e nistatina, esta é empregada para combater infecções fúngicas. Tais substâncias são preparadas na forma de gotas otológicas (soluções ou suspensões) em um veículo constituído de glicerina anidra ou propilenoglicol. Esses veículos viscosos permitem um máximo de tempo de contato do medicamento com o tecido do ouvido. Além disso, sua higroscopicidade remove a umidade dos tecidos, reduzindo a inflamação e a proliferação de microrganismos. Para auxiliar no alívio da dor que frequentemente acompanha as infecções otológicas, várias preparações anti-infecciosas também contêm analgésicos, como a antipirina, e anestésicos locais, como o cloridrato de pramoxina e a benzocaína.

O tratamento tópico de infecções otológicas é frequentemente considerado adjuvante, concomitante à terapia sistêmica com antibióticos pela via oral.

As preparações líquidas dos anti-inflamatórios hidrocortisona e fosfato dissódico de dexametasona são prescritas devido a seu efeito contra inchaço e inflamação, que frequentemente acompanham as manifestações alérgicas e irritações do ouvido, e para a inflamação e prurido que seguem o tratamento de infecções otológicas. No último caso, alguns médicos preferem o uso de corticosteroides na forma de pomada, acondicionadas em tubos de uso oftálmico. Essas embalagens permitem a colocação de pequenas quantidades de pomadas no canal auricular com um mínimo de perda. Muitos produtos comerciais usados dessa maneira são rotulados como OLHOS E OUVIDOS para indicar seu duplo uso.

Para tratar a otite externa, ou ouvido de nadador, além das combinações de antibióticos e esteroides, são usados o ácido acético 2% em solução de acetato de alumínio, e o ácido bórico 2,75% em álcool isopropílico. Esses fármacos ajudam a acidificar o canal auricular, e os veículos auxiliam a secá-lo. A secagem do canal auditivo proporciona um obstáculo ao crescimento de microrganismos ofensivos, geralmente *P. aeruginosa*. Também pode ser solicitado aos farmacêuticos preparar uma solução extemporânea de ácido acético 2 a 2,5% em álcool (álcool isopropilíco 70% ou etanol), propilenoglicol ou glicerina anidra. O ácido acético pode ser o Ácido Acético Glacial USP ou o Ácido Acético NF. O ácido bórico na concentração de 2 a 5%, dissolvido em etanol ou propilenoglicol, também tem sido recomendado para uso otológico. Essa substância, entretanto, pode ser absorvida pela a pele lesionada e mostrar-se tóxica. Assim, seu uso é geralmente limitado, sobretudo em crianças com o tímpano rompido.

A dor no ouvido frequentemente acompanha infecção, inchaço ou inflamação do tecido auricular. Frequentemente, a dor é desproporcional à condição real. Como o canal auditivo é estreito, mesmo uma inflamação leve pode causar dor intensa e desconforto. Os analgésicos tópicos são empregados em combinação com analgésicos administrados internamente, como ácido acetilsalicílico, e outros fármacos, como os anti-infecciosos, para combater a causa do problema.

A maioria dos analgésicos tópicos para o ouvido encontra-se na forma de soluções, e muitos deles contêm a antipirina e o anestésico local benzocaína em um veículo constituído de propilenoglicol ou glicerina anidra (antipirina 54 mg, benzocaína 14 mg, glicerina anidra q.s.p. 10 mL). Novamente, esses veículos higroscópicos reduzem o inchaço (e assim parte da dor) e o crescimento de microrganismos ao retirar a umidade dos tecidos inchados para o veículo. Essas preparações são empregadas para aliviar os sintomas de otite média aguda. Exemplos de algumas preparações otológicas comerciais são ilustradas na Tabela 17.6.

Conforme determinado com base individual, algumas preparações líquidas otológicas requerem proteção contra o crescimento microbiano. Quando a conservação é necessária, conservantes como clorobutanol 0,5%, tiomersal 0,01% e associações de parabenos são comumente usados. Os antioxidantes, como o bissulfito de sódio e outros estabilizantes, também são incluídos nas formulações otológicas conforme recomendado. As preparações otológicas costumam ser acondicionadas em recipientes de vidro ou plástico de 5 a 15 mL acompanhados de um conta-gotas.

TABELA 17.6 **Algumas preparações otológicas comerciais**

PRODUTO	FABRICANTE	SUBSTÂNCIA ATIVA	VEÍCULO	USO/INDICAÇÕES
Americaine Otic	Novartis	Benzocaína	Glicerina, polietilenoglicol 300	Anestésico local para dor de ouvido, prurido em otite média, ouvido de nadador, condições similares
Cerumenex Gotas Otológicas	Purdue Frederick	Oleato polipetídeo trietanolamina condensado	Propilenoglicol	Remoção da cera auricular compactada
Chloromycetin Otológico	Parke-Davis	Cloranfenicol	Propilenoglicol	Anti-infeccioso
Cortisporin Solução Otológica	GlaxoSmithKline	Sulfato de polimixina B, sulfato de neomicina hidrocortisona	Glicerina, propilenoglicol, água para injeção	Infecções bacterianas superficiais
Debrox Gotas	Marion Merrell Dow	Peróxido de carbamida	Glicerina anidra	Remoção da cera articular
PediOtic Suspensão	Glaxo Wellcome	Sulfato de polimixina B, sulfato de neomicina, hidrocortisona	Óleo mineral, propilenoglicol, água para injeção	Infecções bacterianas superficiais
Metreton Solução Oftálmica, Otológica	Schering-Plough	Fosfato dissódico de prednisolona	Aquoso	Anti-inflamatório

SUSPENSÕES OTOLÓGICAS

Pequenas diferenças na formulação de suspensões otológicas podem ser incômodas ao paciente. Isso é especialmente relevante nos produtos que apresentam diferenças quanto aos componentes inativos ou inertes, mas que são considerados equivalentes quanto a substância ativa e concentração. Por exemplo, várias associações de sulfato de polimixina B, sulfato de neomicina e hidrocortisona mostraram-se mais ácidas (pH 3 a 3,5) que o produto de referência, o Cortisporin-TC Otic (Monarch), cujo pH varia entre 4,8 a 5,1. Em consequência, existe o risco, quando o medicamento for substituído, do aparecimento de sensação de queimação ou picada no momento em que as gotas forem introduzidas no ouvido de crianças pequenas, especialmente naquelas que sofreram timpanostomia. Também foi demonstrado que, com o tempo, o pH dessas formulações, inclusive o Cortisporin, torna-se mais ácido, possivelmente com pH 3. Assim, se ele for armazenado por períodos longos, a acidez pode irritar o canal auricular em usos posteriores. Por essa razão, essa associação de antibiótico e hidrocortisona foi formulada em um novo produto na forma de suspensão, o PediOtic (Glaxo Wellcome), com um pH mínimo de 4,1.

ADMINISTRAÇÃO E USO CORRETO DE GOTAS OTOLÓGICAS

Quando gotas otológicas são prescritas, é importante para o farmacêutico determinar como elas devem ser usadas. Por exemplo, as gotas para remoção da cera devem ser instiladas e então removidas com uma seringa. As gotas destinadas ao tratamento da infecção da otite externa devem ser instiladas e permanecer no ouvido.

O farmacêutico deve se certificar de que a criança, os pais ou o responsável tenha conhecimento de que a administração é realizada no ouvido e da frequência da aplicação. Para facilitar a aceitação, o farmacêutico deve salientar que o frasco ou recipiente do medicamento deve ser primeiramente aquecido entre as mãos e, se o produto for uma suspensão, agitado antes de sua retirada com um conta-gotas. O farmacêutico deve também explicar a necessidade de armazenar o medicamento em local seguro, longe do alcance de crianças e de temperaturas extremas.

Quando o medicamento é instilado no ouvido, a fim de permitir que as gotas entrem em seu interior, o lóbulo da orelha deve ser segurado e voltado para trás. Por conveniência, é melhor que outra pessoa administre as gotas.

Algumas gotas otológicas, em virtude de seu baixo pH, podem causar dor em forma de agulhada. Os pais e as crianças devem ser prevenidos, em especial se a criança tem tubos de timpanostomia no ouvido. O paciente ou os pais devem também compreender o tempo de uso do produto. Para gotas otológicas de antibióticos, não é necessário terminar o frasco inteiro, pois a terapia poderia durar de 20 a 30 dias, dependendo do regime posológico. Portanto, os pacientes devem ser instruídos a continuar usando o produto por três dias após os sintomas desaparecerem. Os produtos para otite externa podem levar de 7 a 10 dias para demonstrar eficácia.

Se uma criança for propensa a desenvolver infecções otológicas em decorrência de natação ou banho, é aconselhável recomendar aos pais que consultem um médico, visando a usar um medicamento profilático durante a exposição à água, e que considerem a utilização de tampões que se adaptem confortavelmente aos ouvidos durante a natação ou o banho. Após a criança sair da piscina ou do chuveiro, os pais podem usar um secador por um curto período, para secar facilmente o ouvido e sem trauma. O secador não deve ser posicionado muito próximo ao ouvido da criança.

ESTUDO DE CASO FARMACOTÉCNICO

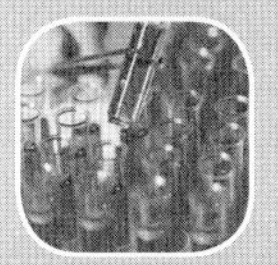

Informação subjetiva

Trabalhando como farmacêutico em um hospital local, você recebe uma prescrição para 5 mL de solução oftálmica de fluoruracila 10 mg/mL para uso tópico. Qual a técnica razoável para preparar essa formulação, pois o paciente deve começar o tratamento dentro de algumas horas?

Informação objetiva

A fluoruracila é um antineoplásico usado no tratamento auxiliar de glaucoma, pterígio, deslocamento de retina e lesões oculares pré-malignas. A solução a 10 mg/mL é frequentemente usada no tratamento de lesões pré-malignas da córnea, da conjuntiva e das pálpebras.

A fluoruracila apresenta-se como um pó cristalino branco, praticamente inodoro, algo solúvel em água e pouco solúvel em álcool. A fluoruracila está disponível na forma de solução para injeção na concentração de 50 mg/mL, em frascos de 10, 20 e 100 mL e ampola de 10 mL. A injeção tem pH ajustado entre 8,6 a 9,4 com hidróxido de sódio e ácido clorídrico, conforme necessário. Também está disponível como Fluoruracila Pó USP, que pode ser usado para preparar a formulação.

Avaliação

A fluoruracila é hidrossolúvel e pode ser empregado na preparação de uma solução oftálmica estéril e isotônica. Duas opções estão disponíveis. Na primeira, a forma farmacêutica injetável comercial pode ser diluída com uma solução de cloreto de sódio estéril para injeção até a concentração requerida. Na segunda opção, a solução pode ser preparada a partir da fluoruracila em pó, usando água estéril para injeção e cloreto de sódio para ajuste da tonicidade e filtrada em membrana esterilizante para um recipiente estéril.

Plano

O médico gostaria de ter essa preparação rapidamente. Assim você seleciona a primeira opção. É obtido um frasco de 10 mL de fluoruracila 50 mg/mL injetável. Usando técnica asséptica e procedimentos de manipulação de fármacos citotóxicos, e trabalhando em ambiente com ar limpo e asséptico, você remove 1 mL da solução injetável, adiciona quantidade suficiente da solução de cloreto de sódio 0,9% estéril injetável para preparar 5 mL, e mistura-os bem. Você acondiciona e rotula a preparação e descarta os materiais usados apropriadamente no lixo de materiais quimioterápicos.

ESTUDO DE CASO CLÍNICO

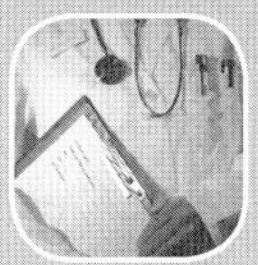

Paciente: K. P. é um homem branco, de 22 anos de idade, que se apresenta na farmácia com uma prescrição de cloridrato de olopatadina (Patanol) para conjuntivite alérgica. K. P. explica ao farmacêutico: "Minha alergia foi tão ruim nesta primavera, que ela incomodou meus olhos também. Experimentei usar Visine, mas ajudou apenas a reduzir a vermelhidão". O paciente continua a explicar que os olhos lacrimejam em excesso, que sente ardência, coceira e sensação de queimação e, às vezes, enxerga mal, pois as lágrimas tornam sua visão embaçada. Ele lamenta-se ainda por não poder usar lentes por quase uma semana devido ao problema oftalmológico. K. P. é um estudante universitário que recentemente chegou ao *campus* e é novo na farmácia. Antes de preparar sua prescrição, o farmacêutico solicita sua história médica.

História médica do paciente: Rinite alérgica sazonal desde o ensino médio; conjuntivite alérgica sazonal.

ESTUDO DE CASO CLÍNICO

História social: (+) EtOH: bebe de 3 a 4 cervejas por noite nos fins de semana.
(-) Tabaco
(-) Substâncias ilícitas
História familiar: Mãe (+) para rinite alérgica.
Pai (+) para hipertensão
Irmã (+) para asma
Alergias: Penicilina (urticária, coceira).
Medicamentos: Loratadina 10 mg via oral, quatro vezes ao dia.

Visine, se necessário, para vermelhidão dos olhos.

Tylenol 1.000 mg via oral, se necessário, para dor de cabeça.

Centrum 1 comprimido via oral, quatro vezes ao dia.

Plano de atenção farmacêutica

S: O paciente apresenta coceira, queimação, lacrimejamento e olhos vermelhos. O lacrimejamento excessivo está embaçando a visão.

O: Vermelhidão aliviada por Visine.

A: K. P. é um homem branco, de 22 anos de idade, com conjuntivite alérgica descontrolada. O paciente apresenta alto risco para conjuntivite alérgica sazonal devido a sua história médica. K. P. também apresenta história familiar significativa para rinite alérgica. Embora os sintomas de rinite alérgica do paciente sejam controlados pelo uso de loratadina 10 mg via oral quatro vezes ao dia, os sintomas oculares persistem mesmo com a administração de Visine.

P: Com base nos sintomas do paciente e no história médica e de medicamentos, o cloridrato de olopatadina é uma opção apropriada para o tratamento de sua conjuntivite alérgica. Assim, após verificar que a prescrição de K. P. está completa, o farmacêutico dispensa o medicamento.

Ele deve aconselhar K.P. sobre seu medicamento. A dose prescrita é de uma gota em cada olho afetado, duas vezes ao dia, com intervalo de pelo menos 6 a 8 h (i.e., pela manhã e no final da tarde ou início da noite). Para administrar as gotas oftálmicas, o paciente deve seguir as seguintes instruções:

Lavar completamente as mãos antes de usar o produto.

Com o dedo indicador da mão livre, puxar suavemente a pálpebra inferior para baixo, de modo a criar uma bolsa no olho.

Inclinando a cabeça para trás, colocar o conta-gotas sobre o olho sem encostá-lo.

Antes de instilar uma gota no olho, olhar para cima em direção ao conta-gotas.

Tão logo a gota seja instilada no olho, liberar a pálpebra lentamente. Manter o olho fechado por um minuto.

Enquanto estiver fechado, usar o dedo para aplicar uma suave pressão sobre a abertura do ducto lacrimal (próximo à narina) do olho. Isso serve para manter o medicamento em contato com o olho por mais tempo.

O excesso da solução pode ser gentilemnte removida com um tecido.

Colocar a tampa do produto oftálmico e manter o frasco bem fechado quando não estiver em uso.

Aconselhar K. P. contra o uso de lentes do contato até que a vermelhidão tenha desaparecido. Pelo fato do conservante presente na solução de cloridrato de olopatadina ser absorvido pelas lentes de contato moles, K. P. deve seguir algumas precauções se decidir retomar o uso de suas lentes de contato. K. P. deve esperar pelo menos 10 minutos após instilar as gotas antes de colocar as lentes.

Explicar a K. P. sobre os efeitos colaterais comuns associados ao uso do cloridrato de olopatadina (p. ex., queimação ou dor na forma de agulhada, visão embaçada). Além disso, K. P. deve ser instruído a interroper o uso de Visine enquanto administra esse medicamento.

Relembrar K. P. de armazenar a solução sob temperatura ambiente em posição elevada com a tampa bem fechada. Ele deve observar a data de validade no frasco. Além disso, ele não deve lavar ou trocar o conta-gotas.

APLICANDO OS PRINCÍPIOS E CONCEITOS

ATIVIDADES EM GRUPO

1. Selecione um medicamento oftálmico, um nasal e um para inalação. Em grupos de três, um estudante será o farmacêutico; outro, o paciente; e o terceiro, um observador. O farmacêutico deve aconselhar o paciente sobre um medicamento específico. Após a sessão, o observador e o paciente farão uma crítica construtiva. Os papéis devem ser alternados utilizando um medicamento diferente até que os três alunos tenham desempenhado cada um dos papéis.
2. Use a técnica de *brainstorming** para avaliar como cada uma dessas três formulações: oftálmica, nasal e para inalação pode ser utilizada de modo inadequado ou abusivo pelo paciente e/ou responsável. Determine como a solução de limpeza para lentes de contato rígidas difere de uma solução de umedecimento, umedecimento/imersão e reumedecimento/lubrificante.
3. Entre no *website* da American Optometric Association - www.aoa.org - e complete as folhas de atividades nº 2 e nº 3, as quais foram criadas para pais e educadores (canto inferior esquerdo).
4. Entreviste um colega de classe que use lentes de contato. Determine o tipo de lentes que ele utiliza, revise os procedimentos de uso e cuidado, e identifique qualquer problema associado ao uso de lentes e produtos de cuidado.
5. Organize e execute um estande de cuidados com a saúde em um evento de uma escola local, por exemplo, um encontro de natação. Forneça informação e materiais educativos a pais e participantes sobre doenças comuns de ouvido, incluindo otite externa, sinônimo: ouvido de nadador.

ATIVIDADES INDIVIDUAIS

1. Liste fontes contendo informações sobre o cuidado com os olhos que os fornecedores podem referir aos pacientes e responsáveis, com relação ao uso de produtos para lentes de contato.
2. Entre no *website* da American Photometric Association - www.aoa.org - e resolva os exercícios que foram criados para pais e educadores (canto inferior esquerdo).
3. Descreva o procedimento para desinfecção química de lentes de contato RPG ou moles.
4. Liste precauções associadas a lentes de contato e escreva como você aconselharia um paciente a evitar efeitos colaterais associados a seu uso incorreto.
5. Exercício de cálculo da isotonicidade:
   a. Quantos miligramas de cloreto de sódio devem ser utilizados para manipular a seguinte prescrição:
      Dado: sulfato de efedrina Equivalente em cloreto de sódio = 0,20.

Prescrição	Sulfato de efedrina	0,3 g
	Cloreto de sódio	q.s.p.
	Água purificada q.s.p.	30 mL

      Posologia: Use como indicado.
   b. Quantos gramas de dextrose anidra (equivalente em cloreto de sódio = 0,18) devem ser utilizados para preparar um litro de um *spray* nasal de sulfato de efedrina isotônico 0,5%?
6. Selecione um produto de suspensão/solução especial e desenvolva instruções passo a passo (com ilustrações) demonstrando seu uso apropriado. O aluno então instrui o(a) seu(sua) colega de acordo com o produto selecionado. Devido ao fato de que a seleção de cada estudante será diferente daquelas de seus colegas, elas podem ser coletadas no final do exercício, fotocopiadas, e distribuídas para toda a turma.

*N. de T. *Brainstorming* significa tempestade cerebral ou tempestade de ideias. Trata-se de uma técnica na qual um grupo de pessoas utiliza seus pensamentos e ideias para chegar a um denominador comum.

REFERÊNCIAS

1. Mitra AK. Ed. Ophthalmic Drug Delivery Systems. 2nd Ed. New York: Marcel Dekker, 2003.
2. Reddy IK, Ganesan MG. Ocular therapeutics and drug delivery: an overview. In: Reddy IK, ed. Ocular Therapeutics and Drug Delivery Lancaster, PA: Technomic,1996; 3–29.
3. Reddy IK, Azia W, Sause RB. Artificial tear formulations, irrigating solutions and contact lens products. In: Reddy IK, ed. Ocular Therapeutics and Drug Delivery. Lancaster, PA: Technomic, 1996; 171–211.
4. Edman P. Biopharmaceutics of Ocular Drug Delivery. Ann Arbor: CRC Press, 1993.
5. Lee VHL. Robinson JR. Mechanistic and quantitative evaluation of precorneal pilocarpine distribution in albino rabbits. J Pharm Sci 1979; 68: 673–684.
6. Shell JW. Pharmacokinetics of topicalls applied ophthalmic drugs. Surv Ophthalmol 1982; 26: 207–218.
7. Xiao Q, Hu Y, Chen F et al. A comparative assessment of the efficacy of carbomer gel and carbxymethylcellulose containing artificial tears in dry eyes. Med. Sci 2008 Oct;28(5):592-5.
8. Del Amo EM, Urtti A. Current and future ophthalmic drug delivery systems. A shift to the posterior segment. Drug Discov Today 2008 Feb;13(3-4):135-43.
9. Stoklosa MJ, Ansel HC. Pharmaceutical Calculations, 12th ed. Baltimore: Williams & Wilkins. 2005.
10. Gangrade NK, Gaddipati NB, Ganesan MG, et al. Topical ophtalmic formulations: Basic considerations. In: Reddy IK, ed. Ocular Therapeutics and Drug Delivery. Lancaster, PA: Technomics, 1996; 377–403.
11. Kumar GN. Drug metabolizing enzyme systems in the eye. In: Reddy IK, ed. Ocular Therapeutics and Drug Delivery. Lancaster, PA:Technomics, 1996; 149–167.
12. Optometric Clinical Practaice Guideline. American Optometric Association. 2nd Ed. Available at http://apa.org. Acessado pela última vez em 31 de Dezembro de 2008.
13. Engle JP. Assessing and counseling contact lens wearers. Am Pharm 1993; NS33: 39–45.
14. Engle JP. Prevention of contact lens-related disorders. In: Handbook of Nonprescription Drugs. 16th Ed. Washington, DC: American Pharmacists Association, 2009:547-568.
15. Berkow R, ed. Merck Manual, vol 15. Rahway, NJ: Merck Sharp & Dohme Research Laboratories, 1987; 15: 2242–2244.
16. 63 Federal Register. Human Drugs: Ophthalmic Vasoconstrictor Products warning. Revision and Addiction.1988 Feb 23;(35):8888–8890.
17. Kaye RS, Purewal TS, Alpar OH. Development and testing of particulate formulations for the nasal delivery of antibodies. J Control Release 2009 Apr 17;135(2):127-135(cópia impressa).
18. Csaba N. Garcia-Fuentes M, Alonso MJ. Nanoparticles for nasal vaccination. Adv Drug Deliv Rev 2009, Feb 27:61(2):140-157 (cópia impressa).
19. Boyaka PN, McGhee JR. Cytokines as adjuvants for the induction of mucosal immunity. Adv Drug Deliv Rev 2001 Sep 23;51(1-3):71-79.
20. Liang MT, Davies NM, Blanchfield JT, et al. Particulate systems as adjuvants and carriers for peptide and protein antigens. Curr Drug Deliv 2006 Oct;3(4):379-88 (revisão).
21. Kim HJ, Kim JK, Seo SB, et al. Intranasal vaccination with peptides and cholera toxin subunit B as adjuvant to enhance mucosal and systemic immunity to respiratory syncytial virus. Arch Pharm Res 2007 Mar;39(3):366-371.
22. Castaman G. Desmopressin for the treatment of haemophilia. Haemophilia 2008 Jan;14(Suppl 1):15-20 (revisão).

SEÇÃO VIII
DISPOSITIVOS, SISTEMAS DE LIBERAÇÃO E FORMAS FARMACÊUTICAS NOVAS E AVANÇADAS

CAPÍTULO 18 Radiofármacos

OBJETIVOS

Após a leitura deste capítulo, o estudante será capaz de:

1. Comparar e diferenciar os três principais tipos de decaimentos radiativos (ou seja, alfa, beta e gama).
2. Comparar e diferenciar o uso de radiofármacos no diagnóstico e no tratamento.
3. Identificar o uso diagnóstico e/ou terapêutico e os métodos de liberação dos seguintes radiofámacos: ^{99m}Tc, ^{89}Sr, ^{90}Y, ^{201}Tl, ^{67}Ga, ^{111}In, ^{123}I/^{131}I, ^{153}Sm.
4. Descrever o conceito e o uso farmacêutico da tomografia por emissão de pósitrons (PET).
5. Identificar indicações para os seguintes fármacos não radiativos em medicina nuclear: acetazolamida, azul da prússia, captopril, dipiridamol, adenosina e furosemida.
6. Descrever a organização de uma farmácia nuclear em uma comunidade e em um hospital.
7. Definir o papel do farmacêutico nuclear (p. ex., preparações radiofarmacêuticas, controle de qualidade, dispensação, segurança, consulta).

Por definição, um radiofármaco é um agente farmacêutico radiativo empregado em procedimentos terapêuticos e de diagnóstico (1). A fim de que um produto seja classificado como radiofármaco seguro para uso humano, a preparação deve satisfazer as exigências de uma agência estadual, a State Board of Pharmacy, e de dois órgãos do governo federal, cujas responsabilidades, nesta categoria, possuem jurisdições sobrepostas. Esses órgãos são a U.S. Food and Drug Administration (FDA) e a Nuclear Regulatory Comission (NRC). A abrangência da fiscalização do Board of Pharmacy difere entre os estados. Devido às rigorosas exigências da NRC, alguns "Boards of Pharmacy" acatam as normas desse órgão e não têm regras específicas para farmácias nucleares. Outros conselhos estaduais possuem regras próprias dentro de sua legislação sobre a prática farmacêutica relacionada à farmácia nuclear.*

Nas últimas quatro décadas, a disciplina da farmácia nuclear, ou radiofarmácia, tornou-se altamente especializada e contribuiu de forma positiva para a prática da medicina nuclear. A farmácia nuclear, a primeira especialidade na farmácia reconhecida (em 1978) pelo Board of Pharmaceutical Specialties, enfoca a segurança e o uso eficaz de fármacos radiativos, ou radiofármacos.

A aplicação de radiofármacos é dividida em duas áreas principais: diagnóstico e terapêutica. A área de diagnóstico é bem-estabelecida, enquanto a de medicina nuclear encontra-se em desenvolvimento. Por exemplo, mais de cem produtos radiofarmacêuticos estão disponíveis, com a maior parte tendo aplicação em cardiologia (p. ex., perfusão miocárdica), oncologia (p. ex., localização e imagem de tumor) e neurologia (p. ex., perfusão cerebral). Eles também são usados no diagnóstico por imagem de infecções e em nefrologia. Historicamente, a medicina nuclear tem se estabelecido como modalidade terapêutica para o tratamento de câncer da tireoide, doença de Graves (bócio difuso tóxico), hipertireoidismo e como paliativo na dor óssea associada à metástase do esqueleto. Entretanto, radiofármacos recentes (p. ex., MIBG [*m*-iodobenzilguanidina] marcada com ^{131}I ou ^{123}I) estão sendo usados para tratar o feocromocitoma e o neuroblastoma, e os análogos da somatostatina radiomarcados são empregados para o manejo de tumores neuroendócrinos (p. ex., neuroblastoma) (2). Pesquisas envolvendo o uso de radiofármacos estão sendo realizadas visando ao tratamento de várias outras doenças (p. ex., câncer ósseo primário, câncer ovariano), por meio de estratégias inovadoras (p. ex., carreadores de fármacos) para liberação do fármaco diretamente no tumor. Está previsto que muitos desses radiofármacos logo estarão disponíveis para a cura de doenças.

O radiofármaco consiste em um fármaco e um componente radiativo. A maioria dos radionuclídeos contém um componente que emite radiação gama. Substâncias que têm diferentes números de prótons e nêutrons, quando comparadas aos elementos estáveis, são denominadas *radionuclídeos*. Os radionuclídeos podem ser estáveis ou instáveis; aqueles que são instáveis são radiativos, pois seu núcleo sofre rearranjo, alterando-se para um estado mais estável e perdendo energia.

Uma importante diferença entre os radiofármacos e os medicamentos tradicionais é a ausência de atividade farmacológica dos primeiros. Os radiofármacos são usados como traçadores de processos fisiológicos. A grande vantagem deles é que a radiatividade permite o monitoramento externo de forma não invasiva ou o direcionamento da irradiação terapêutica, com pouco efeito sobre os processos biológicos no organismo. De fato, os radiofármacos possuem um excelente recorde de segurança; além disso, a incidência de seus efeitos adversos é extremamente baixa (3). Entretanto, nas últimas duas décadas foi perpetuado o interesse no desenvolvimento de radionuclídeos não selados para o tratamento de cânceres, a partir de uma ampla variedade de novos carreadores moleculares (p. ex., imunoderivados, marcadores ávidos por receptores [do inglês, *receptor-avid tracers*]). Avanços tecnológicos na farmacologia molecular, química combinatória e bioquímica de peptídeos estão fornecendo meios inovadores (p. ex., vetores dirigíveis) para aumentar a especificidade do radionuclídeo e vetorizar células cancerosas *in vivo*.

A administração sistêmica de radiofármacos para o uso em sítios específicos permite ao médico tratar doenças amplamente disseminadas. Idealmente, os radiofármacos terapêuticos são planejados para agir em locais específicos, com base apenas na função fisiológica do órgão-alvo, mesmo que o local real do tumor seja desconhe-

*N. de R.T. No Brasil, a União tem o monopólio da mineração de elementos radiativos, da produção e do comércio de materiais nucleares, sendo tal monopólio exercido pela Comissão Nacional de Energia Nuclear (CNEN). A CNEN é uma autarquia federal criada em 10 de outubro de 1956 e vinculada ao Ministério de Ciência e Tecnologia. A CNEN licencia e fiscaliza instalações nucleares e radiativas, como reatores, fábricas do ciclo do combustível e instalações que utilizam radioisótopos na medicina, na indústria e nas atividades de pesquisa. As licenças para a aprovação do local, da construção, da operação e da desativação seguem procedimentos com base em normas técnicas e padrões internacionais. Compete à instituição certificar e qualificar profissionais para supervisionar a segurança radiológica dessas instalações, bem como para operar centrais nucleares. Para mais informações, acessar: www.cnen.gov.br. A Resolução RDC nº 63 de 18 de dezembro de 2009 da Anvisa/MS estabelece os requisitos mínimos a serem observados na fabricação de radiofármacos, que devem obedecer às Boas Práticas de Fabricação de Radiofármacos e também aos princípios básicos de Boas Práticas de Fabricação (BPF) de Medicamentos. A Resolução-RDC nº 64, de 18 de dezembro de 2009 estabelece os requisitos mínimos para o registro de radiofármacos no País, visando a garantir a qualidade, a segurança e a eficácia desses medicamentos.

cido. O mecanismo que determina a localização do radiofármaco em um órgão-alvo em particular depende de vários processos, como reações entre antígenos e anticorpos, captura de partículas, ligação aos receptores e transporte de espécies químicas através das membranas, entre outros. O ideal é que, o radiofármaco cause prejuízo mínimo ou tolerável ao tecido adjacente saudável. Entretanto, vários fatores relacionados diretamente às características físicas e químicas do radiofármaco tornam esse objetivo difícil de ser alcançado. A pesquisa continuará a buscar soluções para os problemas relacionados à liberação eficiente de radiofármacos em sítios-alvo. Por exemplo, o tempo de residência da radiatividade no sítio-alvo, os seus catabolismo e metabolismo *in vivo* e a otimização das taxas relativas de fármaco radiomarcado ou a eliminação de metabólitos são fatores a serem determinados. O desenvolvimento de radiofármacos eficazes para o uso terapêutico é um empreendimento difícil e complexo.

INFORMAÇÕES BÁSICAS

Nem todos os átomos de um radionuclídeo rearranjam-se completamente no mesmo instante. O tempo para um radionuclídeo decair a 50% de sua atividade original é denominado meia-vida radiativa. Os radionuclídeos variam amplamente em suas meias-vidas; a do ^{14}C é de 5.730 anos, enquanto a do ^{24}Na é de 15 horas e a do ^{81}Kr, de 13 segundos.

A atividade do material radiativo pode ser calculada por meio de uma equação de desintegração, que permite ao clínico prever a atividade em determinado tempo, antes ou após o exame específico. A equação de decaimento específico é:

$$A_e = A_0 e^{-\lambda t}$$

Em que

A_e é a atividade específica no instante t;

A_0, a atividade inicial;

λ, a constante de decaimento calculada por meio da relação ln 2/meia-vida; e

t, o tempo.

Tabelas de decaimento foram formuladas para vários radionuclídeos pelo cálculo da última porção da equação de decaimento ($e^{-\lambda t}$). Dessa maneira,

$$A_e = A_0 \text{ (fator de decaimento)}$$

A atividade do material radiativo é expressa como o número de transformações nucleares por unidade de tempo. Devido ao decaimento, toda a radiatividade diminui com o tempo, pois cada vez menos átomos sobram enquanto os outros decaem. A fração de núcleos que se desintegram com o tempo é sempre constante, e cada vez menos átomos restam. Quanto maior a constante de decaimento, mais rápido é o decaimento e menor é o tempo de meia-vida. Assim, como demonstrado pela seguinte equação, o tempo de meia-vida é inversamente proporcional à constante de decaimento:

$$t_{½} = \frac{0{,}69315}{\lambda}$$

em que λ é a constante de desintegração, ou de decaimento, que é um valor característico para cada radionuclídeo.

A unidade fundamental da radiatividade é o *curie* (Ci), definido como 3.700×10^{10} transformações nucleares por segundo ou desintegrações por segundo (dps). A multiplicação dessa unidade por 60 permite à definição ser expressa como desintegrações por minuto (dpm). Múltiplos e submúltiplos (p. ex., *milicurie* [mCi], *microcurie* [μCi] e *nanocurie* [nCi]) podem ser expressos também como:

$$1 \text{ milicurie} = 10^{-3} \text{ curie}$$
$$1 \text{ microcurie} = 10^{-6} \text{ curie}$$
$$1 \text{ nanocurie} = 10^{-9} \text{ curie}$$

Em julho de 1974, no encontro da International Comission of Radiation Units and Measurements (ICRU), recomendou-se que, dentro de não mais do que 10 anos, a unidade curie fosse substituída por uma nova unidade SI (Sistema Internacional de Unidades), o inverso de segundos (sec^{-1}) (4). O propósito era que essa nova unidade fosse usada para expressar a atividade em função da velocidade de transformações nucleares espontâneas dos radionuclídeos como uma por segundo (dps). Posteriormente, foi dado a essa nova unidade de atividade o nome de *bequerel*, representado pelo símbolo *Bq*. O objetivo era de que um bequerel fosse equivalente a 1 dps, ou aproximadamente 2.703×10^{-11} Ci. Por exemplo, uma dose de ^{99m}Tc de 15 mCi seria referida como uma dose de 555-megabequerel (MBq). Até o momento, a alteração das unidades de radiatividade, nos Estados Unidos, tem sido lenta.

A quantidade de radiação absorvida pelo tecido no qual a substância radiativa reside é chamada de dose de radiação. Tradicionalmente, esta é medida em rad (do inglês, *radiation absorbed dose*); 1 rad é igual a 100 ergs de energia absorvida por 1 g de tecido. O gray (Gy) é a unidade internacional de dose absorvida, equivalente a 1 joule de energia absorvida em 1 kg de tecido, ou seja, 1 Gy é igual a 100 rad.

As doses de radiofármacos são dispensadas aos pacientes em unidades de atividade, geralmente mCi ou μCi. Agentes terapêuticos tradicionais são dispensados de acordo com os cálculos com base no peso para determinar a atividade apropriada em milicuries. O farmacêutico é o responsável por assegurar que a dose prescrita seja preparada e dispensada. Devido à natureza dos radiofármacos, a quantidade de radiatividade presente em uma unidade de dose no momento da preparação deve ser suficiente para permitir o decaimento da radiação antes que o produto seja administrado.

Os três principais tipos de radiação são alfa, beta e fótons gama (ou raios gama). Desses três tipos, as partículas alfa têm maior massa e carga de radiação, consistindo em dois prótons e dois nêutrons, idênticas ao núcleo do hélio. À medida que uma partícula alfa perde energia, sua velocidade diminui. Então ela atrai elétrons e torna-se um átomo de hélio. A maioria das partículas alfa é incapaz de penetrar nas camadas mais externas da pele ou em um fino pedaço de papel. Entretanto, devido à sua carga elevada, ela causa grande dano nas áreas vizinhas, pela ruptura do ácido desoxirribonucleico (DNA). As partículas beta podem ser tanto elétrons com carga negativa, *negatrons*, ou elétrons positivos, *pósitrons*. Essas duas partículas, β^- e β^+, têm um raio de ação de mais de cem pés no ar e de até cerca de 1 mm no tecido. As partículas beta não são tão destrutivas quanto as alfa, mas podem ser usadas terapeuticamente. As partículas beta possuem grande energia cinética, de centenas a milhões de elétron-volts. A medicina nuclear depende muito de radiofármacos que decaem por emissão de radiação gama. Raios gama são vibrações eletromagnéticas comparáveis à luz, mas apresentam comprimento de onda muito mais curto. Devido ao curto comprimento de onda e à alta energia, a radiação gama é muito penetrante.

Os elétrons Auger originam-se a partir do orbital de elétrons, em vez do núcleo. Assim que existir uma vacância em um orbital inferior, um elétron cai de um orbital superior, e a diferença de energia entre os dois orbitais é emitida na forma de um raio X característico. Na maior parte do tempo, o raio X característico deixa o átomo. Porém, algumas vezes, ele choca-se com um elétron de um orbital superior do mesmo átomo. Então, a transferência de energia do raio X para o elétron é suficiente para liberá-lo do átomo. Esse elétron livre, conhecido como elétron Auger, é similar a uma partícula beta, exceto por apresentar muito menos energia, somente de dezenas a centenas de elétron-volts. Em materiais apresentando números atômicos elevados, existem vários orbitais de elétrons superiores, então muitos elétrons Auger diferentes podem ser produzidos, cada um deles com energia cinética distinta. Dessa maneira, o termo cascata Auger é algumas vezes usado para indicar a produção de diferentes elétrons Auger.

A dose ótima de radiofármaco é aquela que permite a aquisição da informação desejada com a mínima quantidade de radiação ou exposição do paciente. Como consequência, a utilidade clínica de um radiofármaco é determinada principalmente pelas propriedades físicas do radionuclídeo (p. ex., radiação, energia, meia-vida). Portanto, as melhores imagens de diagnóstico, com dose de radiação mais baixa, são obtidas se o radionuclídeo tiver meia-vida curta e emitir unicamente radiação gama. O tecnécio-99m (^{99m}Tc) é o principal exemplo de radionuclídeo com essas propriedades. Sua meia-vida é de seis horas, e a emissão gama é da ordem de 140 keV, detectada de maneira eficiente pela câmara gama. Ele é geralmente conhecido como o radionuclídeo ideal para diagnóstico por imagem. Para uso terapêutico, entretanto, os radionuclídeos devem emitir radiação particulada (partículas beta), que depositam a radiação dentro dos órgãos-alvo. O iodeto de sódio-131 (^{131}I) é o principal exemplo, usado para o hipertireoidismo e para a erradicação da doença metastática da glândula tireoide. Uma vez que o ^{131}I emite as radiações gama e beta, ele pode ser usado para fins de diagnóstico (radiação gama) e terapêutico (partículas beta).

A maioria dos radiofármacos é produzida pela ativação nuclear em um reator. Neste reator, átomos estáveis são bombardeados com excesso de nêutrons. A adição de nêutrons aos átomos estáveis produz átomos instáveis e radionuclídeos. As instalações para a produção, o uso e o armazenamento de produtos radiativos estão sujeitas ao licenciamento pela NRC ou, em certos casos, por agências estaduais. Muitos estados, conhecidos como "estados do acordo", assumiram o poder de licenciamento da NRC. Esses estados concordam em seguir todas as regulamentações da NRC e, em alguns casos, podem ser mais rigorosos. Como para todos os medicamentos, a FDA impõe a adesão estrita às boas práticas de fabricação, à rotulagem e ao uso adequados, dos produtos. O Federal Department of Transportation regula o transporte de radiofármacos, de acordo com o estado e as agências locais.

Os radiofármacos são usados para diagnóstico ou avaliação da evolução de uma doença após a intervenção terapêutica específica. Eles também podem ser empregados para avaliar a toxicidade induzida por fármacos e, em maior extensão, para tratar tecidos doentes.

O perfil de distribuição dos radiofármacos pode ser usado na aquisição de imagens, para a obtenção de informações diagnósticas sobre órgãos e vários sistemas do organismo (5). Os procedimentos de imagem são classificados como *dinâmicos* ou *estáticos*. O estudo dinâmico fornece informações úteis por meio da velocidade de acúmulo e remoção do radiofármaco a partir de um órgão específico. Um estudo estático fornece apenas informações morfológicas e de perfusão, tais como a estimativa da adequação do fluxo sanguíneo, o tamanho, a forma e a posição do órgão e a presença de lesões.

DIAGNÓSTICO POR IMAGEM

Alguns radiofármacos são formulados para serem colocados em um órgão-alvo. O ^{131}I é capturado ativamente pelas células da tireoide, após administração oral de uma cápsula ou solução e absorção para a circulação sistêmica. A extensão da captura de uma dose pela tireoide auxilia na verificação da função dela, ou a imagem da glândula pode ser obtida após a administração. Alternativamente, quando o ácido ortoiodo-hipúrico estiver marcado com o ^{131}I (ortoiodo-hipurato-^{131}I ou OIH) e for injetado por via intravenosa (IV), os túbulos renais secretarão esse agente na urina. A medida da atividade nos rins com uma câmara gama e a plotagem da velocidade de acúmulo e remoção da radiatividade *versus* tempo fornecem a quantificação da função renal. Esse estudo dinâmico, denominado *renograma,* é particularmente útil na avaliação da função renal em pacientes com rins transplantados. A visualização anatômica do rim inteiro é conhecida como pielograma (Fig. 18.1).

Existem, entretanto, limitações quanto ao uso do OIH. Devido à emissão de radiação beta, a dose deve ser mantida em 200 a 400 μCi. A menor dose necessária com a emissão de radiação beta e gama, de 364 keV, produz uma imagem inferior àquela fornecida pelo MAG3-^{99m}Tc, que emite radiação gama pura de 140 keV e permite, assim, a administração de uma dose maior e a obtenção de imagem de melhor qualidade, sem aumentar a carga total da radiação no organismo. O MAG3-^{99m}Tc sofre tanto secreção tubular como filtração glomerular nos rins, fornecendo excelentes renogramas.

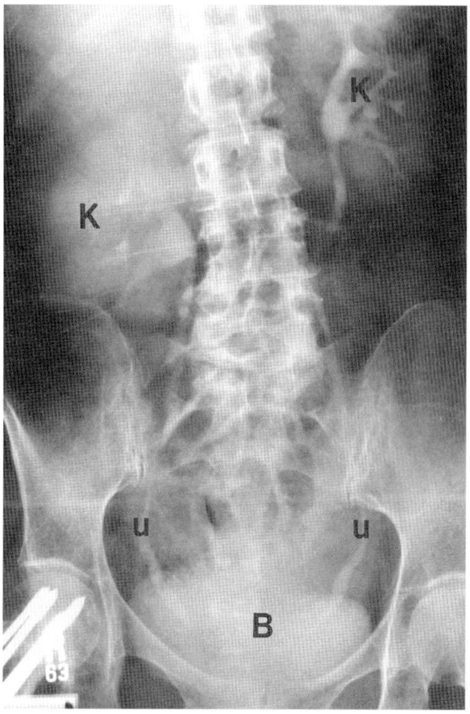

FIGURA 18.1 Pielograma intravenoso em paciente idoso. Notar a visualização do contraste dos rins (K), uretras (u) e bexiga (B). O paciente também apresenta parafusos de fixação em seu quadril direito para estabilização de uma fratura. (Reimpressa, com permissão, de Hunter TB, Walsh TK, Hall JN. *Agents for diagnostic imaging.* In: Block JH, Beale JM Jr, eds. Wilson and Gisvold's Textbook of Organic Medicinal and Pharmaceutical Chemistry, 11th Ed. Baltimore, MD: Lippincott Williams & Wilkins, 2004;478.)

O procedimento de diagnóstico por imagem mais comum é o da imagem da perfusão miocárdica (MPI). Por muitos anos esse procedimento foi realizado com o uso de cloreto taloso Tl-201(^{201}Tl). Entretanto, nos últimos anos, o ^{201}Tl vem deixando de ser o padrão-ouro em MPI, sendo substituído pelos radiofármacos com base no ^{99m}Tc (p. ex., sestamibi-^{99m}Tc, tetrafosmina-^{99m}Tc) (6).

Os radiofármacos são úteis para avaliar a resposta do paciente à terapia medicamentosa e à cirurgia. Esses agentes detectam mudanças recentes na função fisiológica ou em processos bioquímicos finais. Um exemplo é a imagem do pulmão por perfusão usando partículas de albumina macroagregadas-^{99m}Tc na detecção de embolismos. Quando o embolismo é confirmado e a terapia anticoagulante ou trombolítica iniciada, esse agente de perfusão é administrado novamente para avaliar o grau de resolução da terapia medicamentosa. Ventriculogramas cardíacos usando eritrócitos marcados com ^{99m}Tc são utilizados para avaliar a função ventricular esquerda (p. ex., fração de ejeção, movimento das paredes regionais), o efeito da cirurgia (p. ex., enxerto para desviar a artéria coronária, reparação de válvula) ou a resposta à terapia medicamentosa. Do mesmo modo, um estudo da fração de ejeção usando ^{99m}Tc pode ser realizado para avaliar os benefícios dos medicamentos para o coração, como a digoxina.

Os radiofármacos também encontram utilidade no monitoramento terapêutico, incluindo estudos de toxicidade de medicamentos. Por exemplo, a capacidade da doxorrubicina em causar falência cardíaca irreversível é bem-conhecida, e a dose cumulativa desse fármaco não deve exceder 550 mg/m^2. Uma vez que existe muita variação na resposta de cada pessoa ao fármaco, determinações seriadas da fração de ejeção ventricular esquerda usando ^{99m}Tc são úteis para determinar o risco de desenvolvimento de falência cardíaca induzida pela doxorrubicina sobre uma base individual.

USO TERAPÊUTICO DE RADIOFÁRMACOS

Os radiofármacos terapêuticos são moléculas radiomarcadas destinadas a liberar doses terapêuticas de radiação ionizante em sítios de ação, tais como os tumores, com elevada especificidade no organismo. O delineamento de cada agente radioterapêutico requer a otimização do equilíbrio entre o alcance no sítio específico da doença, como o câncer, e a eliminação da radiatividade a partir de tecidos radiossensíveis não alvejados; também é necessário considerar as propriedades físicas de decaimento da radiatividade do radionuclídeo. Conforme já mencionado, as dificuldades encontradas no delineamento e no desenvolvimento de carreadores altamente seletivos incluem a liberação do fármaco radiomarcado e a maximização do tempo de residência da radiatividade nos sítios-alvo, o metabolismo e o catabolismo *in vivo* do agente radiomarcado e a otimização das taxas relativas desse agente ou a eliminação do metabólito dos tecidos não alvejados, entre outros.

Os agentes radiomarcados de fontes não seladas são usados para o tratamento de cânceres há de cinco décadas. A doença da tireoide tem sido tratada com iodeto de sódio, ^{131}I; a policitemia vera pode ser manejada com fosfato sódico, ^{32}P; as efusões peritoniais, podem ser tratadas com fosfato crômico, ^{32}P; e cloreto de ^{89}Sr, EDTMP-^{153}Sm e HEDP-^{189}Re são empregados para aliviar a dor associada a lesões metastáticas dos ossos. O objetivo é usar a radiação beta para destruir de forma seletiva os tecidos doentes. Dessa maneira, uma dose suficientemente pequena deve ser administrada. No caso do ^{131}I, a dose terapêutica é de 5 a 10 mil vezes maior que a dose usada para avaliar a funcionalidade do órgão. As principais indicações da terapia com radioiodo incluem o hipotireoidismo (bócio tóxico difuso, ou doença de Graves, e bócio multinodular tóxico) e a erradicação de metastase (câncer da tireoide).

O principal enfoque da pesquisa atualmente é aumentar o alcance do fármaco nos sítios-alvos internos (p. ex., tumores sólidos, órgãos específicos). O objetivo é aumentar a concentração do fármaco nos tecidos doentes e minimizar seu efeito nos saudáveis. Essa estratégia está sendo investigada na quimioterapia do câncer e na radioimunoterapia (RIT). A RIT usa anticorpos monoclonais (AcMs) antígeno-específicos ou seus reagentes derivados para liberar radionuclídeos terapêuticos nos tecidos tumorais (2). Veículos aprimorados pela bioengenharia (p. ex., anticorpos totais quiméricos e humanizados, fragmentos Fv e peptídeos de domínios regionais hipervariáveis) revigoraram a RIT, e cada vez mais protocolos de pré-vetorização encontram-se disponíveis (2).

A maioria dos fármacos quimioterápicos e peptídeos radioterapêuticos é constituída por moléculas pequenas. Por conseguinte, uma baixa concentração de fármaco é obtida no sítio-alvo, devido, em grande parte, ao metabolismo e à excreção rápidos pelo fígado e pelos rins, respectivamente. Isso limita a quantidade de fármaco disponível no tecido-alvo, a partir da circulação sistêmica. O aumento da dose do fármaco não é uma boa opção, devido às implicações toxicológicas para um ou mais órgãos do corpo. Conjugados covalentes de AcMs pertencem à primeira geração de agentes terapêuticos vetorizáveis, empregada para maximizar a concentração do fármaco nos tumores (7).

Em 1996, a FDA concedeu licença a três fabricantes para comercializarem quatro anticorpos radiomarcados para o diagnóstico por imagem. O CEA-Scan era um fragmento de AcM murino ligado ao ^{99m}Tc. Era reativo com o antígeno carcinoembriônico, um marcador tumoral de câncer do colo e do reto, e indicado com outras modalidades-padrão de diagnóstico para a detecção do câncer colorretal metastático e/ou recorrente. A Cytogen Corporation desenvolveu um sistema ligante contendo substâncias terapêuticas (*cancer cell-killing yttrium in OncoRad Ovarian* e *OncoRad Prostate systems*) e de diagnóstico (*OncoScint Colorectal/Ovarian*) ligadas a uma região carboidrato do AcM. Após a injeção, o AcM ligava-se ao antígeno tumoral vetorizável para facilitar o diagnóstico ou o tratamento. Embora a vetorização tenha sido bem-sucedida com o uso de AcMs radiomarcados circulantes e grandes, a atividade normal do órgão (p. ex., sangue, rins, fígado e medula) era prejudicada. Por conseguinte, o CEA-Scan e o OncoSCint Colorrectal/Ovarian estão atualmente fora do mercado.

Nas últimas duas décadas, pesquisas extensas sobre a terapia com radionuclídeos testaram o uso de íons (peso molecular ou PM de 10^2), fármacos de baixo peso molecular (PM de $10^{2\text{-}3}$), peptídeos (PM 10^3), fragmentos de anticorpos radiomarcados e várias proteínas (PM 10^4), anticorpos intactos (PM 10^5), moléculas caçadoras, ligantes metabolizáveis, sistemas de liberação local, pró-fármacos direcionados a anticorpos e lipossomas para fins de vetorização (PM 10^6) (8). A extensa faixa de tamanhos demonstrada por poucas dessas moléculas ilustra a magnitude que essas substâncias abrangem em relação à faixa de peso molecular (8). Assim, existe um grande potencial de pesquisa envolvendo um número considerável de agentes com diferentes propriedades.

Uma estratégia utilizada para aumentar a concentração de radionuclídeo de dose limitada, que são eliminados rapidamente de um tumor, consistiu em acoplá-los de forma covalente a uma molécula grande (p. ex., AcM dirigível contra um marcador tumoral na superfície do tumor) (9). Devido a seu grande tamanho, esses conjugados de radionuclídeos não são rapidamente excretados pelos rins; eles são removidos de forma lenta da circulação, durante vários dias, pelo sistema reticuloendotelial (SRE). Ainda assim, entretanto, dados demonstram que, embora o radionuclídeo permaneça na circulação sistêmica, muito pouco é localizado no tumor. Dessa maneira, conseguir a captura substancial de conjugados de anticorpos tem sido um grande desafio. As técnicas mais populares de vetorização com AcMs empregam a biotina e a avidina ou o sistema anticorpo-hapteno e sistemas de pró-fármacos ativados por enzimas ou sistemas receptor-ligante (2). Todos esses métodos empregam um conjugado de circulação prolongada vetorizável para obter uma captura substancial pelo tumor, com o uso de uma molécula efetora rapidamente excretável e difusível. Como resultado, é possível obter maiores índices de vetorização em tecidos-alvo em relação aos normais e, consequentemente, diminuição da toxicidade.

O peso molecular, a lipofilicidade e a carga dos agentes de vetorização são propriedades importantes que influenciam as excreções hepática e renal. Peptídeos pequenos solúveis em água demonstram excreção efetiva, que é benéfica para livrar o excesso de compostos marcados com radionuclídeos do organismo. Entretanto, se a excreção é muito rápida, nunca são alcançados níveis eficazes dos agentes nos tumores.

Estima-se que a criação de um agente de vetorização que apresente peso molecular muito elevado reduza a capacidade de difusão do radiofármaco através das paredes dos capilares e, desse modo, comprometa a habilidade de vetorizar em células tumorais disseminadas nos tecidos que apresentam vascularização normal. Portanto, tal vetor permitiria unicamente a vetorização nas áreas de vasculatura tumoral patológica dos tecidos primários ou das metástases. A passagem restrita através das paredes dos capilares também pode prolongar a circulação sistêmica e causar a exposição indesejada dos tecidos normais à radiação. Alternativamente, o aumento no tempo de circulação pode aumentar a captura pelo tumor.

Para evitar a captura e a degradação pelo SRE, os sistemas terapêuticos devem ser delineados de modo a não serem reconhecidos por ele (9). Pode ser realizada a administração de anticorpos não radiativos (*preload*) antes do fornecimento do agente terapêutico para saturar o SRE e modificar a distribuição do anticorpo radiomarcado. A peglação e outras modificações preventivas têm promovido a redução na capacidade do SRE em capturar os agentes macromoleculares.

Na primavera de 2002, a FDA aprovou um novo regime terapêutico para o tratamento do linfoma não Hodgkin de células B de baixo grau. Esse foi o primeiro regime que combinou um AcM com radionuclídeos. O rituximabe é administrado em associação com o ibritumomabe tiuxetana (Zevalin). A terapia é recomendada para pacientes que não responderam à quimioterapia-padrão ou ao uso prévio de rituximabe (Rituxan). O rituximabe e o ibritumomabe tiuxetana vetorizam o antígeno CD20 na superfície dos leucócitos maduros (células B) e linfócitos B observados no linfoma não Hodgkin. Isso é discutido posteriormente neste capítulo.

Os peptídeos têm sido investigados para suceder os anticorpos como veículos para liberação de agentes terapêuticos ou diagnóstico. Os peptídeos possuem a vantagem, sobre os AcMs, de serem eliminados do organismo de modo mais rápido, com nível de toxicidade potencialmente mais baixo (7). Além disso, eles fornecem evidências fisiológicas da evolução da doença ou da progressão do tratamento. Os peptídeos radiomarcados fazem parte de uma nova classe de radiotraçadores, que vetorizam em uma célula ou um tecido, liberando um sinal para diagnóstico ou o agente terapêutico no sítio de ação. Os peptídeos ocorrem naturalmente ou são compostos sintéticos que contêm um ou mais grupos ou sequências de aminoácidos. Sobre as suas membranas plasmáticas, as células expressam proteínas receptoras com afinidade elevada por peptídeos regulatórios, como a somatostatina. Alterações na densidade desses receptores durante a doença, como a superexpressão encontrada em muitos tumores, fornecem a base para novas aplicações terapêuticas e de diagnóstico por imagem (10). Os primeiros compostos aplicados com sucesso para a visualização de tumores foram os análogos radiomarcados da somatostatina. O passo seguinte foi marcar esses análogos com radionuclídeos para a terapia radionuclídeo receptor peptídeo (PRRT, do inglês, *peptide receptor radionuclide therapy*). Os resultados de estudos pré-clínicos e clínicos multicêntricos demonstraram resposta terapêutica efetiva aos análogos radiomarcados da somatostatina no tratamento de tumores receptor-positivos. A infusão de aminoácidos carregados positivamente reduz a captura pelos rins, aumentando a janela terapêutica. Análogos da minigastrina radiomarcados estão sendo aplicados com sucesso na PRRT de tumores CCK-B receptor-positivos, como o carcinoma da tireoide medular (7).

Um exemplo dessa nova classe de radiofármacos é a octreotida, um análogo sintético do hormônio somatostatina, junto ao análogo pentetreotida-^{111}In. O segundo, o OctreoScan, foi o primeiro peptídeo radiomarcado aprovado pela FDA. Esse agente possibilita a detecção de tumores primários e metastáticos pequenos (0,5 a 1 cm), incluindo alguns tipos de tumores cerebrais, neuroendócrinos pancreáticos, neuroblastomas carcinoides, timomas e melanomas, entre outros.

Alguns peptídeos pequenos também têm sido considerados como candidatos a agentes antimicrobianos. Lupetti e colaboradores (11) desenvolveram uma metodologia cintilográfica para estudar o perfil farmacocinético desses peptídeos em animais. Os peptídeos radiomarcados com ^{99m}Tc demonstraram acúmulo rápido nos locais da infecção, mas não na inflamação não infectada. Esse resultado indicou que esses peptídeos antimicrobianos radiomarcados puderam ser usados na detecção da infecção e permitiram uma terapia antibacteriana eficaz nos animais monitorados. Outro achado da pesquisa foi que o procedimento possibilitava a realização de estudos de biodistribuição quantitativos e a obtenção da imagem completa e confiável do organismo em tempo real, sem a necessidade de sacrificar os animais a cada intervalo de tempo.

RADIOFÁRMACOS

A United States Pharmacopeia 30 – National Formulary 25 (USP 30-NF 25) (10) lista 77 fármacos radiativos oficiais (12). Os exemplos são apresentados na Tabela 18.1. Essa tabela descreve alguns dos radiofármacos usados com mais frequência na prática. Vários desses radiofármacos estão sendo empregados para a liberação de AcMs e agentes biotecnológicos. Para um aprofundamento dos conhecimentos sobre fármacos biotecnológicos, incluindo sua terminologia, ver o Capítulo 19.

TECNÉCIO-99m

O ^{99m}Tc possui meia-vida relativamente curta, de cerca de seis horas, permitindo a administração de quantidades grandes de atividade para a obtenção de imagens mais claras e mais rápidas, enquanto expõe o paciente a doses baixas de radiação. Oferece abundância de fótons gama para imagem sem os efeitos prejudiciais da emissão beta. Além disso, seu perfil químico é flexível, o que permite utilizá-lo como agente de ligação para vários fármacos usados em diagnóstico por imagem. Os *kits* estão disponíveis para a preparação de vários compostos marcados com ^{99m}Tc, que auxiliam na imagem hepatobiliar (mebrofenina) e na doença isquêmica cardíaca (sestamibi, tetrofosmina).

O ^{99m}Tc também tem sido usado como marcador para AcMs, devido à sua ampla disponibilidade em farmácias nucleares e por ser relativamente barato e fácil de obter. Ele fornece dosagem de radiação baixa e detecção de fótons muito eficiente por cintilografia planar. Infelizmente, o uso dis-

TABELA 18.1 **Radiofármacos representativos e seus principais usos**

FÁRMACO	NOME COMERCIAL	PRINCIPAIS USOS
Oxiquinolina-^{111}In	Indium-111 Oxine	Plaquetas e leucócitos autólogos radiomarcados
Capromabe pendetida -^{111}In	ProstaScint	Anticorpos monoclonais para imagem do câncer de próstata
Pentetreotida-^{111}In	OctreoScan	Imagem de tumores neuroendócrinos
Iodeto de sódio-^{123}I	-	Imagem e captura pela tireoide
Iodeto de sódio-^{131}I	-	Imagem, captura e terapia da tireoide
Tositumomabe-^{131}I	Bexxar	Tratamento do linfoma não Hodgkin
MIBG-^{131}I	-	Tratamento de tumores neuroendócrinos
Exametazima-^{99m}Tc	Ceretec	Perfusão cerebral, radiomarcação de leucócitos autólogos
Macroagregado-^{99m}Tc	Pulmonite	Albumina de perfusão pulmonar
Mebrofenina-^{99m}Tc	Choletec	Imagem hepatobiliar
Medronato-^{99m}Tc (MDP)	-	Imagem óssea
Mertiatida-^{99m}Tc	Technescan MAG3	Imagem renal
Oxidronato-^{99m}Tc (HDP)	OctreoScan HDP	Imagem óssea
Pentetato-^{99m}Tc (DTPA)	Techneplex, Technescan DTPA	Imagem e estudos da função renal; imagem da ventilação radioaerossol
Pertecnetato-^{99m}Tc	-	Imagem da tireoide, glândulas salivares, mucosa gástrica ectópica, glândulas da paratireoide, dacriocistografia, cistografia
Eritrócitos-^{99m}Tc	Ultratag	Imagem de hemorragia gastrintestinal, câmaras cardíacas, primeira passagem cardíaca, imagem de equilíbrio
Sestamibi-^{99m}Tc	Cardiolite, Miraluma	Imagem de perfusão do miocárdio, tumor de mama
Enxofre coloidal-^{99m}Tc		Imagem do sistema reticular endotelial, medula óssea, esvaziamento gástrico, refluxo gástrico, linfocintilografia, artogramas
Tetrofosmina-^{99m}Tc	Myoview	Imagem de perfusão miocárdica
^{201}Tl	-	Imagem de perfusão miocárdica, imagem do tumor e da paratireoide
^{133}Xe	Dupont Xenon, Mallinckrodt Xenon, GE Healthcare Xenon	Imagem da ventilação pulmonar
Microesferas-^{90}Y	TheraSphere	Terapia do carcinoma hepatocelular diagnosticado por biópsia
Ibitumomabe tiuxetana-^{90}Y	Zevalin	Linfoma não Hodgkin
Lexidronamo-^{153}Sm (EDTMP)	Quadramet	Paliativo da dor óssea de metástases esqueléticas
DOTPM-^{166}Ho	-	Terapia do câncer ósseo
HEDP-^{186}Re	-	Terapia do câncer ósseo

seminado desse radionuclídeo em imunocintilografia tem sido impedido pela falta de um método estável, eficiente e simples para acoplar o ^{99m}Tc na molécula do anticorpo.

O enxofre coloidal marcado com tecnécio é utilizado para obtenção de imagens das células do SRE, funcionais no fígado, no baço e na medula óssea (13). A fagocitose, ou seja, a captura física das partículas coloidais pelas células de Kupffer do SRE, direciona os radiofármacos ao órgão-alvo. Além disso, ele também tem sido utilizado para outros diagnósticos como, por exemplo, para a obtenção de imagens de vasos e nódulos linfáticos que drenam em um órgão específico ou sítio da doença. A administração subcutânea, intradérmica e intersticial dessa preparação causa dor e desconforto no sítio da injeção, então o cloridrato de lidocaína é utilizado em uma injeção separada antes de aplicar o enxofre coloidal-^{99m}Tc. Dura e Hinkle avaliaram a estabilidade da mistura coloidal com cloridrato de lidocaína 1% e determinaram que a adição de 0,2 mL de cloridrato no preparado coloidal e o posterior armazenamento das seringas por até oito horas não afetaram a pureza radioquímica da mistura nem alteraram substancialmente o seu pH (13).

Devido a disponibilidade, preço, dose de radiação e qualidade da imagem, o uso do ácido dietilenotriaminopentacético (DTPA-^{99m}Tc; pentetato) é preferido em procedimentos no líquido cerebrospinal que requerem menor tempo de obtenção de imagem via injeção intratecal. Entretanto, ao contrário do cloreto de índio-111 (DTPA-^{111}In), o DTPA-^{99m}Tc não é aprovado pela FDA para injeção intratecal (14).

CLORETO DE ESTRÔNCIO-89

O cloreto de estrôncio-89 (^{89}Sr) (Metastron) é uma solução aquosa, estéril e livre de pirogênios para uso IV, que não contém conservantes. Ele decai por emissão beta, com meia-vida física de 51 dias. A emissão beta é muito prejudicial ao tecido esquelético, portanto, seu uso clínico é reservado ao alívio da dor associada a tumores primários e metástases (lesões blásticas) ósseos. Uma vantagem do ^{89}Sr é que ele é retido e acumulado em lesões ósseas metastáticas em maior extensão do que no tecido ósseo saudável.

Após administração IV, os compostos de estrôncio demonstram características similares aos análogos do cálcio. São eliminados com rapidez da circulação sistêmica e localizam-se seletivamente no osso mineral. A captura de ^{89}Sr pelos ossos ocorre preferencialmente nos sítios de osteogênese imperfeita, condição caracterizada pela formação de ossos propensos a fraturas. Desse modo, conforme mencionado, ele é útil em tumores primários e lesões metastáticas ósseos.

Em consequência de sua toxicidade na medula óssea, a relação risco-benefício deve ser avaliada antes da administração do ^{89}Sr. Ele deve ser usado com cautela em pacientes que apresentem uma contagem de plaquetas abaixo de 60 mil e de leucócitos abaixo de 2.400. Após a administração de ^{89}Sr, exames de sangue semanais devem ser realizados, e as condições do paciente, monitoradas. Uma vez que a recuperação hematológica ocorre seis meses após o tratamento, um período de no mínimo 90 dias é necessário para reiniciar a administração.

Uma pequena porcentagem de pacientes que recebem o ^{89}Sr relata aumento transitório da dor óssea cerca de 36 a 72 horas após a injeção. Essa reação é leve, autolimitada e controlável com a administração de analgésicos. O alívio da dor decorrente da administração de ^{89}Sr ocorre de 7 a 20 dias após a injeção, sendo o seu uso benéfico por diminuir a dependência de opioides.

ÍTRIO-90

O ítrio-90 (^{90}Y), um metal radiativo trivalente, é um radionuclídeo que emite puramente partículas beta. Ele possui meia-vida de 64,2 horas (2,68 dias), sendo frequentemente usado em estudos humanos, em parte devido à sua disponibilidade comercial na forma de produto estéril, livre de pirogênios e sua atividade específica elevada (15). Sua principal aplicação terapêutica é na RIT de tumores sólidos e linfomas. Além disso, é empregado como paliativo para dor de tecidos moles.

A TheraSphere é um dispositivo terapêutico aprovado para o tratamento do câncer de fígado (Fig. 18.2). Está sendo usada em portadores de carcinoma hepatocelular irressecável diagnosticado por biópsia. É administrado em pacientes conscientes por meio de um cateter inserido na artéria femoral, sendo liberado diretamente na artéria hepática na radiologia vascular intervencional, no lóbulo esquerdo ou direito do fígado. Geralmente, os pacientes recebem dois tratamentos em cada lóbulo do fígado.

Patenteado em 1988, esse dispositivo consiste em microesferas de diâmetro médio, que varia de 20 a 30 μm (aproximadamente o tamanho de dois eritrócitos), ligadas no âmbito químico a um emissor de partículas radiativas beta (^{90}Y). Após a injeção, o produto emite radiação no tecido em uma extensão média de 2,5 mm a 1 cm. Essas microesferas se alojam na porção final das arteríolas e dos capilares dos tumores, minimizando ou prevenindo a liberação do radionuclídeo em outros órgãos e tecidos.

Esferas de vidro livres de pirogênios e estéreis são produzidas pela incorporação de óxido de ^{89}Y em sua matriz. Posteriormente, o bombardeamento por nêutrons é usado para converter o ^{89}Y

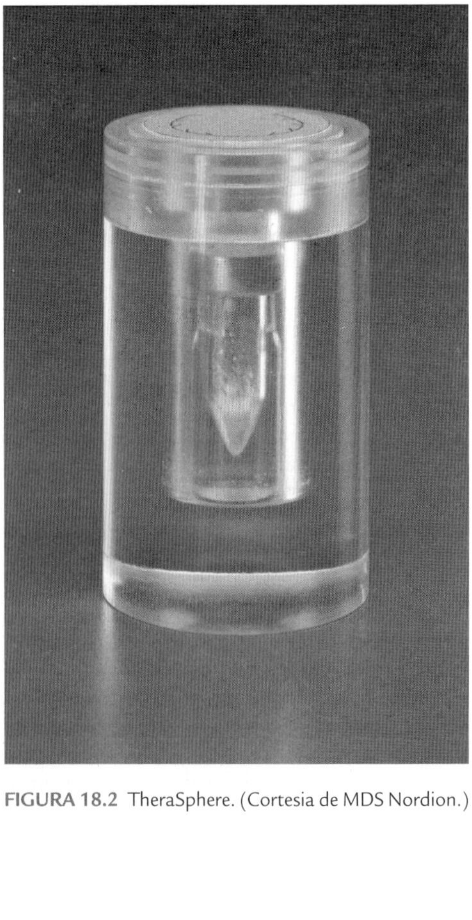

FIGURA 18.2 TheraSphere. (Cortesia de MDS Nordion.)

em ^{90}Y. Uma vez que o ^{90}Y está incorporado nas esferas, ele não é lixiviado do vidro nem metabolizado. Esse procedimento previne a sua mobilidade *in vivo* para órgãos e tecidos distantes (15).

O ^{90}Y decai para o zircônio-90 estável. Cada tratamento libera cerca de 150 Gy ou 15.000 rad no lóbulo do fígado. Geralmente, 135 a 540 mCi de ^{90}Y (5 a 10 GBq) são liberados em 10 mL de solução salina contendo de 2 a 8 milhões de microesferas. Isso é injetado em poucos minutos na artéria hepática direita ou na esquerda. Os pacientes são avaliados a cada mês após o tratamento. Exames de sangue realizados regularmente avaliam a função hepática e a contagem sanguínea, assim como a tomografia computadorizada (TC) ou a imagem por ressonância magnética (RM) do fígado.

CLORETO DE TÁLIO-201

O cloreto de tálio-201 (^{201}Tl) está disponível na forma de solução estéril e livre de pirogênios para administração IV (Fig. 18.3). Ele demonstra meia-vida de 73,1 horas e decai, por captura de elétrons, a mercúrio, ^{201}Hg. O ^{201}Tl é um análogo do potássio, pois sofre transporte ativo rápido para dentro do miocárdio. Dessa maneira, é um agente vantajoso na MPI para localização e diagnóstico do infarto do miocárdio.

Ele também tem valor prognóstico com relação à sobrevida. Quando administrado em pacientes clinicamente estáveis logo após o começo dos sintomas do infarto do miocárdio, ajudando a avaliar o local e o tamanho do defeito da perfusão. O ^{201}Tl também pode ser usado como diagnóstico complementar da doença isquêmica do coração, ou seja, a doença arterial coronariana aterosclerótica, quando usado em conjunto com o teste de esforço. A isquemia diagnosticada com ^{201}Tl tem mostrado ser um forte prognóstico de mortalidade a longo prazo, na doença arterial coronariana (16). Entretanto, a sobrevida após a cirurgia vascular é melhorada significativamente se pacientes com isquemia moderada a grave, verificada pela varredura pré-operatória com ^{201}Tl, forem submetidos à revascularização coronária seletiva (16).

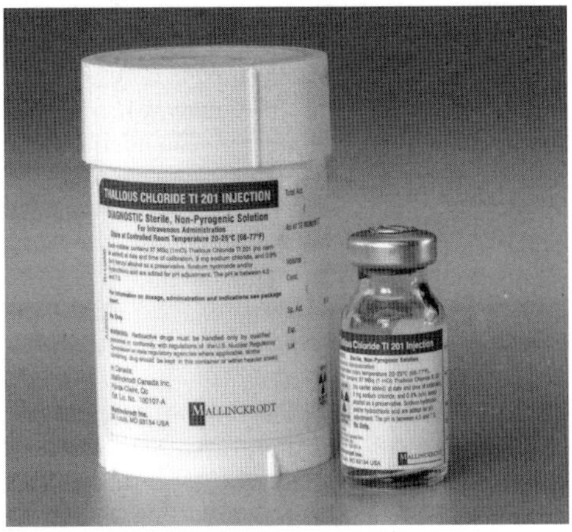

FIGURA 18.3 Embalagem do produto cloreto de tálio-201. (Cortesia de Mallinckrodt Medical.)

Quando usado com o teste de esforço, para fazer a diferenciação entre tecido isquêmico e infartado, o ^{201}Tl deve ser administrado no início de um período de estresse máximo, que é mantido por 30 segundos após a injeção. A imagem é obtida 10 minutos após a administração para obter razões máximas entre a radiação no tecido-alvo e a de fundo. Se o paciente for incapaz de passar por um exercício de estresse em escada rolante, em decorrência de problemas físicos, medicamentos (p. ex., Adenoscan, Persantine) podem ser usados para induzir o estresse cardíaco.

O ^{201}Tl sofre rápida redistribuição no tecido normal. Em decorrência da redução do fluxo sanguíneo, a captura e a remoção do ^{201}Tl não são rápidas no tecido cardíaco isquêmico. Se a imagem de estresse não demonstrar a captura do ^{201}Tl, o tecido é classificado como infartado.

CITRATO DE GÁLIO-67

O citrato de gálio-67 (^{67}Ga) encontra-se disponível na forma de uma solução aquosa estéril e livre de pirogênios. Quimicamente, esse fármaco comporta-se como o íon férrico (Fe^{+3}) e apresenta meia-vida de 78 horas.

O ^{67}Ga pode se localizar em certos tumores primários e metastáticos viáveis e em focos de infecção. Estudos investigativos demonstram que talvez o ^{67}Ga acumule-se nos lisossomas e ligue-se a uma proteína intracelular solúvel. O ^{67}Ga pode ser útil para determinar a presença e a extensão de tumores malignos associados a doença de Hodgkin, linfomas e carcinomas broncogênicos. Também pode ser útil para a localização de lesões inflamatórias focalizadas (p. ex., sarcoidose, abscessos e pielonefrites). Apresenta utilidade no diagnóstico e no monitoramento da pneumonia por *Pneumocystis carinii* na Aids e pode ser usado como teste de *screening* em casos de febre prolongada, quando exames físicos, testes laboratoriais e outros estudos de imagem não revelam a origem (febre de origem não determinada) (17).

Isso porque o 2-[^{18}F], fluor-2-desoxi-D-glicose (FDG) substituiu os outros usos do ^{67}Ga.

O uso concomitante de Fe^{+3} pode aumentar a excreção renal do ^{67}Ga pelo organismo. Embora o mecanismo exato não seja claro, estima-se que níveis séricos elevados de ferro possam deslocar o ^{67}Ga dos sítios de ligação das proteínas plasmáticas e apressar sua excreção, resultando na diminuição de sua concentração no abscesso ou tumor.

Razões de concentração ótimas de radiação no tecido-alvo e de fundo são frequentemente obtidas 48 horas após a injeção, e o atraso na obtenção da imagem é necessário para possibilitar o alcance de valores ideais. Entretanto, variações biológicas consideráveis ocorrem entre indivíduos, e uma imagem aceitável pode ser realizada somente de 6 a 120 horas após a injeção. As razões de concentração da radiação-alvo e da de fundo também dependem da área de interesse. Por exemplo, uma varredura na parte inferior do abdome pode ser impedida pela excreção fecal do ^{67}Ga. Assim, o uso de laxativos facilita a varredura no paciente. Ambas as injeções de ^{201}Tl e ^{67}Ga contêm álcool benzílico como conservante. Isso pode ser problemático para pacientes que têm hipersensibilidade a esse conservante.

CLORETO DE ÍNDIO-111

O cloreto de índio-111 (^{111}In) tornou-se um radionuclídeo popular como marcador para AcMs (Fig. 18.4). A vantagem do uso do ^{111}In em imunocintilografia reside em sua meia-vida longa, que permite a obtenção de múltiplas imagens até 10 a 14 dias após a administração. Como carece de emissão beta, ele pode ser administrado em doses altas. Enfim, diferentemente dos complexos radioiodados, os complexos AcM-^{111}In são estáveis no organismo.

O pentetida capromabe (ProstaScint) é um agente de imagem ligado ao ^{111}In. Esse fármaco dirige-se e liga-se ao câncer de próstata e a suas metástases. Imagens realizadas com ProstaScint auxiliam no controle da doença, identificando quando o câncer foi metastatizado a partir da próstata para os linfonodos regionais ou tecidos moles distantes. Ele também é usado como agente de imagem diagnóstica em pacientes prostatectomizados com elevados níveis do antígeno próstata-específico ou na avaliação de metástases equívocas ou negativas, em indivíduos sob grande suspeita clínica de doença metastática oculta. Esse produto foi aprovado para uso pela FDA em 1996.

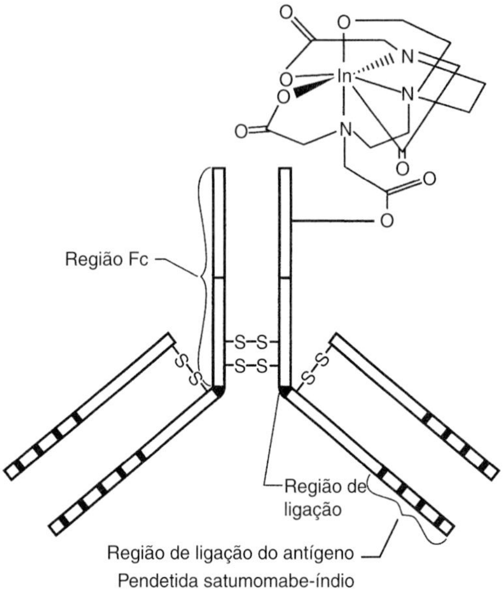

FIGURA 18.4 Molécula do pendetida satumomabe-índio ligada ao anticorpo monoclonal. A região de ligação do antígeno também é ilustrada. (Reimpressa, com permissão, de Hunter TB, Walsh TK, Hall JN. *Agents for diagnostic imaging*. In: Block JH, Beale JM Jr, eds. Wilson and Gisvold's Textbook Organic Medicinal and Pharmaceutical Chemistry. 11th Ed. Baltimore, MD: Lippincott Williams & Wilkins, 2004; 470.)

O ibritumomabe tiuxetana (Zevalin), aprovado para uso em 2002, é um AcM marcado com ^{111}In e ^{90}Y, em um protocolo de duas etapas, para o tratamento do linfoma não Hodgkin de células B transformadas e de baixo grau refratário (Fig. 18.5). O ^{111}In é usado em estudos de biodistribuição e é administrado uma semana antes da aplicação do ibritumomabe tiuxetana-^{90}Y. Esse procedimento assegura a biodistribuição adequada da dose-teste. Se a biodistribuição for considerada inaceitável, o segundo passo do procedimento não é implementado. Esse produto funciona como uma bomba inteligente. Trata-se de um anticorpo que contém um radionuclídeo acoplado, que procura e se liga às células contendo receptores CD20. O rituximabe é administrado antes do Zevalin (um anticorpo não ligado) em ambas as etapas, para identificar a maioria das células B normais e, assim, reduzir a toxicidade.

As duas etapas do regime terapêutico são:

1. Inicialmente, o rituximabe é infundido em quantidade igual a 250 mg/m^2 a 50 mg/h.

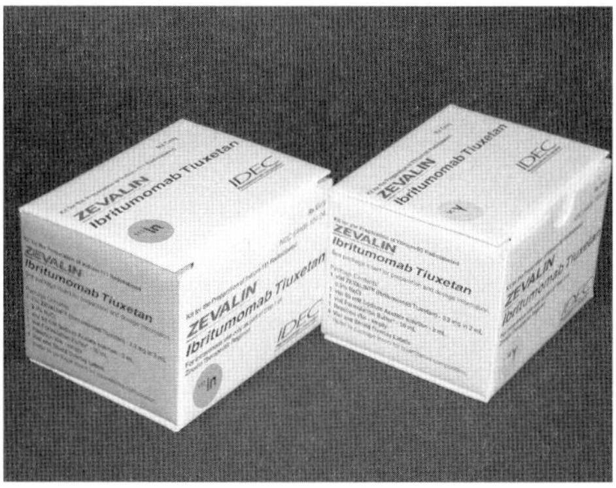

FIGURA 18.5 Embalagem do produto Zevalin. (Cortesia de Biogen IDEC.)

A dose é aumentada em 50 mg/h a cada 30 minutos até alcançar o máximo de 400 mg/h. Durante a infusão, o paciente deve ser monitorado quanto a reações de hipersensibilidade, e, se isso ocorrer, a infusão é interrompida. Se a hipersensibilidade for tratada, a infusão é retomada na metade da velocidade inicial, assim que os sintomas tiverem desaparecido. Dentro de quatro horas após a infusão de rituximabe, 5 mCi de ibritumomabe tiuxetana são injetados, por 10 minutos, com o uso de uma seringa blindada, para reduzir a exposição durante a administração. A biodistribuição do fármaco é assegurada pela imagem obtida dentro de 2 a 24 horas e, novamente, após 48 horas. Se a biodistribuição for aceitável, a segunda etapa da administração será realizada após sete dias do início da terapia. Contudo, se a biodistribuição for inaceitável, a segunda etapa da terapia não será instituída.

2. Após 7 a 9 dias da primeira etapa, o paciente recebe a infusão de 250 mg/m^2 de rituximabe, em uma velocidade inicial de 100 mg/h. A dose aumenta em 100 mg/h a cada 30 minutos até alcançar o máximo de 400 mg/h. A dose terapêutica é então administrada de acordo com a contagem plaquetária do paciente. Uma vez que os efeitos colaterais mais frequentes dessa terapia são trombocitopenia e neutropenia, se a contagem das plaquetas do paciente estiver acima de 150 mil células/mm^3 após a infusão do rituximabe, uma dose de 0,4 mCi/Kg de ibritumomabe tiuxetana-^{90}Y é administrada. Se a contagem de plaquetas estiver entre 100 mil e 150 mil células/mm^3, 0,3 mCi/Kg de ibritumomabe tiuxetana-^{90}Y é administrado durante 10 minutos. Em nenhum caso, o total da dose administrada deve exceder 32 mCi. Se a contagem de plaquetas estiver abaixo de 100 mil células/mm^3, o fármaco não deve ser administrado.

O regime terapêutico é fornecido em dois diferentes conjuntos (Fig. 18.5), que contêm todos os componentes não radiativos necessários para produzir uma única dose de ibritumomabe tiuxetana marcado com ^{111}I e ^{90}Y. Visto que o ^{90}Y é um radionuclídeo que emite partículas beta, devem ser tomadas precauções extremas para proteger a equipe envolvida na administração e os pacientes, para que os níveis de exposição à radiação sejam mínimos. Embora o controle de contaminação seja importante no manuseio de qualquer radiofármaco, ele é primordial quando se trabalha com um emissor de radiação beta puro, por exemplo, o ^{90}Y. Uma preocupação primária no manuseio de emissores de radiação gama, como o ^{99m}Tc, é evitar sua radiação penetrante, que é inversamente proporcional ao quadrado de sua distância. A radiação de emissores de radiação beta puros estende-se somente alguns milímetros de sua fonte e pode ser protegida com escudos de acrílico, porém, contaminações pela pele por esses agentes resultam em uma grande dose radiativa para os profissionais da saúde.

IODETO DE SÓDIO-123

O iodeto de sódio-123 (^{123}I) está disponível na forma de uma cápsula oral e é geralmente preferível ao ^{131}I, pois libera doses mais baixas de radiação e produz imagens melhores. É usado em diagnóstico para avaliar a morfologia e a função da tireoide. O ^{123}I emite unicamente raios gama. Em pacientes eutireoidianos, 5 a 30% da dose administrada é concentrada na glândula tireoide em 24 horas, tendo meia-vida efetiva de 13 horas. A atividade administrada remanescente é distribuída dentro do fluido extracelular e possui meia-vida efetiva de oito horas. Embora seja mais caro que o ^{99m}Tc, o ^{123}I produz imagem superior, devido à sua maior razão de radiação entre tecido-alvo e de fundo. Além disso, ele fornece uma dose de radiação mais baixa.

Os farmacêuticos devem levar em consideração que fármacos administrados concomitantemente podem diminuir a captura do ^{123}I pela tireoide por uma série de razões. Desse modo, recomenda-se que os medicamentos sejam suspensos por certo período antes da administração do ^{123}I. Por exemplo, o uso de corticoides deve ser suspenso uma semana antes da administração do ^{123}I, e o de benzodiazepinas, quatro semanas antes. Vitaminas, expectorantes, antitussígenos e medicamentos de uso tópico contendo iodo (p. ex., clioquinol, Betadine®) devem ser suspensos 2 a 4 semanas antes da administração do ^{123}I.

IODETO DE SÓDIO-131

O ^{131}I está disponível na forma de solução volátil, que pode ser adquirida diretamente do fabricante ou manipulada em uma farmácia nuclear, em cápsulas ou em solução. Em pequenas quantidades, é usado em estudos da função da tireoide ou em testes de captura na determinação da fração de radiatividade que atinge a glândula. O teste de captura pela tireoide é usado no diagnóstico do hipertireoidismo e no cálculo da atividade a ser administrada na terapia iodoradiativa.

Geralmente, a dose de ^{131}I é de 2 a 5 mCi. A dose terapêutica é maior, em geral de 5 a 200 mCi. O limite superior pode ser usado para determinar quanto de radiação um paciente em particular pode suportar. Entretanto, uma dose maior que 200 mCi não costuma ser administrada.

O ^{131}I também é indicado para a avaliação do tamanho da glândula e da presença de nódulos na tireoide, carcinomas e massas na região lingual, no pescoço e no mediastino, assim como na localização de tumores metastáticos tireoidianos. Ele encontra utilidade na avaliação pré e pós-operatória de pacientes com carcinoma da tireoide e pode ser empregado para assegurar a eficácia terapêutica do tratamento nesses indivíduos.

As emissões beta do ^{131}I matam o tecido da tireoide, e, em pequenas quantidades, ele pode ser usado no diagnóstico por imagem da glândula. Ele não é recomendado para esse fim devido a seu tempo de meia-vida relativamente longo (oito dias), emissão de radiação beta e pouca resolução das imagens produzidas em câmara gama. Entretanto, o ^{131}I é empregado no lugar do ^{123}I se o custo for levado em consideração. O ^{131}I também é usado em caso de indisponibilidade do ^{123}I.

O tempo de visualização da radiatividade é de 18 a 24 horas. Entretanto, a imagem de metástases da tireoide é em geral realizada em 24 a 96 horas para permitir o máximo de captura e a mínima retenção sanguínea.

O tositumomabe com ^{131}I (Bexxar) é um AcM que tem como substância radiativa o ^{131}I ligado a ele. O AcM dirige-se e liga-se a um receptor proteico (CD20) sobre a superfície de células normais e malignas, sendo indicado no tratamento do linfoma não Hodgkin folicular CD20 positivo, com ou sem transformação, refratário ao rituximabe e reincidente após a quimioterapia. Uma vez ligado às células-alvo, o produto libera a radiação pela qual aumenta o efeito assassino do anticorpo. As células B normais recuperam-se em nove meses, pois a células B parentes não possuem o receptor CD20.

Tumores neuroendócrinos, como o neuroblastoma e o feocromocitoma, são tratados, em adultos com *m*-iodobenzilguanidina (MIBG-^{131}I), um análogo estrutural da guanetidina que possui semelhanças estruturais com a noradrenalina (11). Esse fármaco é capturado seletivamente por neurônios adrenérgicos, pela medula suprarrenal e por algumas células neuroendócrinas cancerosas, por meio de um mecanismo de captura ativo, na membrana celular. Trata-se de um bom exemplo de como a terapia com radionuclídeos vetorizáveis pode ser usada para o tratamento alternativo de tumores neuroendócrinos, como o neuroblastoma, um câncer pediátrico heterogêneo, com conduta clínica relacionada às características biológicas do tumor. Estima-se que 50% dos portadores desse tumor tenham características de doença de alto risco, na qual a taxa de sobrevida global é menor que 40%. A maioria dessas crianças tem dor significativa associada ao tumor na fase terminal. Frequentemente, a dor é difícil de tratar. Na radioterapia vetorizável em doses submieloablativas, o MIBG-^{131}I demonstra efeito paliativo em neuroblastomas altamente refratários. A maioria dos pacientes demonstra melhoras subjetivas da dor e/ou da *performance* (18). Uma revisão retrospectiva realizada por Bomanji e colaboradores (19) demonstra que o MIBG-^{131}I também produz resposta terapêutica satisfatória em adultos com tumores neuroendócrinos metastáticos.

SAMÁRIO-153

O samário-153 (^{153}Sm) tem meia-vida curta, 46,3 horas (1,9 dias), sendo útil na administração de repetidas doses; a dificuldade reside em sua manufatura e sua distribuição. É um emissor beta de baixa energia, sendo adequado no tratamento de agregados pequenos de células tumorais. A faixa de sua emissão beta é curta e fornece boa proporção osso-medula. A mielotoxicidade tem sido manejável no protocolo de dose aprovado (1 mCi, ou 37 MBq, por quilograma) (2).

O ^{153}Sm é quelado com o etilenoaminotetrametilenofosfônico (EDTMP-^{153}Sm, Quadramet) para o alívio da dor em pacientes com lesões ósseas metastáticas osteoblásticas confirmadas, realçadas na varredura óssea (2). A dose recomendada é de 1 mCi (37 MBq) por quilograma, administrada por via IV, durante um minuto, por meio de um catéter de demora e seguida por um *flush* salino. A excreção desse quelato radiomarcado ocorre quase que exclusivamente pelos rins, na urina. Dentro dos primeiros 15 minutos da administração do complexo, a localização nos rins e no esqueleto é alta em relação aos outros órgãos e tecidos. Após 30 minutos da administração, a maior parte da radiatividade não associada ao osso está presente na urina. O paciente deve ser aconselhado a urinar com frequência após a administração do produto para minimizar a exposição da bexiga à radiação.

Várias triagens clínicas demonstram alívio significativo da dor em aproximadamente 70 a 80% dos pacientes que receberam a dose IV-padrão de 1 mCi por quilograma. A toxicidade é limitada à supressão da medula óssea, manifestada por redução da contagem de leucócitos e trombocitopenia. O nadir (ponto mais baixo) para tal circunstância é de quatro semanas após a administração, com a recuperação dos níveis normais em seis semanas.

AcMs marcados com ^{153}Sm estão sendo usados na pesquisa com animais para estudar a angiogênese, ou seja, o desenvolvimento de novos vasos sanguíneos a partir dos preexistentes. O fator de crescimento endotelial vascular ativador é essencial para esse processo, e a pesquisa está sendo realizada em animais de laboratório usando AcMs antiendoteliais radiomarcados (^{153}Sm e ^{99m}Tc), que estão localizados na nova vasculatura cancerosa (20).

HÓLMIO-166

O hólmio-166 (^{166}Ho), quando complexado com o ácido 1,4,7,10-tetra-azaciclododecano-1,4,7,10-tetrametilenofosfônico (DOTMP-^{166}Ho), demonstra potencial para o tratamento do mieloma múltiplo e a remoção da medula óssea. É um complexo que se dirige ao osso e emite partículas beta altamente energéticas (E_β (máx) = 1,85 MeV). A ampla faixa dessas partículas beta produz supressão excessiva da medula e destrói suas células distantes da superfície do osso, onde o DOTMP-^{166}Ho se deposita. Assim, ele pode ser usado para a erradicação de células de mieloma múltiplo e células-tronco normais no espaço medular.

O complexo macroagregado de hidróxido férrico-^{166}Ho (FHMA-^{166}Ho) demonstra experimentalmente resultados benéficos nas articulações metatarsofalângicas e metacarpofalângicas equinas. As articulações equinas inflamadas com hiperplasias de conteúdo sinovial podem ser beneficiadas pela sinovectomia induzida pela radiação do FHMA-^{166}Ho, se a formação excessiva de cicatrizes puder ser evitada.

LUTÉCIO-177

O lutécio-177 (^{177}Lu) está sendo investigado em mais de 30 aplicações clínicas, incluindo o tratamento de câncer de colo, câncer ósseo metastático, linfoma não Hodgkin, câncer ovariano e de pulmão. Estima-se que mais de 500 mil casos novos desses tipos de câncer ocorram a cada ano nos Estados Unidos e aproximadamente 2 milhões no mundo todo. O ^{177}Lu é um metal terroso raro, cuja meia-vida é de 6,75 dias, que emite partículas beta (E = 149 KeV), penetrando de 0,2 a 0,3 mm nos tecidos moles. Em comparação ao ^{90}Y, uma maior porcentagem de energia radiativa do ^{177}Lu será absorvida por tumores muito pequenos e micrometástases (6).

O ^{177}Lu também emite dois raios gama de baixa energia (113 e 208 KeV) e em pouca abundância, o que permite a obtenção de imagem em uma câmara gama, mas oferece menor risco à saúde da equipe do que o ^{131}I. Os efeitos colaterais mais comuns são artralgia transitória retardada e supressão da medula.

RÊNIO-186 E RÊNIO-188

O rênio-186 (^{186}Re) e o rênio-188 (^{188}Re) são radionuclídeos de potencial terapêutico importantes. A disponibilidade do ^{186}Re e do ^{188}Re oferece flexibilidade no delineamento de agentes radiomarcados compatíveis com suas propriedades farmacocinéticas e aplicações *in vivo*. O ^{188}Re emite partículas beta de maior energia e possui meia-vida mais curta do que o ^{186}Re. Portanto, ele é mais apropriado para a vetorização em tumores maiores, possuindo eliminação razoavelmente rápida a partir do sangue e de outros tecidos não alvejados. O ^{186}Re, por sua vez, é emissor de partículas beta de baixa energia, apresentando meia-vida de 3,7 dias, tornando-se mais apropriado para o uso em biomoléculas que não são eliminadas da circulação sanguínea rapidamente. Todavia, a carência de especificidade limita o emprego do ^{186}Re a aplicações nas quais o emprego de formulações de atividade específica não seja obrigatório.

HIDROXILETILENODIFOSFONATO

O hidroxiletilenodifosfonato (HEDP-^{188}Re) é um radiofármaco novo usado no tratamento da dor óssea metastática. É produzido a partir de um gerador (188)W/(188)Re e possui meia-vida curta de 16, 9 horas, e energia beta máxima de 2,1 MeV. Um estudo demonstrou um alívio máximo na dor óssea metastática a partir da terceira a oitava semana após o início da terapia em 76% dos pacientes com metástases esqueléticas do câncer de próstata humano. Esses indivíduos relataram a minimização da dor sem aumento do uso de analgésicos (21).

TOMOGRAFIA POR EMISSÃO DE PÓSITRONS

A partir do início da década de 1970, a PET é empregada para estudar a fisiologia cerebral (22). Desde então, o uso da PET vem crescendo rapidamente como modalidade não invasiva no diagnóstico e tratamento do câncer. A PET fornece imagens de alta qualidade, que caracterizam o metabolismo de substratos, a proliferação celular, a densidade de receptores e outros parâmetros usados para identificar o câncer e avaliar a resposta ao tratamento (23). Traçadores radiomarcados injetados em doses não farmacológicas são usados para construir imagens tridimensionais por computador para demonstrar a localização e a concentração delas (24). A PET permite ao médico obter imagens que são essencialmente uma autorradiografia de baixa resolução demonstrando a concentração regional de um radionuclídeo emissor de pósitrons no organismo (25). É um método de imagem que permite a quantificação da função regional e das reações químicas em vários órgãos do corpo. A imagem obtida por PET revela grande utilidade, por exemplo, no mapeamento do fluxo sanguíneo regional, na avaliação das taxas de consumo de substratos metabólicos, na ligação de traçadores a receptores específicos, na remodelagem óssea, na determinação da densidade dos receptores no tumor e na expressão de genes repórteres (24).

Os traçadores usados na imagem por PET são compostos biológicos marcados com radionuclídeos de carbono, nitrogênio, oxigênio e fluoreto. Estes permitem a análise bioquímica e fisiológica em um nível de aprimoramento superior ao encontrado na medicina nuclear tradicional. Nenhuma outra tecnologia pode produzir imagens da química fisiológica com tal sensibilidade, de modo que a alteração na concentração a cada momento de um traçador presente no sangue é determinada em unidades absolutas. Outras modalidades de imagem, tais como TC e RM, fornecem predominantemente informações anatômicas. A TC é baseada na descrição exata da distribuição da atenuação de raios X que passam pelo organismo. A RM explora a variação das concentrações regionais de hidrogênio e de parâmetros de relaxamento nuclear para gerar imagens de contraste e fornecer informações sobre o teor de água livre, o fluxo sanguíneo relativo e a concentração dos agentes de contraste. A PET é usada com a TC para combinar a informação anatômica (TC) com a informação molecular (PET) no tratamento do câncer avançado (24).

Alterações químicas ocorrem antes das anatômicas na maioria dos estágios da doença, e a PET pode detectar anormalidades funcionais antes que as alterações anatômicas ocorram. A PET desenvolve-se com seu principal foco no estudo do cérebro e do coração. Entretanto, emerge como ferramenta de valor para o diagnóstico e o monitoramento terapêutico de pacientes com linfoma, como um meio de estimar os receptores de estrogênio no câncer de mama primário e metastático e identificar a recorrência de tumor colorretal. Na epilepsia, a PET e a eletroencefalografia (EEG) são usadas de forma concomitante com a avaliação dos sinais e sintomas clínicos para localizar as áreas do cérebro que são o foco das crises epiléticas, quando a intervenção cirúrgica é o único procedimento capaz de prevenir as crises.

Os tumores têm mais rotas metabólicas intermediárias do que os tecidos normais, o que torna o uso da PET vantajoso, uma vez que esta estuda o metabolismo de modo qualitativo e quantitativo. Vários processos, incluindo glicólise, capacidade de transferência da glicose pela membrana aumentada e a síntese de ácido ribonucleico (RNA), DNA e proteínas, são demonstrados e/ou acelerados nos tumores. Nos anos 1930, Warburg demonstrou que a glicose foi mais utilizada no tecido tumoral do que nos normais, e isso permanece atualmente como alicerce para o uso da imagem por PET em oncologia (26). O radiofármaco mais amplamente usado para a avaliação dos tumores com imagem por PET é a fluordesoxiglicose-[^{18}F], pois demonstrou ser útil para traçar o metabolismo da glicose, detectar tecidos malignos e quantificar alterações do processo de glicólise nos tumores durante e após o tratamento. Portanto, é valiosa no diagnóstico, na avaliação do estágio e no monitoramento de vários cânceres, incluindo câncer de pulmão, colorretal, melanoma, linfoma e de pescoço e cabeça, entre outros. A fluordesoxiglicose-[^{18}F] tem meia-vida de 110 minutos, sendo mais fácil de trabalhar do que a com meia-vida de dois minutos. A varredura por PET também demonstrou prever com precisão as respostas clínicas e patológicas do paciente, além da sobrevida de indivíduos submetidos à quimioterapia pré-operatória no tratamento do carcinoma esofágico (27).

Quando um radionuclídeo dentro do corpo decai pela emissão de um pósitron, essa partícula percorre uma distância muito curta nos tecidos (1 a 4 mm) ou na água antes de consumir sua energia cinética e de se combinar com um elétron. Tal interação, a aniquilação de um pósitron, resulta na emissão simultânea de dois fótons, cada um tendo energia específica (511 KeV), emitida exatamente a 180° a partir do outro. Portanto, dois detectores de cintilação são colocados, um em cada lado do tecido que contém o radionuclídeo. Os detectores são conectados a um circuito coincidente, que fornece uma saída apenas quando um certo nível de radiação gama pode ser simultaneamente detectado por ambos. O resultado é um detector de baixo ruído de fundo, altamente específico para um radionuclídeo em particular, que fornece resolução excelente.

Radionuclídeos que sofrem decaimento por emissão de pósitrons geralmente possuem meia-vida curta (p. ex., ^{15}O, $t_{1/2}$ = 2,04 minutos), que permite a administração de grandes doses de atividade sem submeter o paciente à exposição excessiva à radiação. As altas taxas de contagem resultantes facilitam a coleta de imagens significativas em um curto período e um estudo dinâmico do processo fisiológico que produz rápida flutuação nas concentrações do traçador. As meia-vidas curtas também permitem o estudo de imagens repetitivas em um breve intervalo sem confundir com a radiatividade de fundo da injeção anterior.

É interessante marcar radiofármacos usando radionuclídeos com o mais curto tempo de meia-vida compatível com a duração do processo fisiológico a ser estudado. Entretanto, uma consequência prática do uso de radionuclídeos de meia--vida curta ($t_{1/2}$ < 1 hora) no diagnóstico é a necessidade de produção de radionuclídeos e a síntese de radiotraçadores no hospital onde o procedimento de obtenção de imagem é conduzido. Originalmente, a maior produção de radionuclídeos para imagem por PET (^{11}C, ^{13}N, ^{15}O, ^{18}F) ocorria, em geral, nos cíclotrons biomédicos. Hoje, entretanto, existem vários cíclotrons comerciais no mundo todo.

Técnicas robóticas e sistemas automatizados foram desenvolvidos para a síntese de rotina de traçadores que exibem grande utilidade na obtenção de imagens por PET. Esses sistemas não reduzem a necessidade de pessoal para fornecer os radiofármacos para PET, mas os sistemas automatizados encorajam a síntese com frequência, usando grandes quantidades de atividade sem expor a equipe à radiatividade desnecessária ou excessiva.

A PET era conduzida principalmente em centros biomédicos. A principal razão era que radionuclídeos para PET tinham meia-vidas curtas, com frequência de 2 a 20 minutos, o que tornaria difícil consegui-los de fontes comerciais. Entretanto, a dispensação e a comercialização são agora possíveis em certos lugares onde um cíclotron encontra-se ao lado da farmácia. Em outros casos, o local de utilização deve ter instalações para a produção, e, após uma rápida síntese, o produto deve ser purificado. Assim, a pesquisa continua a focar fontes de radionuclídeos para PET que não sejam dos cíclotrons, como geradores de radionuclídeos, que permitiriam o acesso à tecnologia de PET pela comunidade médica e farmacêutica nuclear.

Geradores de radionuclídeos *parent-daughter* estão sendo investigados como um meio possível de produzir radionuclídeos para a PET. Potencialmente, a obtenção de imagens por PET estaria livre da dependência de um cíclotron dentro do hospital. Isso tornaria a PET uma ferramenta de diagnóstico clínico viável em outros locais além dos grandes centros médicos. Até o momento, poucos emissores de pósitrons podem ser criados por esses sistemas e apenas dois radionuclídeos, ^{82}Rb e ^{68}Ga, foram extensivamente relatados na literatura sobre medicina nuclear. No final de 2003, a Ion Beam Applications anunciou a aprovação pela FDA de um gerador (CardioGen-82) para produzir ^{82}Rb, um agente de PET útil na avaliação da doença arterialcoronariana. Ele é capaz de distinguir o miocárdio anormal do normal em sujeitos com suspeita de infarto e auxilia na identificação de pacientes que poderiam ser beneficiados por uma intervenção posterior, reduzindo os riscos de procedimentos médicos, radiológicos e cirúrgicos desnecessários. O uso desse sistema de infusão está em expansão, especialmente em pacientes obesos/diabéticos que possuem mais tecido adiposo, que causa artefatos de atenuação. Um defeito real de perfusão pode ser exagerado em tamanho e gravidade quando se utiliza a tomografia computadorizada por emissão de fóton único. Alternativamente, um defeito real de perfusão pode ser camuflado dentro de uma área de atenuação aparente. A imagem por PET utilizando uma varredura de transmissão, somada a uma varredura de emissão digitalizada, corrigiria esse problema. Esse sistema fornece uma imagem mais real da perfusão cardíaca e da viabilidade durante o estresse. Somente substâncias ativas estressoras podem ser utilizadas nesse sistema.

O gerador de ^{82}Rb é muito caro e tem uma vida útil de 30 dias. Geralmente, esse gerador tem custo limitado, a menos que a instalação tenha uma quantidade de pacientes significativa. Farmácias nucleares desenvolveram um serviço que permite que vários departamentos compartilhem um gerador. Eles liberam e carregam esses geradores diariamente.

Pesquisas sobre novos medicamentos incluem a realização de estudos farmacocinéticos por meio da tecnologia de PET. Além disso, a PET permite ao fabricante de medicamentos quantificar quanto do fármaco alcança o receptor específico de ação. Assim, estudos comparativos usando a PET podem elucidar, por exemplo, qual fármaco, dentro de uma classe terapêutica, apresenta o melhor perfil de distribuição e a maior concentração no receptor intencionado. Também se imagina que a tecnologia de PET traga um novo panorama nos estudos de interação entre os fármacos, em especial onde exista competição de duas moléculas pelo mesmo receptor. Pesquisas foram feitas utilizando as imagens por PET para o diagnóstico de infecções no estágio inicial e para diferenciar entre uma inflamação bacteriana e estéril. Essas pesquisas incluíram antibióticos radiomarcados, como, por exemplo, o ciprofloxacino-^{18}F e o fleoxacino-^{18}F (28). Experimentos foram realizados para entender os mecanismos de ligação e o acúmulo de radiofármacos nas bactérias. O objetivo é descobrir um método específico e confiável para obter imagens de infecções que possam ser usadas para substituir ou complementar a cintilografia com leucócitos autólogos ou AcMs radiomarcados para antígenos de granulócitos (28).

Radionuclídeos que apresentam meia-vidas maiores, como ^{89}Zr ($t_{1/2}$ = 78,1 horas), ^{76}Br ($t_{1/2}$ = 61,1 horas), ^{124}I ($t_{1/2}$ = 4,15 dias) e ^{64}Cu ($t_{1/2}$ = 12,8 horas) estão sendo investigados como radiotraçadores para a obtenção de imagens por PET com base em AcMs. Pesquisas clínicas recentes demonstram que esses radionuclídeos podem ser úteis na detecção de metástases menores que 1,5 cm. Cerca de 2 a 4% dos pacientes têm diagnóstico inicial de câncer cuja origem primária é desconhecida (29). Além do diagnóstico de câncer, AcMs radiomarcados têm sido usados para avaliar distúrbios cardiovasculares. O uso clínico de antimiosina-^{111}In inclui detecção do infarto agudo de miocárdio, verificação de dano perioperativo do miocárdio, identificação de miocardite aguda, diagnóstico de rejeição e tratamento de pacientes após transplante de coração e diagnóstico da cardite reumatoide, entre outros. O European Council of Nuclear Cardiology publicou sua posição sobre o potencial atual e futuro da PET como uma ferramenta de imagem para o diagnóstico clínico cardiovascular (30). No conteúdo dessa declaração, está a evidência que demonstra a su-

TABELA 18.2 **Radiofármacos emissores de pósitrons mais usados nos procedimentos de imagem por PET**

RADIOFÁRMACO	APLICAÇÃO	DOSE TÍPICA (mCi), PROCEDIMENTO[a]
Oxigênio-[^{15}O]	Extração do oxigênio cerebral, metabolismo	50-100
Monóxido de carbono-[^{15}O]	Volume sanguíneo cerebral, volume sanguíneo miocárdico	50-100 50-100
Água-[^{15}O]	Fluxo sanguíneo cerebral, fluxo sanguíneo miocárdico	80 150
Amônia-[^{13}N]	Fluxo sanguíneo miocárdico	15-25
Acetato-[^{11}C]	Metabolismo miocárdico	30
N-metil-espiperona-[^{11}C]	Ligação ao receptor de dopamina	20
Fluordesoxiglicose-[^{18}F]	Metabolismo cerebral da glicose, metabolismo miocárdico da glicose, metabolismo da glicose no tumor	5-20
Rb^+-[^{82}Rb]	Fluxo sanguíneo miocárdico	10-40

[a] Muitos estudos de PET combinam procedimentos por imagem (p. ex., medidas de fluxo sanguíneo e de metabolismo); as doses fornecidas aqui são aquelas realmente usadas em cada um dos procedimentos. Para a obtenção de uma imagem simples, a dose permitida (que não leva a uma exposição excessiva à radiação) pode ser significativamente maior do que esses valores.

perioridade do PET, no diagnóstico e o seu valor para guiar a tomada de decisões na clínica.

A Tabela 18.2 lista os radiofármacos de PET mais utilizados em procedimentos de imagem comuns, e a seção seguinte descreve alguns deles.

RADIOFÁRMACOS DO CARBONO-11

O ^{11}C foi incorporado em uma variedade de moléculas orgânicas (p. ex., ácidos carboxílicos, alcoóis, glicose) para o uso em diagnóstico por imagem, apesar de seu tempo de meia-vida longo (20 minutos). Até o momento, o ácido palmítico é o ácido carboxílico mais usado na obtenção de imagem por PET. Como traçador, é útil no estudo do metabolismo do miocárdio.

A glicose randomicamente marcada com ^{11}C é produzida de forma fotossintética para o uso em estudos do metabolismo cerebral da glicose. O uso de glicose-^{11}C na avaliação do metabolismo cerebral requer a obtenção de imagens em menos de cinco minutos após a injeção.

RADIOFÁRMACOS DO NITROGÊNIO-13

A amônia-^{13}N é usada como traçador para avaliação do fluxo sanguíneo miocardíaco e cerebral e apresenta meia-vida de 10 minutos. Sofre extração relativamente longa para dentro desses órgãos e exibe retenção prolongada, visto que uma maior fração do traçador é incorporada no âmbito metabólico aos aminoácidos. Devido à sua maior solubilidade no sangue, o gás ^{13}N é superior aos gases nobres radiativos no estudo da ventilação pulmonar.

RADIOFÁRMACOS DO OXIGÊNIO-15

O ^{15}O é o radionuclídeo do oxigênio que apresenta maior meia-vida, 2,04 minutos. Devido ao pouco tempo disponível para a síntese do traçador, estudos de imagem por PET empregando ^{15}O são restritos ao uso de poucas e relativamente simples moléculas.

Quatro radiofármacos do ^{15}O estão disponíveis para uso clínico, a saber: o gás oxigênio (^{15}OO), o monóxido de carbono ($C^{15}O$), o dióxido de carbono ($CO^{15}O$) e a água ($H_2{}^{15}O$), sendo empregados em análises hemodinâmicas por apresentarem a vantagem de permitir a administração de grandes doses de radiatividade (acima de 100 mCi) em estudos de imagem que podem ser repetidos dentro de 8 a 10 minutos, sem acúmulo.

O gás oxigênio marcado (^{15}OO) pode ser empregado diretamente nos estudos de metabolismo do oxigênio ou ser convertido a monóxido de carbono, dióxido de carbono ou água. O $C^{15}O$ pode ser administrado com segurança por inalação e serve como traçador para a determinação do volume de eritrócitos por sua ligação à hemoglobina.

A $H_2{}^{15}O$ pode ser usada nos estudos de equilíbrio do teor de água tecidual e encontra sua maior utilidade como traçador do fluxo sanguíneo regional. Comumente utilizada com traçador na avaliação da perfusão cerebral e miocardíaca por PET, seu tempo de meia-vida de dois minutos supera a limitação acerca de sua capacidade de se difundir livremente através da barreira hematencefálica em fluxos mais elevados.

RADIOFÁRMACOS DO FLÚOR-18

O flúor-18 (^{18}F) possui meia-vida longa, de 110 minutos. Quando comparado aos radiofármacos de meia-vida mais curta, o ^{18}F apresenta várias vantagens quanto à síntese e permite a entrega de radionuclídeos em centros de imagem distantes do cíclotron gerador.

O ^{18}F também demonstra atividade específica, que o torna interessante para uso como traçador ligante de receptor específico. Ele é incorporado pelas células, fosforilado pelas hexoquinases, cuja forma mitocondrial encontra-se grandemente elevada nos tumores malignos que crescem de modo rápido, e é retido pelos tecidos que demonstram alta atividade metabólica, como os tumores malignos. O seu uso principal tem se expandido além da imagem do metabolismo cerebral, miocárdico e tumoral com FDG, incluindo cânceres do pulmão e do colo, mielomas e linfomas (31). Nos procedimentos de imagem cerebral, o FDG mapeia a atividade metabólica normal do cérebro, destaca os padrões de consumo de glicose no hipocampo e identifica imagens específicas associadas às funções cerebrais normais, o déficit cognitivo leve e os diferentes tipos de demências, incluindo o mal de Alzheimer (32). Em estudos cardíacos, o FDG identifica regiões isquêmicas, onde o metabolismo da glicose aumenta em decorrência da redução do metabolismo dos ácidos graxos. Conforme já mencionado, o metabolismo da glicose aumenta nos tecidos tumorais e a localização do FDG nesses tecidos é extremamente útil para os estudos de imagem (33).

RADIOFÁRMACOS DO GÁLIO-68

O gálio-68 (^{68}Ga) é rapidamente ligado aos sítios do ferro na transferrina, após injeção IV de citrato de ^{68}Ga, e é muito útil nos estudos de volume de plasma regional. Quando combinado com uma medida do volume de eritrócitos regionais com $C^{15}O$, o estudo de PET ^{68}Ga-transferrina permite o cálculo do hematócrito regional. A ^{68}Ga-transferrina também é empregada nos estudos de permeabilidade vascular nos pulmões.

ANTÍDOTOS PARA EXPOSIÇÃO À RADIAÇÃO

Em outubro de 2003, a FDA aprovou o azul da prússia (hexacianoferrato férrico, Radiogardase) para o tratamento de pacientes que foram expostos e contaminados com níveis prejudiciais de césio-137 (^{137}Cs) ou tálio (Fig. 18.6). Esses são agentes radiativos usados por terroristas para criar bombas químicas, que seriam inaladas ou ingeridas pelas vítimas. Ambas as substâncias radiativas causam danos graves e morte após ingestão, uma vez que os órgãos absorvem altas doses de radiação. Em baixas doses, essas substâncias podem causar câncer. Convencionalmente, o ^{137}Cs é utilizado em vários aparelhos destinados ao tratamento de determinadas neoplasias. O tálio não radiativo é empregado industrialmente como veneno de rato. O tálio radiativo é usado em pequenas quantidades na obtenção de imagens.

O azul da prússia foi primeiramente fabricado em 1704 como corante para os uniformes dos militares prussianos. O azul da prússia é administrado oralmente, em dose de 3 g, três vezes ao dia, em adultos e adolescentes, para combater a exposição à radiação ao tálio e/ou césio. Em crianças de 2 a 12 anos, a dose é de 1 g por dia. Ele atua capturando os íons césio e tálio presentes no trato gastrintestinal (GI) e interrompe a reabsorção para a circulação sistêmica. O azul da prússia não é absorvido pelo trato GI em quantidade significativa. Estudos revelam que 99% da dose oral é excretada nas fezes. A duração do tratamento depende da extensão da exposição. Preferencialmente, ele deve ser administrado tão cedo quanto possível após a exposição e continuado por 30 dias. Depois desse período de tratamento, o paciente deve ser reavaliado.

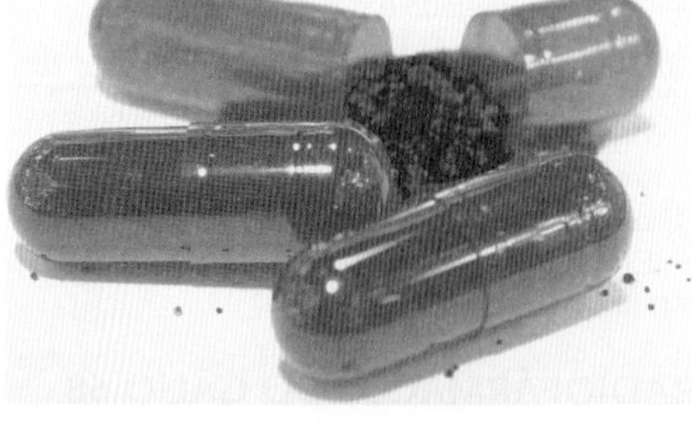

FIGURA 18.6 Cápsulas de Radiogardase. (Cortesia de Heyltex Corporation.)

O aconselhamento do paciente que recebe o azul da prússia é muito importante. A presença de alimento aumenta a eficácia desse fármaco, pois aumenta a secreção de bile. Se for mais conveniente aos pacientes que não podem engolir formas sólidas (p. ex., crianças e idosos), as cápsulas podem ser abertas e misturadas com líquidos ou alimentos. Os pacientes devem ser advertidos de que pode ocorrer constipação e, neste caso, devem aumentar a ingestão de fibras alimentares. Além disso, sendo um corante, essa substância pode colorir as fezes de azul e, se for misturada aos alimentos e líquidos, colorir a boca.

É importante que os farmacêuticos ajudem o paciente a identificar a fonte de radiação e tomem medidas de segurança apropriadas para minimizar a exposição de terceiros. Do mesmo modo, homens devem urinar em uma privada, e não em urinol, e lavá-la várias vezes. O azul da prússia é disponibilizado como corante para artistas, assim, os pacientes devem ser advertidos e dissuadidos de usá-lo quando não foi preparado de acordo com os procedimentos farmacêuticos de segurança.

USO DE FÁRMACOS NÃO RADIATIVOS NA MEDICINA NUCLEAR

A vantagem da imagem com o uso de radiofármacos é que se trata de uma modalidade não invasiva no diagnóstico e controle da doença. Geralmente, os radiofármacos usados no diagnóstico auxiliam no monitoramento de um processo fisiológico sem alterá-lo. Algumas vezes, entretanto, a informação obtida é inadequada para levar a conclusões clínicas. Para contornar essa deficiência, medicamentos são empregados para complementar o uso de radiofármacos (34).

Esses medicamentos alteram os processos fisiológicos que estão sendo estudados com os radiofármacos. Quando a terapia medicamentosa é empregada em conjunto com a medicina nuclear, a quantidade de informações obtidas é significativamente maior. Essa intervenção melhora a informação sobre os processos em estudo, podendo aumentar a especificidade e a sensibilidade do procedimento ou diminuir o tempo necessário para a obtenção da imagem.

ACETAZOLAMIDA (DIAMOX)

A acetazolamida (Diamox), um fármaco empregado para tratar o glaucoma, por sua ação diurética, revela aumento do fluxo sanguíneo cerebral após a administração IV. O aumento do fluxo sanguíneo é em média 23 a ± 8%, nos vasos normais. Seu uso em estudos de perfusão cerebral consiste em aumentar a diferenciação entre os vasos normais e doentes, que não podem se dilatar com facilidade. É indicado para pacientes que apresentam ataque isquêmico transitório, doença da artéria carótida ou acidente vascular cerebral para auxiliar a identificar áreas do cérebro com risco de infarto. Esse fármaco também é usado em condições neurológicas (p. ex., doença de Alzheimer, demência vascular), nas quais a perfusão cerebral está longe de ser ideal.

CAPTOPRIL (CAPOTEN)

O captopril (Capoten) é usado para auxiliar no diagnóstico de hipertensão renovascular em pacientes hipertensivos com traumas no abdome, declínio da função renal ou cujo controle da hipertensão com a terapia medicamentosa é ruim. Esse fármaco atua como inibidor da enzima conversora da angiotensina, bloqueando a conversão da angiotensina I em angiotensina II e prevenindo a vasoconstrição das arteríolas eferentes dos rins. Isso diminui a pressão de filtração glomerular nos rins afetados.

CIMETIDINA

Entre as crianças, a diverticulite de Meckel, uma anomalia congênita do trato GI, caracteriza-se por produzir sangramento retal e dor abdominal em cerca de um quarto dos casos. Essa diverticulite consiste em um vestígio anormal do desenvolvimento do trato GI, cuja mucosa gástrica sangra de forma anômala. A mucosa gástrica nessa condição concentra o pertecnetato-^{99m}Tc, assim como a mucosa normal, e a cimetidina (p. ex., Tagemet) é útil na obtenção de imagens da diverticulite de Meckel, em virtude de sua ação como antagonista da histamina nos receptores H_2. A cimetidina reduz o volume e a concentração da acidez estomacal e, após sua administração, em uma avaliação da doença de Meckel, as células da mucosa gástrica continuam a acumular o pertecnetato-^{99m}Tc, mas a secreção de ácido no lúmen do estômago é prevenida ou reduzida. Isso permite o acúmulo contínuo de pertecnetato-^{99m}Tc na mucosa do estômago, com pouco trânsito ao longo do trato GI, resultando na melhoria da capacidade de visualização de uma pequena área de mucosa gástrica ectópica.

DIPIRIDAMOL (PERSANTIN) E ADENOSINA (ADENOCARD)

O dipiridamol (Persantin) é usado como alternativa ao teste de estresse em esteira antes da obtenção de imagens cardíacas. Geralmente, os pacientes com problemas cardíacos, respiratórios ou ortopédicos que usam medicamentos betabloqueadores ou bloqueadores dos canais de cálcio, ou mesmo que não possuem motivação, são candidatos a sofrer estresse farmacológico, em vez de serem submetidos a testes de estresse, como parte de um procedimento de obtenção de imagem. O dipiridamol bloqueia a adenosina deaminase, a enzima responsável pela conversão da adenosina, um vasodilatador coronariano potente. A adenosina aumenta o fluxo sanguíneo coronariano em 4 a 5 vezes em relação ao fluxo em repouso. O fluxo sanguíneo em artérias estenosadas é inferior ao normal.

O dipiridamol e a adenosina encontram-se disponíveis comercialmente nas farmácias nucleares em formas farmacêuticas unitárias específicas para cada paciente. Previamente ao uso de adenosina ou dipiridamol, teofilina e alimentos, bebidas e medicamentos que contêm cafeína devem ser interrompidos, e o paciente não deve se alimentar durante a noite. Uma vantagem do uso da adenosina em relação ao dipiridamol, é que os efeitos adversos causados por esse fármaco (p. ex., dor no peito, dor de garganta, queixo, braço, cabeça, *flushing* ou dispneia) geralmente desaparecem depois de 1 a 2 minutos após a infusão ter cessado. O dipiridamol tem meia-vida mais longa (15 a 30 minutos), e seu efeito máximo ocorre 2 a 3 minutos após a infusão. Quando essa substância é empregada, dor no peito, dor de cabeça e tontura ocorrem com maior frequência.

Para reverter o efeito da adenosina e do dipiridamol, a aminofilina pode ser administrada por via IV se necessário. A nitroglicerina pode ser fornecida para aliviar a dor no peito decorrente do uso do dipiridamol.

FUROSEMIDA (LASIX)

A furosemida (Lasix), um diurético de alça, é administrada para auxiliar na confirmação ou exclusão da possibilidade de obstrução renal mecânica durante a cintilografia do rim, quando uma retenção significativa da radiatividade é observada na pelve renal. Esse fármaco inibe a reabsorção de eletrólitos, principalmente o sódio, no ramo ascendente da alça de Henle e nos túbulos distal e proximal. A diurese pela furosemida terá pouco efeito sobre a eliminação da radiatividade retida nos rins, se estes estiverem obstruídos. Em rins desobstruídos, a radiatividade será rapidamente encaminhada para a bexiga, após a administração da furosemida, e os renogramas demonstrarão um rápido esvaziamento com uma curva de radiatividade que apresenta grande inclinação.

VITAMINA B_{12}

O teste de Schilling determina a capacidade de um paciente em absorver vitamina B_{12} radiativa no intestino. Normalmente, a vitamina B_{12} é liberada dos alimentos (p. ex., carne, ovos, leite) e liga-se ao fator intrínseco no estômago. O complexo do fator intrínseco com a vitamina B_{12} é absorvido no íleo e estocado no fígado. Quando a capacidade do fígado em armazenar esse complexo é excedida, a vitamina B_{12} é excretada pela urina. É essencial determinar a causa da deficiência de vitamina B_{12}, que pode estar relacionada à dieta do paciente ou a uma absorção inadequada. Para fins de diagnóstico, 1 mg de vitamina B_{12} não radiativa é dado pela via intramuscular (IM) duas horas antes da administração oral de vitamina B_{12} marcada com ^{57}Co. Essa dose alta é usada com o objetivo de saturar os sítios de armazenamento e auxiliar no *flush* da vitamina B_{12} radiomarcada pela urina. Dessa maneira, a radiatividade excretada representa a quantidade de vitamina absorvida. A excreção de 5% ou menos serve como diagnóstico nos casos de má absorção da vitamina B_{12}. A sua taxa de excreção urinária característica varia de 15 a 40%.

A PRÁTICA DA FARMÁCIA NUCLEAR

Quando a medicina nuclear evoluía de uma ferramenta de pesquisa para um instrumento terapêutico, de diagnóstico e de avaliação clínica, a prática da farmácia nuclear evoluiu concomitantemente. As competências do farmacêutico são essenciais para que o funcionamento das farmácias nucleares e das instalações de PET ocorram de modo seguro e eficiente. Em particular, o papel do farmacêutico na PET aumenta à medida que o uso de radiofármacos nos ambientes comerciais cresce.

Métodos e modelos de determinação da dose que estão em uso há muitos anos são bem-estabelecidos na medicina nuclear. Esses métodos permitem o cálculo das doses de radiação para modelos estilizados que representam os padrões individuais. No futuro, estudos cinéticos deverão ser cuidadosamente planejados, e os fatores de conversão de dose mais similares aos indivíduos em questão deverão ser selecionados de modo a aumentar a especificidade para determinado paciente. Um ponto fundamental é que o farmacêutico use suas competências para se tornar parte disso e empregue dados de imagem de pacientes para construir modelos individualizados para a realização de cálculos de dose mais específicos e detalhados (35).

As recomendações sobre a prática da farmácia nuclear foram criadas pela American Pharmaceutical (agora Pharmacists) Association Academy of Pharmacy Practice and Management Section of Nuclear Pharmacy (APhAAPPM). Elas foram adotadas em 1994 e validadas pelo Specialty Council on Nuclear Pharmacy of the Board of Pharmaceutical Specialties em 1995. O Specialty Council fez um levantamento, junto aos farmacêuticos nucleares certificados, sobre a importância e a frequência de cada área e atividade e sobre o conhecimento das recomendações. Essa validação serviu como suporte para a criação de um exame em farmácia nuclear, que estabeleceu a proporção de cada uma das nove áreas identificadas no exame de especialista em farmácia nuclear (36).

A farmácia nuclear é um serviço direcionado ao paciente que incorpora o conhecimento científico e o julgamento profissional requerido para melhorar e promover a saúde por meio do uso eficaz e seguro de fármacos radiativos no diagnóstico e na terapêutica. Espera-se que o farmacêutico compreenda os procedimentos de medicina nuclear e suas vantagens e desvantagens para fins terapêuticos e de diagnóstico (37).

Geralmente, a prática da farmácia nuclear ocorre sobretudo em dois cenários, um grande hospital-escola ou uma operação comercial centralizada. Cerca de 95% dos radiofármacos são produzidos em instituições comerciais. Devido às diferenças dos locais, as atividades podem não estar todas incluídas em cada um desses lugares. As nove atividades gerais abrangidas pela farmácia nuclear incluem obtenção, manipulação, controle de qualidade, dispensação, distribuição, saúde e segurança, provisão e consulta de informações, monitoramento do paciente e pesquisa e desenvolvimento.

OBTENÇÃO E ARMAZENAMENTO

Os farmacêuticos nucleares são responsáveis pela obtenção de radiofármacos, outros agentes não radiativos, suprimentos e materiais necessários para alcançar resultados satisfatórios. A eficácia de alguns radiofármacos usados no diagnóstico é aumentada ou sua toxicidade é diminuída pela coadministração com outros agentes. Alguns pacientes (p. ex., idosos, obesos e aqueles que apresentam problemas ortopédicos) podem estar incapacitados para a realização de um teste de estresse antes da administração do radiofármaco usado na visualização de uma perfusão cardíaca. Dessa maneira, conforme já mencionado neste capítulo, o dipiridamol, um vasodilatador, pode ser empregado como substituto do exercício de estresse.

A aquisição de radiofármacos impõe um problema especial aos farmacêuticos, pois as vias tradicionais (p. ex., distribuidoras de medicamentos) para a sua obtenção podem ser mais demoradas do que a meia-vida deles. No passado, o farmacêutico nuclear solicitava o fármaco ao fabricante, principalmente para entrega durante a noite. Portanto, o conhecimento do tempo de calibração, dos protocolos para o transporte e entrega e do decaimento da radiatividade era essencial para a encomenda desses fármacos. A aquisição de quantidades limitadas também desempenhava um papel vital na tentativa de adquirir esses produtos. Tais aspectos promoveram o crescimento das farmácias nucleares centrais.

As radiofarmácias comercias estabeleceram duas áreas distintas. A primeira inclui um espaço para escritórios em geral (p. ex., locais de armazenamento, salas de repouso). A segunda área é dedicada aos laboratórios ou farmácias. Esta última possui acesso restrito, sendo chamada de "área restrita". Na "área restrita", existem setores separados para manipulação e armazenamento, testes de controle de qualidade, embalagem e distribuição do material radiativo. A calibração das doses é efetuada na área de manipulação e armazenamento. Basicamente, essa área é constituída de capelas de fluxo laminar e um espaço para a contagem. Cada capela de fluxo laminar contém um calibrador de dose, então cada unidade de dose pode ser contada pelo técnico em farmácia nuclear ou pelo farmacêutico que dispensa os radiofármacos. Não existe área para o tratamento de pacientes. Para as imagens clínicas (p. ex., cardiologia, oncologia, nuclear em geral), geralmente adquirem-se doses unitárias de radiofármacos de uma farmácia nuclear comercial.

Em geral, as farmácias nucleares de hospitais são separadas da farmácia hospitalar e adjacentes à medicina nuclear ou ao departamento de radiologia. Comumente, a dose é preparada na farmácia nuclear do hospital e transportada ao departamento de medicina nuclear para ser administrado por uma enfermeira ou técnico em medicina nuclear em sala de tratamento ou em área reservada ao paciente. O paciente é então levado ao local da câmera para obtenção de imagens.

PREPARAÇÃO DOS RADIOFÁRMACOS

A manipulação de radiofármacos pode ser simples (p. ex., reconstituição de *kits* de reagentes com pertecnetato de sódio-^{99m}Tc) ou muito complexa (p. ex., operação de um cíclotron). Com exceção dos procedimentos de manipulação típicos exigidos em uma prescrição normal (p. ex., recebimento da prescrição, validação, avaliação da dose, verificação dos materiais e equipamentos usados na preparação), a preparação de radiofármacos é mais difícil devido à emissão de radiatividade e às reações químicas.

A manipulação de radiofármacos envolve reações químicas de marcação de uma molécula com um radionuclídeo. Para a maioria dos compostos marcados com ^{99m}Tc, o cloreto estanoso é usado para reduzir o pertecnetato Tc(VII) a um estado de oxidação mais baixo. Isso então é seguido pela quelação de átomos de tecnécio por ligantes multidentados. Reações que envolvem ligações covalentes, transquelação e complexação são usadas para a obtenção de outros radiofármacos.

Os fabricantes produzem radiofármacos prontos para uso (p. ex., cloreto de tálio- ^{201}Tl) e radionuclídeos empregados em radiofármacos manipulados na farmácia nuclear. Os critérios de custo, disponibilidade e transporte ditam que radiofármacos serão produzidos em uma farmácia central usando um cíclotrom, especialmente para a PET, devido a suas meia-vidas muito curtas. Por causa da rota necessária para preparação, esses são geralmente mais caros do que aqueles adquiridos de um fabricante. Um número significativo de radiofármacos utiliza ^{99m}Tc na forma de pertecnetato de sódio, adicionado com cloreto de sódio para tornar a solução isotônica. O ^{99m}Tc é formado pelo decaimento do ^{99}Mo, um radionuclídeo radiativo do molibdênio obtido pelo bombardeamento com nêutrons de ^{98}Mo. Comumente, um gerador ou *cow* contendo ^{99}Mo ($t_{1/2}$ = 67 horas) produz pertecnetato sódico ^{99m}Tc em uma velocidade que

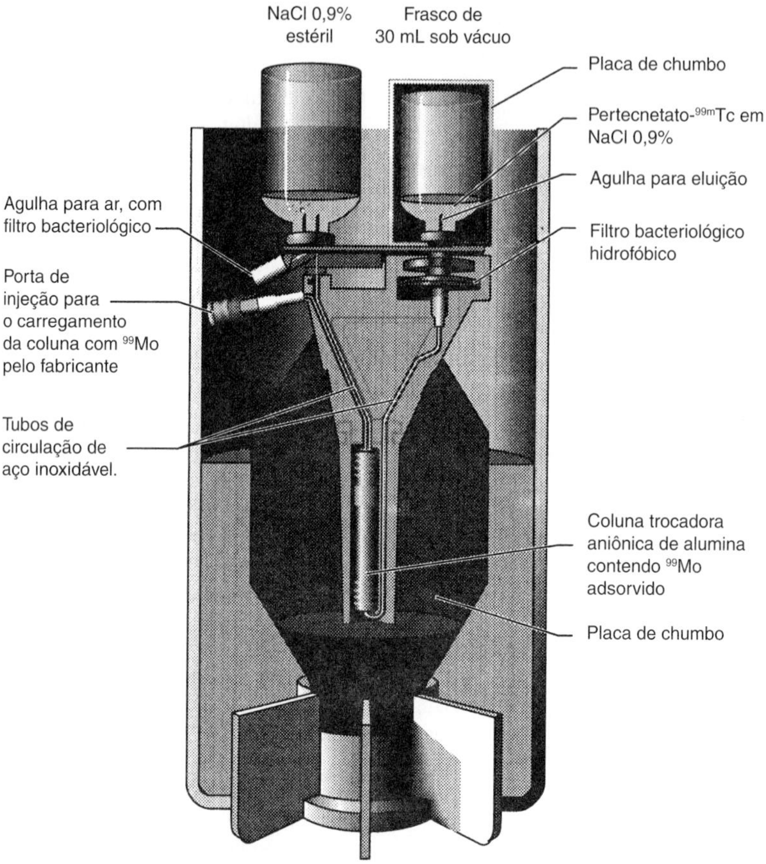

FIGURA 18.7 Secção transversal de um gerador de radionuclídeos usado na produção de ^{99m}Tc pela eluição de solução de cloreto de sódio estéril por meio de uma coluna de alumina (Al_2O_3) estéril, que contém ^{99}Mo adsorvido. (Reimpressa, com permissão, de Hunter TB, Walsh TK, Hall JN. *Agents for diagnostic imaging.* In: Block JH, Beale JM Jr, eds. Wilson and Gisvold's Textbook of Organic Medicinal and Pharmaceutical Chemistry. 11th Ed. Baltimore, MD: Lippincott Williams & Wilkins, 2004;462. Cortesia de Dupont-Pharma, Billerica, MA.)

permite sua eluição diária (Fig. 18.7). *Milking the cow* é uma gíria que se refere ao ato de eluir o gerador para obter o pertecnetato sódico. Outros radiofármacos produzidos em cíclotrons (p. ex., ^{111}In, ^{123}I, ^{201}Tl) podem ser encomendados para o dia seguinte. Muitos cíclotrons são operados como fabricantes e seguem as recomendações das BPFs, embora eles ainda não sejam regulamentados pela FDA. Espera-se que essa regulamentação ocorra e o cumprimento das exigências seja realizado após o prazo de dois anos. A publicação do regulamento final está prevista para breve. Como resultado, muitos proprietários de farmácias nucleares independentes têm se expandido e instalado cíclotrons. A eluição ou o processo de eluição está relacionado ao ato de obtenção de um radiofármaco a partir de um gerador em formato de coluna ou *cow*. O eluato pode então ser utilizado ou adicionado a outra preparação para a manipulação. O processo de eluição geralmente utiliza um líquido, ou seja, cloreto de sódio 0,9%, porém existem geradores que empregam gás como, por exemplo, ar e oxigênio. Esse processo é semelhante à cromatografia de troca iônica.

A maioria dos radiofármacos é destinada à administração parenteral. Portanto, métodos e técnicas assépticas devem ser empregados na preparação de radiofármacos e produtos biológicos radiomarcados (p. ex., AcMs, peptídeos). Por exemplo, para manipular um frasco de um produto contendo ^{99m}Tc, o farmacêutico realiza uma eluição, remove a quantidade requerida do eluente, injeta essa quantidade assepticamente em um frasco e, então, adiciona solução salina normal em quantidade suficiente para obter a concentração apropriada. Além disso, a aderência rigorosa às precauções universais e ao controle da infecção na manipulação é necessária na radiomarcagem de células sanguíneas do paciente.

Não existem outras diferenças entre os produtos disponíveis comercialmente e os manipulados nas farmácias, além do fato de que os produtos manipulados são dispensados em seringas. Para as formas farmacêuticas sólidas orais disponíveis comercialmente, como as cápsulas, podem existir diferenças na cor ou no tamanho das cápsulas, mas afora a aparência física da forma farmacêutica, elas são iguais e funcionam da mesma maneira.

Hung e colaboradores (38) identificaram deficiências potenciais nas instruções descritas nas bulas dos produtos comercializados destinados à preparação de radiofármacos. As cinco categorias identificadas foram as seguintes: (a) instruções ausentes ou incompletas, em especial em relação aos procedimentos de garantia de qualidade; (b) orientações limitadas, por exemplo, quanto ao uso de solventes para cromatografia, dispositivos de contagem e procedimentos de reconstituição; (c) instruções inconsistentes, como diferentes volumes após reconstituição para o mesmo produto final e prazos de validade impraticáveis; (d) orientações inválidas, como limites de atividade após reconstituição que são erroneamente baixos e valores de material particulado radiomarcado elevados de modo perigoso; e (e) instruções vagas quanto ao uso das expressões "deve", "pode" e "recomenda-se". Os autores concluíram que as instruções dos fabricantes para a preparação desses produtos devem ser vistas como recomendações padronizadas em vez de exigências. Eles também defenderam que fosse permitido aos farmacêuticos nucleares o uso de métodos alternativos validados na preparação de produtos farmacológicos, já que não divergem da prática farmacêutica normal.

GARANTIA DA QUALIDADE

Visando a garantir o uso seguro de radiofármacos nos pacientes, o farmacêutico deve realizar testes apropriados (químicos, físicos e biológicos). As monografias da USP determinam que os radiofármacos devem atender aos critérios descritos quanto a pureza do radionuclídeo, pureza radioquímica, pureza química, pH, tamanho de partícula, esterilidade, pirogenicidade (ou endotoxinas bacterianas) e atividade específica. Quando o farmacêutico usa um radionuclídeo previamente preparado (p. ex., ^{201}Tl, ^{123}I, ^{131}I), esses critérios de qualidade devem ser assegurados pelos fabricantes.

A pureza de um radionuclídeo é a proporção de atividade presente em relação ao nuclídeo declarado. Ela pode ser medida por espectroscopia de raios gama, meia-vida e/ou outros aspectos físicos que detectam a presença de nuclídeos estranhos. Exemplos de impurezas em radionuclídeos incluem a presença de ^{198}Au no ^{199}Au e de ^{99}Mo no ^{99m}Tc.

A pureza radioquímica está relacionada à fração de radionuclídeo declarado na forma química apresentada. Se existem contaminantes não radiativos, o fármaco radiativo pode ser radioquimicamente puro, mas não quimicamente puro. Do mesmo modo, se existem pequenas quantidades de contaminantes radiativos, o material pode ser quimicamente puro, mas radioquimicamente impuro. A cromatografia em camada delgada ou coluna é útil na determinação da pureza.

DISPENSAÇÃO DE RADIOFÁRMACOS

A diferença entre a dispensação de radiofármacos e o modo pelo qual as outras prescrições são dispensadas está no fato de que a primeira nunca é feita diretamente ao paciente; os radiofármacos são fornecidos aos profissionais da saúde treinados nos hospitais e clínicas e, então, administrados aos pacientes. Assim, devido à natureza do produto, os radiofármacos são dispensados em doses unitárias e, particularmente, em formas injetáveis.

Quando o radiofármaco é prescrito, o farmacêutico deve garantir que a dose seja segura ao paciente. Assim, ele deve considerar os fatores relacionados ao indivíduo, como idade, peso e área superficial, e a sensibilidade da câmara gama. Geralmente, as prescrições são encomendadas e enviadas. Portanto, o decaimento da radiatividade durante o tempo transcorrido entre a fabricação e a administração deve ser considerado. Visto que se trata de um radiofármaco, o produto deve atender às exigências especiais quanto à rotulagem (p. ex., deve conter o símbolo-padrão de radiatividade e o aviso "PERIGO – MATERIAL RADIATIVO").

Radiofármacos manipulados a partir de componentes estéreis em recipientes fechados e estéreis, com um volume de 100 mL ou menor para um injetável de dose única e quando não mais que 30 mL são tirados de um recipiente de dose múltipla são designados como e conforme os padrões USP <797> para produtos estéreis manipulados (CSPs, do inglês, *compounded sterile products*) de baixo risco (39). Os radiofármacos devem ser manipulados por meio de frascos e seringas protegidos em um ambiente adequado e são classificados pela Organização Internacional para Normalização (ISO) como classe 5, localizado em uma sala limpa ou classe 8, para permitir a aderência às exigências especiais de manipulação, proteção e fluxo de ar negativo.

Os frascos de radiofármacos de dose múltipla, manipulados com ^{99m}Tc, expostos a ambientes de classe 5 e perfurados por agulhas sem contaminação por contato direto podem ser utilizados pelo tempo indicado, segundo as recomendações do fabricante. O armazenamento e o transporte de frascos protegidos ou CSPs contendo radiofármacos podem ocorrer em um ambiente de acesso limitado sem uma designação específica de classe da ISO.

Os sistemas geradores de ^{99m}Tc/^{99}Mo devem ser armazenados e eluídos nas condições recomendadas pelo fabricante e segundo as regulamentações estaduais e federais aplicáveis. Esses geradores devem ser eluídos em ambientes classe 8 ou mais limpo para atender as exigências especiais de manuseio, proteção e fluxo de ar. Para limitar a exposição do pessoal da inspeção à radiação aguda e crônica ao menor nível possível (i.e., ALARA, do inglês, *as low as reasonably achievable*), as inspeções visuais diretas dos CSPs de radiofármacos que contenham concentrações altas de radiatividade devem ser conduzidas de acordo com o princípio ALARA.

Os radiofármacos produzidos como CSPs com prazo de validade de 12 horas ou menos devem ser preparados em uma área de manipulação segregada. Uma linha delimitando essa área de manipulação deve ser estabelecida, e os materiais e o vestuário expostos a uma zona de tratamento não devem ultrapassar tal linha.

Os radiofármacos destinados à PET devem apresentar os padrões da USP <823> (40). Essa seção da USP fornece as exigências para o controle dos componentes, materiais e suprimentos dos radiofármacos da PET. Além disso, são fornecidos procedimentos de verificação da manipulação, testes de estabilidade e prazos de validade. A USP <823> também define a manipulação de radiofármacos para a PET para uso humano. Nessa seção, procedimentos de controle de qualidade são estabelecidos por uma pessoa designada, qualificada e treinada, que é responsável por assegurar que as atividades estão sendo conduzidas e propriamente concluídas por uma equipe qualificada e treinada.

Testes de controle de qualidade de lotes de radiofármacos destinados à PET, procedimentos analíticos e critérios de aceitação correspondentes devem ser estabelecidos por escrito. Os procedimentos são para radiofármacos para a PET marcados com nuclídeos que apresentem meia-vida superior a 20 minutos ou para radiofármacos para a PET marcados com nuclídeos que apresentem meia-vida inferior a 20 minutos. Para cada lote de radiofármaco destinados para a administração parenteral, um teste de integridade da membrana filtrante deve ser efetuado imediatamente após o término da filtração do produto. Além disso, o teste de 20 minutos para endotoxinas deve ser efetuado durante o processo, e o teste de 60 minutos para endotoxinas bacterianas deve ser realizado para cada lote do radiofármaco antes de liberá-lo para uso em humanos.

Mais uma vez, protocolos escritos para os testes de controle de qualidade devem ser estabelecidos para lotes de radiofármacos para a PET, destinados ao uso em humanos. Testes de verificação de procedimentos e equipamentos usados no controle de qualidade devem ser realizados. Por exemplo, utilizando padrões internos e externos, a operação correta de equipamentos analíticos, como o cromatográfo gasoso, deve ser confirmada após a instalação inicial ou um reparo significativo. Os documentos contendo os resultados devem ser rubricados após a realização dos ensaios de controle de qualidade nos lotes dos radiofármacos destinados à PET. A aprovação ou reprovação dos lotes individuais de radiofármacos devem estar fundamentadas nos resultados dos testes de controle de qualidade, nos quais os critérios de aceitação foram previamente estabelecidos. Cada lote que for aceito deve ser assinado, e a data de aprovação, indicada. Resultados inaceitáveis do controle de qualidade devem ser investigados e devidamente documentados.

A USP <823> também descreve os procedimentos para a esterilização de radiofármacos para PET, assim como os controles para a verificação da esterilidade. Isso inclui equipamentos e componentes para a manipulação, controles ambientais e testes microbiológicos para os produtos preparados.

DISTRIBUIÇÃO DE RADIOFÁRMACOS

Políticas e procedimentos institucionais determinam como o radiofármaco é distribuído em um estabelecimento de saúde. Em geral, recipientes de seringas revestidos com chumbo, expedidos pelo Department of Transportation, e caixas testadas e aprovadas são empregados com a devida identificação. Algumas farmácias nucleares usam recipientes de tungstênio. Este é mais leve, resultando em menor peso para o transporte, e é menos perigoso do que o chumbo. As regulamentações locais (p. ex., State Board of Pharmacy) e federais (p. ex., Department of Transportation, NRC) são relevantes quando o radiofármaco é distribuído de uma farmácia nuclear central para outra instituição. As exigências dizem respeito a acondicionamento, rotulagem, documentos de expedição, manutenção dos registros, licenças para a expedição e transporte e treinamento de pessoal.

SAÚDE E SEGURANÇA

A NRC estabelece e impõe padrões de segurança de radiação (p. ex., limites de dose de radiação, níveis de radiação em uma área, concentrações de radiatividade no ar e água residual, descarte dos resíduos e procedimentos de segurança) para as instalações de manipulação. Além dos radiofármacos, outros aspectos relacionados a saúde e segurança são importantes. Produtos químicos tóxicos (p. ex., solventes para cromatografia) devem ser armazenados da forma adequada, manipulados de modo seguro e descartados apropriadamente. Atenção também deve ser dada quanto ao uso de equipamentos de proteção individual e aos recipientes e ambientes físicos nos quais os radiofármacos são preparados. Dispositivos pessoais de monitoramento são utilizados para controlar e rastrear a exposição anual à radiação (p. ex., exposição corporal total [dosímetros na forma de crachás luminescentes opticamente estimulados] e exposição das extremidades [dosímetros na forma de anéis]. Ambos são avaliados semanalmente ou a cada mês, e a informação é utilizada para refinar o processo de manuseio de modo contínuo à exposição à radiação ocupacional de acordo com o princípio ALARA, ou seja, manter os níveis de radiação ocupacional os mais baixos possíveis.

CONSULTA E FORNECIMENTO DE INFORMAÇÕES SOBRE FÁRMACOS

É muito importante que o farmacêutico nuclear possua habilidade de comunicação tanto oral quanto escrita. Seu conhecimento e sua experiência são úteis somente quando eles podem ser transmitidos para um profissional da saúde, um paciente e outras pessoas envolvidas. O farmacêutico nuclear deve ser capaz de responder a inquéritos e saber como encontrar a informação solicitada.

O tipo de informação pode incluir o seguinte:

- Efeitos biológicos da radiação
- Física e proteção da radiação
- Química radiofarmacêutica, manipulação, garantia da qualidade e produtos
- Aplicações terapêuticas e de diagnóstico dos radiofármacos

TABELA 18.3 **Fármacos administrados concomitantemente que são reconhecidos por interferir na cintilografia de localização de abscessos e tumores**

FÁRMACO	EFEITO SOBRE A IMAGEM
Fenitoína	Localização pulmonar mediastinal e hilar de RFs (pacientes sem evidência clínica de linfadenopatia)
Amiodarona, bleomicina, bussulfano, nitrofurantoína, bacilo Calmette-Guérin, quimioterapia, meio de contraste linfangiográfico, substâncias de abuso	Localização pulmonar difusa (algumas vezes captura pulmonar)
Metoclopramida, reserpina, fenotiazinas, contraceptivos orais, dietilestilbestrol	Localização de RFs na mama
Metotrexato, cisplatina, nitrato de gálio, cloridrato de mecloretamina, vincristina, vários agentes quimioterápicos, ferro	Aumento da captura esquelética
	Aumento da eliminação renal
	Redução do acúmulo hepático
	Redução da captura pelo tumor ou abscesso
Antibióticos (clindamicina)	Localização de RFs no intestino
Gluconato de cálcio, injeções IM	Acúmulo de RFs nos tecidos moles
Ampicilina, sulfonamidas, sulfinpirazona, ibuprofeno, cefalosporinas, hidroclorotiazida, meticilina, eritromicina, rifampicina, pentamidina, fenilbutazona, sais de ouro, alopurinol, furosemida, fenazona, fenobarbital, fenitoína, fenindiona	Aumento do acúmulo de RFs nos rins
Agentes quimioterápicos, antibióticos	Localização de RFs no timo

RFs: Radiofármacos.

- Medicamentos usados para o aprimoramento dos procedimentos com radiofármacos
- Interações associadas aos radiofármacos (Tabs. 18.3 a 18.6)
- Precauções associadas ao uso de radiofármacos
- Exigências legais relacionadas ao uso de radiofármacos.

Essas informações podem ser usadas para fins educacionais (p. ex., de profissionais da saúde e usuários), para o estabelecimento de políticas e procedimentos e nos cuidados ao paciente durante o tratamento ou diagnóstico.

MONITORAMENTO DOS RESULTADOS DO PACIENTE

A segurança do paciente e a obtenção de resultados satisfatórios são os objetivos da farmácia nuclear e os princípios da atenção farmacêutica. Nesse âmbito, o farmacêutico pode ser fundamental no fornecimento de cuidados de qualidade ao paciente. O farmacêutico nuclear pode, entre outras ações:

- Desenvolver padrões institucionais para o uso racional e apropriado de radiofármacos.
- Averiguar prospectivamente e revisar os dados do paciente para assegurar o uso apropriado de radiofármacos e medicamentos auxiliares.
- Assegurar que os pacientes sejam selecionados adequadamente para a terapia com radionuclídeos e monitorados após a terapia para prevenir complicações e/ou fornecer o tratamento necessário.
- Avaliar a segurança e eficácia dos radiofármacos e medicamentos auxiliares.

TABELA 18.5 **Fármacos administrados concomitantemente reconhecidos por afetar a cintilografia de perfusão miocárdica**

FÁRMACO	EFEITOS SOBRE A IMAGEM
Betabloqueadores, nitratos, bloqueadores dos canais de cálcio	Diminui o número e a extensão dos defeitos após perfusão de ^{201}Tl na imagem com estresse
Vasopressina	Aparecimento de defeitos do miocárdio em pacientes sem doença arterial coronariana
Propranolol, glicosídeos cardíacos, procainamida, lidocaína, fenitoína, doxorrubicina	Localização miocardíaca reduzida, localização hepática aumentada

- Assegurar a preparação dos pacientes antes da administração de radiofármacos e medicamentos auxiliares.
- Prevenir, minimizar e/ou retificar problemas clínicos associados ao uso de radiofármacos e medicamentos auxiliares.
- Monitorar os pacientes quanto aos efeitos adversos após a administração de radiofármacos ou medicamentos intervencionais.
- Descontinuar medicamentos incompatíveis antes que estudos sobre medicina nuclear sejam realizados, iniciar a terapia após tais estudos e aconselhar adequadamente o paciente durante a fase na qual o medicamento foi descontinuado.
- Assegurar que pacientes com problemas, necessidades ou em condições especiais (p. ex., gestantes, lactentes, pacientes sob diálise, crianças e idosos) recebam atenção diferenciada antes, durante e após a administração de radiofármacos

TABELA 18.4 **Fármacos reconhecidos por afetar a imagem cerebral**

FÁRMACO	EFEITOS SOBRE A IMAGEM
Agentes quimioterápicos para o câncer	Captura aumentada errática de RFs, resultante de quimioneurotoxicidade
Corticosteroides	Redução da captura pelas lesões cerebrais
Agentes psicotrópicos	Rápido acúmulo de RFs na região nasofaríngea durante fase capilar ou arterial (angiografia cerebral por radionuclídeo)

RFs: Radiofármacos.

TABELA 18.6 **Fármacos reconhecidos por afetar a imagem renal**

FÁRMACO	EFEITOS SOBRE A IMAGEM
Agentes de contraste iodados, aminoglicosídeos	Redução dos valores de fluxo plasmático efetivos; redução da filtração glomerular
Cisplatina, ciclosporina	Excreção urinária e função tubular reduzidas
Furosemida	Renogramas e curvas de fluxo enganosos que resultam em resultados falso-negativos/positivos
Probenicida	Redução do acúmulo renal

- Assegurar que a informação obtida nos procedimentos de medicina nuclear seja considerada durante o desenvolvimento do plano terapêutico do paciente.
- Executar e melhorar a eficácia dos procedimentos de medicina nuclear, incluindo a administração de radiofármacos para fins terapêuticos e de diagnóstico e medicamentos auxiliares nos pacientes.

Um exemplo de intervenção do farmacêutico nuclear é no uso de radiofármacos em mulheres que estão amamentando. Nesse caso específico, recomenda-se que as pacientes que estão sendo submetidas a procedimentos de diagnóstico com radiofármacos interrompam a amamentação. O farmacêutico nuclear deve rever os dados desses pacientes. As recomendações para lactantes incluem as seguintes:

- A amamentação deve ser citada na ficha da paciente após a consulta médica.
- Um membro da equipe multidisciplinar deve perguntar sobre a amamentação e comunicá-la ao médico nuclear, se for o caso.
- A amamentação deve ser interrompida durante o período em que a radiatividade é encontrada no leite.
- O contato próximo com a criança deve ser restringido a cinco horas durante as 24 horas seguintes ao procedimento com MIBI-^{99m}Tc, eritrócitos marcados com ^{99m}Tc e ^{131}I (> 3 mCi), independente de a mãe estar ou não amamentando (41).

Indiretamente, o farmacêutico nuclear pode prestar serviços clínicos, que envolvem o aconselhamento a outros profissionais da área (p. ex., explicação de um estudo com medicina nuclear), a elaboração de recomendações institucionais sobre o uso de radiofármacos e medicamentos auxiliares, o fornecimento de revisões da literatura e de informações relacionadas a estudos ou questões específicas, a formulação de fármacos e/ou preparações farmacêuticas especiais e a realização de estudos ou revisões sobre o uso de medicamentos.

PROCESSOS REGULATÓRIOS

Farmacêuticos com experiência em processos regulatórios são muito importantes na prática da farmácia nuclear, e seu papel é complementar ao de todos os outros profissionais da saúde que atuam na medicina nuclear. O papel do farmacêutico se tornará mais importante no futuro, à medida que mais fármacos entram no mercado, particularmente na área de PET. Já existe grande variedade de colaborações e cooperações interinstitucionais, e, com a contínua evolução da PET, a demanda clínica pelos radiofármacos deverá ter aumento exponencial, incrementado a atuação desses profissionais.

ESTUDO DE CASO FARMACOTÉCNICO

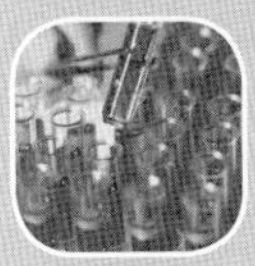

Informação subjetiva

Você é um pesquisador designado para trabalhar com um novo fármaco, o Radhot-1. Seu projeto consiste em determinar onde o Radhot-1 é localizado no organismo e com que velocidade seus dois principais metabólitos são eliminados.

Informação objetiva

O Radhot-1 contém carbono, hidrogênio, enxofre, iodo e nitrogênio; foi previamente determinado que esses átomos podem ser marcados de forma adequada para a realização do estudo.

Avaliação

Para determinar sua localização no organismo, é usado um radionuclídeo emissor de radiação gama.

Para verificar a eliminação dos seus dois principais metabólitos, você marca a molécula em duas diferentes regiões com dois radionuclídeos emissores de radiação beta, que podem ser contados separadamente.

Plano

O Radhot-1 será preparado com iodo, que emite radiação gama. Além disso, um átomo de carbono e um de hidrogênio, situados em porções diferentes da molécula e que serão separados após cisão, serão marcados de modo a emitir radiação beta. A contagem externa será usada para determinar a localização do iodo no organismo. Amostras de urina serão coletadas e analisadas quanto aos dois diferentes isótopos emissores de radiação beta, e os dados serão analisados.

ESTUDO DE CASO CLÍNICO

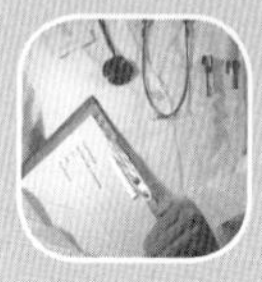

M.G. é uma mulher de 56 anos que procura a médica da família apresentando pressão sanguínea de 210/120. Após a realização de testes da função da tireoide, ultrassom, varredura médica nuclear e biópsia, ela recebeu o diagnóstico de tireoidite de Hashimoto e carcinoma papilar da glândula tireoide. A paciente sofreu uma tireoidectomia há quatro semanas e hoje recebeu uma prescrição de remoção da glândula com ^{131}I radiativo 100 mCi. Após questionamento, ela afirma ser alérgica ao iodo, tendo apresentado, no passado, erupções cutâneas graves após a administração de um meio de contraste iodado. O técnico de medicina nuclear solicita o aconselhamento do farmacêutico sobre como contornar a situação.

Informação subjetiva

Paciente com história de alergia ao iodo deve sofrer ablação com ^{131}I.
História: Hipertensão (HTN) 20 anos
Transtorno de ansiedade há 10 anos
Distúrbio da tireoide autoimune há um ano
Tireoidectomia há quatro semanas
Medicamentos: Carbonato de cálcio 500 mg oral quatro vezes ao dia
Cloreto de potássio 10 mEq oral duas vezes ao dia
Diovan 160/12,5 mg via oral
Levoxyl 0,175 mg oral
Meprobamato 400 mg oral três vezes ao dia, se necessário
Calcitriol 0,5 mg oral
Diltiazen 240 mg oral
História familiar: Pai hipertenso há 20 anos
História social: Fumante (-)
Álcool (-)
Substâncias de abuso (-)
Seguro: IPDA
Alergias: Penicilina, iodo

Informação objetiva

Pressão sanguínea: 134/72
Ca: 8,6 (8,7-10,5 mg/dL) **Peso**: 88 kg
Íons cálcio: 4,5 (4,7-5,2 mg/dL)
Pulso: 67
Hormônio estimulador da tireoide (TSH): 75 (normal 0,35-5,5 uIU/mL) (TSH estava 0,275 antes da tireoidectomia)

Plano de atenção farmacêutica

1. Reação alérgica potencial ao ^{131}I. A dose diária recomendada na dieta é de 0,15 mg de iodo. A dose total administrada, neste caso, será de 0,0008 mg de iodo. Esta quantidade não causa reações alérgicas, mesmo na maioria dos pacientes alérgicos ao iodo.
2. Teratogenicidade potencial. Como a paciente está na fase de pós-menopausa, teste de gravidez não foi solicitado.
3. Educação da paciente sobre a terapia de ablação. A paciente recebeu orientações e precauções a serem tomadas em relação ao contato próximo com outras pessoas, especialmente crianças e mulheres grávidas, após a terapia com o radionuclídeo. A paciente também recebeu informações sobre a terapia de ablação, tendo suas questões sido respondidas e escritas; e o consentimento, obtido.
4. Em quatro meses, ela será encaminhada ao endocrinologista, que solicitará um exame de tiroglobulina sérica.

Fonte: Radiopharmaceuticals in Nuclear Medicine Practice, Kowaslki and Perry, 1987.

APLICANDO OS PRINCÍPIOS E CONCEITOS

ATIVIDADES DE GRUPO

1. Crie uma tabela comparativa dos radiofármacos destinados ao uso em diagnóstico que contenha as indicações, o regime de dosagem, as reações adversas, os cuidados e a via de administração.
2. Confeccione uma tabela comparativa dos radiofármacos para uso terapêutico que contenha o regime de dosagem, as reações adversas, os cuidados e a via de administração.
3. Entreviste um farmacêutico nuclear e determine o quanto uma farmácia nuclear difere das farmácias comuns dos hospitais.
4. Identifique um novo radiofármaco por meio da literatura e prepare uma apresentação em Power Point para os estudantes.

ATIVIDADES INDIVIDUAIS

1. Escolha um artigo a partir da literatura que descreva características dos radiofármacos tanto para uso diagnóstico como para uso terapêutico. Analise-o e prepare uma apresentação.
2. Cite as reações adversas típicas produzidas pelos radiofármacos e descreva o tratamento/antídoto para cada uma delas.
3. Descreva os aspectos de um paciente, como, por exemplo, idade, origem, antecedentes farmacológicos, função do órgão, que contraindicaria a utilização de alguns radiofármacos e determine um modo alternativo para dar continuidade ao tratamento desse paciente.
4. Busque uma base de dados eletrônica e tente descobrir, em cinco minutos, todas as interações entre os fármacos e os radiofármacos e explique tais interações.

REFERÊNCIAS

1. Nickel RA. Radiopharmaceuticals. In: Early PJ, Sodee DB, eds. Principles and Practice of Nuclear Medicine. 2nd Ed. St. Louis: Mosby, 1995;94–117.
2. Srivastava S, Dadachova E. Recent advances in radionuclide therapy. Semin Nucl Med 2001;31: 330–341.
3. Silberstein EB, Ryan J, et al. Prevalence of adverse reactions in nuclear medicine. J Nucl Med 1996;37(1):185–192.
4. Early PJ. Methods of radioactive decay. In: Early PJ, Sodee DB, eds. Principles and Practice of Nuclear Medicine. 2nd Ed. St. Louis: Mosby, 1995;23–49.
5. Shaw SM. Diagnostic imaging and pharmaceutical care. Am J Pharm Ed 1994;58:190–193.
6. Leslie WD, Tully SA, Yogendran MS, et al. Prognostic value of lung sestamibi uptake in myocardial perfusion imaging of patients with known or suspected coronary artery disease. J Am Coll Cardiol 2005;45:1676–1682.
7. de Jong M, Kwekkeboom D, Valkema R, et al. Radiolabeled peptides for tumour therapy: Current status and future directions. Plenary Lecture at the EANM 2002. Eur J Nucl Med Mol Imag 2003;30: 463–469.
8. Carlsson J, Aronsson EF, Hietala S-O, et al. Tumour therapy with radionuclides: Assessment of progress and problems. Radiother Oncol 2003;66:107–117.
9. Goodwin DA, Meares CF. Advances in pretargeting biotechnology. Biotechnol Adv 2001;19:435–450.
10. Krennin EP, Kwekkeboom DJ, Valkema R, et al. Peptide receptor radionuclide therapy. Ann NY Acad Sci 2004;1014:234–245.
11. Lupetti A, Nibbering PH, Welling MM. Radiopharmaceuticals: New antimicrobial agents. Trends Biotechnol 2003;21:70–73.
12. U. S. Pharmacopeia 30–National Formulary 25. Rockville, MD: U.S. Pharmacopeial Convention, 2007.
13. Dura JV, Hinkle GH. Stability of a mixture of technetium Tc-99m sulfur colloid and lidocaine hydrochloride. Am J Health- Syst Pharm 2007;64;2477–2479.
14. Ponto JA. Special safety considerations in preparation of technetium Tc-99m DTPA for cerebrospinal fluid-related imaging procedures. JAPhA 2008;48(3):413–416.
15. Volkert WA, Hoffman TJ. Therapeutic radiopharmaceuticals. Chem Rev 1999;99:2269–2292.
16. Landesberg G, Mosseri M, Wolf YG, et al. Preoperative thallium scanning, selective coronary revascularization, and long-term survival after major vascular surgery. Circulation 2003;108:177–183.
17. http:///www.emedicine.com/Radio/topic534.htm (last accessed 4/30/2008).
18. Kang TI, Brohpy P, Hickeson M, et al. Targeted radiotherapy with submyeloablative doses of ^{131}I-

-MIBG is effective for disease palliation in highly refractory neuroblastoma. J Ped Hematol Oncol 2003;25:769–773.
19. Bomanji JB, Wong W, Gaze MN, et al. Treatment of neuroendocrine tumors in adults with ^{131}I-MIBG therapy. Clin Oncol 2003;15:193–198.
20. Bouziotis P, Fani M, Archimandritis SC, et al. Samarium-153 and technetium-99m-labeled monoclonal antibodies in angiogenesis for tumor visualization and inhibition. Anticancer Res 2003;23:2167–2171.
21. Liepe K, Kropp J, Runge R, et al. Therapeutic efficiency of rhenium-188-HEDP in human prostate cancer skeletal metastases. Br J Cancer 2003;89:625–629.
22. Hoffman JM, Hanson MW, Coleman RE. Clinical positron emission tomography imaging. Radiol Clin North Am 1993;31:935–959.
23. Nuclear Pharmacy. Positron Emission Tomography: From production and distribution to drug research and clinical applications. JAPhA 2000;40(5 Suppl 1): S66–S67.
24. Gambhir SS. Molecular imaging of cancer with positron emission tomography. Nature Rev Cancer 2002;2:683–693.
25. Green MA, Welch MJ. Radiopharmaceuticals for positron emission tomography (PET). In: Early PJ, Sodee DB, eds. Principles and Practice of Nuclear Medicine. 2nd Ed. St. Louis: Mosby, 1995;739–751.
26. Warburg O. The Metabolism of Tumors. London: A. Constable, 1930;75–327.
27. Port JL, Lee PC, Korst RJ, et al. Positron emission tomographic scanning predicts survival after induction chemotherapy for esophageal carcinoma. Ann Thorac Surg 2007;84:393–400.
28. Signore A, D'Alessandria C, Lazzeri E, et al. Can we produce an image of bacteria with radiopharmaceuticals? Eur J Nucl Med Mol Imaging 2008;35(6): 1051–1055.
29. Jerusalem G, Hustinx R, Geguin Y, et al. PET scan imaging in oncology. Eur J Cancer 2003;39:1525–1534.
30. LeGuludex D, Lautamaki R, Knuuti J, et al. Present and future of clinical cardiovascular PET imaging in Europe—A position statement by the European Council of Nuclear Cardiology (ECNC). Eur J Nucl Med Mol Imaging. June 26, 2008 [Epub ahead of print].
31. Port ER, Yeung H, Gonen M, et al. ^{18}F-2-Fluor-2--Deoxy-D-Glucose Positron Emission Tomography scanning effects surgical management in selected patients with high-risk, operable breast carcinoma. Ann Surg Oncol 2006;13:677–684.
32. Mosconi L. Multicenter standardized ^{18}F-FDG PET diagnosis of mild cognitive impairment, Alzheimer's Disease, and other dementias. J Nucl Med 2008;49: 390–398.
33. Romer W, Schwaiger M. Positron emission tomography in diagnosis and therapy monitoring of patients with lymphoma. Clin Positron Imag 1998;1:101–110.
34. Park HM, Duncan K. Nonradioactive pharmaceuticals in nuclear medicine. J Nucl Med Technol 1994;22:240–248.
35. Stabin MG. Developments in the internal dosimetry of radiopharmaceuticals. Radiat Prot Dosimetry 2003;105:575–580.
36. Talbert RL, Bertin RJ. Specialization in pharmacy practice. In: Ms. Randy Hendrickson, Chair, Editorial Board. Remington: The Science and Practice of Pharmacy. 21st Ed. 2006, 2155–2162.
37. Rhodes BA, Hladik WB III, Norenberg JP. Clinical radiopharmacy: Principles and practices. Semin Nucl Med 1996;26(2):77–84.
38. Hung JC, Ponto JA, Gadient KR, et al. Deficiencies of product labeling directions for the preparation of radiopharmaceuticals. JAPhA 2004;44:30–35.
39. U. S. Pharmacopeia 30–National Formulary 25. Rockville, MD: U.S. Pharmacopeial Convention, 2007, <797>.
40. U. S. Pharmacopeia 30–National Formulary 25. Rockville, MD: U.S. Pharmacopeial Convention, 2007, <823>.
41. Harding LK, Bossuyt A, Pellet S, et al. Recommendations for nuclear pharmacy physicians regarding breast-feeding mothers. Eur J Nucl Med 1995;22:BP17

CAPÍTULO 19 Produtos biotecnológicos

OBJETIVOS

Após ler este capítulo, o estudante será capaz de:

1. Diferenciar as várias técnicas que usam organismos vivos na produção ou modificação de produtos biotecnológicos.
2. Descrever a classificação dos produtos biotecnológicos usados na clínica.
3. Fornecer exemplos de medicamentos para cada classe de fármaco biotecnológico.
4. Resumir os conceitos importantes associados a manipulação, armazenamento e administração de produtos biotecnológicos.
5. Descrever a missão do Escritório de Produtos Biotecnológicos (do inglês, *Office of Biotechnology Products*) da Food and Drug Administration (FDA) e sua estrutura.
6. Explicar o papel do farmacêutico em assegurar que o paciente receba o máximo benefício de seu produto biotecnológico prescrito.

O termo *biotecnologia* abrange qualquer técnica que utilize organismos vivos (i.e., microrganismos) na produção ou modificação de produtos. O exemplo clássico de fármacos biotecnológicos são proteínas obtidas pela tecnologia do ácido desoxirribonucleico recombinante (DNAr). Contudo, a biotecnologia atual compreende o uso de cultura de tecidos, células vivas ou enzimas celulares para a obtenção de um produto específico. As tecnologias do DNAr e de anticorpos monoclonais (AcMs) oferecem excelentes oportunidades para o desenvolvimento de novos medicamentos e de estratégias para o diagnóstico, o tratamento e a prevenção de doenças.

Produtos biotecnológicos continuarão a ter grande impacto na prática farmacêutica. A pesquisa continuará gerando medicamentos novos e potentes que requerem doses específicas para cada paciente e a necessidade concomitante de farmacêuticos especializados e familiarizados no uso de sistemas sofisticados de liberação de fármacos. O mercado global de medicamentos biotecnológicos, incluindo aqueles destinados ao tratamento de câncer, doenças autoimunes, diabetes e artrite reumatoide, cresceu 12,5% em 2007, alcançando 75 bilhões de dólares, de acordo com o International Marketing Services. A receita em produtos biológicos foi quase o dobro daquela dos medicamentos convencionais, que aumentou apenas 6,4% no mundo em 2007 (1). A revolução na biotecnologia é o resultado de pesquisas avançadas nas áreas de química intracelular, biologia molecular, tecnologia do DNAr, farmocogenômica e imunofarmacologia. A farmacogenômica consiste na aplicação da tecnologia genômica para identificar os genes responsáveis pela variabilidade genética em respostas individuais aos medicamentos. É uma disciplina emergente da farmacogenética, que procura descrever a base genética envolvida nas diferenças interindividuais quanto a eficiência e toxicidade de fármacos, usando abordagens genômicas para identificar genes que comandam uma resposta individual a medicamentos específicos. A descrição inicial do genoma humano demonstrou mais de 1,4 milhão de polimorfismos nos nucleotídeos singulares, com mais de 60 mil deles residentes em regiões codificadoras do genoma humano. Alguns foram associados a mudanças significativas no efeito ou no metabolismo de medicamentos que costumam ser utilizados. Alguns polimorfismos genéticos (p. ex., tiopurina S-metiltransferase, CYP2D6) têm um efeito marcado no perfil farmacocinético, de modo que as doses apropriadas de fármacos são significativamente diferentes das doses usuais. O grande objetivo da farmacogenômica é definir as contribuições das diferenças inatas na disponibilidade dos fármacos e/ou dos alvos terapêuticos e, por fim, melhorar a segurança e a eficácia dos medicamentos por meio de tratamentos geneticamente guiados.

Os medicamentos biotecnológicos tornaram-se sinônimo de especialidades medicamentosas que trazem grandes promessas para a sobrevida de pessoas com um grande número de doenças crônicas. Com o avanço das técnicas de diagnóstico genético, esses medicamentos poderão redefinir o modo com que as doenças serão tratadas no futuro. À medida que o uso de novas tecnologias for incorporado na prática clínica, oportunidades surgirão para tornar os cuidados farmacêuticos cada vez mais personalizados. O objetivo consiste em criar produtos que sejam administrados pela via oral para suplantar a administração injetável ou por perfusão. Acompanhando isso, virá o aumento dos custos. Como são únicos, esses medicamentos geralmente requerem manipulação, administração, educação do paciente e suporte clínico especiais, todos os quais encarecem o produto. Essas especialidades são geralmente colocadas em uma das três categorias: (1) terapias para auto-administração (p. ex., artrite reumatoide, esclerose múltipla, psoríases); (2) produtos injetados ou infundidos em ambulatório ou clínica (p. ex., vacinas, asma, doenças imunes); (3) agentes quimioterápicos administrados em clínicas (p. ex., câncer, neutropenia, anemia).

Em decorrência do risco aumentado de efeitos adversos potencialmente perigosos, não usuais e/ou importantes no âmbito clínico, esses medicamentos precisarão de mais vigilância terapêutica. A FDA regulamentou a implantação de um plano de ação para minimizar os riscos (p. ex., RiskMAP) para produtos de risco elevado, ao mesmo tempo que preserva os benefícios ao paciente (3). Dada a capacidade de afetar processos complexos no organismo, os produtos biológios, incluindo vacinas, exibem uma probabilidade maior de produzir efeitos adversos do que os agentes químicos. Quase um terço das advertências rotuladas para produtos biológicos entre janeiro de 1995 a 2007 foi adicionado dentro de dois anos após a sua aprovação pelo FDA. Desta maneira, é importante que os farmacêuticos realizem o monitoramento terapêutico desses produtos novos.

É essencial indicar que essas especialidades não constituem apenas produtos biotecnológicos, que tipicamente implicam produtos à base de peptídeos desenvolvidos pela tecnologia do DNA recombinante. Existem alguns medicamentos injetáveis, por exemplo, treprostinil sódico, e alguns produtos orais, bosetana e imatinibe, para o tratamento de doenças raras, que caem na definição de "guarda-chuva". Assim, a definição de produtos especiais continuará a evoluir.

Os primeiros fármacos **biotecnológicos** eram de natureza proteica, mas um número cada vez maior será de moléculas menores, descobertas por meio de métodos biotecnológicos que apenas determinarão como as proteínas atuam. É clara a posição que a biotecnologia ocupa como ferramenta fundamental na pesquisa e no desenvolvimento de novos fármacos, e novos produtos continuarão a entrar no mercado, promovendo um grande passo em direção ao futuro. Produtos biotecnológicos são desenvolvidos por meio de processos muito complexos, a partir de cultura de células com a genética modificada, em vez de serem sintetizados quimicamente, como as pequenas moléculas ativas no âmbito farmacológico.

A União Europeia recentemente instituiu um sistema na tentativa de baixar o custo dos produtos biológicos por meio do uso de biossimilares. Biossimilares (como os biológicos) são produtos semelhantes aos originais, mas que podem exibir efeitos diferentes (4). Seguradoras de saúde podem ver estes como produtos equivalentes a custo menor. Entretanto, produtos de origem biológica são moléculas grandes difíceis de caracterizar completamente, devido aos processos complexos usados na produção. Além disso, a FDA não estabelece recomendações de como avaliar a equivalência entre biossimilares e produtos inovadores.

Uma grande quantidade de medicamentos derivados da biotecnologia foi aprovada e disponibilizada desde que a insulina humana tornou-se a primeira proteína recombinante terapêutica, em 1982. O sucesso comercial da biotecnologia estimulou o desenvolvimento de muitos produtos. Essa atividade abundante surgiu do empreendedorismo de pequenos e aventureiros grupos. Várias dessas companhias pequenas prosperaram ao ponto de se tornarem completamente integradas às companhias farmacêuticas. Nessa época, foi previsto que pacientes apresentando hemofilia, sepse grave, úlcera de pele, artrite reumatoide e várias neoplasias seriam beneficiados no futuro com fármacos seguros, testados e aprovados, e isso se tornou uma realidade. Alguns desses medicamentos biotecnológicos encontram-se no mercado (p. ex., o ReFacto para hemofilia, o Fuzeon para terapia do vírus da imunodeficiência humana [HIV], o Kineret contra artrite reumatoide leve à moderada, para pacientes cuja terapia com agentes antirreumáticos modificadores da doença [DMARDs] fracassou, e o Xigris para sepse grave), e existe a previsão de que essa tendência continue.

Em 2006, havia mais de 250 especialidades aprovadas pela FDA e estimava-se que 350 fármacos estivessem em ensaios clínicos (5). No momento, 250 produtos biotecnológicos encontram-se no mercado e 350 estão em estágio final de ensaio clínico. O crescimento desse grupo de medicamentos é estimulado pelos custos mais altos dos produtos existentes (p. ex., custo do regime medicamentoso de 10.000 dólares por mês), introdução de novos fármacos para tratar condições para as quais há poucas alternativas, novas indicações para fármacos já existentes e um grau aumentado do uso *off-label**.

TÉCNICAS USADAS PARA A OBTENÇÃO DE PRODUTOS BIOTECNOLÓGICOS

Várias técnicas estão sendo usadas para criar produtos biotecnológicos, tais como tecnologia do DNAr, tecnologia do AcM, reação em cadeia da polimerase (PCR), terapia gênica, nucleotídeo bloqueado ou ácidos nucleicos antissenso e peptídeos biotecnológicos (4). A seção seguinte descreve cada uma dessas técnicas.

DNA RECOMBINANTE

O DNA tem sido chamado de "substância da vida". É o DNA que constitui os genes, permitindo que as células se reproduzam e mantenham a vida. Dos mais de 1 milhão de espécies de plantas e animais conhecidos hoje, não existem dois que sejam exatamente iguais; contudo, a similaridade dentro das famílias é resultante da informação gênica estocada nas células, duplicada e passada de célula para célula e de geração para geração. É o DNA que permite essa continuidade.

O DNA foi isolado pela primeira vez em 1869. Sua composição química foi determinada no início de 1900, e por volta dos anos de 1940, foi provado que os genes localizados dentro dos cromossomos das células eram constituídos de DNA. Foi apenas na década de 1950, quando James D. Watson e Francis H. C. Crick postularam a estrutura do DNA, que os biólogos começaram a compreender os mecanismos moleculares da hereditariedade e da regulação celular. Watson e Crick descreveram o modelo do DNA como sendo uma hélice dupla, duas fitas DNA espiraladas entre si, semelhantes a uma escada em espiral. Sabe-se, agora, que as duas fitas de DNA são conectadas pelas bases adenina, guanina, citosina e timina (A, G, C e T). A ordem do arranjo dessas bases nas duas fitas de DNA constitui um gene específico para um traço particular. Um gene típico tem centenas de bases, sempre arranjadas em pares. Quando A ocorre em uma das fitas, T ocorre na outra, e G emparelha-se com C. Um gene é o segmento de DNA que tem uma sequência específica de pares de bases. O padrão constitui a mensagem do DNA para a manutenção das células e dos organismos e a construção de uma nova geração. Para criar uma nova célula ou um novo organismo por inteiro, o DNA deve ser capaz de se duplicar (clonar). Isso é feito com o desenrolamento e a separação das duas fitas e a posterior ligação a cada uma das novas bases, de acordo com a regra A-T/C-G. O resultado são duas novas fitas duplas de DNA, apresentando a mesma estrutura e conformação.

O DNA também desempenha um papel essencial na produção das proteínas necessárias para o funcionamento e a manutenção das células. O DNA é traduzido para um ácido ribonucleico mensageiro (RNAm), que contém instruções para a produção dos 23 aminoácidos a partir dos quais as proteínas são constituídas. Os aminoácidos podem ser arranjados em um grande número de combinações para produzir centenas de milhares de proteínas diferentes. Na essência, uma célula é a miniatura de uma linha de montagem para a produção de milhares de proteínas. Uma única bactéria de *Escherichia coli* é capaz de produzir cerca de 2 mil proteínas.

A habilidade de hidrolizar seletivamente uma população de moléculas de DNA com várias endonucleases levou ao surgimento de uma nova técnica para a união de duas moléculas de DNA diferentes: a técnica do DNAr. Essa técnica usa outras metodologias (replicação, separação, identificação), que permitem a produção de grandes quantidades de fragmentos de DNA purificado. Tais técnicas combinadas, referidas como *tecnologia do DNAr*, permitem a remoção de um pedaço específico de DNA de uma molécula maior e mais complexa. Como consequência, DNArs são preparados com fragmentos de DNA provenientes de bactérias combi-

*N. de T. *Off-label*: medicamento de uso não aprovado pelas agências de regulamentação, não constando na bula.

nadas com fragmentos humanos, vírus com vírus e assim por diante. A capacidade de unir dois pedaços diferentes de DNA em sítios específicos dentro das moléculas é alcançada pelo uso de duas enzimas, uma endonuclease de restrição e uma DNA ligase.

Com a tecnologia do DNAr, os cientistas podem utilizar células não humanas (como uma cepa especial da *E. coli*) para produzir proteínas idênticas àquelas desenvolvidas pelas células humanas. Esse processo possibilita a produção de moléculas naturalmente presentes no corpo humano em grandes quantidades, que antes eram obtidas com dificuldade, a partir de fontes humanas. Por exemplo, cerca de 50 hipófises de cadáveres eram necessárias para tratar uma única criança com deficiência de hormônio por um ano até que o hormônio produzido pela tecnologia do DNAr estivesse disponível. Além disso, o produto biossintético é menos sujeito à contaminação viral do que aquele obtido a partir das glândulas dos cadáveres. O hormônio do crescimento humano (GH) e a insulina foram os primeiros produtos da tecnologia do DNAr disponíveis para uso.

A tecnologia de sonda de DNA (*DNA probe*) está sendo usada para o diagnóstico de doenças. Ela emprega pequenos pedaços de DNA para procurar a existência de infecção viral ou de defeitos genéticos em uma célula. As sondas de DNA são aplicadas nos testes de condições infecciosas, câncer, defeitos genéticos e suscetibilidade a doenças. Usando sondas de DNA, os cientistas podem localizar genes causadores de doenças, o que, por sua vez, levou ao desenvolvimento das terapias de reposição. O passo inicial da produção de uma sonda de DNA envolve a síntese de uma fita de DNA com a sequência de nucleotídeos que combina com aquela do gene que está sendo investigado. Por exemplo, para fazer um teste para determinado vírus, primeiro desenvolve-se uma fita de DNA idêntica à do vírus. O segundo passo é marcar o gene sintético com um corante ou isótopo radiativo. Ao ser introduzido em um sujeito, o fragmento sintético de DNA funciona como uma sonda, procurando um fragmento complementar ou pareado. Quando este é localizado, os dois hibridizam ou se unem. Quando a sonda liga-se ao vírus, o corante revela a localização do gene viral. Se um isótopo radiativo for empregado em uma fita de DNA sintético, ele se ligará ao da fita viral do DNA, revelando o vírus pela tecnologia de raios gama.

ANTICORPOS MONOCLONAIS

Quando um corpo estranho ou uma molécula antigênica entram no corpo, é iniciada uma resposta imune. Essa molécula pode conter vários epítopos, com isso, linhagens de linfócitos beta proliferam, cada um secretando uma molécula de imunoglobulina (anticorpo) que se ajusta a um único epítopo.

Em contraste, os AcMs são produzidos como resultado da perpetuação da expressão de um único linfócito beta. Por consequência, todos os anticorpos secretados por uma série de células-filhas derivadas de um único linfócito beta são geneticamente idênticos. Com o desenvolvimento da tecnologia do hibridoma, emanada da pesquisa de Kohler e Milstein (6), tornou-se possível a produção de anticorpos idênticos e monoespecíficos em quantidade praticamente ilimitada. Estes são construídos pela fusão de linfócitos beta, estimulados com um antígeno específico, com células imortais de mieloma (7). Os hibridomas resultantes podem ser mantidos em culturas e produzir grandes quantidades de anticorpos. A partir dessas células híbridas, uma linhagem específica de células, ou clones, que produzam imunoglobulinas monoespecíficas, pode ser selecionada.

Um número significativo de anticorpos que agora estão em uso pertence à subclasse das imunoglobulinas G (IgG). A molécula de IgG tem massa molecular entre 150 e 180 kD e consiste em duas cadeias pesadas e duas cadeias leves de polipeptídeos conectados por pontes dissulfeto (Fig. 19.1). As cadeias leves e as pesadas podem ser divididas em um domínio variável e um constante. A sequência de aminoácidos do domínio constante é relativamente conservada entre imunoglobulinas de uma classe específica (p. ex., IgG, IgM). Os domínios variáveis da população de anticorpos são muito heterogêneos. São os domínios variáveis que fornecem ao anticorpo sua afinidade e especificidade de ligação. Assim, na engenharia dos anticorpos, deve-se ter cuidado em manter a estrutura terciária e a orientação da complementaridade de determinada região.

A maioria dos AcMs na pesquisa clínica é derivada de camundongos, e pacientes expostos a esses anticorpos desenvolveu resposta contra eles (HAMA, do inglês, *human antimouse antibody response*). Isso tem limitado vários tratamentos que os pacientes podem receber. Em geral, os pacientes desenvolvem respostas detectáveis contra os anticorpos estranhos dentro de 2 a 4 semanas. Se o paciente recebe doses adicionais de anticorpos, uma reação alérgica típica é elicitada (calafrio, urticária, dificuldade respiratória), e o anticorpo é rapidamente eliminado do soro. Em resposta a esse problema, a terapia com anticor-

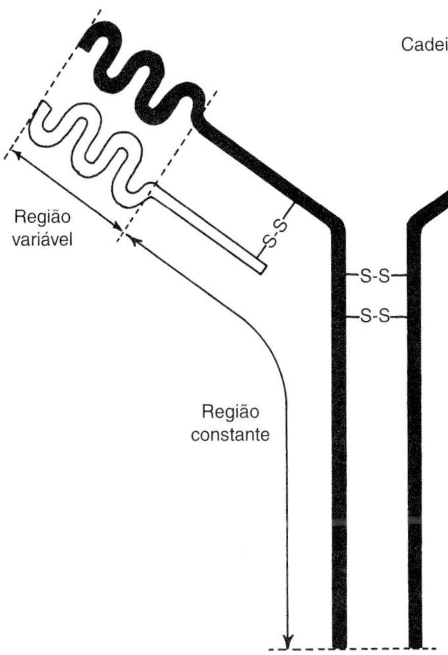

FIGURA 19.1 Forma básica de uma molécula de imunoglobulina pertencente à classe IgG, uma população heterogênea de moléculas que compartilham a estrutura em forma de Y, composta por cadeias pesadas e leves unidas por pontes dissulfeto. (Ilustração de Alan J. Slade.)

pos agora inclui uma variedade de moléculas diferentes das imunoglobulinas convencionais.

Esforços fracassados com anticorpos monoclonais (AcMs) murinos levaram ao desenvolvimento de AcMs com componentes humanos. Avanços no entendimento da estrutura das imunoglobulinas, por meio de estudos tridimensionais utilizando ressonância magnética nuclear, cristalografia de raio X e aumento da capacidade de modelagem molecular por computação, combinados com a estratégia recombinante, levaram ao surgimento de uma nova classe de moléculas semelhantes aos anticorpos, ou anticorpos humanizados (*man made*) (8). Consequentemente, anticorpos quiméricos e humanizados têm sido construídos para contornar a falta de atividade antitumoral intrínseca e imunogênica de muitos AcMs murinos. Esses AcMs retêm a especificidade dos anticorpos originais dos roedores, determinada pela região variável, mas apresentam o potencial de ativar o sistema imunológico humano por meio de suas regiões constantes humanas (9).

Por exemplo, fragmentos menores que contêm sítios de ligação de imunoglobulinas intactos, como $F[ab']_2$ e Fab', não possuem os domínios de ligação inferiores da molécula (Fig. 19.2). Uma molécula menor tende a ser menos imunogênica, quando administrada de forma sistemática, e provavelmente terá maior penetração no tumor do que uma estrutura maior (8). Igualmente, em aplicações de diagnóstico por imagem, fragmentos menores demonstraram maior captação renal, biliar e colônica do que a IgG inteira em 24 horas, decorrente da filtração pelos rins e da excreção via sistema biliar de compostos proteicos pequenos. Todas as três formas de anticorpos menores têm apresentado sucesso na detecção de lesões pequenas (< 2 cm), que não são visualizadas na tomografia computadorizada (TC) e são superiores ao anticorpo anticarcinoembriogênico IgC.

Outro exemplo é a molécula Sfv menor, que contém as cadeias leve e pesada dos sítios de ligação unidas por uma ligação mais curta (Fig. 19.2). Essas moléculas também foram construídas para se ligar a toxinas, citocinas, elementos radiomarcados ou genes, ampliando, portanto, sua utilização como veículo na terapia contra o câncer.

Atualmente, AcMs totalmente humanos são produzidos em camundongos cujos genes murinos são inativados e substituídos por sequências humanas. A imunogenicidade de AcMs humanos é baixa, pois eles são 100% humanos e não contém proteínas dos camundongos. Atualmente, há qua-

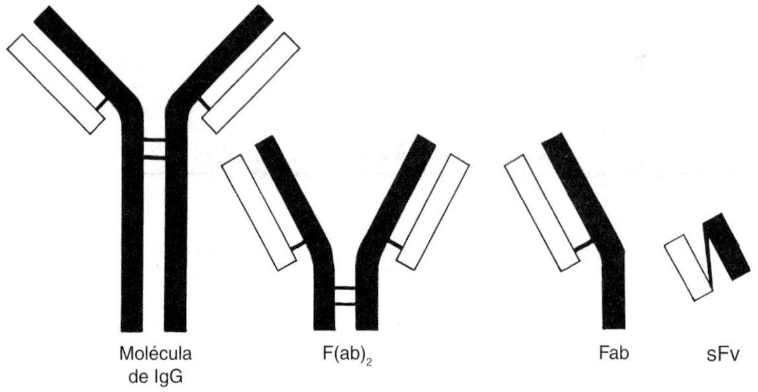

FIGURA 19.2 Uma molécula de IgG e seus fragmentos. (Ilustração de Alan J. Slade.)

tro tipos de AcMs. O sufixo *-omabe* indica murino, o primeiro tipo de AcM derivado inteiramente de camundongos, ou seja, proteína murina. O sufixo *–ximabe*, indica quimérico, que contém uma região constante humana e uma região variável murina. Essa é a segunda geração de AcMs e surgiu devido à alta incidência de reações (HAMA) com o uso de AcMs murinos. A resposta imune e a incidência de reações HAMA são muito menores para AcMs quiméricos do que para os murinos. Além disso, há uma faixa mais ampla de especificidades antigênicas, um aumento das funções efetoras e da toxicidade celular e uma melhora das propriedades farmacocinéticas (p. ex., $t_{1/2}$ mais longa) e farmacodinâmicas (p. ex., afinidade aumentada para o antígeno). A terceira geração de AcMs foi a dos AcMs 90% humanos, contendo unicamente 10% de proteína de camundongo na região variável. O sufixo *–zumabe* indica um AcM humanizado. Enfim, a quarta geração de AcM foi criada e é completamente humana. O sufixo é *–umabe*, e esses AcMs são criados em camundongos cujos genes murinos foram inativados e substituídos por sequências humanas. Como seria esperado, a imunogenicidade de AcMs completamente humanos é baixa, porque eles não contém proteínas de camundongo. Além disso, a quarta geração de AcM é depurada do plasma a uma taxa menor, devido à ausência de componentes murinos.

REAÇÃO EM CADEIA DA POLIMERASE

A PCR é um processo biotecnológico no qual ocorre uma amplificação substancial (mais de 100 mil vezes) de uma sequência de ácidos nucleicos selecionados (um gene). Essa reação enzimática ocorre em ciclos repetitivos de um processo em três etapas. Primeiro, o DNA é desnaturado para a separação das duas fitas. Em seguida, um *primer* de ácido nucleico é hibridizado com cada fita de DNA em um local específico dentro da sequência de ácidos nucleicos. Finalmente, uma enzima DNA polimerase é adicionada ao prolongamento do *primer* ao longo da fita de DNA, a fim de copiar a sequência de ácido nucleico.

Cada ciclo duplica as moléculas de DNA. Esse ciclo é repetido até que haja material suficiente da sequência de DNA copiado. Por exemplo, a realização de 20 ciclos com taxa de 90% de sucesso resulta na amplificação de 375 mil vezes uma sequência de DNA.

TERAPIA GÊNICA

A terapia gênica é um processo pelo qual material genético exógeno é transferido para dentro de células somáticas no intuito de corrigir um defeito herdado ou adquirido. Igualmente, a terapia gênica destina-se a introduzir uma nova função ou propriedade nas células. As doenças comuns e que colocam em risco a vida incluem fibrose cística, hemofilia, anemia falciforme e diabetes.

A tecnologia científica tem desenvolvido meios seguros e eficientes para transferir genes para as células. Em razão disso, o delineamento genético e molecular da fisiopatologia de muitas das principais imunodeficiências foi feito, e a terapia gênica é uma opção viável, visto que o material genético pode ser entregue na célula ou no tecido-alvo.

Considerações éticas controversas sobre a intervenção genética em células embrionárias têm direcionado a bioengenharia ao estudo da terapia gênica de células somáticas. Pelo fato de as células somáticas estarem no estágio final de diferenciação, pesquisas examinaram o uso de uma população de células-tronco autorrenováveis para a transferência terapêutica de material genético. Células-tronco podem se renovar, e o gene inserido permanecerá no local ao longo de gerações subsequentes de células diferenciadas ou tecidos.

Como exemplo, células de um paciente (p. ex., linfócitos T) são coletadas e cultivadas em laboratório. As células recebem o gene de um carreador viral (vírus de leucemia Moloney murina) e começam a produzir a proteína necessária que falta para corrigir a deficiência. Essas células, com o gene funcional extra, são então reintroduzidas no paciente, e a proteína normal é produzida e liberada, minimizando a doença.

A causa genética de várias imunodeficiências foi descoberta e descrita. Como resultado, a terapia gênica pode ser usada como método terapêutico alternativo, particularmente em pacientes para os quais o transplante de medula óssea não é possível (quando um doador de medula óssea não é identificado ou a preparação para o transplante acarreta risco substancial para o paciente). A primeira imunodeficiência a ser definida foi a deficiência de adenosina desaminase (ADA). O gene que codifica a ADA é encontrado no cromossomo 20. Supressões do gene e mutações pontuais resultam em perda ou acentuada redução da atividade enzimática da ADA, promovendo o aparecimento da imunodeficiênica grave combinada (SCID, do inglês, *combined immunodeficiency disease*) e com frequência causando a morte de crianças e adolescentes.

O primeiro protocolo humano utilizando terapia gênica foi realizado em pacientes com ADA, em 1990, no National Institutes of Health. Desde aquela época, os defeitos genéticos de muitas imunodeficiências foram definidos e, no mínimo, corrigidos parcialmente pelo uso da terapia gênica com células-tronco hematopoiéticas *in vitro*. Para a SCID e outras patologias, a terapia gênica é uma esperança de vida (10).

NUCLEOTÍDEO BLOQUEADO/ ANTISSENSO

As tecnologias do nucleotídeo bloqueado e antissenso enfocam o estudo na função de proteínas específicas e da expressão intracelular. A sequência de uma cadeia de nucleotídeos que contém a informação para a síntese proteica é chamada de sequência senso. A cadeia de nucleotídeos complementar à sequência senso é chamada de sequência antissenso. Fármacos antissenso reconhecem e ligam-se a uma sequência de nucleotídeos senso de moléculas de RNAm específicas, prevenindo a síntese de proteínas indesejadas ou mesmo destruindo a molécula senso no processo.

A introdução de ácidos nucleicos antissenso nas células forneceu novas ideias para explorar a maneira pela qual as proteínas, cuja expressão foi seletivamente reprimida, funcionam dentro da célula. Outro objetivo consiste em interromper a expressão do RNAm ou DNA disfuncional e controlar o processo da patologia. A tecnologia antissenso é, em parte, uma nova abordagem, denominada *genética reversa*.

O RNA antissenso, por exemplo, pode ser introduzido em uma célula por clonagem. O gene específico de interesse é clonado em um vetor de expressão sob orientação errada, de modo que o RNAm complementar é criado para se emparelhar com o RNAm anormal. Então, quando as duas fitas de RNAm se complexam, a tradução do RNAm em proteínas patológicas é prevenida. Fitas anti-DNA também podem ser criadas para interagir com o DNA e formar uma hélice tripla. Oligonucleotídeos ou fitas curtas de ácido nucleico, em vez do RNAm total, também podem ser empregados para bloquear a expressão do RNA. Essa área da biotecnologia está sendo usada contra doenças virais (p. ex., herpes simples, HIV) e câncer (oncogenes).

TECNOLOGIA DOS PEPTÍDEOS

A tecnologia dos peptídeos envolve a seleção de moléculas polipeptídicas com capacidade de mimetizar proteínas maiores. A intenção é proporcionar produtos relativamente simples, estáveis e de fácil obtenção. Esses peptídeos podem servir como agonistas ou antagonistas de receptores proteicos.

PRODUTOS BOTECNOLÓGICOS

Os fármacos biotecnológicos estão incluídos em classes principais, como antissenso, fatores da coagulação, fatores hematoipoéticos, hormônios, interferons, interleucinas, AcMs, fatores de crescimento teciduais e vacinas. Os fármacos biotecnológicos são distinguidos por serem peptídeos fisiológicos ou não fisiológicos ou, ainda, novos produtos biotecnológicos.

Os peptídeos fisiológicos são subdivididos segundo seu emprego. Por exemplo, aqueles para a terapia de substituição incluem os fatores de coagulação, insulina, hormônio do crescimento e eritropoetina. Os produtos biotecnológicos com fins terapêuticos em concentrações não fisiológicas englobam interferons, citocinas, ativadores de plasminogênio tecidual e uroquinase. Os peptídeos não fisiológicos envolvem mutantes dos peptídeos fisiológicos, vacinas, agentes trombolíticos e antitrombóticos.

As seções seguintes deste capítulo descrevem os produtos biotecnológicos que foram aprovados pela FDA ou estão sendo desenvolvidos para serem submetidos à aprovação (Tab. 19.1). A coluna da tabela que descreve a indicação também relaciona, em colchetes, alguns usos propostos para medicamentos e produtos biotecnológicos listados no Orphan Drug Act (a divisão da FDA de desenvolvimento de produtos órfãos fornece um pacote de informações que inclui a revisão do programa de fármacos órfãos da FDA, uma breve descrição dos produtos órfãos financiados pelo programa e uma lista atualizada desses produtos).

FÁRMACOS ANTICOAGULANTES: LEPIRUDINA (REFLUDAN)

A lepirudina (DNAr), uma hirudina recombinante derivada de leveduras, é um inibidor altamente específico da trombina. Este é o primeiro da classe dos anticoagulantes hirudinas. O polipeptídeo é composto de 65 aminoácidos e tem massa molecular de 6979,5 D. A hirudina natural é produzida em pequenas quantidades, como uma família de isopolipeptídeos altamente homólogos, pela sanguessuga *Hirudo medicinalis*. A lepirudina biossintética é idêntica à natural, exceto pela substituição de uma molécula de leucina por isoleucina no grupo N-terminal e pela ausência de um grupo sulfato na posição 63 da molécula de tirosina.

A atividade desse anticoagulante é medida em um ensaio cromogênico. Uma unidade antitrombina (ATU, do inglês, *antithrombin unit*) é a quantidade de lepirudina necessária para neutralizar uma unidade da preparação 89/588 de trombina da Organização Mundial de Saúde (OMS). A atividade específica de lepirudina é cerca de 16.000 ATU/mg. Uma molécula de lepirudina se liga a uma molécula de trombina e bloqueia sua atividade.

A lepirudina é indicada para a trombocitopenia induzida por heparina (HIT) e doenças tromboembolíticas correlacionadas, para prevenir complicações tromboembólicas posteriores. A formação de anticorpos anti-hirudina foi observada em aproximadamente 40% dos portadores de HIT tratados com esse fármaco. Isso pode aumentar os efeitos anticoagulantes da lepirudina devido ao retardo da eliminação renal dos complexos lepirudina ativa-anticorpo anti-hirudina.

A dose inicial do anticoagulante em pacientes com HIT e doenças tromboembolíticas associadas é de 0,4 mg/kg (<110 kg), por meio de injeção intravenosa (IV) lenta (de 15 a 20 segundos), como dose *bolus*, seguida de 0,15 mg/kg (<110 kg/hora), como infusão contínua IV por 2 a 10 dias ou mais, se for necessário. A dose inicial depende do peso do paciente e é válida até 110 kg. Para indivíduos com peso acima de 110 kg, a dose não deve ser aumentada. A dose *bolus* máxima inicial é de 44 mg, e a dose máxima de infusão é de 16,5 mg/hora.

A terapia com lepirudina é monitorada usando o tempo de tromboplastina parcial ativada (TTPa) em dado tempo em relação ao valor de referência, geralmente o mediano da faixa laboratorial normal. Os valores de TTPa dos pacientes devem ser determinados antes da administração do fármaco, pois a lepirudina não deve ser administrada se for encontrado um valor de TTPa de 2,5 vezes ou mais do valor normal, no intuito de evitar uma *overdose* inicial.

A lepirudina para injeção (Refludan) de 50 mg deve ser reconstituída somente com água para injeção, cloreto de sódio 0,9% para injeção ou dextrose 5% para injeção. Para a completa e rápida reconstituição, 1 mL de diluente é injetado no frasco, e este é agitado suavemente. Após a reconstituição, uma solução clara e transparente é obtida em não mais do que três minutos.

A solução reconstituída deve ser usada imediatamente e permanece estável por 24 horas em temperatura ambiente (durante a infusão). Antes da administração, a solução injetável deve alcançar a temperatura ambiente.

FÁRMACOS ANTISSENSO

Fomivirseno sódico (Vitravene)

O fomivirseno sódico injetável é um fármaco antissenso aprovado para o tratamento local do citomegalovírus (CMV) em pacientes com Aids que são intolerantes ou têm contraindicação a outros tratamentos da retinite por CMV. Desse modo, o fomivirseno pode ser usado após outros tratamentos terem falhado.

O CMV é um vírus extremamente comum, que infecta a maioria das pessoas e se mantém latente (presente, mas não ativo, como a catapora). Embora essa doença seja incomum em pessoas com o sistema imunológico intacto, o CMV pode

TABELA 19.1 **Produtos biotecnológicos em uso nos Estados Unidos**

NOME GENÉRICO	NOME COMERCIAL (FABRICANTE)	INDICAÇÕES [USO PROPOSTO][A]
Aldesleucina	Proleukin (Chiron)	Carcinoma renal metastático, melanoma, imunodeficiência primária de células T.
Alteplase	Activase (Genentech)	Choque isquêmico.
Vacina conjugada HibTITER	PedvaxHIB	Imunização de rotina de crianças com idades entre 2 e 71 meses contra HIB (*Haemophilus influenzae* tipo B).
Ativador do plasminogênio tecidual (t-Pa, alteplase)	Activase (Genentech)	Controle após o infarto agudo do miocárdio (IAM) em adultos no intuito de melhorar a função ventricular, reduzindo a incidência de insuficiência cardíaca congestiva (ICC) e mortalidade por IAM. Controle do choque isquêmico agudo em adultos, por melhorar a recuperação neurológica, redução da inabilidade. Controle do embolismo pulmonar massivo agudo, lise do embolismo pulmonar agudo, definido pela obstrução do fluxo de sangue a um lobo ou múltiplos segmentos do pulmão, e para a lise do embolismo pulmonar com hemodinâmica instável.
Ativador do plasminogênio tecidual (t-PA) [muteína de supressão não glicosilada]	Retavase (Boehringer-Mannheim)	Controle do IAM em adultos no intuito de melhorar a função ventricular após IAM, redução da incidência de insuficiência cardíaca, diminuição da mortalidade por IAM.
Efavirenz	Sustiva (Dupont)	Tratamento do HIV-1 em combinação com 2, 3 ou 4 outros fármacos anti-HIV.
Epoetina alfa	Epogen (Amgen), Procrit	Algumas anemias, doença renal crônica, Aids, quimioterapia do câncer; [anemia associada à doença renal em estágio terminal ou infecção por HIV; síndrome mielodisplásica; anemia da prematuridade em lactentes prematuros].
Fator recombinante VIII	Kogenate (Miles), Recombinate (Baxter)	Hemofilia A
Filgrastim G-CSF	Neupogen (Amgen)	Incidência diminuída de infecção (neutropenia febril) em doenças não mieloides malignas tratadas com fármacos mielossupressores. Redução da duração da neutropenia, sequelas relacionadas à neutropenia em doenças malignas não mieloides tratadas com quimioterapia mieloablativa seguida pelo transplante da medula óssea. [Neutropenia crônica grave (contagem absoluta de neutrófilos <500/mm^3); neutropenia de transplante de medula óssea, retinite por citomegalovírus (CMV) em paciente com Aids tratado com ganciclovir; mobilização de células progenitoras sanguíneas periféricas para coleta antes da quimioterapia mieloablativa ou mielossupressora; redução da duração da neutropenia, febre, uso de antibiótico, indução seguida de hospitalização, consolidação para leucemia mieloide aguda.]
Fomivirseno	Vitravene (Isis/Ciba)	Tratamento local do CMV em pacientes com Aids intolerantes ou com contraindicação a outros tratamentos para retinite por CMV ou que não respondem a outra intervenção terapêutica para CMV.
Hormônio do crescimento humano	Protropin (Genentech), Humatrope (Lilly)	Deficiência de hormônio do crescimento em crianças.
Inciromabe pentetato	Myoscint (Centocor)	[Detecção de necrose precoce como indicação de rejeição ao transplante cardíaco ortotópico.]
Infliximabe	Remicade (Centocor)	Doença de Crohn ativa e fistulizante.
Insulina humana	Humulin (Lilly), Rapid, Velosulin (Novo Nordisk)	Diabetes melito insulino-dependente.
Interferon alfa-2a	Referon A (Hoffman LaRoche)	Leucemia de células pilosas, sarcoma de Kaposi relacionado à Aids.
Interferon alfa-2b	Intron A (Schering-Plough)	Leucemia de células pilosas, sarcoma de Kaposi relacionado com Aids, hepatite crônica B e C (não A, não B), condiloma acuminado.
Interferon alfa-n3	Alferon N (Interferon Sciences)	Condiloma acuminado.
Interferon B	Betaseron (Berlex)	Esclerose múltipla.
Interferon γ-1b	Actimmune	Doença granulomatosa crônica.

(continua)

TABELA 19.1 **Produtos biotecnológicos em uso nos Estados Unidos** *(continuação)*

NOME GENÉRICO	NOME COMERCIAL (FABRICANTE)	INDICAÇÕES [USO PROPOSTO][A]
Muromonabe CD3	Orthoclone (Ortho), OKT 3 (Biotech)	Rejeição aguda de aloenxerto em pacientes com transplante renal.
Rituximabe	Rituxan (IDEC/Genentech)	Linfoma não Hodgkin de células beta CD20-positivo folicular ou de baixo grau refratário ou recidivado.
Sargramostim (GM-CSF)	Leukine (Immunex), Prokine (Hoechst-Roussel)	Reconstituição mieloide após transplante de medula óssea (leucina: neutropenia do transplante de medula óssea, falha de enxerto, atraso no enxerto, promoção de enxerto; redução da neutropenia, leucopenia, incidência reduzida de morte por infecção em leucemia mieloide aguda [LMA]).
Satumomabe pendetida	OncoScint CR/OV (Cytogen)	Detecção de carcinoma ovariano.
Somatropina	Genetropin (Genentech), Humatrope (Lilly), Norditropin (Novo Nordisk)	[Tratamento prolongado em crianças com deficiência no crescimento devido à falha do hormônio do crescimento endógeno, deficiência de hormônio do crescimento idiopática ou orgânica, aumento da retenção de nitrogênio em pacientes hospitalizados com queimaduras graves, baixa estatura na síndrome de Turner, adultos com deficiência de hormônio do crescimento.]
Somatropina para injeção	Humatrope (Lilly), Nutropin (Genentech), Serostim (Seronol)	Tratamento prolongado para a deficiência no crescimento em crianças cuja secreção do hormônio do crescimento endógeno não ocorre. [Tratamento de crianças com deficiência no crescimento decorrente da secreção inadequada de hormônio do crescimento normal endógeno; baixa estatura na síndrome de Turner; retardo no crescimento na insuficiência renal crônica; catabolismo/perda de peso na Aids; crianças com deficiência no crescimento associada à Aids, terapia de reposição na deficiência de hormônio do crescimento em adultos com fechamento epifisário.]
Trastuzumabe	Herceptin (Genentech)	Tratamento do câncer de mama metastásico ou câncer disseminado além da mama e linfonodos sob o braço. Usado isoladamente em pacientes que não respondem a quimioterápicos ou no tratamento de primeira linha na doença metastática em combinação com paclitaxel.
Vacina conjugada de *Haemophilus B*	Act-HIB (Connaught)	Imunização de rotina para crianças contra doenças invasivas por *Haemophilus B*.
Vacina da hepatite B	Engerix-B (Smith Kline Beecham), Recombivax HB (MSD)	Profilaxia da hepatite B.

[a] A lista inclui usos propostos para medicamentos órfãos em colchetes. O Orphan Drug Act define um medicamento órfão como sendo aquele fármaco ou produto biológico destinado a diagnóstico, tratamento ou prevenção de uma doença rara. Estas são patologias que afetam menos ou mais de 200 mil pessoas, mas sem perspectiva razoável de que o custo do desenvolvimento e da comercialização do medicamento possa ser recuperado com as vendas nos Estados Unidos.

ser uma infecção grave em casos cujo sistema imune esteja comprometido. Uma das mais graves e debilitantes infecções por CMV é a retinite, a qual resulta em destruição gradual do tecido do olho sensível à luz. A retinite por CMV é a causa mais comum de cegueira em pessoas com Aids ou outras deficiências imunológicas.

O fomivirseno sódico, um oligonucleotídeo fosforotioato, é administrado pela injeção direta no corpo vítreo do olho (a massa gelatinosa transparente que preenche o globo ocular atrás das lentes). Esse oligonucleotídeo é direcionado especificamente ao código genético do CMV, fazendo com que ele seja inativado, sem interferir no funcionamento do DNA humano.

Duas doses de indução do fármaco são injetadas no olho, após anestesia local, no primeiro e no décimo quinto dia, seguidas de uma injeção mensal de 330 μg. Isso é vantajoso para o controle da retinite por CMV, pois previne a terapia IV. Ele também pode evitar o implante cirúrgico e suas complicações, assim como a redução da frequência de injeções intravítreas, quando comparado a outros agentes antivirais; o fomivirseno pode ser um fármaco adjuvante na terapia oral com ganciclovir.

Efavirenz (Sustiva)

O efavirenz é um inibidor da transcriptase reversa não nucleosídeo e o primeiro fármaco anti-HIV a ser aprovado pela FDA em dose única diária, em combinação com outros medicamentos anti-HIV.

Testes clínicos demonstraram que o efavirenz reduz o RNA viral no plasma para níveis inferiores aos quantificáveis na maioria dos indivíduos infectados pelo HIV-1 que nunca receberam um antiviral e foram tratados com associações de dois, três ou quatro fármacos.

O efavirenz está disponível em cápsulas orais e pode ser tomado uma vez ao dia, acompanhado ou não de refeições. Contudo, é aconselhável que não seja administrado com uma refeição rica em gordura, visto que essa interação pode aumentar a absorção sistêmica do fármaco.

FATORES DA COAGULAÇÃO

Os hemofílicos têm hemorragias internas devido à falta dos fatores proteicos da coagulação. Historicamente, o tratamento consistia em infusão de proteínas derivadas do sangue humano. Nos dias atuais, é possível obter fatores pelo emprego da engenharia genética, sem o uso do sangue de doadores, sendo que os produtos são mais puros e, portanto, conduzem à exposição menor dos pacientes aos contaminantes.

Fatores anti-hemofílicos sistêmicos (Kogenate, Recombinate)

O fator anti-hemofílico recombinante (FAHr) é indicado para o tratamento da hemofilia A clássica, na qual existe deficiência comprovada da atividade do fator de coagulação plasmático (fator VIII). O FAHr humano consiste em um concentrado estéril, livre de pirogênios, apresentando atividade biológica e farmacocinética comparável àquela do FAH derivado do plasma. Ensaios clínicos adicionais estão sendo conduzidos para determinar se os anticorpos do FAHr formam-se com mais frequência do que os produtos derivados do plasma (10).

O FAHr contém albumina como estabilizante, assim como traços de proteínas bovina, de camundongo e de *hamster*. Esses novos produtos são obtidos modificando células de *hamsters* de modo que elas produzam uma versão altamente purificada do fator FAH VIII (10).

Todos os frascos de FAH são rotulados com atividade expressa em unidades internacionais (UI). A designação da potência é referenciada ao WHO International Standard. Uma UI de atividade do fator VIII equivale aproximadamente à atividade de FAH de 1 mL de plasma fresco e aumenta a concentração do fator VIII no plasma em 2%. A atividade específica do fator VIII varia entre 2 e 200 FAH/UI por mg de proteína total.

A relação dose-resposta é linear, com rendimento aproximado de 2% de crescimento da atividade do fator VIII para cada unidade de fator VIII por quilograma transfundido. As seguintes fórmulas podem ser usadas para o cálculo das doses:

$$\text{Aumento do fator VIII esperado (\% do normal)} = \frac{\text{dose FAH/UI administrada} \times 2}{\text{peso corporal (kg)}}$$

$$\text{Dose de FAH necessária (UI)} = \text{Peso corporal (kg)} \times \text{aumento desejado de fator VIII (\% normal)} \times 0{,}5$$

O Kogenate está disponível nas concentrações de 250 UI (com 2,5 mL de água estéril para injeção, incluída como diluente), 500 UI (com 5 mL de água estéril para injeção, incluída como diluente) e 1.000 UI (com 10 mL de água estéril para injeção, incluída como diluente). Cada preparação contém de 2 a 5 mmol de cloreto de cálcio, 100 a 130 mEq/L de sódio, 100 a 130 mEq/L de cloreto, 4 a 10 mg/mL de albumina humana e quantidades em nanogramas de proteínas estranhas (camundongo, *hamster*) por UI. O Kogenate é fornecido em frascos de dose unitária, com volume adequado de diluente (água estéril para injeção da United States Pharmacopeia [USP]), uma agulha filtrante estéril e um conjunto de administração também estéril.

O Recombinate encontra-se disponível nas doses de 250, 500 e 1.000 UI, todas incluindo 10 mL de água estéril para injeção como diluente. Todas as preparações contêm 12,5 mg/mL de albumina humana, 180 mEq/mL de sódio, 200 mEq/L de cálcio e uma pequena quantidade de proteína estranha.

Os concentrados secos de FAHr devem ser armazenados entre 2 e 8°C, e o diluente precisa ser protegido contra o congelamento. O Kogenate pode ser armazenado durante três meses em temperatura ambiente que não ultrapasse 25°C. Após a reconstituição, a solução não deve ser refrigerada.

O diluente e o concentrado seco devem estar em temperatura ambiente (cerca de 25°C) antes da reconstituição. Eles podem ser deixados em repouso até alcançar a temperatura ambiente ou, em situação de emergência, é possível aquecê-los em banho-maria de 30 a 37°C. Depois de reconstituída, a solução não deve ser agitada, pois produz bolhas. Ela deve ser administrada dentro de três horas após a reconstituição, e qualquer frasco utilizado parcialmente deve ser descartado. Essa preparação é administrada sozinha, sem ser misturada com outros medicamentos ou fluidos IV.

O Kogenate é administrado por via IV durante 5 a 10 minutos; e o Recombinate, em velocidade de até 10 mL por minuto. O conforto do paciente deve orientar a velocidade na qual o FAHr é administrado. Se ocorrer aumento significativo na pulsação, a infusão deve ser administrada mais lentamente ou suspensa, até que a frequência do pulso volte ao normal. Existe o risco de reação alérgica às proteínas (bovina, de camundongo, de *hamster*) dos produtos FAHr e derivado de AcM.

Fator recombinante VIII (ReFacto)

Aprovado para uso clínico em março de 2000, o fator recombinante VIII é indicado para controle e prevenção de episódios hemorrágicos e na profilaxia cirúrgica, para reduzir a frequência de hemorragias espontâneas (Fig. 19.3). Esse produto é o único contendo fator VIII indicado para a profilaxia de rotina de curta duração.

A hemofilia A é a forma mais comum de hemofilia, doença sanguínea hereditária. Aproximadamente 17 mil pacientes norte-americanos têm hemofilia A. Essa forma da doença é resultante da deficiência do fator VIII de coagulação.

A tecnologia recombinante permite a preparação de fatores de coagulação sem o uso de sangue ou plasma humano. Ela elimina o risco de contaminação viral associado com os produtos contendo fator VIII não recombinante preparados a partir do sangue humano. Além disso, o ReFacto não contém albumina sérica humana, enquanto os produtos recombinantes anteriormente aprovados (p. ex., Kogenate, Bayer) adicionam albumina durante a fase de cultura celular e na formulação final. Esse procedimento teoricamente aumenta a possibilidade de contaminação viral no produto final.

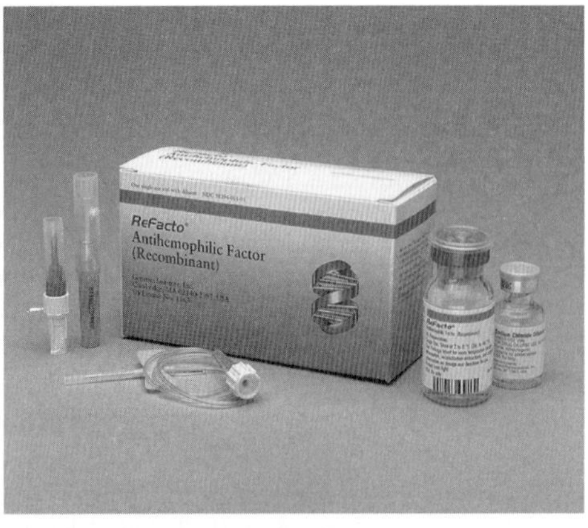

FIGURA 19.3 Embalagem do produto ReFacto. (Cortesia de Genetics Institute.)

Os eventos adversos da administração desse produto incluem dor de cabeça, febre, calafrios, rubor, náusea, vômito, letargia e reações alérgicas. Eventos adversos são comuns a qualquer proteína recombinante de administração endovenosa.

FATORES ESTIMULADORES DE COLÔNIAS

Os fatores estimuladores de colônias (CSFs, do inglês, *colony-stimulanting factors*) são quatro glicoproteínas reguladoras que se ligam a receptores de superfície específicos e controlam a proliferação e a diferenciação das células da medula em macrófagos, neutrófilos, basófilos, eosinófilos, plaquetas ou eritrócitos (11,12). Esses CSFs recombinantes humanos têm amplo potencial de utilização na oncologia (p. ex., leucopenia induzida por quimioterapia, pacientes com câncer tendo transplante de medula), em doenças hereditárias (p. ex., neutropenia congênita) e condições infecciosas (p. ex., Aids) (13). Pacientes com quantidades baixas de CSFs endógenos são propensos a desenvolver infecções secundárias, devido à diminuição da resistência associada a algumas formas de câncer ou, mais comumente, à supressão da função da medula após quimioterapia mielotóxica.

Na ausência das *células-tronco* pluripotentes (uma célula não definida, com potencial para se transformar em qualquer tipo de célula sanguínea), não é esperado que os CSFs estimulem a formação de células e o desenvolvimento de neutrófilos. Além disso, a eficácia dos CSFs é considerada diretamente relacionada com os números absolutos dessas células-alvo potenciais. Por exemplo, pacientes com câncer e comprometimento grave de medula óssea devido à quimioterapia podem não responder tão bem à terapia com CSF quanto aqueles apresentando tecidos hemopoiéticos normais.

Se pacientes com neutropenia desenvolverem infecção, serão incapazes de defender-se contra ela, pois os neutrófilos constituem o mecanismo de defesa inicial do corpo. Se eles estiverem ausentes ou em número baixo, os sinais e sintomas clássicos de infecção (inchaço, dor, inflamação, calor, rubor, secreção purulenta) não ocorrerão. Os neutrófilos desencadeiam esses sinais e sintomas e, se não estiverem presentes em número suficiente, apenas febre – com ou sem irritação da garganta – pode sinalizar uma infecção grave. Assim, a temperatura corporal superior a 38°C é sintoma grave em pacientes que foram submetidos à quimioterapia nas últimas 3 a 4 semanas.

Fator estimulador de colônias de granulócitos (Filgrastim)

Produzido pela tecnologia do DNAr, esse medicamento estimula a produção de neutrófilos na medula óssea. Foi aprovado para neutropenia decorrente de quimioterapia, sendo indicado (com o objetivo de diminuir a incidência de infecções manifestadas pela neutropenia febril) para pacientes com doença maligna não mieloide que estejam recebendo medicamentos antitumoral mielossupressores e apresentem neutropenia grave com febre. Esse medicamento também é usado como adjuvante da quimioterapia mielossupressora, para ajudar na recuperação dos neutrófilos após o tratamento e reduzir o risco de infecção grave.

Nos casos de neutropenia induzida por quimioterapia, o filgrastim é administrado por via IV (infusão curta, 15 a 30 minutos), injeção *bolus* subcutânea (SC) ou injeção SC ou IV contínua, com a dose inicial de 5 µg/kg uma vez ao dia, começando não antes de 24 horas após a administração da última dose da quimioterapia citotóxica. Esse esquema é continuado por, no máximo, duas semanas, até que a contagem absoluta de neutrófilos atinja 10.000/mm^3 após o *nadir* (a mais baixa contagem de neutrófilos, que geralmente ocorre dentro de 7 a 10 dias depois da quimioterapia).

A injeção de filgrastim não contém conservantes e deve ser armazenada entre 2 e 8°C, não devendo ser congelada. Antes de ser utilizado, o produto deve atingir a temperatura ambiente durante um período máximo de 24 horas, sendo descartado após esse tempo. É uma solução transparente, clara e deve ser inspecionada visualmente antes da injeção. O produto é acondicionado em frascos de dose unitária de 1 mL ou 1,6 mL (Fig. 19.4). O filgrastim está também disponível em seringas de dose única na concentração de 300 µg/0,5 mL sem a adição de conservantes. Cada seringa é protegida com um guarda-agulha Ultrasafe.

O filgrastim é fornecido em caixas contendo dez frascos de vidro acondicionados na presença de gel refrigerador que contém um indicador de temperatura para detectar o congelamento. Por conveniência e para minimizar o risco de ruptura, ele deve ser dispensado em sua embalagem original, e o paciente deve ser instruído para refrigerar o produto assim que chegar em casa.

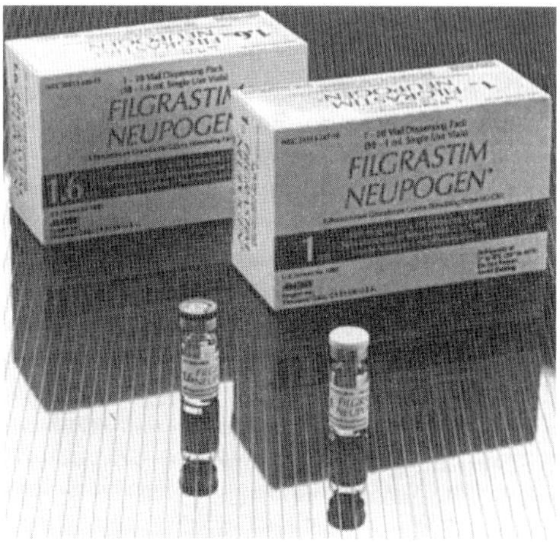

FIGURA 19.4 Embalagem do produto Filgrastim. (Cortesia de Amgen, Inc.)

Se o paciente precisar viajar distâncias consideráveis e/ou a temperatura externa for elevada, pode ser necessário colocar o medicamento em um pequeno recipiente com gel refrigerante (p. ex., gelo artificial *blue ice*) para o transporte. Sugere-se que os frascos sejam envolvidos em uma toalha para evitar o contato direto com o gelo. O medicamento deve ser separado fisicamente do elemento refrigerante para evitar a possibilidade de congelamento. O gelo seco não é aconselhado devido à possibilidade de congelamento por contato inadvertido.

É concebível que, quando usado como adjuvante da quimioterapia para o câncer, sejam receitados de 7 a 10 frascos. Na verdade, os pacientes podem ter frascos adicionais em casa, de ciclos anteriores de quimioterapia. O farmacêutico deve questioná-los sobre a existência de frascos não utilizados, mas ainda dentro do prazo de validade e armazenados de forma adequada. O filgrastim injetável reembalado em seringas de tuberculina de plástico e estocado entre 2 e 8°C permanece estéril por sete dias.

Como o fator estimulador de colônia de granulócitos (G-CSF) é uma proteína, pode sofrer desnaturação se for vigorosamente agitado. Caso isso ocorra, a solução pode formar espuma, dificultando a retirada. Assim, o farmacêutico deve instruir o paciente e /ou seu cuidador para não agitarem o frasco antes do uso. Se for agitado, deve ser deixado em repouso até que a espuma diminua.

Se for necessário diluir o filgrastim, deve-se usar a injeção de dextrose 5%. Quando ele é diluído em concentrações na faixa de 5 a 15 μg/mL, deve ser protegido contra sua adsorção ao frasco plástico pela adição de albumina (humana) na concentração final de 2 mg/mL. Quando diluído em dextrose 5% ou em dextrose 5% mais albumina, o filgrastim é compatível com frascos de vidro, sacos de infusão IV de poliolefina e cloreto de polivinila e seringas de polipropileno. Esse produto jamais deve ser diluído com solução salina, visto que pode precipitar.

O fabricante do filgrastim desenvolveu um guia passo a passo para a autoinjeção SC. Entretanto, o farmacêutico sempre deve enfatizar o uso da técnica asséptica adequada na preparação e administração do medicamento, para evitar contaminação do produto e possível infecção.

Fator estimulador de colônias de granulócitos e monometoxipolietilenoglicol (Pegfilgrastim)

O pegfilgrastim foi aprovado em janeiro de 2002 pela FDA para uso com fármacos antitumorais mielossupressores para diminuir a incidência de infecção e febre neutropênica em pacientes com doença maligna não mieloide. É comercializado com o nome de Neulasta (Fig. 19.5). O pegfilgrastim é obtido pela adição da molécula de monometoxipolietilenoglicol (PEG) 20 kD no resíduo N-terminal da metionina do filgrastim. A ligação covalente do filgrastim G-CSF com o PEG altera suas propriedades farmacocinéticas. A peguilação do filgrastim prolonga significativamente o tempo de meia-vida do fármaco ($t_{1/2}$, 15 a 80 h), em relação ao produto não peguilado ($t_{1/2}$, 3 a 4 h), por alterar a taxa de eliminação. Como resultado, o medicamento é administrado em dose única fixa de 6 mg por ciclo de quimioterapia, em comparação com 10 a 14 injeções normalmente necessárias para o filgrastim. A diminuição significativa do número de injeções promove um aumento na adesão ao tratamento e a diminuição da demanda de pessoal da área da saúde. Além disso, estudos recentes sugerem que o pegfilgrastim pode ser um pouco mais eficaz para reduzir a febre neutropênica em pacientes com câncer de pulmão que recebem docetaxel e doxorrubicina.

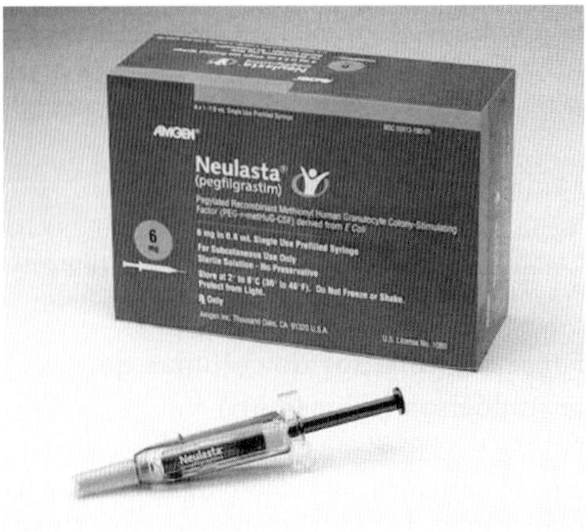

FIGURA. 19.5 Embalagem do produto pegfilgrastim. (Cortesia de Amgen, Inc.)

A dor leve ou moderada nos ossos foi o efeito adverso observado com mais frequência (em 25% dos pacientes). Analgésicos não opiodes são eficazes contra essa dor. Além disso, artralgias, mialgias, dores de cabeça, leucocitose, trombocitopenia e elevação dos valores da desidrogenase láctica foram observadas em pacientes que receberam pegfilgrastim.

O pegfilgrastim não deve ser administrado em pacientes com câncer duas semanas antes do início da quimioterapia. Da mesma forma, pacientes com câncer que recebem quimioterapia semanal não devem receber pegfilgrastim, pois isso pode estimular o crescimento das células hematopoiéticas, que são especialmente sensíveis aos efeitos citotóxicos da quimioterapia.

Fator estimulador de colônias de granulócitos e macrófagos (Sargramostim)

O sargramostim é um CSF de granulócitos e macrófagos (GM-CSF) recombinante humano produzido pela tecnologia de DNA recombinante em um sistema de expressão de levedura (*Saccharomyces cerevisiae*). O GM-CSF é um fator de crescimento que estimula a proliferação e diferenciação das células progenitoras hematopoiéticas (precursoras) em neutrófilos e monócitos. É uma glicoproteína composta por 127 aminoácidos. A sequência do GM-CSFr difere do GM-CSF humano natural na posição 23, onde a leucina é substituída.

Esse medicamento é indicado para acelerar a recuperação mieloide (medula) em pacientes com linfoma não Hodgkin (LNH), leucemia linfoblástica aguda (LLA) e doença de Hodgkin que sofreram transplante autólogo de medula óssea (procedimento no qual a medula óssea é removida, tratada para destruir as células malignas e depois reinfundida no paciente). Também é indicado quando o transplante da medula óssea fracassa ou há demora no enxerto (são necessárias 3 a 4 semanas para que a nova medula comece a produzir leucócitos).

O GM-CSF acelera o processo de enxerto por promover a produção de leucócitos. Os custos de saúde são compensados, pois os pacientes tratados com esse medicamento demonstram aumento significativo na contagem de leucócitos, reduzindo a necessidade de antibióticos e o tempo de hospitalização. Para a reconstituição mieloide após o transplante autólogo de medula óssea, administram-se doses de 250 µg/m^2/dia durante 21 dias, sob a forma de infusão IV de duas horas, começando 2 a 4 horas após a infusão da medula óssea autóloga, e não menos de 24 horas depois da última dose de quimioterapia, e 12 horas após a última dose de radioterapia. Nos casos de fracasso do transplante de medula óssea ou de atraso do enxerto, a dose é a mesma, mas a duração é de 14 dias, novamente usando a infusão IV de duas horas. A dose pode ser repetida após sete dias de terapia se o enxerto não ocorrer.

Para evitar as complicações associadas ao GM-CSF em termos de leucocitose excessiva (leucócitos > 50.000 células/mm^3; contagem absoluta de neutrófilos, ANC, do inglês, *absolute neutrophil count*, > 20.000 células/mm^3), uma contagem completa da série branca com diferencial é recomendada durante a terapia duas vezes na semana. Quando a ANC estiver acima de 20.000 células/mm^3, a administração de GM-CSF deve ser interrompida ou reduzida pela metade.

O sargramostim encontra-se disponível em solução, em frascos de doses múltiplas de 500 µg/mL, e como pó para reconstituição, em frascos de dose única de 250 µg. É reconstituído com 1 mL de água estéril para injeção, USP (sem conservante). A solução reconstituída deve parecer límpida e incolor e isotônica, com pH de 7,4 ± 0,3. Durante o procedimento de reconstituição, a água estéril para injeção, USP, deve ser vertida na parte lateral do frasco e o conteúdo suavemente girado para evitar a formação de espuma durante a dissolução. O produto não deve ser balançado nem agitado vigorosamente. Ele também pode ser diluído para infusão IV em Cloreto de Sódio Injetável, 0,9% USP. Se a concentração final de GM-CSF estiver abaixo de 10 µg/mL, deve-se acrescentar albumina humana (0,1%) na solução salina antes de colocar o GM-CSF. Isso previne a adsorção do fármaco nos componentes do sistema de liberação. Para obter uma solução a 0,1% de albumina, o farmacêutico deve adicionar 1 mg de albumina (humana) por mililitro de cloreto de sódio 0,9% para injeção.

Um filtro de membrana em linha não deve ser usado na administração IV desse fármaco. Na ausência de compatibilidade ou de informações sobre compatibilidade e estabilidade, outros medicamentos não devem ser misturados na solução de infusão contendo sargramostim. Somente cloreto de sódio 0,9% para injeção deve ser usado para preparar a infusão IV desse fármaco.

Como o produto não contém conservante, deve ser administrado o quanto antes e dentro de seis horas após a reconstituição ou diluição para infusão IV.

ERITROPOIETINAS

A eritropoietina é uma glicoproteína que contém ácido siálico e aumenta a eritropoiese estimulando a formação de pró-eritroblastos e a liberação de reticulócitos da medula óssea. É secretada pelos rins em resposta à hipoxia e é transportada para a medula óssea no plasma. Assemelha-se mais a um hormônio endócrino do que a qualquer citocina (14).

A *anemia* (uma deficiência na produção de eritrócitos) é uma complicação frequente da insuficiência renal crônica, do câncer e da terapia antitumoral. Embora seja facilmente corrigida com transfusões sanguíneas, as eritropoietinas estão disponíveis para tratar as formas mais graves de anemia, e não para manter a massa de eritrócitos necessária para o bem-estar e as atividades normais. Visto que pacientes anêmicos com tumores sólidos com frequência apresentam níveis séricos de eritropoietina mais baixos, a correção de tal deficiência por meio da terapia com esse fármaco pode ser tão benéfica quanto tem sido para os pacientes urêmicos (14).

As doenças renais também diminuem a capacidade do corpo para produzir essa substância, resultando, assim, em anemia. No passado, os pacientes recebiam transfusões sanguíneas. Contudo, o problema com as transfusões sanguíneas é a possível exposição a agentes infecciosos (hepatite, HIV). Atualmente, fármacos obtidos pela engenharia genética, como a epoetina alfa e a darbepoietina, encontram-se disponíveis para estimular a eritropoiese. Embora caros, esses medicamentos podem trazer benefícios no caso de pacientes que precisam de grandes transfusões de sangue, cujo custo é alto e há risco de infecções e consequentes custos adicionais de saúde.

Epoetina alfa (Epogen, Procrit)

A epoetina alfa é uma glicoproteína produzida pela tecnologia do DNAr que contém 165 aminoácidos em uma sequência idêntica àquela da eritropoietina humana endógena. A eritropoietina também afeta a liberação de reticulócitos da medula óssea para a corrente sanguínea, onde amadurecem se transformando em eritrócitos. A eritropoietina foi aprovada para anemia decorrente de quimioterapia para o câncer, diálise crônica e terapia com zidovudina (AZT).

Ela estimula a eritropoiese em pacientes anêmicos, dialisados ou não. A primeira evidência de uma resposta a esse fármaco é o aumento da contagem de reticulócitos dentro de 10 dias. Em consequência disso, há um aumento da contagem de eritrócitos, hemoglobina e hematócrito, geralmente em 2 a 6 semanas. Uma vez que o hematócrito alcance a faixa de valores almejada, 30 a 36%, esses níveis podem ser mantidos se não houver deficiência de ferro e doenças concorrentes pela terapia por epoetina alfa.

A epoetina alfa é administrada por via IV ou SC, na dose de 50 a 100 UI/kg de peso corporal, três vezes por semana. É administrada por via IV em pacientes com acesso IV disponível (p. ex., aqueles que fazem hemodiálise) e por via IV ou SC nos outros indivíduos. Se após oito semanas de terapia o hematócrito não tiver aumentado pelo menos em cinco ou seis pontos e ainda estiver abaixo da faixa desejada de 30 a 36%, a dose pode ser aumentada.

Esse medicamento está disponível em frascos de dose unitária, sem conservante (Fig. 19.6) nas concentrações de 2.000, 3.000, 4.000, 10.000, 20.000 e 40.000 UI/mL. Cada frasco contém 2,5 mg de albumina para prevenir perdas por adsorção. O produto deve ser refrigerado entre 2 e 8°C e protegido do congelamento. O frasco de epoetina alfa, injeção recombinante, não deve ser agitado, pois isso pode desnaturar a glicoproteína e tornar o produto inativo. O frasco deve ser usado para a administração de uma única dose, e a porção não utilizada deve ser descartada.

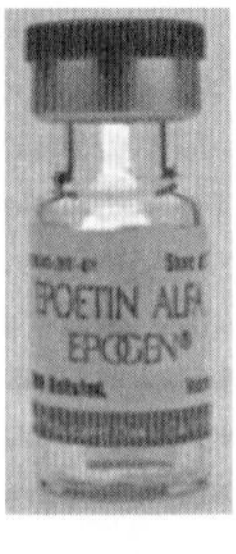

FIGURA 19.6 Embalagem do produto Epogen. (Cortesia de Amgen, Inc.)

A injeção contendo 10.000 UI/mL está disponível em frascos de doses múltiplas de 2 mL. A injeção contendo 20.000 UI/mL está disponível em frascos de doses múltiplas de 1 mL. Estes são conservados com álcool benzílico 1% e contêm 2,5 mg de albumina (humana) por mililitro. Tais frascos devem ser armazenados entre 2 e 8°C após o primeiro uso e entre as doses, devendo ser descartados 21 dias após a primeira utilização.

A epoetina alfa não deve ser administrada com outras soluções. Contudo, antes da administração SC, ela pode ser misturada, em uma seringa, com uma solução de cloreto de sódio 0,9% bacteriostática contendo álcool benzílico 0,9%, na razão de 1:1. O álcool benzílico, um anestésico local, alivia a dor associada à injeção SC.

No início de 2003, uma versão falsificada de epoetina alfa (Procrit) foi descoberta. Isso gerou um problema sério de saúde pública, pois continha concentração de substância ativa vinte vezes menor do que a esperada e estava contaminada com dois tipos de bactérias. A FDA identificou três lotes do produto falsificado. A Ortho Biotech Products, o fabricante legítimo do medicamento, advertiu os consumidores para verificarem as diferenças nas embalagens e nos frascos. Por exemplo, o selo de alumínio na embalagem do produto verdadeiro é liso, sem entalhes. Além disso, o selo de fechamento da caixa externa do verdadeiro Procrit tem uma inscrição embaixo e deixa um resíduo quando retirado. Antigamente, os medicamentos falsificados eram um problema nos países em desenvolvimento. Agora, contudo, eles estão se tornando problemáticos nos Estados Unidos, sendo que a FDA investigou diversos casos de falsificação em 2002.

Darbepoetina alfa (Aranesp)

A darbepoetina alfa, uma proteína recombinante eritropoiética, foi aprovada primeiro para o tratamento da anemia associada com doença renal crônica ou insuficiência renal crônica (IRC). Hoje, ela é aprovada para o tratamento da anemia causada pela quimioterapia em pacientes com doenças malignas não mieloides (Fig. 19.7).

A darbepoetina alfa é uma proteína estimuladora de eritropoiese que é produzida nas células ovarianas do *hamster* chinês pela tecnologia do DNAr. Ela é administrada semanalmente pelas vias IV e SC em uma única injeção. A dose inicial recomendada para anemia em pacientes com IRC é de 0,45 μg/kg. As doses são controladas para não exceder a concentração de hemoglobina de 12 g/dL.

O aumento dos níveis de hemoglobina em geral não é observado em 2 a 6 semanas após o início da terapia. A dose de manutenção costuma ser menor que a dose inicial. Quando a terapia é iniciada, a hemoglobina deve ser dosada todas as semanas até a estabilização e a manutenção da dose estabelecida. Após o ajuste da dose, deve ser dosada uma vez por semana durante no mínimo quatro semanas, até que tenha sido confirmada a estabilização dos níveis de hemoglobina em resposta ao ajuste da dose. Depois disso, esses níveis devem ser verificados em intervalos regulares.

Em caso de alteração do medicamento de epoetina alfa para darbepoetina alfa, a dose inicial semanal é baseada na dose semanal da primeira, no momento da substituição. Do mesmo modo, as doses são controladas para manter a concentração de hemoglobina desejada. Como sua meia-vida no soro é longa, de 49 horas (variando entre 27 e 89 horas), a administração de darbepoetina alfa é menos frequente (uma vez por semana), quando comparada com a epoetina alfa (2 a 3 vezes por semana). Se o paciente estiver recebendo injeções semanais de epoetina, deve receber a injeção de darbepoetina somente a cada duas semanas.

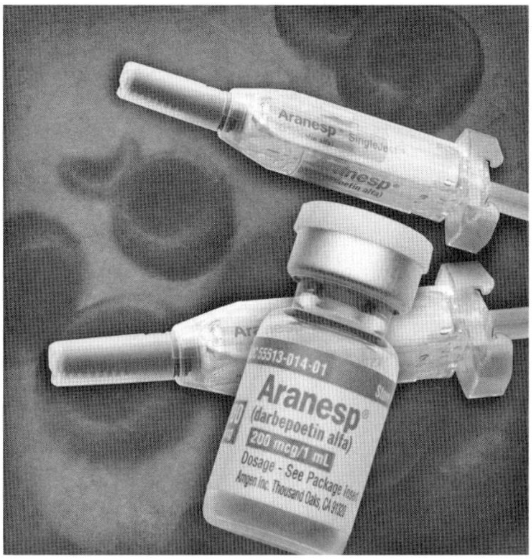

FIGURA 19.7 Embalagem do produto Aranesp. (Cortesia de Amgen, Inc.)

A dose de darbepoetina deve ser individualizada, para assegurar que os níveis de hemoglobina sejam mantidos, mas não excedam 12 g/dL. Para pacientes com câncer, a dose inicial recomendada de darbepoetina alfa é de 2,25 μg/kg administrada pela via SC, semanalmente. Novamente, a dose é ajustada para alcançar e manter o nível apropriado de hemoglobina.

A darbepoetina alfa está disponível como uma solução para injeção. É fornecida em frascos-ampolas de 1 mL sem a adição de conservantes. A solução injetável de polissorbato contém polissorbato 80, fosfato monobásico de sódio monoidratado, fosfato dibásico de sódio anidro e cloreto de sódio. A solução de albumina contém albumina humana, fosfato monobásico de sódio monoidratado, fosfato dibásico de sódio anidro e cloreto de sódio.

Antes da administração, a embalagem deve ser inspecionada visualmente quanto à presença de partículas sólidas e descoloração. As soluções contendo partículas ou que sofreram descoloração não devem ser usadas. O frasco não deve ser agitado, visto que isso desnatura a darbepoetina e a torna inativa. A darbepoetina não deve ser diluída ou administrada com outras soluções. Se alguma porção não for utilizada, deve ser descartada, e não misturada com outras porções não utilizadas. O produto deve ser guardado em refrigerador (2 a 8°C), porém o congelamento deve ser evitado, e o medicamento deve ser protegido da luz.

A terapia eritropoética aumenta o risco de eventos cardiovasculares, incluindo óbitos. Esse aumento no risco está associado à elevação dos níveis de hemoglobina ou com taxas maiores de aumento da hemoglobina. A darbepoetina alfa não deve ser administrada em pacientes com pressão arterial não controlada, pois esta pode aumentar durante o tratamento da anemia com darbepoetina ou epoetina. Os efeitos adversos graves relatados com mais frequência foram trombose vascular, ICC, sepse e arritmia cardíaca. Os efeitos adversos mais comuns são infecção, hipertensão, hipotensão, mialgia, dores de cabeça e diarreia. O médico deve estar atento às reações adversas que ocorrem como resultado da intervenção clínica (p. ex., interrupção da terapia com darbepoetina, ajuste da dose). Estas têm incluído hipotensão, hipertensão, febre, mialgia, náuseas e dor no peito.

A darbepoetina alfa encontra-se disponível nas concentrações de 25 μg/0,42 mL até 500 μg/mL. Todas as soluções para injeção são isentas de conservantes e contêm polissorbato ou albumina em seringas Singleject de dose única e em autoinjetores SureClock de dose única. Várias concentrações estão disponíveis em volumes menores que 1 mL. Dessa maneira, o farmacêutico tem de ser cuidadoso para não errar o cálculo da dose necessária por presumir que o volume da solução é 1 mL.

Drotrecogina alfa (ativada) (Xigris)

A drotrecogina alfa (ativada) é uma proteína C ativada (PCA) humana recombinante. Produzida naturalmente no fígado, a proteína C é convertida em PCA por meio da interação com o complexo trombina-trombomodulina. A PCA apresenta atividade antitrombótica por meio da inibição do Fator Va e VIIIa (15).

Ela foi aprovada pela FDA em novembro de 2001, sendo indicada para a redução da mortalidade de pacientes com sepse grave associada à disfunção sistêmica aguda de órgãos (Fig. 19.8). A sepse permanece uma causa significativa de óbito em pacientes que estão criticamente doentes.

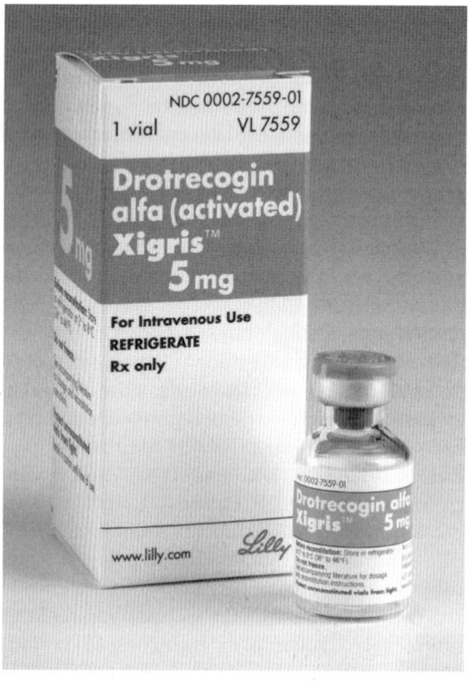

FIGURA 19.8 Embalagem do produto Xigris. (Cortesia de Eli Lilly & Co.)

Foi estimado que mais de 750 mil casos de sepse ocorram todos os anos nos Estados Unidos, com a taxa de mortalidade de 30%.

A drotrecogina alfa (ativada) deve ser administrada por infusão IV contínua de 24 μg/kg/hora durante 96 horas. Como os dados de compatibilidade são esparsos, ela deve ser administrada por acesso IV exclusivo ou lúmen exclusivo de um cateter venoso central multilúmen. A administração deve ser conduzida dentro de 12 horas após a reconstituição. Os períodos em que a infusão é interrompida por riscos inerentes de hemorragias não são contados para o prazo de 96 horas da terapia.

A hemorragia é o efeito adverso mais comum associado à drotrecogina alfa. A incidência é de aproximadamente 3,5% (comparado a 2,0% do grupo-controle placebo). Portanto, ela é contraindicada quando a hemorragia estiver associada a alto risco de óbito (p. ex., hemorragia interna ativa, choque hemorrágico nos últimos três meses, cirurgia intracraniana ou intraespinal ou traumatismo craniano grave nos dois últimos meses).

Na avaliação da capacidade do paciente em receber a terapia com a drotrecogina alfa (ativada), os benefícios e os riscos potenciais devem ser examinados e considerados com cuidado, em especial se uma das seguintes situações for apresentada: terapia concomitante com heparina, índice internacional de normalização (INR, do inglês, *international normalized ratio*) maior que 3,0, contagem de plaquetas menor que 30.000 × 10^6/L, mesmo se a contagem das plaquetas aumentar após transfusão, choque isquêmico nos últimos três meses, uso de ácido acetilsalicílico em dose superior a 650 mg/dia ou outras inibições plaquetárias nos últimos sete dias.

A terapia com drotrecogina alfa (ativada) deve ser analisada com muita cautela, em especial quanto aos critérios de inclusão ou exclusão de pacientes, estabilidade e duração específica dessa infusão e custo do tratamento.

INIBIDORES DE FUSÃO: ENFUVIRTIDA (FUZEON)

Os inibidores de fusão atuam por meio de um mecanismo único. A enfuvirtida é um peptídeo sintético de 36 aminoácidos que corresponde à região C-terminal HR2 (do inglês, *heptad repeat region*) da subunidade transmembranar da glicoproteína gp41 do envelope do HIV-1. A enfuvirtida se liga à gp41 na superfície do vírus do HIV e evita sua ligação com as células T. Uma vez ligada, a enfuvirtida inibe a mudança conformacional na glicoproteína transmembranar gp41, necessária para a fusão entre o HIV-1 e a membrana da célula-alvo, bloqueando a fusão e a entrada do vírus na célula CD4.

A enfuvirtida foi aprovada em março de 2003 (conhecida como T-20), sendo indicada apenas para pacientes com mais de seis anos que tenham usado outras terapias anti-HIV e que apresentem evidências de replicação viral, apesar do uso da terapia antirretroviral (Fig. 19.9). A dose de enfuvirtida é de 90 mg (1 mL em água estéril para injeção) pela via SC, duas vezes ao dia na parte superior do braço, na parte anterior da coxa ou no abdome. Como a enfuvirtida é uma proteína, deve ser aplicada sob a pele, sendo assim o primeiro fármaco injetável contra o HIV. A adesão ao tratamento é extremamente importante, uma vez que estudos sobre a terapia antirretroviral demonstraram aumento da resistência do vírus quando o medicamento não é administrado na dose e no tempo apropriados. O objetivo é atingir 100% de adesão, pois taxas menores que 95% podem levar à resistência posterior (16). Se o paciente esquecer uma dose, esta deverá ser administrada o quanto antes, mas não se estiver próximo da dose seguinte. Nesse caso, o paciente deve ser instruído a tomar apenas uma dose.

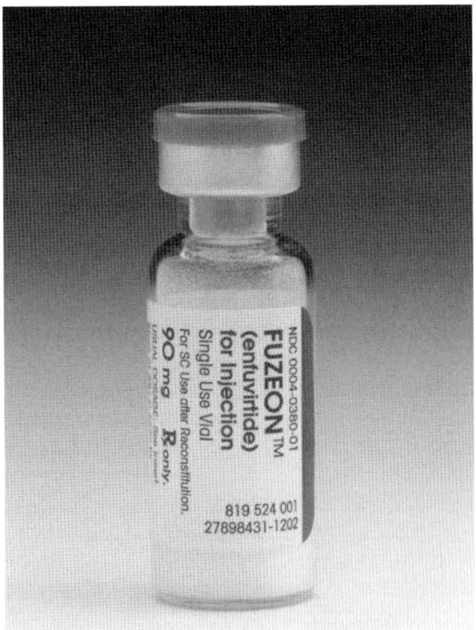

FIGURA 19.9 Frasco-ampola do produto Fuzeon. (Cortesia de Roche/Timeris.)

A enfuvirtida é metabolizada em seus aminoácidos constituintes. Portanto, não possui interações com outros medicamentos, nem inibe ou induz a atividade das enzimas microssomais no fígado. Quase todos os pacientes (98%) têm reações no local da injeção (dor, eritema, endurecimento, aparecimento de nódulos ou cistos), o que requer a interrupção da terapia em 13% dos pacientes. Outros efeitos adversos comuns incluem diarreia, náuseas e fadiga.

As infecções no local da injeção são problemáticas e podem ameaçar a vida do paciente. Eles devem ser orientados a relatar aos profissionais da saúde aparecimento de exsudato, aumento de calor, tumefação, rubor e/ou dores no local da aplicação. Reações alérgicas graves também são possíveis. Assim, o paciente deve ser instruído a relatar dificuldade de respirar, febre com vômito, erupção cutânea, sangue na urina e inchaço nos pés.

A educação do paciente, incluindo técnicas apropriadas de aplicação das injeções, é essencial. Por conveniência, é possível misturar as duas doses diárias, mas a segunda dose deve ser refrigerada até quase o momento da administração. Assim como a insulina, a enfuvirtida deve alcançar a temperatura ambiente antes da aplicação. Os pacientes devem estar cientes da importância da inspeção da injeção e, se forem observadas partículas flutuando no frasco após a mistura, ela não deve ser administrada. Outros medicamentos injetáveis não devem ser misturados com a enfuvirtida.

Esse fármaco é prescrito para indivíduos com infecção por HIV resistente a outros medicamentos; então, o paciente deve descartar as seringas e agulhas em caixas adequadas. Estas, por sua vez, não devem ser colocadas no lixo doméstico.

FATOR DE CRESCIMENTO: BECAPLERMINA (REGRANEX)

O fator de crescimento derivado de plaquetas endógeno aumenta a proliferação das células que reparam lesões e formam tecido de granulação. Esse fator promove o recrutamento quimiotático e a proliferação de células que participam do reparo de lesões e aumentam a formação de tecido de granulação.

A becaplermina é um fator de crescimento humano recombinante derivado de plaquetas (PDGF), usado no tratamento adjuvante tópico da úlcera diabética, uma forma de úlcera de pressão, das extremidades inferiores, que se estende até o tecido SC ou além e tem um fornecimento de sangue suficiente. Admite-se que esse fármaco é útil como adjuvante no tratamento da úlcera de pressão.

Uma quantidade de gel a 0,01% é espalhada sobre a região ulcerada de modo a fornecer uma película fina e contínua de cerca de 0,15 cm de espessura. Um *swab* de algodão limpo, um abaixador de língua ou um aplicador similar são usados para espalhar o gel sobre a superfície da úlcera, que deve ser coberta com gaze umedecida em solução salina.

Após aproximadamente 12 horas, a úlcera deve ser lavada com solução salina ou água, para remover o gel residual, e coberta com gaze umedecida em solução salina sem o gel durante o resto do dia. Tal procedimento é repetido diariamente até a cura completa. A úlcera deve demonstrar redução no tamanho (cerca de 30%) dentro de 10 semanas. Se a cura não ocorrer em 20 semanas, a terapia deverá ser reavaliada. Para facilitar a aceitação e por conveniência, a aplicação na hora de dormir pode ser considerada.

O gel de becaplermina deve ser refrigerado por questões de estabilidade e não precisa voltar à temperatura ambiente antes de sua aplicação. Contudo, o gel frio pode causar desconforto quando aplicado. Ele tem a validade de nove meses a partir de sua data de fabricação, mas como o tubo do gel dura cerca de 2 a 4 semanas, os farmacêuticos podem dispensar o medicamento até um mês antes da data de expiração.

HORMÔNIO DO CRESCIMENTO HUMANO

A glândula hipófise secreta o hormônio do crescimento humano (GH, do inglês, *growth hormone*), que estimula o crescimento. Estima-se que cerca de 15 mil crianças norte-americanas tenham deficiência de GH e, por conseguinte, não atinjam a estatura normal quando adultas.

No final da década de 1950, as glândulas hipófise de cadáveres eram coletadas para produzir GH e tratar crianças com deficiência de crescimento. Além do alto custo, esse método apresentava risco de contaminação viral do hormônio (17). Hoje, a engenharia genética produz GH altamente purificado.

Hormônio do crescimento sistêmico (Humatrope, Protropina)

O somatrem (Protropina) é um polipeptídeo biossintético de cadeia simples com 192 aminoácidos, produzido pela tecnologia do DNAr em *E. coli*. Esse fármaco tem um aminoácido (metionina) a mais do que o GH humano natural. A somatropina recombinante (Humatrope) é produzida biossinteticamente por outro processo de DNAr e tem uma sequência de aminoácidos idêntica à do GH humano (191 aminoácidos).

Esse hormônio estimula o crescimento linear por afetar as áreas de crescimento cartilaginosas dos ossos longos. Também estimula o crescimento aumentando o número e o tamanho das células dos músculos esqueléticos, influenciando no tamanho dos órgãos e elevando a massa dos eritrócitos pela estimulação da eritropoietina.

O somatrem injetável é administrado inicialmente por via intramuscular (IM) ou SC. A dose, individualizada até 0,1 mg/kg (0,26 UI/kg), é administrada três vezes por semana, por via SC ou IM. Os frascos de dose única com 5 ou 10 mg (Fig. 19.10) são reconstituídos usando a técnica asséptica-padrão com 1 a 5 mL de água bacteriostática para injeção, USP (conservada com álcool benzílico). Devido à toxicidade, o álcool, benzílico deve ser reconstituído com água para injeção quando for administrado em recém-nascidos. O frasco é girado com delicadeza para dissolver o conteúdo. Se ocorrer turvação, a solução não deve ser usada. Quando preparada com o diluente fornecido pelo fabricante, a solução reconstituída deve ser conservada no refrigerador e usada dentro de 14 dias. Quando água para injeção for empregada na reconstituição, cada frasco deve ser usado para apenas uma dose, e a porção não utilizada, descartada.

A somatropina recombinante para injeção é administrada por via SC na dose de 0,16 a 0,24 mg/kg de peso corporal, divididas entre seis ou

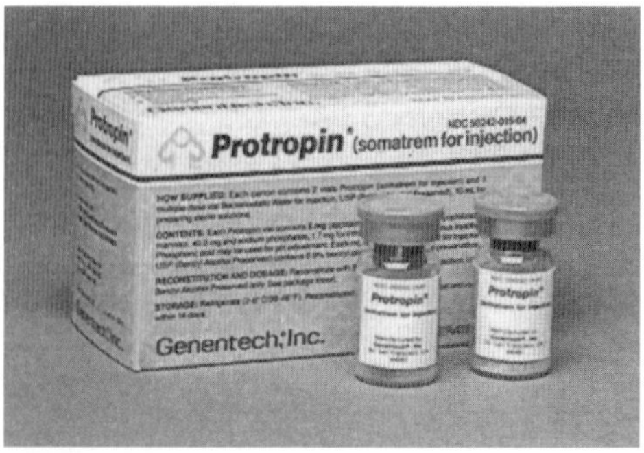

FIGURA 19.10 Embalagem do produto Protropina. (Cortesia de Genentech, Inc.)

sete injeções SC. O medicamento está disponível em várias apresentações, variando de 1,5 mg (~4 UI/mL) até 10 mg (~30 UI/ frasco). Como a Genotropina, por exemplo, um cartucho de duas câmaras Intra-Mix de 5,8 mg (com conservante) é pré-misturado em um dispositivo de reconstituição e acondicionado com uma agulha de liberação com pressão. A parte frontal da câmara contém 1,5 mg de somatropina recombinante (aproximadamente 4,5 UI), glicina, fosfato di-hidrogenado de sódio anidro e fosfato de sódio anidro. A parte posterior da câmara contém 1,13 mL de água para injeção. A pressão na tampa permite que os dois componentes se misturem. Se, no entanto, o diluente e a somatropina estiverem em frascos separados, a técnica asséptica deve ser usada para acrescentar a quantidade desejada de diluente (1,5 a 5 mL) fornecido pelo fabricante ou água estéril para injeção nos frascos de 5 mg. Como o somatrem, a somatropina é estável por até 14 dias após a reconstituição com o diluente contendo conservante fornecido pelo fabricante. Quando for usada água estéril na injeção para reconstituição do produto, os frascos devem ser refrigerados e utilizados dentro de 24 horas.

INTERFERONS

Em 1957, dois cientistas britânicos, Alick Isaacs e Jean Lindenmann, descobriram que células de embriões de galinha infectadas liberavam uma glicoproteína produzida naturalmente, que permitia que células não infectadas resistissem à infecção viral. Eles deram a esse fator o nome de interferon, pois parecia "interferir na transmissão da infecção". Posteriormente, esses pesquisadores demonstraram que o interferon não inativava diretamente o vírus, mas tornava as células hospedeiras resistentes à multiplicação viral. Os interferons exercem atividade antiviral não específica ao vírus e específica ao hospedeiro. Em meados da década de 1970, parecia que o interferon era capaz de restringir o desenvolvimento de alguns tipos de câncer (p. ex., câncer de pulmão de pequenas células, carcinoma das células renais, carcinoma de células basais).

Como uma classe, os interferons são parte de uma grande rede reguladora da imunidade no organismo, que inclui linfocinas, monocinas, fatores de crescimento e hormônios peptídicos. Os interferons classificam-se em dois tipos: tipo I (alfa e beta), no qual o mesmo receptor molecular é compartilhado e tipo II (gama ou imune), que tem um receptor diferente (18).

Interferon beta-1b (Betaseron)

O interferon beta-1b (IFN-B) é do tipo I, produzida em *E. coli* pela tecnologia recombinante; difere do interferon beta natural apenas pela substituição de um resíduo de serina por cisteína na posição 17. Essa manipulação aumenta a estabilidade do medicamento, mas mantém a atividade específica do interferon beta natural.

A IFN-B é eficaz no tratamento dos tipos reincidentes de esclerose múltipla, uma doença inflamatória desmielinizante do sistema nervoso central, em doses de 0,25 mg (8 mUI) injetadas por via SC em dias alternados (19). Essa forma da doença é caracterizada por crises recorrentes seguidas por recuperação completa ou incompleta.

A efetividade em baixas doses não foi documentada, e não há evidências da eficácia quando o fármaco é usado por mais de dois anos.

A IFN-B liofilizada (Fig. 19.11) 0,3 mg (9,6 mUI) é reconstituída usando seringa e agulha para injetar 1,2 mL do diluente fornecido (solução de cloreto de sódio 0,54%) no frasco. O diluente deve ser acrescido na lateral do frasco, que então é delicadamente girado, sem agitar, para dissolver completamente o medicamento. Após a reconstituição com o diluente que a acompanha, a solução tem concentração de 0,25 mg/mL. Esse produto contém ainda dextrose e albumina (utilizada em produtos com proteína recombinante para evitar sua adsorção ao recipiente de vidro ou plástico e às seringas). Uma alíquota de 1 mL da solução reconstituída deve ser retirada do frasco com seringa estéril e agulha de calibre 27 e injetada por via SC. Para autoinjeção, os locais podem ser braços, abdome, quadris e coxas.

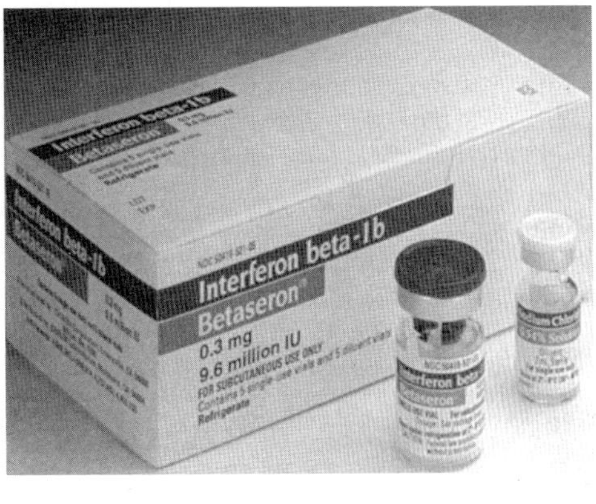

FIGURA 19.11 Embalagem do produto Betaseron. (Cortesia de Bayer Health Care Pharmaceuticals, Inc.)

Como o produto não contém conservante, o frasco deve ser usado apenas para uma dose. Antes e depois da reconstituição, ele deve ser refrigerado. Não mais de três horas devem transcorrer entre a reconstituição e o uso.

A IFN-B atualmente é distribuída por uma rede de farmácias chamada PCS (Professional Service Network). A vantagem desse sistema é a eliminação do estoque da farmácia e dos custos de transporte, permitindo que os pacientes tenham um cartão de usuário do medicamento e paguem à farmácia honorários profissionais por transação (20). O custo da terapia foi estimado em cerca de US$ 1.000/mês, inicialmente.

Interferon beta-1a (Avonex, Rebif)

O interferon beta-1a foi aprovado para uso terapêutico na esclerose múltipla em 1996, três anos depois de a IFN-B-1b ter sido aprovada. Esse fármaco é indicado para tratar as formas reincidentes de esclerose múltipla, reduzir a progressão da incapacidade física e diminuir a frequência de exacerbações clínicas.

A dose de interferon beta-1a é de 30 μg via IM, uma vez por semana. Sua vantagem sobre a IFN-B é o menor número de administrações por semana. O pó liofilizado para injeção é reconstituído com 1,1 mL de diluente e deve ser delicadamente girado para dissolver o ingrediente ativo. Um mililitro é coletado do frasco para uma seringa estéril. Uma agulha de 30 × 6 (23G, 3,2 cm) é usada para injetar pela via IM. O produto preparado deve ser utilizado tão logo quanto possível e não mais do que seis horas após sua reconstituição se estocado entre 2 e 8°C. O Avonex também é disponibilizados em seringas já cheias de uma dose única de 30 μg/0,5 mL.

O Refib, disponível em seringas já preenchidas, é administrado por via SC, na dose de 22 e 44 μg, três vezes por semana. Se possível, a administração deve ser realizada preferencialmente no final da tarde ou à noite, nos mesmos três dias, por exemplo, segunda, quarta e sexta, com pelo menos 48 horas de intervalo. A terapia deve ser iniciada com 20% da dose almejada, três vezes por semana, e a dose deve ser escalonada por quatro semanas até atingir a quantidade desejada. Assim, uma seringa pré-cheia com 8,8 μg/0,2 mL é usada com tal propósito.

Os frascos de interferon beta-1a devem ser refrigerados (2 a 8°C). Caso a refrigeração não estiver disponível, o produto pode ser estocado a 25°C por no máximo 30 dias. O custo total do tratamento por um ano é de cerca de US$ 21 mil. Um estudo farmacoeconômico recente mostrou que o Avonex é mais rentável em relação aos outros interferons usados no tratamento da esclerose múltipla (20).

INTERLEUCINAS

Originalmente, se acreditava que as interleucinas (IL) supervisionassem as interações dos leucócitos, componentes-chave do sistema imune. Atualmente, porém, sabe-se que essas substâncias interferem em uma grande variedade de tipos de células. O maior interesse clínico concentra-se na interleucina-1 (IL-1), substância secretada principalmente pelo monócito-macrófago que ativa as células T e B, e na interleucina-2 (IL-2), secretada pelas células T que auxilia no crescimento e na diferenciação das células T e B. Existe um total de 14 interleucinas conhecidas.

A IL-1 foi descoberta em 1972, e, em sete anos, sua estrutura e função foram delineadas. Foi produzida pela primeira vez pela tecnologia do DNAr em 1984. Essa substância é o regulador-chave do sistema imune. Ela promove uma reação em cadeia que intensifica a resposta imunológica. A IL-1 responde à presença inicial de um antígeno. Além disso, estimula as células T a amadurecer, proliferar e produzir outras *citocinas* (termo genérico para substâncias solúveis produzidas pelas células que se comunicam com outras para iniciar ou suprimir a atividade celular após a interação com um antígeno).

A IL-1 também intensifica a produção de colagenase, prostaglandinas e anticorpos. Devido a essa atividade, suspeita-se que o excesso de IL-1 seja responsável por muitos distúrbios inflamatórios (a colagenase quebra o tecido conjuntivo; as prostaglandinas estão associadas a inflamações). Pacientes com artrite reumatoide apresentam um desequilíbrio no qual tanto IL-1 quanto IL-1a estão nove vezes mais presentes na sinóvia. Esse desequilíbrio favorece a inflamação e a destruição. A citocina também pode ser responsável por febre, dor de cabeça, fadiga e fraqueza da gripe.

A IL-2, como as outras citocinas, foi inicialmente recebida com muito entusiasmo. Desde então, ela tem sido considerada um componente essencial no desenvolvimento de respostas imunológicas específicas e não específicas a antígenos, mas tem encontrado poucas aplicações (20). Descoberta em 1976, tornou-se disponível pela tecnologia de DNAr em 1984. Quando aplicada em leucócitos retirados de pacientes, que foram então reintroduzidos como "células assassinas ativadas por linfocina" junto à injeção de reforço de IL-2, remissões espetaculares ocorreram em alguns pacientes em condições devastadoras, como aqueles com melanoma maligno avançado. Infelizmente, efeitos colaterais graves ocorreram devido à falta de conhecimento sobre a dose apropriada. Uma combinação de baixas doses e experiência do médico no controle dos efeitos colaterais tornará o uso da IL-2 mais seguro no futuro.

Outras interleucinas estão sendo pesquisadas. A interleucina-11 (IL-11) está sendo investigada *in vitro* e em camundongos para estimular a função das plaquetas. Se bem-sucedida, essa substância pode ajudar a conter os efeitos da depleção plaquetária dos agentes quimioterápicos. A interleucina-6 (IL-6), conhecida também como interferon beta-2, pode ser um estimulante do crescimento das plaquetas e está sendo investigada como tratamento antiproliferativo para câncer de mama, colo e pele.

Aldesleucina (Proleukin)

A aldesleucina é produzida de forma sintética pela tecnologia do DNAr envolvendo a *E. coli* geneticamente modificada, que contém um análogo do gene da IL-2 humana. Um clone de expressão, que codifica a IL-2 humana, resulta da manipulação genética usada para modificar o gene da IL-2 humana. A aldesleucina difere da IL-2, que ocorre naturalmente, por não ser glicosilada, pois é derivada da *E. coli*, não possui o resíduo alanina N-terminal e o resíduo de serina é substituído pela cisteína na posição 125.

Considerada um fármaco órfão, a aldesleucina foi aprovada para o tratamento de carcinoma renal metastático (cerca de 10 mil casos diagnosticados por ano) em adultos (acima de 18 anos), melanomas e imunodeficiências primárias associadas à disfunção nas células T. A aldesleucina está sendo investigada em estudo clínico de Fase 2, associada à zidovudina, contra o HIV.

Devido à sua toxicidade, que acarreta risco de vida (a taxa de mortalidade relacionada ao fármaco é de 4%), o médico deve considerar a relação risco-benefício para o paciente. A dose de IL-2 geralmente é expressa em unidades de atividade na promoção da proliferação em linhagem celular reativa. A conversão de miligramas de proteína para unidades varia, dependendo da fonte da IL-2. A concentração e a dose de aldesleucina disponíveis no comércio são expressas em unidades internacionais (UI); 18 milhões de UI equivalem a 1,1 mg de proteína.

Para o carcinoma renal metastático, a terapia de alta dose envolve uma infusão IV por 15 minutos, de 600 mil UI/kg de peso corporal (0,037 mg/kg), a cada oito horas, em um total de 14 doses. Após um descanso de nove dias, o esquema é repetido com outras 14 doses, com um máximo de 28 doses por ciclo. O fabricante de aldesleucina recomenda que bolsas plásticas sejam usadas como recipientes para diluição (em vez de frascos de vidro ou bolsas de cloreto de polivinila), para uma liberação mais uniforme do medicamento. Não é aconselhável a utilização de filtros em linha durante a administração, devido ao risco de adsorção de aldesleucina no filtro.

Cada frasco de dose única de aldesleucina para injeção contém 22 milhões de UI (1,3 mg do fármaco) e deve ser reconstituído pela adição de 1,2 mL de água estéril para injeção. O diluente deve ser adicionado na lateral do frasco, e o conteúdo deve ser girado delicadamente para evitar a formação de espuma. A solução resultante é límpida e incolor, ou ligeiramente amarelada, e contém 18 milhões de UI (1,1 mg) por mililitro. O frasco não deve ser agitado. A dose apropriada deve ser então retirada, diluída em 50 mL de dextrose 5% para injeção e infundida durante 15 minutos. Nem água bacteriostática para injeção e nem solução de cloreto de sódio a 0,9% devem ser usados para reconstituir esse produto, devido ao aumento de sua agregação.

Como o frasco não contém conservante, a solução reconstituída e diluída deve ser refrigerada. Entretanto, deve voltar à temperatura ambiente antes da administração e ser usada dentro de 48 horas.

Anacinra (Kineret)

Aprovada em novembro de 2001, a anacinra (em inglês, *anakinra*) é um antagonista do receptor IL-1 recombinante. Liga-se competitivamente ao receptor da IL-1, bloqueando sua ação biológica. A anacinra é uma forma não glicosilada da IL-1ra humana, que ocorre de forma natural, mas em quantidade insuficiente para competir com os níveis mais elevados de IL-1 na sinóvia.

A anacinra é indicada para pacientes de 18 anos ou mais que tenham sido tratados sem sucesso com pelo menos um DMARD (do inglês, *disease-modifying antirheumatic drug*). Pode ser usada sozinha ou combinada com outros fármacos DMARDs, exceto com os agentes bloqueadores do fator de necrose tumoral alfa (TNF-α), especialmente por causa do risco aumentado de infecção. A dose recomendada de anacinra é de 100 mg/dia por via SC. Os estudos clínicos demonstraram sensação de dor moderada no local da injeção e alguma inflamação, rubor e/ou contusão. Esse medicamento foi associado com diminuição na contagem de neutrófilos em alguns pacientes e aumento na incidência de infecção, em especial quando usado em conjunto com agentes bloqueadores de TNF. Portanto, ele não deve ser administrado em pacientes com infecção ativa. A contagem de neutrófilos deve ser monitorada em intervalos de três meses após a administração inicial do fármaco e, então, anualmente.

A anacinra é fornecida em seringas pré-cheias de dose unitária (Fig. 19.12), que não contêm conservantes e devem ser estocadas sob refrigeração e protegidas da luz. Pacientes e cuidadores devem ser instruídos sobre a importância do descarte apropriado e da não reutilização de agulhas, seringas e medicamentos. O descarte das seringas usadas deve ser feito em um recipiente resistente a perfuração.

Oprelvecina (Neumega)

Os pacientes que recebem quimioterapia comumente apresentam neutropenia e trombocitopenia. Esses efeitos hematológicos dificultam a manutenção da dose e do programa de doses do regime quimioterápico. O controle da neutropenia tornou-se mais fácil com a aprovação dos fármacos estimuladores de colônias, filgrastim e sargramostim. Contudo, antes da aprovação da oprelvecina, os únicos modos de tratar a trombocitopenia induzida pela quimioterapia eram a transfusão de plaquetas ou a redução da dose da quimioterapia.

A oprelvecina é uma IL-1l humana recombinante, uma citocina multifuncional usada principalmente como fator de crescimento trombopoiético. A IL-1l interage com os receptores IL-1l na superfície de células progenitoras mieloides para estimular a produção de megacariócitos e plaquetas.

A oprelvecina foi aprovada com o objetivo específico de prevenir a trombocitopenia grave e a transfusão de plaquetas que seguem a quimioterapia mielossupressiva em pacientes com doença maligna não mieloide (Fig. 19.13). Ao permitir a manutenção da dose quimioterápica, seu uso aumenta a probabilidade de remissão por cinco anos em pacientes com câncer.

A oprelvecina é produzida pela *E. coli*, pela tecnologia do DNAr. É fornecida na forma de pó liofilizado em frascos de dose única de 5 mg. Uma ampola de 5 mL de água estéril para injeção é fornecida para a reconstituição, o que é estranho, pois somente 1 mL é necessário para a reconstituição. Previsivelmente, erros na medicação têm ocorrido devido à diluição excessiva do produto. O fabricante está tentando fornecer o diluente em um volume de 1 mL, sem a adição de conservantes. Quando reconstituído de modo correto, o produto fornece uma dose diária de até 50 μg/kg, para um paciente com 100 kg. Como não possui conservantes, cada frasco é destinado a uma única dose. A solução reconstituída pode ser armazenada no

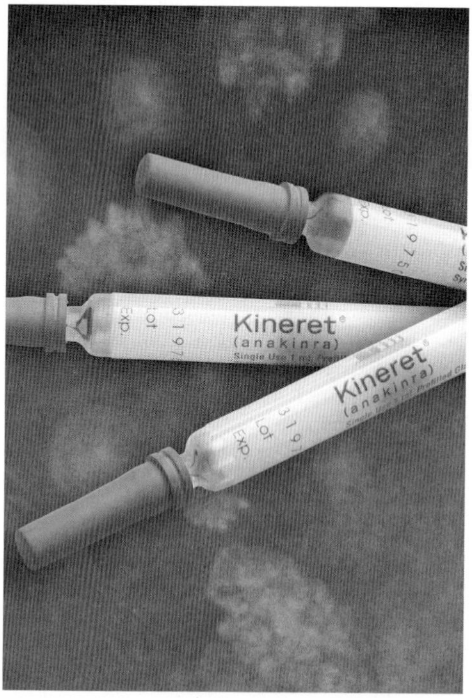

FIGURA 19.12 Embalagem do produto Kineret. (Cortesia da Amgen, Inc.)

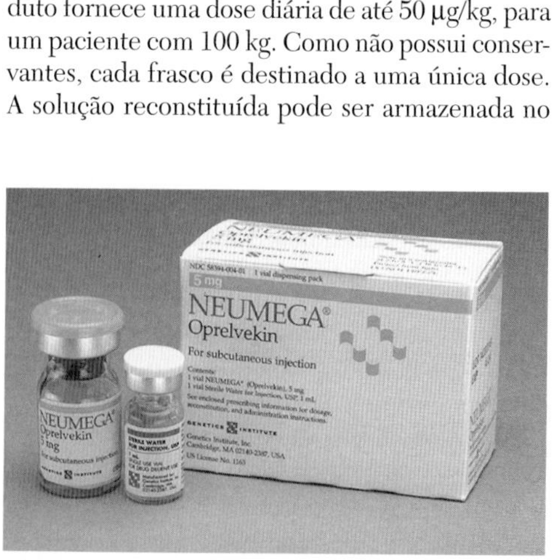

FIGURA 19.13 Embalagem do produto Neumega. (Cortesia de Genetics Institute.)

frasco, em temperatura ambiente ou sob refrigeração por até três horas.

A oprelvecina é administrada pela via SC em uma dose diária no abdome, no braço, nos quadris ou na coxa. Sua administração deve começar entre 6 e 24 horas antes do término da quimioterapia, e a contagem de plaquetas deve ser monitorada durante a terapia. O fármaco deve ser descontinuado quando a contagem das plaquetas alcançar mais que 50.000/mm^3 após o *nadir*. A terapia costuma variar de 10 a 21 dias e deve ser interrompida no mínimo dois dias antes do início do próximo ciclo da quimioterapia.

Os efeitos adversos associados com a terapia de oprelvecina incluem edema, taquicardia, palpitações, fibrilação atrial, monilíase oral, dispneia, efusão pleural e vermelhidão conjuntival. O edema é resultante da excreção renal de sódio associada ao fármaco; diuréticos podem ser usados para controlar o acúmulo de líquidos em alguns pacientes.

ANTICORPOS MONOCLONAIS

Historicamente, os AcMs encontravam utilização no diagnóstico laboratorial, em terapias sítio-específicas, em imunologia e nos conjuntos de diagnósticos caseiros (gravidez, predição da ovulação). Nos anos de 1980, esperava-se que os anticorpos monoclonais fossem uma ferramenta potencial para a terapia antitumoral e de imunomodulação. Tecidos ou células específicas poderiam ser atingidos pelo acoplamento de traçadores e toxinas aos anticorpos. Entretanto, os ensaios clínicos mostraram menos que o esperado devido a: (a) caracterização insuficiente do produto e de seu desempenho *in vitro*; (b) realização de testes pré-clínicos inadequados; (c) expectativas irreais sobre o desempenho clínico, por exemplo, tempo de meia-vida curto na circulação, desenvolvimento de anticorpos em proteínas de camundongos frequente; e (d) ensaios clínicos planejados de forma inadequada.

Os avanços da engenharia genética forneceram outros modos de projetar AcMs, e de 1980 a 2005, um total de 206 AcMs terapêuticos foram estudados em ensaios clínicos para uma ampla variedade de tipos de câncer (21). Até 2004, 13 AcMs intactos não conjugados, três imunoconjugados intactos e um fragmento Fab tinham sido aprovados pela FDA para uso terapêutico em transplante de órgãos, artrite reumatoide, doença de Crohn, câncer de mama, câncer colorretal, entre outros (22). Os anticorpos monoclonais são elementos purificados produzidos por uma única fonte ou por um clone de células. Essas substâncias são modificadas por engenharia genética para reconhecer e se ligar a um único antígeno específico. Assim, quando administrados, os anticorpos monoclonais visam à célula ou à proteína em particular que tenha uma característica antigênica específica correspondente. Quando acoplado com um fármaco, um isótopo radiativo ou uma toxina, um anticorpo monoclonal pode teoricamente atingir os tecidos ou células-alvo com grande precisão. A especificidade para antígeno é a principal característica do AcM e reflete sua afinidade e força de ligação ao antígeno-alvo e reatividade cruzada às células normais. Espera-se que o antígeno-alvo apresente uma função biológica necessária à sobrevivência da célula tumoral, uma vez que o crescimento do tumor pode não ser afetado se o órgão não for vital ou puder ser evitado. Além disso, deve existir uma quantidade de antígeno suficiente para mediar uma resposta que seja relevante à doença. O antígeno-alvo não deve se difundir ou ser secretado, uma vez que tais antígenos iriam ligar-se, neutralizariam e removeriam os AcMs sem causar o efeito antitumoral esperado.

Em termos de diagnóstico, a especificidade dos AcMs auxilia na detecção de hormônios endógenos (p. ex., hormônio luteinizante, gonadotrofina coriônica humana) na urina para fornecer os resultados dos exames (23). Também são usados para detectar alergias, anemias e doenças cardíacas, e *kits* de diagnóstico usando AcMs estão disponíveis para ensaios de medicamentos, tipagem sanguínea e de tecidos e de doenças infecciosas, como hepatite, CMV relacionado com à Aids, infecções por estreptococos, gonorreia, sífilis, herpes e clamídia. Quando em ligação covalente com radioisótopos, agentes de contraste ou fármacos antitumorais, os AcMs podem ser usados para diagnosticar e tratar tumores malignos (7).

Adalimumabe (Humira)

O adalimumabe foi aprovado pela FDA no início de 2003, para reduzir os sinais e sintomas da artrite reumatoide em pacientes que não responderam aos tratamentos anteriores com metotrexato e outros DMARDs (Fig. 19.14). Administrado pela via SC a cada duas semanas, esse fármaco oferece uma alternativa atraente aos pacientes que necessitam de terapia bloqueadora de TNF-α (24). O TNF-α é responsável em muito pela dor e inflamação presentes na artrite reumatoide. O adalimumabe é também indicado para a artrite psoriática, espondilite alquilosante e doença de Crohn.

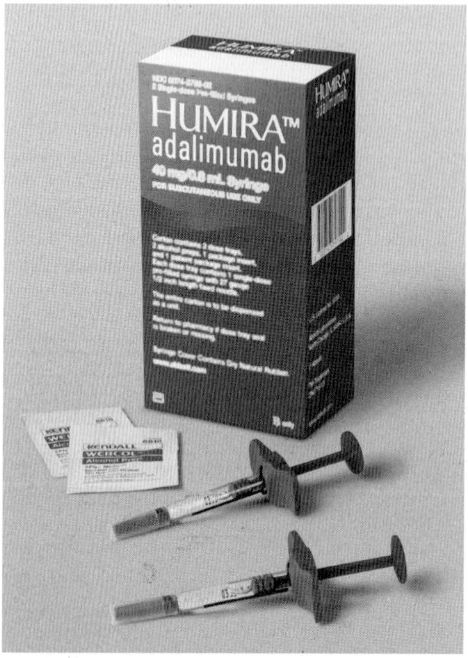

FIGURA 19.14 Embalagem do produto Humira. (Cortesia de Abbott Laboratories).

O adalimumabe foi aprovado como monoterapia ou em combinação com o metotrexato ou outros DMARDs. Comparado a outros medicamentos que modificam a resposta biológica da artrite reumatoide, o adalimumabe oferece um regime terapêutico mais fácil, isto é, por via SC, e de administração menos frequente, ou seja, uma vez por semana. O Enbrel, um outro bloqueador do TNF-α, requer duas injeções semanais, e o natalizumabe, ou seja, o Remicade, outro bloqueador do TNF-α, exige uma infusão para sua administração realizada em consultório.

Os pacientes que recebem adalimumabe devem ser monitorados quanto a possíveis infecções graves, como tuberculose e infecções fúngicas invasivas, e sepse. Muitos problemas têm ocorrido com esse fármaco em pacientes que recebem concomitantemente terapia imunossupressora. Por tanto, é aconselhável realizar o teste cutâneo da tuberculina e iniciar a terapia para qualquer infecção de tuberculose latente antes de começar o tratamento com adalimumabe. Além disso, a terapia com adalimumabe deve ser descontinuada ao primeiro sinal de infecção. A doença desmielinizante é uma preocupação peculiar com esse tipo de medicamento. Os efeitos adversos foram similares nos pacientes que receberam placebo e tratamento com fármaco. Infecções respiratórias superiores ocorreram em um número idêntico de pacientes, mas reações locais surgiram com mais frequência naqueles que receberam a terapia. Porém, a diferença estatística ocorreu apenas naqueles que receberam a dose de 80 mg. Náusea foi o efeito adverso mais comum nos indivíduos que tomaram adalimumabe 20 mg (24). Os pacientes devem ser monitorados por meio de contagem das células sanguíneas e testes de função hepática a cada três meses, nos primeiros 12 meses de terapia, devidos aos casos raros de infecções.

O adalimumabe é fornecido em seringas ou canetas pré-cheias de fácil utilização, descartáveis e de dose única para administração SC (40 mg/0,8 mL). As injeções devem ser mantidas sob refrigeração, mas não podem ser congeladas. Os injetáveis devem ser removidos do refrigerador 15 a 20 minutos antes da injeção, e o paciente deve selecionar o local da coxa ou do abdome que esteja distante em pelo menos 1 polegada (2,54 cm) do sítio da injeção anterior (i.e., fazer rodízio de locais de injeção) e 2 polegadas (~5 cm) do umbigo. O medicamento não deve ser injetado na pele inflamada, sensível ao toque, com hematoma ou endurecida. O medicamento também deve ser protegido da luz e armazenado em sua caixa original até ser administrado.

Basiliximabe (Simulect)

O basiliximabe é um antagonista do receptor IL-2. É um exemplo de AcM (IgG_{1k}) quimérico (murino-humano) produzido pela tecnologia do DNAr. Ele funciona como agente imunossupressor, ligando-se de forma específica e bloqueando a cadeia alfa do receptor de IL-2 (IL-2Rα, também conhecido como antígeno CD25), que é seletivamente expressa na superfície dos linfócitos T ativados. Essa especificidade de ligação de elevada afinidade do fármaco ao IL-2Rα inibe competitivamente a ativação dos linfócitos mediada pela IL-2, uma rota crítica na resposta imune celular de rejeição a enxertos.

Como o daclizumabe, o basiliximabe é indicado para a profilaxia da rejeição aguda de órgãos em pacientes que receberam transplante renal. Ele é usado como parte do regime imunossupressor, que inclui ciclosporinas e corticosteroides.

O basiliximabe demonstra efeito adverso similar ao daclizumabe. A administração desse fármaco é feita apenas por infusão venosa central ou periférica. O basiliximabe reconstituído e diluído (20 mg/5 mL) é levado ao volume final de 50 mL com solução de cloreto de sódio 0,9% para injeção ou de dextrose 5% para injeção e administrado como infusão IV durante 20 a 30 minutos.

O regime recomendado para um adulto é de duas doses de 20 mg cada. A primeira é administrada dentro de duas horas antes da cirurgia de transplante. A segunda é administrada quatro dias após a cirurgia. Para crianças e adolescentes de 2 a 15 anos, o regime recomendado consiste em duas doses de 12 mg/m^2 cada, até o máximo de 20 mg/dose. O protocolo de administração é o mesmo de um adulto.

Bevacizumabe (Avastin)

Aprovado pela FDA em 2004, o bevacizumabe é usado em associação na quimioterapia com fluorouracila no tratamento de primeira e segunda escolha de pacientes com carcinoma metastático de colo e reto. É um anticorpo IgG humanizado recombinante que se liga com o fator de crescimento endotelial vascular A (VEGF-A, do inglês, *vascular endothelial growth factor* A), um antígeno-alvo que liga-se aos receptores da VEGF tirosina quinase na superfície das células endoteliais, sinalizando as tirosina quinases intracelulares, resultando em angiogênese (25). Angiogênese é um termo usado para descrever o crescimento de novos vasos sanguíneos e desempenha um papel crucial no desenvolvimento e amadurecimento dos tecidos. Também é uma característica central de várias patologias. No câncer, esse processo promove um aumento na demanda de nutrientes e oxigênio que facilita o crescimento e a metástase do tumor. Assim, a inibição da angiogênese é um tratamento possível para alguns tipos de câncer.

Efeitos adversos do bevacizumabe incluem proteinúria (35%), hipertensão (15 a 30%), perfurações gastrintestinais (5 a 7%, para a qual existe uma advertência na caixa) e embolia arterial (0,5 a 1%). Esse fármaco está disponível em frascos de 4 e 16 mL de dose única para injeção de 25 mg/mL. É diluído para infusão em condições assépticas, e a quantidade necessária é coletada e diluída em um volume total de 100 mL de cloreto de sódio 0,9% para injeção. A dose inicial é liberada em 90 minutos, na forma de infusão IV, após a quimioterapia. Se a primeira infusão for bem tolerada, a segunda pode ser administrada em 60 minutos. Se a segunda infusão for bem tolerada, as infusões subsequentes podem ser administradas em 30 minutos.

Os frascos para injeção devem ser refrigerados de 2 a 8°C e protegidos da luz. O congelamento deve ser evitado, e os frascos não devem ser agitados. As soluções diluídas de bevacizumabe para infusão podem ser armazenadas de 2 a 8°C por até oito horas.

O bevacizumabe também está sendo investigado para o tratamento da degeneração macular avançada (AMD, do inglês, *advanced macular degeneration*), uma das causas que levam à cegueira em pacientes idosos. Na AMD, vasos sanguíneos anormais crescem abaixo da retina. Esses vasos permitem o vazamento de sangue e fluidos, o que causa grave perda de visão. Assim, pesquisas estão sendo realizadas para determinar se a VEGF é um componente importante da rota biológica envolvida no desencadeamento e na manutenção do crescimento dos novos vasos na retina (26). O bevacizumabe também está sendo investigado em associação com a quimioterapia e a radioterapia abdominal para tumores pancreáticos que não foram metastizados e espalhados para outros sistemas e órgãos do corpo.

Daclizumabe (Zenapax)

O daclizumabe é um AcM IgG1 imunossupressor, produzido pela tecnologia do DNAr, que se liga especificamente à unidade alfa (subunidade Tac) do receptor de IL-2 humano, que é expresso na superfície de linfócitos ativados. É constituído de sequências de anticorpo humano (90%) e murino (10%).

O daclizumabe é indicado para a profilaxia de rejeição aguda de órgãos em pacientes que receberam transplante renal. É usado como parte de um regime imunossupressor, que inclui ciclosporinas e corticosteroides.

Os efeitos adversos típicos associados com o uso de daclizumabe são distúrbios gastrintestinais, incluindo constipação, náusea, diarreia, vômitos e dor abdominal, entre outros. Outros efeitos colaterais incluem alterações metabólicas e nutricionais (edema periférico, sobrecarga de fluido), efeitos no sistema nervoso central (tremores, dores de cabeça, vertigens) e no sistema geniturinário (oligúria, disúria, necrose tubular renal).

A dose recomendada é de 1 mg/kg, pela via IV, como parte de um regime imunossupressor. O volume calculado de daclizumabe é misturado com 50 mL de solução de cloreto de sódio 0,9% estéril e administrado por uma veia periférica ou central, durante 15 minutos. O protoloco-padrão dessa terapia é de cinco doses. A primeira dose é administrada não mais do que 24 horas antes do transplante, e as quatro seguintes são dadas em intervalos de 14 dias. O daclizumabe é fornecido em frascos de vidro de dose única, que devem ser armazenados entre 2 e 8°C, mas não congelados. Os frascos não devem ser agitados, e a solução não diluída deve ser protegida da luz solar direta. O daclizumabe diluído é estável por 24 horas a 4°C e por quatro horas em temperatura ambiente.

Gemtuzumabe ozogamicina (Mylotarg)

Estima-se que 10% dos pacientes com leucemia mieloide aguda (LMA) tratados com daunorrubicina (Cerubidine) e citarabina (Cytosar-U) tenham mielossupressão grave e prolongada. A maioria dos pacientes tem mais de 60 anos de idade e, por isso, os médicos relutam em administrar esse tratamento-padrão. Esses dois fármacos, de forma indiscriminada, "limpam internamente" a medula óssea.

O gemtuzumabe ozogamicina direciona-se às células mieloides leucêmicas, deixando as células-tronco pluripotentes relativamente ilesas, e é menos tóxico do que a daunorrubicina e a citarabina. Foi o primeiro fármaco aprovado especificamente para o tratamento da LMA reincidente. Trata-se de um AcM ligado a um potente agente quimioterápico, a caliqueamicina. O anticorpo direciona-se à CD33, uma glicoproteína presente na superfície da maioria das células LMA. Dessa maneira, o fármaco é indicado também para pacientes com mais de 60 anos que tenham células LMA CD33-positivas e que não sejam considerados candidatos à terapia convencional.

Durante os estudos clínicos, 47% dos pacientes tratados com gemtuzumabe ozogamicina desenvolveram anemia e, destes, 98% demonstraram neutropenia grave e 99% apresentaram trombocitopenia grave. Portanto, estavam sob risco acentuado de desenvolver infecções oportunistas e hemorragias, e, em alguns casos, a transfusão foi necessária.

A dose recomendada é de 9 mg/m^2, administrada por infusão IV. em duas horas, seguida pela repetição da dose, após 14 dias. Esse fármaco pode ser administrado em ambulatório. O tratamento causa calafrios, febre, náusea e vômitos e, com menos frequência, hipotensão e dispneia, durante as primeiras 24 horas após a administração. Os sinais vitais devem ser monitorados por no mínimo quatro horas após o tratamento. A administração de metilprednisolona antes da infusão do gemtuzumabe pode melhorar os sintomas relacionados à infusão. Além disso, é aconselhável a administração de 50 mg de difenidramina e 650 a 1.000 mg de paracetamol, uma hora antes da terapia com gemtuzumabe ozogamicina, para reduzir o risco da reação à infusão. Duas doses adicionais de paracetamol podem ser necessárias.

O produto é fotossensível e, portanto, deve ser protegido da luz solar direta e indireta e da luz fluorescente sem proteção, durante a preparação e a administração da infusão. O conteúdo do frasco deve ser reconstituído com 5 mL de água estéril para injeção, usando seringas estéreis em capela com luz fluorescente com proteção. O frasco deve ser girado gentilmente e inspecionado para assegurar a dissolução completa dos componentes. O teor final da solução deve ser 1 mg/mL.

Ibritumomabe tiuxetana (Zevalin)

Aprovado pela FDA em fevereiro em 2002, o ibritumomabe tiuxetana é o primeiro anticorpo radiomarcado disponível para o tratamento do câncer. Quando infundido no paciente, liga-se à superfície de células específicas e libera radiação diretamente nas células tumorais. É indicado para tratamento do linfoma não Hodgkin das células B, transformado ou folicular de baixo grau, refratário ou reincidente.

Cerca de 55 mil norte-americanos são diagnosticados anualmente com LNH, e cerca de 65% dos casos são do subgrupo folicular ou de baixo grau, que não têm cura. Os pacientes diagnosticados com essa doença podem permanecer em remissão por anos. Contudo, a reincidência aumenta em relação à frequência e, à medida que são tratados, a terapia perde a eficácia. O ibritumomabe tiuxetana representa outra opção de tratamento quando os pacientes reincidentes não respondem a outras terapias.

O alvo para o ibritumomabe tiuxetana na superfície das células do linfoma não Hodgkin é o antígeno CD20 (linfócito humano beta-antígeno de diferenciação restrita). Esse antígeno é expresso em 90% das células malignas e pré-malignas e beta maduras. Devido ao fato de permanecer na membrana das células e não competir por anticorpos circulantes, o antígeno CD20 é um excelente alvo terapêutico. Assim, um anticorpo anti-CD20, rituximabe (Rituxan), é ligado de forma convalente à tiuxetana, que é um agente quelante que reage com ^{111}In ou ^{90}Y. O ^{111}In decai pela captura de elétrons, liberando radiação gama, o que o torna um radioisótopo ideal para imagens de biodistribuição do imunoconjugado ibritumomabe tiuxetana, pois a radiação gama não é muito reativa com o tecido mole. O ^{111}In tem meia-vida física de 67,3 horas.

Correspondentemente, o ^{90}Y decai pela emissão de partículas que são mais pesadas e mais reativas em tecido mole humano do que a radiação gama. Portanto, o ^{90}Y é ideal para tumores volumosos e pouco vascularizados, bem como aqueles de expressão antigênica heterogênea. O ^{90}Y tem meia-vida física de 64,1 horas.

O regime terapêutico do ibritumomabe tiuxetana é realizado em duas etapas. No primeiro dia, rituximabe (Rixutan), 250 mg/m^2, é administrado pela via IV, seguido por ibritumomabe tiuxetana-^{111}In na dose de 5 mCi, contendo 1,6 mg de ibritumomabe. Essa dose inicial retira da corrente circulatória as células beta e maximiza a biodistribuição do ibritumomabe tiuxetana. A biodistribuição do ^{111}In-ibritumomabe deve ser avaliada por imagem de 2 a 24 horas e de 48 a 72 horas após a injeção, para verificar se este alcançou o tumor, e não outros órgãos. Se a biodistribuição for considerada adequada, o segundo regime de dose é administrado.

A segunda etapa do tratamento com ibritumomabe, implementado em 7 a 9 dias, consiste em uma segunda infusão de rituximabe na dose de 250 mg/m^2. Este é seguido pela administração de ibritumomabe tiuxetana-^{90}Y, na dose de 0,4 mCi/kg de peso corporal, para pacientes com contagem de plaquetas acima de 150 mil células/mm^3, e 0,3 mCi/kg de peso corporal, para pacientes cuja contagem das plaquetas é de 100 mil a 149 mil células/mm^3. Independentemente do peso corporal, a dose máxima de ibritumomabe tiuxetana-^{90}Y é de 32 mCi. Esse regime de tratamento não é implementado em pacientes com contagem de plaquetas abaixo de 100 mil células/mm^3.

O ibritumomabe tiuxetana tem uma tarja preta advertindo quanto a reações fatais pela infusão prolongada, como citopenias graves, e pela dose máxima. Hipoxia, infiltrados pulmonares, síndrome respiratória aguda, infarto do miocárdio, fibrilação ventricular e choque cardiogênico caracterizam a infusão fatal. Uma grande incidência de reações (80%) ocorre durante a primeira infusão.

A administração de ibritumomabe tiuxetana também pode induzir citopenias prolongadas e graves. Isso inclui trombocitopenia e neutropenia. Portanto, esse fármaco deve ser restrito ao uso em pacientes que demonstram mais de 25% de comprometimento da medula óssea ou da reserva de medula óssea. Os efeitos adversos não hematológicos mais comuns incluem astenia, náusea, vômito, calafrios, febre, vertigens, tosse e dispneia. O rituximabe demonstrou maior incidência de dores de cabeça, prurido e angioedemas, comparado ao ibritumomabe.

Levando em consideração que o farmacêutico irá trabalhar com um radionuclídeo emissor de partículas beta puras, ^{90}Y, cuidado extremo é necessário para o manuseio do agente, de modo a proteger a equipe e os pacientes da exposição à radiação.

Infliximabe (Remicade)

O infliximabe é o único medicamento aprovado para o tratamento da doença de Crohn fistulizante, uma doença inflamatória do intestino. Essa patologia é causada por uma resposta autoimune, na qual ocorrem ulcerações no revestimento do intestino, formando um canal de infecção. Esses canais, chamados de fístulas, podem se espalhar a partir da área de ulceração no intestino e abrir um túnel em direção aos tecidos adjacentes, podendo alcançar a superfície de um órgão e/ou a pele. Essas fístulas são capazes de espalhar a infecção que promoveu seu aparecimento e causar condições mais graves, como peritonite e septicemia.

Aprovado em 1998, o infliximabe foi originalmente indicado para tratamento a curto prazo. Em 2002, sua indicação foi ampliada para reduzir os sinais e sintomas e manter a remissão clínica em pacientes com doença de Crohn ativa, moderada a grave, que demonstraram resposta inadequada à terapia convencional. Além disso, em 1999, o infliximabe foi aprovado para o tratamento da artrite reumatoide, indicação que foi ampliada em 2002, para melhorar as funções físicas de pacientes que não respondem adequadamente ao metotrexato.

Esse AcM liga-se e neutraliza a TNF-α, uma das principais citocinas que propagam a resposta inflamatória em pacientes com doença de Crohn e artrite reumatoide. Assim, o infliximabe reduz a inflamação intestinal, que é o indicativo desse processo patológico. A vontade do paciente de evitar os efeitos adversos dos corticosteroides pode influenciar na troca por infliximabe. Do mesmo modo, a existência de pacientes refratários ao tratamento com metrotexato pode ser indicativa para a realização de ensaios clínicos com infliximabe, para o tratamento da artrite reumatoide.

A administração de doses de indução do infliximabe em pacientes com doença de Crohn que não receberam medicamentos imunossupressores pode levar ao desenvolvimento de anticorpos contra eles próprios. Quando anticorpos contra o infliximabe estão presentes em altas concentrações, os pacientes experimentam menores benefícios, completa perda da resposta e/ou reações à infusão do fármaco. Várias opções estão sendo estudadas para reduzir a imunogenicidade do infliximabe em pacientes com doença de Crohn, tais como as seguintes:

- Pré-tratamento com agentes imunossupressores por um período clinicamente relevante. Esse tratamento inclui a administração de azatioprina (6-mercaptopurina), por 2 a 3 meses, ou metrotexato, por 1,5 a 2 meses. Devido à possível interação entre metrotexato e infliximabe (redução na taxa de eliminação do infliximabe durante a terapia), alguns clínicos preferem a azatioprina.
- Administração de infliximabe em regime de indução com três doses, administradas em 0, 2 e 6 semanas, seguidas de doses de manutenção fornecidas a cada oito semanas, em doença de Crohn moderada a grave. Contudo, o papel da terapia de manutenção do infliximabe nessa doença permanece controverso. Muitos gastrenterologistas preferem fazer um novo tratamento com infliximabe somente em caso de reincidência.
- É recomendável pré-tratar pacientes com hidrocortisona por via IV imediatamente antes da intervenção com infliximabe ou que outras reações da terapia imunossupressora de infusão tornem-se problemáticas (27).

O infliximabe é fornecido em um frasco de dose única de 20 mL contendo 100 mg. Ele tem sido associado a reações de hipersensibilidade, incluindo urticária, dispneia e hipotensão, e deve ser descontinuado em casos de reações graves. Além disso, a terapia anti-TNF pode resultar na formação de anticorpos autoimunes e, raramente, no desenvolvimento da síndrome semelhante ao lúpus. Se o paciente desenvolver sintomas de lúpus e for positivo quanto a anticorpos contra a dupla fita de DNA, a terapia com infliximabe deve ser interrompida.

Os dados coletados após a comercialização demonstraram que alguns pacientes que iniciaram a terapia com infliximabe apresentaram risco aumentado de desenvolver infecções, como, tuberculose, sepse bacteriana, infecções fúngicas invasivas e outras infecções oportunistas. Logo, a caixa do infliximabe traz uma advertência. Esse problema ocorre com mais frequência em portadores de Aids e de outros tipos de doenças imunossupressoras. Os pacientes devem ser informados de que a perda de peso é o melhor indicador de tuberculose e deve ser relatada ao clínico quando ocorrer. De forma similar, mal-estar, febre e suor noturno podem manifestar-se especialmente em pacientes que não são idosos, e isso deve ser relatado. A tosse característica pode não estar presente em muitos casos associados ao infliximabe.

O infliximabe foi associado ao aumento da insuficiência cardíaca em pacientes com ICC moderada a grave, em especial aqueles que tomam altas doses do medicamento. O fabricante de Remicade adverte que indivíduos com ICC não devem tomar infliximabe para artrite reumatoide ou doença de Crohn. Os portadores de ICC que já recebem o infliximabe devem ser reavaliados, e a terapia deve ser interrompida se houver piora da ICC ou não for detectada resposta clínica ao fármaco. O infliximabe não deve ser administrado em doses que excedem 5 mg/kg em pacientes com insuficiência cardíaca moderada a grave.

Os pacientes devem ser questionados acerca dos possíveis problemas associados com as doses de hidrocortisona recebidas antes da infusão do infliximabe. Eles devem ser assegurados de que os efeitos adversos são raros com doses de esteroides dadas em oito semanas antes da terapia. Contudo, quando eventos adversos ocorrerem, serão menos graves do que os problemas encontrados com a administração de doses diárias.

Muromonabe-CD3 (Orthoclone OKT3)

O muromonabe-CD3 é um AcM murino que reage com a molécula T3 (CD3) ligada a um receptor de antígeno na superfície da membrana dos linfócitos T humanos. Ele bloqueia a geração e o funcionamento das células T em resposta ao desafio antigênico, sendo indicado no tratamento da rejeição de órgãos transplantados. Em geral, é combinado com azatioprina, ciclosporina e/ou corticosteroides para evitar a rejeição aguda dos transplantes renais. Simultaneamente, a quantidade de fármacos imunossupressores que o paciente recebe é reduzida, proporcionando melhores resultados.

A injeção de muromonabe-CD3 deve ser administrada por *push* IV, durante um período não inferior a um minuto. Para a rejeição de aloenxerto renal aguda, são administradas doses de 5 mg/dia, durante 10 a 14 dias. Para diminuir a incidência das reações resultantes da primeira injeção, o succinato de metilprednisolona sódica deve ser administrado na dose de 8 mg/kg, por via IV, 1 a 4 horas antes. A temperatura dos pacientes não deve exceder 37,8°C no momento da administração.

A quantia de muromonabe-CD3 deve ser coletada pelo uso de uma seringa contendo um filtro de 0,2 a 0,22 μm com baixa ligação de proteína. Após, o filtro deve ser descartado, e uma agulha para injeção em *bolus* IV deve ser colocada. Como o medicamento é uma solução de proteína, podem aparecer algumas finas partículas que não afetam sua potência. Essa solução não contém conservantes e, portanto, o produto deve ser usado imediatamente após a abertura do frasco, e a parte não utilizada deve ser descartada. Como no caso de outros produtos que contêm proteínas, o frasco não deve ser agitado.

Omalizumabe (Xolair)

O omalizumabe é o primeiro anticorpo terapêutico humanizado usado para o tratamento da asma, sendo a primeira terapia aprovada a ter como alvo a imunoglobulina E (IgE) no controle da doença. Ele foi aprovado pela FDA, em 2003, para o tratamento SC da asma persistente moderada ou grave, em pacientes com mais de 12 anos que apresentem teste cutâneo positivo ou reação *in vitro* para um aeroalérgeno perene (Fig. 19.5). Outro requisito para o uso de omalizumabe é que a asma não esteja sendo adequadamente controlada com o uso de corticosteroides por inalação.

Estudos clínicos demonstraram que, quando usado em conjunto com a inalação de corticosteroides, o omalizumabe reduziu de modo significativo a exacerbação da asma abaixo dos níveis observados no grupo-controle (28). A redução dessa exacerbação incluiu menos sintomas no despertar noturno e durante o dia.

O omalizumabe é administrado pela via SC a cada 2 a 4 semanas. A dose é calculada com base no peso corporal dos pacientes e nos níveis de IgE, e existe a possibilidade de ter de ser repetida para atingir a dose eficaz como agente profilático. A dose usual é de 150 a 375 mg, e as doses e a frequência são determinadas segundo os níveis de IgE no soro e o peso corporal, usando tabelas de avaliação disponíveis na bula do produto. Doses acima de 150 mg devem ser divididas e administradas em diversos locais. Não mais que 150 mg devem ser injetados no mesmo local.

Seus efeitos adversos mais graves nos ensaios clínicos foram doenças malignas (0,5%, em comparação a 0,2% do grupo-placebo, sem significância estatística). Os efeitos adversos mais frequentes desse fármaco incluíram dores no local da injeção (45%), infecções virais (23%), infecções do trato respiratório superior (20%), sinusites (16%), dores de cabeça (15%) e faringite (11%). Contudo, nos estudos clínicos, esses eventos foram observados na mesma proporção no grupo tratado com omalizumabe e no grupo-controle.

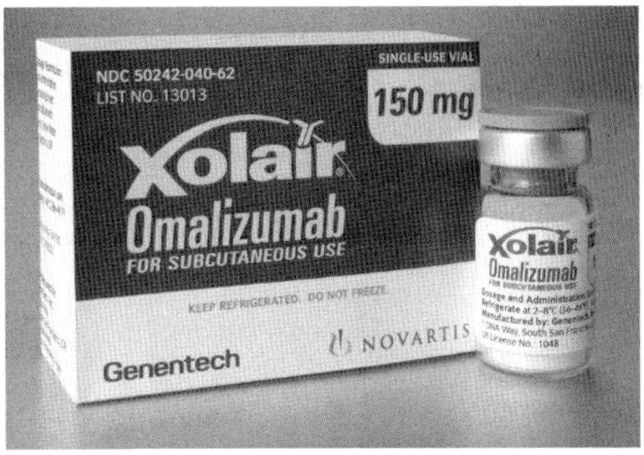

FIGURA 19.15 Embalagem do produto Xolair. (Cortesia de Genentech, Inc.)

O paciente deve entender que esse medicamento é apenas para fins profiláticos, e não para tratar um ataque agudo. Os pacientes devem estar cientes de que nenhum ajuste nos medicamentos da asma deve ser feito por eles mesmos. Os pacientes devem continuar tomando seus outros medicamentos antiasmáticos. Eles também devem saber que esse fármaco não oferece benefícios imediatos e pode levar algumas semanas para o aparecimento dos efeitos.

O aspecto intrigante do omalizumabe é que ele provavelmente será usado em rinites alérgicas sazonais e alergias a alimentos, devido a seu mecanismo único de ação.

Palivizumabe (Synagis)

O palivizumabe é um anticorpo humanizado (IgG_{1k}) produzido pela tecnologia do DNAr, dirigido ao epítopo no sítio antigênico A da proteína F do vírus sincicial respiratório (RSV, do inglês, *respiratory syncytial virus*). É constituído por 95% de uma sequência de anticorpo humano e 5% murino.

Demonstra atividade neutralizante e inibitória da fusão contra o RSV, sendo usado na prevenção de doenças graves do trato respiratório inferior causadas pelo vírus em crianças. A segurança e a eficácia desse fármaco foram estabelecidas em crianças com displasia broncopulmonar (DBP) e naquelas com história de prematuridade (≤ 35 semanas de gestação).

O palivizumabe é usado apenas por via IM, e os frascos de dose unitária não contêm conservantes. A injeção deve ser administrada dentro de seis horas após a reconstituição.

Nos estudos de profilaxia em crianças com DBP ou prematuras, a proporção de indivíduos do grupo placebo e daquele tratado com palivizumabe que apresentaram efeitos adversos foi similar. Os efeitos adversos relatados em mais de 1% do grupo tratado com palivizumabe incluíram tosse, asma, respiração dificultada, dispneia e sinusite, entre outros.

A dose recomendada do palivizumabe é de 15 mg/kg, via IM, na porção anterolateral da coxa (local preferível). O uso do músculo glúteo não é defendido como local de injeção, devido ao risco de lesão ao nervo isquiático. Os pacientes, incluindo aqueles que desenvolvem infecção pelo RSV, devem receber doses mensais durante o cliclo sazonal do vírus. A primeira delas deve ser administrada antes da entrada nessa estação. No hemisfério norte, o período do RSV começa em novembro e dura até abril. Contudo, esse prazo pode ser adiantado ou atrasado.

Rituximabe (Rituxan)

Em novembro de 1997, o rituximabe foi o primeiro AcM aprovado para tratamento do câncer. Trata-se de um anticorpo humano-murino quimérico direcionado ao antígeno CD20, encontrado na superfície dos linfócitos beta normais e malignos. O domínio Fab do rituximabe liga-se ao antígeno CD20 nos linfócitos beta, e o domínio Fc recruta as funções efetoras imunes para mediar a lise das células beta *in vitro*.

O rituximabe é usado no tratamento de pacientes com linfoma não Hodgkin de células beta CD20 positivo, folicular ou de baixo grau, reincidente ou refratário. A dose recomendada é de 375 mg/m^2, administrada como infusão IV semanal, distribuída em quatro doses (dia 1, 8, 15 e 22). Ele pode ser administrado em pacientes ambulatoriais.

A primeira infusão é administrada a 50 mg/h. Se não ocorrerem relatos de hipersensibilidade, a infusão é escalonada em incrementos de 50 mg/h, a cada 30 minutos, até o máximo de 400 mg/h. Se reações relacionadas à infusão ou de hipersensibilidade (p. ex., febre, calafrio, náuseas, urticária, fadiga, dor de cabeça, broncoespasmo) ocorrerem, a infusão é interrompida ou realizada de forma mais lenta. As reações em geral apresentam-se entre 30 minutos a duas horas após a primeira infusão. As infusões subsequentes podem ser administradas em velocidades maiores (100 mg/h) e aumentadas de 100 mg/h até o máximo de 400 mg/h, conforme o tolerado.

A pré-medicação com paracetamol e difenidramina pode atenuar os eventos relacionados à infusão. Devido à possibilidade de ocorrência de hipotensão durante a infusão, recomenda-se suspender qualquer medicamento anti-hipertensivo nas 12 horas anteriores a ela.

O rituximabe (Rituxan) encontra-se disponível em frascos de dose única de 10 e 50 mL (10 mg/mL). A quantidade necessária de fármaco é retirada e diluída até a obtenção da concentração final de 1 a 4 mg/mL dentro da bolsa de infusão contendo cloreto de sódio 0,9% ou dextrose 5% para injeção. A bolsa é lentamente invertida para misturar a solução. Qualquer porção que não for usada deve ser descartada.

Satumomabe pendetida (*kit* OncoScint CR/OV)

O OncoScint CR/OV – In (satumomabe pendetida-^{111}In) é um agente para diagnóstico por imagem, indicado para determinar a extensão e a localização de doença maligna extra-hepática em pacientes com carcinoma ovariano ou colorretal conhecido. Estudos clínicos sugerem que esse agente para imagem deve ser usado após a realização dos testes diagnósticos-padrão, quando informações adicionais sobre a doença puderem auxiliar no tratamento.

O satumomabe pendetida é um conjugado produzido a partir do AcM murino CYT-099 (AcM B72.3). O AcM B72.3 é da subclasse da IgG_{1K}, direcionado, localizado e ligado à glicoproteína de alto peso molecular associada ao tumor (TAG-72), que é expressa diferencialmente pelos adenocarcinomas. (Adenocarcinoma é o nome técnico de um tumor maligno derivado de uma glândula ou um tecido glandular, ou tumor, a partir do qual células derivadas de glândulas formam estruturas semelhantes a glândulas.) Estudos imuno-histológicos *in vitro* relatam que o AcM B72.3 foi reativo com cerca de 83% dos adenocarcinomas colorretais, 97% dos carcinomas ovarianos epiteliais comuns e com a maioria dos tumores de mama, pulmonares de não pequenas células, pancreáticos, gástricos e esofágicos avaliados.

O OncoScint CR/OV é preparado por meio da conjugação sítio-específica do ligante-quelante cloridrato de gliciltirosil-(N,ε-ácido dietileno-triaminopentacético)-lisina ao componente oligossacarídeo oxidado do AcM B72.3. Cada *kit* de OncoScint CR/OV-In contém todos os ingredientes não radiativos necessários para produzir uma única dose para uso como injeção IV. Cada *kit* contém dois frascos. Um frasco de dose única de OncoScint CR/OV, formulado com água para injeção, contém 1 mg de satumomabe pendetida em 2 mL de solução salina tamponada com fosfato de sódio, ajustada para pH 6, com ácido clorídrico. O OncoScint CR/OV é estéril, livre de pirogênios, límpido, incolor e pode conter algumas partículas. Um frasco de tampão acetato de sódio contém 136 mg de acetato de sódio tri-hidratado em 2 mL de água para injeção ajustada a pH 6, com ácido acético glacial. E também é estéril, livre de pirogênios, límpido e incolor. Nenhuma das soluções contém conservantes. Cada *kit* possui, ainda, uma unidade filtrante Millex GV de 0,22 μm, informações sobre a utilização e duas etiquetas para identificação. O *kit* deve ser armazenado em posição vertical, em refrigerador (2 a 8°C), sem, contudo, ser congelado.

Técnicas assépticas apropriadas para a manipulação de materiais radiativos devem ser empregadas. O uso de luvas impermeáveis é indispensável durante o procedimento de radiomarcação. Em conformidade com as instruções, a solução-tampão acetato de sódio deve ser adicionada à solução de cloreto de ^{111}In para tamponá-la antes da radiomarcação. Após, o agente imuno-cintilográfico OncoScint CR/OV-In (satumomabe pendetídeo-^{111}In) é formado. A injeção deve ser administrada oito horas após a marcação.

Tocilizumabe (Actemra)

A IL-6, uma citocina pró-inflamatória, desempenha um papel fundamental na artrite reumatoide, causando manifestações locais e sistêmicas. O tocilizumabe é o primeiro AcM inibidor do receptor IL-6 indicado para o tratamento da artrite reumatoide. Ele inibe competitivamente a ligação da IL-6 a seu receptor, prevenindo a transdução do sinal a mediadores inflamatórios para o recrutamento das células T e B. Atualmente, encontra-se sob revisão pela FDA e European Medicines Agency.

Ensaios clínicos de fase 3 com tocilizumabe foram realizados com pacientes que demonstraram resposta inadequada aos DMARDs e fracasso terapêutico com bloqueadores de TNF; outro estudo comparou esse AcM com metotrexato. Os resultados demonstraram que o tocilizumabe sozinho ou em associação com o metotrexato reduziu significativamente os sintomas da artrite reumatoide (29,30).

O tocilizumabe é uma fusão de componentes murino e humano. O fármaco foi desenvolvido por meio do acoplamento das regiões de ligação do antígeno do anticorpo IL-6R anti-humano murino a IgG1 humana, que é associada à fixação do complemento. O anticorpo resultante tem um tempo de meia-vida mais longo, ou seja, 240 horas, alcançado após a terceira dose de 8 mg/kg em humanos. O fármaco é administrado como uma infusão i.v. a cada quatro semanas, durante três meses. A verificação final é realizada quatro semanas após a terceira infusão. Como o fármaco é um anticorpo humanizado, efeitos adversos relacionados à infusão, por exemplo, reações de hipersensibilidade, podem ser esperados.

Trastuzumabe (Herceptin)

Em setembro de 1998, o trastuzumabe tornou-se o segundo AcM aprovado para o tratamento do câncer. Ele é indicado para o tratamento de câncer metastático de mama ou aquele que se espalha além da mama e dos nódulos situados embaixo do braço. O fármaco é aprovado para a monoterapia em pacientes que já receberam quimioterapia com pouco sucesso ou como tratamento de primeira linha da doença metastática, em combinação com paclitaxel (Taxol), em indivíduos com câncer de mama metastático cujo tumor expressa a proteína HER2. Em 2008, foi aprovado como parte do regime terapêutico contendo doxorrubicina, ciclofosfamida e docetaxel (Taxotere) e como parte do regime com docetaxel e carboplatina. Ambos são para o tratamento adjuvante do câncer de mama linfonodo-negativo de alto risco ou linfonodo-positivo que superexpressam a HER2.

Especificamente, o trastuzumabe é um AcM quimérico humano-murino que se liga à proteína HER2, encontrada na superfície das células normais, e tem a função de regulação do crescimento celular. No caso de células cancerosas neoplásicas de mama, cerca de 25 a 30% dos tumores produzem grandes quantidades de HER2. Assim, apenas pacientes que tenham tumores com essa característica responderam ao trastuzumabe. Ele deve ser usado para tratar somente tumores que tenham superexpressão de proteínas HER2. O ciclo de tratamento do trastuzumabe-paclitaxel é de 21 dias.

O rótulo do trastuzumabe contém uma tarja preta de advertência quanto aos riscos de disfunção ventricular e ICC. Os pacientes que recebem esse medicamento devem ser monitorados constantemente. A dose de ataque recomendada é de 4 mg/kg, como infusão IV de 90 minutos, junto à dose de 175 mg/m²/dia no primeiro dia de tratamento, e não deve ser administrada como *push* i.v. ou *bolus*. Doses semanais subsequentes de 2 mg/kg podem ser administradas por infusão IV. durante 30 minutos se a primeira infusão for bem tolerada nos dias 8 e 15, exceto para o primeiro dia do ciclo. O Herceptin encontra-se disponível em frascos de dose múltipla de 440 mg/21 mL e pode ser administrado em ambulatório. O trastuzumabe reconstituído deve ser descartado após 28 dias.

ATIVADORES DO PLASMINOGÊNIO TECIDUAL

Ativadores do plasminogênio tecidual são substâncias produzidas em pequenas quantidades pelo revestimento interno dos vasos e pela parede muscular do útero. Eles evitam a coagulação anormal do sangue, convertendo o plasminogênio, um componente do sangue, na enzima plasmina, que quebra a fibrina, o principal constituinte dos coágulos sanguíneos.

A engenharia genética prepara essas substâncias artificialmente, e elas são usadas como agentes trombolíticos (que dissolvem o coágulo) em condições como ataques cardíacos, angina e artérias obstruídas. Ao contrário de outros fármacos anticoagulantes, os ativadores do plasminogênio tecidual agem apenas nos sítios em que existem coágulos.

Alteplase recombinante (Activase)

A alteplase é um fármaco ativador do plasminogênio tesidual (APt) produzido pela tecnologia do DNAr, usado no tratamento de infarto agudo do miocárdio (IAM), choque isquêmico agudo e embolia pulmonar (EP). É uma glicoproteína estéril, purificada, com 527 aminoácidos. É sintetizada usando um ADN complementar (DNAc) ao APt natural humano, obtido a partir de linhagem celular de melanoma humano.

A atividade biológica da alteplase é determinada por um ensaio *in vitro* de lise do coágulo. A atividade é expressa em unidades internacionais, conforme os padrões da OMS. Sua atividade específica é de 580 mil UI/mg. A alteplase é uma enzima (serina protease) com a propriedade de aumentar a conversão de plasminogênio em plasmina. A conversão do plasminogênio na ausência de fibrina é limitada. Quando administrada, a alteplase liga-se à fibrina em um trombo e converte o plasminogênio capturado em plasmina. Isso inicia a fibrinólise local com proteólise sistêmica limitada.

A oclusão decorrente da presença de trombos na artéria coronária ocorre em 80% dos pacientes que tiveram infarto transmural do miocárdio, avaliados dentro de quatro horas do início dos sintomas. Quando administrada sistemicamente em concentrações farmacológicas, a alteplase liga-se à fibrina no trombo. A conversão do plasminogênio em plasmina inicia a lise dos trombos que estão obstruindo as artérias coronárias, melhorando a função ventricular e reduzindo a incidência de ICC.

A meta do controle do choque isquêmico agudo consiste em melhorar a recuperação neurológica e reduzir a incidência de incapacitação. A terapia com alteplase, para esse propósito, deve ocorrer dentro de três horas após o início dos sintomas de choque e a exclusão de episódio de hemorragia intracraniana por tomografia computadorizada ou outro diagnóstico de imagem de sensibilidade suficiente.

A alteplase é indicada para o controle da EP massiva em adultos; para lise da EP aguda, definida como sendo uma obstrução do fluxo de sangue para os lobos ou segmentos múltiplos do pulmão; e para a lise da EP acompanhada por hemodinâmica instável (p. ex., falha em manter a pressão sanguínea sem medidas de suporte). A alteplase apresenta uso não aprovado no tratamento da *angina pectoris* instável, podendo atuar na trombólise coronariana e na redução dos eventos isquêmicos.

Um volume apropriado de água estéril para injeção (sem conservantes), que acompanha o frasco, é acrescido ao recipiente que contém o pó liofilizado (2,50 ou 100 mg) (Fig. 19.16). A reconstituição deve ser realizada com uma agulha

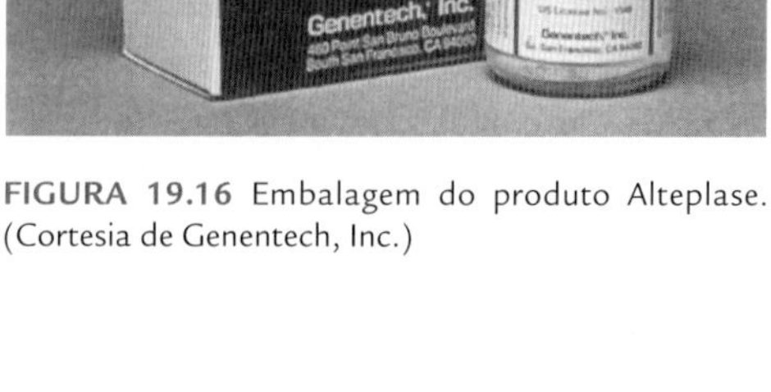

FIGURA 19.16 Embalagem do produto Alteplase. (Cortesia de Genentech, Inc.)

grossa (p. ex., calibre 18), e o fluxo de água estéril para injeção deve ser dirigido para a massa do liofilizado. A formação de um pouco de espuma é esperada; quando em repouso, ela deve se dissipar em alguns minutos. A solução resultante é transparente e incolor ou amarela clara e apresenta a concentração de 1 mg/mL e pH em torno de 7,3.

O produto não contém conservantes e, portanto, deve ser preparado logo antes da utilização. Como é uma molécula grande, a alteplase não se difunde com facilidade através das membranas biológicas e deve ser administrada pela via parenteral, em geral IV. A solução pode ser usada para a administração IV direta, dentro de oito horas após a reconstituição, quando armazenada entre 2 e 30°C. Antes de diluir ou administrar o produto, é necessário inspecioná-lo visualmente quanto à existência de material particulado e descoloração, quando a solução e o recipiente permitirem.

O produto pode ser administrado como solução reconstituída, ou seja, na concentração de 1 mg/mL ou, ainda, ser novamente diluído antes da administração, com volume igual de solução de cloreto de sódio a 0,9% ou dextrose a 5% para injeção. Nessas soluções, a alteplase é estável por até oito horas em temperatura ambiente, e tanto bolsas de cloreto de polivinila quanto frascos de vidro podem ser usados. A exposição à luz não interfere em sua estabilidade.

Reteplase recombinante (Retavase)

A reteplase é uma molécula mutagênica não glicosilada do APt, contendo 355 dos 527 aminoácidos do APt original. Ela é produzida por DNAr em *E. coli*. Seu mecanismo de ação é o mesmo da alteplase.

É indicada para o controle da infarto agudo do miocárdio (IAM) em adultos, a melhora da função ventricular pós-IAM, a redução da incidência de ICC e redução da mortalidade associada com a IAM.

A reteplase é somente de administração IV. É fornecida na forma de injeção *bolus* 10 + 10 U dupla. Cada injeção em *bolus* é administrada pela via IV durante dois minutos. A segunda dose *bolus* é dada 30 minutos após o início da primeira dose. Um importante requisito é que a injeção *bolus* seja administrada por uma via na qual nenhum outro medicamento esteja sendo injetado ou infundido. Se a reteplase for injetada por meio de uma cânula IV contendo heparina, o profissional da saúde deve lavar a cânula com cloreto de sódio 0,9% ou dextrose 5% para injeção antes e após a sua administração.

O pó liofilizado para injeção de reteplase deve ser reconstituído apenas com água estéril para injeção (sem conservantes), imediatamente antes do uso. Uma solução incolor contendo 1 U/mL deve ser obtida. Uma leve formação de espuma é comum, e a solução deve ficar em repouso por alguns minutos para permitir a dissipação das bolhas.

A reteplase (Retavase) está disponível em *kits*. Cada um deles contém dois frascos de dose única de reteplase com 10,8 U (18,8 mg), dois frascos de diluente (10 mL de água estéril para injeção), duas seringas estéreis de 10 mL com agulhas de calibre 20 para administração e dois *swabs* estéreis com álcool.

Tenecteplase recombinante (TNKase)

Esse novo agente trombolítico é comercializado com um conjunto para administração que pode ser usado para liberar uma dose do medicamento em apenas cinco segundos. Encontra-se disponível em uma seringa de 10 mL acompanhada de uma cânula dupla e um frasco de 10 mL de água estéril para injeção. As doses são calculadas tendo como base o peso corporal. Após a reconstituição do pó liofilizado, os pacientes recebem de 6 a 10 mL. O agente é administrado por via IV com solução salina, uma vez que a dextrose pode causar precipitação. Esse produto não contém agente bacteriostático e só deve ser preparado momentos antes da administração. Contudo, se não for usado imediatamente, pode ser refrigerado durante oito horas.

Produzido a partir de células do ovário de *hamster* chinês usando tecnologia do DNAr, o medicamento demonstrou eficácia (pelas taxas de mortalidade) e segurança (hemorragia intracraniana, episódios de sangramento) comparáveis à infusão rápida de alteplase recombinante, em um estudo conhecido como ASSENT-2 (Assessment of the Safety and Efficacy of a New Trombolytic Agent). A proteína tenecteplase é uma forma modificada do fator ativador de plasminogênio (tPA) natural. As três letras do nome derivam das substituições dos aminoácidos em três regiões da proteína tPA. Essas substituições proporcionaram meia-vida prolongada, possibilitando a administração de uma única dose *bolus*, o aumento na especificidade para fibrina (que reduz a quebra do agente de outras partes do sistema de coagulação) e o aumento na resistência ao inibidor do APt, que pode interferir na ação terapêutica do fármaco.

Para ser eficaz, a tenecteplase, assim como os outros destruidores de coágulos, deve ser usada na primeira hora do ataque cardíaco. Portanto, o paciente precisa ser instruído a procurar atendimento médico se sentir dor no peito. No entanto, essa classe de fármacos não é indicada para indivíduos com condições que os tornem predispostos a hemorragias. Isso inclui pacientes com hemorragia interna ativa, história de acidente vascular cerebral (AVC), cirurgia ou trauma intraespinais ou intracranianos em um espaço de dois meses; neoplasia ou aneurisma intracranianais, predisposição à hemorragia (p. ex., defeitos de coagulação, vasos sanguíneos comprometidos) ou hipertensão grave não controlada.

INIBIDORES DE TIROSINA QUINASE

O cromossomo Filadélfia (Ph), um cromossomo 22 defeituoso, foi o primeiro cromossomo anormal identificado em doenças malignas humanas (31). O melhoramento das técnicas de identificação de bandas demonstrou que esse cromossomo é resultante da translocação recíproca entre os braços longos dos cromossomos 9 e 22. As consequências moleculares causam a fusão do oncogene c-Abl (cromossomo 9) e da sequência Bcr (cromossomo 22) no gene Bcr-Abl. Essa fusão catalisa a fosforilação de resíduos de tirosina a partir da adenosina trifosfato (ATP). Concluindo, esse produto ativa várias rotas de sinalização que afetam o crescimento, a adesão e a proliferação celular.

O tamanho da proteína gerada pelo gene de fusão depende do local da quebra da região Bcr. Por exemplo, 95% dos pacientes com leucemia mieloide crônica (LMC) e até 20% dos adultos com LLA apresentam uma proteína de fusão (p210) de 210 kDa. Alternativamente, uma proteína de fusão de 185 kDa (p185) é observada em 10% dos adultos com LLA, sendo a proteína de fusão Bcr-Abl predominante em crianças com cromossomo Filadélfia positivo com LLA. O produto desse gene de fusão é uma tirosina quinase ativa com acentuada atividade enzimática, quando comparada com a Abl quinase. Devido a todos esses eventos (crescimento, adesão, proliferação celular) dependentes do aumento da atividade da tirosina quinase da proteína de fusão, é aparente que a inibição da atividade enzimática de Bcr-Abl seja um tratamento efetivo para LMC. O Bcr-Abl está presente na maioria dos pacientes com LMC, e a anormalidade causadora da doença e sua atividade quinase são centrais para a transformação.

A LMC é um distúrbio progressivo com três fases. O diagnóstico é em geral realizado durante a fase crônica. A fase acelerada é caracterizada pela contagem de leucócitos dos pacientes não responsivos à terapia. A fase de crise blástica é caracterizada pela rápida proliferação de células blásticas e pouca resposta à terapia. O transplante de células-tronco hematopoiéticas é a terapia de escolha para LMC recém-diagnosticada. Contudo, para pacientes que não são candidatos a esse procedimento (> 60 anos, sem doadores compatíveis), o mesilato de imatinibe (Gleevec) está sendo uma alternativa viável. Aproximadamente 20% de todos os casos de leucemia em adultos são LMCs, com uma incidência anual de 1,6 casos/100 mil adultos.

Mesilato de imatinibe (Gleevec)

O mesilato de imatinibe exibe potência e atividade inibitória seletiva *in vivo* contra tirosinas quinases Abl, como Bcr-Abl, por meio da inibição competitiva ao local de ligação da ATP (32) (Fig. 19.17). O imatinibe não apresenta efeitos sobre as células normais ou outras afetadas pelos oncogenes tirosina. Estudos clínicos de Fase 1 desse fármaco (como ST1571), conduzidos em junho de 1998, demonstraram atividade significativa contra a LMC, mesmo em pacientes que foram refratários ao inter-

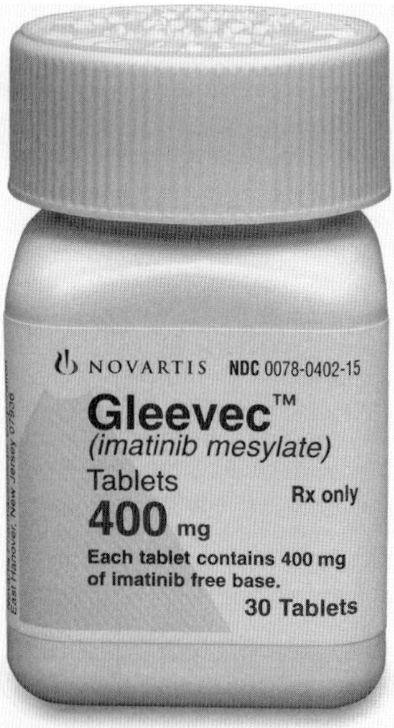

FIGURA 19.17 Embalagem do produto Gleevec. (Cortesia de Novartis, Inc.)

feron. Um achado importante foi que o fármaco é mais vantajoso quando usado precocemente na fase crônica. Assim, alguns especialistas propuseram um tratamento em que todos os pacientes com LMC recebem imatinibe, enquanto a possibilidade de realização do transplante está sendo avaliada. Para os que responderam ao imatinibe e aqueles cujo risco de morte devido ao transplante é maior (todos, exceto os jovens com doadores compatíveis), o procedimento pode ser suspenso ou adiado.

Em um estudo randomizado, 1.106 pacientes recentemente diagnosticados com LMC receberam o mesilato de imatinibe (400 mg diários às refeições, podendo ser aumentado para 400 mg, duas vezes ao dia) ou a terapia combinada consistindo em aumentos graduais da dose de interferon alfa até a dose objetivada de 5 milhões U/dia mais 20 mg/m^2/dia de citarabina SC (com dose máxima de 40 mg), por 10 a 15 dias, a cada mês. O imatinibe proporcionou resposta hematológica e citogenética significativamente maior e com menos efeitos adversos do que a terapia combinada (33). Em 18 meses, 87,1% dos pacientes que receberam o mesilato de imatinibe tiveram resposta citogênica maior em comparação a 34,7% dos indivíduos que foram tratados com a terapia combinada. Na terapia com mesilato de imatinibe, 96,7% dos pacientes não apresentaram progressão da doença para a fase acelerada ou crise blástica. Isso foi significativamente diferente quando comparado aos 91,5% dos pacientes que receberam a terapia combinada.

O mesilato de imatinibe tem demonstrado ser eficaz contra outros alvos, tais como o receptor do fator de crescimento derivado de plaquetas (PDGF-R, do inglês, *platelet derived growth factor receptor*) e a c-kit e a Arg tirosina quinase. O PDGF-R é conhecido por estar associado à leucemia mielomonocítica crônica pela formação de uma proteína de fusão Tel-PDGF-R e tem evidenciado efeito *in vivo* contra glioblastoma, dermatofibrossarcoma protuberante e angiogênese. A c-kit está associada com uma forma rara de tumor do estroma gastrintestinal. Não está claro, contudo, que essas transformações malignas sejam resultantes de uma única proteinoquinase, com exceção da Bcr-Abl. Portanto, tem-se previsto que, para maior eficácia, os inibidores de tirosina quinase sejam um dos componentes da quimioterapia combinada.

A dose na fase crônica é de 400 a 600 mg por dia. Na fase acelerada ou crise blástica, varia de 600 a 800 mg por dia. O paciente deve ser instruído a tomar esse medicamento com as refeições e um generoso copo d'água, devido ao aparecimento de efeitos gastrintestinais moderados. As concentrações séricas de imatinibe são afetadas pelos medicamentos que inibem ou induzem a enzima CYP 3A4. Outros efeitos adversos comuns incluem edema, cãibras musculares, hemorragia e dores musculoesqueléticas. Mas estes foram considerados leves, quando comparados aos efeitos colaterais de outros agentes quimioterápicos.

Nilotinibe (Tasigna)

O nilotinibe, um inibidor da tirosina quinase, foi aprovado no final de 2007 para o tratamento da LMC de fase acelerada em adultos resistentes ou intolerantes a terapias anteriores, incluindo o imatinibe. O regime de dose do nilotinibe é 400 mg por via oral a cada 12 horas, e a cápsula deve ser ingerida pelos menos duas horas após a refeição. O paciente então deve evitar ingerir alimentos na próxima 1 hora. O suco de pomelo não deve ser consumido durante a terapia com esse medicamento.

O nilotinibe é metabolizado pelas enzimas hepáticas CYP 3A4, e, portanto, pacientes devem consultar seu médico ou farmacêutico antes de iniciar qualquer outra terapia medicamentosa. Similarmente, pacientes recebendo terapia concomitante com inibidores ou indutores de CYP 3A4 devem ser monitorados de perto e ter a dose ajustada de acordo. O nilotinibe pode causar o prolongamento do intervalo QT, e os pacientes devem ser instruídos para cuidar o aparecimento de possíveis sintomas, por exemplo, batimentos irregulares ou desmaios.

VACINAS

As vacinas produzidas por engenharia genética utilizam uma cópia sintética do revestimento proteico do vírus, a fim de burlar o sistema imunológico do organismo, para que ele produza uma resposta protetora. Esse caminho evita o uso de vírus vivos e minimiza o risco de causar a doença que a vacina deveria evitar. Além disso, elimina a preocupação com as vacinas naturais, que podem ser derivadas de sangue de doadores portadores do HIV.

A primeira vacina produzida por engenharia genética para uso nos Estados Unidos foi aprovada pela FDA em 1986, para a hepatite B, uma infecção hepática muito disseminada. Essa vacina atualmente substitui aquela derivada do plasma.

Vacina recombinante contra hepatite B (Engerix-B, Recombivax HB)

A vacina contra hepatite B derivada do plasma já não é mais produzida nos Estados Unidos, e seu uso limita-se a pacientes de hemodiálise, imunodeficientes e pessoas com alergia a leveduras. A vacina recombinante contra hepatite B demonstrou capacidade para induzir o anticorpo contra o antígeno de superfície da hepatite B (anti-HBs), que é bioquímica e imunologicamente comparável ao anticorpo induzido pela vacina contra hepatite B derivada do plasma. Estudos demonstram que ambas podem ser usadas indistintamente.

A vacina recombinante contra hepatite B é indicada para imunização de pessoas de qualquer idade contra a infecção causada por todos os tipos de vírus da hepatite B. Uma formulação para diálise (Formulação para Diálise Recombivax HB) é indicada para imunização de adultos em pré-diálise e diálise. A vacina deve ser administrada por injeção IM no músculo deltoide (parte externa superior do braço), para imunização de adultos e crianças maiores. A parte ântero-lateral da coxa é recomendada para lactentes e crianças pequenas. Para os pacientes com risco de hemorragia após injeção IM, a vacina pode ser administrada por via SC, embora a titulação posterior de anticorpos possa ser inferior, acarretando maior risco de reação local.

A vacina Recombivax HB é administrada em três doses, nos meses 0, 1 e 6. Seria ideal que a imunização de viajantes ocorresse seis meses antes da viagem, para permitir a aplicação das três doses. Entretanto, se não for possível aplicá-las seis meses antes, uma alternativa seria usar o esquema de quatro doses de Engerix-B (nos meses 0, 1, 2 e 12). Supõe-se que o esquema de quatro doses proporcione indução mais rápida da imunidade. Entretanto, não existe evidência comprovada de que esse modelo ofereça maior proteção do que o protocolo-padrão de três doses.

Vacina conjugada contra *Haemophilus B* (HibTITER, PedvaxHIB líquida, ActHIB)

Antes da introdução da vacina conjugada contra *Haemophilus B*, o *Haemophilus influenzae* tipo B (HIB) era a causa mais frequente de meningite bacteriana e doenças bacterianas sistêmicas graves em crianças de todo o mundo. A doença do HIB ocorria principalmente em crianças menores de 5 anos, nos Estados Unidos, antes do início de um programa de vacinação, tendo sido estimados cerca de 20 mil casos de infecções invasivas por ano, das quais 12 mil eram meningite. A taxa de mortalidade da meningite por HIB é de aproximadamente 5%. Entre crianças, a causa mais prevalente de meningite por *H. influenzae* é a cepa capsular do tipo B. Além da meningite, o *Haemophilus B* é responsável por numerosos outros processos patológicos invasivos (p. ex., epiglotite, sepse, artrite séptica, osteomielite, pericardite).

O pico da incidência de HIB ocorre entre os 6 e os 11 meses de vida. A doença é também prevalente em populações de risco (atendentes de saúde, familiares, norte-americanos nativos, afro-americanos, indivíduos com situação socioeconômica baixa, brancos que tenham falta da imunoglobulina alótipo G2m [n ou 23], indivíduos com anemia falciforme ou síndromes de imunodeficiência).

As vacinas HIB conjugadas usam uma nova tecnologia, a ligação covalente do polissacarídeo capsular de *Haemophilus influenzae* do tipo B com o toxoide diftérico, proteína diftérica CRM_{197} ou um complexo proteico da membrana externa (CPME) de *Neisseria meningitidis*, para produzir um antígeno que se afirma converter um antígeno T-independente em um antígeno T-dependente. A proteína carrega seus próprios determinantes antigênicos e aqueles dos polissacarídeos ligados por covalência. Dessa maneira, o polissacarídeo é teoricamente apresentado como um antígeno T-dependente, resultando em aumento na produção de anticorpos e memória imunológica.

HbOC (HibTiter), PRP-T (ActHIB, Omni-HIB) e PRP-OMP (PedvaxHIB) podem ser intercambiados. Uma quarta vacina, a PRP-D (Pro-HIBIT) é a única das vacinas conjugadas que não é liberada para a imunização primária de lactentes. É preferível que a mesma vacina conjugada seja usada durante todo o curso da imunização. Contudo, é possível que a pessoa encarregada de providenciar a vacina não conheça qual delas já tenha sido administrada. Sob essas circunstâncias, é prudente que se assegurem de que pelo menos os lactentes de 2 a 6 meses recebam uma série primária de três doses da mesma vacina conjugada.

A vacina líquida PedvaxHIB encontra-se disponível na forma de injeção contendo 7,5 μg de *Haemophilus B* PRP, 125 μg de *Neisseria meningitidis* OMPC e 225 μg de alumínio (na forma de hidróxido de alumínio) por 5 mL, em um frasco de dose única. A HibTITER está também disponível na forma injetável, contendo 10 μg do oligossacarídeo capsular de *Haemophilus B* e cerca de 25 μg da proteína diftérica CRM_{197} por 0,5 mL, em frascos de 1 e 10 mL. Os frascos de doses múltiplas de HibTITER contêm tiomersal (1:10.000) como conservante. O ActHIB está disponível como pó liofilizado para injeção contendo 10 μg de polissacarídeo capsular de *Haemophilus B* purificado e 24 μg de toxoide tetânico por 5 mL. É, também, encontrado em frascos de dose única contendo 7,5 mL de toxoides tetânicos e diftérico e vacina *pertussis* como diluente ou com frasco de 0,6 mL contendo cloreto de sódio 0,4% como diluente.

OUTROS FÁRMACOS

Esta seção inclui fármacos que não são convenientemente classificados nas categorias precedentes dos medicamentos biotecnológicos. Contudo, é importante que o farmacêutico tenha conhecimento sobre eles.

Goserelina (Zoladex)

A goserelina é indicada para o tratamento paliativo do carcinoma de próstata avançado. É um análogo sintético do hormônio liberador de hormônio luteinizante (LHRH). A administração do medicamento estimula a liberação de hormônio luteinizante (LH) e de hormônio estimulador de folículo (FSH) pela hipófise, o que aumenta temporariamente a concentração de testosterona nos homens. Porém, a administração contínua de goserelina para o tratamento de carcinoma prostático suprime a secreção de LH e FSH, provocando a queda da concentração de testosterona e, por conseguinte, uma "castração clínica". Esse medicamento é uma alternativa para o tratamento do câncer de próstata, quando a *orquiectomia* (remoção de um ou de ambos os testículos) ou a administração de estrogênio são contraindicadas ou não aceitáveis para o paciente.

Em 1998, a FDA aprovou a combinação de Zoladex (3,6 e 10,8 mg *depots* de acetato de goserelina) e Eulexina (flutamida) para o controle do carcinoma prostático B2 a C localmente confinado. O tratamento é iniciado oito semanas antes e durante a terapia de radiação. O regime terapêutico consiste em administrar 3,6 mg de goserelina *depot*, seguida da administração de 10,8 mg após 28 dias, ou ainda empregar um implante SC na parede abdominal a cada 12 semanas. A goserelina também é indicada para o tratamento de endometriose, para redução ou alívio da dor e redução das lesões endometriais durante a terapia. Esse fármaco demonstrou ser tão eficaz quanto o danazol no alívio dos sintomas (dismenorreia, dispareunia, dor pélvica) e sinais clínicos (pelve dolorida) da endometriose e na diminuição do tamanho das lesões. Para endometriose, um implante de 3,6 mg é inserido via SC na parte superior do abdome. Hoje recomenda-se que a duração da terapia não seja superior a seis meses, pois não existem dados clínicos sobre o efeito do tratamento de condições ginecológicas benignas com goserelina por períodos maiores que esse.

A goserelina também é indicada para redução da espessura do endométrio antes da ablação endometrial. Um ou duas doses *depot* de 3,6 mg é administrada quatro semanas antes da cirurgia. Se duas doses forem utilizadas, a cirurgia é marcada 2 a 4 semanas após a segunda dose. A goserelina também é indicada no tratamento paliativo do câncer de mama avançado em mulheres em pré e pós-menopausa.

A goserelina deve ser administrada como implante SC. Junto ao acetato de leuprolida (Lupron Depot), foi um dos primeiros sistemas poliméricos a receber aprovação da FDA para a liberação controlada de um peptídeo. Esse medicamento está disponível na forma de pequenos cilindros, biodegradáveis e biocompatíveis, de cor branca ou creme, com tamanho aproximado de um grão de arroz, estéreis, contendo 3,6 mg de fármaco, que deve ser implantado a cada 28 dias na parede abdominal superior (Fig. 19.18). O fármaco é dispersado em uma matriz do copolímero do ácido D,L-láctico e glicólico. Para maiores informações sobre esse sistema de liberação, consultar o Capítulo 20.

Acetato de leuprolida (Lupron, Lupron Depot-Ped, Lupron Depot-3)

A leuprolida é um análogo sintético do hormônio liberador de gonadotrofina. Como o LHRH, que ocorre naturalmente, a administração inicial e intermitente desse fármaco estimula a liberação do

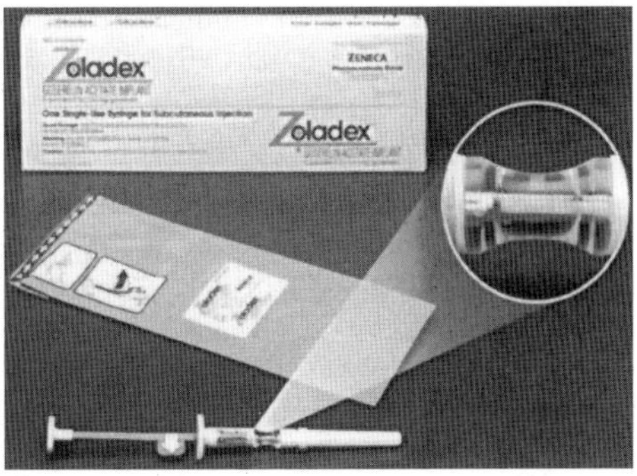

FIGURA 19.18 Embalagem do produto Zoladex, mostrando um sistema inovador para a liberação contínua do acetato de goserelina a partir de uma matriz polimérica injetável. (Cortesia de Zeneca Pharmaceuticals Group.)

LH e do FSH pela hipófise anterior. Assim como acontece com a goserelina, a administração contínua de leuprolida suprime a secreção de LH e FSH, com queda concomitante da concentração de testosterona e subsequente "castração clínica".

A dose usual para adultos com carcinoma de próstata consiste em uma injeção SC de 1 mg/dia. Também existe na forma de implante IM administrada mensalmente (a cada 28 a 33 dias). A concentração de 7,5 mg é usada para o carcinoma de próstata. O pó para a injeção IM é reconstituído com um diluente especial composto por D--manitol, gelatina purificada, copolímeros dos ácidos D,L-láctico e glicólico, polissorbato 80 e ácido acético.

O Lupron deve ser refrigerado até o momento da dispensação, mas os pacientes podem armazená-lo em temperatura ambiente (não mais de 30°C). O produto deve ser protegido da luz, e o frasco, mantido dentro da embalagem de cartolina até o uso. Após a reconstituição, a suspensão é estável por um dia. Entretanto, como o produto não contém conservante, deve ser descartado se não for usado nesse período.

O Lepron Depot-Ped 11,25 e o Lupron Depot-3 Month estão disponíveis em um *kit* com seringas pré-carregadas de câmara dupla. Devido ao fato de terem embalagens muito semelhantes, elas foram trocadas e crianças receberam equivocadamente o produto de adultos. As doses foram muito baixas, e o tratamento para puberdade precoce central fracassou em algumas delas. Esse incidente foi relatado no Capítulo 16.

Rasburicase (Elitek)

A rasburicase é uma enzima urato oxidase recombinante produzida pela modificação genética de uma cepa de *S. cerevisiae*. Em humanos, o ácido úrico é o último elemento da via catabólica das purinas. A rasburicase catalisa a oxidação enzimática do ácido úrico em um metabólito inativo e solúvel, a alantoína. A rasburicase é ativa somente no final da rota catabólica da purina.

A rasburicase é indicada para o tratamento inicial da elevação dos níveis de ácido úrico no plasma em crianças com leucemia, linfoma e tumores malignos sólidos que estão recebendo terapia oncológica na expectativa de lise do tumor.

A dose recomendada é de 0,15 ou 0,2 mg/kg, uma vez ao dia, por cinco dias. Pelo fato de a segurança e a eficácia do fármaco não terem sido determinadas para mais de uma administração diária ou mais de cinco dias de tratamento, não é recomendado repetir a intervenção. O regime quimioterápico é implementado de 4 a 24 horas após a primeira dose de rasburicase. O fármaco é administrado em forma de infusão IV por 30 minutos.

O rótulo da rasburicase contém uma tarja preta com advertência sobre o risco de anafilaxia, hemólise (em pacientes apresentando deficiência da enzima glicose-6-fosfato desidrogenase, afrodescendentes ou mediterrâneos), metaemoglobinemia e interferência com medidas do ácido úrico. As reações adversas associadas ao fármaco incluem febre (46%), neutropenia com febre (5%), dificuldades respiratórias, sepse, neutropenia (2%) e mucosite (15%).

DNase I recombinante humana (Pulmozyme)

Em 1989, o gene da fibrose cística (FC) foi descoberto e ajudou a preparar terreno para o uso de novas terapias para essa doença genética, que é fatal e mais comum em brancos. O regulador de condutância transmembrana da FC, o produto proteico do gene da FC, apresenta deficiência na capacidade de facilitar o transporte de íons pelas células epiteliais nos pulmões. Esse regulador defeituoso permite a absorção excessiva de sódio e quantidades adequadas de cloreto através da membrana celular. Consequentemente, a água do muco dos pulmões é absorvida pelas células, e o muco fica desidratado, tornando-se um material espesso, aderente, que se acumula nas vias aéreas inferiores. Isso gera um efeito dominó de inflamação e infecções crônicas, seguidas por doença pulmonar crônica, hipertensão pulmonar e insuficiência cardíaca.

A desoxirribonuclease (DNase) I recombinante humana ou Dornase alfa é uma enzima de DNA indicada para o tratamento dos sintomas da FC. Essa enzima rompe especificamente o DNA extracelular, como aquele encontrado nas secreções mucosas espessas e pegajosas dos pacientes com FC. Como resultado, o fluxo de ar no pulmão melhora e o risco de infecção bacteriana diminui. Esse medicamento é uma esperança de romper o ciclo de inflamações e infecções crônicas do pulmão associadas à FC e não demonstra efeito sobre o DNA das células intactas.

A DNase foi eficaz em mais de 1.100 pacientes em ensaios clínicos de Fase 2 e 3. O medicamento melhorou a qualidade de vida das pessoas portadoras de FC com disfunção pulmonar leve a moderada, reduzindo a necessidade de administração de antibióticos pela via IV, hospitalizações, faltas à escola e ao trabalho e a não realização de atividades diárias. O risco de infecções respiratórias reduziu em 27% em pacientes que receberam 2,5 mg uma vez ao dia, e os dias de hospitalização diminuíram de 7,6 (pacientes não tratados) para 6,2 dias (pacientes tratados) (34).

Indicada para o tratamento de pacientes apresentando FC, com 5 anos ou mais de idade, a DNase encontra-se disponível em ampolas de polietileno de dose única de 2,5 mL, para uso em nebulizadores de ar comprimido (Fig. 19.19). Seis sistemas de nebulização são recomendados, e a segurança e eficácia da administração da DNase usando outros sistemas não foram demonstradas. Os ensaios clínicos foram realizados com os seguintes nebulizadores:

- Marquest Acorn II com compressor Pulmo-Aide
- Hudson T Updraft II com compressor Pulmo-Aide
- Pari LC Jet plus com compressor Pari Proneb
- Pari Baby com compressor Pari Proneb
- Durable Sidestream com compressor Mobilaire
- Durable Sidestream com compressor Porta-Neb.

Pacientes que foram incapazes de inalar ou exalar pela boca, durante todo o período de nebulização, podem usar o Pari Baby nebulizer.

Os modelos portáteis e os nebulizadores ultrassônicos não devem ser usados para administrar a DNase. Os nebulizadores ultrassônicos podem aquecer a proteína o suficiente para alterar sua estrutura. Os portáteis podem simplesmente não gerar força suficiente ou partículas de tamanho adequado para liberação ótima do medicamento no pulmão.

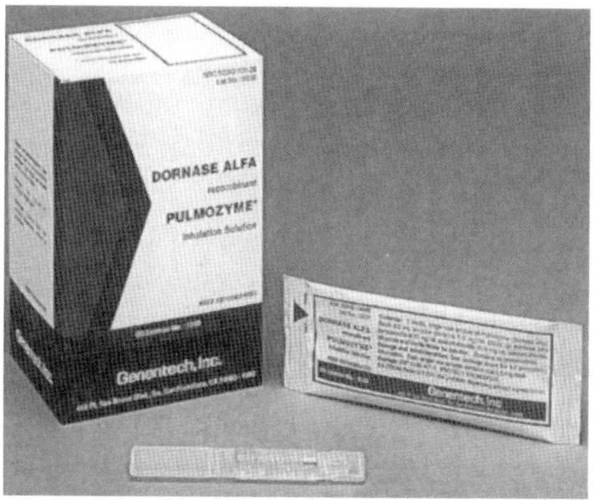

FIGURA 19.19 Embalagem do produto Pulmozyme. (Cortesia da Genentech, Inc.)

Para tornar a administração mais eficaz, pode-se tentar coadministrar outros compostos (albuterol, tobramicina) com a DNase. Entretanto, nenhum outro medicamento deve ser misturado no sistema nebulizador, devido à possibilidade de a mudança do pH alterar a estrutura da proteína DNase. Os agentes broncodilatadores e antimicrobianos fornecidos por nebulização devem ser administrados sequencialmente nos pacientes, e não misturados. Até o momento, não existem estudos que sugiram a sequência ideal para administração de todos esses medicamentos.

As ampolas têm prazo de validade de 18 meses, quando armazenadas em refrigerador entre 2 e 8°C, e devem ser protegidas da luz. O produto não pode ser exposto à temperatura ambiente por mais de 24 horas. Os pacientes ou seus cuidadores devem descartar a solução se ela estiver turva ou descolorida; além disso, devem ser alertados para observar se o produto está dentro do prazo de validade. As ampolas não usadas devem ser armazenadas em sua embalagem protetora sob refrigeração.

O FUTURO DOS PRODUTOS BIOTECNOLÓGICOS

O futuro continuará a demonstrar o desenvolvimento de mais produtos farmacêuticos contendo proteínas, como resultado das modernas estratégias biotecnológicas, incluindo o desenvolvimento de "genes" artificiais. Esses fármacos de natureza proteica representarão grandes desafios para o desenvolvimento de novos medicamentos, devido a sua instabilidade intrínseca, suas propriedades metabólicas multifacetadas e sua absorção gastrintestinal limitada. Outros problemas incluem a penetração variável nos tecidos (devido ao tamanho das moléculas) e a toxicidade relacionada ao estímulo de reações imunológicas ou alérgicas.

Uma vantagem clara dessas proteínas de origem biotecnológica sobre aquelas de origem natural é a maior pureza. Os vírus da hepatite B e HIV são capazes de contaminar proteínas e enzimas do plasma humano. Se sua presença for reconhecida, eles podem ser isolados ou neutralizados. Entretanto, algumas vezes, sua presença só foi confirmada após resultados desastrosos. Os produtos derivados da tecnologia recombinante não contêm contaminantes coextraídos.

A pesquisa dirige-se também para a descoberta de novos métodos de liberação desses agentes. Os sistemas de liberação que estão sendo pesquisados incluem aqueles destinados às vias transdérmica e nasal, além de outras formas injetáveis e de comprimidos orais para as proteínas menores. Poucos produtos biofarmacêuticos contendo proteínas podem ser administrados por via oral, devido à sua estabilidade no ambiente ácido do estômago e à baixa absorção sistêmica através da mucosa gastrintestinal. O desafio é liberar proteínas reguladoras (como insulina e GH) para órgãos e tecidos distantes sem biotransformação. Uma estratégia que pode produzir bons frutos é a nanotecnologia, que é definida como o estudo, a manipulação e a fabricação de estruturas ultrapequenas constituídas de poucas moléculas.

Vários medicamentos e produtos de diagnóstico com base nanotecnológica foram desenvolvidos nas últimas duas décadas para o tratamento do câncer, do diabetes, da asma e das alergias, do alívio da dor, entre outros (35). A nanotecnologia envolve o controle da matéria na faixa de tamanho de 1 a 100 nm. Os nanomateriais apresentam propriedades físicoquímicas únicas, como, tamanho ultrapequeno, relação área superficial/massa alta, elevada reatividade, que diferem dos outros materiais de mesma composição.

Até o momento, os sistemas de liberação com base nanotecnológica mostraram vantagens promissoras. Por exemplo, aumento da solubilidade de fármacos pouco solúveis em água, redução da imunogenicidade, prolongamento da circulação sistêmica do fármaco, liberação sustentada e, consequentemente, redução da frequência e administração do medicamento. Além disso, os fármacos são administrados de maneira vetorizada, que apresenta a vantagem de minimizar os efeitos sistêmicos. Essa tecnologia permite também liberar dois ou mais fármacos ao mesmo tempo em terapia combinada, gerando um efeito sinérgico e evitando a resistência aos medicamentos (35).

Além das nanopartículas, encontram-se os lipossomas e os conjugados fármacos-polímeros. Os lipossomas encapsulam compostos de natureza proteica em um complexo lipídico e, tipicamente, são constituídos por uma combinação de fosfatidilcolina, colesterol, fosfatidilglicerol e outros glicolipídeos e/ou fosfolipídeos (36,37). São estruturas vesiculares, compostas de várias camadas de fosfolípideos que envolvem um núcleo aquoso central, com as camadas mais externas sendo capazes de proporcionar a vetorização em células-alvo específicas (p. ex., tumores). Geralmente, os lipossomas concentram as substâncias ativas nas células do sistema retículo-endotelial do fígado e do baço, reduzindo a captura do fármaco pelo coração, pelos rins e pelo trato gastrintestinal. Os lipossomas são populares entre os carreadores particulados, pois apresentam baixa toxicidade e grande versatilidade no que diz respeito às suas características de liberação e disposição *in vivo*, que podem ser alteradas pela modificação na composição da bicamada lipídica e da técnica de preparação. Dependendo do tamanho, da carga e da rigidez da bicamada lipídica, entre outras características, os lipossomas circulam apenas por um período curto (minutos) antes de serem degradados ou capturados pelos macrófagos. Algumas vezes, o tempo de residência na circulação sanguínea pode ser de horas, ou mesmo dias, se eles forem suficientemente estáveis e não forem reconhecidos como corpos estranhos pelo sistema fagocitário mononuclear.

Por exemplo, o uso da doxorrubicina lipossomal reduz a cardiotoxicidade; e da anfotericina-B lipossomal, a nefrotoxicidade e outros efeitos colaterais. O Doxil é a doxorrubicina produzida em esferas lipídicas peguiladas microscópicas. A peguilação é um exemplo de obtenção de conjugados com polímeros. O revestimento de PEG do lipossoma protege o compartimento interno. Uma única bicamada lipídica, composta por fosfatidilcolina hidrogenada de soja e colesterol, separa seu compartimento interno aquoso do meio externo. O fármaco doxorrubicina é encapsulado no compartimento interno revestido pela camada de PEG, que protege o lipossoma da rápida captura e remoção da circulação sanguínea para o fígado, o baço e a medula óssea (38). Supõe-se que o tempo maior de residência e a estabilidade da doxorrubicina em lipossomas peguilados estejam relacionados aos efeitos da estabilização estérica fornecida pelo revestimento de PEG (38). Isso fornece uma camada protetora e suprime o reconhecimento pelas opsoninas. A opsonina é uma molécula que age como um indutor do processo de fagocitose. A doxirrubicina e o pegfilgrastim, previamente mencionados, são exemplos dessa estratégia. O revestimento de PEG reduz a captura pelo sistema fagocitário mononuclear e fornece estabilidade e tempo de residência plasmática maiores.

Polímeros insolúveis constituídos de PEG são agora utilizados para criar uma camada protetora ao redor da partícula, inibindo sua degradação (38). O PEG é um polímero flexível altamente hidratado. Ele reduz a adsorção de proteínas plasmáticas e o acúmulo de substâncias indesejáveis sobre a membrana do lipossoma, diminuindo a depuração renal de moléculas de fármaco relativamente pequenas, aumentando, assim, seu tempo de meia-vida. Outras vantagens do PEG incluem a não toxicidade e não imunogenicidade. Outros polímeros hidrofílicos acoplados aos lipossomas que demonstram aumento do tempo de circulação incluem a poli(acriloilmorfolina), a poli(vinilpirrodona) e a poli(2-oxazolina) (38).

Os pesquisadores demonstraram que o tamanho dos lipossomas é fundamental para a eficácia do sistema de liberação, quando se deseja a deposição do lipossoma fora da rede capilar (38). A maioria dos tumores sólidos exibe características únicas (angiogênese extensa, hiperpermeabilidade, vasculatura deficiente, drenagem linfática prejudicada e aumento da produção de mediadores que elevam a permeabilidade vascular). O lipossoma extravasa no tumor sólido pelas falhas no endotélio vascular. Essas aberturas do endotélio vascular apresentam tamanhos entre 380 a 780 nm (39). Se o lipossoma for muito grande, não será capaz de extravasar pelas aberturas do endotélio capilar. Entretanto, se ele for muito pequeno, poderá ter uma quantidade insuficiente de fármaco encapsulado para ser eficaz.

Sistemas de liberação nanométricos adicionais incluem micelas de fosfolipídeos, pluronic, poli(L-aminoácidos) e poliésteres, nanoemulsões, nanocristais de fármacos, nanopartículas sólidas, nanopartículas lipídicas, nanopartículas à base de cerâmicas, nanopartículas de albumina, nanogéis, e nanocompósitos. A pesquisa na área da nanomedicina continua em direção ao desenvolvimento de agentes cada vez menores, que requer o trabalho em equipes multidisciplinares de pesquisadores de várias áreas, incluindo medicina, farmácia, engenharia, ciências dos materiais, tecnologia da informação e física (39).

É bem possível que, no futuro, complexos proteicos desenvolvidos combinem uma proteína de transporte que codifique uma sequência de gene para produzir uma proteína terapêutica no tecido-alvo. Por exemplo, o gene se tornará funcional somente no tecido, diminuindo a sua liberação nos tecidos não visados. Existem também pesquisas e um crescente conhecimento de base sobre as rotas de transdução de sinais. Isso tem levado à criação de anticorpos vetorizáveis aos receptores, enzimas e outras moléculas de regulação.

No futuro, também presenciaremos a criação de mais produtos para testes "domiciliares". Testes diagnósticos com base em AcMs, que agora são restritos ao uso médico, estão sendo desenvolvidos para uso domiciliar. Estes incluem produtos para o diagnóstico de doenças infecciosas (p. ex., Aids, *Chlamydia trachomatis* e infecções estreptocócicas da garganta). Também, é possível prever que testes com base em AcMs estarão disponíveis para verificar as concentrações de vários fármacos no sangue/plasma (p. ex., digoxina, fenitoína e teofilina).

ESCRITÓRIO DE PRODUTOS BIOTECNOLÓGICOS DA FDA

O Escritório de Biotecnologia da FDA (do inglês, FDA Office of Biotechnology) foi criado em 1989. Ele não avaliava solicitações encaminhadas à FDA para aprovação de investigações clínicas ou para comercialização; essas funções eram executadas por centros apropriados. Além disso, não executava pesquisas de laboratório nem determinava as prioridades de pesquisa dos centros da FDA. Ao contrário, foi criado para servir como central para coordenação, solução de problemas e orientação dentro do Office of the Commissioner. Ele se tornou um eficiente ponto de contato entre a FDA e terceiros para tratar questões referentes à biotecnologia.

Originalmente, o Escritório de Biotecnologia da FDA tinha as seguintes responsabilidades:

1. Orientar e auxiliar os delegados e outros funcionários quanto às questões científicas relacionadas com a política biotecnológica, sua direção e seus objetivos a longo prazo.
2. Representar a FDA nos debates sobre biotecnologia com outras agências e grupos governamentais e intergovernamentais, indústria, organizações de consumidores, Congresso Nacional, organizações nacionais e internacionais e comunidade científica.
3. Liderar e direcionar questões científicas e aspectos regulatórios referentes à biotecnologia. Isso era realizado por um grupo (Biotechnology Coordinating Committee) que incentivava a comunicação e a coerência nas questões biotecnológicas.
4. Solucionar problemas para indivíduos, companhias, associações ou organizações que tinham interesses, dúvidas ou queixas sobre as políticas ou os procedimentos biotecnológicos, ou jurisdição sobre produtos e outros aspectos regulamentares.
5. Coordenar e promover orientação sobre políticas de programas biotecnológicos controversos.

Subsequentemente, o Escritório de Biotecnologia deu lugar ao Escritório de Produtos Biotecnológicos. Sua missão é proteger a saúde pública assegurando a qualidade, segurança, eficácia e disponibilidade de proteínas terapêuticas recombinantes e AcMs. O Escritório de Produtos Biotecnológicos tem duas divisões: Division of Therapeutic Proteins e Division of Monoclonal Antibodies. Ele também é apoiado pelo Biological Products Facility Staff no Center for Drug Evaluation and Research Office of Compliance.

A Division of Monoclonal Antibodies assegura que produtos de AcMs de alta qualidade, seguros e eficazes sejam disponibilizados aos norte-americanos, para diagnosticar, prevenir e tratar as doenças que os afligem. Suas principais atividades incluem aplicação de revisões (Chemistry, Manufacturing and Controls: CMC), inspeção das instalações antes da aprovação e bianualmente, políticas de biotecnologia para suporte às pesquisas, desenvolvimento de documentos sobre políticas e recomendações, assim como treinamento interno e externo.

ATENÇÃO FARMACÊUTICA AOS PACIENTES

O farmacêutico deve instruir os pacientes quanto ao uso de técnicas assépticas para os produtos que podem ser autoadministrados por via parenteral. Instruções verbais apropriadas, que reforcem as informações impressas, também devem ser fornecidas quando o produto precisa ser reconstituído. É desejável que a primeira injeção seja feita sob a supervisão de um profissional da saúde qualificado, para assegurar que o paciente entendeu e assimilou a técnica. Alguns produtos (como o Betaseron) vêm com um vídeo de treinamento que demonstra as técnicas de reconstituição e autoadministração.

Os pacientes que autoadministram esses produtos devem ser instruídos a preparar (Fig. 19.20) e aplicar a injeção, bem como a variar o local de aplicação (Fig. 19.21). Alguns produtos apresentam uma ilustração esquemática com a bula. Os pacientes precisam entender que mudar o local de injeção a cada aplicação ajuda a evitar reações e dá ao local a oportunidade de recuperação. É importante que o paciente compreenda que não deve aplicar uma injeção no mesmo local da anterior nem em regiões doloridas, inflamadas ou endurecidas. O farmacêutico deve sugerir uma forma para que o paciente registre onde as injeções anteriores foram feitas. Uma maneira simples é anotar o local da injeção em um calendário.

Os pacientes devem ser orientados quanto aos procedimentos corretos de descarte de agulhas e seringas. Apesar da preocupação com custos, os pacientes devem ser orientados a não reutilizar agulhas e seringas. Pode-se fornecer um recipiente resistente a perfurações para seringas/agulhas, junto a instruções para o descarte seguro desse recipiente quando cheio.

O paciente deve ser advertido de que podem ocorrer reações nos locais de injeção durante a terapia. Contudo, essas reações podem ser temporárias (como no caso da IFNB-1b) e não exigem a interrupção da terapia. É aconselhável, entretanto, reavaliar periodicamente o entendimento do paciente sobre o uso das técnicas e dos procedimentos de autoadministração asséptica.

Os pacientes devem ser instruídos quanto à forma de armazenamento correta, por exemplo, 2 a 8°C, e quando é necessário proteger os produtos da luz (Tab. 19.2). Além disso, alguns produtos devem ser acompanhados por um manual de utilização aprovado pela FDA. Alguns produtos são também classificados segundo o Institute for Safe Medication Practices (ISMP) como High Alert Medications, que requerem manipulação especial. Como há medicamentos que se parecem ou têm nomes parecidos, as denominações dos produtos biotecnológicos podem ser confundidas e os farmacêuticos precisam ser muito cuidadosos para evitar a troca de remédios.

É muito importante que o usuário compreenda que esses produtos não devem ser agitados. Caso contrário, podem desnaturar (proteína) e perder a eficácia. Como no caso das formas de insulina em suspensão, que devem ser roladas nas palmas das mãos, eles devem ser suavemente girados para dissolver o conteúdo.

Sempre que possível, o farmacêutico deve enfatizar a necessidade de aderir ao esquema terapêutico. O Betaseron, por exemplo, deve ser administrado em dias alternados. O uso de um calendário pode ser útil para pacientes que usam esse medicamento.

ATUALIZAÇÃO SOBRE FÁRMACOS BIOTECNOLÓGICOS

O advento de medicamentos biotecnológicos acarreta um dilema real para alguns farmacêuticos. Eles podem relutar em estocar esses medicamentos devido a seu alto custo, suas características de manuseio e armazenagem especiais, pouco entendimento sobre os aspectos terapêuticos (incluindo efeitos colaterais e orientações necessárias) e/ou difícil questão de reembolso. Esses produtos são

Reconstituição do Betaseron

1. Remova o Betaseron da embalagem e retire a tampa do frasco.
2. Coloque o frasco de volta no suporte. Use um lenço com álcool para limpar o topo do frasco, movendo em uma direção. Deixe o lenço com álcool sobre o topo do frasco até a etapa 4.
3. Abra a embalagem do adaptador de frasco, mas não o remova da embalagem. O adaptador de frasco é estéril, evite tocá-lo.
4. Remova o lenço com álcool do topo do Betaseron. Mantenha o adaptador do frasco na embalagem, coloque o adaptador no topo do Betaseron e empurre para baixo até que o adaptador fure a tampa de borracha e se encaixe no frasco (**Fig. 1**). Remova a embalagem do adaptador do frasco.

Figura 1

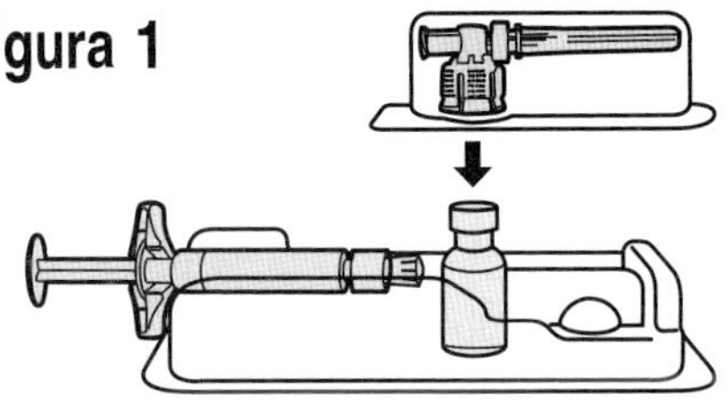

5. Remova a tampa de borracha da seringa de diluente com movimentos de puxar e girar. Descarte a tampa de borracha.
6. Remova o frasco com o adaptador do suporte. Cuide para não puxar o adaptador do topo do frasco.
7. Conecte a seringa com rótulo amarelo no adaptador do frasco, girando e apertando cuidadosamente. Isso formará o conjunto da seringa (**Fig. 2**).

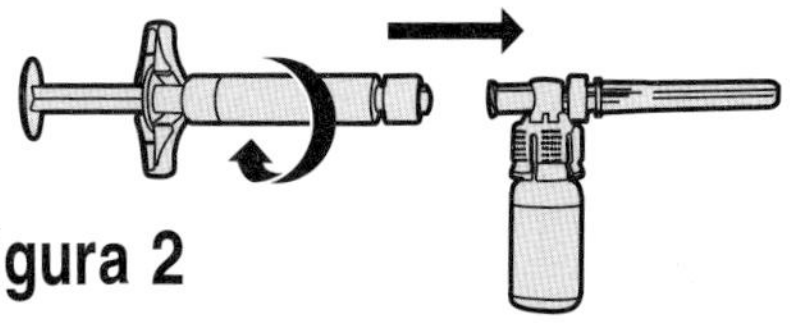

Figura 2

8. Empurre lentamente o êmbolo da seringa de diluente. Isso transferirá todo o diluente da seringa para o frasco de Betaseron (**Fig. 3**). Permaneça segurando o êmbolo durante a etapa de mistura, do contrário o êmbolo pode retornar à posição original.

Figura 3

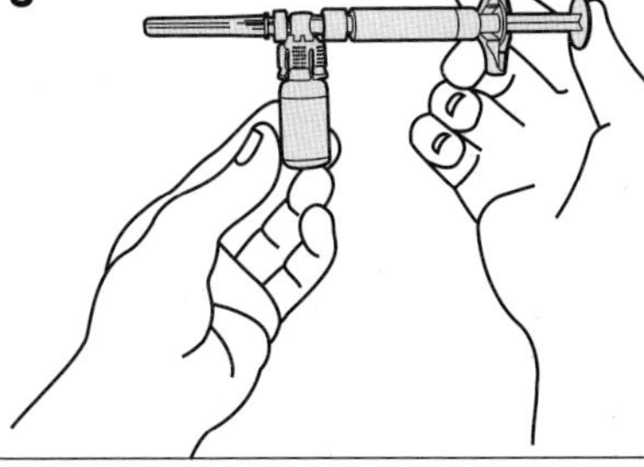

9. Gire gentilmente o frasco para dissolver a massa sólida branca do Betaseron. Não agite. A agitação pode formar espuma; mesmo a mistura lenta da solução pode causar a formação de espuma. Se isso ocorrer, deixe o frasco em repouso até a espuma desaparecer.
10. Após a dissolução dos sólidos, inspecione a solução para se certificar que ela é clara e incolor e não contém partículas. Se a mistura possuir partículas ou apresentar coloração, não use o produto. Repita as etapas para preparar sua dose usando embalagem de Betaseron, seringa pré-carregada, adaptador de frasco e lenço com álcool novos. Contate a Bayer HealthCare Pharmaceuticals Inc., fone 1-800-788-1467, para substituir o produto.

Preparação da Injeção

Você completou a reconstituição do Betaseron, e ele está pronto para ser administrado. A injeção deve ser administrada imediatamente após a mistura e o período de repouso necessário para remover as bolhas de espuma. Se precisar retardar a administração da injeção, você pode colocá-la no refrigerador e usar dentro de três horas após a reconstituição.

1. Com o polegar ainda empurrando o êmbolo, gire o conjunto da seringa de modo que o frasco fique voltado para cima. (A seringa deve estar na horizontal.)

Figura 4

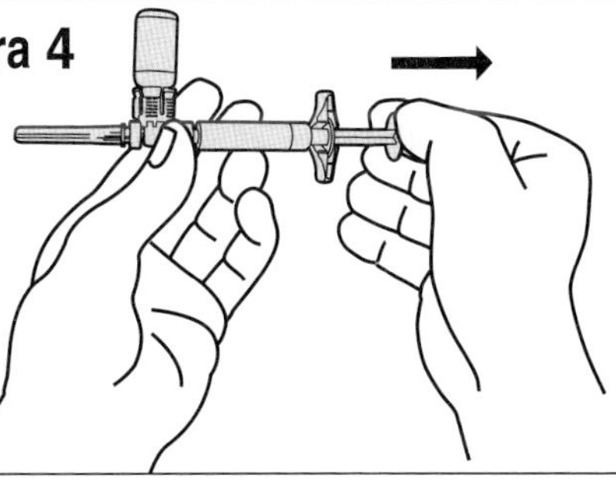

2. Puxe lentamente o êmbolo para remover por completo o conteúdo do frasco de Betaseron para a seringa (**Fig. 4**).

NOTA: A escala da seringa é marcada com números de 0,25 a 1,0 mL. Se a solução do frasco não puder ser retirada até a marca de 1,0 mL, descarte o frasco e a seringa e reinicie o processo com embalagem de Betaseron, seringa pré-carregada, adaptador de frasco e lenço com álcool novos.

3. Gire o conjunto da seringa de modo que o frasco fique voltado para baixo. Remova as bolhas de ar batendo o lado externo da seringa com os dedos. Lentamente empurre o êmbolo até a marca de 1,0 mL (ou até a quantidade prescrita por seu médico).

NOTA: Se muita solução for empurrada para dentro do frasco, repita as etapas 1, 2 e 3.

4. Remova o adaptador do frasco e o frasco, girando o adaptador conforme mostrado na Figura 5. Isso removerá o adaptador e o frasco, mas deixará a agulha na seringa (**Fig. 5**).

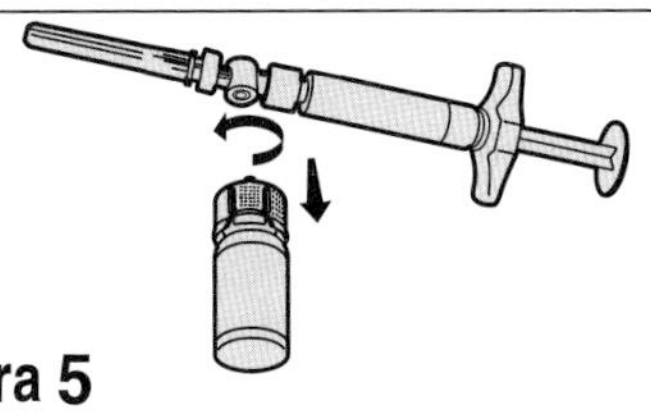

Figura 5

FIGURA 19.20 Preparando o Betaseron para injeção. (Cortesia de Bayer Health Care Pharmaceuticals, Inc.)

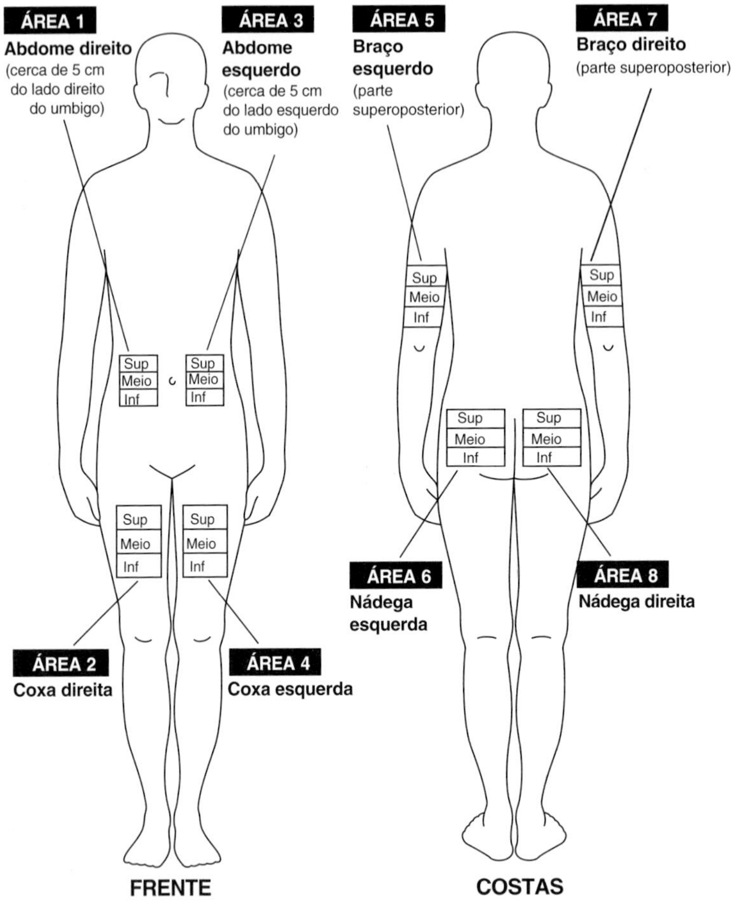

FIGURA 19.21 Esquema de rodízio dos locais de injeção. (Cortesia de Bayer Health Care Pharmaceuticals, Inc.)

bem mais caros que os medicamentos "comuns". A Tabela 19.2 exibe alguns produtos biotecnológicos e ilustra precauções quanto a manuseio e armazenamento e semelhanças dos nomes e aparência, entre outras considerações.

Infelizmente, os farmacêuticos não querem assumir a responsabilidade pela distribuição desses produtos. Na verdade, a incapacidade dos profissionais da área de aceitar a responsabilidade por produtos radiativos usados para diagnóstico e tratamento, por exemplo, fez com que essas responsabilidades fossem parar nas mãos de outros profissionais. De modo semelhante, os profissionais não se posicionaram para aceitar a responsabilidade pela analgesia controlada do paciente e acabaram perdendo o controle de departamentos de anestesia de muitos hospitais. Embora apenas alguns produtos biotecnológicos para condições crônicas possam ser encontrados nas farmácias nos dias atuais (com exceção da insulina, testes para diagnóstico e vacinas), os medicamentos que antes eram usados apenas em hospitais, bem como os agentes recentemente desenvolvidos (como o Betaseron), logo estarão disponíveis nas farmácias.

É recomendável que os farmacêuticos se mantenham informados sobre esses produtos; existem vários programas com esse objetivo. Alguns podem ser obtidos diretamente com o fabricante ou por meio de associações profissionais (p. ex., a seção de atualização em biotecnologia da revista *Journal of the American Pharmacists Association*) e abrangem a biotecnologia básica e/ou as aplicações terapêuticas de produtos específicos. Os farmacêuticos podem contar com os serviços de apoio de vários fabricantes de produtos biotecnológicos e das associações profissionais. Os serviços dos fabricantes

TABELA 19.2 **Produtos biotecnológicos representativos: comparação entre as exigências de manuseio e armazenamento, semelhanças entre produtos e considerações especiais**

FÁRMACO	ARMAZENAMENTO	CONGELAMENTO	AGITAÇÃO	PROTEÇÃO DA LUZ	SEMELHANÇAS	OUTROS
Aranesp (darbepoetina alfa)	2-8°C	Não	Não	Sim	Darbepoetina alfa pode ser confundida com epoetina alfa	Não diluir com outras soluções de fármacos.
Avastin (bevacizumabe)	2-8°C	Não	Não	Sim	Bevacizumabe pode ser confundido com cetuximabe	High Alert Medication (ISMP)*, não misturar com soluções contendo glicose.
Avonex, Rebif (interferon beta-1a)	2-8°C	Não	Não	Sim	Avonex pode ser confundido com Avelox	Deixar atingir a temperatura ambiente antes de usar; um manual de recomendações aprovado pela FDA deve ser fornecido ao paciente, contém albumina.
Betaseron (interferon beta-1b)	15-30°C, refrigerar se não usar imediatamente após reconstituição	Não	Não	Não	N/A	Um manual de recomendações aprovado pela FDA deve ser fornecido ao paciente, contém albumina.
Combivir (zidovudina e lamivudina)	2-30°C	Não	N/A	Não	Combivir pode ser confundido com Combivent ou Epivir; AZT é uma abreviação que pode causar erros (confundida como azatioprina, aztreonam)	Nenhum.
Copaxone (acetato de glatirâmer)	2-8°C, armazenamento sob temperatura ambiente por até uma semana não produz impacto negativo sobre a potência.	Não	Não	Não	Copaxone pode ser confundido com Compazine	Antigênico, não usar via IV.
Enbrel (etanercept)	2-8°C	Não	Não	Sim	N/A	Os frascos reconstituídos devem se administrados imediatamente (se não forem, o Enbrel pode ser armazenado a 2-8° C por até 14 dias), não filtrar a solução reconstituída durante a preparação.
Epogen, Procrit (epoetina alfa)	2-8°C	Não	Não	Não	Epoetina alfa pode ser confundida com darbepoetina alfa	Nenhum.
Epzicom (abacavir e lamivudina)	15-30°C	Não	N/A	Não	N/A	Manual aprovado pela FDA e cartão de advertências devem ser fornecidos ao paciente.
Erbitux (cetuximabe)	2-8°C	Não	Não	Não	Cetuximabe pode ser confundido com bevacizumabe	Não diluir.
Evista (raloxifeno)	15-30°C	Não	N/A	Não	Evista pode ser confundido com Avinza	Classificação X na gravidez.

(continua)

TABELA 19.2 **Produtos biotecnológicos representativos: comparação entre as exigências de manuseio e armazenamento, semelhanças entre produtos e considerações especiais** *(continuação)*

FÁRMACO	ARMAZENAMENTO	CONGELAMENTO	AGITAÇÃO	PROTEÇÃO DA LUZ	SEMELHANÇAS	OUTROS
Fluvirin (vacina do vírus da gripe)	2-8°C	Não	N/A	Sim	Vacina do vírus da gripe (cepa humana) pode ser confundida com a vacina do vírus da gripe (H5N1), cepa aviária.	A vacina do vírus da gripe pode ser confundida com produtos do toxoide tetânico e tuberculina. Erros de medicamentos podem ocorrer quando testes cutâneos de tuberculina são administrados, em vez de toxoide tetânico e vacina do vírus da gripe. Esses produtos são frequentemente refrigerados e armazenados próximos um do outro. Algumas formulações são fabricadas com proteínas do ovo ou gentamicina. Alguns produtos podem conter tiomersal ou látex.
Forteo (teriparatida)	2-8°C	Não	Não	Sim	N/A	Nenhum.
Gamunex (IGIV, imunoglobulina IV)	2-8°C por 36 meses ou ≤ 25°C por até seis meses, em qualquer momento durante o prazo de validade de 36 meses.	Não	Não	Não	N/A	Produto de plasma humano; pode conter maltose ou dextrose.
Genotropin (somatropina)	2-8°C	Não	Não	Sim	Somatropina pode ser confundida com somatrem ou sumatriptana.	Nenhum.
Gleevec (imatinibe)	15-30°C	Não	N/A	Não	N/A	High Alert Medication (ISMP), **manuseio especial requerido: agente perigoso,** proteger da umidade.
Herceptin (trastuzumabe)	2-8°C	Não	Não	Não	N/A	High Alert Medication (ISMP), **manuseio especial requerido: agente perigoso,** não preparar com dextrose 5%, não misturar ou diluir com outros fármacos.
Humira (adalimumabe)	2-8°C	Não	N/A	Sim	Humira pode ser confundido com Humulin	Embalagem (proteção da agulha) contém látex, armazenar no recipiente original.
Integrilin (eptifibitida)	2-8°C, pode ser mantido em temperatura ambiente por dois meses.	Não	N/A	Sim (até administração)	N/A	Descartar a porção não usada deixada no frasco.
Neulasta (pegfilgrastim)	2-8°C, deixar atingir a temperatura ambiente antes da injeção (pode ser mantido em temperatura ambiente por 48h).	Não	Não	Sim	Neulasta pode ser confundido com Neumega ou Lunesta.	Embalagem (proteção da agulha) contém látex.

(continua)

TABELA 19.2 **Produtos biotecnológicos representativos: comparação entre as exigências de manuseio e armazenamento, semelhanças entre produtos e considerações especiais** *(continuação)*

FÁRMACO	ARMAZENAMENTO	CONGELAMENTO	AGITAÇÃO	PROTEÇÃO DA LUZ	SEMELHANÇAS	OUTROS
Neupogen (filgrastim)	2-8°C	Proteger do congelamento/ temperaturas > 30°C, se for congelado, descongelar no refrigerador e usar em 24 horas.	Não	Sim	Neupogen pode ser confundido com Epogen, Neumega, Neupro ou Nutramigen.	Embalagem de algumas formas farmacêuticas contém látex.
Pegasys (peginterferon alfa 2-a)	2-8°C	Não	Não	Sim	N/A	Manual de utilização aprovado pela FDA deve ser fornecido ao paciente, Classe X na gravidez quando administrado com ribavirina, descartar a solução não utilizada.
Remicade (infliximabe)	2-8°C	Não	Não	Não	Remicade pode ser confundido com Renacidin ou Rituxan, infliximabe pode ser confundido com rituximabe.	Um manual de utilização aprovado pela FDA deve ser fornecido ao paciente.
Rituxan (rituximabe)	2-8°C	Não	Não	Sim	Rituxan pode ser confundido com Remicade, rituximabe pode ser confundido com infliximabe.	High Alert Medication da ISMP, a dose do rituximabe NÃO é baseada na ASC, Manual de utilização aprovado pela FDA deve ser fornecido ao paciente.
Sustiva (efavirenz)	15-30°C	Não	N/A	Não	N/A	Nenhum.
Synagis (palivizumabe)	2-8°C	Não	Não	Não	Synagis pode ser confundido com Synalgos-DC ou Synvisc.	Não diluir, armazenar no recipiente original.
Tarceva (erlotinibe)	15-30°C	Não	N/A	Não	Erlotinibe pode ser confundido com gefitinibe.	High Alert Medication ISMP, **Manuseio especial requerido: agente perigoso.**
Trizivir (abacavir, lamivudina e zidovudina)	15-30°C	Não	N/A	Não	N/A	Manual de utilização aprovado pela FDA deve ser fornecido ao paciente.
Truvada (entricitabina e tenofovir)	15-30°C	Não	N/A	Não	N/A	Nenhum.
Varivax	-15°C, pode ser armazenado a 2-8°C por 72 horas antes da reconstituição.	Sim (NÃO congelar a vacina reconstituída).	Não	Sim (antes da reconstituição).	N/A	Armazenar o diluente separadamente em temperatura ambiente ou no refrigerador, descartar se a vacina reconstituída não for administrada em 30 minutos.
Viread (tenofovir)	15-30°C	Não	N/A	Não	N/A	Nenhum.
Xolair (omalizumabe)	2-8°C, pode ser transportado sob temperatura ambiente.	Não	Não	Sim (após reconstituição).	N/A	Manual de utilização aprovado pela FDA deve ser fornecido ao paciente.

*ISMP: Institute for Safe Medication Practices.
Approved Biotechnology Drugs: http://www.bio.org/speeches/pubs/er/approveddrugs.asp#P. Acessado em 01/08/2007.
Lexi-Comp/Lexi-Drugs Online (acessado em 01/08/2007).
Desenvolvida por Nicole Costa Purdue, University Doctor of Pharmacy, Class of 2008.

classificam-se em três categorias amplas – serviços profissionais, material educativo e apoio para o reembolso. Embora os serviços profissionais variem entre as companhias, muitas têm telefones de discagem gratuita para o fornecimento de informações.

Os farmacêuticos beneficiam-se com esses programas, tendo em mente que não é necessário que conheçam na íntegra os processos de fabricação biotecnológica. Precisam, contudo, entender os aspectos farmacológicos (em especial estabilidade e estrutura) e imunológicos das proteínas. Muitos programas apresentam a biotecnologia básica, assim como os estudos de cada medicamento. Eles são muito úteis. Por exemplo, um perigo real que envolve esses produtos é o de o farmacêutico confundir seus nomes, que são muito semelhantes. Vários interferons aprovados (p. ex., alfa-n3, alfa-2b, gama-1b) diferem substancialmente quanto a atividade e indicações de uso.

O fato de a maioria dos medicamentos biotecnológicos ser administrada por via parenteral representa um perigo para farmacêuticos que não confiam muito nessa via de administração e conhecem suas próprias limitações para orientar os pacientes quanto à técnica. Basta dizer que o farmacêutico deveria assumir a responsabilidade profissional de conseguir material educativo (vídeos e impressos) do fabricante. Por exemplo, os produtos para autoinjeção contêm instruções que servem como guia passo a passo para sua preparação e aplicação.

Além do conhecimento de aspectos relacionados a uso terapêutico, eventos adversos, precauções e interação medicamentosa, o farmacêutico deve ser capaz de identificar os parâmetros de monitoramento para garantir a eficácia e a segurança do medicamento. Para moléculas peptídicas usadas para terapia de substituição (insulina, fatores de coagulação e eritropoietinas), o monitoramento terapêutico desses fármacos (medida da concentração sérica) não é indicado, visto que métodos alternativos são rotineiramente utilizados para avaliar a eficácia e a toxicidade de tais compostos. Por exemplo, pacientes com diabetes melito insulino-dependente monitoram a administração de insulina por meio da determinação da glicose sanguínea ou da hemoglobina glicada como rotina. Em relação aos fatores de coagulação, a eficácia é assegurada pela medida do fator específico sendo monitorado pelo tempo de trombina ou de tromboplastina parcial.

O farmacêutico deve conhecer os fármacos administrados com esses medicamentos, para reduzir a incidência de eventos adversos (p. ex., paracetamol e indometacina aplicados logo antes da adesleucina para minimizar a febre e succinato de metilprednisolona sódica IV antes da primeira injeção de muromonabe-CD3).

Os fabricantes oferecem serviços de informações sobre os medicamentos biotecnológicos, da mesma forma que para os produtos tradicionais. Além de responder às questões sobre utilização, indicações, efeitos colaterais, entre outras, esses serviços ajudam a esclarecer questões difíceis (p. ex., o que fazer se um produto que precisa refrigeração for deixado em temperatura ambiente durante um intervalo prolongado) e facilitam a pronta substituição de fármacos defeituosos. As questões de reembolso não são relevantes aqui. Entretanto, é importante observar que as empresas têm uma equipe de apoio que ajuda o farmacêutico a lidar com pagamentos por terceiros, principalmente se houver problema no reembolso. Os programas de ressarcimento pelo fabricante visam a remover as barreiras ao reembolso quando este é negado (p. ex., se o medicamento foi usado para uma condição não indicada na bula ou administrado em casa, e não no hospital, ou no consultório médico). Muitas companhias mantêm a tradição de oferecer os medicamentos gratuitamente para pacientes que não têm acesso a eles. Os médicos podem consegui-los em nome de seus pacientes; o farmacêutico pode encaminhar os pacientes e suas famílias para as indústrias farmacêuticas que mantêm programas de assistência financeira ou partilha de custos. A Pharmaceutical Research and Manufactures of America (PhRMA) criou o Partnership for Prescription Assistance Program, um diretório de programas para pacientes e cuidadores em necessidade, assim como para médicos ajudarem seus pacientes que não possuem reembolso a conseguirem os medicamentos gratuitamente ou a um custo mais baixo. Informações atualizadas podem ser obtidas ligando para PhRMA (1-888-4PPA-NOW [1-888-477-2669]).

Os medicamentos biotecnológicos oferecem uma alternativa atraente se forem destinados a oferecer benefícios aos pacientes. Esses agentes possuem a capacidade de alterar o estado agudo para o crônico da doença e oferecem o potencial de diminuir ou reverter a progressão do estado crônico, e mesmo de mitigar as consequências adversas da doença crônica. Seguros de saúde reembolsariam esses agentes se eles fornecessem benefícios financeiros, por exemplo, maior segurança e maior eficácia, quando comparados aos medicamentos atualmente usados. Até o momento, não é possível responder totalmente a essas questões devido à falta de recomendações de tratamento consensuais, dados clínicos a longo prazo e avaliações econômicas definitivas e não tendenciosas.

Um dilema com o reembolso de produtos biotecnológicos de custo mais elevado está naqueles casos em que o medicamento é usado para tratamentos estéticos, como, por exemplo, para a psoríase. Muitas seguradoras insistem que os portadores de psoríase podem ser tratados primeiramente com terapias mais baratas e antigas, antes de obter a aprovação de reembolso de um produto biotecnológico, algumas vezes frustrando pacientes e médicos.

A PhRMA distribui o periódico *Biotechnology Medicines in Development*, que mostra os medicamentos que passaram pelos estudos clínicos e chegaram ao mercado ou estão em desenvolvimento. Aqueles que desejam recebê-lo regularmente podem escrever para o editor da *Biotechnology Medicines in Development*, Communications Division, Pharmaceutical Research and Manufactures of America, 1110 15th Street, NW, Washington, DC 20005.

ESTUDO DE CASO FARMACOTÉCNICO

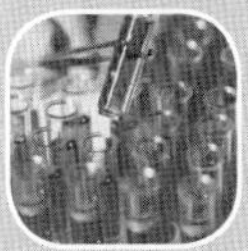

Informação objetiva

Trabalhando para uma compania biotecnológica, você desenvolveu a nova formulação de um produto chamado CSF-110, um fator estimulante de colônias de granulócitos-macrófagos.

Informação subjetiva

CSF-110 é uma glicoproteína constituída de 143 aminoácidos, e a dose é de 100 a 200 µg. É estável por 24 horas em solução aquosa, em pH entre 6,5 e 7,5, e menos estável fora desse pH. É adsorvida em solução aquosa ao frasco de vidro. Um prazo de validade razoável é necessário para que o fármaco possa ser comercializado.

Avaliação

Esse produto será vendido em forma de pó seco para reconstituição; o pó deve ser apenas pré-misturado ou liofilizado. Devido à dificuldade de manter uniforme a mistura durante o acondicionamento do produto contendo partículas de diferentes densidades, pode ser melhor preparar a solução e liofilizar o produto no frasco em que será dispensado. Ele também pode ser mantido pelo revestimento de albumina humana no interior do frasco, para minimizar a adsorção do fármaco após a reconstituição.

Plano

Um produto liofilizado a ser reconstituído com água estéril para injeção antes do uso pode ser utilizado. O produto poderia incluir o fármaco, tampão fosfato 0,05 M pH 7,0, albumina humana 0,1%, para minimizar a adsorção e cloreto de sódio para ajustar a tonicidade. A solução será preparada, acondicionada no frasco, liofilizada, rotulada e embalada.

ESTUDO DE CASO CLÍNICO

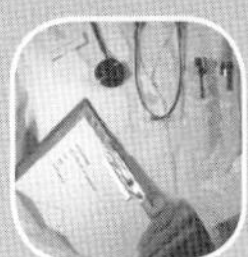

Informação subjetiva

Caso clínico: J.S. é uma mulher de 31 anos que chegou à clínica com seu marido. Ele explica que J.S. vem sentindo depressão desde que começou uma nova terapia no ano passado. Ele está muito preocupado, porque ela não tem interesse em qualquer atividade que normalmente gostaria de realizar.

História do paciente: J.S. foi diagnosticada com esclerose múltipla há um ano, quando apresentou visão borrada, fadiga e formigamento em sua perna direita. Recebeu corticosteroide IV para exacerbação aguda. Desde então, ela passou a receber interferon (Betaseron).

História médica: Esclerose múltipla (EM) diagnosticada há 1 ano.

Diabetes melito (DM) tipo 1 desde os 5 anos.

Pneumonia 2 meses atrás, tratada e resolvida.

Lesão no pescoço e traumatismo durante partida de *rugby* aos 22 anos.

Acidente de carro aos 17 anos (traumatismo e fratura no ombro esquerdo).

Medicamentos: Insulina regular 30 SC a cada 12 horas para DM, iniciada aos 5 anos.

Interferon beta-1b (Betaseron) 0,25 mg (frasco em pó) para EM, iniciado há 1 ano.

(continua)

ESTUDO DE CASO CLÍNICO *(continuação)*

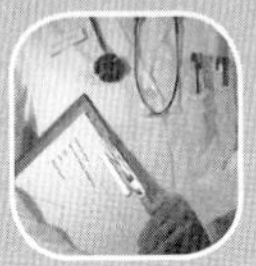

Medicamentos de venda livre: Paciente nega ter usado ervas, medicamentos homeopáticos ou outros suplementos.

Hospitalizações: Cirurgia de recolocação do ombro esquerdo no lugar aos 17 anos.

História familiar: Pai: DM (tipo desconhecido), morreu aos 57 anos.

Mãe: hipertensão desde os 55 anos.

Irmão: DM tipo 1.

História social: (+) tabaco: fumou por 5 anos, largou há 6 anos.

(–) álcool

(–) cafeína

(–) drogas ilícitas

Exercícios/atividades diárias: Corria e fazia musculação 2 ou 3 vezes por semana, caminhadas e ciclismo durante o verão.

Alergias: Nenhuma que seja conhecida.

Dieta: Come lanches rápidos, frituras e doces, refeição pouco variada.

Jogava *rugby* profissional na Europa, agora é gerente de vendas da Nike.

Vive com o marido, está casada há cinco anos.

EM: a paciente relatou visão borrada, fadiga e sensações de formigamento. Após terapia com Betaseron, teve diminuição dos sintomas. Nenhuma reação alérgica ou no local das injeções foi relatada. Foi muito rigorosa em seu tratamento. Queixou-se da dificuldade em reconstituir o Betaseron.

DM: a paciente não relata caso de hiperglicemia ou hipoglicemia. Ela não está ciente das recomendações da American Diabetic Association (ADA) quanto à dieta. Relata também rigor nas injeções de insulina, mas nega qualquer monitoramento de glicose em casa. Ela fazia exercícios três vezes por semana, mas após o tratamento com interferon, não fez mais.

Informação objetiva

31 anos, sexo feminino

Altura: 1,72 cm **Peso:** 63,6 kg

PA: 121/78 **Pulso:** 72

Temperatura: 36,7°C **RR:** 19

Dor: nenhuma

137\104\13/112

4,3/25/0,8

6,3\13,1/269/40\

Hgb A1c: 6,5

Testes de função hepática: valores dentro dos limites normais.

Avaliação

A terapia com Betaseron é eficaz em reduzir a recorrência e exacerbação dos sintomas, mas a paciente tem depressão induzida pelo medicamento. Os estudos indicam que o interferon em Betaseron é responsável pela depressão devido à supressão circulante de triptofano e, portanto, síntese de serotonina. De acordo com o marido, a depressão está interferindo na qualidade de vida da paciente.

Com base nos níveis de glicose sanguínea e HgbA1c, ela está com o diabetes controlado.

Plano

Recomendada a parada da administração de Betaseron e a substituição por acetato de glatiramer (Co-paxone). Embora haja relatos de que o uso de inibidores da recaptação de serotonina (citalopram, paroxetina) possa tratar a depressão associada à terapia de interferon, J.S. relata problemas na reconstituição; o Copaxone possui seringa preparada e não está associado à depressão. Além disso, o aparecimento dos sintomas da depressão pode consumir tempo e custar caro, e os efeitos colaterais dos inibidores da recaptação de serotonina são outra razão para justificar a interrupção do tratamento com Betaseron. A avaliação da terapia em cada visita clínica, pelo monitoramento dos efeitos colaterais, sinais e sintomas (s/s) da progressão da doença e imagem por ressonância magnética, deve ser realizada no mínimo uma vez por ano para assegurar a redução das lesões neuronais. Verificar a contagem das células sanguíneas, realizar exame neurológico e monitorar a adesão da paciente a cada visita clínica. Monitorar a resolução da depressão na próxima visita e incentivar a paciente a realizar atividades físicas (evitar atividades que a exponham a risco de traumas).

Continuar a insulinoterapia. Recomendar à J.S. que obtenha um monitor de glicose e examine a glicose sanguínea diariamente. Também recomendar a manutenção da glicose diária (valores de refência para glicose sanguínea: 60 a 110 mg/dL, referência para hemoglobina glicada HgbA1c: 4 a 6%).

Educar a paciente sobre a importância de uma dieta saudável, com um cronograma de refeições diárias. Recomendar que J.S. comece uma dieta com 1.800 calorias, seguindo a dieta da ADA. Também recomendar à paciente que inspecione os pés e a pele diariamente, e os dentes e gengivas, a cada seis meses, e faça um exame de visão anual. Monitorar os sinais e sintomas de hipoglicemia a cada visita clínica e realizar análise do exame de urina (EQU) a cada seis meses. Recomendar à paciente que tenha um bracelete médico para caso de emergência. Incentivá-la a uma retomada lenta dos exercícios.

APLICANDO OS PRINCÍPIOS E CONCEITOS

ATIVIDADES DE GRUPO

1. Considerando um paciente indigente que não é capaz de pagar por um medicamento biotecnológico, crie um plano para contornar essa limitação de atenção à saúde.
2. Selecione cinco medicamentos biotecnológicos descritos neste capítulo e determine o custo médio de cada por paciente, por um ano.
3. Selecione cinco produtos biotecnológicos de alto risco e investigue a implementação de um plano de ação para minimização dos riscos (i.e., RiskMAP) para cada produto.
4. Faça uma lista de "biossimilares" instituídos pela União Europeia.
5. Identifique três exemplos de medicamentos biotecnológicos que são classificados pelo Institute of Safe Medication Practices como "*high alert medications*" e explique a razão para essa classificação.
6. Crie uma tabela de estados patológicos tratados com medicamentos biotecnológicos e classifique o tratamento quanto à administração em: autoadministrado, administrado em clínica ou consultório, ou quimioterápico administrado em clínica ou consultório.

ATIVIDADES INDIVIDUAIS

1. Crie uma tabela de produtos biotecnológicos dentro de uma classificação específica e inclua indicações, contraindicações, efeitos adversos, dose, modo de administração e armazenamento.
2. Selecione um medicamento biotecnológico que seja disponibilizado a um paciente ou seu cuidador e desenvolva um folheto explicativo para facilitar o uso pelo paciente ou cuidador.
3. Crie uma lista de precauções necessárias quanto a manipulação, armazenamento e dispensação de produtos biotecnológicos.
4. Crie um folheto de aconselhamento para facilitar a administração de um medicamento biotecnológico injetável por um paciente.
5. Crie uma lista de fatores que podem tornar o paciente apreensivo sobre o uso de um produto biotecnológico e descreva como cada fator pode ser contornado para tranquilizar o paciente.

REFERÊNCIAS

1. http://www.jn.com/starledger/stories/index.ssf?/base/business-1/12137649854110.xml&coll = 1. Last accessed: June 25, 2008.
2. Sullivan SD. The promise of specialty pharmaceuticals: Are they worth the price? J Manag Care Pharm 2008;14(4):S3–S6.
3. http://www.fda.gov/cder/Guidance/6358fnl.htm. Last accessed: July 18, 2008.
4. Gottlieb S. Biosimilars: Policy, clinical, and regulatory considerations. Am J Health-Syst Pharm 2008;65(Suppl 6):S2–S8.
5. Stern D. Benefit design innovations to manage specialty pharmaceuticals. J Manag Care Pharm 2008;14 (4 Suppl):S12–S16.
6. Kohler G, Milstein C. Continuous culture of fused cells secreting antibody of predefined specificity. Nature 1975;256:495–497.
7. Vermeij P, Blok D. New peptide and protein drugs. Pharm World Sci 1996;18(3):87–93.
8. Peterson NC. Recombinant antibodies: Alternative strategies for developing and manipulating murine-derived monoclonal antibodies. Lab Anim Sci 1996;46(1):8–14.
9. Goodin S. Development of monoclonal antibodies for the treatment of colorectal cancer. Am J Health Syst Pharm 2008;65(Suppl 4):S3–S7.
10. Jurcic JG, Scheinberg DA, Houghton AN. Monoclonal antibody therapy for cancer. In: Pinedo HM, Longo DL, Chabner BA, eds. Cancer Chemotherapy and Biological Response Modifiers Annual 17. Edinburgh, UK: Elsevier Science BV, 1997:195–216.
11. Sahai J, Louis SG. Overview of the immune and hematopoietic systems. Am J Hosp Pharm 1993;50(Suppl 3):S4–S18.
12. Metcalf D. The colony stimulating factors. Cancer 1990;65:2185–2195.
13. Blackwell S, Crawford J. Colony-stimulating factors: Clinical applications. Pharmacotherapy 1992;12(2, part 2):20S–31S.
14. Oettgen HF. Cytokines in clinical cancer therapy. Curr Opin Immunol 1991;3:699–705.
15. Erickson A. Droterecogin alfa (activated) has potential to save thousands of sepsis patients annually. Pharm Today 2002;8(1):1, 7.
16. Posey LM. FDA approves first fusion inhibitor for HIV. Pharm Today 2003;9(4):8.
17. Bagley JL. Biotech. Am Druggist 1986;195(7):57–63.

18. Wordell CJ. Use of beta interferon in multiple sclerosis. Hosp Pharm 1993;28:802–807.
19. http://www.medicalnewtoday.com/articles/68108.php. Last accessed August 4, 2008.
20. Giedlin MA, Zimmerman RJ. The use of recombinant human interleukin-2 in treating infectious diseases. Curr Opin Biotechnol 1993;4:722–726.
21. Reichert JM, Valge-Archer VE. Development trends for monoclonal antibody cancer therapeutics. Nat Rev Drug Discov 2007;6:349–356.
22. Roskos LR, Davis CG, Schwabg GM. The clinical pharmacology of therapeutic monoclonal antibodies. Drug Develop Res 2004;6(3):108–120.
23. Newton GD. Monoclonal antibody-based self-testing products. Am Pharm 1993;NS33(9):22–23.
24. Weinblatt ME, Keystone EC, Furst DE, et al. Adalimumab, a fully human anti-tumor necrosis factor alpha monoclonal antibody, for the treatment of rheumatoid arthritis in patients taking concomitant methotrexate: The ARMADA trial. Arthritis Rheum 2003;48:35–45.
25. Yang JC, Haworth L, Sherry RM, et al. A randomized trial of bevacizumab, an anti-vascular endothelial growth factor antibody, for metastatic renal cancer. N Engl J Med 2003;349:427–434.
26. http://nei.nih.gov/neitrials/viewstudyweb.aspx?id = 129. Last accessed: August 4, 2008.
27. Farrell RJ, Alsahli M, Jeen YT, et al. Intravenous hydrocortisone premedication reduces antibodies to infliximab in Crohn's disease: A randomized controlled trial. Gastroenterology 2003;124:917–924.
28. Busse WW, Lemanske RF. Asthma. N Engl J Med 2001;344:350–362.
29. Smolen JS, Beaulieu A, Rubbert-Roth A, et al. Effect of interleukin-6 receptor inhibition with tocilizumab in patients with rheumatoid arthritis (OPTION Study): A double-blind, placebo-controlled, randomized trial. Lancet 2008;371:987–997.
30. Genovese MC, McKay JD, Nasonov EL, et al. IL-6 receptor inhibition with tocilizumab reduces disease activity in rheumatoid arthritis inadequately responding to DMARDs. Arthritis Rheum 2008;58(10):2968–2980.
31. Nowell PC, Hungerford DA. A minute chromosome in human chorionic granulocytic leukemia. Science 1960;132:1497–1501.
32. Buchdunger E, O'Reilly T, Wood J. Pharmacology of imatinib (ST1571). Eur J Cancer 2002;38(Suppl 5):S28–36.
33. O'Brien SG, Guilhot F, Larson RA, et al. Imatinib compared with interferon and low-dose cytarabine for newly diagnosed chronic-phase myeloid leukemia. N Engl J Med 2003;348:994–1004.
34. Ramsey B. A summary of the results of the phase III multi-center clinical trial: Aerosol administration of recombinant human DNase reduces the risk of respiratory infections and improves pulmonary function in patients with cystic fibrosis. Pediatr Pulmonol 1993;9(Suppl):12–153.
35. Zhang L, Gu FX, Chan JM, et al. Nanoparticles in medicine: Therapeutic applications and developments. Clin Pharmacol Therap 2008;83(5):761–769.
36. Brannon-Peppas L, Blanchette JO. Nanoparticle and targeted systems for cancer therapy. Adv Drug Deliv Rev 2004;56:1649–1659.
37. Kawasaki ES, Player A. Nanotechnology, nanomedicine, and development of new, effective therapies for cancer. Nanomedicine 2005;1:101–109.
38. Martin FJ, Huang T. STEALTH liposomal technology: Current therapies and future directions. Drug Deliv Technol 2003;3(5):66–73.
39. Koo OM, Rubinstein I, Onyuksel H. Role of nanotechnology in targeted drug delivery and imaging: A concise review. Nanomedicine 2005;1:193–212.
40. https://www.pparx.org/Intro.php. Last accessed January 29, 2009.

CAPÍTULO

20 Novas formas farmacêuticas e tecnologias de liberação de fármacos

OBJETIVOS

Após a leitura deste capítulo o estudante será capaz de:

1. Descrever os benefícios dos novos sistemas de liberação de fármacos.
2. Descrever os mecanismos utilizados para desenvolver novas formas farmacêuticas.
3. Listar os novos sistemas de liberação de fármacos para cada uma dessas vias: tópica, oral, vaginal, oftálmica e parenteral.
4. Listar os fármacos que são tipicamente administrados utilizando cada um desses sistemas de liberação.
5. Explicar as vantagens que cada novo sistema de liberação pode ou não ter sobre a administração oral convencional.
6. Descrever os princípios da iontoforese (IF) e da fonoforese e seus benefícios na administração tópica de fármacos.
7. Diferenciar lipossomas para administração parenteral e soluções convencionais para uso parenteral; descrever a situação em que a administração parenteral de lipossomas deve ser preferida em relação às soluções parenterais convencionais.
8. Identificar a indicação apropriada para dois medicamentos implantáveis e descrever o mecanismo de liberação de fármaco de cada um deles.

Este capítulo discute os novos sistemas de liberação de fármacos, que consistem em modificações das formas farmacêuticas já apresentadas, relativamente recentes no mercado ou formulações que não se enquadram nas categorias dos capítulos anteriores. Eles envolvem os novos sistemas de liberação de fármacos, as novas aplicações em sistemas de liberação ou, ainda, sistemas ou dispositivos de liberação especiais. Modificações importantes têm sido realizadas com o uso de novas tecnologias e novos dispositivos atualmente disponíveis no mercado. Em alguns casos, cápsulas ou pomadas tradicionais têm sido substituídas por bombas osmóticas, bombas ambulatórias portáteis, sistemas de liberação assistidos eletricamente e muitos outros métodos de liberação fundamentados em vários sistemas poliméricos. Mecanismos de *feedback* são agora praticáveis: a liberação do fármaco pode ser uma resposta a um sensor capaz de detectar variações nos processos bioquímicos corporais, rapidamente desencadeando a infusão da substância e corrigindo o desequilíbrio.

Alterações estão acontecendo à medida que novas tecnologias são desenvolvidas, reduzindo as limitações nas terapias existentes. Em muitos casos, os novos fármacos requerem novos sistemas de liberação, pois os tradicionais são ineficazes; isso mostra-se verdadeiro sobretudo em se tratando de algumas terapias gênicas e de ácido desoxirribonucleico recombinante (DNAr). Logo genes poderão ser manipulados como fármacos ativos e sistemas de liberação, e, ainda no futuro, a nanotecnologia (nanofarmácia) poderá ser aplicada. Algumas terapias podem se tornar muito específicas para determinado sítio de ação e requerer concentrações muito elevadas de fármacos em locais selecionados do corpo, enquanto mais sistemas de liberação controlada serão disponibilizados em um momento muito próximo. Medicamentos tradicionais pela via oral podem não ser eficazes em muitos desses casos.

O desenvolvimento de um novo sistema de liberação de fármacos é fundamentado na promoção das ações terapêuticas do fármaco e na minimização de seus efeitos tóxicos, por meio do aumento de sua quantidade e persistência nas proximidades de uma célula-alvo e da redução da exposição das células que não são almejadas. Isso ainda é fortemente apoiado no conceito de "bala mágica" de Paul Ehrlich.

Novos sistemas de liberação de fármacos podem proporcionar benefícios clínicos únicos, tais como (a) melhorar a adesão do paciente; (b) incrementar os resultados da terapia; (c) reduzir os efeitos adversos; (d) melhorar a adesão terapêutica pelo paciente; (e) evitar custos de intervenções, como serviços laboratoriais; (f) permitir ao paciente receber a medicação em ambulatórios; e, possivelmente, (g) reduzir o custo global do uso de medicamentos.

Novos sistemas de liberação de fármacos podem incluir aqueles com base em mecanismos físicos e em mecanismos bioquímicos. Os mecanismos físicos, ou seja, aqueles relacionados à liberação controlada de fármacos, incluem osmose, difusão, erosão, dissolução e eletrotransporte. Os sistemas de liberação que envolvem processos bioquímicos abarcam anticorpos monoclonais (AcMs), terapia gênica, sistemas vetorizáveis, sequestrantes de fármacos poliméricos e lipossomas.

Os benefícios terapêuticos de alguns dos novos sistemas de liberação de fármacos envolvem a otimização da duração da ação, a diminuição da frequência de dose, a liberação no sítio de ação e a manutenção do fármaco em níveis constantes. Os benefícios de segurança incluem a redução dos efeitos adversos, a diminuição do número de medicamentos que o paciente deve usar concomitantemente e a redução da necessidade de intervenções e do número de visitas às urgências. Os benefícios econômicos dos novos sistemas de liberação de fármacos envolvem a simplificação do regime terapêutico, a melhoria da adesão do paciente ao tratamento e a redução global dos custos de atenção à saúde.

COMPOSIÇÃO

Devido a vários mecanismos característicos ou fundamentais dos mais recentes sistemas de liberação de fármacos, a composição deles pode variar muito, desde derivados de substâncias naturais, tais como gelatina e açúcares, até polímeros mais complexos. Novos sistemas de liberação de fármacos são constituídos também por componentes mecânicos, eletrônicos e computacionais.

A eficácia terapêutica dos produtos selecionados pode ser aumentada, e, em alguns casos, a toxicidade ser reduzida por meio da incorporação de novos sistemas poliméricos. Por exemplo, uma ligação química de um fármaco a um polímero natural ou sintético pode ser formada. Após a liberação em um sítio-alvo e na presença de certas enzimas ou por meio de hidrólise ou mecanismo similar, o produto pode ser clivado, liberando o fármaco ativo no sítio específico de ação. Fármacos administrados por via oral, tópica e parenteral e implantáveis são potenciais candidatos para uso por essa estratégia.

Inúmeros padrões de liberação utilizando polímeros são possíveis, como a penetração em tecidos específicos e a seleção de sítios de ação. As limitações potenciais dos polímeros incluem: (a) a alta massa molar pode levar a uma eliminação lenta do organismo; (b) devido a seu tamanho, a permeabilidade através de várias membranas pode ser vagarosa; (c) podem ocorrer reações imunológicas ou tóxicas; e (d) devido à sua complexidade, o desenvolvimento dos sistemas de liberação pode ser trabalhoso e apresentar custo elevado. Os novos sistemas de liberação de fármacos serão discutidos nas seguintes categorias gerais: preparações tópicas, orais, vaginais, implantáveis, oftálmicas e parenterais.

ADMINISTRAÇÃO TÓPICA

A base para o desenvolvimento dos sistemas de liberação transdérmicos (*adesivos*) envolve absorção percutânea. Nos Capítulos 10 e 11, são fornecidas informações sobre os sistemas transdérmicos e promotores da permeação. Os novos sistemas tópicos também incluem IF e fonoforese.

IONTOFORESE

A IF é um método eletroquímico que aumenta o transporte de algumas moléculas do soluto, por meio da criação de um gradiente de potencial na pele, após a aplicação de corrente elétrica ou voltagem. Isso induz um aumento da migração de fármacos iônicos dentro da pele por meio da repulsão eletrostática no eletrodo ativo: íons negativos são liberados pelo cátodo, e íons positivos, pelo ânodo. Um aparelho de IF típico consiste em uma bateria, um microprocessador controlador, um reservatório de fármaco e eletrodos.

As vantagens da IF incluem (a) controle da velocidade de liberação por meio de variações de densidade da corrente, voltagem pulsátil, concentração de fármaco e força iônica; (b) eliminação de incompatibilidade gastrintestinal, absorção errática e efeito de metabolismo de primeira passagem; (c) redução de eventos adversos e variabilidade entre pacientes; (d) evitamento dos riscos de infecção, inflamação e fibrose associados a injeções ou infusões contínuas; e (e) aumento da adesão ao tratamento com um sistema terapêutico conveniente e não invasivo.

A principal desvantagem da IF é a irritação cutânea causada por altas densidades de corrente, o que pode ser eliminado ou minimizado por meio da redução da corrente.

A aceitação da IF pela indústria farmacêutica tem crescido, com o desenvolvimento de adesivos iontoforéticos pequenos e eficazes nos próximos anos. A miniaturização é agora possível com aparelhos eletrônicos menores e baterias mais potentes. A próxima geração de adesivos iontoforéticos também vai incluir o registro eletrônico da data, do tempo e da quantidade de cada dose liberada, fornecendo informações com o intuito de determinar a adesão do paciente ao tratamento. Entretanto, hoje, a IF envolve o uso de um dispositivo eletrônico ligado a eletrodos que contêm uma solução de fármaco.

Como antes mencionado, a IF abarca o uso de pequenas quantidades de corrente elétrica, fisiologicamente aceitáveis, para transportar fármacos carregados ou ionizados através da pele. Colocando uma solução de fármaco ionizado em um eletrodo de mesma carga e aplicando uma corrente, o fármaco é repelido do eletrodo para dentro da pele. Esse método de liberação de fármaco é conhecido há cerca de cem anos. Desde os anos de 1930, a IF da pilocarpina tem sido utilizada para induzir suor no diagnóstico de fibrose cística. Mais recentemente, a IF tem sido empregada na liberação tópica de fluoreto para os dentes, de dexametasona como anti-inflamatório para o interior das articulações e de lidocaína como anestésico tópico. Fármacos como corticosteroides, anti-inflamatórios não esteroides (AINEs) e anestésicos costumam ser liberados via IF. Outros fármacos estão em estudo, incluindo vários analgésicos, nicotina, agentes para o tratamento da síndrome da imunodeficiência adquirida (Aids) e do câncer, insulina e proteínas. A IF também é útil na medicina veterinária.

No processo de IF, a corrente, partindo do dispositivo, é transferida do eletrodo através da solução de fármaco como um fluxo iônico. O fármaco na forma iônica move-se na pele, enquanto a repulsão continua deslocando o medicamento por qualquer passagem disponível, em especial pelos poros e possivelmente através do estrato córneo rompido. O eletrodo contendo o fármaco é denominado eletrodo ativo, e o outro, de eletrodo passivo, é colocado em qualquer lugar do corpo. Densidades de corrente de até 0,5 mA/cm^2 podem ser toleradas com pouco ou nenhum desconforto. No caso de eletrodos com superfícies maiores, devem ser utilizados dispositivos de maior corrente, para fornecer a densidade de corrente que permita a passagem do fármaco.

A liberação do fármaco por meio da IF é muito complexa e depende das interações entre ele e o eletrólito veículo ou tampão, da partição do fármaco entre o veículo e a pele e da difusão através da membrana altamente heterogênea, sob a influência de um gradiente de potencial químico e elétrico.

O movimento de íons através da pele é descrito pela relação conhecida como a equação de Nernst-Planck:

$$J_i = -D_i \, dC_i/dx - z_i \, m \, F \, C_i \, dE/dx$$

Em que

J_i é o fluxo;
D_i, a difusibilidade;
dC_i/dx, o gradiente de concentração;
z_i, a valência da espécie I;
m, a mobilidade;
F, a constante de Faraday;
C_i, a concentração; e
dE/dx, o gradiente de potencial eletrostático.

As variáveis que afetam a IF incluem aspectos relacionados a corrente, propriedades físico-químicas do fármaco, aspectos de formulação, aspectos biológicos e fluxo eletroendosmótico.

A *corrente* pode ser direta, alternada ou pulsátil, possuindo várias formas ondulares, as quais englobam as quadradas, as sinusoidais, as triangulares e as trapezoidais. As formas muito complexas não são tão vantajosas, dessa maneira a corrente direta é a mais usada atualmente.

As *variáveis físico-químicas* incluem carga, tamanho, estrutura e lipofilicidade do fármaco. Ele deve ser solúvel em água, de baixa dose e ionizável com alta densidade de carga. As moléculas pequenas têm mais mobilidade, porém maiores também são utilizadas.

Os *fatores de formulação* englobam concentração, pH, força iônica e viscosidade. O aumento da concentração em geral resulta em liberações maiores do fármaco em certo grau. Os íons-tampões em uma fórmula competirão com o fármaco para a corrente liberada, sobretudo porque os íons-tampões em geral são menores e mais móveis que o fármaco ativo. O pH das soluções pode ser ajustado e mantido por moléculas maiores, tais como a etanolamina; o cloridrato de etanolamina é preferível às moléculas menores, como ácido clorídrico e hidróxido de sódio. O aumento na força iônica do sistema promove o aumento da competição pela corrente disponível, em especial porque os fármacos são geralmente potentes e estão presentes em concentrações baixas, quando comparados a esses íons.

Os *fatores biológicos* estão relacionados à pele na qual os eletrodos são aplicados e envolvem espessura, permeabilidade, presença de poros, entre outros.

O *fluxo eletroendosmótico* ocorre quando uma diferença de voltagem é aplicada através de uma membrana porosa carregada, resultando em fluxo de fluido na mesma direção dos contraíons. Esse fluxo de fluido pode transportar um fármaco para dentro da pele, em especial agentes catiônicos, ou seja, com carga positiva. Fármacos neutros também são transportados via fluxo eletroendosmótico.

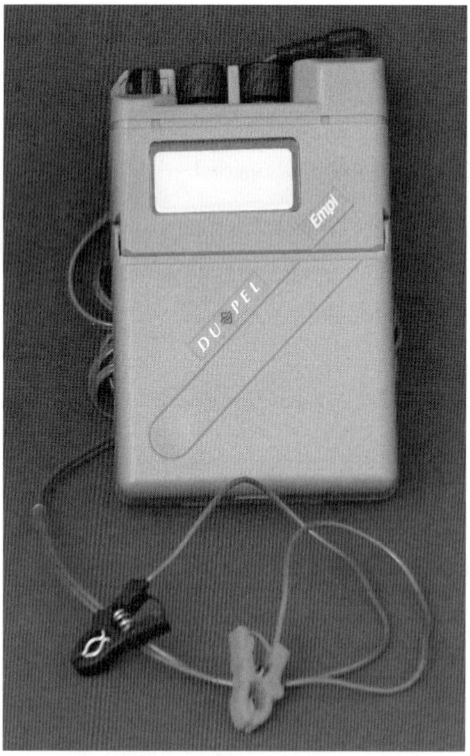

FIGURA 20.1 O sistema de iontoforese DuPel demonstrando as conexões nas quais os eletrodos passivo e ativo (contendo fármaco) serão conectadas.

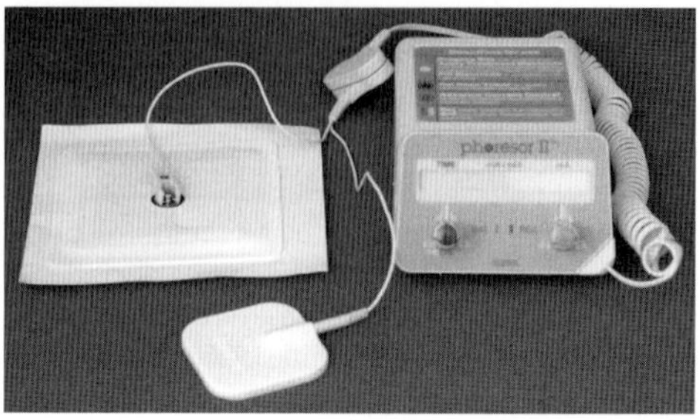

FIGURA 20.2 O sistema de iontoforese Phoresor II com os eletrodos acoplados.

Os dispositivos iontoforéticos foram modificados de modo considerável nos últimos anos, compreendendo desde os galvanômetros, no passado, até as unidades pequenas dos dias de hoje. Os dispositivos de IF são disponibilizados por várias companhias, que se encontram listadas na Tabela 20.1. Exemplos de unidades e eletrodos de IF são demonstrados nas Figuras 20.1 a 20.3.

As unidades de IF logo serão disponibilizadas em tamanhos como os atuais *adesivos transdér-*

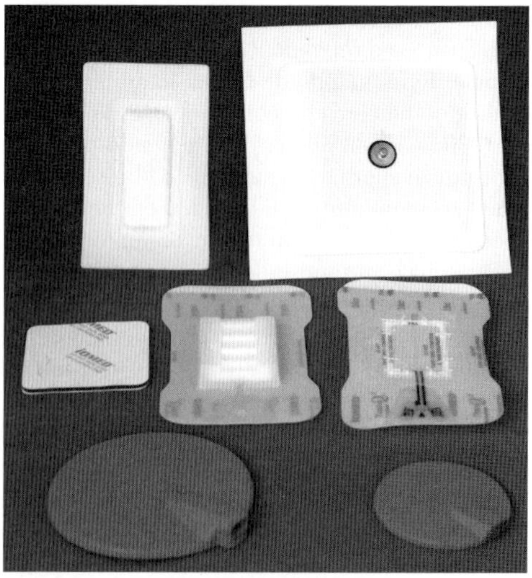

FIGURA 20.3 Exemplos de eletrodos utilizados em iontoforese. O eletrodo ativo geralmente recebe até 3 mL de uma solução contendo o fármaco que será liberado.

TABELA 20.1 **Equipamentos de iontoforese, incluindo dispositivos e eletrodos**

COMPANHIA	MARCA
Empi (St. Paul)	DupelRelion (veterinária-equinos)
General Medical (Los Angeles)	Lectro Patch
Iomed (Salt Lake City)	Phoresor II
Life Tech (Houston)	Iontophor 150
Wescor (Logan, UT)	Macroduct Sweat Collection System
	Nanoduct Sweat Testing System

micos; sua espessura poderá ser um pouco menor para acomodar a fonte da energia e microprocessadores controladores pequenos. Além disso, haverá *adesivos* de IF capazes de retirar uma amostra e testá-la (p. ex., níveis de glicose) e ajustar a taxa do fármaco a ser liberado (p. ex., insulina), tudo em um mesmo sistema de IF. A IF reversível pode ser utilizada para extrair substâncias químicas ou fármacos do corpo e testá-los. Muitos tipos de *adesivos* com eletrodos podem exigir a presença do farmacêutico para adicionar o fármaco antes de dispensá-lo, como é feito atualmente no preen-

TABELA 20.2 **Fármacos usados em iontoforese**

SOLUÇÃO DO FÁRMACO	CONCENTRAÇÃO (%)	USO/INDICAÇÃO	POLARIDADE
Ácido acético	2-5	Depósitos de cálcio, tendinite calcificada	Negativa
Água	100	Hiperidose palmar, plantar e axilar	Ambas
Brometo de glicopirrônio	0,05	Hiperidrose	Positiva
Citrato de fentanila		Analgésico	Positiva
Cloreto de cálcio	2	Miopatia, miopasmo, articulações imobilizadas	Positiva
Cloreto de lítio	2	Artrite gotosa	Positiva
Cloreto de metacolina	0,25	Vasodilatador, relaxante muscular, radiculite, úlcera varicosa	Positiva
Cloreto de sódio	2	Esclerótico, cicatrização de tecidos, aderências e queloides	Negativa
Cloridrato de metilfenidato		Transtorno de déficit de atenção	Positiva
Cloridrato de pilocarpina		Teste do suor para fibrose cística	Positiva
Cloridrato de lidocaína	4 (com ou sem adrenalina 1:50.000 - 1:100.000)	Anestesia cutânea, neuralgia do trigêmeo	Positiva
Estriol	0,3	Cicatrizes de acne	Positiva
Fluoreto de sódio	2	Dessensibilizante de dentes	Positiva
Fosfato de dexametasona sódica	0,4	Tendinite, artrite, bursite, tenossinovite, doença de Peyronie	Negativa
Hialuronidase	150 U/mL solução	Aumento da absorção, edema, esclerodermia, linfedema	Positiva
Idoxirudina	0,1	Herpes simples	Negativa
Iodeto de potássio	10	Cicatrização do tecido	Negativa
Meladinina sódica	1	Vitiligo	Negativa
Metilsulfato de poldina	0,05 - 0,5	Hiperidrose	Negativa
Óxido de titânio/ferro		Pigmentação da pele	Positiva
Pomada de iodo	4,7	Esclerótico, antimicrobiano, fibrose, aderências, cicatrização do tecido, dedo em gatilho	Negativa
Salicilato de sódio	2	Analgésico, esclerótico, verrugas plantares, cicatrizante, mialgias	Negativa
Sulfato de atropina	0,001-0,01	Hiperidrose	Positiva
Sulfato de cobre	2	Adstringente, infecções fúngicas	Positiva
Sulfato de gentamicina	0,8	Condrite auricular	Positiva
Sulfato de magnésio	2	Relaxante muscular, vasodilatador, mialgias, neurite, bursite do deltoide, espasmo da coluna lombar	Positiva
Sulfato de morfina	0,2 - 0,4	Analgésico	Positiva
Suspensão de óxido de zinco	20	Antisséptico, úlceras, dermatites, cicatrização de feridas	Positiva
Tretinoína		Cicatrizante de acne	Positiva

TABELA 20.3 **Fármacos utilizados em iontoforese veterinária**

SOLUÇÃO DO FÁRMACO	CONCENTRAÇÃO COMERCIAL (mg/mL)	TOTAL/6 mL ELETRODO (mg)	POLARIDADE
AINEs			
Fenilbutazona	200	1.200	Negativa
Flunixina meglumina	50	300	Negativa
Cetoprofeno	100	600	Negativa
Anti-inflamatórios corticosteroides			
Fosfato sódico de dexametasona	2 ou 4	12 ou 24	Negativa
Betametasona	4	24	Negativa
Succinato sódico de prednisolona	10 ou 50	60 ou 300	Negativa
Antibióticos			
Sulfato de gentamicina	50 ou 100	300 ou 600	Positiva
Sulfato de amicacina	50	300	Positiva
Ceftiofur sódico	50	300	Negativa
Anestésico local			
Cloridrato de lidocaína	20	120	Positiva

chimento de reservatórios para administração parenteral. Os fármacos que hoje são administrados utilizando a IF estão listados na Tabela 20.2. Como a maioria das soluções especificamente desenhadas para IF não está disponível no comércio, elas podem ser manipuladas. É melhor ter apenas o fármaco e água presentes para minimizar a competição dos íons ativos.

Um sistema de IF denominado Numby Stuff (IOMED) é usado para obter anestesia local da pele, sendo considerado indolor, pois não usa agulhas.

A administração iontoforética está presente também na farmácia veterinária, usando fármacos como aqueles listados na Tabela 20.3. Em consequência da distinção de tamanho e anatomia do paciente animal, diferentes eletrodos são necessários.

FONOFORESE

A fonoforese (ultrassom, sonoforese, ultrassonoforese, ultrafonoforese) é o transporte de fármacos através da pele por meio de ultrassom; é uma associação do ultrassom com a intervenção tópica para a obtenção de doses terapêuticas em locais específicos da pele. Ela é muito utilizada em fisioterapia. Nessa técnica, o fármaco é misturado com um agente de acoplamento, geralmente um gel, mas algumas vezes um creme ou uma pomada, que transfere energia ultrassônica do dispositivo de fonoforese para a pele. A unidade ultrassônica tem um transdutor de ondas sonoras que emite energia a 1 MHz, a 0,5 a 1 W/cm^2. Embora o mecanismo exato não seja conhecido, a fonoforese envolve o rompimento do *estrato córneo* lipídico, permitindo a passagem do fármaco através da pele.

Originalmente, o fármaco contendo o agente de acoplamento era aplicado na pele, seguido de imediato pela unidade de ultrassom. Atualmente, o produto é aplicado na pele e às vezes permite-se que a absorção do fármaco seja iniciada e, então, a unidade de ultrassom é aplicada. O ultrassom é emitido das unidades em ondas sonoras, que a audição humana não é capaz de perceber. Como ondas ultrassônicas, elas podem ser refletidas, refratadas e absorvidas pelo meio, assim como as ondas sonoras regulares. Consequentemente, esses são os fatores que devem ser considerados, pois afetam a eficiência da fonoforese.

O ultrassom apresenta três efeitos: a cavitação, o microfluxo e a geração de aquecimento. Cavitação é a formação e o colapso de bolhas de ar muito pequenas em um líquido que está em contato com as ondas de ultrassom. O microfluxo, fortemente relacionado com a cavitação, resulta em uma mistura eficiente por induzir turbilhonamento em elementos de pequenos volumes de líquido, o que pode aumentar a dissolução das partículas de fármaco suspensas, resultando em maior concentração do fármaco perto da pele para absorção. O aquecimento é resultante da conversão da energia de ultrassom em calor e pode ocorrer tanto na superfície quanto nas camadas mais profundas da pele.

O veículo contendo o fármaco deve ser formulado para oferecer uma boa condução da energia ultrassônica para a pele. O produto deve ser macio e não arenoso e deve deslizar pela cabeça do transdutor. Além disso, precisa ter viscosidade relativamente baixa, facilitando a aplicação e o movimento do transdutor. Os géis funcionam muito bem como meio. As emulsões também são utilizadas, porém sua interface óleo-água pode dispersar as ondas ultrassônicas, reduzindo a intensidade de energia que atinge a pele. Isso também pode ocorrer em função do aquecimento local. O ar não deve ser incorporado ao produto, pois as bolhas podem dispersar as ondas de ultrassom, resultando em aquecimento na interface líquido-ar. A hidrocortisona é o fármaco administrado com mais frequência, em concentrações variando de 1 a 10% em um gel para fonoforese.

ADMINISTRAÇÃO ORAL

COMPRIMIDOS DISPERSÍVEIS MASTIGÁVEIS

O Lamictal, comprimidos mastigáveis orodispersíveis, contém 2, 5 ou 25 mg de lamotrigina e os seguintes excipientes: flavorizante sabor groselha negra, carbonato de cálcio, hidroxipropilcelulose de baixo grau de substituição, silicato de magnésio de alumínio, estearato de magnésio, povidona, sacarina sódica e glicolato amido sódico (1).

A lamotrigina também está disponível em comprimidos convencionais para uso oral nas doses de 25, 100, 150 e 200 mg, contendo também lactose, celulose microcristalina, povidona, glicolato de amido sódico e vários corantes em diferentes doses. A lamotrigina é um fármaco antiepilético não relacionado quimicamente aos agentes existentes nessa classe terapêutica. Os comprimidos para deglutição podem ser engolidos inteiros, pois, quando mastigados, deixam um leve sabor amargo. Os comprimidos mastigáveis podem ser engolidos inteiros, mastigados ou misturados em água ou suco de fruta diluído. Se forem mastigados, uma pequena quantidade de água ou suco de fruta pode ser usada para facilitar a deglutição. Caso o comprimido precise ser disperso antes de ingerido, uma pequena quantidade de líquido (uma colher de chá ou uma quantidade suficiente para cobrir o medicamento em um copo ou colher) pode ser adicionada e aproximadamente um minuto após estar disperso por completo, ele é misturado e administrado.

A didanosina (Videx) está disponível em três formas farmacêuticas: comprimidos tamponados dispersíveis mastigáveis, pós tamponados para solução oral e pó pediátrico para solução oral (2). O Videx é um análogo de uma purina nucleosídica sintética ativa contra o vírus da imunodeficiência humana (HIV). Os comprimidos tamponados orodispersíveis mastigáveis são apresentados nas doses de 25, 50, 100, 150 e 200 mg. Cada comprimido é tamponado com carbonato de cálcio e hidróxido de magnésio. Sua matriz também contém aspartame, sorbitol, celulose microcristalina, poliplasdona, flavorizante sabor tangerina ou laranja e estearato de magnésio.

A didanosina (2',3'-dideoxi-inosina) é instável em soluções ácidas; em pH menor que 3 e à temperatura corporal, 10% de didadosina decompõem-se em hipoxantina em menos de dois minutos. Essa é a razão da presença dos agentes tamponantes nos comprimidos mastigáveis e nas soluções orais. Ela também está disponível como formulação entérica revestida (Videx EC Cápsulas de Liberação Retardada), para proteção contra o meio ácido do estômago.

Uma vez que os comprimidos mastigáveis/dispersíveis tendem a ser mais frágeis que os comprimidos convencionais, eles geralmente são embalados com materiais mais resistentes para prevenir danos. A Figura 20.4 ilustra um exemplo de embalagem de um produto comercial.

SISTEMAS MUCOADESIVOS

O sistema bucal de testosterona mucoadesivo *Striant* é designado para aderir à gengiva ou ao interior da bochecha, com a finalidade de possibilitar a liberação controlada e sustentada da testosterona através da mucosa bucal (3). O uso de um sistema Striant duas vezes ao dia, de manhã e à noite, possibilita a liberação sistêmica contínua de testosterona ao paciente. Cada sistema bucal Striant contém 30 mg de testosterona e os excipientes lactose anidra, carbômero 934P, hipromelose, estearato de magnésio, lactose monoidratada, policarbofil, dióxido de silício coloidal, amido e talco. Quando esse sistema é utilizado em pacientes hipogonadais, os níveis circulantes de testosterona devem se aproximar dos níveis fisiológicos em homens saudáveis de 300 a 1.050 ng/dL.

Quando aplicado, o Striant começa a se hidratar, e a testosterona é absorvida através da gengiva e da superfície da bochecha sob contato com o sistema. A drenagem venosa da boca para a veia cava superior contorna o metabolismo de primeira passagem (hepático). Depois da aplicação inicial, a concentração máxima de testosterona sérica é atingida dentro de 10 a 12 horas; níveis estacionários são normalmente obtidos após os dois primeiros

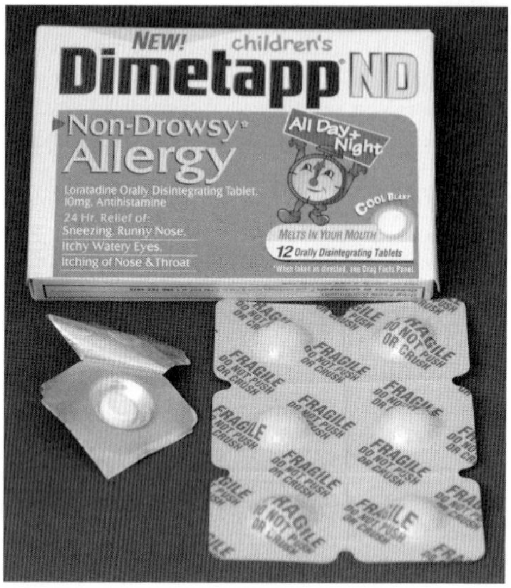

FIGURA 20.4 Comprimidos de desintegração/dissolução instantânea. (Comprimidos orodispersíveis de Loratadina-Dimetapp ND.)

sistemas Striant terem sido utilizados. Quando removido e não reaplicado, os níveis de concentração sérica da testosterona caem abaixo dos valores normais no intervalo de 2 a 4 horas.

Qual é o efeito da alimentação quando se está utilizando o Striant? Nenhum estudo específico foi relatado na bula. A interferência de escovação dos dentes, lavagem da boca e o uso de gomas de mascar e bebidas alcoólicas na aplicação e absorção da testosterona de um sistema Striant não foram estudados, mas essas atividades foram permitidas nos ensaios clínicos de fase 3 e nenhum efeito significativo foi atribuído à realização destas.

BOMBAS OSMÓTICAS

Inúmeros dispositivos de liberação de fármacos utilizam a osmose como força de propulsão. O Alzet (*Alza osmostic minipump*) é empregado em laboratório de pesquisa para proporcionar velocidade de liberação do fármaco constante e de forma programada. Ele consiste em um diafragma impermeável e flexível circundado por uma camada selada contendo um agente osmótico, que é inserido dentro de uma membrana semipermeável. Um tubo de aço inoxidável ou de polietileno ou, ainda, um cateter, são inseridos dentro de uma câmera, a partir da qual o fármaco é canalizado. Quando a unidade é submetida a um meio aquoso, a água flui através da membrana semipermeável e dissolve o agente osmótico, que exerce pressão sobre o revestimento interno flexível, forçando o fármaco a passar pelo tubo ou cateter. A unidade pode ser previamente esterilizada e preenchida com o auxílio de uma seringa.

Na bomba Alzet, o reservatório do fármaco é constituído por uma solução inserida em uma bolsa de poliéster retrátil, revestida por uma camada de sal osmoticamente ativo. Essa camada é colocada dentro de uma estrutura rígida revestida por uma membrana semipermeável. À medida que se dissolve, o sal cria um gradiente de pressão osmótica e o compartimento do fármaco é reduzido em volume, forçando a saída da solução do fármaco. A velocidade de liberação pode ser modificada por meio da alteração da concentração do fármaco (4).

INALAÇÃO ORAL

O Advair Diskus 100/50, 250/50 e 500/50 contém propionato de fluticasona 100, 250 e 500 μg, respectivamente, com 50 μg de salmeterol em pó para inalação. O propionato de fluticasona é um corticosteroide, e o xinafoato de salmeterol, um broncodilatador β_2-adrenérgico altamente seletivo. O Advair Diskus é um dispositivo de plástico especialmente projetado, contendo um *blister* de folha dupla, que possui uma formulação em pó de propionato de fluticasona e xinafoato de salmeterol destinada apenas para inalação pela boca. Cada *blister* no dispositivo contém 100, 250 ou 500 μg de propionato de fluticasona microfina e 72,5 μg de sal de xinafoato de salmeterol microfino, o equivalente a 50 μg da base de salmeterol, em 12,5 mg de formulação também apresentando lactose. Cada *blister* contém uma dose completa do medicamento. Ele é aberto por meio da ativação do dispositivo, e o medicamento é disperso dentro de fluxo de ar criado pelo paciente quando inalado pelo bocal (5).

O propionato de fluticasona isolado como pó para inalação encontra-se disponível na forma comercial denominada Flovent Rotadisk 50, 100 e 250 μg, que deve ser utilizada com o dispositivo de inalação Diskhaler. Cada Rotadisk contém quatro *blisters*, cada um possui 50, 100 ou 250 μg de propionato de fluticasona misturado com lactose, com massa total de 25 mg por *blister*. Quando o Rotadisk é colocado no Diskhaler, o *blister* com o medicamento é perfurado e o propionato de fluticasona é disperso dentro do fluxo de ar inspirado, como ocorre com a unidade Advair Diskus (6).

O Foradil Aerolizer é apresentado sob a forma de uma cápsula para inalação somente para uso com o inalador Aerolizer. A cápsula contém um pó seco constituído de 12 μg de fumarato de formoterol e 25 mg de lactose como excipiente. O fumarato de formoterol é um receptor agonista β_2-adrenergético seletivo de longa ação, que age no pulmão como broncodilatador. Para utilizar esse sistema de liberação, a cápsula é colocada dentro do inalalador Aerolizer, onde é perfurada por pressão e liberação dos botões dispostos nos lados do dispositivo. O paciente inala profunda e rapidamente, pelo bocal, dispersando a formulação de fumarato de formoterol dentro do ar para inalação (7).

O zanamivir para inalação (Relenza) é usado para o tratamento da *influenza*. Ele é um inibidor da neuramidase. O Relenza é embalado em Rotadisks e administrado por meio de um Diskhaler, como já descrito. Sua dose usual é de duas inalações (um *blister* por inalação), duas vezes ao dia, durante cinco dias; portanto, são utilizados quatro *blisters* por dia. O Relenza deve ser armazenado à temperatura ambiente; ele não possui um recipiente à prova de crianças (8).

ADMINISTRAÇÃO VAGINAL

SISTEMA DE LIBERAÇÃO DE FÁRMACOS INTRAVAGINAL

A administração vaginal de fármacos, especialmente hormônios, tem várias vantagens, incluindo autoinserção e remoção, fornecimento contínuo do fármaco em doses terapêuticas e boa adesão ao tratamento. A liberação contínua e a absorção local do fármaco minimizam a toxicidade sistêmica resultante da obtenção de picos e vales de concentração plasmática, após a administração oral.

Em um sistema polimérico de liberação vaginal, como um anel elástico contendo um medicamento (Figs. 20.5 e 20.6) ou um dispositivo contraceptivo intrauterino, o fármaco pode ser distribuído de maneira uniforme em uma matriz polimérica. Ao ser administrado e quando em contato com os fluidos vaginais, o fármaco dissolve-se lentamente e migra para fora do dispositivo. O medicamento, então, difunde-se em direção à superfície segundo um gradiente de concentração, resultando em um sistema de liberação prolongada. O Mirena (sistema intrauterino de liberação de levonorgestrel) consiste em uma estrutura de polietileno em formato de T contendo um reservatório do esteroide (núcleo de elastômero e hormônio) ao redor de uma haste vertical. Esse sistema é designado para prevenir a gravidez em um período de cinco anos ou mais (9).

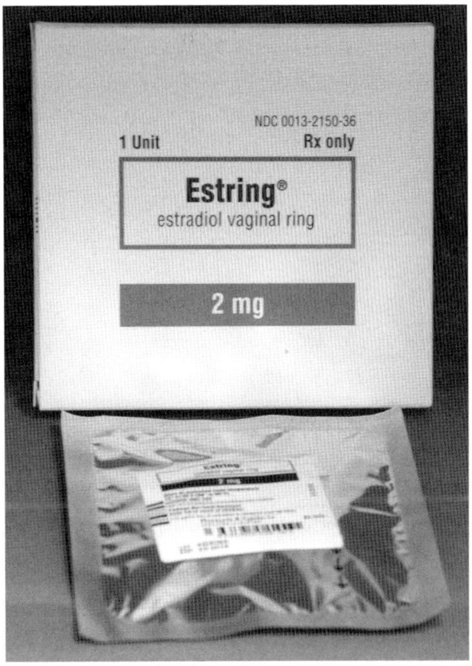

FIGURA 20.5 Embalagem comercial do Estring (anel vaginal de estradiol). O anel é embalado em um saco de alumínio e acondicionado dentro da caixa.

SISTEMA DE LIBERAÇÃO INTRAUTERINO DE PROGESTERONA

O sistema Progestasert (Alza Corporation), ilustrado na Figura 20.7, libera de forma lenta uma média de 60 μg de progesterona por dia, por um ano após a inserção. A liberação contínua de progesterona dentro da cavidade uterina fornece uma ação local, em vez de sistêmica. Duas hipóteses para a ação contraceptiva foram levantadas: a inibição da capacidade do esperma em sobreviver induzida pela progesterona e a alteração do meio uterino para impedir a nidação. O dispositivo intrauterino contém 38 mg de progesterona, uma quantidade muito menor que aquelas utilizadas por outras vias de administração, no mesmo período de tempo e com o mesmo propósito. Ele é recolocado anualmente para manutenção da contracepção (10).

O Progestasert fornece contracepção sem a necessidade de autoadministração diária e tem as vantagens de (a) utilizar um hormônio natural; (b) não conter estrogênios; (c) empregar um dispositivo de liberação em forma de T para assegurar conforto, segurança e retenção, minimizando a

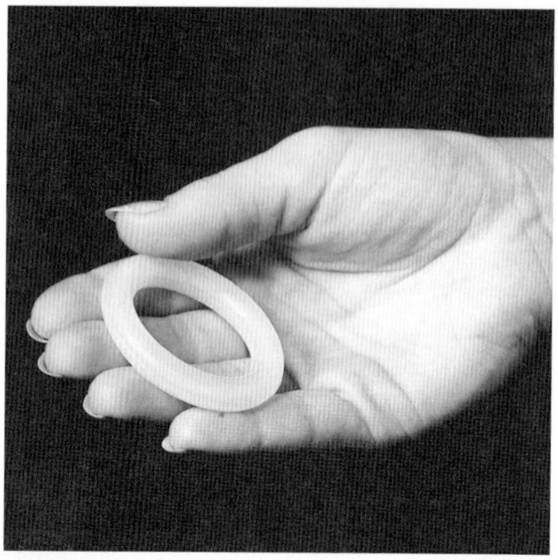

FIGURA 20.6 Estring (Pharmacia & Upjohn), um sistema polimérico de liberação vaginal. (Cortesia de Pharmacia & Upjohn.)

irritação induzida mecanicamente; e (d) confinamento da ação hormonal dentro do útero.

O dispositivo contém progesterona em suspenção em óleo de silicone; sulfato de bário é adicionado para torná-lo radiopaco. A membrana de acetato de etilvinila (EVA), que envolve o núcleo contendo o fármaco, controla a velocidade de liberação. O dióxido de titânio é adicionado à EVA para obter-se uma coloração branca. Ao final de um ano, o dispositivo possui aproximadamente 14 mg de progesterona. O excesso é necessário para manter a atividade termodinâmica do reservatório do fármaco.

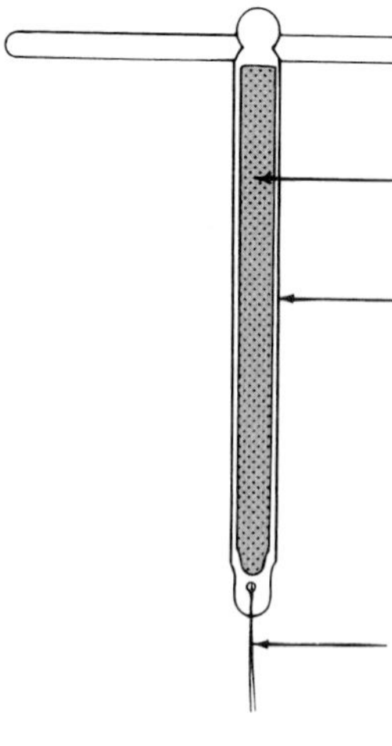

FIGURA 20.7 Esquema do sistema de liberação intrauterino Progestasert.

IMPLANTES VAGINAIS DE DINOPROSTONA

A dinoprostona (Cervidil, Forest Pharmaceuticals) é constituída de uma placa retangular polimérica espessa e plana, incluída em uma bolsa de poliéster como um sistema para remoção. Uma placa retangular polimérica de um hidrogel semitransparente de coloração bege contém 10 mg de dinoprostona. O sistema de remoção tem forma de uma longa fita em malha, que é utilizada para recuperar ou remover a unidade após o intervalo de dose ser completado. O produto é destinado a liberar dinoprostona *in vivo* a uma taxa de 0,3 mg/hora. A unidade contém 10 mg de dinaprostona em 236 mg de uma barra polimérica constituída de uretano-óxido de polietileno reticulado, que mede 29 mm por 9,5 mm e tem 0,8 mm de espessura. Quando colocada em ambiente úmido, a unidade absorve água, intumesce e libera a dinoprostona.

Ela é indicada para iniciação e/ou continuação da maturação cervical em pacientes no/ou próximo do prazo, quando existe indicação clínica ou obstétrica para a indução do trabalho de parto.

O produto apresentado na dose de 10 mg de dinoprostona (uma unidade) é inserido na vagina e removido no início do trabalho de parto ativo ou 12 horas após a inserção. Depois da administração, a paciente deve permanecer na posição de supino por duas horas, mas pode movimentar-se após esse período.

Esse produto deve ser armazenado no *freezer* entre −20 e −10°C; ele é embalado em uma folha e é estável no *freezer* por três anos. Depois de aberto e exposto à umidade, é higroscópico, e as características de liberação de dinoprostona podem ser alteradas se o produto não for armazenado de forma adequada (11). A Figura 20.8 ilustra um exemplo desse produto.

ESTRING

O único método de administração de estradiol é por meio do uso de anel vaginal de estradiol (Estring, Pharmacia Corp., uma divisão da Pfizer), como mostram as Figuras 20.5 e 20.6. O núcleo do anel contém um reservatório de estradiol, que é liberado de imediato e, então, em uma velocidade constante de 75 μg/24h, durante 90 dias. O anel, composto de polímeros de silicone e sulfato de bário, tem diâmetro externo de 55 mm e nú-

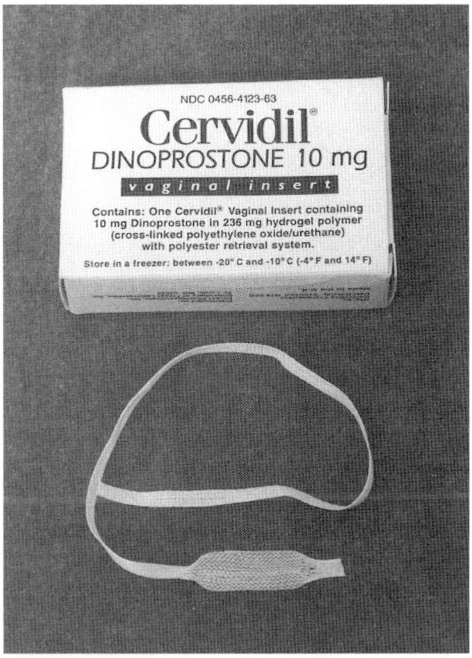

FIGURA 20.8 Cervidil (dinoprostona) implante vaginal. A barra polimérica contendo dinoprostona é inserida em uma bolsa de poliéster dotada de um sistema de remoção. (Cortesia de Forest Pharmaceuticals.)

cleo de 2 mm de diâmetro. Ele é inserido dentro do terço superior da vagina e usado continuamente para o tratamento de sintomas urogenitais associados à atrofia vaginal pós-menopausa.

GEL CRINONA

Um outro tipo de produto vaginal com ação prolongada é o gel vaginal bioadesivo Crinona Gel (Wyeth-Ayerst), que contém progesterona micronizada e o polímero policarbofil em um sistema emulsionado óleo-em-água. O polímero, que é insolúvel em água, intumesce e forma um revestimento de um gel bioadesivo sobre a parede da vagina. Isso permite a absorção da progesterona através do tecido vaginal por 25 a 50 horas. O produto é usado na reprodução assistida e encontra-se ilustrado na Figura 20.9.

PREPARAÇÕES OFTÁLMICAS

Um dos problemas associados ao uso de soluções oftálmicas é a rápida perda do fármaco administrado, devido ao ato de piscar os olhos e ao efeito de

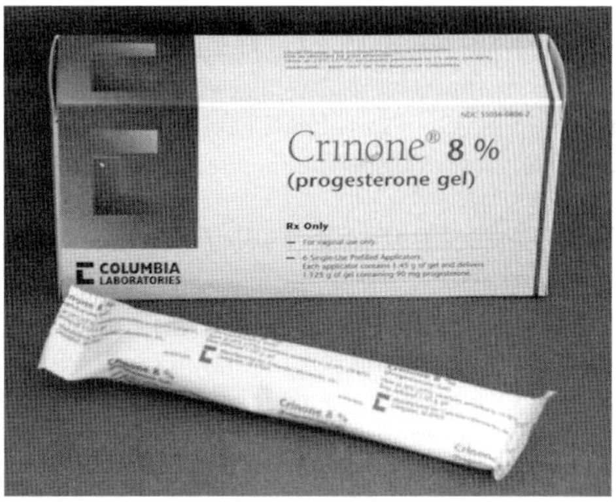

FIGURA 20.9 Crinona (gel de progesterona a 8%). Embalagem comercial contendo seis aplicadores previamente preenchidos de dose única, embalados individualmente.

drenagem nasolacrimal. Até 80% de uma dose administrada pode ser perdida após cinco minutos da instilação por meio das lágrimas e da ação da drenagem nasolacrimal (12). Períodos estendidos de terapia podem ser alcançados por formulações que aumentam o tempo de contato entre o medicamento e a superfície da córnea. Isso pode ser realizado com o uso de agentes que aumentam a viscosidade das soluções, pelo emprego de suspensões oftálmicas em que as partículas de fármaco dissolvem-se lentamente, pelo uso de pomadas oftálmicas ou pela utilização de dispositivos para inserção oftálmica.

GÉIS

Embora as formas farmacêuticas oftálmicas sejam discutidas ao longo do Capítulo 17, é útil relatar aqui algumas preparações desenhadas para prolongar a ação. A seguir, há dois exemplos de marcas de produtos que utilizam aumento da viscosidade para aumentar o tempo de contato com a córnea. A pilocarpina (Pilopine HS Gel, Alcon) emprega o carbopol 940, um polímero reticulado sintético do ácido acrílico de massa molar elevada. O maleato de timolol (Timoptic-XE, Merck) emprega goma gelana (Gelrite), que forma um gel em contato com a película lacrimal pré-corneal.

DISPOSITIVOS PARA INSERÇÃO OFTÁLMICA

Lacrisert

O Lacrisert (Merck) é apresentado sob a forma de uma barra hidrossolúvel constituída de hidroxi-

-propilcelulose. O dispositivo é colocado no saco lacrimal, uma ou duas vezes por dia, para o tratamento do olho seco. Ele amolece e dissolve lentamente, espessando a película lacrimal pré-córneal e prolongando a dispersão da película.

Dispositivo para inserção de pilocarpina

A pilocarpina está disponível em um sistema reservatório controlado por membrana que é utilizado no tratamento de glaucoma. A pilocarpina é colocada entre duas membranas de acetato de vinil etileno. O dispositivo também contém ácido algínico, um carboidrato de alga marinha que serve como carreador para a pilocarpina. O pequeno dispositivo claro possui uma borda circular branca constituída de acetato de vinil etileno impregnado com dióxido de titânio (pigmento), para facilitar sua visualização pelo paciente. O implante é colocado no saco lacrimal, onde flutua com as lágrimas. A pilocarpina difunde-se do dispositivo e exerce o efeito farmacológico (Figs. 20.10 e 20.11).

O fluido lacrimal penetra na membrana microporosa, dissolvendo a pilocarpina. Sua velocidade de liberação é de 20 a 40 μg/hora por 4 a 7 dias. Uma vantagem desse sistema é o aumento da adesão do paciente, uma vez que ele não precisa se lembrar de instilar as gotas, além de não produzir visão borrada ou provocar o leve desconforto que ocorre quando gotas nos olhos são aplicadas.

A velocidade de liberação da pilocarpina do sistema EVA é descrita pela equação:

$$dm/dt = \frac{AD\,K\Delta\,C}{h}$$

em que

dm/dt é a velocidade de liberação;

D, o coeficiente de difusão do fármaco na membrana;

K, o coeficiente de partição, que é a razão da concentração do fármaco em equilíbrio dentro da membrana em relação à do lado externo da membrana;

ΔC, a diferença de concentração do fármaco entre as paredes internas e externas; e

A e h, a área e a espessura do sistema, respectivamente.

Sob condições normais, a concentração do fármaco na lágrima é insignificante (2 a 3 μg/mL) se comparada àquela encontrada dentro da membrana, que é essencialmente a solubilidade do fármaco; então, a equação pode ser reescrita como:

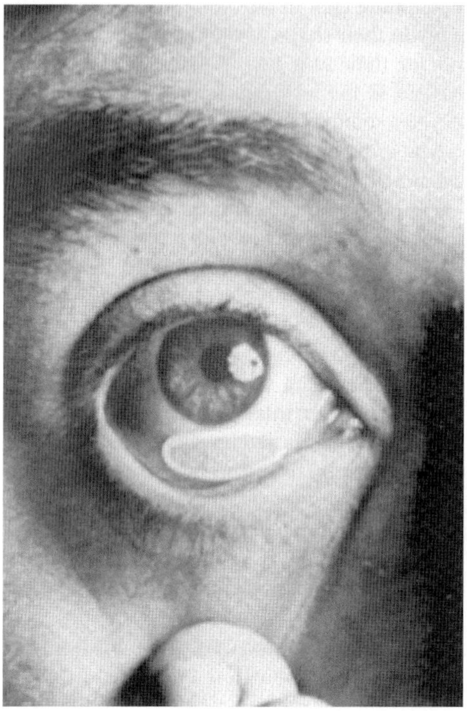

FIGURA 20.10 Os sistemas oculares terapêuticos Ocusert são discos finos e flexíveis, colocados na pálpebra para fornecer uma dose semanal de pilocarpina no tratamento do glaucoma. Os sistemas Ocuserts tornam a visão menos embaçada que as convencionais gotas, as quais devem ser administradas quatro vezes ao dia.

$$dm/dt = \frac{ADKS}{h}$$

Os sistemas são desenhados para liberar o fármaco com velocidade de 20 ou 40 μg/h por uma semana. Por mais de uma semana, a quantidade total de fármaco liberada é de 3,4 ou 6,7 mg

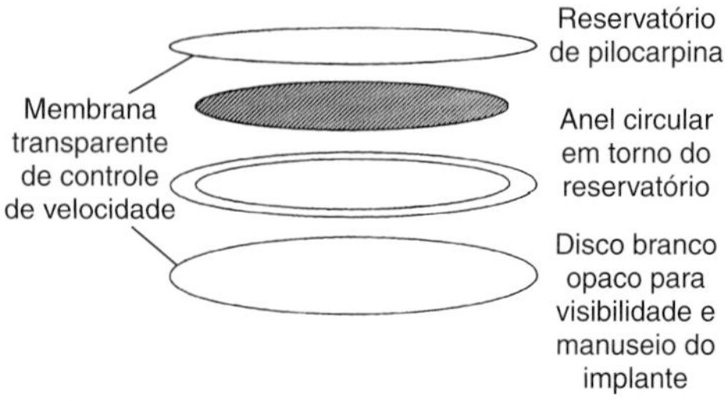

FIGURA 20.11 Composição do sistema terapêutico ocular Ocusert que contém pilocarpina entre as membranas transparentes que controlam a liberação.

para 20 ou 40 μg/h, respectivamente. As unidades contêm a princípio 5 ou 11 mg de fármaco e são destinadas a reter em torno de 40% da quantidade inicial para fornecer velocidade de liberação constante e uma margem segura de liberação extra do fármaco por um dia.

ADMINISTRAÇÃO PARENTERAL

SISTEMAS DE LIBERAÇÃO PROLONGADA

Velocidades de liberação prolongada após injeção podem ser obtidas de inúmeras maneiras, incluindo o uso de fármacos cristalinos ou amorfos que apresentam características de dissolução prolongada, complexos químicos do fármaco que dissolvem lentamente, soluções ou suspensões de fármacos em carreadores ou veículos de absorção lenta (p. ex., veículos oleaginosos), grandes partículas de fármaco em suspensão ou injeção de microesferas erosíveis de liberação lenta (13). A duração da ação de várias apresentações de insulina, por exemplo, é baseada em sua forma (amorfa ou cristalina), na composição de complexo com adjuvantes e na preparação farmacêutica (solução ou suspensão) (14).

Os sistemas carreadores matriciais com base em materiais biodegradáveis, para aplicação parenteral, foram examinados como potenciais modos de liberação de peptídeos e proteínas (ver *Gliadel wafer*, a seguir). Em tais sistemas, um material como colágeno insolúvel purificado é utilizado como uma matriz, que libera o fármaco por mecanismos de difusão e degradação enzimática.

Além disso, para que esses sistemas proporcionem uma ação prolongada, a velocidade e duração da liberação do fármaco podem ser controladas mecanicamente, utilizando bombas de infusão de velocidade controlada.

Exemplos de marcas de produtos parenterais tendo características de longa ação são apresentados na Tabela 20.4. Produtos parenterais convencionais são discutidos no Capítulo 15.

LIPOSSOMAS

Os lipossomas são pequenas vesículas constituídas de bicamadas de fosfolipídeos contendo, em seu interior, um espaço aquoso apresentando em torno de 0,03 a 10 μm de diâmetro. Eles são compostos por uma ou mais membranas lípidicas que confina(m) discretos compartimentos aquosos. As vesículas podem encapsular fármacos solúveis em água, nos compartimentos aquosos, e fármacos solúveis em lipídeos nas bicamadas lipídicas. Os lipossomas podem ser administrados pelas vias parenteral, tópica, por inalação e possivelmente por outros meios. Os produtos disponíveis comercialmente são administrados pela via parenteral.

O texto a seguir é uma explanação breve que, no entanto, servirá para ilustrar a preparação dos lipossomas. Uma solução de lipídeo (lecitina) é preparada em um solvente orgânico (acetona, clorofórmio) em um béquer. O solvente evapora e forma um filme fino de lipídeo nas paredes do recipiente. Uma solução aquosa de fármaco é adicionada no béquer, que é colocado em banho de ultrassom. À medida que o lipídeo é deslocado das paredes do béquer, ele forma esferas ou cilindros, aprisionando a solução aquosa em seu interior. Os lipossomas podem ser coletados, analisados quanto a seu tamanho e utilizados.

Para os lipossomas, numerosas configurações são possíveis, incluindo esferas e cilindros. Os lipossomas esféricos podem ser unilamelares (somente uma camada) ou multilamelares (muitas camadas). Geralmente, eles são denominados LUV (grande vesícula unilamelar), SUV (pequena vesícula unilamelar) e MLV (vesícula multilamelar). As vesículas menores em geral possuem tamanho de 0,02 a 0,2 μm, enquanto as maiores apresentam tamanhos em torno de 0,2 μm ou mais que 10 μm. Os MLVs podem ter uma estrutura de casca de cebola, com várias camadas.

Os fosfolipídeos da composição dos lipossomas são anfipáticos, possuem uma cabeça hidrofílica ou polar e uma cauda hidrofóbica ou não polar. Isso é similar às teorias do equilíbrio hidrófilo-lipófilo (EHL) e da orientação das moléculas na emulsificação. A cauda hidrofóbica é composta por ácidos graxos contendo geralmente de 10 a 24 átomos de carbono, e a terminação polar pode conter um grupamento de ácido fosfórico ligado a uma porção hidrossolúvel; a composição pode variar de forma considerável. A lecitina (fosfa-tidilcolina) é uma estrutura que tem sido extensivamente estudada. Quando esses fosfolipídeos são expostos à água e se alinham, organizam-se de maneira que as caudas das moléculas de ácido graxo permaneçam juntas como uma fase lipofílica e os grupamentos polares se associem em direção à fase aquosa. Dependendo do sistema e da solubilidade em água, o fármaco pode estar nos compartimentos aquosos (se solúvel em água) ou nas bicamadas lípidicas (se solúvel em óleo).

TABELA 20.4 **Exemplos de produtos de ação prolongada de uso parenteral**

PRODUTO	COMPOSIÇÃO E COMENTÁRIOS
Abelcet Complexo Lípidico Anfotericina B Injetável (Enzon)	Suspensão de anfotericina B complexada com dois fosfolipídeos administrados por infusão IV,
Bicilin C-R Injetável (Monarch)	Contém penicilina G benzatine e penicilina G procaína, que possuem baixa solubilidade, sendo liberadas lentamente a partir do local de injeção IM. Hidrolisa em penicilina G. Hidrólise mais absorção lenta resultam em níveis séricos sanguíneos mais sustentados. Intervalos de dose usual de 2 a 3 dias.
Decadron-LA Suspensão Estéril (Merck)	Contém acetato de dexametasona, um éster da dexametasona muito insolúvel. Injeção IM, podendo ser repetida, quando necessário, em 1 a 3 semanas.
Depo-Provera Contraceptivo Injetável (Pharmacia)	Acetato de medroxiprogesterona, insolúvel em água, em suspensão aquosa. Dose única IM, repetida a cada três meses.
Lupron Depot para Suspensão (TAP Pharmaceuticals)	Liofilizado de microesferas estéreis, misturadas com diluente; injeção na forma de suspensão IM a cada 3 ou 4 meses.

IM: intramuscular; IV: intravenosa.

Alguns lipossomas são únicos porque podem ser absorvidos seletivamente pelos tecidos ricos em células endoteliais, como os do fígado, do rim e da medula óssea. Isso pode servir como um mecanismo para vetorização; no entanto, também remove os lipossomas da circulação com bastante rapidez. Para prolongar a meia-vida dos lipossomas no organismo, foram desenvolvidos os "lipossomas furtivos", ou seja, lipossomas revestidos com materiais, como o polímero polietilenoglicol, que evitam a detecção pelos componentes do sistema imunológico do corpo. Isso aumenta a meia-vida e também altera a biodistribuição dos lipossomas.

Os lipossomas apresentam as seguintes vantagens: (a) os fármacos encapsulados nos lipossomas são entregues intactos para vários tecidos e células, podendo ser liberados quando o lipossoma é destruído, possibilitando a liberação sítio-específica; (b) podem ser utilizados para fármacos hidro e lipossolúveis, sem necessitar de modificação química; (c) outros tecidos e células são protegidos do fármaco até que ele seja liberado pelos lipossomas, diminuindo a toxicidade; (d) o tamanho, a carga e outras características podem ser alterados, dependendo do fármaco e da intenção de uso do produto.

As desvantagens dos lipossomas incluem a tendência a serem captados pelas células do sistema reticuloendotelial (SRE) e a liberação lenta do fármaco quando os lipossomas são capturados pelos fagócitos por meio de endocitose, fusão, adsorção à superfície ou troca de lipídeos.

Muitos avanços foram realizados na preparação de lipossomas, tais como composição, determinação do tamanho, classificação e aumento da estabilidade. A estabilidade tem sido um problema; no entanto, lipossomas estáveis podem ser preparados atualmente. Eles foram investigados, por muitos anos, como potenciais sistemas de liberação de fármacos e agora estão no mercado.

Um exemplo de produto utilizando lipossomas é o injetável Abelcet (Enzon). Ele é uma suspensão estéril, livre de pirogênios, para infusão intravenosa (IV), constituída de anfotericina B complexada com dois fosfolipídeos em uma proporção molar fármaco-lípideo de 1:1. Os dois fosfolipídeos, L-alfadimiristoilfosfatidilcolina (DMPC) e L-alfadimiristoilfosfatidilglicerol (DMPG), estão presentes em uma proporção molar de 7:3. O produto é amarelo e opaco, apresentando pH no intervalo de 5 a 7. A formulação por mililitro é fornecida a seguir (15):

Anfotericina B, USP	5 mg
DMPC	3,4 mg
DMPG	1,5 mg
Cloreto de sódio, USP	9 mg
Água para injeção, USP, q.s.p	1 mL

O produto contém, ainda, a seguinte nota:

> NOTA: A encapsulação em lipossoma ou incorporação em um complexo lipídico pode afetar substancialmente as propriedades funcionais de um fármaco, em relação àquele não encapsulado ou não associado a um lipídeo. Além disso, diferentes produtos lipossomais ou complexos lipídicos podem variar em composição química e forma física do lipídeo. Tais diferenças podem afetar as propriedades desses produtos (14).

O AmBisome é uma preparação lipossomal contendo anfotericina B para injeção. É um produto estéril, liofilizado, não pirogênico, para infusão IV; cada frasco contém 50 mg de anfotericina B intercalados em uma membrana lipossomal constituída de cerca de 213 mg de fosfatidilcolina de soja hidrogenada, 52 mg de colesterol, 84 mg de diastearilfosfatidildiglicerol, 0,64 mg de alfa tocoferol, 900 mg de sucrose e 27 mg de succinato de sódio hexaidratado como tampão. Quando reconstituído com água estéril para injeção, o pH da solução fica entre 5 e 6. O AmBisome é um sistema de liberação lipossomal típico com uma única bicamada lipídica. Quando o pó é reconstituído, são formadas membranas de múltiplas bicamadas concêntricas. Estas são modificadas em lipossomas de uma única bicamada lipídica por microemulsificação, por meio de um homogeneizador. O AmBisome contém lipossomas de tamanhos menores que 100 nm em diâmetro. A anfotericina B é um antibiótico antifúngico macrocíclico poliênico produzido a partir de uma cepa de *Streptomyces nodosus*.

O Amphotec (anfotericina B sulfato de colesteril, Sequus Pharmaceuticals) é um pó liofilizado para reconstituição, estéril e livre de pirogênios, para administração IV. Ele possui uma proporção molar de 1:1 de anfotericina B e sulfato de colesteril, que, quando reconstituído, forma uma dispersão coloidal de partículas microscópicas em forma de discos. Cada 50 mg de um frasco de dose única contém 50 mg de anfotericina B, 26,4 mg de sulfato de colesteril sódico, 5,64 mg de trometamina, 0,372 mg de edetato dissódico di-hidratado, 950 mg de lactose monoidratada e ácido hidroclorídrico q.s.p. O frasco de dose única de 100 mg contém 100 mg de anfotericina B, 52,8 mg de sulfato de colesteril sódico, 11,28 mg de tromeamina, 0,744 mg de edetato dissódico di-hidratado, 1.900 mg de lactose monoidratada e ácido hidroclorídrico q.s.p.

O Amphotec é indicado para o tratamento da aspergilose invasiva em pacientes com insuficiência renal ou quando uma toxicidade não aceitável impede o uso de deoxicolato de anfotericina B em doses eficazes. Também é usado em pacientes aspergilosos quando a terapia prévia com anfotericina B falhou.

O medicamento é reconstituído com água estéril para injeção pela rápida adição da água no frasco; ele é agitado levemente com a mão, girando o frasco até que todo o sólido seja dissolvido. O fluido pode ser opalescente ou transparente. Para a infusão, ele é posteriormente diluído em dextrose 5% para injeção. O produto não deve ser reconstituído com qualquer outro fluido que não seja água estéril para injeção, tais como soluções de glicose ou cloreto de sódio. Além disso, ele não deve ser misturado com cloreto de sódio ou eletrólitos para facilitar a diluição. Soluções contendo álcool benzílico ou qualquer outro agente bacteriostático não devem ser usadas, pois podem produzir precipitação. Filtros de linha também não devem ser empregados, e a infusão não deve ser misturada com outros fármacos. Se a infusão for realizada por meio de um equipo em Y ou dispositivo similar, a linha deve ser lavada com glicose 5% para injeção antes e depois da infusão do Amphotec.

Depois da reconstituição, o medicamento deve ser refrigerado e usado dentro de 24 horas; ele não deve ser congelado. Se for diluído com glicose 5% para injeção, ele deve ser refrigerado e usado dentro de 24 horas (16).

O citrato de daunorrubicina lipossomal para injeção é uma solução aquosa de citrato de daunorrubicina (DaunoXome, NeXstar Pharmaceuticals) encapsulada em lipossomas compostos por diestearilfosfatidilcolina e colesterol (proporção molar 2:1) com diâmetro médio de 45 nm (intervalo de 35 a 65 nm). A proporção em massa de lipídeo e fármaco é de 18,7:1 (total de lipídeo-daunorrubicina base), equivalente à razão molar de 10:5:1 de diestearilfosfatidilcolina, colesterol e daunorrubicina, respectivamente.

O DaunoXome é formulado para maximizar a seletividade da daunorrubicina por tumores sólidos *in situ*. A formulação lipossomal ajuda a proteger a daunorrubicina da degradação química e enzimática, minimiza a ligação proteica e diminui a captura pelos tecidos normais.

O produto deve ser diluído na proporção de 1:1 com glicose 5% injetável antes da administração. Cada frasco contém o equivalente a 50 mg de daunorrubicina base na concentração de 2 mg/mL depois da preparação. É recomendado que esse produto seja diluído a 1 mg/mL para administração. O único fluido recomendado para a preparação é glicose injetável a 5%; ele não deve ser misturado com soluções contendo cloreto de sódio ou álcool benzílico ou qualquer outra. Outrossim, um filtro de linha não deve ser usado para infusão IV de DaunoXome. O produto final apresenta-se como uma dispersão vermelha translúcida que espalha a luz, porém, não deve ser usado caso apresente aparência opaca, precipitados e corpos estranhos. Ele deve ser armazenado sob refrigeração (2 a 8°C), mas não deve ser congelado, e sim protegido da luz (17).

LIPOSSOMAS FURTIVOS

O cloridrato (HCl) de doxorrubicina lipossomal para injeção (Doxil) é um fármaco encapsulado em lipossomas furtivos para administração IV. A doxorrubicina é um antibiótico antracíclico citotóxico, isolado do *Streptomyces peucetius* var. *caesius*. O produto está disponível como uma dispersão lipossomal translúcida e vermelha, contendo, em cada frasco de vidro de 10 mL, 20 mg de doxorrubicina HCl a pH de 6,5. Os lipossomas consistem em 3,19 mg/mL de *N*-(carbonil-metoxipolietilenoglicol 2000)-1,2 de diestearil-sn-glicero-3-fosfoetanolamina sódica, 9,58 mg/mL de fosfatidilcolina de soja totalmente hidrogenada e 3,19 mg/mL de colesterol; além disso, cada mililitro contém cerca de 2 mg de sulfato de amônio com histidina como tampão, sucrose para manter a tonicidade e ácido clorídrico e/ou hidróxido de sódio para ajustar o pH. Pelo menos 90% da doxorrubicina estão sob a forma encapsulada nos lipossomas furtivos. Esses lipossomas são protegidos da detecção pelo sistema fagocitário mononuclear devido ao revestimento da superfície pelo polietilenoglicol. Essa estratégia tem a função de aumentar o tempo de circulação sanguínea. Tais lipossomas possuem meia-vida de aproximadamente 55 horas em humanos (18).

FORMAS FARMACÊUTICAS PEGUILADAS

O Neulasta (pegfilgrastim) é um conjugado covalente do fator estimulador de colônias de granulócitos (G-CSF) humanos metionil recombinante (Filgrastim) e do monometoxi-polietilenoglicol (PEG). O filgrastim é uma proteína hidrossolúvel, contendo 175 aminoácidos, obtida da fermentação bacteriana de uma cepa de *Escherichia coli*, com massa molar de aproximadamente 19 kD. O pegfilgrastim é obtido por meio da ligação covalente de uma molécula de PEG 20 kD ao resíduo N-metionil terminal do filgrastim, resultando em pegfilgrastim de massa molar de aproximadamente 39 kD. O Neulasta está disponível em seringas de 0,6 mL preenchidas para injeção subcutânea (SC). A seringa contém 6 mg de pegfilgrastim (baseada na massa de proteína) na forma de uma solução transparente e incolor, estéril e sem conservante, contendo 0,35 mg de acetato, 30 mg de sorbitol, 0,02 mg de polissorbato 20 e 0,02 mg de sódio em água para injeção; o pH do injetável é 4,0.

O Pegasys (peginterferon α-2a), usado no tratamento da hepatite do C, é um conjugado covalente de interferon α-2a recombinante (massa molar de aproximadamente 20 kD) com uma única cadeia de PEG-bis ramificada de massa molar em torno de 40 kD. A porção de PEG é ligada a um único sítio da porção alfa interferon, mediante uma ligação estável amida com lisina; o produto final tem o massa molar em torno de 60 kD.

Cada frasco de Pegasys contém cerca de 1,2 mL de solução para liberar 1,0 mL de medicamento pela via SC. O volume de 1,0 mL entrega 180 µg do fármaco (expresso como quantidade de interferon α-2a), 8 mg de cloreto de sódio, 0,05 mg de polissorbato 80, 10 mg de alcool benzílico, 2,62 mg de acetato sódico tri-hidratado e 0,05 mg de ácido acético. A solução tem pH de 6 ± 0,01 e apresenta aspecto macroscópico de incolor a uma leve coloração amarela.

O Pegasys produz a concentração sérica máxima entre 72 e 96 horas após a administração da dose, que é mantida por até 168 horas. A depuração sistêmica média para o Pegasys foi de 94 mL/h, o que representa em torno de um centésimo daquela obtida para o Roferon-A. A meia-vida terminal média após administração subcutânea de uma dose em paciente com hepatite C crônica foi de 80 horas (entre 50 e 140 horas), muito superior quando comparada àquela de 5,1 horas (entre 3,7 e 8,5 horas), obtida após administração do Roferon-A (19).

O PEG-Intron (peginterferon α-2b, pó para injeção) é um conjugado covalente de interferon α com PEG. A porção PEG tem massa molar de aproximadamente 12 kD; e a PEG-Intron, de mais ou menos 31kD. O produto é um pó liofilizado, apresentando coloração esbranquiçada, fornecido em um frasco de 2 mL para uso SC. Cada frasco contém 74, 118,4, 177,6 ou 222 µg de PEG-Intron e 1,11 mg de fosfato dissódico monobásico anidro, 1,11 mg de fosfato de sódio monobásico di-hidratado, 59,2 mg de sucrose e 0,074 mg de polissorbato 80. Após reconstituição com 0,7 mL de água estéril para injeção, cada frasco contém PEG-Intron nas doses de 100, 160, 240 ou 300 µg/mL.

Comparado com interferon α-2b, PEG-Intron tem um septuagésimo da média de depuração aparente e meia-vida cinco vezes maior, permitindo a redução da frequência de administração. Em doses terapêuticas eficazes, o PEG-Intron produz uma concentração plasmática máxima ($C_{máx.}$) aproximadamente 10 vezes maior e uma área sob a curva 50 vezes maior que a de interferon-α-2b (20).

PROTEÍNAS FUSIONADAS: MANUSEIO ESPECIAL

ONTAK

O denileucina diftitox (Ontak) está incluído neste capítulo devido a natureza e manuseio não usuais.

Ontak é uma proteína fusionada designada para uma ação citotóxica direta contra a toxina diftérica nas células que expressam o receptor da interleucina-2 (IL-2). O Ontak é uma proteína citotóxica derivada do DNAr, composta por uma sequência de aminoácidos para os fragmentos A e B (Met_1–Thr_{387})-His da toxina diftérica seguida pelas sequências de IL-2 (Ala_1-Thr_{133}). Ela é produzida por meio de um sistema de expressão em *E. coli*. O Ontak tem massa molar de 58 kD. Um frasco de dose única (2 mL) contém 300 μg de denileucina diftitox recombinante em uma solução estéril de 20 mM de ácido cítrico, 0,05 mM de ácido etilenodiaminotetracético (EDTA) e menos de 1% de polissorbato em água para injeção. O pH da solução está entre 6,9 e 7,2.

O medicamento é indicado no tratamento de pacientes com linfoma cutâneo de célula T persistente ou recorrente, nos quais as células malignas expressam o CD25, que é um componente do receptor da IL-2. Ele deve ser utilizado somente por médicos experientes na terapia antineoplásica e no manejo de pacientes com câncer. O uso desse medicamento deve ser feito em pacientes mantidos em instalações com equipamentos e pessoal para ressuscitação cardiopulmonar e sob monitoramento rigoroso por um período apropriado, com base no estado de saúde do indivíduo.

A utilização do Ontak requer cuidados especiais no manuseio. (a) Ele deve ser levado à temperatura ambiente antes da preparação da dose. Os frascos podem ser descongelados no refrigerador por não mais que 24 horas ou à temperatura ambiente por 1 a 2 horas. (b) A solução no frasco pode ser misturada por movimentos de rotação suaves: *não agitar a solução de Ontak vigorosamente*. (c) Depois do descongelamento, uma bruma pode ser visualizada. Essa bruma deve ser límpida quando em temperatura ambiente. (d) A solução de Ontak não pode ser utilizada, a menos que esteja límpida, incolor e sem materiais particulados visíveis. (e) *O Ontak não pode ser recongelado*. Alguns aspectos de interesse para a administração: (a) a solução de Ontak deve ser preparada e guardada em seringas de plástico ou bolsas plásticas flexíveis. *Não utilizar recipiente de vidro* porque, quando em solução, pode ocorrer adsorção no vidro. (b) A concentração de Ontak deve ser de pelo menos 15 μg/mL durante todas as etapas de preparação da infusão IV. Isso é melhor realizado retirando a dose calculada do frasco e injetando-a em uma bolsa de infusão vazia. Assim, para cada 1 mL de Ontak devem ser adicionados à bolsa para infusão IV não mais que 9 mL de solução salina estéril e sem conservante. (c) A solução de Ontak não deve ser misturada fisicamente com outros fármacos. (d) Não administrar a solução de Ontak por meio de um filtro em linha. (e) As soluções de Ontak devem ser utilizadas dentro de seis horas depois do preparo, usando uma bomba de seringa ou bolsa de infusão IV. (f) As porções não utilizadas devem ser descartadas imediatamente.

Antes de manusear esse medicamento, farmacêuticos, enfermeiros e médicos devem ler com atenção e compreender todas as precauções explicadas na bula (21).

IMPLANTES

Os implantes são definidos como formas farmacêuticas sólidas e estéreis, preparadas por compressão, fusão ou sinterização. Eles geralmente são compostos por fármaco e excipientes que controlam a liberação.

IMPLANTE DE DISCO GLIADEL

O polifeprosan 20 com implante de carmustina (Gliadel Wafer), mostrado nas Figuras 20.12 a 20.14, é um disco estéril de coloração esbranquiçada ou amarela pálida, com aproximadamente 1,45 cm de diâmetro e 1 mm de espessura. Cada disco contém 192,3 mg de copolímero de polianidrido biodegradável e 7,7 mg de carmustina.

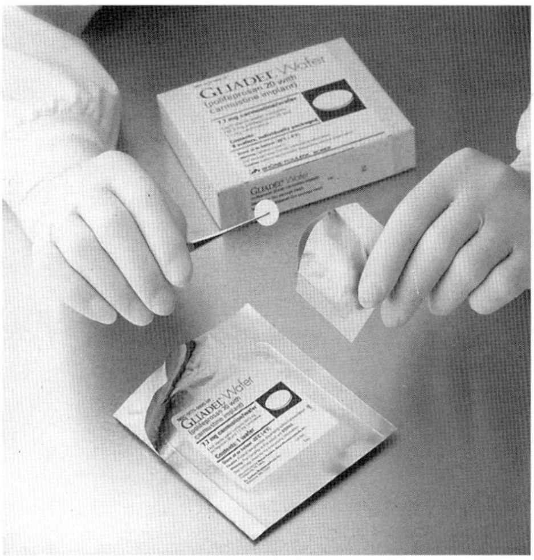

FIGURA 20.12 Disco gliadel (polifeprosan 20, com implantes de carmustina) e componentes da embalagem. (Cortesia de Guilford Pharmaceuticals.)

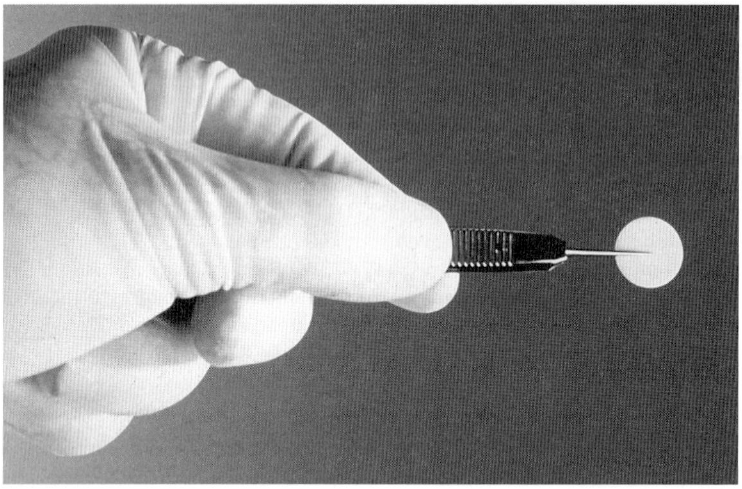

FIGURA 20.13 Disco gliadel removido de um sachê estéril durante o preparo para a implantação. (Cortesia de Guilford Pharmaceuticals.)

O prolifeprosan 20 consiste em poli[bis(p-carboxifenoxi)propano: ácido sebácico] na razão molar de 20:80. Ele é usado para controlar a liberação local de carmustina, permitindo sua distribuição uniforme pela matriz do copolímero.

O gliadel é desenhado para liberar a carmustina diretamente dentro da cavidade cirúrgica, criada durante a retirada do tumor cerebral. Podem ser usados inúmeros discos, dependendo da dose desejada. Quando exposto ao ambiente aquoso na cavidade cirúrgica, as ligações de anidrido do copolímero são hidrolisadas, liberando a carmustina, o carboxifenoxipropano e o ácido sebácico. O fármaco ativo, carmustina, é liberado do disco e difunde-se ao redor do tecido cerebral, produzindo um efeito antineoplásico pela alquilação de DNA e do ácido ribonucleico (RNA).

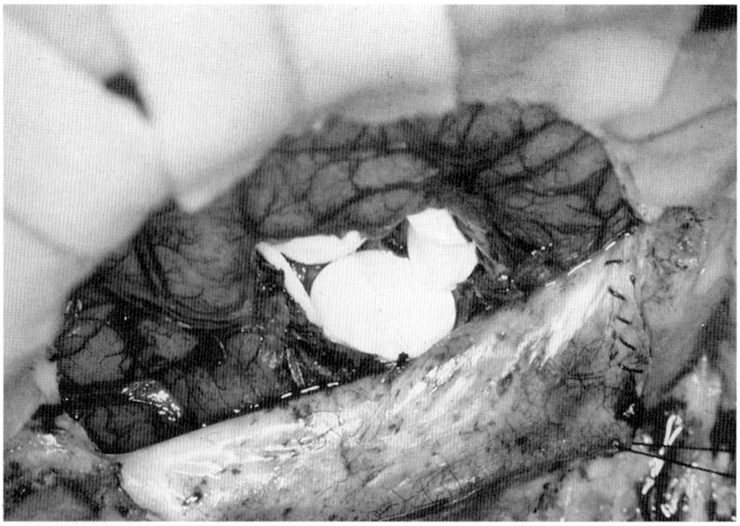

FIGURA 20.14 Disco gliadel implantado no cérebro. (Cortesia de Guilford Pharmaceuticals).

Em três semanas, mais de 70% do copolímero sofrem degradação, sendo o carboxifenoxipropano eliminado pelo rim e o ácido sebácico metabolizado pelo fígado e eliminado como dióxido de carbono.

Cada disco contém 7,7 mg de carmustina, e quando oito discos (a dose recomendada) são usados, uma dose de 61,6 mg é liberada. Os discos são fornecidos em uma caixa contendo oito unidades acondicionadas individualmente. Cada disco é acondicionado em um sachê de papel alumínio duplo. A parte interna é estéril; para remover a folha externa da caixa em um ambiente asséptico, a parte interna é tratada com material estéril. O disco gliadel dever ser estocado em temperatura igual ou inferior a –20°C (22).

IMPLANTE ZOLADEX

O implante de acetato de goserelina (Zoladex, Zeneca Pharmaceuticals) é uma forma famacêutica estéril e biodegradável contendo acetato de goserelina, equivalente a 3,6 mg de fármaco desenhado para injeção SC, com liberação contínua durante 28 dias. O acetato de goserelina é disperso em uma matriz do copolímero dos ácidos D,L-lático e glicólico (13,3-14,3 mg/dose), contendo menos que 2,5% de ácido acético e até 12% de substâncias relacionadas à goserelina. Ele é apresentado na forma de um cilindro de coloração branca a creme, com 1 mm de diâmetro, pré-carregado em uma seringa especial de dose individual, com uma agulha 16. A unidade é embalada em um sachê de folha laminada, protegida da luz e da umidade, contendo uma cápsula dessecante.

O Zoladex é indicado para inúmeras doenças, incluindo o tratamento paliativo do carcinoma de próstata, oferecendo uma alternativa para orquiectomia e/ou administração de estrogênio, quando a terapia-padrão não é indicada ou não é aceitável para o paciente. É também usado no tratamento de endometriose e câncer de mama avançado.

O produto é administrado pela via SC dentro da parede abdominal superior, usando uma técnica asséptica. Ele deve ser armazenado à temperatura ambiente, que não deve exceder 25°C.

O Zoladex também está disponível como Zoladex 3-Meses, contendo o equivalente a 10,8 mg de goserelina. A base consiste em uma matriz do copolímero dos ácidos D,L-lático e glicólico (12,82 a 14,76 mg/dose), que contém menos de 2% de ácido acético e até 10% de substâncias relacionada à goreselina, e apresenta-se na forma de um cilindro estéril de coloração branca a creme de 1,5 mm de diâmetro pré-carregado em uma seringa especial de dose única com agulha 14 e acondicionada como descrito anteriormente. Essa preparação é destinada para administração a cada três meses (23).

IMPLANTE VANTAS

O implante Vantas (histrelina) é um sistema de liberação controlada pela difusão, do tipo reservatório, estéril, não biodegradável, desenhado para liberar histrelina continuamente por um período de 12 meses, após implante SC. Ele contêm 50 mg de acetato de histrelina, um nonapeptídeo sintético análogo do hormônio liberador de gonadotrofina (GnRH) ou do hormônio liberador de hormônio luteinizante (LH-RH). O dispositivo deve ser removido após 12 meses, e o outro implante deve ser inserido para continuação da terapia.

O implante estéril contém um núcleo com 50 mg de acetato de histrelina inserido em um reservatório de hidrogel cilíndrico, não biodegradável, apresentando 3,5 cm por 3 mm, que também contém ácido esteárico. O reservatório de hidrogel consiste em um cartucho de um polímero hidrofílico constituído de 2-hidroxietilmetacrilato, 2-hidroxipropilmetacrilato, trimetilol-propanotrimetacrilato, éter benzoin metílico, Perkadoz-16 e Triton X-100. O implante é acondicionado em um frasco de vidro contendo 2,0 mL de cloreto de sódio 1,8%, que estão prontos para a liberação após a inserção (24).

IMPLANTE VIADUR

O implante Viadur (acetato de leuprolida) é um implante estéril e não biodegradável, miniaturizado, osmoticamente governado, destinado a liberar acetato de leuprolida por 12 meses a uma velocidade controlada. Ele contém 65 mg de leuprolida (72 mg em forma de acetato), que consiste em um análogo nonapeptídeo dos hormônios naturais GnRH e LH-RH. Após 12 meses, o implante é removido e outro deve ser inserido, se indicado. O Viadur é destinado para o tratamento paliativo do câncer de próstata avançado. O fármaco é dissolvido em 104 mg de dimetilsulfóxido. O reservatório abriga uma membrana de poliuretano controladora da velocidade, um pistão elastomérico e um moderador de difusão de polietileno. Os comprimidos osmóticos contidos são constituídos de cloreto de sódio, carboximetilcelulose sódica, povidona, estearato de magnésio e água estéril para injeção. O espaço entre o reservatório e os comprimidos osmóticos é preenchido com PEG. O implante pesa em torno de 1,1 g. À medida que o fluido aquoso difunde-se através da membrana e é lentamente incorporado pelos comprimidos osmóticos, o pistão se move e elimina uma quantidade controlada do fármaco pelo orifício moderador da difusão (25).

IMPLANTES VITRASERT

Os implantes Vitrasert contêm 4,5 mg do fármaco antiviral ganciclovir e são utilizados para o tratamento de retinites causadas por citomegalovírus (CMV) associadas à Aids. O ganciclovir não cura a retinite, porém auxilia a diminuir sua progressão. A forma farmacêutica é implantada cirurgicamente na cavidade vítrea do olho em um procedimento intraocular ambulatorial.

Cada implante contém 4,5 mg de ganciclovir e estearato de magnésio (0,25%) como excipiente, e é embebido em um sistema a base de polímeros que liberam o fármaco lentamente durante um período de 5 a 8 meses. Exames oftalmológicos contínuos são necessários, e o Vitrasert deve ser removido e substituído por um novo implante antes que o conteúdo do implante original tenha se esgotado. O Vitrasert não demonstra efeito sistêmico. Ensaios clínicos reportaram eventos adversos, como, por exemplo, perda da acuidade visual, hemorragia vítrea e deslocamento da retina, em 10 a 20% dos pacientes. A maioria dos pacientes sofreu uma perda da acuidade visual em um período de 2 a 4 semanas após o implante. Atualmente, o Vitrasert está classificado como categoria C na gravidez, e o uso em pacientes pediátricos menores de 9 anos ainda não foi estabelecido. O Vitrasert está associado a carcinogenicidade e mutagênese e deve ser manuseado e eliminado corretamente de acordo com as recomendações para uso de antineoplásicos.

OUTROS NOVOS SISTEMAS DE LIBERAÇÃO

O Definity é um frasco de microesferas lípidicas de perflutreno para preparação de uma suspensão injetável. O frasco contém componentes que, sob ativação, fornecem microesferas lipídicas de perflutreno, usadas como agentes de aumento do contraste para diagnóstico, durante procedimentos ecocardiográficos; ele é administrado pela via IV. Antes da ativação, o frasco de Definity contém 6,52 mg/mL de octafluoropropano; cada mililitro de líquido transparente possui 0,75 mg de uma mistura específica de lipídeos, 103,5 mg de propilenoglicol, 126,2 mg de glicerina e 6,8 mg de cloreto de sódio em água para injeção. O pH pode ser ajustado para 5,8 a 7 com hidróxido de sódio ou ácido clorídrico. O frasco de perflutreno dever ser ativado antes do uso, por meio de um dispositivo de agitação mecânica (Vialmix). Sob ativação, cada mililitro da suspensão branca leitosa contém um máximo de $1,2 \times 10^{10}$ de microesferas lipídicas de perflutreno e em torno de 150 µL/mL de octafluoropropano. As microesferas têm diâmetro médio entre 1,2 e 3,3 µm (26).

As microesferas de cloridrato de minociclina (Arestin) é um produto de liberação sustentada subgengival, contendo cloridrato de minociclina em um polímero biorreabsorvível, o ácido poli(DL-lático-coglicólico) ou PLGA. Ele é usado para administração profissional dentro de bolsas periodontais. Cada cartucho de dose unitária libera cloridrato de minociclina equivalente a 1 mg da base livre (27).

O hiclato de doxiciclina (Atridox) 10% no sistema Atrigel é usado para liberação prolongada subgengival. É composto por um sistema de duas seringas para mistura. A seringa A contém 450 mg do sistema de liberação Atrigel, que é uma formulação polimérica biorreabsorvível, composta por 36,7% de poli(DL-ácido lático) dissolvido em 63,3% de *N*-metil-2-pirrolidona. A seringa B contém hiclato de doxiciclina, que é equivalente a 42,5 mg de doxiciclina. Uma vez preparado, o produto mostra-se como um líquido viscoso amarelo pálido com a concentração de 10% de hiclato de doxicilina em gel. Depois da aplicação profissional e em contato com o fluido crevicular, o produto líquido solidifica-se, permitindo o controle da liberação do fármaco por sete dias. A doxiciclina é uma tetraciclina bacteriostática sintética de amplo espectro (28).

A cianocobalamina (Nascobal Gel) para administração intranasal é usada no tratamento da deficiência de vitamina B_{12}, incluindo a anemia perniciosa. Ela é autoadministrada como um gel nasal. Em geral 0,1 mL de gel contém 500 µg de cianocobalamina, administrada intranasalmente uma vez por semana. A cianocobalamina é absorvida de forma eficaz através da mucosa nasal, produzindo níveis sanguíneos terapêuticos (29).

SISTEMAS AUTOINJETÁVEIS

O EpiPen e o EpiPen Jr. são injetores automáticos contendo 2 mL de adrenalina injetável para uso intramuscular (IM) em emergências. Cada injetor livre de látex libera 0,3 mg de Adrenalina Injetável USP 1:1.000, em um volume de 0,3 mL. O volume remanescente de 1,7 mL (2,0 a 0,3 mL) permanece no injetor depois da administração e não deve ser utilizado. Cada 0,3 mL da solução contém 0,3 mg de adrenalina, 1,8 mg de cloreto de sódio, 0,5 mg de metabissulfito de sódio, ácido clorídrico para ajustar o pH da solução entre 2,2 e 5, e água para injeção (30).

Ambos os autoinjetores são indicados como suporte no tratamento emergencial de reações alérgicas (anafilaxia) e não são substitutos para cuidados médicos ou hospitalares imediatos. A adrenalina é uma amina simpatomimética que se deteriora rapidamente quando exposta ao ar ou à luz, tornando-se rosa pela oxidação a adrenocromo e marrom pela formação de melanina. Os injetores EpiPen devem ser verificados no momento anterior ao uso e se apresentarem alguma evidência de descoloração, devem ser trocados. A tampa só deve ser removida no momento do uso. Esses injetores devem ser estocados em tubos fornecidos, pois o fármaco é sensível à luz sob temperatura ambiente; as unidades não devem ser refrigeradas. As Figuras 20.15 e 20.16 mostram esses sistemas de injeção pré-carregados.

A Humulina N Pen contém suspensão de insulina isofano NPH humana (origem DNAr) em um dispositivo de liberação de insulina descartável. A embalagem possui cinco dispositivos descartáveis de 3 mL, contendo 100 U/mL de insulina NPH.

SISTEMAS DE AGULHAS SEGURAS

Com implementação do Needlestick Safety and Prevention Act, que exige a avaliação e a implementação do uso de dispositivos médicos mais seguros, bem como das exigências da Occupational Safety and Health Administration (OSHA), novos dispositivos entrarão no mercado para aumentar a segurança do pessoal responsável pelos medicamentos injetáveis administrados nos pacientes.

A enoxaparina sódica injetável (Lovenox) está atualmente disponível em seringas pré-carregadas, com um dispositivo de segurança automático (31). O novo dispositivo permite o uso da técnica de injeção normal: a proteção da agulha é removida, o processo de injeção é como o usual e a seringa/agulha é retirada do local de injeção com o dedo ainda no êmbolo.

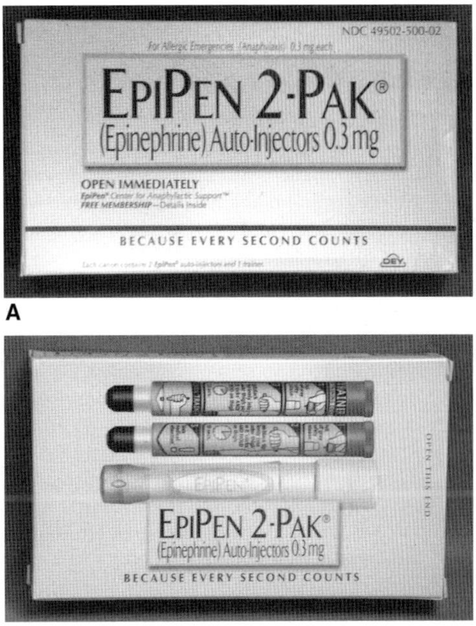

A

B

FIGURA 20.15 Embalagem comercial de autoinjetores de adrenalina EpiPen 2-Pak, cada frasco contém 0,3 mg de adrenalina. **(A)** Frente da embalagem. **(B)** Verso da embalagem.

Em seguida, a seringa/agulha é apontada para longe, e o dispositivo de segurança é ativado, ao ser empurrado com firmeza o êmbolo da pistola. A capa de proteção cobre automaticamente a agulha e um *click* é ouvido para confirmar que a proteção foi ativada e a agulha está coberta. A seringa/agulha é então descartada de forma segura em recipiente adequado para objetos cortantes mais próximo.

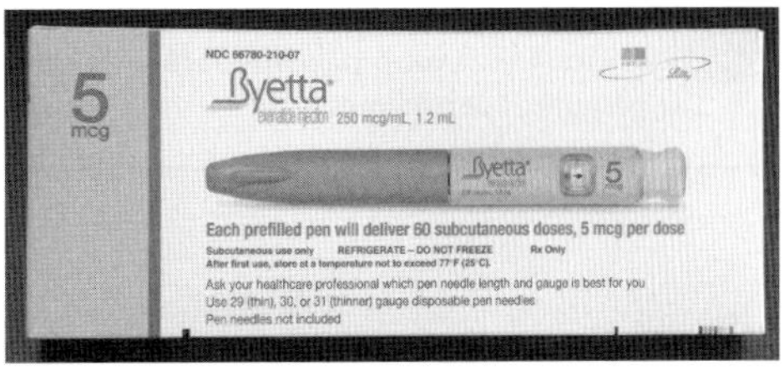

FIGURA 20.16 Exenatide 250 μg/mL; 1,2 mL na forma de caneta pré-carregada. Cada dispositivo pode liberar 60 doses subcutâneas de 5 μg por dose.

APLICANDO OS PRINCÍPIOS E CONCEITOS

ATIVIDADES EM GRUPO

1. Em grupos de três, crie um material informativo resumido para o paciente, descrevendo o uso apropriado e as técnicas de administração de comprimidos mastigáveis dispersíveis Lamictal. Seja específico em suas recomendações e sugestões.
2. Selecione dois produtos oftálmicos e um de inalação oral. Em grupos de três, um estudante fará o papel do farmacêutico, outro do paciente e o terceiro será o observador. O papel do estudante farmacêutico será aconselhar (e demonstrar) ao paciente a respeito do produto específico. Após a seção, o observador e o paciente estabelecerão um *feedback* construtivo. Os papéis serão então trocados utilizando um produto diferente até os três estudantes atuarem em todos os papéis.
3. Para reconhecer a necessidade de novas formas farmacêuticas de administração vaginal, acesse http://www.livestrong.com/video/1945-menopause-health-byte/. Assista ao vídeo da saúde do ciclo menstrual (1:18 minutos) e ao vídeo sobre a saúde na menopausa (2:09). Apresente ideias de possíveis sistemas de liberação nos quais a administração intravaginal seja utilizada.
4. Entreviste um colega que tenha utilizado um produto de inalação oral, como, por exemplo, o Advair Diskus. Discuta com ele sobre sua habilidade para usar o produto adequadamente, a eficácia do produto e as preocupações que ele tenha tido quando o medicamento foi prescrito e/ou que ele tenha atualmente.
5. Em grupos de dois, representem os papéis de farmacêutico e paciente. O farmacêutico explicará ao paciente os motivos para receitar o Sistema Ocular Ocusert em comparação com o sistema tradicional de gotas oculares de pilocarpina, e, como esta atividade será um exercício interativo, o paciente fará uma série de perguntas pertinentes.

ATIVIDADES INDIVIDUAIS:

1. Faça uma pesquisa para descobrir cinco diferentes fármacos que utilizem a tecnologia dos lipossomas para injeção.
2. Elabore uma lista de dados farmacocinéticos que demonstrem as propriedades farmacocinéticas (absorção, distribuição, metabolismo, excreção) do sistema bucal de testosterona mucoadesivo *Striant* em comparação com a administração convencional da testosterona pela via oral.
3. Dê exemplos de fármacos administrados pela via parenteral para efeitos de longa duração utilizando técnicas demonstradas neste capítulo, por exemplo, complexos químicos com fármacos de dissolução lenta, soluções ou suspensões de medicamentos em carreadores ou veículos de absorção lenta e partículas grandes de fármacos em suspensão.
4. Compare e diferencie as técnicas de administração utilizadas para EpiPen, Humulin N Pen, Byetta Pen e Glucagon Emergency Rescue Kit.

REFERÊNCIAS

1. Physicians' Desk Reference. 62nd Ed. Montvale, NJ: Thomson PDR, 2008:1477–1488.
2. I Physicians' Desk Reference. 57th Ed. Montvale, NJ: Thomson PDR, 2003:1136–1142.
3. Product Information. Livingston, NJ: Columbia Laboratories, 2003.
4. Product Literature. Palo Alto, CA: Alza, 2004.
5. Physicians' Desk Reference. 62nd Ed. Montvale, NJ: Thomson PDR, 2008:1285–1296.
6. Physicians' Desk Reference. 62nd Ed. Montvale, NJ: Thomson PDR, 2008:1440–1444.
7. Physicians' Desk Reference. 62nd Ed. Montvale, NJ: Thomson PDR, 2008:2953–2958.
8. Product Information. Research Triangle Park, NC: GlaxoWellcome, 2003.
9. Physicians' Desk Reference. 62nd Ed. Montvale, NJ: Thomson PDR, 2008:765.
10. Product Information. Palo Alto, CA: Alza, 1998.
11. Physicians' Desk Reference. 62nd Ed. Montvale, NJ: Thomson PDR, 2008:1166–1168.
12. Madan PL. Sustained-release drug delivery systems, part VI: Special devices. Pharm Manufact 1985;2:33–40.
13. Madan PL. Sustained-release drug delivery systems, part V: Parenteral products. Pharm Manufact 1985;2:51.
14. Physicians' Desk Reference. 62nd Ed. Montvale, NJ: Thomson PDR, 2008:1828–1837.
15. Physicians' Desk Reference. 62nd Ed. Montvale, NJ: Thomson PDR, 2008:1134–1136.
16. Physicians' Desk Reference. 57th Ed. Montvale, NJ: Thomson PDR, 2003:1758–1761.
17. Physicians' Desk Reference. 57th Ed. Montvale, NJ: Thomson PDR, 2003:1423–1425.
18. Physicians' Desk Reference. 62nd Ed. Montvale, NJ: Thomson PDR, 2008:2327–2334.
19. Physicians' Desk Reference. 62nd Ed. Montvale, NJ: Thomson PDR, 2008:2994–3001.
20. Product Information. Nutley, NJ: Hoffmann-LaRoche, 2009.
21. Physicians' Desk Reference. 62nd Ed. Montvale NJ: Thomson PDR, 2008:1084–1087.
22. Physicians' Desk Reference. 62nd Ed. Montvale, NJ: Thomson PDR, 2008:2147–2149.
23. Physicians' Desk Reference. 57th Ed. Montvale, NJ: Thomson PDR, 2003:695–699.
24. Physicians' Desk Reference. 62nd Ed. Montvale, NJ: Thomson PDR, 2008:1701–1704.
25. Product Information. Plainsboro, NJ: Bristol Myers-Squibb Medical Imaging, 2000.
26 Physicians' Desk Reference. 62nd Ed. Montvale, NJ: Thomson PDR, 2008:801–804.
27. Product Information. Warminster, PA: OraPharma, 2004.
28. Product Information. Newtown, PA: CollaGenex Pharmaceuticals, 2005.
29. Product Information. Hauppaugh, NY: Nastech Pharmaceutical, 2003.
30.Product Information. Indianapolis, IN: Eli Lilly, 2002.
31. Product Information. Bridgewater, NJ: Aventis Pharmaceuticals, 2003.

APÊNDICE A Definições de classes terapêuticas*

Abrasivo: substância que remove uma camada externa, como uma placa dentária (pedra-pomes).

Absorvente: fármaco que captura outras substâncias químicas em sua estrutura, empregado para reduzir a biodisponibilidade de substâncias tóxicas (p. ex., policarbofil, absorvente gastrintestinal).

Acidificante sistêmico: fármaco que reduz o pH corporal, útil para restabelecer o pH normal em pacientes com alcalose sistêmica (cloreto de amônia).

Acidificante urinário: fármaco que reduz o pH do filtrado renal e da urina (fosfato de sódio monobásico).

Adjuvante da penicilina: fármaco que aumenta a duração sistêmica da penicilina por inibir sua excreção renal (probenecida).

Adrenérgico: fármaco que ativa órgãos inervados pelo sistema nervoso simpático; fármaco simpatomimético (adrenalina).

Adrenocorticosteroide, anti-inflamatório: hormônio do córtex adrenal que regula o metabolismo orgânico e inibe a resposta inflamatória, um glicocorticoide (prednisolona).

Adrenocorticosteroide regulador: hormônio do córtex suprarrenal que regula o balanço sódio/potássio no corpo, um mineralocorticoide (acetato de desoxicorticosterona).

Adsorvente: fármaco que liga outras substâncias em sua superfície, usado para reduzir a biodisponibilidade de substâncias tóxicas (caulim, adsorvente gastrintestinal).

Adstringente: fármaco de uso tópico que produz constrição dos tecidos (solução de acetato de alumínio).

Adstringente oftálmico: adstringente suave aceitável para uso ocular (sulfato de zinco).

Agente alquilante: antineoplásico que ataca células malignas ligando-se covalentemente a seu DNA (clorambucil).

Agente antiacneico: fármaco que combate as lesões da acne vulgar (tretinoína).

Agente anticolesterol: fármaco que reduz o nível de colesterol sanguíneo (atorvastatina, colestiramina, rosuvastatina cálcica, sinvastatina, ezetimiba).

Agente antienxaquecoso: fármaco que reduz a incidência ou gravidade das enxaquecas vasculares (sumitriptana).

Agente antiglaucoma: fármaco que reduz a pressão do fluido intraocular, usado para tratar o glaucoma (a metazolamida e a acetazolamida diminui a produção de fluido; o isofluorofato promove a drenagem do fluido).

Agente antigota: fármaco que reduz o depósito tecidual de ácido úrico ou suprime a reação inflamatória intensa da gota aguda (alopurinol para gota crônica; indometacina para gota aguda).

Agente anti-herpético: fármaco que inibe a replicação do herpes simples, usado para tratar herpes genital (aciclovir).

Agente antinauseante: fármaco que suprime náusea, vômito e vertigem induzidos pelo movimento (dimenidrinato).

Agente antiplaquetário: fármaco que inibe a agregação das plaquetas sanguíneas, usado para evitar ataque cardíaco (aspirina, bissulfato de clopidogrel).

Agente antitireoidiano: fármaco que reduz a ação da tireoide, geralmente por inibir a síntese do hormônio (metimazol).

Agente bloqueador neuromuscular: fármaco que paralisa os músculos esqueléticos pela prevenção dos impulsos neurais (succinilcolina).

Agente complexante metálico: fármaco que liga íons metálicos, útil no tratamento de envenenamento por metais (dimercaprol, agente complexante para arsênico, mercúrio e ouro).

Agente de fertilização: fármaco que promove a ovulação nas mulheres de baixa fertilidade ou a espermatogênese em homens (clomifeno).

Agente despigmentante: fármaco que inibe a produção de melanina na pele, usado para induzir a despigmentação geral em algumas condições em que a pele apresenta manchas causadas pela despigmentação, por exemplo, vitiligo (hidroquinona).

Agente esclerosante: substância irritante aceitável para injeção em veias varicosas para induzir fibrose e obliteração (injeção de morruato de sódio).

Agente hemorreológico: fármaco que melhora as propriedades do fluxo sanguíneo pela redução da viscosidade (pentoxifilina).

*Elaborado por H. Douglas Johnson, PhD., professor emérito de Farmacologia/Toxicologia, College of Pharmacy, University of Georgia.

Agente imunizante ativo: antígeno que induz a produção de anticorpos contra um microrganismo patogênico, usado para fornecer proteção permanente, mas retardada contra infecções (toxoide tetânico).

Agente imunizante passivo: fármaco que contém anticorpos contra microrganismos patogênicos, usado para fornecer proteção imediata, mas temporária, contra infecções (imunoglobulina tetânica, imunoglobulina da raiva).

Agente inotrópico: fármaco que aumenta a força contrátil do músculo cardíaco, um cardiotônico (digitoxina, dopamina).

Agente pigmentante: substância que promove a síntese de melanina na pele (trioxisaleno, agente pigmentante oral; metoxisaleno, pigmentante tópico).

Agente quelante: agente complexante que se liga a íons metálicos dentro de sua estrutura cíclica (quelatos), útil no tratamento do envenenamento por metais (edetato cálcico dissódico, agente quelante para chumbo).

Agente radiográfico: *ver* Meio de contraste de raio X.

Agente sistêmico: fármaco administrado de modo a alcançar a circulação sistêmica, de onde se difunde para todos os tecidos, incluindo o sítio da ação terapêutica.

Agonista: fármaco que reage com receptores fisiológicos, ativando-os e induzindo a resposta biológica (morfina, agonista do receptor opioide; isoproterenol, agonista do receptor beta-adrenérgico).

Agonista do receptor alfa: fármaco que ativa os receptores alfa do sistema nervoso simpático, por exemplo, para induzir a vasoconstrição (noradrenalina).

Agonista do receptor de dopamina: fármaco que ativa os receptores de dopamina, por exemplo, para inibir a secreção hipofisária de prolactina (bromocriptina, dicloridrato de pramipexol, cloridrato de ropunirol).

Agonista dos receptores beta: fármaco que ativa os receptores beta do sistema nervoso simpático, por exemplo, para induzir a broncodilatação (isoproterenol).

AINE: *ver* Anti-inflamatório não esteroide.

Alcalinizante sistêmico: fármaco que aumenta o pH interno corporal, útil no restabelecimento do pH normal em pacientes com acidose sistêmica (bicarbonato de sódio).

Alcaloide da beladona: princípio ativo natural proveniente da *Atropa belladonna* e de espécies relacionadas com ação anticolinérgica (atropina).

Alcaloide da vinca: princípio ativo natural obtido da *Vinca rosea* e de espécies relacionadas, com ação antineoplásica (vincristina).

Alcaloide do ergot: princípio ativo natural derivado do fungo *Claviceps purpura*, que cresce sobre o centeio ou outros grãos (ergonovina, contrator uterino; ergotamina, indicado para enxaqueca).

Alcaloide xantínico: princípio ativo quimicamente relacionado à xantina, com ações diurética, relaxante da musculatura lisa e estimulante do sistema nervoso central (cafeína).

Alcaloides da rauvólfia: princípio ativo natural derivado da *Rauwolfia serpentina* e de espécies relacionadas, com ações anti-hipertensivas e antipsicóticas (reserpina).

Analéptico: estimulante do sistema nervoso central, algumas vezes utilizado para estimular a respiração durante a depressão do sistema nervoso central (doxapram, modafinila).

Analgésico: fármaco que suprime a percepção da dor (nocicepção) sem induzir a inconsciência (sulfato de morfina, analgésico opioide; ácido acetilsalicílico, analgésico não opioide).

Androgênio: hormônio que estimula e mantém as características sexuais e a função reprodutora no homem (testosterona).

Anestésico geral: fármaco que elimina a percepção da dor ao induzir a inconsciência (éter, anestésico para inalação; tiopental sódico, anestésico intravenoso, midazolam).

Anestésico local: fármaco que elimina a percepção da dor em uma área limitada do corpo pela ação local sobre nervos sensores (procaína, lidocaína).

Anestésico, tópico: anestésico local que é eficaz após aplicação sobre as membranas mucosas (tetracaína).

Anoréxico: fármaco que suprime o apetite, geralmente pela elevação do humor (fentermina, sibutramina).

Ansiolítico: fármaco que suprime os sintomas da ansiedade (diazepam; alprazolam).

Ansiolítico: Agente que suprime os sintomas de ansiedade.

Antagonista: fármaco que reage assintomaticamente com os receptores fisiológicos e evita sua ativação endógena (naloxona, antagonista do receptor opioide; propranolol e metoprolol, antagonistas do receptor beta-adrenérgico).

Antagonista anticoagulante: fármaco que atua contra *overdoses* de anticoagulantes (fitonadiona, fornece vitamina K para atuar contra anticoagulantes antagonistas da vitamina K).

Antagonistas de metais pesados: fármaco empregado como antídoto no envenenamento por metais tóxicos, como arsênico e mercúrio (dimercaprol).

Antagonista do receptor alfa: fármaco que reage assintomaticamente com os receptores alfa do sistema nervoso simpático e evita sua ativação endógena, por exemplo, para induzir a vasodilatação (fentolamina).

Antagonista dos receptores beta: fármaco que reage assintomaticamente com os receptores beta do sistema nervoso simpático, evitando sua ativação endógena, por exemplo, para opor-se ao estímulo simpático do coração (atenolol, metoprolol, propranolol).

Antagonista dos receptores histamínicos H_1: fármaco usado para combater os sintomas da alergia induzidos pela histamina, um anti-histamínico (cloridrato de difenidramina).

Antagonista dos receptores histamínicos H_2: fármaco que inibe a secreção de ácido gástrico mediada pela histamina, usado no tratamento de úlceras pépticas e duodenais (famotidina).

Antagonista opioide: *ver* Narcótico antagonista.

Antiácido: fármaco que neutraliza o excesso de ácido gástrico (carbonato de cálcio).

Antiandrenérgico: fármaco que inibe a resposta dos impulsos nervosos simpáticos e fármacos adrenérgicos; agente simpatolítico (fentolamina, antagonista alfa-adrenérgico; propranolol, antagonista beta-adrenérgico).

Antiandrogênio: fármaco que inibe a resposta de hormônios androgênios.

Antiamebiano: fármaco que mata ou inibe parasitas protozoários, tais como a *Entamoeba histolytica*, causadora da amebíase (metronidazol, antiamébico intestinal; cloroquina, antiamébico extraintestinal).

Antianêmico: fármaco usado para tratar a anemia; *ver* Hematopoiético, Hematínico (sulfato ferroso).

Antianginoso: vasodilatador coronariano útil na prevenção e tratamento da angina de peito (nitroglicerina).

Antiarrítmico: depressor cardíaco útil na supressão de irregularidades do ritmo cardíaco (cloridrato de amiodarona, procainamida).

Antiartrítico: fármaco que reduz as inflamações da artrite (anacinra, celecoxibe, ibuprofeno).

Antibacteriano: fármaco que mata ou inibe bactérias patogênicas (penicilina G, antibacteriano sistêmico; nitrofurantoína, antibacteriano urinário; bacitracina, antibacteriano tópico).

Antibiótico: fármaco de origem microbiana usado para matar ou inibir bactérias e outros agentes infecciosos (claritromicina, penicilina, levofloxacino).

Anticoagulante, para estocagem de sangue total: agente atóxico adicionado em coletas de sangue para prevenir coagulação (solução de dextrose citrato anticoagulante).

Anticoagulante sistêmico: fármaco administrado para diminuir a coagulação do sangue (varfarina sódica).

Anticolinérgico: fármaco que inibe a resposta aos impulsos nervosos parassimpáticos e fármacos colinérgicos; agente parassimpatolítico (brometo de ipratrópio).

Anticonvulsivante: fármaco antiepilético administrado profilaticamente para evitar ataques ou que interrompe as convulsões pela indução da depressão do sistema nervoso central (fenitoína, antiepilético profilático; diazepam, anticonvulsivante depressor do sistema nervoso central).

Anticorpo monoclonal: imunoglobulina altamente específica, produzida por clonagem de culturas de células (muromonabe CD3, inativa os linfócitos T que rejeitam os tecidos transplantados).

Antidepressivo: fármaco que atua no sistema nervoso central induzindo a elevação do humor, útil no tratamento da depressão (amitriptilina).

Antidepressivo tricíclico: antidepressivo que contém um núcleo fenotiazina tricíclico em sua estrutura química (amitriptilina, imipramina).

Antidiabético: medicamento que fornece insulina ou estimula sua secreção, útil no tratamento do diabetes melito (injeção de insulina, fornece insulina; glipizida, estimula a secreção de insulina; cloridrato de pioglitazona, exenatida).

Antidiarreico: fármaco que inibe o peristaltismo intestinal, usado para tratar diarreia (difenoxilato; subsalicilato de bismuto; cloridrato de loperamida).

Antidiurético: fármaco que promove a reabsorção de água pelos rins, reduzindo o volume de urina; usado para tratar o diabetes insípido neurogênico (desmopressina).

Antídoto, ação específica: fármaco que reduz os efeitos de um veneno sistêmico (ou *overdoses* de fármacos) por um mecanismo relacionado a um agente tóxico em particular (dimercaprol, antídoto específico para envenenamento por arsênico, mercúrio e ouro; flumazenil, reverte parcial ou completamente os efeitos sedativos dos benzodiazepínicos).

Antídoto, ação geral: fármaco que reduz o efeitos de venenos ingeridos (ou *overdoses* de fármacos) pela adsorção do material tóxico (carvão ativado).

Antídoto anticolinesterase: fármaco que reativa a enzima colinesterase após sua inativação por venenos organofosfatos (pralidoxima).

Antieczema: fármaco de uso tópico que auxilia no controle de lesões exsudativas crônicas da pele (alcatrão de carvão).

Antiemético: fármaco que suprime náusea e vômito (cloridrato de ondansetron).

Antieneurético: fármaco que auxilia no controle da enurese (imipramina).

Antiepilético: fármaco que evita as crises de epilepsia com função profilática (ácido valproico; topiramato).

Antiescorbútico: fármaco contendo vitamina C, útil no tratamento da deficiência de vitamina C e escorbuto (ácido ascórbico).

Antiespasmódico: fármaco que inibe a motilidade da musculatura visceral (atropina).

Antiesquistossomose: fármaco que mata ou inibe trematódeos patogênicos do gênero *Schistosoma* (oxaminiquina).

Antiestrogênio: fármaco que inibe a ação dos hormônios estrogênicos (tamoxifeno).

Antifibrinolítico: fármaco que promove a homeostasia pela inibição da dissolução do coágulo, ou seja, fibrinólise (ácido aminocaproico).

Antifilárico: fármaco que mata ou inibe parasitas filáricos patogênicos (dietilcarbamazina).

Antiflatulento: fármaco que reduz o gás gastrintestinal (simeticona).

Antifúngico sistêmico: fármaco que mata ou inibe fungos patogênicos (fluconazol).

Antifúngico tópico: fármaco aplicado externamente que mata ou inibe fungos patogênicos (tolnaftato).

Antigonadotrofina: fármaco que inibe a secreção de gonadotrofina pela hipófise anterior, usado para minimizar a disfunção ovariana (danazol).

Anti-helmíntico: fármaco que erradica infestações de parasitas intestinais (mebendazol).

Anti-hemofílico: fármaco que substitui os fatores de coagulação ausentes na hemofilia hereditária (fator anti-hemofílico).

Anti-hiperlipidêmico: fármaco que reduz os níveis de lipídeos e colesterol sanguíneo (atorvastatina).

Anti-hipertensivo: fármaco que reduz a pressão arterial, especialmente a pressão diastólica, na hipertensão (metoprolol; atenolol).

Anti-hipocalcêmico: fármaco que eleva os níveis de cálcio, útil no tratamento da hipocalcemia (injeção de paratireoide).

Anti-hipoglicêmico: fármaco que eleva a glicose sanguínea, útil no tratamento de hipoglicemia (glucagon).

Anti-histamínico: fármaco que antagoniza a ação da histamina nos receptores histamínicos H_1, útil para suprimir os sintomas de alergia induzidos pela histamina (maleato de clorofeniramina; cetirizina; cloridrato de fexofenadina).

Anti-infeccioso tópico (ou local): fármaco que mata ou inibe microrganismos patogênicos, aceitável para assepsia de pele e ferimentos (povidona iodada líquida).

Anti-inflamatório: fármaco que inibe a resposta ao dano celular (inflamação) (prednisolona, adrenocorticosteroide; ibuprofeno, não esteroide).

Anti-inflamatório não esteroide: analgésico ou anti--inflamatório que inibe a síntese da prostaglandina (cetoprofeno).

Antileishmaniano: fármaco que mata ou inibe protozoários patogênicos do gênero (isetionato de hidroxiestilbamidina).

Antileprótico: fármaco que mata ou inibe o, causador da lepra (dapsona).

Antimalárico: fármaco que mata ou inibe protozoários do gênero, causadores da malária (cloroquina).

Antimaníaco: fármaco que suprime a fase eufórica (mania) do transtorno bipolar (carbonato de lítio).

Antimetabólito: fármaco que ataca células malignas ou patogênicas, atuando como um substituto não funcional de um metabólito essencial (fluorouracil, antimetabólito antineoplásico).

Antimuscarínico: fármaco anticolinérgico que inibe os sintomas mediados pelos receptores da acetilcolina dos órgãos viscerais – receptores muscarínicos (atropina).

Antinauseoso: fármaco que suprime náusea e vômito, antiemético (ondansetron).

Antineoplásico: fármaco que ataca as células malignas (neoplásicas) no corpo (clorambucil, agente alquilante).

Antiparasitário: fármaco que erradica parasitas como artrópodos, helmintos, protozoários, etc. (permetrina para sarna; mebendazol para parasitas intestinais; metronidazol para amebíase; malation para piolhos).

Antiparkinsoniano (antidiscinético): fármaco que suprime os distúbios neurológicos e sintomas da doença de Parkinson (levodopa).

Antiperistáltico: fármaco que inibe a motilidade intestinal; fármaco antidiarreico (cloridrato de difenoxilato).

Antipirético: fármaco que restabelece a temperatura corporal normal no caso de febre (paracetamol).

Antiprotozoário: fármaco que mata ou inibe protozários patogênicos (metronidazol).

Antipruriginoso: fármaco que reduz prurido (trimeprazina, antipruriginoso sistêmico; mentol, antipruriginoso tópico).

Antipsicótico: fármaco que suprime os sintomas da psicose de vários tipos de diagnósticos (haloperidol).

Antipsoríase: fármaco que suprime as lesões da psoríase (metotrexato, antipsoríase sistêmico; antralina, antipsoríase de uso tópico).

Antirraquítico: medicamento contendo vitamina D, útil no tratamento da deficiência de vitamina D e raquitismo (colecalciferol).

Antirreumático: anti-inflamatório usado para tratar a artrite e o reumatismo (indometacina).

Antirrickettsia: fármaco que mata ou inibe microrganismos patogênicos do gênero *Rickettsia* (cloranfenicol).

Antisseborreico: fármaco que auxilia no controle da dermatite seborreica (caspa) (sulfeto de selênio).

Antitreponema: fármaco que mata ou inibe o *Treponema pallidum*, agente causador da sífilis (penicilina).

Antitricomonas: fármaco que mata ou inibe protozários patogênicos do gênero *Trichomonas* (metronidazol).

Antituberculose: fármaco que mata ou inibe o *Mycobacterium tuberculosis*, agente causador da tuberculose (isoniazida).

Antitussígeno: fármaco que suprime o reflexo da tosse (bromidrato de dextrometorfano).

Antiviral: fármaco que mata ou inibe infecções virais (idoxuridina, antiviral oftálmico).

Antiviral profilático: fármaco útil na prevenção de infecções virais (amantadina, tratamento profilático da gripe).

Antixeroftálmico: medicamento contendo vitamina A, útil no tratamento da deficiência de vitamina A e xeroftalmia.

Auxiliar digestivo: fármaco que promove a digestão, geralmente pela suplementação de uma enzima gastrintestinal (pancreatina).

Auxiliar do diagnóstico: substância usada para determinar o estado funcional de um órgão do corpo ou a presença de uma doença (peptavlon, teste de secreção gástrica; fluoresceína sódica, indicador de trauma corneal).

Barbiturato: fármaco hipnótico sedativo que contém uma porção de ácido barbitúrico em sua estrutura química (fenobarbital).

Benzodiazepínico: fármaco relaxante muscular ansiolítico sedativo que contém uma porção benzodiazepínica em sua estrutura (diazepam).

Bloqueador dos canais de cálcio: fármaco antianginoso que age impedindo a função dos canais de cálcio transmembranares das células da musculatura lisa vascular (verapamil).

Broncodilatador: fármaco que expande os bronquíolos das vias respiratórias, útil no tratamento de asma (isoproterenol, broncodilatador adrenérgico; oxitrifilina, broncodilatador relaxante da musculatura lisa).

Cardiotônico: fármaco que aumenta a força de contração do miocárdio, útil no tratamento de insuficiência cardíaca congestiva (digoxina).

Catártico: fármaco que promove a defecação, geralmente apresentando ação mais forte do que um laxativo (bisacodil).

Cáustico: fármaco de uso tópico que destrói o tecido, útil na remoção de lesões de pele (nitrato de prata).

Cefalosporina: fármaco antimicrobiano que contém uma porção de cefalosporina em sua estrutura (cefotaxima, cefdinir).

Cicloplégico: fármaco anticolinérgico usado topicamente no olho para induzir paralisia da acomodação (cicloplegia) e dilatação da pupila (ciclopentolato).

Coagulante: *ver* Hemostático sistêmico.

Colerético: fármaco que aumenta a secreção da bile pelo fígado (ácido desidrocólico).

Colinérgico: fármaco que ativa órgãos inervados pelo sistema nervoso parassimpático; um parassimpaticomimético (neostigmina, colinérgico sistêmico; pilocarpina, colinérgico oftálmico).

Contraceptivo oral: fármaco administrado por via oral para evitar a concepção. Atualmente disponível para uso por mulheres (comprimidos de acetato de noretindrona e etinilestradiol).

Contraceptivo tópico: agente espermicida usado topicamente na vagina para impedir a concepção (nonoxinol-9).

Contraceptivo transdérmico: fármaco administrado topicamente para evitar a contracepção (norelgestromina/etinilestradiol).

Contraceptivo vaginal: fármaco liberado a partir de um anel intravaginal para impedir a contracepção (etonogestrel/ etinilestradiol).

Contrator uterino: fármaco utilizado em obstetrícia, após a saída da placenta, para induzir a contração uterina e reduzir a hemorragia (metilergonovina).

Crisoterapêutico: fármaco contendo ouro, usado no tratamento de artrite reumatoide (auranofina).

Demulcente: líquido viscoso suave, em geral aquoso, usado para cobrir e aliviar membranas mucosas ou pele inflamada (metilcelulose).

Depressor cardíaco, antiarrítmico: fármaco que deprime a função do miocárdio, útil no tratamento das arritmias cardíacas (procainamida).

Descongestionante nasal: fármaco adrenérgico usado oral ou topicamente para induzir a vasoconstrição na mucosa nasal (cloridrato de fenilefrina; cloridrato de pseudoefedrina).

Desinfetante: agente que destrói microrganismos pelo contato, aceitável para esterilização de objetos (solução de formaldeído).

Dessensibilizante da dentina: agente aplicado nos dentes para reduzir a sensibilidade da dentina exposta (nitrato de potássio).

Detergente: tensoativo empregado na remoção da sujeira (sabão líquido de hexaclorofeno, detergente antisséptico).

Diurético: fármaco que promove a excreção renal de eletrólitos e água, útil para tratar edema generalizado (furosemida, diurético de alça; hidroclorotiazida, diurético tiazídico; trianTereno, diurético poupador de potássio).

Diurético de alça: diurético com sítio de ação renal que age na porção grossa ascendente da alça de Henle (furosemida).

Diurético poupador de potássio: diurético que não induz a depleção de potássio sistêmico como efeito colateral (triantereno).

Diurético tiazídico: diurético que contém uma porção de benzotiazida (tiazida) em sua estrutura química (hidroclorotiazida).

Emético: fármaco que induz o vômito, útil para expurgar venenos ingeridos, mas não absorvidos (xarope de ipeca).

Emoliente: substância ativa de uso tópico, particularmente um óleo ou lipídeo, usada para suavizar a pele e torná-la mais flexível (*cold cream*).

Escabicida: inseticida aceitável para erradicação da sarna (*Sarcoptes scabiei*), por exemplo, crotamitona.

Específico: fármaco especialmente adaptado em seu uso indicado, em geral devido à relação funcional entre o mecanismo de ação e a fisiopatologia da doença.

Esteroide anabólico: análogo androgênico apresentando atividade anabólica relativamente maior, usado para tratar distúrbios do catabolismo (metandrostenolona).

Estimulante central: fármaco que aumenta o estado funcional do sistema nervoso central, algumas vezes usado na terapia anticonvulsivante dos transtornos mentais (flurotil, modafinil).

Estimulante respiratório: fármaco que estimula seletivamente a respiração, seja por iniciação periférica dos reflexos respiratórios, seja pelo estímulo seletivo do sistema nervoso central (dióxido de carbono, estimulante dos reflexos respiratórios; etamivana, estimulante respiratório central).

Estrogênio: hormônio que estimula e mantém as características sexuais e órgãos reprodutores femininos, bem como atua no ciclo uterino (etinilestradiol).

Expectorante: fármaco que aumenta as secreções do trato respiratório, reduz a viscosidade dela e promove sua remoção (guaifenesina).

Fármaco de ação central: fármaco que produz efeito terapêutico por meio de ação no sistema nervoso central, geralmente destinado a exercer um tipo de efeito terapêutico (sedativo, hipnótico, anticonvulsivante, etc.)

Fármaco de uso tópico: fármaco aplicado na superfície do corpo para exercer ação terapêutica local.

Fenotiazina: antipsicótico ou antidepressivo que contém o núcleo fenotiazina em sua estrutura (clorpromazina, antipsicótico; imipramina, antidepressivo).

Fibrinolítico proteolítico: enzima empregada topicamente para hidrolisar exsudatos em lesões inflamatórias infectadas (fibrinolisina e desoxirribonuclease bovina).

Filtro solar: agente protetor que absorve a energia da luz de comprimentos de onda que causam queimaduras solares (ácido para-aminobenzoico, PABA).

Fotossensibilizante: fármaco que aumenta a resposta cutânea à luz ultravioleta, usado com luz ultravioleta para tratar certas doenças de pele, por exemplo, psoríase (metoxaleno).

Galactocinético: fármaco usado para iniciar a lactação, após o nascimento da criança (oxitocina, *spray* nasal).

Glicocorticoide: hormônio adrenocortical que regula o metabolismo orgânico e inibe a resposta inflamatória (betametasona; prednisona).

Glicosídeo cardíaco: princípio ativo natural obtido da *Digitalis purpurea* e de espécies relacionadas, com ação cardiotônica (digoxina).

Gonadotrofina: fármaco que fornece ações gonadoestimulantes do hormônio estimulador de folículo (FSH) e/ou hormônio luteinizante (LH), usado para promover a fertilidade (menotropinas contêm FSH e LH, gonadotrofina coriônica humana possui atividade semelhante ao LH).

Hematínico: fármaco que promove a formação de hemoglobina por meio do fornecimento de ferro (sulfato ferroso).

Hematopoiético: vitamina que estimula a formação de eritrócitos, útil no tratamento de anemia por deficiência de vitamina (cianocobalamina).

Hemostático local: fármaco que, quando aplicado sobre a superfície do sangramento, promove coagulação ou serve como uma matriz do coágulo (trombina, promotor do coágulo; celulose oxidada, matriz do coágulo).

Hemostático sistêmico: fármaco que cessa o sangramento inibindo a fibrinólise sistêmica (ácido aminocaproico).

Hidantoína: fármaco antiepilético que contém uma porção de hidantoína em sua estrutura química (fenitoína sódica).

Hidrolítico injetável: enzima que promove a difusão de outros fármacos injetados através dos tecidos conectivos (hialuronidase).

Hiperglicêmico: fármaco que eleva o nível de glicose no sangue (glucagon).

Hipnótico: depressor do sistema nervoso central, usado para induzir o sono (zopiclona; flurazepam; hemitartarato de zolpidem).

Hipotensivo: Anti-hipertensivo.

Hormônio: substância que atua como regulador celular fisiológico (insulina, estradiol, tiroxina).

Hormônio adrenocorticotrófico: hormônio que estimula o córtex adrenal para produzir glicocorticoides (corticotropina).

Hormônio da hipófise posterior, antidiurético: hormônio que promove a reabsorção renal de água, útil no tratamento do diabetes insípido (injeção de vasopressina).

Hormônio da tireoide: hormônio que mantém a função metabólica e a taxa de metabolismo normal do tecido (levotiroxina).

Hormônio do crescimento humano: fármaco que atua como o hormônio do crescimento endógeno; usado em crianças para estimular o crescimento em casos de deficiência desse hormônio (somatrema).

Imunoglobulina: anticorpo derivado do soro sanguíneo, usado para conferir imunidade passiva para doenças infecciosas (Agente imunizante, passivo).

Imunossupressor: fármaco que inibe a resposta imune a agentes estranhos, empregado para suprimir a rejeição de órgãos transplantados (azatioprina).

Inibidor da anidrase carbônica: fármaco que inibe a enzima anidrase carbônica, cujos efeitos terapêuticos são diurese e redução da formação de fluido intraocular (acetazolamida).

Inibidor da contração uterina: fármaco que inibe a contração do músculo uterino, usado na profilaxia do parto prematuro para prolongar a gestação (ritodrina).

Inibidor da ECA: ver Inibidor da enzima conversora da angiotensina.

Inibidor da enzima conversora da angiotensina: fármaco que inibe a biotransformação da angiotensina I para angiotensina II vasoconstritora; é usado no tratamento da hipertensão (captopril, ramipril).

Inibidor da MAO: Inibidor da monoaminoxidase.

Inibidor da monoaminoxidase: fármaco antidepressivo que inibe a enzima monoaminoxidase, aumentando os níveis de catecolamina dos neurônios (isocarboxazida).

Inibidor da prostaglandina sintase: fármaco que inibe a síntese de prostaglandinas e sintomas induzidos pela prostaglandina, como as inflamações; anti-inflamatório não esteroide (ibuprofeno).

Inibidor da síntese de catecolaminas: fármaco que inibe a biossíntese de neurotransmissores de catecolaminas, como a noradrenalina (metirosina).

Irritante local: substância que reage fracamente e de modo não específico com os tecidos biológicos; é usada para induzir uma resposta inflamatória suave (cânfora).

Laxante: fármaco que promove a defecação, geralmente é considerado como tendo uma ação mais suave do que um catártico (muciloide de *psillium*, laxativo de volume; óleo mineral, laxativo lubrificante; solução oral de fosfato sódico, laxativo salino; bisacodil, laxativo irritante).

Laxante emoliente de fezes: fármaco que promove a defecação por meio do amolecimento das fezes (docusato de sódio).
Leprostático: *ver* Antileprótico.
Meio de contraste de raio X: substância opaca aos raios X que auxilia na visualização de um órgão durante o exame radiográfico (sulfato de bário, ácido iopanoico).
Midriático: fármaco adrenérgico usado topicamente no olho para induzir a dilatação da pupila (midríase), por exemplo, fenilefrina.
Mineralocorticoide: hormônio adrenocortical que regula o balanço sódio/potássio no organismo (acetato de desoxicorticosterona).
Miótico: fármaco colinérgico usado topicamente no olho para induzir a constrição da pupila (miose), por exemplo, pilocarpina.
Mucolítico: fármaco que hidrolisa mucoproteína, útil na redução da viscosidade do muco pulmonar (acetilcisteína).
Narcótico: fármaco que age por meio dos receptores opioides do sistema nervoso central ou que é legalmente classificado como narcótico em relação às regulamentações de prescrição.
Narcótico antagonista: fármaco que reage com receptores opioides assintomaticamente; é usado para cessar a ação de narcóticos (naloxona).
Opioide: *ver* Narcótico.
Oxitóxico: fármaco que estimula a motilidade uterina, usado em obstetrícia para iniciar o trabalho de parto e controlar a hemorragia pós-parto (oxitocina).
Parassimpatolítico: fármaco que inibe a resposta aos impulsos do nervo parassimpático e de fármacos parassimpatomiméticos; anticolinérgico (atropina).
Parassimpatomimético: fármaco que inativa os órgãos inervados pelo sistema nervoso parassimpático, um colinérgico (cloridrato de metoclopramida, neostigmina).
Pediculicida: inseticida aceitável para erradicação de infestações por piolho (pediculose), por exemplo, malation e permetrina.
Potenciador: fármaco adjuvante que aumenta a ação do fármaco principal, sendo a resposta terapêutica global maior que aquelas obtidas pelos fármacos isolados (hexafluorênio, potenciador da succinilcolina).
Profiláxico de cáries dentais: agente aplicado nos dentes para reduzir a incidência de cáries (fluoreto de sódio).
Progestina: hormônio semelhante à progesterona que estimula a fase secretória do ciclo uterino (noretindrona).
Prostaglandina: fármaco da classe dos hormônios cíclicos da regulação celular derivado do ácido araquidônico (alprostadil, mantém a patência dos canais arteriais em recém-nascidos que aguardam cirurgia corretiva de cardiopatias congênitas).
Proteolítico, injetável: enzima para injeção dentro dos discos intervertebrais lombares herniados, usada para reduzir pressão interdiscal (quimopapaína).
Protetor: substância de uso tópico que fornece uma barreira ao ambiente (gelatina zíncica, protetor cutâneo; metilcelulose, protetor ocular).
Protrombogênico: fármaco com atividade de vitamina K, útil no tratamento da hipoprotrombinemia de deficiência de vitamina K ou de *overdose* com antagonistas da vitamina K (fitonadiona).
Psicodélico: substância (especialmente uma droga de rua) que induz fenômenos sensoriais vívidos (mescalina).
Psicoterapêutico: fármaco usado para tratar processos emocionais ou mentais anormais (clorpromazina, haloperidol).
Queratolítico: fármaco de uso tópico que fortalece e protege a pele (tintura de benzoína composta; ácido salicílico).
Radiofármaco: fármaco contendo um isótopo radiativo, usado para fins diagnósticos ou terapêuticos (albúmen iodado com ^{125}I ou ^{131}I).
Regulador do metabolismo ósseo: fármaco que reduz o *turnover* ósseo; é usado para tratar a doença de Paget (etidronato).
Relaxante muscular esquelético: fármaco que inibe a contração dos músculos voluntários (cloridrato de ciclobenzaprina, dantroleno, succinilcolina).
Relaxante muscular liso: fármaco que inibe as contrações da musculatura lisa visceral (aminofilina).
Repressor do abuso do álcool: fármaco que altera a fisiologia, de modo que a ingestão de produtos contendo etanol seja seguida de sintomas desagradáveis (dissulfiram).
Resina removedora de eletrólitos: *ver* Resina trocadora de íons.
Resina trocadora de íons: substância que captura íons presentes em quantidade tóxicas no trato gastrintestinal com liberação equivalente de íons não tóxicos (sulfonato de poliestireno sódico captura íons potássio com liberação de íons sódio).
Rubefaciente: fármaco de uso tópico que induz uma irritação suave da pele com eritema, usado como agente de enrijecimento (álcool para massagem).
Sedativo: depressor do sistema nervoso central usado para induzir a relaxamento suave (fenobarbital).
Simpatolítico: fármaco que inibe a resposta a impulsos nervosos simpáticos e de fármacos simpatomiméticos; um antiadrenérgico (fentolamina, simpatolítico alfa; propranolol, simpatolítico beta; clonidina, simpatolítico alfa-2; mesilato de doxazocina; simpatolítico alfa).
Simpatomimético: fármaco que ativa órgãos inervados pelo sistema nervoso simpático; um adrenérgico (adrenalina).
Substituto do sal: substância alternativa, isenta de sódio, usada com flavorizantes alimentares (cloreto de potássio).
Sulfonilureia: antidiabético que contém uma porção sulfonilureia em sua estrutura química (glimepirida, glipizida).

Supressor: fármaco que inibe a progressão da doença, mas não a cura.

Toxoide: antígeno modificado de um organismo infeccioso usado como vacina (toxoide tetânico).

Tranquilizante, menor: denominação antiga para fármacos ansiolíticos. Medicamento (como um antipsicótico) usado para suprimir um estado emocional perturbado agudo (trifluoperazina, antipsicótico).

Trombolítico: enzima administrada pela via parenteral para solubilizar coágulos sanguíneos (enoxaparina sódica, uroquinase, warfarina sódica).

Tuberculostático: antituberculose.

Uricosúrico: fármaco que promove a excreção renal de ácido úrico, útil no tratamento da gota crônica (probenicida).

Vacina: medicamento contendo um antígeno, usado para induzir a imunidade ativa contra doenças infecciosas (vacina contra hepatite B, vacina contra raiva).

Vasoconstritor: fármaco que produz o estreitamento das artérias, geralmente para elevar a pressão sanguínea. Vasopressor.

Vasodilatador coronário: fármaco que expande os vasos no coração e melhora o fluxo coronariano; útil no tratamento da angina de peito; antianginoso (nitroglicerina).

Vasodilatador periférico: fármaco que expande os vasos periféricos e melhora o fluxo sanguíneo até as extremidades do corpo (minoxidil).

Vasopressor: fármaco adrenérgico usado para produzir a constrição das artérias e elevar a pressão sanguínea (noradrenalina).

Vitamina: substância orgânica essencial, em pequenas quantidades, para o metabolismo, empregada terapeuticamente para suplementar o teor encontrado nos alimentos.

APÊNDICE

B Glossário de termos farmacêuticos

Adesivo: um sistema de liberação de fármaco que contém um adesivo em um dos lados, geralmente aplicado em um local externo do corpo. Seus ingredientes difundem-se passivamente ou são transportados de modo ativo de alguma porção do adesivo.

Adesivo transdérmico matricial: sistema transdérmico que usa uma matriz polimérica contendo um fármaco, destinada à liberação sistêmica através da pele; geralmente a pele é a membrana controladora da difusão do fármaco.

Adesivo transdérmico matricial: sistema transdérmico com reservatório do fármaco contido entre uma camada adesiva e uma membrana de controle da difusão; o reservatório de fármaco consiste geralmente em uma dispersão semissólida ou uma solução.

Aerossol: forma farmacêutica acondicionada sob pressão, que contém substâncias ativas liberadas sob atuação de um sistema de válvulas apropriado.

Água aromática: solução aquosa clara saturada (a menos que especificado de outro modo), com um ou mais óleos voláteis ou outras substâncias aromáticas ou voláteis.

Ampola: recipiente final de vidro no qual a extremidade aberta é selada pelo calor, após o enchimento com produto farmacêutico.

Asséptico: isento de microrganismos causadores de doenças (não é o mesmo que estéril).

Bastão: forma farmacêutica sólida cilíndrica e delgada de consistência dura.

***Bead*:** forma farmacêutica apresentando o formato de pequenas esferas. A forma farmacêutica geralmente contém múltiplos *beads* (ver pellet).

***Bolus*:** comprimido longo e largo para administração em animais.

Cápsula: forma farmacêutica na qual o fármaco é encerrado no interior de um invólucro solúvel de gelatina mole ou dura.

Cápsula de gelatina mole: forma farmacêutica sólida na qual uma ou mais substâncias ativas, normalmente em solução ou suspensão ou na forma de pasta, são encerradas dentro de um invólucro de uma só parte.

Cápsula de liberação prolongada: cápsula formulada de maneira que o fármaco contido na preparação seja liberado por um período prolongado após a ingestão.

Cápsula de liberação retardada: cápsula revestida ou, mais comumente, grânulos encapsulados que foram revestidos com material resistente ao suco gástrico, pois o fármaco é irritante ou é inativado no estômago.

Colódio: preparação líquida constituída de piroxilina dissolvida em uma mistura de etanol e éter para uso externo.

Comprimido: forma farmacêutica sólida contendo substâncias ativas com ou sem diluentes.

Comprimido de liberação prolongada: comprimido formulado de modo a tornar o fármaco disponível por um período prolongado após a ingestão.

Comprimido de liberação retardada: comprimido revestido destinado a retardar a liberação do fármaco até que ele tenha passado pelo estômago.

Comprimido efervescente: forma farmacêutica sólida contendo misturas de ácidos e de bicarbonato de sódio que libera dióxido de carbono quando dissolvido na água; deve ser dissolvido ou disperso na água antes da administração.

Comprimido mastigável: comprimido desenvolvido para ser mastigado, produzindo uma mistura de sabor agradável que deve ser engolida; não deve deixar um sabor residual desagradável.

Comprimido moldado: comprimido formado pelo umedecimento da formulação e compressão em um molde, seguida da secagem e remoção da massa sólida resultante.

Comprimido vaginal ou inserto: tipo de supositório vaginal preparado por compressão de materiais particulados em uma forma aceitável; pode ser também preparado por encapsulação em uma cápsula de gelatina mole.

Concentrado: preparação líquida de concentração elevada e volume reduzido que geralmente é diluída antes da administração.

Concentrado para banhos: preparação contendo uma ou mais substâncias ativas, geralmente na forma de pasta ou solução, usada para preparar soluções, emulsões ou suspensões diluídas de fármacos para o tratamento e prevenção de infestações ectoparasíticas de animais.

Creme: forma farmacêutica semissólida contendo uma ou mais substâncias dissolvidas ou dispersas em uma base aceitável.

Curativo: aplicação de vários materiais com a intenção de proteger uma ferida.

Discos (*wafers*): sistema de liberação fino constituído de um material que contém o agente medicinal.

Ducha: preparação líquida destinada à irrigação na vagina; preparada a partir de pós, soluções ou líquidos concentrados.

Efervescente: forma farmacêutica contendo substâncias que rapidamente liberam dióxido de carbono em contato com a água.

Elixir: líquido hidroalcoólico claro, edulcorado e flavorizado, contendo substâncias ativas dissolvidas, para administração oral.

Emplastro: massa sólida ou semissólida fornecida sobre um suporte, destinada a proporcionar o contato prolongado com a pele.

Emulsão: sistema de duas fases na qual um líquido é disperso em outro líquido na forma de pequenas gotículas.

Enema: preparação retal usada para fins terapêuticos ou de diagnóstico.

Enxaguatório bucal: solução destinada à higiene bucal.

Espírito: solução alcoólica ou hidroalcoólica de substâncias voláteis, preparada por simples dissolução ou mistura dos componentes.

Espuma: emulsão acondicionada em recipiente de aerossol pressurizado, apresentando consistência semissólida macia quando dispensada.

Estéril: completamente isento de microrganismos vivos (viáveis).

Esterilidade: um nível aceitavelmente elevado de probabilidade de que um produto produzido em um sistema asséptico não contenha microrganismos viáveis.

Esterilização final: processo empregado para conferir esterilidade a um produto contido em seu material de acondicionamento final.

Excipiente: substância de uma forma farmacêutica isenta de atividade farmacológica.

Extrato: preparação concentrada de substâncias vegetais ou animais, obtida pela remoção dos constituintes ativos por um solvente aceitável, evaporação de todo ou quase todo o solvente e ajuste da massa ou sólidos residuais às especificações exigidas.

Extrato fluido: preparação líquida, contendo etanol como solvente, conservante ou ambos, obtida de uma substância vegetal, de modo que cada mililitro contenha os constituintes ativos de 1 g do vegetal, a menos que esteja especificado de outra forma em sua monografia.

Filme: uma camada fina ou um revestimento.

Forma farmacêutica de desintegração oral: forma farmacêutica que se desintegra rapidamente na boca para facilitar a liberação da substância ativa.

Gel: sistema semissólido constituído de uma suspensão de partículas inorgânicas pequenas ou moléculas orgânicas de peso molecular elevado, interpenetradas por um líquido.

Goma mastigável: material plástico insolúvel flavorizado e edulcorado o qual, quando mastigado, libera a substância ativa na cavidade oral.

Gotas, oral: solução, emulsão ou suspensão administradas em pequenos volumes com auxílio de um dispositivo de medida, como conta-gotas.

Grânulos: preparação constituída de partículas de pós aglomerados que pode conter uma ou mais substâncias ativas, com ou sem adjuvantes.

Implante: forma farmacêutica sólida de tamanho reduzido contendo fármaco com ou sem excipientes, obtido por compressão ou moldagem e colocado no local por injeção ou incisão.

Inalação: solução ou suspensão de uma ou mais substâncias ativas administradas pela via nasal ou inalação, para exercer efeitos locais ou sistêmicos.

Infusão intramamária: suspensão de um fármaco em um veículo oleoso, destinada unicamente ao uso veterinário.

Injeção: uma preparação destinada à administração parenteral ou para reconstruir ou diluir um medicamento parenteral antes da administração.

Injeção lipossomal: uma injeção constituída de lipossomas ou que os forma (vesículas constituídas de uma ou mais bicamadas lipídicas, geralmente fosfolipídeos, usadas para encapsular fármacos).

Inserto: preparação sólida de formato e formulação adaptada para inserção em um orifício corporal (com exceção do reto), onde o fármaco é liberado, geralmente para exercer efeito localizado.

Liberação modificada: modelo de liberação de um fármaco a partir de uma forma farmacêutica que foi deliberadamente modificada. Apresenta liberação acelerada, retardada, prolongada, pulsátil, vetorizada, entre outras.

Liberação pulsátil: modelo de liberação de um fármaco a partir da forma farmacêutica modificada, na qual porções da dose total são liberadas em dois ou mais intervalos de tempo.

Linimento: solução oleosa ou alcoólica, ou emulsão de uso externo para massagem da pele usada para o tratamento da dor ou o relaxamento da musculatura.

Liofilização: remoção de água ou outro solvente a partir de uma solução congelada por sublimação, obtida pela combinação de diferenciais de temperatura e pressão.

Loção: suspensão ou emulsão fluida aplicada na superfície da pele. Solução ou suspensão.

Para solução: um produto, geralmente sólido, usado para preparar uma solução antes da administração.

Para suspensão: um produto, geralmente sólido, usado para preparar uma suspensão antes da administração.

Pasta: forma farmacêutica semissólida contendo uma ou mais substâncias ativas destinadas à aplicação tópica. Geralmente contém alta concentração de sólidos, que lhe confere elevada consistência.

Pastilha: preparação sólida destinada a dissolver ou desintegrar-se lentamente na boca.

Pellet: *ver Bead*. (Também grânulo sólido ou de forma regular, preparado por compactação, moldagem ou granulação.)

Pílula: forma farmacêutica sólida esférica, geralmente preparada pela técnica de aglomeração a úmido.

Pó: mistura homogênea de fármacos e outras substâncias sólidas finamente divididas, destinada ao uso interno (oral) ou externo (tópico).

Pomada: preparação semissólida destinada à aplicação externa na pele e mucosas.

Pomada oftálmica: pomada estéril para aplicação no olho.

***Premix*:** mistura de uma ou mais substâncias ativas com um veículo.

Preparação oftálmica: forma farmacêutica contendo um fármaco que é destinado à aplicação no olho.

Processamento asséptico: preparação de formas farmacêuticas sem esterilização final. A forma farmacêutica é submetida a um processo de esterilização, como a filtração, e acondicionada em seu recipiente final em condições assépticas.

Sabão: sal(is) alcalino(s) de um ou mais ácidos graxos.

Sistema de liberação: forma farmacêutica desenvolvida para permitir a liberação uniforme ou a vetorização de fármacos no organismo.

Sistema de liberação intrauterino: sistema destinado à liberação prolongada do fármaco, como, por exemplo, um ano.

Sistema de liberação transdérmico com alta velocidade de partículas sólidas: sistema que emprega ondas de impacto supersônicas de gás hélio para melhorar a difusão de fármacos através da pele.

Sistema de liberação transdérmico por eletroporação: sistema cuja liberação transdérmica é melhorada pela aplicação de pulsos elétricos curtos de alta voltagem para criar poros aquosos na bicamada lipídica da pele e, assim, facilitar a difusão.

Sistema de liberação transdérmico por fonoforese: sistema de liberação transdérmico melhorado pela aplicação de ultrassom de baixa frequência para facilitar a difusão de fármacos através da pele (ultrassom, sonoforese, ultrassonoforese, ultrafonoforese).

Sistema de liberação transdérmico por iontoforese: sistema que usa corrente elétrica para facilitar a difusão de fármacos através da pele.

Dispositivo intrauterino: dispositivo inserido no útero com a finalidade de prevenir a concepção.

Sistema ocular: forma farmacêutica que é colocada no saco conjuntival, a partir da qual o fármaco se difunde através de uma membrana em velocidade constante.

Sistema transdérmico: forma farmacêutica sólida designada a liberar fármacos através da pele intacta para a circulação sistêmica.

Solução: preparação líquida que contém uma ou mais substâncias ativas dissolvidas (molecularmente dispersas) em um solvente ou uma mistura de solventes; pode ser oral, tópica, ótica, oftálmica.

Solução de enxágue: uma solução usada para limpar por meio de lavagem.

Solução oftálmica: solução estéril e livre de partículas estranhas, adequadamente preparada e acondicionada para instilação no olho.

Solução ótica: solução destinada à instilação na orelha externa.

Solução para irrigação: solução estéril destinada a banhar ou lavar feridas abertas ou cavidades corporais.

***Spray*:** líquido que se encontra finamente dividido em gotículas.

***Strip* oftálmico:** forma de dose unitária estéril ou tira de papel estéril contendo o fármaco a ser administrado no olho.

Substância ativa: substância de um produto farmacêutico responsável por sua atividade farmacológica (princípio ativo, fármaco, ingrediente ativo).

Supositório: forma farmacêutica sólida de formato adaptado para introdução no reto, na uretra ou na vagina.

Suspensão: preparação líquida que consiste em partículas sólidas dispersas em um líquido no qual não são solúveis; pode ser de uso oral, tópico, ótico ou oftálmico.

Suspensão oftálmica: preparação líquida estéril contendo partículas sólidas dispersas em um veículo, destinada à aplicação no olho.

Suspensão ótica: preparação líquida contendo partículas micronizadas destinadas à aplicação no ouvido externo.

Tintura: uma solução alcoólica ou hidroalcoólica preparada a partir de matérias-primas vegetais ou a partir de substâncias químicas.

Trocisco: *ver* Pastilhas.

Uretral: forma farmacêutica destinada à inserção na uretra para fornecer efeito local da substância ativa.

Validação: estudo científico para provar que o processo está sendo realizado de modo adequado e sob controle.

Liberação vetorizada: liberação a partir de uma forma farmacêutica modificada, de modo que a maior parte do fármaco atinja uma região, um órgão ou um tecido específico.

Xampu: solução, suspensão ou emulsão usada para limpar o cabelo e o couro cabeludo.

Xarope: solução contendo elevada concentração de sacarose ou outros açúcares. *Ver* Solução.

APÊNDICE

C Sistemas e técnicas de medida em farmácia

O conhecimento e a aplicação de sistemas de medida são essenciais para a prática farmacêutica. Quer seja na manipulação e dispensação em farmácias comunitárias, no atendimento de prescrições em farmácias institucionais ou na preparação de produtos farmacêuticos em grande escala, a exatidão na medida é essencial para a obtenção de medicamentos seguros e eficazes.

A produção industrial de medicamentos é monitorada com rigor por meio de testes de controle do processo e do produto final, de modo a assegurar a conformidade com as especificações quanto ao teor de fármaco. Prescrições que são aviadas em farmácias de manipulação em geral carecem da vantagem do controle de qualidade e, dessa maneira, o farmacêutico deve ter absoluta certeza da exatidão de todos os cálculos e medidas empregados. Os cálculos devem ser duplamente verificados pelo farmacêutico e, quando possível, por um colega. A importância dada à exatidão dos cálculos e das medidas não é exagerada. Por exemplo, um engano na colocação da vírgula representa um erro *mínimo* de fator igual a 10 e, se aplicado a uma substância ativa, resulta em sobredosagem ou subdosagem do medicamento.

O estudante de farmácia deve ter conhecimento aprofundado sobre os sistemas farmacêuticos de medida, os fatores usados na conversão entre sistemas e as técnicas apropriadas de pesagem e medida.

SISTEMAS FARMACÊUTICOS DE MEDIDA

Embora a farmácia tenha estabelecido o emprego exclusivo do sistema métrico, dois outros sistemas de medida denominados *apotecário* e *avoirdupois*, algumas vezes podem ser encontrados.* O sistema métrico inclui unidades de peso, volume e comprimento; o sistema *apotecário* inclui unidades de peso e volume; e o sistema *avoirdupois* inclui unicamente unidades de peso. O sistema métrico substituiu o sistema apotecário em quase todos os cálculos e medidas farmacêuticos, embora alguns usos tenham permanecido, como a referência comum da dose de tireoide em *grãos*, uma unidade apotecária. O *avoirdupois* é o sistema comercial *comum* de pesagem nos Estados Unidos. Ele também está sendo substituído pelo sistema métrico, mais de modo muito mais lento. O sistema *avoirdupois* é encontrado pelo farmacêutico na aquisição de produtos químicos e outros itens acondicionados e vendidos em onças ou libras.

O SISTEMA MÉTRICO

O sistema métrico é o mais amplamente usado em farmácia. É o sistema empregado na Formacopeia dos Estados Unidos (USP) e no Formulário Nacional (NF), pela U.S. Food and Drug Administration (FDA), no rótulo de produtos farmacêuticos e na maioria das prescrições.

No sistema métrico, o grama é a principal unidade de peso; o litro, de volume; e o metro, de comprimento. Subunidades e múltiplos dessas unidades básicas são indicados pelos prefixos e símbolos da Tabela C.1.

As unidades métricas mais usadas em farmácia são:

---

*N. de R.T. De acordo com a Resolução nº 01/82 de 2/4/1982 (DOU 10 de maio de 1982), o Sistema Internacional de Unidades (SI) é de uso exclusivo e obrigatório no Brasil. Os Estados Unidos são um dos poucos países que não adotam o SI; por essa razão, outros sistemas são apresentados nesta obra.

TABELA C.1 **Prefixos do sistema métrico**

FATOR DE MULTIPLICAÇÃO	PREFIXO	SÍMBOLO	TERMO (EUA)
1.000.000.000.000.000.000 = 10^{18}	Exa	E	Um quintilhão
1.000.000.000.000.000 = 10^{15}	Tera	T	Um quatrilhão
1.000.000.000.000 = 10^{12}	Giga	G	Um trilhão
1.000.000.000 = 10^{9}	Mega	M	Um bilhão
1.000.000 = 10^{6}	Kilo	k	Um milhão
1.000 = 10^{3}	Hecto	h	Um milhar
1 00 = 10^{2}	Deka	da	Uma centena
10 = 10	Peta	P	Dez
0,1 = 10^{-1}	Deci	d	Um décimo
0,01 = 10^{-2}	Centi	c	Um centésimo
0,001 = 10^{-3}	Mili	m	Um milésimo
0,000 001 = 10^{-6}	Micro	μ	Um milionésimo
0,000 000 001 = 10^{-9}	Nano	n	Um bilionésimo
0,000 000 000 001 = 10^{-12}	Pico	p	Um trilionésimo
0,000 000 000 000 001 = 10^{-15}	Femto	f	Um quatrilionésimo
0,000 000 000 000 000 001 = 10^{-18}	Atto	a	Um quintilionésimo

A tabela é baseada no Sistema Internacional de Unidades (SI, do francês, *Le Système International d'Unites*) e modificada para uso nos Estados Unidos pela Secretary of Commerce.

A *massa** é expressa em quilograma (kg), grama (g), miligrama (mg) ou micrograma (μg).

O *volume* é expresso em litro (L) ou mililitro (mL).

O *comprimento* é expresso em metro (m), centímetro (cm) ou milímetro (mm).

A *área* é expressa em termos de metro quadrado (m^2) ou centímetro qua drado (cm^2).

A escala de pesos da Figura C.1 ilustra a relação entre as unidades de peso no sistema métrico e demonstra um método fácil de conversão de uma unidade em outra (1). No exemplo, 1,23 kg devem ser convertidos em gramas. Na escala, a posição do grama está colocada a três decimais da posição do quilograma. Dessa maneira, a vírgula é movida em três posições para a direita. Em outro exemplo, a conversão de miligramas para gramas também requer o movimento de três posições de cimais, dessa vez para a esquerda. O mesmo método pode ser usado para converter unidades métricas de volume e comprimento.

Tabela de pesos

1 kg	=	1.000 g
1 hg	=	100 g
1 Dg	=	10.000 g
1 g	=	1 g
1 dg	=	0,100 g
1 cg	=	0,010 g
1 mg	=	0,001 g
1 μg	=	0,000001 g
1 ng	=	0,0000000001 g
1 pg	=	0,000000000001 g

hg, hectograma; Dg, decagrama; dg, decigrama; cg, centigrama; ng, nanograma; pg, picograma.

ou

1 g	=	0,001 kg
		0,010 hg
		0,100 Dg
		10 dg
		100 cg
		1.000 mg
		1.000.000 μg
		1.000.000.000 ng
		1.000.000.000.000 pg

*N. de T. *Massa* é a quantidade de matéria de um corpo, e sua unidade é o quilograma (kg). O *peso* é a força resultante da (ou produzida pela) atração gravitacional exercida sobre a massa de um corpo, ou seja, a massa multiplicada pela aceleração da gravidade. A unidade de peso é o quilograma-força, abreviada para kgf. Considerando a aceleração devida à gravidade, medida no nível do mar, de 9,80665 m/s^2, um corpo com a massa de 1 kg pesa 1 kgf; um corpo com a massa de 2 kg pesa 2 kgf; e assim por diante, desprezando-se, é claro, pequenas variações decorrentes de altitude, achatamento dos polos, alterações gravimétricas, etc. Na prática, os conceitos de massa e peso se confundem e são utilizados indiferentemente. Nesta obra, ambos os termos são referenciados no texto, dependendo do contexto.

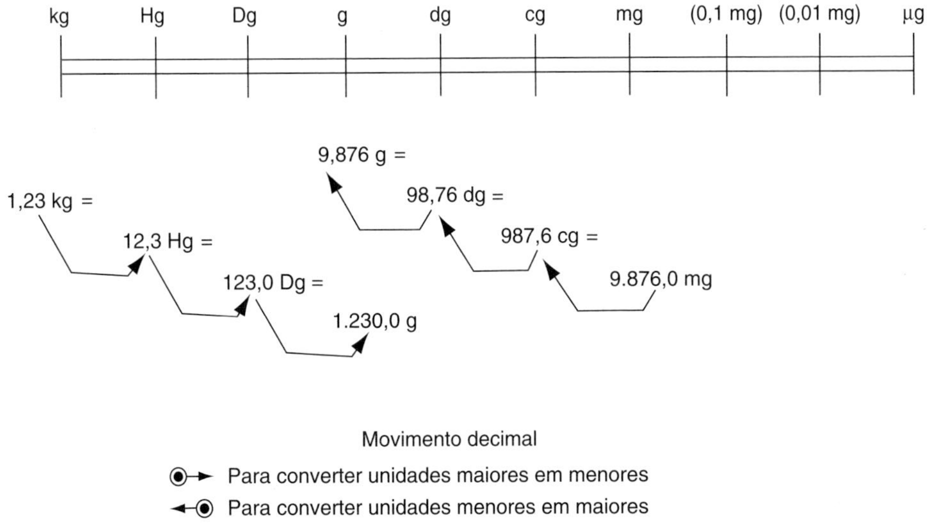

FIGURA C.1 Escala métrica de massas.

Tabela de volumes

1 kL	=	1.000 L
1 hL	=	100 L
1 DL	=	10 L
1 L	=	1 L
1 dL	=	0,100 L
1 cL	=	0,010 L
1 mL	=	0,001 L
1 µL	=	0,000001 L

kL, quilolitro; hL, hectolitro; DL, decalitro; L, litro; dL, decilitro; cL, centilitro; mL, mililitro; µL, microlitro.

ou

1 L	=	0,0001 kL
		0,010 hL
		0,100 DL
		10 dL
		100 cL
		1.000 mL
		1.000.000 µL

Tabela de comprimentos

1 km	=	1.000 m
1 hm	=	100 m
1 Dm	=	10 m
1 m	=	1 m
1 dm	=	0,100 m
1 cm	=	0,010 m
1 mm	=	0,001 m
1 µm	=	0,000001 m
1 nm	=	0,000000001 m

km, quilômetro; hm, hectômetro; Dm, decâmetro; m, metro; dm, decímetro; cm, centímetro; mm, milímetro; µm, micrômetro; nm, nanômetro.

ou

1 m	=	0,001 km
		0,010 hm
		0,100 Dm
		10 dm
		100 cm
		1.000 mm
		1.000.000 µm
		10.000.000.000 nm

O SISTEMA APOTECÁRIO

O sistema apotecário fornece medida de peso e de volume. As tabelas desse sistema são apresentadas a seguir.

Tabela de medida de líquidos pelo sistema apotecário

60 ♏	=	1 fʒ[a]
8 fʒ (480 ♏)	=	1 f℥[a]
16 f℥	=	1 pt
2 pt (32 f℥)	=	1qt
4 qt (8 pt)	=	1 gal

[a]Quando não existe dúvida de que o material referido seja um líquido, o *f* é geralmente omitido. Dracma é também chamado de *dram*. ♏, mínimo; fʒ, dracma fluida; f℥, onça fluida; pt, pinta; qt, quarto; gal, galão.

Tabela de medida de massas pelo sistema apotecário

20 g	=	1 ℈
3 ℈ (60 gr)	=	1 ʒ
8 ʒ (480 gr)	=	1 ℥
12 ℥ (5.760 gr)	=	1 lb

gr, grão; ℈, escrópulo; lb, libra.

O SISTEMA *AVOIRDUPOIS*

O sistema *avoirdupois* é empregado no comércio de produtos químicos ou outros itens por peso, ou seja, em onças e libras (p. ex., sais epsom).

O grão apresenta a mesma massa no sistema apotecário e *avoirdupois*. Entretanto, a onça e a libra nos dois sistemas diferem no número de grãos por unidade. A onça apotecária contém 480 grãos, enquanto a *avoirdupois*, 437,5 grãos. A libra apotecária contém 5.760 grãos, enquanto a *avoirdupois* 7 mil grãos. Igualmente, os símbolos de onça e libra são diferentes nos dois sistemas.

Tabela de medidas de massa segundo o sistema *avoirdupois*

437,5 gr	=	1 oz
16 oz (7.000 gr)	=	1 lb

oz, onça *avoirdupois*.

CONVERSÃO INTERSISTEMA

Um farmacêutico pode converter massa, volume ou dimensões de comprimento de um sistema em outro com fatores de conversão. Dependendo das circunstâncias e exigências acerca da exatidão, diferentes fatores de conversão podem ser usados. A tabela a seguir mostra os fatores de conversão frequentemente empregados na prática farmacêutica. Eles foram arredondados por questões de praticidade. Valores mais exatos, usados na conversão de quantidades específicas em formulações farmacêuticas, podem ser encontrados na USP.

Fatores de conversão de peso

1 g	=	15,432 gr
1 kg	=	2,2 lb (*avoir*)
1 gr	=	0,0648 g ou 64,8 ou 65 mg
1 ℥	=	31,1 g
1 oz (*avoir*)	=	28,35 g
1 lb (*apot*)	=	373,2 g
1 lb (*avoir*)	=	453,6 ou 454 g

Fatores de conversão de volume

1 mL	=	16,23 ♏
1 ♏	=	0,06 mL
1 ʒ	=	3,69 mL
1 ℥	=	29,57 mL
1 pt	=	473 mL
1 gal (U.S)	=	3.785 mL
1 gal (British Imperial)	=	4.546 mL

µ, mínimo.

Fatores de conversão de comprimento

1 polegada	=	2,54 cm
1 metro	=	39,37 polegadas

Atualmente, existem poucas ocasiões nas quais a conversão intersistemas é necessária, devido ao uso quase exclusivo do sistema métrico nas prescrições para manipulação e nas formulações. Entretanto, quando necessário, trata-se de uma simples questão de selecionar e aplicar um fator de conversão apropriado.

Por exemplo, se for necessário determinar o número de mililitros em 8f℥, o fator de conversão que mais diretamente relaciona mililitros e onças fluidas é selecionado. Nesse caso, 1f℥ equivale a 29,57 mL; assim, 8f℥ = 8 × 29,57 mL ou 236,56 mL.

Outro exemplo: quantos frascos de 30 mL podem ser enchidos com 10 gal de uma preparação? Há 3.785 mL em um gal. Dessa maneira, 10 gal = 10 × 3.785 mL, ou seja, 37.850 mL. Dividindo esse valor por 30, o número de frascos que podem ser preenchidos será 1.261.

Outro exemplo: quantos comprimidos de 0,5 gr podem ser preparados com 1 kg de substância ativa? Sendo que 1 gr = 64,8 mg, 0,5 gr = 32,4 mg. Igualmente, 1 kg = 1.000 g ou 1.000.000 mg. Sendo que 32,4 mg são necessários para 1 comprimido, 1.000.000 mg divididos por 32,4 = 30.864 comprimidos.

Um último exemplo: se um adesivo transdérmico mede 30 mm^2, qual é a sua dimensão em polegadas? O fator de conversão, 1 polegada = 2,54 cm, pode ser expresso como 1 polegada = 25,4 mm. Assim, dividindo 30 mm por 25,4 mm/polegada, descobre-se que 1 adesivo transdérmico possui 1,18 $polegada^2$.

EXPRESSÕES QUANTITATIVAS DE CONCENTRAÇÃO

A composição quantitativa de determinados medicamentos, particularmente formas farmacêuticas líquidas e semissólidas, com frequência é expressa em termos de *porcentagem* de substância ativa e algumas vezes de adjuvantes. A concentração de soluções muito diluídas pode ser expressa em *razão de concentração*. Na maioria dos injetáveis, líquidos orais e formas farmacêuticas semi-sólidas, a quantidade de substância ativa é comumente expressa como massa de fármaco por unidade de volume, por exemplo, miligramas por mililitro de solução, ou como massa de fármaco por unidade de massa, como miligramas por grama de pomada. A concentração de formas farmacêuticas sólidas é dada como teor de fármaco (p. ex., 5 mg) por unidade de dosagem (p. ex., comprimidos e cápsulas).

O *percentual* significa, por definição, partes por cem. Em farmácia, as concentrações percentuais têm significados específicos com base nas características físicas da formulação, ou seja:

> *Percentual massa por volume* (%, m/v): define o número de gramas de um constituinte em 100 mL de preparação (geralmente um líquido).
>
> *Percentual volume por volume* (%, v/v): define o número de mililitros de um constituinte em 100 mL de preparação (geralmente um líquido).
>
> *Percentual massa por massa* (%, m/m): define o número de gramas de um constituinte em 100 g de preparação (geralmente uma forma farmacêutica sólida ou semissólida, mas também preparações líquidas preparadas por peso).

Dessa maneira, uma solução ou suspensão de um fármaco a 5% (m/v) contém 5 g de substância em cada 100 mL de produto; a 5% (v/v) contém 5 mL da substância em cada 100 mL de produto; e a 5% (m/m), contém 5 g da substância em cada 100 g de produto.

Na manipulação de medicamentos, o farmacêutico pode calcular (a) a concentração individual de um componente em um produto ou (b) a quantidade de componente necessária para a obtenção da concentração desejada.

Por exemplo, qual é a concentração percentual, m/v, de uma solução contendo 15 g de fármaco em 500 mL? Uma vez que a concentração percentual corresponde a partes por cem, é nessário apenas determinar quantos gramas de fármaco estão presentes em cada 100 mL de solução. Resolvendo esse problema por proporção: 15 g/500 mL = (×) g/100 mL. A resposta é 3 g e, assim, essa solução está a 3% (m/v).

Outros exemplos: 3 mL de um líquido em 1 L de solução = 0,3% (v/v); 4 g de fármaco em 250 mL = 1,6% (m/v) e 8 g de fármaco em 40 g de produto = 20% (m/m).

Quantos gramas de fármaco são necessários para preparar 400 mL de uma formulação a 5% (m/v)? Em problemas (m/v), presume-se que a densidade específica *da solução* seja igual à da água (d = 1,0); assim, entende-se que 1 mL pese 1 g. Portanto, nesse problema, 400 mL pesam 400 g e 5% de 400 g = 20 g, ou seja, a quantidade de fármaco necessária.

Exemplo de problema (v/v): quantos mL de um líquido são necessários para fazer 1 pt de uma solu-ção a 0,1%? Um quartilho corresponde a 473 mL, e 0,1% corresponde a 0,473 mL. Essa é a resposta.

Exemplo de problema (m/m): quantos gramas de óxido de zinco devem ser usados para preparar 120 g de uma pomada a 20%? A resposta é: 20% de 120 g = 24 g.

A *razão de concentração* é algumas vezes usada para expressar concentração ou para calcular a quantidade de componente necessária para a preparação de uma solução relativamente diluída. Comparando com a concentração percentual, por exemplo, uma preparação a 0,1% (m/v) equivale a 1 g/1.000 mL e pode ser expressa na forma de razão de concentração como uma solução 1 g:1.000 mL ou 1:1.000 (p/v). As expressões de razão de concentração acompanham as designações m/v, v/v e m/m, da mesma maneira que as concentrações percentuais. Por exemplo:

> *Uma preparação 1:1.000 (m/v) de um constituinte sólido em uma preparação líquida* = 1 g do constituinte sólido em 1.000 mL de preparação.
>
> *Uma preparação 1:1.000 (v/v) de um constituinte líquido em uma preparação líquida* = 1 mL do constituinte em 1.000 mL de preparação.
>
> *Uma preparação 1:1.000 (m/m) de um constituinte sólido em uma preparação sólida ou semi-sólida* = 1 g de um constituinte sólido em 1.000 g de preparação.

Exemplo de cálculo envolvendo razão de con-centração: qual é a concentração de 6.000 mL de uma solução contendo 3 g de fármaco? Quando possível, é preferível que as razões de concentração sejam expressas como número inteiro 1. Nesse exemplo, se 3 gramas de fármaco estão contidos em 6.000 mL de solução, 1 g estará contido em 2.000 mL e a razão é de 1:2.000 (m/v). Algumas vezes, as respostas não são expressas na forma de números inteiros; por exemplo, qual é a razão de concentração de 0,3 mL de um líquido em 1 L de solução? Neste caso, 0,3 mL está contido em 1.000 mL, equivalente a 3 mL em 10.000 mL ou na razão de 3:10.000 (v/v) ou 1:3.333, 3 (v/v).

Outro exemplo de cálculo empregando razão: quantos gramas de fármaco são necessários para preparar 5 L de uma solução1:400 (m/v)? Por de-finição, 1 g de fármaco é necessário para cada 400 mL de solução. Uma vez que 5 L ou 5.000 mL de solução devem ser preparados, a quantidade de fármaco necessária é encontrada por meio do cálculo 1 g/400 mL = (×) g/5.000 mL ou 12,5 g.

Preferencialmente ao uso de concentração percentual ou de razão, a concentração de algumas preparações farmacêuticas, em particular as injeções e alguns líquidos orais, é baseada no teor de fármaco por unidade de volume, como miligramas por mililitro. Dessa forma, a flexibilidade na dose é obtida pela administração de um volume contendo a quantidade de fármaco desejada.

REDUZINDO E AUMENTANDO FÓRMULAS FARMACÊUTICAS

No curso da fabricação de medicamentos e em atividades práticas profissionais, é frequentemente necessário reduzir ou aumentar formulações farmacêuticas para a preparação da quantidade necessária de produto. Uma formulação-padrão, ou fórmula-padrão, contém as quantidades de cada substância para a preparação de uma quantidade específica de produto. Na preparação de outras quantidades, maiores ou menores, a relação quantitativa de cada componente deve ser mantida. Por exemplo, se em uma formulação para 1.000 mL existirem 2 g do componente A e 10 mL do componente B (entre outros), 0,2 g de A e 1 mL de B devem ser usados para fazer 100 mL, ou seja, um décimo da fórmula-padrão. Se, no entanto, a fórmula deve ser aumentada, por exemplo, de 1 L (1.000 mL) para 1 galão (3.785 mL), a quantidade requerida de cada componente deve ser 3,785 vezes a necessária para a preparação de 1 L do produto.

Nesses exemplos, a quantidade de produto preparada é reduzida ou aumentada, mas a relação quantitativa entre os componentes da formulação e a concentração do produto permanece inalterada.

UNIDADES DE DOSAGEM

A forma farmacêutica é selecionada pelo prescritor com base em considerações clínicas e nas características do agente farmacológico. Formas farmacêuticas (comprimidos, injeções, adesivos transdérmicos) são usadas para administrar fármacos aos pacientes. Formas farmacêuticas sólidas, tais como comprimidos e cápsulas, são preparadas em várias concentrações para permitir a flexibilidade da dose. A dose necessária, em uma preparação líquida, pode ser fornecida pelo volume administrado. Por exemplo, se uma forma farmacêutica líquida contém 5 mg de fármaco por mililitro e se a dose de 25 mg é desejada, 5 mL do líquido podem ser administrados. Preparações comerciais são formuladas de modo a veicular o fármaco na forma farmacêutica e nas quantidades convenientes para administração. Quando a forma farmacêutica ou dose é comercialmente indisponível, o farmacêutico pode manipular o medicamento em questão.

MEDIDAS CASEIRAS

Medicamentos líquidos ou em pós que não são acondicionados em doses unitárias são geralmente medidos pelo paciente em dispositivos de medida caseiros, como colheres de chá ou de sopa. Embora as colheres possam variar quanto à capacidade, de 3 a 8 mL, a colher de chá-padrão americana apresenta um volume estabelecido pelo American National Standards Institute de 4,93 ± 0,24 mL. Para fins práticos, a maioria das prescrições e referências em farmácia adota 5 mL como a capacidade de uma colher de chá. Esta é equivalente a cerca de 1,33 f$\mathfrak{Z}$, embora os médicos costumem empregar o símbolo da dracma para indicar uma colher de chá em suas prescrições, que devem ser transcritas pelo farmacêutico ao paciente. A colher de sopa tem o volume de 15 mL, equivalente a três colheres de chá, ou de aproximadamente 0,5 f$\mathfrak{Z}$.

Algumas vezes, o farmacêutico fornece uma colher de medida especial para o paciente. Essas colheres estão disponíveis nas capacidades de meia colher de chá, uma colher de chá e uma colher de sopa. Alguns fabricantes de medicamentos fornecem dispositivos de medida desenhados, sobretudo, para uso do paciente. Esses dispositivos incluem conta-gotas calibrados, seringas orais, pipetas ou tampas de frascos calibradas. Nas instituições de saúde, copos de medida descartáveis e recipientes de dose única são comumente empregados na administração de preparações líquidas. Exemplos de dispositivos de medida são apresentados na Figura C.2.

TÉCNICAS DE MEDIDA

PESAGEM E BALANÇAS PARA MANIPULAÇÃO

Na pesagem de materiais, a seleção do equipamento é baseada na quantidade e na exatidão desejada. Na fabricação de medicamentros, *balanças industriais* apresentando várias capacidades e sensibilidades são empregadas. Para o controle de qualidade e realização de análises são usadas balanças analíticas de elevada sensibilidade.

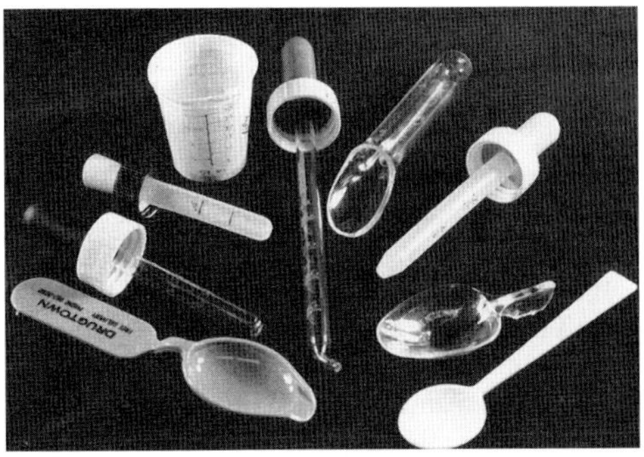

FIGURA C.2 Colheres de medida de várias formas e capacidades, conta-gotas calibrados, pipetas de medi-camentos orais e copos descartáveis.

Nas farmácias de manipulação e hospitalar, a pesagem é feita em uma *balança de prescrição* ou *eletrônica* (Fig. C.3). Balanças de prescrição são classificadas como de classe III (inicialmente classe A), as quais apresentam as especificações do National Institute of Standards and Technology. Cada setor da manipulação requer, por lei, um tipo específico de balança. A sensibilidade de uma balança é representada pelo *valor de sensibilidade* (do inglês *sensitivity requirement*, SR) e corresponde à mudança na carga que causa uma alteração específica, de uma subdivisão da escala, na posição do elemento de indicação do peso da balança, em repouso. O valor de SR é determinado da seguinte maneira: (a) nivelar a balança; (b) determinar o ponto de repouso; (c) colocar um peso de 6 mg em um dos pratos da balança; (d) observar a escala. O ponto de repouso deve se deslocar *não menos que* uma divisão na escala. A operação é repetida com um peso de 10 g colocado no centro de cada um

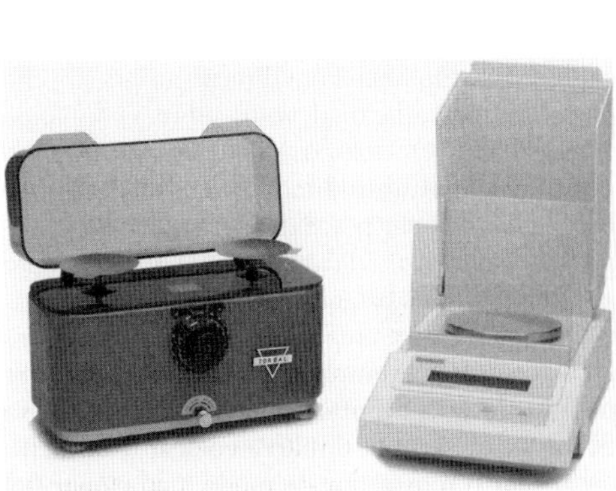

FIGURA C.3 Balanças para manipulação de medicamentos: balança de torção Torbal (esquerda) e balança eletrônica Ohaus. (Cortesia de Total Pharmacy Supply.)

dos pratos. Uma balança classe III possui um valor de SR de 6 mg sem o peso, bem como com o peso de 10 g em cada um dos pratos. Isso significa que, sob essas condições, a adição de 6 mg de peso em um dos pratos perturba o equilíbrio e move o ponteiro da balança em uma marca da escala.

A USP recomenda que pesagens com erro de 5% ou mais sejam evitadas e que, devido aos limites de exatidão da balança, a quantidade mínima de material a ser pesada seja de 120 mg (5% de 120 mg é 6 mg, ou seja, o erro inerente à balança). Se quantidades menores são necessárias, recomenda-se que o farmacêutico pese uma quantidade maior do componente (120 mg ou mais), dilua com uma quantidade conhecida de um diluente inerte (como a lactose), misture as duas partes uniformemente e pese uma alíquota dessa mistura (outra vez 120 mg ou uma quantidade superior) que, segundo os cálculos, contenha a quantidade desejada do componente. A balança classe III, apresentando capacidade de 120 g, deve ser usada para todas as pesagens necessárias na manipulação.

As balanças eletrônicas estão disponíveis em várias sensibilidades. A mais comumente usada na manipulação tem legibilidade de 0,001 g; por consequência, a quantidade mínima que pode ser pesada é 20 vezes maior, ou seja, 20 mg. A pesagem em uma balança eletrônica é mais rápida e fácil do que em uma balança de prescrição (dois pratos). O leitor digital é mais prático, e a balança é mais versátil e fácil de limpar.

Pesos

Hoje, a maioria das farmácias possui um conjun-to de pesos do sistema métrico e do sistema apo-tecário. Os pesos para a manipulação atendem às especificações do National Bureau of Standards para pesos analíticos. Os psesos de 1 g ou mais, no sistema métrico, ou 1 escrúpulo ou mais, no sistema apotecário, em geral são cônicos, com um pescoço estreito e uma cabeça que permite que eles sejam facilmente segurados com o auxílio de uma pinça. A maioria desses pesos é constituída de latão polido, e alguns são recobertos com níquel, cromo ou outro material resistente à corrosão. Pesos tendo frações do grama são feitos de alumínio e costumam ser quadrados e planos, apresentando um dos cantos levantado para permitir sua sustentação com uma pinça (Fig. C.4). Pesos apotecários de 0,5 escrúpulo com frequência apresentam a forma de um cone de latão, e aqueles de 5 gr ou menos exibem a forma de fios de alumínio encurvados, com cada uma das partes retas possuindo 1 grão de peso. O peso de meio grão é geralmente um fio de calibre menor.

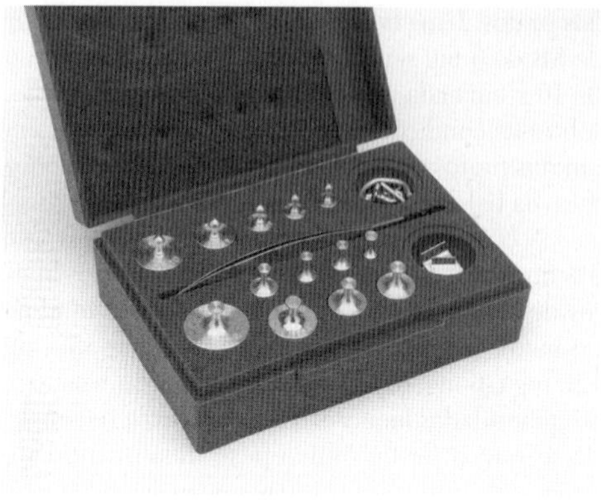

FIGURA C.4 Conjunto de pesos do sistema métrico. (Cortesia de Mettler-Toledo, Inc.)

Para evitar que a umidade e a oleosidade dos dedos sejam depositadas sobre os pesos, eles devem ser sempre transferidos com auxílio de uma pinça, que é fornecida com os mesmos.

Cuidados e modo de usar uma balança

Em primeiro lugar, a balança deve ser mantida em um local bem-iluminado, sobre uma bancada firme, com o mostrador colocado aproximadamente na altura da cintura do operador. A área deve ser livre de poeira e de correntes de ar. Não deve estar presente em ambientes apresentando vapores corrosivos, umidade elevada ou vibração. Qualquer substância que suje a balança durante o uso deve ser imediatamente removida com auxílio de um pincel ou uma escova macia. Quando não estiver sendo usada, ela deve ser mantida sempre sem os pesos com trave fixada ou bloqueada na posição de repouso, limpa e coberta.

Antes da pesagem, a balança deve ser nivelada. Isso é realizado por meio do ajuste dos parafusos colocados embaixo dela, de acordo com as instruções dadas pelo fabricante. Ela deve ser nivelada na frente em relação à parte traseira e lado a lado, conforme indicado pela bolha de nivelamento.

Ao ser usada na manipulação, nem os pesos nem a substância a ser pesada devem ser colocados sobre a balança enquanto estiver desbloqueada. Antes da pesagem, papéis de mesmo tamanho devem ser colocados em cada um dos pratos, e o equilíbrio deve ser testado pela liberação da trave. Se acusar diferenças nos pesos dos papéis, pesos adicionais podem ser colocados sobre um dos pratos pela adição de pedaços pequenos de papéis de pesagem. Uma vez equilibrada, a balança é colocada na posição de repouso e o peso necessário é colocado no prato direito. Então, uma quantidade de substância considerada aproximada ao peso desejado é colocada com cuidado sobre o prato esquerdo, com auxílio de uma espátula. A trava situada na frente da balança é então liberada de maneira lenta. Se houver excesso, a trava é novamente bloqueada e uma porção da substância é removida com uma espátula.

O processo é repetido até que os dois pratos estejam equilibrados, conforme indicado pelo ponteiro da balança. Se a quantidade inicialmente colocada for muito pequena, o processo inverso é realizado. O papel colocado sobre o prato esquerdo em geral é dobrado no sentido diagonal ou nos cantos, de forma a sustentar o material a ser pesado.

A espátula pode ser batida com delicadeza para a transferência do material para o prato, quando a quantidade pesada se encontra próxima da necessária. Isso costuma ser feito segurando a espátula com uma pequena quantidade de material na mão direita e batendo-a levemente com o dedo. À medida que o material cai da espátula, a mão esquerda mexe no mecanismo de bloqueamento da balança, e o peso é observado a cada adição de material. A maioria das balanças possui um mecanismo de amortecimento que reduz as oscilações e permite a realização mais rápida da pesagem ou o trabalho com os pratos na posição desbloqueada.

Após o material ser pesado, a trava é novamente colocada na posição bloqueada e o papel contendo a substância pesada é removido com cuidado. Se mais de uma pesagem for realizada, o papel é marcado com o nome da substância. Após a pesagem, todos os pesos são removidos com a pinça, e a balança é limpa, fechada e coberta.

A maioria das balanças para manipulação contém mecanismos pelos quais pesos externos menores que 1 g não necessitam ser colocados. Algumas usam um cavaleiro, que pode ser deslocado da posição inicial em direção ao lado direito da balança, ao adicionar pesos sobre a escala, de 10 mg até 1 g. Outro tipo de balança emprega um mostrador central calibrado em unidades de 10 mg, para adicionar pesos de até 1 g. Ambos os tipos de dispositivos adicionam pesos internamente ao lado direito da balança. Em cada caso, a farmácia pode usar uma combinação de pesos internos e externos. Por exemplo, se 1,2 g necessitam ser pesados, o farmacêutico pode colocar um peso de 1 g sobre o prato direito e colocar o cavaleiro ou ajustar o mostrador de modo a adicionar 0,2 g. Deve ser prestada atenção sempre para que o cavaleiro ou o mostrador sejam posicionados no zero entre cada pesagem, para manter a exatidão.

As balanças são mais empregadas para a pesagem de materiais sólidos e semi-sólidos, como as pomadas. Entretanto, líquidos também podem ser pesados em recipientes graduados em tara de tamanho adequado. O farmacêutico deve sempre considerar a massa do recipiente no cálculo da quantidade de líquido a ser pesada.

As substâncias nunca devem ser colocadas sobre o prato com a balança na posição desbloqueada, porque, o abaixamento repentino pode danificá-la, afetando sua sensibilidade e exatidão.

O tipo mais comum de balança para manipulação é a de torção. Ela opera sob a tensão de dois fios esticados, que são enrolados com a adição de peso, e tendem a retornar à posição inicial (Fig. C.3).

Ao usar uma balança eletrônica, primeiro é necessário verificar se ela está limpa e nivelada. A balança deve ser calibrada diariamente. Muitas dessas balanças têm calibração interna, e algumas usam pesos externos de 200 ou 300 g. Após a calibração, um papel ou recipiente para pesagem é colocado sobre o prato e o botão de tara é apertado para obter a leitura de 0,000. Então, a quantidade de material é adicionada ao recipiente ou papel; o mostrador fornece constantemente o peso do material que é colocado sobre o prato. Materiais podem ser removidos ou adicionados até a obtenção da quantidade desejada.

MEDIDA DE VOLUME

As vidrarias mais empregadas para a medida de volume são apresentadas na Figura C.5. Dois tipos de vidrarias graduadas – *cônicas* e *cilíndricas* – são usados na farmácia. Vidrarias cilíndricas (provetas) são graduadas no sistema métrico, enquanto as cônicas podem ser graduadas no sistema métrico e apotecário ou apresentar uma única escala. Essas vidrarias graduadas são disponíveis em uma ampla variedade de capacidades, na faixa de 5 a 1.000 mL ou mais. Muitas delas são construídas de vidro de boa qualidade termicamente tratado, embora copos graduados e provetas de polipropileno possam ser encontrados. Na medida de pequenos volumes de líquidos, menores que 1,5 mL, o farmacêutico deve usar uma pipeta, como aquela demonstrada na Figura C.5. O dispositivo volumoso, mostrado com a pipeta, trata-se de uma pêra empregada para remover ácidos ou outras soluções tóxicas, evitando o uso da boca. Esse dispositivo, sem ser removido da pipeta, também permite a transferência exata do líquido.

Na medida de volumes, o farmacêutico deve selecionar a vidraria mais apropriada ao líquido em questão e a que proporciona o grau de exatidão adequado. Quanto mais estreita for a coluna do líquido que está sendo medido, maior é a exatidão da medida. A Figura C.6 demonstra esse aspecto. Um erro de leitura de mesma dimensão produz um erro de medida menor com uma pipeta, maior com uma proveta e muito maior com o uso de um copo graduado. Quanto maior for a largura do copo graduado, maior será o erro na medida do volume.

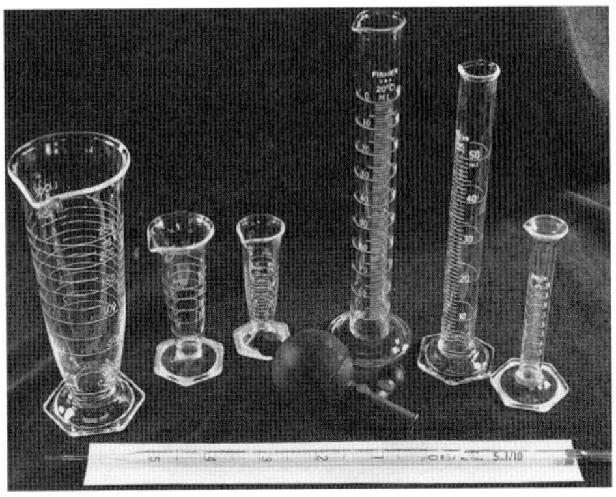

FIGURA C.5 Vidrarias típicas para a medida de líquidos em farmácia. À esquerda, copos graduados ou cálices. À direita, provetas. Na frente, uma pipeta para a medida de volumes pequenos. Atrás da pipeta encontra-se uma pêra de medida, usada no lugar da boca para retirar ácidos ou outros líquidos tóxicos por meio de pipeta.

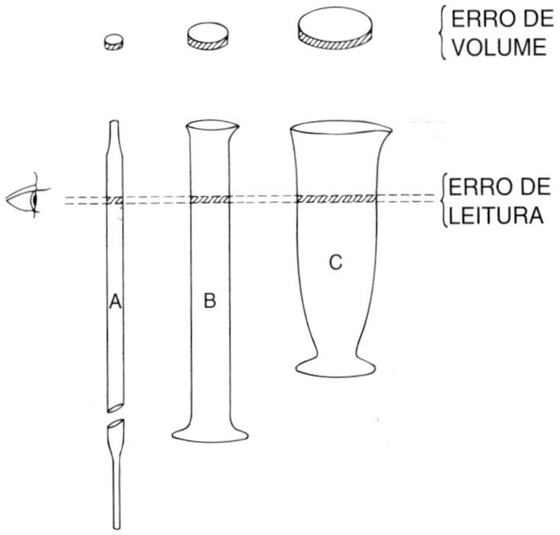

FIGURA C.6 Diferença do erro no volume em decorrência do mesmo erro de leitura em vidrarias de diferentes diâmetros.

Na leitura do volume do líquido é importante reconhecer a possibilidade de erro de paralaxe. A Figura C.7 ilustra esse aspecto. Quando um líquido é colocado em uma vidraria de medida, ele tende a ser puxado para a parede interna e é levantado acima de seu menisco verdadeiro. Se a medida for realizada de cima para baixo, o menisco do líquido parecerá em um nível superior, enquanto está em uma posição levemente mais baixa. Por isso, a medida de líquidos deve ser realizada com o menisco do líquido colocado na altura dos olhos.

Se um farmacêutico errar na leitura do volume do líquido, a *porcentagem de erro* também é afetada pelo volume do líquido que é medido. De acordo com a USP, uma proveta graduada de 10 mL com diâmetro interno de 1,18 cm, contém 0,109 mL de líquido por cada milímetro da coluna. Um erro de leitura de 1 mm causa uma percentagem de erro de apenas 1,09%, se 10 mL forem medidos; de 2,18%, quando 5 mL forem medidos; de 4,36%, quando 2,5 mL forem medidos; e de 7,26%, quando 1,5 mL for medido. É evidente que a maior porcentagem de erro ocorre quando a menor quantidade está sendo medida. Assim, para a medida correta de um líquido, a vidraria usada deve ter capacidade *igual ou levemente maior* do que o volume desejado.

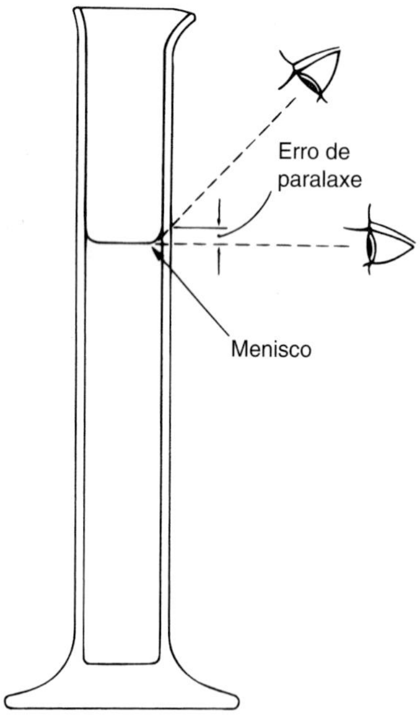

FIGURA C.7 Erro de leitura do menisco de um líquido em uma proveta quando a leitura é feita de cima do nível do líquido em vez de ser feita no mesmo nível.

Segundo Goldstein e Mattocks (2), com base no desvio de 1 mm a partir da marca e permitindo um erro de 2,5%, a menor quantidade que pode ser medida em uma proveta tendo o diâmetro interno conhecido é:

CAPACIDADE DA PROVETA (mL)	DIÂMETRO INTERNO (cm)	DESVIO DO VOLUME REAL (mL)	VOLUME MÍNIMO MENSURÁVEL (mL)
5	0,98	0,075	3,00
10	1,18	0,109	4,36
25	1,95	0,296	11,84
50	2,24	0,394	15,76
100	2,58	0,522	20,88

Para a obtenção de um erro de 5%, os volumes mínimos mensuráveis seriam a metade daqueles declarados. É evidente que, para a obtenção de maior exatidão, não se deve empregar vidraria quando a medida do líquido ocorre na porção inferior da escala.

Ao usar as vidrarias, o farmacêutico transfere o líquido aos poucos para seu interior, observando o nível. Deve-se esperar o tempo adequado para a sedimentação quando líquidos viscosos são medidos, uma vez que eles escoam lentamente pela parede interna. É mais aconselhável tentar transferir o líquido pelo centro da vidraria, evitando seu contato com a parede. Em seu esvaziamento, o tempo adequado deve ser empregado para a transferência do líquido.

Para a transferência de líquidos a partir de frascos, a boa prática farmacêutica consiste em manter o rótulo voltado para cima; isso evita que o líquido escorra sobre o rótulo quando o frasco retornar para a posição inicial. A saída dos frascos deve ser limpa após cada uso.

REFERÊNCIAS

1. Stoklosa MJ, Ansel HC. Pharmaceutical calculations, 10th ed. Baltimore: Williams & Wilkins, 1996.
2. Goldstein SW, Mattocks AM. How to measure accurately. J Am Pharm 1951; 23:421.

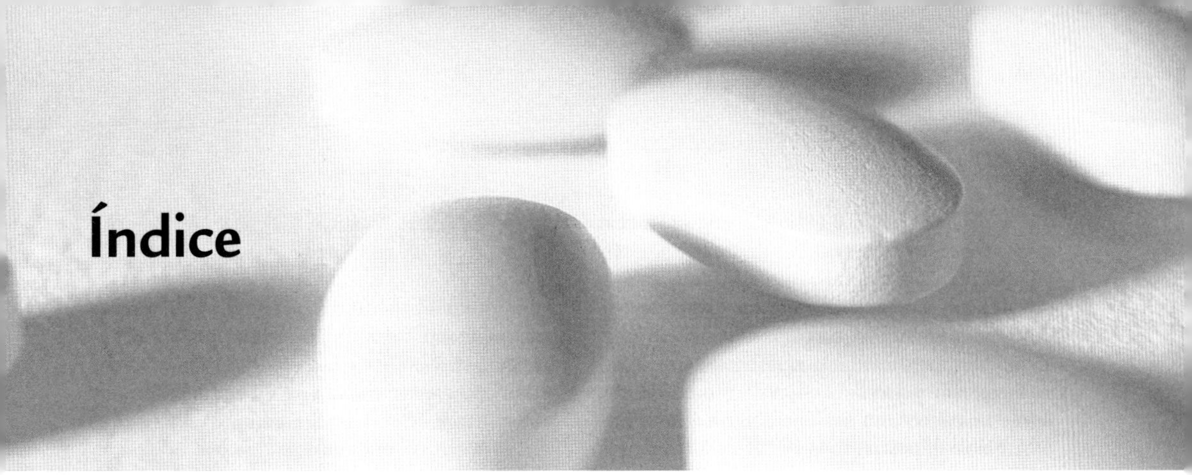

Índice

Os números em *itálico* indicam figuras; aqueles seguidos por "t" indicam tabelas.

A

    instalações, 70-72

D

E

F

J

K

L

O

P

T

W

X

Z